Anestesia e Doenças Incomuns

5ª Edição

Anestesia e Doenças Incomuns

5ª Edição

Editado por
Lee A. Fleisher, MD
Robert D. Dripps Professor and Chair
Department of Anesthesiology and Critical Care
Professor, Department of Medicine
University of Pennsylvania School of Medicine
Philadelphia, Pennsylvania

Manole

Título do original em inglês: *Anesthesia and uncommon diseases. – 5th ed.*

Este livro contempla as regras do Acordo Ortográfico da Língua Portuguesa de 1990, que entrou em vigor no Brasil.

Tradução: Fernando Gomes do Nascimento

Revisão científica: Fábio Ely Martins Bensenor

Pós-doutorando do Departamento de Cardio-Pneumologia da Faculdade de Medicina da Universidade de São Paulo (FMUSP)
Doutor em Anestesiologia pela Universidade de São Paulo (USP)
Médico Assistente da Universidade de São Paulo (USP)
Orientador do Programa de Pós-Graduação e Professor Colaborador da Disciplina de Anestesiologia da FMUSP

Revisão: Depto. editorial da Editora Manole
Diagramação: Luargraf Serviços Gráficos Ltda. - ME.
Capa: Depto. de arte da Editora Manole

Dados Internacionais de Catalogação na Publicação (CIP)
(Câmara Brasileira do Livro, SP, Brasil)

Anestesia e doenças incomuns / editado por Lee A. Fleisher ; tradução Fernando Gomes do Nascimento. -- 5. ed. -- Barueri, SP : Manole, 2011.

Título original: Anesthesia and uncommon diseases
Vários colaboradores
Bibliografia
ISBN 978-85-204-2768-2

1. Anestesia 2. Anestesia - Complicações 3. Doença 4. Doenças raras - Cirurgia - Complicações 5. Doenças raras - Fisiopatologia I. Fleisher, Lee A..

10-11352 CDD-617.96
NLM-WO 200

Índices para catálogo sistemático:
1. Anestesia e doenças raras : Medicina 617.96

Edição brasileira - 2011.

Direitos em língua portuguesa adquiridos pela:
Editora Manole Ltda.
Av. Ceci, 672 - Tamboré
06460-120 - Barueri - SP - Brasil
Tel.: (11) 4196-6000
Fax: (11) 4196-6021
www.manole.com.br
info@manole.com.br

Impresso no Brasil
Printed in Brazil

Nota

Anestesiologia é um campo em permanente mudança. Precauções de segurança padrão devem ser seguidas, contudo, à medida que novas pesquisas e a experiência clínica ampliam nosso conhecimento, mudanças no tratamento e na farmacoterapia podem ser necessárias ou adequadas. O leitor deve ler atentamente as informações mais atualizadas dos produtos, fornecidas pelo fabricante de cada medicamento a ser administrado, a fim de verificar a dose recomendada, o método e a duração da administração e as contraindicações. O médico responsável pelo tratamento deve, com base na experiência e no conhecimento de seu paciente, determinar as doses e o melhor tratamento para cada paciente. Nem a editora e nem o autor assumem responsabilidade por qualquer lesão e/ou dano a pessoas ou bens materiais porventura originários desta publicação.

A Editora

Este livro é dedicado a

Minha esposa, Renee, minha parceira de toda a vida, um exemplo excepcional para nossos filhos, e uma conselheira de plena confiança.

Dois professores muito importantes na minha residência na Yale University, Paul G. Barash e Stanley Rosenbaum. Paul, meu primeiro professor titular, proporcionou-me o encorajamento, o apoio e os recursos para perseguir meus interesses na avaliação do paciente com doença cardiovascular submetido à cirurgia não cardíaca. Stanley, que foi um dos meus primeiros orientadores, ensinou-me a arte e a ciência do tratamento de pacientes com comorbidades clínicas complexas, e se tornou um importante colaborador em meus primeiros esforços na pesquisa. Ambos permanecem meus mentores, e se tornaram meus amigos próximos; seu discernimento e sugestões foram de grande ajuda na concretização de meus próprios objetivos.

LEE A. FLEISHER

Colaboradores

DIMITRY BARANOV, MD
Assistant Professor, Department of Anesthesiology and Critical Care, University of Pennsylvania School of Medicine, Philadelphia; Pennsylvania
Doenças neurológicas

SANJAY M. BHANANKER, MD, FRCA
Assistant Professor of Anesthesiology, University of Washington School of Medicine, Seattle, Washington
Queimaduras

RAFAEL CARTAGENA, MD
Assistant Professor, Department of Anesthesiology, University of North Carolina School of Medicine, Chapel Hill, North Carolina; Staff Anesthesiologist, Henrico Doctors Hospital, Richmond, Virginia
Doenças respiratórias

MAURIZIO CEREDA, MD
Clinical Assistant Professor, Department of Anesthesiology and Critical Care, University of Pennsylvania School of Medicine, Philadelphia, Pennsylvania
Doenças renais

FRANKLYN CLADIS, MD
Assistant Professor of Anesthesia, University of Pittsburgh School of Medicine; Staff Anesthesiologist, Children's Hospital of Pittsburgh, Pittsburgh, Pennsylvania
O paciente pediátrico

BRUCE F. CULLEN, MD
Professor, Department of Anesthesiology, University of Washington School of Medicine, Seattle, Washington
Queimaduras

PETER J. DAVIS, MD
Professor of Anesthesiology, and Pediatrics, University of Pittsburgh School of Medicine; Anesthesiologist-in-Chief, Children's Hospital of Pittsburgh, Pittsburgh, Pennsylvania
O paciente pediátrico

RICHARD P. DUTTON, MD, MBA
Associate Professor, University of Maryland School of Medicine; Director of Trauma Anesthesiology, R. Adams Cowley Shock Trauma Center, University of Maryland Medical System, Baltimore, Maryland
Trauma e cuidados de emergência

NADER M. ENANY, MD
Assistant Professor of Anesthesiology, SUNY Upstate Medical University, Syracuse, New York
Doenças do sistema endócrino

ROBERT A. ERTNER, MD
Department of Anesthesia, Emory University, Atlanta, Georgia
Distúrbios comportamentais e psiquiátricos

GREGORY FISCHER, MD
Instructor, Mount Sinai School of Medicine; Attending Anesthesiologist, Mount Sinai Medical Center, New York, New York
Doenças hematológicas

THOMAS E. GRISSOM, MD, FCCM
Associate Professor, Uniformed Services University of the Health Sciences, Bethesda; Director, Air Force Center for the Sustainment of Trauma and Readiness Skills; R. Adams Cowley Shock Trauma Center, Baltimore, Maryland
Trauma e cuidados de emergência

JIAN HANG, MD, PHD
Assistant Professor, Johns Hopkins University School of Medicine; Attending Physician, Department of Anesthesia, Johns Hopkins Bayview Medical Center, Baltimore, Maryland
O paciente geriátrico

JAMES G. HECKER, PHD, MD
Assistant Professor, Department of Anesthesiology and Critical Care, University of Pennsylvania School of Medicine, Philadelphia, Pennsylvania
Doenças neurológicas

LARS E. HELGESON, MD
Assistant Professor, Department of Anesthesiology, Yale University School of Medicine; Attending Anesthesiologist, Yale New Haven Hospital, New Haven, Connecticut
Obesidade e distúrbios nutricionais

DAVID L. HEPNER, MD
Assistant Professor of Anesthesia, Harvard Medical School; Staff Anesthesiologist, Department of Anesthesia, Perioperative and Pain Medicine, and Associate Director, Weiner Center for Preoperative Evaluation, Brigham and Women's Hospital, Boston, Massachusetts
Gravidez e suas complicações

JASON M. HOOVER, BS, MD
Research Associate, Department of Anesthesiology, Louisiana State University School of Medicine, New Orleans, Louisiana
Distúrbios comportamentais e psiquiátricos; pacientes tratados com plantas medicinais

JIRI HORAK, MD
Assistant Professor, Department of Anesthesiology and Critical Care, University of Pennsylvania School of Medicine, Philadelphia, Pennsylvania
Doenças renais

JOEL A. KAPLAN, MD
Dean Emeritus and Former Chancellor, and Professor of Anesthesiology, University of Louisville School of Me.dicine and Health Science Center, Louisville, Kentucky; Clinical Professor of Anesthesiology, University of California at San Diego, La Jolla, California
Doenças cardíacas incomuns

ALAN D. KAYE, MD, PHD, DABPM
Professor and Chairman, Department of Anesthesiology, and Professor, Department of Pharmacology, Louisiana State University School of Medicine, New Orleans, Louisiana
Distúrbios comportamentais e psiquiátricos; pacientes tratados com plantas medicinais

TOM KELTON, MD
Assistant Instructor, University of Pennsylvania School of Medicine; Resident, Department of Anesthesiology, Hospital of the University of Pennsylvania, Philadelphia, Pennsylvania
Doenças neurológicas

SALIM LAHLOU, MD
Fellow, Regional Anesthesia, Weill Medical College of Cornell University, Hospital for Special Surgery, New York, New York
Doenças musculares

RICHARD J. LEVY, MD
Assistant Professor of Anesthesia and Pediatrics, University of Pennsylvania School of Medicine; Staff Anesthesiologist, Division of Cardiothoracic Anesthesia, Children's Hospital of Philadelphia, Philadelphia, Pennsylvania
Doenças mitocondriais

KEITH LITTLEWOOD, MD
Associate Professor of Anesthesiology, University of Virginia School of Medicine; Vice-Chair for Education, Department of Anesthesiology, University of Virginia Health System, Charlottesville, Virginia
Doenças hepáticas

JAMES J. LYNCH, MD
Assistant Professor, Mayo Clinic College of Medicine, Rochester, Minnesota
Doença cardíaca congênita

HEATHER MCCLUNG, MD
Assistant Instructor, University of Pennsylvania School of Medicine; Resident, Department of Anesthesiology, Hospital of the University of Pennsylvania, Philadelphia, Pennsylvania
Doenças neurológicas

KATHRYN E. MCGOLDRICK, MD
Professor and Chair, Department of Anesthesiology, New York Medical College; Director of Anesthesiology, Westchester Medical Center, Valhalla, New York
Doenças do olho, ouvido, nariz e garganta

ALEXANDER MITTNACHT, MD
Assistant Professor of Anesthesiology, Mount Sinai School of Medicine; Attending Anesthesiologist, Mount Sinai Hospital, New York, New York
Doenças cardíacas incomuns

STANLEY MURAVCHICK, MD, PHD
Professor of Anesthesiology and Critical Care, University of Pennsylvania School of Medicine; Staff Anesthesiologist, Hospital of the University of Pennsylvania, Philadelphia, Pennsylvania
Doenças mitocondriais

PATRICK J. NELIGAN, MD
Assistant Professor, Department of Anesthesiology and Critical Care, University of Pennsylvania School of Medicine; Attending, Hospital of the University of Pennsylvania, Philadelphia, Pennsylvania
Doenças renais, doenças infecciosas e bioterrorismo

EDWARD C. NEMERGUT, MD
Assistant Professor of Anesthesiology and Neurosurgery, University of Virginia School of Medicine, Charlottesville, Virginia
Doenças hepáticas

William C. Oliver, Jr., MD
Associate Professor, Department of Anesthesiology, Mayo Clinic College of Medicine, Rochester, Minnesota
Doença cardíaca congênita

Anthony n. Passannante, MD
Associate Professor of Anesthesiology and Residency Program Director, University of North Carolina and University of North Carolina Hospital, Chapel Hill, North Carolina
Doenças respiratórias

David l. Reich, MD
Horace W. Goldsmith Professor and Chair, Department of Anesthesiology, The Mount Sinai School of Medicine, New York, New York
Doenças cardíacas incomuns

Peter Rock, MD, MBA, FCCP, FCCM
Professor of Anesthesiology and Medicine, and Vice-Chair, Department of Anesthesiology, University of North Carolina School of Medicine, Chapel Hill, North Carolina
Doenças respiratórias

Michael F. Roizen, MD, PhD
Chair, Department of Anesthesiology, Critical Care Medicine and Comprehensive Pain Management, Cleveland Clinic Foundation, Cleveland, Ohio
Doenças do sistema endócrino

Keith Scarfo, MS, DO candidate
College of Osteopathic Medicine, Philadelphia, Pennsylvania
Doenças neurológicas

Scott segal, MD
Associate Professor of Anesthesia, Harvard Medical School; Vice-Chairman for Residency Education, Brigham and Women's Hospital, Boston, Massachusetts
Gravidez e suas complicações

Bhavani Shankar Kodali, MD
Associate Professor, Harvard Medical School; Staff Anesthesiologist, Brigham and Women's Hospital, Boston, Massachusetts
Gravidez e suas complicações

Linda Shore-Lesserson, MD
Associate Professor of Anesthesia, Mount Sinai School of Medicine; Director, Cardiothoracic Anesthesiology, Director, CT Anesthesiology Fellowship, and Attending Anesthesiologist, Mount Sinai Medical Center, New York, New York
Doenças hematológicas

Frederick E. Sieber, MD
Associate Professor, Johns Hopkins University School of Medicine; Chair and Clinical Director, Department of Anesthesia, Johns Hopkins Bayview Medical Center, Baltimore, Maryland
O paciente geriátrico

Doreen Soliman, MD
Assistant Professor of Anesthesia, University of Pittsburgh School of Medicine; Staff Anesthesiologist, Children's Hospital of Pittsburgh, Pittsburgh, Pennsylvania
O paciente pediátrico

Patricia B. Sutker, PhD
Professor, Department of Psychiatry, Louisiana State University School of Medicine, New Orleans, Louisiana
Distúrbios comportamentais e psiquiátricos

John E. Tetzlaff, MD
Professor of Anesthesiology, Cleveland Clinic Lerner College of Medicine of Case Western Reserve University; Director, Center for Anesthesiology Education, Division of Anesthesiology, Critical Care Medicine and Comprehensive Pain Management, The Cleveland Clinic Foundation, Cleveland, Ohio
Distúrbios da pele e dos ossos

Michael K. Urban, MD, PhD
Associate Professor of Clinical Anesthesia, Director, Post-Anesthesia Care Units, Department of Anesthesia, Hospital for Special Surgery, New York, New York
Doenças musculares

Apresentação

O que são "doenças incomuns"? O *Oxford English Dictionary* define "incomum" como não tido em comum, não comumente encontrado, de ocorrência não ordinária, pouco habitual, raro. "Raro" possui vários significados, tais como "numericamente poucos" e "separados de maneira ampla entre si" (no espaço ou tempo), embora também tenha a conotação de incomum e excepcional. Outro sinônimo para incomum é "infrequente", cuja definição inclui "que não ocorre com frequência", "que acontece raramente", "que recorre a grandes intervalos de tempo". Nesta edição, o capítulo intitulado *Doenças respiratórias*, por exemplo, pretende revisar problemas pulmonares "menos comuns", e não "incomuns". Nenhuma dessas definições envolve quantificação.

Por que precisamos de um texto específico que nos ajude a conduzir a anestesia em enfermidades que não ocorrem com frequência? A resposta mais simples, congruente com a presente obsessão relacionada às artimanhas do mercado, talvez seja que a necessidade já terá sido comprovada pelo fato de a comunidade anestésica ter adquirido um número suficiente de cópias das quatro edições precedentes deste livro, justificando-se assim a publicação de uma quinta edição. Não obstante, essa parece ser uma dúvida intrigante. Os leitores do livro são residentes estudando fatos arcanos a fim de obter aprovação em exames de certificação? São pesquisadores em busca de questões relevantes para averiguar? São médicos solitários, enfrentando a necessidade de tratar pacientes com problemas incomuns, que aparecem com tamanha infrequência que simplesmente não se lembram (ou jamais souberam) dos fatos mais relevantes necessários para oferecer um tratamento seguro? Será que os muitos problemas incomuns (embora *per se* possam ocorrer apenas raramente) ocorreriam com suficiente frequência no conjunto, e nós os ignoraríamos, pondo em risco nossos pacientes?

Para que possamos começar a abordagem dessa questão, devemos considerar a prática da medicina e o fato de esta ser uma profissão. Profissões são ocupações em que grupos de indivíduos recebem um determinado monopólio pela sociedade para aprender e aplicar conhecimentos avançados em alguma área, a fim de beneficiar essa população. A profissão tem a obrigação de transmitir esses conhecimentos para outras pessoas que aderirem a ela, desenvolver novas noções e preservar padrões de conduta por meio de autorregulação. Estabelece-se um contrato moral com a sociedade, de modo que o profissional se comportará de maneira altruísta, ou seja, deverá subordinar seus interesses pessoais em prol do benefício da sociedade. Essas características se traduzem em uma obrigação de proporcionar cuidado competente para todos aqueles que se colocam em nossas mãos, não importando quão raro ou estranho possa ser seu problema. Na prática da anestesiologia (e no que diz respeito a toda a medicina), não é possível que um determinado indivíduo saiba tudo o que é necessário para atender a essa responsabilidade. Assim, nós somos dependentes de um rápido acesso que nos permita adquirir conhecimento suficiente para a abordagem dessa responsabilidade.

No prefácio da primeira edição de *Anestesia e doenças incomuns* (1973), os editores Jordan Katz e Leslie B. Kadis enfatizaram sua intenção em apresentar entidades patológicas cujos processos fisiopatológicos subjacentes pudessem afetar profundamente o tratamento anestésico normal. Os editores notaram que, "Em geral, a informação que desejávamos apresentar jamais havia sido publicada". Isso resultou "em um compêndio do que é *e não é* sabido acerca de doenças incomuns, no que podem, ou não, se relacionar à anestesia". Os autores expressaram a esperança de que seu trabalho pudesse estimular outros pesquisadores a publicar suas experiências.

As três décadas subsequentes presenciaram notável crescimento e desenvolvimento dos conhecimentos em ciência biomédica, inclusive da anestesiologia e de suas disciplinas afins. E de fato, muitos outros publicaram suas experiências com problemas estudados nas edições deste livro. Isso resultou no entendimento da fisiologia e do tratamento anestésico seguro de muitas dessas doenças, de modo que recomendações para seu tratamento podem ser oferecidas com confiança. O livro também foi acompanhado pela identificação de outras doenças não previamente reconhecidas, e que vieram a fazer parte do grupo das "doenças incomuns". Um exemplo do primeiro caso é a atual compreensão – virtualmente completa – da hipercalemia associada à succinilcolina em certas doenças musculares; um exemplo do segundo caso é o campo inteiro das doenças mitocondriais, que constituem o tópico de um capítulo completamente novo nesta edição.

A anestesiologia tem sido caracterizada como "horas de fastio entremeadas por momentos de terror". Gostaria de declarar enfaticamente que essa é uma caracterização incompleta e enganosa, mas não me estenderei nesse assunto agora. Contudo, como médico de recuperação que passou décadas (sem sucesso) tentando transformar cada anestesia em um evento o mais "maçante" possível, posso atestar que o terror é, de fato, um componente inevitável da especialidade. O conhecimento – fruto da técnica, experiência, avaliação, didática – é o mais eficaz obstáculo para esses episódios aflitivos, e o melhor instrumento para confrontá-los com sucesso, sempre que venham a ocorrer. Esta obra é fonte singular de conhecimento extremamente útil e provocativo para estagiários, profissionais da área e pesquisadores. Suspeito ser essa a razão pela qual as edições precedentes deste livro obtiveram tanto êxito – motivo pelo qual esta edição atualizada e bastante modificada, com um novo editor, novos tópicos e novos colaboradores, também será um sucesso – e por que iremos necessitar de novas edições no futuro.

Edward Lowenstein, MD
Henry Isaiah Dorr Professor of Anaesthesia and
Professor of Medical Ethics
Harvard Medical School
Provost, Department of Anesthesia and Critical Care
Massachusetts General Hospital, Boston, Massachusetts

Prefácio

Foi um verdadeiro prazer editar a quinta edição do *Anestesia e doenças incomuns*, seguindo as tradições do dr. Benumof na quarta edição, e dos drs. Katz, Benumof e Kadis nas edições precedentes. Como residente no Yale New Haven Hospital, a terceira edição deste livro foi sempre um componente importante no planejamento para as anestesias do dia seguinte. Assim, considero ter sido uma grande honra ser solicitado a editar a presente edição. Tanto para fazer jus às edições precedentes como para conduzir seu conteúdo até o século XXI, a quinta edição de *Anestesia e doenças incomuns* foi revisada e reestruturada. O aspecto geral do livro está diferente, com uma nova estrutura de resumos e de tabelas. Outros autores foram convidados a oferecer uma perspectiva diferente e a proporcionar as mais recentes informações ao leitor. Finalmente, foram adicionados mais capítulos, para que fossem enfocadas entidades patológicas peculiares, recentemente definidas, como as doenças associadas à disfunção mitocondrial. Estou muito agradecido pela participação, nesta nova edição, de um grupo tão excepcional de autores.

Na compilação desta obra, fruto da cooperação de tantos autores, várias pessoas merecem especial agradecimento. Gostaria de agradecer minha assistente editorial, Kate Musselman, pelo excepcional trabalho editorial nos capítulos, e também pela administração de um grupo tão diferenciado de autores. Meus agradecimentos são também para Natasha Andjelkovic, minha editora na Elsevier, por sua paciência e colaboração, e Agnes Byrne, nossa editora de desenvolvimento, cuja orientação foi extremamente valiosa.

Lee A. Fleisher, MD
Editor

Sumário

CAPÍTULO

1 Doenças do Olho, Ouvido, Nariz e Garganta

KATHRYN E. MCGOLDRICK, MD

Muitos pacientes que se apresentam para procedimentos oftálmicos ou otorrinolaringológicos relativamente "simples" padecem de doenças sistêmicas complexas. Embora o cirurgião possa ter o privilégio de ser capaz de se concentrar em um aspecto específico, o anestesiologista deve estar ciente das ramificações de todo o complexo patológico e das implicações pertinentes ao tratamento anestésico. Aspectos da segurança são, em geral, complicados pela necessidade logística do posicionamento do anestesiologista a uma distância considerável do rosto do paciente, o que impede o acesso imediato à via aérea para certos tipos de cirurgia oftalmológica. Além disso, durante muitas cirurgias laringoscópicas, o anestesiologista precisa compartilhar a via aérea com o cirurgião. Ademais, muitos desses pacientes complicados passam por procedimentos cirúrgicos que são rotineiramente realizados em caráter ambulatorial, o que resulta em desafio para o anestesiologista a fim de proporcionar uma recuperação rápida, suave e livre de problemas.

O enfoque deste capítulo concentra-se em diversas manifestações oculares, bem como nas condições de ouvido, nariz e garganta (ONG) - muitas das quais são relativamente raras. Não obstante, é necessário que o anestesiologista compreenda as complexidades envolvidas, pois, caso contrário, o fracasso poderá associar-se a morbidade e mortalidade que poderiam ser evitadas.

DOENÇAS DO OLHO: CONSIDERAÇÕES GERAIS

Pacientes com problemas oculares com frequência estão inseridos nos extremos etários, variando desde bebês diminutos e frágeis com retinopatia da prematuridade ou catarata congênita até nonagenários com hemorragia submacular, e podem contar com extensos processos sistêmicos ou doenças metabólicas associadas.[1] Além disso, o aumento da longevidade característica das nações desenvolvidas acarretou um crescimento concomitante na prevalência longitudinal de doenças oculares complexas. Um estudo de beneficiários idosos do sistema Medicare acompanhados por nove anos durante os anos de 1990 documentou um aumento dramático na prevalência de doenças oculares crônicas complexas associadas ao envelhecimento.[2] Para exemplificar, a prevalência de diabetes melito aumentou de 14,5% nos pacientes em estudo para 25,6% nove anos depois, e a retinopatia diabética entre pessoas com diabetes melito aumentou de 6,9% para 17,4%. Glaucoma de ângulo aberto primário aumentou de 4,6% para 13,8%, e o porcentual de suspeitas de glaucoma aumentou de 1,5% para 6,5%. A prevalência de degeneração macular ligada à idade aumentou de 5% para 27,1%. De modo geral, o porcentual de indivíduos com pelo menos uma dessas três doenças oculares crônicas aumentou de 13,4% para impressionantes 45,4% da população idosa assistida pelo Medicare.

É comum os problemas oftálmicos envolverem a córnea, o cristalino, a área vitreorretinal, o aparelho de regulação da pressão intraocular ou os músculos oculares e órgãos anexos. Esses pacientes podem se apresentar para transplante de córnea, extração de catarata, vitrectomia por hemorragia vítrea, *buckle* escleral para descolamento de retina, trabeculectomia e outros procedimentos de filtração do glaucoma para promover sua melhora, ou recessão do músculo reto e ressecção para estrabismo, respectivamente. Por outro lado, esses pacientes podem necessitar de cirurgia para alguma manifestação inteiramente desvinculada de sua patologia ocular; contudo, sua doença ocular *per se* pode apresentar dificuldades para o cuidado anestésico, ou a patologia ocular pode nada mais ser do que a manifestação de um conjunto de problemas sistêmicos que constituem uma síndrome com implicações anestésicas complexas (Tab. 1.1).

Outros defeitos oculares menos comuns, com frequência associados a doenças coexistentes, incluem aniridia, colobomas e hipoplasia do nervo óptico. *Aniridia*, uma anormalidade do desenvolvimento caracterizada por notável hipoplasia da íris, é uma denominação inadequada, porque a íris não está totalmente ausente. O termo descreve apenas uma faceta de um distúrbio evolutivo complexo que se caracteriza por hipoplasia macular e do nervo óptico, além da associação com catarata, glaucoma, ectopia lentis, opacificação progressiva e nistagmo. Foram descritos pelo menos dois tipos de aniridia. A aniridia tipo I é transmitida por traço autossômico dominante; acredita-se que o gene envolvido esteja localizado no cromossomo 2. A do tipo II em geral surge de forma esporádica e é associada com uma deleção intersticial no braço curto do cromossomo 11 (11p13), embora em raras ocasiões uma translocação balanceada do cromossomo 11 possa causar aniridia tipo II familiar. Além das típicas lesões oculares, crianças com aniridia tipo II com frequência exibem retardamento mental e também anomalias geniturinárias – a tríade ARG. Indivíduos com defeito no cromossomo 11 e com essa tríade podem desenvolver tumor de Wilms[3]; portanto, devem ser acompanhados com exames abdominais regulares e ultrassonografias renais frequentes, pelo menos até que tenham 4 anos de idade. Há indicação de análise cromossômica em todos os bebês com aniridia congênita.

O *coloboma* denota ausência ou defeito de algum tecido ocular, em geral resultante da má oclusão da fissura intraocular fetal, ou raramente em razão de trauma ou doença. Os dois tipos principais de colobomas oculares são coloboma coriorretinal, ou de fundo, e coloboma isolado de nervo óptico. O coloboma de fundo típico é causado pela oclusão defeituosa da fissura embrionária, resultando em uma lacuna na retina, epitélio pigmentar retiniano e coroide. Essas deficiências podem ser unilaterais ou bilaterais e com frequência causam uma falha no campo visual correspondente ao defeito coriorretinal. Embora colobomas possam ocorrer independentemente de outras anormalidades, também podem estar associados com microftalmia, ciclopia, anencefalia ou outras aberrações importantes do sistema nervoso central. É comum que os colobomas sejam ligados a anormalidades cromossômicas, especialmente às síndromes da trissomia do 13 e do 18. Eles podem ser observados com a síndrome CHARGE (cardiopatia congênita, atresia das coanas, retardamento mental, hipoplasia genital e anormalidades do ouvido) ou com a associação VATER (fístula traqueoesofágica, cardiopatia congênita e anomalias renais). Raramente, ocorrem colobomas isolados do nervo óptico. Esses defeitos podem ser familiares e podem estar associados a outra patologia ocular e também a defeitos sistêmicos, inclusive problemas cardíacos.

Hipoplasia do nervo óptico é um defeito evolutivo caracterizado por deficiência de fibras do nervo óptico. Essa anomalia pode ser unilateral ou bilateral, variando de leve a grave, e pode estar associada a um amplo espectro de achados oftalmoscópicos e manifestações clínicas. A deficiência visual pode variar desde a redução mínima na acuidade[4] até a cegueira. É comum a ocorrência de estrabismo ou nistagmo secundário à deficiência visual. Embora a hipoplasia do nervo óptico possa ocorrer como defeito isolado em crianças normais sob os demais aspectos, a lesão pode estar associada à aniridia, microftalmia, coloboma, anencefalia, hidrocefalia, hidranencefalia e encefalocele. Essa deficiência pode ocorrer em uma síndrome denominada *displasia septo-óptica* ou síndrome de Morsier. Pode haver condições hipotalâmicas coexistentes e aberrações endócrinas extremamente variáveis.[5,6] Uma deficiência isolada de hormônio do crescimento é mais comum, mas já foi relatada a ocorrência de desequilíbrios poliormonais, inclusive diabetes insípido. A etiologia da hipoplasia do nervo óptico permanece desconhecida. No entanto, foi observada para ocorrer com ligeiro aumento na frequência em bebês de mães diabéticas,[4] e o uso de drogas como LSD (dietilamida do ácido lisérgico), meperidina, fenitoína e quinidina no pré-natal foi implicado esporadicamente.

TABELA 1.1 Problemas oftálmicos frequentemente associados a doenças coexistentes

Aniridia	Hipoplasia macular
Catarata	Nistagmo
Colobomas	Hipoplasia de nervo óptico
Distrofias corneais	Descolamento de retina
Ectopia lentis	Retinopatia
Glaucoma	Estrabismo

Patologia da córnea e doença sistêmica

Um amplo espectro de manifestações pode estar associado com patologia da córnea (Tab. 1.2). Entidades tão diversas como doenças inflamatórias, distúrbios do tecido conjuntivo, doenças metabólicas e mesmo problemas cutâneos já foram relatadas juntamente com anormalidades da córnea.[7]

São exemplos de doenças inflamatórias associadas com patologia da córnea: artrite reumatoide, síndrome de Reiter, síndrome de Behçet e sarcoidose.

Distúrbios do tecido conjuntivo, como espondilose anquilosante, esclerodermia, síndrome de Sjögren e granulomatose de Wegener, foram associados a distúrbios corneanos.

TABELA 1.2 Exemplos de doenças sistêmicas associadas com patologia da córnea

Distúrbios do tecido conjuntivo
Espondilose anquilosante
Esclerodermia
Síndrome de Sjögren
Granulomatose de Wegener
Doenças inflamatórias
Síndrome de Behçet
Síndrome de Reiter
Artrite reumatoide
Sarcoidose
Doenças metabólicas
Distúrbios do metabolismo dos carboidratos
Insuficiência renal crônica
Cistinose
Gota
Doença de Graves
Doença de Wilson
Distúrbios cutâneos
Eritema multiforme
Pênfigo

Certas doenças metabólicas, como cistinose, distúrbios do metabolismo dos carboidratos, gota, hiperlipidemia e doença de Wilson, também foram ligadas à patologia corneana. Além disso, distúrbios como doença hipertireoidiana de Graves, hanseníase, insuficiência renal crônica e tuberculose podem ter doença corneana associada. Mesmo doenças cutâneas como eritema multiforme e pênfigo exibem manifestações corneanas. Finalmente, a discefalia mandíbulo-oculofacial (síndrome de Hallermann-Streiff) interessa aos anestesiologistas, em virtude da dificuldade antecipada com a intubação.

Patologia do cristalino e doença sistêmica

Catarata é definida como uma turvação do cristalino ocular, o qual é normalmente transparente. Os diferentes tipos de catarata são: nuclear-esclerótica, cortical, subescapular posterior e mista. Cada tipo tem sua própria localização no cristalino e fatores de risco para o desenvolvimento; a nuclear-esclerótica, por exemplo, é o tipo mais comum de catarata ligada à idade. A catarata é um problema que afeta mais de 6 milhões de indivíduos por ano[8] e constitui a principal causa de cegueira. De fato, a cirurgia da catarata é o procedimento cirúrgico mais comumente realizado nos Estados Unidos, com mais de 1,5 milhões de operações anuais.[9] Mais da metade da população com mais de 65 anos sofre de catarata ligada à idade, associada a incapacitação visual.[10] Ainda assim, apesar do grande volume de pesquisa sobre patogênese e prevenção farmacológica da catarata, não existem meios comprovados que previnam a catarata ligada à idade.

Embora esse tipo de catarata seja a variedade diagnosticada com maior frequência, a catarata pode estar associada com doenças dermatológicas, como incontinência pigmentar, substâncias exógenas, doenças genéticas, doenças hematológicas, infecções e distúrbios hematológicos (Tab. 1.3).

São substâncias exógenas que podem dar início à catarata: corticosteroides,[11-13] fenotiazinas, naftaleno, ergot, paracloro-

TABELA 1.3 Manifestações associadas à catarata

Envelhecimento
Anormalidades cromossômicas
Trissomia do 13
Trissomia do 18
Trissomia do 21
Síndrome de Turner
Doenças dermatológicas
Incontinência pigmentar
Substâncias exógenas
Álcool
Ergot
Naftaleno
Paraclorobenzeno
Fenotiazinas
Problemas metabólicos
Diabetes melito
Doença de Fabry
Galactosemia
Hipoparatireoidismo
Hipotireoidismo
Síndrome de Lowe
Fenilcetonúria
Doença de Refsum
Doença de Wilson
Xantomatose
Doenças infecciosas
Herpes
Gripe
Caxumba
Pólio
Rubéola
Toxoplasmose
Vacínia
Varicela zoster

benzeno e álcool.[14] Distúrbios metabólicos associados com catarata incluem diabetes melito, doença de Fabry, galactosemia, degeneração hepatolenticular (doença de Wilson), hipoparatireoidismo, hipotireoidismo, fenilcetonúria, doença de Refsum e xantomatose. Outro distúrbio metabólico importante no diagnóstico diferencial de catarata congênita é a síndrome de Lowe (oculocerebrorrenal). Neste transtorno ligado ao cromossomo X, a catarata é um sinal frequente; mais tarde, surgirão outras anormalidades. Essas anormalidades são retardamento mental e do crescimento, hipotonia, acidose renal, aminoacidúria, proteinúria e raquitismo renal que necessitam de tratamento com cálcio e vitamina D.[15,16] Outros problemas concomitantes são osteoporose e uma fácies característica (longa, com bossa frontal). Embora possam ser observadas com frequência alterações do cristalino também em crianças do gênero feminino heterozigotas, é comum as crianças do gênero masculino afetadas apresentarem catarata bilateral densa e evidente no nascimento. Elas também podem estar comprometidas por glaucoma associado. Curiosamente, mulheres portadoras dessas anomalias em sua segunda década de vida exibem número muito mais elevado de opacidades do cristalino do que controles de idade similar; contudo, ausência de opacidade não é garantia de que o indivíduo não seja portador. O cuidado anestésico consiste na cautelosa atenção ao equilíbrio ácido-básico e aos níveis séricos de cálcio e eletrólitos. A administração de medicações excretadas pelos rins deve ser observada com cuidado e a ocorrência de nefrotoxicidade deve ser evitada. O paciente com osteoporose deve ser posicionado na mesa operatória com extrema precaução.

As causas infecciosas de catarata incluem herpes, gripe, caxumba, pólio, rubéola, toxoplasmose, vaccínia e varicela zoster.[17] As anomalias cromossômicas associadas com catarata abrangem trissomia do 13 (síndrome de Patau), trissomia do 18 (síndrome de Edward) e trissomia do 21 (síndrome de Down). Nas síndromes de Patau e Edward, a catarata congênita ocorre, em geral, junto a outras anomalias oculares, como coloboma e microftalmia.Também foi descrita a ocorrência de catarata com a síndrome de Turner (XO).

Um tipo adicional de anormalidade do cristalino que pode estar associado com doença sistêmica complexa é a *ectopia lentis* (Tab. 1.4). O deslocamento do cristalino pode ser classificado topograficamente como subluxação ou luxação. A luxação denota um cristalino que está deslocado posteriormente para a cavidade vítrea ou, de forma menos comum, anteriormente para a câmara anterior. No caso de subluxação, permanecem algumas aderências zonulares, e o cristalino se mantém em seu plano posterior à íris, embora inclinado para uma ou outra direção.

A causa mais comum de deslocamento do cristalino é o trauma, embora ectopia lentis também possa ser resultante de diversas outras doenças oculares, como tumor intraocular, glaucoma congênito, uveíte, aniridia, sífilis ou miopia alta. Defeitos hereditários e doenças sistêmicas graves, como síndrome de Marfan, homocistinúria, síndrome de Weill-Marchesani, hiperlisinemia e deficiência de sulfito oxidase, também estão associados com ectopia lentis. De fato, deslocamento do cristalino ocorre em aproximadamente 80% dos pacientes com síndrome de Marfan.

TABELA 1.4 Problemas associados com ectopia lentis

Problemas oculares
Aniridia
Glaucoma congênito
Miopia alta
Tumor intraocular
Trauma
Uveíte
Doenças sistêmicas
Homocistinúria
Hiperlisinemia
Síndrome de Marfan
Deficiência de sulfeto oxidase
Síndrome de Weill-Marchesani

Glaucoma e doença sistêmica

O glaucoma é uma manifestação caracterizada por elevação da pressão intraocular (PIO), que tem como resultado o comprometimento do fluxo sanguíneo capilar ao nervo óptico e, no final do processo, destruição de tecido e perda da função do nervo óptico. Existem dois tipos anatômicos diferentes de glaucoma: glaucoma de ângulo aberto ou simples crônico e glaucoma de ângulo fechado ou agudo. (Ocorrem outras variações desses processos, mas não são especialmente pertinentes ao cuidado anestésico. Na verdade, glaucoma não é uma doença, mas muitas.)

No caso de glaucoma de ângulo aberto, a PIO elevada existe junto a um ângulo da câmara anterior anatomicamente manifesto. Acredita-se que a esclerose do tecido trabecular acarrete deficiência na filtração e drenagem do humor aquoso. O tratamento consiste em medicação para promoção de miose e distensão trabecular. Os colírios de uso comum são adrenalina, iodeto de ecotiofato, timolol, dipivefrina e betaxolol. Inibidores da anidrase carbônica, como a acetazolamida, também podem ser administrados por diversas vias com o objetivo de reduzir PIO pela interferência com a produção do humor aquoso. Todos esses agentes farmacológicos são absorvidos de forma sistemática; portanto, pode-se antecipar a ocorrência de efeitos colaterais.

É importante ter em mente que a manutenção de PIO é determinada principalmente pela velocidade de formação do humor aquoso e pela velocidade de sua drenagem. A influência mais importante na formação desse líquido é a diferença entre a sua pressão osmótica e a do plasma. Esse conceito fica ilustrado pela equação:

$$\text{PIO} = K\,[(\text{POaq} - \text{POpl}) + \text{PC}]$$

na qual K = coeficiente de drenagem; POaq = pressão osmótica do humor aquoso; POpl = pressão osmótica do plasma e PC = pressão capilar. O fato de uma pequena mudança na concentração dos solutos no plasma poder afetar dramaticamente a formação do humor aquoso e portanto a PIO é o raciocínio para administração de soluções hipertônicas, como manitol, para a redução de PIO.

Flutuações na drenagem de humor aquoso podem também mudar de maneira significativa a PIO. O principal fator controlador da drenagem de humor aquoso é o diâmetro dos espaços de Fontana, conforme ilustrado pela equação:

$$A = [r^4 \times (Ppio - Pv)] \div 8\eta L$$

na qual A = volume de drenagem de humor aquoso por unidade de tempo; r = raio dos espaços de Fontana; Ppio = PIO; Pv = pressão venosa; η = viscosidade; e L = comprimento dos espaços de Fontana. Quando ocorre dilatação da pupila, os espaços de Fontana se estreitam, a resistência à drenagem aumenta, e a PIO se eleva. Tendo em vista que midríase é indesejável tanto no glaucoma de ângulo fechado como de ângulo aberto, agentes mióticos, como pilocarpina, são aplicados na conjuntiva em pacientes com glaucoma.

A equação mencionada acima, que descreve o volume drenado de humor aquoso por unidade de tempo, enfatiza claramente que tal drenagem é singularmente sensível a flutuações na pressão venosa. Como uma elevação na pressão venosa resulta em aumento no volume do sangue ocular, além da redução da drenagem de humor aquoso, fica óbvio que irá ocorrer considerável aumento na PIO com qualquer manobra que aumente a pressão venosa. Assim, além da instilação pré-operatória de agentes mióticos, outro objetivo anestésico para o paciente com glaucoma consiste em evitar, no período perioperatório, a ocorrência de congestão venosa e super-hidratação. Além disso, devem ser evitados episódios de hipotensão, porque supostamente esses pacientes são vulneráveis à trombose vascular retinal.

Embora seja comum o glaucoma ocorrer como doença isolada, também pode estar associado com manifestações como síndrome de Sturge-Weber, aniridia, síndrome da disgenesia mesodérmica, retinopatia da prematuridade, síndrome de Refsum, mucopolissacaridose, síndrome de Hurler, síndrome de Stickler, síndrome de Marfan e doença de von Recklinghausen (neurofibromatose) (Tab. 1.5). Ademais, trauma ocular, terapia com corticosteroides, sarcoidose, algumas formas de artrite associadas com uveíte e síndrome da pseudoexfoliação também podem estar associadas com glaucoma secundário.

Glaucoma de ângulo fechado primário se caracteriza por uma câmara anterior rasa e um ângulo iridocorneal estreito, que impede o egresso do humor aquoso do olho, porque o sistema de malhas trabeculares está coberto pela íris (Tab. 1.6). É comum a ocorrência de bloqueio pupilar relativo em muitos episódios de fechamento de ângulo em que sinéquias ou a aposição da íris-cristalino impedem o fluxo do humor aquoso desde a câmara posterior. Nos Estados Unidos, a prevalência de glaucoma de ângulo fechado (GAF) é uma décima parte tão comum quanto glaucoma de ângulo aberto. Nos casos de GAF agudo, se a pressão não for reduzida prontamente, poderá ocorrer perda visual permanente como resultado de lesão do nervo óptico. Acredita-se que a lesão irreversível do nervo óptico possa ocorrer dentro de 24 a 48 horas. Portanto, tão logo tenha sido estabelecido o diagnóstico de GAF agudo, o tratamento deverá ser instituído de imediato. São sinais e sintomas: dor ocular (em geral excruciante), olhos avermelhados, edema de córnea, turvamento da visão e pupila fixa e com dilatação média. A pessoa afetada deverá procurar imediatamente um oftalmologista. Faz-se administração de pilocarpina 2% para provocar miose e tensionar a íris de forma a afastar-se da malha trabecular. Também deve ser considerado o uso tópico de um β-bloqueador. Se não for obtida uma rápida redução na PIO, deverá ser considerado o tratamento sistêmico com um agente como o manitol, mas devem ser pesados seus efeitos hemodinâmicos potencialmente adversos em um paciente com doença cardiovascular. Se o tratamento clínico for efetivo na redução de PIO para um nível seguro e se o ângulo abrir, poderá ser realizada imediatamente uma iridotomia/iridectomia, ou essa cirurgia poderá ser adiada até que o edema de córnea tenha desaparecido e a íris fique menos hiperêmica (Tab. 1.7).

TABELA 1.5 Listagem parcial de manifestações associadas com glaucoma

Problemas oculares	Doenças sistêmicas
Aniridia	Anomalias cromossômicas
Síndrome da clivagem anterior	Síndromes infecciosas congênitas (TORCH)
Catarata	Síndrome de Hurler
Ectopia lentis	Síndrome de Marfan
Hemorragia	Doença de Refsum
Disgenesia mesodérmica	Sarcoidose
Vítreo primário hiperplástico persistente	Síndrome de Stickler
Retinopatia da prematuridade	Síndrome de Sturge-Weber
Esferofaquia	Doença de von Recklinghausen
Trauma	
Tumor	

TABELA 1.6 Objetivos anestésicos para pacientes com glaucoma
Instilar (no perioperatório) agentes mióticos para melhorar o efluxo de humor aquoso
Evitar congestão venosa/hiper-hidratação
Evitar aumento significativo da pressão venosa (p. ex., tosse ou vômito)
Evitar hipotensão que possa dar início à trombose vascular retinal

Complicações retinianas de doença sistêmica

Problemas retinianos como hemorragia vítrea e descolamento de retina estão mais comumente associados ao diabetes melito e à hipertensão (Tab. 1.8). Com frequência, distúrbios do colágeno e doenças do tecido conjuntivo, como lúpus eritematoso sistêmico, esclerodermia, poliarterite nodosa, síndrome de Marfan e síndrome de Wagner-Stickler, estão associados com patologia retinal. Foram descritas graves complicações retinianas em pacientes com problemas cutâneos, como incontinência pigmentar. Além disso, manifestações como anemia falciforme, macroglobulinemia, doença de Tay-Sachs, síndrome de Neimann-Pick e hiperlipidemia podem resultar em transtornos vitreorretinais. Durante as duas últimas décadas, vem sendo comunicada a ocorrência de retinite por citomegalovírus em pacientes com síndrome da imunodeficiência adquirida. Em alguns pacientes, a condição evolui até provocar descolamento de retina.

DOENÇAS DO OLHO: CONSIDERAÇÕES ESPECÍFICAS

Após apresentar um breve resumo do amplo espectro de doenças sistêmicas que podem estar associadas com os principais tipos de patologia ocular grave, a abordagem agora será voltada para entidades patológicas específicas e para o cuidado anestésico em tais situações.

Síndrome de Marfan

Síndrome de Marfan é um transtorno do tecido conjuntivo que envolve principalmente os sistemas cardiovascular, esquelético e ocular. Mas também podem ser afetados pele, fáscia, pulmões, músculo esquelético e tecido adiposo. A etiologia é uma mutação no *FBNI*, gene codificador de fibrilina-1 e componente fundamental das microfibrilas extracelulares, que são os principais componentes das fibras elásticas que fixam à derme, epiderme e zônulas oculares.[18] Nesse distúrbio, o tecido conjuntivo teve sua resistência à deformação e elasticidade reduzidas. A síndrome de Marfan é herdada como traço autossômico dominante, com expressão variável.

As manifestações oculares da síndrome incluem miopia grave, descolamentos de retina espontâneos, deslocamento do cristalino e glaucoma. As manifestações cardiovasculares incluem dilatação da aorta ascendente e insuficiência aórtica. A perda de fibras elásticas na média também pode explicar a dilatação da artéria pulmonar e a insuficiência mitral resultante da distensão das cordas tendíneas. Também foram bem documentadas isquemia do miocárdio causada pela necrose da média das arteríolas coronárias, além de arritmias e distúrbios da condução. Insuficiência cardíaca e aneurismas aórticos dissecantes ou ruptura da aorta não são complicações incomuns.

Os pacientes são altos, com membros e dedos longos e delgados (aracnodactilia). Os ligamentos articulares estão frouxos, resultando em luxações frequentes da mandíbula e quadril. Também pode ocorrer lassidão da coluna vertebral cervical. Cifoescoliose e *pectus excavatum* podem contribuir para doença pulmonar restritiva. Foram descritos cistos pulmonares, que causam aumento no risco de pneumotórax. Comumente, pode ser observado um palato estreito e de arco elevado.

As primeiras manifestações da síndrome de Marfan podem ser sutis; portanto, o diagnóstico talvez ainda não tenha sido firmado quando o paciente é levado à cirurgia inicial. Mas o anestesiologista deve ter atitude de forte suspeita quando um paciente jovem e alto com sopro cardíaco se apresenta para reparo de uma retina com descolamento espontâneo. Nesses jovens pacientes, antes da cirurgia deve ser realizada uma radiografia de tórax, bem como um eletrocardiograma

TABELA 1.7 Comparação de glaucoma de ângulo aberto com glaucoma de ângulo fechado

Glaucoma de ângulo aberto	Glaucoma de ângulo fechado
Ângulo da câmara anterior anatomicamente aberto	Câmara anterior rasa
Esclerose trabecular	Ângulo iridocorneal estreito
Dez vezes mais comum do que glaucoma de ângulo fechado	A íris cobre a malha trabecular
Indolor	Doloroso
Inicialmente não acompanhado por sintomas visuais	Olho vermelho com edema de córnea
Pode resultar em cegueira, se não tratado de forma crônica	Visão borrada
	Pupila fixa e dilatada
	Pode causar lesão irreversível ao nervo óptico dentro de 24-48 horas
	Exige tratamento de emergência

TABELA 1.8 Exemplos de manifestações associadas com patologia vitreorretinal

Diabetes melito
Hipertensão
Distúrbios do colágeno/tecido conjuntivo
Síndrome de Marfan
Poliarterite nodosa
Esclerodermia
Lúpus eritematoso sistêmico
Síndrome de Wagner-Stickler
Hiperlipidemia
Síndrome da imunodeficiência adquirida
Incontinência pigmentar
Macroglobulinemia
Doença de Neimann-Pick
Doença de Tay-Sachs

e ecocardiograma. Deve ser considerado o uso de antibióticos para profilaxia da endocardite bacteriana subaguda, assim como de β-bloqueio para aliviar possíveis elevações na contratilidade do miocárdio e na tensão da parede aórtica (dP/dT).

O anestesiologista deve estar preparado para uma intubação potencialmente difícil (Tab. 1.9). A laringoscopia deve ser realizada com cuidado, para que sejam evitadas lesões de partes moles e, em particular, para evitar hipertensão e o risco concomitante de dissecção da aorta. O paciente deve ser posicionado com cautela, a fim de evitar lesão da coluna vertebral cervical ou de outras articulações, além de luxações. Os perigos da hipertensão nesses pacientes são bem conhecidos. Obviamente, a presença significativa de insuficiência aórtica assegura que a pressão arterial (sobretudo a pressão diastólica) esteja elevada o bastante para proporcionar fluxo sanguíneo adequado às coronárias, mas não deverá estar tão elevada a ponto de ser fator de risco para dissecção da aorta. A manutenção da pressão arterial normal do paciente é tipicamente um bom plano. Não existe um único agente anestésico intraoperatório ou técnica anestésica que tenha se revelado superior. No entanto, caso estejam presentes cistos pulmonares, a ventilação com pressão positiva poderá acarretar pneumotórax.[19] Na extubação, o anestesiologista deverá ser cauteloso a fim de evitar elevações súbitas na pressão arterial ou na frequência cardíaca. Um tratamento analgésico adequado no pós-operatório tem importância vital para que sejam evitados os efeitos deletérios da hipertensão e taquicardia.

TABELA 1.9 Preocupações anestésicas com a síndrome de Marfan

Intubação difícil
Cistos pulmonares
Doença pulmonar restritiva
Disritmias e/ou distúrbios da condução
Dilatação da aorta e da artéria pulmonar; aneurismas aórticos dissecantes/rompidos
Insuficiência aórtica e/ou mitral Considere profilaxia antibiótica para endocardite bacteriana subaguda
Isquemia do miocárdio; insuficiência cardíaca Considere β-bloqueio
Propensão para luxação mandibular/cervical/do quadril

Doença de Graves

Doença de Graves é a causa mais comum de hipertireoidismo, tanto pediátrico como adulto. Ela engloba hipertireoidismo, bócio, mixedema pré-tibial e com frequência, mas não inevitavelmente, exoftalmia. Esse distúrbio ocorre junto com a produção de quantidades excessivas de hormônio tireoidiano e afeta cerca de 3 em cada 10.000 adultos (geralmente mulheres), com idade entre 25 e 50 anos. A oftalmopatia de Graves inclui úlceras de córnea e exoftalmia, que podem ser graves. O tecido retro-orbital e os músculos extraoculares estão infiltrados com linfócitos, plasmócitos e mucopolissacarídeos. É comum os músculos extraoculares estarem inchados em até cinco a dez vezes do seu volume normal. Se a proptose secundária à oftalmopatia infiltrativa for intensa e se ocorreu deterioração da função muscular ou da acuidade visual, deverá ser instituída a terapia com corticosteroides (em geral prednisona, 20 a 40 mg/dia para adultos), especialmente se vier a ocorrer neurite retrobulbar. Aqueles pacientes que não responderem à terapia com corticosteroides necessitarão de intervenção cirúrgica; faz-se descompressão lateral (de Krönlein) ou supraorbital (de Naffziger).

Acredita-se que a doença de Graves tenha origem autoimune, com imunoglobulinas estimuladoras da tireoide direcionada contra antígenos tireoidianos que se ligam a receptores do hormônio estimulador da tireoide (TSH) presentes na glândula. São típicos os achados de crescimento tireoidiano mole multinodular não maligno. Existe um forte componente hereditário nos casos de doença de Graves e parece ser provável que esse distúrbio seja exacerbado pelo estresse emocional. Esses pacientes podem apresentar outros sinais de envolvimento autoimune, como miosite e, ocasionalmente, miastenia gravis.

Os sintomas incluem fraqueza, fadiga, perda de peso, tremores e aumento da tolerância ao frio. Podem ser observadas proptose, diplopia ou turvação da visão, fotofobia, quemose conjuntival e diminuição da acuidade visual. Os sintomas cardíacos incluem precórdio hiperdinâmico, taquicardia e pressões sistólica elevada, diastólica diminuída e de pulso ampliada. Fibrilação atrial, palpitações e dispneia durante o exercício também podem ocorrer.

O diagnóstico diferencial de doença de Graves inclui outras causas de hipertireoidismo, como gravidez que possa estar associada à produção de uma substância ectópica TSH-similar, tireoidite autoimune, adenoma tireoidiano, coriocarcinoma, adenoma hipofisário secretor de TSH e ingestão sub-reptícia de tri-iodotironina (T_3) ou tiroxina (T_4).[20]

O tratamento farmacológico no paciente hipertireóideo tem como objetivos controlar as principais manifestações do estado tirotóxico e fazer com que o paciente se torne eutireóideo. Os agentes de uso mais comum são os derivados da tioureia, propiltiouracila (PTU) e metimazol, que têm ação inibidora sobre a síntese do hormônio tireoidiano. (PTU pode também inibir a conversão de T_4 para T_3.) Graças ao grande armazenamento glandular do hormônio, haverá, em geral, necessidade de 4 a 8 semanas para que o paciente fique eutireóideo com esses medicamentos. Caracteristicamente, o tratamento irá se prolongar por alguns meses, e depois disso deverão ser reavaliadas as reservas tireoidianas e a resposta supressiva ao hormônio tireoidiano. A principal complicação desse tratamento é o hipotireoidismo, e comumente a dose é ajustada para o nível mais baixo possível, tão logo tenha sido alcançado o estado eutireóideo.[21] Outros efeitos colaterais observados em pacientes medicados com esses agentes antitireoidianos são leucopenia, que pode ser fator limitante do tratamento, e também agranulocitose, hepatite, erupções e febre medicamentosa. Acredita-se que ocorra aumento do número de β-receptores pelo hipertireoidismo,[22] e β-bloqueadores são administrados com o objetivo de controlar rapidamente efeitos da estimulação das catecolaminas, como taquicardia, tremores e diaforese.[23]

As áreas mais preocupantes para o anestesiologista envolvem o uso crônico de corticosteroides, a possibilidade de uma tempestade tireoidiana perioperatória e o desafio potencial de uma intubação difícil, em decorrência do desvio traqueal causado por uma grande massa cervical[24] (Tab. 1.10). Quando a cirurgia é planejada para um paciente com doença de Graves, torna-se imperativo determinar se esse paciente está eutireóidico, pois o estado de eutireoidismo irá diminuir em mais de 90% os riscos (que podem resultar em morte) de tempestade tireoidiana e de complicações cardiovasculares perioperatórias. A obtenção do estado eutireóidico é avaliada pelos sinais e sintomas clínicos, níveis plasmáticos de hormônios e evidência de encolhimento glandular. O paciente também deve ser avaliado para doenças autoimunes associadas. Radiografia torácica, projeções cervicais laterais e tomografia computadorizada (TC) do pescoço e do tórax determinarão a presença de deslocamento ou compressão traqueal. Se houver alguma dúvida acerca da adequação da via aérea ou de desvio ou compressão da traqueia, uma abordagem prudente será a intubação com fibroscópio, com o paciente desperto. Além disso, será válido usar uma cânula aramada ou equivalente, se qualquer anel traqueal estiver enfraquecido. É aconselhável uma hidratação liberal, caso o estado cardiovascular do paciente permita tal intervenção. Também fica indicada a administração de cobertura corticosteroide em alta dose, sendo essencial a contínua monitoração da temperatura. Além disso, os olhos devem ficar meticulosamente protegidos.

TABELA 1.10 Preocupações anestésicas em pacientes com doença de Graves

Intubação difícil, secundária a desvio ou compressão da traqueia
Efeitos colaterais de medicamentos antitireoidianos, incluindo leucopenia e hepatite
Efeitos do consumo crônico de esteroides
Proteção ocular meticulosa no intraoperatório e cuidadosa monitoração da temperatura
Tempestade tireoidiana no perioperatório Determinação do estado eutireóidico
Doença(s) autoimune(s) associada(s)
Anéis traqueais enfraquecidos

Não foi demonstrada superioridade para nenhum agente anestésico ou técnica em particular no tratamento de pacientes hipertireóideos. Contudo, não é recomendável o uso de agentes anticolinérgicos e deve-se evitar quetamina, mesmo naquele paciente tornado eutireóidico. Sempre haverá a possibilidade de uma súbita tempestade tireoidiana secundária ao estresse ou infecção, e o médico deverá ficar alerta para elevações – mesmo que pequenas – na temperatura ou frequência cardíaca do paciente. Outros sinais precoces de tempestade tireoidiana incluem delírio, confusão, mania ou excitação. O diagnóstico diferencial desses sintomas deve incluir hipertermia maligna, crise de feocromocitoma e síndrome maligna neuroléptica. O tratamento da tempestade tireoidiana é de suporte – infusão de soluções salinas resfriadas, terapia com β-bloqueador, medicações antitireoidianas e corticosteroides.

Homocistinúria

Embora rara, em geral a homocistinúria é considerada como o segundo erro inato mais comum do metabolismo dos aminoácidos; em frequência, fica atrás apenas da fenilcetonúria. A incidência desta doença é de aproximadamente 1:25.000[26] e a da homocistinúria é de cerca de 1:200.000.[27] A homocistinúria, um erro no metabolismo dos aminoácidos que contêm enxofre, caracteriza-se pela excreção de grande quantidade de homocistina urinária, que pode ser detectada pelo teste do cianeto-nitroprussiato. Numerosas aberrações genéticas podem estar ligadas à homocistinúria, porém a mais comum é uma deficiência de cistationina β sintase, em que ocorre acúmulo de metionina e homocistina. O distúrbio é autossômico recessivo. A doença ocorre no homozigoto, mas o heterozigoto não está em risco de sofrer as complicações (potencialmente capazes de causar a morte) desse defeito. Embora um terço dos homocistinúricos tenha inteligência normal, quase todos exibem retardo mental.

Ectopia lentis ocorre em pelo menos 90% das pessoas com homocistinúria. Ocorre com frequência subluxação do cristalino para a câmara anterior, o que causa glaucoma de bloqueio pupilar e implica na necessidade de correção cirúrgica. Outros achados oculares descritos em pacientes com homocistinúria podem incluir palidez iridal, retinosquise, descolamento de retina, atrofia óptica, oclusão da artéria central da retina e estrabismo.

Graças ao tecido conjuntivo anormal, os achados esqueléticos são semelhantes àqueles da síndrome de Marfan. Quase todos os pacientes exibem aracnodactilia, cifoescoliose e deformidade esternal. Também podem ter osteoporose grave. Cifoescoliose e *pectus excavatum* podem estar associados com doença pulmonar restritiva.

É fundamental ter em mente que pacientes com homocistinúria ficam extremamente vulneráveis a complicações trombóticas associadas à mortalidade elevada[28] (Tab. 1.11). De fato, um paciente homocistinúrico não tratado pode ter percentual de mortalidade perioperatória de até 50%. Concentrações elevadas de homocistina irritam a íntima vascular, promovendo formação de ninhos trombóticos e, segundo se presume, aumentando a capacidade de adesão das plaquetas.[29] Outras causas possíveis da tendência trombótica incluem aumento da agregação plaquetária, ativação do fator de Hageman, ou maior consumo de plaquetas como resultado da lesão endotelial. Pacientes com homocistinúria também estão em risco de sofrer convulsões hipoglicêmicas secundárias à hiperinsulinemia. Acredita-se que este último problema seja provocado por hipermetioninemia.[30]

As medidas pré-operatórias incluem dieta com baixos teores de metionina e rica em cistina, e administração de vitaminas B_6 e B_{12} e ácido fólico para regulação dos níveis de homocistina, além de ácido acetilsalicílico e dipiridamol para evitar a ocorrência de função plaquetária anormal. Em conjunto com o tratamento dietético e farmacológico adequado, um cuidado perioperatório apropriado envolve a prevenção de hipoglicemia e a manutenção de uma circulação adequada. Pacientes com osteoporose devem ser cuidadosamente posicionados na mesa operatória. No perioperatório, os níveis de glicose deverão ser monitorados. Estados hipotensivos de baixo fluxo devem ser evitados de maneira assídua. Os pacientes devem ser mantidos com boa hidratação e perfusão adequada.[31] Devem ser selecionados agentes anestésicos que proporcionem alto fluxo periférico mediante a redução da resistência vascular, mantenham o débito cardíaco e promovam rápida recuperação e deambulação precoce. No pós-operatório, fica indicado o uso de meias elásticas para suporte vascular que impeçam trombos de estase nas veias das pernas.

Hemoglobinopatias: doença das células falciformes

Hemoglobinopatias são distúrbios hereditários da síntese da hemoglobina. Podem ocorrer desarranjos estruturais dos polipeptídeos da globina ou, como na talassemia, síntese anormal das cadeias de globina. Na hemoglobina (Hb) S, por exemplo, um aminoácido isolado (valina) é substituído pelo ácido glutâmico na cadeia β. Essa substituição não tem efeito na afinidade pelo oxigênio, nem na estabilidade molecular. Não obstante, numa situação de baixa tensão de oxigênio, tal substituição causa uma reação intermolecular, produzindo estruturas insolúveis no interior dos eritrócitos, que resultam em falcização.[32] Esses eritrócitos atípicos se impactam na microcirculação, causando dolorosas crises vaso-oclusivas, infartos e aumento da suscetibilidade à infecção. Baixa tensão de oxigênio e ambientes ácidos são deflagradores cruciais e determinantes do grau de falcização. Supõe-se que as células falciformes produzam um desvio para a direita (P_{50} = 31 mm Hg) da curva de dissociação da oxiemoglobina para melhorar a liberação de oxigênio.

TABELA 1.11 Preocupações pré-operatórias potenciais com homocistinúria

Doença pulmonar restritiva
Fraturas induzidas pelo posicionamento, associadas com osteoporose
Complicações trombóticas
Convulsões hipoglicêmicas

Embora uma patologia oftálmica como a retinopatia proliferativa possa ocorrer em todas as variedades de doenças falciformes, tal ocorrência é mais comum em adultos com talassemia Hb SC ou Hb S, em comparação com pacientes com Hb SS. Comumente, a retinopatia proliferativa surge na terceira ou quarta décadas de vida e é resultado de oclusão vascular. Esta oclusão dos vasos retinais pode causar isquemia, neovascularização, hemorragia vítrea, fibrose, tração e atrofia ou descolamento de retina. No entanto, a fotocoagulação profilática com laser tem se revelado útil na redução da incidência das manifestações mencionadas.

A gravidade da anemia depende da quantidade de Hb S presente. Na doença SS homozigota, o conteúdo de Hb S compreende 85 a 90%, e o restante é Hb F. A talassemia das células falciformes (Hb SF) se caracteriza por um conteúdo de Hb S de 67 a 82% e causa problemas um pouco menos graves. De fato, pacientes com talassemia Hb SC e Hb S em geral transitam por um curso muito mais benigno do que aqueles indivíduos com Hb SS e apresentam apenas leve anemia e esplenomegalia. Pessoas heterozigotas com Hb SA (traço falciforme) raramente terão problemas clínicos sérios. Porém, uma publicação recente sugere um aumento no risco de acidente vascular cerebral (AVC) e infecção ou embolia pulmonar após o estresse de uma cirurgia de derivação cardiopulmonar de baixo fluxo em pacientes com traço falciforme.[33] Esse suposto risco, no entanto, não foi bem quantificado.

A doença da célula falciforme (Hb SS) é um distúrbio autossômico recessivo que ocorre com maior frequência em indivíduos de ascendência africana, embora o gene para Hb S também ocorra em pessoas com ancestrais de áreas endêmicas para malária falcípara. Cerca de 8 a 10% dos negros norte-americanos são portadores heterozigotos de Hb S; aproximadamente 0,5% dos negros são homozigotos para doença Hb S.

Pacientes com doença da célula falciforme homozigota exibem anemia hemolítica crônica (Tab. 1.12). Ocorre lesão a órgãos por causa da isquemia vaso-oclusiva, pois as células falciformes são incapazes de atravessar os estreitos leitos capilares. Além disso, as células falciformes demonstram propensão para aderir ao endotélio e causar liberação de substâncias vasoativas. A doença pulmonar crônica irá progredir gradualmente, como resultado de infecções e infartos pulmonares recorrentes. No final do processo, esses indivíduos terão desenvolvido hipertensão pulmonar, cardiomegalia e insuficiência cardíaca, assim como insuficiência renal.

TABELA 1.12 Preocupações perioperatórias com doença da célula falciforme

Anemia
Doença pulmonar crônica
Hipertensão pulmonar
Cardiomegalia e insuficiência cardíaca
Insuficiência renal
Vulnerabilidade extrema à desidratação, hipotermia, hipóxia e acidose
Reação transfusional hemolítica resultante de aloimunização

Diversos problemas - anemia, doença cardiopulmonar subjacente e extrema vulnerabilidade à desidratação, hipotermia, hipóxia e acidose - colocam esses pacientes em alto risco perioperatório. O tratamento pré-operatório deve incluir correção da anemia. No passado, havia a controvérsia com relação a se esses pacientes poderiam receber uma exsanguineotransfusão no pré-operatório com Hb A. No entanto, dados recentemente publicados sugerem que a transfusão pré-operatória até um nível de Hb de 10 g/dL, independente do percentual de Hb S, é tão eficaz na prevenção de complicações perioperatórias como a transfusão que objetiva estabelecer um nível de 10 g/dL *e* um nível de Hb S abaixo dos 30%.[34] Há também controvérsia com relação aos riscos relativos da transfusão para procedimentos operatórios simples e de pouca duração em pacientes que sejam minimamente sintomáticos e considerados como de baixo risco para crises vaso-oclusivas intraoperatórias. É evidente que nesse cenário qualquer transfusão de sangue implicará alto risco de reação transfusional hemolítica, por causa da aloimunização decorrente de exposição prévia.

Em termos de cuidado intraoperatório, é importante ter em mente que não foi demonstrada diferença em morbidade ou mortalidade entre diversos agentes anestésicos ou entre técnicas anestésicas regional e geral.[35] Devem ser meticulosamente evitados os fatores precipitantes de crises falciformes, como desidratação, hipóxia, acidose, infecção, hipotermia e estase circulatória. A normotermia intraoperatória deve ser mantida com aquecedores de fluidos, umidificação do circuito respiratório, cobertores para aquecimento, aquecedores de ar forçado e uma sala operatória bem aquecida. É essencial a reposição de volume no perioperatório, e fica indicada a hidratação agressiva com cristaloide ou coloide, exceto em caso de insuficiência cardíaca congestiva. É desejável o uso de oxigênio suplementar e leve hiperventilação para que não ocorram hipoxemia e acidose. Embora a oximetria de pulso possa ser uma medida válida em casos de Hb S, irá se tornar extremamente pouco confiável na presença de Hb S polimerizada desoxigenada, porque a agregação de células falciformes interfere com o diodo emissor de luz. Depois da cirurgia, a oxigenoterapia, hidratação liberal e manutenção da normotermia deverão ter continuidade durante um período mínimo de 24 horas, pois no pós-operatório poderão ocorrer crises súbitas. Além disso, são medidas importantes a analgesia adequada, ambulação precoce e toalete pulmonar, inclusive espirometria de incentivo, para prevenção de complicações graves. Nessas circunstâncias, uma pneumonia pós-operatória pode ser fatal.

Síndrome da imunodeficiência adquirida

Pacientes com síndrome da imunodeficiência adquirida (AIDS), com frequência desenvolvem retinite por citomegalovírus,[36] um distúrbio tratado pela inserção de uma cápsula de medicação antiviral de lenta liberação no vítreo. Ocasionalmente, a retinite irá causar descolamento de retina, o que implicará em correção cirúrgica.

Muitos pacientes com AIDS estão extremamente enfermos, exibindo caquexia, anemia e insuficiência respiratória residual, decorrentes de episódios prévios de pneumonia por *Pneumocystis carinii* (Tab. 1.13). Além da redução na reserva pulmonar, esses pacientes apresentam, em geral, reserva miocárdica limitada, em consequência dos efeitos debilitantes de sua doença subjacente. Porém, a principal causa de morbidade e mortalidade perioperatórias é a infecção.

É essencial uma avaliação pré-operatória completa da contagem celular de CD_4 (linfócito T *helper*), função orgânica e estado volêmico. Também é obrigatório iniciar ou dar continuidade à antibioticoterapia e à imunoterapia, e o funcionamento dos órgãos deve ser otimizado. Pacientes gravemente debilitados podem necessitar de monitoração invasiva, dependendo em alto grau do tipo de procedimento cirúrgico a ser realizado. Além disso, deve-se ter total atenção à técnica asséptica. Hipoglobulinemia é extremamente comum em pacientes com AIDS e reduzirá as necessidades de medicamentos. Portanto, as medicações anestésicas devem ser selecionadas e tituladas com cuidado. Ademais, deve ser fornecido oxigênio suplementar, para prevenir episódios perioperatórios de dessaturação. Além disso, esses pacientes caquéticos dependem de precauções especiais para que não ocorram feridas de pressão. Um controle preemptivo da dor pode oferecer proteção contra a supressão imune adicional.[37]

Tendo em vista que a maior ameaça a esses pacientes é a infecção, não será demais enfatizar a importância crítica de práticas higiênicas rígidas. Além disso, a equipe médica deve se proteger contra o risco de transmissão do vírus da imunodeficiência humana (HIV) ou de outros patógenos re-

TABELA 1.13 Preocupações perioperatórias com síndrome da imunodeficiência adquirida

Anemia
Insuficiência respiratória
Redução da reserva miocárdica
Vulnerabilidade à infecção e feridas por pressão
Alteração das necessidades de agentes farmacológicos secundária à hipoglobinemia
Transmissão de HIV ou outros patógenos resistentes à medicação

sistentes a fármacos, mediante uma completa fidelidade às precauções universais.

Retinopatia da prematuridade

Embora Terry[38] tenha sido o pioneiro na descrição dessa entidade patológica, em 1942, o neologismo *fibroplasia retrolental* foi cunhado em 1944 por Harry Messenger, um oftalmologista de Boston que era também grande conhecedor de grego e latim.[39] Entretanto, mais recentemente, o termo retinopatia da prematuridade (RDP) vem ganhando ampla aceitação, por descrever a fase cicatricial avançada da doença, e também as alterações agudas mais precoces.

RDP está, em geral, associada a bebês prematuros com peso de nascimento extremamente baixo (1.000-1.500 g) e a "microprematuros" (<750 g) que necessitam de oxigenoterapia. Acredita-se que a hiperóxia dê início à constrição dos vasos sanguíneos na retina em desenvolvimento, provocando o surgimento de áreas de isquemia periférica, vascularização deficiente e neovascularização (proliferação de uma rede de vasos retinianos anormais), com produção de fibrose, tecido cicatricial e descolamento de retina. Como os avanços na neonatologia resultaram em percentuais de sobrevida de 85% para bebês com peso de nascimento extremamente baixo, não surpreende o crescimento da prevalência de RDP nas décadas recentes. Além disso, é incorreta a suposição de que RDP é causado apenas pelo excesso de oxigênio nessa população, porque RDP é doença de origem multifatorial.[40-42] Os fatores associados com o desenvolvimento de RDP estão bastante inter-relacionados, mas Flynn estabeleceu que baixo peso ao nascer era o fator previsor de risco mais significativo.[43] Os problemas comuns de prematuridade incluem síndrome do desconforto respiratório (que é tratada de forma mais apropriada com uma combinação de corticosteroides de administração pré-natal, terapia surfactante pós-natal e ventilação eficaz), apneia, displasia broncopulmonar, hipertensão pulmonar persistente, persistência de ducto arterioso, enterocolite necrosante, refluxo gastresofágico, anemia, icterícia, hipoglicemia e hipocalcemia, hemorragia intraventricular e RDP (Tab. 1.14).

Apneia pós-operatória é o problema mais comum associado com anestesia em bebês prematuros.[44] Pode-se esperar que praticamente 20% dos bebês prematuros venham a sofrer essa complicação com risco para a vida; e o maior risco recai em bebês com idade pós-concepcional de 50 semanas (i. e., igual à idade gestacional + idade cronológica) ou menos.[45] A apneia pode ser decorrente dos efeitos prolongados de agentes anestésicos, de desvio da curva de resposta do dióxido de carbono, ou fadiga dos músculos respiratórios.[46] Liu et al.[46] recomendaram originalmente a monitoração cardiopulmonar contínua para pacientes com menos de 46 semanas de idade pós-concepcional. Mas Kurth et al.[47] ampliaram essas recomendações, para que fosse incluída a monitoração cardiopulmonar para bebês com menos de 60 semanas de idade pós-concepcional durante um mínimo de 12 horas livres de apneia após a cirurgia. Embora a incidência de apneia pós-operatória seja inversamente proporcional à idade pós-concepcional, mesmo bebês a termo podem, ocasionalmente, exibir apneia pós-operatória.[45] Além da prematuridade como fator de risco, bebês com histórico de anemia,[48] episódios de apneia neonatal, síndrome do desconforto respiratório ou doença pulmonar têm risco quase duplicado de sofrer apneia pós-operatória.

TABELA 1.14 Problemas comuns com prematuridade

Apneia
Síndrome do desconforto respiratório
Displasia broncopulmonar
Persistência do ducto arterioso
Hipertensão pulmonar persistente
Enterocolite necrotizante
Anemia
Refluxo gastroesofágico
Icterícia
Hipoglicemia/hipocalcemia
Hemorragia intraventricular
Retinopatia da prematuridade

Doença pulmonar crônica, também conhecida como *displasia broncopulmonar*, permanece sendo a principal complicação pulmonar de longa duração entre bebês prematuros. Essa doença está associada com hipertensão pulmonar, anormalidades da alveolização pós-natal e neovascularização.[49] Bebês com doença pulmonar crônica exibem retardo no crescimento[50] e podem também apresentar função cardiopulmonar deficiente a longo prazo, maior vulnerabilidade à infecção[51] e um risco significativamente maior de desenvolvimento neurológico anormal.[52] No entanto, uma investigação da Universidade de Chicago informou que a administração de óxido nítrico a bebês prematuros com síndrome da angústia respiratória reduziu a incidência de doença pulmonar crônica e morte.[53]

Displasia broncopulmonar (DBP) se caracteriza pela falta de uma definição de ampla aceitação, mas muitos neonatologistas definem essa entidade patológica como uma condição que necessita da administração de oxigênio suplementar depois da idade pós-menstrual de 36.[54] São condições associadas com DBP: prematuridade, persistência de ducto arterioso, ventilação prolongada com elevadas pressões inspiratórias e concentrações de oxigênio. Os pacientes afetados exibem anormalidades na complacência pulmonar e na resistência das vias aéreas que podem persistir por vários anos. Esses pacientes também demonstram hipercarbia e hipoxemia crônicas. Nas radiografias torácicas, podem ser observados os seguintes achados anormais: hiperexpansão pulmonar, pequenos cistos radiolucentes, aumento das marcas intersticiais e espessamento peribrônquico. Caracteristicamente, o tratamento consiste de broncodilatadores para redução da resistência das vias aéreas e diuréticos para redução do edema pulmonar. A retenção de ar durante a ventilação assistida pode ser minimizada pelo uso de um tempo expiratório prolongado.

TABELA 1.15 Cuidado anestésico em bebês prematuros

Normotermia é essencial
Redução da necessidade de anestésicos
Manter saturação pré-ductal de O_2 entre 93 e 95%
Com frequência, um tempo expiratório prolongado será útil
Extube apenas quando o bebê estiver vigoroso e completamente desperto
Monitoração cardiopulmonar pós-operatória durante ≥ 12 horas

Quando bebês prematuros são submetidos à anestesia e cirurgia, devem ser mantidos aquecidos, porque irão defender sua temperatura central à custa de considerável gasto metabólico (Tab. 1.15). As células adiposas marrons começam a se diferenciar por volta das 26 a 30 semanas de gestação e, portanto, estão ausentes como proteção de substrato em bebês extremamente prematuros.[55] Além disso, em comparação com adultos os bebês têm maior área de superfície por volume; portanto, tenderão a perder calor rapidamente num ambiente frio. A acidose metabólica é produzida pelo estresse do frio. A acidose provoca depressão do miocárdio e hipóxia, o que, por sua vez, exacerba ainda mais a acidose metabólica. O aquecimento da sala operatória (30 °C) e o uso de unidades de aquecimento podem ajudar a manter a temperatura corporal do bebê. Também poderá ser benéfico o aquecimento dos líquidos intravenosos e de irrigação. O equipamento de monitoração padrão inclui um eletrocardiógrafo, estetoscópio, monitor de pressão arterial, sonda de temperatura, oxímetro de pulso e capnógrafo. Um sensor de oxímetro de pulso colocado numa posição pré-ductal na mão direita para refletir o grau de oxigenação no sangue que está fluindo para a retina poderá ser comparado com outra sonda localizada numa posição pós-ductal no pé esquerdo, para que seja determinada a gravidade do desvio ductal. Embora os achados da oximetria de pulso possam ser utilizados no diagnóstico da hipoxemia, a hiperóxia não pode ser detectada por essa técnica. A manutenção da saturação de oxigênio em 93% a 95% (pré-ductal) coloca a maioria dos bebês na parte de maior aclive da curva de dissociação da oxiemoglobina e evita uma hiperóxia grave.[56] É importante ter em mente que os níveis informados de dióxido de carbono expirado talvez não reflitam com precisão a $PaCO_2$ se o bebê tiver alguma cardiopatia congênita ou shunt intrapulmonar grave. Em bebês, mudanças na pressão arterial, frequência cardíaca e intensidade das bulhas cardíacas são indicadores úteis da função cardíaca, estado do volume intravascular e profundidade da anestesia. Em bebês prematuros, as funções hepática e renal são imaturas e estão abaixo do ideal, e suas necessidades anestésicas são consideravelmente menores, em comparação com as de bebês mais maduros e robustos.

A combinação de depressão ventilatória decorrente de agentes anestésicos residuais com o desenvolvimento imaturo de centros de controle respiratório pode causar hipoventilação e hipóxia pós-operatórias, além de apneia. Portanto, esses bebês devem estar completamente despertos e demonstrando respostas vigorosas antes de serem extubados. Quando houver indicação por circunstâncias clínicas, esses bebês deverão ser cuidadosamente monitorados no pós-operatório durante pelo menos 12 horas, em busca de sinais de apneia, hipóxia ou bradicardia. É estreita a margem de segurança para bebês prematuros. Esses pequenos pacientes possuem mínima reserva pulmonar, entrando rapidamente em hipóxia.

Incontinência pigmentar

A síndrome de Bloch-Sulzberger, também conhecida como incontinência pigmentar (*incontinentia pigmenti*), é uma doença hereditária rara com manifestações dermatológicas, neurológicas, oculares, dentais e esqueléticas (Tab. 1.16). Herdada por meio de um gene autossômico dominante ou por um gene dominante ligado ao sexo, essa manifestação é observada de maneira predominante em mulheres, por ser geralmente letal em homens.

O envolvimento cutâneo é tipicamente observado por ocasião do nascimento. A dermatopatologia tem início com bolhas ou vesículas lineares inflamatórias que progridem para papilomas verrucosos e, no final do processo, para manchas de pigmentação. Na idade adulta, as lesões acima mencionadas são substituídas por lesões hipopigmentadas atróficas. Os pacientes demonstram retardamento, e já foi comunicada a ocorrência de paralisia espástica,[57] convulsões,[58] microcefalia, hidrocefalia e atrofia cortical.

Indivíduos com incontinência pigmentar são, em geral, cegos. Além de catarata e estrabismo, podem ser afetados com problemas oculares gravíssimos, como retinite proliferante e outros tipos de retinopatia,[59-61] coriorretinite, uveíte, atrofia de nervo óptico, hipoplasia da fóvea[62] e lacerações ou descolamentos de retina.

Anodontia parcial e dentes cavilhados ou cônicos são característicos dessa manifestação. Em alguns pacientes, encontram-se presentes anomalias esqueléticas variadas.

As principais preocupações anestésicas envolvem as anormalidades dentais e do sistema nervoso central. Em virtude da patologia dental, a manipulação da via aérea deve ser efetuada com cuidado. Deve-se evitar succinilcolina em pacientes com paralisia espástica, e, teoricamente, pacientes com nível alto de envolvimento da medula espinal podem sofrer hiper-reflexia autonômica. Não existe técnica anestésica que possa ser particularmente recomendada para esses pacientes.

Retinite pigmentosa

A retinite pigmentosa consiste em um grupo de doenças, em geral hereditárias, caracterizadas pela perda progressiva

TABELA 1.16 Cuidado anestésico na incontinência pigmentar

Controle das convulsões
Cuidadosa manipulação das vias aéreas devido a dentes cônicos/em cavilha
Evite succinilcolina em pacientes com paralisia espástica
Possível hiper-reflexia autonômica com envolvimento da medula espinal alta

da resposta da retina, o que fica demonstrado pela eletrorretinografia (ERG). As doenças são caracterizadas por atrofia da retina, atenuação dos vasos retinianos, aglomeração de pigmento e contração do campo de visão. Retinite pigmentosa pode ser transmitida como traço dominante, recessivo, ou ligado ao cromossomo X, e, em alguns casos, está associada a outros defeitos genéticos.

ERG é um estudo de resposta reflexa estimulada para avaliar o paciente quanto à ocorrência de retinite pigmentosa. O teste mede a resposta elétrica da retina à estimulação luminosa. A ERG avalia a retina e, portanto, não deve ser comparada com o teste do potencial visual evocado, que avalia a atividade cortical polissináptica. Quando a ERG é realizada em crianças de pouca idade, o oftalmologista pode solicitar anestesia geral para que o teste possa ser efetuado. Embora a retinite pigmentosa – na ausência de outras anormalidades genéticas – não apresente qualquer desafio anestésico com relação ao estado clínico do paciente, as condições do teste são peculiares e dignas de atenção. Analogamente, é bom ter cuidado com a seleção do agente anestésico.

A ERG é realizada numa sala escura provida de gaiola de Faraday com uma fonte de luz lampejante posicionada sobre o rosto do paciente. Com frequência, o anestesiologista precisa trabalhar num ambiente apertado, sem as habituais facilidades da sala operatória, como uma iluminação adequada e ampla variedade de equipamentos de emergência imediatamente disponível. Além disso, o rosto do jovem paciente fica parcialmente oculto pelo equipamento oftalmológico bastante volumoso, e o acesso à via aérea da criança não é ideal.

O equipamento de anestesia deve incluir um aparelho de sucção e uma fonte luminosa imediatamente disponível. A monitoração deve incorporar um eletrocardiógrafo, um oxímetro de pulso e um monitor de dióxido de carbono ao final da expiração. A via aérea deve ficar protegida com um tubo endotraqueal ou máscara laríngea.

A escolha dos agentes anestésicos é, de certa forma, tradicional, e não baseada em evidência real. Embora ERG seja um estudo de resposta dos reflexos simples de bastonetes-cones, agentes anestésicos podem afetar tanto a amplitude como a latência das respostas do ERG, o que irá distorcer a interpretação. Embora saibamos que cetamina causa nistagmo e maior atividade eletrencefalográfica, foi verificado em coelhos que esse agente não modifica de maneira significativa as respostas do ERG.[63] De fato, são muitas as informações disponíveis acerca dos efeitos de agentes anestésicos nos testes com ERG em seres humanos. Contudo, também é sabido que, em porcos, o propofol parece preservar a resposta dos fotorreceptores melhor do que tiopental.[64] Além disso, em cães, o halotano e o sevoflurano deprimem fortemente a resposta de limiar escotópico, ao mesmo tempo em que deprimem moderadamente a onda b e aumentam as amplitudes do potencial oscilatório.[65] Em ratos, as respostas dos fotorreceptores e pós-receptivas registradas sob o barbitúrico pentobarbital (Nembutal®) e o agente dissociativo zolazepam (Telazol®) diferem significativamente.[66] Assim, quase que tacitamente, cetamina parece ser o agente de escolha para a realização de testes de ERG em crianças.

Para contrastar, fica indicada uma breve discussão dos potenciais visuais evocados (PVEs). A via visual consiste na retina, nervo óptico, quiasma óptico, tratos ópticos, núcleo geniculado lateral no tálamo, radiação óptica e córtex visual occipital. A estimulação retinal gera uma resposta elétrica evocada no córtex occipital, que pode estar alterada diante do comprometimento do aparelho visual e vias neurais associadas. Os PVEs são registrados a partir de eletrodos aplicados ao escalpo, posicionados sobre as áreas occipital, parietal e central. São potenciais corticais de campo próximo, com latências longas.[67] É possível obter uma quantidade consideravelmente maior de informações sobre os efeitos dos agentes anestésicos com os PVEs em seres humanos, em comparação com o escasso conhecimento que se tem nesse domínio quando estão envolvidos testes de ERG. Por exemplo, em geral todos os anestésicos voláteis prolongam dramaticamente a latência de PVE e diminuem a amplitude de forma dose-dependente.[68,69] No caso de agentes intravenosos, doses de indução de tiopental diminuem a amplitude e prolongam a latência das ondas PVE[70], enquanto o etomidato gera pequeno aumento na latência, sem alterar a amplitude.[71] A cetamina tem efeito insignificante na latência, mas gera uma redução de 60% na amplitude.[72] Até o presente momento, não há dados disponíveis indicando que técnicas anestésicas que utilizam opioides e cetamina ou propofol, bem como regimes que façam uso de anestésicos voláteis em baixas doses sem óxido nitroso, permitam registros intraoperatórios satisfatórios de PVEs, com a advertência de que pode ocorrer alta incidência de resultados falso-positivos ou falso-negativos.[73]

Em resumo, visto representarem atividade cortical polissináptica, os PVEs são extremamente sensíveis aos efeitos dos agentes anestésicos e fatores fisiológicos. Além disso, são extremamente dependentes da estimulação apropriada da retina, podendo ser adversamente afetados por constrição pupilar induzida por narcótico.[74] Por outro lado, é provável que potenciais subcorticais como as respostas de ERG sejam menos sensíveis aos efeitos de anestésicos.

Trauma ocular

O trauma ocular pode ser penetrante ou contuso. No cenário de uma lesão ocular penetrante, são aplicáveis considerações anestésicas especiais. Lesões de olho aberto dependentes de reparo cirúrgico variam em termos de gravidade, desde um pequeno vazamento corneano até um globo completamente destruído, com lesão da esclera, córnea, íris e cristalino, acompanhado de perda de vítreo, hemorragia dos vasos coroides e descolamento de retina. Em geral, é difícil determinar a extensão da lesão, até depois da anestesia do paciente. Porém, não são recomendáveis bloqueios retrobulbares ou peribulbares em casos de globos abertos ou de trauma ocular extenso em que haja o risco de danificar ainda mais o olho.

É importante ter em mente que qualquer lesão adicional ao olho que venha a ocorrer depois do trauma inicial não será necessariamente resultante de agentes anestésicos e de manipulações. Como exemplo, em muitos casos o paciente pode ter chorado, tossido, vomitado, esfregado o olho ou cerrado fortemente as pálpebras antes da indução da anestesia.[75] Sabe-se que essas manobras aumentam a PIO dramaticamente. Mesmo um piscar normal provoca aumento na PIO em 10 a 15 mm Hg; o fechamento forçado das pálpebras provoca aumento na PIO superior a 70 mm Hg, um efeito que pode ser melhorado com um bloqueio palpebral, a fim de evitar espasmo palpebral, com o uso da técnica de O'Brien. Também ocorre aumento da PIO com outras formas de pressão externa, como a aplicação de máscara facial e obstrução da respiração ou manobra de Valsalva. Além disso, a PIO aumenta pelo uso da succinilcolina e intubação endotraqueal, especialmente se a laringoscopia for difícil ou prolongada.

A anestesia ideal para um paciente com trauma ocular e com estômago cheio exige pré-oxigenação via máscara facial cuidadosamente aplicada, seguida por indução em sequência rápida com pressão cricoide e uma laringoscopia/intubação cuidadosa e suave, para que fique assegurada uma PIO estável (Tab. 1.17). No entanto, os especialistas discordam sobre o melhor modo de atingir esses objetivos, particularmente no aspecto da seleção do relaxante muscular para garantir a via aérea da maneira mais segura, sem causar extrusão do conteúdo intraocular nem aspiração pulmonar do conteúdo gástrico.

Agentes bloqueadores neuromusculares não despolarizante relaxam os músculos extraoculares e reduzem a PIO. Mas em geral, deverão transcorrer pelo menos três minutos antes que as doses habituais de agentes não despolarizantes administradas para procedimentos tradicionais proporcionem paralisia adequada para a intubação endotraqueal. Durante esse intervalo, a via aérea do paciente inconsciente não está protegida por um tubo endotraqueal com balonete, podendo ocorrer aspiração. Além disso, se a paralisia for incompleta, o paciente poderá tossir ou expirar contra a glote fechada (*bucking*) em oposição ao tubo endotraqueal, causando aumento na PIO de 40 mm Hg. Por outro lado, o agente despolarizante succinilcolina proporciona a oportunidade de uma rápida intubação, proteção da via aérea e condições de intubação consistentemente excelentes dentro de 60 segundos. A succinilcolina é rapidamente eliminada, permitindo que o paciente retorne à respiração espontânea, o que é importante se o paciente estiver

TABELA 1.17 Cuidado anestésico na situação olho perfurado-estômago cheio

Evite tosse, vômito e pressão ocular direta.
Assegure profundidade anestésica adequada antes de tentar laringoscopia.
Administre adjuvantes apropriados e bloqueador neuromuscular antes da laringoscopia.
Faça uma laringoscopia cuidadosa e breve.
Mantenha e monitore a paralisia intraoperatória.
Mantenha pressões venosa e arterial estáveis.
Evite esforço expiratório (*bucking*) e tosse na periextubação.
Extube apenas quando o paciente estiver completamente desperto.

com uma via aérea difícil. Porém, essa substância aumenta a PIO em aproximadamente 8 mm Hg. Esse aumento relativamente pequeno ocorre 1 a 4 minutos depois da administração intravenosa do agente, e dentro de 7 minutos os valores de PIO retornarão aos níveis basais. Os fatores contributivos para o efeito hipertensivo ocular da succinilcolina ainda não foram completamente esclarecidos.

Diversas intervenções – como pré-tratamento com acetazolamida, propranolol, lidocaína,[76] narcóticos,[77] clonidina[78] e relaxantes não despolarizantes – foram propostas como capazes de evitar aumentos na PIO induzidos pela succinilcolina. Nenhuma dessas intervenções, no entanto, bloqueia de maneira consistente e completa a resposta hipertensiva ocular.[79,80] Portanto, tradicionalmente o uso de succinilcolina em casos de globo aberto era motivo de controvérsia, embora essa filosofia tomasse por base talvez mais relatos anedóticos e "tolerância zero" para uma potencial complicação relacionada à anestesia do que evidências científicas incontestáveis.[81]

Se o anestesiologista preferir utilizar um agente não despolarizante em vez de succinilcolina, a administração de uma dose alta (400 µg/kg) de vecurônio[82] ou a introdução da técnica de "priming"[83] poderá acelerar o início da ação dos relaxantes musculares não despolarizantes disponíveis. Com o uso da técnica do *priming*, o anestesiologista, 4 minutos depois de administrar uma dose aproximadamente igual a 1/10 da dose de intubação do relaxante muscular, administra a dose de intubação. Após transcorridos mais 90 segundos, poderá fazer a intubação. Mas o uso de grandes doses de agentes não despolarizantes e a técnica do *priming* têm sérias desvantagens, como o risco de aspiração durante o intervalo em que a via aérea não está protegida e o início imprevisível de paralisia suficiente para permitir a intubação sem tosse. Se forem utilizadas doses elevadas de agentes como atracúrio ou mivacúrio, a liberação de histamina poderá causar efeitos colaterais indesejáveis, por exemplo, instabilidade hemodinâmica. Grandes doses (1,2 mg/kg) de rocurônio não possibilitam de maneira consistente condições para intubação que sejam tão excelentes como aquelas proporcionadas pela succinilcolina. Rapacurônio, o agente não despolarizante com rápido início de ação, se revelou promissor nesse cenário, mas a ocorrência de broncoespasmo intratável, informada em seguida à sua administração, resultou em sua remoção do mercado norte-americano.

Uma opção aceitável – a menos que contraindicada por condições como hipercalemia ou suscetibilidade à hipertermia maligna – é a administração de succinilcolina depois do pré-tratamento com uma dose desfasculante de um relaxante não despolarizante e, se necessário, com um agente apropriado para evitar aumentos significativos na pressão arterial associados com a laringoscopia. Existem casos na literatura atestando a aparente segurança do uso da succinilcolina em situações de olho aberto/estômago cheio.[84,85]

Depois que a intubação foi obtida com segurança e suavidade, a profundidade da anestesia e a extensão do relaxamento muscular devem ser adequadas para garantir a ausência de movimento e impedir a tosse enquanto o olho estiver aberto. Essa meta é determinada e acompanhada pela avaliação dos efeitos da estimulação neural periférica com um monitor de contrações. Além disso, a pressão arterial deverá ser cuidadosamente mantida dentro de uma faixa aceitável, porque a hemorragia coroidal será mais provável em situações de olho aberto quando também estiverem presentes hipertensão e aumento da pressão venosa. É recomendável a administração profilática de um antiemético, para evitar o vômito pós-operatório. Depois de concluída a operação e com o retorno da respiração espontânea e o paciente já desperto, com reflexos intactos para evitar aspiração, o tubo endotraqueal é removido. Lidocaína intravenosa (1,5 mg/kg) e uma pequena dose de narcótico podem ser administradas antes da extubação, para que sejam atenuados os movimentos bruscos e a tosse e o *bucking* da periextubação.

CONSIDERAÇÕES SOBRE OUVIDO, NARIZ E GARGANTA

A dificuldade ao manusear as vias aéreas é uma causa fundamental de morbidade e mortalidade ligadas à anestesia, e quando o procedimento cirúrgico proposto envolve as vias aéreas, há necessidade de habilidade consumada no controle de seu manuseio. Isso vale por diversas razões, e uma delas – e não a menos importante – é que a via aérea pode estar comprometida no pré-operatório por edema, infecção, tumor, ou trauma. Além disso, nesses cenários o anestesiologista e o cirurgião devem compartilhar a via aérea com frequência. Portanto, é fundamental uma comunicação efetiva entre o anestesiologista e o cirurgião para que o paciente tenha os resultados desejados.

Apneia do sono

Acredita-se que padrões do sono perturbados por roncos ocorram em aproximadamente 25% da população.[86] Contudo, a maioria dos pacientes que roncam não têm apneia ou episódios associados de hipoxemia significativa. Não obstante, a apneia do sono obstrutiva (ASO) é um distúrbio relativamente comum entre adultos norte-americanos de meia idade, especialmente obesos. A obesidade é um fator de risco/causal independente crítico. A maioria dos portadores de ASO são obesos e a gravidade desse distúrbio parece ter correlação com a circunferência do pescoço do paciente.[87] Na minoria de pacientes de ASO que não são obesos, os fatores de risco causais são anormalidades ósseas craniofaciais e orofaciais, obstrução nasal e tonsilas hipertrofiadas. Young et al.[87] informaram que a prevalência de ASO associada com hipersonolência foi de 2% em mulheres e 4% em homens com idades de 30 a 60 anos.

ASO é definida como a cessação do fluxo de ar durante mais de 10 segundos, apesar do contínuo esforço ventilatório 5 ou mais vezes por hora de sono, estando habitualmente associada com decréscimo na saturação do oxigênio arterial superior a 4%. Embora essa revisão se concentre, sobretudo, em ASO, deve-se ter em mente – por uma questão de abrangência – que os três tipos de apneia do sono são obstrutiva, central e mista. A apneia do sono central, muito mais rara que a ASO, é também conhecida como "maldição de Ondina", uma alusão ao homem mitológico que foi condenado por sua amante rejeitada, uma sereia, a ficar acordado para poder respirar. Ao contrário de ASO, os esforços respiratórios são temporariamente interrompidos nos casos de apneia do sono central. O diagnóstico fica estabelecido durante a polissonografia.

Em geral, é aceito que muitos pacientes com ASO sofrem insônia diurna patológica resultante daquele distúrbio, em associação com decréscimo no desempenho. Também já ficou devidamente estabelecido que pacientes com apneia grave sofrem importantes consequências para sua saúde, como resultado de sua condição. Mas ainda permanece alguma controvérsia – se pacientes com formas menos graves dessa doença passam pelas mesmas consequências deletérias por causa de problemas metodológicos e do não controle de fatores complicadores em muitas das investigações relevantes. Obviamente, o modelo de estudo com o maior rigor metodológico para a identificação de consequências a longo prazo para a saúde em casos de ASO é o estudo prospectivo com base na população tipo coorte.[88] Porém a maioria das pesquisas clínicas sobre ASO utilizaram modelos menos rigorosos, como estudos tipo caso-controle, estudos transversais, ou estudos de casos, que são mais suscetíveis a problemas de tendenciosidade e menos capazes de estabelecer causalidade entre consequências adversas para a saúde e ASO. Assim, é possível extrair poucas conclusões absolutas para casos de ASO leve a moderada. Contudo, achados recentemente publicados dos estudos Sleep Heart Health Study,[89] Copenhagen City Heart Study,[90] e outros[91] demonstraram firme associação entre apneia do sono e hipertensão sistêmica, mesmo depois de terem sido controladas outras importantes características dos pacientes, como idade, gênero, raça, consumo de álcool e uso de produtos do tabaco.

Existem poucos estudos definitivos para orientação do tratamento perioperatório de pacientes com ASO (Tab. 1.18). Não surpreende que muitos anestesiologistas questionem se pacientes com ASO são candidatos apropriados para cirurgia ambulatorial. Os riscos desafiadores de cuidar desses pacientes no ambiente ambulatorial ficam amplificados pelo fato desafortunado de que 80% a 95% das pessoas com ASO permanecem sem diagnóstico;[92] esses pacientes não têm um diagnóstico clínico presumível e/ou estudo do sono para

TABELA 1.18 Cuidado anestésico em pacientes com apneia do sono

Suspeite muito em casos de obesidade.
Identifique e quantifique doença(s) comórbida(s).
Faça uma meticulosa avaliação das vias aéreas.
Tenha baixo limiar para intubação com o paciente desperto.
Administre frugalmente sedativos-hipnóticos e narcóticos.
Use agentes anestésicos de curta duração.
Administre analgésicos multimodais.
Extube apenas quando o paciente estiver completamente desperto.
Esteja pronto para administrar pressão positiva contínua nas vias aéreas (CPAP).
Admita à sala de telemetria, quando houver indicação.

ASO. Isso é preocupante, porque esses pacientes podem sofrer dessaturação no perioperatório e obstrução pós-operatória da via aérea, com risco para suas vidas. Além disso, podem estar presentes comorbidades graves, porque a apneia prolongada resulta em hipoxemia e hipercarbia, o que poderá levar ao aumento das pressões arteriais sistêmica e pulmonar e a arritmias. Podem ocorrer *cor pulmonale*, policitemia e insuficiência cardíaca congestiva.

A apneia do sono ocorre quando a pressão negativa nas vias aéreas, que ocorre durante a inspiração, é maior do que a pressão de distensão muscular; com isso, ocorre colapso das vias aéreas. A obstrução pode ocorrer por toda a via aérea superior, acima, abaixo, ou ao nível da úvula.[93,94] Tendo em vista a ocorrência de uma relação inversa entre obesidade e área da faringe, o menor diâmetro da via aérea superior no paciente obeso provoca a ocorrência de uma pressão mais negativa para o mesmo fluxo inspiratório.[94,95] Kuna e Sant'Ambrogio também postularam que pode haver base neurológica para a doença, visto que o impulso neural para os músculos dilatadores das vias aéreas não é suficiente ou não está apropriadamente coordenado com o impulso direcionado para o diafragma.[94] A obstrução pode ocorrer durante qualquer estado de sono, mas é observada com frequência durante o sono de movimento rápido do olho (REM). A pressão positiva contínua nasal das vias aéreas (CPAP) poderá melhorar a situação, por manter positiva a pressão na via aérea superior; assim, CPAP funciona como uma "tala" para manter a abertura da via aérea.

O local (ou locais) de obstrução pode ser determinado no pré-operatório por técnicas como imagem de ressonância magnética (IRM), TC e determinações da pressão intraluminal durante o sono.[96] Alguns estudos sugerem que o principal local de obstrução na maioria dos pacientes se situa na orofaringe, mas também pode ocorrer obstrução na nasofaringe, hipofaringe e epiglote.[97] Obviamente, se a cirurgia tiver por meta o alívio da obstrução em uma área, mas com um processo patológico que se estende para outros locais,[98] a obstrução pós-operatória não só será possível, mas provável, especialmente quando se leva em conta o edema associado à instrumentação da via aérea.

Em geral, a aparelhagem para CPAP, ao menos no passado recente, não era bem tolerada pelos pacientes. Contudo, foram implementados muitos avanços tecnológicos, tornando esses dispositivos mais facilmente tolerados. Além disso, a perda de peso pode melhorar ASO. Recentemente, foram obtidos resultados promissores com a estimulação por *overdrive* atrial em pacientes com apneia central ou ASO.[99] Curiosamente, investigadores franceses observaram de forma casual que alguns pacientes que haviam recebido um marca-passo com estimulação por *overdrive* atrial para redução da incidência de arritmia atrial informaram redução nos distúrbios da respiração depois do implante do marca-passo. Assim, esses cardiologistas começaram um estudo visando investigar a eficácia da estimulação por *overdrive* atrial no tratamento dos sintomas da apneia do sono em pacientes consecutivos que precisavam do marca-passo para indicações convencionais. Os pesquisadores verificaram que a estimulação atrial na frequência de 15 batimentos por minuto acima da frequência cardíaca noturna média resultava em redução significativa no número de episódios de apneia, tanto central como obstrutiva.[99] Embora tenham postulado que a melhora do tônus vagal podia estar associada com apneia do sono (central), os cientistas reconheceram que o mecanismo de melhora da ASO pela estimulação por *overdrive* atrial ainda é obscuro. Além disso, não há certeza de que esses achados inesperados sejam pertinentes àquele paciente com apneia do sono e função cardíaca normal. Como provocação, Gottlieb[100] sugeriu que um mecanismo central que afeta tanto o ritmo respiratório como a atividade dos neurônios motores da faringe ofereceria a explicação mais plausível para a equivalência informada na melhora da apneia central e da ASO durante a estimulação por *overdrive* atrial. Aferentes vagais cardíacos também inibiriam a respiração? Talvez a identificação de vias neurais específicas também possa fazer com que avancem os esforços para desenvolvimento de um tratamento farmacológico para a apneia do sono.

São várias as opções cirúrgicas disponíveis para tratamento da obstrução das vias aéreas ligada ao sono. Essas abordagens incluem procedimentos clássicos, como a tonsilectomia, que dilata diretamente a via aérea superior, bem como procedimentos mais especializados para obtenção do mesmo objetivo. São exemplos desses últimos: uvulopalatofaringoplastia (UPFP), pedículo uvulopalatino (PUP), uvulopalato faringoglossoplastia (UPFGP), glossectomia na linha média a laser (GLML), linguoplastia (LP), osteotomia mandibular sagital inferior e avanço genioglosso (OMSIAG), miotomia e suspensão do hióideo (MSH) e osteotomia e avanço maxilomandibular (OAMM). Outra abordagem consiste em contornar a parte faríngea da via aérea com uma traqueotomia.

Embora clínicos e cirurgiões venham tratando ASO por mais de 25 anos, há escassez de resultados padronizados em estudos de longa duração acerca da eficácia de diferentes terapias. Mas um artigo sugere que pelo menos 50% dos pacientes com síndrome da apneia do sono podem ser tratados efetivamente com monoterapia ou combinação de terapias. CPAP nasal, traqueotomia, OAMM e tonsilectomia tipicamente recebem grande destaque por sua eficácia;[101] em um estudo recente de UPFP demonstrou resultados positivos que foram mantidos durante um mínimo de um ano.[102] Outro estudo, combinando UPFP com avanço do genioglosso e do hióideo, relatou resultados animadores em pacientes com ASO leve e moderada e com obstrução em vários níveis.[103] Porém, recentemente foi demonstrada preocupação acerca dos resultados a longo prazo da uvulopalatoplastia assistida por laser (UPAL) para tratamento da ASO.[104] A resposta foi caracterizada como variável e imprevisível. Ao que parece, os resultados subjetivos favoráveis de UPAL a curto prazo terminaram deteriorando com o passar do tempo. Uma polissonografia pós-operatória revelou que UPAL poderia levar à deterioração da apneia existente. É provável que esses achados estejam relacionados à estenose velofaríngea e à fibrose palatina progressiva, provocadas pelo feixe de laser.

Encontra-se em andamento um debate sério e refletido, envolvendo a seguinte questão: pessoas com ASO devem fazer cirurgia como pacientes ambulatoriais? Obviamente, não existe uma solução universal para essa questão.[92] Ao decidir uma estratégia de tratamento, é importante levar em consideração o índice de massa corporal do paciente e sua circunferência do pescoço, a gravidade da ASO, presença ou ausência de doença cardiopulmonar associada, natureza da cirurgia e a necessidade antecipada de agentes opioides no pré-operatório. Parece razoável esperar que pacientes com ASO, sem fatores de risco, e que estejam passando por procedimentos relativamente não invasivos (reparo do túnel do carpo, biópsia de mama, artroscopia do joelho) e caracteristicamente associados com mínima dor pós-operatória sejam candidatos para o tratamento ambulatorial. Mas será mais provável que aqueles pacientes com vários fatores de risco, ou pacientes de ASO que sejam submetidos à cirurgia da via aérea, venham a ser beneficiados com uma abordagem mais conservadora que inclua internação e monitorização cuidadosa no pós-operatório. É imperativo ter em mente que esses pacientes são extremamente sensíveis aos efeitos de depressão respiratória dos opioides. Além disso, no pós-operatório o risco de apneia prolongada fica aumentado em até uma semana.

Há risco perioperatório relacionado ao tipo de anestesia (geral, regional ou monitorização) administrado? A limitada evidência sugere que o tipo de cirurgia provavelmente ultrapassa em importância a seleção da técnica anestésica. Certamente, o uso da anestesia regional pode não dispensar seguramente a necessidade de proteger a via aérea, e pode mesmo necessitar de uma intervenção de emergência na via aérea, caso sejam administradas quantidades excessivas de sedativos hipnóticos ou opioides. Independentemente do tipo de anestesia selecionada, a sedação deverá ser administrada de maneira criteriosa. Além disso, é importante ter em mente que a American Sleep Apnea Association[105] declara que "pode ser adequado monitorar pacientes com apneia do sono durante diversas horas depois das últimas doses de anestesia, durante mais tempo do que o determinado para pacientes sem apneia do sono, e possivelmente ao longo de um período completo de sono natural."

Quando somos confrontados com um paciente de ASO especialmente desafiador que necessite de anestesia geral, uma abordagem criteriosa poderá ser: intubação com fibroscópio no paciente desperto, administração de doses bem baixas de narcóticos de curta ação, relaxantes musculares de curta ação, um agente inalatório com baixa solubilidade e infiltração do local cirúrgico com um anestésico local de ação prolongada. A extubação deve ser efetuada apenas quando o paciente se encontrar sem bloqueio neuromuscular residual e completamente desperto, utilizando um trocador de tubo ou cateter; no pós-operatório, o anestesista deve ter à disposição um equipamento para CPAP. Em seguida, esses pacientes de alto risco devem ser encaminhados para uma sala com telemetria ou unidade de terapia intensiva, porque o desafio de manter a via aérea irá se estender durante mais algum tempo no pós-operatório. A qualquer momento pode ocorrer eventos respiratórios depois da cirurgia em pacientes de ASO.

O cuidado anestésico do paciente de ASO é especialmente desafiador; são poucos os dados definitivos disponíveis para orientação do tratamento perioperatório. O anestesiologista deve começar sua tarefa com um alto índice de suspeição do diagnóstico e, em seguida, tentar identificar e quantificar comorbidades associadas. O principal enfoque do anestesiologista deve ser o estabelecimento e a manutenção da via aérea, um desafio que irá se estender também para o período pós-operatório, especialmente se o paciente estiver sendo submetido a cirurgia envolvendo a área orofaríngea ou hipofaríngea. Dependendo do tipo de cirurgia, da quantidade antecipada de narcótico necessária no pós-operatório para controlar a dor e do estado do paciente, talvez não seja prudente uma cirurgia ambulatorial. Não será demais enfatizar a importância do papel desempenhado por uma comunicação efetiva, monitoração, vigilância, avaliação e planejamento de contingências.

Papilomatose respiratória recorrente

Papilomatose respiratória recorrente (PRR) é uma doença de origem viral, causada pelo papilomavírus humano tipos 6 e 11 (HPV 6 e HPV 11), e é associada a lesões exofíticas da via aérea, que são friáveis e sangram com facilidade. Embora seja uma doença benigna, PRR tem consequências potencialmente devastadoras por causa de seu envolvimento da via aérea, de curso clínico imprevisível associado ao distúrbio e de risco de conversão maligna em casos de papilomatose invasiva crônica.

PRR é a neoplasia benigna mais comum da laringe entre crianças e também a segunda causa mais frequente de rouquidão infantil.[106] A doença é frustrante e em geral resistente ao tratamento, por causa de sua tendência de reincidir e de se disseminar por todo o trato respiratório. Embora PRR afete com maior frequência a laringe, na verdade essa doença pode também envolver todo o trato aerodigestivo.

O curso da doença é muito variável; alguns pacientes exibem remissão espontânea, enquanto outros exibem um crescimento papilomatoso agressivo, implicando na necessidade de vários procedimentos cirúrgicos ao longo de muitos anos. O diagnóstico diferencial da disfonia e do estridor persistentes ou progressivos associados à PRR em bebês inclui laringomalacia, estenose subglótica, paralisia das cordas vocais ou um anel vascular (Tab. 1.19).

Na maioria das séries pediátricas, PRR é caracteristicamente diagnosticada entre 2 e 4 anos de idade, com um atraso no diagnóstico correto (a contar do momento do surgimento dos sintomas) de aproximadamente um ano.[107] Estima-se que a incidência entre crianças nos Estados Unidos é de 4,3 por 100.000 crianças; isso significa mais de 15.000 intervenções cirúrgicas a um custo total superior a 100 milhões de dólares anuais.[108]

São reconhecidas duas formas distintas de PRR: uma forma juvenil ou agressiva e uma adulta ou menos agressiva. PRR

TABELA 1.19 Diagnóstico diferencial de disfonia/estridor progressivo infantil

Laringomalacia
Papilomatose respiratória recorrente
Estenose subglótica
Paralisia das cordas vocais
Anel vascular

de surgimento no adulto pode refletir tanto a ativação do vírus presente desde o nascimento, como uma infecção adquirida na adolescência ou na vida adulta. Os tipos mais comuns de papilomavírus humano (HPV) identificados na via aérea são HPV 6 e HPV 11, os mesmos tipos causadores de verrugas genitais. Subtipos virais específicos podem ser correlacionados com a gravidade da doença e seu curso clínico. Crianças infectadas com HPV 11, por exemplo, aparentemente sofrerão maiores graus de obstrução das vias aéreas quando mais jovens e exibirão alta incidência de traqueotomia.[109]

Numerosos estudos ligaram de maneira convincente PRR de surgimento na infância a mães com infecções genitais por HPV. Ainda assim, poucas crianças expostas a verrugas genitais por ocasião do nascimento exibirão sintomas clínicos.[110] Outros fatores que devem levar à cirurgia podem ser a duração e volume da exposição ao vírus, o comportamento do vírus, a presença de trauma local e a imunidade do paciente.

Os sintomas de apresentação incluem uma mudança da voz, variando desde a rouquidão, passando pelo estridor, até a afonia. O estridor pode ser inspiratório ou bifásico. Não é rara uma história associada de tosse crônica e infecções respiratórias frequentes. No início, as crianças são muitas vezes equivocadamente diagnosticadas como tendo crupe, bronquite crônica ou asma. Comumente, são observadas lesões na laringe, mas também podem ocorrer na epiglote, faringe ou traqueia. O diagnóstico pré-operatório será estabelecido de modo mais adequado com um nasofaringoscópio de fibra óptica flexível com diâmetro extremamente pequeno, para que seja estabelecida a extensão da invasão da via aérea de maneira mais completa.

Não ficou demonstrada nenhuma modalidade que, isoladamente, tenha erradicado de maneira consistente casos de PRR. O tratamento primário é a remoção cirúrgica, com o objetivo de obliterar completamente os papilomas e de preservar as estruturas normais. Contudo, em pacientes nos quais a doença esteja presente nas comissuras anterior ou posterior ou no caso de lesões extremamente virulentas, o objetivo deve ser revisto para remoção subtotal com desobstrução da via aérea. É aconselhável o máximo "desbaste" possível da doença, ao mesmo tempo em que sejam prevenidas as complicações de estenose subglótica e glótica, formação de malhas e diminuição do calibre da via aérea. Sempre que possível, deve-se evitar a traqueostomia para que não ocorra semeadura dos papilomas na traqueia distal.

O laser de CO_2 tem sido o instrumento preferido na erradicação de PRR envolvendo laringe, faringe, parte superior da traqueia e cavidades nasal e oral. Mas acúmulos extensos e volumosos de papilomas talvez tenham de ser tratados por meio de dissecção com bisturi. Os tratamentos adjuvantes podem incluir interferon alfa N1,[111] indol-3-carbinol, aciclovir, ribavirina,[112] ácido retinoico e terapia fotodinâmica.[113] Obviamente, o objetivo de todas as intervenções é remover o máximo possível da doença, sem causar lesões cicatriciais potencialmente permanentes à mucosa subjacente em áreas críticas. Embora o laser de CO_2 seja o laser de uso mais comum para PRR da laringe, também pode ser utilizado o laser KTP ou o de argônio. Papilomas que se estendam até a árvore traqueobrônquica implicarão, com frequência, na necessidade do uso do laser KTP, junto com um broncoscópio de ventilação, para remoção da lesão. Além disso, o microdebridador endoscópico, recentemente desenvolvido, vem revelando potencial promissor em termos de causar menos tecido cicatricial na laringe, em comparação com o laser de CO_2.[114]

Com frequência, o cuidado anestésico desses pacientes é extremamente desafiador e depende do local de ocorrência das lesões, grau de obstrução da via aérea e idade do paciente[115] (Tab. 1.20). O problema fica ainda mais complicado pelo fato de que um laser será utilizado, e o anestesiologista compartilhará a via aérea com o cirurgião. Devem ser levadas em consideração várias abordagens, e cada uma delas está repleta de vantagens e desvantagens. É essencial uma criteriosa análise de risco-benefício. Também são fundamentais o trabalho de equipe e uma comunicação efetiva para que o paciente obtenha um resultado satisfatório. O trabalho em equipe na fase intraoperatória fica favorecido com a disponibilidade de monitores de vídeo que permitam a visualização da cirurgia em progresso por toda a equipe na sala cirúrgica. O diálogo entre o anestesiologista e o cirurgião deverá ter continuidade durante todo o procedimento, com foco no estado ventilatório do momento, na quantidade de sangramento, no movimento das cordas vocais, na concentração de oxigênio que está sendo administrado e no momento do uso do laser em conjunto com a respiração.

TABELA 1.20 Opções anestésicas para papilomatose respiratória recorrente

Técnicas de intubação	Técnicas sem intubação
Cirurgião devidamente paramentado e enluvado antes da indução	Mesmo pré-tratamento e precauções utilizados nos casos com intubação
Dexametasona no pré-operatório	
Indução inalatória suave e cuidadosa com pressão positiva contínua nas vias aéreas (CPAP)	Insuflação de agentes voláteis com ventilação espontânea
Intubar com cânula endotraqueal resistente a laser, menor que a habitual	Anestesia intravenosa total com ventilação espontânea
Proteção ocular para paciente e equipe	Ventilação por jato com paralisia muscular
$FIO_2 < 0,3$	
Extubação com o paciente desperto	

As opções anestésicas disponíveis podem ser separadas, a grosso modo, em técnicas com intubação e técnicas sem intubação. Quando se assume que as lesões estão obstruindo parcialmente a via aérea, a melhor abordagem será uma indução cuidadosa, suave e tranquila com sevoflurano ou halotano, de preferência com uma via intravenosa assegurada antes do início da indução. Dexametasona pré-operatória na dose de 0,5 mg/kg por via intravenosa é usada com frequência. O cirurgião deve estar presente na sala operatória e todo o equipamento necessário para lidar com uma obstrução total da via aérea deve estar imediatamente disponível. Com frequência, a extensão da mandíbula em combinação com a pressão positiva no circuito anestésico irá manter a via aérea desobstruída. Caso ocorra obstrução total da via aérea, o anestesiologista poderá preferir administrar uma dose apropriada de propofol, se houver indicação, e tentar a intubação com um tubo endotraqueal menor que o habitual. Se essa tentativa fracassar, o cirurgião deve tentar o uso do broncoscópio rígido ou, como último recurso, introduzir uma agulha transtraqueal ou realizar uma traqueotomia. O anestesiologista pode, então, optar entre as várias técnicas disponíveis.

Se a opção foi por uma técnica intubada, essa abordagem tem a vantagem de permitir que o anestesiologista mantenha controle da via aérea e da ventilação. Mas o tubo endotraqueal aumenta o risco de fogo na via aérea e pode impedir a exposição e acesso cirúrgicos. Deve ser utilizado o tubo endotraqueal resistente a laser menos calibroso possível que ainda permita uma ventilação adequada. Se o anestesiologista julgar necessário o uso de um tubo com balonete, este deverá ser preenchido com salina corada com azul de metileno para proporcionar um alerta adicional, caso o balonete sofra perfuração.[116] *Depois* de ter sido protegida a via aérea com um tubo endotraqueal resistente a laser, o anestesiologista tem a opção de administrar relaxantes musculares. Os olhos da criança devem estar protegidos com compressas oculares de gaze úmida (embebida em salina) colocadas sobre as pálpebras. Além disso, toda a equipe da sala operatória deve estar usando óculos de segurança e máscaras especiais para laser com poros extremamente pequenos, para que seja minimizada a exposição ao *plume* do laser. A fração de oxigênio inspirado (FiO_2) liberada para o paciente deve ficar o mais próxima possível da mistura do ar ambiente (FiO_2 entre 0,26 e 0,3). Durante a ressecção, o cirurgião deve ter o grande cuidado de evitar alguma lesão à comissura anterior e deixar pelo menos 1 mm de mucosa não tratada para que não haja formação de rede. Se o cirurgião detectar lesão na parte posterior da glote ou na região subglótica, o tubo endotraqueal causa obstrução à exposição dessas áreas para o campo operatório. Assim, deve-se selecionar uma forma de anestesia alternativa. O cirurgião optará, com frequência, por uma técnica apneica, em que o tubo endotraqueal é removido intermitentemente e a cirurgia é realizada enquanto é monitorada a saturação de oxigênio do paciente. O tubo endotraqueal deve ser periodicamente reinserido, conforme a necessidade. De modo característico, os pulmões são reoxigenados durante o mesmo tempo em que ficaram apneicos, antes de prosseguir com o próximo "ciclo".

Alternativamente, vários autores descreveram uma técnica não intubada utilizando ventilação espontânea com agentes anestésicos voláteis.[117,118] O paciente é induzido pelo procedimento mencionado anteriormente, e a manutenção da anestesia tem continuidade com sevoflurano ou halotano, que é insuflado na orofaringe mediante acoplamento de tubo para fluxo de gases frescos a um acesso lateral no laringoscópio de suspensão. A laringe é anestesiada com lidocaína tópica (não deve exceder 4 a 5 mg/kg) antes de dar prosseguimento à intervenção cirúrgica. Essa não é uma técnica anestésica ideal (ou fácil), porque o anestesiologista deve equilibrar criteriosamente a profundidade anestésica em algum ponto entre "demasiadamente superficial" (dando início ao laringoespasmo) e "demasiadamente profunda" (causando apneia). Além disso, o ambiente da sala operatória fica contaminado, mas nesse caso será útil uma mangueira de sucção para a extração dos gases exalados e partículas virais. Também será apropriada a anestesia intravenosa total com infusão de propofol e remifentanil, se o anestesiologista optar por essa técnica não intubada com ventilação espontânea.[115] Mas o cirurgião poderá se queixar de movimento excessivo da laringe com a anestesia intravenosa total, porque pacientes anestesiados com esses agentes respiram de modo lento, mas muito profundamente.

Outra alternativa anestésica é o uso da ventilação por jato. A ventilação por jato elimina a possibilidade de fogo no tubo endotraqueal e permite boa visualização das cordas vocais e das áreas distais a essas estruturas. Mas a técnica traz consigo o risco de barotrauma e pode permitir a transmissão de partículas de HPV até a via aérea distal. A cânula do jato pode ser posicionada acima ou abaixo das cordas vocais, o seu posicionamento proximalmente à extremidade do laringoscópio diminui o risco potencial de pneumotórax ou pneumomediastino. No caso de grandes lesões na laringe, vias aéreas estenosadas e lesões em válvula de bola, poderá ocorrer considerável obstrução do fluxo de saída, acarretando aumento da pressão intratorácica e pneumotórax. O anestesiologista deverá observar cuidadosamente a excursão torácica, assegurando-se de que ocorre uma expiração sem impedimentos. Também administrará relaxantes musculares com o objetivo de impedir a movimentação das cordas vocais. É preciso que haja constante comunicação entre o anestesiologista e o cirurgião acerca do momento da ventilação com relação à manipulação cirúrgica. Outras desvantagens dessa abordagem são o excessivo ressecamento da mucosa e distensão gástrica. Ao final do procedimento, a traqueia será intubada com uma cânula endotraqueal comum.

A traqueia será extubada apenas quando a criança estiver completamente desperta. No pós-operatório, o anestesiologista administrará misturas com alta umidade e, ocasionalmente, adrenalina racêmica. O paciente será monitorado com atenção durante várias horas antes da alta hospitalar e será aconselhável um pernoite no hospital, de modo especial se a doença for muito extensa e se a via aérea estiver significativamente comprometida. É indispensável a oximetria de pulso contínua, e a administração de esteroides no pós-operatório poderá ser medida útil.

A comunidade científica vem trabalhando agressivamente para melhorar o conhecimento sobre PRR. Foi estabelecido um registro nacional, nos Estados Unidos, de pacientes com PRR com a cooperação da American Society of Pediatric Otolaryngology e o Centers for Disease Control and Prevention.[119] A expectativa é de que esse registro identificará pacientes adequados para recrutamento em estudos multinacionais de terapias adjuvantes e definirá de maneira mais exata os fatores de risco para transmissão de HPV e os cofatores determinantes da virulência de PRR. Não há dúvida de que projetos futuros trabalharão no desenvolvimento de uma vacina para HPV e em refinamentos das técnicas cirúrgicas para minimizar a formação de tecido cicatricial na laringe.

Higroma cístico

Higroma cístico é uma rara malformação linfática benigna e multilocular, comumente envolve a fáscia profunda do pescoço, a cavidade oral e a língua, embora a axila também possa ser afetada. Esse tipo de linfangioma é capaz de crescer de maneira ponderosa e pode ser bastante desfigurante. Praticamente todos os casos conhecidos de higroma cístico se apresentaram por volta dos 5 anos de idade, com a maioria sendo observado no período neonatal.[120] De fato, existem casos descritos na literatura de diagnóstico de higroma cístico estabelecido antes do nascimento, em que foi detectada invasão da via aérea fetal por triagem ultrassonográfica. Os poucos bebês que sobreviveram ao parto foram imediatamente intubados depois de parida a cabeça, com a placenta funcionando como uma fonte extracorpórea de oxigenação até que fosse assegurada a via aérea.[121,122]

Com o crescimento do tumor, ocorre com frequência comprometimento das estruturas adjacentes, como faringe, língua ou traqueia. Não é rara a ocorrência de disfagia e graus variáveis de obstrução das vias aéreas. Esses tumores não respondem à radioterapia, e várias ressecções cirúrgicas são muitas vezes necessárias. Tendo em vista que esses tumores não são encapsulados, facilmente envolvem e crescem em direção às estruturas circunjacentes, o que impede a sua excisão completa. A capacidade dos higromas císticos de não permitirem uma excisão completa levou ao recrudescimento da prática de injeção intralesional de agentes esclerosantes, como terapia primária ou adjuvante.[123] Essa abordagem foi abandonada, mas a disponibilidade de agentes mais modernos e efetivos tem permitido a obtenção de melhores resultados.

Embora um crescimento súbito do tumor possa causar uma real emergência de vias aéreas, é mais comum que as crianças se apresentem para ressecção eletiva. Por causa de complicações mecânicas, a criança de pouca idade poderá estar desnutrida ou desidratada. Pode também estar sofrendo de apneia do sono. Estridor é um sinal de mau prognóstico, sugerindo iminente descompensação da via aérea. Deve-se revisar uma radiografia de tórax em busca de desvio traqueal ou extensão mediastínica. Embora TC ou IRM possa fornecer informações mais completas acerca de toda a extensão da lesão, a sedação necessária para obtenção desses estudos poderá causar obstrução da via aérea – um exemplo de "perfeição como inimiga do bem-estar".

O paciente é medicado com um antissialagogo antes da administração da anestesia para minimizar as secreções que podem complicar o cuidado anestésico (Tab. 1.21). O cirurgião deve estar presente na sala operatória paramentado e enluvado, pronto para fazer uma traqueostomia, se houver necessidade. O anestesiologista deve preparar cuidadosamente grande variedade de equipamentos para via aérea, a fim de estar preparado para qualquer emergência. Obviamente, a abordagem mais segura para essas crianças é uma intubação com o paciente desperto, porque uma via aérea marginalmente adequada enquanto o paciente está nessa condição poderá ficar completamente obstruída durante a indução, quando ocorre relaxamento dos músculos das vias aéreas superiores e o tumor ocupa a via aérea. Mas tendo em vista que muitos – senão a maioria – dos pacientes pediátricos não tolerarão uma intubação se estiverem despertos, em crianças com higroma cístico isso é feito, em geral, com uma indução anestésica inalatória titulada, meticulosa e lenta, com preservação da ventilação espontânea e aplicação de CPAP. Quando o plano anestésico estiver adequado, o anestesiologista fará a intubação com fibroscópio. Com frequência, uma língua hipertrofiada e protuberante impossibilitará a intubação oral, e assim o anestesiologista deverá optar pela via nasal, depois da administração de um vasoconstritor apropriado nas narinas. (Se inicialmente foi feita uma tentativa malsucedida de laringoscopia direta ou uma tentativa de intubação nasal às cegas, essas abordagens poderão ter dado início a um sangramento que pode prejudicar as tentativas subsequentes de intubação com fibroscopia.) Depois de completada a cirurgia, é útil fazer uma laringoscopia direta, porque a visão do campo poderá ter melhorado significativamente depois da ressecção.[115] Essa informação se revelará vantajosa no caso de haver necessidade de reintubação no pós-operatório.

Se as tentativas de intubação com fibroscópio não forem bem-sucedidas, outras opções incluem a passagem de um fio retrógrado, depois de solicitar ao cirurgião que aspire líquido da massa (uma solicitação que o cirurgião talvez não queira atender, por causa da preocupação de recorrência por uma bolsa rompida e com ressecção incompleta), utilizando uma vareta fina ou um laringoscópio de Bullard, em uma tentativa por meio do tato de posicionamento do tubo intraoral ou de intubação nasal às cegas. No caso de essas tentativas fracassarem e a ventilação com máscara se tornar inadequada, deverá ser inserida uma máscara laríngea na via

TABELA 1.21 Cuidado anestésico no higroma cístico
Avalie no pré-operatório quanto a presença de estridor, desvio de traqueia ou extensão mediastinal.
Determine a posição idealmente tolerada.
Administre antissialagogo no pré-operatório.
Assegure-se da presença do cirurgião paramentado e enluvado antes da indução/intubação.
Aplique vasoconstritor tópico às narinas.
Tenha em mente que, com frequência, pode haver necessidade de intubação nasotraqueal com fibroscópio.
Extube com cuidado.

aérea. Se esse procedimento não conseguir abrir a via aérea, deve-se tentar uma via aérea cirúrgica de emergência. No caso de o cirurgião não ser capaz de expor a traqueia, a única opção que restará para salvar a vida da criança pode ser a realização de uma ponte cardiopulmonar-femoral.[115]

Granulomatose de Wegener

Granulomatose de Wegener (GW) é uma doença sistêmica de etiologia desconhecida, que se caracteriza por granulomas necrotizantes e por uma vasculite que classicamente afeta as vias aéreas superior e inferior e os rins. Embora a sua etiologia ainda não tenha sido estabelecida, recentemente o interesse dos pesquisadores se voltou para o possível papel de *Staphylococcus aureus* na fisiopatologia da doença.[124] GW pode exibir uma miríade de manifestações na cabeça e pescoço, incluindo úlceras na mucosa do nariz, palato, laringe e órbita, além de surdez e estenose subglótica[125] ou traqueal. Doença ocular ocorre em 50 a 60% dos adultos com GW[126] e pode incluir distúrbios como esclerite necrotizante com ceratopatia periférica,[127] pseudotumor orbital[126] e miosite ocular,[126] bem como uveíte, hemorragia do vítreo e oclusão da artéria central da retina.[128]

A granulomatose de Wegener tem, em geral, início com rinorreia intensa, tosse, hemoptise, dor pleurítica e surdez. Mas esta é uma doença realmente sistêmica e varia amplamente em sua apresentação. De fato, as inúmeras manifestações da GW acarretam com frequência atraso na obtenção do diagnóstico. O diagnóstico é apoiado por estudos histopatológicos que demonstram vasculite, necrose do parênquima e células gigantes multinucleadas, mas a biópsia de tecidos isoladamente não será suficiente para estabelecer o diagnóstico de GW. A prova mais específica é o teste positivo para anticorpo citoplasmático antineutrófilo (c-ANCA).[129]

A granulomatose de Wegener já foi fatal. Mas com o advento do tratamento a longo prazo com corticosteroides e ciclofosfamida, os indivíduos afetados ganharam sobrevida, um espectro mais amplo da doença foi observado nos últimos anos. A incidência de estenose subglótica em casos de GW varia de 8,5% a 23%.[130] Essa é uma causa significativa de morbidade e mortalidade e tipicamente não responde à quimioterapia sistêmica. Outros tratamentos incluem dilatação subglótica mecânica (com ou sem injeção intratraqueal de esteroides) e laserterapia, com sucesso variável. Recentemente, foram publicados resultados animadores no tratamento da estenose subglótica com a inserção endoscópica de *stents* de nitinol após a dilatação do segmento estenosado com dilatadores de vela.[125] Nitinol é uma liga de níquel e titânio com excelentes propriedades, como biocompatibilidade, resistência à dobra e elasticidade, lembrando a árvore traqueobrônquica real. Estes *stents* metálicos são expansíveis e atuam como suporte intraluminal para estabelecer e manter a abertura das vias aéreas. Comumente são permanentes, mas em caso de necessidade podem ser removidos. Para que a intervenção obtenha sucesso, todavia, o segmento enfermo terá de ter seu início pelo menos 1 cm abaixo das cordas vocais.

Com frequência, pacientes com GW se apresentam para cirurgia ocular, nasal ou laríngea. O anestesiologista deve esperar por um grande número de problemas potenciais (Tab. 1.22). Esses desafios incluem lidar com os efeitos colaterais da terapia crônica com corticosteroides e ciclofosfamida, bem como com a presença de doenças pulmonares e renais subjacentes. Além disso, granulomas necrotizantes da via aérea na linha média podem causar obstrução ou sangramento durante a intubação. O anestesiologista também pode esperar por certo grau de estenose subglótica ou traqueal. Radiografias de tórax, TC, ou IRM das vias aéreas, análise dos gases sanguíneos arteriais, provas da função pulmonar e determinações dos níveis de nitrogênio derivado da ureia no sangue e de creatinina serão bons orientadores para um tratamento anestésico satisfatório.

TABELA 1.22 Preocupações com a anestesia em casos de granulomatose de Wegener

Efeitos colaterais de esteroides e ciclofosfamida
Sangramento induzido por manipulação das vias aéreas
Estenose subglótica
Estenose traqueal
Redução da reserva pulmonar
Comprometimento da função renal

Acromegalia

Acromegalia é uma doença crônica rara da meia-idade, causada pela excessiva secreção de hormônio do crescimento (GH) adeno-hipofisário. (A hipersecreção de GH antes do fechamento das epífises causa gigantismo em indivíduos mais jovens.) GH atua em diversos tecidos, tanto diretamente como por meio da liberação do fator de crescimento I similar à insulina (IGF-I), que é liberado principalmente pelo fígado em resposta ao GH. Além da estimulação do crescimento dos ossos e cartilagens, GH e IGF-I promovem a síntese de proteínas e lipólise, ao mesmo tempo em que reduzem a sensibilidade à insulina e causam retenção de sódio. Portanto, não surpreende que a acromegalia se caracterize pelo crescimento da mandíbula, mãos e pés, e dos tecidos moles, bem como pelo diabetes melito e hipertensão. A hipertensão crônica grave pode resultar em cardiomegalia, disfunção do ventrículo esquerdo, insuficiência cardíaca congestiva e arritmias. O excessivo crescimento dos tecidos moles das vias aéreas pode causar macroglossia acompanhada de glossoptose, espessamento das cordas vocais juntamente com rouquidão e estenose subglótica. Ocasionalmente, também foi comunicada a ocorrência de paralisia das cordas vocais. Cerca de 25% dos acromegálicos exibem tireoide aumentada, que pode causar compressão ou desvio traqueais. O diagnóstico fica confirmado por níveis elevados de GH de 24 horas, juntamente com aumento nos níveis séricos de IGF-I.

Quase todos os tumores hipofisários têm origem na parte anterior da glândula e a maioria são adenomas benignos. Os mecanismos etiológicos propostos incluem disfunção de genes reguladores do crescimento normais, genes supressores tumorais anormais e alterações em genes controladores da morte celular programada.[131] A prevalência de tumores hipofisários é de aproximadamente 200 por milhão de habitantes,[132] mas resultados aleatórios de autópsias indicam uma incidência de até 27%,[133] sugerindo que a maioria dos adenomas hipofisários são assintomáticos. O tipo mais comum de adenoma hipofisário causa hiperprolactinemia. São mais raros os adenomas produtores de acromegalia e de doença de Cushing. Supõe-se que a incidência anual de acromegalia, por exemplo, é de três a oito casos por milhão de habitantes.

O principal tratamento da acromegalia é a cirurgia, com ou sem radioterapia subsequente. Contudo, nos relativamente poucos pacientes que respondem ao tratamento com agonistas da dopamina, como bromocriptina, a cirurgia poderá ser evitada. Somatostatina também inibe a liberação de GH; nos pacientes que não responderam a agonistas da dopamina, podem ser tentados análogos somatostatina de ação prolongada, por exemplo, a octreotida.[134]

Acromegalia é amplamente reconhecida como uma das muitas causas de manuseio da via aérea difícil[135,136] (Tab. 1.23). Portanto, é indicada uma cuidadosa avaliação pré-operatória da via aérea, com especial atenção para a possibilidade de apneia do sono, mediante o questionamento do paciente sobre qualquer história de roncos intensos, frequentes episódios de despertar no meio da noite e hipersonolência diurna. É imperativo que o anestesiologista tenha em mente que o risco de morte por insuficiência respiratória é três vezes superior em pacientes com acromegalia.[137] Hipertensão é comum em pacientes acromegálicos, mas comumente esse problema responde à terapia anti-hipertensiva. Hipertrofia do miocárdio e fibrose intersticial são também comuns e podem estar associadas a disfunção do ventrículo esquerdo. Assim, os estudos pré-operatórios com frequência incluem radiografia de tórax, eletrocardiograma e ecocardiograma, além de radiografias laterais e TC do pescoço.

TABELA 1.23 Preocupações perioperatórias em pacientes com acromegalia

Difícil manipulação das vias aéreas; suspeite de apneia do sono
Estreitamento subglótico
Compressão ou desvio de traqueia associado a hipertrofia da tireoide
Hipertensão Cardiomegalia Arritmias Disfunção do ventrículo esquerdo Insuficiência cardíaca congestiva
Diabetes melito
Embolia aérea venosa
Insuficiência hipofisária anterior e diabetes insípido no pós-operatório
Rinorreia por líquido cerebrospinal, meningite, sinusite e paralisia de nervo craniano no pós-operatório

A fossa hipofisária pode ser abordada com o uso da via transesfenoidal, transetmoidal ou transcraniana. Para todos os tumores, exceto os mais volumosos, a via transesfenoidal é a preferida, graças à menor incidência de complicações associadas. Com frequência, os otorrinolaringologistas ajudam os neurocirurgiões na realização de hipofisectomias transesfenoidais, obtendo acesso à fossa hipofisária utilizando uma abordagem sublabial ou endonasal. Reposição hormonal, incluindo 100 mg de hidrocortisona, é administrada por via intravenosa por ocasião da indução, bem como profilaxia antibiótica. O anestesiologista aplica um vasoconstritor apropriado nas narinas, e deve tomar cuidado para que não ocorra hipertensão ou arritmias. Devem estar disponíveis máscaras faciais grandes e laringoscópios de lâmina longa, e o anestesiologista deverá contar com um laringoscópio de fibra óptica. Dependendo da avaliação da via aérea, a abordagem preferível poderá ser uma intubação por fibroscopia com o paciente desperto, para garantir a via aérea. Máscaras laríngeas têm sido utilizadas com sucesso em pacientes com acromegalia. Se o envolvimento da via aérea for muito extenso, o material para traqueostomia deverá estar imediatamente disponível.

Depois da intubação, a boca e a faringe devem receber tampões de gaze antes do início da cirurgia para evitar sangramento intraoperatório para a área da laringe, o que poderia causar laringospasmo pós-extubação, e para o estômago, o que poderia desencadear náuseas e vômitos no pós-operatório.

Alguns cirurgiões solicitam a inserção de um dreno lombar em pacientes com grande extensão tumoral suprasselar. A intenção é causar prolapso da parte suprasselar do tumor na direção do campo operatório, mediante injeção de alíquotas de 10 mL de salina normal, conforme a necessidade. Além disso, se a dura-máter for perfurada no intraoperatório, o cateter lombar poderá ser deixado *in situ* no pós-operatório para controle de qualquer vazamento de líquido cerebrospinal.[138]

A cirurgia transesfenoidal é realizada com o paciente na posição supina com grau moderado de inclinação positiva da cabeça. Fica indicada uma monitoração cuidadosa para embolia aérea venosa se a cabeça estiver elevada em mais de 15 graus. O anestesiologista deverá também monitorar pressão arterial direta, eletrocardiografia, saturação de oxigênio e determinação de dióxido de carbono corrente final. Potenciais visuais evocados têm utilidade limitada, por serem muito sensíveis aos efeitos dos anestésicos. Será aceitável qualquer abordagem anestésica que seja compatível com as exigências da cirurgia intracraniana. Independentemente de ter sido selecionado um agente inalatório ou anestesia intravenosa total, o anestesiologista administrará agentes de curta ação para permitir a rápida recuperação do paciente ao final da cirurgia. Agentes como propofol, sevoflurano e remifentanil são excelentes para consecução desse objetivo. Ao final da cirurgia, as compressas aplicadas previamente à faringe devem ser removidas. Quando o paciente estiver desperto e com os reflexos intactos, o anestesiologista deverá fazer a extubação, com o cuidado de não desalojar as compressas nasais e nem os *stents*. No pós-operatório, o paciente deverá ser cuidadosamente observado quanto à permeabilidade das vias aéreas. Pacientes com apneia do sono devem ser acompanhados com atenção em uma unidade monitorada, porque certas opções terapêuticas, como CPAP nasal, não poderão ser aplicadas depois da cirurgia transesfenoidal. Em pacientes com apneia do sono, os narcóticos devem ser aplicados com especial cuidado. No pós-operatório, será crítica a reposição hormonal com tratamento com cortisol em doses gradativamente reduzidas. Além da insuficiência da hipófise anterior, também poderá ocorrer diabetes insípido no pós-operatório, mas quase todos os casos limítrofes se resolvem espontaneamente em alguns dias, com a recuperação das funções do lobo posterior.[138] Outras complicações possíveis incluem rinorreia de líquido cerebrospinal, meningite, sinusite e paralisia de nervo craniano.

Angina de Ludwig

Angina de Ludwig é uma celulite com rápida expansão e potencialmente letal do assoalho da boca, caracterizada pelo firme endurecimento da parte superior do pescoço, com frequência desacompanhado por óbvia flutuação. O alastramento da infecção ao longo da fáscia cervical profunda pode resultar em mediastinite, abscesso mediastinal, trombose da veia jugular, ruptura da artéria inominada, empiema, pneumotórax, derrame pleural e/ou pericárdico, abscesso subfrênico, fasciíte necrosante e osteomielite mandibular ou cervical. Embora a inflamação seja caracteristicamente causada pela celulite, também pode haver um componente de miosite gangrenosa.[139]

Embora possamos encontrar menção dos sintomas desse distúrbio desde a época de Hipócrates, a angina de Ludwig foi mais bem descrita pela primeira vez em 1836 por Karl Friedrich Wilhelm von Ludwig. Esse cientista descreveu essa doença como uma celulite gangrenosa rapidamente progressiva, com origem na região da glândula submandibular, estendendo-se por continuidade, e não por disseminação linfática. Durante o final do século XIX e início do século XX, angina de Ludwig era comumente considerada uma complicação da administração de anestésicos locais utilizados para facilitar a extração de dentes mandibulares.[140] Não foi senão em meados do século XX que a real patogênese da doença foi elucidada. Em 1943, Tschiassny[141] esclareceu o papel singular desempenhado pelo assoalho da boca no desenvolvimento da doença. Esse autor descreveu como os abscessos periapicais do segundo e terceiro molares mandibulares penetram no delgado córtex interno da mandíbula. Tendo em vista que essas raízes se prolongam inferiormente à inserção mandibular do músculo milo-hióideo, irá ocorrer infecção do espaço submandibular. Por causa da comunicação em torno da margem posterior do músculo milo-hióideo, ocorre rápido envolvimento do espaço sublingual, seguido também rapidamente pelo dos espaços contralaterais. A presença da mandíbula, hioide e camada superficial da fáscia cervical profunda, que funcionam como obstáculos, limita a expansão para os tecidos, à medida que o edema se desenvolve e progride. Essa resistência leva aos deslocamentos superior e posterior do assoalho da boca e base da língua. Assim, esses pacientes exibem um aspecto de boca aberta, com a língua protrusa ou elevada e significativo edema do pescoço. O edema dos tecidos moles na região supra-hioide, em combinação com o deslocamento da língua e o frequente e concomitante edema de laringe, pode ocluir a via aérea e asfixiar abruptamente o paciente.

Embora a grande maioria dos casos de angina de Ludwig tenha origem odontogênica, há também outros riscos, como lacerações sublinguais, lesões penetrantes no assoalho da boca, sialadenite, fraturas expostas da mandíbula, osteomielite da mandíbula, otite média, malignidade infeccionada e abscesso localizado sob a membrana tireo-hióidea.[142] Caracteristicamente, os pacientes se apresentam com febre e também com edema da língua, pescoço e região submandibular. Esses sintomas podem evoluir, com inclusão de disfagia, incapacidade de lidar com secreções, disfonia, trisma e dificuldade respiratória. São comuns as infecções polimicrobianas. Habitualmente, os microrganismos agressores são estreptococos, estafilococos e *Bacteroides*.

Na era pré-antibiótica, a angina de Ludwig era associada a porcentuais de mortalidade superiores a 50%. No início, a ocorrência extremamente súbita da morte do paciente era imputada à sepse desvastadora. Não foi senão no início do século XX que os pesquisadores entenderam o papel letal da obstrução respiratória mecânica que resulta em asfixia.[143] Taffel e Harvey,[144] em 1942, obtiveram sucesso em reduzir a mortalidade para menos de 2%, pela ênfase do diagnóstico precoce e pela defesa do tratamento agressivo com ampla descompressão cirúrgica dos espaços submandibular e sublingual com o paciente sob anestesia local. Essa intervenção permitiu que a base da língua elevada assumisse uma posição anteroinferior, o que preserva a abertura da via aérea orofaríngea.

Diante da crescente disponibilidade de antibióticos nos anos de 1940, seguiu-se a redução na incidência e mortalidade por angina de Ludwig. Hoje, a antibioticoterapia agressiva nos primeiros estágios da doença levou à diminuição da necessidade de descompressão cirúrgica e à necessidade de intervenção na via aérea (Tab. 1.24). Patterson et al.,[145] por exemplo, descreveram uma série de 20 pacientes em sua instituição, em que apenas 35% necessitaram de controle da via aérea, na forma de traqueotomia ou de intubação endotraqueal. A necessidade antecipada para controle da via aérea pode diferir entre grupos de pacientes, com pacientes que são mais idosos e com mais comorbidades parecendo estar

TABELA 1.24 Preocupações anestésicas em casos de angina de Ludwig

Antibioticoterapia precoce e agressiva pode tornar desnecessária a intervenção/descompressão cirúrgica da via aérea.
É provável que pacientes mais idosos e mais enfermos estejam em maior risco de obstrução das vias aéreas.
Antecipe dificuldade na manipulação das vias aéreas. Valorize a intubação com fibroscópio e com o paciente desperto, com um tubo aramado ou traqueostomia - sob anestesia local.

em maior risco para obstrução da via aérea.[146,147] Além disso, pacientes em pior estado no momento em que se apresentam para a cirurgia poderão estar em perigo de iminente oclusão da via aérea. Obviamente, estridor, dificuldade em lidar com as secreções, ansiedade e cianose são sinais tardios de obstrução iminente e devem funcionar como indicadores da necessidade de imediata intervenção na via aérea.

O manuseio da via aérea pode ser tarefa extremamente difícil. Com frequência, uma traqueostomia preliminar utilizando anestesia local pode ser a opção mais segura. Dependendo do estado do paciente, inclusive com presença ou ausência de trisma e capacidade de cooperação do paciente, outras opções incluem a intubação com fibroscopia com o paciente desperto, ou indução inalatória com preservação da respiração espontânea, seguida por intubação com laringoscopia direta ou ajuda de fibroscópio. Se a orofaringe não puder ser visualizada por TC, será aconselhável uma abordagem nasotraqueal com fibroscópio. Não é preciso dizer que um cirurgião deverá estar presente e um kit de traqueotomia deve estar disponível, se foi selecionada a via não cirúrgica para estabelecimento da via aérea. Por causa da possibilidade de persistência do edema nas vias aéreas após a colocação do tubo endotraqueal, parece prudente inserir um tubo aramado para melhor proteção da via aérea.

CONCLUSÃO

Nos últimos 25 anos, foi extraordinário o progresso no tratamento de muitos distúrbios oftálmicos e otolaringológicos complexos. Esses pacientes, em geral complicados, estão se apresentando para muitos procedimentos cirúrgicos e diagnósticos que simplesmente não existiam há uma geração. Assim, é essencial que o anestesiologista tenha em mente que poucos dos problemas apresentados neste capítulo serão patologias oftálmica ou ONT isoladas. Os problemas estão com frequência associados a doenças polissistêmicas, e o plano anestésico deve refletir essa realidade sombria.

Caracteristicamente, não é adequado que insistamos com absoluta certeza de que uma abordagem anestésica é, de maneira inequívoca, superior a todas as demais no tratamento de qualquer problema específico, especialmente considerando as complexas entidades discutidas nesse capítulo. A chave para o tratamento anestésico satisfatório e para resultados apropriados encontra-se em uma compreensão abrangente do processo patológico, nas necessidades para cirurgia e nos efeitos de nossos agentes anestésicos e técnicas, tanto no paciente considerado individualmente como na cirurgia proposta.

Referências bibliográficas

1. McGoldrick KE: Ocular pathology and systemic diseases: Anesthetic implications. In McGoldrick KE (ed): Anesthesia for Ophthalmic and Otolaryngologic Surgery. Philadelphia, WB Saunders, 1992, pp 210-226.
2. Lee PP, Feldman ZW, Ostermann J, et al: Longitudinal prevalence of major eye diseases. Arch Ophthalmol 2003;121:1303-1310.
3. DiGeorge AM, Harley RD: The association of aniridia, Wilms' tumor, and genital abnormalities. Arch Ophthalmol 1966;75:796-798.
4. Petersen RA, Walton DS: Optic nerve hypoplasia with good visual acuity and visual field defects: A study of children of diabetic mothers. Arch Ophthalmol 1977;95:254-258.
5. Skarf B, Hoyt CS: Optic nerve hypoplasia in children: Association with anomalies of the endocrine and central nervous systems. Arch Ophthalmol 1984;102:62-67.
6. Costin G, Murphree AL: Hypothalamic-pituitary function in children with optic nerve hypoplasia. Am J Dis Child 1985;139:249-254.
7. Newlin AC, Sugar J: Corneal and external eye manifestations of systemic disease. In Yanoff M, Duker JS (eds): Ophthalmology, 2nd ed. St. Louis, Mosby, 2004, pp 527-534.
8. Yorston D: A perspective from a surgeon practicing in the developing world. Surv Ophthalmol 2000;45:51-52.
9. Muñoz B, West SK, Rubin GS, et al: Causes of blindness and visual impairment in a population of older Americans: The Salisbury Eye Evaluation study. Arch Ophthalmol 2000;118:819-825.
10. Solomon R, Donnenfeld ED: Recent advances and future frontiers in treating age-related cataracts. JAMA 2003;290:248-251.
11. Jick SS, Vasilakis-Scaramozza C, Maier WC: The risk of cataract among users of inhaled steroids. Epidemiology 2001;12:229-234.
12. Cumming RG, Mitchell P, Leeder SR: Use of inhaled corticosteroids and the risk of cataracts. N Engl J Med 1997;337:8-14.
13. Garbe E, Suissa S, LeLorier J: Association of inhaled corticosteroid use with cataract extraction in elderly patients. JAMA 1998;280:539-543.
14. Cumming RG, Mitchell P: Alcohol, smoking, and cataracts: The Blue Mountain Eye Study. Arch Ophthalmol 1997;115:1296-1303.
15. Richards W, Donnell GN, Wilson WA, et al: The oculocerebrorenal syndrome of Lowe. Am J Dis Child 1965;109:185-203.
16. Morris RC: Renal tubular acidosis: Mechanisms, classification, and implications. N Engl J Med 1969;281:1405.
17. Cotlier E: Congenital varicella cataract. Am J Ophthalmol 1978;86:627-629.
18. Pyeritz RE: The Marfan syndrome. Ann Rev Med 2000;51:481-510.
19. Steward DJ: Manual of Pediatric Anesthesia. New York, Churchill Livingstone, 1979, pp 246-247.
20. Roizen MF: Hyperthyroidism. In Roizen MF, Fleisher LA (eds): Essence of Anesthesia Practice, 2nd ed. Philadelphia, WB Saunders, 2002, p 186.
21. Greer MA: Antithyroid drugs in the treatment of thyrotoxicosis. Thyroid Today 1980;3:1-18.
22. Williams LT, Lefkowitz RJ, Watanabe AM, et al: Thyroid hormone regulation of beta-adrenergic number. J Biol Chem 1977;252:2787-2789.
23. Zonszein J, Santangelo RP, Mackin JF, et al: Propranolol therapy in thyrotoxicosis: A review of 84 patients undergoing surgery. Am J Med 1979;66:411-416.
24. Roizen MF: Anesthetic implications of concurrent diseases. In Miller RD (ed): Anesthesia, 4th ed. New York, Churchill Livingstone, 2000, pp 927-930.
25. Kaplan JA, Cooperman LH: Alarming reactions to ketamine in patients taking thyroid medication treated with propranolol. Anesthesiology 1971;35:229-230.
26. Jervis GA: Phenylpyruvic oligophrenia (phenylketonuria). Res Publ Assoc Res Nerv Ment Dis 1954;33:259.
27. Wyngaarden JB: Homocystinuria. In Beeson PB, McDermott W, Wyngaarden JB (eds): Cecil Textbook of Medicine, 15th ed. Philadelphia, WB Saunders, 1979, p 2028.
28. Brown BR Jr, Walson PD, Taussig LM: Congenital metabolic diseases in pediatric patients: Anesthetic implications. Anesthesiology 1975;43:197.
29. McDonald L, Bray C, Love F, et al: Homocystinuria, thrombosis, and the blood platelets. Lancet 1964;1:745.
30. Holmgren G, Falkmer S, Hambraeus L: Plasma insulin content and glucose tolerance in homocystinuria. Ups J Med Sci 1975;78:215.
31. McGoldrick KE: Anesthetic management of homocystinuria. Anesthesiol Rev 1981;8:42-45.
32. Dean J, Schechter A: Sickle cell anemia: Molecular and cellular basis of therapeutic approaches. N Engl J Med 1978;299:752.
33. Djaiani GN, Cheng DC, Carroll JA, et al: Fast track cardiac anesthesia in patients with sickle cell abnormalities. Anesth Analg 1999;89:598-603.

34. Vichinsky EP, Haberkern CM, Neumayr L, et al: A comparison of conservative and aggressive transfusion regimens in the perioperative management of sickle cell disease. N Engl J Med 1995;333:206-213.
35. McDade WA: Sickle cell disease. In Roizen MF, Fleisher LA (eds): Essence of Anesthesia Practice, 2nd ed. Philadelphia, WB Saunders, 2002, p 302.
36. Skolruk PR, Pomerantz RJ, de la Monte SM., et al: Dual infection of the retina with human immunodeficiency virus type I and cytomegalovirus. Am J Ophthalmol 1989;107:361.
37. Knight PR III: Immune suppression. In Roizen MF, Fleisher LA (eds): Essence of Anesthesia Practice, 2nd ed. Philadelphia, WB Saunders, 2002, p 193.
38. Terry TL: Extreme prematurity and fibroblastic overgrowth of persistent vascular sheath behind each crystalline lens: Preliminary report. Am J Ophthalmol 1942;25:203.
39. Silverman W: Retrolental Fibroplasia: A Modern Parable. New York, Grune & Stratton, 1980.
40. Kinsey VE, Arnold HJ, Kaline RE, et al: Pao_2 levels and retrolental fibroplasia: A report of the Cooperative Study. Pediatrics 1977;60:655.
41. Merritt JC, Sprague DH, Merritt WE: Retrolental fibroplasia: A multifactorial disease. Anesth Analg 1981;60:109.
42. Lucey JF, Dangman B: A reexamination of the role of oxygen in retrolental fibroplasia. Pediatrics 1984;73:82.
43. Flynn JT: Acute proliferative retrolental fibroplasia: Multivariate risk analysis. Trans Am Ophthalmol Soc 1983;81:549.
44. Steward DJ: Preterm infants are more prone to complications following minor surgery than are term infants. Anesthesiology 1982; 56:304-306.
45. Tetzlaff JE, Annand DW, Pudimat MA, et al: Postoperative apnea in a full-term infant. Anesthesiology 1988:69:426-428.
46. Liu LMP, Coté CJ, Goudsouzian NG, et al: Life-threatening apnea in infants recovering from anesthesia. Anesthesiology 1983;59:506-510.
47. Kurth CD, Spitzer AR, Broennle AM, et al: Postoperative apnea in preterm infants. Anesthesiology 1987;66:483-488.
48. Welborn LG, Hannallah RS, Luban NLC, et al: Anemia and postoperative apnea in former preterm infants. Anesthesiology 1991;74:1003-1006.
49. Jobe AH, Bancalari E: Bronchopulmonary dysplasia. Am J Respir Crit Care Med 2001;163:1723-1729.
50. Giacoia GP, Venkataraman PS, West-Wilson KI, Faulkneer MJ: Follow-up of school-age children with bronchopulmonary dysplasia. J Pediatr 1997;130:400-408.
51. Groothuis JR, Gutierrez KM, Lauer BA: Respiratory syncytial virus infection in children with bronchopulmonary dysplasia. Pediatrics 1988;82:199-203.
52. Schmidt B, Asztalos EV, Roberts RS, et al: Impact of bronchopulmonary dysplasia, brain injury, and severe retinopathy on the outcome of extremely low-birth-weight infants at 18 months: Results from the trial of indomethacin prophylaxis in preterms. JAMA 2003;289:1124-1129.
53. Schreiber MD, Gin-Mestan K, Marks JD, et al: Inhaled nitric oxide in premature infants with the respiratory distress syndrome. N Engl J Med 2003;349:2099-2107.
54. Martin RJ: Nitric oxide for preemies—Not so fast (editorial). N Engl J Med 2003;349:2157-2159.
55. Schiff D, Stern L, Leduc J: Chemical thermogenesis in newborn infants: Catecholamine excretion and the plasma nonesterified fatty acid response to cold exposure. Pediatrics 1966;37:577-582.
56. Bucher H-U, Fanconi S, Baeckert P, et al: Hyperoxemia in newborn infants: Detection by pulse oximetry. Pediatrics 1989;84:226-230.
57. Shah SN, Gibbs S, Upton CJ, et al: Incontinentia pigmenti associated with cerebral palsy and cerebral leukomalacia: A case report and literature review. Pediatr Dermatol 2003;20:491-494.
58. Hubert JN, Callen JP: Incontinentia pigmenti presenting as seizures. Pediatr Dermatol 2002;19:550-552.
59. Cates CA, Dandekar SS, Flanagan DW, Moore AT: Retinopathy of incontinentia pigmenti: A case report with thirteen years follow-up. Ophthalmic Genet 2003;24:247-252.
60. Goldberg MF: Macular vasculopathy and its evolution in incontinentia pigmenti. Trans Am Ophthalmol Soc 1998;96:55-65.
61. Goldberg MF, Custis PH: Retinal and other manifestations of incontinentia pigmenti (Bloch-Sulzberger syndrome). Ophthalmology 1993;100:1645-1654.
62. Chen SD, Hanson R, Hundal K: Foveal hypoplasia and other ocular signs: A possible case of incontinentia pigmenti? Arch Ophthalmol 2003;121:921.
63. Savovets D: Ketamine: An effective general anesthetic for use in electroretinography. Ann Ophthalmol 1978;10:1510.
64. Tanskanen P, Kylma T, Kommonen B, Karhunen U: Propofol influences the electroretinogram to a lesser degree than thiopentone. Acta Anaesthesiol Scand 1996;40:480-485.
65. Yanase J, Ogawa H: Effects of halothane and sevoflurane on the electroretinogram of dogs. Am J Vet Res 1997;58:904-909.
66. Chaudhary V, Hansen R, Lindgren H, Fulton A: Effects of telazol and nembutal on retinal responses. Doc Ophthalmol 2003;107:45-51.
67. Banoub M, Tetzlaff JE, Schubert A: Pharmacologic and physiologic influences affecting sensory evoked potentials. Anesthesiology 2003;99:716-737.
68. Chi OZ, Field C: Effects of isoflurane on visual evoked potentials in humans. Anesthesiology 1986;65:328-330.
69. Uhl RR, Squires KC, Bruce DL, Starr A: Effect of halothane anesthesia on the human cortical visual evoked response. Anesthesiology 1980;53:273-276.
70. Chi OZ, Ryterbrand S, Field C: Visual evoked potentials during thiopentone-fentanyl-nitrous oxide anaesthesia in humans. Can J Anaesth 1989;36:637-640.
71. Chi OZ, Subramoni J, Jasaitis D: Visual evoked potentials during etomidate administration in humans. Can J Anaesth 1990;37:452-456.
72. Hou WY, Lee WY, Lin SM, et al: The effects of ketamine, propofol and nitrous oxide on visual evoked potentials during fentanyl anesthesia. Ma Tsui Hsueh Tsa Chi Anaesthesiol Sin 1993;31:97-102.
73. Raudzens PA: Intraoperative monitoring of evoked potentials. Ann NY Acad Sci 1982;388:308-326.
74. Chi OZ, McCoy CL, Field C: Effects of fentanyl anesthesia on visual evoked potentials in humans. Anesthesiology 1987;67:827-830.
75. McGoldrick KE: The open globe: Is an alternative to succinylcholine necessary? (editorial). J Clin Anesth 1993;5:1-4.
76. Mahajan RP, Grover VK, Sharma SL, et al: Lidocaine pretreatment in modifying IOP increases. Can J Anaesth 1987;34:41.
77. Sweeney J, Underhill S, Dowd T, Mostafa SM: Modification by fentanyl and alfentanil of the intraocular pressure response to suxamethonium and tracheal intubation. Br J Anaesth 1989;63:688-691.
78. Ghignone M, Noe S, Calvillo O, et al: Effects of clonidine on IOP and perioperative hemodynamics. Anesthesiology 1988;68:707.
79. Miller RD, Way Wl, Hickey RF: Inhibition of succinylcholine-induced increased intraocular pressure by nondepolarizing muscle relaxants. Anesthesiology 1968;29:123-126.
80. Meyers EF, Krupin T, Johnson M, et al: Failure of nondepolarizing neuromuscular blockers to inhibit succinylcholine-induced increased intraocular pressure—a controlled study. Anesthesiology 1978;48:149-151.
81. Vachon CA, Warner DO, Bacon DR: Succinylcholine and the open globe: Tracing the teaching. Anesthesiology 2003;99:220-223.
82. Ginsberg B, Glass PS, Quill T, et al: Onset and duration of neuromuscular blockade following high-dose vecuronium administration. Anesthesiology 1989;71:201-205.
83. Schwarz S, Ilias W, Lackner F, et al: Rapid tracheal intubation with vecuronium: The priming principle. Anesthesiology 1985;62:388-391.
84. Libonati MM, Leahy JJ, Ellison N: Use of succinylcholine in open eye injury. Anesthesiology 1985;62:637-640.
85. Donlon JV Jr: Succinylcholine and open eye injury: II. Anesthesiology 1986;64:525-526.
86. Ostermeier AM, Roizen MF, Hautkappe M, et al: Three sudden postoperative arrests associated with epidural opioids in patients with sleep apnea. Anesth Analg 1997;85:452-460.
87. Young T, Palta M, Dempsey J, et al: The occurrence of sleep-disordered breathing among middle-aged adults. N Engl J Med 1993; 328:1230-1235.
88. Piccirillo JF: More information needed about the long-term health consequences of mild to moderate obstructive sleep apnea (editorial). Arch Otolaryngol Head Neck Surg 2001;127:1400-1401.

89. Nieto FJ, Young TB, Lind BK, et al: Association of sleep-disordered breathing, sleep apnea, and hypertension in a large community-based study: Sleep Heart Health Study. JAMA 2000;283:1829-1836.
90. Nymann P, Backer V, Dirksen A, Lange P: Increased diastolic blood pressure associated with obstructive sleep apnea independently of overweight (abstract). Sleep 2000;23:A61.
91. Bixler EO, Vgontzas AN, Lucas T, et al: The association between sleep-disordered breathing and cardiovascular abnormalities (abstract). Sleep 2000;23:A59.
92. Benumof JL: Obstructive sleep apnea in the adult obese patient: Implications for airway management. J Clin Anesth 2001;13:144-156.
93. Hudgel DW: Mechanisms of obstructive sleep apnea. Chest 1992;101:541-549.
94. Kuna ST, Sant'Ambrogio G: Pathophysiology of upper airway closure during sleep. JAMA 1991;266:1384-1389.
95. Beydon L, Hassapopoulos J, Quera MA, et al: Risk factors for oxygen desaturation during sleep after abdominal surgery. Br J Anaesth 1992;69:137-142.
96. Boudewyns AN, DeBacker WA, Van de Heyning PH: Pattern of upper airway obstruction during sleep before and after uvulopalatopharyngoplasty in patients with obstructive sleep apnea. Sleep Med 2001;2: 309-315.
97. Catalfumo FJ, Golz A, Westerman ST, et al: The epiglottis and obstructive sleep apnoea syndrome. J Laryngol Otol 1998;112:940-943.
98. Farmer WC, Giudici SC: Site of airway collapse in obstructive sleep apnea after uvulopalatopharyngoplasty. Ann Otol Rhinol Laryngol 2000;109:581-584.
99. Garrigue S, Bordier P, Jais P, et al: Benefit of atrial pacing in sleep apnea syndrome. N Engl J Med 2002;346:404-412.
100. Gottlieb DJ: Cardiac pacing–a novel therapy for sleep apnea? (editorial). N Engl J Med 2002;346:444-445.
101. Pirsig W, Verse T: Long-term results in the treatment of obstructive sleep apnea. Eur Arch Otorhinolaryngol 2000;257:570-577.
102. Itasaka Y, Miyazaki S, Tanaka T, et al: Uvulopalatopharyngoplasty for obstructive sleep-related breathing disorders: One-year follow-up. Psychiatry Clin Neurosci 2001:55:261-264.
103. Vilaseca I, Morello A, Montserrat JM, et al: Usefulness of uvulopalatopharyngoplasty with genioglossus and hyoid advancement in the treatment of obstructive sleep apnea. Arch Otolaryngol Head Neck Surg 2002;128:435-440.
104. Finkelstein Y, Stein G, Ophir D, et al: Laser-assisted uvulopalatoplasty for the management of obstructive sleep apnea: Myths and facts. Otolaryngol Head Neck Surg 2002;128:429-434.
105. American Sleep Apnea Association: Sleep apnea and same day surgery. Washington, DC, American Sleep Apnea Association, 1999. Available at www.sleepapnea.org/sameday/html
106. Morgan AH, Zitsch RP: Recurrent respiratory papillomatosis in children: A retrospective study of management and complications. Ear Nose Throat J 1986;65:19-28.
107. Mounts P, Shah KV, Kashima H: Viral etiology of juvenile and adult onset squamous papilloma of the larynx. Proc Natl Acad Sci U S A 1982;79:5425-5429.
108. Derkay CS: Task force on recurrent respiratory papillomas. Arch Otolaryngol Head Neck Surg 1995;121:1386-1391.
109. Rimell FL, Shoemaker DL, Pou AM, et al: Pediatric respiratory papillomatosis: Prognostic role of viral subtyping and cofactors. Laryngoscope 1997;107:915-918.
110. Tenti P, Zappatore R, Migliora P, et al: Perinatal transmission of human papillomavirus from gravidas with latest infections. Obstet Gynecol 1999;93:475-479.
111. Leventhal BG, Kashima HK, Mounts P, et al: Long-term response of recurrent respiratory papillomatosis to treatment with lymphoblastoid interferon alfa-N1. N Engl J Med 1991;325;613.
112. McGlennen RC, Adams GL, Lewis CM, et al: Pilot trial of ribavirin for the treatment of laryngeal papillomatosis. Head Neck 1993;15:504-512.
113. Shikowitz MJ, Abramson AL, Freeman K, et al: Efficacy of DHE photodynamic therapy for respiratory papillomatosis: Immediate and long-term results. Laryngoscope 1998;108:962-967.
114. Myer CM, Wiliging P, Cotton R: Use of a laryngeal microresector system. Laryngoscope 1999;109:1165-1166.
115. Orr RJ, Elwood T: Special challenging problems in the difficult pediatric airway: Lymphangioma, laryngeal papillomatosis, and subglottic hemangioma. Anesthesiol Clin North Am 1998;16:869-883.
116. Derkay CS: Recurrent respiratory papillomatosis. Laryngoscope 2001;111:57-69.
117. Benjamin B, Lines V: Endoscopy and anesthesia in non-infective airway obstruction in children. Anaesthesia 1972;27:22-29.
118. Kennedy MG, Chinyanga HM, Steward DJ: Anaesthetic experience using a standard technique for laryngeal surgery in infants and children. Can Anaesth Soc J 1981;28:561.
119. Armstrong LR, Derkay CS, Reeves WC: Initial results from the National Registry for juvenile-onset recurrent respiratory papillomatosis. Arch Otolaryngol Head Neck Surg 1999;125:743-748.
120. Cohen SR, Thompson JW: Lymphangiomas of the larynx in infants and children: A survey of pediatric lymphangioma. Ann Otol Rhinol Laryngol 1986;127:1.
121. Schulman SR, Jones BR, Slotnick N, et al: Fetal tracheal intubation with intact uteroplacental circulation. Anesth Analg 1993;76:197.
122. Tanaka M, Sato S, Naito H, et al: Anaesthetic management of a neonate with prenatally diagnosed cervical tumor and upper airway obstruction. Can J Anaesth 1994;41:236.
123. Ogita S, Tsuto T, Nakamura K, et al: OK-432 therapy in 64 patients with lymphangioma. J Pediatr Surg 1994;29:784.
124. Popa ER, Tervaert JW: The relation between Staphylococcus aureus and Wegener's granulomatosis: Current knowledge and future directions. Intern Med 2003;43:771-780.
125. Watters K, Russell J: Subglottic stenosis in Wegener's granulomatosis and the nitinol stent. Laryngoscope 2003;113:2222-2224.
126. Wardyn KA, Yeinska K, Matuszkiewicz-Rowinska J, Chipczynska M: Pseudotumour orbitae as the initial manifestation in Wegener's granulomatosis in a 7-year-old girl. Clin Rheumatol 2003;22:472-474.
127. Biswas J, Babu K, Gopal L, et al: Ocular manifestations of Wegener's granulomatosis: Analysis of nine cases. Indian J Ophthalmol 2003;51:217-223.
128. Straatsma BR: Ocular manifestations of Wegener's granulomatosis. Am J Ophthalmol 1957;44:789.
129. Nolle B, Specks U, Luderman J, et al: Anticytoplasmatic autoantibodies: Their immuno-diagnostic value in Wegener's granulomatosis. Ann Intern Med 1989;11:28-40.
130. Langford CA, Sneller MC, Hallahan CW, et al: Clinical features and therapeutic management of subglottic stenosis in patients with Wegener's granulomatosis. Arthritis Rheum 1996;39:1754-1760.
131. Levy A, Hall L, Yeudall WA, Lightman SL: p53 gene mutation in pituitary adenomas: Rare events. Clin Endocrinol 1994;41:809-814.
132. Faglia G, Ambrosi B: Hypothalamic and pituitary tumors: General principles. In Grossman A (ed): Clinical Endocrinology. Oxford, Blackwell, 1992, pp 113-122.
133. Burrow GN, Wortzman G, Rewcastle NB, et al: Microadenomas of the pituitary and abnormal sellar tomograms in unselected autopsy series. N Engl J Med 1981;304:156-158.
134. Lamberts SW, Hofland LJ, de Herder WW, et al: Octreotide and related somatostatin analogs in the diagnosis and treatment of pituitary disease and somatostatin receptor scintigraphy. Front Neuroendocrinol 1993;14:27-55.
135. Burn JM: Airway difficulties associated with anaesthesia in acromegaly. Br J Anaesth 1972;44:413-414.
136. Schmitt H, Buchfelder M, Radespiel-Troger M, Fahlbusch R: Difficult intubation in acromegalic patients: Incidence and predictability. Anesthesiology 2000;93:110-114.
137. Murrant NJ, Garland DJ: Respiratory problems in acromegaly. J Laryngol Otol 1990;104:52-55.
138. Smith M, Hirsch NP: Pituitary disease and anaesthesia. Br J Anaesth 2000;85:3-14.
139. Quinn FB Jr: Ludwig angina (commentary). Arch Otolaryngol Head Neck Surg 1999;125:599.
140. Marple BF: Ludwig angina: A review of current airway management. Arch Otolaryngol Head Neck Surg 1999;125:596-598.

141. Tschiassny K: Ludwig's angina: An anatomic study of the lower molar teeth in its pathogenesis. Arch Otolaryngol Head Neck Surg 1943;38:485-496.
142. Penner J: Ludwig's angina. In Roizen MF, Fleisher LA (eds): Essence of Anesthesia Practice, 2nd ed. Philadelphia 2002, p 210.
143. Thomas TT: Ludwig's angina. Ann Surg 1908;47:161, 335.
144. Taffel M, Harvey SC: Ludwig's angina: An analysis of 45 cases. Surgery 1942;11:841-850.
145. Patterson HC, Kelly JH, Strome M: Ludwig's angina: An update. Laryngoscope 1982;92:370-378.
146. Kurien M, Mathew J, Job A, Zachariah N: Ludwig's angina. Clin Otolaryngol 1997;22:263-265.
147. Loughnan TE, Allen DE: Ludwig's angina: The anesthetic management of nine cases. Anaesthesia 1985;40:295.

CAPÍTULO

2 Doenças Cardíacas Incomuns

David L. Reich, MD, Alexander Mittnacht, MD, e Joel A. Kaplan, MD

O cuidado anestésico de estados patológicos cardíacos incomuns não difere fundamentalmente do tratamento de outros problemas mais familiares, visto que repousa nos mesmos princípios terapêuticos. Esses princípios incluem (1) compreensão do processo patológico e suas manifestações no paciente; (2) compreensão em profundidade dos agentes anestésicos e seus adjuvantes, inclusive seus efeitos cardiovasculares; (3) uso adequado da monitoração; e (4) compreensão das necessidades do procedimento cirúrgico.

Certamente as doenças cardiovasculares mais comumente observadas são a doença arterial coronariana aterosclerótica, valvulopatia degenerativa e hipertensão essencial. A experiência com esses estados patológicos fez com que o anestesiologista se familiarizasse com a fisiopatologia e o tratamento de pacientes cardíacos. Embora os estados patológicos descritos neste capítulo não sejam observados com frequência, podem ser reduzidos aos padrões familiares da fisiologia e fisiopatologia.

O princípio da compreensão de um estado patológico e de suas manifestações em um paciente permanece o mesmo, seja a doença comum ou incomum. Há necessidade de uma avaliação do grau de envolvimento cardiovascular com o uso de informações clínicas e laboratoriais disponíveis, para que uma avaliação racional do estado patológico possa ser feita em cada paciente de maneira individual. O entendimento profundo dos efeitos cardiovasculares dos agentes anestésicos e adjuvantes a serem utilizados permite que o paciente seja beneficiado com o uso de um plano racional de anestesia. Avanços na farmacologia cardiovascular e nos agentes anestésicos, além de novas técnicas de suporte circulatório, têm proporcionado grande flexibilidade no tratamento do paciente com comprometimento da função cardiovascular.

O uso da monitoração hemodinâmica fornece o melhor guia para tratamento intraoperatório e pós-operatório de pacientes com doenças cardiovasculares incomuns. Certamente a monitoração não é substituta para o entendimento da fisiologia e farmacologia, ou para a avaliação clínica; mas, por outro lado, fornece informações que facilitam as decisões clínicas. Considerando que as doenças a serem discutidas são raramente observadas, é grande a carência de conhecimentos aprofundados de sua fisiopatologia, particularmente no cenário anestésico e cirúrgico, e a monitoração ajuda a sanar essa lacuna. Há necessidade de se entender as exigências do procedimento cirúrgico e de estabelecer uma boa comunicação com o cirurgião em todas as operações, para que seja possível antecipar problemas intraoperatórios, especialmente nas doenças aqui consideradas.

Este capítulo não oferece uma lista exaustiva, tampouco considera todas as doenças incomuns que afetam o sistema cardiovascular, embora aborde grande variedade delas. Não importa quão estranha seja determinada entidade patológica, ela apenas poderá afetar o sistema cardiovascular num número limitado de formas. A doença pode afetar o miocárdio, as artérias coronárias, o sistema de condução, a circulação pulmonar ou a função valvular; ou poderá comprometer o enchimento ou esvaziamento cardíaco. As subseções neste capítulo seguem esse padrão básico. Cada seção contém tabelas de doenças incomuns que podem causar miocardiopatia, doença arterial coronariana, hipertensão pulmonar, ou outros distúrbios cardíacos, juntamente com diversos comentários e advertências para cada doença. Esse método de apresentação permite uma abordagem razoável ao cuidado anestésico de doenças incomuns.

MIOCARDIOPATIAS

Classificação geral

Miocardiopatias são definidas como doenças do miocárdio que estão associadas com disfunção cardíaca. As miocardiopatias podem ser classificadas de diversas maneiras. Numa base etiológica, em geral, as miocardiopatias são consideradas como doenças primárias do miocárdio, em que o local básico da doença é o próprio miocárdio, ou como doenças do miocárdio secundárias, em que a patologia do miocárdio está associada a algum distúrbio sistêmico. Numa base fisiopatológica, a doença do miocárdio pode ser dividida nas seguintes categorias: miocardiopatia dilatada (congestiva), hipertrófica e restritiva (Fig. 2.1). Em 1995, o grupo de trabalho para definição e classificação das miocardiopatias da Sociedade Internacional/Organização Mundial da Saúde (OMS) desenvolveu a classificação clínica das miocardiopatias atualmente utilizada. A OMS lista uma classificação funcional das miocardiopatias com base na fisiopatologia subjacente de disfunção cardíaca e de miocardiopatias específicas associadas a distúrbios cardíacos ou sistêmicos específicos (Tab. 2.1).[1] Infelizmente, nem sempre se pode perceber uma divisão nítida entre as três categorias, e determinado paciente pode apresentar sintomas de qualquer uma delas. Miocardiopatias dilatadas englobam tanto formas inflamatórias como não inflamatórias e sua característica clínica mais saliente é a insuficiência do miocárdio, que se manifesta como dilatação ventricular, pressões de enchimento elevadas e edema pulmonar. Essa, por exemplo, é a resposta habitual em casos de miocardite grave. Para a discussão que se segue, as miocardites serão incluídas no grupo das miocardiopatias dilatadas inflamatórias. A forma obstrutiva das doenças do miocárdio consiste de hipertrofia do músculo cardíaco, que pode resultar em comprometimento do enchimento e obstrução do efluxo ventricular. Comumente, miocardiopatias restritivas são resultantes de uma infiltração do miocárdio por tecido fibroso ou outra substância que diminua a complacência do ventrículo e impeça o enchimento. Essas miocardiopatias, em geral, apresentam um quadro que mimetiza a fisiologia da pericardite constritiva, frequentemente junto com insuficiência do miocárdio, decorrente da perda de massa muscular.

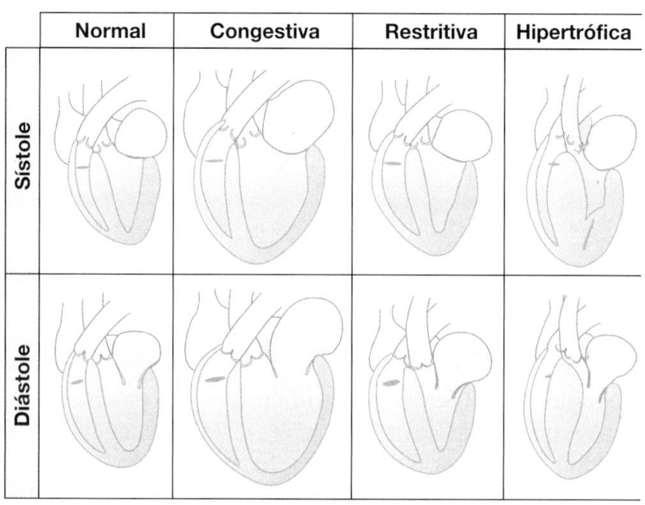

FIGURA 2.1 Ilustração da vista oblíqua anterior esquerda em 50° do coração em várias miocardiopatias no final da sístole e no final da diástole. (De Goldman MR, Boucher CA: Value of radionuclide imaging techniques in assessing cardiomyopathy. *Am J Cardiol* 1980;46:1232. Reproduzido com permissão.)

TABELA 2.1 Classificação da Organização Mundial da Saúde para miocardiopatias

A. Classificação funcional da miocardiopatia
  1. Miocardiopatia dilatada
  2. Miocardiopatia hipertrófica
  3. Miocardiopatia restritiva
  4. Miocardiopatia arritmogênica ventricular direita
  5. Miocardiopatias não classificadas

B. Miocardiopatias específicas
  1. Miocardiopatia isquêmica
  2. Miocardiopatia valvular
  3. Miocardiopatia hipertensiva
  4. Miocardiopatia inflamatória
    a. Idiopática
    b. Autoimune
    c. Infecciosa
  5. Miocardiopatia metabólica
    a. Endócrina
    b. Infiltrações e doenças do armazenamento familiares
    c. Deficiência
    d. Amiloide
  6. Doença sistêmica geral
    a. Distúrbio do tecido conjuntivo
    b. Infiltrações e granulomas
  7. Distrofias musculares
  8. Distúrbios neuromusculares
  9. Reações de sensibilidade e tóxicas
  10. Miocardiopatia do periparto

De Mason JW: Classification of cardiomyopathies. In Fuster V, Alexander RW, O'Rourke RA (eds.): *Hurst's The Heart*, 11.ed. New York, McGraw-Hill, 2004, p. 1883. Reproduzido com permissão de McGraw-Hill Companies.

Miocardiopatia dilatada

Inflamatória (miocardite)

Miocardiopatias dilatadas (congestivas) existem tanto nas formas inflamatória como não inflamatória (Tabs. 2.2 e 2.3).[2] A variedade inflamatória, ou miocardite, é comumente resultante de infecção.[3,4] A miocardite se apresenta como um quadro clínico de fadiga, dispneia e palpitações, em geral nas primeiras semanas da infecção, evoluindo para insuficiência cardíaca congestiva evidente com dilatação cardíaca, taquicardia, *pulsus alternans* e edema pulmonar. Entre 10 e 33% dos pacientes com doenças cardíacas infecciosas exibirão evidência eletrocardiográfica (ECG) de envolvimento do miocárdio. É frequente a ocorrência de formação de trombos murais na cavidade ventricular, podendo resultar em êmbolos sistêmicos ou pulmonares. São comuns as arritmias supraventriculares e ventriculares. Felizmente, em geral ocorre recuperação completa da miocardite infecciosa, mas há exceções, como nos casos de miocardite associada com difteria ou doença de Chagas. Ocasionalmente, uma miocardite aguda pode até mesmo evoluir para uma forma recorrente ou crônica de miocardite, resultando em um tipo restritivo de miocardiopatia secundária à substituição fibrosa do miocárdio.[5] Nas variedades bacterianas de miocardite, são comuns e habitualmente benignas as alterações isoladas no ECG ou pericardite, ao passo que insuficiência cardíaca congestiva é incomum. Em geral, miocardite diftérica é a pior forma de envolvimento bacteriano do miocárdio, pois além das alterações inflamatórias, sua endotoxina é um análogo competitivo do citocromo-B, que pode promover grave disfunção do miocárdio.[6] Em casos de difteria, o sistema de condução é particularmente afetado, acarretando bloqueio do ramo dos feixes direito ou esquerdo. Esse fator está associado à mortalidade em 50% dos casos. Quando sobrevém um bloqueio cardíaco completo, o percentual de mortalidade se aproxima dos 80 a 100%. Sífilis e leptospirose representam dois exemplos de infecção do miocárdio por espiroquetas.[7] A sífilis terciária é associada a vários problemas, incluindo arritmias, distúrbios da condução e insuficiência cardíaca congestiva.

Infecções virais se manifestam principalmente com anormalidades do ECG, como prolongamentos de PR e de QT, anormalidades de ST e da onda T e arritmias. Contudo, cada doença viral promove alterações ligeiramente diferentes no ECG, sendo a mais significativa o bloqueio cardíaco completo. Quase todas as doenças virais têm potencial para evoluir até insuficiência cardíaca congestiva se for a infecção grave.[8] Nesse caso, é especialmente notável o coxsackievírus B, que com muita frequência causa grave cardiopatia viral. Apresentando-se como insuficiência cardíaca fulminante com grave envolvimento nodal atrioventricular (AV) e dificuldade respiratória, a miocardite viral é comum em epidemias de infecção por coxsackievírus B em berçários. Ocorre, em geral, recuperação da miocardite por coxsackievírus B, mas o distúrbio poderá ter como sequela uma pericardite constritiva. Pneumonia atípica primária tem a rara característica de causar ataques de Stokes-Adams secundariamente ao envolvimento do nodo AV.

A miocardite micótica tem inúmeras manifestações que dependem da extensão da infiltração micótica do miocárdio, podendo se apresentar como insuficiência cardíaca congestiva, pericardite, anormalidades do ECG ou obstrução valvular.

Das formas de miocardite causadas por protozoário, a doença de Chagas, ou tripanossomíase, é a causa mais comum e significativa de insuficiência cardíaca congestiva crônica na América do Sul. Alterações do ECG de bloqueio do ramo direito e arritmias ocorrem em 80% dos pacientes. Além das típicas alterações inflamatórias no miocárdio causadoras de insuficiência cardíaca congestiva, uma neurotoxina direta do organismo infeccioso, *Trypanosoma cruzi*, causa degeneração do sistema de condução e, em geral, é responsável por graves arritmias ventriculares e bloqueio cardíaco acompanhado de síncope. Nesses pacientes, o início de fibrilação atrial é, com frequência, sinal prognóstico sombrio.[9]

O envolvimento do miocárdio por helmintos pode causar insuficiência cardíaca congestiva, porém, é mais comum que os sintomas sejam secundários à infestação e obstrução das artérias coronárias ou pulmonares por ovos, formas larvárias ou adultas do verme. Triquinose, por exemplo, causa uma miocardite secundária a uma resposta inflamatória às larvas no miocárdio, embora as próprias larvas terminem desaparecendo do miocárdio depois da segunda semana de infestação.

TABELA 2.2 Miocardiopatias inflamatórias (dilatadas)

Processo patológico	Mecanismo	Problemas circulatórios associados	Outros
Bacteriano		Arritmias, alterações em ST-onda T	
Diftérico	Endotoxina competitiva análoga de citocromo B	Sistema de condução, especialmente BFR Endocardite valvular rara	Frequentemente há necessidade de estimulação cardíaca
Tifoide	Alterações inflamatórias* com degeneração fibrosa	Arritmias	
Escarlatina	Alterações inflamatórias	Endarterite, endocardite, pericardite, ruptura ventricular	
Estrepto β-hemolítico	Alterações inflamatórias e endotoxina, trombose generalizada e coronária	Distúrbios da condução e arritmias	
Meningococo		Coagulação intravascular disseminada Colapso circulatório periférico (síndrome de Waterhouse-Friderichsen)	
Staphylococcus	Sepse, endocardite aguda		
Brucelose	Degeneração fibrosa e formação de granulomas	Endocardite, pericardite	
Tétano	Alterações inflamatórias, cardiotoxina	Arritmias graves	Apneia
Melioidose	Abscessos do miocárdio		
Leptospirose espiroquética Sífilis	Hemorragia focal e alterações inflamatórias	Arritmias graves Endocardite e pericardite	Estimulação cardíaca (i.e. *pacing*) temporária
Riquetsial		Alterações do ECG, pericardite	
Tifo endêmico	Alterações inflamatórias	Arritmias	
Tifo epidêmico	Sintomas secundários a vasculite e hipertensão	Vasculite	
Viral			
HIV	Alterações inflamatórias Miocardite Infiltração neoplásica	Disfunção sistólica e diastólica Miocardiopatia dilatada e ICC Efusão pericárdica Endocardite Hipertensão pulmonar	
Coxsackievírus B	Alterações inflamatórias	Pericardite constritiva Arritmias AV-nodais	
Echovírus	Alterações inflamatórias	Disritmia	
Caxumba	Pneumonia atípica viral – ataques de Stokes-Adams associados	Bloqueio cardíaco	
Gripe		Pericardite	
Mononucleose infecciosa	Herpes simples – associado com choque intratável		
Hepatite viral	Arbovírus – pericardite restritiva é sequela informada		
Rubéola			
Sarampo			
Raiva			
Varicela			
Coriomeningite linfocítica			
Psitacose			
Encefalite viral			
Citomegalovírus			
Varíola			
Herpes-zóster			
Micoses	Habitualmente sintomas obstrutivos		
Criptococose	ICC informada		
Blastomicose			
Actinomicose		Obstrução valvular	
Coccidiomicose		Pericardite constritiva	

continua

TABELA 2.2 Miocardiopatias inflamatórias (dilatadas) – *continuação*

Processo patológico	Mecanismo	Problemas circulatórios associados	Outros
Protozoário			
Tripanossomíase (doença de Chagas – ver texto)	Alterações inflamatórias Neurotoxina de *Trypanosoma cruzi*	Grave arritmia secundária à degeneração do sistema de condução Insuficiência mitral e tricúspide secundária à dilatação do coração	Frequentemente há necessidade de estimulação cardíaca
Doença do sono	Alterações inflamatórias		Manifestações incomuns da doença
Toxoplasmose	Alterações inflamatórias	Tamponamento cardíaco	
Leishmaniose	Alterações inflamatórias		Manifestações incomuns
Balantidíase			
Helmíntico	Alterações inflamatórias		
Triquinose	Habitualmente secundária à infestação do miocárdio por adultos ou ovos, ou insuficiência coronária secundária à infestação	Arritmias	
Esquistossomose	*Cor pulmonale* – hipertensão pulmonar secundária		
Filariose			

*Comumente o tipo inflamatório exibe degeneração miofibrilar, infiltração celular inflamatória, edema.
BFR, bloqueio de feixe de ramo, ICC, insuficiência cardíaca congestiva, AV, atrioventricular.

Não inflamatória

A variedade não inflamatória da miocardiopatia dilatada também se apresenta com o quadro de insuficiência do miocárdio, mas nesse caso secundariamente a processos idiopáticos, tóxicos, degenerativos ou infiltrativos do miocárdio (ver Tab. 2.3).[10,11]

A miocardiopatia alcoólica é uma miocardiopatia não inflamatória hipocinética típica, associada com taquicardia e contrações ventriculares prematuras, que evolui para insuficiência ventricular esquerda com incompetência das valvas mitral e tricúspide. Provavelmente essa miocardiopatia se deve a um efeito tóxico direto do etanol ou de seu metabólito acetaldeído, que libera e promove depleção da noradrenalina cardíaca.[12] O álcool também pode afetar o pareamento excitação-contração a nível subcelular.[13] Em alcoólicos crônicos, a ingestão aguda de etanol promove reduções na contratilidade, elevações na pressão diastólica final ventricular, aumentos na resistência vascular sistêmica (RVS) e hipertensão sistêmica.[14-16]

A miocardiopatia alcoólica é classificada em três estágios hemodinâmicos. No estágio I, o débito cardíaco, pressões ventriculares e volume diastólico final do ventrículo esquerdo estão normais, mas a fração de ejeção está diminuída. No estágio II, o débito cardíaco está normal, embora as pressões de enchimento e o volume diastólico final estejam aumentados, e a fração de ejeção, diminuída. No estágio III, o débito cardíaco está diminuído, as pressões de enchimento e o volume diastólico final estão aumentados, e a fração de ejeção está gravemente deprimida. Em geral, todas as formas não inflamatórias de miocardiopatia dilatada provavelmente passam por progressão semelhante.

Doxorrubicina (Adriamycin) é um antibiótico com atividades antineoplásicas de amplo espectro. Contudo, a utilidade clínica desse agente farmacológico fica limitada por sua cardiotoxicidade. A doxorrubicina causa miocardiopatia dilatada relacionada à dose. Sugere-se que a doxorrubicina promove um desarranjo na homeostase do cálcio mitocondrial no miocárdio. Comumente, os pacientes tratados com esse agente passam por avaliações seriadas da função sistólica ventricular esquerda.[17,18] Dexrazoxano, um depurador de radicais livres, pode proteger o coração dos danos associados ao uso de doxorrubicina.[19]

Fisiopatologia

Os aspectos hemodinâmicos fundamentais das miocardiopatias dilatadas são: pressões de enchimento elevadas, insuficiência da força contrátil do miocárdio e uma perceptível relação inversa entre pós-carga e volume sistólico.

Tanto as formas inflamatórias como as formas não inflamatórias das miocardiopatias dilatadas apresentam um quadro idêntico àquele da insuficiência cardíaca congestiva causada por doença arterial coronariana grave, mesmo quando, em certas condições, o processo que acarretou a miocardiopatia também envolve as artérias coronárias. As considerações fisiopatológicas são familiares. Com o enfraquecimento do músculo ventricular, o ventrículo sofre dilatação para aproveitar o aumento da força de contração resultante do aumento no comprimento da fibra do miocárdio. E, à medida que o raio ventricular aumenta, a tensão na parede do ventrículo também aumenta e faz com que tanto o consumo miocárdico de oxigênio como o trabalho interno total do músculo sejam maiores.

Com a progressiva deterioração do miocárdio, ocorre queda do débito cardíaco e então um aumento compensatório na atividade simpática, a fim de manter a perfusão dos órgãos e o débito cardíaco. Uma característica do miocárdio

TABELA 2.3 Miocardiopatias não inflamatórias (dilatadas)

Processo patológico	Mecanismo	Problemas circulatórios associados	Outros
Distúrbios nutricionais			
Beribéri	Deficiência de tiamina Alterações inflamatórias	*Bypass* AV periférico com baixa RVS Habitualmente insuficiência de alto débito com diminuição da RVS, mas pode ocorrer baixo débito com RVS normal	
Kwashiorkor	Privação de proteína	Degeneração do sistema de condução	
Distúrbios metabólicos			
Amiloidose	Infiltração amiloide do miocárdio	Em associação com formas restritivas e obstrutivas de miocardiopatia Lesões valvulares Anormalidades da condução	
Doença de Pompe	Deficiência de α-glicuronidase	Hipertrofia septal	
Doença do armazenamento do glicogênio tipo II	Acúmulo de glicogênio no músculo cardíaco	Diminuição da complacência	
Síndrome de Hurler	Acúmulo de glicoproteína no tecido coronário e parênquima cardíaco	Insuficiência mitral	
Síndrome de Hunter	O mesmo	Semelhante à síndrome de Hurler, porém mais branda	
Xantomatose primária	Infiltração xantomatosa do miocárdio	Estenose aórtica Doença da artéria coronária avançada	
Uremia	Numerosas calcificações coronárias metastásicas Hipertensão Desequilíbrio dos eletrólitos	Anemia Hipertensão Déficits da condução Pericardite e tamponamento cardíaco Hipertensão	Quase todas as manifestações cardíacas melhoram drasticamente depois da diálise
Doença de Fabry	Metabolismo anormal dos glicolipídios, secundário à ceramida triexosidase com infiltração do miocárdio por glicolipídios	Doença da artéria coronária	
Doenças hematológicas			
Leucemia	Infiltração leucêmica do miocárdio	Arritmias Pericardite	Comumente desaparecem com tratamento bem-sucedido
Doença das células falciformes	Trombose intracoronária com miocardiopatia isquêmica	Doença da artéria coronária *Cor pulmonale*	
Doenças neurológicas			
Distrofia muscular de Duchenne	Degeneração das fibras musculares com reposição por tecido adiposo e fibras	Defeitos da condução, possivelmente secundários a doença da artéria coronária de pequenos vasos	50% de incidência de envolvimento cardíaco
Ataxia de Friedreich	Similar a Duchenne, com reposição das miofibras degenerativas por colágeno	Anormalidades da condução ? MCOH	
Polineuropatia hereditária de Roussy-Lévy	Similar à ataxia de Friedreich		
Miotonia atrófica	Como acima	Anormalidades da condução, possivelmente ataques de Stokes-Adams	
Agentes químicos e tóxicos			
Doxorrubicina (ver texto)			
Zidovudina (ver texto)			
Álcool etílico (ver texto)	Degeneração miofibrilar secundária ao efeito tóxico direto de ETOH e/ou acetaldeído		
Miocardiopatia do bebedor de cerveja	Provavelmente secundária à adição de sulfato de cobalto à cerveja, com distrofia miofibrilar e edema	Cianose	Surgimento agudo e curso rápido

continua

TABELA 2.3 Miocardiopatias não inflamatórias (dilatadas) – *continuação*

Processo patológico	Mecanismo	Problemas circulatórios associados	Outros
Intoxicação por cobalto	Similar à miocardiopatia do bebedor de cerveja		Comumente, sintomas do SNC e pneumonite de aspiração são os sintomas predominantes
Fósforo	Degeneração miofibrilar secundária ao efeito tóxico direto do fósforo, que impede a incorporação de aminoácidos em proteínas do miocárdio		Relativamente não responsivo a agentes adrenérgicos
Fluoreto	Toxina miocárdica direta Hipocalcemia grave secundária à ligação de íon cálcio ao fluoreto		
Chumbo	Secundário à hipertensão nefropática Toxina direta	Hipertensão	
Veneno de escorpião	Estimulação simpática com alterações secundárias do miocárdio		Provavelmente indicação para bloqueio adrenérgico
Paralisia por carrapato	?	Miocardite tóxica	
Radiação	Hialinização e fibrose decorrente de efeito direto dos raios x	Anormalidades da condução secundárias à esclerose do sistema de condução Doença da artéria coronária Miocardite constritiva e pericardite	
Outras manifestações e síndromes sistêmicas			
Miocardiopatia de rejeição	Infiltração linfocítica e fenômenos gerais de rejeição	Arritmias e anormalidades da condução	Depois de transplante de coração
Miocardiopatia senil	Não ligado à doença da artéria coronária		
Artrite reumatoide	Invasão nodular reumatoide Secundária à arterite coronária	Insuficiência mitral e aórtica Doença da artéria coronária Pericardite constritiva	
Síndrome de Marie-Strümpell (espondilite anquilosante)	Alterações degenerativas generalizadas	Insuficiência aórtica	
Síndrome de Cogan (ceratite intersticial não sifilítica)	Necrose fibrinoide do miocárdio	Insuficiência aórtica Doença da artéria coronária	
Síndrome de Noonan (Turner masculino)	? (sem anormalidade cromossômica detectável)	Estenose pulmonar Miocardiopatia obstrutiva e não obstrutiva	
Pseudoxantoma elástico (Grönblad-Strandberg)	Distúrbio do tecido conjuntivo com infiltração e fibrose do miocárdio	Anormalidade valvular Doença da artéria coronária	
Trissomia do 17-18	Fibrose difusa		? Etiologia viral
Esclerodermia de Buschke	Infiltração do miocárdio com mucopolissacarídeos ácidos graxos livres		Autolimitante com bom prognóstico
Granulomatose de Wegener	Panarterite e formação de granuloma miocárdico	Estenose mitral (?) Tamponamento cardíaco	
Periarterite nodosa	Panarterite Alterações secundárias à hipertensão	Anormalidades da condução Doença da artéria coronária	

continua

TABELA 2.3 Miocardiopatias não inflamatórias (dilatadas) – *continuação*

Processo patológico	Mecanismo	Problemas circulatórios associados	Outros
Miocardiopatia do pós-parto			
Doenças neoplásicas Tumores cardíacos murais primários Metástases – malignas (especialmente melanoma maligno)	Comprometimento mecânico do funcionamento do coração	Sintomas obstrutivos	
Sarcoidose	*Cor pulmonale* secundário ao envolvimento pulmonar Granuloma sarcoide levando a aneurismas ventriculares	*Cor pulmonale* Anormalidades do ECG e distúrbios da condução Pericardite Obstrução valvular	

AV, atrioventricular; RVS, resistência vascular sistêmica; MCOH, miocardiopatia obstrutiva hipertrófica; ETOH, etanol; SNC, sistema nervoso central.

que está se tornando insuficiente é a perda da capacidade de manter o volume sistólico em presença de uma pós-carga maior. A Figura 2.2 mostra que, no ventrículo insuficiente, o volume sistólico cai quase linearmente com aumentos na pós-carga. O aumento do efluxo simpático que acompanha a insuficiência ventricular esquerda inicia um ciclo vicioso de aumento da resistência ao fluxo anterógrado, diminuição do volume sistólico e do débito cardíaco e maior estimulação simpática, num esforço de manter a homeostase circulatória.

Insuficiência mitral é comum em miocardiopatias dilatadas graves, em virtude do estiramento do anel mitral (Carpentier tipo 1) e da distorção da geometria da cordoalha tendínea, resultando em restrição à aposição dos folhetos (Carpentier tipo IIIb).[20] O volume sistólico anterógrado melhora com a redução da pós-carga, embora não ocorra

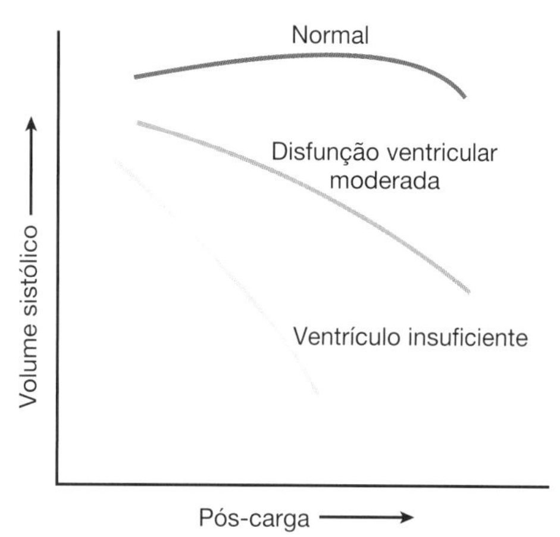

FIGURA 2.2 Volume sistólico (VS) como função da pós-carga para um ventrículo esquerdo normal, para um ventrículo esquerdo com disfunção moderada e para um ventrículo esquerdo insuficiente.

aumento na fração de ejeção. Isso sugere que a redução na insuficiência mitral é o mecanismo de melhora. A redução da pós-carga também diminui a pressão de enchimento do ventrículo esquerdo, o que alivia a congestão pulmonar e deve preservar a pressão de perfusão das coronárias.[21]

O quadro clínico das miocardiopatias dilatadas se enquadra em duas categorias familiares de insuficiência, "anterógrada" e "retrógrada". As características da insuficiência "anterógrada", como fadiga, hipotensão e oligúria, são decorrentes de decréscimos no débito cardíaco, com redução da perfusão dos órgãos. A redução da perfusão dos rins resulta na ativação do sistema renina-angiotensina-aldosterona, que aumenta o volume sanguíneo circulante efetivo mediante a retenção de sódio e água. A insuficiência "retrógrada" está ligada às elevadas pressões de enchimento solicitadas pelos ventrículos insuficientes. Quando o ventrículo esquerdo dilata, ocorre regurgitação mitral "secundária". As manifestações da insuficiência do lado esquerdo incluem ortopneia, dispneia noturna paroxística e edema pulmonar. As manifestações da insuficiência do lado direito incluem hepatomegalia, distensão venosa jugular e edema periférico.

Considerações anestésicas

A monitoração do ECG é essencial no cuidado de pacientes com miocardiopatias dilatadas, particularmente aqueles com miocardite. Arritmias ventriculares são comuns, e o bloqueio cardíaco completo, que pode ocorrer em decorrência desses problemas, exige diagnóstico e tratamento rápidos. O eletrocardiograma também é útil na monitoração de alterações isquêmicas, quando a doença arterial coronariana está associada à miocardiopatia, como ocorre em casos de amiloidose. A monitoração direta intra-arterial durante a cirurgia proporciona informações contínuas sobre a pressão arterial e uma via conveniente para obtenção de gases sanguíneos arteriais. Quaisquer pacientes com miocardiopatia dilatada e com um miocárdio gravemente comprometido, e que necessite de anestesia e cirurgia, deverá ter acesso venoso central para monitoração e administração de agentes vasoativos. A monitoração das pressões de enchimento no lado direito é igualmente importante em pacientes com hipertensão pulmonar ou *cor pulmonale*. O uso da cateterização de artéria pulmonar (CAP) é um procedimento muito mais controverso. O grupo de trabalho sobre cateterização da artéria pulmonar da American Society of Anesthesiologists publicou orientações práticas para a CAP.[22] A indicação para colocação de um cateter depende da combinação de fatores ligados ao paciente, à cirurgia e ao cenário clínico. Pacientes com grave redução da função cardíaca pela miocardiopatia dilatada padecem de doença cardiovascular significativa e são considerados como de risco aumentado ou de grande risco. Considerando que não havia estudos clínicos baseados em evidência para apoiar diferenças nos resultados, as recomendações para monitoração por CAP tomaram por base a opinião dos especialistas daquela época. Pacientes com miocardiopatia dilatada que se apresentem para cirurgia e que exibam uma pontuação global de risco aumentado ou de alto risco provavelmente terão parâmetros hemodinâmicos monitorados com um CAP. Além da medição das pressões de enchimento nos lados direito e esquerdo, pode ser utilizado um cateter de termodiluição na artéria pulmonar para obtenção dos débitos cardíacos e para cálculo das resistências vasculares sistêmica e pulmonar, o que permite a avaliação seriada do quadro hemodinâmico do paciente. Existem disponíveis CAP com oximetria de fibra óptica, cateteres com termistores de rápida resposta que calculam a fração de ejeção ventricular direita e CAP para estimulação cardíaca (i. e, *marca-passo*). A CAP para estimulação e marca-passos externos proporcionam vantagens distintas no tratamento do paciente com miocardite e bloqueio cardíaco associado. Evidências recentes parecem apoiar ainda mais os médicos que optam por não utilizar monitoração com CAP, com base na ausência de diferença de resultados entre pacientes cirúrgicos de alto risco que foram tratados com e sem essa monitoração e com terapia orientada para objetivo.[23]

A ecocardiografia transesofágica (ETE) fornece dados úteis sobre enchimento, função ventricular, gravidade da insuficiência mitral, e resposta do ventrículo comprometido às manipulações anestésicas e cirúrgicas. Orientações recentemente publicadas indicam que a descompensação hemodinâmica é uma indicação de classe I para monitoração por ETE.[24] Diante da maior disponibilidade de equipamento para ETE e de anestesiologistas treinados em seu uso, essa modalidade irá se tornar cada vez mais importante no tratamento perioperatório de pacientes com miocardiopatias.

Evitar a depressão do miocárdio continua sendo o objetivo do cuidado anestésico de pacientes com miocardiopatia dilatada (Tab. 2.4), embora, paradoxalmente, o bloqueio β-adrenérgico tenha sido associado com melhora na hemodinâmica e na sobrevida em pacientes com miocardiopatia dilatada.[25-28] Todos os potentes agentes anestésicos inalatórios são depressores do miocárdio e, por essa razão, provavelmente é melhor evitar concentrações elevadas desses agentes nesse grupo de pacientes. No entanto, baixas doses são, em geral, bem toleradas. Em seu lugar, é possível utilizar uma anestesia baseada principalmente numa combinação de narcóticos e sedativos hipnóticos (com ou sem óxido nitroso). Para o paciente com grave comprometimento do funcionamento do miocárdio são úteis os narcóticos piperidínicos sintéticos (fentanil, sufentanil, remifentanil e alfentanil), porque a contratilidade do miocárdio não fica deprimida. A rigidez da parede torácica associada a essa técnica pode ser tratada com relaxantes musculares. A bradicardia associada à anestesia com altas doses de narcóticos pode ser evitada pelo uso de pancurônio para relaxamento muscular, agentes anticolinérgicos, ou estimulação cardíaca. O pancurônio, no entanto, deverá ser evitado em pacientes com comprometimento da função renal, um problema comum em pacientes com miocardiopatia. Para casos de procedimentos cirúrgicos periféricos ou abdominais inferiores, o uso de uma técnica anestésica regional é alternativa razoável, desde que as pressões de enchimento sejam cuidadosamente controladas e que sejam monitorados os efeitos hemodinâmicos do anestésico. Um problema é que a anestesia regional é com frequência contraindicada, pois pacientes com miocardiopatias são muitas vezes tratados com agentes anticoagulantes para evitar embolização de trombos murais formados em segmentos hipocinéticos da parede ventricular. Para procedimentos de menor duração, a anestesia com doses elevadas de opioides que utilizam remifentanil pode ser uma boa opção, por causa das vantagens cardiovasculares desse tipo de anestesia e da sua duração de ação extremamente breve.

TABELA 2.4 Princípios terapêuticos das miocardiopatias dilatadas

Problema clínico	Tratamento	Relativamente contraindicado
↓ Pré-carga	Reposição de volume Mudança de posição	Ritmo nodal Espinhal alta
↓ Frequência cardíaca	Atropina Marca-passo	 Verapamil
↓ Contratilidade	Inótropos positivos Digoxina	Anestésicos voláteis
↑ Pós-carga	Vasodilatadores	Fenilefrina Anestesia leve

No planejamento do tratamento anestésico para o paciente com miocardiopatia dilatada, também devem ser levados em consideração os distúrbios cardiovasculares associados, como a presença de doença arterial coronariana, anormalidades valvulares, obstrução das vias de saída e pericardite constritiva. Pacientes com insuficiência cardíaca congestiva necessitam, com frequência, de suporte circulatório durante o intraoperatório e pós-operatório. Foi demonstrada a eficácia de agentes inotrópicos, como dopamina ou dobutamina, que em estados de baixo débito causam mudanças modestas na RVS em doses mais baixas. Em casos de insuficiência acentuada, talvez haja necessidade de agentes mais potentes, como a adrenalina. Inibidores da fosfodiesterase III, como a milrinona, possuem propriedades inotrópicas e vasodilatadoras que podem melhorar o desempenho hemodinâmico. Conforme explanado anteriormente, o volume diastólico é inversamente proporcional à pós-carga no ventrículo insuficiente, e a redução da pós-carga no ventrículo esquerdo com o uso de agentes vasodilatadores, como o nitroprussiato e nesiritida, também é eficaz no aumento do débito cardíaco. Em pacientes com miocardite, em especial da variedade viral, pode haver necessidade de estimulação transvenosa ou externa, caso venha a ocorrer bloqueio cardíaco. Contrapulsação com balão intra-aórtico e dispositivos para ajuda ao ventrículo esquerdo são outras opções a serem consideradas em caso de um ventrículo gravemente comprometido.

Ocorre aumento nítido na incidência de arritmias supraventriculares e ventriculares em casos de miocardite e miocardiopatias dilatadas.[29,30] Com frequência essas arritmias exigem ampla avaliação eletrofisiológica, talvez não respondendo à terapia clínica máxima. Alguns pacientes se apresentarão para implante de cardioversor-desfibrilador interno automático. Originalmente, as placas de cardioversão eram suturadas à superfície epicárdica por meio de uma esternotomia mediana e o aparelho implantado na parede abdominal. O procedimento passou a ser significativamente menos invasivo. Atualmente, o dispositivo é implantado no tecido subcutâneo nas proximidades do sulco deltopeitoral, e eletrodos transvenosos são posicionados no coração. Há necessidade de tentativas intraoperatórias para a promoção de arritmias, a fim de testar o aparelho. Portanto, uma monitoração apropriada com ECG e o acesso a um instrumento de cardioversão externo carregado são detalhes importantes.

Miocardiopatia hipertrófica

Habitualmente, miocardiopatias hipertróficas resultam da hipertrofia assimétrica do septo ventricular basal e ocorrem em formas obstrutivas ou não obstrutivas (Tab. 2.5). Um gradiente de pressão dinâmica na via de saída do ventrículo esquerdo (VSVE) está presente nas formas obstrutivas.[31-35] Outros problemas também podem gerar o quadro de uma miocardiopatia obstrutiva, como a infiltração maciça da parede ventricular, como ocorre na doença de Pompe, em que um acúmulo do glicogênio cardíaco na parede ventricular provoca obstrução do VSVE. A discussão a seguir focará sobre a forma obstrutiva.

Miocardiopatia obstrutiva hipertrófica (MCOH), hipertrofia septal assimétrica (HSA) e estenose subaórtica hipertrófica idiopática (ESHI) são nomenclaturas sinônimas aplicadas a uma forma de miocardiopatia hipertrófica idiopática. No entanto, essa manifestação apresenta um quadro típico dos problemas observados em praticamente todas as formas de miocardiopatia obstrutiva. A característica anatômica conspícua da MCOH é a hipertrofia do músculo ventricular na base do septo, na VSVE. Do ponto de vista histológico, trata-se de uma massa desorganizada de células do miocárdio hipertrofiadas que se estendem desde a parede septal do ventrículo esquerdo, em geral envolvendo os músculos papilares. A doença arterial coronariana intramural ("de pequenos vasos") foi identificada em amostras de autópsia, especialmente em áreas de fibrose do miocárdio. Isso pode representar um componente congênito da doença e provavelmente desempenha algum papel na etiologia da isquemia do miocárdio nesses pacientes.[34]

A obstrução da VSVE é causada pela massa muscular hipertrofiada e pelo movimento anterior sistólico (MAS) do folheto anterior da valva mitral. Acreditava-se que MAS era causado pelo efeito Venturi do sangue em rápido fluxo no VSVE. Recentemente, dados ecocardiográficos revelaram

TABELA 2.5 Miocardiopatias (hipertróficas)

Processo patológico	Mecanismo	Problemas circulatórios associados
Hipertrofia concêntrica idiopática	Hipertrofia simétrica ventricular esquerda e trato de efluxo (geralmente não obstrutiva)	
Miocardiopatia obstrutiva hipertrófica (ESHI, HSA)	(Ver texto)	
Síndromes sistêmicas		
Doença do armazenamento do glicogênio tipo II (doença de Pompe)	Infiltração das paredes septais por glicogênio	Miocardiopatia dilatada
Síndrome de Noonan	Obstrução do efluxo ventricular esquerdo	Doença da artéria coronária
Lentiginose	Hipertrofia septal - AV direita e esquerda	Estenose pulmonar

ESHI, estenose subaórtica hipertrófica idiopática; HSA, hipertrofia septal assimétrica; AV, atrioventricular.

que um excesso de tecido da valva mitral anterior, em combinação com uma posição mais anterior da valva mitral, faz com que o folheto da valva mitral anterior se protraia para a VSVE.[35]

Está presente um gradiente de pressão subaórtica em pacientes sintomáticos. A obstrução da via de saída pode resultar em hipertrofia do restante do músculo ventricular, secundariamente às maiores pressões na câmara ventricular. Com a hipertrofia do ventrículo, a complacência ventricular diminui e o enchimento passivo do ventrículo durante a diástole fica comprometido. Por essa razão, o ventrículo se torna cada vez mais dependente da presença de contração atrial para que seja mantido um volume diastólico final ventricular adequado. Ocasionalmente, a MCOH está associada também a uma obstrução do trato de saída ventricular direito.

Os determinantes da gravidade funcional da obstrução ventricular em casos de MCOH são (1) o volume sistólico do ventrículo, (2) a força da contração ventricular e (3) a pressão transmural distendendo a via de saída. Grandes volumes sistólicos no ventrículo distendem a via de saída e reduzem a obstrução, enquanto pequenos volumes sistólicos estreitam a via de saída e aumentam a obstrução. Quando a contratilidade ventricular é alta, a via de saída estreita-se, o que aumenta a obstrução. Quando a pressão aórtica está elevada, ocorre aumento da pressão transmural, que distende a via de saída ventricular esquerda. Mas durante períodos de hipotensão, a via de saída fica comprimida. Isso resulta em comprometimento significativo do débito cardíaco e, em alguns casos, insuficiência mitral, pois a valva mitral passa a ser o ponto de alívio da pressão ventricular.

As opções terapêuticas atuais para pacientes com miocardiopatia hipertrófica se baseiam em terapia farmacológica, intervenções cirúrgicas, ablação miocárdica septal transluminal percutânea e marca-passo com estimulação bicâmara.[36-40] Com frequência são utilizados cardioversores-desfibriladores implantáveis automáticos para tratamento de arritmias e para que não ocorra morte cardíaca súbita.[41,42] A terapia farmacológica de MCOH se baseia em β-bloqueadores, mas ainda não ficou esclarecido se a expectativa de vida é prolongada com esse tratamento. Verapamil vem sendo utilizado com uma frequência cada vez maior em pacientes que não toleram β-bloqueadores. É provável que os efeitos benéficos de verapamil sejam decorrentes da depressão da função sistólica e da melhora no enchimento diastólico e no relaxamento. Em pacientes cujos sintomas são inadequadamente controlados por β-bloqueadores ou verapamil, tem sido administrada disopiramida, um agente antiarrítmico tipo Ia com efeitos vasoconstritores periféricos e inotrópicos negativos. A amiodarona vem sendo cada vez mais administrada em pacientes com MCOH para controle de arritmias supraventriculares e ventriculares.[43]

A maioria dos pacientes com MCOH são tratados apenas clinicamente. Mas 5 a 30% dos pacientes com essa doença são candidatos para tratamento cirúrgico. A intervenção cirúrgica em casos de MCOH é a miotomia/miomectomia, o reparo/substituição de valva mitral, ou a valvuloplastia, ou ainda uma combinação desses procedimentos.[44] As complicações potenciais da correção cirúrgica da obstrução da VSVE incluem bloqueio cardíaco completo e formação tardia de um defeito de septo ventricular causada por infarto septal. A ablação septal transluminal percutânea com álcool é realizada no laboratório de cateterização, mas esse procedimento deve ficar restrito a centros com experiência específica. Atualmente, esse procedimento não é considerado como terapia de primeira linha.[45]

Estudos controlados não confirmam os estudos mais antigos de que a estimulação atrioventricular (DDD) sequencial é benéfica para pacientes com MCOH. Assim, ainda está por ser definido o papel da estimulação biventricular em subgrupos de pacientes com MCOH.[46]

Considerações anestésicas

A MCOH foi sugerida como lesão de alto risco associada com morbidade perioperatória muito elevada na cirurgia não cardíaca.[46a] Com base numa revisão retrospectiva do tratamento perioperatório em 35 pacientes, foi concluído que, nesse grupo, é baixo o risco da anestesia geral e da cirurgia não-cardíaca de grande porte. No entanto, foi sugerido que pode haver contraindicação relativa para anestesia espinal. Haering et al. estudaram 77 pacientes com hipertrofia septal assimétrica que foram retrospectivamente identificados em um grande banco de dados.[46b] Quarenta por cento dos pacientes tiveram um ou mais eventos cardíacos perioperatórios adversos, incluindo um paciente que sofreu infarto do miocárdio e taquicardia ventricular, exigindo cardioversão de emergência, enquanto a maioria dos eventos foi de insuficiência cardíaca congestiva no perioperatório. Não ocorreram mortes perioperatórias. Os fatores de risco independentes importantes para resultado adverso em todos os pacientes incluem cirurgia de grande porte e de longa duração. Ao contrário da coorte original de pacientes, o tipo de anestesia não foi um fator de risco independente.

Pacientes com MCOH podem ser extremamente sensíveis a pequenas mudanças no volume ventricular, na pressão arterial e na frequência e ritmo cardíacos. Por essa razão, deve-se estabelecer uma monitoração que permita a avaliação contínua desses parâmetros, particularmente em pacientes com obstrução grave. Em pacientes com MCOH que são levados à cirurgia para reparo/substituição de valva mitral e/ou miomectomia septal, os monitores necessários são o eletrocardiograma e um cateter arterial de demora (e, na maioria das instituições, um cateter de artéria pulmonar). A ETE fornece dados úteis sobre função e enchimento ventriculares, gravidade da obstrução da VSVE e ocorrência de MAS e mitral. A avaliação da adequação do reparo dependerá de um profissional experiente em ecocardiografia.

Em pacientes de MCOH provenientes de outros procedimentos, os monitores hemodinâmicos devem fornecer alguma indicação do volume ventricular, força da contração ventricular e pressão transmural distendendo a via de saída. Quase sempre haverá indicação para um cateter arterial de demora para a observação batimento-a-batimento da ejeção ventricular durante anestesia geral ou regional de grande porte em pacientes com MCOH sintomática. A ecocardiografia intraoperatória é o monitor de maior precisão para as condições de carga e desempenho ventricular em pacientes com MCOH.

No cuidado anestésico de pacientes com MCOH, deve-se dar especial atenção àquelas características do procedimento cirúrgico e dos agentes anestésicos que possam causar mudanças no volume intravascular, contratilidade ventricular e pressão de distensão transmural da via de saída. A redução da pré-carga, por exemplo, pode ser causada por perda de sangue, simpatectomia secundária à anestesia espinal ou epidural, uso de nitroglicerina ou mudanças posturais. A contratilidade ventricular pode ser aumentada por respostas hemodinâmicas à intubação traqueal ou à estimulação cirúrgica. A pressão de distensão transmural pode ser diminuída pela hipotensão secundária ao uso de agentes anestésicos, hipovolemia ou ventilação por pressão positiva. Além disso, pacientes com MCOH não toleram aumentos na frequência cardíaca. A taquicardia diminui o volume ventricular sistólico e resulta num estreitamento da via de saída. Como dito anteriormente, a contração atrial é extremamente importante para o ventrículo hipertrofiado. Os ritmos nodais devem ser agressivamente tratados, utilizando estimulação atrial, se houver necessidade.

O halotano tem vantagens hemodinâmicas fundamentais para o cuidado anestésico de pacientes com esse problema. Ele diminui a frequência cardíaca e a contratilidade do miocárdio, tem o menor efeito dos anestésicos inalatórios na RVS e tende a minimizar a gravidade da obstrução quando a reposição de volume é adequada. O isoflurano e o enflurano causam mais vasodilatação periférica que o halotano; por essa razão, esses agentes são menos indicáveis. O sevoflurano também diminui RVS em menor grau, e assim pode ser a opção preferível. Agentes que liberam histamina, como a morfina e muitos bloqueadores neuromusculares do tipo benzil isoquinolínio, não são recomendáveis por causa da venodilatação que acarretam. Agentes com efeitos colaterais simpaticomiméticos (i. e., quetamina e desflurano) não são recomendáveis. A anestesia com altas doses de opioides causa mínimos efeitos colaterais cardiovasculares juntamente com bradicardia e, portanto, pode ser uma técnica anestésica útil nesses pacientes. A terapia pré-operatória com β-bloqueadores e bloqueadores dos canais de cálcio deve ter continuidade. No intraoperatório, pode-se administrar propranolol, esmolol ou verapamil por via intravenosa com o objetivo de melhorar o desempenho hemodinâmico. A Tabela 2.6 resume o cuidado anestésico e circulatório para MCOH.

Anestesia para controle do trabalho de parto e do parto. A anestesia para controle do trabalho de parto e do parto na parturiente com MCOH é bastante complexa. O tratamento com β-bloqueadores pode ter sido descontinuado durante a gravidez, por causa da associação com bradicardia fetal e retardo do crescimento intrauterino. A anestesia espinal e epidural são relativamente contraindicadas em decorrência da vasodilatação associada. Se ocorrer hipotensão durante a anestesia, o uso de β-agonistas, como a efedrina, poderá resultar numa piora da obstrução da via de saída, enquanto α-agonistas, como a fenilefrina, poderiam resultar em vasoconstrição uterina. Ainda assim, foi relatado o tratamento bem-sucedido em partos cesariana tanto com anestesia geral como epidural.[47,48] Porém, são essenciais uma titulação cuidadosa dos agentes anestésicos e uma carga de volume adequada (orientadas por monitoração invasiva) para a conduta segura do anestesiologista nesse cenário clínico.

Miocardiopatia restritiva

Comumente, miocardiopatias restritivas (i. e., miocardiopatias restritivas/obliterantes) constituem o estágio final da miocardite ou de um processo infiltrativo do miocárdio, como amiloidose ou hemocromatose (Tab. 2.7). Quando ocorre uma miocardiopatia restritiva, essa doença mimetiza a pericardite constritiva, juntamente com disfunção do miocárdio. Ocorre *pulsus alternans* tanto em miocardiopatias restritivas como em casos de pericardite constritiva. As miocardiopatias restritivas se caracterizam por comprometimento do enchimento ventricular e má contratilidade ventricular. O débito cardíaco é mantido nos estágios iniciais pelas elevadas pressões de enchimento e pelo aumento da frequência

TABELA 2.6 Princípios para o tratamento de miocardiopatia obstrutiva hipertrófica

Problema clínico	Tratamento	Relativamente contraindicados
↓ Pré-carga	Volume Fenilefrina	Vasodilatadores Espinhal, epidural
↑ Frequência cardíaca	β-bloqueadores Verapamil	Quetamina β-agonistas
↑ Contratilidade	Halotano Sevoflurano β-bloqueadores Disopiramida	Inótropos positivos Anestesia leve
↓ Pós-carga	Fenilefrina	Isoflurano Espinhal, epidural

TABELA 2.7 Miocardiopatias (restritivas/obliterantes – inclusive endocardite restritiva)

Processo patológico	Mecanismo	Problemas circulatórios associados	Outros
Estágio final da miocardite aguda	Substituição fibrosa das miofibrilas		
Metabólico			
Amiloidose	Infiltração do miocárdio com amiloide	Disfunção valvular Doença da artéria coronária	
Hemocromatose	Deposição de ferro e proliferação fibrosa secundária	Anormalidades da condução	
Medicamentos – metilsergida (Sansert)	Fibroelastose endocárdica	Estenose valvular	Similar às alterações na síndrome carcinoide
Endocardite restritiva	Quadro muito similar à pericardite constritiva		
Carcinoide	Tumores carcinoides produtores de serotonina – mas a serotonina aparentemente não é o agente causal para fibrose	Estenose pulmonar Insuficiência e/ou estenose tricúspide Insuficiência cardíaca do lado direito	
Fibrose endomiocárdica	Obliteração fibrosa das cavidades ventriculares	Insuficiência mitral e tricúspide	
Doença de Loeffler	Fibrose do endocárdio com diminuição da contração miocárdica	Degeneração e fibrose muscular subendocárdica e papilar	
Doença de Becker	Similar à doença de Loeffler	Similar à doença de Loeffler	

cardíaca. Contudo, em contraste com a pericardite constritiva, em geral não é possível um aumento na contratilidade do miocárdio para manutenção do débito cardíaco. A fibroelastose endocárdica se parece com miocardiopatia restritiva, visto ocorrer comprometimento do enchimento ventricular diastólico, mas difere porque habitualmente a contratilidade não fica comprometida.[49]

Considerações anestésicas

As considerações anestésicas e de monitoração em casos de miocardiopatia restritiva são virtualmente idênticas àquelas da pericardite constritiva e do tamponamento cardíaco, com a característica adicional do mau funcionamento ventricular. A combinação de uma miocardiopatia restritiva e de uma miocardiopatia dilatada resulta numa situação mais precária do que com cada distúrbio isolado. O leitor deve consultar a seção sobre pericardite constritiva para uma discussão mais detalhada da fisiologia e tratamento do enchimento ventricular restritivo e a seção sobre miocardiopatia dilatada para o tratamento de função ventricular comprometida. O cuidado anestésico deve ser adaptado a qualquer das características, fisiologia restritiva ou insuficiência cardíaca, que predomine em determinado paciente.

TUMORES CARDÍACOS

Não é comum a ocorrência de tumores primários do coração. Contudo, a probabilidade de diagnosticar um tumor cardíaco aumenta quando são considerados tumores metastásicos do coração e do pericárdio. Cânceres de mama e pulmão, por exemplo, enviam metástases com frequência para o coração.[50] Ecocardiografia bidimensional e angiografia são as principais modalidades para o diagnóstico pré-operatório dessas lesões. Tumores cardíacos primários podem ocorrer em qualquer câmara ou no pericárdio, e podem surgir de qualquer tecido cardíaco. Entre os tumores cardíacos benignos, o mixoma é o mais comum, seguido por lipoma, fibroelastoma papilar, rabdomioma, fibroma e hemangioma (Tab. 2.8).[51]

O prognóstico, em geral favorável para pacientes com tumores cardíacos benignos, contrasta fortemente com o prognóstico para aqueles pacientes com tumores cardíacos malignos. O diagnóstico de tumor cardíaco primário maligno é raramente firmado antes que tenham ocorrido envolvimento local extenso e metástases, fazendo com que a ressecção cirúrgica curativa passe a ser uma probabilidade remota. Uma abordagem agressiva, incluindo cirurgia, radioterapia e quimioterapia, não alteraram significativamente o prognóstico sombrio para esses pacientes.[52]

Tumores cardíacos benignos

Mixomas são os tumores benignos mais frequentes. Esses tumores têm origem na região adjacente à fossa oval e se projetam para o átrio esquerdo. Em geral, são massas pedunculadas que se parecem microscopicamente com um coágulo organizado; a massa pode ser gelatinosa ou firme. Um mixoma do átrio esquerdo pode sofrer prolapso na valva mitral durante a diástole. Essa ação de prolapso resulta numa obstrução em válvula de bola ao influxo para o ventrículo esquerdo que mimetiza a estenose mitral e também

TABELA 2.8 Neoplasias primárias do coração e pericárdio

Tipo	N° de casos	Percentual
Benignos		
Mixoma	130	29,3
Lipoma	45	10,1
Fibroelastoma papilar	42	9,5
Rabdomioma	36	8,1
Fibroma	17	3,8
Hemangioma	15	3,4
Teratoma	14	3,2
Mesotelioma do nodo atrioventricular	12	2,7
Tumor das células granulares	3	0,7
Neurofibroma	3	0,7
Linfangioma	2	0,5
Subtotal	319	72,0
Malignos		
Angiossarcoma	39	8,8
Rabdomiossarcoma	26	5,8
Mesotelioma	19	4,2
Fibrossarcoma	14	3,2
Linfoma maligno	7	1,6
Osteossarcoma extraesquelético	5	1,1
Sarcoma neurogênico	4	0,9
Teratoma maligno	4	0,9
Timoma	4	0,9
Leiomiossarcoma	1	0,2
Lipossarcoma	1	0,2
Sarcoma sinovial	1	0,2
Subtotal	125	28,0
Total	444	100,0

Adaptado com permissão de McAllister HA Jr, Fenoglio JJ Jr: *Tumors of the cardiovascular system. In Atlas of tumor pathology (Fascicle 15).* Washington, D.C., Armed Forces Institute of Pathology, 1978.

pode causar lesão valvular, devido a um efeito de "bola de demolição". Tumores mais friáveis resultam em embolia sistêmica ou pulmonar, dependendo de sua localização e da presença de qualquer shunt intracardíaco. Aneurismas arteriais cerebrais estão associados com embolia cerebral de tecido do mixoma. Pode ocorrer hipertensão pulmonar devido à obstrução ou insuficiência da valva mitral, causada por um mixoma atrial esquerdo ou embolia pulmonar, no caso de um mixoma atrial direito. Uma fibrilação atrial secundária à sobrecarga de volume atrial pode estar presente. A ecocardiografia bidimensional pode delinear a localização e consistência desses tumores com boa precisão. A angiografia também é válida, mas pode ser complicada por embolia de fragmentos do tumor induzida por cateter. O tratamento cirúrgico depende de cuidadosa manipulação do coração antes da instituição do *bypass* cardiopulmonar, para que sejam evitadas embolias, além da ressecção da base do tumor (com reparo por *patching*) para evitar recorrência.[53]

Outros tumores cardíacos benignos ocorrem com menos frequência. Em geral, tumores intracavitários resultam em disfunção valvular ou obstrução ao fluxo, e tumores localizados no miocárdio causam anormalidades da condução e arritmias. O papiloma (fibroelastoma papilar) é comumente um tumor de tecido conjuntivo viloso isolado, que resulta em incompetência valvular ou obstrução do óstio coronário. O lipoma cardíaco é uma coleção encapsulada de adipócitos maturos. A hipertrofia lipomatosa do septo interatrial é um distúrbio correlato que pode resultar em obstrução do átrio direito. Rabdomioma é um tumor do músculo cardíaco que ocorre na infância e está associado à esclerose tuberosa. E fibroma é outro tumor cardíaco infantil.[54]

Tumores cardíacos malignos

Dez a 25% dos tumores cardíacos primários são malignos, e praticamente todos são sarcomas.[55] A terapia curativa de sarcomas se baseia numa ampla excisão local, o que não é possível no coração. Além disso, a propensão para ocorrência prematura de metástases contribui para o prognóstico desanimador. Rabdomiossarcoma pode ocorrer em neonatos, mas quase todos os sarcomas cardíacos ocorrem em adultos. Sarcomas podem se originar do tecido vascular, do músculo cardíaco ou liso e de qualquer outro tecido cardíaco. Pode haver indicação de cirurgia paliativa para alívio dos sintomas decorrentes dos efeitos de massa.[56] Esses tumores pouco respondem à radioterapia e à quimioterapia.[57]

Tumores metastásicos envolvendo o coração

Câncer de mama, câncer de pulmão, linfomas e leucemia podem resultar em metástases cardíacas. Cerca de um quinto dos pacientes que morrem de câncer têm metástases cardíacas. Assim, tumores cardíacos metastásicos são muito mais comuns do que os tumores primários do órgão. O envolvimento do miocárdio resulta em insuficiência cardíaca congestiva, que pode ser classificada como miocardiopatia restritiva. O envolvimento do pericárdio resulta em compressão cardíaca, causada pela massa tumoral ou pelo tamponamento decorrente do derrame. O melanoma exibe especial propensão para metástases cardíacas.[58]

Manifestações cardíacas de tumores extracardíacos

Carcinoide é um tumor com origem na crista neural que secreta serotonina, bradicinina e outras substâncias vasoativas. Metástases de carcinoide hepático resultam em lesões valvulares do lado direito, supostamente por um produto secretório que é metabolizado na circulação pulmonar. Recentemente, a própria serotonina foi implicada na patogênese da disfunção de valva tricúspide.[59-61] Os resultados finais são espessamento dos folhetos valvares, que podem estar estenosados ou insuficientes, embora a regurgitação seja mais comum. Embora a valva tricúspide seja a mais comumente envolvida, esse processo pode envolver tanto valvas do lado direito como do lado esquerdo.

A feocromocitoma é um tumor secretor de catecolaminas, com origem também na crista neural. Excesso crônico de catecolaminas têm efeitos tóxicos no miocárdio, que podem resultar numa miocardiopatia dilatada.[62]

Considerações anestésicas

A presença de um tumor cardíaco exige uma avaliação ecocardiográfica pré-operatória cuidadosa da morfologia e funções do coração. Um tumor do lado direito (especialmente o mixoma) é contraindicação relativa para cateterização de artéria pulmonar por causa do risco de embolia, embora seja possível avançar o cateter por meio do ventrículo direito, depois de ter sido feita a ressecção do tumor. A remoção de tumores intracardíacos é indicação de categoria II para monitoração intraoperatória por ETE, e é particularmente útil na avaliação da intervenção cirúrgica (Fig. 2.3). Mixomas do átrio direito são bem visualizados por essa técnica. Contudo, deve-se ter cuidado na manipulação da sonda de ETE, para que seja evitada embolia de tumores friáveis presos à parede posterior do átrio direito, por causa da proximidade da sonda. O tratamento de um mixoma de átrio esquerdo é parecido com o da estenose mitral. Uma frequência cardíaca lenta e uma pré-carga elevada devem maximizar o enchimento ventricular em presença de um tumor obstrutivo.

Na ausência de um tumor intracavitário no lado direito, a cateterização da artéria pulmonar tem utilidade na avaliação do comprometimento do funcionamento do coração pela miocardiopatia restritiva, tumor pericárdico, derrame pericárdico ou lesão obstrutiva. Nesse cenário, são ideais a não utilização de depressores do miocárdio, como agentes inalatórios potentes e a manutenção de uma frequência cardíaca adequada. Doses de indução mais baixas de quetamina (0,25 a 1,0 mg/kg) ou uso de etomidato devem minimizar a hipotensão durante a indução num cenário de grave comprometimento da função ventricular.

DOENÇA CARDÍACA ISQUÊMICA

Os aspectos mais importantes da doença arterial coronariana permanecem os mesmos, não importando qual a etiologia da obstrução das artérias coronárias (Tab. 2.9). Assim como a doença arterial coronariana causada por arteriosclerose, a doença arterial coronariana causada por uma doença incomum preserva as mesmas características clínicas cruciais. As considerações fisiológicas permanecem essencialmente as mesmas, e também aquelas relativas ao tratamento e cuidados anestésicos.

Na avaliação pré-operatória, devem ser determinados os sintomas gerados pela doença arterial coronariana. Os sintomas óbvios a serem buscados na história são angina, limitações de exercício e sintomas do paciente de insuficiência do miocárdio, como ortopneia ou dispneia noturna paroxística. O exame físico preserva sua importância, especialmente quando não estão disponíveis dados quantitativos concernentes ao envolvimento cardíaco. Achados físicos como bulhas cardíacas S3 e S4 são importantes, do mesmo modo que sinais auscultatórios de problemas incomuns como sopros cardíacos, que podem ocorrer numa fístula arteriovenosa coronária. Se estiverem disponíveis dados de cateterização, os mesmos serão úteis no que diz respeito a aspectos específicos da anatomia da artéria coronária e da função ventricular, como pressão diastólica final, fração de ejeção e presença de anormalidades do movimento parietal. Informações sobre perfusão/função ventricular também poderão ser obtidas por métodos não invasivos, como ecocardiografia e imagem nuclear.[63,64]

Depois de verificada a extensão da insuficiência coronária, devem ser levados em consideração os aspectos especiais da entidade patológica geradora desse problema. Como exemplo, em casos de espondilite anquilosante, a insuficiência coronária é causada por estenose ostial; ainda assim, problemas valvulares com frequência coexistem, chegando mesmo a eclipsar a doença arterial coronariana.[65] Mas em casos de

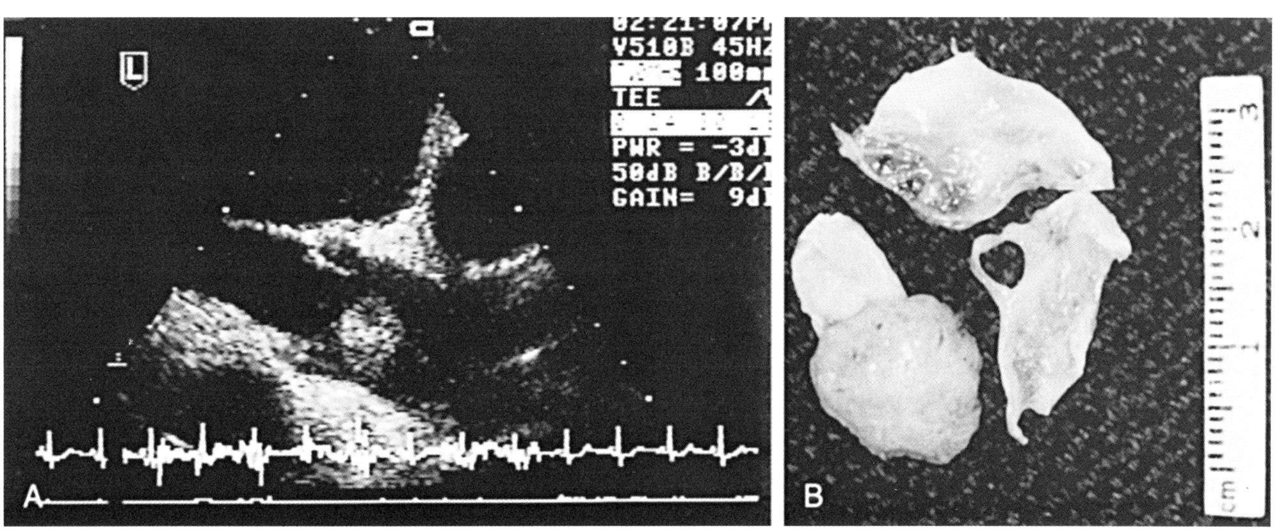

FIGURA 2.3 **A**, Imagem transesofágica de uma massa na cúspide direita da valva aórtica. **B**, Fotografia da valva aórtica ressecionada (do mesmo paciente) com o tumor aderido à cúspide direita.

TABELA 2.9 Causas incomuns de doença da artéria coronária

I. Doença da artéria coronária associada com miocardiopatia (Mau funcionamento do ventrículo esquerdo)

A. Base patológica – infiltração das artérias coronárias com estenose luminar
1. Amiloidose – estenose valvular, miocardiopatia restritiva
2. Doença de Fabry – hipertensão
3. Síndrome de Hurler – frequentemente associada com disfunção valvular
4. Síndrome de Hunter - frequentemente associada com disfunção valvular
5. Xantomatose primária – estenose aórtica
6. Leucemia – anemia
7. Pseudoxantoma elástico – anormalidades valvulares

B. Inflamação das artérias coronárias
1. Febre reumática – na fase aguda
2. Artrite reumatoide – insuficiência aórtica e mitral, pericardite constritiva
3. Periarterite nodosa – hipertensão
4. Lúpus eritematoso sistêmico – hipertensão, insuficiência renal, disfunção da valva mitral

C. Oclusão embólica ou tromboembólica das artérias coronárias
1. Esquistossomose
2. Anemia falciforme – *cor pulmonale*, dependendo da duração e extensão do envolvimento

D. Degeneração fibrosa e hialina das artérias coronárias
1. Pós-transplante
2. Radiação
3. Distrofia muscular de Duchenne
4. Ataxia de Friedreich – ? associada com miocardiopatia obstrutiva hipertrófica
5. Roussy-Lévy – polineuropatia hereditária

E. Anormalidades anatômicas das artérias coronárias
1. Síndrome de Bland-White-Garland (artéria coronária esquerda com origem na artéria pulmonar) – fibroelastose endocárdica, insuficiência mitral
2. Estenose ostial secundária à espondilite anquilosante – insuficiência aórtica

II. Doença da artéria coronária habitualmente associada com funcionamento ventricular normal

A. Anormalidades anatômicas das artérias coronárias
1. Coronária direita com origem na artéria pulmonar
2. Fístula arteriovenosa coronária
3. Aneurisma do seio coronário
4. Aneurisma dissecante
5. Estenose ostial – exacerbação bacteriana sifilítica aórtica
6. Trauma em artéria coronária – penetrante ou não penetrante
7. Ruptura espontânea de artéria coronária
8. Doença de Kawasaki – aneurisma de artéria coronária

B. Oclusão embólica ou trombótica
1. Êmbolos coronários
2. Malária e/ou eritrócitos infestados com malária
3. Púrpura trombocitopênica trombótica
4. Policitemia vera

C. Infecções
1. Tuberculose miliar – envolvimento da íntima de artérias coronárias
2. Arterite secundária a *Salmonella* ou a tifo endêmico (em associação com miocardite ativa)

D. Infiltração de artérias coronárias
1. Gota – anormalidades da condução, possíveis problemas valvulares
2. Homocistinúria

E. Espasmo de artéria coronária

F. Cocaína

G. Outras manifestações
1. Trombangiite obliterante
2. Arterite de Takayasu

artrite reumatoide, problemas de via aérea podem constituir a parte mais significativa do dilema anestésico. A hipertensão, que em geral coexiste com doença arterial coronariana arteriosclerótica, é também uma característica da doença arterial coronariana causada pela doença de Fabry. Outros aspectos a serem levados em consideração são os distúrbios metabólicos coexistentes com a doença arterial coronariana, por exemplo, quando lúpus eritematoso sistêmico causa tanto doença arterial coronariana como insuficiência renal.[66]

Fisiologia da doença arterial coronariana e sua modificação por doenças incomuns

O ponto essencial para a fisiologia da doença arterial coronariana é o equilíbrio entre oferta e demanda de oxigênio no miocárdio (Fig. 2.4). O aporte de oxigênio ao miocárdio depende de muitos fatores, como frequência cardíaca, área luminal das artérias coronárias, concentração de hemoglobina, PaO_2 e pressão de perfusão coronária. Os mesmos fatores determinam o aporte em doenças incomuns, mas deve-se pesquisar a maneira específica pela qual uma doença incomum modifica esses fatores. Um ponto de partida muito útil é o completo conhecimento da anatomia da circulação coronária e como o processo patológico pode afetar a luz arterial. Em geral, essas informações são adquiridas com uma angiografia coronária. Na avaliação da adequação da perfusão das coronárias deve-se levar em consideração a viscosidade do sangue, porque fluxo é função tanto das dimensões dos vasos condutores como da natureza do líquido no sistema. Em processos patológicos como púrpura trombocitopênica trombótica, anemia falciforme, ou policitemia vera, a viscosidade sanguínea alterada pode assumir importância crítica.[67-70]

A capacidade de transporte de oxigênio também deve ser levada em consideração em certos estados patológicos incomuns. A concentração de hemoglobina não é com frequência

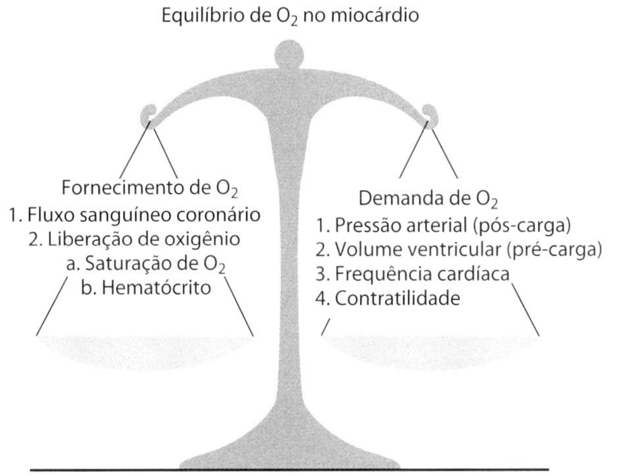

FIGURA 2.4 Fornecimento de oxigênio ao miocárdio e equilíbrio da demanda.

fator limitante no fornecimento de oxigênio ao miocárdio. Mas em doenças como a leucemia, a anemia pode ser uma característica proeminente, e por isso o aporte de oxigênio ao miocárdio pode estar reduzido. Outro exemplo é a isquemia do miocárdio nos casos de intoxicação por monóxido de carbono, em que a hemoglobina, embora quantitativamente suficiente, não pode transportar o oxigênio. De maneira análoga, PaO_2 não é um fator limitante. Mas em condições em que a doença arterial coronariana coexiste com *cor pulmonale*, como em casos de esquistossomose ou anemia falciforme, a incapacidade de manter uma oxigenação adequada pode limitar o aporte de oxigênio ao miocárdio. De fato, por causa do insucesso na manutenção de uma PaO_2 adequada, secundário aos repetidos infartos pulmonares, a tendência de falcização das células que contêm hemoglobina S aumenta ainda mais, comprometendo o fornecimento de oxigênio ao miocárdio, devido ao retardo que ocorre na microcirculação coronária.[71]

Os principais fatores determinantes da demanda de oxigênio pelo miocárdio são frequência cardíaca, tensão da parede ventricular e contratilidade do miocárdio. Taquicardia e hipertensão depois da intubação traqueal, incisão cutânea, ou outro estímulo nocivo são causas comuns de aumento da demanda de oxigênio pelo miocárdio durante a cirurgia. Além disso, fatores complicadores de alguma doença incomum também podem provocar aumentos na demanda. Aumentos na frequência podem ocorrer como resultado de taquiarritmias secundárias a envolvimento do nodo sinoatrial (SA) ou AV em casos de amiloidose ou na ataxia de Friedreich. Aumentos na tensão parietal, por exemplo, podem ocorrer em pacientes com hipertensão grave associada a lúpus eritematoso sistêmico, periarterite nodosa ou doença de Fabry. Obstrução da via de saída com aumento do trabalho ventricular pode ocorrer em pacientes com xantomatose primária ou na sífilis terciária; e aumento no raio ventricular diastólico com aumento da tensão parietal pode ocorrer em situações como insuficiência aórtica associada com espondilite anquilosante.

A prática anestésica cardíaca moderna deve fazer com que o cuidado anestésico se adapte aos problemas colocados pelas peculiaridades da anatomia coronária. Por exemplo, o conhecimento da presença de uma lesão na artéria coronária principal esquerda torna imperiosa uma atitude de muita cautela durante a anestesia, para que seja evitada mesmo uma modesta hipotensão ou uma taquicardia. Sabe-se que lesões da artéria coronária direita estão associadas com aumento na incidência de arritmias atriais e de bloqueio cardíaco, devendo ser tomadas medidas para tratamento desses problemas ou para compensação de seus efeitos cardiovasculares.

Em doenças como xantomatose primária ou síndrome de Hurler, é comum que o processo infiltrativo causador de doença arterial coronariana envolva difusamente as artérias coronárias, mas algumas doenças podem ter características que mimetizam doença isolada da artéria coronária principal esquerda ou doença arterial coronariana direita. A síndrome de Bland-White-Garland, que é a origem anômala da artéria coronária esquerda na artéria pulmonar, e a estenose do óstio coronário, causada pela prótese de valva aórtica, podem ambas se comportar como uma doença arterial coronariana esquerda. Uma síndrome similar poderia ser criada pelo supercrescimento bacteriano dos óstios coronários, espondilite anquilosante, aneurisma dissecante da aorta ou arterite de Takayasu. A doença arterial coronariana direita pode ser mimetizada pela síndrome da origem anômala da artéria coronária direita na artéria pulmonar, ou pela infiltração dos nodos SA ou AV em casos de amiloidose ou ataxia de Friedreich. Em casos de arterite de pequenas artérias, que ocorre na periarterite nodosa ou no lúpus eritematoso sistêmico, as pequenas artérias que irrigam os nodos SA ou AV podem estar envolvidas no processo patológico, causando isquemia do sistema de condução.

Na Tabela 2.9, as doenças incomuns causadoras de doença arterial coronariana foram divididas em causadoras de doença arterial coronariana associada com bom funcionamento do ventrículo esquerdo e doenças associadas com mau funcionamento do ventrículo esquerdo. Em qualquer dessas doenças, pode ocorrer regressão da função ventricular de bom para mau funcionamento. Em alguns distúrbios, a progressão da doença arterial coronariana e a deterioração da função ventricular ocorrem na mesma velocidade; no final do processo, e o funcionamento do ventrículo esquerdo fica gravemente deprimido. Em outras situações, a insuficiência coronária é primária, terminando por ocorrer disfunção ventricular esquerda depois de repetidos episódios de isquemia e/ou trombose. A função ventricular deve ser avaliada por sinais e sintomas clínicos, ecocardiografia, exames nucleares de imagem ou cateterização cardíaca. A situação oposta é uma doença arterial grave acompanhada por um funcionamento relativamente bom do ventrículo esquerdo. Esse é o quadro de uma miocardiopatia associada com doença arterial coronariana praticamente incidental, como ocorre na síndrome de Hurler, amiloidose ou lúpus eritematoso sistêmico. Quase todas as lesões anatômicas, como doença de Kawasaki, fístula AV coronária ou insuficiência coronária causada por trauma estão habitualmente associadas com bom funcionamento do ventrículo esquerdo. Existe uma "zona cinzenta" em que a doença arterial coronariana e o mau funcionamento do ventrículo esquerdo coexistem sem que qualquer desses processos demonstre claro predomínio, como na tuberculose e na sífilis. Apenas pode-se caracterizar tal situação investigando o envolvimento das artérias coronárias e do miocárdio no processo patológico. A seguir, uma discussão mais detalhada sobre alguns estados patológicos selecionados que afetam as artérias coronárias.

Algumas causas incomuns de doença cardíaca isquêmica

Espasmo de artéria coronária

O estreitamento luminal das artérias coronárias, secundariamente ao espasmo, foi associada à ocorrência de angina e infarto do miocárdio.[72] Ainda não ficou esclarecido o mecanismo do espasmo de artérias coronárias. As células da musculatura lisa das paredes da artéria coronária podem se contrair em resposta a diversos estímulos. Podem ocorrer respostas anormais a várias substâncias vasoativas,[73,74] e, além disso, pode ocorrer aumento do tono α-adrenérgico.[75] Outra teoria é que vasos com placas ateroscleróticas excêntricas possuem um segmento de parede livre da doença que pode ser um local para o vasoespasmo, o que pode converter uma obstrução insignificante numa lesão crítica. O vasoespasmo de artérias coronárias pode responder à nitroglicerina e aos bloqueadores do canal de cálcio.

Abuso de cocaína

A cocaína pode afetar o coração por diversas maneiras, e o uso dessa droga pode resultar em isquemia do miocárdio, infarto do miocárdio e morte súbita.[76,77] Ela exerce seus efeitos no coração principalmente por dois mecanismos: (1) sua capacidade de bloquear os canais de sódio, o que resulta numa propriedade de anestésico local ou de estabilizador de membrana, e (2) sua capacidade de bloquear a recaptação de noradrenalina, que tem como resultado o aumento da atividade simpática. Portanto, não surpreende que tenha sido demonstrado que a cocaína, quando administrada agudamente, tem efeito bifásico no funcionamento do ventrículo esquerdo, em que uma depressão temporária é seguida por aumento continuado da contratilidade.[78] A cocaína também induz vasoespasmo coronário e redução do fluxo sanguíneo para as coronárias, ao mesmo tempo que aumenta a frequência cardíaca e a pressão arterial. Esses efeitos diminuirão o aporte de oxigênio ao miocárdio e aumentarão a demanda de oxigênio pelo músculo cardíaco. Além disso, a cocaína e seus metabólitos podem induzir agregação plaquetária e liberação do fator de crescimento derivado das plaquetas, que pode promover proliferação fibroíntima e aterosclerose acelerada.[79] Usuários crônicos de cocaína também exibem resposta exagerada aos estímulos simpáticos, o que pode contribuir para a hipertrofia ventricular esquerda, observada com frequência entre usuários crônicos.

Dissecção da artéria coronária

Quando ocorre separação entre a camada íntima e a camada medial da artéria coronária pode haver obstrução do lúmen real da artéria, com subsequente isquemia distal do miocárdio. A dissecção da artéria coronária pode ser primária ou secundária. A dissecção primária da artéria coronária pode ocorrer durante a cateterização ou a angioplastia da artéria e em casos de trauma cardíaco. Essa dissecção também pode ocorrer de maneira espontânea. Em geral, a dissecção espontânea está associada a uma eosinofilia da parede da artéria coronária, sendo observada no período do pós-parto. A dissecção secundária da artéria coronária é mais comum e habitualmente causada por uma dissecção ocorrida na aorta ascendente.

Causas inflamatórias

Causas infecciosas. Arterite infecciosa da artéria coronária pode ser secundária à disseminação hematógena, ou secundária à extensão direta de processos infecciosos de tecidos adjacentes. O processo infeccioso resulta em trombose da artéria envolvida e em isquemia do miocárdio. A sífilis é um dos agentes infecciosos mais comuns a afetar as artérias coronárias. Até 25% dos pacientes com sífilis terciária exibem estenose de óstio de suas artérias coronárias.[80,81]

Causas não infecciosas

Poliarterite nodosa. Essa é uma vasculite necrosante sistêmica que envolve vasos médios e pequenos. Na maioria dos casos de poliarterite nodosa ocorre envolvimento das artérias coronárias epicárdicas. Depois da resposta inflamatória inicial, a artéria coronária pode dilatar e pequenos aneurismas no formato de frutas silvestres (*berries*) que podem se romper são formados, causando tamponamento pericárdico fatal.

Lúpus eritematoso sistêmico. Com frequência, o pericárdio e miocárdio são afetados em pacientes com lúpus eritematoso sistêmico (LES). Mas esses pacientes podem sofrer infarto agudo do miocárdio na ausência de doença arterial coronariana aterosclerótica.[82,83] Foi implicado o estado hipercoagulável do LES, juntamente com uma predisposição para aterosclerose coronária prematura. Além disso, os glicocorticoides utilizados no tratamento de LES também podem ser um fator predisponente, nesses pacientes, para aterosclerose acelerada.

Doença de Kawasaki (Síndrome do linfonodo mucocutâneo). Trata-se de uma doença da infância. Uma vasculite dos *vasa vasorum* coronários leva ao enfraquecimento das paredes dos vasos, com subsequente formação de aneurisma da artéria coronária.[84] Também podem ocorrer trombose e isquemia do miocárdio. Esses pacientes exibem uma tendência para morte súbita causada por arritmias ventriculares e, ocasionalmente, por ruptura de um aneurisma de artéria coronária. Trombos no aneurisma também podem embolizar, causando isquemia do miocárdio.[85]

Doença de Takayasu. Essa doença leva à fibrose e estenose luminal da aorta e de seus ramos. Os óstios coronários podem estar envolvidos nesse processo.[86]

Distúrbios metabólicos

Homocistinúria. Foi descrito um aumento na incidência de doença aterosclerótica em pacientes com níveis elevados de homocisteína.[87] Esse processo pode envolver proliferação da íntima de pequenos vasos coronários e aumento do risco de infarto do miocárdio. Ainda assim, meta-análises e estudos prospectivos não confirmaram consistentemente esses achados.[88,89]

Anormalidades congênitas da circulação arterial coronária

Artéria coronária esquerda surgindo da artéria pulmonar. Esse problema é também chamado de síndrome de Bland-White-Garland. A coronária direita tem sua origem na aorta, enquanto a coronária esquerda surge da artéria pulmonar. O fluxo na artéria coronária esquerda é retrógrado, ocorrendo grave hipoperfusão ventricular esquerda, acompanhada de isquemia e infarto do miocárdio. Nesse cenário, quase todos os pacientes apresentam essa doença na infância, com evidência de insuficiência cardíaca. Em geral, os pacientes não tratados morrem durante a infância. Os pacientes que sobrevivem podem se apresentar com insuficiência mitral decorrente da dilatação anular. Os objetivos da terapêutica clínica são tratar a insuficiência cardíaca congestiva e as arritmias. O defeito pode ser corrigido cirurgicamente por anastomose primária da artéria coronária esquerda à aorta.[90,91] Em crianças mais velhas, pode-se utilizar um enxerto venoso da artéria mamária interna esquerda, para que seja estabelecido um fluxo anterógrado no sistema arterial coronário esquerdo. E pode-se esperar por melhora no funcionamento do ventrículo esquerdo dos sobreviventes cirúrgicos, caso essa operação seja realizada precocemente.[92,93]

Fístula arteriovenosa coronária. Existe uma comunicação anatômica entre uma artéria coronária e uma estrutura do lado direito, como átrio direito, ventrículo direito ou seio coronário. A artéria coronária direita é afetada com maior frequência e está, em geral, conectada ao seio coronário. Quase todos os pacientes são assintomáticos. Esses pacientes estão em risco de endocardite, isquemia do miocárdio e ruptura da conexão fistulosa.[94] Essas fístulas devem ser cirurgicamente corrigidas.[95]

Considerações anestésicas

O comprometimento funcional do miocárdio e da circulação coronária irá ditar a extensão e o tipo de monitoração a ser utilizada. A seleção das derivações do ECG para monitoração dependerá do conhecimento da anatomia coronária. As doenças em que ocorre doença arterial coronariana serão monitoradas mais adequadamente utilizando derivações precordiais, como a derivação V_5. Naquelas doenças em que ocorre comprometimento arterial coronariano direito, são preferíveis as derivações do ECG para avaliação da superfície inferior do coração (derivações II, III, ou AVF), ou a superfície posterior do órgão (derivação esofágica).[96-98]

O conhecimento das pressões de enchimento ventricular é especialmente importante em doenças associadas ao mau funcionamento ventricular. Na avaliação do funcionamento do ventrículo esquerdo, é preferível o uso da cateterização da artéria pulmonar, em vez da monitoração da pressão venosa central. É provável que a etiologia das grandes ondas V na forma da onda da pressão capilar pulmonar encunhada, recorrentes em alguns casos durante a isquemia do miocárdio, represente um decréscimo na complacência ventricular diastólica. Porém, num estudo de pacientes de cirurgia vascular com doença arterial coronariana, as grandes ondas V não se correlacionam com outros determinantes de isquemia do miocárdio.[99]

ETE bidimensional é um monitor importante, tanto para o funcionamento ventricular como para a isquemia do miocárdio. Essa técnica pode demonstrar alterações regionais nos movimentos parietais, que são sinais sensíveis de isquemia do miocárdio.[100-102] Débito urinário é outro parâmetro importante, sendo especialmente significativo em doenças associadas com nefropatia, como lúpus eritematoso sistêmico ou anemia falciforme de longa duração.

Naqueles pacientes nos quais foi diagnosticada miocardiopatia grave associada com doença arterial coronariana, terá utilidade a monitoração do débito cardíaco e da RVS, para avaliação tanto dos efeitos dos agentes anestésicos como das intervenções terapêuticas. É assunto bastante controverso se há ou não indicação para cateterização da artéria pulmonar em pacientes que necessitam de procedimentos de grande porte. Na ausência de evidência convincente de benefícios para o resultado terapêutico associados à cateterização da artéria pulmonar, as decisões concernentes a esse tipo de monitoração deverão ser tomadas caso a caso. É importante um cateter arterial de demora para monitoração dos gases sanguíneos arteriais, sobretudo quando uma doença pulmonar ou *cor pulmonale* complica o quadro, como ocorre em casos de esquistossomose ou anemia falciforme.

Deve ser feita uma advertência no uso da monitoração intra-arterial. Quando se utiliza monitoração arterial periférica em casos de arterite generalizada é preciso fazer uma avaliação cuidadosa da adequação do fluxo sanguíneo colateral antes da canulação da artéria periférica. Em doenças oclusivas, como a doença de Raynaud, arterite de Takayasu ou doença de Buerger, ou em casos de retardamento no fluxo sanguíneo na microcirculação, como na doença falciforme, a área distal à artéria canulada deverá ser inspecionada com frequência em busca de sinais de insuficiência arterial. Pode ser preferível a cateterização da artéria axilar.

O anestésico utilizado nessas condições deverá ser adequado ao grau de disfunção do miocárdio.[103] Em casos de insuficiência coronária pura, com bom funcionamento do ventrículo esquerdo, o cuidado anestésico tem por objetivo diminuir a demanda de oxigênio pela diminuição da contratilidade do miocárdio, ao mesmo tempo em que preserva a oferta de oxigênio pela manutenção da pressão arterial. As técnicas de uso comum são a combinação de um agente anestésico inalatório com óxido nitroso, ou o uso da técnica de nitroso-narcótico, que consiste no uso intermitente de vasodilatadores, como nitroprussiato ou nitroglicerina, para controle da hipertensão.

Quando se considera a possibilidade de vasoespasmo coronário, é importante que seja mantida uma pressão de perfusão relativamente alta das artérias coronárias. Agentes farmacológicos como nitroglicerina e bloqueadores do canal de cálcio também podem ser utilizados. Pacientes usuários crônicos de cocaína devem ser considerados como de alto risco para doença cardíaca isquêmica e arritmias. Esses pacientes podem responder de maneira imprevisível aos agentes anestésicos e a outros fármacos utilizados no período perioperatório. Em usuários de cocaína, devem ser evitados efedrina e outros agentes simpaticomiméticos indiretos.

Em pacientes com mau funcionamento ventricular, a técnica anestésica deve manter a estabilidade hemodinâmica, e agentes que produzam grau significativo de depressão do miocárdio devem ser evitados.[104] Foi constatada a eficácia das técnicas que usam altas doses de opioides ou combinações de opioide-benzodiazepínico.[105] Em casos de periarterite nodosa ou doença de Fabry, a hipertensão está em geral associada ao mau funcionamento do ventrículo esquerdo. Nessas situações, em lugar de um anestésico inalatório, pode-se utilizar um vasodilatador como nitroprussiato de sódio ou nitroglicerina para controle da hipertensão. Milrinona e nesiritida também são opções. Os princípios para o tratamento de arritmias intraoperatórias permanecem iguais aos empregados no tratamento de arritmias no cenário da doença arterial coronariana aterosclerótica. A anestesia regional exige monitoração a fim de permitir o tratamento apropriado do bloqueio simpático associado.

HIPERTENSÃO PULMONAR E *COR PULMONALE*

Hipertensão pulmonar

Hipertensão pulmonar é definida como uma elevação da pressão média da artéria pulmonar acima do limite aceitável para a normalidade, independentemente da etiologia (pressão média da artéria pulmonar > 25 mmHg em repouso ou > 30 mmHg durante o exercício).[106,107]

A vasculatura pulmonar normal muda de um circuito de alta resistência intra útero para um circuito de resistência mais baixa no neonato, secundariamente a diversas mudanças simultâneas: (1) o alívio da vasoconstrição hipóxica que ocorre com a primeira respiração espontânea; (2) o efeito dilatador dos pulmões cheios de ar nos vasos pulmonares, o que aumenta seu calibre e diminui sua resistência; e (3) a oclusão funcional do canal arterial, secundariamente a um aumento na PaO_2. É comum que a camada média muscular das arteríolas pulmonares fetais involua na vida pós-natal. Assumindo que não está ocorrendo vasoconstrição ativa grave, a pressão da artéria pulmonar permanece baixa, em virtude dos numerosos canais vasculares paralelos que aceitam o maior fluxo sanguíneo, com o aumento do volume sanguíneo pulmonar. Por essa razão, a pressão não está normalmente aumentada no circuito pulmonar, porque o aumento do fluxo sanguíneo pulmonar distende os vasos pulmonares, baixando sua resistência.

As condições patológicas que converterão esse circuito de resistência normalmente baixa em um circuito de alta resistência foram resumidas pela Classificação Diagnóstica de Hipertensão pulmonar da OMS (Tab. 2.10). A OMS lista cinco categorias distintas de hipertensão pulmonar: (1) hipertensão pulmonar arterial; (2) hipertensão venosa pulmonar; (3) hipertensão pulmonar com distúrbios do sistema respiratório e/ou hipoxemia; (4) hipertensão pulmonar causada por doença trombótica e/ou embólica crônica; e (5) hipertensão pulmonar causada por distúrbios que afetam diretamente a vasculatura pulmonar.

Aumentos na pressão venosa pulmonar ou capilar podem ser causados por condições como insuficiência ventricular esquerda, insuficiência mitral, ou estenose mitral. Além do aumento passivo no volume sanguíneo pulmonar, também ocorre vasoconstrição ativa no leito vascular pulmonar. Vasoconstrição hipóxica induzida por desequilíbrios da ventilação-perfusão ou constrição reflexa decorrente do esticamento passivo da média muscular das arteríolas pulmonares podem estar na base desse fenômeno.[108]

Uma redução na área da secção transversal da artéria pulmonar resulta em aumento da resistência vascular pulmonar, em conformidade com a lei de Poiseuille (a resistência ao fluxo é inversamente proporcional à quarta potência do raio dos vasos). Decrementos muito pequenos na área da seção transversal da artéria pulmonar podem resultar em notáveis aumentos na resistência. São várias as causas de redução na área da secção transversal da artéria pulmonar. Vermes filariformes, ovos de *Schistosoma mansoni*, ou numerosos êmbolos pulmonares de pequeno tamanho são causas típicas de hipertensão pulmonar. A deposição primária de fibrina nas arteríolas pulmonares e capilares, devido à alteração na hemostasia por mecanismos protrombóticos, especialmente o aumento da ativação plaquetária, é outra causa de redução na área da secção transversal, e esse, na verdade, pode ser o mecanismo da hipertensão pulmonar primária ou idiopática.[109,110] Essa também pode ser a causa da hipertensão pulmonar que raramente está associada ao uso de anticoncepcionais orais, que sabidamente aumentam a trombogênese.

Poderá ocorrer hipertrofia da média da artéria pulmonar se houver aumento do fluxo ou da pressão da circulação pulmonar no início da vida. Nessa situação, a média muscular das arteríolas pulmonares sofre hipertrofia, em vez da involução pós-natal normal.[111] Enquanto o músculo hipertrofia, ocorre aumento da contração reflexa em resposta às elevações na pressão arterial pulmonar. Esse quadro eleva a pressão arterial pulmonar para níveis ainda mais elevados, ao reduzir ainda mais a área da secção transversal. Se essa elevação da pressão arterial pulmonar se prolongar por muito tempo, resultará em lesão da íntima das arteríolas pulmonares, seguindo-se fibrose, trombose e esclerose, com diminuição irreversível na área da secção transversal do leito arterial, como ocorre com frequência no enfisema ou na valvulopatia mitral de longa duração. A hipertensão pulmonar também pode ser causada por vasoconstritores primários, como as sementes da planta *Crotalaria*, ou pela hipóxia associada às altas altitudes ou à doença parenquimatosa pulmonar.[112]

É comum que a hipertensão pulmonar resultante de aumentos no fluxo arterial pulmonar esteja associada a diversas lesões cardíacas congênitas, como defeito do septo atrial,

TABELA 2.10 Classificação diagnóstica de hipertensão pulmonar

I. Hipertensão arterial pulmonar
- 1.1 Hipertensão pulmonar primária
  - (a) Distúrbio esporádico
  - (b) Distúrbio familiar
- 1.2 Relacionada a:
  - (a) Vasculopatia colagenosa
  - (b) Derivações sistêmico-pulmonares congênitas
  - (c) Hipertensão portal
  - (d) Infecção pelo vírus da imunodeficiência humana
  - (e) Agentes farmacológicos e toxinas
    1. Anorexígenos
    2. Outros
  - (f) Hipertensão pulmonar persistente do neonato
  - (g) Outros

II. Hipertensão venosa pulmonar
- 2.1 Doença cardíaca atrial ou ventricular no lado esquerdo
- 2.2 Valvulopatia cardíaca no lado esquerdo
- 2.3 Compressão extrínseca das veias pulmonares centrais
  - (a) Mediastinite fibrosante
  - (b) Adenopatia e/ou tumores
- 2.4 Doença veno-oclusiva pulmonar
- 2.5 Outros

III. Hipertensão pulmonar associada com distúrbios do sistema respiratório e/ou hipoxemia
- 3.1 Doença pulmonar obstrutiva crônica
- 3.2 Doença pulmonar intersticial
- 3.3 Respiração problemática durante o sono
- 3.4 Distúrbios da hipoventilação alveolar
- 3.5 Exposição crônica a altas altitudes
- 3.6 Doença pulmonar do neonato
- 3.7 Displasia alvéolo-capilar
- 3.8 Outros

IV. Hipertensão pulmonar decorrente de doença trombótica e/ou embólica crônica
- 4.1 Obstrução tromboembólica das artérias pulmonares proximais
- 4.2 Obstrução das artérias pulmonares distais
- (a) Embolia pulmonar (trombo, tumor, ovos e/ou parasitas, material estranho)
- (b) Trombose *in situ*
- (c) Doença falciforme

V. Hipertensão pulmonar decorrente de distúrbios que afetam diretamente a vasculatura pulmonar
- 5.1 Problemas inflamatórios
  - (a) Esquistossomose
  - (b) Sarcoidose
  - (c) Outros
- 5.2 Hemangiomatose dos capilares pulmonares

De Rubin LJ: Pulmonary hypertension. In Fuster, Alexander RW, O'Rourke RA (eds.): *Hurt's The Heart*. 11.ed. New York, McGraw-Hill, 2004, p. 1579. Reproduzido com permissão de McGraw-Hill Companies.

defeito do septo ventricular, persistência do canal arterial, ou, na vida adulta, defeito do septo ventricular que ocorre em seguida a um infarto septal do miocárdio. A hipoxemia irá agravar essa situação. As evidências para isso têm origem na observação de que ocorre incidência mais elevada de hipertensão pulmonar em bebês com *shunt* esquerdo-direito nascidos em locais de altitudes elevadas, em comparação com bebês similares nascidos no nível do mar. Aumentos de longa duração no fluxo com lesão da íntima podem resultar em fibrose e esclerose, conforme previamente discutido. Em última análise, um aumento na pressão arterial pulmonar nesses casos poderá resultar em síndrome de Eisenmenger, em que a pressão arterial pulmonar irreversivelmente elevada resulta numa conversão do *shunt* esquerdo-direito para um *shunt* direito-esquerdo, resultando em cianose tardia.

Como a hipertensão arterial sistêmica, a hipertensão pulmonar se caracteriza por um prolongado período assintomático. À medida que vão ocorrendo alterações na vasculatura pulmonar, ocorre também uma diminuição irreversível na área da secção transversal pulmonar, e o volume sistólico se torna fixo, como resultado da resistência fixa ao fluxo. Assim, o débito cardíaco passa a depender da frequência cardíaca. Isso resulta nos sintomas de dispneia, fadiga, síncope e dor torácica. O dilema diagnóstico apresentado pela hipertensão pulmonar se situa na diferenciação entre hipertensão pulmonar primária e secundária. Em geral, em casos de hipertensão pulmonar secundária, os sintomas da condição primária são os mais evidentes, e a hipertensão pulmonar tem significado secundário. Quando a hipertensão pulmonar existe isoladamente, o aspecto-chave de sua fisiopatologia é o débito cardíaco fixo. A hipertensão ventricular direita em geral ocorre em resposta à hipertensão pulmonar e pode evoluir para dilatação e insuficiência ventricular direita.[113]

Cor pulmonale

Comumente, *cor pulmonale* é definido como uma alteração na estrutura e funcionamento do ventrículo direito, como nos casos de hipertrofia, dilatação e insuficiência ventricular direita, secundariamente à hipertensão arterial pulmonar, que é decorrente de uma diminuição da área da secção transversal do leito pulmonar. Portanto, essa definição exclui insuficiência ventricular direita, que ocorre em seguida a elevações na pressão arterial pulmonar secundárias a aumentos no fluxo sanguíneo pulmonar, ou na pressão capilar ou venosa pulmonar. Tanto aumentos no fluxo sanguíneo pulmonar, como aumentos passivos na pressão venosa e capilar pulmonar podem causar insuficiência ventricular direita, mas, em termos restritos, tais aumentos não podem causar *cor pulmonale*. As considerações fisiológicas em casos dessa alteração e de insuficiência ventricular direita por outras causas são semelhantes. Mas, registrada essa restrição, existem ainda numerosas causas de *cor pulmonale*, incluindo doença parenquimatosa pulmonar, hipóxia crônica e arteriopatia pulmonar primária.[114]

A *cor pulmonale* está dividido em dois tipos: agudo e crônico. O agudo é habitualmente secundário a algum êmbolo pulmonar de grandes dimensões e resulta numa redução da área da secção transversal pulmonar de 60 a 70%, em associação com cianose e desconforto respiratório agudo. No caso do *cor pulmonale* agudo, ocorre rápida elevação na pressão sistólica ventricular para 60 a 70 mmhg, que de forma lenta retornará em direção à normalidade, secundariamente ao deslocamento do êmbolo em sentido periférico, lise do êmbolo e aumentos no fluxo sanguíneo colateral. Essas mudanças ocorrem, com frequência, dentro de 2 horas do início dos sintomas. Êmbolos de grandes dimensões podem estar associados com dilatação e insuficiência ventricular direita aguda, pressão venosa central elevada e choque cardiogênico. Outra característica da embolia pulmonar grave é a intensa resposta vasoconstritiva pulmonar.[115,116]

O *cor pulmonale* crônico se apresenta com quadro diferente. Esse problema está associado a hipertrofia e/ou dilatação do ventrículo direito e a uma mudança na forma normal do ventrículo direito para uma forma mais elipsoide. Essa configuração é consistente com uma mudança no trabalho de volume que o ventrículo direito normalmente realiza para o trabalho de pressão exigido por uma pós-carga elevada. Pode ocorrer disfunção ventricular esquerda em associação com hipertrofia ventricular direita. Essa disfunção não pode estar relacionada a qualquer alteração óbvia nas condições de carga do ventrículo esquerdo, mas provavelmente se deve ao deslocamento do septo interventricular. O *cor pulmonale* crônico comumente se superpõe a uma hipertensão arterial pulmonar de longa duração, associada a alguma doença respiratória crônica.[117]

Bronquite crônica é provavelmente a causa mais comum de *cor pulmonale* em adultos, e sua fisiopatologia será examinada como orientação para compreensão e tratamento do *cor pulmonale* decorrente de qualquer causa. Inicialmente, numa pessoa com bronquite crônica, a resistência vascular pulmonar está normal ou ligeiramente aumentada, porque ocorre aumento do débito cardíaco. Mais tarde, ocorre maior aumento na resistência vascular pulmonar, ou uma resistência vascular pulmonar inadequadamente elevada para o volume do fluxo sanguíneo pulmonar. Deve-se lembrar que, em situações normais, ocorre ligeiro decréscimo na resistência pulmonar quando o fluxo sanguíneo pulmonar está aumentado; é provável que isso seja secundário a aumentos no diâmetro vascular pulmonar e no fluxo através dos canais colaterais. Num caso de bronquite crônica, a resistência absoluta da circulação pulmonar pode não mudar, graças à incapacidade de dilatação dos vasos de resistência. Ocorre perda progressiva do parênquima pulmonar e, por causa da dilatação dos bronquíolos terminais, ocorre aumento no espaço morto pulmonar, causando um desequilíbrio progressivamente mais grave da ventilação e perfusão pulmonar. Em resposta a esse desequilíbrio na ventilação-perfusão, a circulação pulmonar tenta compensar, diminuindo o fluxo sanguíneo para as áreas do pulmão com alvéolos hipóxicos. Isso ocorre à custa de uma diminuição na área da secção transversal das arteríolas pulmonares e de uma elevação na pressão arterial pulmonar.[118]

A bronquite crônica de longa duração resulta em elevações na pressão arterial pulmonar, o que provoca alterações na estrutura e funcionamento do ventrículo direito, como hipertrofia ventricular direita. Em qualquer forma de complicação respiratória, seja uma infecção ou uma simples progressão da doença primária, aumentos subsequentes na resistência vascular pulmonar aumentam a pressão arterial pulmonar, sobrevindo insuficiência ventricular direita. Com o surgimento dos problemas respiratórios no paciente com bronquite crônica, ocorrem várias mudanças que podem fazer com que a hipertensão pulmonar se agrave, podendo precipitar a insuficiência ventricular direita. Uma infecção respiratória promove piora das anormalidades dos valores dos gases sanguíneos, ocorrendo declínios na PaO_2 e elevações na $PaCO_2$. Em geral, a pressão da artéria pulmonar é diretamente proporcional à $PaCO_2$, embora também ocorra vasoconstrição da circulação pulmonar em resposta à hipoxemia. Diante de uma queda na PaO_2, comumente ocorre aumento no débito cardíaco em um esforço de manter a oferta de oxigênio para os tecidos. Esse aumento no fluxo sanguíneo pulmonar pode resultar em novas elevações na pressão arterial pulmonar, devido à redução fixa da área da secção transversal do leito vascular pulmonar. Além disso, pacientes com bronquite crônica e hipoxemia de longa duração frequentemente exibem policitemia compensatória. O sangue policitêmico da bronquite crônica promove maior elevação na resistência ao fluxo através do circuito pulmonar por causa de sua maior viscosidade, e as tentativas de aumento do débito cardíaco durante o comprometimento respiratório simplesmente pioram a situação.

Normalmente, o paciente com bronquite crônica exibe aumento na resistência das vias aéreas, que piora durante a infecção respiratória aguda como resultado de secreções e do edema que diminuem ainda mais o calibre das pequenas vias aéreas. Esses pacientes também exibem perda da sustentação estrutural devido a alterações degenerativas nas vias aéreas, e também por causa da perda do efeito de tracionamento do parênquima pulmonar. Por essas razões, as pequenas vias aéreas do paciente tendem a colapsar durante a expiração, havendo elevação na pressão nas vias aéreas por causa desse fenômeno de "compressão dinâmica". Em casos de bronquite crônica e enfisema, a diminuição na área da secção transversal dos vasos pulmonares resulta não da obliteração fibrótica dos capilares ou arteríolas pulmonares, mas da hipertrofia da média muscular das arteríolas pulmonares. Os vasos se tornam compressíveis, mas não distensíveis; assim, durante a expiração e com a elevação na pressão intratorácica, a compressão das vias aéreas resulta em um aumento ainda mais significativo na resistência vascular pulmonar e em um aumento na pressão arterial pulmonar. A média muscular hipertrofiada impede que o aumento resultante na pressão arterial pulmonar distenda os vasos pulmonares e mantenha uma pressão arterial pulmonar normal. Com o início dos distúrbios respiratórios no paciente com bronquite crônica, ocorrem aumentos na pressão arterial pulmonar, pós-carga e na necessidade de trabalho do ventrículo direito, o que pode resultar em insuficiência ventricular direita.

Pode-se observar um padrão semelhante em outras formas de doença pulmonar, visto que os mecanismos de compensação são bastante parecidos com os intervenientes na bronquite crônica. Mas a bronquite crônica responde mais favoravelmente à terapia, porque, com frequência, as alterações pulmonares agudas são reversíveis. Pode-se esperar, por exemplo, que o alívio da hipoxemia promova certa melhora na hipertensão pulmonar. Em casos de hipertensão pulmonar e *cor pulmonale* secundários à fibrose pulmonar, é provável que o alívio da hipóxia tenha pouco a oferecer à circulação pulmonar, porque o aumento na resistência vascular pulmonar se deve não à vasoconstrição das arteríolas pulmonares musculares, mas a uma obliteração fibrosa do leito vascular pulmonar.

Considerações anestésicas

A monitoração para pacientes com hipertensão pulmonar e *cor pulmonale* deve proporcionar uma avaliação contínua da pressão arterial pulmonar, pressão de enchimento ventricular direito, equilíbrio entre oferta/demanda de oxigênio no miocárdio ventricular direito e alguma medida da função pulmonar. O eletrocardiograma permite a monitoração das arritmias. No cenário de uma hipertrofia ventricular direita em que haja maior possibilidade de insuficiência coronária, a monitoração do ECG permite a observação do desenvolvimento da isquemia ou de lesão aguda do ventrículo direito, o que pode ser observado nas derivações de ECG inferior, pré-cordial direita ou esofágica.

A monitoração da pressão arterial pulmonar fornece uma indicação da carga de trabalho imposta ao ventrículo direito em casos de *cor pulmonale*. A cateterização da artéria pulmonar possibilita a monitoração da pressão arterial pulmonar e também a monitoração da pressão venosa central, como indicação da pressão de enchimento ventricular direito. Quase todos os anestesiologistas provavelmente preferem usar a monitoração arterial pulmonar em procedimentos cirúrgicos de grande porte associados com desvios hídricos significativos.

A cateterização da artéria pulmonar também é útil na diferenciação entre insuficiência ventricular direita e insuficiência respiratória. Nos casos de insuficiência ventricular esquerda, ocorre elevação da pressão arterial pulmonar, com elevação na pressão capilar pulmonar encunhada, enquanto nos casos de insuficiência respiratória há com regularidade uma elevação da pressão arterial pulmonar, com uma pressão capilar pulmonar encunhada normal. A cateterização da artéria pulmonar permite a determinação do débito cardíaco e da resistência vascular pulmonar. Nesse cenário, é importante acompanhar a pressão arterial pulmonar, porque, com frequência, seu aumento é causa de *cor pulmonale* agudo, e porque as medições seriadas da pressão arterial pulmonar e da resistência vascular pulmonar permitem uma avaliação dos efeitos de intervenções terapêuticas.

O estado contrátil e os volumes do ventrículo direito podem ser estimados pelos cálculos da fração de ejeção ventricular direita (FEVD) com o termistor de resposta rápida e com o uso de cateteres pulmonares arteriais especializados. Esse aparelho pode medir FEVD batimento-a-batimento, mas é afetado por insuficiência tricúspide e por arritmias cardíacas.

A ETE perioperatória se revela cada vez mais útil nessa população de pacientes, graças ao número crescente de profissionais treinados e de equipamentos. Imagens bidimensionais da função biventricular e estimativas não invasivas da pressão sistólica ventricular direita (utilizando a equação de Bernoulli modificada) são exemplos de aplicações da monitoração de ETE para pacientes com hipertensão pulmonar.

Oximetria de pulso e coleta de amostra de gases arteriais são modos simples de avaliação da função pulmonar. A capnografia não é um método acurado de avaliação de $PaCO_2$ quando estiver presente ventilação de espaço morto significativo. O uso de um cateter arterial de demora facilita a coleta de sangue arterial. No entanto, o cálculo da mistura venosa intrapulmonar com o uso de amostras de sangue venoso misto obtidas da artéria pulmonar é indicador mais sensível de disfunção pulmonar, em comparação com valores isolados de PaO_2.

No cuidado anestésico de pacientes com hipertensão pulmonar e *cor pulmonale*, deve-se ter um cuidado especial com o grau de hipertensão pulmonar, com os fatores que melhoram ou pioram a hipertensão e com o estado funcional do ventrículo direito. Exemplificando, se a hipertensão pulmonar coexistir com hipóxia num paciente com bronquite crônica, a administração de oxigênio poderá aliviar significativamente a hipertensão pulmonar. Mas se a hipertensão pulmonar for secundária a alterações fibróticas pulmonares extensas, deve-se esperar por pouco alívio da hipertensão com a administração de oxigênio. Se o paciente está com aumento na viscosidade do sangue, como ocorre na policitemia da hipóxia crônica, uma hemodiluição moderada poderá trazer algum benefício, em termos da redução da resistência vascular pulmonar, se o fornecimento de oxigênio puder ser mantido. Quando hipertensão pulmonar está presente sem que ocorra insuficiência ventricular direita, talvez a melhor opção seja o uso de anestésicos inalatórios potentes (por serem vasodilatadores pulmonares em altas concentrações). Mas se, diante de altas concentrações de anestésicos inalatórios potentes, ocorrer diminuição na vasoconstrição hipóxica, haverá o risco teórico de hipoxemia. Também pode haver indicação de agentes inalatórios potentes, ou de quetamina, se a hipertensão pulmonar estiver ocorrendo em pacientes com doença do parênquima pulmonar com um componente broncoespástico significativo. Contrastando com os agentes anestésicos inalatórios, o óxido nitroso pode aumentar a pressão arterial pulmonar, devendo ser utilizado com cautela nessa situação.[119] Além disso, devem ser evitados fatores que predispõem à vasoconstrição pulmonar (p. ex., hipóxia, hipercarbia, acidose, hipotermia).[120]

Quando a hipertensão pulmonar coexiste com *cor pulmonale*, a técnica anestésica deve tentar preservar o funcionamento do ventrículo direito. Aqueles agentes anestésicos que podem ter sido úteis em caso de hipertensão pulmonar com preservação da função do ventrículo direito, agora são contraindicados, por causa de seus efeitos depressores do miocárdio. A principal preocupação é a manutenção da função do ventrículo direito em presença de uma pós-carga ventricular direita elevada. Nesse cenário, uma técnica utilizando um opioide (p. ex., fentanil) em combinação com agentes sedativo-hipnóticos, como propofol ou midazolam, provavelmente proporcionará a melhor estabilidade cardiovascular.[121]

Na teoria, as medidas de suporte para a circulação num quadro de insuficiência ventricular direita não diferem das medidas empregadas no tratamento da insuficiência ventricular esquerda (Tab. 2.11). As preocupações mais importantes são pré-carga ventricular, frequência cardíaca, o estado inotrópico do ventrículo e pós-carga ventricular. A pré-carga ventricular direita pode ser avaliada pela medição da pressão venosa central. A pré-carga pode ser elevada pela criteriosa infusão de líquido, ou diminuída com um vasodilatador, como nitroglicerina, que basicamente afeta a capacitância venosa, em baixas doses. A pré-carga ventricular também pode ser reduzida pela implementação da ventilação com pressão positiva.

Há necessidade frequente de suporte inotrópico nos quadros de insuficiência ventricular direita acompanhada por *cor pulmonale* crônico. Deve-se selecionar um agente inotrópico apenas depois de terem sido considerados seus efeitos pulmonares, e devem ser monitorados os efeitos da intervenção inotrópica. Do mesmo modo que na insuficiência ventricular esquerda, em que a redução da pós-carga do ventrículo esquerdo pode promover aumento do volume sistólico e do débito cardíaco, assim também ocorre na insuficiência ventricular direita a redução na pós-carga do ventrículo direito pode promover efeitos semelhantes.

Dobutamina ou milrinona tendem a reduzir a pressão arterial pulmonar e a resistência vascular pulmonar; provavelmente esses são os agentes inotrópicos de escolha em casos de insuficiência ventricular direita não acompanhada de hipotensão sistêmica. Se houver necessidade de manter as pressões de perfusão ventricular direita, ou nos casos em que a contratilidade do ventrículo direito está gravemente comprometida, noradrenalina e adrenalina são as catecolaminas preferidas, mesmo em pacientes com hipertensão pulmonar.[122,123] Além disso, a vasopressina é particularmente efetiva para o tratamento da hipotensão sistêmica em pacientes com insuficiência ventricular direita. A vasopressina (hormônio antidiurético) consiste em um hormônio hipofisário posterior que promove vasoconstrição e efeitos diuréticos dose-dependentes.[124]

Vasodilatadores que foram considerados efetivos na redução da pós-carga do ventrículo direito incluem nitroprussiato de sódio, nitroglicerina, milrinona, adenosina, nifedipina, amlodipina e prostaglandina E_1.[125,126] Óxido nítrico inalatório dilata seletivamente a vasculatura pulmonar; esse agente tem sido utilizado no tratamento da hipertensão pulmonar em vários cenários clínicos.[127-129] Prostaciclina tem ação junto aos receptores específicos para prostaglandinas; também foi demonstrado que esse agente reduz a hipertensão pulmonar.[130] Contudo, a vasodilatação não é seletiva para a vasculatura pulmonar; com isso, poderá ocorrer hipotensão sistêmica. Diversos agentes mais recentes, análogos da prostaciclina, como epoprostenol, são atualmente administrados para hipertensão pulmonar crônica e, no futuro, poderão ter utilidade para uso intraoperatório. Uma advertência: a inadvertida descontinuação da terapia intravenosa crônica com epoprostenol pode levar a uma crise hipertensiva pulmonar fatal. A administração de prostaciclina e milrinona por via inalatória foi descrita como estratégia para redução dos efeitos colaterais sistêmicos.[131] Em algumas instituições, prostaglandinas por via inalatória estão substituindo o óxido nítrico por esta mesma via por uma questão de preço.

Como dito anteriormente, o uso da ventilação com pressão positiva e pressão positiva expiratória final (PEEP) pode promover uma diminuição na pré-carga do ventrículo direito. A ventilação com pressão positiva pode causar aumento na pressão arterial pulmonar, mediante a redução física da área da secção transversal da vasculatura pulmonar durante a fase inspiratória da ventilação. Antes da instituição de PEEP, deve-se lembrar que a capacidade residual funcional já está aumentada em pacientes com doença pulmonar obstrutiva crônica, e que o uso de PEEP pode ter pouco a oferecer em termos de melhora do distúrbio ventilação-perfusão.

PERICARDITE CONSTRITIVA E TAMPONAMENTO CARDÍACO

Funcionamento normal do pericárdio

O pericárdio não é essencial para a vida, o que fica demonstrado pelos efeitos benignos da pericardiectomia. Contudo, normalmente o pericárdio oferece resistência ao excessivo enchimento dos ventrículos em condições como insuficiência tricúspide, insuficiência mitral ou estados hipervolêmicos. A pressão intrapericárdica reflete a pressão intrapleural, sendo um determinante da pressão de enchimento transmural ventricular. O pericárdio também tem a função de transmitir pressão pleural negativa, que mantém o retorno venoso para o coração durante a ventilação espontânea.[132]

Pericardite constritiva

Pericardite constritiva é resultante da aderência fibrosa do pericárdio à superfície epicárdica do coração (Tab. 2.12). Sua característica essencial é a maior resistência ao enchimento ventricular normal. A pericardite constritiva é um distúrbio crônico comumente bem tolerado pelo paciente,

TABELA 2.11 Farmacopeia vascular pulmonar abreviada

Agente	PAP	PCCP	Q_p	PAS	FC	RVP
α- e β-Antagonistas						
Noradrenalina 0,05-0,5 μg/kg/min	↑	↑ a ↑↑	–	↑↑	SA ou ↑	↑
Fenilefrina 0,15-4 μg/kg/min	↑↑	–	↓	↑↑	↓	↑
Adrenalina 0,05-0,5 μg/kg/min	↑	SA ou ↓	↑	↑↑	↑	↑
Dopamina 2-10 μg/kg/min	SA ou ↑	SA ou ↓	↑	SA ou ↑	↑	↓
Dobutamina 5-15 μg/kg/min	↑	↓	↑↑	SA ou ↑	↑	↓
Isoproterenol 0,015-0,15 μg/kg/min	leve ↓	↓	↑↑	↓	↑↑	↓
Vasopressina 2-8 unidades/hora	SA ou ↑	↑	–†	↑↑	SA ou ↓	↑
β-Antagonistas						
Propranolol 0,5-2,0 mg	–	SA a ↑	SA ou ↓	SA ou ↓	↓↓	SA ou ↑
Esmolol 50-300 μg/kg/min	–	SA a ↑	SA ou ↓	SA ou ↓	↓↓	SA ou ↑
α-Antagonistas						
Fentolamina 1-3 μg/kg/min	↓	↓	↑	↓	↑	↓
Dilatadores da musculatura lisa						
Nitroprussiato de sódio 0,5-3 μg/kg/min	↓	↓	↑↑	↓↓	↑	↓
Nitroglicerina 0,5-5 μg/kg/min	↓↓	↓	SA ou ↓	↓	↑	↓
Prostaglandina E_1 0,05-0,1 μg/kg/min	↓↓	↓	↑	↓	↑	↓
Adenosina 50-200 μg/kg/min	↓	↑	↑	SA ou ↓	↑ ou ↓	↓
Inibidores da fosfodiesterase III						
Milrinona 0,375-0,75 μg/kg/min	↓	↓	↑	↓	↑	↓
Óxido nítrico 1-80 ppm	↓↓	↑	↑↑	SA	SA	↓↓
Epoprostenol (prostaciclina) 2,5 ng/kg/min IV	↓	SA	↑	↓	↑	↓
Iloprost (análogo estável da prostaciclina) 10-50 μg via nebulizador	↓↓	SA	↑↑	SA	SA	↓↓

*Dados não consistentes, seja SA, ↑ ou ↓, quase todos os estudos exibem menor aumento na RVP com noradrenalina, em comparação com fenilefrina.
†Vasopressina diminui significativamente o débito cardíaco.
PAP, pressão arterial pulmonar; PCCP, pressão de cunha dos capilares pulmonares; Q_p, fluxo sanguíneo pulmonar; PAS, pressão arterial sistêmica; FC, frequência cardíaca; –, dados não disponíveis; leve ↓, leve redução; SA, sem alteração.

TABELA 2.12 Condições que causam pericardite constritiva e tamponamento cardíaco

	Condições cardíacas associadas
Pericardite constritiva	
Idiopática	
Infecciosa	
Pode ser sequela da maioria das infecções bacterianas agudas	Miocardite
produtoras de pericardite	Miocardiopatia
Tularemia	Disfunção valvular
Tuberculose	
Viral- especialmente arbovírus, coxsackievírus B	
Micótica	Obstrução valvular
Histoplasmose	
Coccidioidomicose	
Neoplásica	
Mesotelioma primário do pericárdio	
Secundária às metástases - especialmente melanoma maligno	
Causas físicas	
Radiação	Miocardiopatia
Pós-traumática	Doença da artéria coronária
Pós-cirúrgica	
Síndromes sistêmicas	
Lúpus eritematoso sistêmico	Miocardiopatia
	Doença da artéria coronária
Artrite reumatoide	Miocardiopatia
	Doença da artéria coronária
Uremia	Estenose aórtica
	Miocardiopatia
	Tamponamento cardíaco
Tamponamento cardíaco	
Infeccioso	
Viral - a maioria	Miocardite
	Miocardiopatia
	Disfunção valvular
Bacteriano - especialmente tuberculose	
Por protozoário	
Amebíase	
Toxoplasmose	
Infecção micótica	Obstrução valvular
Doença do colágeno	
Lúpus eritematoso sistêmico	Miocardiopatia
	Doença da artéria coronária
	Pericardite constritiva
Febre reumática aguda	
Artrite reumatoide	Miocardiopatia
	Doença da artéria coronária
	Estenose aórtica
Distúrbios metabólicos	
Uremia	
Mixedema	Baixo débito cardíaco
Diáteses hemorrágicas	
Defeitos genéticos da coagulação	
Anticoagulantes	
Agentes farmacológicos	
Hidralazina	
Procainamida (Pronestyl)	
Fenitoína (Dilantin)	

TABELA 2.12 Condições que causam pericardite constritiva e tamponamento cardíaco – *continuação*

	Condições cardíacas associadas
Causas físicas	
Radiação	Miocardiopatia Doença da artéria coronária Pericardite constritiva
Trauma (perfuração)	
Manipulação cirúrgica	
Cateteres intracardíacos	
Fios de estimulação (*pacing*)	
Neoplasia	
Primária – mesotelioma, xantogranuloma juvenil	
Metastásica	
Diversos	
Pós-infarto do miocárdio – ruptura ventricular	
Pancreatite	
Síndrome de Reiter	Insuficiência aórtica
Síndrome de Behçet	
Síndrome de Loeffler – fibroelastose endocárdica com eosinofilia	Miocardiopatia restritiva
Insuficiência cardíaca congestiva de longa duração	

até que a doença esteja bastante avançada. Por outro lado, o tamponamento cardíaco agudo caracteriza-se como uma síndrome em que o surgimento dos sintomas restritivos é rápido e dramático.[133-135]

Diversos aspectos hemodinâmicos característicos acompanham a pericardite constritiva e o tamponamento pericárdico. Diferentemente da ligeira variação respiratória na pressão arterial observada em pacientes normais, estão presentes variações respiratórias dramáticas na pressão arterial (pulso paradoxal). Está presente o sinal de Kussmaul (distensão venosa jugular durante a inspiração). Com um volume sanguíneo adequado, comumente a pressão atrial direita em casos de pericardite constritiva é igual ou superior a 15 mm Hg e habitualmente iguala a pressão atrial esquerda. A pressão sistólica arterial pulmonar comumente fica em menos de 40 mm Hg, o que ajuda na diferenciação entre pericardite constritiva e insuficiência cardíaca. Tanto pericardite constritiva como tamponamento pericárdico demonstram um "platô de pressão" diastólica ou "equalização das pressões". A pressão atrial direita iguala-se à pressão diastólica final do ventrículo direito, à pressão diastólica da artéria pulmonar, e à pressão do átrio esquerdo. No início da doença, o débito cardíaco está normal, mas com sua evolução ocorrerá queda desse indicador. Quase todos os sintomas estão relacionados a essa queda no débito cardíaco, ou à elevada pressão venosa que ocorre em resposta à diminuição do débito cardíaco e à restrição do enchimento ventricular direito.

Em geral, a pericardite constritiva se parece com uma miocardiopatia restritiva e, ocasionalmente, representa um dilema diagnóstico. Mas, contrastando com a pericardite constritiva, o débito cardíaco numa miocardiopatia restritiva diminui primariamente, ocorrem aumentos da pressão no átrio esquerdo e da pressão arterial pulmonar média e não ocorre pulso paradoxal.[136-139]

Tendo em vista que a pericardite constritiva restringe o enchimento diastólico ventricular, não são obtidos os volumes diastólicos finais ventriculares normais, e o volume sistólico diminui. Os mecanismos de compensação incluem aumento na frequência e na contratilidade cardíacas, em geral ocorrendo secundariamente ao aumento na liberação das catecolaminas endógenas. Essa situação preserva o débito cardíaco em presença do volume sistólico restringido até que a diminuição no volume diastólico ventricular seja bastante intensa. Com a queda do débito cardíaco, ocorre diminuição da perfusão renal. Isso resulta em níveis mais elevados de aldosterona, com resultante elevação no volume extracelular. O aumento no volume extracelular aumenta a pressão de enchimento do ventrículo direito, o que terminará sendo essencial para manutenção do volume diastólico ventricular em presença de uma constrição pericárdica grave.

Tamponamento cardíaco

O tamponamento cardíaco, como a pericardite constritiva, também restringe o enchimento diastólico ventricular, mas é causado pela compressão extrínseca da parede ventricular pelo líquido no pericárdio. Comumente, os sintomas de tamponamento cardíaco surgem rapidamente, mas dependem da velocidade e do volume de acúmulo do líquido pericárdico. Com o rápido acúmulo de líquido no pericárdio, um pequeno volume poderá causar sintomas.[140] Diante de um acúmulo mais gradual do líquido, o pericárdio se distenderá, e serão tolerados maiores volumes pericárdicos antes que surjam os sintomas. Mas tão logo os sintomas tenham aflorado, prosseguem rapidamente por causa da relação sigmoidal entre pressão e volume no bolsão saco pericárdico. Ao ser atingido o limite de distensibilidade do pericárdio, pequenos aumentos no volume causarão elevações dramáticas na pressão intrapericárdica. Assim, a remoção de pequenos volumes do líquido pericárdico numa situação de tamponamento cardíaco grave pode causar alívio significativo dos sintomas, como resultado da rápida queda na pressão intrapericárdica.[141]

As características clínicas do tamponamento cardíaco são resultantes da restrição do enchimento ventricular diastólico e do aumento da pressão pericárdica. A maior pressão pericárdica é transmitida para a câmara ventricular. Isso diminui o gradiente de pressão AV durante a diástole e impede o enchimento ventricular. Assim, ocorrerá diminuição no volume ventricular diastólico final e no volume sistólico. O aumento da pressão ventricular diastólica diminui a pressão de perfusão coronária e também resulta em um fechamento prematuro das valvas mitral e tricúspide, limitando o fluxo diastólico e reduzindo o volume ventricular. A Figura 2.5 ilustra um diagrama resumido da fisiopatologia do tamponamento cardíaco. Os mecanismos de compensação em casos de tamponamento cardíaco são parecidos com aqueles atuantes na pericardite constritiva. Um decréscimo no débito cardíaco resulta em aumento nas catecolaminas endógenas. Os consequentes aumentos na frequência e contratilidade cardíacas ajudam a manter o débito cardíaco em presença de um volume sistólico reduzido. O aumento da contratilidade aumenta a fração de ejeção, permitindo um esvaziamento ventricular mais completo. A ecocardiografia irá diferenciar um tamponamento cardíaco de pericardite constritiva. Colapso do ventrículo direito e/ou átrio direito é a principal característica ecocardiográfica do tamponamento.[142]

Pode ocorrer tamponamento cardíaco em casos de trauma torácico contuso, quando ocorre ruptura de uma câmara cardíaca. Mas o envolvimento cardíaco mais comum em casos de trauma torácico contuso é a contusão cardíaca. Essa lesão pode mimetizar um infarto do miocárdio em evolução; nesses dois problemas, estão aumentados os marcadores específicos para lesão cardíaca, como troponina T e troponina I. Trauma torácico contuso pode também resultar em insuficiência tricúspide decorrente de ruptura de um músculo papilar, defeito septal ventricular traumático e dissecção ou interrupção da aorta.[143]

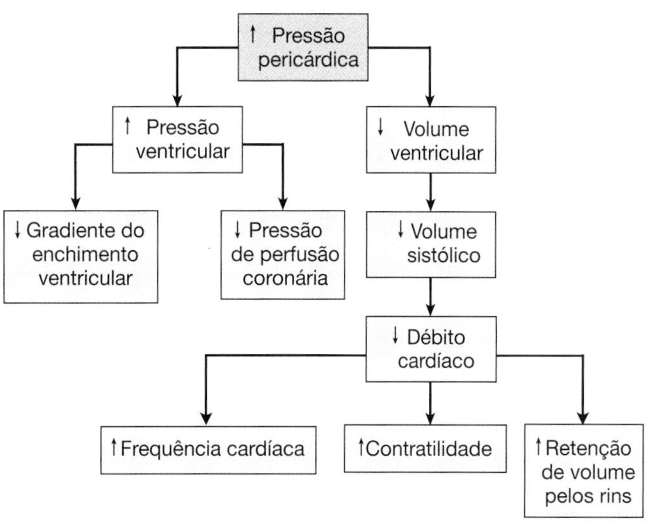

FIGURA 2.5 Esquema da fisiologia do tamponamento.

Considerações anestésicas

A monitoração deve ter como objetivo os mecanismos de compensação atuantes na pericardite constritiva e no tamponamento cardíaco. É preciso observar o eletrocardiograma para mudanças isquêmicas e na frequência cardíaca, porque a relação de oferta/demanda de oxigênio ao miocárdio pode ter sido alterada pelo processo patológico e também por intervenções terapêuticas. Também devem ser avaliadas as pressões de enchimento. A decisão de usar um cateter de artéria pulmonar ou um cateter de pressão venosa central baseia-se nos seguintes aspectos: (1) estado da função ventricular; (2) procedimento cirúrgico; e (3) as necessidades de monitoração no pós-operatório. Há indicação para monitoração da pressão venosa central nas seguintes circunstâncias: (1) se o tamponamento cardíaco se sobrepõe a um ventrículo que, nos demais aspectos, está normal, por exemplo, em casos de trauma; (2) se o procedimento cirúrgico consiste apenas em drenagem do líquido de tamponamento e da exploração do pericárdio, num esforço de determinar a causa do tamponamento (nesse caso, a pressão venosa central indicará adequadamente o alívio do tamponamento cardíaco); e (3) se a monitoração pós-operatória visa exclusivamente o acompanhamento do possível reacúmulo do líquido pericárdico. Em termos de diagnóstico do reacúmulo do líquido pericárdico, é provável que a pressão venosa central seja mais sensível que a pressão capilar pulmonar encunhada.

O ventrículo direito exibe uma curva de Starling muito abrupta, com uma faixa relativamente estreita de pressões de enchimento, que são mais baixas do que aquelas do ventrículo esquerdo (Fig. 2.6). As pressões de enchimento que indicariam reacúmulo do líquido pericárdico exibem divergência mais ampla com relação às pressões de enchimento normais no ventrículo direito, em comparação com a divergência exibida nas pressões de enchimento do ventrículo esquerdo. Assim, a monitoração das pressões de enchimento do ventrículo direito constitui um indicador mais sensível do tamponamento em desenvolvimento. Por outro lado, em casos de tamponamento cardíaco crônico associado a uma miocardiopatia, ou em casos de pericardite constritiva por qualquer fator, é provável que o cateter arterial pulmonar proporcione informações mais úteis. Durante uma pericardiectomia, o cateter arterial pulmonar será útil na avaliação da depressão do miocárdio que ocorre secundariamente à manipulação cardíaca, bem como na avaliação do estado de volume do paciente. A monitoração pós-operatória deve mostrar tanto problemas de reacúmulo de líquido pericárdico como a ocorrência de insuficiência ventricular evidente em pacientes com miocardiopatia subjacente. A monitoração intra-arterial é indicação quase que universal em casos de pericardite constritiva sintomática e de tamponamento cardíaco.

A ecocardiografia bidimensional é bastante apropriada para monitoração dos pacientes com pericardite constritiva ou tamponamento cardíaco. No intraoperatório, esse procedimento pode ser realizado com uma sonda transesofágica. De acordo com "Practice Guidelines for Perioperative Transesophageal Echocardiography" (Guia prático para ecocardiografia transesofágica perioperatória), publicado pela American

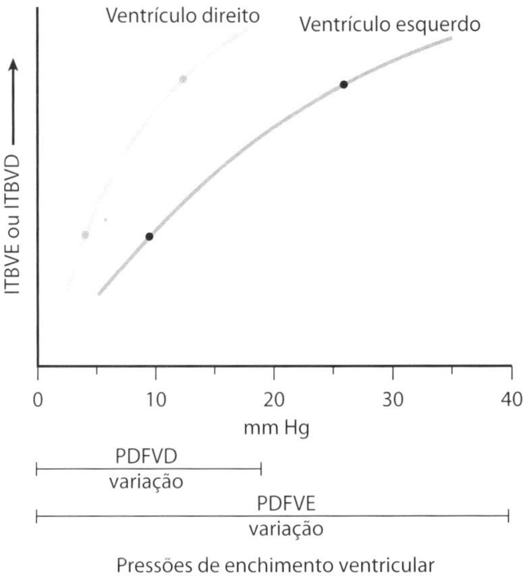

FIGURA 2.6 Curvas de função dos ventrículos direito e esquerdo, com lançamento do índice de trabalho do batimento ventricular esquerdo ou direito (ITBVE ou ITBVD), respectivamente, como função da pressão diastólica final no ventrículo direito ou esquerdo (PDFVD ou PDFVE, respectivamente).

Society of Anesthesiologists e pela Society of Cardiovascular Anesthesiologists, a detecção de efusões pericárdicas ou a avaliação da cirurgia pericárdica é uma indicação de categoria II para monitoração por ETE no intraoperatório. A avaliação intraoperatória de drenagem adequada em pacientes submetidos a procedimentos de janela pericárdica está classificada como indicação de categoria I. Com essa tecnologia, podemos obter uma estimativa qualitativa do grau de tamponamento, localização das efusões, estimativa quantitativa da fração de ejeção e condições de pré-carga no lado direito ou esquerdo.

A fisiopatologia similar do tamponamento cardíaco e da pericardite constritiva gera abordagens parecidas para o suporte circulatório. Pode haver necessidade de suporte cardiovascular antes do tratamento definitivo em qualquer desses distúrbios, mas especialmente no tamponamento cardíaco. A terapia circulatória deve ser orientada para os três mecanismos de compensação principais nesses distúrbios: (1) manutenção de enchimento ventricular adequado; (2) manutenção da frequência cardíaca; e (3) manutenção da contratilidade miocárdica. Nesses distúrbios, a manutenção do volume intravascular é essencial, e um declínio nas pressões de enchimento poderá resultar em reduções dramáticas no débito cardíaco. Tendo em vista que um aumento na frequência cardíaca mantém o débito cardíaco em presença de um volume diastólico diminuído, β-agonistas são os agentes farmacológicos de escolha, porque aumentam a frequência e contratilidade cardíacas. Agonistas α-adrenérgicos diretos estão contraindicados, porque esses agentes aumentam a RVS e é comum a diminuição da frequência cardíaca por causa dos reflexos baroceptores. Com o uso de agentes inotrópicos, como adrenalina e dopamina, também será mantida a contratilidade do miocárdio, o que contribuirá para a homeostase mediante o aumento da fração de ejeção.

O primeiro passo no cuidado anestésico do tamponamento cardíaco consiste em avaliar sua gravidade. O anestesiologista deve decidir se o paciente poderá tolerar a indução da anestesia. Se o paciente estiver taquicárdico e hipotenso, com altas pressões de enchimento, provavelmente haverá necessidade de se fazer uma pericardiocentese ou uma janela pericárdica sob anestesia local antes da indução da anestesia geral. Depois do alívio parcial do grave tamponamento cardíaco, deve-se reavaliar a função cardíaca. Habitualmente, a situação hemodinâmica estará significativamente melhorada. No caso de sintomas menos graves, é razoável induzir a anestesia geral utilizando uma dose reduzida de quetamina intravenosa (0,25 a 1, mg/kg) ou etomidato. Tiopental e propofol são relativamente contraindicados porque podem causar hipotensão dramática em decorrência da venodilatação. A anestesia com alta dose de narcóticos não deprimirá a contratilidade do miocárdio, mas é possível que o paciente não tolere a bradicardia associada. A taquicardia associada com o uso de pancurônio pode ser vantajosa para manutenção da homeostase circulatória, mas deverá ser utilizada com cautela em pacientes cuja função renal esteja prejudicada por insuficiência pré-renal.[144-147]

Na presença de enchimento diastólico ventricular restrito, o início da ventilação por pressão positiva pode diminuir gravemente o retorno venoso. Quando isso ocorre, o volume intravascular deve ser aumentado em um esforço de aumentar a pressão de enchimento ventricular. Depois do alívio do tamponamento, a situação fisiológica tende a reverter para a normalidade; então, novas intervenções anestésicas dependerão do grau de manipulação cardíaca pelo cirurgião durante a exploração do pericárdio (p. ex., sangramento de um enxerto coronário pode ser a causa do tamponamento).

Em casos de pericardite constritiva, a fisiologia alterada permanecerá ao longo da maior parte do procedimento cirúrgico, enquanto no tamponamento cardíaco as alterações fisiológicas são rapidamente corrigidas com a abertura do pericárdio. As características do cuidado anestésico são parecidas com aquelas do tamponamento cardíaco não drenado: manutenção do volume intravascular, frequência cardíaca e contratilidade do miocárdio. Nesse cenário, também são utilizadas técnicas anestésicas similares, mas podem surgir vários problemas especiais no paciente que chega à cirurgia para pericardiectomia. Arritmias, que dependem com regularidade de tratamento clínico, são bastante frequentes com a dissecção do saco pericárdico aderido à superfície epicárdica ventricular. Ocorrem mudanças rápidas nas pressões de enchimento com a manipulação cardíaca. Assim, é importante que o anestesiologista esteja em constante comunicação com o cirurgião com relação à resposta hemodinâmica às diversas manipulações do coração. Durante a pericardiectomia, com episódios frequentes de hipotensão, muitas vezes é difícil diferenciar entre hipovolemia relativa e depressão temporária do miocárdio, que ocorre com a manipulação cardíaca da insuficiência miocárdica incipiente. Nesse caso, a cateterização da artéria pulmonar ou ETE são procedimentos particularmente úteis para diferenciação entre hipotensão causada por hipovolemia e hipotensão secundária à insuficiência do miocárdio.[148]

A pericardiectomia é associada com frequência a problemas de sangramento e coagulação. Durante o procedimento, ocorre contínua transudação de sangue das superfícies pericárdica e epicárdica desnudas, muitas vezes impondo a necessidade de uma transfusão. Se o paciente não tolerar a intensa manipulação cardíaca, haverá necessidade de *bypass* cardiopulmonar com heparinização sistêmica para suporte circulatório durante o procedimento, particularmente durante a dissecção na superfície cardíaca posterior. Se houver necessidade de *bypass* cardiopulmonar e de heparinização, então os problemas de coagulação se tornarão muito complexos. Se o sangramento for grave, poderá haver necessidade de concentrado de plaquetas, plasma fresco congelado e crioprecipitado. Com frequência os problemas de sangramento continuarão depois da reversão da heparina pela protamina. Deve ser considerada a profilaxia com antifibrinolíticos análogos da lisina (ácido aminocaproico ou ácido tranexâmico) ou aprotinina. Mesmo sem o recurso do *bypass* cardiopulmonar, provavelmente a ventilação mecânica pós-operatória é o método mais seguro de tratar o paciente pós-pericardiectomia com vários problemas intraoperatórios, como sangramento contínuo, arritmias e lesão e depressão do miocárdio.

CAUSAS INCOMUNS DE LESÕES VALVULARES

A função normal das valvas cardíacas consiste em manter um fluxo anterógrado unidirecional durante o ciclo cardíaco. Lesões valvulares interferem com essa função, seja pela produção de obstruções ao fluxo anterógrado, seja por permitirem graus variáveis de fluxo retrógrado. Essa seção estudará a fisiopatologia das causas incomuns de lesões valvulares e como essas doenças afetam os mecanismos de compensação cardíaca.

Comumente, as lesões causadoras de estenose valvular são classificadas com base na área da valva, que normalmente é calculada com a ajuda da ecocardiografia ou por cateterização cardíaca (utilizando a fórmula de Gorlin).[149] O fluxo também é influenciado por fatores como viscosidade do sangue e turbulência na passagem pela valva. Lesões regurgitantes são habitualmente avaliadas numa escala ordinal por ecocardiografia ou angiografia, com base no percentual de eliminação do corante. Escalas de 1+ até 4+, ou estimativas de leve, moderada, ou grave, são descritores comuns.[150-152] O orifício regurgitante efetivo da valva mitral pode ser calculado por ecocardiografia em muitos pacientes, o que proporciona uma estimativa mais quantitativa da regurgitação mitral.

Lesões valvulares reumáticas existem com frequência em defeitos isolados num sistema cardiovascular relativamente normal e podem estar presentes durante longos períodos sem que haja sintomas. Por outro lado, as doenças incomuns consideradas nessa seção causam lesões valvulares que comumente não estão associadas a um sistema circulatório normal nos demais aspectos, porque essas lesões ocorrem, em geral, num cenário de miocardiopatia, hipertensão pulmonar, *cor pulmonale* ou doença arterial coronariana. O período assintomático em casos de lesões reumáticas está relacionado à eficácia dos mecanismos intrínsecos de compensação cardiovascular e os sintomas terão início apenas quando esses mecanismos de compensação falharem. Com as doenças consideradas nessa seção, os métodos de compensação normais estão com frequência gravemente comprometidos. Considerando que o cuidado anestésico das lesões valvulares tem como objetivo a preservação dos mecanismos de compensação, é essencial entender como essas doenças interferem com a compensação e como as manipulações anestésicas interferem com essas doenças.

Estenose aórtica (Tab. 2.13A)

Estenose aórtica é resultante do estreitamento do orifício da valva aórtica, com um gradiente de pressão através desse estreito orifício. A obstrução ao fluxo é proporcional ao decréscimo na área da secção transversal da via de saída obstruída. O ventrículo esquerdo faz compensação mediante o aumento da pressão transvalvular para manutenção do fluxo. O ventrículo sofre hipertrofia concêntrica para que o sangue seja forçado através da válvula estenosada, mas sofre diminuição em sua complacência. Como resultado da hipertrofia, ocorre diminuição da tensão da parede ventricular por unidade de área, mas aumenta a demanda total de oxigênio ventricular, por causa de um aumento na massa ventricular esquerda. Outro método de compensação para a estenose aórtica é um aumento no tempo de ejeção ventricular, que diminui o fluxo turbulento através da valva, reduzindo assim a resistência ao fluxo, passando a ser possível um esvaziamento ventricular mais completo.

Com a queda da complacência ventricular, também diminui o enchimento passivo do ventrículo durante a diástole, e o ventrículo fica cada vez mais dependente do aumento atrial do volume diastólico ventricular. Nessa situação, a sístole atrial pode contribuir em até 30 a 50% do volume diastólico final ventricular. Ocorre aumento da pressão sistólica intraventricular que virtualmente elimina o fluxo coronário sistólico. O fluxo sanguíneo subendocárdico diastólico também diminui, como resultado de uma pressão de perfusão coronária mais baixa. A pressão diastólica aórtica precisa permanecer elevada para que seja mantido um fluxo sanguíneo miocárdico adequado.[153,154]

Agora, é preciso que consideremos como um processo de doença incomum pode afetar os mecanismos de compensação. Em primeiro lugar, determinada doença pode interferir com o mecanismo de compensação de hipertrofia concêntrica e de aumento da contratilidade ventricular. Na doença de Pompe, ocorre hipertrofia ventricular esquerda, mas esse evento é secundário ao enorme acúmulo de glicogênio no miocárdio; e, por essa razão, a força ventricular não aumenta a fim de compensar a obstrução do fluxo de saída que comumente ocorre em pacientes com essa doença. Outro exemplo seria a amiloidose, em que a estenose aórtica vem acompanhada de uma miocardiopatia restritiva. Nesse caso, como também na doença de Pompe, não é possível aumentar a massa ou con-

TABELA 2.13A Causas incomuns de lesões valvulares

Doença	Características que afetam os mecanismos de compensação: Transporte e ritmo atriais	Características que afetam os mecanismos de compensação: Contratilidade e hipertrofia	Problemas associados
A. Estenose aórtica (EA)			
1. Doenças congênitas e degenerativas			
a. Congênitas			
(1) Valvulares			
(2) Subvalvulares discretas			
(3) Supravalvulares			
b. Da valva bicúspide			Coartação da aorta, rins policísticos
c. Degenerativas			
(1) Calcificação senil			
(2) Esclerose de Mönckeberg			
2. Doenças infecciosas			
a. Sífilis		Miocardiopatia dilatada e obstrução do efluxo	
b. Actinomicose		Miocardiopatia dilatada e obstrução do efluxo	
3. Doenças infiltrativas			
a. Amiloidose	Infiltração dos nodos sinoatrial e atrioventricular	1. Miocardiopatia dilatada 2. Doença da artéria coronária	
b. Doença de Pompe		1. Miocardiopatia hipertrófica 2. Miocardiopatia dilatada	
c. Doença de Fabry		Miocardiopatia	Hipertensão
d. Xantomatose primária	Arritmia atrial com frequência rápida	1. Miocardiopatia dilatada 2. Doença da artéria coronária	
4. Outras manifestações			
a. Sarcoide	Arritmia e inflamação do sistema de condução	1. Dissinergia ventricular esquerda com aneurisma 2. Infiltração ventricular esquerda e miocardiopatia	
b. Fibroelastose endocárdica		1. Restrição do enchimento ventricular 2. Interferência com o fluxo sanguíneo subendocárdico com diminuição do aporte de oxigênio para o miocárdio	1. Disfunção da valva mitral com estenose causando enchimento ventricular deficiente 2. Regurgitação diminuindo o desenvolvimento da pressão ventricular esquerda
c. Metilsergida		Restrição do enchimento ventricular secundária à fibrose endocárdica	Similar à fibrose endocárdica
d. Doença de Paget	1. Arritmias com perda do "chute" atrial 2. Bloqueio cardíaco completo		Possível estenose mitral e enchimento ventricular deficiente
B. Estenose pulmonar (EP)			
1. Congênita			
a. Valvular			
b. Infundibular			
c. Supravalvular com coartação periférica			
2. Genética – síndrome de Noonan		Miocardiopatia hipertrófica – obstrutiva e não obstrutiva	Insuficiência aórtica

continua

TABELA 2.13A Causas incomuns de lesões valvulares – *continuação*

	Características que afetam os mecanismos de compensação		
Doença	**Transporte e ritmo atriais**	**Contratilidade e hipertrofia**	**Problemas associados**
3. Doenças infiltrativas			
a. Doença de Pompe	Arritmia secundária à infiltração do sistema de condução	Miocardiopatia dilatada	Estenose aórtica e obstrução do trato de efluxo
b. Lentiginose		Hipertrofia septal atrioventricular importante	
c. Sarcoide	Arritmia secundária à infiltração do sistema de condução	Miocardiopatia	*Cor pulmonale*
4. Infecciosas			
a. Endocardite bacteriana subaguda	Bloqueio cardíaco		Insuficiência tricúspide
b. Tuberculose			Insuficiência pulmonar
c. Febre reumática	Comumente associada com outras lesões valvulares		
5. Neoplásicas			
a. Tumores mediastínicos			
b. Tumores primários			
1) Sarcoma 2) Mixoma	Complicações de ritmo ou miocardiopáticas dependerão da extensão do envolvimento da parede no processo neoplásico		
c. Síndrome carcinoide maligna		Fibrose endocárdica	1. Hipertensão pulmonar 2. Regurgitação pulmonar 3. Regurgitação e/ou estenose tricúspide
6. Causas físicas extrínsecas			
a. Aneurisma da aorta ascendente ou seio de Valsalva			
b. Pericardite constritiva		Quadro de miocardiopatia restritiva, mas comumente com bom funcionamento ventricular	
c. *Banding* pós-cirúrgico			Frequentemente associado com outras anormalidades cardíacas congênitas

tratilidade da musculatura ventricular. O processo da doença também pode interferir com o crítico aumento atrial do volume diastólico final ventricular, como na sarcoidose ou na doença de Paget. Doenças desse tipo infiltram o sistema de condução cardíaca, resultando em arritmias ou bloqueio cardíaco com a perda da sincronia da contração atrial. A necessidade de uma elevada pressão de enchimento diastólico ventricular pode ficar comprometida numa situação (como nas intoxicações por metilsergida) que possa causar estenose mitral acompanhada de estenose aórtica. Esse quadro reduz tanto o enchimento ventricular passivo como o enchimento ventricular resultante da contração atrial.

Doenças que afetam o sistema de condução, além de causar perda da contração atrial, também podem acarretar taquiarritmia, o que diminui o tempo de ejeção ventricular e aumenta o fluxo turbulento através das valvas. A Tabela 2.13A lista as causas de estenose aórtica e os aspectos essenciais de sua fisiopatologia que podem afetar os mecanismos de compensação cardíacos.

Estenose pulmonar (Tab. 2.13A)

Como ocorre na estenose aórtica, a área valvular é o determinante crítico do fluxo sanguíneo transvalvular. Estenose pulmonar gera sintomas que são parecidos com os aspectos clínicos clássicos da estenose aórtica: fadiga, dispneia, síncope e angina. Os mecanismos de compensação em pacientes com estenose pulmonar são parecidos àqueles atuantes na estenose aórtica. Inicialmente, sob a tensão da obstrução do efluxo ventricular, ocorre dilatação do ventrículo direito. Mas finalmente o ventrículo direito irá sofrer hipertrofia concêntrica, alterando sua forma, de uma câmara em crescente (mais bem aparelhada para lidar com cargas de volume) para uma forma elipsoide (mais adequada para lidar com cargas de pressão). Em segundo lugar, ocorre aumento no tempo de ejeção, que é mantido com uma frequência cardíaca lenta. Em terceiro lugar, ocorrem aumentos na pressão de enchimento ventricular, como resultado do aumento no volume intravascular e da mudança na complacência do ventrículo direito.

Devemos ter especial atenção com a presença de angina, que ocorre ocasionalmente em pacientes com estenose pulmonar. Habitualmente, o ventrículo direito é uma câmara com paredes finas e com baixas pressões intraventriculares. Essa situação normal resulta numa elevada pressão de perfusão transmural e em bom fluxo sanguíneo subendocárdico, que limita a ocorrência de isquemia no ventrículo direito. A hipertrofia concêntrica aumenta tanto a massa ventricular direita como as pressões nessa mesma câmara cardíaca e amplia a possibilidade de isquemia do ventrículo direito, visto ser maior a necessidade de oxigênio para esse ventrículo, e também porque a perfusão coronária pode ter diminuído. Pode ocorrer cianose diante de uma grave estenose pulmonar acompanhada por um baixo débito cardíaco fixo. Quando aumenta a pressão no ventrículo direito, um forame oval aberto pode causar desvio interatrial direito para esquerdo. Habitualmente, a estenose pulmonar isolada é bem tolerada durante longos períodos, até que os mecanismos de compensação venham a falhar. Quando uma segunda lesão valvular coexiste com estenose pulmonar, devemos levar em consideração os possíveis efeitos dessa lesão nos mecanismos de compensação.[155]

Em casos de estenose pulmonar, os mecanismos de compensação podem ser alterados de forma muito parecida com o que ocorre na estenose aórtica. Ocorrem diminuições na contratilidade ventricular em doenças infiltrativas do miocárdio, como na doença de Pompe, ou na sarcoidose. Em pacientes com estenose pulmonar, a perda da sístole atrial e ocorrência de taquiarritmia têm as mesmas implicações para a função cardíaca do que em casos de estenose aórtica. Em pacientes com endocardite bacteriana subaguda, insuficiência tricúspide pode coexistir com estenose pulmonar, acarretando um comprometimento do desenvolvimento da pressão no ventrículo direito, sobretudo quando sobrevém uma insuficiência ventricular direita. Diante do aumento na massa do ventrículo direito e da maior necessidade de oxigênio para essa cavidade, deve-se considerar a possibilidade de comprometimento do aporte de oxigênio, como ocorre na patologia arterial coronária da doença de Pompe.

Muitos desses pacientes são candidatos para valvuloplastia por balão da válvula pulmonar. Nesse procedimento, um cateter de balão é aplicado por via percutânea, e sua ponta é guiada através da válvula pulmonar. O balão é inflado, provocando afastamento dos folhetos fundidos.[156] Durante a inflação do balão, ocorre um período de intensa hipotensão, podendo ocorrer perda temporária da consciência, vômito e convulsões. Invariavelmente ocorre regurgitação pulmonar, porém na maioria das vezes esse evento é hemodinamicamente bem tolerado. Esse procedimento reduziu o número de pacientes que se apresentam para cirurgias de valvuloplastia e substituição de válvula, embora sejam limitados os dados sobre resultados a longo prazo para tais pacientes.[157] Em muitas instituições, os anestesiologistas proporcionam terapia monitorizada para esses pacientes. A valvuloplastia de balão é também utilizada em pacientes selecionados com estenose aórtica ou mitral.

Insuficiência aórtica (Tab. 2.13B)

O principal problema em casos de insuficiência aórtica é uma redução no fluxo sanguíneo anterógrado final desde o ventrículo esquerdo, por causa da regurgitação diastólica do sangue, que retorna à câmara ventricular esquerda. A primeira pergunta a ser formulada num cenário de insuficiência aórtica é: o problema é agudo ou crônico? Porque, em geral, esse é o principal determinante do grau de compensação. A insuficiência aórtica representa uma sobrecarga de volume quase que exclusiva da câmara ventricular esquerda. Inicialmente, o ventrículo esquerdo responde com dilatação para maximizar os efeitos de aumentos no comprimento das fibras. De maneira aguda, isso pode resultar em insuficiência cardíaca, porque o aumento do diâmetro ventricular aumenta a tensão parietal e a pressão diastólica final. Um aumento agudo no volume ventricular também pode comprometer a fixação da valva mitral ao alterar a relação geométrica dos músculos papilares, resultando em insuficiência mitral e edema pulmonar.[158]

Mas em casos de insuficiência aórtica crônica, diversas mudanças compensatórias minimizam o grau de regurgitação diastólica. O primeiro mecanismo de compensação é um aumento no tamanho da câmara ventricular esquerda, com hipertrofia excêntrica. Ocorre aumento da complacência ventricular esquerda que gera um maior volume na mesma pressão de enchimento, reduzindo assim a pressão diastólica final e a tensão nas paredes. O aumento no volume ventricular permite a utilização integral do mecanismo de Frank-Starling, no qual a força da contração ventricular fica aumentada com o aumento do comprimento de suas fibras. A fração de ejeção é mantida, porque tanto o volume sistólico como o volume diastólico final ventricular aumentam conjuntamente. Mas apesar desses mecanismos de compensação, diversos estudos publicados demonstraram que a contratilidade ventricular fica deprimida.[159] Apesar disso, o surgimento dos sintomas clínicos de insuficiência aórtica não necessariamente guarda correlação com o estado da função ventricular.[160]

Contrastando com a estenose aórtica, o aumento do volume diastólico final ventricular pela contração atrial não é essencial para a compensação ventricular em pacientes com insuficiência aórtica. Uma frequência cardíaca rápida parece ser vantajosa em casos de insuficiência aórtica, porque em pacientes com esse problema a frequência cardíaca rápida reduz o tempo de enchimento diastólico e ajuda a prevenir a excessiva distensão diastólica do ventrículo pelo fluxo regurgitante. Na insuficiência aórtica, o volume do fluxo regurgitante aumenta com o aumento da RVS. Assim, o terceiro mecanismo de compensação principal em casos de insuficiência aórtica é a manutenção de uma baixa resistência periférica, pois o fluxo anterógrado na insuficiência aórtica é inversamente proporcional à RVS.

O aumento no tamanho da câmara e a hipertrofia excêntrica, que ajudam a manter o funcionamento cardíaco em ca-

TABELA 2.13B Causas incomuns de lesões valvulares

	Aspectos que afetam o mecanismo de compensação			
Doença	**Complacência e contratilidade do ventrículo esquerdo**	**Frequência e ritmo cardíacos**	**Resistência vascular**	**Anormalidades cardiovasculares associadas**
A. Insuficiência aórtica				
1. Doença infiltrativa				
a. Amiloidose	Miocardiopatia dilatada e restritiva	Arritmia com infiltração do sistema de condução		1. Doença da artéria coronária 2. Estenose ou insuficiência de outras válvulas
b. Morquio c. Scheie	Habitualmente insuficiência aórtica isolada, com leve mucopolissacaridose			
d. Pseudoxantoma elástico	Miocardiopatia dilatada			
2. Doença infecciosa				
a. Endocardite bacteriana		Bloqueio cardíaco completo		Insuficiência de outras válvulas
b. Sífilis	Miocardiopatia dilatada ou restritiva	Infiltração do sistema de condução		1. Estenose aórtica 2. Aneurisma aórtico
c. Febre reumática				
3. Doença valvular congênita				
a. Válvula aórtica bicúspide b. Aneurisma do seio de Valsalva c. Cúspide fenestrada congênita	Habitualmente, os mecanismos de compensação estão intactos			
4. Degenerativa				
a. Marfan	Normal	Normal	Necrose medial cística da aorta com dissecção	Insuficiência pulmonar
b. Osteogênese imperfeita	Normal	Normal	Necrose clínica cística	Insuficiência mitral
5. Inflamatória				Insuficiência mitral
a. Policondrite recidivante				
b. Lúpus eritematoso sistêmico	Pericardite e efusão		Hipertensão secundária à doença renal	Insuficiência mitral
c. Síndrome de Reiter				
d. Artrite reumatoide	Miocardiopatia congestiva	Bloqueio cardíaco completo		1. Estenose aórtica 2. Estenose e/ou insuficiência mitral 3.Pericardite constritiva 4. Tamponamento cardíaco
6. Síndromes sistêmicas				
a. Espondilite anquilosante		Bloqueio cardíaco completo		Dissecção aórtica
b. Síndrome de Cogan	1. Doença da artéria coronária 2. Miocardiopatia dilatada		Angiite generalizada	
c. Síndrome de Noonan	Miocardiopatia			Estenose pulmonar
d. Ehlers-Danlos				Dissecção vascular espontânea
7. Outras causas				
a. Dissecção aórtica	A interferência com compensação depende da causa; p. ex., sífilis, Marfan, traumática			
b. Metilsergida	Fibrose endocárdica – restrição do enchimento ventricular esquerdo			Estenose e/ou insuficiência da válvula mitral
c. Ruptura traumática	Dilatação e insuficiência aguda			

TABELA 2.13B Causas incomuns de lesões valvulares — *continuação*

	Aspectos que afetam o mecanismo de compensação			
Doença	**Complacência e contratilidade do ventrículo esquerdo**	**Frequência e ritmo cardíacos**	**Resistência vascular**	**Anormalidades cardiovasculares associadas**
B. Insuficiência pulmonar				
1. Congênita				
a. Isolada				
(1) Hipoplásica	Habitualmente tolerada como lesão isolada			
(2) Aplásica				
(3) Bicúspide				
b. Associada com outras lesões cardíacas congênitas	A tolerância da insuficiência pulmonar depende do grau de disfunção do miocárdio induzida por outras lesões cardíacas			
2. Adquirida				
a. Aneurisma sifilítico da artéria pulmonar	Miocardiopatia dilatada	Infiltração do sistema de condução	Estenose luminal	
b. Reumática	Bem tolerada, quando isolada			
c. Endocardite bacteriana		Bloqueio cardíaco completo		Endocardite de outras válvulas
d. Cisto equinocócico	Fibrose endocárdica			Disfunção da válvula tricúspide
3. Síndrome carcinoide maligna	Fibrose endocárdica			Disfunção da válvula tricúspide
4. Física				
a. Traumática				
b. Depois de valvotomia/valvuloplastia ou estenose pulmonar	Redução da complacência ventricular, se o ventrículo direito estiver hipertrófico com estenose pulmonar			
5. Funcional - secundária à hipertensão pulmonar	Hipertrofia ventricular com redução da complacência		Resistência pulmonar elevada, decorrente da hipertensão pulmonar	1. Doença pulmonar obstrutiva crônica 2. Estenose mitral 3. Hipertensão pulmonar primária

sos de insuficiência aórtica, podem ficar comprometidos em problemas como espondilite anquilosante, em que a fibrose do miocárdio limita o aumento do tamanho da câmara até o ponto em que essa doença causa um quadro restritivo. A síndrome de Cogan causa uma miocardiopatia generalizada com doença arterial coronariana e pode alterar o mecanismo de compensação, mediante a diminuição da capacidade de hipertrofia pelo ventrículo esquerdo e da liberação de oxigênio para o ventrículo para as artérias coronárias. Aumentos na complacência ventricular esquerda podem ser evitados em situações como a insuficiência aórtica causada por metilsergida, que acarreta uma fibrose endocárdica e, em consequência, diminuição da complacência ventricular. A capacidade habitual do ventrículo esquerdo em manter a fração de ejeção em casos de insuficiência aórtica pode ficar comprometida pela miocardiopatia da amiloidose. Ocasionalmente, a insuficiência aórtica causada pela endocardite bacteriana aguda está associada a um bloqueio cardíaco completo, resultando numa frequência cardíaca lenta, acompanhada de excessiva distensão ventricular e decréscimo no débito cardíaco. A insuficiência aórtica decorrente de condições como LES associado a aumento da resistência periférica pode aumentar a fração regurgitante na presença da válvula aórtica incompetente.[161,162]

Insuficiência pulmonar (Tab. 2.13B)

A insuficiência pulmonar ocorre comumente num cenário de hipertensão pulmonar ou *cor pulmonale*, mas pode existir como lesão isolada, como em casos de endocardite bacteriana aguda em usuários de drogas. A insuficiência pulmonar também pode ser iatrogênica, por ser uma sequela frequente de procedimentos de valvuloplastia pulmonar. A insuficiência pulmonar é extremamente bem tolerada durante longos períodos. Como a insuficiência aórtica, essa entidade representa uma sobrecarga de volume na câmara ventricular, mas a crescente geometria do ventrículo direito é de tal ordem que a sobrecarga de volume é facilmente resolvida. Os mecanismos de compensação para insuficiência pulmonar são os mesmos operantes na insuficiência aórtica: aumento da complacência ventricular direita, frequência cardíaca rápida e baixa resistência vascular pulmonar. Normalmente o ventrículo direito é uma câmara altamente complacente; e, com sua abrupta curva de pressão de enchimento-volume sistólico, funciona muito bem em presença de aumentos do volume.

O grau de regurgitação pulmonar é determinado pelo gradiente de pressão arterial pulmonar diastólica pressão diastólica final do ventrículo direito. Por essa razão, baixa resistência vascular pulmonar e baixa pressão de enchimento no lado esquerdo são essenciais para manutenção do fluxo anterógrado. Em geral, ocorre menos aumento no volume diastólico final ventricular, em comparação com casos de insuficiência aórtica. Mas a fração de ejeção não é tão bem mantida em casos de insuficiência pulmonar, em comparação com o que ocorre em pacientes com insuficiência aórtica. Diante de regurgitação pulmonar grave (p. ex., na insuficiência aórtica), ocorre hipertrofia excêntrica da câmara ventricular.[163]

Estados patológicos podem interferir com os mecanismos de compensação do ventrículo direito por diversas formas. Doenças que causam insuficiência pulmonar, como a síndrome carcinoide maligna, também causam uma fibrose endocárdica que diminui a capacidade de dilatação da câmara ventricular direita em resposta à sobrecarga de volume. Aumentos na pós-carga ventricular direita aumentam a fração regurgitante. Isso é particularmente verdade quando a insuficiência pulmonar é secundária à hipertensão pulmonar. Hipoxemia pode aumentar a resistência vascular pulmonar, como nos casos de hipoxemia resultante de disfunção vascular pulmonar na síndrome carcinoide. Não é comum a coexistência de uma miocardiopatia com insuficiência pulmonar isolada; assim, habitualmente permanece intacto o potencial para hipertrofia excêntrica. No entanto, a sífilis pode representar uma situação na qual existe uma miocardiopatia juntamente com insuficiência pulmonar, embora isso possa depender da extensão do envolvimento do miocárdio pela sífilis.

Estenose mitral (Tab. 2.13C)

O defeito principal em casos de estenose mitral é uma restrição do enchimento ventricular esquerdo normal através da válvula mitral. Como ocorre em outras lesões estenosantes, a área do orifício da válvula é o determinante principal do fluxo; e, à medida que o orifício vai ficando menor, o fluxo turbilhonado através da válvula aumenta, assim como a resistência total ao fluxo. Os aspectos importantes na compensação da estenose mitral são: (1) aumento do gradiente de pressão através da válvula e (2) prolongamento da duração da diástole. Os mecanismos de compensação em casos de estenose mitral são: (1) dilatação e hipertrofia do átrio esquerdo, (2) aumentos nas pressões de enchimento atrial, e (3) uma frequência cardíaca lenta, a fim de dar tempo suficiente para um fluxo diastólico com turbulência mínima.[164]

Comumente ocorre descompensação em casos de estenose mitral reumática quando há fibrilação atrial com uma frequência ventricular rápida. Esse quadro promove perda da contração atrial e redução do tempo para enchimento ventricular, que resulta em ingurgitamento da vasculatura pulmonar. Assim, em geral, a alteração da função ventricular esquerda não é o fator limitante na capacidade de compensação do coração para estenose mitral.[165]

Como ocorre em outras lesões valvulares causadas por doenças incomuns, são muito importantes os problemas cardiovasculares coexistentes que interferem com os mecanismos de compensação. Doenças como sarcoidose ou amiloidose podem infiltrar os músculos ventriculares, impedindo o enchimento ventricular esquerdo por diminuir a complacência. Amiloidose, gota e sarcoidose também podem afetar o sistema de condução do coração, resultando em bloqueio cardíaco, taquiarritmia ou fibrilação atrial.

Estenose tricúspide (Tab. 2.13C)

A estenose tricúspide geralmente está associada com estenose mitral como sequela da febre reumática. É comum as outras lesões valvulares associadas com estenose tricúspide determinarem a função cardíaca e, com frequência, a estenose tricúspide existe como lesão praticamente incidental. A estenose tricúspide isolada é problema muito raro, e a etiologia é carcinoide ou congênita. Os problemas que ocorrem em casos de estenose tricúspide são parecidos com os da estenose mitral. É grande o gradiente diastólico atrial direito para o ventricular direito, e o fluxo através da válvula tricúspide está relacionado à área valvular.[166,167]

Os mecanismos de compensação em casos de estenose tricúspide também são parecidos aos operantes na estenose mitral. Um aumento na pressão atrial direita mantém o fluxo através da válvula estenosada, e isso está associado com hepatomegalia, distensão venosa jugular e edema periférico. Do mesmo modo, o coração compensa com dilatação e hipertrofia do átrio direito e aumenta na força de contração atrial, melhorando o transporte atrial do sangue através da válvula estenosada. As implicações da frequência cardíaca lenta em casos de estenose tricúspide são as mesmas operantes na estenose mitral. Geralmente, a contrabilidade ventricular é bem mantida. O surgimento da fibrilação atrial em pacientes com estenose tricúspide é um evento menos crucial do que na estenose mitral. Na estenose tricúspide, a fibrilação atrial pode causar sintomas como aumento no edema periférico, enquanto na estenose mitral, a fibrilação atrial resulta em sinais de insuficiência do lado esquerdo.[168]

Doenças podem interferir com compensação cardíaca para estenose tricúspide de forma muito parecida com sua interferência com compensação cardíaca para estenose mitral. Pode haver maior restrição do enchimento ventricular direito em problemas como síndrome carcinoide maligna que acarretam uma fibrose endocárdica que reduz a complacência ventricular direita. Com frequência, a estenose tricúspide coexiste com estenose pulmonar na síndrome carcinoide, resultando em restrição grave do débito cardíaco.[169]

Insuficiência mitral (Tab. 2.13D)

A insuficiência mitral, como a insuficiência aórtica, resulta da incapacidade da válvula afetada de manter a competência durante o ciclo cardíaco. Ela ocorre por um de três mecanismos básicos: (1) lesão ao próprio aparelho valvular; (2)

TABELA 2.13C Causas incomuns de lesões valvulares

	Aspectos que afetam os mecanismos de compensação			
Doença	**Ritmo**	**Transporte atrial**	**Função ventricular esquerda**	**Problemas associados**
A. Estenose mitral				
1. Inflamatória				
a. Febre reumática				
b. Artrite reumatoide	Bloqueio cardíaco	1. Constrição pericárdica 2. Tamponamento cardíaco	Miocardiopatia dilatada	1. Estenose e insuficiência aórtica 2. Insuficiência mitral
2. Infiltrativa				
a. Amiloidose	1. Bloqueio cardíaco 2. Infiltração do sistema de condução	Dilatação e hipertrofia atrial	Miocardiopatia dilatada e restritiva	Disfunção de outras válvulas
b. Sarcoidose	Infiltração do sistema de condução		Miocardiopatia dilatada	1. Hipertensão pulmonar
c. Gota	Infiltração do sistema de condução			2. *Cor pulmonale*
3. Diversos				
a. Mixoma atrial esquerdo	Mecanismo de compensação normal			
b. Válvula mitral em paraquedas	Mecanismo de compensação normal			
c. Anel concêntrico do átrio direito	Mecanismo de compensação normal			
d. Metilsergida			Fibrose endocárdica	Insuficiência mitral
e. Granulomatose de Wegener	Arritmias secundárias à vasculite do miocárdio	Degeneração miofibrilar	Miocardiopatia dilatada	
B. Estenose tricúspide				
1. Inflamatória				
a. Febre reumática	Habitualmente associada a outras lesões valvulares			
b. Lúpus eritematoso sistêmico	Arritmia secundária à pericardite		1. Doença da artéria coronária 2. Miocardiopatia	
2. Fibrótica				
a. Síndrome carcinoide		Fibrose que evolui até hipertensão e dilatação	1. Hipertensão pulmonar com aumento da pós-carga ventricular direita 2. Fibrose endocárdica	Estenose pulmonar
b. Fibroelastose endocárdica	Similar à síndrome carcinoide			
c. Metilsergida	Similar à síndrome carcinoide			Anormalidade das válvulas mitral e aórtica
3. Outros				
a. Síndrome de Hurler	Infiltração do sistema de condução	Infiltração da parede atrial	Miocardiopatia dilatada	Estenose aórtica
b. Mixoma do átrio direito		Mecanismos de compensação habitualmente normais		

inadequação no suporte do aparelho valvular pelos cordões tendíneos-músculos papilares; ou (3) dilatação do ventrículo esquerdo e distensão do ânulo da valva mitral, com perda da geometria estrutural necessária para o fechamento valvular.[170] A insuficiência mitral representa uma sobrecarga de volume tanto do átrio esquerdo como do ventrículo esquerdo, gerando um aumento de até quatro a cinco vezes no volume diastólico final ventricular. Nos casos de insuficiência mitral, comumente a ejeção ventricular fica bem preservada por causa do circuito paralelo de descarga através da válvula

TABELA 2.13D Causas incomuns de lesões valvulares

	Aspectos que afetam os mecanismos de compensação			
Doença	**Frequência**	**Função e complacência ventricular esquerda**	**Resistência vascular**	**Problemas associados**
A. Insuficiência mitral (IM)				
1. Condições geradoras de dilatação anular				
a. Insuficiência aórtica		Nesse estágio, habitualmente em insuficiência	Elevada com baixo débito	
b. Insuficiência do ventrículo esquerdo			Habitualmente elevada	
2. Condições que afetam os cordões tendíneos e músculos papilares				
a. Isquemia do miocárdio	Arritmias associadas, especialmente bradiarritmias	Frequentemente deficiente	Normal ou elevada, se o débito cardíaco estiver reduzido	
b. Ruptura de cordão tendíneo				
c. Miocardiopatia obstrutiva hipertrófica		Hipercinética com baixa complacência ventricular	Habitualmente elevada	
3. Condições que afetam os folhetos valvulares				
a. Síndrome de Marfan Síndrome de Ehlers-Danlos Osteogênese imperfeita		Habitualmente intactos – essas condições também afetam o tecido conjuntivo dos cordões tendíneos		
b. Febre reumática				
c. Artrite reumatoide	Bloqueio cardíaco	Miocardiopatia dilatada		Outras anormalidades valvulares associadas
d. Espondilite anquilosante	Dissociação atrioventricular			Insuficiência aórtica
e. Amiloidose	Infiltração dos nodos sinoatrial e atrioventricular	Miocardiopatia restritiva e dilatada		Doença da artéria coronária
f. Gota	Depósitos de urato no sistema de condução	Habitualmente normal		Doença da artéria coronária
B. Insuficiência tricúspide				
1. Dilatação anular				
a. Insuficiência ventricular direita			Frequentemente secundária à hipertensão pulmonar	
b. Insuficiência pulmonar		Insuficiência ou extrema dilatação do ventrículo direito	Frequentemente secundária à hipertensão pulmonar	
2. Folhetos, cordões e músculos papilares				
a. Anomalia de Ebstein				
b. Endocardite bacteriana aguda				
c. Febre reumática		Compensação intacta		

mitral aberta, o que permite rápida redução da tensão parietal no ventrículo durante a sístole. Contudo, a sobrecarga de volume resultará em diminuição irreversível na contratilidade. Ironicamente, a insuficiência mitral funciona como seu próprio sistema protetor de redução da pós-carga.[171]

Os mecanismos de compensação em casos de insuficiência mitral incluem dilatação ventricular, elevações na pressão de enchimento ventricular e manutenção de baixa resistência periférica. Como ocorre na insuficiência aórtica, a dilatação ventricular permite máximo ganho com o mecanismo de Frank-Starling. Uma baixa resistência periférica mantém o fluxo anterógrado, ao passo que aumentos na resistência periférica aumentam o grau de fluxo regurgitante através da válvula mitral. No caso de insuficiência mitral, o coração é beneficiado por frequência cardíaca relativamente rápida, pois uma frequência lenta está associada ao aumento do diâmetro diastólico ventricular, que pode promover distorção ainda maior do aparelho da válvula mitral, resultando em aumento da regurgitação, além de aumentar a demanda por oxigênio por causa do aumento na tensão parietal.

Várias doenças que interferem com os mecanismos de compensação em casos de insuficiência mitral podem ser citadas. Quando a insuficiência mitral é secundária à infiltração amiloide da válvula mitral, a dilatação ventricular fica comprometida pela coincidente infiltração amiloide do miocárdio ventricular, o que restringe o enchimento diastólico.[172] Infiltração amiloide do sistema de condução pode causar bloqueio cardíaco e bradicardia, resultando em aumento da regurgitação mitral, pelas razões citadas anteriormente. Nos casos de insuficiência mitral associada com insuficiência ventricular esquerda, ocorre, além de uma função ventricular esquerda deficiente, elevação da atividade das catecolaminas endógenas, o que aumenta a resistência vascular periférica ao fluxo anterógrado e ao fluxo regurgitante.

Insuficiência tricúspide (Tab. 2.13D)

A insuficiência tricúspide é mecanicamente similar à insuficiência mitral. A causa mais comum de insuficiência tricúspide é a insuficiência ventricular direita.[173] Mesmo nesse cenário, comumente a insuficiência tricúspide é bem tolerada, da mesma forma em que é bem tolerada quando ocorre isoladamente. Ela representa uma sobrecarga de volume tanto do ventrículo direito como do átrio direito. Mas devido à grande complacência do sistema venoso sistêmico, comumente a pressão no átrio direito não está tão elevada como no átrio esquerdo em casos de insuficiência mitral. Essa condição permanece sendo verdadeira até que o ventrículo direito perca sua complacência, o que pode ocorrer numa situação de alta pós-carga, como nos estados de hipertensão pulmonar.

O principal mecanismo de compensação em casos de insuficiência tricúspide é o enchimento adequado do ventrículo direito. Tendo em vista que o ventrículo direito é construído de maneira a lidar eficientemente com uma carga de volume, habitualmente ocorre manutenção do débito cardíaco. Um aumento no retorno venoso, que ocorre como resultado da pressão intrapleural negativa decorrente da ventilação espontânea, ajuda a manter o enchimento ventricular direito adequado, mesmo em presença de insuficiência tricúspide. A principal razão para a boa tolerância da insuficiência tricúspide é que, geralmente, esse defeito está superposto a um ventrículo direito normal. A insuficiência tricúspide costuma se tornar hemodinamicamente significativa nos casos em que haja coexistência de insuficiência ventricular direita. Nessa situação, a perda da integridade da câmara ventricular direita, em decorrência da válvula tricúspide incompetente, resulta em aumento no fluxo regurgitante, à custa do fluxo anterógrado através da circulação pulmonar, diminuindo o volume transportado para o ventrículo esquerdo, com resultante decréscimo do débito cardíaco.

Prolapso de válvula mitral

O prolapso de válvula mitral não é uma doença incomum *per se;* sua incidência fica entre 5% e 20% na população geral.[174] Contudo, esse distúrbio ocorre em associação com doenças incomuns como MCOH, mixoma atrial esquerdo, síndrome de Wolff-Parkinson-White, síndrome do QT longo, síndrome de Marfan e síndrome de Ehlers-Danlos. Nos casos de prolapso de válvula mitral, um ou ambos os folhetos mitrais sofrem deslocamento na direção do átrio esquerdo durante a sístole ventricular. São complicações do prolapso de válvula mitral a endocardite bacteriana, insuficiência mitral, tromboembolia, arritmias (tanto atriais como ventriculares), síncope e morte súbita. A American Heart Association publicou recomendações para prevenção da endocardite bacteriana em pacientes com prolapso de válvula mitral.[175] Pacientes com suspeita de prolapso de válvula mitral e sopro concomitante decorrente de regurgitação mitral devem receber profilaxia para endocardite. Preferencialmente, pacientes com suspeita de prolapso de válvula mitral devem passar por avaliação ecocardiográfica da válvula mitral antes de qualquer procedimento que esteja associado com risco de bacteremia. Insuficiência mitral documentada por ecocardiografia Doppler, espessamento dos folhetos da válvula mitral ou do aparelho valvular mitral com regurgitação mitral ou insuficiência mitral induzida por exercício em pacientes com prolapso de válvula mitral são indicações de profilaxia antibiótica para endocardite bacteriana.

Considerações anestésicas

Surgirão problemas perioperatórios de lesões valvulares, quando ocorrer falha aguda dos mecanismos de compensação. Deve-se selecionar a monitoração de modo a proporcionar avaliação contínua do estado desses mecanismos de compensação. Certos aspectos da monitoração devem ser considerados comuns a todas as lesões valvulares. O eletrocardiograma é essencial para monitoração do ritmo cardíaco e alterações isquêmicas. Certamente deve-se monitorar as pressões de enchimento, utilizando o cateter arterial pulmonar ou um cateter de pressão venosa central, conforme apropriado para a lesão específica. A pressão arterial será mais adequadamente monitorada com um cateter arterial de demora. Além disso, um cateter arterial permite a monitoração dos gases sanguíneos, que são importantes nos casos de comprometimento da função pulmonar. A oximetria de pulso é um instrumento valioso para determinação da adequação da oxigenação. ETE tem utilidade na avaliação das mudanças na pré-carga e na contratilidade, resultantes das manipulações anestésicas e cirúrgicas. O doppler de onda pulsada e o mapeamento *color-flow* têm utilidade na determinação das características de fluxo das lesões valvulares e de sua resposta às manipulações farmacológicas ou cirúrgicas.[176]

Em lesões como as da estenose aórtica ou pulmonar, em que se está diante de câmaras de alta pressão, é obrigatória a monitoração da derivação apropriada do ECG para avaliação da isquemia.[177,178] É especialmente importante a monitoração da frequência e do ritmo.[179,180] A razão para a agressiva monitoração das pressões de enchimento torna-se clara se nos lembrarmos que as lesões, como a estenose mitral, são notavelmente sensíveis à pré-carga.

Em casos de estenose tricúspide ou pulmonar, pode ser difícil, senão impossível, posicionar um cateter arterial pulmonar. Contudo, pressões de enchimento do lado direito indicam condições de carga nessas lesões, podendo ser monitoradas com um cateter de pressão venosa central. Se o tórax for aberto em pacientes nos quais não foi possível a passagem de um cateter arterial pulmonar, poderá ser inserido um cateter de pressão arterial pulmonar sob visão direta. Também poderá ser inserido um cateter de pressão atrial do lado esquerdo, para acompanhamento das pressões de enchimento desse lado.

Nas lesões valvulares do lado esquerdo, em muitas instituições usa-se um cateter arterial pulmonar com o objetivo de monitorar tanto as pressões de enchimento como o débito cardíaco.Com o cateter arterial pulmonar posicionado, podem ser calculadas as resistências vasculares para as circulações pulmonar e sistêmica, o que permite a avaliação das intervenções terapêuticas, conforme previamente mencionado. Além disso, mudanças nas formas de onda dos traçados da pressão capilar pulmonar encunhada ou da pressão venosa central podem, com frequência, indicar aumentos na regurgitação, ou ocorrência de regurgitação em situações de superdistensão ventricular.

O cuidado anestésico de lesões valvulares deve evitar a depressão significativa da contratilidade, porque virtualmente todas as lesões valvulares dependem de uma boa contratilidade como mecanismo primordial de compensação. Isso será especialmente válido se a lesão coexistir com uma miocardiopatia na qual pequenas reduções na contratilidade podem resultar em grave descompensação cardíaca. Em lesões valvulares, uma técnica utilizando altas doses de opioides provavelmente representa a menor intrusão nas reservas fisiológicas. Fentanil, sufentanil e remifentanil causam poucas alterações cardiovasculares, embora possam ocorrer bradicardia e rigidez da parede torácica e com frequência haja necessidade de ventilação pós-operatória.[181,182] A rigidez é facilmente resolvida pelo uso de um bloqueador neuromuscular. A bradicardia associada ao uso do opioide pode ser vantajosa em pacientes com lesões estenóticas da mitral e tricúspide.

Óxido nitroso é um suplemento tradicional à analgesia narcótica, mas trata-se de um depressor do miocárdio, com a propriedade de aumentar ligeiramente tanto a resistência vascular pulmonar como a RVS. Comumente, essas alterações não têm grande significado, mas podem ser significantes em lesões regurgitantes graves, quando poderão aumentar o fluxo regurgitante.[183,184] Quetamina provavelmente não será um anestésico pouco razoável em lesões regurgitantes, graças às suas ligeiras propriedades estimulantes simpáticas, mas esse agente fica contraindicado em lesões estenóticas por causa dos problemas associados com taquicardia. Etomidato é um anestésico intravenoso bem tolerado por pacientes com lesões valvulares.[185] Tiopental e propofol devem ser administrados lentamente e titulados até o efeito desejado para que possam ser utilizados com segurança em pacientes com doença valvular.[186]

Bloqueadores neuromusculares, quando utilizados em lesões valvulares, provavelmente deverão ser selecionados de acordo com suas propriedades autonômicas. Exemplificando, o pancurônio pode ter utilidade na insuficiência aórtica ou mitral, em virtude do aumento na frequência cardíaca. Por outro lado, em lesões estenosantes o cisatracúrio, o rocurônio e o vecurônio não resultarão em aumentos prejudiciais na frequência cardíaca.[187,188]

CAUSAS INCOMUNS DE ARRITMIAS

Síndrome do QT longo idiopático

Comumente, essa rara síndrome consiste em um transtorno familiar. O paciente típico exibe prolongamento primário do intervalo QT (QTc > 440 ms) e episódios de síncope associados a esforço físico ou estresse emocional. A surdez congênita é um defeito associado.[189,190] Em pacientes não tratados, a mortalidade se aproxima dos 5% anuais, o que é bastante notável para uma população com idade mediana na faixa dos 20 anos. A gravidade da doença é avaliada pela frequência dos ataques de síncope. Esses ataques podem ser decorrentes de arritmias ventriculares ou de disfunção de nodo sinusal. A ocorrência de *torsades de pointes* é especialmente sombria, podendo ser o evento terminal para esses pacientes.[191] *Torsades de pointes* é uma variedade maligna de taquicardia ventricular com rotação do eixo de QRS, que se mostra resistente à cardioversão.[192]

Teoriza-se que a patogênese dessa síndrome é um desequilíbrio da inervação simpática. A estimulação do gânglio estrelado esquerdo baixa o limiar para arritmias ventriculares, enquanto a estimulação do gânglio estrelado direito funciona como proteção contra arritmias ventriculares. Foram demonstrados alívio da síncope e diminuição da mortalidade em pacientes medicados com β-bloqueadores e naqueles submetidos a simpatectomias torácicas altas esquerdas.[193]

Considerações anestésicas

Embora ocasionalmente o paciente venha a se apresentar para simpatectomia torácica alta esquerda e ganglionectomia do estrelado esquerdo, esse paciente também se apresentará para cirurgia não ligada a seu transtorno primário. Tendo em vista a documentação do esforço físico como fator de disparo para episódios de síncope, uma atitude prudente seria a manutenção do β-bloqueio durante todo o período perioperatório.

A dose oral habitual de bloqueador β-adrenérgico para o paciente deve ser administrada junto com a pré-medicação ansiolítica. A técnica anestésica deve ser adaptada de modo a minimizar a estimulação simpática. Um anestésico opioide em alta dose será apropriado para essa finalidade, sendo efetivo na supressão de elevações das catecolaminas em resposta a estímulos prejudiciais. Óxido nitroso causa leve estimulação simpática;

por essa razão, deverá ser evitado. Isoflurano e sevoflurano prolongam o intervalo QT, ao passo que halotano tem efeito oposto.[194] Foi demonstrado que propofol reduz o intervalo QT prolongado e a dispersão de QT em pacientes com a forma idiopática de intervalo QT prolongado.[195] Em procedimentos especialmente longos, devem ser administradas doses intravenosas suplementares de um β-bloqueador ou infusão contínua de esmolol. O droperidol está associado com prolongamento de QT; por isso, deve ser evitado.

Síndromes de Wolff-Parkinson-White e Lown-Ganong-Levine

Wolff-Parkinson-White e Lown-Ganong-Levine são síndromes da pré-excitação que resultam em taquicardias supraventriculares. A presença de tratos acessórios de derivação anatômica permite que o impulso atrial ative o feixe de His num intervalo mais curto do que ocorreria através da via nodal AV normal. Se houver aumento na refratariedade de uma das vias, então poderá ser iniciada uma taquicardia reentrante. Em casos de WPW, o eletrocardiograma demonstra um intervalo PR curto (<0,12 segundo), uma onda delta (modulação do curso ascendente da onda R) e alargamento do complexo QRS.[196]

Medicações que podem promover maior refratariedade em uma via do que na outra podem criar uma janela de bloqueio unidirecional funcional. Essa situação inicia um ciclo de impulso elétrico que resulta em frequência ventricular rápida. Comumente, esses pacientes são tratados com medicamentos que prolongam o período refratário do nodo AV, por exemplo, β-bloqueadores, verapamil e digoxina, ou com agentes que aumentam o período refratário da via acessória, como procainamida e amiodarona.[197] Contudo, a resposta de cada paciente irá variar, dependendo da janela de bloqueio unidirecional e dos diferentes efeitos do mesmo agente farmacológico exercidos nas duas vias. Exemplificando, verapamil e digoxina podem perpetuar a arritmia, especialmente quando WPW está associada com fibrilação atrial.[198] Uma abordagem não farmacológica no tratamento de pacientes com síndromes de pré-excitação é a ablação por cateter das vias acessórias.[199,200]

Considerações anestésicas

O atual tratamento de escolha para WPW é a ablação da via acessória, o que comumente é realizado em laboratórios eletrofisiológicos.[201,202] O anestesiologista pode estar envolvido num procedimento diagnóstico eletrofisiológico (para pacientes jovens ou pouco cooperativos) ou num procedimento de ablação cirúrgica.

Os procedimentos, com frequência, envolvem períodos de estimulação elétrica programada na tentativa de provocar a arritmia antes e depois da ablação da via acessória. Comumente, antes do procedimento são descontinuadas as medicações antiarrítmicas. Assim, o paciente se apresenta para a anestesia em um estado relativamente desprotegido. Fica indicada a pré-medicação para prevenir a ansiedade que poderia aumentar os níveis de catecolaminas e precipitar arritmia. A monitoração por ECG deve ser direcionada para diagnóstico de arritmias atriais (derivações II e V1). Em pacientes que serão submetidos à anestesia geral, um eletrodo de ECG esofágico proporciona o melhor complexo atrial "não invasivo".

Se ocorrerem taquiarritmias no cenário de uma condução anterógrada de via acessória, por exemplo, como ocorre em WPW, deverão ser evitadas medicações que prolonguem o tempo de condução e a refratariedade no nodo AV. Por consequência, adenosina, β-bloqueadores, bloqueadores do canal de cálcio e digoxina estarão relativamente contraindicados no tratamento agudo de taquiarritmias nesses pacientes. No paciente hemodinamicamente instável, cardioversão elétrica é o tratamento de escolha. Se houver necessidade de tratamento farmacológico, os agentes preferidos serão amiodarona, flecainida, propafenona ou sotalol; contudo, os efeitos desses agentes são duradouros e podem interferir com os procedimentos e com a ablação das vias acessórias.

Se houver necessidade de anestesia geral, um regime anestésico com base em opioide-benzodiazepínico ou opioide-propofol não demonstrou efeito nos parâmetros eletrofisiológicos das vias de condução acessórias.[203] Anestésicos inalatórios aumentaram a refratariedade nas vias acessórias e atrioventricular; o halotano teve o menor efeito, seguido pelo isoflurano e pelo enflurano.[204] Portanto, devem ser evitados anestésicos inalatórios para pacientes que se apresentam para ablação das vias acessórias. Para pacientes com síndromes de pré-excitação que se apresentam para outros procedimentos, anestésicos inalatórios realmente podem ser indicados para prevenção de taquiarritmias perioperatórias.

O CORAÇÃO TRANSPLANTADO

Para o candidato apropriado com doença cardíaca em estágio final, o transplante do coração se tornou uma modalidade terapêutica amplamente aceita, tanto para melhorar a duração como a qualidade de vida. O primeiro transplante de coração humano foi realizado no final dos anos de 1960, mas essa prática foi descontinuada logo em seguida, por causa da rejeição do órgão e de infecções oportunistas. Desde 1980, com a introdução de uma imunossupressão mais efetiva e o aumento da sobrevida, o procedimento emergiu como modalidade terapêutica altamente aceitável para doença cardíaca em estágio final.[205] Esses receptores de transplantes de coração podem se apresentar para cirurgia não cardíaca e, portanto, devem ser considerados a fisiologia do coração denervado e os efeitos colaterais dos agentes imunossupressores.

O coração denervado

O átrio receptor (que pode permanecer depois do transplante) mantém sua inervação; contudo, isso não tem efeito no coração transplantado. Portanto, diz-se comumente que o coração transplantado está denervado. Os ramos eferente (para o coração) e aferente (afastando-se do coração) dos sistemas nervosos parassimpático e simpático são destruídos durante o transplante cardíaco. Esse processo tem impacto significativo na fisiologia do coração transplantado e na resposta aos agentes farmacológicos comumente utilizados no período perioperatório. Foi documentado certo grau de reinervação simpática do coração transplantado, embora essa reinervação seja tardia e incompleta.[206,207]

Terapia imunossupressiva

Os principais agentes utilizados para imunossupressão crônica são inibidores da calcineurina, azatioprina, rapamicinas (everolimus/sirolimus), tacrolimus, micofenolato mofetila e corticosteroides.[208,209] Esses fármacos podem interagir com os agentes anestésicos e têm efeitos colaterais com implicações anestésicas. A ciclosporina é nefrotóxica e hepatotóxica. Outro efeito colateral importante associado ao uso de ciclosporina é a hipertensão. Ela também pode baixar o limiar para convulsões. O tacrolimus é nefrotóxico e pode levar ao diabetes e à elevação da pressão arterial. A terapia crônica com corticosteroides está associada à intolerância à glicose e a ocorrência de osteoporose, e a azatioprina é tóxica para a medula óssea.

Considerações anestésicas

A fisiologia e a resposta a agentes farmacológicos são muito diferentes no coração denervado. A inervação vagal do coração é interrompida, havendo ausência de variabilidade da frequência cardíaca com a respiração, manobras vagais e exercício. Comumente, inibidores da colinesterase, como neostigmina e edrofônio, não causam bradicardia, embora haja relatos de casos que ligam parada cardíaca e bradicardia à administração de neostigmina, mesmo no coração transplantado.[210,211] Contudo, os efeitos em outros sistemas do organismo (p. ex., glândulas salivares) permanecem intactos, e esses agentes devem ainda ser utilizados em combinação com agentes anticolinérgicos.[212] Analogamente, agentes anticolinérgicos, como a atropina, não aumentam a frequência cardíaca, e assim a bradicardia é tratada com agentes de ação direta, como isoproterenol, ou com estimulação cardíaca por marca-passo. Foi descrita uma resposta paradoxal com a ocorrência de bloqueio AV ou parada sinusal depois da administração de atropina em pacientes com corações transplantados.[213] Medicamentos com efeitos colaterais vagolíticos, como pancurônio, não causam taquicardia. Foi demonstrado que o seio e os nodos AV denervados são supersensíveis à adenosina e teofilina.[214]

A estimulação simpática pode ter origem de duas fontes: neuronal ou humoral. No coração denervado, inicialmente a informação neuronal é desligada e apenas parcialmente restaurada, mas aumentos nas catecolaminas circulantes aumentarão a frequência cardíaca. O mecanismo de Frank-Starling também ajuda na preservação da resposta cardíaca ao exercício ou ao estresse. Por causa da denervação, agentes cardiovasculares de ação indireta têm efeitos imprevisíveis. A resposta da circulação coronária também pode ficar afetada.[215,216]

O coração inervado normal responde a aumentos na demanda aeróbica principalmente por aumentos na frequência cardíaca. Contudo, a resposta inicial do coração denervado ao aumento da demanda se faz através do mecanismo de Frank-Starling: aumento do volume sistólico mediante aumento da pré-carga. O aumento na frequência cardíaca através da via humoral ou das catecolaminas circulantes sofre retardo. Em geral, a resposta do coração denervado ao exercício ou ao aumento da demanda metabólica é subnormal.[217-219]

Fibras sensitivas no coração desempenham importante papel na manutenção da RVS. Diante das rápidas mudanças na RVS, o coração denervado talvez não responda apropriadamente, e esses pacientes toleram pouco a hipovolemia. As fibras sensitivas no coração também são importantes nas manifestações da isquemia do miocárdio. Assim, o paciente com um coração denervado talvez não sinta angina, embora haja relatos do contrário.

Outro fator que deve ser levado em consideração no cuidado anestésico desses pacientes é que o coração transplantado também está predisposto para doença arterial coronariana acelerada. A proliferação fibrosa da íntima de vasos epicárdicos pode resultar de um processo crônico de rejeição e, dentro de 5 anos a contar do transplante, muitos pacientes terão desenvolvido uma oclusão significativa de suas artérias coronárias.[220,221] Portanto, esses pacientes devem ser avaliados para presença de doença arterial coronariana.

Os agentes imunossupressores também devem ser levados em consideração no plano anestésico. Como a ciclosporina é nefrotóxica e hepatotóxica, esses sistemas orgânicos deverão ser avaliados. Corticosteroides predispõem os pacientes à osteoporose, havendo necessidade de um posicionamento cuidadoso. Pacientes medicados com azatioprina devem passar por uma avaliação hematológica apropriada no período pré-operatório.[222,223]

AIDS E O CORAÇÃO

Em 2002, havia quase 900 mil casos de AIDS nos Estados Unidos, segundo o Centers for Disease Control and Prevention (CDC).[224] As estimativas atuais indicam que mais de 40 milhões de pessoas em todo o mundo podem estar infectadas com HIV.[225] O HIV afeta todos os sistemas do organismo, inclusive o sistema cardiovascular. O coração pode ser afetado diretamente pelo vírus HIV e por infecções oportunistas relacionadas ao estado de imunocomprometimento, malignidades comuns à doença e terapia farmacológica.

A função diastólica ventricular esquerda é afetada prematuramente no curso da infecção por HIV. Coudray et al.[226] realizaram uma avaliação ecocardiográfica em 51 pacientes HIV-positivos, tendo comparado os resultados com dados obtidos de controles pareados para idade e gênero e constataram que pacientes HIV-positivos, independentemente da presença de doença sintomática, exibiam comprometimento da função diastólica ventricular esquerda. O mecanismo dessa disfunção é obscuro, mas pode ser secundário à miocardite viral; seu significado clínico ainda está por ser determinado. Em contraste com essa disfunção diastólica no início do curso da infecção, a disfunção sistólica tem sido descrita tardiamente no curso da doença. Essa disfunção sistólica pode ser causada por zidovudina.[227]

Zidovudina é um agente antiviral que inibe a transcriptase reversa do HIV. Estudos de microscopia eletrônica demonstraram que a zidovudina promove a destruição do aparelho mitocondrial do miocárdio.[228,229] Domanski et al., em um estudo prospectivo randomizado, verificaram que crianças infectadas com HIV e que foram tratadas com zidovudina tiveram decréscimo significativo na fração de ejeção ventricular esquerda, em comparação com crianças infectadas com HIV que não haviam sido medicadas com esse agente.[230] Esses autores sugeriram que a função do ventrículo esquerdo devia ser avaliada por exames seriados. Starc et al. verificaram que 18 a 39% das crianças que foram diagnosticadas com AIDS eram acometidas por disfunção cardíaca dentro de 5 anos de acompanhamento, e que a disfunção cardíaca estava associada a maior risco de morte.[231] Ainda não foram estabelecidos os efeitos dos recentes agentes antivirais no coração.

Num estudo de autópsia, foi observado envolvimento cardíaco em 45% dos pacientes com AIDS.[232] Os achados mais frequentes foram derrame pericárdico, miocardiopatia dilatada, insuficiência e dilatação da raiz aórtica e vegetações valvulares.[233,234] Em alguns casos o pericárdio está afetado por infecções oportunistas, por exemplo, citomegalovírus, e por tumores, como sarcoma de Kaposi e linfoma do tipo não Hodgkin. Além disso, foi demonstrado que uma neuropatia autonômica associada com infecção por HIV causa prolongamento de QT, o que, nesses pacientes, pode ser fator predisponente para arritmias ventriculares.[235]

Considerações anestésicas

No início do curso da infecção por HIV ocorre uma disfunção diastólica que, comumente, não tem significado clínico. Com a evolução da doença e com o tratamento prolongado com zidovudina ocorre redução na função sistólica ventricular esquerda.[236] Os sinais e sintomas de insuficiência ventricular esquerda podem ficar mascarados por uma doença pulmonar concorrente. Nesse cenário, a avaliação ecocardiográfica pode fornecer informações úteis. Pacientes com doença avançada também podem exibir envolvimento do pericárdio, com derrame e tamponamento pericárdicos.

A anestesia geral é considerada segura, mas no pré-operatório devem ser consideradas as interações farmacológicas e seu impacto nos diversos sistemas do organismo e no estado físico geral do paciente. A anestesia geral suprime o sistema imune, mas não puderam ser documentados efeitos adversos na evolução da doença em pacientes diagnosticados com infecção por HIV ou com AIDS.[237] Com frequência, anestesia regional é a técnica de escolha, e as primeiras preocupações acerca da anestesia neuraxial e da possível disseminação de material infeccioso por via intratecal não puderam ser confirmadas.[238-242]

CONCLUSÃO

Embora o principal enfoque de cada uma dessas seções tenha recaído na patologia cardiovascular com que nos deparamos em doenças incomuns, o médico deve ter em mente que pouquíssimas dessas doenças exibirão patologia cardiovascular isolada. Muitas das doenças discutidas são doenças polissistêmicas graves, e o plano anestésico deve também levar em consideração as necessidades da monitoração ditadas por outras patologias sistêmicas (p. ex., determinação da glicemia em diabetes secundário à hemocromatose) e pelos possíveis efeitos indesejados de agentes farmacológicos nas perturbações metabólicas incomuns (p. ex., uso de agentes com propriedades liberadoras de histamina, como tiopental ou morfina, na síndrome carcinoide maligna).

Certamente, não pode ser provado e nem afirmado que uma técnica anestésica é absolutamente superior a todas as demais no tratamento de qualquer lesão em particular, sobretudo aquelas decorrentes dos distúrbios e doenças aqui discutidos. A chave para o tratamento anestésico apropriado de qualquer doença incomum repousa na compreensão do processo patológico, particularmente dos mecanismos de compensação envolvidos na manutenção da homeostase cardiovascular, efeitos cardiovasculares dos agentes anestésicos e monitoração apropriada dos efeitos do anestésico e das intervenções terapêuticas.

Referências bibliográficas

1. Richardson P, McKenna W, Bristow M, et al: Report of the 1995 World Health Organization/International Society and Federation of Cardiology Task Force on the Definition and Classification of Cardiomyopathies. Circulation 1996;93:841-842.
2. Pinney SP, Mancini DM: Myocarditis and specific cardiomyopathies—endocrine disease and alcohol. In Fuster V, Alexander RW, O'Rourke RA (eds): Hurst's The Heart, 11th ed. New York, McGraw-Hill, 2004, pp 1949-1974.
3. Noutsias M, Pauschinger M, Poller WC, et al: Current insights into the pathogenesis, diagnosis and therapy of inflammatory cardiomyopathy. Heart Fail Monit 2003;3:127-135.
4. Kawai C: From myocarditis to cardiomyopathy: Mechanisms of inflammation and cell death: Learning from the past for the future. Circulation 1999;99:1091-1100.
5. Billingham ME, Tazelaar HD: The morphological progression of viral myocarditis. Postgrad Med J 1986;62:581-584.
6. Loukoushkina EF, Bobko PV, Kolbasova EV: The clinical picture and diagnosis of diphtheritic carditis in children. Eur J Pediatr 1998;157:528-533.
7. Rajiv C, Manjuran RJ, Sudhayakumar N, Haneef M: Cardiovascular involvement in leptospirosis. Indian Heart J 1996;48:691-694.
8. Mason JW: Myocarditis and dilated cardiomyopathy: An inflammatory link. Cardiovasc Res 2003;60:5-10.
9. Higuchi M de L, Benvenuti LA, Martins Reis M, Metzger M: Pathophysiology of the heart in Chagas' disease: Current status and new developments. Cardiovasc Res 2003;60:96-107.

10. Mohan SB, Parker M, Wehbi M, Douglass P: Idiopathic dilated cardiomyopathy: A common but mystifying cause of heart failure. Cleve Clin J Med 2002;69:481-487.
11. Mestroni L, Gilbert EM, Bohlmeyer TJ, Bristow MR: Dilated cardiomyopathies. In Fuster V, Alexander RW, O'Rourke RA (eds): Hurst's The Heart, 11th ed. New York, McGraw-Hill, 2004, pp 1889-1907.
12. Frishman WH, Del Vecchio A, Sanal S, Ismail A: Cardiovascular manifestations of substance abuse: II. Alcohol, amphetamines, heroin, cannabis, and caffeine. Heart Dis 2003;5:253-271.
13. Piano MR, Schertz DW: Alcoholic heart disease: A review. Heart Lung 1994;23:3-17.
14. Piano MR: Alcoholic cardiomyopathy: ncidence, clinical characteristics, and pathophysiology. Chest 2002;121:1638-1650.
15. Spies CD, Sander M, Stangl K: Effects of alcohol on the heart. Curr Opin Crit Care 2001;7:337-343.
16. Bing RJ: Cardiac metabolism: Its contributions to alcoholic heart disease and myocardial disease. Circulation 1978;58:965.
17. Wallace KB: Doxorubicin-induced cardiac mitochondrionopathy. Pharmacol Toxicol 2003;93:105-115.
18. Solem LE, Henry TR, Wallace KB: Disruption of mitochondrial calcium homeostasis following chronic doxorubicin administration. Toxicol Appl Pharmacol 1994;129:214-222.
19. Lipshultz SE, Rifai N, Dalton VM, et al: The effect of dexrazoxane on myocardial injury in doxorubicin-treated children with acute lymphoblastic leukemia. N Engl J Med 2004;351:145-153.
20. Geha AS, El-Zein C, Massad MG: Mitral valve surgery in patients with ischemic and nonischemic dilated cardiomyopathy. Cardiology 2004;101:15-20.
21. Stevenson LW, Bellil D, Grover-McKay M, et al: Effects of afterload reduction on left ventricular volume and mitral regurgitation in severe congestive heart failure secondary to ischemic or idiopathic dilated cardiomyopathy. Am J Cardiol 1987;60:654.
22. American Society of Anesthesiologists Task Force on Pulmonary Artery Catheterization: Practice guidelines for pulmonary artery catheterization: An updated report by the American Society of Anesthesiologists Task Force on Pulmonary Artery Catheterization. Anesthesiology 2003;99:988-1014.
23. Sandham JD, Hull RD, Brant RF, et al: A randomized, controlled trial of the use of pulmonary-artery catheters in high-risk surgical patients. N Engl J Med 2003;348:5-14.
24. Practice guidelines for perioperative transesophageal echocardiography. A report by the American Society of Anesthesiologists and the Society of Cardiovascular Anesthesiologists Task Force on Transesophageal Echocardiography. Anesthesiology 1996;84:986-1006.
25. Waagstein F, Stromblad O, Andersson B, et al: Increased exercise ejection fraction and reversed remodeling after long-term treatment with metoprolol in congestive heart failure: A randomized, stratified, double-blind, placebo-controlled trial in mild to moderate heart failure due to ischemic or idiopathic dilated cardiomyopathy. Eur J Heart Fail 2003;5:679-691.
26. Plank DM, Yatani A, Ritsu H, et al: Calcium dynamics in the failing heart: Restoration by beta-adrenergic receptor blockade. Am J Physiol Heart Circ Physiol 2003;285:H305-H315.
27. Fisher ML, Gottlieb SS, Plotnick GD, et al: Beneficial effects of metoprolol in heart failure associated with coronary artery disease. J Am Coll Cardiol 1994;23:943-950.
28. Erlebacher JA, Bhardwaj M, Suresh A, et al: Beta-blocker treatment of idiopathic and ischemic dilated cardiomyopathy in patients with ejection fractions £ = 20%. Am J Cardiol 1993;71:1467-1469.
29. Grimm W, Christ M, Bach J, et al: Noninvasive arrhythmia risk stratification in idiopathic dilated cardiomyopathy: Results of the Marburg Cardiomyopathy Study. Circulation 2003;108:2883-2891.
30. Eckardt L, Haverkamp W, Johna R, et al: Arrhythmias in heart failure: Current concepts of mechanisms and therapy. J Cardiovasc Electrophysiol 2000;11:106-117.
31. Maron BJ: Hypertrophic cardiomyopathy: A systematic review. JAMA 2002;287:1308.
32. Maron BJ, Bonow RO, Cannon RO, et al: Hypertrophic cardiomyopathy: Interrelations of clinical manifestations, pathophysiology, and therapy (in two parts). N Engl J Med 1987;316:780-789, 844-852.
33. Maron BJ, Epstein SE: Hypertrophic cardiomyopathy: A discussion of nomenclature. Am J Cardiol 1079;43:1242.
34. Maron BJ, Wolfson JK, Epstein SE, et al: Intramural ("small vessel") coronary artery disease in hypertrophic cardiomyopathy. J Am Coll Cardiol 1986;8:545-557.
35. Sherrid MV, Chaudhry FA, Swistel DG: Obstructive hypertrophic cardiomyopathy: Echocardiography, pathophysiology, and the continuing evolution of surgery for obstruction. Ann Thorac Surg 2003;75:620.
36. Kovacic JC, Muller D: Hypertrophic cardiomyopathy: State-of-the-art review, with focus on the management of outflow obstruction. Intern Med J 2003;33:521.
37. Yoerger DM, Weyman AE: Hypertrophied obstructive cardiomyopathy: Mechanism of obstruction and response to therapy. Rev Cardiovasc Med 2003;4:199-215.
38. Nishimura RA, Holmes DR: Hypertrophic obstructive cardiomyopathy. N Engl J Med 2004:350:1320-1327.
39. Roberts R, Sigwart U: New concepts in hypertrophic cardiomyopathies: II. Circulation 2001;104:2249-2252.
40. Maron BJ, McKenna WJ, Danielson GK, et al: American College of Cardiology/European Society of Cardiology clinical expert consensus document on hypertrophic cardiomyopathy. A report of the American College of Cardiology Foundation Task Force on Clinical Expert Consensus Documents and the European Society of Cardiology Committee for Practice Guidelines. J Am Coll Cardiol 2003;42:1687-1713.
41. Freedman RA: Use of implantable pacemakers and implantable defibrillators in hypertrophic cardiomyopathy. Curr Opin Cardiol 2001;16:58.
42. Maron BJ, Shen WK, Link MS, Epstein AE: Efficacy of implantable cardioverter-defibrillators for the prevention of sudden death in patients with hypertrophic cardiomyopathy. N Engl J Med 2000;342:365.
43. Sachdev B, Hamid MS, Elliott PM: The prevention of sudden death in hypertrophic cardiomyopathy. Expert Opin Pharmacother 2002; 3:499-504.
44. van der Lee C, Kofflard MJ, van Herwerden LA: Sustained improvement after combined anterior mitral leaflet extension and myectomy in hypertrophic obstructive cardiomyopathy. Circulation 2003;108:2088.
45. Gietzen FH, Leuner CJ, Raute-Kreinsen U, et al: Acute and long-term results after transcoronary ablation of septal hypertrophy (TASH): Catheter interventional treatment for hypertrophic obstructive cardiomyopathy. Eur Heart J 1999;20:1342-1354.
46. Maron BJ, Nishimura RA, McKenna WJ, et al: Assessment of permanent dual-chamber pacing as a treatment for drug-refractory symptomatic patients with obstructive hypertrophic cardiomyopathy: A randomized, double-blind, crossover study (M-PATHY). Circulation 1999;99:2927-2933.
46a. Thompson R, Liberthson R, Lowenstein E: Perioperative anesthetic risk of noncardiac surgery in hypertrophic obstructive cardiomyopathy. JAMA 1985;254:2419-2421.
46b. Haering JM, et al: Cardiac risk of noncardiac surgery in patients with asymmetric septal hypertrophy. Anesthesiology 1996;85: 254-259.
47. Ishiyama T, Oguchi T, Iijima T, et al: Combined spinal and epidural anesthesia for cesarean section in a patient with hypertrophic obstructive cardiomyopathy. Anesth Analg 2003;96:629-630.
48. Autore C, Brauneis S, Apponi F, et al: Epidural anesthesia for cesarean section in patients with hypertrophic cardiomyopathy: A report of three cases. Anesthesiology 1999;90:1205-1207.
49. Chatterjee K, Alpert J: Constrictive pericarditis and restrictive cardiomyopathy: Similarities and differences. Heart Fail Monit 2003; 3:118-126.
50. Sarjeant JM, Butany J, Cusimano RJ: Cancer of the heart: Epidemiology and management of primary tumors and metastases. Am J Cardiovasc Drugs 2003;3:407-421.
51. Reynen K: Frequency of primary tumors of the heart. Am J Cardiol 1996;77:107.

52. Centofanti P, Di Rosa E, Deorsola L, et al: Primary cardiac tumors: Early and late results of surgical treatment in 91 patients. Ann Thorac Surg 1999;68:1236-1241.
53. Bjessmo S, Ivert T: Cardiac myxoma: 40 years' experience in 63 patients. Ann Thorac Surg 1997;63:697-700.
54. Isaacs H Jr: Fetal and neonatal cardiac tumors. Pediatr Cardiol 2004 (April, Epub ahead of print).
55. Blondeau P: Primary cardiac tumors—French studies of 533 cases. Thorac Cardiovasc Surg 1990;38(Suppl 2):192-195.
56. Hoffmeier A, Deiters S, Schmidt C, et al: Radical resection of cardiac sarcoma. Thorac Cardiovasc Surg 2004;52:77-81.
57. Sarjeant JM, Butany J, Cusimano RJ: Cancer of the heart: Epidemiology and management of primary tumors and metastases. Am J Cardiovasc Drugs 2003;3:407-421.
58. Gibbs P, Cebon JS, Calafiore P, Robinson WA: Cardiac metastases from malignant melanoma. Cancer 1999;85:78-84.
59. Moller JE, Connolly HM, Rubin J, et al: Factors associated with progression of carcinoid heart disease. N Engl J Med. 2003;348: 1005-1015.
60. Robiolio PA, Rigolin VA, Wilson JS, et al: Carcinoid heart disease: Correlation of high serotonin levels with valvular abnormalities. Circulation 1995;92:790-795.
61. Jacobsen MB, Nitter-Hauge S, Bryde PE, Hanssen LE: Cardiac manifestations in mid-gut carcinoid disease. Eur Heart J 1995;16:263-268.
62. Attar MN, Moulik PK, Salem GD, et al: Phaeochromocytoma presenting as dilated cardiomyopathy. Int J Clin Pract 2003;57:547-548.
63. Eagle KA, Berger PB, Calkins H, et al: ACC/AHA Guideline Update for Perioperative Cardiovascular Evaluation for Noncardiac Surgery—Executive Summary: A report of the ACC/AHA task force on practice guidelines (Committee to Update the 1996 Guidelines on Perioperative Cardiovascular Evaluation for Noncardiac Surgery) J Am Coll Cardiol 2002;39:542-553.
64. Park KW: Preoperative cardiology consultation. Anesthesiology 2003;98:754-762.
65. Lautermann D, Braun J: Ankylosing spondylitis—cardiac manifestations. Clin Exp Rheumatol 2002;20(6 Suppl 28):S11-S15.
66. Violi F, Loffredo L, Ferro D: Premature coronary disease in systemic lupus. N Engl J Med 2004;350:1571-1575.
67. Rossi C, Randi ML, Zerbinati P, et al: Acute coronary disease in essential thrombocythemia and polycythemia vera. J Intern Med 1998;244:49-53.
68. Wajima T, Johnson EH: Sudden cardiac death from thrombotic thrombocytopenic purpura. Clin Appl Thromb Hemost 2000;6:108-110.
69. Hoffman JI, Buckberg GD: The myocardial oxygen supply-demand ratio. Am J Cardiol 1978;41:327.
70. Klocke FJ: Coronary blood flow in man. Prog Cardiovasc Dis 1976;19:117-166.
71. Mansi IA, Rosner F: Myocardial infarction in sickle cell disease. J Natl Med Assoc 2002;94:448-452.
72. Kaski JC, Tousoulis D, McFadden E, et al: Variant angina pectoralis. Circulation 1992;85:619-626.
73. Konidala S, Gutterman DD: Coronary vasospasm and the regulation of coronary blood flow. Prog Cardiovasc Dis 2004;46:349-373.
74. Maseri A, Severi S, DeNes M, et al: "Variant" angina: One aspect of a continuous spectrum of vasospastic myocardial ischemia. Am J Cardiol 1978;42:1019-1035.
75. Hillis LD, Braunwald E: Coronary artery spasm. N Engl J Med 1978;299:695-702.
76. Pitts WR, Lange RA, Cigarroa JE, Hillis LD: Cocaine-induced myocardial ischemia and infarction: Pathophysiology, recognition, and management. Prog Cardiovasc Dis 1997;40:65-76.
77. Lange RA, Cigarroa RG, Yancy CW, et al: Cocaine induced coronary artery vasoconstriction. N Engl J Med 1989;321:1557-1562.
78. Stambler BS, Komamura K, Ihara T, Shannon RP: Acute intravenous cocaine causes transient depression followed by enhanced left ventricular function in conscious dogs. Circulation 1993;87:1687-1697.
79. Kugelmass AD, Shannon RP, Yeo EL, Ware JA: Intravenous cocaine induces platelet activation in the conscious dog. Circulation 1995;91:1336-1340.
80. Grigorov V, Goldberg L, Mekel J: Isolated bilateral ostial coronary stenosis with proximal right coronary artery occlusion. Int J Cardiovasc Intervent 2000;3:47-49.
81. Holt S: Syphilitic osteal occlusion. Br Heart J 1977;39:469-470.
82. Asanuma Y, Oeser A, Shintani AK, et al: Premature coronary-artery atherosclerosis in systemic lupus erythematosus. N Engl J Med 2003;349:2407-2415.
83. Ehrenfeld M, Asman A, Shpilberg O, Samra Y: Cardiac tamponade as the presenting manifestation of systemic lupus erythematosus. Am J Med 1989;86:626-627.
84. Parisi Q, Abbate A, Biondi-Zoccai GG, et al: Clinical manifestations of coronary aneurysms in the adult as possible sequelae of Kawasaki disease during infancy. Acta Cardiol 2004;59:5-9.
85. Fulton DR, Newburger JW: Long-term cardiac sequelae of Kawasaki disease. Curr Rheumatol Rep 2000;2:324-329.
86. Malik IS, Harare O, AL-Nahhas A, et al: Takayasu's arteritis: Management of left main stem stenosis. Heart 2003;89:e9.
87. Selhub J, Jacques PF, Bostom AG, et al: Association between plasma homocysteine concentrations and extracranial carotid artery stenosis. N Engl J Med 1995;332:286-291.
88. Cleophas TJ, Hornstra N, van Hoogstraten B, van der Meulen J: Homocysteine, a risk factor for coronary artery disease or not? A meta-analysis. Am J Cardiol 2000;86:1005-1009, A8.
89. Pasceri V, Willerson JT: Homocysteine and coronary heart disease: A review of the current evidence. Semin Interv Cardiol 1999;4:121-128.
90. Turley K, Szarnicki RJ, Flachsbart KD, et al: Aortic implantation is possible in all cases of anomalous origin of the left coronary artery from the pulmonary artery. Ann Thorac Surg 1995;60:84-89.
91. Dodge-Khatami A, Mavroudis C, Backer CL, et al: Anomalous origin of the left coronary artery from the pulmonary artery: Collective review of surgical therapy. Ann Thorac Surg 2002;74:946-955.
92. Schwartz ML, Jonas RA, Colan SD: Anomalous origin of left coronary artery from pulmonary artery: Recovery of left ventricular function after dual coronary repair. J Am Coll Cardiol 1997;30:547-553.
93. Lambert V, Touchot A, Losay J, et al: Midterm results after surgical repair of the anomalous origin of the coronary artery. Circulation 1996;94(9 Suppl):II38-II43.
94. Said SA, el Gamal MI, van der Werf T: Coronary arteriovenous fistulas: Collective review and management of six new cases—changing etiology, presentation, and treatment strategy. Clin Cardiol 1997; 20:748-752.
95. Kamiya H, Yasuda T, Nagamine H, et al: Surgical treatment of congenital coronary artery fistulas: 27 years' experience and a review of the literature. J Card Surg 2002;17:173-177.
96. Landesberg G, Mosseri M, Wolf Y, et al: Perioperative myocardial ischemia and infarction: Identification by continuous 12-lead electrocardiogram with online ST-segment monitoring. Anesthesiology 2002;96:264-270.
97. John AD, Fleisher L: Electrocardiography. Int Anesthesiol Clin 2004;42:1-12.
98. London MJ, Kaplan JA: Advances in electrocardiographic monitoring. In Kaplan JA, Reich DL, Konstadt SN (eds): Cardiac Anesthesia, 4th ed. Philadelphia, WB Saunders, 1999, pp 359-400.
99. Haggmark S, Hohner P, Ostman M, et al: Comparison of hemodynamic, electrocardiographic, mechanical, and metabolic indicators of intraoperative myocardial ischemia in vascular surgical patients with coronary artery disease. Anesthesiology 1989;70:19-25.
100. Smith JS, Cahalan MK, Benefiel DJ, et al: Intraoperative detection of myocardial ischemial in high-risk patients: Electrocardiography versus two-dimensional echocardiography. Circulation 1985;72: 1015-1021.
101. Ellis JE, Shah MN, Briller JE, et al: A comparison of methods for the detection of myocardial ischemia during noncardiac surgery: Automated ST-segment analysis systems, electrocardiography, and transesophageal echocardiography. Anesth Analg 1992;75:764-772.
102. Comunale ME, Body SC, Ley C, et al: The concordance of intraoperative left ventricular wall-motion abnormalities and electrocardiographic S-T segment changes: Association with outcome after coronary revascularization. Multicenter Study of Perioperative Ischemia (McSPI) Research Group. Anesthesiology 1998;88:945-954.

103. Kaplan JA, Wynands JE: Anesthesia for myocardial revascularization. In Kaplan JA, Reich DL, Konstadt SN (eds): Cardiac Anesthesia, 4th ed. Philadelphia, WB Saunders, 1999, pp 689-726.
104. Koch CG, Estafanous FG: Anesthesia for coronary artery surgery. Curr Opin Cardiol 1993;8:897-909.
105. Stanley TH, Webster LR: Anesthetic requirements and cardiovascular effects of fentanyl-oxygen and fentanyl-diazepam-oxygen anesthesia in man. Anesth Analg 1978;57:411.
106. Rich S, Dantzker DR, Ayres SM, et al: Primary pulmonary hypertension: A national prospective study. Ann Intern Med 1987;107:216-223.
107. Blaise G, Langleben D, Hubert B: Pulmonary arterial hypertension: Pathophysiology and anesthetic approach. Anesthesiology 2003;99:1415-1432.
108. Peacock AJ: Primary pulmonary hypertension. Thorax 1999;54:1107-1118.
109. Farber HW, Loscalzo J: Prothrombotic mechanisms in primary pulmonary hypertension. J Lab Clin Med 1999;134:561-566.
110. Hassell KL: Altered hemostasis in pulmonary hypertension. Blood Coagul Fibrinolysis 1998;9:107-117.
111. Haworth SG: Pulmonary hypertension in the young. Heart 2002;88:658-664.
112. Gibbs JS: Pulmonary hemodynamics: Implications for high altitude pulmonary edema (HAPE): A review. Adv Exp Med Biol 1999; 474:81-91.
113. Rubin LJ: Primary pulmonary hypertension. N Engl J Med 1997;336:111-117.
114. Weitzenblum E: Chronic cor pulmonale. Heart 2003;89:225-230.
115. Stratmann G, Gregory GA: Neurogenic and humoral vasoconstriction in acute pulmonary thromboembolism. Anesth Analg 2003;97:341-354.
116. Smulders YM: Pathophysiology and treatment of haemodynamic instability in acute pulmonary embolism: The pivotal role of pulmonary vasoconstriction. Cardiovasc Res 2000;48:23-33.
117. MacNee W: Pathophysiology of cor pulmonale in chronic obstructive pulmonary disease: I. Am J Respir Crit Care Med 1994;150:833-852.
118. MacNee W: Pathophysiology of cor pulmonale in chronic obstructive pulmonary disease: II. Am J Respir Crit Care Med 1994;150: 1158-1168.
119. Tempe D, Mohan JC, Cooper A, et al: Myocardial depressant effect of nitrous oxide after valve surgery. Eur J Anaesthesiol 1994;11: 353-358.
120. Blaise G, Langleben D, Hubert B: Pulmonary arterial hypertension: Pathophysiology and anesthetic approach. Anesthesiology 2003;99:1415-1432.
121. Boyd O, Murdoch LJ, Mackay CJ, et al: The cardiovascular changes associated with equipotent anaesthesia with either propofol or isoflurane: Particular emphasis on right ventricular function. Acta Anaesthesiol Scand 1994;38:357-362.
122. Fischer LG, Van Aken H, Burkle H: Management of pulmonary hypertension: Physiological and pharmacological considerations for anesthesiologists. Anesth Analg 2003;96:1603-1616.
123. Kwak YL, Lee CS, Park YH, Hong YW: The effect of phenylephrine and norepinephrine in patients with chronic pulmonary hypertension. Anaesthesia 2002;57:9-14.
124. Gold J, Cullinane S, Chen J, et al: Vasopressin in the treatment of milrinone-induced hypotension in severe heart failure. Am J Cardiol 2000;85:506-508, A11.
125. Murali S, Uretsky BF, Reddy PS, et al: Reversibility of pulmonary hypertension in congestive heart failure patients evaluated for cardiac transplantation: comparative effects of various pharmacologic agents. Am Heart J 1991;122:1375-1381.
126. Nootens M, Schrader B, Kaufmann E, et al: Comparative acute effects of adenosine and prostacyclin in primary pulmonary hypertension. Chest 1995;107:54-57.
127. Steudel W, Hurford WE, Zapol WM: Inhaled nitric oxide: Basic biology and clinical applications. Anesthesiology 1999;91:1090-1121.
128. Mahoney PD, Loh E, Blitz LR, Herrmann HC: Hemodynamic effects of inhaled nitric oxide in women with mitral stenosis and pulmonary hypertension. Am J Cardiol 2001;87:188.
129. Goldman AP, Delius RE, Deanfield JE, Macrae DJ: Nitric oxide is superior to prostacyclin for pulmonary hypertension after cardiac transplantation. Ann Thorac Surg 1995;60:300-305.
130. Hinderliter AL, Willis PW 4th, Barst RJ, et al: Effects of long-term infusion of prostacyclin (epoprostenol) on echocardiographic measures of right ventricular structure and function in primary pulmonary hypertension. Primary Pulmonary Hypertension Study Group. Circulation 1997;95:1479-1486.
131. Haraldsson A, Kieler-Jensen N, Ricksten SE: The additive pulmonary vasodilatory effects of inhaled prostacyclin and inhaled milrinone in postcardiac surgical patients with pulmonary hypertension. Anesth Analg 2001;93:1439-1445.
132. Hoit BD, Faulx MD: Diseases of the pericardium. In Fuster V, Alexander RW, O'Rourke RA (eds): Hurst's The Heart, 11th ed. New York, McGraw-Hill, 2004, pp 1977-2000.
133. Troughton RW, Asher CR, Klein AL: Pericarditis. Lancet 2004;363: 717-727.
134. Hancock EW: Constrictive pericarditis. JAMA 1975;232:176.
135. Sagrista-Sauleda J: Pericardial constriction: Uncommon patterns. Heart 2004;90:257-258.
136. Guntheroth WG: Constrictive pericarditis versus restrictive cardiomyopathy. Circulation 1997;95:542-543.
137. Chatterjee K, Alpert J: Constrictive pericarditis and restrictive cardiomyopathy: Similarities and differences. Heart Fail Monit 2003;3:118-126.
138. Field J, Shiroff RA, et al: Limitations in the use of the pulmonary capillary wedge pressure with cardiac tamponade. Chest 1976;70:451.
139. Shabetai R, Fowler NO, et al: The hemodynamics of cardiac tamponade and constrictive pericarditis. Am J Cardiol 1970;26:480.
140. Spodick DH: Acute cardiac tamponade. N Engl J Med 2003;349: 684-690.
141. Shabetai R: Pericardial effusion: Haemodynamic spectrum. Heart 2004;90:255-256.
142. Asher CR, Klein AL: Diastolic heart failure: Restrictive cardiomyopathy, constrictive pericarditis, and cardiac tamponade: Clinical and echocardiographic evaluation. Cardiol Rev 2002;10: 218-229.
143. Baum V: Anesthetic complications during emergency noncardiac surgery in patients with documented cardiac contusions. J Cardiothorac Vasc Anesth 1991;5:57-60.
144. Aye T, Milne B: Ketamine anesthesia for pericardial window in a patient with pericardial tamponade and severe COPD. Can J Anaesth 2002;49:283-286.
145. Webster JA, Self DD: Anesthesia for pericardial window in a pregnant patient with cardiac tamponade and mediastinal mass. Can J Anaesth 2003;50:815-818.
146. Campione A, Cacchiarelli M, Ghiribelli C, et al: Which treatment in pericardial effusion? J Cardiovasc Surg 2002;43:735-739.
147. Oliver WC Jr, Castro MA, Strickland RA: Uncommon diseases and cardiac anesthesia. In Kaplan JA, Reich DL, Konstadt SN (eds): Cardiac Anesthesia, 4th ed. Philadelphia, WB Saunders, 1999, pp 933-935.
148. Skubas NJ, Beardslee M, Barzilai B, et al: Constrictive pericarditis: Intraoperative hemodynamic and echocardiographic evaluation of cardiac filling dynamics. Anesth Analg 2001;92:1424-1426.
149. Gorlin R, Gorlin SG: Hydraulic formula of the area of stenotic mitral valve, other cardiac valves and central circulatory shunts. Am Heart J 1951;41:1-29.
150. Chen M, Luo H, Miyamoto T, et al: Correlation of echo-Doppler aortic valve regurgitation index with angiographic aortic regurgitation severity. Am J Cardiol 2003;92:634-635.
151. Zoghbi WA, Enriquez-Sarano M, Foster E, et al: Recommendations for evaluation of the severity of native valvular regurgitation with two-dimensional and Doppler echocardiography. J Am Soc Echocardiogr 2003;16:777-802.
152. Quinones MA, Otto CM, Stoddard M, et al: Recommendations for quantification of Doppler echocardiography: A report from the Doppler Quantification Task Force of the Nomenclature and Standards Committee of the American Society of Echocardiography. J Am Soc Echocardiogr 2002;15:167-184.

153. Jackson JM, Thomas SJ: Valvular heart disease. In Kaplan JA, Reich DL, Konstadt SN (eds): Cardiac Anesthesia, 4th ed. Philadelphia, WB Saunders, 1999, pp 727-784.
154. Carabello BA: Clinical practice: Aortic stenosis. N Engl J Med 2002;346:677-682.
155. Almeda FQ, Kavinsky CJ, Pophal SG, Klein LW: Pulmonic valvular stenosis in adults: Diagnosis and treatment. Cathet Cardiovasc Interv 2003;60:546-557.
156. Kern MJ, Bach RG: Hemodynamic rounds series II: Pulmonic balloon valvuloplasty. Cathet Cardiovasc Diagn 1998;44:227-234.
157. Rao PS: Long-term follow-up results after balloon dilatation of pulmonic stenosis, aortic stenosis, and coarctation of the aorta: A review. Prog Cardiovasc Dis 1999;42:59-74.
158. Rahimtoola SH: Aortic valve disease. In Fuster V, Alexander RW, O'Rourke RA (eds): Hurst's The Heart, 11th ed. New York, McGraw-Hill, 2004, pp 1643-1667.
159. Iskandrian AS, Hakki AH, Manno B, et al: Left ventricular function in chronic aortic regurgitation. J Am Coll Cardiol 1983;1:1374-1380.
160. Tarasoutchi F, Grinberg M, Filho JP, et al: Symptoms, left ventricular function, and timing of valve replacement surgery in patients with aortic regurgitation. Am Heart J 1999;138(3 Pt 1):477-485.
161. Jensen-Urstad K, Svenungsson E, de Faire U, et al: Cardiac valvular abnormalities are frequent in systemic lupus erythematosus patients with manifest arterial disease. Lupus 2002;11:744-752.
162. Olearchyk AS: Aortic regurgitation in systemic lupus erythematosus. J Thorac Cardiovasc Surg 1992;103:1026.
163. O'Rourke RA: Tricuspid, pulmonic valve, and multivalvular disease. In Fuster V, Alexander RW, O'Rourke RA (eds): Hurst's The Heart, 11th ed. New York, McGraw-Hill, 2004, pp 1707-1722.
164. Bruce CJ, Nishimura RA: Clinical assessment and management of mitral stenosis. Cardiol Clin 1998;16:375-403.
165. Ross J Jr: Cardiac function and myocardial contractility: A perspective. J Am Coll Cardiol 1983;1:52-62.
166. Waller BF, Howard J, Fess S: Pathology of tricuspid valve stenosis and pure tricuspid regurgitation: I. Clin Cardiol 1995;18:97-102.
167. Keefe JF, Walls J, et al: Isolated tricuspid valvular stenosis. Am J Cardiol 1970;25:252.
168. Morgan JR, Forker AD, et al: Isolated tricuspid stenosis. Circulation 1971;44:729.
169. Moyssakis IE, Rallidis LS, Guida GF, Nihoyannopoulos PI: Incidence and evolution of carcinoid syndrome in the heart. J Heart Valve Dis 1997;6:625-630.
170. Carabello BA: The pathophysiology of mitral regurgitation. J Heart Valve Dis 2000;9:600-608.
171. Rackley CE, Edwards JE, Karp RB: Mitral valve disease. In Hurst JW (ed): The Heart. New York, McGraw-Hill, 1986, pp 754-784.
172. Engelmeier RS, O'Connell JB, Subramanian R: Cardiac amyloidosis presenting as severe mitral regurgitation. Int J Cardiol 1983; 4:325-327.
173. Waller BF, Howard J, Fess S: Pathology of tricuspid valve stenosis and pure tricuspid regurgitation: II. Clin Cardiol 1995;18:167-174.
174. Jacobs W, Chamoun A, Stouffer GA: Mitral valve prolapse: A review of the literature. Am J Med Sci 2001;321:401-410.
175. Dajani AS, Taubert KA, Wilson W: Prevention of bacterial endocarditis: Recommendations by the American Heart Association. Circulation 1997;96:358-366.
176. Lambert AS, Miller JP, Merrick SH, et al: Improved evaluation of the location and mechanism of mitral valve regurgitation with a systematic transesophageal echocardiography examination. Anesth Analg 1999;88:1205-1212.
177. Nadell R, DePace NL, Ren J-F, et al: Myocardial oxygen supply/demand ratio in aortic stenosis: Hemodynamic and echocardiographic evaluation of patients with and without angina pectoris. J Am Coll Cardiol 1983;2:258.
178. Rapp AH, Hillis LD, Lange RA, et al: Prevalence of coronary artery disease in patients with aortic stenosis with and without angina pectoris. Am J Cardiol 2001;87:1216-1217.
179. Sorgato A, Faggiano P, Aurigemma GP, et al: Ventricular arrhythmias in adult aortic stenosis: Prevalence, mechanisms, and clinical relevance. Chest 1998;113:482-491.
180. Wolfe RR, Driscoll DJ, Gersony WM, et al: Arrhythmias in patients with valvar aortic stenosis, valvar pulmonary stenosis, and ventricular septal defect: Results of 24-hour ECG monitoring. Circulation 1993;87(2 Suppl):I89-I101.
181. Bovill JG, Warren PJ, Schuller MH: Comparison of fentanyl, sufentanil, and alfentanil anesthesia in patients undergoing valvular heart surgery. Anesth Analg 1984;63:1081.
182. Lehmann A, Boldt J: Remifentanil in cardiac surgery. Anesth Analg 2001;92:557-558.
183. Konstadt SN, Reich DL, Thys DM: Nitrous oxide does not exacerbate pulmonary hypertension or ventricular dysfunction in patients with mitral valvular disease. Can J Anaesth 1990;37:613-617.
184. Schulte-Sasse U, Hess W, Tarnow J: Pulmonary vascular responses to nitrous oxide in patients with normal and high pulmonary vascular resistance. Anesthesiology 1982;57:9.
185. Lindeburg T, Spotoft H, Sorensen MB, et al: Cardiovascular effects of etomidate used for induction and in combination with fentanyl-pancuronium for maintenance of anaesthesia in patients with valvular heart disease. Acta Anaesthesiol Scand 1982; 26:205.
186. Myles PS, Buckland MR, Weeks AM, et al: Hemodynamic effects, myocardial ischemia, and timing of tracheal extubation with propofol-based anesthesia for cardiac surgery. Anesth Analg 1997;84:12-19.
187. Hudson RJ, Thomson IR: Pro: The choice of muscle relaxants is important in cardiac surgery. J Cardiothorac Vasc Anesth 1995; 9:768-771.
188. Fleming N: Con: The choice of muscle relaxants is not important in cardiac surgery. J Cardiothorac Vasc Anesth 1995;9:772-774.
189. Fraser GR, Froggatt P, James TN: Congenital deafness associated with electrocardiographic abnormalities. Q J Med 1964;33:361.
190. Ocal B, Imamoglu A, Atalay S, et al: Prevalence of idiopathic long QT syndrome in children with congenital deafness. Pediatr Cardiol 1997;18:401-405.
191. Booker PD, Whyte SD, Ladusans EJ: Long QT syndrome and anaesthesia. Br J Anaesth 2003;90:349-366.
192. Moss AJ, Schwartz PJ, Crampton RS, et al: Hereditable malignant arrhythmias: A prospective study of the long QT syndrome. Circulation 1985;71:17.
193. Schwartz PJ, Priori SG, Cerrone M, et al: Left cardiac sympathetic denervation in the management of high-risk patients affected by the long-QT syndrome. Circulation 2004;109:1826-1833.
194. Paventi S, Santevecchi A, Ranieri R: Effects of sevoflurane versus propofol on QT interval. Minerva Anestesiol 2001;67:637-640.
195. Michaloudis D, Kanoupakis E: Propofol reduces idiopathic prolonged QT interval and QT dispersion during implantation of cardioverter defibrillator. Anesth Analg 2003;97:301-302.
196. Oren JW 4th, Beckman KJ, McClelland JH, et al: A functional approach to the preexcitation syndromes. Cardiol Clin 1993;11:121-149.
197. Luedtke SA, Kuhn RJ, McCaffrey FM: Pharmacologic management of supraventricular tachycardias in children: I. Wolff-Parkinson-White and atrioventricular nodal reentry. Ann Pharmacother 1997; 31:1227-1243.
198. Gulamhusein S, Do P, Carruthers SG, et al: Acceleration of ventricular response during atrial fibrillation in the Wolff-Parkinson-White syndrome after verapamil. Circulation 1982;65:348.
199. Pappone C, Santinelli V, Manguso F, et al: A randomized study of prophylactic catheter ablation in asymptomatic patients with the Wolff-Parkinson-White syndrome. N Engl J Med 2003;349:1803-1811.
200. Plumb VJ: Catheter ablation of the accessory pathways of the Wolff-Parkinson-White syndrome and its variants. Prog Cardiovasc Dis 1995;37:295-306.
201. Lowes D, Frank G, Klein J, Manz M: Surgical treatment of Wolff-Parkinson-White syndrome. Eur Heart J 1993;14:99-102.
202. Gaita F, Haissaguerre M, Giustetto C, et al: Safety and efficacy of cryoablation of accessory pathways adjacent to the normal conduction system. J Cardiovasc Electrophysiol 2003;14:825-829.

203. Sharpe MD, Dobkowski WB, Murkin JM, et al: Propofol has no direct effect on sinoatrial node function or on normal atrioventricular and accessory pathway conduction in Wolff-Parkinson-White syndrome during alfentanil/midazolam anesthesia. Anesthesiology 1995;82:888-895.
204. Sharpe MD, Dobkowski WB, Murkin JM, et al: The electrophysiologic effects of volatile anesthetics and sufentanil on the normal atrioventricular conduction system and accessory pathways in Wolff-Parkinson-White syndrome. Anesthesiology 1994;80:63-70.
205. Taylor DO, Edwards LB, Mohacsi PJ, et al: The registry of the International Society for Heart and Lung Transplantation: Twentieth official adult heart transplant report—2003. J Heart Lung Transplant 2003;22:616-624.
206. Burke MN, McGinn AL, Homans DC, et al: Evidence for functional sympathetic reinnervation of left ventricle and coronary arteries after orthotopic cardiac transplantation in humans. Circulation 1995;91:72-78.
207. Schwaiblmair M, von Scheidt W, Uberfuhr P, et al: Functional significance of cardiac reinnervation in heart transplant recipients. J Heart Lung Transplant 1999;18:838-845.
208. Eisen H, Ross H: Optimizing the immunosuppressive regimen in heart transplantation. J Heart Lung Transplant 2004;23(5 Suppl): S207-S213.
209. Eisen HJ, Tuzcu EM, Dorent R, et al: Everolimus for the prevention of allograft rejection and vasculopathy in cardiac-transplant recipients. Engl J Med 2003;349:847-858.
210. Backman SB, Fox GS, Stein RD, et al: Neostigmine decreases heart rate in heart transplant patients. Can J Anaesth 1996;43:373-378.
211. Bjerke RJ, Mangione MP: Asystole after intravenous neostigmine in a heart transplant recipient. Can J Anaesth 2001;48:305-307.
212. Smith MI, Ellenbogen KA, Eckberg DL, et al: Subnormal parasympathetic activity after cardiac transplantation. Am J Cardiol 1990;66:1243-1246.
213. Bernheim A, Fatio R, Kiowski W, et al: Atropine often results in complete atrioventricular block or sinus arrest after cardiac transplantation: An unpredictable and dose-independent phenomenon. Transplantation 2004;77:1181-1185.
214. Ellenbogen KA, Thames MD, DiMarco JP, et al: Electrophysiological effects of adenosine on the transplanted human heart. Circulation 1990;81:821-825.
215. Bertrand ME, Lablanche JM, Tilmant M, et al: Complete denervation of the heart to treat severe refractory coronary spasm. Am J Cardiol 1981;47:1375-1377.
216. Aptecar E, Dupouy P, Benvenuti C, et al: Sympathetic stimulation overrides flow-mediated endothelium-dependent epicardial coronary vasodilation in transplant patients. Circulation 1996;94:2542-2550.
217. Auerbach I, Tenenbaum A, Motro M, et al: Attenuated responses of Doppler-derived hemodynamic parameters during supine bicycle exercise in heart transplant recipients. Cardiology 1999;92:204-209.
218. Bengel FM, Ueberfuhr P, Schiepel N, et al: Effect of sympathetic reinnervation on cardiac performance after heart transplantation. N Engl J Med 2001;345:731-738.
219. Cotts WG, Oren RM: Function of the transplanted heart: Unique physiology and therapeutic implications. Am J Med Sci 1997;314: 164-172.
220. Valantine H: Cardiac allograft vasculopathy after heart transplantation: Risk factors and management. J Heart Lung Transplant 2004;23(5 Suppl):S187-S193.
221. Costanzo MR, Naftel DC, Pritzker MR, et al: Heart transplant coronary artery disease detected by coronary angiography: A multi-institutional study of preoperative donor and recipient risk factors. Cardiac Transplant Research Database. J Heart Lung Transplant 1998;17: 744-753.
222. Toivonen HJ: Anaesthesia for patients with a transplanted organ. Acta Anaesthesiol Scand 2000;44:812-833.
223. Kostopanagiotou G, Smyrniotis V, Arkadopoulos N, et al: Anesthetic and perioperative management of adult transplant recipients in non-transplant surgery. Anesth Analg 1999;89:613-622.
224. http://www.cdc.gov/hiv/stats.htm
225. UNAIDS Epidemic Update 2003; available at http://www.unaids.org
226. Coudray N, de Zuttere D, Force G, et al: Left ventricular diastolic function in asymptomatic and symptomatic HIV carriers: An echocardiological study. Eur Heart J 1995;16:61-67.
227. Domanski MJ, Sloas MM, Follmann DA, et al: Effect of zidovudine and didanosine treatment on heart function in children infected with human immunodeficiency virus. J Pediatr 1995;127:137-146.
228. Lewis W, Grupp IL, Grupp G, et al: Cardiac dysfunction occurs in the HIV-1 transgenic mouse treated with zidovudine. Lab Invest 2000;80:187-197.
229. Corcuera-Pindado A, Lopez-Bravo A, Martinez-Rodriguez R, et al: Histochemical and ultrastructural changes induced by zidovudine in mitochondria of rat cardiac muscle. Eur J Histochem 1994;34: 311-318.
230. Domanski MJ, Sloas MM, Follmannn DA, et al: Effects of zidovudine and didanosine treatment on heart function in children affected with HIV. J Pediatr 1995;127:137-146.
231. Starc TJ, Lipshultz SE, Easley KA, et al: Incidence of cardiac abnormalities in children with human immunodeficiency virus infection: The prospective P2C2 HIV study. J Pediatr 2002;141:327-334.
232. DeCastro S, Migliau G, Silvestri A, et al: Heart involvement in AIDS: A prospective study during various stages of the disease. Eur Heart J 1992;13:1452-1459.
233. Lipshultz SE: Dilated cardiomyopathy in HIV infected patients. N Engl J Med 1998;339:1153-1155.
234. Kaul S, Fishbein MC, Siegel RJ: Cardiac manifestations of acquired immunodeficiency syndrome: An update. Am Heart J 1991;122: 537-544.
235. Villa A, Foresti V, Confalonieri F: Autonomic neuropathy and prolongation of the QT interval in HIV infection. Clin Autom Res 1995; 5:48-52.
236. Griffis CA: Human immunodeficiency virus/acquired immune deficiency syndrome-related drug therapy: Anesthetic implications. CRNA 1999;10:107-116.
237. Balabaud-Pichon V, Steib A: Anesthesia in the HIV positive or AIDS patient. Ann Fr Anesth Reanim 1999;18:509-529.
238. Kuczkowski KM: Human immunodeficiency virus in the parturient. J Clin Anesth 2003;15:224-233.
239. Hughes SC, Dailey PA, Landers D, et al: Parturients infected with human immunodeficiency virus and regional anesthesia: Clinical and immunologic response. Anesthesiology 1995;82:32-37.
240. Kuczkowski KM: Anesthetic considerations for the HIV-infected pregnant patient. Yonsei Med J 2004;45:1-6.
241. Evron S, Glezerman M, Harow E, et al: Human immunodeficiency virus: Anesthetic and obstetric considerations. Anesth Analg 2004;98:503-511.
242. Avidan MS, Jones N, Pozniak AL, et al: The implications of HIV for the anaesthetist and the intensivist. Anaesthesia 2000;55:344-354.

CAPÍTULO

3 Doença Cardíaca Congênita

William C. Oliver, Jr., MD, e James J. Lynch, MD

De forma isolada, a doença cardíaca congênita (DCC) representa a categoria mais comum de defeitos do nascimento, afetando aproximadamente 1% dos bebês nascidos vivos.[1] A incidência de todas as formas de DCC é de 75/1000 nascimentos vivos, mas essa relação cai para 6 a 8/1000 que nascem vivos quando a DCC se limita às formas moderada e grave.[2,3] De 1940 até 2002, nasceram nos Estados Unidos cerca de 1 milhão de indivíduos com defeitos cardíacos congênitos - desse número com defeitos moderados ou complexos.[4] A incidência de bebês nascidos com DCC permanece baixa, em torno de 2,5 a 3,0/1000 nascimentos vivos, enquanto formas moderadamente graves de DCC respondem por outros 3/1000.[2] Curiosamente, em comparação com estudos anteriores de DCC, a incidência vem crescendo de maneira contínua cerca de três a nove vezes; isso ocorre, em grande parte, por causa da ecocardiografia, pois estudos mais antigos refletiam apenas pacientes encaminhados para os grandes centros para angiografia.[2]

Antigamente, 41% dos indivíduos com DCC morriam dentro de um ano após o nascimento e 25% morriam na primeira semana de vida.[5] Avanços na cirurgia e no tratamento de DCC vêm possibilitando que 85% desses bebês e crianças cheguem à idade adulta[6] com uma expectativa de vida que se aproxima daquela para a população em geral. Não apenas neonatos e bebês estão se saindo melhor com o tratamento, mas sua mortalidade pré-operatória também diminuiu. Num futuro não muito distante haverá maior número de adultos com DCC do que crianças. Estima-se que somente nos Estados Unidos pelo menos 800 mil a 1 milhão de adultos padecem atualmente de DCC.[7,8] O número de indivíduos afetados vem crescendo num percentual anual de 5%. Em virtude da longevidade cada vez maior das crianças, adolescentes e adultos com DCC, mais pacientes estão sendo submetidos a procedimentos cirúrgicos não cardíacos, tanto da variedade menor como da maior.[9,10]

O estado de pacientes com DCC pode variar de modo significativo antes da cirurgia não cardíaca. Também podem necessitar de cirurgia não cardíaca com sua DCC totalmente não corrigida, submetida a medida paliativa, ou corrigida por completo. Alguns indivíduos podem sofrer de DCC de pequena intensidade, necessitando de atenção médica relativamente menor, enquanto outros sofrem doença complexa que demanda experiência médica e recursos significativos.[2] Cirurgia "corretiva" não garante que um paciente fique "normal" e não mais seja afetado por sua DCC; ao contrário, esse indivíduo poderá enfrentar uma ampla gama de problemas, como arritmias, insuficiência cardíaca congestiva (ICC) e hipertensão arterial pulmonar (HAP).[11] Portanto, o cuidado anestésico dessas pessoas será altamente individualizado e complexo, embora a DCC possa ser a mesma. Além disso, a passagem da DCC da área pediátrica para a adulta coloca o anestesiologista, tanto pediátrico como de adultos, em posição singular, pois um pode estar mais familiarizado com DCC e o outro mais familiarizado com adultos. Esse hiato é mais problemático em adultos com DCC do que em pacientes pediátricos, com relação à cirurgia não cardíaca e à anestesia pertinente. Pacientes com DCC que necessitam de cirurgia não cardíaca representam grande desafio para os anestesiologistas. Nas páginas a seguir, são descritos alguns dos defeitos cardíacos congênitos mais comuns que poderão ser encontrados pelo anestesiologista num ambiente cirúrgico não cardíaco, a partir de uma perspectiva anatômica, fisiopatológica e anestésica.

CLASSIFICAÇÃO E NOMENCLATURA

Defeitos de DCC são classificados de muitas maneiras distintas, cada qual com seus próprios méritos, mas nenhum sistema se revelou completamente satisfatório. Desde o ponto de vista do anestesiologista que cuida desses bebês, crianças e adultos, três categorias básicas terão utilidade sob um ponto de vista funcional (Tab. 3.1). O defeito será classificado de acordo com o aumento ou diminuição do fluxo sanguíneo pulmonar. Caso não esteja ocorrendo derivação do sangue, a terceira categoria será obstrução ao fluxo sanguíneo. A representação clínica dessa classificação será em grande parte ICC ou cianose. Essa classificação simples facilitará a formulação de uma estratégia anestésica e sua administração.

TABELA 3.1 Características de fluxo de diversas lesões cardíacas congênitas

Lesões com aumento do fluxo sanguíneo pulmonar
Defeito septal atrial
Defeito septal ventricular
Persistência do canal arterial
Defeito do coxim endocárdico (defeito septal atrioventricular)
Drenagem venosa pulmonar anômala*
*Truncus arteriosus**
Ventrículo único*
Síndrome do coração esquerdo hipoplásico
Lesões com redução do fluxo sanguíneo pulmonar
Tetralogia de Fallot
Atresia pulmonar
Atresia tricúspide
Transposição das grandes artérias*
Anomalia de Ebstein
Síndrome de Eisenmenger
Ventrículo único*
Lesões obstrutivas
Estenose aórtica
Coartação da aorta

*Hipoxemia sistêmica ocorre como resultado da mistura de retornos venosos sistêmico e pulmonar. A classificação como lesão com aumento ou redução do fluxo sanguíneo pulmonar depende da ausência ou presença no âmbito da variação anatômica da obstrução ao fluxo sanguíneo pulmonar.

Modificado de Schwartz AJ, Campbell FW: Pathophysiological approach to congenital heart disease. *In* Lake CL (ed.): *Pediatric Cardiac Anesthesia*, 3.ed. Stamford, CT, Appleton & Lange, 1998, p. 8.

Atualmente, não existe sistema unificado de nomenclatura para DCC. A terminologia e classificação sugeridas por Anderson et al.[12] será subsequentemente modificada e utilizada para este capítulo. A orientação do coração no tórax fica definida pela direção em que os ventrículos estão alinhados, desde a base até o ápice (Fig. 3.1). Levocardia é a orientação mais comum. Tendo em vista que alguns desses defeitos do coração também estão associados a anormalidades de outros sistemas do organismo, é importante observar a lateralidade visceral (*situs*). Os sistemas cardiovascular, respiratório e digestivo adquirem assimetria durante determinado momento no desenvolvimento embriológico. Lateralidade visceral é caracterizada como normal (*situs solitus*), em imagem especular (*situs inversus*) e isomérica ou indeterminada (*situs ambiguus*). A lateralidade cardíaca fica determinada pela posição do átrio direito (AD), e não pela direção do ápice ventricular. Em geral, o AD morfológico está voltado para o lado direito.[13] Outro termo, *conexão*, é denominação anatômica que indica ligação direta entre duas estruturas, enquanto drenagem indica a direção do fluxo sanguíneo. A morfologia cardíaca é relativamente constante, em comparação com a anatomia, mas é importante, porque reflete o potencial cardíaco para desempenho hemodinâmico. O AD morfológico se caracteriza por um grande apêndice piramidal e uma crista terminal (Fig. 3.2). O átrio esquerdo (AE) morfológico é muito diferente do AD, pois não possui uma crista terminal ou músculos pectinados, e o corpo principal é liso (Fig. 3.3). As válvulas atrioventriculares (AV) são pedículos teciduais fibrosos que conectam ventrículos e átrios anatomicamente, mas com separação elétrica. As referências à válvula AV direita ou esquerda minimizam a confusão que possa ocorrer com a nomenclatura de válvula tricúspide ou mitral. A morfologia das válvulas AV segue tipicamente a morfologia

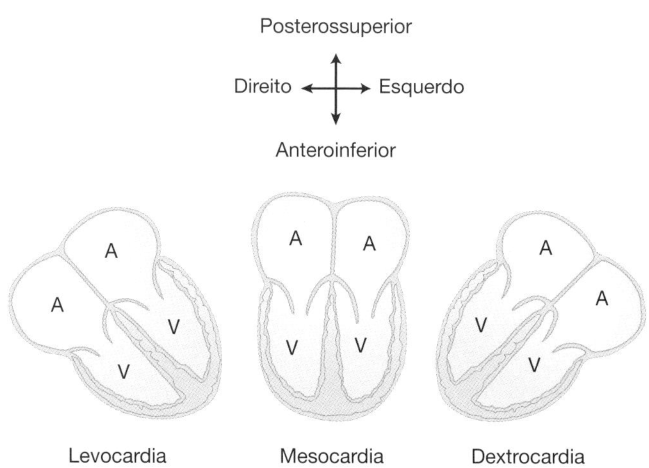

FIGURA 3.1 O eixo base-ápice cardíaco é independente da posição ou lateralidade cardíaca. Os três tipos estão ilustrados esquematicamente. A, átrio; V, ventrículo. (Reproduzido com permissão de Edwards WD: Classification and terminology of cardiovascular anomalias. *In* Emmanouilides GC, Riemenschneider TA, Allen HD, Gutgesell HP [eds]: *Moss and Adams Heart Disease in Infants, Children, and Adolescents: Including the Fetus and Young Adult.* Baltimore, Williams & Wilkins, 1995, p. 108.)

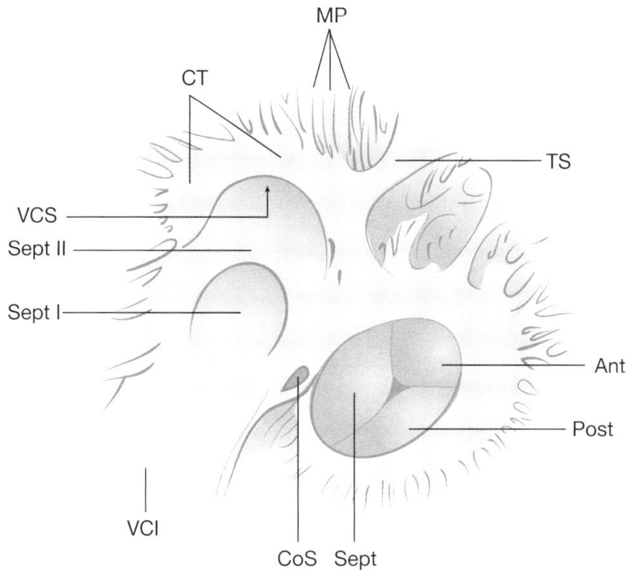

FIGURA 3.2 Interior do átrio direito. Ant, anterior; CoS, seio coronário; CT, *crista terminalis* (crista terminal); VCI, veia cava inferior; MP, *musculi pectinati* (músculos pectinados); Post, posterior; Sept, septal; Sept I, *septum primum*; Sept II, *septum secundum*;VCS, veia cava superior; TS, *tinea saggitalis* (verme sagital), VT, válvula tricúspide. (Reproduzido com permissão de Van Praagh R: *Cardiac anatomy. In* Chang E [ed.]: *Pediatric Cardiac Intensive Care*. Baltimore, Williams & Wilkins, 1998, p. 4.)

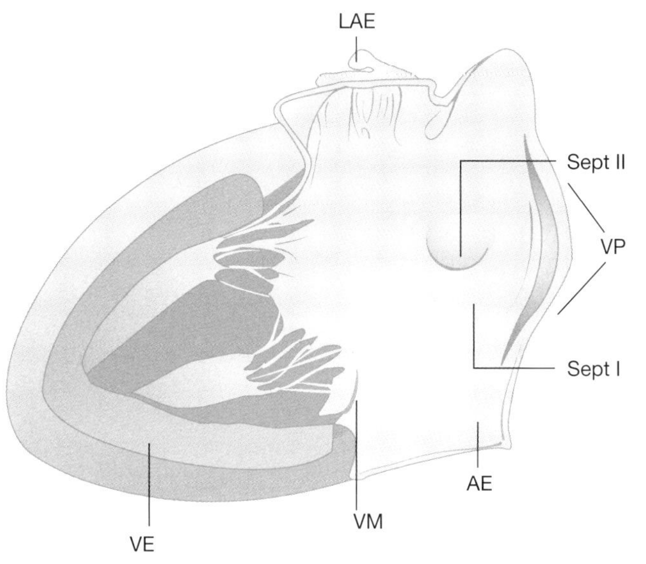

FIGURA 3.3 Parte inferior do AE, átrio esquerdo. LAE, língula atrial esquerda; VE, ventrículo morfologicamente esquerdo; VM, válvula mitral; VP, veias pulmonares. (Reproduzido com permissão de Van Praagh R: Cardiac anatomy. *In* Chang E [ed.]: *Pediatric Cardiac Intensive Care*. Baltimore, Williams & Wilkins, 1998, p. 5.)

dos ventrículos de entrada, mas não dos átrios de saída. Um ventrículo direito morfológico se caracteriza por numerosos e pequenos músculos papilares que se originam das paredes septal e livre (Fig. 3.4). Em contraste, o ventrículo esquerdo morfológico possui dois grupos de músculos papilares com origem na parede livre do ventrículo esquerdo (Fig. 3.5). As

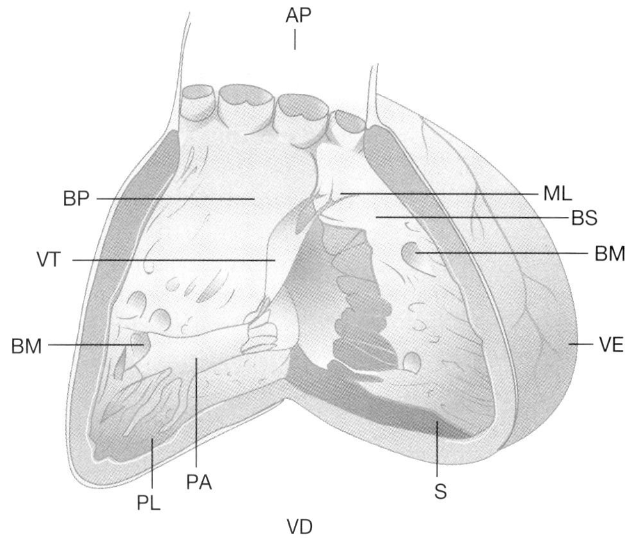

A

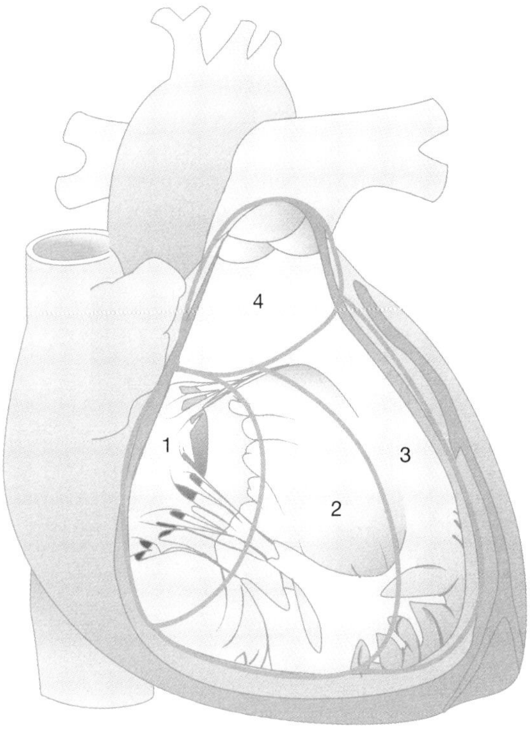

B

FIGURA 3.4 A, Interior do VD, ventrículo direito. PA, músculo papilar anterior; PL, parede livre; VE, ventrículo morfologicamente esquerdo; BM, banda moderadora; ML, músculo de Lancisi; AP, artéria pulmonar; BP, banda parietal; S, septo; BS, banda septal; VT, válvula tricúspide. **B**, Os quatro componentes anatômicos e evolutivos principais do ventrículo direito: (1) canal atrioventricular; (2) seio; (3) banda septal (cone proximal); e (4) banda parietal (cone subsemilunar distal). Componentes 1 e 2 = via de entrada. Componentes 3 e 4 = via de saída do VD. (Reproduzido com permissão de Van Praagh R: Cardiac anatomy. *In* Chang E [ed.]: *Pediatric Cardiac Intensive Care*. Baltimore, Williams & Wilkins, 1998, p. 7.)

posições dos grandes vasos são, em geral, descritas em relação à posição do tronco pulmonar. Normalmente, a aorta fica posicionada à direita e posterior.

Ao descrever o coração, existem três conexões: venoatrial, atrioventricular e ventriculoatrial. As veias cavas superior e inferior, que se conectam ao AD morfológico, e as veias pulmonares, que se conectam ao AE morfológico, são exemplos de conexões venoatriais. Há quatro combinações de conexões AV: concordante, discordante, univentricular e ambígua (Fig. 3.6). Concordante é o estado normal, enquanto o discordante tem AD conectado ao ventrículo esquerdo. Se os dois átrios estiverem conectados a um ventrículo, trata-se de uma situação univentricular. A conexão ao coração, e não o próprio coração, é definida como univentricular.[13] As conexões ventriculoarteriais ocorrem em quatro combinações: concordante, discordante, e de saídas dupla, isolada, e comum (Fig. 3.7). A descrição concordante é o estado normal. Discordante envolve uma origem ventricular direita da aorta e uma origem ventricular esquerda da artéria pulmonar. Se ambas as grandes artérias tiverem origem em apenas uma cavidade ventricular, é chamado de dupla saída. Saída isolada refere-se à situação de haver apenas uma artéria com origem em uma câmara ventricular, sem que haja surgimento de mais nenhum vaso. Saída comum refere-se a um vaso que contém tanto a artéria pulmonar como a aorta como raízes indivisas. O leitor poderá obter uma descrição mais detalhada para as complexidades da nomenclatura da DCC na literatura.[13]

PRINCÍPIOS FISIOPATOLÓGICOS GERAIS

O conhecimento da fisiopatologia da DCC é importante para o cuidado anestésico desses indivíduos. Nem todos os defeitos dessa doença envolverão shunts, mas é importante que esse aspecto seja conhecido. A lei de Ohm (V = IR) é o princípio básico da fisiologia dos shunts e é representada como:

Fluxo sanguíneo (Q) = pressão arterial (P) / resistência (R).

Com a adição da equação de Hagen-Poiseuille, que descreve a relação entre fluxo através de um cilindro de diâmetro e comprimento constantes, pode ser obtida uma fórmula que demonstra os fatores anatômicos que influenciam o fluxo sanguíneo em casos de DCC:

$$Q \propto P \times D \times 1/R$$

onde Q = fluxo sanguíneo, P = gradiente de pressão, D = diâmetro e R = resistência. Outro conceito importante é a relação entre resistência vascular pulmonar (RVP) e resistência vascular sistêmica (RVS). As equações para cálculo desses dois valores são:

RVP = (pressão média da artéria pulmonar − pressão média do AE) / fluxo sanguíneo pulmonar

RVS = (pressão arterial média − pressão no AD)/fluxo sanguíneo sistêmico

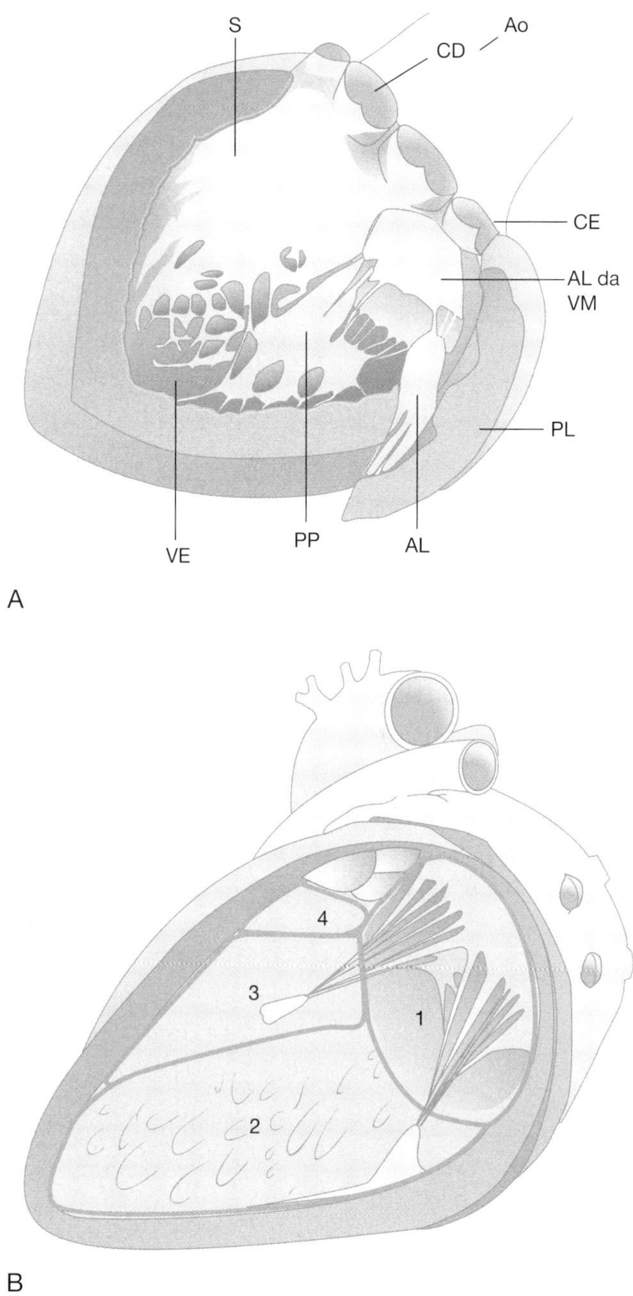

FIGURA 3.5 **A**, Interior do VE, ventrículo esquerdo. AL, anterolateral (músculo papilar); AL da VM, folheto anterior da válvula mitral; Ao, aorta; PL, parede livre; CE, coronária esquerda (óstio); PP, papilar posteromedial (músculo); CD, coronária direita (óstio); S, septo. **B**, Os quatro componentes anatômicos e evolutivos principais do VE: (1) canal atrioventricular; (2) seio; (3) cone proximal; e (4) cone distal ou subsemilunar. Componentes 1 e 2 = via de entrada do VE. Componentes 1, 3 e 4 = via de saída do VE. (Reproduzido com permissão de Van Praagh R: Cardiac anatomy. *In* Chang E [ed.]: *Pediatric Cardiac Intensive Care*. Baltimore, Williams & Wilkins, 1998, p. 9.)

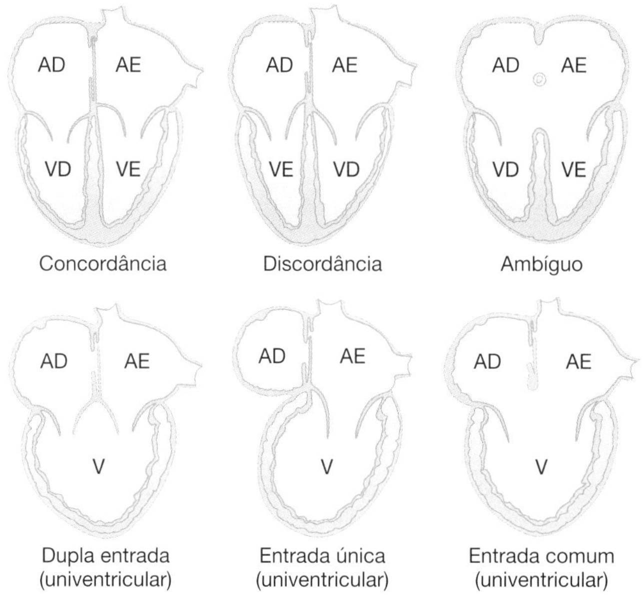

FIGURA 3.6 As conexões atrioventriculares possíveis estão ilustradas esquematicamente. Concordância é sinônimo de estado normal, e discordância é sinônimo de inversão ventricular. Para isomerismo cardíaco direito ou esquerdo, a conexão atrioventricular é sempre ambígua. Há três formas univentriculares possíveis de conexão: dupla, única e de abertura comum. AD, átrio direito; VD, ventrículo direito; AE, átrio esquerdo; VE, ventrículo esquerdo; V, ventrículo. (Reproduzido com permissão de Edwards WD: Classification and terminology of cardiovascular anomalies. *In* Emmanouilides GC, Riemenschneider TA, Allen HD, Gutgesell HP [eds]: *Moss and Adams Heart Disease in Infants, Children, and Adolescents: Including the Fetus and Young Adult.* Baltimore, Williams & Wilkins, 1995, p. 121.)

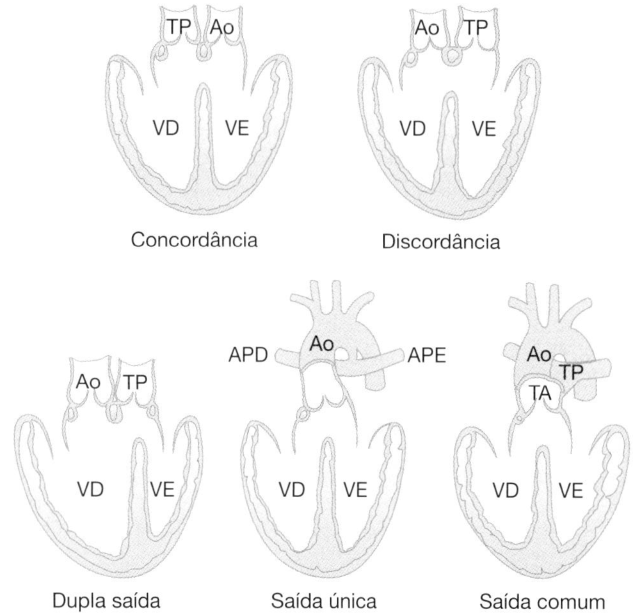

FIGURA 3.7 As possíveis conexões ventriculoarteriais estão ilustradas esquematicamente. Concordância indica o estado normal, e discordância é sinônimo de transposição das grandes artérias. Há três outras conexões possíveis: dupla, única e de saída comum. VD, ventrículo direito; VE, ventrículo esquerdo; Ao, aorta; APD, artéria pulmonar direita; APE, artéria pulmonar esquerda; TP, tronco pulmonar; AT, tronco arterial. (Reproduzido com permissão de Edwards WD: Classification and terminology of cardiovascular anomalias. *In* Emmanouilides GC, Riemenschneider TA, Allen HD, Gutgesell HP [eds]: *Moss and Adams Heart Disease in Infants, Children, and Adolescents: Including the Fetus and Young Adult.* Baltimore, Williams & Wilkins, 1995, p. 123.)

As unidades para esses valores são mm Hg/L/min (comumente denominada unidade de Wood). Em geral, RVP fica abaixo de 3 unidades, enquanto que RVS varia entre 15 e 30 unidades.

O fluxo sanguíneo pulmonar pode ser calculado utilizando-se o princípio de Fick com concentração de hemoglobina (Hb), saturações e consumos de oxigênio. Por consequência, o fluxo sanguíneo pulmonar (Q) é determinado pela equação:

$$Q = \frac{\text{consumo de oxigênio } (V_{O_2})}{\text{conteúdo de oxigênio arterial (veia pulmonar} - \text{artéria pulmonar)}}$$

Muitos relatos de cateterização informam a relação entre fluxo sanguíneo pulmonar e fluxo sanguíneo sistêmico (Q_p/Q_s) para expressar o grau de shunt. Um *fluxo* sanguíneo pulmonar excessivo é superior a um Q_p/Q_s de 3. Um fluxo sanguíneo pulmonar inadequado é inferior a um Q_p/Q_s de 1.

Nas páginas a seguir, serão descritos diversos defeitos de DCC no que diz respeito à anatomia e fisiopatologia, e os tópicos importantes estão apresentados considerando a administração de anestesia aos indivíduos afetados.

CIRURGIA NÃO CARDÍACA E DCC

Nos Estados Unidos, a clínica Mayo informou dados de 276 pacientes com menos de 50 anos de idade com DCC que passaram por 480 procedimentos (cirúrgicos ou diagnósticos) durante um período de 5 anos.[9] Desse total, 42% dos pacientes foram submetidos a dois ou mais procedimentos durante esse intervalo. Os defeitos cardíacos congênitos dos pacientes estão ilustrados na Tabela 3.2. Shunt da esquerda para a direita foi o defeito mais comum, encontrado em 56% dos pacientes; 25% tiveram DCC cianótica e 17% tiveram DCC obstrutiva. A idade mediana por ocasião do primeiro procedimento foi de 7 anos.[9] O percentual de mortalidade (2,6%) foi mais alto do que a mortalidade operatória de pacientes pediátricos submetidos a cirurgia cardíaca com *bypass* cardiopulmonar (BCP); isso também ocorreu com a mortalidade de adultos (4%) submetidos a cirurgia não cardíaca com DCC.[6] Publicou-se que a mortalidade associada à cirurgia não cardíaca em pacientes com DCC chegou até a 12% no geral e a 16% para procedimentos de grande porte.[10]

O desafio no tratamento anestésico de pacientes com DCC corresponde às múltiplas facetas que determinado defeito congênito pode apresentar a cada paciente. Esse ponto de vista é apoiado pelo fato de 5,4% dos indivíduos com di-

TABELA 3.2 Achado fisiopatológico primário ou diagnóstico primário em pacientes estudados com doença cardíaca congênita (N = 276)*

Diagnóstico primário	Nº de pacientes
Shunt	155
DSV isolado	58
Persistência do canal arterial	36
DSA†	35
Defeito septal AV completo	10
Ventrículo direito com dupla saída	7
DSA *primum* e fenda na válvula AV esquerda	4
Truncus arteriosus	3
Outros	2
DCC cianótica	68
Ventrículo único, excluindo heterotaxia	25
Tetralogia de Fallot	15
Atresia de válvula pulmonar e DSV	10
TGA completa complexa	8
Anomalia de Ebstein da válvula tricúspide	5
TGA completa simples	4
Síndromes heterotáxicas	1
DCC obstrutiva	48
Estenose pulmonar‡	21
Síndrome da coartação, inclusive arco interrompido	18
TGA complexa	6
Anel vascular	3
Outros	5
Insuficiência aórtica congênita	1
TGA congenitamente corrigida	1
Outras anomalias	3

DSA, defeito septal atrial; AV, atrioventricular; DCC, doença cardíaca congênita; TGA, transposição das grandes artérias; DSV, defeito septal ventricular.
*Que foram submetidos a procedimento cirúrgico não cardíaco entre janeiro de 1987 e novembro de 1992.
†Exclusive DSA de *ostium primum* e inclusive veias pulmonares anômalas parciais.
‡Inclusive estenose subvalvular e supravalvular.
Reproduzido com permissão de Warner MA, Lunn RJ, O'Leary PW, Schroeder DR: Outcomes of noncardiac surgical procedures in children and adults with congenital heart disease. *Mayo Clinic Proc* 1998;73:729.

versos tipos de DCC terem apresentado uma complicação perioperatória com seu primeiro procedimento não cardíaco.[9] A incidência mais do que dobra e alcança 12,9% se o paciente tiver menos de 2 anos de idade.

Não será demasiado enfatizar a importância da avaliação pré-operatória e da preparação do paciente. Obviamente, a presença de defeitos mais graves e de fatores de risco associados faz desses pacientes indivíduos que necessitam do mais alto nível de cuidados.

Avaliação e preparação pré-operatória

Para pacientes com DCC, é especialmente importante examinar de maneira completa os prontuários clínicos e cirúrgicos existentes, para que possa ser identificada qualquer mudança na fisiologia cardíaca, e também fatores de risco novos ou previamente existentes. É certo que procedimentos cirúrgicos ou de cateterização precedentes podem ter resultado em alterações fisiológicas que possam causar impacto no tratamento do paciente. Uma criança com síndrome do coração esquerdo hipoplásico (SCEH) ficará sujeita a considerações anestésicas significativamente diferentes antes e depois de um procedimento de Norwood.

Independentemente de estar presente cianose ou ICC, os sistemas neurológico, hematológico, renal e pulmonar são afetados de forma profunda.[6] Para que seja avaliada a gravidade da DCC antes da cirurgia, certas características, como saturação arterial inferior a 75% (cianose), Q/P superior a 2, gradiente da via de saída do ventrículo esquerdo superior a 50 mm Hg, RVP elevada e hematócrito (HCT) superior a 60% são fatores de risco estabelecidos.[14] Assim, medicamentos para tratamento de ICC, procedimentos cirúrgicos em pacientes internados e estado físico com alta pontuação pelo sistema da ASA (American Society of Anesthesiology) foram associados com mais complicações em pacientes com DCC tratados com cirurgia não cardíaca.[10] É especialmente importante identificar HAP antes da cirurgia, porque essa variável foi associada a um percentual de complicações de 15%, em comparação com 4,7% sem HAP para pacientes submetidos a cirurgia não cardíaca.[9] Além disso, diferenças no sistema respiratório e no tratamento ventilatório acompanham o início da HAP, em comparação com pacientes que não se apresentam com esse problema.[15]

Além dos fatores de risco cardíacos congênitos esperados, é também importante identificar transtornos comuns, como diabetes, hipertensão, doença renal ou anomalias extracardíacas, que possam ter sido eclipsados pela DCC durante a avaliação pré-operatória e que em geral aumentam o risco cirúrgico. Anormalidades extracardíacas estão presentes em 20% a 35% dos pacientes com DCC e tendem a ser principalmente musculosqueléticas, ou então envolvem o sistema nervoso central e o sistema renal-urinário.[3,5] Cerca de 60% dos indivíduos com anormalidades extracardíacas e DCC foram afetados em mais de um sistema, excluindo a anomalia cardíaca.[16] A Tabela 3.3 cita as anormalidades cromossômicas mais conhecidas com anomalias extracardíacas associadas à DCC.[1] Vinte e cinco por cento das anomalias extracardíacas existem em pacientes com defeito septal ventricular (DSV), tetralogia de Fallot (TF), persistência do canal arterial (PCA), coartação complexa, DSV complexa, posições anômalas e defeito septal atrial (DSA). Trissomia do 21 é responsável por 71% das anormalidades em pacientes com DCC. Em seguida à trissomia do 21, o cromossomo 22q11, conhecido como CATCH, resulta em fenda palatina, fácies anormal, aplasia de timo, defeito cardíaco e hipocalcemia.[1] Foram revisadas síndromes genéticas associadas à DCC.[17]

As anormalidades musculosqueléticas devem ser identificadas, porque podem causar obstáculos à intubação e ventilação. Uma atitude de grande suspeição é válida, porque comumente os sintomas são inespecíficos. Até 25% dos indivíduos com DCC podem ter uma anomalia extracardíaca que envolva a via aérea. Além das anormalidades musculoesqueléticas, nesses pacientes as estruturas vasculares pulmonares ou cardíacas dilatadas podem ameaçar a abertura da via aérea por compressão extrínseca.[18] É fundamental uma

TABELA 3.3 Causas cromossômicas de doença cardíaca congênita

Mecanismo	Cromossomo/região	Epônimo	Defeito(s) cardíaco(s) característico(s)
Tetrassomia	22pter-q11	Síndrome do olho de gato	RVPAT, SVC esquerdo persistente
Trissomia	13	Síndrome de Patau	DSV, PCA, DSA, dextroposição
	18	Síndrome de Edwards	DSV, DSA, PCA
	21	Síndrome de Down	DSV, DSAV, DSA
Monossomia	X	Síndrome de Turner	VSVE e malformação da aorta
Deleção	3p	Síndrome do 3p	DSAV
	4p	Wolf-Hirschhorn	DSA
	5p	Síndrome do cri du chat	Variável (em 30%)
	8p	Síndrome do 8p	DSAV
	9p	Síndrome do 9p	DSV, PCA, EP
Microdeleção	7q11	Síndrome de Williams	EASV, EAPP, EP
	17p11.2	Síndrome de Smith-Magenis	EP, DSA, DSV, malformação de válvula AV
	17p13.3	Síndrome de Miller-Dieker	TF, DSV, EP
	22q11.2	Síndrome de Di George*	Anormalidades da via de saída e do arco aórtico

DSA, defeito septal atrial; AV, atrioventricular; DSAV, defeito septal atrioventricular; VSVE, via de saída do ventrículo esquerdo; PCA, persistência do canal arterial; EAPP, estenose da artéria pulmonar periférica; EP, estenose da válvula pulmonar; EASV, estenose aórtica supravalvular; RVPAT/RVPAP, retorno venoso pulmonar anômalo total/parcial; TF, tetralogia de Fallot; DSV, defeito septal ventricular.

*Síndromes correlatas causadas por microdeleção do 22q11: síndrome velocardiofacial (Shprintzen), síndrome conotroncular/anomalia facial.

Reproduzido com permissão de Brennan P, Young ID: Congenital heart malformation: Aetiology and association, *Semin Neonatol* 2001;6:18.

cuidadosa inspeção da via aérea, em antecipação da intubação traqueal, pois a reserva respiratória está significativamente limitada. Obstrução é ocorrência comum em casos de dilatação aórtica secundária à atresia pulmonar acompanhada de DSV e à importantes colaterais aortopulmonares e arco aórtico direito.[19]

É raro deparar-se com doença da artéria coronária em pacientes com DCC, mas lesão crônica do miocárdio pode estar presente em até 40% de alguns defeitos, possivelmente em relação à perfusão inadequada por diversas razões, mas não aterosclerose. Isquemia do miocárdio no lado direito é mais provável naqueles pacientes com defeitos cardíacos nesse lado.[14] PCA, coartação da aorta e TF foram associados a lesão do miocárdio na infância.[20] Embora possa não existir evidência eletrocardiográfica (ECG), pacientes com ICC encontram-se particularmente em risco de isquemia do miocárdio.[20] Velocidade de fluxo por Doppler em cores é uma boa opção para avaliação não invasiva do fluxo coronário.[21]

A menos que a cirurgia seja procedimento de emergência, será importante uma ótima condição física para pessoas com DCC. Evidência de DCC em deterioração acompanhada de taquipneia ou estridor deve no mínimo adiar a cirurgia, que ficará na dependência de outras investigações. Contudo, frequentemente é difícil diferenciar anormalidades respiratórias de anormalidades cardiovasculares em pacientes com DCC. Dificuldade respiratória pode ser evidência de uma nova infecção pulmonar ou uma manifestação de DCC.

Arritmias são comuns em pacientes com DCC, especialmente adolescentes e adultos.[22] Nesses pacientes, é importante identificar uma história de arritmia, uma vez que essa deficiência pode estar oculta ou ser crônica, contribuindo para uma lenta deterioração hemodinâmica.[23] Em adultos, pode ser recomendada a monitoração Holter para que sejam identificadas arritmias ocultas. Arritmias atriais são particularmente comuns, visto que cargas de volume são fatores predisponentes para dilatação atrial. As arritmias de ocorrência mais comum em pacientes com DCC são as taquicardias reentrantes intra-atriais (TRIA). Esses problemas se originam primariamente no AD. De modo parecido com o *flutter* atrial, as TRIA têm durações de ciclo mais longas e inúmeras variações da morfologia da onda P. O tratamento dessas arritmias é tarefa complicada e já foi revisado.[24] Fibrilação atrial é menos comum do que TRIA, mas em alguns casos é difícil de ser tratada, implicando na necessidade de um procedimento de Maze. Taquicardia ventricular é rara em pacientes com DCC, em comparação com outras arritmias, mas a ventriculotomia pode causar instabilidade elétrica e ectopia ventricular. O miocárdio com subperfusão, em decorrência da hipertrofia, demonstra predisposição para disritmias ventriculares. Também são comuns disfunção do nodo sinoatrial e anormalidades da condução AV em casos de DCC, mas a implantação de um marca-passo pode ser tarefa desafiadora.[24] Certos defeitos cardíacos congênitos estão mais associados com mais frequência a arritmias (Tab. 3.4). Anomalia de Ebstein e transposição corrigida das grandes artérias (TGA) têm elevada incidência de vias AV acessórias.[24] Em muitos casos, as sequelas eletrofisiológicas nessa população se devem ao potencial arritmogênico do miocárdio submetido a retalhos septais e linhas de sutura em localizações intra-atriais ou intraventriculares, cianose crônica e fisiologia de volume-pressão anormal.[23,24] Taquicardias reentrantes são particularmente comuns em seguida a certas operações para DCC, por exemplo, reparo de TF, operação de Mustard

TABELA 3.4 Arritmias e defeitos cardíacos congênitos comumente associados

Arritmia	Defeitos associados
Taquicardias	
Síndrome de Wolff-Parkinson-White	Anomalia de Ebstein Transposição "corrigida"
Taquicardia reentrante intra-atrial	Mustard pós-operatório Senning pós-operatório Fontan pós-operatório Outros
Fibrilação atrial	Doença de válvula mitral Estenose aórtica Ventrículo único
Taquicardia ventricular	Tetralogia de Fallot Estenose aórtica Outros
Bradicardias	
Disfunção de nó SA	Mustard pós-operatório Senning pós-operatório Fontan pós-operatório Outros
Bloqueio AV congênito	Defeitos septais AV Transposição "corrigida"
Bloqueio AV adquirido	Oclusão de DSV Reparo de tetralogia de Fallot Outros

SA, sinoatrial; AV, atrioventricular; DSV, defeito septal ventricular.
Reproduzido com permissão de Walsh EP: Arrhytmias in patients with congenital heart disease. *Cardiac Electrophysiol Rev* 2002;6:423.

ou Senning e procedimento de Fontan. Mais recentemente, esses procedimentos foram modificados para que fosse diminuída a probabilidade de arritmias.

Embora nos casos de cirurgia não cardíaca a integridade neurológica não esteja no mesmo risco, em comparação com cirurgia cardíaca, e com parada circulatória nos pacientes com DCC, estudos de necrópsia demonstraram que 2% a 10% dos indivíduos com DCC têm malformações do sistema nervoso central, aumentando o risco de novas lesões diante de qualquer operação subsequente.[25] Aumento da massa eritrocitária também foi associado a maior risco de lesão cerebrovascular, atribuída com frequência à hiperviscosidade de um HCT elevado nos casos de DCC cianótica. Em casos de trombose venosa (não arterial) primária, nesses pacientes a incidência pode chegar a 20%.[26] Crianças com policitemia encontram-se em maior risco para trombose, em comparação com adultos.[14] Foi recomendada a prática de flebotomia por alguns autores, como medida profilática para redução do risco de trombose; porém, mais recentemente essa prática foi associada a aumento do risco de AVC, pois 50% dos pacientes com eventos cerebrovasculares haviam sido submetidos à flebotomia.[26]

A avaliação laboratorial dependerá do defeito cardíaco congênito e da complexidade da cirurgia iminente. É aconselhável obter uma concentração de Hb recente no pré-operatório para que sejam estabelecidas as necessidades de fornecimento de oxigênio basal dos pacientes, em especial naqueles com DCC cianótica, em que Hb pode estar situada na faixa de 15 a 20 g/dL. Não ficou ainda determinada a eficácia do fornecimento de oxigênio com uma Hb acima de 20 g/dL. No neonato ou bebê destinado à cirurgia, uma Hb superior a 20 mg/dL pode estar associada com acidose ou infarto.[27] Contudo, a flebotomia terapêutica não está uniformemente recomendada.

A hemostase é um fator importante para cirurgia, especialmente considerando que 70% dos pacientes com DCC podem ser portadores de anormalidades da coagulação.[28] Sangramento excessivo em bebês e crianças pode ter resultados devastadores. Na verdade, perturbações da coagulação podem ser mais graves do que os testes de rotina podem detectar. Ainda não foi esclarecido por completo o mecanismo exato e os processos patológicos responsáveis pelas anormalidades hemostáticas, mas indivíduos com DCC têm maior probabilidade de vivenciar sangramento abundante, mesmo em casos de pequenas cirurgias.[29] Esse risco afeta de forma parecida tanto pacientes adultos como pediátricos.[27] As medicações devem ser cuidadosamente avaliadas para detectar o uso de varfarina (Coumadina) e aspirina, pois esses agentes podem ter efeito aditivo com as anormalidades da coagulação associadas com DCC. Certas anomalias hemostáticas congênitas, como doença de von Willebrand, podem estar associadas com CHD.

Num estudo prospectivo de 235 pacientes com menos de 34 anos de idade, com cirurgia cardíaca marcada e que passaram por uma avaliação pré-operatória de tempo de protrombina (PT), tempo de tromboplastina parcial ativada (APTT), contagem de plaquetas, tempo de trombina e tempo de sangramento, 19% dos participantes tiveram anormalidade de um valor laboratorial que estava significativamente mais alto do que a incidência esperada de provas de coagulação anormais numa população de controle.[30] Sete por cento dos indivíduos com DCC tiveram dois valores anormais para coagulação. Mau desempenho cardíaco, cianose e HCT elevado foram associados com a mais alta incidência de anormalidades da coagulação. Goel et al.[29] confirmaram as anormalidades hemostáticas de DCC. Contagem de plaquetas, PT, TTPA, fibrinogênio, dímero D e fatores VII e VIII foram obtidos em 25 crianças cianóticas e acianóticas, sendo comparados com controles. Cerca de 28% das crianças cianóticas e acianóticas tiveram anormalidades da coagulação isoladas, mas 64% dos pacientes cianóticos tiveram mais de uma anormalidade da coagulação, em comparação com apenas 20% dos indivíduos acianóticos. Aparentemente, 38% dessas crianças com DCC também estavam num quadro de coagulação intravascular disseminada (CID), de acordo com as elevações de dímero D. Alguns autores informaram um estado de fibrinólise acelerada, considerado como tendo associação com DCC.[31] Foi informado que a função plaquetária e a contagem de plaquetas estavam anormais em pacientes com DCC.[31] Hemostasia também está relacionada ao grau de hipóxia e HCT.[14,28] É significativamente maior a probabilidade de que crianças cianóticas demonstrem evidência de ativação plaquetária, em comparação com crianças acianóticas.[31] Foi demonstrado que a trombocitopenia tem correlação com a saturação arterial.

A idade é um fator a ser considerado na avaliação dos aspectos hemostáticos, porque um elevado percentual dos pacientes com DCC é constituído por bebês e crianças. Neonatos podem estar sujeitos à imaturidade hepática, defeito na retração do coágulo, CID, baixos níveis dos fatores plasmáticos e disfunção plaquetária qualitativa.[32] À medida que a idade vai avançando, mudam os perfis de coagulação, até a ocorrência da transição para o perfil adulto (Fig. 3.8). As concentrações médias de protrombina e fatores VII, IX e X permanecem abaixo dos valores dos adultos ao longo de toda a infância, surgindo como um prolongamento do TTPA e PT.[33] Nesses pacientes, não é raro o comprometimento da síntese dos fatores da coagulação dependentes da vitamina K.

Embora pacientes com DCC devam ter uma radiografia torácica pré-operatória recente para comparação com uma radiografia torácica precedente, seu valor será mínimo para a maioria dos pacientes pediátricos. O aspecto mais importante é o padrão e o grau de vascularidade pulmonar. Evidência de líquido intersticial pode sugerir ICC.

Um ECG recente é útil para estabelecer o ritmo basal, especialmente em vista da propensão para ocorrência de arritmias tanto em adultos como em crianças. Pode haver particular dificuldade para se interpretar o ECG pediátrico; por essa razão, o ECG deve ser revisado por um cardiologista.

Pré-medicação

Além da importância da consulta pré-operatória para alívio da ansiedade, geralmente pessoas com DCC são muito beneficiadas com pré-medicação. Muitos dos pacientes já passaram por cirurgia e podem estar temerosos, e também podem representar risco mais alto de problemas de ajuste,

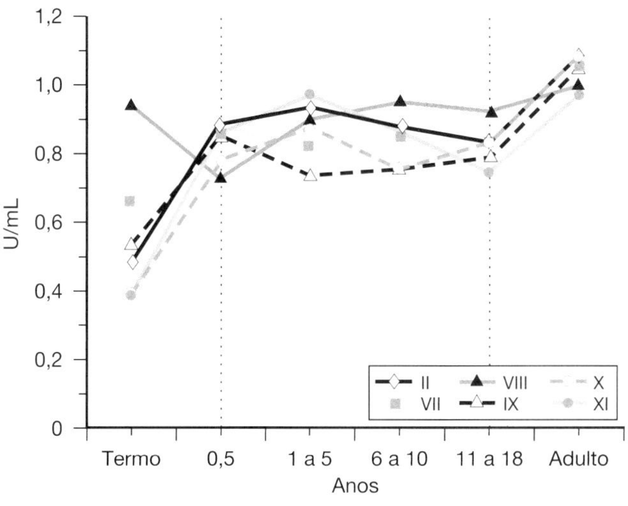

FIGURA 3.8 Desenvolvimento dos fatores da coagulação durante a infância. Concentrações plasmáticas de contatos selecionados, dependentes de vitamina K e cofatores da coagulação desde o nascimento e durante a infância. É útil imaginar que as principais mudanças ocorrem em três períodos: desde o nascimento até os 6 meses de vida, desde o primeiro ano até o início da adolescência e durante ou por volta do final da adolescência. (Reproduzido com permissão de Richardson MW, Allen GA, Monahan PE: Thrombosis in children: Current perspective and distinct challenges. *Tromb Haemost* 2002;88:900.)

como depressão, autoestima em baixa e dependência. Por consequência, a pré-medicação e uma consulta antes da cirurgia são importantes para esses pacientes.[34] A idade para início da pré-medicação não ficou ainda claramente definida, mas a maioria concorda que bebês com menos de 6 meses dispensam pré-medicação.

Durante muitos anos, o objetivo da pré-medicação foi promover forte sedação da criança para evitar dessaturação arterial durante a indução, mas não a ponto de causar evidente depressão do miocárdio.[35] Na pré-medicação, foi incluído um agente vagolítico com o objetivo de preservar a frequência cardíaca durante a indução; contudo, a descontinuação do uso do halotano para indução inalatória diminuiu o uso desse tipo de agente. Isso é vantajoso, porque seu uso era fator predisponente para arritmias.[35] Embora as secreções possam ser ligeiramente mais volumosas sem um anticolinérgico pré-operatório, não há evidência de complicações sem o uso de tal agente.[36]

As escolhas de agentes sedativos e analgésicos para pré-medicação são bastante numerosas, mas tais agentes devem ser avaliados em termos da DCC, função do miocárdio, idade e condições clínicas associadas. Acredita-se que a sedação intensa tenha impacto mínimo na saturação do oxigênio, mesmo em pacientes cianóticos.[37] Evidência recente parece contradizer tal suposição. DeBock et al.[38] demonstraram uma queda superior a 10% nas medições da oximetria de pulso em 30% das crianças cianóticas com a pré-medicação consistindo de morfina, escopolamina e barbitúricos, enquanto crianças acianóticas vivenciaram uma queda clinicamente insignificante na saturação.

Atualmente, é muito raro o uso de injeções intramusculares, porque existem boas alternativas orais. Bebês entre 6 e 9 meses de idade podem receber pentobarbital oral (2 a 4 mg/kg). Recentemente, a substituição de midazolam oral (0,75 a 1,0 mg/kg) se revelou segura e efetiva para pré-medicação com barbitúrico, morfina, sulfato e atropina, sem decréscimo da saturação de oxigênio derivada do oxímetro de pulso (Spo_2). Numa comparação entre injeção intramuscular de morfina e atropina com midazolam em crianças com idades entre 1 a 6 anos de idade marcadas para cirurgia cardíaca para defeito cardíaco congênito eletiva, a injeção intramuscular levou a uma redução significativa na saturação, de 84 a 76%, que estava ausente com midazolam oral.[39] Midazolam via oral não parece comprometer a frequência respiratória ou a estabilidade cardiovascular. Tendo em vista que 10 a 30% das crianças ainda não estão sedadas com 1,0 mg/kg de midazolam oral, a dose de 1,5 mg/kg dessa substância foi comparada com 1,0 e 0,5 mg/kg em crianças com menos de 2 anos de idade submetidas à cirurgia cardíaca congênita. Apenas 4% dos pacientes que receberam 1,5 mg/kg de midazolam foram inadequadamente sedados.[40] Oito pacientes de 193 ficaram com hipotensão superior a 20% com a sedação, mas não houve diferença estatisticamente significativa na pressão arterial ou saturação entre os bebês que receberam 1,5 mg/kg de midazolam, em comparação com as doses mais baixas.

Foi estudado o uso de citrato de fentanil por via transmucosa oral; constataram que essa medicação promove sedação adequada em mais de três quartos dessa população de pacientes, em comparação com a pré-medicação convencional.[36,41] Contudo, foi notada uma incidência de 38% de vômito. A redução da dose de fentanil para 15 a 20 μg/kg reduziu a incidência de náusea e do vômito pré-indução para 14%,[41] mas essa técnica não é muito popular.

É importante observar cuidadosamente pacientes com DCC para sensibilidade a sedativos que possam levar à obstrução das vias aéreas, diminuições na Spo_2 e hipoventilação, em especial se HAP estiver presente. HAP pode levar à rápida deterioração hemodinâmica por causa da elevação de Pco_2. Em casos de DCC, um aumento de $Paco_2$ de 40 para 45 mm Hg eleva a pressão arterial pulmonar média de 41 para 47 mm Hg.[42] Aumentos em $Paco_2$ foram acompanhados com CO_2 transcutâneo em pacientes com DCC com midazolam oral ou morfina e escopolamina intramuscular (Fig. 3.9).[43] Mais importante ainda, dos 16 pacientes com HAP, nove vivenciaram alterações clinicamente significativas no CO^2 transcutâneo e na saturação de oxigênio.[43] Foi observada sensibilidade similar ao CO_2 em adultos com HAP.[44]

Monitoração

Além da monitorização de rotina para administração de anestesia, a monitorização para pacientes com DCC submetidos a cirurgia não cardíaca depende do defeito congênito, gravidade da doença, reserva funcional e cirurgia.

Em alguns casos, a monitorização sanguínea indireta é adequada, porque a precisão do monitor oscilométrico Dinamap se compara favoravelmente tanto em adultos como em bebês com as medidas intra-arteriais diretas, particularmente no que diz respeito à pressão arterial sistólica.[45,46] Há necessidade de identificar qualquer operação prévia que envolva a criação de shunts arteriais sistêmico-pulmonares

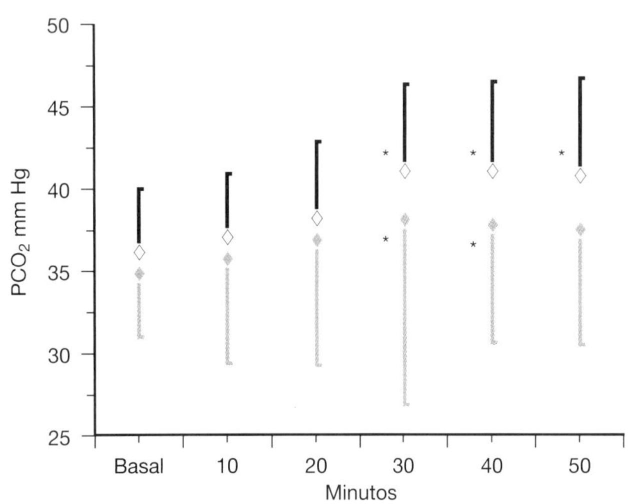

FIGURA 3.9 Alterações na Pco_2 transcutânea (média ± DP) em crianças com doença cardíaca congênita depois da pré-medicação com morfina ou escopolamina (losangos abertos) ou midazolam (losangos fechados). *P < 0,05 em comparação com valor basal. (Reproduzido com permissão de Alswang M, Friesen RH, Bangert P. Effect of preanesthetic medication on carbon dioxide tension in children with congenital heart disease. *J Cardiothorac Vasc Anesth* 1994;8:416.)

que afetem o fluxo para o membro. Um simples shunt de Blalock-Taussig à esquerda dependerá de monitorização da pressão arterial e por oximetria de pulso no membro direito. Em circunstâncias nas quais os dois membros superiores foram afetados por shunts, uma opção é a canulação de uma artéria femural. A monitorização da pressão sanguínea na artéria femural não está associada a mais complicações do que a artéria radial naqueles pacientes com DCC, exceto para neonatos que possam sofrer algumas anormalidades da perfusão temporárias.[47] O acesso à análise de gases sanguíneos arteriais (GSAs) com monitorização arterial direta pode ser procedimento desejável e razão excelente para a monitorização invasiva.

A necessidade para acesso venoso central e monitorização em pacientes com DCC dependerá do tipo de DCC e da cirurgia. Sucesso pode ser meta bastante desafiadora por conta de operações prévias, oclusão vascular crônica, anatomia e fluxo sanguíneo anormais, e da ampla variação etária. É difícil obter acesso venoso central em cerca de 10% dos pacientes com DCC.[48] Experiência é especialmente importante para a inserção bem-sucedida do cateter venoso central em bebês que pesem menos de 5 kg.[49] A incidência de complicações não infecciosas como pneumotórax, hemotórax, embolia aérea, lesão do duto torácico e lesão nervosa vai de 1 a 7%, o que é consistente com o desafio representado pela inserção de um cateter venoso central.[50,51]

Uma grande preocupação com a inserção do cateter venoso central em pacientes com DCC é a punção acidental e subsequente inserção de cateter de grande calibre. Isso poderá causar lesão vascular, AVC, obstrução das vias aéreas e mesmo morte.[52] A incidência de punção carotídea varia de 0 a 23%, dependendo da técnica e da idade do paciente (Fig. 3.10).[53] Uma abordagem alta à canulação venosa central em bebês e crianças novas reduzirá a probabilidade de morbidade. DCC aumenta o risco de punção carotídea (14,1%) tanto em pacientes adultos como pediátricos, em comparação com outros (9,3%). A punção carotídea é também mais provável em bebês com menos de 3 meses de idade.[54] Embora a punção carotídea possa causar lesão, a subsequente inserção de um cateter mais calibroso será a causa da maior parte das morbidades graves ou das mortalidades.

Para que essa complicação seja minimizada durante a tentativa do acesso venoso central, pode-se usar a veia jugular externa, em vez da veia jugular interna. No entanto, o sucesso será inferior a 80% em crianças[55] e adultos. Além disso, a veia jugular interna é preferível para a maioria das monitorizações venosas centrais. O desafio de garantir um acesso venoso central é especialmente considerável em bebês com menos de 3 meses e pesando menos de 4 kg,[56] com percentual de sucesso abaixo do obtido em adultos.[53] O percentual de insucesso variou entre 4 e 10%.[48] A relação entre a veia jugular interna direita e a artéria carótida em crianças pode explicar em parte o percentual de sucesso mais baixo. A posição da veia jugular interna direita não está tão bem definida em crianças, em comparação com adultos, e também é mais imprevisível em crianças com DCC do que naquelas sem DCC.[57] A veia jugular interna direita pode estar situada anteriormente à artéria caróti-

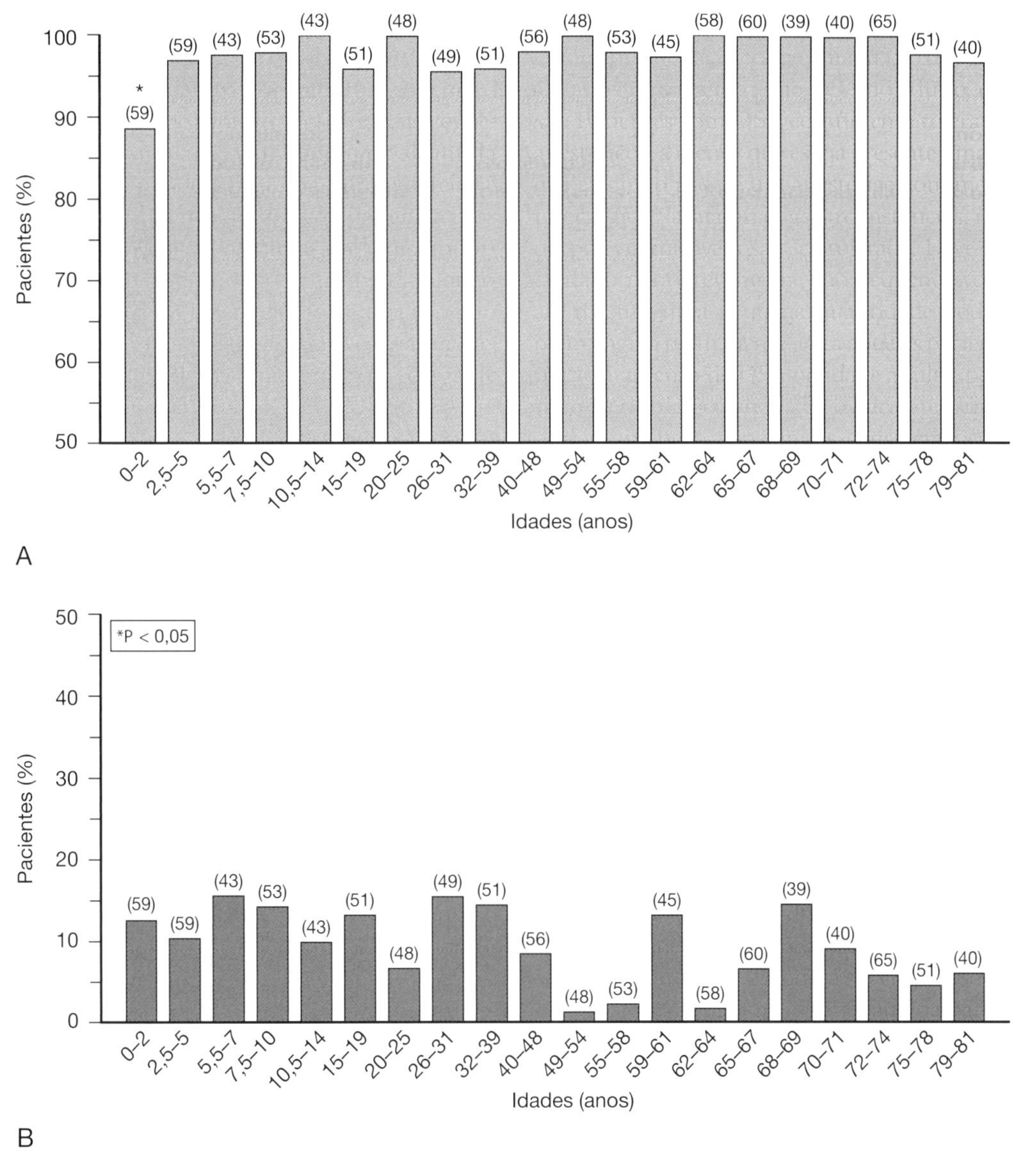

FIGURA 3.10 Percentual de sucesso (**A**) e percentual de punção arterial (**B**) como função da idade. Os números entre parênteses indicam o número de pacientes em cada faixa etária. (Reproduzido com permissão de Oliver WC, Nuttall GA, Beynen FM, et al: The incidence of artery puncture with central cannulation using a modified technique for detection and prevention of arterial cannulation. *J Cardiothorac Vasc Anesth* 1997;11:853.)

da em 10 a 60% dos pacientes com DCC, dependendo da abordagem à veia e da posição da cabeça.[57,58] Um ângulo de 45° com a cabeça e a linha média alinhará de maneira mais adequada a carótida e a veia jugular interna para obtenção do posicionamento venoso central.

Para facilitar o acesso venoso central e evitar complicações, foi recomendada orientação por ultrassom. O ultrassom reduz o número de punções carotídeas e aumenta o percentual de sucesso, em especial para profissionais com menos experiência.[54,58,59] A incidência de punção carotídea em bebês e crianças sem a ajuda do ultrassom pode chegar a até 23%. O ultrassom não só diminuiu a incidência de punção carotídea, mas também aumentou o percentual de sucesso para 100% em bebês com menos de 12 meses de idade, em comparação com um percentual de sucesso de 77% para profissionais altamente experientes utilizando técnicas convencionais.[54] Ultrassom é técnica também válida na avaliação da veia jugular interna. Numa série de 500 bebês e crianças com DCC recebendo acesso venoso central, a veia jugular interna direita foi considerada inadequada para canulação em 3,2% dos pacientes.[49] Cerca de 3% das veias jugulares internas podem ser excessivamente pequenas. A Tabela 3.5 ilustra o comprimento recomendável para o cateter venoso central para diferentes idades de pacientes, com o objetivo de minimizar complicações.[60]

A oximetria de pulso é um método confiável, não invasivo e contínuo para monitoração da saturação de oxigênio arterial (Sa_{O_2}), sem a necessidade de medições recorrentes de GSA.[61] Todavia, uma perfusão periférica deficiente ou grave dessaturação de oxigênio afetará sua acurácia e confiabilidade.[62,63] A maioria dos autores não considera um Sp_{O_2} de 80% como alarmante, porque os esforços para me-

TABELA 3.5 Comprimento recomendado da inserção de cateter venoso central (CVC) em pacientes pediátricos com base no peso

Peso do paciente (kg)	Comprimento da inserção do CVC (cm)
2-2,9	4
3-4,9	5
5-6,9	6
7-9,9	7
10-12,9	8
13-19,9	9
20-29,9	10
30-39,9	11
40-49,9	12
50-59,9	13
60-69,9	14
70-79,9	15
≥ 80	16

Reproduzido com permissão de Andropoulos DB, Bent ST, Skjonsby B, Stayer SA: The optimal lenght of insertion of central venous catheters for pediatric patients. *Anesth Analg* 2001;93:885.

lhorar a oxigenação em geral já terão sido iniciados antes que tal saturação tenha sido atingida. Contudo, pacientes com DCC constituem um grupo homogêneo, com saturações regularmente abaixo de 90% e não raro abaixo de 80%. Uma estreita margem de segurança caracteriza pacientes com DCC; assim, talvez não sejam tolerados declínios em Spo_2. Aumentando a incerteza, oxímetros de pulso em pacientes com DCC tendem a superestimar as leituras de Sao_2, retardando a resposta terapêutica. Além disso, os oxímetros de pulso atuais podem, na média, deixar de fazer as leituras durante cerca de um terço da cirurgia, o que complica o processo de tomada de decisão no tratamento dos pacientes.[64]

A Masimo Corporation (Laguna Hills, CA) desenvolveu um oxímetro de pulso que representa mudança fundamental na tecnologia da oximetria. A Tecnologia de Extração de Sinais (TES) reduz as falhas e imprecisões do oxímetro de pulso associadas à baixa perfusão. Recentemente, em uma comparação com Agilent Merlin e Nellcor N-395, foram observadas acurácia e precisão mais satisfatórias no período pré-operatório, com saturações abaixo de 90% em pacientes com idades variando desde o nascimento até 53 anos com DCC submetidos a reparo em coração com defeito congênito.[65] No entanto, ainda faltam acurácia e precisão para saturações abaixo de 70%, qualquer que seja o oxímetro de pulso.

A monitoração da saturação do oxigênio arterial pode proporcionar a informação mais completa e acurada com relação a Q_p/Q_s.[66] O cuidado anestésico de DCC é influenciado por Q_p/Q_s, em maior ou menor grau, dependendo da anomalia cardíaca congênita específica. Um fluxo pulmonar excessivo pode levar à hipoperfusão da circulação sistêmica, o que fica evidenciado pela acidose metabólica, ao passo que um fluxo sanguíneo pulmonar insuficiente pode resultar em grave hipóxia. Embora Spo_2 seja instrumento valioso para avaliar Q_p/Q_s,[67,68] a saturação arterial atinge certo ponto em que a relação do fluxo sanguíneo pulmonar pode continuar a se elevar, sem que possa ser discriminada. Consequentemente, saturações de oxigênio arterial sistêmico não permitem que seja especificado se Q_p/Q_s é igual a 1 ou 3, e a saturação arterial irá fazer um platô.[66] Acidose pode ser a indicação final de hipoperfusão por causa do fluxo sanguíneo pulmonar excessivo. Assim, saturações venosas sistêmicas podem propiciar uma estimativa melhor da relação do fluxo sanguíneo pulmonar. É preciso medir e observar tanto as saturações arteriais como venosas para que se possa tomar a decisão terapêutica mais correta.[66]

Em virtude da relação entre $Paco_2$ e RVP, a monitoração acurada de $Paco_2$ é crucial naqueles pacientes com DCC. Mesmo diante de alto nível de HAP, certo grau de HAP consiste em vasoconstrição dinâmica e, portanto, é reversível.[42] Alcalose hipocárbica é efetiva na redução das pressões arteriais pulmonares em crianças e adultos (Fig. 3.12).[42] Co_2 corrente final ($ETco_2$) é rotineiramente utilizado no intraoperatório para monitoração de $Paco_2$, tendo sido demonstrada íntima aproximação dessa variável na maioria dos pacientes. A acurácia da $ETco_2$ com $Paco_2$ depende do equilíbrio entre ventilação-perfusão, fluxo sanguíneo pulmonar, débito cardíaco, espaço morto fisiológico e mistura venosa. Como resultado, existem gradientes significativos com $ETco_2$ e $Paco_2$ em pacientes com DCC cianótica. Comumente, $ETco_2$ oferece leituras subestimadas de $Paco_2$.[69] O gradiente também varia, dependendo do defeito congênito (Fig. 3.13), porque pacientes com lesões acianóticas exibem menor gradiente.[69]

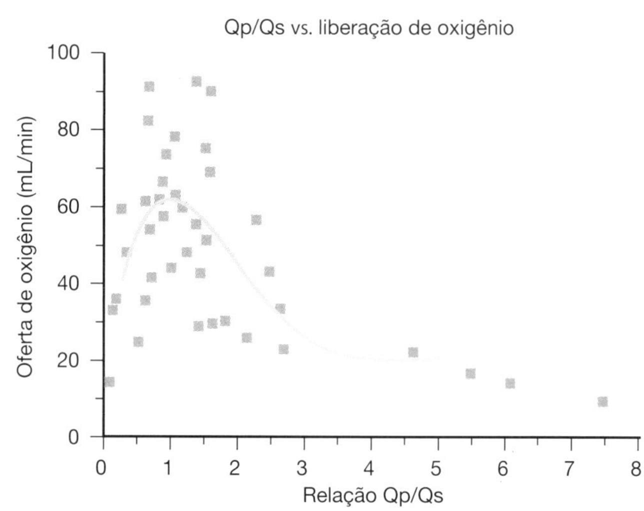

FIGURA 3.11 Oferta de oxigênio sistêmico como função da relação Qp/Qs. A curva superposta representa a função gerada pela análise de regressão não linear, demonstrando função bicaudal. (Reproduzido com permissão de Riordan CJ, Randsbaek F, Storey JH, et al: Balancing pulmonary and systemic arterial flows in parallel circulations: The value of monitoring system venous oxygen saturations. *Cardiol Young* 1997;7:76.)

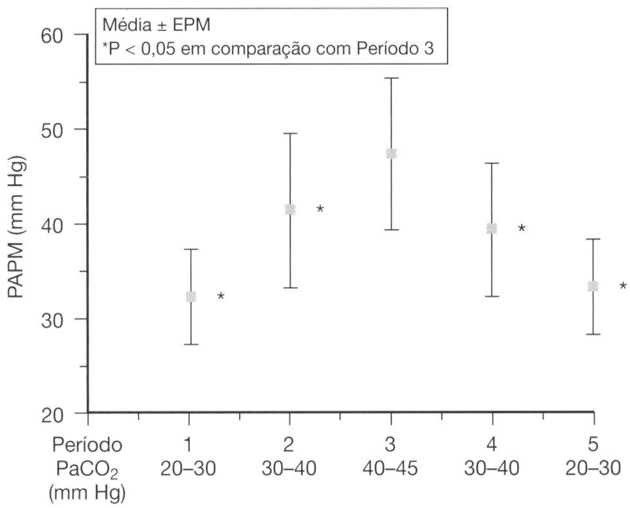

FIGURA 3.12 Valores para pressão arterial pulmonar média (PAPM) no pH e pressão parcial arterial de CO_2 ($PaCO_2$) fisiológicos (período 3), comparados a valores obtidos durante alcalose hipocárbica (períodos 1, 2, 4, 5). (Reproduzido com permissão de Morry JP, Lynn AM, Mansfield PB: Effect of pH and PCO_2 on pulmonary and systemic hemodynamics after surgery in children with congenital heart disease and pulmonary hypertension. *J Pediatr* 1988;113:476.)

Outro método utilizado para monitoração de $Paco_2$ é o co_2 transcutâneo. Foi demonstrada uma tendenciosidade de 0,58 mm Hg e precisão de 2,1 mm Hg em comparação com $Paco_2$ em pacientes submetidos à cirurgia para DCC. Em geral, co_2 transcutâneo será apenas acurado para bebês com menos de 6 meses de idade.[70] A acurácia diminui num

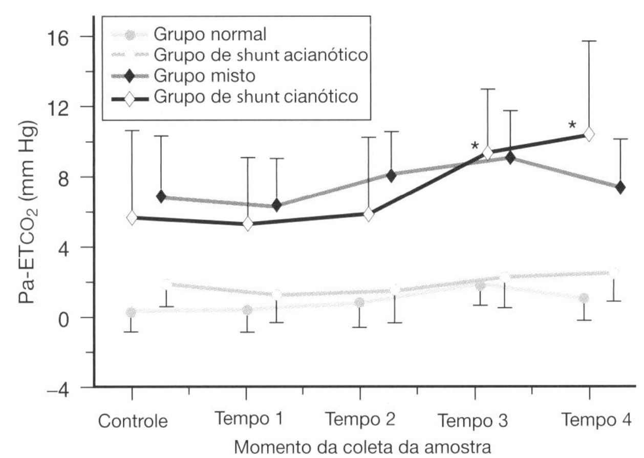

FIGURA 3.13 Média (± DP) da diferença entre pressão arterial e pressão parcial expiratória final de CO_2 ($Pa\text{-}ETco_2$) nos quatro grupos. $Pa\text{-}ETco_2$ nos pacientes cianóticos é maior do que nos pacientes acianóticos. Não existe diferença estatisticamente significativa com relação à $Pa\text{-}ETco_2$ do controle nos grupos de pacientes normais, com shunt acianótico, ou misto, mas no grupo com shunt acianótico a $Pa\text{-}ETco_2$ calculada nos momentos 3 e 4 foi significativamente maior do que os valores do grupo de controle, tempo 1 e tempo 2. (Reproduzido com permissão de Lazzell VA, Burrows FA: Stability of the intraoperative atrial to end-tidal carbon dioxide partial pressure difference in children with congenital heart disease. *Can J Anaesth* 1991;38:862.)

quadro de má perfusão cutânea, que é com frequência presente com o uso de medicamentos vasoativos.

A ecocardiografia passou a ser técnica de rotina para todos os procedimentos cirúrgicos cardíacos pediátricos e pode ajudar na seleção de casos não cardíacos por meio da avaliação do fluxo pelo shunt ou a função do miocárdio. As pressões de enchimento podem não ter correlação com medições de volume; assim, as determinações do volume diastólico final por ecocardiografia podem ajudar no tratamento hemodinâmico. Em geral, a ecocardiografia transesofágica é tolerada, mas 1 a 2% dos bebês e crianças podem ser acometidos de obstrução das vias aéreas. As provas de função pulmonar medidas antes e depois da colocação da sonda ecocardiográfica revelam alterações mínimas, mesmo em bebês com peso entre 2 e 5 kg.[71] Foi constatado que os efeitos hemodinâmicos da ecocardiografia transesofágica em bebês com DCC também são mínimos.[72]

Em pacientes com DCC, é problemático avaliar o débito cardíaco e, assim, eles podem se tornar suscetíveis à falência múltipla de órgãos. São inacuradas as medidas quantitativas do débito cardíaco juntamente com shunts residuais. A ecocardiografia Doppler não demonstrou concordância com medidas invasivas do débito cardíaco. Um mau débito cardíaco pode estar refletido na saturação venosa mista, déficit de base e na determinação do lactato sérico. Frequentemente é obtida a saturação da veia cava superior para avaliação do débito cardíaco, em vez da real saturação sanguínea venosa mista, mas existe um ligeiro gradiente entre saturação da veia cava superior e saturação venosa mista.[73] Mesmo se houvesse cateteres arteriais pulmonares para determinação de débitos cardíacos nesses pacientes, os marcadores da perfusão tecidual parecem ter maior validade para avaliação do quadro do paciente em comparação com o próprio débito cardíaco.[74]

Além disso, dois outros parâmetros fisiológicos importantes para monitoração são a temperatura e o débito urinário. O controle da temperatura é medida crucial, em especial em bebês e crianças com DCC, porque a hipotermia aumentará RVS, e se a hipotermia vier a causar calafrio, a demanda metabólica aumentará dramaticamente. O desvio da curva de dissociação do oxigênio para a esquerda aumentará o déficit de oxigênio, por ser mais difícil a liberação do gás. A sala deve ser aquecida para que seja reduzida a perda térmica por condução; deve ser utilizado um Bair Hugger®.

Ventilação

A maneira e o grau de ventilação são essenciais em pacientes com DCC para estabilização da RVP e hemodinâmica. Os ventiladores comumente associados a aparelhos de anestesia não proporcionam o mesmo grau de trocas gasosas, em comparação com ventiladores utilizados nas unidades de terapia intensiva, em especial em indivíduos com insuficiência respiratória.[75] O ventilador Siemens 300D (Siemens Elema/Maquet, Solna, Suécia) forneceu o maior fluxo inspiratório médio em todas as pressões de via aérea, o que é pressão independente, em contraste com os ventiladores de anestesia.[76] Bebês com DCC exibem alteração da complacência pulmonar e da resistência das vias aéreas, fazendo com que esses pacientes se mostrem muito sensíveis a mudanças na ventilação.[77] A presença de HAP aumenta ainda mais a resistência nas vias aéreas, tornando a ventilação ainda mais crítica. Crianças com DCC acianótica têm probabilidade muito maior de sofrer redução da complacência respiratória, em comparação com aquelas com DCC cianótica. A complacência está mais relacionada à pressão arterial pulmonar do que ao fluxo sanguíneo pulmonar ou à direção do shunt.

Suporte circulatório

Pode haver necessidade de suporte circulatório para pacientes com DCC. O estresse da cirurgia influencia esses pacientes mais do que outros a serem submetidos à cirurgia não cardíaca. O estresse pode se manifestar tanto na forma de acidose metabólica como de acidose respiratória, e possui impacto prolongado.[14] Muitos pacientes com DCC exibem função ventricular tênue antes da cirurgia, e assim o estresse da intervenção cirúrgica e da anestesia pode diminuir a função ventricular, potencialmente causando insuficiência circulatória. Pode haver necessidade da administração de inotrópicos, mas tais agentes podem causar taquicardia, aumento do consumo de oxigênio pelo miocárdio, aumento da RVS e arritmias. De forma alternativa, milrinona, um inibidor da fosfodiesterase (PDE) relativamente novo, com rápido início da ação, estimula o relaxamento da musculatura vascular e a contratilidade do miocárdio. Em um dos poucos estudos multicêntricos randomizados encobertos, milrinona foi associada à redução da mortalidade e melhora da hemodinâmica, em comparação com outros agentes convencionais.[78] É preciso resistir à administração de volumes excessivos de líquidos em pacientes pediátricos ou adultos com DCC como suporte hemodinâmico, pois esse procedimento poderá ter resultado catastrófico.[79] Um suporte circulatório adequado é essencial para manutenção do fluxo sanguíneo de shunts paliativos; em caso contrário, a perfusão pulmonar poderá sofrer redução significativa, com risco de agravamento da hipóxia e possível trombose do shunt.[79]

Técnicas anestésicas

Não existe uma técnica anestésica que possa ser recomendada para pacientes com DCC, visto que esses indivíduos variam significativamente dependendo do defeito congênito e da idade.[14] Há necessidade do completo entendimento da DCC e dos estresses que podem acompanhar a cirurgia. As considerações anestésicas devem incluir o fluxo pelo shunt, contratilidade do miocárdio, dilatação ou hipertrofia ventricular, arritmias, RVP e obstrução da via de saída. Os objetivos devem incluir manutenção do fluxo pelo shunt para proporcionar um débito cardíaco e perfusão sistêmica satisfatórios, minimização da depressão do miocárdio e não exacerbação da RVP (Tab. 3.6). Os fatores que afetam RVP estão listados na Tabela 3.6, sendo essencialmente aplicáveis tanto a crianças como a adultos com DCC. Em muitos aspectos, pacientes com DCC podem ter comportamento quase normal; por consequência, eles podem tolerar uma anestesia convencional.[79] Em contraste, alguns pacientes podem ter graves limitações funcionais que necessitarão de uma abordagem mais complexa ao cuidado anestésico e perioperatório.

Sevoflurano é o agente de escolha[22] para indução inalatória de bebês e crianças sem DCC, por causa de seu baixo coeficiente de partição, estabilidade hemodinâmica (Fig. 3.14A) e seu efeito reduzido na contratilidade do miocárdio em comparação com outros agentes voláteis (ver Fig. 3.14B).[80] Bebês e crianças com DCC tolerarão concentrações de sevoflurano de 8% com um grau de depressão do miocárdio significativamente menor do que com halotano.[81,82] Tendo em vista que sevoflurano é aproximadamente quatro vezes menos solúvel no sangue do que halotano, a indução inalatória é mais rápida, com concentrações inspiradas mais baixas. A ventilação terá mínimo efeito na velocidade de indução com sevoflurano.

TABELA 3.6 Fatores que afetam a resistência vascular pulmonar (RVP)

Diminuição na RVP	Aumento na RVP
Aumento de PaO_2 Hipocarbia Alcalemia	Estimulação simpática Anestesia superficial Dor
Minimização da pressão intratorácica Ventilação espontânea Volumes pulmonares normais Alta frequência e ventilação por jato	Acidemia Hipóxia Hipercarbia Hipotermia
Prevenção de estimulação simpática Anestesia profunda	Aumento da pressão intratorácica Ventilação controlada
Métodos farmacológicos Isoprenalina Inibidores da fosfodiesterase III Infusão de prostaglandina (Pg) (PgE_1 e PgI_2) Óxido cítrico inalatório	PEEP Atelectasia

PEEP, pressão positiva expiratória final.
Reproduzido com permissão de Lovell AT: Anaesthesic implications of grown-up congenital heart disease. *Br J Anaesth* 2004;93:131.

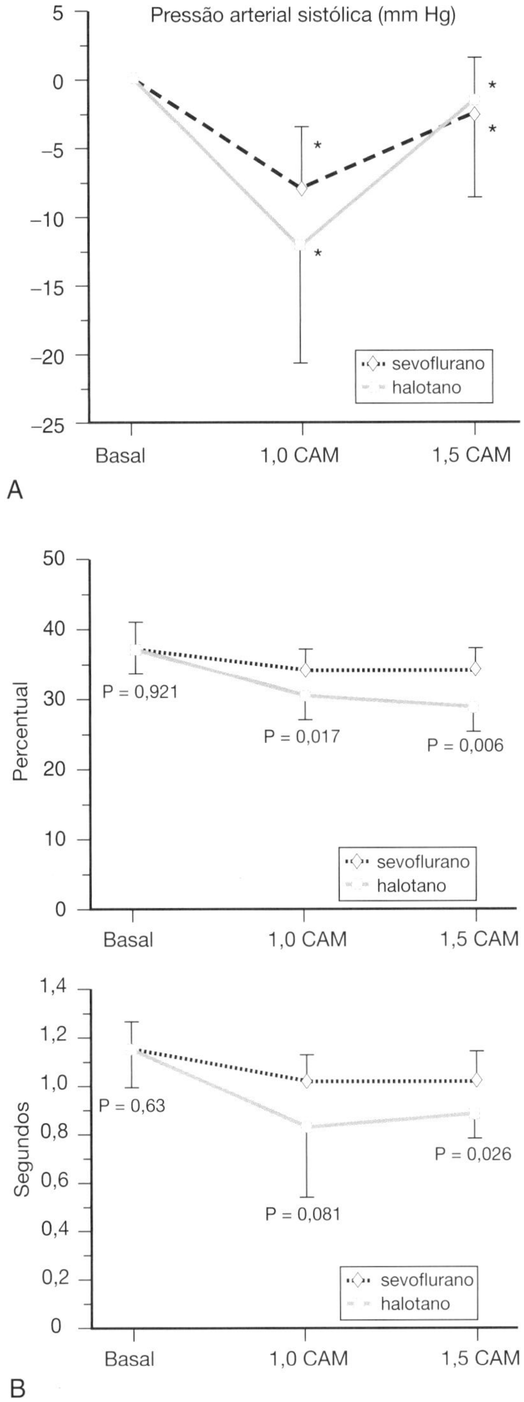

FIGURA 3.14 A, A pressão arterial estava estável ao longo da indução de anestesia nos dois grupos, crianças que receberam sevoflurano ou halotano. A pressão arterial sistólica diminuiu em 1,0 a concentração alveolar mínima (CAM) com halotano e sevoflurano, retornando ao nível basal em 1,5 CAM. **B**, Fração de encurtamento do ventrículo esquerdo (FE; no meio) e velocidade do encurtamento das fibras circunferenciais ventriculares corrigida para frequência cardíaca (VCFc; abaixo) diminuíram com os dois agentes anestésicos. O halotano diminuiu a fração de encurtamento (análise de variância biunívoca com medidas repetidas; P = 0,003) e a VCFc (análise de variância biunívoca com medidas repetidas; P = 0,018) em maior grau do que sevoflurano. (Reproduzido com permissão de Holzman RS, van der Velde ME, Klaus SJ, Body SC, et al: Sevoflurane depresses myocardial contractility less than halotane during induction of anesthesia in children. *Anesthesiology* 1996;85:1263.)

O efeito da DCC na captação e distribuição de agentes anestésicos envolve muitos fatores. Um shunt da direita para esquerda retardará a indução inalatória, porque menor quantidade do anestésico será absorvida desde o pulmão, e a mistura será ainda mais diluída pelo sangue que está passando para o lado esquerdo, diminuindo a concentração arterial no sangue que está se encaminhando para o cérebro, em especial do agente menos solúvel. Mas esse quadro raramente será problemático. Uma indução intravenosa seria acelerada com um shunt da direita para a esquerda. A criança cianótica deve ser induzida com uma combinação de óxido nitroso e um agente volátil, por permitir a administração de uma concentração mais baixa desse agente.

Embora classicamente o shunt da esquerda para a direita deva promover a velocidade da indução inalatória, na verdade o efeito clínico é insignificante.[83] De maneira análoga, mesmo que a indução intravenosa deva sofrer retardo por um shunt da esquerda para a direita, a menos que o débito cardíaco esteja muito deficiente tal retardo será irrelevante do ponto de vista clínico. A seleção do agente anestésico (halotano, isoflurano, fentanil/midazolam, sevoflurano) não parece afetar a relação Qp/Qs naqueles pacientes com shunts da esquerda para a direita, desde que os pacientes sejam mecanicamente ventilados em normocapnia e com 100% de oxigênio (Fig. 3.15).[84] Indivíduos com ventrículos únicos podem ser menos tolerantes com relação aos agentes voláteis. A natureza reativa da vasculatura pulmonar fará com que o comportamento dos agentes voláteis se torne imprevisível.

Embora isoflurano não seja utilizado para indução inalatória em crianças ou adultos por causa de seu odor incômodo, esse agente é bastante apropriado para manutenção anestésica em comparação com halotano. A função do miocárdio fica bem preservada durante a administração de isoflurano.[85,86] A concentração de isoflurano abaixo de 1,0 CAM proporcionará a mesma estabilidade hemodinâmica do que o fentanil (75 µg/kg) e o diazepam conseguem naqueles pacientes com DCC.[87] De forma análoga, sevoflurano mantém o débito cardíaco e a contratilidade em pacientes com DCC.[86,88] Um estudo prospectivo que randomizou bebês com DCC para sevoflurano ou halotano para indução inalatória para cirurgia de defeitos cardíacos congênitos constatou que halotano resultou no dobro de eventos cardiovasculares (hipotensão), em comparação com sevoflurano (P = 0,03), e um nível de lactato significativamente maior antes da heparinização do que os pacientes que receberam sevoflurano.[89] O grupo de halotano também teve mais episódios de bradicardia e de administração farmacológica de emergência. Cada grupo estava composto por números iguais de bebês cianóticos e acianóticos. O sevoflurano está associado com uma incidência mais baixa de arritmias do que o halotano.[86]

Anestésicos intravenosos para pacientes com DCC são o método preferido de indução e manutenção anestésica, excluindo aqueles que necessitem de indução inalatória.[90] Muitos agentes intravenosos são capazes de propiciar uma indução segura e manutenção anestésica, mas é menor a margem de erro para algumas escolhas.[79]

Anestesia com altas doses de narcóticos continua a ser técnica anestésica popular para pacientes com DCC, com

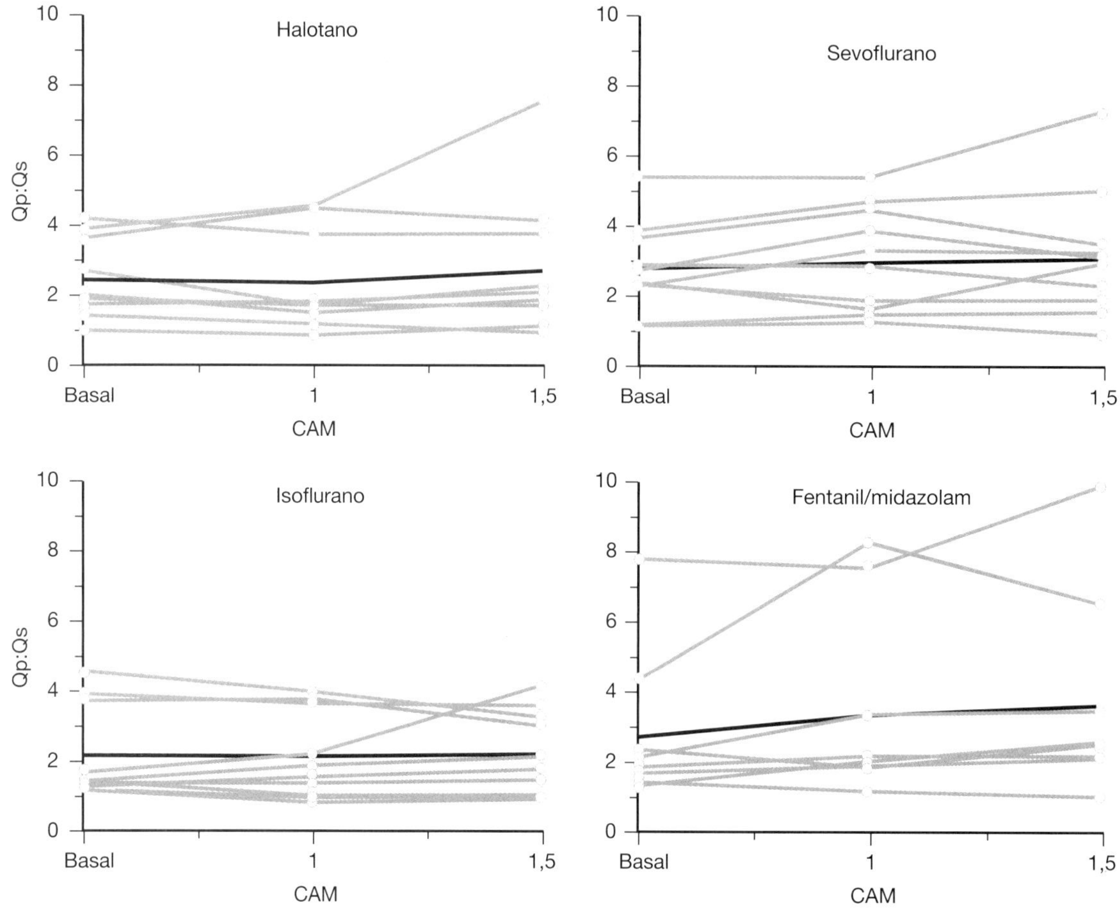

FIGURA 3.15 Dados de relação de fluxo sanguíneo pulmonar-sistêmico (Qp:Qs) de pacientes individuais para cada anestésico (halotano, n = 10, sevoflurano, n =11; isoflurano, n = 10; e fentanil/midazolam, n = 9). A linha preta cheia indica valor médio em cada concentração de anestésico. (Reproduzido com permissão de Laird TH, Stayer SA, Rivenes SM, et al: Pulmonary-to-systemic blood flow ratio effects of sevoflurane, isoflurane, halotane, and fentanyl/midazolam with 100% oxygen in children with congenital heart disease. *Soc Pediatr Anesth* 2002;95:1204.)

base na ideia amplamente aceita de minimizar a resposta de estresse hormonalmente mediada, minimizando, com isso, a reatividade da vasculatura pulmonar e a depressão do miocárdio. Isso foi concluído com base em um estudo que comparou um anestésico narcótico *vs.* volátil para cirurgia de coração congênito. Foi postulado que a presença de acidose metabólica com halotano seria o resultado da não atenuação da resposta de estresse, em comparação com o narcótico.[91] A relação entre aumento da resposta do estresse pós-operatório e complicações pós-operatórias em neonatos submetidos a cirurgias não cardíacas questiona a adequação de um anestésico volátil em pacientes com DCC.[92] Fentanil vem mantendo sua popularidade durante anos em diversas dosagens (10 a 150 μg/kg) para indução e manutenção da anestesia, tanto em populações pediátricas como adultas com DCC necessitando de cirurgia cardíaca.[93]

As vantagens de fentanil para pacientes com DCC incluem mínimo efeito nas circulações pulmonar e sistêmica e atenuação da resposta à intubação e incisão. Fentanil também atenua a resposta da vasculatura pulmonar à sucção, que pode causar grave dessaturação.[94] Juntamente com midazolam, fentanil mantém a contratilidade de maneira mais adequada do que a maioria dos agentes anestésicos nesses pacientes.[86] Também foi demonstrado que o fentanil é capaz de manter a saturação de oxigênio e a hemodinâmica de forma tão efetiva como quetamina em casos de DCC cianótica.[68] O mesmo foi constatado com relação a sufentanil e flunitrazepam em crianças cianóticas.[90] Embora sufentanil tenha propriedades bloqueadoras hormonais similares a fentanil, a previsibilidade hemodinâmica não é tão boa. A adição de um benzodiazepínico com fentanil, em comparação com uso isolado desse medicamento, em bebês e crianças acianóticos demonstrou melhor estabilidade hemodinâmica, indicando o valor de uma anestesia balanceada.[87] Agentes de ação mais curta, como alfentanil, exercem um certo apelo, em especial em situações não cardíacas para uso na manutenção da anestesia, mas existem alguns inconvenientes.

Recentemente, foram questionados os benefícios de um anestésico narcótico, por não haver evidência aparente de uma relação entre narcóticos e resultado em neonatos e bebês submetidos a BCP para cirurgia cardíaca.[95] Além disso, a adição de um benzodiazepínico não influenciou a resposta ao estresse. Bem pode ser o caso de que DCC "bem compensada" não precise ou se beneficie tanto de uma técnica que utilize um anestésico narcótico em altas doses, mas há necessidade de mais estudos para esclarecimento desse tópico.[95]

Propofol é um agente fenólico substituto com rápido início e curta duração da ação. Não é recomendável o uso de propofol para manutenção anestésica em pacientes com DCC, com base em alguns relatos de acidose metabólica grave fatal em crianças criticamente enfermas.[96] Foi observada ocorrência da síndrome de propofol, que consiste em acidose lática metabólica, disfunção do miocárdio e mesmo morte em pacientes criticamente enfermos, tanto pediátricos como adultos.[97,98] Em crianças com DCC submetidas a cateterização cardíaca, um número significativamente maior de pacientes sofreu decréscimo superior a 20% da pressão arterial média (PAM) em comparação com aqueles que receberam quetamina. O Spo_2 no grupo do propofol caiu mais do que 5% durante a indução, enquanto a quetamina não foi associada a nenhuma redução em Spo_2.[99] O aumento do shunting da direita para a esquerda pode ter sido o responsável, o que fica evidenciado de maneira consistente durante a cateterização cardíaca tanto em crianças cianóticas como em acianóticas. Propofol reduz a RVS e, portanto, aumenta o shunt da direita para a esquerda, o que reduz ainda mais o fluxo sanguíneo pulmonar em pacientes cianóticos. Além disso, a Sao_2 caiu até 10%, juntamente com diminuição do pH, em crianças cianóticas.[100] Se a RVP estiver alta, o propofol poderá exacerbar a vasoconstrição pulmonar, aumentando a pós-carga ventricular,[101] mas esse agente não parece ter qualquer efeito direto na RVP.[100] Pacientes com DCC acianótica toleram propofol desde que a acidose metabólica não se torne excessiva.

Quetamina tem sido frequentemente recomendada para pacientes com DCC cianótica e acianótica, podendo ser o agente de escolha para indução de anestesia em pacientes com DCC cianótica.[102] Seus efeitos são mediados por meio de aumento da ativação central na atividade simpática. Quando comparada ao halotano, a quetamina mantém a PAM significativamente melhor em crianças com DCC cianótica.[67,68] Naqueles pacientes com DCC submetidos a cateterização cardíaca, foi demonstrado que a quetamina aumenta a FC, mas não provoca mudanças no Q_p/Q_s.[102] Esse agente relaxa a musculatura lisa brônquica estimulada pela endotelina.[103] Além de ser superior ao isoflurano naqueles pacientes com TF,[104] a quetamina proporciona excelente analgesia, o que contrasta com propofol, que não possui propriedades analgésicas.

Etomidato e tiopental têm sido utilizados em pacientes com DCC. Etomidato propicia excelente estabilidade hemodinâmica em adolescentes e adultos com DCC.[22] Tiopental tem sido utilizado para indução em pacientes com DCC, mas a depressão do miocárdio e a vasodilatação causam instabilidade hemodinâmica. Uma cuidadosa observação do oxímetro de pulso durante a indução e manutenção anestésicas ajudará a orientar a dosagem para estabilização hemodinâmica (Fig. 3.16).[68]

Relaxantes musculares

A escolha dos relaxantes musculares para intubação e manutenção intraoperatória dependerá da duração esperada da anestesia, da hemodinâmica, da avaliação da via aérea e de outros aspectos clínicos associados. A possibilidade de bradicardia grave com o uso da succinilcolina em bebês e crianças limita sua utilidade em indivíduos com comprometimento hemodinâmico. São poucas as razões para uso de succinilcolina em bebês e crianças com DCC. Pancurônio é um bloqueador neuromuscular não despolarizante de ação prolongada que tende a aumentar temporariamente a frequência cardíaca e a pressão arterial por meio de vagolise, mas esses efeitos poderão não se manifestar em algumas crianças com DCC.[105] Os relaxantes musculares são minimamente afetados por DCC cianótica ou acianótica. Agentes bloqueadores neuromusculares de ação mais curta, como vecurônio, cisatracúrio, atracúrio e rocurônio ou mivacúrio poderão ser selecionados se a situação clínica assim impuser.

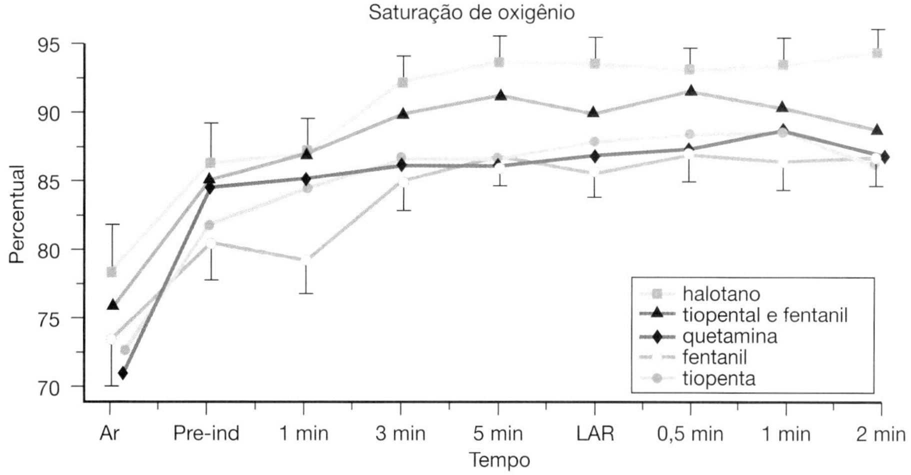

FIGURA 3.16 Saturações de oxigênio durante o período de estudo para os cinco grupos. Os dados são média ± EPM. Eixo dos tempos: Ar = medidas dos controles despertos; Pre-Ind = pré-indução em seguida à pré-oxigenação; 1 min, 3 min, 5 min = intervalos pós-indução. LAR = laringoscopia; 0,5 min, 1 min, 2 min = intervalos pós-intubação. (Reproduzido com permissão de Laishley RS, Burrows FA, Lerman J, Roy WL: Effect of anesthetic induction regimens on oxygen saturation in cyanotic congenital heart disease. *Anesthesiology* 1986;65:675.)

DEFEITOS ANATÔMICOS ASSOCIADOS COM AUMENTO DO FLUXO SANGUÍNEO PULMONAR

Um fluxo sanguíneo pulmonar excessivo tem consequências tanto cardíacas como respiratórias. O aumento do fluxo sanguíneo pulmonar resultará em sobrecarga de volume do ventrículo, causando redução da função do miocárdio e baixo débito cardíaco. O aumento do fluxo sanguíneo pulmonar aumentará a pressão no átrio direito, causando maiores pressões venosas pulmonares e edema intersticial, o que, em última análise, acarretará vasculopatia pulmonar. O lapso de tempo transcorrido até a ocorrência do reparo cardíaco congênito é importante com relação ao surgimento da vasculopatia pulmonar. Se o reparo ocorrer dentro de 9 meses, será improvável que venham a restar efeitos permanentes do defeito.[106] O lapso de tempo antes do estabelecimento de doença obstrutiva da vasculatura pulmonar irreversível dependerá do tipo de defeito e da complexidade da lesão.

Defeito septal atrial (DSA)

DSA representa cerca de 30% de todas as DCCs identificadas em adultos. Mulheres são afetadas duas a três vezes mais do que homens.[8] Cerca de 24% dos neonatos podem ter uma comunicação entre os átrios, mas apenas 8% estarão ainda abertos por volta de 1 ano de idade depois da oclusão espontânea do defeito.[107] Comumente presentes em bebês com baixo peso ao nascer, é raro essas aberturas do septo atrial estarem associadas com sintomas clínicos. Aqueles defeitos com aberturas de válvulas podem ser diferenciados dos que não têm válvulas, e raramente se fecharão espontaneamente.

Ostium secundum, *ostium primum*, persistência do forame oval (PFO) e *sinus venosus* são os tipos de DSA classificados com base na localização anatômica do defeito no septo atrial (Fig. 3.17A). *Ostium secundum* se localiza na área da fossa oval. *Ostium primum* está localizado na parte inferior do átrio. *Sinus venosus* está localizado num ponto elevado na parede septal atrial, perto da junção da veia cava superior e AD. Esses defeitos ocorrem principalmente em decorrência da excessiva reabsorção do *septum primum*, ou do não crescimento do *septum secundum*. Também podem estar presentes conexões venosas pulmonares anômalas em 10% dos casos de DSA. A PFO se localiza na junção entre *septum primum* e *septum secundum*. Não se trata realmente de um DSA, porque o forame oval existe durante toda a vida fetal e se fecha funcionalmente quando a pressão no átrio esquerdo excede a pressão no átrio direito, depois do nascimento. Em cerca de 25% das pessoas não ocorre fechamento anatômico do forame oval, e assim existe uma comunicação entre AD e AE.

Ostium secundum simples é a forma mais comum de DSA, tanto nas populações pediátrica como adulta, sendo um dos poucos defeitos que realmente poderão se manifestar pela primeira vez na vida adulta. Em geral, *ostium secundum* não se fecha espontaneamente, mas pode permanecer não diagnosticado durante anos, sem sintomas. No futuro, será menor o número de pacientes que apresentarão DSA não diagnosticado por causa da ecocardiografia. Um sopro que não foi identificado como patológico com frequência levará ao diagnóstico por volta dos 3 a 5 anos de idade.[108] Apesar de sua natureza da esquerda para a direita, raramente irá ocorrer ICC grave no bebê com base num DSA solitário. Mas, da mesma forma, é também raro que o portador desse defeito viva além dos 70

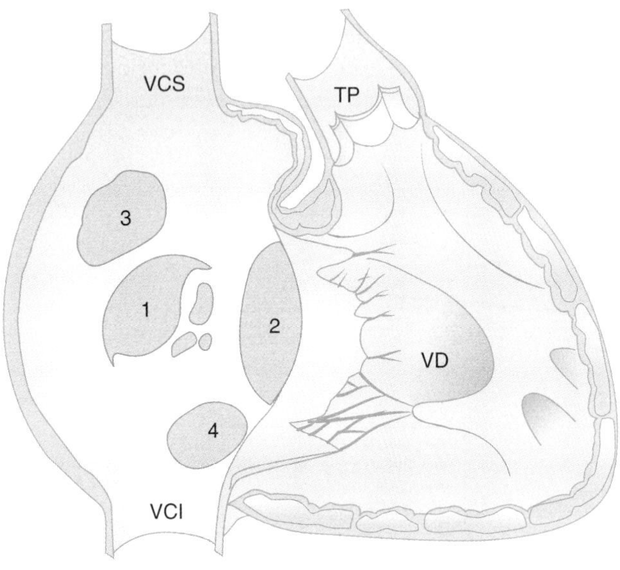

A

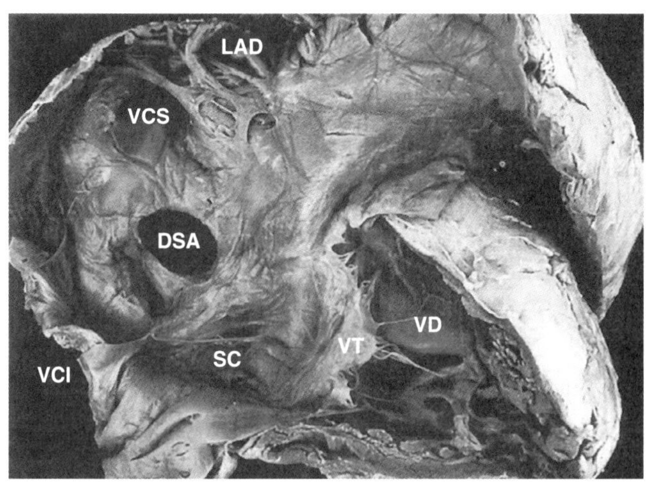

B

FIGURA 3.17 A, Anatomia do septo atrial. Diagrama esquemático ilustrando a localização de defeitos septais atriais, numerados em ordem decrescente de frequência. 1, tipo *secundum*; 2, *primum*; 3, *sinus venosus*; 4, seio coronário (SC). VCI, veia cava inferior; TP, tronco pulmonar; VD, ventrículo direito; VCS, veia cava superior. **B**, defeito septal atrial (DSA) *secundum*. Vista atrial direita. VCS, veia cava superior; LAD, língula atrial direita; SC, seio coronário; VCI, veia cava inferior; VT, válvula tricúspide; VD, ventrículo direito. (Reproduzido com permissão de Porter CJ, Feldt RH, Edwards WD, et al: Atrial septal defects. *In* Emmanouilides GC, Riemenschneider TA, Allen HD, Gutgesell HP [eds]: *Moss and Adams Heart Disease in Infants, Children, and Adolescents: Including the Fetus and Young Adult.* Baltimore, Williams & Wilkins, 1995, p. 668.)

anos. Pessoas com grandes shunts raramente vivem além dos 30 a 40 anos. Os riscos inerentes para esses indivíduos são êmbolos paradoxais, endocardite bacteriana e ICC.

Independentemente da localização do DSA, suas consequências fisiológicas são similares. O tamanho do shunt da esquerda para a direita dependerá do tamanho do defeito e das características de enchimento diastólico dos ventrículos e, nesse tocante, a complacência das câmaras é mais importante. A princípio, bebês terão pequeno shunting da esquerda para a direita, porque a RVP está elevada e o ventrículo direito está hipertrofiado (ver Fig. 3.17B). Eventualmente, o aumento do fluxo para o AD resultará em sobrecarga de volume do lado direito do coração, com aumento do AD e AE. Se o shunt puder exceder uma Q_p/Q_s de 1,5, os sintomas aflorarão. É muito provável que esteja presente uma dispneia de esforço por volta dos 30 anos em aproximadamente um terço dos pacientes. Por volta dos 40 anos, poderá ser diagnosticada insuficiência cardíaca do lado direito acompanhada de taquiarritmia supraventricular em 10% dos indivíduos.[109]. Com o passar do tempo, os sintomas evoluirão para uma grave incapacitação.

Um grande DSA pode estar associado a um grande e palpável impulso ventricular direito ou arterial pulmonar. Ocorre uma ampla divisão fixa da segunda bulha cardíaca. No segundo espaço intercostal esquerdo, pode-se perceber um sopro de fluxo de ejeção sistólica. O sopro pode ser tão suave a ponto de ser confundido com um murmúrio "inocente" da infância. Quase nenhum dos bebês terá o sopro característico. Com frequência, o ECG revelará um bloqueio do ramo do feixe, bem como um desvio do eixo para a direita. Taquiarritmias atriais são especialmente comuns num adulto com DSA. A fibrilação atrial é a arritmia mais provável, podendo precipitar ICC. A radiografia torácica pode revelar evidência de aumento da vascularidade pulmonar e HAP refletida por calcificação do tronco pulmonar.[110]

Embora um indivíduo com DSA possa permanecer assintomático durante muitos anos, a hipertensão sistêmica e a cardiopatia isquêmica frequentemente associadas ao processo de envelhecimento piorarão a complacência do ventrículo esquerdo, causando mais shunt da esquerda para a direita.[110] Também não é raro diagnosticar insuficiência mitral em 15% desses pacientes adultos. Dependendo do tipo de DSA, a incidência de HAP pode variar de forma significativa.[111] A sobrevida com HAP causada por DSA e pelo shunt da esquerda para a direita é muito maior do que em pacientes com HAP, porque o DSA parece retardar a progressão da vasculopatia pulmonar.

Tendo em vista a ocorrência de HAP e considerando também que o ventrículo direito tende a ficar menos complacente diante de um DSA, no final do processo o ventrículo direito pode direcionar o sangue da direita para a esquerda. É raro que um adulto com DSA venha a ser acometido pela síndrome de Eisenmenger.[8] Apenas cerca de 10% daqueles pacientes com grandes defeitos de DSA irão ser acometidos por essa síndrome.[111] Pacientes acometidos por ela que necessitem de cirurgia não cardíaca podem estar recebendo algumas das medicações utilizadas no tratamento da HAP primária.[111] Em casos de síndrome de Eisenmenger, também são comuns as infecções respiratórias.

As preocupações anestésicas para DSA incluem fluxo sanguíneo pulmonar excessivo, disfunção do ventrículo esquerdo, em especial na oclusão do DSA no adulto, e embolia paradoxal. Pacientes com DSA comumente tolerarão a maioria dos anestésicos, a menos que esteja presente uma ICC muito grave, que exigirá o uso de um anestésico com menos depressão do miocárdio. Na maioria das circunstâncias, indução inalatória ou por via intravenosa será tolerada. Deve-se tomar o maior cuidado para prevenir mesmo pequenos volumes de ar, pois até mesmo uma pequena quantidade poderá causar déficit neurológico permanente. Para aqueles pacientes que passaram por fechamento de DSA na idade adulta, permanecerá maior risco de fibrilação atrial.[34] Se o paciente estiver com síndrome de Eisenmenger, consulte as considerações anestésicas para essa síndrome um pouco mais adiante, neste capítulo.

Defeitos septais atrioventriculares

Este grupo de defeitos envolve o septo AV e válvulas decorrentes do insucesso no desenvolvimento desse septo. Também conhecidos como "defeitos do coxim endocárdico", os dois principais defeitos são: defeito septal AV parcial e defeito septal AV completo. Em conjunto, representam 4% a 5% das DCC.[5]

O defeito parcial, que representa 25% dos defeitos septais AV, consiste num DSA *primum* e numa fenda na válvula mitral.[4] A não ocorrência de fusão do *septum primum* com os coxins endocárdicos com frequência resulta num grande DSA (Fig. 3.18). Os sintomas do defeito septal AV parcial são mais graves do que um DSA *secundum*. Em pacientes com defeito septal AV parcial, ICC poderá surgir já desde a infância. Insuficiência mitral e shunting da esquerda para a direita podem ser graves. Pode ser auscultado um sopro em crescendo-decrescendo nos campos pulmonares superiores, em associação com um sopro holossistólico de regurgitação mitral no ápice. A radiografia torácica demonstra um coração grande, podendo exibir aspectos consistentes com um defeito septal AV completo, se o shunt da esquerda para a direita for considerável. No eletrocardiograma, em geral está presente um ritmo sinusal normal.[110] Se o shunt da esquerda para a direita não for grande, 75% dos pacientes adultos serão levemente sintomáticos; alguns assintomáticos durante até os 20 anos, mas não muito durante a vida adulta.[112] Raramente ocorrerá HAP.

Se o shunt for grande, haverá necessidade de cirurgia reparadora do defeito no início da vida, ocorrendo alívio sintomático em mais de 80% dos pacientes e poucas complicações, além de arritmias atriais.[112]

Um defeito septal AV completo envolve não só a incapacidade de fusão do *septum primum* com os coxins endocárdicos, mas também a falha dos próprios coxins em se fundir, resultando numa válvula AV comum que incorpora tanto átrios como ventrículos (Fig. 3.19). Habitualmente a válvula AV comum é regurgitante. A Figura 3.19A ilustra um defeito septal AV tipo A. Este é o tipo mais comum de defeito septal AV e está associado com a síndrome de Down. Praticamente 40% das pessoas com síndrome de Down têm DCC, e 40% exibirão um defeito septal AV completo.[113] Se as válvulas se desenvolverem separadamente em vez de formar uma válvu-

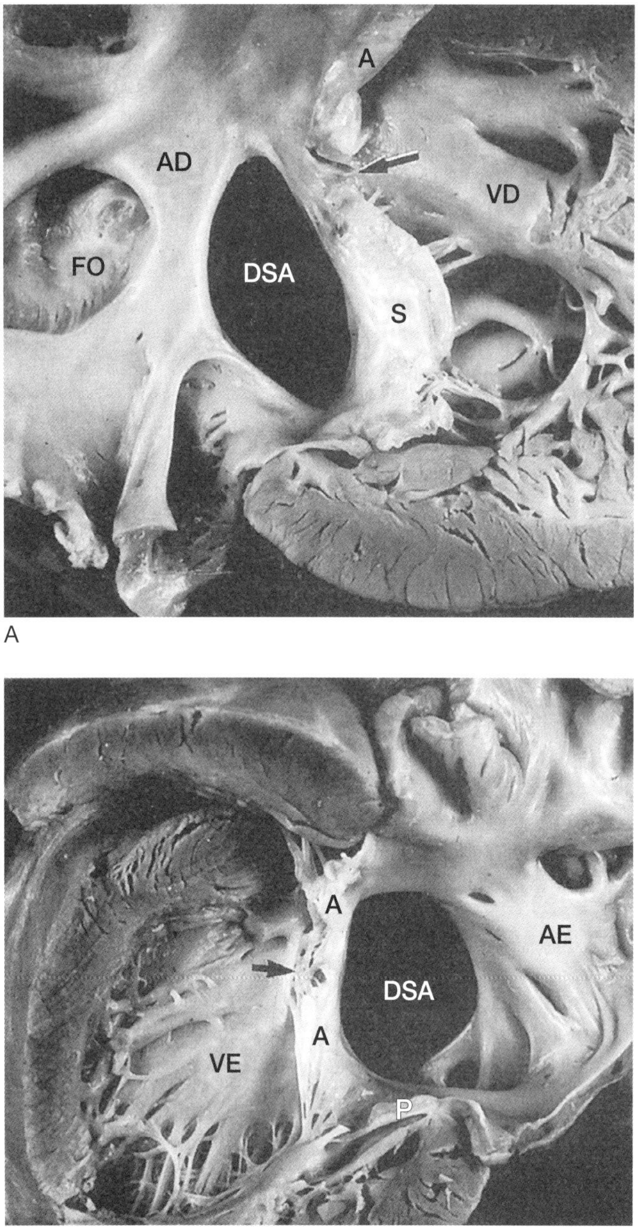

FIGURA 3.18 Defeito septal atrioventricular parcial, com um defeito atrial *septal primum* e fenda no folheto mitral anterior. **A**, Vista da via de entrada ventricular direita, ilustrando a comissura alargada entre os folhetos tricúspides septal (S) e anterior (A). **B**, Vista da via de entrada ventricular esquerda, ilustrando a fenda no folheto mitral anterior (A) com inserções anormais dos cordões tendíneos na parte média do septo ventricular (setas).DSA, defeito septal atrioventricular; FO, fossa oval; AE, átrio esquerdo; VE, ventrículo esquerdo; P, folheto posterior; AD, átrio direito; VD, ventrículo direito. (Reproduzido com permissão de Porter CJ, Feldt RH, Edwards WD, et al: Atrial septal defects. *In* Emmanouilides GC, Riemenschneider TA, Allen HD, Gutgesell HP [eds]: *Moss and Adams Heart Disease in Infants, Children, and Adolescents: Including the Fetus and Young Adult.* Baltimore, Williams & Wilkins, 1995, p. 708.)

la AV comum, os folhetos das duas válvulas serão anormais e regurgitantes (ver Fig. 3.19B).

O neonato com defeito septal AV completo pode ter um exame físico pouco esclarecedor. O precórdio pode estar hiperdinâmico, e pode ser detectado um sopro sistólico ao longo da borda esternal esquerda. O grande shunt da esquerda para a direita promoverá pressões sistêmicas nos dois ventrículos por volta de 1 ano de idade, e HAP. Infecções respiratórias frequentes e problemas com o desenvolvimento físico são também características desse defeito. Os sintomas de ICC, como, por exemplo, problemas com a alimentação, crescimento deficiente, dispneia, fadigabilidade e diaforese, são comuns. Cardiomegalia estará presente com marcas vasculares salientes consistentes e com grandes shunts da esquerda para a direita na radiografia torácica (Fig. 3.20). Contudo, é comum a observação de um ritmo sinusal normal no ECG.

Atualmente, é comum o reparo completo realizado durante a infância, embora antes dessa fase alguns pacientes fossem submetidos, um pouco mais adiante, a uma banda de artéria pulmonar e a um reparo completo. Apesar deste procedimento, 10 a 30% dos pacientes podem continuar a sofrer de insuficiência mitral, o que irá implicar na necessidade de outra cirurgia em algum momento no futuro.[114] As considerações anestésicas são similares ao defeito septal AV parcial, com shunt da esquerda para a direita maior e uma insuficiência mitral mais significativa.

Defeito septal ventricular (DSV)

DSV é, isoladamente, o defeito cardíaco congênito mais comum, constituindo 20 a 33% de todos os casos de DCC.[2,5] A incidência varia de 1,5 a 3,5 por 1000 bebês a termo.[115] Um terço dos pacientes com síndrome de Down terão um DSV.[113] Pode ocorrer oclusão espontânea em até metade dos pacientes, o que explica a prevalência mais baixa de DSV em adultos, em comparação com crianças. Anormalidades extracardíacas acompanham DSV simples em até 50% dos casos.[116] Em muitas circunstâncias, o reparo da anomalia extracardíaca, por exemplo, fístula traqueoesofágica, é a razão para a exposição à anestesia.

Cerca de 80% dos DSVs são perimembranosos (infracristais), localizados na via de saída do ventrículo esquerdo, imediatamente abaixo da válvula aórtica (Fig. 3.21). Defeitos supracristais ou de via de saída respondem por outros 5 a 7% dos DSVs. Efeitos do estreito (defeitos de canal) ocorrem na via de saída do ventrículo direito, abaixo da válvula pulmonar, representando 8 a 11% dos DSVs. Defeitos do estreito também estão associados a defeitos septais AV. Com frequência os defeitos musculares são múltiplos, lembrando um "queijo suíço", e representam 5 a 20% dos DSVs.

O tamanho do DSV determinará o grau de shunt da esquerda para a direita.[113] Defeitos pequenos a médios podem limitar o shunt da esquerda para a direita, mas um defeito grande não oporá resistência ao fluxo, causando rapidamente sobrecarga de volume e HAP. DSVs pequenos, moderados e grandes têm uma relação Q_p/Q_s inferior a 1,5, de 1,5 a 2,0 e superior a 2,0, respectivamente.[108] Nem todos os DSVs necessitarão de oclusão cirúrgica; a oclusão poderá ocorrer de

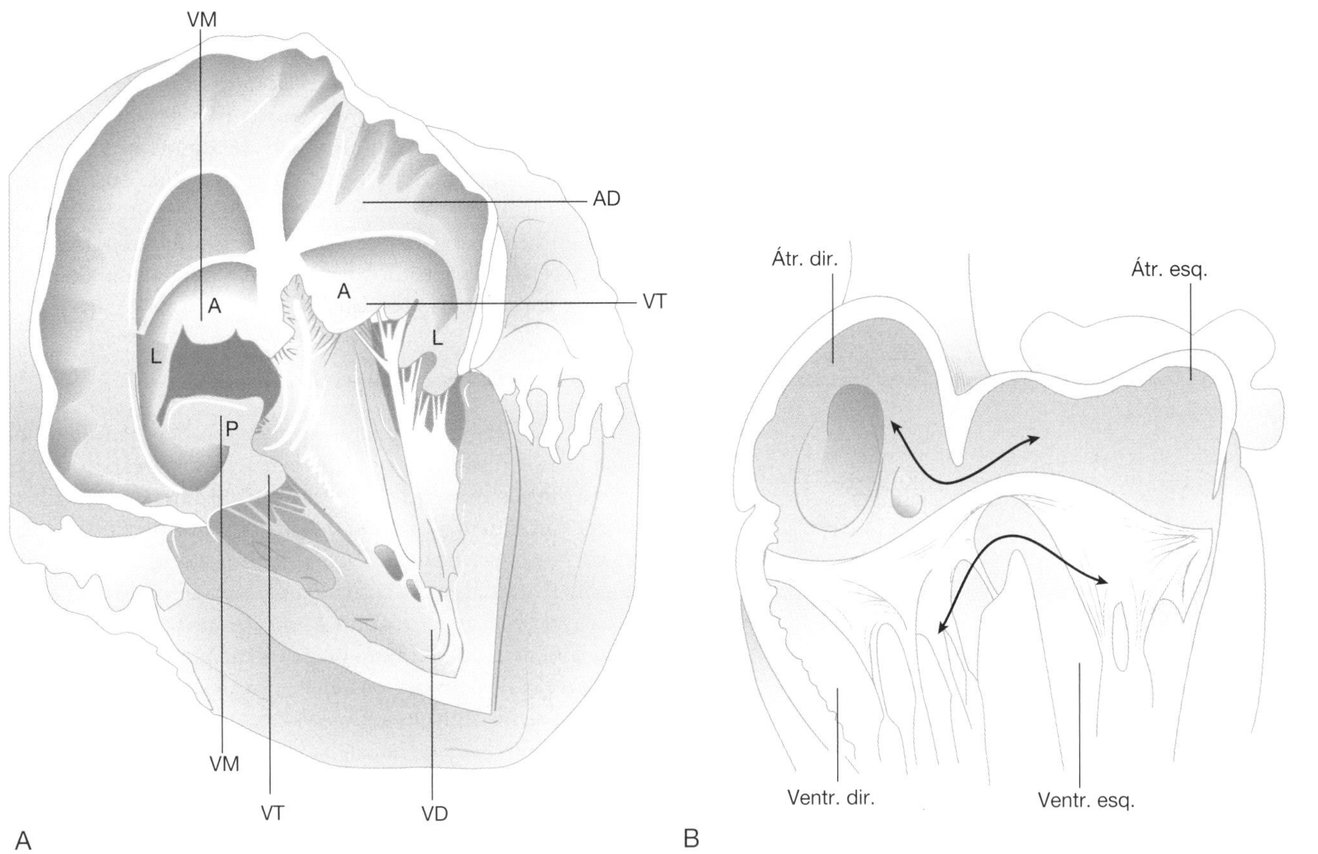

FIGURA 3.19 **A**, A forma mais frequente de defeito septal atrioventricular completo (tipo A), originalmente classificada de acordo com o folheto de união anterior (A) e a inserção ao septo. A interpretação atual tem apenas a parte do lado esquerdo do folheto anterior como folheto de união anterior, e a parte do lado direito é o real folheto tricúspide anterior. P é o folheto de união posterior, e L representa os dois folhetos laterais que correspondem aos folhetos mitral e tricúspide posteriores. Válvula mitral (VM) e válvula tricúspide (VT) indicam respectivamente as partes mitral e tricúspide dos folhetos, assim como AD e VD indicam átrio direito e ventrículo direito. **B**, Vista esquemática das quatro câmaras de um defeito septal atrioventricular (AV) completo, ilustrando as comunicações valvular comum e atrial e ventricular. (**A**, Reproduzido com permissão de Porter CJ, Feldt RH, Porter CJ, et al: Atrioventricular septal defects. *In* Emmanouilides GC, Riemenschneider TA, Allen HD, Gutgesell HP [eds]: *Moss and Adams Heart Disease in Infants, Children, and Adolescents: Including the Fetus and Young Adult*. Baltimore, Williams & Wilkins, 1995, p. 710. **B**, Reproduzido com permissão de Castaneda AR, Jonas RA, Mayer Jr JE, Hanley FL [eds]: Atrioventricular canal defect. *In Cardiac Surgery of the Neonate and Infant*, Philadelphia, WB Saunders, 1994, p. 168.)

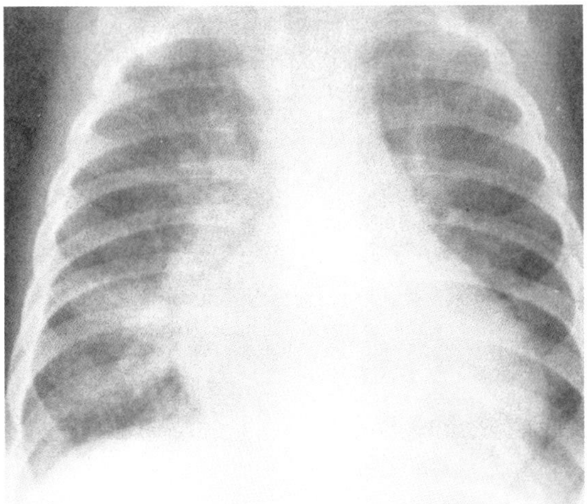

FIGURA 3.20 Radiografia torácica de um paciente com defeito septal atrioventricular completo, revelando cardiomegalia e aumento do fluxo sanguíneo pulmonar. (Reproduzido com permissão de Spicer RL: Cardiovascular disease in Down syndrome. *Sym Pediatr Cardiol* 1984;31:1334.)

forma espontânea, ou simplesmente restringirá o fluxo pulmonar de uma maneira que a sobrevida não ficará afetada.

Um bebê com DSV irá se deparar com um fluxo de shunt dinâmico. Normalmente depois do nascimento, a RVP diminui lentamente ao longo de 2 a 4 semanas até níveis adultos, o que é uma medida protetora contra um rápido aumento no fluxo sanguíneo pulmonar e possível edema pulmonar. O shunt da esquerda para a direita irá aumentar, em conformidade com o decréscimo normal da RVP após o nascimento.[115] Se estiver presente um grande DSV, dentro das primeiras 2 semanas e até 1 ano o bebê irá apresentar sintomas de ICC, especialmente com uma alimentação deficiente. Os sintomas se parecerão muito com os do paciente com defeito septal AV completo. O aumento do fluxo sanguíneo pulmonar causará significativa hipertrofia ventricular. Esses bebês podem ficar acometidos por grave HAP e por vasculopatia pulmonar crônica, mesmo depois de um ano sem oclusão do DSV.[113] Tão logo a vasculopatia pulmonar se torne grave, ficarão restritas as opções terapêuticas de sucesso.[111] Não é provável a obtenção de diagnóstico precoce de um DSV num neonato, em razão da RVP normalmente eleva-

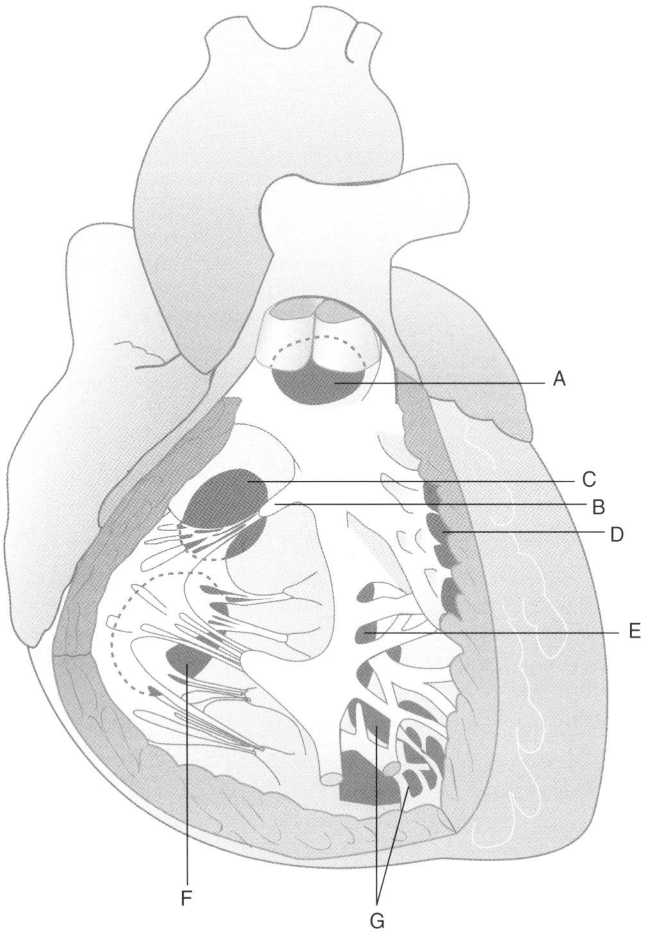

FIGURA 3.21 Posição anatômica dos defeitos: A, defeito de saída; B, músculo papilar do cone; C, defeito perimembranoso; D, defeitos musculares marginais; E, Defeitos musculares centrais. (Reproduzido com permissão de Graham TP Jr, Gutgesell HP: Ventricular septal defects. *In* Emmanouilides GC, Riemenschneider TA, Allen HD, Gutgesell HP [eds]: *Moss and Adams Heart Disease in Infants, Children, and Adolescents: Including the Fetus and Young Adult.* Baltimore, Williams & Wilkins, 1995, p. 726.)

da presente, que minimiza o shunt da esquerda para a direita. Alguns pacientes talvez jamais venham a ter redução na RVP; por consequência, o shunt da esquerda para a direita poderá ser leve, ou mesmo reverso. Contudo, por volta da quarta década de vida, o ventrículo direito já terá se tornado insuficiente.[115]

Se a pressão ventricular direita e RVP diminuírem conforme o esperado num paciente com DSV, um sopro irá ficar mais evidenciado, quando então será mais provável o diagnóstico de DSV.[34] Durante o exame físico, poderá ser auscultado um sopro apenas no caso de um pequeno DSV. Comumente, defeitos moderados resultarão em um sopro holossistólico áspero e em um precórdio hiperdinâmico, devido ao aumento do fluxo sanguíneo pulmonar. Durante o exame, o DSV grande pode ter aspecto similar a outros DSVs, exceto pelo fato de o suor e a taquipneia serem mais perceptíveis. A radiografia torácica demonstra crescimento atrial, cardiomegalia e aumento da vasculatura pulmonar. O ECG poderá revelar hipertrofia ventricular se o DSV for moderado a grande.

Na preparação para cirurgia não cardíaca nessas crianças com lesões não reparadas, o anestesiologista deverá tomar conhecimento de qualquer anormalidade extracardíaca.[166] Embora de rara ocorrência, endocardite é um fator a ser considerado; nesse caso, devem ser administrados antibióticos. Se o paciente estiver com ICC, a cirurgia deverá ser adiada, para implementação ou aumento de alguns dos seguintes agentes farmacológicos: digoxina, furosemida ou captopril. O cuidado anestésico é parecido com o oferecido a pacientes com aumento do fluxo sanguíneo pulmonar. Agentes voláteis devem ser utilizados com cautela para evitar exacerbação da depressão do miocárdio.

Persistência do canal arterial (PCA)

A transição da circulação fetal depois do nascimento depende da oclusão funcional do *ductus arteriosus* (canal arterial), que é uma comunicação entre a artéria pulmonar esquerda e a aorta descendente (Fig. 3.22). A oclusão funcional ocorre 1 a 4 dias após o nascimento.[117] Comumente, a oclusão anatômica do canal arterial estará completa passado cerca de um mês do nascimento, transformando-se no *ligamentum arteriosum* (ligamento arterial). Embora possa existir persistência do canal arterial (PCA) com outros defeitos cardíacos congênitos, será descrito neste capítulo um caso isolado de PCA.

Ocorre PCA isolada em cada 2.500 nascimentos vivos,[118] respondendo por 10 a 14% dos casos de DCC.[5,8,108] É raro que essa anomalia passe despercebida na primeira ou segunda infância. A incidência de PCA isolada aumenta com a redução

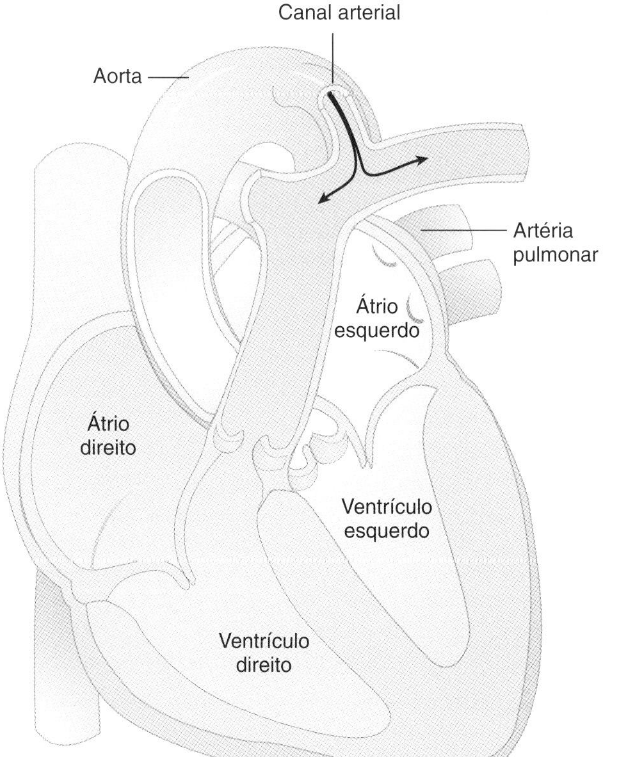

FIGURA 3.22 Persistência do canal arterial com shunting resultante da esquerda para a direita. Parte do sangue proveniente da aorta passa pelo canal arterial e flui para a artéria pulmonar (*setas*). (Reproduzido com permissão de Brickner ME, Hills LD, Lange RA: Congenital heart disease in adults. *N Engl J Med* 2000;342:259.)

da maturidade gestacional. Aproximadamente 80% dos bebês com peso inferior a 1.200 g terão PCA.[108] O canal arterial persistente pode ser bastante grande, estendendo-se talvez desde a aorta descendente posterior nas proximidades da origem da artéria subclávia esquerda até a superfície anterior da artéria pulmonar principal. Diversos fatores, como hipoxemia, podem impedir a oclusão normal do canal arterial depois do nascimento. Raramente ocorrerá oclusão espontânea do CAP depois da infância.[8] Contrastando com bebês prematuros que têm um problema funcional com o canal arterial, o bebê a termo tem uma anormalidade anatômica em que a incapacidade de constrição é estrutural, e não funcional.

A PCA está associada a shunt da esquerda para a direita e a um fluxo sanguíneo pulmonar excessivo. O canal arterial não é estruturalmente idêntico a outras estruturas vasculares, e assim tem uma função contrátil muito deficiente. Se o canal arterial for calibroso, a RVP determinará o grau do shunt da esquerda para a direita, não o canal arterial. Um aumento do fluxo sanguíneo do canal arterial persistente para o AE poderá causar mais shunting da esquerda para a direita por meio de um FOP, o que irá contribuir ainda mais para a sobrecarga no ventrículo esquerdo. Com o aumento da pressão da artéria pulmonar, o shunting da esquerda para a direita irá diminuir, mas no final do processo as alterações da vasculatura pulmonar se tornarão permanentes.[109]

Se o canal arterial persistente for pequeno, é possível que apenas apresente problemas relacionados à endocardite bacteriana. Um canal arterial maior poderá permanecer assintomático até a adolescência ou a vida adulta, quando poderão surgir subitamente sintomas de fadiga, dispneia ou palpitações.[8] Os sintomas iniciais são taquipneia, diaforese, redução da tolerância ao exercício, subdesenvolvimento físico e infecções pulmonares recorrentes. A PCA poderá levar à HAP na vida adulta. Os pacientes poderão viver até os 60 anos, mesmo com ICC e HAP.[111] A mortalidade com a PCA em adultos é de 1,8%/ano.[119]

Em casos de PCA, pode-se perceber um sopro de máquina característico, auscultado principalmente no primeiro ou segundo espaço intercostal na borda esternal esquerda. Os pulsos podem ser ricocheteantes, e pode ser observada uma pressão de pulso ampliada durante a monitoração da pressão arterial. Comumente, o ECG nada revela de excepcional, exceto por alguma evidência de hipertrofia ventricular se o shunt da esquerda para a direita for grande. Na radiografia torácica, pode ser observado aumento das marcas vasculares pulmonares, bem como aumento do átrio e ventrículo esquerdos.

A oclusão de um canal arterial persistente em adultos é uma cirurgia que representa grande desafio, em comparação com a operação num bebê ou criança.[34] Adultos com PCA podem estar bastante enfermos. O canal arterial persistente poderá ficar calcificado e/ou dilatado, fazendo com que a operação represente maior risco, por causa do volume de sangue que está fluindo através do canal anômalo.[114]

Além das considerações anestésicas dos defeitos que acompanham o aumento do fluxo sanguíneo pulmonar, a oclusão de um canal arterial persistente pode ser realizada por meio de uma toracotomia, por via percutânea, ou por técnica toracoscópica. Atualmente, a cateterização intervencionista vem obtendo sucesso na aplicação de um dispositivo de oclusão em duplo guarda-chuva de Rashkind, para obliteração do canal arterial persistente e para evitar uma operação de maior risco. Os procedimentos percutâneos têm sido relativamente bem-sucedidos, com até 98% no acompanhamento de um ano, mas malsucedidos em pacientes pesando mais de 5 kg.[120] A oclusão percutânea de um canal arterial persistente não exige anestesia e nem toracotomia. Vazamentos residuais podem ocorrer em 25% desses procedimentos, mas em geral são insignificantes em termos clínicos. A oclusão toracoscópica de um canal arterial persistente também obteve bons resultados, com baixo percentual de complicações e diminuição da estadia hospitalar.[118,121] Embora haja necessidade de um bom acesso intravenoso, caso ocorra perda excessiva de sangue com lesão à aorta, em geral é aceitável a monitoração não invasiva. É rara a necessidade de ventilação de um pulmão; é comum esse procedimento não ser tolerado. É importante evitar hiperóxia, especialmente no período neonatal, para que não ocorra mais aumento do fluxo sanguíneo pulmonar. Bebês que são levados à sala de cirurgia com ICC grave talvez necessitem de ventilação no pós-operatório.

A anestesia deve consistir de doses baixas a moderadas de fentanil (25 µg/kg) com um plano para extubação e boa analgesia. A pressão diastólica deve ser observada cuidadosamente diante de um canal arterial grande, porque o fluxo sanguíneo coronário poderá sofrer se a pressão diastólica for excessivamente baixa, em especial porque a complacência do ventrículo esquerdo está reduzida por causa do shunt da esquerda para a direita. Ocorre uma incidência ligeiramente superior a 10% de alterações isquêmicas em pacientes com PCA na autópsia.[20] No bebê prematuro, não se deve permitir que Hb oscile, por causa da grande quantidade de Hb fetal presente. Uma anemia limitará ainda mais a liberação de oxigênio.

Tronco arterioso

Tronco arterioso (*truncus arteriosus*) é um distúrbio raro, que representa apenas 1 a 3% das DCCs.[122] Praticamente três quartos de bebês com tronco arterioso morrerão por volta do primeiro ano de vida. Essa anomalia é causada pela não ocorrência de separação dos grandes vasos *in utero*, de modo que apenas um canal principal, o vaso troncular, dá origem às artérias coronárias, aorta, e artérias pulmonares. Existe também apenas uma válvula semilunar, a válvula troncular, que pode exibir dois a sete folhetos, que podem ser regurgitantes em mais de metade dos casos. Em geral, a válvula troncular abrange os dois ventrículos (80%), ou pode ter origem apenas do ventrículo direito (20%).

Tendo em vista a ocorrência de muitas apresentações diferentes, a classificação é complexa. Esta se baseia na posição da artéria pulmonar principal e se está ocorrendo um DSV (tipo A) ou não (tipo B). Basicamente, são três os tipos de tronco arterioso e, atualmente, o quarto tipo é conhecido como atresia pulmonar com DSV. O tipo Ia, o mais comum, está presente em 50 a 70% dos indivíduos com tronco arterioso (Fig. 3.23). É raro diagnosticar um defeito de tronco arterioso sem um DSV.

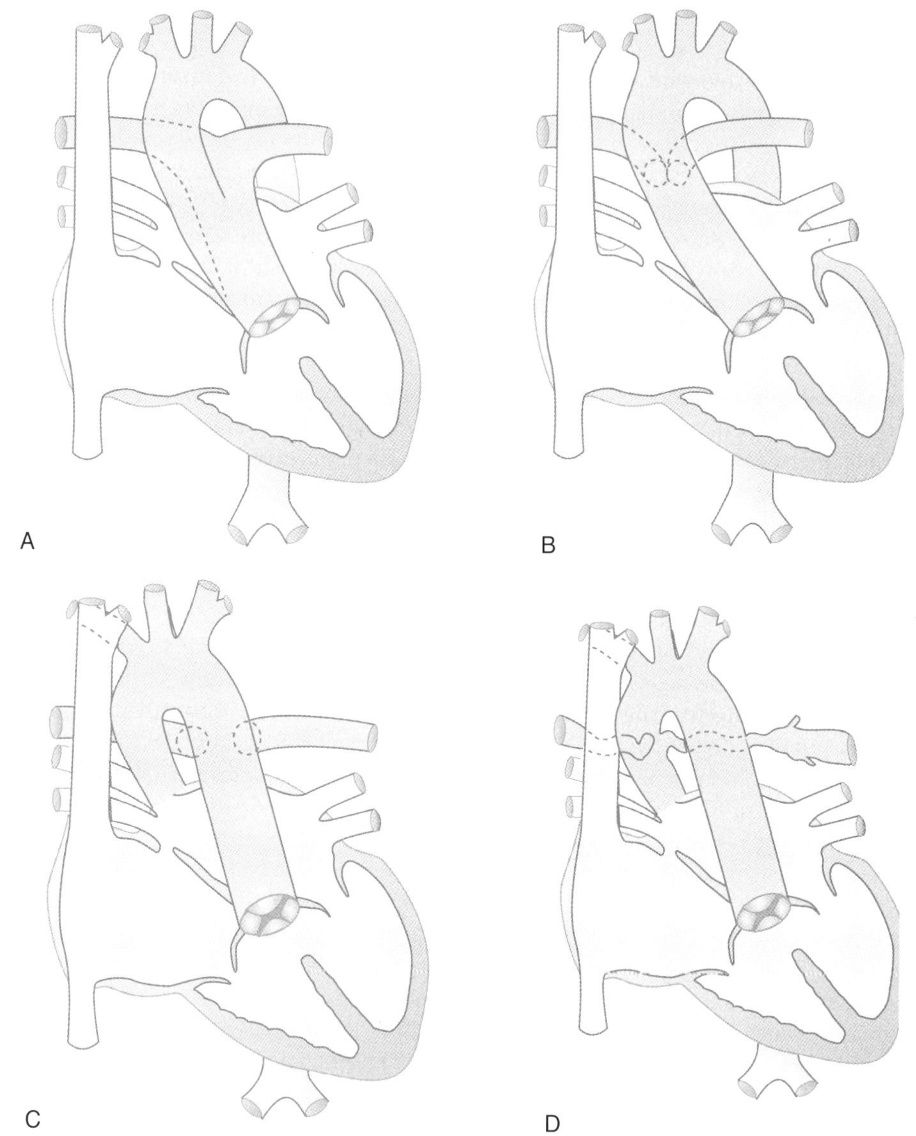

FIGURA 3.23 Várias formas de tronco arterioso. **A**, Tipo I com um curto segmento de artéria pulmonar principal com origem no aspecto posterior (voltado para a esquerda) da aorta ascendente. **B**, Tipo II com origens separadas das artérias pulmonares direita e esquerda, que se originam de pontos próximos no aspecto posterior da aorta ascendente. Note o arco aórtico no lado esquerdo em **A** e **B**. **C**, Tipo III com origens distintas das artérias pulmonares direita e esquerda com origem bastante afastada do aspecto posterolateral da aorta ascendente. **D**, Tipo IV, que é mais apropriadamente descrito como atresia pulmonar e defeito septal ventricular; há origens separadas das artérias pulmonares direita e esquerda com origem na aorta descendente. Observe a existência de um arco aórtico no lado direito em **C** e **D**. (Reproduzido com permissão de Grifka RG: Cyanotic congenital heart disease with increased pulmonary blood flow. *Pediatr Clin North Am* 1999;46:413.)

No caso de tronco arterioso, as circulações sistêmica e pulmonar não estão separadas. A princípio, a elevada RVP do bebê direcionará sistemicamente o sangue; contudo, à medida que cai a RVP, o sangue passa a ter orientação para a circulação pulmonar, causando ICC. No final do processo, a RVP aumentará até o grau em que irá ocorrer vasculopatia pulmonar obstrutiva. Sem tratamento, irá ocorrer síndrome de Eisenmenger em cerca de 50% dessas pessoas.[111] Alguns desses pacientes irão exibir obstrução da vasculatura pulmonar até um grau em que ocorrerá diminuição do shunting da esquerda para a direita, e será observada melhora sintomática, permitindo a sobrevida do paciente até a idade adulta.[110] Ocasionalmente, poderá estar presente estenose da artéria pulmonar, limitando o fluxo sanguíneo, mas, em vez disso, ocorrerá cianose.

O bebê com tronco arterioso é criticamente enfermo, com ICC grave secundária a Q_p/Q_s elevada. No nascimento, o bebê pode estar ligeiramente cianótico, mas à medida que ocorre a queda da RVP, a cianose desaparecerá. Raramente essas crianças serão submetidas a algo além de cirurgia ou cateterização cardíaca. Para pacientes com tipo Ia ou IIa, é essencial que seja preservado o fluxo sistêmico e que seja minimizado o shunting pulmonar subsequente. Um dose elevada de fentanil é a mais comumente utilizada para minimizar as alterações na circulação pulmonar ou sistêmica. Deve-se evitar hiperventilação e FIO_2 inspirada alta para que seja evitado aumento do fluxo sanguíneo pulmonar. Antes do reparo completo por volta dos 2 meses de idade, esses bebês serão medicados com digoxina, furosemida e redução da pós-carga para redução dos sintomas de supercirculação pulmonar e fluxo sanguíneo pulmonar.[122] O reparo completo irá envolver a criação de um conduto desde o ventrículo direito até a artéria pulmonar, oclusão do DSV e criação de uma válvula neoaórtica desde a válvula troncular (Fig. 3.24). A principal razão para melhora no prognóstico para indivíduos com tronco arterioso reside na atual estratégia de reparo precoce logo após o nascimento, e não no adiamento, o que permitiria que o fluxo sanguíneo pulmonar excessivo lesionasse a vasculatura pulmonar. A mortalidade e a morbidade aumentarão se o reparo for adiado por mais de 30 dias após o nascimento.[123] Depois de transcorrido algum tempo, praticamente todos esses pacientes necessitarão de reparo ou substituição da válvula neoaórtica.[114] À medida que o bebê cresce, depois do reparo completo, pressões suprassistêmicas poderão resultar em insuficiência do ventrículo direito, o que irá impor a necessidade de substituição do conduto.

Conexão venosa pulmonar anômala total (CVPAT)

Essa é uma anomalia muito rara, que compreende cerca de 1% das DCCs. As duas formas dessa anomalia são parcial e total. O defeito parcial envolve veias pulmonares que drenam para o AE, enquanto outras veias estão drenando para outras conexões venosas no tórax. CVPAT representa apenas um quarto das conexões venosas pulmonares anômalas. Há quatro tipos de CVPAT: supracardíaco, cardíaco, infradiafragmático e misto (Fig. 3.25). Alguns autores chamam o tipo infradiafragmático de intracardíaco. Tendo em vista que todo sangue oxigenado retorna ao AD, é preciso existir um DSA. Nos tipos supracardíaco e cardíaco de CVPAT com um grande DSA, a condição se parece com um DSA com maior fluxo sanguíneo pulmonar e com uma mistura que resulta num sangue menos oxigenado que corre para a circulação sistêmica, e então ocorre a cianose. Habitualmente o tipo supracardíaco drena para a veia inominada, e o tipo intracardíaco para o seio coronário. No caso do tipo infracardíaco, em geral a drenagem ocorre para a veia porta, mas o fluxo venoso pulmonar fica até certo ponto obstruído, resultando em HAP. Qualquer que seja o tipo de CVPAT, as veias pulmonares se reúnem em uma confluência atrás do coração e, em seguida, conectam-se com a circulação venosa sistêmica.

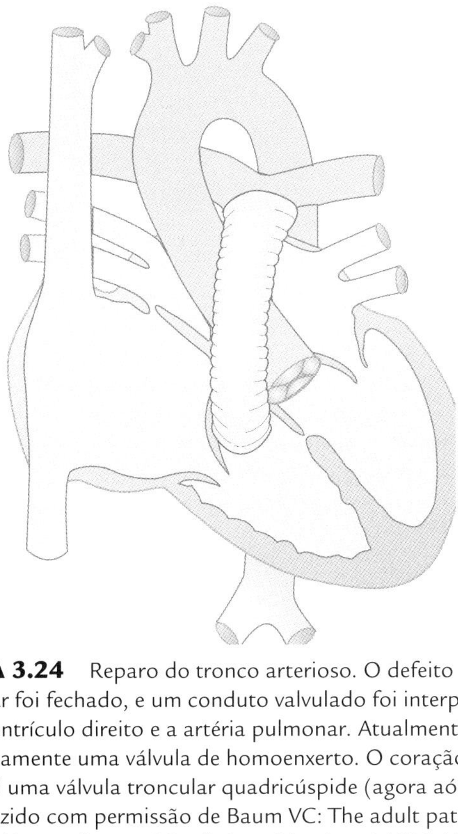

FIGURA 3.24 Reparo do tronco arterioso. O defeito septal ventricular foi fechado, e um conduto valvulado foi interposto entre o ventrículo direito e a artéria pulmonar. Atualmente, essa seria tipicamente uma válvula de homoenxerto. O coração ilustrado possui uma válvula troncular quadricúspide (agora aórtica). (Reproduzido com permissão de Baum VC: The adult patient with congenital heart disease. *J Cardiothorac Vasc Anesth* 1996;10:273.)

Pacientes com CVPAT podem se apresentar em muitas formas diferentes, dependendo das conexões venosas pulmonares, tamanho do DSA, RVP, obstrução venosa pulmonar e outras características. A apresentação clínica de CVPAT pode variar, mas a cianose está presente em todas as formas. Nos tipos supracardíaco e cardíaco de CVPAT ocorre leve cianose e aumento do fluxo sanguíneo pulmonar desde o AD enquanto ocorre queda de RVP. Pode ocorrer sobrecarga ventricular direita devido ao aumento do fluxo sanguíneo pulmonar. Em geral a cirurgia não é procedimento de emergência, e assim é frequente a tentativa de tratamento clínico com digoxina e furosemida. A correção cirúrgica eletiva poderá ser realizada subsequentemente. Em contraste, CVPAT infradiafragmático se apresenta com hemodinâmica instável e má perfusão periférica, havendo necessidade de suporte inotrópico imediato. A angústia respiratória irá se instalar de forma rápida depois do nascimento, havendo necessidade de uma cirurgia de emergência para que a vida do bebê seja prolongada. A obstrução ao retorno venoso pulmonar está associada a um prognóstico muito sombrio.[19] O tratamento anestésico foi revisado em outras publicações.[122,124]

A maioria dos pacientes com CVPAT morrerão sem tratamento no primeiro ano.[125] Aqueles que sobrevivem por 3 meses terão percentual de sobrevida de 50% no primeiro ano de vida.[125] Sabe-se que alguns pacientes sobrevivem até a idade adulta com CVPAT com um grande DSA não restritivo, mínima obstrução ao retorno venoso pulmonar e pequena vasculopatia pulmonar obstrutiva.[125] Se o paciente não estiver padecendo de obstrução venosa pulmonar, se estiver presente um grande DSA e se RVP não for excessiva, desde o ponto de vista anestésico o paciente poderá ser abordado como se estivesse com DSA e fluxo sanguíneo pulmonar excessivo.

Ventrículo único

A mortalidade do reparo cardíaco congênito neonatal que envolve dois ventrículos continua a declinar, enquanto pacientes com fisiologia univentricular continuam a vivenciar muitos desafios, acompanhados por morbidade e mor-

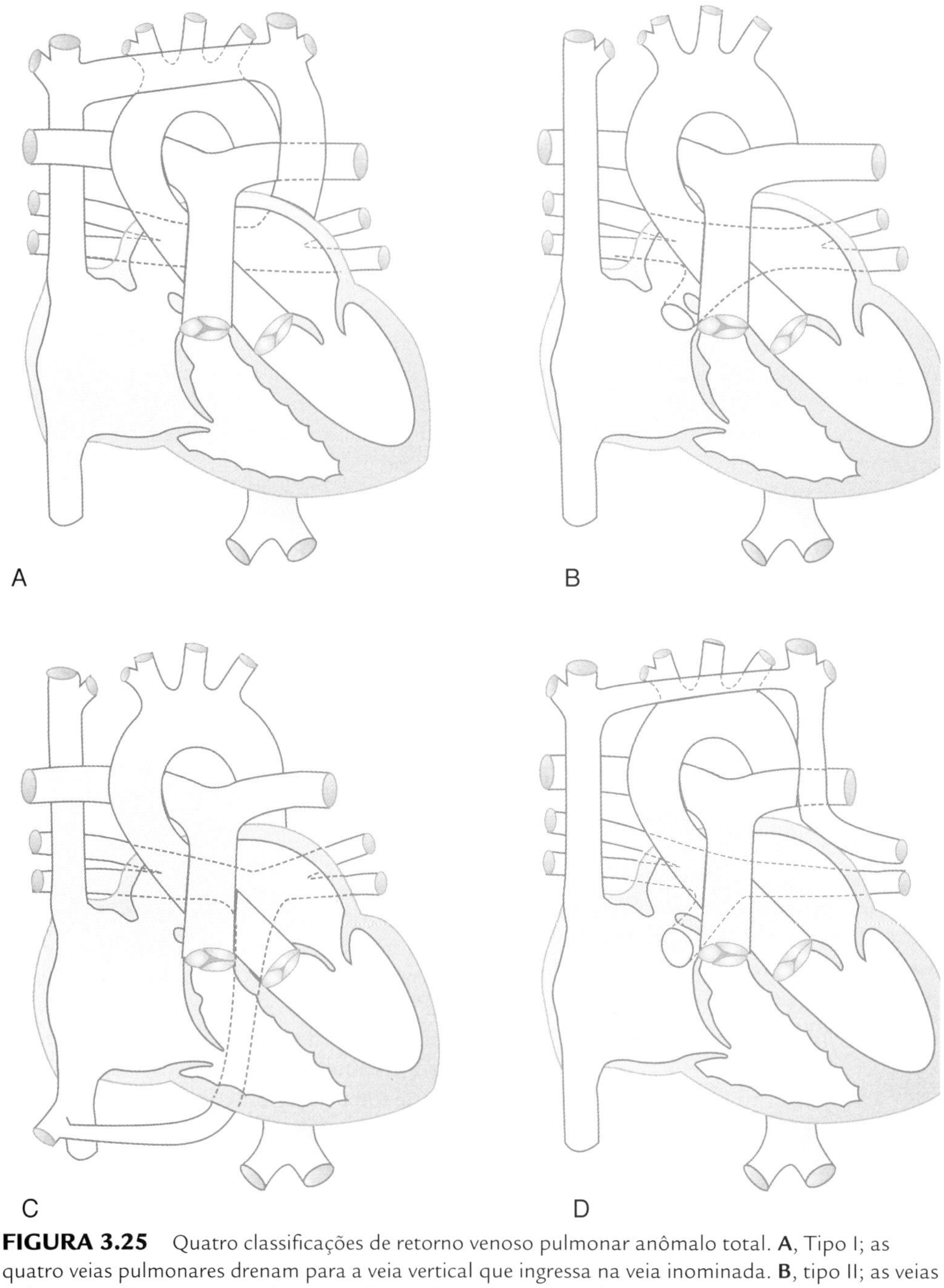

FIGURA 3.25 Quatro classificações de retorno venoso pulmonar anômalo total. **A**, Tipo I; as quatro veias pulmonares drenam para a veia vertical que ingressa na veia inominada. **B**, tipo II; as veias pulmonares drenam para o seio coronário, que ingressa no átrio direito. **C**, Tipo III; as veias pulmonares se juntam para formar uma veia descendente que avança através do diafragma e drena no sistema venoso portal. **D**, Tipo IV; retorno venoso pulmonar misto; as duas veias pulmonares direitas e a veia pulmonar inferior esquerda drenam para o seio coronário, enquanto a veia pulmonar superior esquerda drena para uma veia vertical. Note que em todos os quatro tipos existe um defeito septal atrial. (Reproduzido com permissão de Grifka RG: Cyanotic congenital heart disease with increased pulmonary blood flow. *Pediatr Clin North Am* 1999;46:419.)

talidade significativas. A sobrevida com apenas um ventrículo é de apenas 30% um ano após o nascimento, embora alguns indivíduos possam sobreviver até a idade adulta.[126]

Uma ampla variedade de defeitos cardíacos congênitos consiste em defeitos anatomicamente monoventriculares, que são responsáveis por 1 a 2% dos casos de DCC.[126] Contudo, outros defeitos se comportam como ventrículos únicos por serem incapazes de funcionar adequadamente como sistemas ventriculares duplos, como SCEH, anomalia de Ebstein grave, atresia tricúspide e um defeito septal AV não balanceado. A morfologia ventricular de dois terços dos defeitos monoventriculares é a do ventrículo esquerdo. Cerca de um quarto das anomalias monoventriculares têm ventrículos direitos morfológicos. Os defeitos monoventriculares restantes são classificados como indeterminados, mas com frequência são compostos por ventrículos direito e esquerdo. Os grandes vasos parecem discordantes em 85% desses defeitos. No tratamento desses pacientes, é importante observar tanto a morfologia do ventrículo como a relação das grandes artérias. A maioria dos defeitos monoventriculares possuem uma válvula semilunar ou AV atrésica. Necessariamente irá ocorrer mistura dos sangues venosos sistêmico e pulmonar, causando eventual sobrecarga ventricular. A ejeção ventricular para a circulação sistêmica ou ventricular é dinâmica e dependerá principalmente da RVS e RVP, respectivamente. Por consequência, haverá necessidade de colocação cirúrgica de um shunt arterial sistêmico ou pulmonar ou uma banda arterial pulmonar. A idade do paciente também é importante, porque irá influenciar decisões concernentes ao tratamento de indivíduos com a mesma anatomia e fisiologia monoventricular.

Todas as atuais opções terapêuticas para um defeito monoventricular não são satisfatórias, mas ao que parece o procedimento de Fontan oferece muitas vantagens.[127] Esse procedimento se baseia no princípio de que a pressão no átrio direito é capaz de proporcionar a força necessária para liberar sangue venoso desoxigenado para as artérias pulmonares e pulmões, e assim o sangue bem oxigenado poderá retornar ao ventrículo único sem se misturar com o sangue venoso desoxigenado. Então, o ventrículo único irá se transformar na bomba para que esse sangue bem oxigenado se desloque para o lado sistêmico, resultando numa circulação fisiológica sem o benefício de dois ventrículos. Desde sua descrição inicial, foram muitas as variações da operação de Fontan (Fig. 3.26).

Idealmente, a operação de Fontan é realizada dos 18 meses aos 4 anos de idade, mas também é efetuada com bastante frequência durante a vida adulta. Cerca de 60% dos pacientes que foram submetidos à operação de Fontan tanto crianças quanto adultos apresentaram 15 anos de sobrevida.[127] No entanto, aqueles pacientes que foram tratados com operação de Fontan quando adultos podem ter problemas diferentes e de duração mais longa a enfrentar no perioperatório, em

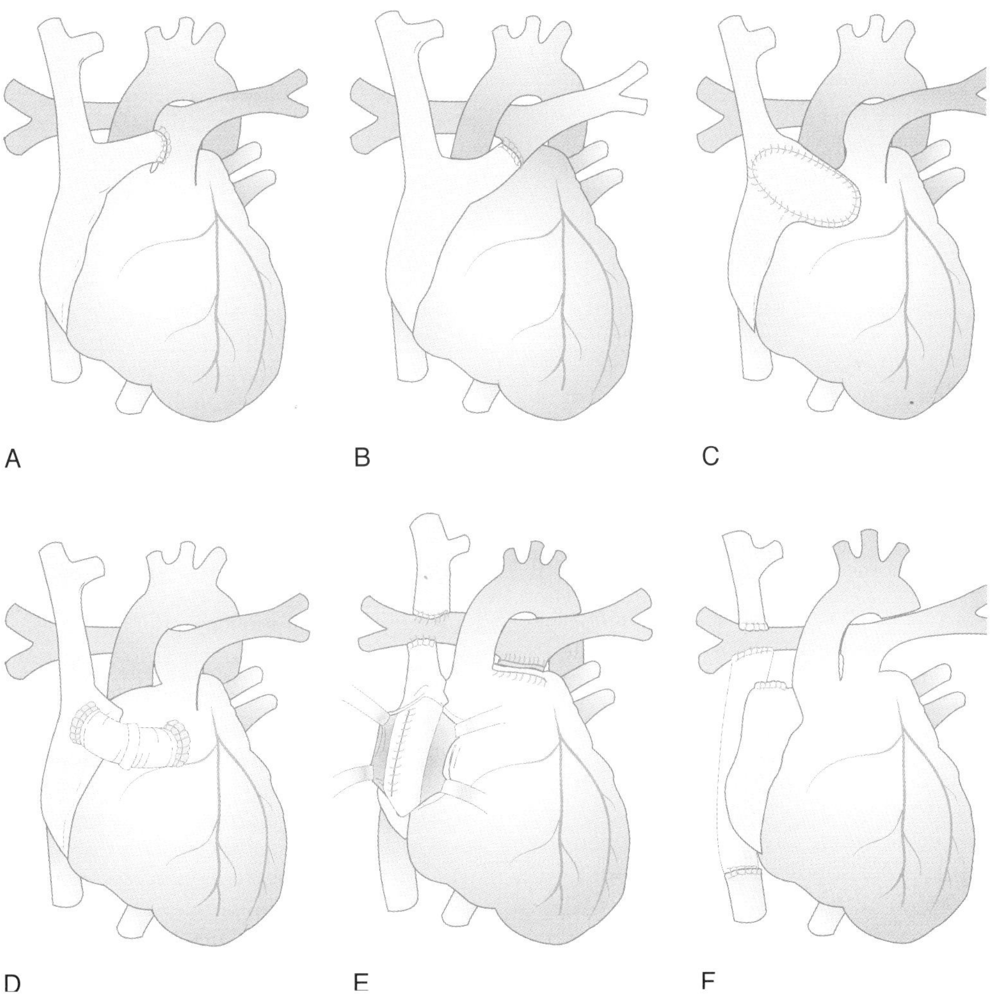

FIGURA 3.26 Modificações do procedimento de Fontan. **A**, Conexão direta do apêndice atrial direito ao lado da artéria pulmonar principal. **B**, Conexão direta da língula atrial direita à extremidade do tronco pulmonar. **C**, Conexão do átrio direito ao ventrículo direito com um retalho pericárdico. **D**, Conexão do átrio direito ao ventrículo direito com um conduto valvulado. **E**, Anastomose cavopulmonar total com um defletor intra-arterial (túnel lateral). **F**, Anastomose cavopulmonar total utilizando um conduto extracardíaco. (Reproduzido com permissão de Stayer SA, Andropoulos DB, Russell IA: Anesthetic management of the adult patient with congenital heart disease. *Anesthesiol Clin North Am* 2003;21:666.)

comparação com crianças que foram tratadas por esse mesmo procedimento. Um conceito importante que se aplica tanto a pacientes pediátricos como adultos é a importância da RVP. Se a RVP estiver elevada no momento da cirurgia, a operação de Fontan fracassará. Mas as rígidas características que outrora eram tidas como absolutamente necessárias para que fosse considerada a realização desse procedimento foram expandidas, e assim 80% dos procedimentos de Fontan são bem-sucedidos. Esse resultado foi obtido por meio de diversas medidas, mas nenhuma é mais importante do que a "fenestração" que se faz entre os átrios. As fenestrações permitiram que procedimentos de Fontan fossem realizados em pacientes não previamente considerados como candidatos. A fenestração aumenta o débito cardíaco às custas de uma oxigenação basal pior. Também diminui o risco de complicações. Há necessidade do uso crônico de anticoagulação.

Um paciente que passou por um procedimento de Fontan e que necessite de cirurgia não cardíaca constitui um desafio anestésico. Ocorrem muitas mudanças fisiológicas depois de uma operação de Fontan. Algumas dessas mudanças ocorrem rapidamente, enquanto outras poderão levar anos para aflorar. Certas mudanças também estão associadas especificamente a procedimentos de Fontan realizados há mais de 18 anos e que não estarão presentes em operações de Fontan mais recentes. Qualquer história de cirurgia paliativa prévia deve ser anotada, porque esses pacientes tendem a exibir pior função miocárdica basal.

É necessário avaliar o estado funcional atual de um indivíduo que tenha sido submetido a uma operação de Fontan, independentemente da classe funcional prévia, porque a deterioração ventricular é inevitável.[127-130] A razão para essa descompensação circulatória gradual não foi ainda esclarecida. A função ventricular sistólica começa a se deteriorar lentamente por volta de 1 a 5 anos, mas isso será mais perceptível depois dos 5 anos.[127] É mais provável que a função sistólica fique comprometida se o ventrículo for morfologicamente um ventrículo direito. Classe funcional e fração de ejeção serão excelentes durante essa lenta deterioração. Junto com a redução na função sistólica, a ecocardiografia Doppler revelou em 25 pacientes com DCC que também estava presente uma incoordenação sistólica significativa, possivelmente atribuída à geometria dos músculos resultante da DCC.[130] Mesmo nos casos em que a função sistólica foi preservada, pode estar presente uma grave disfunção diastólica.[130] À medida que piora a função sistólica, também poderá surgir insuficiência das válvulas AV. Transcorridos 10 anos, fica rapidamente evidente um declínio óbvio na classe funcional.[127] O grau de disfunção ventricular é diretamente proporcional ao número de anos de presença de sobrecarga de volume.

Outra característica desafiadora de um paciente com operação de Fontan é a propensão para arritmia, que vem se tornando mais prevalente à medida que aumenta o número de anos desde a realização da cirurgia. Dilatação atrial é um enfoque importante, mas diminuição da função ventricular e insuficiência das válvulas AV também desempenham certo papel na arritmogênese. Arritmias são principalmente taquicardias reentrantes intra-atriais (TRIAs),[23] e a mais comum é o flutter atrial.[34] Se o flutter atrial ocorrer subitamente, haverá necessidade de um tratamento rápido, porque ICC poderá seguir-se rapidamente.[131] É mais provável a ocorrência de arritmias naqueles pacientes com operação de Fontan no estilo antigo, em comparação com pacientes com túneis laterais e conexões cavopulmonares.[23] Adultos que foram tratados com uma operação de Fontan também têm maiores probabilidades de sofrer disritmias. Cerca de 46% dos adultos submetidos a um procedimento de Fontan quando adultos terão arritmias depois de transcorridos 10 anos.[127] Modificações do procedimento, por exemplo, uso de um túnel lateral, podem minorar parte da disfunção ventricular e das arritmias associadas (Fig. 3.27).[110] Arritmias atriais são de tratamento particularmente difícil.[23] Vinte por cento dos sobreviventes estarão tomando pelo menos uma medicação antiarrítmica, exceto digital.[131]

Pacientes submetidos a uma operação de Fontan tendem a ser medicados com diuréticos, agentes redutores da pós-carga e anticoagulantes. Um percentual ligeiramente superior à metade dos indivíduos com uma operação de Fontan necessita de medicação diurética crônica. Praticamente um terço dos

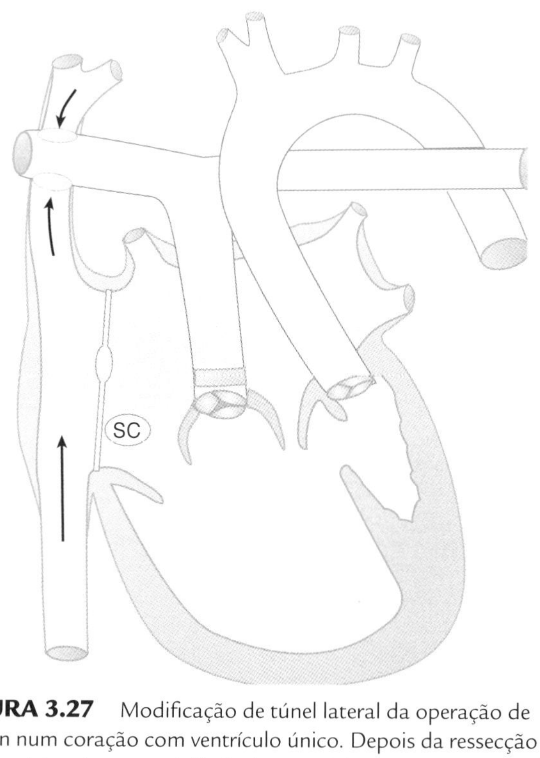

FIGURA 3.27 Modificação de túnel lateral da operação de Fontan num coração com ventrículo único. Depois da ressecção do septo atrial nativo, uma deflexão intra-atrial orienta o retorno pela veia cava inferior através do átrio direito. A veia cava superior foi transeccionada e as duas extremidades anastomosadas à artéria pulmonar direita. Um orifício foi aplicado ao material de deflexão, para permitir descompressão do átrio direito, em caso de necessidade. Esse orifício pode se fechar espontaneamente ou pode ser fechado por um dispositivo com aplicação intravascular no laboratório de cateterização, ou pode ser aplicada uma sutura em bolsa de tabaco em torno da abertura (o "defeito septal atrial ajustável") para subsequente oclusão eletiva. A artéria pulmonar foi ligada proximalmente. O seio coronário (SC) foi incorporado ao neoátrio esquerdo de baixa pressão, o que resultará em pequena dessaturação atrial. Pode-se apreciar que a anastomose da veia cava superior (em posição cefálica)/artéria pulmonar direita representa um shunt de Glenn bidirecional. (Reproduzido com permissão de Baum VC: The adult patient with congenital heart disease. *J Cardiothorac Vasc Anesth* 1996;10:272.)

pacientes tiveram um episódio trombótico depois do procedimento, com evidência bioquímica de trombose presente muito tempo após cirurgia.[132] Além do devidamente identificado risco de complicações trombóticas perioperatórias, alterações prolongadas na coagulação revelam valores diminuídos das proteínas C e S, em comparação com controles de idade comparável, mas nenhuma diferença nos níveis de antitrombina.[132] Cinquenta por cento dos pacientes tratados com operação de Fontan exibem níveis elevados de fator VIII.

Enteropatia com perda de proteína (EPP) é um importante fator de risco para anestesia em pacientes que passaram por um procedimento de Fontan. Ocorre em 10% dos pacientes, caracterizada por edema periférico significativo, baixo nível sérico de albumina, hipomagnesemia e hipocalcemia.[34,131] O sistema imune fica deprimido, o que torna esses pacientes suscetíveis a infecções do trato respiratório. Especialmente importante é o fato de ter sido observado que a indução da anestesia nesses indivíduos representa risco significativo, e não é raro que ocorra instabilidade hemodinâmica e mesmo colapso cardiovascular. Além disso, diversas classes importantes de agentes anestésicos, e também outras medicações, são afetadas pela hipoalbuminemia. Qualquer paciente com EPP que necessite de tratamento cirúrgico merecerá especial cuidado na avaliação de seu quadro metabólico, proteico e hemodinâmico atual, e também de suas condições recentes.

O cuidado anestésico de um paciente que foi submetido a uma operação de Fontan necessita de consideração especial. A pressão no átrio direito deve ser adequada, para que seja mantido um bom débito cardíaco. Devem ser anotadas as pressões de enchimento do átrio direito. A pressão no átrio direito também reflete a função ventricular, suficiência e função das válvulas AV, RVP e calibre da artéria pulmonar.[131] Existe um gradiente entre AD e AE que é parcialmente fixo, devido aos pulmões, que determina o débito cardíaco. Se ocorrer aumento da RVP, aumentarão também o gradiente de AD e AE, a probabilidade de um débito cardíaco e a liberação de oxigênio sistêmico insatisfatórios; por consequência, é essencial minimizar a RVP. Os parâmetros que devem ser alcançados para que seja minimizada a RVP são: hipocarbia, alcalose, diminuição das pressões intratorácicas, normotermia e PEEP mínima. A ventilação por pressão positiva inibe o fluxo sanguíneo pulmonar, diminui o débito cardíaco, e aumenta a RVP, ao passo que a pressão negativa resulta no oposto.[133] A redução da pós-carga pode ser utilizada para redução da RVP e aumento do débito cardíaco. Óxido nítrico inalatório (20 ppm) será benéfico em pacientes com operação de Fontan que exibam aumentos da RVP e do gradiente transpulmonar, porque não ocorre mudança na pressão sanguínea sistêmica, como pode ser causado por alguns vasodilatadores pulmonares.[134] A resposta ao óxido nítrico é rápida, ou então o paciente pode ser não responsivo. Óxido nítrico pode ser fundamental para restauração da oxigenação sem consequências hemodinâmicas.[134]

Síndrome do coração esquerdo hipoplásico (SCEH)

Antes de 1970, SCEH era considerada fatal. Trata-se da quarta anomalia congênita mais comum, necessitando de cirurgia neonatal[135] e compondo até 7% das DCCs.[3] Hoje em dia, o tratamento envolve transplante do coração ou um reparo em estágios que termina em um procedimento de Fontan para separar as circulações pulmonar e sistêmica. É preciso que o anestesiologista compreenda os aspectos anatômicos e fisiológicos para a administração de anestesia a esses pacientes em uma cirurgia não cardíaca.

SCEH consiste em atresia da válvula aórtica, hipoplasia da aorta ascendente e do arco aórtico e atresia ou estenose da válvula mitral. O ápice cardíaco está formado quase que exclusivamente pelo ventrículo direito (Fig. 3.28), enquanto o ventrículo esquerdo é afuncional. Os sangues venosos pulmonar e sistêmico irão se misturar no AD. A perfusão sistêmica, em especial a perfusão coronária, será atendida pelo canal arterial persistente. Um fluxo sanguíneo pulmonar excessivo irá diminuir a perfusão sistêmica, levando à hipoperfusão coronária e ao choque. A saturação venosa mista é uma modalidade excelente para detecção do metabolismo anaeróbio, especialmente se estiver inferior a 30%. Enquanto a RVP permanecer elevada, o bebê ficará com um aspecto cianótico, mas a perfusão sistêmica será adequada.

Se não for realizado um transplante de coração para SCEH, o fluxo ductal não poderá dar continuidade ao atendimento das necessidades metabólicas sistêmicas do bebê. Faz-se um procedimento de Norwood para a criação de uma perfusão sistêmica

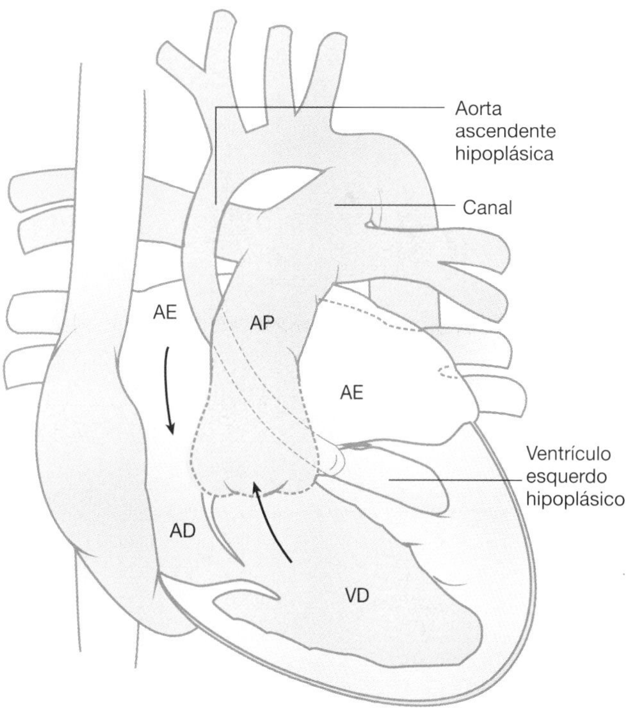

FIGURA 3.28 Anatomia nativa na síndrome do coração esquerdo hipoplásico (SCEH). Note o ventrículo esquerdo hipoplásico, atresia da válvula aórtica e aorta ascendente diminuta. O fluxo sanguíneo sistêmico é impulsionado pelo ventrículo direito (VD), via artéria pulmonar (AP) e canal arterial. O retorno venoso pulmonar ingressa no lado direito do coração, através do forame oval e de um defeito septal atrial. AE, átrio esquerdo; AD, átrio direito. (Reproduzido com permissão de Nicolson SC, Steven JM, Jobes DR: Hypoplastic left heart syndrome. *In* Lake CL (ed): *Pediatric Cardiac Anesthesia*. Stamford, CT, Appleton & Lange, 1998, p. 338.)

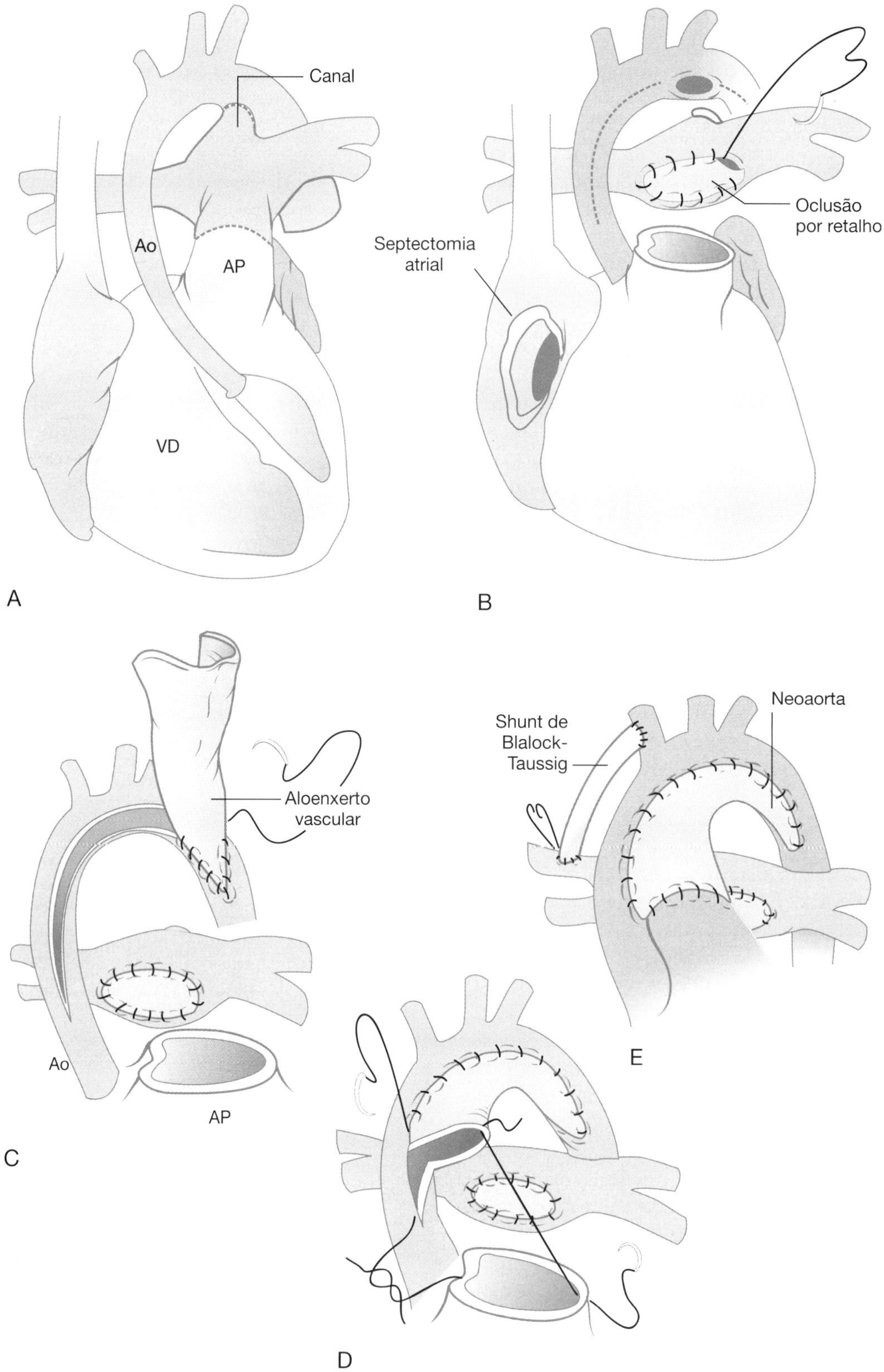

FIGURA 3.29 Procedimento de Norwood. **A**, As *linhas tracejadas* indicam pontos de transecção da artéria pulmonar (AP) principal e canal arterial. **B**, Septectomia atrial para evitar hipertensão venosa pulmonar. Oclusão por retalho da AP principal distal. Incisão longitudinal na aorta, estendendo-se para além do canal arterial, que foi dividido e ligado. **C** e **D**, Construção de neoaorta usando a AP principal proximal, aorta ascendente (Ao) e aloenxerto vascular. **E**, Fluxo sanguíneo pulmonar fornecido por um shunt de Blalock-Taussig (modificado) conectando a artéria subclávia direita à AP direita. (Reproduzido com permissão de Nicolson SC, Steven JM, Jobes DR: Hypoplastic left heart syndrome. *In* Lake CL (ed): *Pediatric Cardiac Anesthesia.* Stamford, CT, Appleton & Lange, 1998, p. 342.)

e coronária não obstruída, mas também para garantir uma fonte estável de fluxo sanguíneo pulmonar (Fig. 3.29). O cirurgião constrói uma neoaorta a partir da artéria pulmonar e aplica um shunt entre a aorta e a artéria pulmonar para regulação do fluxo sanguíneo pulmonar. Atualmente, faz-se a inclusão de um shunt de Blalock-Taussig no "Norwood modificado".[19] Graças aos avanços do procedimento de Norwood, 85 a 94% dos bebês sobreviverão a uma anastomose cavopulmonar bidirecional[136], e 40 a 60% dos bebês sobreviverão para serem avaliados para um procedimento de Fontan.[137]

Dentro de um ano após a realização de um procedimento de Norwood, deve-se fazer uma anastomose cavopulmonar bidirecional ou procedimento de semi-Fontan. No caso desse procedimento, todo fluxo sanguíneo pulmonar terá origem exclusivamente da veia cava superior (Fig. 3.30). As veias pulmonares fornecem sangue bem oxigenado para o átrio solitário, enquanto a veia cava inferior fornece sangue dessaturado para o átrio único, resultando num sangue com saturação de 85% para atendimento sistêmico.[138] O procedimento de semi-Fontan reduz o estresse incidente nos vasos pulmonares e RVP em lidar com todo o débito cardíaco; em vez disso, o débito cardíaco é mantido pelo sangue venoso pulmonar derivado da veia cava superior e pelo sangue desoxigenado derivado da veia cava inferior. É o estadiamento do reparo de SCEH que melhorou em 70% a sobrevida de 5 anos.[139] Com a melhora da sobrevida, haverá mais oportunidades para que esses bebês venham a passar por cirurgia não cardíaca. Depois da anastomose cavopulmonar bidirecional ou de um procedimento de semi-Fontan, uma operação de Fontan modificada completa o reparo estadiado da SCEH. A sobrevida para 10 anos apenas alcançou os 50% ou menos para paciente com SCEH.[135]

O cuidado anestésico para cirurgia não cardíaca dependerá do estágio de reparo. Foi publicada uma revisão da anestesia para um procedimento de Norwood.[140] O fentanil foi associado com um curso intraoperatório mais estável do que o halotano. Em seguida a um procedimento de Norwood, mas antes do procedimento de semi-Fontan, é importante balancear efetivamente os fluxos sanguíneos sistêmico e pulmonar durante uma cirurgia não cardíaca. Uma relação Q_p/Q_s mantida nas proximidades de 1,0 deve proporcionar uma perfusão pulmonar e em especial, sistêmica e satisfatória. Dois fatores que influenciarão maximamente os resultados em pacientes depois de um procedimento de Norwood são função ventricular e fluxo através do shunt.[141] Pode-se utilizar indução inalatória ou intravenosa, dependendo da função ventricular. A manutenção da anestesia deve consistir de um agente volátil em baixa dose e de narcóticos. O fentanil ajudará na estabilização dos fluxos sanguíneos sistêmico e pulmonar. Pa_{O_2} e Sp_{O_2} devem ser cuidadosamente acompanhados, mas nem sempre irão refletir com precisão o equilíbrio entre os fluxos pulmonar e sistêmico. Será tolerada uma faixa mais ampla de concentrações de oxigênio inspirado e de Pc_{O_2}, assim que tiver se passado mais tempo desde a realização do procedimento de Norwood.

Depois de uma operação de Glenn bidirecional ou de semi-Fontan, a indução inalatória será tolerada de maneira razoavelmente satisfatória por bebês e crianças. Não se deve permitir

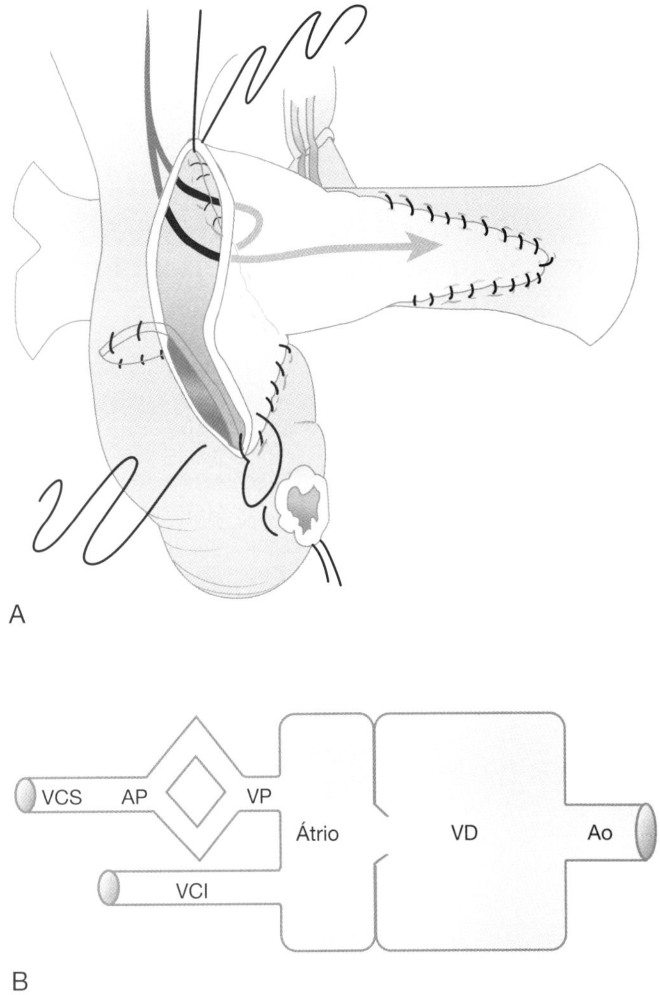

FIGURA 3.30 **A**, Semi-Fontan. A veia cava superior está associada com as artérias pulmonares aumentadas, e uma contenção é aplicada para separar o átrio comum da anastomose cavopulmonar. **B**, Ilustração esquemática do padrão de fluxo sanguíneo em crianças, depois da operação de semi-Fontan. O fluxo sanguíneo pulmonar é derivado exclusivamente da drenagem da veia cava superior (VCS) que flui diretamente através do leito pulmonar. O retorno venoso é dividido quase que equitativamente entre o fluxo pela VCS que passa pela circulação pulmonar (AP e VP) e ingressa no átrio comum, e o sangue da veia cava inferior (VCI) que ingressa diretamente no átrio. O ventrículo único (VD) precisará apenas ser irrigado com um fluxo suficiente para a perfusão da circulação sistêmica; assim, a carga de volume é equivalente à de um ventrículo sistêmico normal. Ao, aorta. (Reproduzido com permissão de Nicolson SC, Steven JM, Kurth CD, et al: Anesthesia for noncardiac surgery in infants with hypoplastic left heart syndrome following hemi-Fontan operation. *J Cardiothoracic Vasc Anesth* 1994;8:335.)

a elevação da RVP, mas essa variável também não precisa ser baixa para a realização da operação de Glenn bidirecional ou para a operação de semi-Fontan, ao contrário do que ocorre no procedimento de Fontan modificado. Devem ser mantidas as pressões de enchimento do átrio direito, em especial se a RVP estiver ligeiramente elevada, porque diante de pressões de enchimento adequadas a veia cava inferior poderá suportar o débito cardíaco.[138] Os volumes correntes devem estar abaixo do normal, embora seja desejável uma hipocarbia moderada. Se a ventilação não resultar em saturações de oxigênio pelo menos tão boas como as do período pré-operatório, deverão ser revisados os parâmetros de ventilação. É recomendável o bloqueio regional para analgesia, com o objetivo de evitar depressão respiratória significativa associada aos narcóticos sistêmicos.

DEFEITOS ANATÔMICOS ASSOCIADOS COM FLUXO SANGUÍNEO PULMONAR DIMINUÍDO

Pacientes com DCC cianótica podem exibir grave dessaturação. Na maioria dos casos, bebês com DCC cianótica não sobreviverão por muito tempo sem intervenção cirúrgica. Os dois defeitos mais comuns da DCC cianótica são TF e síndrome de Eisenmenger.[142]

Tetralogia de Fallot (TF)

A TF é a forma mais comum de DCC cianótica depois de 1 ano de idade, sendo responsável por 10% de todas as DCCs.[109] Esse é também o defeito cianótico mais comumente diagnóstico em adultos.[110] Sem cirurgia, quase todos os pacientes morrerão na infância. Vinte e cinco por cento sobreviverão até a adolescência sem cirurgia, mas se verão diante de um percentual de mortalidade de 6,4% por ano.[110] Apenas 3% sobreviverão até os 40 anos.

Essa doença exibe quatro características principais, embora, sem resolução, especialistas venham argumentando acerca da essência do defeito há muitos anos: um DSV não restritivo, obstrução da via de saída ventricular direita com ou sem estenose pulmonar supravalvular, hipertrofia ventricular direita e uma aorta sobreposta (Fig. 3.31). É ampla a gama de consequências morfológicas, anatômicas, de sinais e sintomas e fisiopatológicas relacionadas principalmente ao grau de obstrução do fluxo sanguíneo pulmonar.[143] Um aspecto que está consistentemente presente em pacientes com TF é o estreitamento infundibular ventricular direito. Até que o infundíbulo se torne mais ativo e que o fluxo sanguíneo pulmonar sofra obstrução pela oclusão do canal arterial persistente, 25% dos bebês com TF são acianóticos. Contudo, o fluxo sanguíneo pulmonar pode sofrer obstruções em outros níveis além do infundíbulo. A válvula pulmonar está estenosada em três quartos dos pacientes e ausentes em 2 a 6%.[144]

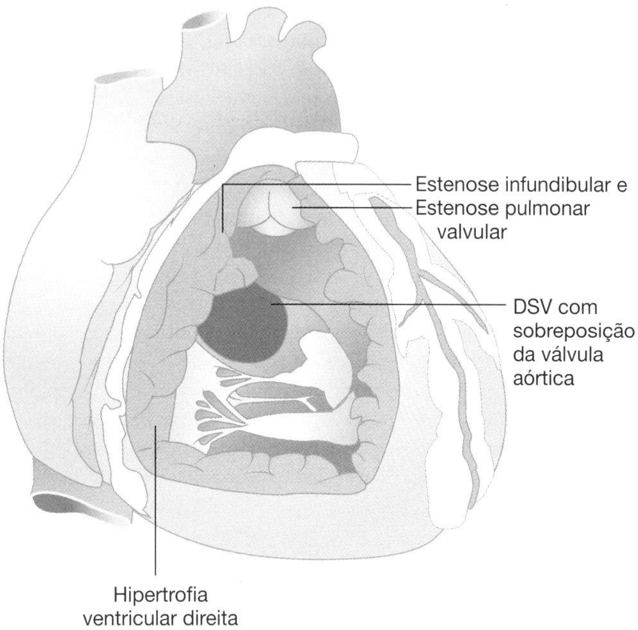

FIGURA 3.31 Interior do ventrículo direito, ilustrando os defeitos característicos da tetralogia de Fallot: estenose pulmonar, defeito septal ventricular (DSV), aorta sobreposta e hipertrofia do ventrículo direito (Reproduzido com permissão de Stayer SA, Andropoulos DB, Russell IA: Anesthetic management of the adult patient with congenital heart disease. *Anesthesiol Clin North Am* 2003;21:663.)

Fluxo sanguíneo pulmonar obstruído ao nível do infundíbulo juntamente com DSV causa shunt da direita para a esquerda que, em grande parte, é do tipo fixo. Contudo, mudanças na RVP e na RVS podem alterar suficientemente o volume do shunt da direita para a esquerda a ponto de precipitar "ataques de Tet". Esses episódios são estados profundos de cianose associados ao aumento do shunt da direita para a esquerda, que ocorrem principalmente em bebês com 2 a 3 meses de idade, com possível evolução até a inconsciência. Esses episódios hipercianóticos não se limitam exclusivamente à TF, mas ocorrem em outras DCCs cianóticas. O tratamento consiste em manobras que diminuam o shunt da direita para a esquerda, por exemplo, aumento da RVS ou diminuição da RVP. Os "ataques de Tet" também podem ser iniciados por um espasmo infundibular em resposta à estimulação simpática ou a medicamentos β-adrenérgicos. Nesses pacientes, são imperativos pressões de enchimento e estados de volume adequados, porque a hipovolemia pode aumentar a estimulação simpática ou reduzir ainda mais a liberação de oxigênio, o que pode resultar em acidose e, por consequência, aumentar RVP, o que exacerbará ainda mais o shunt da direita para a esquerda. Em crianças de 2 a 3 anos, os "ataques de Tet" serão infrequentes ou ausentes, ocorrendo apenas muito raramente em crianças de mais idade e em adolescentes. Esses episódios não ocorrem em adultos.[142]

Alguns pacientes com TF podem receber tratamento paliativo com um shunt de Blalock-Taussig modificado (Fig. 3.32) até que se justifique um reparo completo.[143] Embora quase todos os pacientes tenham seus reparos realizados durante a infância, adultos também podem ser submetidos a reparo completo da TF,[145] mais comumente entre as idades de 13 a 43 anos. A mortalidade cirúrgica é maior em adultos (2,5% a 8,5%) do que em bebês (<3,0%).[142] Além disso, a sobrevida atuarial será menor quanto maior for a idade do paciente na época da cirurgia.[146] Com frequência, pacientes de mais idade foram previamente tratados com shunts aortopulmonares, ou terão colaterais aortopulmonares significativas que aumentam a dificuldade de um reparo completo. Uma vez realizado o reparo, os percentuais de sobrevida variam de 80 a 94% para além dos 20 anos;[34] e 80% ficam livres dos sintomas.[147] Haverá necessidade de reoperação em menos de 10% dos pacientes.

Pacientes que necessitam de cirurgia não cardíaca depois do reparo para TF têm vários fatores de risco que devem ser cuidadosamente monitorados. Esses indivíduos estão em maior risco de arritmias e de morte súbita, embora tenham sido submetidos ao reparo.[23,142,147] Em monitoração Holter, arritmias são detectadas em 40 a 50% dos indivíduos após o reparo da

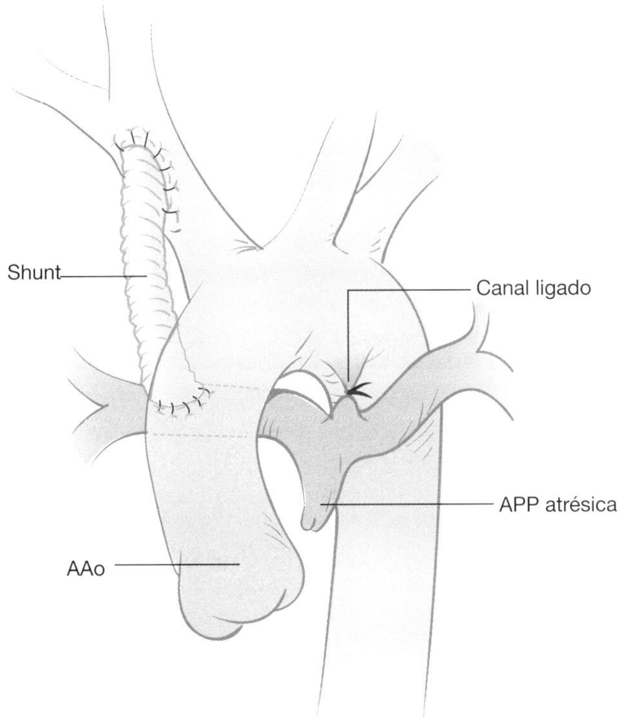

FIGURA 3.32 Shunt de Blalock-Taussig modificado. Note a artéria pulmonar principal (APP) atrésica e o canal arterial (*ductus*) ligado. Um enxerto em tubo de Gore-Tex (shunt) é suturado laterolateralmente entre a artéria inominada e a artéria pulmonar direita. O diâmetro do enxerto em tubo (3,5 mm, 4,0 mm, ou 5,0 mm) será escolhido durante a cirurgia, dependendo do porte do paciente e do calibre da artéria pulmonar. Alguns cirurgiões realizam o shunt por meio de uma esternotomia mediana, e outros optam por uma toracotomia lateral; em geral, não há necessidade de bypass cardiopulmonar. AAo, aorta ascendente. (Reproduzido com permissão de Waldman JD, Wernly JA, Cyanotic congenital heart disease with decreased pulmonary blood flow in children. *Pediatric Clin North Am* 1999;46:388.)

TF. A formação de cicatriz decorrente da atriotomia ou ventriculotomia pode contribuir para esse risco de arritmias. Flutter ou fibrilação atrial é muito mais comum do que arritmias ventriculares, especialmente por ser maior a idade por ocasião da realização do reparo. Esses distúrbios do ritmo podem causar morbidade considerável.[23] Ainda não é possível identificar quais são os pacientes em maior risco de morte súbita depois do reparo da TF. Não é raro observar uma ectopia ventricular polimórfica pela monitoração Holter em pacientes com TF. VT inducível pode ser observada em 15 a 30% dos pacientes.[23]

Antes da anestesia, o paciente que tenha sido submetido a reparo de TF deve ser avaliado em busca de evidência de insuficiência pulmonar. O ventrículo direito pode dilatar e ter sua função deteriorada, com insuficiência do ventrículo esquerdo e com insuficiência pulmonar. Contudo, a necessidade de substituição da válvula pulmonar não é absoluta em casos de insuficiência pulmonar, porque esse problema pode ser tolerado por anos.[34] Atualmente, questiona-se se haverá mesmo necessidade do alívio completo do gradiente ventricular direito/arterial pulmonar no momento do reparo, pois há necessidade de uma ressecção infundibular significativa para que essa tarefa seja realizada, e mais de um terço dos pacientes em acompanhamento prolongado foram identificados com insuficiência pulmonar.[148] Obstrução da via de saída ventricular direita não é ocorrência rara, sendo a razão mais comum para reoperação. É vital que seja feita uma avaliação da função ventricular antes de qualquer prática anestésica, pois poderá ocorrer deterioração da função. No entanto, se o reparo for bom, então o paciente poderá ficar em condição de tolerar a maioria das operações.[147]

Esses pacientes podem estar em maior risco de sofrer isquemia do miocárdio durante a cirurgia não cardíaca. Artérias coronárias anômalas estão presentes em 10% dos pacientes com TF.[142] Cerca de 35% dos bebês com TF têm evidência de isquemia do miocárdio.[20]

O cuidado anestésico de bebês com TF irá ocorrer principalmente no laboratório de cateterização, ou durante um reparo paliativo ou completo; esse tópico já foi objeto de revisão.[149] A indução anestésica pode ser obtida com quetamina, administrada por via intramuscular ou intravenosa com relativa segurança, caso a ventilação seja mantida. Não foi verificado que quetamina aumenta a RVP nesses pacientes,[150] ou se funciona como fator precipitante para "ataques de Tet".[102] A quetamina é efetiva na manutenção da RVS,[110] mas ainda assim não altera significativamente Q_p/Q_s.[102] Ela proporciona um controle hemodinâmico significativo em comparação com isoflurano em bebês com TF não apenas durante a indução, mas também na manutenção anestésica.[104] Menor número de crianças e bebês com TF necessitaram de suporte inotrópico com quetamina do que com isoflurano antes do bypass cardiopulmonar (BCP).

Também pode-se fazer com segurança uma indução inalatória em pacientes com TF,[67] mas a pressão arterial deverá ser cuidadosamente observada para que não ocorram decréscimos na RVS, o que poderia aumentar o shunt da direita para a esquerda. Em geral, a indução anestésica melhorará a saturação periférica naqueles pacientes com DCC cianótica.[67,68] É recomendável um esquema de fentanil (10 a 25 µg/kg) e uma concentração inspirada muito baixa de um agente volátil para manutenção anestésica em pacientes com TF.

Opioides oferecem diversas vantagens, como estabilidade circulatória para cuidado anestésico de TF,[87,94] mas tal estratégia será beneficiada com a adição de outros agentes.[90] Quando flunitrazepam foi adicionado a um anestésico com base em sufentanil para bebês e crianças em reparo cirúrgico completo de TF, os níveis plasmáticos de noradrenalina foram suprimidos mais completamente, em comparação com a administração isolada de sufentanil. Além disso, a resposta à estimulação não foi tão bem suprimida com o uso exclusivo de opioides, em comparação com opioides e benzodiazepínicos.[90]

Se um paciente for avaliado com TF e válvula pulmonar ausente, há o risco de extrema obstrução das vias aéreas, secundariamente à artérias pulmonares muito calibrosas que se situam nos brônquios.[144] A broncomalacia é também uma preocupação bastante real. Qualquer sinal de infecção respiratória deve ser cuidadosamente acompanhado, porque o risco dessas infecções é significativo.

Em alguns indivíduos, não foi possível um reparo completo da TF. O fluxo sanguíneo pulmonar deficiente pode ter sido remediado por shunts aortopulmonares, com me-

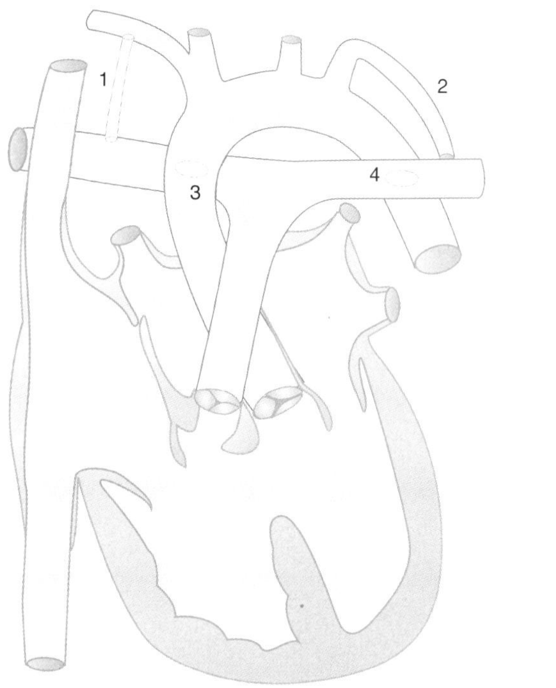

FIGURA 3.33 Anastomoses aortopulmonares paliativas. As anastomoses mostradas na figura de um coração com tetralogia de Fallot representam o seguinte: 1, Blalock-Taussig modificado; 2.Blalock-Taussig clássico; 3. Waterston (Waterston-Cooley); 4, Potts. (Reproduzido com permissão de Baum VC: The adult patient with congenital heart disease. *J Cardiothorac Vasc Anesth 1996;10:270.*)

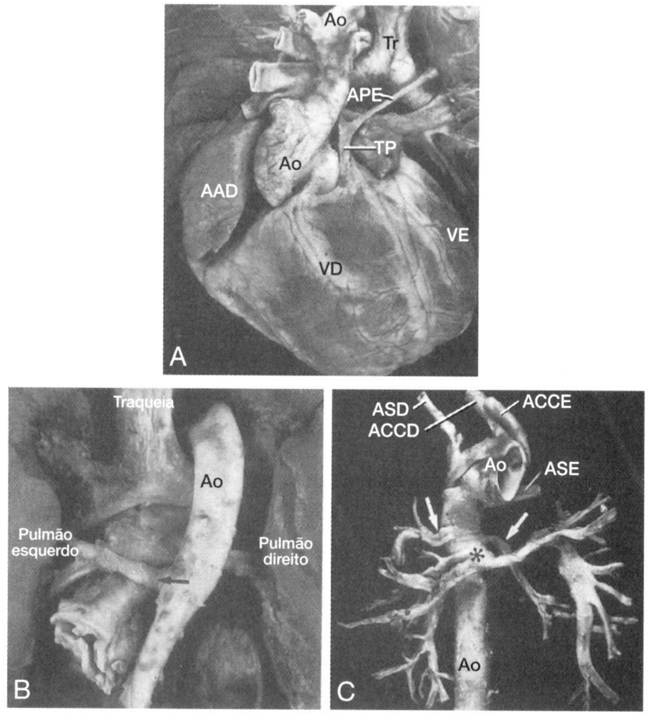

FIGURA 3.34 Atresia pulmonar e defeito septal ventricular. **A**, Vista anterior de espécime não aberto de um indivíduo com 18 anos, mostrando dextroposição da aorta (Ao); arco aórtico direito, e tronco pulmonar (TP) e artéria pulmonar esquerda (APE) gravemente hipoplásicos. **B**, Vista posterior de estruturas mediastinais de uma criança com 4 anos com *situs inversus* pulmonar, arco aórtico direito e isomerismo atrial direito, exibindo origem da grande artéria colateral sistêmica (seta) ao pulmão esquerdo desde a aorta torácica descendente. **C**, Vista anterior do arco aórtico direito de uma criança com 8 anos, mostrando ramificação braquiocefálica em imagem especular, artéria subclávia esquerda (ASE) retroesofágica aberrante, e origem de duas pequenas artérias colaterais (setas) e de uma grande artéria colateral trifurcada (*). ACCE, artéria carótida comum esquerda; VE, ventrículo esquerdo; AAD, apêndice atrial direito; ACCD, artéria carótida comum direita; ASD, artéria subclávia direita; VD, ventrículo direito; Tr, traqueia; VT, válvula tricúspide. (Reproduzido com permissão de Mair DD, Edwards WD, Julsrud PR, et al: Pulmonary atresia and ventricular septal defect. *In* Emmanouilides GC, Riemenschneider TA, Allen HD, Gutgesell HP [eds]: *Moss and Adams Heart Disease in Infants, Children, and Adolescents: Including the Fetus and Young Adult.* Baltimore, Williams & Wilkins, 1995, p. 985.)

lhora dos sintomas (Fig. 3.33). Esses adultos tendem a exibir uma forma menos grave de TF. Embora cianóticos, desenvolveram um grupo significativo de colaterais aortopulmonares que aumentaram o fluxo sanguíneo pulmonar. Podem sofrer alguma dispneia, e talvez demonstrem certa limitação na tolerância ao exercício. Sem um reparo completo, esses pacientes terão eritrocitose, hiperviscosidade, hemostasia anormal, abscessos cerebrais, ou AVC e endocardite.[142] É possível que ocorra hemoptise, que pode ser grave.[145] Também está presente em muitos desses indivíduos uma grave sobrecarga de volume, resultando em ICC. Sob o ponto de vista anestésico, o tratamento desses pacientes deve se concentrar ma manutenção da RVS, e o fentanil e a quetamina podem cumprir efetivamente esse papel.

Atresia pulmonar com DSV

A atresia pulmonar com DSV é responsável por 2% das DCCs. Essa é a forma mais grave de TF, diferenciada pela atresia da válvula pulmonar e pelo tamanho e distribuição variáveis da árvore arterial pulmonar. As artérias pulmonares estão muito mais anormais do que em casos de TF. Em alguns casos, a complexa anatomia pulmonar relega o paciente a uma vida perene de cianose crônica. Mas avanços nas técnicas cirúrgicas aumentaram o número de pacientes capazes de serem beneficiados com reparo completo.

Em casos de atresia pulmonar, as artérias pulmonares centrais não têm conexão anatômica com o ventrículo direito (Fig. 3.34A). Na maioria dos casos, o tronco pulmonar é pouco mais do que um cordão, ou simplesmente inexiste. Se houver comunicação entre as artérias pulmonares direita e esquerda, são descritas como confluentes. A irrigação sanguínea para os pulmões é derivada em grande parte de vasos colaterais com origem na aorta descendente ou de outras origens sistêmicas, como um canal arterial persistente. Os vasos colaterais da aorta acompanham a distribuição dos ramos arteriais pulmonares até os pulmões. Os vasos colaterais podem avançar até os segmentos pulmonares isoladamente ou podem se conectar em algum ponto com os vasos arteriais pulmonares que estão avançando para os mesmos segmentos do pulmão (ver Fig. 3.34B). A complexidade da artéria pulmonar e da circulação colateral para o pulmão resulta em muitos cenários clínicos para as pessoas afetadas (ver Fig. 3.34C). A irrigação sanguínea pulmonar é extremamente variável e complexa, enquanto a estrutura intracardíaca é simples e direta. As artérias pulmonares podem estar bastante hipoplásicas, o que torna difícil ou mesmo impossível uma correção cirúrgica completa. O DSV é não restritivo e conecta ventrículos direito e esquerdo morfologicamente distintos.

No nascimento, esses bebês ficam muito cianóticos, especialmente na oclusão do canal arterial persistente, ou ligeiramente cianóticos, se estiverem presentes vasos colaterais significativos. Eventualmente, os pacientes ultrapassarão a capacidade de sua irrigação colateral, ficando ainda mais cianóticos, havendo então necessidade de intervenção. Serão necessárias várias operações, habitualmente três, para centralização da complexa irrigação sanguínea pulmonar, o que é conhecido como "unifocalização".[151] Unifocalização significa que as artérias pulmonares centrais são confluentes e contínuas com todas as artérias pulmonares distais. Durante o processo de obtenção da unifocalização, esses pacientes poderão se apresentar para procedimentos não cardíacos com volumes variados de fluxo sanguíneo pulmonar.

Para que seja obtido um reparo completo, as artérias centrais não podem estar hipoplásicas, ou irá ocorrer insuficiência ventricular direita. Mais frequentemente, é realizada uma operação em estágios, quando cabível, com colocação de um conduto desde o ventrículo direito até as artérias pulmonares, seguindo-se a oclusão do DSV.[151] O conduto entre o ventrículo direito e a artéria pulmonar estimula maior crescimento arterial pulmonar, em comparação com os shunts aortopulmonares. Foi demonstrado que um reparo completo, em apenas um estágio, em bebês, consegue normalização fisiológica cardiovascular precoce e evita várias operações.[152] Esse procedimento também pode reduzir a probabilidade de vasculopatia pulmonar obstrutiva que pode ocorrer com colaterais aortopulmonares.[152] Ao que parece, são bons os resultados a longo prazo com essa abordagem em um estágio, mas haverá necessidade de novos estudos para validação da técnica.[19]

À medida que os pacientes com atresia pulmonar e DSV vão envelhecendo, para a maioria desses indivíduos haverá necessidade de shunts adicionais ou de um reparo completo. Aqueles que receberam um reparo completo terminarão necessitando, mais tarde, de substituição dos condutos do ventrículo direito para a artéria pulmonar. Esses pacientes devem ser cuidadosamente avaliados, com relação às informações atuais e precedentes concernentes à distribuição arterial pulmonar, cianose e tolerância relativa ao exercício. O cuidado anestésico é similar ao oferecido àqueles pacientes com TF.

Uma condição importante, geneticamente transmitida, que está associada com atresia pulmonar e DSV, é a síndrome velocardiofacial. Trata-se do segundo distúrbio genético mais comum associado com DCC. A síndrome velocardiofacial exibe muitas manifestações otolaringológicas, disfunção imune, anormalidades das vias aéreas e vias aéreas pulmonares reativas. Nota-se propensão para infecções pulmonares crônicas.[153] O anestesiologista deve estar preparado para a possibilidade de broncospasmo grave.[152,154]

Transposição das grandes artérias (TGA)

A TGA constitui 5 a 7% das DCCs.[3,5] Trata-se do defeito cianótico mais frequente.[5] O ventrículo direito morfológico dá origem à aorta, e o ventrículo esquerdo morfológico dá origem à artéria pulmonar (Fig. 3.35). Sem tratamento, 95% dos bebês morrerão antes de 1 ano de idade. Atualmente, a operação de escolha é o procedimento de troca arterial. Essa operação está associada a baixo percentual de mortalidade, e os pacientes podem ter uma expectativa de vida normal. Em contraste com muitas outras anomalias congênitas, é improvável que haja necessidade de outra cirurgia cardíaca. Raramente ocorrem anomalias extracardíacas em pacientes com TGA.[34]

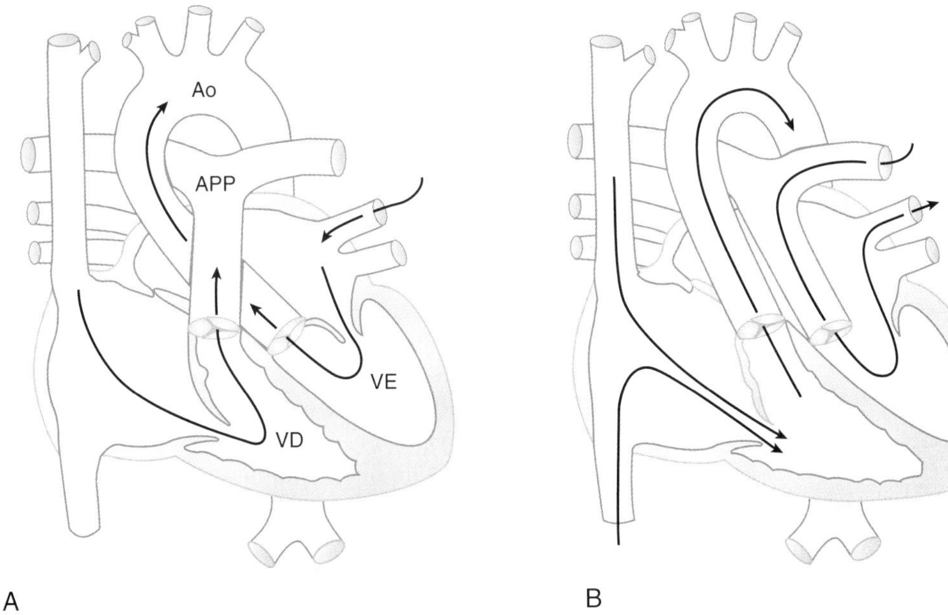

FIGURA 3.35 Coração normal (**A**) e coração com transposição das grandes artérias (TGA) (**B**). Observe que o ventrículo direito (VD) está em continuidade com a artéria pulmonar principal (APP), enquanto o ventrículo esquerdo (VE) está em continuidade com a aorta (Ao). No coração com TGA, o VD fica em continuidade com a Ao, e o VE fica em continuidade com a APP. (Reproduzido com permissão de Grifka RG: Cyanotic congenital heart disease with increased pulmonary blood flow. *Pediatr Clin North Am* 1999;46:407.)

Habitualmente, a TGA é designada com D ou L. O "D" indica que a aorta é anterior e está situada à direita da artéria pulmonar, enquanto "L" indica que a aorta está anterior e à esquerda da artéria pulmonar. Raramente a TGA conterá um DSA ou DSV, mas com frequência exibe um grande canal arterial persistente. Se houver discordância AV, o defeito é chamado de TGA "corrigido", comportando-se de maneira fisiologicamente normal.

Classicamente, a TGA exibe circulações pulmonar e sistêmica em paralelo, e isso resulta em grave cianose, que piora pela subsequente redução na RVP que se segue ao nascimento e, depois, pelo aumento do fluxo sanguíneo pulmonar, terminando por causar vasculopatia pulmonar. Sem os defeitos associados, o canal arterial e o forame oval persistentes devem proporcionar comunicação entre os átrios. A comunicação atrial gera melhor saturação de oxigênio, mas pode causar ICC. Contudo, um pequeno shunt, como no caso de um DSA ou DSV, pode estar associado com índices de mortalidade ligeiramente melhores do que naqueles pacientes com cianose grave e sem comunicação.

Bebês com DSA restritivo ou com arco aórtico obstrutivo ficam intensamente cianóticos, tendo prognóstico escasso em casos de TGA. Pode haver necessidade de uma comunicação para que haja viabilidade, e assim, faz-se uma septostomia de balão para aumento da oxigenação. Tendo em vista que a pressão no átrio esquerdo é habitualmente mais elevada do que a pressão no átrio direito, o shunting irá ocorrer na direção da esquerda para a direita. Quase todos os casos de TGA exibem um septo ventricular intacto, mas para aqueles pacientes com DSV, a cianose é leve, mas o fluxo sanguíneo pulmonar é grande. Esses indivíduos demonstram tendência para ICC, e com frequência estão cianóticos e taquipneicos. No início, levam vidas razoavelmente normais, mas a função do miocárdio fica deprimida, em contraste com corações normais. Com frequênca, uma radiografia torácica poderá demonstrar um coração de maior tamanho.[142] Embora o anestesiologista possa interagir com o paciente com TGA na suíte de cateterização, o contato será mínimo, a menos que vá anestesiá-lo para a troca arterial.[155]

Embora a troca arterial seja atualmente utilizada para a maioria dos bebês com TGA, antes de seu advento havia diversas opções cirúrgicas para correção desse defeito. A operação de Senning utiliza tecido atrial nativo para redirecionar o sangue do AD para o ventrículo esquerdo, ao passo que o procedimento de Mustard utiliza um defletor atrial para orientar o sangue sistêmico para o ventrículo esquerdo (Fig. 3.36).[110] O procedimento de Rastelli conecta a artéria pulmonar com VD, e VE com a aorta. É provável que indivíduos que foram submetidos ao procedimento de Senning, Mustard, ou Rastelli necessitem de anestesia para outros procedimentos cardíacos ou não cardíacos. A sobrevida a longo prazo se aproxima dos 50% aos 30 anos.

O principal problema com a correção de TGA com um procedimento de Senning ou Mustard é a insuficiência do ventrículo direito, porque essa câmara irá suportar a circulação sistêmica. O ventrículo direito permanece sendo a bomba principal para a circulação sistêmica, e assim acabarão ocorrendo insuficiência tricúspide e insuficiência ventricular direita. Em alguns casos, também podem ocorrer obstruções pulmonares. Além do gradual surgimento da insuficiência circulatória, esses pacientes apresentam maior risco de arritmias atriais graves.[142] Arritmias podem estar presentes em 30% dos casos, sendo principalmente taquicardias de reentrada atribuídas a trauma do nó sinusal e a cicatrizes atriais.[23] Apenas 50% dos indivíduos terá ritmo sinusal 20 anos depois da cirurgia.[34] Arritmias ventriculares são muito menos comuns que arritmias atriais, sendo raramente responsáveis por morte. Outro benefício da troca arterial é a preservação da função ventricular, em comparação com outras operações para TGA.[34]

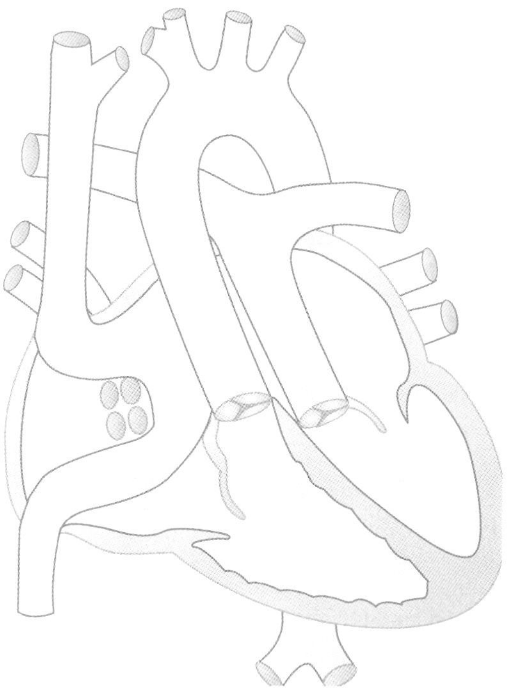

FIGURA 3.36 Operação de Mustard. Um defletor intra-atrial foi colocado com o objetivo de redirecionar o retorno pela veia cava posterior ao defletor para o ventrículo esquerdo. As veias pulmonares ingressam à direita do defletor; assim, o retorno venoso pulmonar se faz para o átrio direito e em seguida para a aorta. A operação de Senning utiliza tecido atrial nativo para redirecionar o fluxo sanguíneo, chegando aos mesmos resultados. (Reproduzido com permissão de Baum VC: The adult patient with congenital heart disease. *J Cardiothorac Vasc Anesth* 1996;10:271.)

Pacientes com transposição "corrigida" são funcionalmente normais com respeito às circulações pulmonar e sistêmica. Esse problema representa menos que 1% das DCCs. A sobrevida média é de aproximadamente 45 anos. O sangue será bem oxigenado sem intervenção cirúrgica, mas tais pacientes não estão imunes à insuficiência ventricular direita na vida adulta, porque a bomba sistêmica é um ventrículo direito morfológico.[34] Deve-se procurar por evidência de arritmias e insuficiência da válvula AV antes de qualquer cirurgia e anestesia.[118]

Atresia tricúspide (AT)

A AT representa cerca de 3% das DCCs, mas é a terceira causa mais comum de DCC cianótica. Ela é definida como a agenesia completa da válvula tricúspide sem que exista

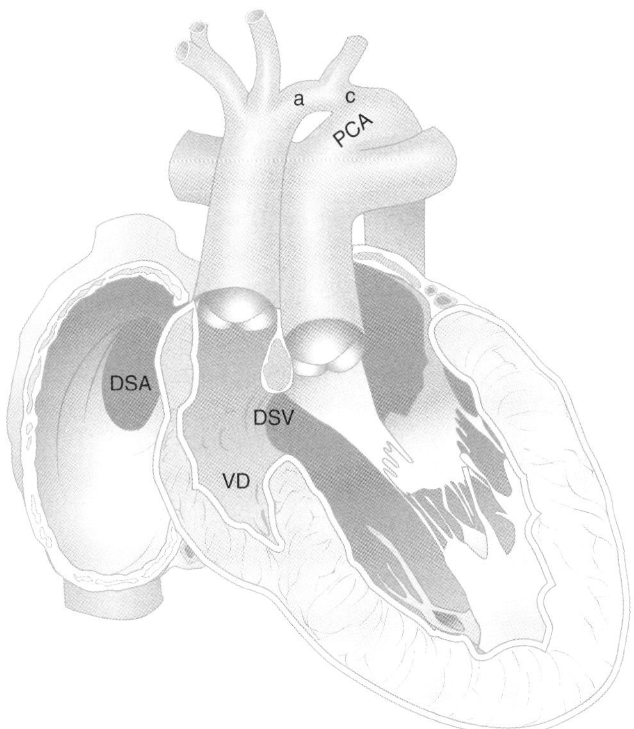

FIGURA 3.37 Espécime de coração ilustrando uma variante comum de atresia tricúspide tipo IIc: D-transposição das grandes artérias, em associação com coartação da aorta (c), hipoplasia do arco aórtico (a), persistência do canal arterial (PCA), pequeno defeito septal ventricular (DSV) e hipoplasia do ventrículo direito (VD). Note o defeito septal atrial (DSA) adequado. (Reproduzido com permissão de Rosenthal A, Dick M: Tricuspid atresia. *In* Emmanouilides GC, Riemenschneider TA, Allen HD, Gutgesell HP [eds]: *Moss and Adams Heart Disease in Infants, Children, and Adolescents: Including the Fetus and Young Adult*. Baltimore, Williams & Wilkins, 1995, p. 904.)

qualquer comunicação entre AD e o ventrículo direito (Fig. 3.37). Quase sempre está presente um DSA ou DSV. Em 70% dos casos (tipo I), ocorre concordância ventriculoarterial. Há três subgrupos de tipo de AT, com base na presença de um DSV e de estenose pulmonar (Fig. 3.38). O tipo Ib é a forma mais comum de AT com um pequeno DSV e estenose pulmonar. A AT está também uniformemente associada com outras anormalidades cardíacas que resultam em diversos fluxos sanguíneos pulmonares e manifestações clínicas. Anomalias extracardíacas estão presentes em 20% daqueles pacientes com AT.

O modo de apresentação na infância dependerá do fluxo sanguíneo pulmonar – se diminuído (cianose) ou excessivo (ICC). É menos comum a ocorrência de um fluxo sanguíneo pulmonar excessivo. Ainda é provável um certo grau de cianose diante de um fluxo sanguíneo pulmonar excessivo por ser inevitável uma mistura significativa dos retornos venosos sistêmico e pulmonar. O tamanho da comunicação entre os lados direito e esquerdo do coração também influencia o grau de cianose. Os fatores que determinam a fisiologia da AT estão listados na Figura 3.39. Ataques hipóxicos similares aos "ataques Tet" podem ocorrer na infância, eventualmente causando cianose profunda.

Nesses bebês, o tratamento é principalmente cirúrgico, seja uma operação para aumento do fluxo sanguíneo pulmonar (shunt) ou para redução do fluxo sanguíneo pulmonar (banda arterial pulmonar). Quase sempre haverá necessidade de algum tipo de intervenção cirúrgica antes de 1 ano de idade. É possível obter fluxos sanguíneos (pulmonar e sistêmico) equilibrados sem intervenção e com sobrevida até dentro da segunda década. Mas é provável que a função ventricular sofra deterioração, evoluindo para ICC. Nesses bebês, são mais comuns os abscessos cerebrais e os AVCs.

O cuidado anestésico de bebês com AT para procedimentos não cardíacos é tarefa desafiadora. Uma cianose profunda pode comprometer a monitoração não invasiva da

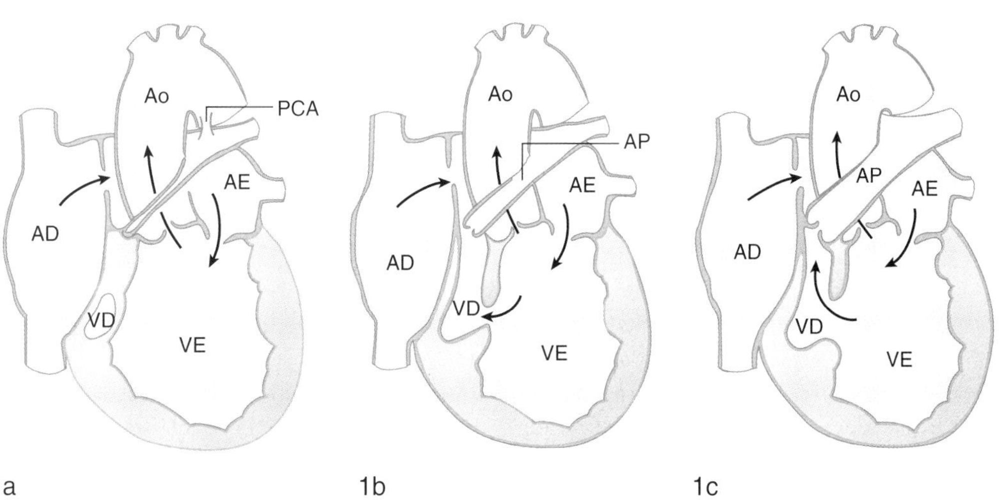

FIGURA 3.38 Tipo I: Atresia tricúspide sem transposição das grandes artérias. Tipo Ia: O fluxo sanguíneo pulmonar depende de um canal arterial persistente ou de colaterais brônquicas, por causa da atresia pulmonar. Tipo Ib: Fluxo sanguíneo pulmonar restritivo decorrente de pequeno defeito septal ventricular (DSV), pequena cavidade ventricular direita e estenose pulmonar infundibular. Tipo Ic: Fluxo sanguíneo normal ou aumentado, devido a um grande DSV e uma via de saída pulmonar adequada. (Reproduzido com permissão de Lowe DA, Stayer SA, Rehman MA: Abnormalities of the atrioventricular valves. *In* Lake CL [ed.]: *Pediatric Cardiac Anesthesia*. Stamford, CT, Appleton & Lange, 1998, p. 409.)

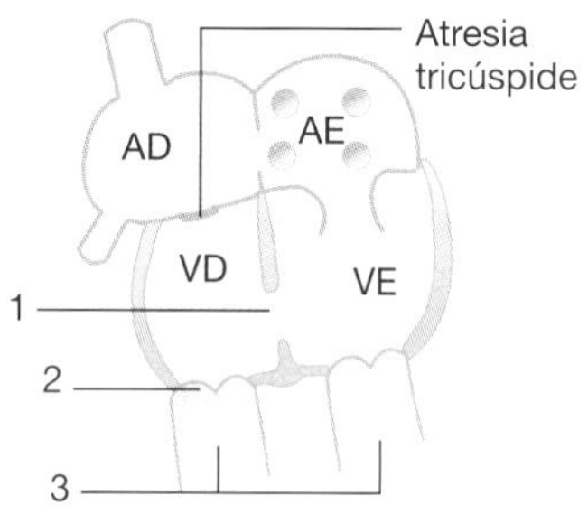

Fatores que determinam a fisiologia:

1 = DSV; se diminuto, então o VD estará intensamente hipoplásico e a grande artéria relacionada a ele não recebe fluxo direto. Se grande, então o VD poderá mesmo ter dimensões normais.

2 = Estenose da válvula semilunar com origem do VD; isso determina o volume de fluxo para sua grande artéria.

3 = Relação entre grandes vasos: TGA ou relação normal.

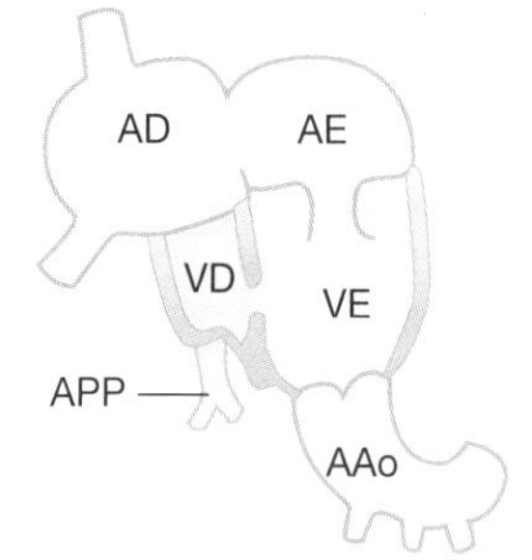

O paciente à esquerda tem: atresia tricúspide + DSV pequeno/moderado; EP; grandes artérias com relação normal.

O DSV restritivo faz com que o VD fique pequeno; VD pequeno e EP fazem com que a APP fique pequena; Dois dos fatores acima fazem com que haja inadequação de Qp.

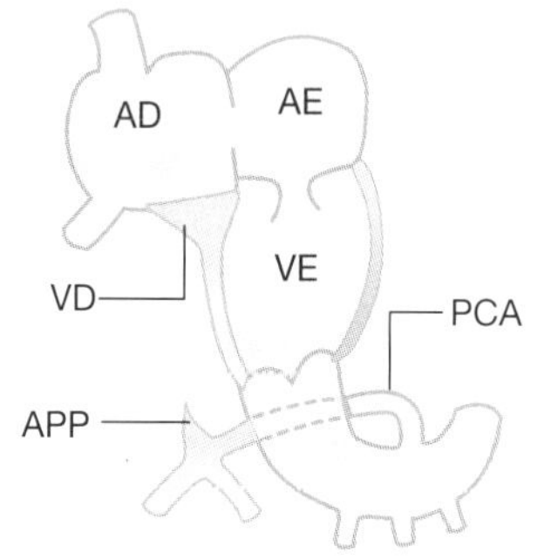

O paciente à esquerda tem: atresia tricúspide + grandes artérias com relação normal. Não há DSV e portanto também não há VD; sem fluxo trans-VD no útero não há atresia pulmonar.

O fluxo sanguíneo pulmonar é dependente com relação ao canal, portanto, o paciente necessita de shunt.

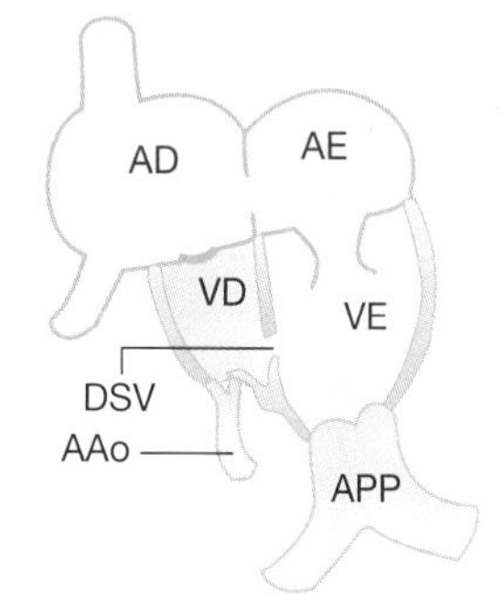

O paciente à esquerda tem: atresia tricúspide + baixo/moderado DSV; estenose aórtica e TGA (Ao do VD e a APP do VE).

O baixo DSV apresenta fluxo reduzido no útero, o que causa hipoplasia do VD, válvula aórtica e AAo.

Funcionalmente, essa criança apresenta síndrome do coração esquerdo hipoplásico.

FIGURA 3.39 Atresia tricúspide: fisiologia e variações comuns. Defeito septal ventricular (DSV), ventrículo direito (VD), átrio direito (AD), transposição das grandes artérias (TGA), estenose pulmonar (EP), artéria pulmonar principal (APP), fluxo sanguíneo pulmonar (Q_p), aorta (Ao), aorta ascendente (AAo). (Reproduzido com permissão de Waldman JD, Wernly JA: Cyanotic congenital heart disease with decreased pulmonary blood flow in children. *Pediatr Clin North Am* 1999;46:393.)

saturação de oxigênio.[65] Óxido nitroso e sevoflurano podem ser utilizados para uma suave indução inalatória, seguida por mudança para anestésico à base de narcótico, tão logo tenha sido estabelecido o acesso intravenoso. A APP deverá ser preservada para que seja mantida a viabilidade do shunt. Embora ocorra acúmulo de líquido no pré-operatório, haverá necessidade de cuidadosa reidratação.

AT é a indicação clássica para um procedimento de Fontan.[156] Comumente, esse procedimento é realizado com o paciente com 2 a 15 anos de idade, se houver indicação.[156] Alguns desses pacientes podem ter passado por uma anastomose cavopulmonar superior antes do procedimento de Fontan. Essa anastomose envolve a construção de uma "represa" término-lateral (Glenn bidirecional) ou atrial (semi-Fontan) para conexão com a artéria pulmonar direita (ver Fig. 3.30).[118] Para completar a operação de Fontan, haverá necessidade de uma anastomose da veia cava inferior com a artéria pulmonar.

Anomalia de Ebstein

Anomalia de Ebstein representa 0,5% dos pacientes com DCC. Varia desde neonatos gravemente enfermos até adultos assintomáticos de idade avançada.[157-159] A mortalidade de recém-nascidos pode atingir 20% até o primeiro ano. A idade média até a morte é de aproximadamente 20 anos, com 15% vivos aos 60 anos.[159]

A anomalia de Ebstein inclui uma válvula tricúspide anormal e um ventrículo direito "atrializado", que resulta em um ventrículo direito pobremente funcionante. Oitenta por cento dos pacientes com anomalia de Ebstein apresenta DSA ou PCA.[142] A cianose estará presente em cerca de metade desses indivíduos.[158] DSV, estenose ou atresia pulmonar e anormalidades da valva mitral podem acompanhar a anomalia de Ebstein.

A principal consequência da anomalia de Ebstein deriva de uma valva tricúspide deslocada inferiormente em direção ao ventrículo direito, causando anormalidades nos folhetos ventricular e posterior da valva. O nível de deslocamento valvar determinará sobremaneira a extensão da disfunção valvar e, consequentemente, o grau de disfunção ventricular. O deslocamento da valva afetará também os folhetos (Fig. 3-40). Os folhetos septal e posterior estão, na verdade, deslocados para baixo do ânulo "verdadeiro" em direção ao ventrículo direito, com grande quantidade de ventrículo direito "atrializado" entre o ânulo da valva tricúspide e a inserção das valvas (Fig. 3-41). Os folhetos anterior e posterior estão bastante aderidos ao endocárdio. O folheto anterior é usualmente malformado, grande e em formato de vela. O folheto posterior está habitualmente enrugado.

O ventrículo "atrializado" é fino e dilatado, muito parecido com o átrio. A extensão presente da "atrialização" do ventrículo direito determina o comprometimento hemodinâmico.[160] Existem ainda poucas células no ventrículo direito de Ebstein que são encontradas em um ventrículo direito normal, o que contribui para a dilatação do ventrículo direito em adição à insuficiência tricúspide significante. O ventrículo esquerdo pode também apresentar-se pobremente contrátil, além do prolapso de valva mitral.[160] A classe funcional é um excelente marcador da severidade da anomalia de Ebstein antes de administrar-se uma anestesia para um procedimento não cardíaco.

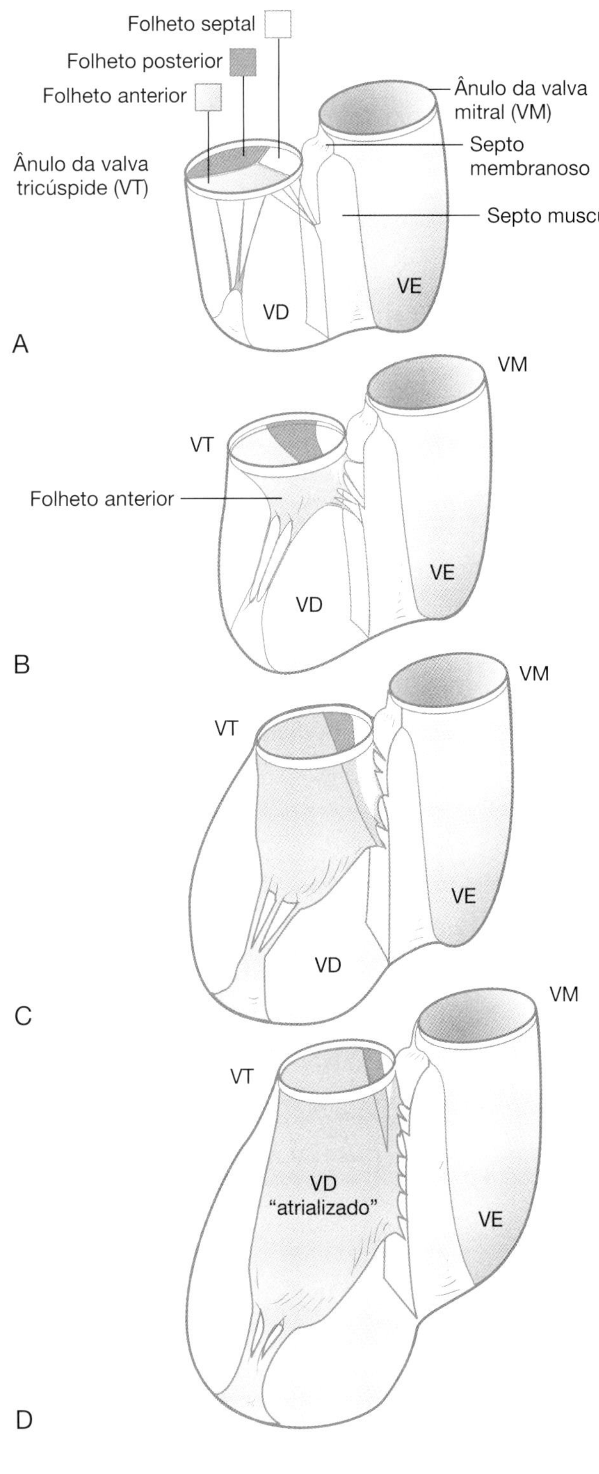

FIGURA 3-40. Anomalia de Ebstein da válvula tricúspide. **A**, anatomia normal, como pode ser vista numa visão subxifoide de quatro câmaras, ao ecocardiograma. O anel da valva mitral é mais cefálico do que o anel tricúspide, elevado pela porção membranosa do septo interventricular. O septo muscular separa as cavidades dos ventrículos esquerdo (VE) e direito (VD). **B**, deslocamento discreto dos folhetos septal e posterior que estão tracionados ao septo pelas cordas tendíneas. O folheto anterior compensa ao alongar-se e coaptar-se em direção posterior para dentro da cavidade do VD, criando uma diferença entre os pontos de fechamento da valva tricúspide e o ânulo. A própria válvula é levemente insuficiente. Este paciente pode ser encontrado incidentalmente como uma criança ou adulto assintomático. **C**, Deslocamento inferior e tracionamento moderados-graves de dois folhetos da valva tricúspide. Esta válvula está bastante insuficiente, e pode haver comprometimento da ejeção cardíaca. **D**, Devido ao shunt direita-esquerda através do defeito septal atrial (DSA) associado e ao fluxo sanguíneo pulmonar reduzido devido à obstrução funcional e anatômica, essa criança poderia apresentar-se com deslocamento inferior em direção ao ápice do VD, a porção atrializada do VD corresponderia à maior parte da cavidade do VD, e haveria provável atresia pulmonar secundária associada. Essa criança poderia poderia até mesmo morrer no útero por causa do débito cardíaco inadequado para sustentar a vida. (Reproduzido com permissão de Waldeman JD, Wernly JA: Cyanotic congenital heart disease with decreased pulmonary blood flow in children. *Pediatr Clin North Am* 1999, 46: 403.)

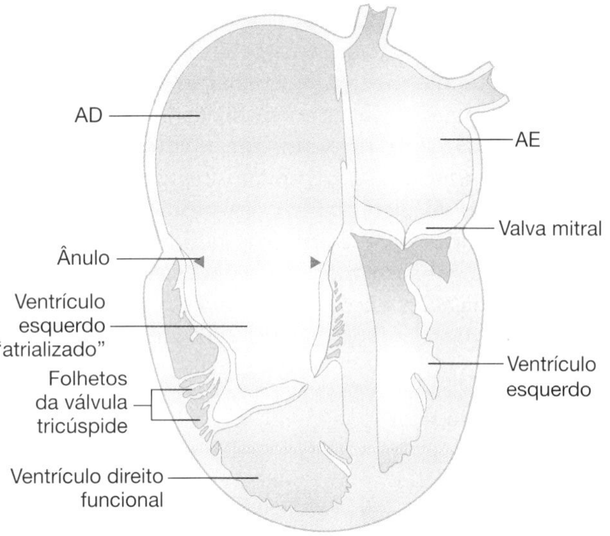

FIGURA 3.41 Anatomia da anomalia da válvula tricúspide, conforme se observa na anomalia de Ebstein. AD, átrio direito; AE, átrio esquerdo. (Reproduzido com permissão de Spitaels SEC: Ebstein's anomaly of the tricuspid valve complexities and strategies. *Cardiol Clin* 2002;20:432.)

Um pouco menos de 7% daqueles pacientes com anomalia de Ebstein chegam à infância, enquanto outros podem chegar até mesmo natimortos. Um bebê com anomalia de Ebstein estará extremamente cianótico por causa de um grande shunt da direita para a esquerda. Em virtude do ventrículo esquerdo "atrializado" e da correspondente má função ventricular, a insuficiência tricúspide é mais grave, o que eleva ainda mais a pressão no átrio direito além da pressão no átrio esquerdo, piorando, assim, a cianose. A cianose de um shunt da direita para a esquerda afeta a sobrevida (Fig. 3.42).[158] Se uma criança sobreviver ao período neonatal, a cianose poderá desaparecer com o passar do tempo e com a baixa da RVP. Contudo, pode haver recorrência da cianose assim que a função ventricular começar a enfraquecer ainda mais. Frequentemente esses bebês não sobrevivem à cirurgia.[143]

Os sintomas de apresentação mais comuns da anomalia de Ebstein são: dispneia de esforço (71%), palpitações de esforço (37%) e cianose (30%).[158] Todavia, a apresentação clínica dessa anomalia varia muito. Crianças de mais idade podem se apresentar com um sopro, e adolescentes podem ser diagnosticados com o início das arritmias.[142] Se a válvula tricúspide estiver minimamente deslocada, a insuficiência tricúspide poderá ser suficientemente leve para passar oculta até a vida adulta. De fato, o diagnóstico pode ser estabelecido de forma acidental com poucos ou mesmo nenhum sintoma.[142] Pacientes mais idosos se queixam principalmente de fadiga ou dispneia de esforço.[160] Se a função ventricular direita sofrer suficiente deterioração, a cianose poderá emergir durante a vida adulta. Não é comum que ocorra distensão venosa jugular até o final, porque o AD está enormemente dilatado (Fig. 3.43).

Uma radiografia torácica poderá revelar extrema cardiomegalia num neonato. Num caso leve, a radiografia torácica poderá ser praticamente normal. Contudo, 60% das radiografias torácicas revelarão um coração aumentado, secundariamente à dilatação do átrio direito. O eletrocardiograma demonstrará evidência de bloqueio do ramo do feixe direito ou dilatação do átrio direito em mais de 50% dos casos.[158,159] Vinte e cinco por cento dos pacientes com anomalia de Ebstein terão síndrome de Wolff-Parkinson-White, com frequência evidente pela eletrocardiografia.[34] Raramente haverá necessidade de recorrer a medidas diagnósticas invasivas, como a cateterização cardíaca, para confirmação do diagnóstico de anomalia de Ebstein, pois a ecocardiografia habitualmente é diagnóstica.[159]

A relação anatômica do ventrículo direito em pacientes com anomalia de Ebstein faz com que o sangue seja inadequadamente direcionado para as artérias pulmonares. Por consequência, o ventrículo direito apenas poderá ser capaz de transportar o fluxo sanguíneo da veia cava inferior para a artéria pulmonar. Para resolver esse problema, faz-se uma operação de Glenn bidirecional (Fig.3.44). Esse procedimento conecta a veia cava superior ao aspecto superior da artéria pulmonar direita, a partir da qual o sangue proveniente da

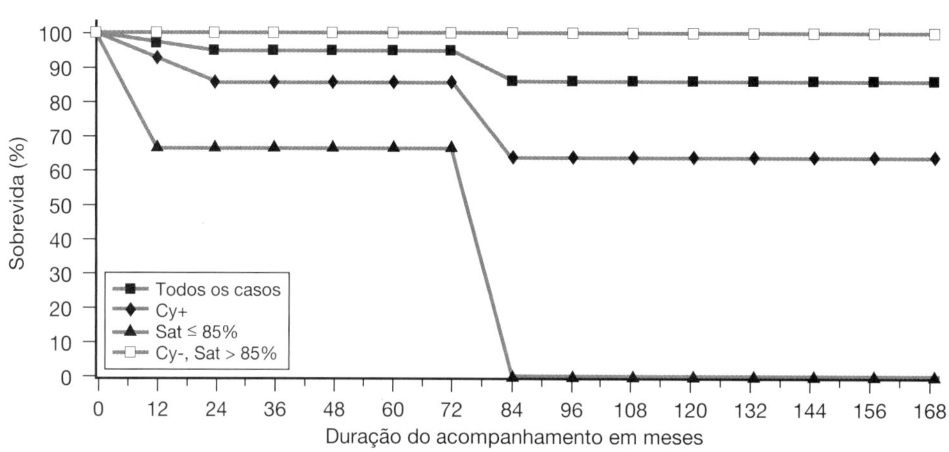

FIGURA 3.42 Curva de sobrevida para 46 pacientes com anomalia de Ebstein com base no acompanhamento clínico e padrão de sobrevida segundo a presença de cianose e saturação de oxigênio aórtico. Curvas de sobrevida para (■) todos os pacientes em acompanhamento clínico, (◆) pacientes com cianose (Cy+), (▲) pacientes com saturação de oxigênio arterial de 85% ou menos (Sat = ↑ 85%) e (□) pacientes sem cianose e pacientes com saturação de oxigênio arterial acima de 85% (Cy-, Sat >85%). (Reproduzido com permissão de Jaiswal PK, Balakrishnan KG, Saha A, et al: Clinical profile and natural history of Ebstein's anomaly of tricuspid valve. *Int J Cardiol* 1994;46:117.)

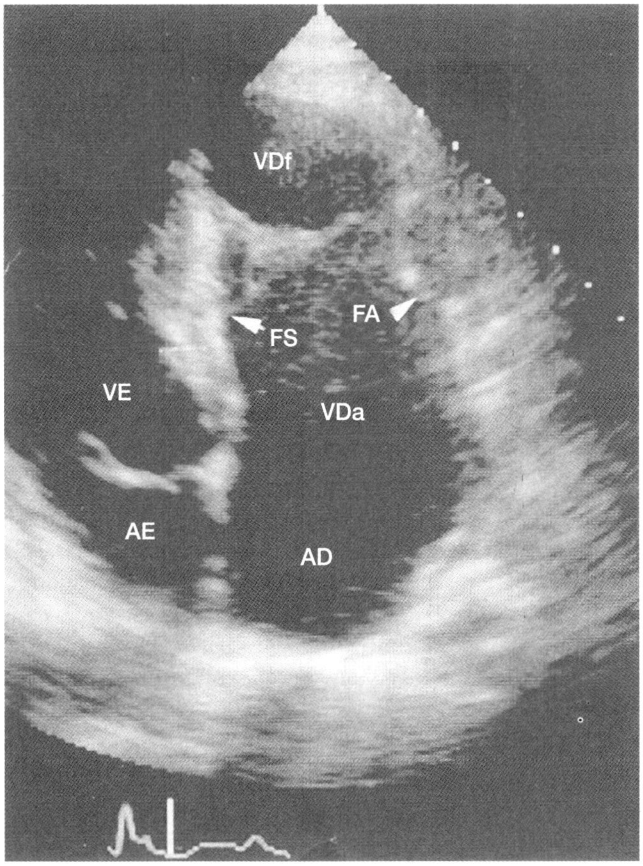

FIGURA 3.43 Ecocardiograma transtorácico. A vista tetracameral paraesternal mostra um átrio direito (AD) dilatado e o ventrículo direito atrializado (VDa). O ventrículo direito funcional (VDf) é pequeno. O folheto septal (FS) está completamente aderido. O folheto anterior (FA) possui inserções focais distais à parede ventricular, com uma "língua" de tecido completando o anel valvar do ventrículo direito. (Reproduzido com permissão de Spitaels SEC: Ebstein's anomaly of the tricuspid valve complexities and strategies. *Cardiol Clin* 2002;20:434.)

veia cava superior avança até a artéria pulmonar, contornando o ventrículo direito. O procedimento é conhecido como "reparo um-e-meio". Esse é um grande avanço no tratamento da DCC cianótica, por permitir maior fluxo sanguíneo pulmonar, sem que ocorra sobrecarga do ventrículo.[161] O ventrículo direito já está sobrecarregado com a insuficiência tricúspide.[110] A expectativa com a realização de uma operação bidirecional de Glenn é que os pacientes manterão temporariamente um Spo_2 de 80 a 85%.[162] Em geral essa operação faz parte de um procedimento em estágios em bebês com menos de 6 meses de idade. Antes da aplicação de uma operação bidirecional de Glenn, é muito provável que o bebê cianótico tenha passado por um procedimento de colocação de shunt arterial para melhorar o fluxo sanguíneo pulmonar. Contudo, pacientes tiveram, como operação primária um procedimento bidirecional de Glenn realizado com sucesso e com bons resultados quando tinham menos de 2 meses de idade.[152] A trombose é uma grande preocupação em pacientes com uma operação bidirecional de Glenn, conforme observado em até 7% dos bebês. Essa doença pode causar morbidade grave e mesmo mortalidade.

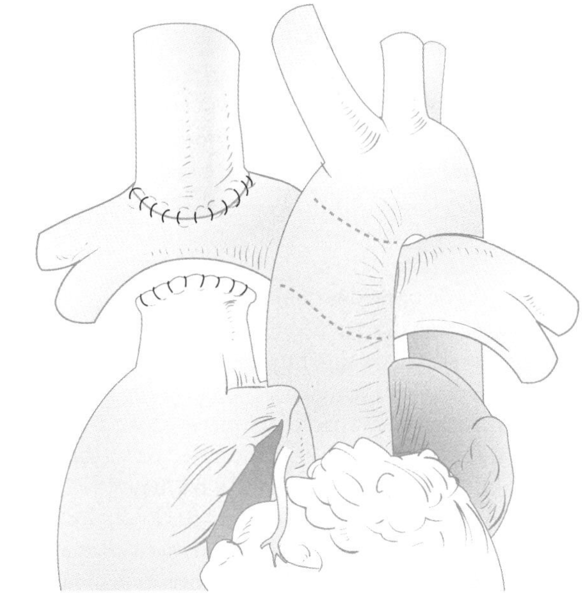

Shunt de Glenn bidirecional

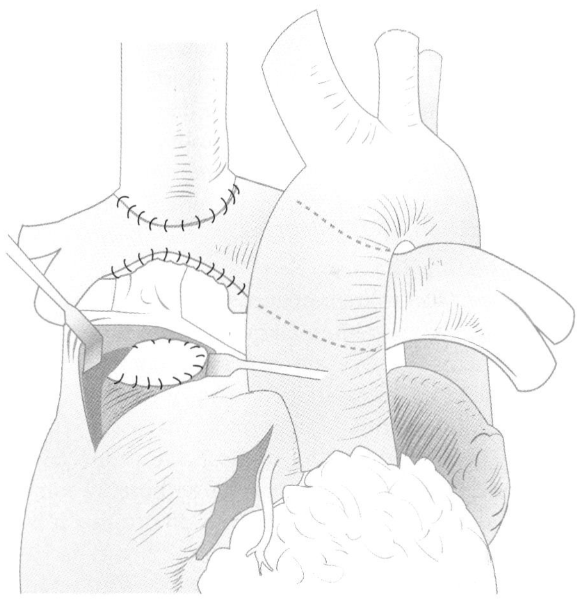

Shunt de Glenn bidirecional
Retalho intra-atrial

FIGURA 3.44 Duas técnicas cirúrgicas utilizadas na construção de conexões cavopulmonares superiores bidirecionais. (Reproduzido com permissão de Bradley SM, Mosca RS, Hennein HA, et al: Bidirectional superior cavopulmonary connection in young infants. *Circulation* 1996;94(Suppl II):II-6.)

A substituição da válvula tricúspide ocorre com menos frequência, em razão do sucesso do reparo dessa válvula.[160] O reparo é realizado em 60 a 80% dos pacientes, com boa sobrevida a longo prazo.[157,163] A válvula tricúspide é a estrutura de reparo mais difícil, em comparação com as demais válvulas, e com maior probabilidade de resultar em complicações no pós-operatório. O reparo da válvula tricúspide envolve pregueamento da parede livre do ventrículo esquerdo "atrializado", anuloplastia tricúspide posterior e redução do átrio direito. O reparo se baseia na construção de uma válvula monocúspide modelada com o uso do folheto anterior da válvula tricúspide. Se não for possível o reparo da válvula tricúspide, a válvula será excisada e substituída por uma prótese. No acompanhamento de 1 ano, 92% dos pacientes com reparo da tricúspide se incluíam nas classes NYHA I ou II, e, em alguns pacientes, o tamanho do coração havia mesmo regredido.[157]

A anestesia para pacientes com anomalia de Ebstein depende em grande parte das manifestações clínicas. A variação anatômica da válvula tricúspide e o grau de deslocamento valvular, o shunt da direita para a esquerda, a disfunção ventricular direita e esquerda e a ocorrência de taquiarritmia são fundamentais na avaliação do quadro dos pacientes com anomalia de Ebstein. Uma vez que surgem os sintomas, a hemodinâmica em geral é mais tênue e há maior probabilidade de arritmias.[159] A disfunção do ventrículo direito faz com que esses pacientes se constituam em risco especialmente alto para anestesia. A disfunção do ventrículo direito piora pela insuficiência tricúspide. Qualquer influência negativa no ventrículo direito pode precipitar um baixo débito cardíaco e insuficiência cardíaca do lado direito, especialmente porque esses pacientes demonstram tendência para débito cardíaco deficiente, piora do shunt da direita para a esquerda e para arritmias graves. De maneira análoga, um funcionamento deficiente do ventrículo esquerdo é um aspecto especialmente sombrio antes da anestesia.[159] A perda da sístole atrial pode piorar abruptamente um estado hemodinâmico tênue. Se o paciente estiver especialmente enfermo, será recomendável uma indução intravenosa com quetamina e fentanil. Quetamina é particularmente útil em pacientes com enfermidade grave e hemodinâmica instável.

Deve-se observar atentamente pacientes com anomalia de Ebstein durante o período perioperatório para a ocorrência de arritmias. Sabe-se que arritmias supraventriculares ocorrem em 25 a 30% dos indivíduos, sendo com frequência associadas com arritmias de reentrada, como a síndrome de Wolff-Parkinson-White.[142,158] Esta síndrome é especialmente comum em pacientes com anomalia de Ebstein, em parte por causa do modo pelo qual o átrio direito fica incorporado ao ventrículo, contornando o anel fibroso da válvula tricúspide. A síndrome de Wolff-Parkinson-White pode ser diagnosticada em cerca de 25% das anomalias de Ebstein.[34] Antes da anestesia, pode ser justificável a realização de testes eletrofisiológicos em certos pacientes. Aqueles com anomalia de Ebstein podem responder de forma inadequada ao tratamento clássico para arritmias supraventriculares como verapamil, especialmente se a arritmia for do tipo reentrante. Fibrilação atrial, em associação com a síndrome de Wolff-Parkinson-White, pode degenerar rapidamente para uma fibrilação ventricular.

Arritmias ventriculares são especialmente malignas e fatais em pacientes com esse defeito.[157] É importante que sejam revisadas as medicações antiarrítmicas crônicas que o paciente possa estar recebendo. Mesmo em seguida a um reparo de válvula tricúspide, a fibrilação ventricular é ainda uma grande preocupação, porque a cirurgia não diminui o risco de disritmias ventriculares letais. Ablação com radiofrequência tem sido menos bem-sucedida no tratamento de arritmias associadas com anomalia de Ebstein, em comparação com a população geral.[142]

Síndrome de Eisenmenger

A sobrevida depois de 10 anos é de aproximadamente 80%.[142] A sobrevida média fica na terceira década,[79] com uma média de idade de óbito de 25 ± 12 anos, o que é, na verdade melhor do que se supunha antigamente. A sobrevida excede em muito a HAP primária. Ao que parece, existe algo acerca do defeito cardíaco congênito que funciona como proteção, em comparação com o paciente acometido por HAP primária.

Pacientes com síndrome de Eisenmenger começam com DCC caracterizada por um shunt da esquerda para a direita, com um correspondente excesso no fluxo sanguíneo pulmonar. Os defeitos mais comuns associados à síndrome de Eisenmenger estão listados na Tabela 3.7. O DSV isolado é de longe a causa mais comum.[164] Ao longo de determinado período, o fluxo sanguíneo excessivo causa hipertrofia da árvore vascular pulmonar. Inicialmente, ocorre apenas elevação da pressão arterial pulmonar, e a RVP permanece normal. Ao ocorrer hipertrofia da média dos vasos pulmonares e diante da elevação da pressão da artéria pulmonar, as alterações ainda são reversíveis. No final do processo, a vasculatura pulmonar fica obliterada pela arterite e trombose, o que leva à elevação na RVP. A progressão da RVP é a etapa irreversível final que termina levando a uma reversão da direção do shunt, ou seja, da direita para a esquerda.

Embora o processo patológico tenha início no começo da vida do paciente, as síndromes de cianose intensa e fadiga talvez não aflorem até a segunda infância, ou mesmo até a vida adulta. É comum a ocorrência de eritrocitose. Hemoptise, palpitações, edema e síncope também são comuns. Com frequência, palpitações, presentes em quase 80% dos pacientes,[164] são decorrentes da fibrilação atrial. É importante observar a síncope, pois sua ocorrência está associada a um prognóstico pior. Cianose central, baqueteamento e suspiro ventricular direito são alguns dos achados físicos mais salientes. É útil saber a extensão da vasculopatia pulmonar derivada da cateterização cardíaca. A vasculopatia pulmonar estará muito mais avançada em pacientes com síndrome de Eisenmenger, em comparação com outros pacientes.[164] A chave do prognóstico é o grau de obstrução da vasculatura pulmonar.

É importante ter conhecimento dos dados hemodinâmicos na consideração de qualquer anestesia para esses pacientes. A pressão média no átrio direito está surpreendentemente normal na maioria desses indivíduos, mas com frequência a pressão no átrio esquerdo está elevada. Se a pressão no átrio direito for superior a 8 mm Hg, o prognóstico será pior.[164] Foi constatado que a pressão arterial pulmonar média é 68 ± 15 mm Hg, junto a uma pressão aórtica de 80 ± 13 mm Hg.

Nesses pacientes, os procedimentos cirúrgicos estão associados à morbidade e mortalidade elevadas, mesmo para procedimentos relativamente menores.[165] São impor-

TABELA 3.7 Distribuição de vários defeitos em 201 pacientes com síndrome de Eisenmenger

Diagnóstico	Frequência	Percentual	Homens	Mulheres
DSV	67	33,33	35	32
DSA	60	29,85	30	30
PCA	29	14,43	13	16
DSV + DSA	4	1,99	1	3
DSV + PCA	6	2,98	4	2
DSA + PCA	1	0,49	1	0
Lesão com shunt + estenose aórtica	3	1,49	0	3
Lesão com shunt + estenose mitral	1	0,49	0	1
Lesão com shunt + coartação da aorta	3	1,49	0	3
VDDS, DSV, HAP	8	3,98	1	7
D-TGA DSV	3	1,49	1	2
DSA *primum*	4	1,99	2	2
Defeito septal atrioventricular completo	3	1,49	1	2
Átrio único	2	0,98	1	1
DSA de seio venoso	2	0,98	1	1
Janela aortopulmonar	3	1,49	1	1
L-TGA DSV	1	0,49	0	1
CVPAT	1	0,49	0	1
Total	201	100,00	92	109

DSA, defeito septal atrial; VDDS, ventrículo direito de dupla saída; D-TGA, dextro-transposição de grandes artérias; L-TGA, levo-transposição de grandes artérias; HAP, hipertensão arterial pulmonar; PCA, persistência do canal arterial; CVPAT, conexão venosa pulmonar anômala total; DSV, defeito septal ventricular. Reproduzido com permissão de Saha A, Balakrishnan KG, Jaiswal PK, et al: Prognosis for patients with Eisenmenger syndrome of various aetiology. *Int J Cardiol* 1994;45:201.

tantes as considerações anestésicas que visam minimizar o risco para esses pacientes. Deve-se ter uma atenção meticulosa com relação a esses pacientes para que sejam obtidos bons resultados.

Se Hb estiver acima de 21 g/dL, então alguns autores recomendam flebotomia profilática. Mais recentemente, Ammash et al.[165] constataram mortalidade mais elevada associada com aqueles pacientes que haviam sido submetidos à flebotomia profilática. Níveis excessivamente elevados de Hb podem contribuir para alto percentual de trombose e também para hemorragias. Embora esses pacientes dependam de níveis mais altos de Hb para o adequado transporte de oxigênio até os tecidos, na verdade a viscosidade do sangue poderá reduzir até certo ponto a liberação do gás.

Embora seja comum a aplicação de anestesia geral para a cirurgia, mais recentemente foi adotada a anestesia regional.[79] Em geral, pacientes com síndrome de Eisenmenger dependem muito da pré-carga. Desvios de líquidos e hipovolemia são eventos pouco tolerados. Devido ao jejum pré-operatório, é comum a ocorrência de depleção de volume intravascular. É importante manter a RVS. Diminuições nesta resistência exacerbam o shunting da direita para a esquerda, pioram a cianose e têm sido mesmo associadas com colapso cardiovascular súbito.[79] Aumentos na RVS podem exacerbar a função ventricular, mas em geral são mais bem tolerados do que diminuições na RVS. Devem ser minimizadas as perdas de sangue e a depleção de volume. Nesses pacientes, são altamente recomendáveis a monitoração venosa central e a canulação arterial. Nem sempre a pressão no átrio direito refletirá aumento na RVP. É necessário se esforçar para evitar situações que aumentem a RVP, como hipercarbia, PEEP, acidose e aumento da pressão intratorácica. Considerando que a RVP é em grande parte fixa, os pacientes não se ajustarão rapidamente a mudanças de volume e alterações hemodinâmicas. O oxímetro de pulso pode ajudar muito na determinação da direção geral do shunting nesses pacientes, sendo talvez o melhor método disponível para monitoração da RVP. Os vasodilatadores pulmonares mais seletivos terão pouco efeito na RVP em pacientes com síndrome de Eisenmenger, embora a prostaciclina (epoprostenol) tenha demonstrado algum benefício. Deve-se ter muito cuidado para evitar a embolia paradoxal, tomando-se todas as precauções necessárias.

OBSTRUÇÃO DO FLUXO SANGUÍNEO

Se houver obstrução de válvula aórtica ou pulmonar, é provável que ocorra em seguida hipertrofia ventricular na segunda infância. Embora esses problemas não sejam complexos, acontecem com muita frequência, podendo ter graves consequências.

COARTAÇÃO DA AORTA

Coartação da aorta é um estreitamento discreto da aorta torácica proximal, numa posição imediatamente oposta à inserção do canal arterial (justadutal) que, embora apresente um defeito anatômico simples, tem muitas apresentações diferentes (Fig. 3.45). A coartação da aorta surge em 6 a 8% dos pacientes com DCC.[3] Sem tratamento, ela trará consigo morbidade e mortalidade significativas, com percentual de mortalidade de 25% aos 20 anos, 50% aos 30 anos e 75% aos 50 anos.[110,166] A idade média de ocorrência da morte sem cirurgia para coartação é 35 anos,[34] que representa uma redução superior a 50% em comparação com um período de vida normal.

A coartação da aorta está associada a muitas outras anomalias congênitas, e cerca de apenas um quarto das coartações ocorrem como defeitos isolados.[167] Um exemplo é o achado de coartação em 25% dos casos de estenose aórtica e válvula aórtica bicúspide.[168] Quando a coartação existe com outros defeitos cardíacos congênitos, é chamada "coartação complexa". Além da associação com defeitos cardíacos, também será mais provável a presença de coartação da aorta com anomalias extracardíacas, como síndrome de Turner, e outras anomalias cardíacas extras mais comumente observadas nos sistemas musculosquelético, gastrintestinal ou respiratório.[3,16] Numa grande série do Johns Hopkins Hospital durante um período de 30 anos, a síndrome de Turner foi a anomalia congênita não cardíaca mais comum associada com coartação.[169] Em pacientes com coartação da aorta, também são comuns as anomalias da cabeça e pescoço. A importância dessas associações reside no potencial para anormalidades nas vias aéreas.

É muito variável a hemodinâmica associada a esse estreitamento da aorta. Neonatos podem apresentar choque cardiogênico e acidose, porque o débito cardíaco inteiro deve atravessar a obstrução. É menos provável que o neonato seja capaz de se adaptar rapidamente à grave obstrução ao fluxo sanguíneo do ventrículo esquerdo. Se estiverem presentes defeitos colaterais ou outras anomalias, a obstrução à via de saída ventricular poderá ser menos grave. Praticamente 75% dos bebês com coartação da aorta e sintomas de ICC morreram sem tratamento, principalmente em decorrência do efeito da coartação na função do miocárdio.[167] Considerando que a coartação ocorre habitualmente antes do canal arterial, o neonato irá tolerar melhor a anomalia se for instituído tratamento com prostaglandina para que seja mantida a abertura do canal.

É mais provável que os bebês apresentem taquipneia e ICC em praticamente 50% dos casos.[169] Outros pacientes podem sofrer ICC crônica ao longo dos meses que se seguem

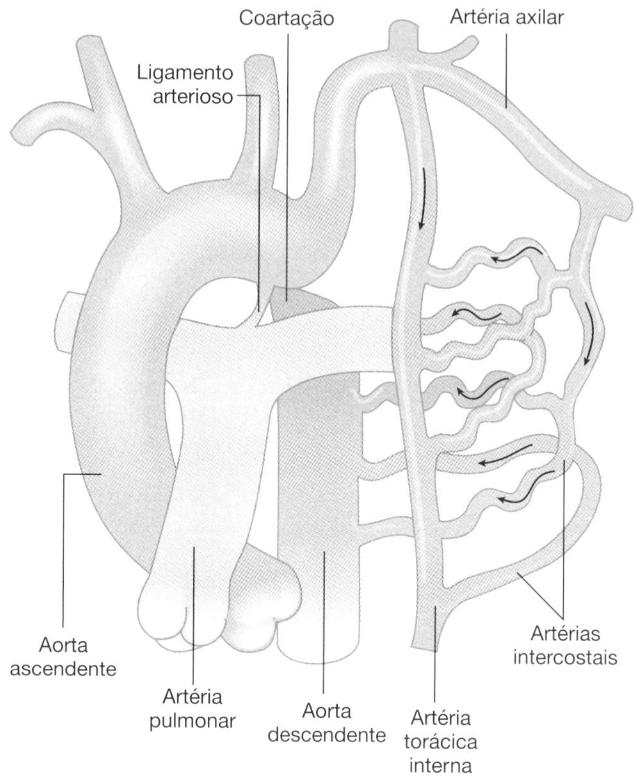

FIGURA 3.45 Coartação da aorta. A coartação causa obstrução grave do fluxo sanguíneo na aorta torácica descendente. A aorta descendente e seus ramos são perfundidos por canais colaterais provenientes das artérias axilares e torácicas internas através das artérias intercostais (setas). (Reproduzido com permissão de Brickner ME, Hillis LD, Lange RA: Congenital heart disease in adults: *I. N Engl J Med* 2000;342:261.)

ao nascimento. O coração compensará a obstrução via de saída com hipertrofia do ventrículo esquerdo. Em geral, as crianças são apresentadas assintomaticamente com a inesperada descoberta de hipertensão. Gradientes entre via de saída ventricular esquerda e pressão arterial distal podem exceder 80 mm Hg. O gradiente se dá na pressão arterial sistólica, não diastólica, e assim a pressão de pulso fica ampliada com uma coartação. É comum a diferença ocorrer nos membros superiores *versus* inferiores. Pulsos abaixo da coartação ficarão diminuídos e atrasados no tempo em comparação com outros pulsos. O diagnóstico será estabelecido com um exame físico de rotina, que identificará discrepâncias nas pressões arteriais nos braços e pernas. Frequentemente, a criança com coartação de longa duração exibirá evidência de hipertrofia do ventrículo direito no eletrocardiograma, e incisuras costais na radiografia torácica. Contudo, 25% desses pacientes podem ter um eletrocardiograma normal.[167] Eles desenvolveram colaterais a partir das artérias intercostais e artérias subclávias.

Normalmente os pacientes passam a ser candidatos cirúrgicos por volta dos 3 a 5 anos. O reparo cirúrgico foi discutido anteriormente.[169] As abordagens cirúrgicas são ressecção da coartação da aorta com uma anastomose término-terminal, aortoplastia com pedículo subclávio, ou aortoplastia com homoenxerto ou material sintético (Fig. 3.46). O reparo cirúrgi-

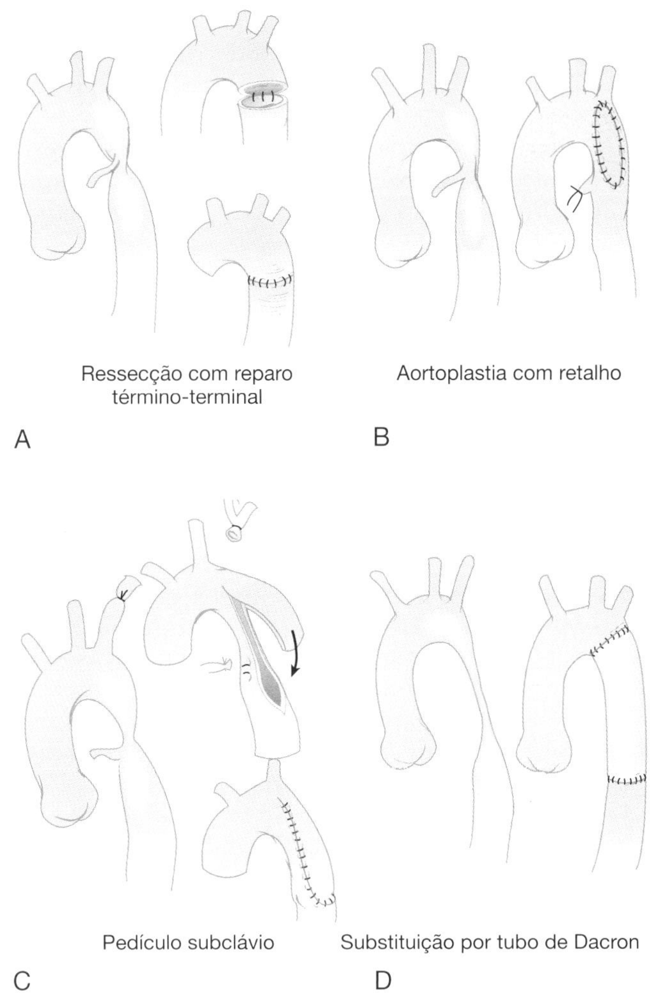

FIGURA 3.46 Técnicas cirúrgicas para reparo da coartação. Estão ilustrados os diversos métodos de reparo cirúrgico para coartação da aorta. **A**, Ressecção com reparo término-terminal, o reparo de rotina para pacientes com mais de 1 ano. **B**, Aortoplastia com retalho, raramente utilizada para reparo primário, por causa de um risco igual ou superior a 5% de aneurisma tardio no retalho; contudo, a técnica é ainda utilizada para coartação recorrente. **C**, Pedículo subclávio, utilizado principalmente até os 2 anos de idade. **D**, Substituição por tubo de Dacron, melhor quando o segmento da coartação for longo. (Reproduzido com permissão de Webb GD, Harrison DA, Connelly MS: Challenges posed by the adult patient with congenital heart disease. *Adv Intern Med* 1996;41:448.)

co em adultos é mais difícil, porque a aorta está mais esclerosada, os aneurismas das artérias intercostais são mais comuns e eles podem apresentar doença cardiovascular.[34] A cirurgia para coartação da aorta (0,5 a 4%) é muito menos comum do que no passado, quando chegava a 8%.[118,167] A cirurgia para recoartação ainda afeta 16% dos neonatos que passaram por reparo para coartação.[169] A técnica cirúrgica para correção da coartação pode aumentar o risco de estenose. É mais provável que venha a ocorrer 6 anos depois da cirurgia.[169]

Angioplastia de balão é menos invasiva, sendo alternativa viável à cirurgia para coartação da aorta. É sabido que tanto a cirurgia como a angioplastia deixam um gradiente persistente de 20 mm Hg ou menos, que poderá causar problemas no futuro. A angioplastia de balão se revelou bem-sucedida em 79% das crianças que sofreram reestenose após sua cirurgia inicial, e em 82% em casos de coartação da aorta "nativa".[170] A realização de reestenose depois da angioplastia de balão fica abaixo dos 20%, exceto nos casos de bebês sem cirurgia prévia, que sofrem reestenose com angioplastia em 71% dos casos.[170] É importante se ter esse quadro em mente, porque poderá estar presente um gradiente considerável, afetando a hemodinâmica durante a cirurgia não cardíaca.[171]

O cuidado anestésico[172] foi revisado para reparo da coartação. É importante notar a probabilidade de uma isquemia do miocárdio que piore num bebê com coartação da aorta e ICC. O exame histopatológico demonstrou evidência de isquemia do miocárdio em praticamente 40% dos bebês, em que a coartação da aorta provavelmente estava relacionada a uma perfusão coronária deficiente e a um miocárdio hipertrofiado. Isquemia crônica pode exercer impacto na função do miocárdio, em especial durante a cirurgia não cardíaca.[20]

Se o paciente sofreu previamente coartação, justifica-se uma avaliação abrangente da pressão arterial nos membros para que seja identificado qualquer gradiente residual.[118] Embora crianças submetidas à cirurgia fiquem normotensas depois do reparo, 50% dos adultos exibirão hipertensão persistente depois do reparo,[8] representando o mesmo risco cardiovascular de qualquer pessoa com hipertensão e doença da artéria coronária.[110]

Estenose aórtica congênita

A estenose aórtica congênita representa 3 a 6% dos casos de DCC.[34] A prevalência de válvula aórtica bicúspide pode ser de 1 a 2%, e muitos casos serão "clinicamente silenciosos". A estenose aórtica bicúspide congênita é uma das malformações congênitas mais comuns do coração. A PCA e a coartação da aorta ocorrem comumente em pacientes com estenose aórtica congênita.

Normalmente, a válvula aórtica tem uma área de superfície de 2 cm^2/m^2. Pode ocorrer obstrução na via de saída do ventrículo esquerdo por meio de várias anormalidades distintas: estenose aórtica valvular (70%), subvalvular e supravalvular (Fig. 3.47). Bebês e crianças com estenose aórtica exibem tecido valvular espessado e rígido, com graus variáveis de separação comissural. Em geral, a válvula é bicúspide. Em consequência do fluxo hemodinamicamente significativo através da válvula, o bebê ou criança irá sofrer de hipertrofia concêntrica. O miocárdio hipertrofiado se encontra em risco de alterações do fluxo sanguíneo coronariano quando a demanda é sobrepujada pelo fornecimento, especialmente na área subendocárdica. O gradiente de pressão através da válvula não segue uma relação linear, mas é proporcional ao quadrado do fluxo. Assim, quando ocorre duplicação do fluxo, o gradiente quadruplica. Um gradiente sistólico de pico de 60 mm Hg, em conjunto com um débito cardíaco normal, resulta numa área valvular de 0,5 cm^2, que é considerada como obstrução crônica. A pressão diastólica final no ventrículo esquerdo também está frequentemente elevada. Deve-se ter em mente que a irrigação sanguínea para o miocárdio pode estar comprometida, apesar da viabilidade anatômica normal das artérias coronárias.[168]

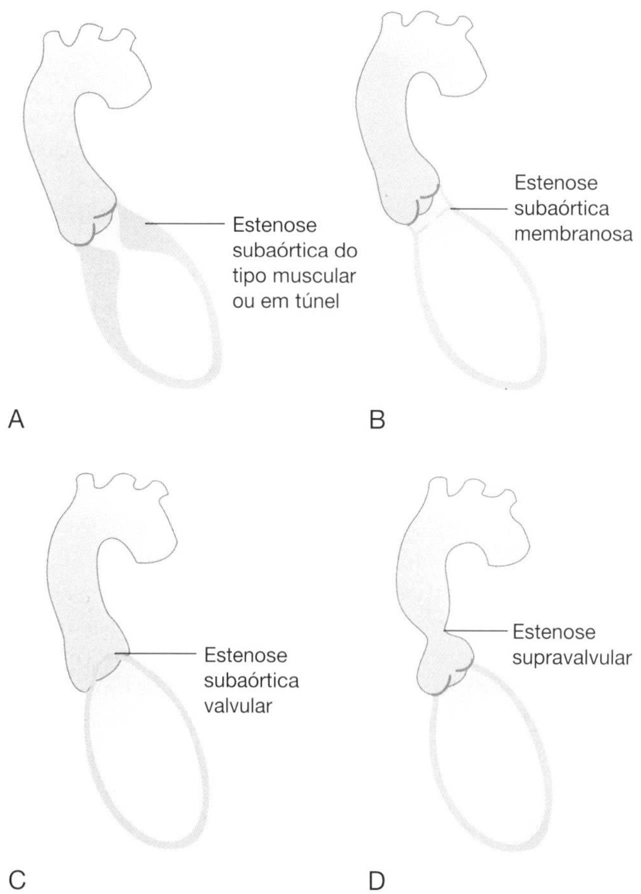

FIGURA 3.47 Tipos de estenose aórtica congênita. **A**, Estenose subaórtica do tipo fibromuscular ou em túnel, com obstrução ao esvaziamento do ventrículo esquerdo pelo supercrescimento muscular de toda a via de saída. **B**, Estenose subaórtica membranosa em que está presente uma membrana 1 a 2 cm abaixo do orifício da válvula aórtica, obstruindo a ejeção ventricular. **C**, Folhetos espessados, em cúpula, e fundidos da estenose valvular congênita. **D**, Estreitamento "em ampulheta" da aorta supravalvular, causando estenose supravalvular. (Reproduzido com permissão de Rosen DA, Rosen KR: Anomalies of the aortic arch and valve. *In* Lake CL [ed]: *Pediatric Cardiac Anesthesia*. Stamford, CT, Appleton & Lange, 1998, p. 432.)

Estenose aórtica congênita em crianças pode estar associada a uma obstrução grave que pode ter aspecto essencialmente assintomático, mas que em outros casos pode manifestar sintomas significativos com um gradiente menos dramático. Embora a estenose aórtica grave possa ser fatal durante o período neonatal, quase todos os pacientes (84%) chegam mesmo a sobreviver até os 15 anos, embora a longo prazo o prognóstico seja amplamente desconhecido.[173]

Fadiga de esforço pode ser o sintoma mais comum, mas muitas crianças crescerão sem qualquer conhecimento de sua condição. Sob estresse, há a possibilidade de morte súbita. Ocorre um sopro sistólico áspero em crescendo-decrescendo frequentemente presente na base do coração. O eletrocardiograma e a radiografia torácica podem estar normais, apesar da presença de estenose aórtica grave. Hoje em dia, raramente haverá necessidade de cateterização cardíaca para estabelecimento do local e gravidade da obstrução ao ventrículo esquerdo. Não se pode acompanhar com precisão a progressão da estenose aórtica e da obstrução do ventrículo esquerdo por meio de medidas como eletrocardiografia, achados físicos, ou radiografia torácica, e assim há necessidade de avaliação por ultrassom Doppler.

O tratamento da estenose aórtica congênita pode seguir-se à valvuloplastia de balão por via percutânea ou à valvuloplastia aórtica cirúrgica. As opções cirúrgicas são valvotomia transventricular fechada, valvotomia aberta e oclusão de via de saída, ou valvotomia aberta com circulação extracorpórea.

Quase todas as crianças com insuficiência aórtica e também com obstrução da via de saída têm sido tratadas com um procedimento de Ross.[19] Este procedimento substitui a válvula aórtica com um autoenxerto pulmonar, aplicando um homoenxerto pulmonar ou aórtico entre o ventrículo direito e a artéria pulmonar principal. Embora muitos pacientes fiquem com um miocárdio comprometido devido à valvulopatia aórtica, atualmente o procedimento de Ross vem sendo utilizado em operações de coração congênito complexas. Até agora, parece excelente a avaliação de 20 anos desses autoenxertos pulmonares, com poucas complicações.[174] O procedimento de Ross dispensa a necessidade de anticoagulação em crianças, permitindo que o paciente continue a se desenvolver. A sobrevida atuarial aos 16 anos foi de 74%.[175] O adulto com estenose aórtica frequentemente necessitará de substituição de válvula.[34]

É preciso saber que mesmo se o bebê tiver passado por uma intervenção para estenose aórtica, mais tarde talvez haja a necessidade de se anestesiar um paciente com possibilidade de reestenose, insuficiência e, especialmente, morte súbita.[173] Além disso, quase todas as crianças necessitarão de algum tipo de reintervenção em seguida à cirurgia nos 10 anos subsequentes.[173] Em muitas dessas crianças, poderá haver necessidade de substituição da válvula aórtica. A substituição da válvula aórtica com a válvula pulmonar do próprio paciente foi descrita, a princípio, com sucesso a curto prazo;[175] e oferece ao paciente uma opção que continua sendo avaliada, mas que aparentemente é muito promissora.

Muitos pacientes pediátricos com estenose aórtica não estão em ICC e, assim, talvez dispensem anestesia narcótica em altas doses. É importante que os pacientes não fiquem profundamente hipovolêmicos, ou a grave redução na pressão arterial poderá resultar em isquemia do miocárdio hipertrofiado. A indução inalatória pode ser tolerada, a menos que o paciente esteja com grave ICC, quando então a escolha ideal será quetamina intramuscular, com altas doses de fentanil após a obtenção do acesso intravenoso. Bradicardia ou taquicardia grave talvez não sejam toleradas durante muito tempo.

CONCLUSÃO

Com os avanços no tratamento cirúrgico e clínico, é maior o número de indivíduos de todas as idades que sobrevivem por mais tempo com DCC. Isso resultou em muitos pacientes que necessitam das mesmas operações não cardíacas do que outros indivíduos não portadores de DCC. Esses pacientes podem se sair bem com cirurgia não cardíaca, mas será preciso ter um cuidado especial com a DCC nativa, com as intervenções cirúrgicas e com a capacidade funcional. O objetivo é obter tantas informações quanto possível sobre o estado do paciente para que seja formulado o plano anestésico ideal, individualizado para esse paciente; com isso, ele irá receber o cuidado anestésico seguro e efetivo, a despeito da grande variação na idade e na condição física.

Referências bibliográficas

1. Brennan P, Young ID: Congenital heart malformations: Aetiology and associations. Semin Neonatol 2001;6:17-25.
2. Hoffman JI, Kaplan S: The incidence of congenital heart disease. J Am Coll Cardiol 2002;39:1890-1900.
3. Report of the New England Regional Infant Cardiac Program. Pediatrics 1980;65:375-461.
4. Hoffman JI, Kaplan S, Liberthson RR: Prevalence of congenital heart disease. Am Heart J 2004;147:425-439.
5. Feldt RH, Avasthey P, Yoshimasu F, et al: Incidence of congenital heart disease in children born to residents of Olmsted County, Minnesota, 1950-1969. Mayo Clin Proc 1971;46:794-799.
6. Mott AR, Fraser CD Jr, McKenzie ED, et al: Perioperative care of the adult with congenital heart disease in a free-standing tertiary pediatric facility. Pediatr Cardiol 2002;23:624-630.
7. Warnes CA, Liberthson R, Danielson GK, et al: Task force 1: The changing profile of congenital heart disease in adult life. J Am Coll Cardiol 2001;37:1170-1175.
8. Brickner ME, Hillis LD, Lange RA: Congenital heart disease in adults: I. N Engl J Med 2000;342:256-263.
9. Warner MA, Lunn RJ, O'Leary PW, et al: Outcomes of noncardiac surgical procedures in children and adults with congenital heart disease. Mayo Perioperative Outcomes Group. Mayo Clin Proc 1998;73:728-734.
10. Hennein HA, Mendeloff EN, Cilley RE, et al: Predictors of postoperative outcome after general surgical procedures in patients with congenital heart disease. J Pediatr Surg 1994;29:866-870.
11. Morris CD, Menashe VD: 25-year mortality after surgical repair of congenital heart defect in childhood: A population-based cohort study. JAMA 1991;266:3447-3452.
12. Anderson RH, Becker AE, Freedom RM, et al: Sequential segmental analysis of congenital heart disease. Pediatr Cardiol 1984;5:281-287.
13. Edwards WD: Classification and terminology of cardiovascular anomalies. In Emmanouilides GC, Riemenschneider TA, Allen HD, Gutgesell HP (eds): Moss and Adams Heart Disease in Infants, Children, and Adolescents: Including the Fetus and Young Adult. Baltimore, Williams & Wilkins, 1995, pp 106-131.
14. Burrows FA: Anaesthetic management of the child with congenital heart disease for non-cardiac surgery. Can J Anaesth 1992;39:R60-R70.
15. Schindler MB, Bohn DJ, Bryan AC, et al: Increased respiratory system resistance and bronchial smooth muscle hypertrophy in children with acute postoperative pulmonary hypertension. Am J Respir Crit Care Med 1995;152:1347-1352.
16. Greenwood RD, Rosenthal A, Parisi L, et al: Extracardiac abnormalities in infants with congenital heart disease. Pediatrics 1975;55:485-492.
17. Gelb BD: Genetic basis of syndromes associated with congenital heart disease. Curr Opin Cardiol 2001;16:188-194.
18. Kussman BD, Geva T, McGowan FX: Cardiovascular causes of airway compression. Paediatr Anaesth 2004;14:60-74.
19. Corno AF: Surgery for congenital heart disease. Curr Opin Cardiol 2000;15:238-243.
20. Tawes RL Jr, Berry CL, Aberdeen E, et al: Myocardial ischemia in infants: Its role in three common congenital cardiac anomalies. Ann Thorac Surg 1969;8:383-390.
21. Harada K, Yasuoka K, Tamura M, et al: Coronary flow reserve assessment by Doppler echocardiography in children with and without congenital heart defect: Comparison with invasive technique. J Am Soc Echocardiogr 2002;15:1121-1126.
22. Andropoulos DB, Stayer SA, Skjonsby BS, et al: Anesthetic and perioperative outcome of teenagers and adults with congenital heart disease. J Cardiothorac Vasc Anesth 2002;16:731-736.
23. Collins KK, Dubin AM: Detecting and diagnosing arrhythmias in adults with congenital heart disease. Curr Cardiol Rep 2003;5:331-335.
24. Walsh EP: Arrhythmias in patients with congenital heart disease. Card Electrophysiol Rev 2002;6:422-430.
25. Fallon P, Aparicio JM, Elliott MJ, et al: Incidence of neurological complications of surgery for congenital heart disease. Arch Dis Child 1995;72:418-422.
26. Ammash N, Warnes CA: Cerebrovascular events in adult patients with cyanotic congenital heart disease. J Am Coll Cardiol 1996;28:768-772.
27. Tempe DK, Virmani S: Coagulation abnormalities in patients with cyanotic congenital heart disease. J Cardiothorac Vasc Anesth 2002;16:752-765.
28. Suarez CR, Menendez CE, Griffin AJ, et al: Cyanotic congenital heart disease in children: Hemostatic disorders and relevance of molecular markers of hemostasis. Semin Thromb Hemost 1984;10:285-289.
29. Goel M, Shome DK, Singh ZN, et al: Haemostatic changes in children with cyanotic and acyanotic congenital heart disease. Indian Heart J 2000;52:559-563.
30. Colon-Otero G, Gilchrist GS, Holcomb GR, et al: Preoperative evaluation of hemostasis in patients with congenital heart disease. Mayo Clin Proc 1987;62:379-385.
31. Levin E, Wu J, Devine DV, et al: Hemostatic parameters and platelet activation marker expression in cyanotic and acyanotic pediatric patients undergoing cardiac surgery in the presence of tranexamic acid. Thromb Haemost 2000;83:54-59.
32. Kern FH, Morana NJ, Sears JJ, et al: Coagulation defects in neonates during cardiopulmonary bypass. Ann Thorac Surg 1992;54:541-546.
33. Richardson MW, Allen GA, Monahan PE: Thrombosis in children: Current perspective and distinct challenges. Thromb Haemost 2002;88:900-911.
34. Webb GD, Harrison DA, Connelly MS: Challenges posed by the adult patient with congenital heart disease. Adv Intern Med 1996;41:437-495.
35. Seelye ER: Anaesthesia for children with congenital heart disease. Anaesth Intens Care 1973;1:512-516.
36. Goldstein-Dresner MC, Davis PJ, Kretchman E, et al: Double-blind comparison of oral transmucosal fentanyl citrate with oral meperidine, diazepam, and atropine as preanesthetic medication in children with congenital heart disease. Anesthesiology 1991;74:28-33.
37. Stow PJ, Burrows FA, Lerman J, et al: Arterial oxygen saturation following premedication in children with cyanotic congenital heart disease. Can J Anaesth 1988;35:63-66.
38. DeBock TL, Davis PJ, Tome J, et al: Effect of premedication on arterial oxygen saturation in children with congenital heart disease. J Cardiothorac Anesth 1990;4:425-429.
39. Levine MF, Hartley EJ, Macpherson BA, et al: Oral midazolam premedication for children with congenital cyanotic heart disease undergoing cardiac surgery: A comparative study. Can J Anaesth 1993;40:934-938.
40. Masue T, Shimonaka H, Fukao I, et al: Oral high-dose midazolam premedication for infants and children undergoing cardiovascular surgery. Paediatr Anaesth 2003;13:662-667.
41. Friesen RH, Carpenter E, Madigan CK, et al: Oral transmucosal fentanyl citrate for preanaesthetic medication of paediatric cardiac surgery patients. Paediatr Anaesth 1995;5:29-33.
42. Morray JP, Lynn AM, Mansfield PB: Effect of pH and Pco2 on pulmonary and systemic hemodynamics after surgery in children with congenital heart disease and pulmonary hypertension. J Pediatr 1988;113:474-479.
43. Alswang M, Friesen RH, Bangert P: Effect of preanesthetic medication on carbon dioxide tension in children with congenital heart disease. J Cardiothorac Vasc Anesth 1994;8:415-419.
44. Fullerton DA, Kirson LE, St Cyr JA, et al: Influence of hydrogen ion concentration versus carbon dioxide tension on pulmonary vascular resistance after cardiac operation. J Thorac Cardiovasc Surg 1993; 106:528-536.
45. Nystrom E, Reid KH, Bennett R, et al: A comparison of two automated indirect arterial blood pressure meters: With recordings from a radial arterial catheter in anesthetized surgical patients. Anesthesiology 1985;62:526-530.

46. Scott WA: Haemodynamic monitoring: Measurement of systemic blood pressure. Can Anaesth Soc J 1985;32:294-298.
47. Glenski JA, Beynen FM, Brady J: A prospective evaluation of femoral artery monitoring in pediatric patients. Anesthesiology 1987; 66:227-229.
48. Denys BG, Uretsky BF: Anatomical variations of internal jugular vein location: Impact on central venous access. Crit Care Med 1991; 19:1516-1519.
49. Mitto P, Barankay A, Spath P, et al: Central venous catheterization in infants and children with congenital heart diseases: Experiences with 500 consecutive catheter placements. Pediatr Cardiol 1992;13:14-19.
50. Eisenhauer ED, Derveloy RJ, Hastings PR: Prospective evaluation of central venous pressure (CVP) catheters in a large city-county hospital. Ann Surg 1982;196:560-564.
51. Sitzmann JV, Townsend TR, Siler MC, et al: Septic and technical complications of central venous catheterization: A prospective study of 200 consecutive patients. Ann Surg 1985;202:766-770.
52. Milo S, Sawaed S, Adler Z, et al: Misplaced arterial catheter in an infant causes intraoperative death. J Cardiothorac Vasc Anesth 1992; 6:101-104.
53. Oliver WC Jr, Nuttall GA, Beynen FM, et al: The incidence of artery puncture with central venous cannulation using a modified technique for detection and prevention of arterial cannulation. J Cardiothorac Vasc Anesth 1997;11:851-855.
54. Verghese ST, McGill WA, Patel RI, et al: Ultrasound-guided internal jugular venous cannulation in infants: A prospective comparison with the traditional palpation method. Anesthesiology 1999;91:71-77.
55. Nicolson SC, Sweeney MF, Moore RA, et al: Comparison of internal and external jugular cannulation of the central circulation in the pediatric patient. Crit Care Med 1985;13:747-749.
56. Hayashi Y, Uchida O, Takaki O, et al: Internal jugular vein catheterization in infants undergoing cardiovascular surgery: An analysis of the factors influencing successful catheterization. Anesth Analg 1992;74:688-693.
57. Mallinson C, Bennett J, Hodgson P, et al: Position of the internal jugular vein in children: A study of the anatomy using ultrasonography. Paediatr Anaesth 1999;9:111-114.
58. Alderson PJ, Burrows FA, Stemp LI, et al: Use of ultrasound to evaluate internal jugular vein anatomy and to facilitate central venous cannulation in paediatric patients. Br J Anaesth 1993;70:145-148.
59. Asheim P, Mostad U, Aadahl P: Ultrasound-guided central venous cannulation in infants and children. Acta Anaesthesiol Scand 2002; 46:390-392.
60. Andropoulos DB, Bent ST, Skjonsby B, et al: The optimal length of insertion of central venous catheters for pediatric patients. Anesth Analg 2001;93:883-886.
61. Wahr JA, Tremper KK, Diab M: Pulse oximetry. Respir Care Clin North Am 1995;1:77-105.
62. Schmitt HJ, Schuetz WH, Proeschel PA, et al: Accuracy of pulse oximetry in children with cyanotic congenital heart disease. J Cardiothorac Vasc Anesth 1993;7:61-65.
63. Carter BG, Carlin JB, Tibballs J, et al: Accuracy of two pulse oximeters at low arterial hemoglobin-oxygen saturation. Crit Care Med 1998;26:1128-1133.
64. Freund PR, Overand PT, Cooper J, et al: A prospective study of intraoperative pulse oximetry failure. J Clin Monit 1991;7:253-258.
65. Oliver WC Jr, Belau MM, Barnes RD, et al: Accuracy and precision of Masimo SET, Agilent Merlin, and Nellcor N-395 pulse oximeters in patients undergoing cardiopulmonary bypass for congenital heart defects. Anesth Analg 2003;96:141A.
66. Riordan CJ, Locher JP Jr, Santamore WP, et al: Monitoring systemic venous oxygen saturations in the hypoplastic left heart syndrome. Ann Thorac Surg 1997;63:835-837.
67. Greeley WJ, Bushman GA, Davis DP, et al: Comparative effects of halothane and ketamine on systemic arterial oxygen saturation in children with cyanotic heart disease. Anesthesiology 1986;65:666-668.
68. Laishley RS, Burrows FA, Lerman J, et al: Effect of anesthetic induction regimens on oxygen saturation in cyanotic congenital heart disease. Anesthesiology 1986;65:673-677.
69. Lazzell VA, Burrows FA: Stability of the intraoperative arterial to end-tidal carbon dioxide partial pressure difference in children with congenital heart disease. Can J Anaesth 1991;38:859-865.
70. Tobias JD, Wilson WR Jr, Meyer DJ: Transcutaneous monitoring of carbon dioxide tension after cardiothoracic surgery in infants and children. Anesth Analg 1999;88:531-534.
71. Andropoulos DB, Ayres NA, Stayer SA, et al: The effect of transesophageal echocardiography on ventilation in small infants undergoing cardiac surgery. Anesth Analg 2000;90:47-49.
72. Andropoulos DB, Stayer SA, Bent ST, et al: The effects of transesophageal echocardiography on hemodynamic variables in small infants undergoing cardiac surgery. J Cardiothorac Vasc Anesth 2000;14:133-135.
73. Rasanen J, Peltola K, Leijala M: Superior vena caval and mixed venous oxyhemoglobin saturations in children recovering from open heart surgery. J Clin Monit 1992;8:44-49.
74. Duke T, Butt W, South M, et al: Early markers of major adverse events in children after cardiac operations. J Thorac Cardiovasc Surg 1997;114:1042-1052.
75. Marks JD, Schapera A, Kraemer RW, et al: Pressure and flow limitations of anesthesia ventilators. Anesthesiology 1989;71:403-408.
76. Stayer SA, Andropoulos DB, Bent ST, et al: Volume ventilation of infants with congenital heart disease: A comparison of Drager, NAD 6000 and Siemens, Servo 900C ventilators. Anesth Analg 2001;92:76-79.
77. Bancalari E, Jesse MJ, Gelband H, et al: Lung mechanics in congenital heart disease with increased and decreased pulmonary blood flow. J Pediatr 1977;90:192-195.
78. Hoffman TM, Wernovsky G, Atz AM, et al: Prophylactic intravenous use of milrinone after cardiac operation in pediatrics (PRIMACORP) study. Prophylactic Intravenous Use of Milrinone After Cardiac Operation in Pediatrics. Am Heart J 2002;143:15-21.
79. Lovell AT: Anaesthetic implications of grown-up congenital heart disease. Br J Anaesth 2004;93:129-139.
80. Holzman RS, van der Velde ME, Kaus SJ, et al: Sevoflurane depresses myocardial contractility less than halothane during induction of anesthesia in children. Anesthesiology 1996;85:1260-1267.
81. Knobelsdorff GV, Schmitt-Ott S, Haun C, et al: The effects of sevoflurane versus halothane on systemic hemodynamics during induction for congenital heart disease in infants. Anesthesiology 1998;89:A1257.
82. Krane EJ, Su JY: Comparison of the effects of halothane on newborn and adult rabbit myocardium. Anesth Analg 1987;66:1240-1244.
83. Tanner GE, Angers DG, Barash PG, et al: Effect of left-to-right, mixed left-to-right, and right-to-left shunts on inhalational anesthetic induction in children: A computer model. Anesth Analg 1985;64:101-107.
84. Laird TH, Stayer SA, Rivenes SM, et al: Pulmonary-to-systemic blood flow ratio effects of sevoflurane, isoflurane, halothane, and fentanyl/midazolam with 100% oxygen in children with congenital heart disease. Anesth Analg 2002;95:1200-1206.
85. Wolf WJ, Neal MB, Peterson MD: The hemodynamic and cardiovascular effects of isoflurane and halothane anesthesia in children. Anesthesiology 1986;64:328-333.
86. Rivenes SM, Lewin MB, Stayer SA, et al: Cardiovascular effects of sevoflurane, isoflurane, halothane, and fentanyl-midazolam in children with congenital heart disease: An echocardiographic study of myocardial contractility and hemodynamics. Anesthesiology 2001;94:223-229.
87. Morgan P, Lynn AM, Parrot C, et al: Hemodynamic and metabolic effects of two anesthetic techniques in children undergoing surgical repair of acyanotic congenital heart disease. Anesth Analg 1987; 66:1028-1030.
88. Glenski JA, Friesen RH, Berglund NL, et al: Comparison of the hemodynamic and echocardiographic effects of sufentanil, fentanyl, isoflurane, and halothane for pediatric cardiovascular surgery. J Cardiothorac Anesth 1988;2:147-155.
89. Russell IA, Miller Hance WC, Gregory G, et al: The safety and efficacy of sevoflurane anesthesia in infants and children with congenital heart disease. Anesth Analg 2001;92:1152-1158.
90. Barankay A, Richter JA, Henze R, et al: Total intravenous anesthesia for infants and children undergoing correction of tetralogy of Fallot: Sufentanil versus sufentanil-flunitrazepam technique. J Cardiothorac Vasc Anesth 1992;6:185-189.

91. Anand KJ, Hickey PR: Halothane-morphine compared with high-dose sufentanil for anesthesia and postoperative analgesia in neonatal cardiac surgery. N Engl J Med 1992;326:1-9.
92. Anand KJ, Sippell WG, Aynsley-Green A: Randomised trial of fentanyl anaesthesia in preterm babies undergoing surgery: Effects on the stress response [erratum appears in Lancet 1987 Jan 24;1(8526):234]. Lancet 1987;1:62-66.
93. Hickey PR, Hansen DD, Wessel DL, et al: Pulmonary and systemic hemodynamic responses to fentanyl in infants. Anesth Analg 1985;64:483-486.
94. Hickey PR, Hansen DD, Wessel DL, et al: Blunting of stress responses in the pulmonary circulation of infants by fentanyl. Anesth Analg 1985; 64:1137-1142.
95. Gruber EM, Laussen PC, Casta A, et al: Stress response in infants undergoing cardiac surgery: A randomized study of fentanyl bolus, fentanyl infusion, and fentanyl-midazolam infusion. Anesth Analg 2001;92:882-890.
96. Parke TJ, Stevens JE, Rice AS, et al: Metabolic acidosis and fatal myocardial failure after propofol infusion in children: Five case reports. BMJ 1992;305:613-616.
97. Perrier ND, Baerga-Varela Y, Murray MJ: Death related to propofol use in an adult patient. Crit Care Med 2000;28:3071-3074.
98. Burow BK, Johnson ME, Packer DL: Metabolic acidosis associated with propofol in the absence of other causative factors. Anesthesiology 2004;101:239-241.
99. Lebovic S, Reich DL, Steinberg LG, et al: Comparison of propofol versus ketamine for anesthesia in pediatric patients undergoing cardiac catheterization. Anesth Analg 1992;74:490-494.
100. Williams GD, Jones TK, Hanson KA, et al: The hemodynamic effects of propofol in children with congenital heart disease. Anesth Analg 1999;89:1411-1416.
101. Kondo U, Kim SO, Nakayama M, et al: Pulmonary vascular effects of propofol at baseline, during elevated vasomotor tone, and in response to sympathetic alpha- and beta-adrenoreceptor activation. Anesthesiology 2001;94:815-823.
102. Morray JP, Lynn AM, Stamm SJ, et al: Hemodynamic effects of ketamine in children with congenital heart disease. Anesth Analg 1984;63:895-899.
103. Sato T, Matsuki A, Zsigmond EK, et al: Ketamine relaxes airway smooth muscle contracted by endothelin. Anesth Analg 1997;84:900-906.
104. Tugrul M, Camci E, Pembeci K, et al: Ketamine infusion versus isoflurane for the maintenance of anesthesia in the prebypass period in children with tetralogy of Fallot. J Cardiothorac Vasc Anesth 2000;14:557-561.
105. Maunuksela EL, Gattiker RI: Use of pancuronium in children with congenital heart disease. Anesth Analg 1981;60:798-801.
106. Haworth SG: Pulmonary hypertension in the young. Heart 2002;88:658-664.
107. Fukazawa M, Fukushige J, Ueda K: Atrial septal defects in neonates with reference to spontaneous closure. Am Heart J 1988;116:123-127.
108. Driscoll DJ: Left-to-right shunt lesions. Pediatr Clin North Am 1999;46:355-368.
109. Therrien J, Webb G: Clinical update on adults with congenital heart disease. Lancet 2003;362:1305-1313.
110. Baum VC: The adult patient with congenital heart disease. J Cardiothorac Vasc Anesth 1996;10:261-282.
111. Granton JT, Rabinovitch M: Pulmonary arterial hypertension in congenital heart disease. Cardiol Clin 2002;20:441-457.
112. Hynes JK, Tajik AJ, Seward JB, et al: Partial atrioventricular canal defect in adults. Circulation 1982;66:284-287.
113. Spicer RL: Cardiovascular disease in Down syndrome. Pediatr Clin North Am 1984;31:1331-1343.
114. Stayer SA, Andropoulos DB, Russell IA: Anesthetic management of the adult patient with congenital heart disease. Anesthesiol Clin North Am 2003;21:653-673.
115. Graham TP Jr, Gutgesell HP: Ventricular septal defects. In Emmanouilides GC, Riemenschneider TA, Allen HD, Gutgesell HP (eds): Moss and Adams Heart Disease in Infants, Children, and Adolescence: Including the Fetus and Young Adult. Baltimore, Williams & Wilkins, 1995, pp 724-725.
116. Hardin JT, Muskett AD, Canter CE, et al: Primary surgical closure of large ventricular septal defects in small infants. Ann Thorac Surg 1992;53:397-401.
117. Reller MD, Colasurdo MA, Rice MJ, et al: The timing of spontaneous closure of the ductus arteriosus in infants with respiratory distress syndrome. Am J Cardiol 1990;66:75-78.
118. Galli KK, Myers LB, Nicolson SC: Anesthesia for adult patients with congenital heart disease undergoing noncardiac surgery. Int Anesthesiol Clin 2001;39:43-71.
119. Harrison DA, Benson LN, Lazzam C, et al: Percutaneous catheter closure of the persistently patent ductus arteriosus in the adult. Am J Cardiol 1996;77:1094-1097.
120. Hofbeck M, Bartolomaeus G, Buheitel G, et al: Safety and efficacy of interventional occlusion of patent ductus arteriosus with detachable coils: A multicentre experience. Eur J Pediatr 2000;159:331-337.
121. Laborde F, Noirhomme P, Karam J, et al: A new video-assisted thoracoscopic surgical technique for interruption of patient ductus arteriosus in infants and children. J Thorac Cardiovasc Surg 1993;105:278-280.
122. Grifka RG: Cyanotic congenital heart disease with increased pulmonary blood flow. Pediatr Clin North Am 1999;46:405-425.
123. Hanley FL, Heinemann MK, Jonas RA, et al: Repair of truncus arteriosus in the neonate. J Thorac Cardiovasc Surg 1993;105:1047-1056.
124. Lake CL: Anomalies of the systemic and pulmonary venous returns. In Lake CL: Pediatric Cardiac Anesthesia. Stamford, CT, Appleton & Lange, 1998, pp 358-363.
125. Rodriguez-Collado J, Attie F, Zabal C, et al: Total anomalous pulmonary venous connection in adults: Long-term follow-up. J Thorac Cardiovasc Surg 1992;103:877-880.
126. Hager A, Kaemmerer H, Eicken A, et al: Long-term survival of patients with univentricular heart not treated surgically. J Thorac Cardiovasc Surg 2002;123:1214-1217.
127. Veldtman GR, Nishimoto A, Siu S, et al: The Fontan procedure in adults. Heart 2001;86:330-335.
128. Gentles TL, Gauvreau K, Mayer JE Jr, et al: Functional outcome after the Fontan operation: Factors influencing late morbidity. J Thorac Cardiovasc Surg 1997;114:392-403.
129. Gentles TL, Mayer JE Jr, Gauvreau K, et al: Fontan operation in five hundred consecutive patients: Factors influencing early and late outcome. J Thorac Cardiovasc Surg 1997;114:376-391.
130. Penny DJ, Rigby ML, Redington AN: Abnormal patterns of intraventricular flow and diastolic filling after the Fontan operation: Evidence for incoordinate ventricular wall motion. Br Heart J 1991;66:375-378.
131. Driscoll DJ, Offord KP, Feldt RH, et al: Five- to fifteen-year follow-up after Fontan operation. Circulation 1992;85:469-496.
132. Rauch R, Ries M, Hofbeck M, et al: Hemostatic changes following the modified Fontan operation (total cavopulmonary connection). Thromb Haemost 2000;83:678-682.
133. Penny DJ, Hayek Z, Redington AN: The effects of positive and negative extrathoracic pressure ventilation on pulmonary blood flow after the total cavopulmonary shunt procedure. Int J Cardiol 1991;30:128-130.
134. Goldman AP, Delius RE, Deanfield JE, et al: Pharmacological control of pulmonary blood flow with inhaled nitric oxide after the fenestrated Fontan operation. Circulation 1996;94:1.
135. Mahle WT, Spray TL, Wernovsky G, et al: Survival after reconstructive surgery for hypoplastic left heart syndrome: A 15-year experience from a single institution. Circulation 2000;102:III136-III141.
136. Forbess JM, Cook N, Roth SJ, et al: Ten-year institutional experience with palliative surgery for hypoplastic left heart syndrome: Risk factors related to stage I mortality. Circulation 1995;92:II262-II266.
137. Bailey LL, Gundry SR: Hypoplastic left heart syndrome. Pediatr Clin North Am 1990;37:137-150.
138. Nicolson SC, Steven JM, Kurth CD, et al: Anesthesia for noncardiac surgery in infants with hypoplastic left heart syndrome following hemi-Fontan operation. J Cardiothorac Vasc Anesth 1994;8:334-336.
139. Goldberg CS, Gomez CA: Hypoplastic left heart syndrome: New developments and current controversies. Semin Neonatol 2003;8:461-468.
140. Hansen DD, Hickey PR: Anesthesia for hypoplastic left heart syndrome: Use of high-dose fentanyl in 30 neonates. Anesth Analg 1986;65:127-132.

141. Laussen PC: Neonates with congenital heart disease. Curr Opin Pediatr 2001;13:220-226.
142. Brickner ME, Hillis LD, Lang RA: Congenital heart disease in adults: II. N Engl J Med 2000;342:334-342.
143. Waldman JD, Wernly JA: Cyanotic congenital heart disease with decreased pulmonary blood flow in children. Pediatr Clin North Am 1999;46:385-404.
144. Stayer SA, Shetty S, Andropoulos DB: Perioperative management of tetralogy of Fallot with absent pulmonary valve. Paediatr Anaesth 2002;12:705-711.
145. Rammohan M, Airan B, Bhan A, et al: Total correction of tetralogy of Fallot in adults—surgical experience. Int J Cardiol 1998;63:121-128.
146. Murphy JG, Gersh BJ, Mair DD, et al: Long-term outcome in patients undergoing surgical repair of tetralogy of Fallot. N Engl J Med 1993;329:593-599.
147. John S, John C, Bashi VV, et al: Tetralogy of Fallot: Intracardiac repair in 840 subjects. Cardiovasc Surg 1993;1:285-290.
148. Oechslin EN, Harrison DA, Harris L, et al: Reoperation in adults with repair of tetralogy of Fallot: Indications and outcomes. J Thorac Cardiovasc Surg 1999;118:245-251.
149. Samuelson PN, Lell WA: Tetralogy of Fallot. In Lake CL: Pediatric Cardiac Anesthesia. Stamford, CT, Appleton & Lange, 1998, pp 307-308.
150. Hickey PR, Hansen DD, Cramolini GM, et al: Pulmonary and systemic hemodynamic responses to ketamine in infants with normal and elevated pulmonary vascular resistance. Anesthesiology 1985;62:287-293.
151. Millikan JS, Puga FJ, Danielson GK, et al: Staged surgical repair of pulmonary atresia, ventricular septal defect, and hypoplastic, confluent pulmonary arteries. J Thorac Cardiovasc Surg 1986;91:818-825.
152. Reddy VM, Liddicoat JR, Hanley FL: Midline one-stage complete unifocalization and repair of pulmonary atresia with ventricular septal defect and major aortopulmonary collaterals. J Thorac Cardiovasc Surg 1995;109:832-844.
153. Shprintzen RJ: Velocardiofacial syndrome. Otolaryngol Clin North Am 2000;33:1217-1240.
154. Oliver WC Jr, Murray MJ, Raimundo HS, et al: The use of halothane to treat severe bronchospasm after a unifocalization procedure. J Cardiothorac Vasc Anesth 1995;9:177-180.
155. DiNardo JA: Transposition of the great vessels. In Lake CL: Pediatric Cardiac Anesthesia. Stamford, CT, Appleton & Lange, 1998, pp 320-322.
156. Gale AW, Danielson GK, McGoon DC, et al: Fontan procedure for tricuspid atresia. Circulation 1980;62:91-96.
157. Danielson GK, Fuster V: Surgical repair of Ebstein's anomaly. Ann Surg 1982;196:499-504.
158. Jaiswal PK, Balakrishnan KG, Saha A, et al: Clinical profile and natural history of Ebstein's anomaly of tricuspid valve. Int J Cardiol 1994;46:113-119.
159. Spitaels SE: Ebstein's anomaly of the tricuspid valve complexities and strategies. Cardiol Clin 2002;20:431-439.
160. Danielson GK: Ebstein's anomaly: Editorial comments and personal observations. Ann Thorac Surg 1982;34:396-400.
161. Kawashima Y, Kitamura S, Matsuda H, et al: Total cavopulmonary shunt operation in complex cardiac anomalies: A new operation. J Thorac Cardiovasc Surg 1984;87:74-81.
162. Bradley SM, Mosca RS, Hennein HA, et al: Bidirectional superior cavopulmonary connection in young infants. Circulation 1996;94:II5-II11.
163. Danielson GK, Driscoll DJ, Mair DD, et al: Operative treatment of Ebstein's anomaly. J Thorac Cardiovasc Surg 1992;104:1195-1202.
164. Saha A, Balakrishnan KG, Jaiswal PK, et al: Prognosis for patients with Eisenmenger syndrome of various aetiology. Int J Cardiol 1994;45:199-207.
165. Ammash NM, Connolly HM, Abel MD, et al: Noncardiac surgery in Eisenmenger syndrome. J Am Coll Cardiol 1999;33:222-227.
166. Campbell M: Natural history of coarctation of the aorta. Br Heart J 1970;32:633-640.
167. Tawes RL Jr, Aberdeen E, Waterston DJ, et al: Coarctation of the aorta in infants and children: A review of 333 operative cases, including 179 infants. Circulation 1969;39:I173-I184.
168. Tawes RL Jr, Berry CL, Aberdeen E: Congenital bicuspid aortic valves associated with coarctation of the aorta in children. Br Heart J 1969;31:127-128.
169. Zehr KJ, Gillinov AM, Redmond JM, et al: Repair of coarctation of the aorta in neonates and infants: A thirty-year experience. Ann Thorac Surg 1995;59:33-41.
170. Doyle TP, Hellenbrand WE: The role of cardiac catheterization in the evaluation and treatment of neonates with congenital heart disease. Semin Perinatol 1993;17:122-134.
171. Kimball TR, Reynolds JM, Mays WA, et al: Persistent hyperdynamic cardiovascular state at rest and during exercise in children after successful repair of coarctation of the aorta. J Am Coll Cardiol 1994;24:194-200.
172. Beynen FM, Tarhan S: Anesthesia for surgical repair of heart defects in children. In Tarhan S (ed): Cardiovascular Anesthesia and Postoperative Care. Chicago, Year Book Medical, 1989, pp 116-118.
173. Gaynor JW, Bull C, Sullivan ID, et al: Late outcome of survivors of intervention for neonatal aortic valve stenosis. Ann Thorac Surg 1995;60:122-125.
174. Marino BS, Wernovsky G, Rychik J, et al: Early results of the Ross procedure in simple and complex left heart disease. Circulation 1999;100:II162-II166.
175. Gerosa G, McKay R, Ross DN: Replacement of the aortic valve or root with a pulmonary autograft in children. Ann Thorac Surg 1991;51:424-429.

CAPÍTULO

4 Doenças Respiratórias

RAFAEL CARTAGENA, MD, ANTHONY N. PASSANNANTE, MD, E PETER ROCK, MD, MBA

O conhecimento profundo da anatomia e da fisiologia pulmonar é de fundamental importância para o anestesiologista praticante. Presume-se que ele tenha familiaridade com as condições clínicas comuns, como a doença pulmonar obstrutiva crônica (DPOC) e a asma. Neste capítulo, apresentaremos uma revisão abrangente de problemas pulmonares menos comuns, organizados de maneira anatômica, e discutiremos ordenadamente a vasculatura pulmonar, as condições que obstruem as vias aéreas, o interstício pulmonar e as condições extrínsecas aos pulmões que afetam sua função, como distúrbios artríticos graves. Em seguida, avançaremos para uma discussão sobre lesão pulmonar induzida por medicação e, por fim, sobre as doenças pulmonares infecciosas raras, inclusive a síndrome respiratória aguda grave (SRAG).

Muitos dos problemas discutidos neste capítulo são graves, e alguns de difícil diagnóstico. Pacientes com doença pulmonar podem apresentar sintomas variados, como tosse produtiva ou não produtiva, febre, falta de ar, dor no peito e diminuição da tolerância ao exercício. Na maioria das circunstâncias, pacientes com esses problemas já estarão sob os cuidados de um clínico ou especialista pulmonar. Em muitos casos, a avaliação necessária para chegar a um diagnóstico preciso deverá ser abrangente, incluindo histórico e exame físico detalhados, uma radiografia torácica e provas de função pulmonar (PFPs), inclusive a espirometria, a capacidade de difusão e a determinação do volume pulmonar, e talvez até mesmo análise dos gases sanguíneos arteriais (GSAs). Para algumas situações, já terão sido realizadas a broncoscopia e a biópsia, e outras necessitarão de ecocardiografia ou cateterização cardíaca, para obtenção de um diagnóstico preciso. No caso de cirurgia urgente ou de emergência, a gravidade da situação clínica, com frequência, impede o aprofundamento da avaliação diagnóstica. No caso de cirurgia eletiva, a avaliação pré-operatória deve consistir de uma revisão desses estudos diagnósticos e uma determinação de possível mudança substancial do estado clínico do paciente. Caso um diagnóstico já tenha sido estabelecido, não há evidências que sugerem a repetição de testes como a espirometria e a determinação do volume pulmonar – padrão de excelência para identificar a presença ou a ausência de doença pulmonar, mas mau preditor de uma possível complicação pulmonar depois da cirurgia – antes de dar seguimento à cirurgia.[1] Caso um diagnóstico ainda não tenha sido estabelecido no paciente com sintomas consistentes com uma das doenças que serão discutidas neste capítulo, dever-se-á fazer uma consulta pulmonar no pré-operatório, porque o distúrbio pulmonar do paciente pode ser um problema mais premente do que um procedimento cirúrgico eletivo.

Infelizmente, são comuns as complicações pulmonares depois de muitos procedimentos cirúrgicos, em particular aqueles envolvendo a parte superior do abdome ou o tórax.[2-4]

Doenças pulmonares pré-existentes, tabagismo, tempo anestésico superior a 180 minutos e idade avançada também são fatores de risco para as complicações pulmonares.[4,5] Não existe definição padronizada para o que constitui exatamente uma complicação pulmonar, mas as complicações mais importantes são aquelas que causam morbidade significativa, como a pneumonia pós-operatória ou a insuficiência respiratória pós-operatória. Tendo em vista que todos os distúrbios discutidos neste capítulo constituem doença pulmonar pré-existente, pacientes com esses distúrbios e que são encaminhados à sala de cirurgia têm maior risco de complicações pulmonares pós-operatórias. No corpo principal deste capítulo, serão discutidos os tratamentos pré-operatórios e intraoperatórios efetivos para cada uma das doenças. No período pós-operatório, foi demonstrado que o tratamento agressivo com medidas mecânicas, como a espirometria de incentivo, minimiza a frequência da ocorrência dessas complicações.[6,7]

DOENÇAS DA CIRCULAÇÃO PULMONAR

Fístulas arteriovenosas pulmonares

Fístulas arteriovenosas (AV) pulmonares são comunicações anormais entre as circulações pulmonares arterial e venosa que resultam em desvio (*shunt*) do sangue da direita para a esquerda, sem passagem pela rede dos capilares. Esse desvio resulta em menor fração da circulação pulmonar participando nas trocas gasosas, mistura de sangue oxigenado e desoxigenado e, em consequência, redução na Pa_{O_2}. Muitos pacientes com fístulas AV pulmonares são assintomáticos, mas podem ocorrer sinais associados e possíveis sintomas consistentes com hipoxemia crônica (Tab. 4.1).

Há várias causas conhecidas de formação de fístulas AV pulmonares (Tab. 4.2). Muitas fístulas AV pulmonares são resultantes de malformações congênitas e podem estar associadas à telangiectasia hemorrágica hereditária (síndrome de Rendu-Osler-Weber).[8] A telangiectasia hemorrágica hereditária é transmitida em um padrão autossômico dominante e é mais comumente observada em mulheres de meia-idade, embora seja possível um diagnóstico no início da segunda infância. Pacientes com essa síndrome têm maior probabilidade de exibir múltiplas fístulas e sintomas mais graves.

TABELA 4.1 Sinais e sintomas de fístula arteriovenosa
Falta de ar
Dispneia de esforço
Escarro sanguinolento
Cianose
Baqueteamento
Frêmito auscultatório
Baixa saturação de oxigênio arterial
Policitemia
Vasculatura anormal ou nódulos na radiografia torácica

TABELA 4.2 Causas de fístulas arteriovenosas pulmonares
Congênitas
Telangiectasia hemorrágica hereditária (síndrome de Rendu-Osler-Weber)
Trauma torácico
Shunt cavopulmonar*
Cirrose hepática
Hipertensão pulmonar

*Primeiro estágio de um reparo de Fontan para fisiologia de ventrículo único, em geral realizado por volta dos 4 a 6 meses de idade. É construído um shunt cavopulmonar, que orienta o sangue proveniente da veia cava superior para as artérias pulmonares confluentes.

Pacientes com fístulas AV pulmonares estão em risco de ruptura de fístula, o que pode resultar em hemotórax e hemoptise, potencialmente passíveis de morte. Também pode ocorrer formação de trombos no interior da fístula, com possibilidade de embolia do coágulo ao cérebro, cujos resultados são sintomas como AVC ou convulsões; e a embolização de outros sistemas do organismo. Se o trombo infectar-se, poderão resultar êmbolos sépticos e possível formação de abscessos.

No tratamento das fístulas AV pulmonares, a intervenção cirúrgica se tornará necessária quando os sintomas cardíacos forem mais pronunciados, estiverem presentes sintomas respiratórios significativos, quando ocorrer dessaturação em ar ambiente ou quando presentes complicações como êmbolos com manifestações do sistema nervoso central (SNC). A avaliação pré-operatória cirúrgica depende da tomografia computadorizada (TC) e da arteriografia pulmonar para que a lesão seja localizada. Lobectomia, segmentectomia ou ressecção em cunha pulmonar com toracotomia ou cirurgia toracoscópica vídeo-assistida (VATS/CTVA) são os procedimentos cirúrgicos mais comumente efetuados. Procedimentos de embolização vêm ganhando aceitação mais ampla, podendo ser utilizados no pré-operatório, no caso de hemorragia ou de terapia autônoma (*standalone*).[9]

A avaliação anestésica se concentra no grau do desvio (*shunt*) e na hipoxemia. A análise de uma amostra de gases sanguíneos arteriais proporcionará grande parte dessa informação. A revisão do angiograma pulmonar irá revelar as dimensões da lesão e se estão presentes várias fístulas. Uma fístula significativa no pulmão não operado pode comprometer a oxigenação arterial se houver necessidade de ventilação monopulmonar para exposição cirúrgica. Os esforços para minimizar o fluxo por meio de uma fístula AV pulmonar girarão em torno de procedimentos que visam evitar o aumento da resistência vascular pulmonar e níveis elevados de pressão positiva ao final da expiração (PEEP).

Com frequência, o tratamento intraoperatório requer ventilação monopulmonar para otimização da exposição cirúrgica. Um tubo endotraqueal de lúmen duplo (TET) proporciona o benefício adicional do isolamento do pulmão não operado e de suas vias aéreas contra qualquer sangramento, o que pode ocorrer durante uma ressecção potencialmente hemorrágica. O risco de sangramento significativo será diminuído se a lesão for embolizada antes da ressecção. É recomendável um acesso intravenoso de grosso calibre, no caso de ocorrer uma hemorragia significativa. Também fica indicado um cateter arterial para monitorar a oxigenação e orientar os esforços de ressuscitação. Um objetivo anestésico importante é minimizar o fluxo por meio das fístulas AV pulmonares. As fístulas AV pulmonares não possuem leitos capilares e têm resistência mais baixa ao fluxo sanguíneo, em comparação com a vasculatura pulmonar normal. É importante evitar um aumento geral na resistência vascular pulmonar (RVP), porque essa situação aumentará o fluxo através da fístula AV. Similarmente, a minimização do uso de PEEP irá reduzir os aumentos na RVP, ajudando também a diminuir o fluxo sanguíneo nas fístulas AV pulmonares. Por causa do risco de êmbolos paradoxais atravessarem a fístula, deve-se tomar um cuidado especial para evitar a injeção de qualquer ar ou restos particulados no sistema venoso, porque esses resíduos podem contornar o leito capilar pulmonar, ganhando acesso às artérias sistêmicas, onde poderá ocorrer embolização em órgão final. A avaliação pré-operatória deve incluir um exame neurológico para descartar uma embolização prévia do SNC, e a avaliação pós-operatória uma avaliação neurológica para excluir uma embolização perioperatória em SNC.

Granulomatose de Wegener

Granulomatose de Wegener (GW) é um distúrbio raro, caracterizado por granulomatose necrosante de células gigantes do trato respiratório e do pulmão, vasculite necrosante disseminada e glomerulonefrite focal. GW pode também afetar os sistemas cardiovascular, neurológico e gastrintestinal.[10] Embora a sua etiologia seja desconhecida, suspeita-se de um distúrbio autoimune. O paciente típico está na quarta ou quinta década, e em comparação com as mulheres, os homens têm o dobro de probabilidade de sofrer GW. Os sintomas associados ao distúrbio são imprecisos e o diagnóstico pode ser enganador (Tab. 4.3). A biópsia da lesão é necessária para que o diagnóstico seja estabelecido.

Se o processo patológico avançar, haverá possibilidade de comprometimento respiratório e renal significativo, além da perda da audição e da visão (Tab. 4.4). Não é comum que haja envolvimento cardíaco, embora tenha sido reportada a ocorrência de pericardite, arterite coronária, envolvimento valvular e hipertrofia do ventrículo esquerdo. O tratamento atual com ciclofosfamida, corticosteroides, metotrexato ou azatioprina dá resultados muito bons e com remissão duradoura na maioria dos pacientes.

A avaliação pré-operatória é orientada para a análise de qualquer uma das complicações potenciais de GW que o paciente possa ter adquirido, sendo as insuficiências renal e pulmonar as mais comuns. Os níveis de nitrogênio da ureia sanguínea e creatinina proporcionarão uma visão adequada da função renal do paciente. Pode ser indicada uma alça (*loop*) de fluxo-volume pulmonar caso haja suspeita de que o paciente tem estenose traqueal; com a obtenção de informações acerca das mudanças dinâmicas no calibre traqueal, é possível suplementar imagens radiográficas estáticas. A GW é capaz de causar tanto doença pulmonar obstrutiva como restritiva, que pode ser grave. A espirometria ou outras PFPs podem ajudar a determinar a gravidade desse tipo de doença. É possível que haja a necessidade de broncoscopia e uma TC do pescoço e do tórax para que se avalie completamente a estenose subglótica, propiciando uma indicação de tamanho do TET a ser usado com segurança.

Vários aspectos da GW podem complicar a manipulação das vias aéreas do paciente. É provável a presença de uma quantidade significativa de tecido de granulação no interior e em torno do nariz e da nasofaringe. A inserção de um tubo nasotraqueal ou em via aérea nasal pode ser tarefa impossível ou traumática, acompanhada de hemorragia; assim, é melhor evitar tal procedimento. Além disso, lesões na epiglote ou orofaringe podem prejudicar uma laringoscopia direta, apesar de um exame normal das vias aéreas. Tão logo as cordas vocais tenham sido visualizadas, poderá ser difícil posicionar o TET, em decorrência da estenose subglótica, havendo necessidade de várias laringoscopias. Se o paciente é medicado com corticosteroides no momento da cirurgia, deve-se considerar uma dose de estresse. Tendo em vista essas preocupações, é melhor prosseguir com um plano conservador para o controle da via

TABELA 4.3 Sinais e sintomas comuns de granulomatose de Wegener

Hematúria
Falta de ar
Sibilos
Hemoptise
Escarro sanguinolento
Tosse
Dor torácica ou pleurite
Sinusite
Úlceras ou lesões ao redor do nariz
Perda de peso
Fraqueza
Febre
Dores articulares

TABELA 4.4 Complicações da granulomatose de Wegener

Insuficiência renal crônica ou falência renal
Perda da audição
Estenose traqueal
Insuficiência pulmonar
Deformidades nasais funcionais
Perda da visão

aérea nessa população, com disponibilidade imediata de equipamento para as vias aéreas difíceis, vários tamanhos de TETs e modos de obtenção de uma via aérea cirúrgica. Caso se saiba que o paciente tem estenose traqueal ou brônquica significativa, deve-se tomar cuidado para evitar o aprisionamento de ar e auto-PEEP, permitindo tempo suficiente para a expiração.

Granulomatose linfomatoide

Granulomatose linfomatoide (GLI), também conhecida como linfoma angiocêntrico, é uma doença linfoproliferativa rara com capacidade angiodestrutiva e que, com frequência, progride para linfoma. A GLI mimetiza GW tanto no plano clínico como no radiográfico, embora avanços recentes tenham identificado esse distúrbio como um linfoma maligno de células B associado à imunossupressão e ao vírus de Epstein-Barr (EBV). O diagnóstico depende da avaliação histológica de uma amostra de biópsia. Essa doença foi recentemente classificada como um linfoma. Mas é considerada benigna se diagnosticada em seu estágio inicial (lesões imunoproliferativas angiocêntricas de grau I), ainda que pré-maligna.[11] Tipicamente, a GLI se apresenta na quinta ou sexta décadas, afetando duas vezes mais homens, em comparação com mulheres. A etiologia de GLI é desconhecida, embora a incidência dessa doença em populações de pacientes com disfunção imune, por exemplo, infecção pelo vírus da imunodeficiência humana (HIV) e receptores de transplantes de órgãos, seja significativamente maior em comparação com a população geral. Com base nessa observação, foi confirmada por meio de investigações laboratoriais a especulação de que a GLI pode resultar de uma infecção oportunista.

O processo patológico envolve principalmente os pulmões, embora a pele, os rins e o sistema nervoso central também possam ser afetados. Os sinais e sintomas resultantes de GLI são numerosos, com ênfase no sistema pulmonar, e incluem um maior risco de pneumonia (Tab. 4.5). Ao contrário de GW, glomerulonefrite não faz parte desse quadro clínico. Em geral, a GLI é fatal, ocorrendo 60 a 90% de morte depois de cinco anos, embora um pequeno número de pacientes possa exibir recuperação espontânea e remissão completa. Comumente, a causa de morte está ligada à extensa destruição dos pulmões e resultante insuficiência respiratória.[12] O tratamento de escolha se faz com corticosteroides, aliviando sintomas como febre, tosse, dor no peito, perda de peso e sinusite. Se a GLI não for diagnosticada na fase pré-maligna e a doença progredir para o linfoma, haverá necessidade de quimioterapia. Utiliza-se com frequência a combinação de ciclofosfamida, doxorrubicina, vincristina e prednisona (CHOP). A radioterapia pode ser indicada para a doença localizada. Mais recentemente, a imunomodulação com interferon alfa-2b desempenhou certo papel no tratamento.

Em preparação para a anestesia, a avaliação da função pulmonar do paciente é a principal preocupação. A radiografia torácica pode revelar nódulos bilaterais, cavitações, derrame pleural ou pneumotórax. Em presença de doença avançada, a análise dos GSAs e a espirometria ajudam a definir a extensão do comprometimento respiratório do paciente e a destruição do parênquima. É aconselhável uma avaliação neurológica completa no pré-operatório, por causa da alta incidência de neuropatia periférica. Também devem ser levadas em consideração a toxicidade ligada a qualquer agente quimioterápico que possa ter sido administrado ao paciente. A toxicidade do protocolo CHOP inclui neuropatia periférica, miocardiopatia e mielossupressão.

Diversos aspectos devem ser considerados no planejamento de uma anestesia para um paciente com GLI. A presença de neuropatia periférica, ou o potencial para desenvolvê-la, nessa população de pacientes pode fazer com que muitos anestesiologistas não utilizem técnicas regionais (i. e., por temor de que qualquer disfunção neurológica subsequente venha a ser imputada à técnica anestésica regional). Todavia, a escolha do anestésico deve tomar por base a consideração dos riscos e benefícios, não havendo evidência de que a anestesia regional piore a GLI. O comprometimento respiratório aumenta o risco de hipóxia sob anestesia geral, ou se o paciente hipoventilar secundariamente a medicamentos sedativos utilizados para a pré-medicação ou ainda para o tratamento anestésico monitorado. Caso seja escolhida a anestesia geral, a necessidade potencial de intubação pós-operatória e suporte respiratório deverá ser discutida com o paciente. A necessidade de ventilação mecânica pós-operatória será mais provável em casos de doença avançada em que ocorre destruição excessiva do tecido pulmonar, derrames pleurais ou pneumotórax. Não existe uma resposta clara sobre qual técnica anestésica deve ser considerada superior, e a abordagem deve ser adaptada às comorbidades individuais e ao procedimento cirúrgico. Nessa população, a terapia de corticosteroide de longa duração poderá resultar em supressão adrenal, devendo considerar doses de estresse desses medicamentos.

TABELA 4.5 Manifestações clínicas da granulomatose linfomatoide

Hemoptise
Tosse
Dispneia
Dor torácica
Pneumotórax
Derrames pleurais
Atelectasia
Febre e perda de peso
Hepatomegalia
Eritema
Mononeurite multiplex
Neuropatia sensorial periférica

Síndrome de Churg-Strauss

A síndrome de Churg-Strauss (SCS), também conhecida como granulomatose alérgica, é uma vasculite sistêmica rara que pode afetar vários sistemas do organismo, em particular os pulmões. O diagnóstico depende da presença de pelo menos quatro dos seis critérios a seguir: broncospasmo, contagem de eosinófilos superior a 10%, neuropatia (poli ou mono), infiltrados pulmonares não fixos, anormalidades dos seios paranasais e eosinófilos extravasculares (Tab. 4.6).[13] Com frequência, os pacientes os apresentam na quinta ou sexta décadas e podem ter longa história de asma. Os dois gêneros são igualmente afetados. O envolvimento cardíaco ocorre com a doença já mais avançada, sendo a causa principal de morte. São comuns as manifestações do SNC, como infartos cerebrais, hemorragia subaracnoide e neurite óptica. SCS é tratada com corticosteroides, o que resulta, em geral, em melhora dramática ou em resolução dos sintomas. A duração da terapia necessária é proporcional à gravidade dos sintomas e pode chegar a um ano.

A cirurgia eletiva deverá ser adiada, caso o tratamento do broncospasmo não tenha sido otimizado. Havendo envolvimento de órgãos de outros sistemas, talvez haja necessidade de avaliações renais e neurológicas. Na avaliação cardíaca, podem ser necessários testes como ecocardiografia para avaliação da função do miocárdio, caso o paciente padeça de insuficiência cardíaca congestiva ou endocardite. A avaliação pré-operatória deverá consistir de uma radiografia torácica e de PFPs. A radiografia torácica poderá revelar vários nódulos pulmonares ou doença intersticial difusa. Derrames pleurais foram observados em até 30% dos pacientes com SCS. Tipicamente, a espirometria demonstra um padrão obstrutivo, embora também possa ocorrer doença restritiva. Pode ser observada redução na capacidade de difusão por causa da diminuição da área da superfície dos capilares alveolares.

O tratamento intraoperatório deve consistir da aplicação dos princípios usuais para todos os asmáticos para que seja reduzida a reatividade das vias aéreas. Se possível, é desejável que sejam evitadas instrumentação das vias aéreas e ventilação com pressão positiva. Talvez haja necessidade de uma fase expiratória prolongada em pacientes com doença obstrutiva mais avançada. Caso seja utilizada ventilação com pressão positiva nessa área, a espirometria pré-operatória servirá de orientação. Se possível, deve-se evitar β-bloqueadores, em virtude do risco de broncospasmo e de exacerbação da insuficiência cardíaca congestiva (ICC). Se houver necessidade do uso desses agentes para controle da doença cardíaca isquêmica, deverão ser utilizados agentes β_1-adrenérgicos seletivos, preferencialmente de curta ação. Deve-se considerar o uso de corticosteroides no perioperatório por causa do risco de supressão adrenal causada pelo tratamento prolongado com esses agentes.

TABELA 4.6 Manifestações clínicas da síndrome de Churg-Strauss

Sinusite
Pólipos nasais
Infiltrado pulmonar
Doença pulmonar intersticial difusa (rara)
Hemoptise
Derrames pleurais
Nódulos e erupções cutâneas
Hipertensão
Glomerulonefrite
Vasculite coronária
Endocardite
Insuficiência cardíaca congestiva
Neuropatia periférica
Mononeurite multiplex
Infarto cerebral
Hemorragia subaracnoide
Neurite óptica

Hipertensão pulmonar primária

Hipertensão pulmonar primária (HPP) é uma doença idiopática e um diagnóstico de exclusão (Tab. 4.7). Acredita-se que a prevalência de HPP seja de aproximadamente 1:1 milhão de habitantes e, em relação aos homens, as mulheres têm o dobro de probabilidade de apresentar essa doença. Alguns casos parecem estar geneticamente ligados.[14] Em geral, a HPP é mais grave e agressiva do que a hipertensão pulmonar secundária. A remodelagem vascular, uma alteração do tônus vascular pulmonar, e a perda da área da secção transversal das artérias pulmonares são responsáveis pelo aumento da resistência da vasculatura pulmonar observada nessa doença. Dispneia é o sintoma de apresentação mais comum, e síncope é particularmente um mau sinal prognóstico. Shunt da direita para a esquerda pode ocorrer nos 30% dos pacientes com forame oval persistente (FOP). A morte resulta tipicamente da hipóxia, um aumento exacerbado das pressões nas artérias pulmonares (RVP) e, por fim, falência do ventrículo direito.[15]

Historicamente, o tratamento para HPP baseava-se em oxigênio e em bloqueadores do canal de cálcio em um esforço para diminuir a resistência vascular pulmonar (RVP) (Tab. 4.8). Além disso, usa-se varfarina (Coumadina) para reduzir o risco de tromboembolia resultante da exacerbação da atividade plaquetária, observada em casos de HPP. Esses pacien-

TABELA 4.7 Sinais e sintomas de hipertensão pulmonar primária

Dispneia
Fadiga
Síncope ou pré-síncope
Angina
Edema periférico e outros sinais de insuficiência cardíaca direita
Cianose

TABELA 4.8 Tratamentos atuais para hipertensão pulmonar primária

Terapia	Vantagens	Desvantagens
Óxido nítrico	Vasodilatação seletiva da circulação pulmonar; aumenta Pao_2	Possível formação de subprodutos tóxicos; tempos de sangramento prolongados; caro
Prostaglandinas (epoprostenol, treprostinil, iloprost)	Vasodilatação potente; inibe a agregação plaquetária e a proliferação das células musculares lisas	Não seletivas para circulação pulmonar; hipotensão sistêmica; dores de cabeça; caras; dependem de infusão contínua ou inalação
Inibidores da fosfodiesterase-5 (dipiridamol, sildenafil)	Possível sinergismo com o tratamento com óxido nítrico	
Antagonista dos receptores de endotelinas (Bosentan)	Recentemente aprovado pela FDA	Dados disponíveis limitados
Bloqueadores do canal de cálcio	Grande eficácia; baratos	Menos efetivos em casos graves; efeitos inotrópicos negativos podem piorar a insuficiência do ventrículo direito
Oxigênio	Reduz diretamente a resistência vascular pulmonar em casos de hipóxia	Nenhuma
Varfarina (Coumadina)	Melhora a sobrevida a longo prazo; diminui o risco de trombose intrapulmonar	Aumenta o risco de sangramento
Magnésio	Vasodilatação por meio do bloqueio dos canais de Ca^{2+}; melhora a atividade do óxido nítrico sintase; libera prostaglandina I	Risco de toxicidade por magnésio; fraqueza, sedação, alterações no ECG

tes demonstram baixa tolerância à embolia pulmonar ou à trombose vascular pulmonar primária. Diuréticos e digoxina também são administrados nos casos em que venha a ocorrer insuficiência do ventrículo direito. Mais recentemente, foram obtidos resultados promissores com prostaglandinas (PGI_2, PGE_1; alprostadil) e óxido nítrico para indução da vasodilatação pulmonar com mínimos efeitos sistêmicos. Esses agentes podem ser utilizados separadamente ou em combinação.[14] Atualmente, prostaciclinas devem ser administradas por infusão intravenosa contínua por causa de sua meia-vida curta. Óxido nítrico é administrado por inalação, havendo necessidade de um cilindro e de um sistema de liberação. Inibidores da fosfodiesterase-5, como sildenafil e dipiridamol, potencializam a vasodilatação pulmonar resultante do óxido nítrico, podendo ser utilizados separadamente ou em combinação.[14] Infelizmente, o custo e sistemas de liberação complicados limitaram o uso dessas terapias para curto prazo, ou para aqueles casos mais graves. Encontram-se em desenvolvimento novas abordagens para administração de PGI_2, incluindo as vias inalatória, subcutânea e oral. Outro agente recentemente disponibilizado é o bosentan, um antagonista dos receptores de endotelinas utilizado por via oral que, segundo se acredita, inibe a vasoconstrição e a proliferação da musculatura lisa e foi aprovado pela U.S. Food and Drug Administration (FDA) para o tratamento de HPP.[14]

Estudos pré-operatórios se concentram na gravidade da hipertensão pulmonar do paciente, no grau de hipóxia e nos efeitos destes fatores no coração (Tab. 4.9). A análise dos GSAs elucidará o nível de hipóxia e de acidemia, dois fatores que exacerbam a hipertensão pulmonar. Uma radiografia torácica pode revelar dilatação das artérias pulmonares principais ou um coração aumentado por causa da hipertrofia do ventrículo direito ou da dilatação atrial direita. Um eletrocardiograma também pode revelar mudanças consistentes com a hipertensão pulmonar (p. ex., dilatação do átrio direito), bem como a presença de ritmo cardíaco anormal (p. ex., fibrilação atrial). O ritmo sinusal é essencial para que ocorra enchimento adequado do ventrículo direito. A ecocardiografia pré-operatória terá utilidade na determinação da extensão da hipertrofia e das condições de funcionamento do ventrículo direito, da dilatação do átrio direito, da disfunção da válvula pulmonar ou tricúspide e da abertura do forame oval. Pressões sistólicas pulmonares poderão ser estimadas por técnicas Doppler. Um método mais confiável de medição das pressões pulmonares, avaliação da resposta aos tratamentos e detecção de um forame oval aberto é a cateterização do coração direito. Esse procedimento apenas deverá ser levado em

TABELA 4.9 Estudos pré-operatórios sugeridos para avaliação da hipertensão pulmonar

Estudo	Possíveis achados significativos
Análise dos gases sanguíneos arteriais	Nível de hipoxemia e acidose; avalia o valor relativo do oxigênio suplementar
Radiografia torácica	Raiz arterial pulmonar aumentada; coração direito aumentado
Eletrocardiografia	Arritmias; sinais de tensão cardíaca no lado direito
Ecocardiografia	Avalia o funcionamento e a hipertrofia do ventrículo direito; disfunção valvular e dilatação do átrio direito; abertura do forame oval; estima a pressão da artéria pulmonar

consideração se outros estudos não propiciaram uma avaliação adequada da gravidade da doença, não sendo caracteristicamente necessário para a avaliação pré-anestésica. Se o paciente estiver em tratamento com digoxina, deve-se determinar os níveis séricos de potássio e digoxina.

É essencial ter em mente a alta morbidade/mortalidade dessa doença ao fazer as preparações para a administração de um anestésico a um paciente com HPP e não considerar que o risco de complicações perioperatórias seja baixo, mesmo quando o paciente estiver sendo submetido a um procedimento "pequeno". As técnicas anestésicas regionais não dispensam a necessidade de monitoração invasiva e de terapia vasoativa. As necessidades do paciente devem ser consideradas individualmente. Todas as medicações em uso no tratamento da HPP do paciente e a resultante insuficiência cardíaca no lado direito devem ter continuidade no período perioperatório. O uso de varfarina deverá ser descontinuado, substituindo-o por uma infusão com heparina no pré-operatório. O risco de um evento tromboembólico e a possibilidade de um shunt da direita para a esquerda justificam a internação hospitalar pré-operatória para a administração de heparina. A sedação deve ser cuidadosamente titulada; a sedação excessiva poderá acarretar hipóxia, enquanto que a não aplicação de medidas adequadas para a ansiedade do paciente poderá causar elevação na RVP.

O cuidado intraoperatório deve enfatizar a manutenção do débito cardíaco e da pressão arterial sistêmica, ao mesmo tempo em que minimiza novas elevações nas pressões arteriais pulmonares e o risco de insuficiência do ventrículo direito. Poderão ter utilidade no tratamento desses pacientes os monitores invasivos, utilizados seletivamente, incluindo cateter arterial, cateter de artéria pulmonar e ecocardiografia transesofágica. Esses monitores invasivos permitem a coleta de amostras de sangue arterial, a manipulação farmacológica das pressões arteriais pulmonares e do débito cardíaco e a detecção de insuficiência do ventrículo direito, ao mesmo tempo em que mantém uma pré-carga ventricular adequada. Têm sido utilizadas com sucesso muitas técnicas anestésicas diferentes em pacientes com HPP. Anestesia regional, epidural e geral com ventilação controlada são, todas, opções razoáveis. Anestesia espinal pode resultar em redução significativa da resistência vascular sistêmica, precipitando talvez uma queda na pré-carga, sem alteração nas pressões da vasculatura pulmonar. Isso poderá resultar em um fluxo coronário inadequado para perfusão do lado direito do coração, com consequente isquemia e insuficiência do ventrículo direito. Os medicamentos de uso comum na administração de anestesia são seguros em pacientes com HPP. Uma exceção é o óxido nitroso, que foi implicado em diversos estudos com um efeito de elevar RVP. Outra exceção é a quetamina, que tem propriedades simpaticomiméticas e pode causar aumentos não pretendidos na resistência vascular pulmonar.

No caso de ocorrer aumento na RVP, devem ser feitos todos os esforços para evitar a isquemia do ventrículo direito e uma possível insuficiência desse compartimento. Algumas manobras úteis são hipoventilação e maximização de Pao_2 para reduzir RVP. Agentes inalatórios, como óxido nitroso, 20 a 40 ppm e prostaciclina (inalada; IV), podem diminuir seletivamente a pressão arterial pulmonar com mínimas reduções na pressão arterial sistêmica. Milrinona e amrinona são escolhas excelentes nos casos em que seja desejável uma redução na RVP e um aumento na contratilidade cardíaca, embora também ocorra decréscimo na resistência vascular sistêmica. Dobutamina aumentará a contratilidade, podendo diminuir RVP. No caso em que seja desejável um aumento na pressão arterial sistólica para evitar a isquemia no ventrículo direito, a noradrenalina poderá se revelar ligeiramente mais vantajosa do que a fenilefrina.[16]

DOENÇA OBSTRUTIVA

Fibrose cística

Fibrose cística (FC) é uma doença genética que segue um padrão autossômico recessivo e que afeta os canais de cloro. Com uma incidência de 1:2000 a 1:4500 em brancos, a FC é um dos distúrbios hereditários mais comuns. Ela resulta em uma redução significativa na expectativa e na qualidade de vida. O gene responsável se localiza no braço longo do cromossomo 7, codificando para uma proteína chamada regulador da condutância transmembranar da fibrose cística (CFTR), que funciona como um canal de cloro. Esse defeito diminui o conteúdo de água de diversas secreções por todo o corpo, resultando em maior viscosidade. A FC é uma doença universalmente fatal, embora avanços no tratamento tenham resultado em ganhos significativos em qualidade de vida e longevidade. Observa-se grande variedade de manifestações clínicas em casos de FC (Tab. 4.10).

As manifestações pulmonares são resultantes da incapacidade de expelir muco espesso e condensado das vias aéreas. Isso causa obstrução das vias aéreas e compromete suas defesas contra infecções bacterianas, o que resulta na maioria dos óbitos ligados à FC. Infecções bacterianas recorrentes resultam na dilatação das vias aéreas condutoras, acarretando bronquiectasia.[17] Embora a FC seja uma doença progressiva crônica, ocorre flutuação da extensão da infecção pulmonar em curso, o que cria uma variabilidade diária significativa na função pulmonar do paciente. No final do processo, com a progressão da doença, ocorre destruição do parênquima e das vias aéreas de condução. A perda da área da secção transversal da vasculatura arterial pulmonar resulta em hipertensão pulmonar. Hipoxemia crônica também pode ocorrer.

Pacientes com doença mais avançada podem apresentar pneumotórax espontâneo. A etiologia do pneumotórax é desconhecida, mas presume-se que envolva ruptura de bolhas supleurais através da pleura visceral. Esse quadro passa a ser mais provável na doença avançada. Ao longo de toda a vida, a incidência de pneumotórax pode chegar até 20% em pacientes adultos com FC. A aplicação de ventilação com pressão positiva pode aumentar o risco de pneumotórax espontâneo. No caso de ocorrer pneumotórax, o tratamento de escolha para pacientes com FC de baixo risco anestésico é a pleurodese cirúrgica; pacientes de alto risco são com frequência tratados com pleurodese com talco, como alternativa mais segura, ainda que menos efetiva.[18]

TABELA 4.10 Manifestações clínicas da fibrose cística

Sinal ou sintoma	Causa
Sinusite e pólipos nasais	Produção e secreção anormais de muco; infecções crônicas
Bronquite crônica	Hipersecreção de muco viscoso e comprometimento das defesas do hospedeiro
Doença pulmonar obstrutiva	Decorrente de infecções pulmonares crônicas e obstrução das vias aéreas com a excessiva secreção de muco
Pneumotórax	Ruptura de vesículas subpleurais através da pleura visceral
Desenvolvimento insatisfatório	Infecção e má absorção crônicas
Pancreatite recorrente	Obstrução de dutos pancreáticos com secreções exócrinas viscosas
Doença do refluxo gastroesofágico	Desconhecido
Indigestão	Mucinas intestinais bioquimicamente anormais comprometem a absorção de nutrientes específicos; secreção e absorção anormais de bile
Deficiências de vitaminas lipossolúveis	Secreção e absorção anormais de bile
Azoospermia obstrutiva	Vaso deferente atresiado ou ausente
Síndromes de perda de sal	Incapacidade de produzir suor hipotônico

A hipóxia crônica observada nessa população provoca aumento na resistência vascular pulmonar e hipertensão pulmonar. O desequilíbrio entre ventilação-perfusão resultará em hipoxemia. A redução da área da secção transversal da vasculatura arteriolar pulmonar provoca aumento da resistência vascular pulmonar e hipertensão pulmonar, que será exacerbada pela hipoxemia crônica. A gravidade da hipertensão pulmonar tem correlação com a gravidade da FC. Vasoconstrição pulmonar crônica decorrente da hipóxia resulta em muscularização da árvore vascular arterial pulmonar, o que, por sua vez, acarreta *cor pulmonale*, embora o crescimento inicial do ventrículo direito seja considerado como uma adaptação benéfica ao aumento da resistência ao fluxo sanguíneo pulmonar. Nessa população, o oxigênio é o único tratamento efetivo para a hipertensão pulmonar e a melhora do desempenho do ventrículo direito.[19]

A principal manifestação gastrintestinal da FC é a má absorção e a esteatorreia decorrente da disfunção pancreática gerada pela obstrução de dutos pancreáticos com as secreções exócrinas viscosas. Desnutrição e deficiências de vitaminas lipossolúveis, como a vitamina K, podem aumentar o risco de sangramento do paciente, se tal aspecto não for levado em consideração. Intolerância à glicose em decorrência de disfunção pancreática (comprometimento da função endócrina) é também ocorrência comum, podendo haver necessidade de insulinoterapia. Nessa população, também foi observado aumento na incidência de doença do refluxo gastroesofágico (DRGE).[20]

A preparação para anestesia deve se concentrar na avaliação do quadro pulmonar do paciente. Em determinados pacientes, é possível ser observada, de um dia para outro, uma deterioração significativa decorrente do aumento das secreções respiratórias ou da infecção. Se possível, a cirurgia deverá ser adiada, a menos que o paciente esteja em um nível basal de saúde. Os testes/exames pré-operatórios devem incluir uma radiografia torácica recente para diagnóstico de pneumotórax, processos pneumônicos ou doença bolhosa. Em uma série de pacientes com FC, 16% tinham pneumotórax assintomático. Assim, a radiografia torácica será essencial nesses pacientes.[18] Estudos da coagulação, como o tempo de protrombina e de tromboplastina parcial, podem oferecer informações concernentes à coagulopatia resultante de deficiência de vitamina K ou desnutrição geral. Pré-medicações sedativas deverão ser administradas apenas se houver absoluta necessidade por causa do risco de exacerbação do comprometimento respiratório pré-existente e, mesmo assim, sob cuidadosa observação, com administração de oxigênio suplementar para minimizar o risco de dessaturação. Todos os pacientes padecendo de FC devem ser questionados com relação a sintomas consistentes com DRGE. Se tais sintomas estiverem presentes, deverá ser considerada a prescrição de pré-medicações apropriadas e a tomada de precauções contra aspiração, como a indução em sequência rápida, embora pacientes com FC possam dessaturar rapidamente se estiverem apneicos.

Basicamente, a escolha da técnica anestésica será determinada pelo procedimento marcado, embora as técnicas regionais ofereçam certas vantagens. A não manipulação das vias aéreas diminuirá o risco de broncospasmo e de aspiração. O não uso da ventilação com pressão positiva diminuirá a incidência de formação de pneumotórax perioperatório. Se for escolhida uma técnica regional de ação prolongada ou contínua, irão diminuir as necessidades de opioides no pós-operatório. O risco de insuficiência respiratória no pós-operatório poderá ser menor em pacientes tratados com técnicas anestésicas regionais, embora esse tópico não tenha sido rigorosamente estudado.

O plano para a anestesia geral deve levar em consideração o maior risco de aspiração (por causa de DRGE) e de broncospasmo. Probabilidade de sinusite crônica e presença de pólipos nos seios paranasais são razões para que se evite a manipulação nasal, se possível. Uma indução em sequência rápida precedida por antagonistas de H_2 e antiácidos não particulados poderá ajudar a minimizar a probabilidade e as consequências da aspiração pulmonar de conteúdo gástrico. Mas o uso da indução de sequência rápida poderá resultar em um descontrole hemodinâmico sistêmico e pulmonar, e seu uso deve equilibrar os riscos para as vias aéreas com o risco de instabilidade cardiovascular. Em casos avançados de FC, a ventilação com pressão positiva é preferível à ventilação espontânea, devido ao risco de fadiga respiratória e de volumes correntes marginais. A FC é um processo obstrutivo, e pode ser necessário tempos expiratórios prolongados, bem como umidificação dos gases inspirados e minimização das pressões de pico nas vias aéreas, objetivando a redução do risco de barotrauma e de pneumotórax. Também pode ser necessário baixas frequências respiratórias e volumes correntes menores que o habitual. O óxido nitroso deve ser usado com cautela, por causa do maior risco de formação de pneumotórax com a ventilação com pressão positiva e também pela provável presença de numerosas bolhas.

DOENÇAS INFILTRATIVAS E INTERSTICIAIS

Pneumonia em organização com bronquiolite obliterante

Pneumonia em organização com bronquiolite obliterante (POBO) é uma doença pulmonar inflamatória de etiologia desconhecida. A POBO foi associada a transplantes de medula óssea, embora a sua incidência seja muito baixa nessa população.[21] Não foi ainda conclusivamente determinado se a POBO é mais do que um achado incidental. Essa doença resulta da formação de tecido de granulação, que promove obstrução dos lumens das pequenas vias aéreas e se estende até os alvéolos. A formação de tecido de granulação está associada à proliferação de tecido conjuntivo, exsudatos fibrinosos e inflamação das paredes alveolares e das vias aéreas. Essas alterações resultam em um quadro clínico que se apresenta como uma enfermidade parecida com a gripe comum, acompanhada por tosse e dispneia. A POBO compartilha muitas características da fibrose pulmonar idiopática, com a diferença mais significativa sendo a reversibilidade das alterações fibrinosas em pacientes com POBO, graças à preservação da arquitetura pulmonar.[21]

É comum o uso de corticosteroides, embora em alguns casos ocorram curas espontâneas. De forma característica, o tratamento se prolonga por um ano, ocorrendo resolução dos sintomas ao final do terceiro mês de tratamento. Pode haver recorrência dos sintomas, particularmente se o curso dos corticosteroides não foi completado. Outros agentes, como eritromicina e ciclofosfamida, foram utilizados como tratamento, embora suas eficácias não tenham sido devidamente estabelecidas. No caso de pacientes medicados com ciclofosfamida, deve-se ter em mente o risco de leucopenia e, mais raramente, trombocitopenia ou anemia.

A avaliação radiológica é consistente com uma pneumonia em organização com consolidação maculosa em uma distribuição periférica difusa. Derrames constituem achado raro. Caracteristicamente, a espirometria demonstra um padrão restritivo, embora seja possível encontrar um componente obstrutivo. É comum a ocorrência de redução da capacidade de difusão e de aumento no gradiente de oxigênio alveolar-arterial. O diagnóstico definitivo dependerá da biópsia pulmonar, tipicamente realizada com a ajuda da toracoscopia.

Em virtude do elevado percentual de sucesso no tratamento de POBO e também do fato de que se pode observar tipicamente uma melhora dramática depois de algumas semanas de tratamento com prednisona, é improvável que muitos pacientes se apresentem para a cirurgia com comprometimento respiratório. Esses fatores também sugerem que pode ser prudente adiar todas as cirurgias (exceto as de maior urgência) em pacientes que estão apenas começando o tratamento para POBO. De modo característico, a revisão das radiografias e espirometrias recentes, juntamente com o histórico e o exame físico, proporcionará informação o suficiente para que se possa saber se a função pulmonar do paciente foi otimizada para procedimentos eletivos. No caso de a cirurgia ser considerada de emergência e sem possibilidade de adiamento, as preocupações anestésicas principais terão relação com o ajuste do ventilador. Como ocorre em outras doenças pulmonares restritivas, pressões de pico elevadas podem ocorrer no caso da ventilação com pressão positiva, a menos que sejam efetuadas reduções no volume corrente. Pode ocorrer uma hipoxemia arterial rápida com apneia. O uso de baixos níveis de PEEP melhorará a capacidade residual funcional e ajudará na manutenção de Pa_{O_2}. Pode ser necessário continuar a PEEP ou a pressão positiva nas vias aéreas no período pós-operatório para manter a capacidade residual funcional.

Hemossiderose pulmonar idiopática

Hemossiderose pulmonar idiopática (HPI) é um distúrbio raro e de etiologia desconhecida, que se caracteriza por hemorragia alveolar difusa, sendo um diagnóstico de exclusão. A doença é principalmente observada em bebês e crianças. Há uma associação à hipersensibilidade ao leite de vaca, doença celíaca, anemia hemolítica autoimune e diversos outros distúrbios autoimunes, como lúpus, periarterite nodosa e GW, o que sugere uma base imunológica para HPI, mas não foi estabelecida uma base firme. Clinicamente, HPI é similar à hemorragia alveolar imuno-mediada observada em síndromes como a síndrome de Goodpasture (ver a seguir) e GW, embora o envolvimento extrapulmonar não esteja presente como nesses distúrbios citados. Hemoptise, anemia e infiltrados pulmonares nas radiografias torácicas são os sinais e sintomas de apresentação comuns. O curso clínico da HPI é variável; há alguns relatos de remissão espontânea. Outros pacientes morrerão subitamente de hemorragia alveolar grave ou mais gradualmente por insuficiência respiratória dentro de três anos a contar da apresentação inicial. Como resultado da hemorragia recorrente, seguir-se-ão fibrose com doença pulmonar restritiva e, eventualmente, hipertensão pulmonar e *cor pulmonale* (Tab. 4.11).

Corticosteroides constituem o ponto chave do tratamento para HPI. Embora não se compreenda ainda a eficácia a longo prazo do tratamento por corticosteroides em pacientes com HPI, essa é ainda a melhor opção disponível. Comumente, haverá necessidade de tratamento durante longos períodos, ou mesmo durante toda a vida do paciente, e deve ser considerada a possibilidade de complicações decorrentes do tratamento com corticosteroides; isso levou os médicos a minimizar as doses. Contudo, tal procedimento aumenta o risco de recorrência. Tratamentos com plasmaferese, azatioprina e ciclofosfamida já foram tentados com algum sucesso, mas essas terapias ficam geralmente reservadas para os pacientes refratários ao tratamento com corticosteroides. A terapia definitiva é oferecida pelo transplante pulmonar duplo, embora tenha sido publicado um relato de caso de recorrência de HPI quarenta meses após o transplante.[22]

A avaliação da hemorragia alveolar em curso e a quantificação da extensão de qualquer alteração fibrótica são essenciais para a avaliação pré-operatória. A presença de dispneia ou de hemoptise proporciona um ponto de partida. As tro-

TABELA 4.11 Sequelas de hemossiderose pulmonar idiopática

	Etiologia
Hemoptise recorrente	Sangramento alveolar ativo; crianças muito jovens talvez não sejam capazes de expectorar heme
Anemia	Anemia crônica por deficiência de ferro relacionada ao sequestro de hemossiderina no interior de macrófagos alveolares
Fibrose pulmonar	Tecido cicatricial e formação de coágulos nos locais de hemorragia alveolar
Doença pulmonar restritiva	Fibrose pulmonar
Hipertensão pulmonar	Obstrução do fluxo sanguíneo pulmonar na fibrose intersticial
Cor pulmonale	Fibrose pulmonar e hipertensão

cas de gases ficam prejudicadas pela hemorragia alveolar em curso, e ocorre aumento na necessidade de transfusão no período perioperatório, devido à perda aguda e crônica de eritrócitos. Será prudente adiar a cirurgia eletiva até que tenha sido resolvida a hemorragia alveolar ativa. A avaliação de radiografias torácicas recentes em busca de infiltrados alveolares bilaterais ou de infiltrados novos ou em mudança ajudará a identificar uma hemorragia alveolar em curso. É comum que esses infiltrados desapareçam uma a duas semanas depois da parada do sangramento. Poderá ser observado um pulmão em colmeia, caso tenha ocorrido fibrose. É recomendável uma espirometria pré-operatória, porque forma-se um padrão restritivo ao longo do curso da doença. Caso esteja ocorrendo sangramento ativo, a capacidade de difusão estará artificialmente elevada, devido à absorção pela hemoglobina intra-alveolar. É frequente a ocorrência de anemia devida à hemorragia alveolar em curso, sendo essencial a determinação do nível sérico de hemoglobina.

Caso intubação faça parte do plano anestésico, deverá ser empregado o maior TET possível para facilitar a broncoscopia (se houver necessidade) e a toalete pulmonar adequada. Como ocorre com outros processos restritivos, ocorrerão pressões mais elevadas nas vias aéreas, a menos que seja selecionado um volume corrente reduzido. Nesse cenário, aumenta o risco de pneumotórax. Corticosteroides e outros tratamentos para HPI deverão ter continuidade ao longo de todo o período pré-operatório.

Pneumonia eosinofílica crônica

Pneumonia eosinofílica crônica (PEC) é um distúrbio raro de etiologia desconhecida, caracterizado por sintomas respiratórios subagudos causados por infiltração dos alvéolos e interstício por um processo inflamatório rico em eosinófilos. Para que o diagnóstico seja estabelecido, não deve haver causa identificável para a pneumonia, como infecção ou sarcoidose. É mais provável a ocorrência de PEC em mulheres, sendo com frequência precedida pelo surgimento de asma de início no adulto. Os sintomas de apresentação comuns incluem queixas constitucionais, como sudorese noturna, perda de peso, febre e tosse. Caso não haja tratamento, poderá ocorrer progressão até dispneia. As radiografias torácicas podem demonstrar infiltrados periféricos densos, que foram descritos como "negativo fotográfico do edema pulmonar".[23] Normalmente, a espirometria em um paciente sintomático não tratado revela um padrão restritivo. A capacidade de difusão fica reduzida. Se também estiver presente broncoespasmo, o quadro poderá estar mesclado com um componente obstrutivo reversível.

Corticosteroides são utilizados no tratamento da PEC, sendo muito efetivos. Com frequência, pode-se observar melhora dos sintomas em 1 a 3 dias, ocorrendo resolução radiográfica ao longo de alguns meses. Infelizmente, tão logo tenha sido descontinuado o tratamento com corticosteroides, a recorrência é comum e, assim, talvez haja necessidade de tratamento pelo restante da vida do paciente. Pacientes com PEC apresentando asma concorrentemente parecem ter um percentual de recorrência mais baixo. Foi sugerido que esse efeito pode ser decorrente do uso de corticosteroides inalatórios como parte do tratamento para a asma.[24] Em razão da eficácia da terapia com corticosteroides, o prognóstico para PEC é excelente.

Se houver qualquer possibilidade, a cirurgia deverá ser adiada até que o paciente com PEC tenha sido tratado com corticosteroides, com a resolução de seus sintomas. Em geral, há necessidade de 7 a 14 dias para que seja obtida uma resolução completa. No caso de uma cirurgia de emergência, as alterações fisiopatológicas observadas em pacientes com PEC são semelhantes às de qualquer outra pneumonia. A febre poderá resultar em redução do volume intravascular e em aceleração da taxa metabólica. A ressuscitação com líquidos, para restauração da euvolemia antes da indução, diminuirá o risco de instabilidade hemodinâmica. A taxa metabólica acelerada e o aumento da fração do desvio (*shunt*) em decorrência da perfusão de alvéolos inflamados aumentarão a velocidade de dessaturação por ocasião da indução, diante de um quadro apneico. Assim, passam a ser essenciais uma pré-oxigenação excelente e a pronta garantia de uma via aérea. O tratamento ventilatório intraoperatório deve ser individualizado na tentativa de minimizar as pressões nas vias aéreas, ao mesmo tempo em que sejam fornecidos volumes adequados. Caso esteja presente um componente obstrutivo, a terapia de broncodilatação poderá ajudar e, talvez, haja necessidade de prolongar os tempos expiratórios. Deve-se utilizar PEEP cautelosamente, porque esse procedimento poderá desviar o fluxo sanguíneo dos alvéolos ventilados e aumentar a fração de shunt. Pode ocorrer supressão adrenal, porque muitos desses pacientes estão em tratamento com corticosteroides por longos períodos; portanto, deve-se considerar o uso de corticosteroides no perioperatório.

Síndrome de Goodpasture

Síndrome de Goodpasture (SG) é um distúrbio autoimune que afeta os pulmões e os rins. A SG é causada pela circulação de anticorpos antimembrana basal glomerular (anti-

GBM) que se ligam à membrana basal vascular nos pulmões e rins e resultam em uma reação autoimune. O resultado final é uma glomerulonefrite de rápida progressão, que com frequência se faz acompanhar por vasculite e hemorragia pulmonar. A incidência é de cerca de 1:100.000, e os dois gêneros são igualmente afetados. Acredita-se que fatores genéticos aumentem a probabilidade de ocorrência de SG, embora fatores ambientais, como fumo, infecção, lesão por inalação, sobrecarga de volume e exposição a altas concentrações de oxigênio, aumentem as probabilidades de ocorrência de hemorragia pulmonar.[25,26] O componente genético de SG ainda não foi devidamente definido. Mas há maior ocorrência (88%) de HLA-DR2 em pacientes com doença anti-GBM, em comparação com controles (30%). Também é maior a incidência da doença em gêmeos, irmãos e primos de indivíduos com SG. A herança de certas variantes alélicas da cadeia pesada da imunoglobulina também aumenta a suscetibilidade à doença anti-GBM.[26] O surgimento da doença é dramático, ocorrendo subitamente hemoptise, dispneia e insuficiência renal (Tab. 4.12). Hipertensão de surgimento recente também pode fazer parte da apresentação. Há necessidade de uma biópsia renal para o estabelecimento do diagnóstico e a diferenciação entre SG e doenças vasculares colagenosas (p. ex., GW).

Por causa do surgimento súbito e da gravidade da doença, o tratamento inicial com frequência requer hemodiálise e ventilação mecânica. Caso o paciente sobreviva à fase aguda, altas doses de corticosteroides e de ciclofosfamida induzirão imunossupressão, sendo feita também plasmaferese para eliminação do complemento e dos anticorpos anti-GBM. Geralmente o tratamento se prolonga por 3 a 6 meses, e os sintomas são resolvidos dentro dos primeiros 2 meses. Doença renal de estágio final é uma complicação comum, podendo ser necessário um transplante de rim. O diagnóstico e o tratamento precoces têm forte correlação com resultados mais favoráveis.

Se possível, a cirurgia deverá ser adiada até que o tratamento clínico tenha sido implantado e tenha ocorrido resolução do envolvimento pulmonar. Em toda probabilidade, ainda estará presente alguma insuficiência (senão falência) renal. A avaliação pré-operatória deverá incluir determinações de nitrogênio da ureia sanguínea e de creatinina, além da urinálise para a avaliação da função renal. Os sintomas do paciente e seu estado clínico no momento da operação ditarão a extensão da avaliação pulmonar necessária. Essa avaliação pode consistir de radiografia torácica, análise dos GSAs, espirometria e capacidade de difusão para quantificação da extensão e significância da hemorragia pulmonar.[27] Caso esteja ocorrendo envolvimento pulmonar, na espirometria será comum a presença de hipoxemia e de um defeito restritivo. Num paciente típico, a radiografia torácica revelará infiltrados alveolares bilaterais difusos decorrentes da hemorragia pulmonar. Também é característica uma anemia microcítica causada pela hemorragia em curso.

Oxigenação é o desafio principal do tratamento anestésico de pacientes com SG ativa. No caso de ocorrência de hemorragia alveolar, os pacientes não exibirão apenas comprometimento das trocas gasosas no nível alveolar, mas com grande probabilidade também estarão anêmicos. Esses fatores contribuirão para a diminuição da oferta de oxigênio aos tecidos. A exposição dos pulmões ao aumento da tensão de oxigênio e a pressões elevadas nas vias aéreas poderá exacerbar a hemorragia alveolar. Tais tensões, juntamente com uma ressuscitação líquida evidentemente agressiva, deverão ser evitadas em todos os pacientes com SG para que seja minimizado o risco de novas lesões pulmonares mediadas pelos anticorpos anti-GBM. Há indicação de um cateter intra-arterial em pacientes com qualquer quadro maior do que uma doença leve. Em casos de cirurgias maiores em pacientes com comprometimento pulmonar significativo, a utilização de um cateter de artéria pulmonar ou a ecocardiografia transesofágica poderão ajudar na orientação da ressuscitação e do tratamento hemodinâmico. Na seleção de agentes anestésicos e de outros medicamentos, leva-se em consideração a função renal; portanto, deverão ser evitados quaisquer agentes potencialmente nefrotóxicos. Deve-se alterar a dosagem de agentes que dependam da excreção renal com base no *clearance* de creatinina.

TABELA 4.12 Sinais e sintomas observados na síndrome de Goodpasture

Dispneia
Fadiga e fraqueza
Hematúria
Oligúria
Hemoptise
Anemia
Hipertensão
Azotemia
Proteinúria

Proteinose alveolar pulmonar

Proteinose alveolar pulmonar (PAP) é um distúrbio raro caracterizado pelo acúmulo de uma substância rica em lipoproteína nos alvéolos. Parecem existir três formas distintas desse distúrbio. A PAP congênita, que se apresenta na infância, é causada por mutações nos genes codificadores para proteínas surfactantes. Há um defeito na proteína B associada a surfactante (SP-B), que resulta no acúmulo de material similar a surfactante nos alvéolos.[28] A forma secundária envolve a diminuição da atividade dos macrófagos alveolares, comprometimento funcional ou redução numérica, que pode estar associada à imunossupressão, distúrbios mieloides e malignidades hematológicas, infecção ou inalação de emanações nocivas (i. e., fumaça). Também existe uma categorização idiopática, que não se encaixa nas duas categorias citadas acima, e é responsável por 90% dos casos.[29] Acredita-se que a PAP idiopática seja decorrente da redução da eliminação do surfactante. O material proteináceo encontrado nos pulmões de pacientes com PAP é surfactante. Tipicamente, os pacientes se apresentam com surgimento gradual de tosse e de uma dispneia que piora com o esforço. Também podem estar presentes dor torácica, febre e hemoptise. Os pacientes também podem exibir baqueteamento, cianose e estertores. Para que seja obtido um diagnóstico definitivo de PAP, haverá necessidade de biópsia transbrônquica ou de pulmão aberto. O curso clínico da PAP é variável. Alguns pacientes exibem melhora espontânea ou remissão; outros vivenciam sintomas persistentes, porém estáveis. Outro curso clínico possível é uma progressão contínua da doença, com uma hipóxia que piora e aumento do risco de infecção.

Normalmente, as radiografias torácicas demonstram infiltrados peri-hilares bilaterais que se estendem até a periferia, numa distribuição "em borboleta" ou "em asas de morcego", sugestiva de edema pulmonar.[30] O aspecto da radiografia torácica pode se revelar desproporcionado em relação à gravidade dos sintomas vivenciados pelo paciente. Os achados de TC de alta resolução tendem a se relacionar mais intimamente com o quadro clínico. As provas de função pulmonar (PFPs) revelam com frequência um leve padrão restritivo, com grave redução na capacidade de difusão. A análise dos GSAs demonstra hipoxemia e aumento do gradiente alveolo-arterial, em decorrência do shunt interpulmonar.[29]

O tratamento para a PAP congênita é adjuvante; o único tratamento definitivo atualmente disponível é o transplante de pulmão. Em geral, a PAP secundária desaparecerá com o tratamento do distúrbio subjacente. A lavagem pulmonar total, também conhecida como lavagem broncopulmonar (LBP), tem sido utilizada no tratamento de PAP adquirida nos últimos 40 anos e ainda é o padrão terapêutico atual. Mais recentemente, foram publicados relatos de lavagem lobar com broncoscópios de fibra óptica no tratamento de pacientes com PAP.[31] Essa última abordagem consome muito tempo e é considerada desconfortável para o paciente, mas pode ser extremamente útil para aqueles que não podem tolerar a lavagem pulmonar total ou a necessária anestesia geral.

Um paciente com incapacitação moderada a grave por causa de PAP deve ser avaliado para a necessidade de LBP antes que seja realizado qualquer procedimento cirúrgico eletivo. Os cuidados com os pacientes que foram submetidos a LBP constituem tarefa significativamente mais fácil se o pulmão contralateral foi recentemente submetido a um procedimento de lavagem, porque isso melhorará dramaticamente a oxigenação durante a ventilação monopulmonar, o que é necessário para que o procedimento seja realizado. Os exames pré-operatórios devem ser orientados pelo nível de dispneia do paciente, pela sua saturação de oxigênio basal e pelo tempo transcorrido desde a realização da última LBP. Em pacientes com sintomas mais graves, fica indicada uma análise pré-operatória dos GSAs ou uma análise da saturação arterial em repouso com o ar ambiente. É improvável que a radiografia torácica tenha utilidade na avaliação da extensão da doença.

A LBP depende de um anestésico geral e da aplicação de TET de duplo lúmen. É comum que ocorra rápida queda na saturação de oxigênio na indução, tornando fundamental uma excelente pré-oxigenação e uma aplicação apropriada de TET de duplo lúmen. Um cateter intra-arterial terá utilidade na monitoração da oxigenação do paciente e na sua resposta hemodinâmica ao procedimento. É também apropriada a confirmação do posicionamento correto do TET por visualização com fibroscópio. É essencial que seja feito um teste para vazamentos (que permitiriam a contaminação do pulmão ventilado por derramamento do líquido de lavagem). Em seguida, o pulmão não ventilado deve ser repetidamente lavado com salina, enquanto a parede torácica ipsilateral será mecanicamente percutida. O procedimento é repetido até que a salina drenada esteja praticamente limpa, indicando a remoção da maior parte do material lipoproteináceo. O líquido utilizado na lavagem deve ser aquecido para que diminua o risco de hipotermia; além disso, o volume da drenagem e também a presença de bolhas deverão ser cuidadosamente monitorados para que haja garantia do isolamento do pulmão contralateral. A oxigenação deverá melhorar durante a instilação de líquido, à medida que for aumentando a pressão alveolar. Isso resultará em menor perfusão para o pulmão lavado (e que não está sendo ventilado); portanto, ocorrerá melhora do equilíbrio geral entre ventilação-perfusão. É mais provável que venha a ocorrer hipóxia durante as fases de drenagem do procedimento, quando ocorre aumento no shunt intrapulmonar por causa da dramática queda na pressão alveolar. Também podem ocorrer alterações hemodinâmicas significativas durante a infusão da salina no pulmão. Não é rara a ocorrência de hipotensão, bem como o aumento na pressão venosa central e na pressão capilar pulmonar encunhada. O uso da ecocardiografia transesofágica sugeriu que essas alterações eram decorrentes de um comprometimento do retorno venoso para o lado esquerdo do coração.[32] Supõe-se que a infusão de salina comprima os capilares alveolares, aumentando a resistência vascular pulmonar e resultando em aumento da pressão venosa central, ao mesmo tempo em que também causa diminuição do débito cardíaco no lado esquerdo, graças à redução do fluxo sanguíneo para o ventrículo esquerdo. Em alguns casos, o pulmão contralateral poderá ser lavado durante a mesma anestesia, embora não seja incomum uma espera de alguns dias entre os tratamentos. A LBP poderá resultar em melhora prolongada, de 12 a 18 meses, antes que haja novamente necessidade desse procedimento.

Sarcoidose

Sarcoidose é uma doença granulomatosa crônica de etiologia desconhecida, que pode envolver praticamente qualquer sistema do organismo. Geralmente, o diagnóstico é firmado na primeira metade da vida adulta; nos Estados Unidos a ocorrência é de 20 a 50 por 100.000 habitantes, e a incidência é maior em afro-americanos, pessoas com descendência na Europa setentrional e mulheres. A taxa de mortalidade anual de pacientes com sarcoide é baixa, mas torna-se aumentada pelo envolvimento cardíaco[33] ou neurológico[34] sintomático. A apresentação inicial de sarcoide irá variar, dependendo dos sistemas afetados. Com frequência, radiografias torácicas anormais em indivíduos assintomáticos levantam suspeitas. As lesões responsáveis pela sarcoidose são granulomas não caseosos, que podem desaparecer espontaneamente ou evoluir para fibrose.

A vasta maioria dos pacientes com sarcoidose exibe envolvimento pulmonar. Muitos são assintomáticos, enquanto que outros terão queixas inespecíficas, como dor no peito, dispneia e tosse não produtiva. As anormalidades radiográficas progridem de uma adenopatia hilar bilateral para a infiltração pulmonar difusa e, nos casos graves, para fibrose pulmonar. Com frequência, as PFPs demonstram doença restritiva, com redução dos volumes e da capacidade de difusão. Em alguns casos, também pode estar presente um padrão obstrutivo, por causa da estenose nas vias aéreas. Em casos mais avançados, a análise dos GSAs revela hipoxemia e aumento no gradiente alveolar-arterial. Os sintomas cardíacos ocorrem em número significativo de pacientes com sarcoidose. Alguns desses sintomas são resultantes de granulomas do miocárdio e outros são secundários à doença do sistema respiratório. São achados possíveis as anormalidades da condução (bloqueio cardíaco completo, bloqueio do ramo do feixe, ou bloqueio AV de primeiro grau), as arritmias ventriculares, a insuficiência cardíaca congestiva, a pericardite, a taquicardia supraventricular, os aneurismas ventriculares e a morte súbita.[33]

Os achados neurológicos são raros em pacientes com sarcoidose, embora todo o sistema nervoso esteja em risco. As possíveis manifestações de envolvimento neurológico incluem convulsões, demência progressiva, diabetes insípido, hidrocefalia e mononeuropatia aguda. Neuropatia do nervo facial é a mais comum das lesões neurológicas e, habitualmente, tem curso benigno.[34]

Também há o potencial para o envolvimento das vias aéreas. Isso ocorre em aproximadamente 5% dos pacientes com sarcoidose.[35] Os sintomas podem ser dispneia, disfagia, dor na garganta, rouquidão, voz débil, ou estridor. Quase todas as lesões são supraglóticas, envolvendo a epiglote, pregas ariepiglóticas e aritenoides.[36] Essas lesões podem resultar em comprometimento das vias aéreas e, raramente, na necessidade de traqueostomia. Também foi comunicada a ocorrência de paralisia das cordas vocais, causada pela neuropatia do nervo laríngeo recorrente provocada por linfadenopatia mediastinal sarcoide.[37] Não é raro o encontro de uma paciente grávida com história de sarcoide, porque essa doença ocorre com maior frequência em mulheres na idade fértil. Mas, em geral, a gravidez tende a melhorar os sintomas ligados à sarcoidose. Supõe-se que isso ocorra graças ao aumento dos níveis de cortisol durante a gravidez.[38]

Com frequência, há necessidade de corticosteroides para o tratamento de sarcoide. Ao que parece, corticosteroides sistêmicos melhoram ou abreviam a duração da maioria dos sintomas ligados à sarcoidose. Pela natureza recidivante e remitente da doença, é difícil verificar a eficácia desse tratamento. Como ocorre com frequência, o diagnóstico e cuidado precoces aparentemente aumentam a probabilidade de um tratamento bem-sucedido. Na terapia desses pacientes, também podem ser utilizados radioterapia e imunossupressores, como ciclofosfamida e azatioprina. Radiografias torácicas seriadas, PFPs e níveis da enzima conversora da angiotensina (ECA) podem ser usados para o acompanhamento do progresso do paciente. Ao que parece, ocorre síntese de ECA sérica no interior dos granulomas sarcoides. Níveis elevados dessa enzima estão associados a uma infiltração pulmonar mais grave, e níveis mais baixos são observados nos períodos de inatividade da doença. As tendências percebidas em determinado paciente são mais importantes do que o nível absoluto de ECA. Podem ocorrer anormalidades do ritmo cardíaco como resultado de cardiopatia sarcoide; tais situações talvez exijam a colocação de um marca-passo ou desfibrilador cardíaco implantável, além de outros meios terapêuticos para arritmia, miocardiopatia e insuficiência cardíaca.

A preparação para a anestesia em um paciente com história de sarcoidose deve se concentrar nas vias aéreas e na função pulmonar, além de uma revisão de outros sistemas do organismo que tenham sido afetados no paciente em questão. É recomendável uma revisão das radiografias torácicas recentes, juntamente com PFPs. Se houver história de dispneia significativa, justificar-se-á uma análise dos GSAs. A triagem para envolvimento das vias aéreas poderá ser realizada por um questionamento acerca de disfagia, rouquidão, ou dor na garganta. Em caso de suspeita, uma avaliação por laringoscopia indireta e, em caso de necessidade, TC da cabeça e pescoço proporcionarão os dados anatômicos necessários. Edema das estruturas supraglóticas pode aumentar a dificuldade da intubação e tornar maior o risco de comprometimento respiratório pós-operatório. Pode ser medida apropriada o adiamento da cirurgia a fim de ganhar tempo para um tratamento adequado com corticosteroides. Outros testes/exames pré-operatórios serão determinados pelo histórico do paciente, e eletrocardiografia e ecocardiografia, caso esteja presente envolvimento cardíaco ou fibrose pulmonar avançada. Todo tratamento cardíaco em andamento deverá ter continuidade no período perioperatório. Devido à natureza esporádica dos sintomas neurológicos, será aconselhável um exame neurológico completo durante a avaliação pré-operatória para ajudar na diferenciação entre deficiências existentes e aquelas resultantes das intervenções anestésicas, da cirurgia, ou do posicionamento para a cirurgia. Também ocorre envolvimento renal, tornando aconselhável a revisão dos dados recentes de eletrólitos e da função renal.

O controle intraoperatório de um paciente sintomático nada deverá revelar de especial, sendo poucas as mudanças no plano anestésico, em comparação com um indivíduo saudável a ser submetido ao mesmo procedimento. A presença de doença pulmonar restritiva significativa exigirá alteração no controle da ventilação e uma consideração sobre a necessidade de suporte ventilatório pós-operatório. Um cateter intra-arterial terá utilidade no controle da oxigenação e da ventilação, além de permitir a minuciosa observação e a detecção precoce de qualquer instabilidade hemodinâmica. No tratamento de pacientes com fibrose pulmonar significativa, o emprego de um cateter de artéria pulmonar ou o uso da ecocardiografia transesofágica poderão ajudar na orientação da ressuscitação e do controle hemodinâmico. Em pacientes com sarcoidose e um desfibrilador cardíaco implantável, talvez seja necessária a inativação desses aparelhos para que não haja interferência com as unidades de eletrocauterização, embora os dispositivos modernos demonstrem menor propensão para esse problema. Nessas circunstâncias, devem ser aplicadas placas de desfibrilador durante o período de inativação; com isso, em caso de necessidade, será possível fazer estimulação (i. e., *pacing*) e desfibrilação cardíaca. O controle das vias aéreas será ditado pela avaliação pré-operatória; ocasionalmente, poderá ser necessária a traqueostomia eletiva ou a intubação com fibroscopia e com o paciente desperto. Deve-se incentivar a continuidade da terapia com corticosteroides, incluindo a administração de doses de estresse.

Lúpus eritematoso sistêmico

Lúpus eritematoso sistêmico (LES) é uma doença do tecido conjuntivo resultante da ação de autoanticorpos orientados para antígenos nucleares celulares existentes em diversos sistemas do organismo. Desconhece-se a causa de LES. Essa doença pode ocorrer em qualquer pessoa, mas afeta mais comumente mulheres em idade fértil. Na América do Norte, estima-se que sua incidência seja de 40 por 100.000 habitantes.

A artrite é a manifestação clínica mais comum de LES. Entre outros sinais e sintomas comuns, estão as lesões cutâneas, como o eritema malar em asa de borboleta, o fenômeno de Raynaud, as úlceras orais e a faringite não infecciosa recorrente. Anemia, trombocitopenia, leucopenia e aumento na incidência de formação de trombos são sequelas hematológicas possíveis. O envolvimento renal, na forma de glomerulonefrite, tem curso altamente variável. Os achados neurológicos incluem disfunção cognitiva, enxaquecas e convulsões. Pericardite, pequenos derrames pericárdicos, anormalidades valvulares e endocardite representam a maioria das manifestações cardíacas do LES. Pode ocorrer insuficiência cardíaca congestiva, mas tipicamente não será resultado da miocardiopatia.[39] Em geral, o tratamento está direcionado para os sintomas específicos. São exemplos os agentes anti-inflamatórios não esteroides (AAINEs) para dores artríticas, glicocorticoides para anemia e trombocitopenia, anticonvulsivantes para as convulsões, anticoagulantes para trombose e diálise para a doença renal em estágio final. Outros tratamentos podem ser: plasmaferese, azatioprina e ciclofosfamida.

São numerosas as manifestações pulmonares do LES (Tab. 4.13). Esses problemas são diretamente resultantes de reações de autoanticorpos na vasculatura pulmonar, parênquima pulmonar e pleura. Os achados histopatológicos incluem lesão à parede alveolar, infiltração por células inflamatórias, hemorragia e membranas hialinas. Acredita-se que algumas dessas manifestações ocorram principalmente em pacientes com LES com anticorpos antifosfolípides. A presença desses anticorpos é chamada síndrome antifosfolípide (SAF), em que 50% dos casos ocorrem em pacientes com LES, embora apenas pequeno percentual de pacientes com LES tenha SAF.[40] O defeito primário em casos de SAF é a trombose arterial e venosa recorrente,[41] embora haja uma associação à hipertensão pulmonar e à hemorragia alveolar difusa. A hemorragia alveolar e a hipertensão pulmonar são manifestações particularmente sombrias, prognosticando uma mortalidade mais alta.[42]

TABELA 4.13 Manifestações pulmonares do lúpus eritematoso sistêmico

Achado	Comentário
Manifestações primárias	
Pneumonite lúpica	Mimetiza a pneumonia infecciosa aguda
Hemorragia alveolar difusa	Rara; pode estar associada à SAF
Pleurite lúpica	Pleurisia e derrame pleural são achados comuns em LES
Pneumonia intersticial	Envolve variantes linfocítica e de POBO
Hipertensão pulmonar	Parecida com HPP; associada à SAF
Bronquiolite	Rara e inexplicada
Doença pulmonar intersticial crônica	Parecida com fibrose pulmonar idiopática
Manifestações secundárias	
Embolia pulmonar	Causada por trombose recorrente com SAF
Disfunção da musculatura respiratória	Atelectasia subsegmentar; diafragma elevado, "Síndrome do pulmão encolhido"

SAF, síndrome antifosfolipídeos; POBO, pneumonia em organização com bronquite obliterante; HPP, hipertensão pulmonar primária. Dados das referências 40 a 42.

Os testes e os exames pré-operatórios devem ser direcionados para os sistemas afetados. Muitos pacientes com LES exibem manifestações leves da doença, necessitando de poucos desvios em relação à avaliação perioperatória de rotina e aos cuidados necessários para determinada operação. Será razoável fazer uma revisão dos níveis séricos de creatinina e nitrogênio da ureia sanguínea para que seja descartada a possibilidade de qualquer envolvimento renal oculto. A avaliação pulmonar poderá consistir de radiografia torácica, análise dos GSAs, e PFPs, se os sintomas atuais e a história sugerirem envolvimento pleuropulmonar. Com frequência observa-se um padrão restritivo nas PFPs, embora nos casos em que esteja presente bronquiolite também haverá obstrução. A capacidade de difusão estará diminuída quando a doença intersticial estiver presente. A capacidade de difusão ficará normal quando for corrigida para os volumes pulmonares diminuídos, se a única causa da doença pulmonar restritiva subjacente for uma disfunção muscular respiratória.[43] Pacientes com envolvimento pulmonar significativo podem necessitar de ventilação pós-operatória. O ajuste do ventilador deverá ser direcionado para o processo patológico específico do paciente: enfraquecimento diafragmático ou fibrose intersticial. Durante o período perioperatório, deve-se ter em mente que pacientes com SAF se encontram em maior risco de trombose, devendo ser tomadas as precauções apropriadas. No perioperatório, poderá haver necessidade de dosagem de corticosteroides para os pacientes com insuficiência adrenal decorrente da administração crônica desses agentes.

Fibrose pulmonar idiopática

Fibrose pulmonar idiopática (FPI), também conhecida como alveolite fibrosante criptogênica, é uma doença pulmonar intersticial de etiologia incerta. Trata-se de uma enfermidade progressiva com um tempo médio de sobrevida de 3 a 4 anos. Esse distúrbio raro tem uma prevalência de 5 por 100.000 e é mais comum em fumantes ou ex-fumantes. O paciente típico é um homem de meia-idade. O diagnóstico se baseia na presença do padrão histológico da habitual pneumonia intersticial e na exclusão de outras causas desse padrão histológico. Não ocorre envolvimento extrapulmonar. A apresentação é insidiosa, envolvendo tipicamente dispneia e uma tosse não produtiva. O exame físico revela com frequência crepitações finas nas bases pulmonares, que se expandem cefalicamente à medida que a doença avança. Baqueteamento, cianose, edema periférico e *cor pulmonale* são achados tardios. A espirometria poderá revelar um padrão restritivo; também poderão ser notadas alterações radiológicas nas radiografias torácicas ou na TC de alta resolução, consistentes com o diagnóstico.[44]

Ocorre também aumento na incidência de malignidade pulmonar em pacientes com FPI. Infelizmente, não foi ainda esclarecido se a ressecção dessas lesões aumenta a expectativa de vida nessa população.[45] Atualmente, não existe tratamento efetivo, embora seja tentada com frequência a terapia com corticosteroides e agentes citotóxicos. Hoje, existem muitas novas terapias em processo de desenvolvimento que têm como objetivo bloquear as vias fibrogênicas; essa estratégia poderá resultar em benefício (Tab. 4.14).[46] Transplante de pulmão é a única opção terapêutica disponível para pacientes com FPI. Embora tida como efetiva, o percentual de sobrevida é de apenas 49%, transcorridos cinco anos após o transplante.[47]

Caracteristicamente, pacientes com FPI que se apresentam para cirurgia estarão taquipneicos e cianóticos, com um aspecto de pessoas realmente enfermas. A avaliação pré-operatória deve consistir de uma revisão da espirometria recente e de outras PFPs. Deve-se esperar por uma diminuição dos volumes pulmonares com redução na capacidade de difusão. O desequilíbrio entre ventilação-perfusão e o comprometimento da difusão resultam em hipoxemia. Em pacientes com doença avançada, a ecocardiografia poderá revelar hipertensão pulmonar e *cor pulmonale*. Ao que parece, é grande a incidência de DRGE em pacientes com FPI.[48] É apropriado considerar o uso de pré-medicamentos para a redução do volume/acidez gástrica, bem como de uma técnica anestésica que vise minimizar o risco de aspiração pulmonar do conteúdo gástrico. Um evento de aspiração nesses pacientes poderá facilmente ser fatal. É aconselhável a utilização de um cateter intra-arterial para todos esses pacientes, exceto aqueles mais fortes que serão submetidos a pequenas cirurgias.

É muito provável que pacientes com FPI tenham que se apresentar na sala cirúrgica para uma biópsia pulmonar a fim de estabelecer o diagnóstico para o transplante de pulmão em um esforço curativo ou para a ressecção de uma neoplasia pulmonar. Comumente, esses procedimentos impõem a necessidade de ventilação monopulmonar, um desafio em pacientes com doença avançada. A utilização de um TET de duplo lúmen propiciará a capacidade adicional para fornecimento de oxigenação passiva ao pulmão não ventilado, em um esforço para a minimização da hipoxemia.

TABELA 4.14 Terapias experimentais para fibrose pulmonar idiopática

Interferon-γ 1b	Inibe a proliferação de fibroblastos e a síntese de colágeno
Pirfenidona	Inibe a síntese de colágeno e o fator de necrose tumoral α
Acetilcisteína	Estimula a síntese de glutationa

Dados de Selman M, Thannickal VJ, Pardo DA, et al.: Idiopathic pulmonary fibrosis: Pathogenesis and therapeutic approaches. *Drugs* 2004;64:405-430.

Síndrome do desconforto respiratório agudo

Síndrome do desconforto respiratório agudo (SDRA) é uma forma grave de lesão pulmonar aguda que ocorre como resultado de enfermidade subjacente ou lesão pulmonar. A SDRA pode ocorrer em 10 a 20 indivíduos por 100.000.[49] Diversos transtornos foram implicados como fatores de risco para a ocorrência de SDRA, alguns por meio de lesão pulmonar direta, outros por uma resposta inflamatória sistêmica (Tab. 4.15). A lesão subjacente é uma lesão à membrana alveolocapilar com aumento na permeabilidade alveolocapilar. Ocorre acúmulo de líquido edematoso proteináceo nos alvéolos, resultando em comprometimento da oxigenação e em pulmões pouco complacentes (i. e., rígidos). A SDRA ocorre agudamente ao longo de um a dois dias. Se o paciente estiver alerta e ventilando espontaneamente, os sinais iniciais serão ansiedade e dispneia. À medida que forem ocorrendo as alterações inflamatórias, serão percebidos taquipneia e aumento do trabalho respiratório. Há necessidade de ventilação mecânica para a manutenção da oxigenação. É comum as radiografias torácicas revelarem infiltrados alveolares bilaterais difusos muito parecidos com os achados do edema pulmonar. Não existe exame laboratorial para o diagnóstico de SDRA. Como diagnóstico clínico, os critérios para o estabelecimento do diagnóstico dessa síndrome são surgimento agudo de desconforto respiratório, necessitando de intubação e ventilação mecânica; uma relação Pao_2/FIO_2 inferior a 200; uma radiografia torácica com infiltrados bilaterais sugestivos de edema pulmonar; e a falta de evidência de ICC ou, caso tenha sido aferida, uma pressão capilar pulmonar encunhada inferior a 18 mm Hg.[50] SDRA tem elevado índice de mortalidade, que se situa na faixa de 35 a 40%. Em geral, os pacientes que sobrevivem retornam a uma função pulmonar perto de seus níveis basais. Se algum distúrbio efetivamente restar, é provável que venha a ser um distúrbio restritivo, ou uma redução na capacidade de difusão, sendo possíveis mais sequelas incapacitantes.[51]

O tratamento intraoperatório de SDRA é uma extensão do tratamento que o paciente recebe na unidade de terapia intensiva. Muitos pacientes terão alguma lesão ou enfermidade subjacente grave, que também irá exigir atenção significativa no período perioperatório. A abordagem ao ajus-

TABELA 4.15 Distúrbios clínicos associados a SDRA

Lesão pulmonar direta	Lesão pulmonar indireta
Aspiração de conteúdo gástrico	Sepse
Inalação de gases tóxicos	Trauma grave
Quase afogamento	Lesão por reperfusão
Contusões pulmonares	Transfusão maciça
Infecção pulmonar difusa	Overdose de droga

Dados de Hudson LD, Steinberg KP: Acute respiratory distress syndrome: Clinical features, management, and outcome. In Fishman AP, et al. (eds): *Fishman's Pulmonary Diseases and Disorders*. New York, McGraw-Hill, 1998, p. 2550.

te do ventilador desempenha papel significativo no índice de mortalidade de SDRA. Foi constatado que a instituição de uma ventilação de baixo volume corrente, da ordem de 4 a 6 mL/kg (peso corporal previsto) e a manutenção de pressões de platô inferiores a 30 cm H_2O reduziam a mortalidade por SDRA em quase 20%.[52] Essa abordagem pode resultar em hipercapnia e em acidose respiratória, que poderão ser tratadas com bicarbonato de sódio. Atualmente, não existem dados que sugiram um nível particular de acidose respiratória, o que é perigoso.[53] Não existe evidência clara favorecendo a ideia de que a ventilação ciclada por pressão seja superior à ciclada por volume. Há necessidade de administração de PEEP, resultando no recrutamento de alvéolos e em melhor equilíbrio entre ventilação-perfusão. Não existe nível estabelecido para PEEP que tenha se revelado superior.[54] Outras manobras, como os suspiros e a rotação periódica do paciente para a posição de pronação, podem resultar em melhor oxigenação, mas não estão associadas a melhores resultados. Com frequência, monitores invasivos já terão sido aplicados quando o paciente chegar à sala cirúrgica; caso contrário, deverá ser inserido um cateter intra-arterial. Para procedimentos envolvendo grandes desvios de líquidos, a aplicação de um cateter de artéria pulmonar ou o uso da ecocardiografia transesofágica poderá ajudar na orientação da ressuscitação e também para evitar excessos na administração de líquidos, o que poderia causar impacto adverso no quadro respiratório do paciente. Coloides como albumina e *hetastarch* (hetamido) não oferecem vantagens em comparação às soluções cristaloides, porque as membranas alveolocapilares comprometidas permitem que essas duas classes de líquidos cheguem ao espaço extravascular.

Histiocitose X pulmonar

Histiocitose X pulmonar (HXP) é também chamada de granulomatose de células de Langerhans pulmonares, sendo uma doença pulmonar intersticial incomum associada ao hábito do cigarro. Os distúrbios relacionados são a doença de Hand-Schüller-Christian e a de Letterer-Siwe. Ao que parece, o defeito primário é o acúmulo patológico de células de Langerhans em torno dos bronquíolos e da vasculatura pulmonar, acarretando na formação de granulomas e de fibrose. Quase todos os pacientes de HXP apresentam a doença no início da vida adulta e têm histórico de fumo de cigarro; homens e mulheres estão igualmente representados. Os sintomas de apresentação são inespecíficos, como tosse improdutiva, dispneia, fadiga, febre e perda de peso (Tab. 4.16). A presença de infiltrados reticulonodulares, de cistos nos lobos superior e médio e de nodos estrelados com preservação do seio costofrênico nas radiografias torácicas é altamente sugestiva de HXP. O diagnóstico é confirmado pelo lavado broncoalveolar (LBA) ou pela biópsia. Nessa população, os resultados da espirometria podem resultar em um padrão obstrutivo, restritivo, misto ou normal. A diminuição na capacidade de difusão parece ser o achado mais consistente. A limitação física também nessa população é, com frequência, desproporcionada em

TABELA 4.16 Comorbidades relacionadas ou causadas pela histiocitose X pulmonar

Sintoma	Notas
Pneumotórax espontâneo	Pode ser recorrente
Hemoptise secundária à aspergilose	Rara
Tumores pulmonares primários	A relação causal é obscura
Hipertensão pulmonar secundária	Comum, pode resultar em cor pulmonale
Diabetes insípido central	Ocorre com envolvimento do sistema nervoso central
Lesões ósseas císticas	Causam dores ósseas e fraturas patológicas

relação aos resultados da espirometria, e a presença de hipertensão pulmonar pode desempenhar papel significativo na contribuição para a redução da capacidade de exercício. Na doença avançada, as pressões arteriais pulmonares na faixa dos 60 mm Hg não são raras.[55]

O curso da HXP é imprevisível. A melhora ou mesmo a remissão completa poderá ocorrer espontaneamente ou como resultado da cessação do hábito de fumar. Um pequeno número de pacientes evoluirá para a fibrose pulmonar. Foi sugerido que idade maior do que 26 anos, relação FEV_1/FVC inferior a 0,66 e relação das capacidades do ventrículo direito/pulmonar total superior a 0,33 são fatores preditores de doença avançada e de aumento da mortalidade.[56] Corticosteroides e agentes quimioterápicos são utilizados nas tentativas de tratamento de HXP, mas com frequência a doença se mostra refratária ao tratamento. Transplantes de pulmão foram realizados com sucesso, embora haja relatos de recorrência de HXP nos pulmões transplantados de pacientes que exibiam envolvimento extrapulmonar e que retornaram ao hábito do fumo.[57]

Pacientes em remissão ou que exibam apenas sintomas leves não necessitam de avaliação pré-operatória especial ou de tratamento intraoperatório além do justificável pelo procedimento marcado. Em pacientes com doença mais avançada, é aconselhável uma revisão dos resultados das PFPs e da análise dos GSAs, e uma avaliação das pressões pulmonares por ecocardiografia ou medição direta. Com base nesses resultados, o tratamento intraoperatório deverá ser adaptado para evitar aumentos na pressão arterial pulmonar. Talvez seja necessária a utilização de um cateter arterial pulmonar para que esse objetivo seja alcançado. O risco de pneumotórax nessa população justifica um esforço no sentido de minimizar as pressões de pico nas vias aéreas. Se o diabetes insípido estiver presente, deve-se continuar o tratamento com desmopressina no período perioperatório. O potencial para fraturas patológicas decorrentes de lesões ósseas císticas exige atenção especial para o posicionamento e a proteção do paciente com almofadas. Como em todos os casos em que exista incapacitação pulmonar no pré-operatório, o potencial para suporte ventilatório pós-operatório deverá ser considerado no plano anestésico e discutido antecipadamente com o paciente.

Linfangioleiomiomatose

Linfangioleiomiomatose (LAM) é uma doença pulmonar intersticial progressiva rara, com origem desconhecida e que, com frequência, acarreta deterioração da função pulmonar e morte secundária à falência respiratória. A doença ocorre em mulheres na idade reprodutiva, sendo exacerbada pela gravidez. Também ocorre em homens e mulheres com esclerose tuberosa. O problema é resultante da proliferação do músculo liso intersticial e da formação de cistos, que obliteram as vias aéreas. Queixas de dispneia constituem o sintoma de apresentação típico. Indivíduos que sofrem de LAM ficam com os pulmões hiperinflados, com aumento na capacidade pulmonar total. Também exibem um padrão obstrutivo na espirometria. É comum a ocorrência de pneumotórax espontâneo devido à ruptura de cistos. Outra manifestação da doença é a obstrução e a eventual ruptura do duto torácico, resultando em quilotórax. Pode ocorrer hemoptise, mas isso é incomum. No início da doença, o aspecto das radiografias torácicas é normal; entretanto, na doença avançada, as radiografias se parecem com as do enfisema em estágio final. Também podem ser observadas opacidades reticulonodulares. Está presente na espirometria um padrão obstrutivo ou ocasionalmente misto, junto a um decréscimo significativo na capacidade de difusão. A capacidade de exercício ficará gravemente prejudicada devido ao desequilíbrio entre ventilação-perfusão e ao aumento do trabalho respiratório.[58] Tipicamente, a análise dos GSAs revela uma diminuição em Po_2 e Pco_2, embora o pH esteja normal.[59]

Suspeita-se que o estrogênio desempenhe algum papel na ocorrência de LAM. Essa suspeita tem origem na ocorrência quase que exclusiva da doença em mulheres na idade fértil, sua exacerbação pela gravidez e pela presença de receptores de estrogênio no tecido de biópsia. É difícil tratar com eficácia pacientes com LAM. Corticosteroides são ineficazes. As modalidades que objetivam o bloqueio dos efeitos do estrogênio têm sido um pouco mais bem-sucedidos. Essas abordagens incluem ooforectomia, progesterona e tamoxifeno. Oferece-se transplante de pulmão a pacientes com doença avançada, embora frequentemente isso seja complicado por problemas associados à doença, como aderências pleurais, quilotórax pós-operatório, pneumotórax e LAM recorrente.[60]

A avaliação pré-operatória deve consistir de uma revisão das PFPs e das radiografias torácicas recentes, bem como uma análise dos GSAs nos casos avançados. A cirurgia eletiva deverá ser adiada para depois de ter sido realizada a drenagem de algum quilotórax significativo, se presente, e que tenham sido inseridos tubos torácicos para a resolução de algum possível pneumotórax. O vazamento recorrente de linfa resulta em uma resposta imune comprometida e em perda de nutrientes, o que aumenta o risco de complicações perioperatórias; essa complicação deverá ser resolvida antes da cirurgia, por meio de um suporte nutricional enteral ou parenteral. Para pacientes com doença avançada, o controle do ventilador deverá ser similar àquele utilizado em pacientes com enfisema grave, incluindo tempos expiratórios prolongados e evitando também pressões inspiratórias elevadas. Pode ser necessário um suporte ventilatório pós-operatório se o paciente estiver com uma doença subjacente grave e passando por uma cirurgia de grande porte ou de longa duração. A utilização de um cateter intra-arterial ajudará na obtenção de GSAs seriados para a orientação do controle do ventilador.

DOENÇAS ARTRÍTICAS QUE GERAM PROBLEMAS RESPIRATÓRIOS E DAS VIAS AÉREAS

Espondilite anquilosante

Espondilite anquilosante (EA) é um processo inflamatório crônico de etiologia desconhecida, que basicamente deforma o esqueleto axial, resultando em fusão. A doença é predominantemente diagnosticada em adultos jovens; os homens têm maior probabilidade de serem afetados do que as mulheres. Nos Estados Unidos, a prevalência fica na faixa de 1 em 1000 habitantes. Parece existir um componente genético para EA, porque quase todos os indivíduos afetados são positivos para HLA-B27.

Por causa das alterações inflamatórias crônicas que ocorrem nas inserções ligamentosas junto aos ossos, as vértebras começam a crescer de maneira imbricada umas com as outras, formando protuberâncias conhecidas como sindesmófitos. Essas alterações resultam no surgimento de uma "espinha em bambu" na avaliação radiológica, com diminuição da mobilidade da coluna vertebral. Em geral, esse processo tem início nas regiões sacral e lombar, e o envolvimento cervical ocorre muito mais tarde no curso da doença. Podem ocorrer manifestações extraesqueléticas de EA, particularmente as articulares periféricas, embora em geral tais problemas sejam incomuns. Essas manifestações incluem insuficiência aórtica, anormalidades da condução cardíaca, irite, doença fibrobolhosa no lobo superior e derrames pleurais. Caso venha a ocorrer doença fibrobolhosa, será muito alto o risco de aspergiloma e de hemoptise.[61]

O envolvimento das articulações esternocostais, costovertebrais e da coluna vertebral torácica resulta em uma diminuição da mobilidade da caixa torácica em um padrão ventilatório restritivo. Embora seja comum a diminuição da tolerância ao exercício em pacientes com EA, supõe-se que isso seja decorrente do mal condicionamento, e não de um defeito pulmonar primário.[62] A limitação no movimento da caixa torácica é quase totalmente compensada pelo aumento da excursão diafragmática. Com a progressão da doença, a diminuição da tolerância ao exercício também será causada pelo processo pulmonar restritivo.

Historicamente, o tratamento de pacientes com EA era sintomático, com base e apoio em AAINEs e na fisioterapia para reduzir a dor nas costas e o enrijecimento. O uso de AAINEs para tratamento a longo prazo representa maior risco de úlceras pépticas e gastrite nessa população. Por essa razão, inibidores de COX-2 vêm sendo cada vez mais utilizados como uma alternativa. A recente controvérsia concernente à segurança cardiovascular dos inibidores de COX-2 sugere uma consideração cuidadosa dos riscos e benefícios de tal terapia. Sulfassalazina, metotrexato e corticosteroides são utilizados em casos graves. A FDA aprovou o uso de inibidores do fator de necrose tumoral no tratamento da EA. Esse novo e promissor tratamento pode ser a primeira terapia que aumentará a amplitude de movimentos em pacientes com EA.

O paciente com EA avançada representa um desafio significativo para o anestesiologista. Com frequência, esses pacientes se apresentarão para procedimentos ortopédicos nos quadris e nos joelhos. A avaliação pré-operatória deve incluir radiografias da coluna vertebral na sua parte inferior e na região cervical para avaliar a extensão da fusão. Deve-se ter cautela durante a manipulação das vias aéreas, por causa do envolvimento da coluna vertebral cervical. A redução da amplitude de movimento e problemas com a abertura da boca podem dificultar a laringoscopia direta, e uma força excessiva aplicada ao pescoço poderá resultar em fratura cervical. A subluxação atlantoaxial também está presente em um subgrupo desses pacientes.[64] Caso se tenha um quadro avançado, é recomendável uma abordagem alternativa ao controle das vias aéreas, como intubação por máscara laríngea (LMA) ou intubação com fibra óptica no paciente desperto. Em pacientes com EA, a anestesia neuroaxial é considerada um grande desafio. A ossificação dos ligamentos espinhais estreita significativamente ou oclui completamente os espaços intervertebrais, impedindo um posicionamento ideal. As alternativas já descritas como bem-sucedidas incluem uma abordagem lateral ao posicionamento da coluna vertebral[65] e a aplicação de cateteres caudais.[66]

No tratamento intraoperatório, deve-se dar atenção especial ao posicionamento por causa da inflexibilidade da coluna vertebral do paciente. A função diafragmática deve ser otimizada durante a ventilação espontânea, por causa da presença de uma caixa torácica restritiva. Esse objetivo pode ser concretizado evitando-se a posição de Trendelenburg e utilizando TETs calibrosos, sempre que possível. Deve-se evitar os bloqueios interescalênicos, que podem resultar em paralisia diafragmática ipsilateral durante um período curto. Poderão ocorrer pressões de pico mais altas com a ventilação por pressão positiva – esse efeito é esperado. Talvez não haja possibilidade de uma ventilação adequada durante a cirurgia laparoscópica, podendo ocorrer hipercarbia. Se não for excessiva, a hipercarbia poderá ser tolerada até que o procedimento tenha sido concluído. Nessa população, devem ser observados os mais rígidos critérios para extubação, porque sua enorme dependência na função diafragmática aumenta o risco de insuficiência respiratória pós-operatória, e uma reintubação de emergência representa um risco significativo de morbidade e de fracasso.

Cifose e escoliose

A escoliose é uma deformidade lateral e rotacional da coluna vertebral, que também resulta em deformidade da caixa torácica. A cifose é uma flexão anterior exagerada da coluna vertebral, resultando em um aspecto arredondado ou "em corcunda". Com frequência, esses distúrbios são observados simultaneamente, quando então são denominados cifoescoliose. A vasta maioria dos casos pode ser classificada como idiopática, congênita ou neuromuscular. A forma idiopática é a mais comum, e tem maior probabilidade de ocorrer em mulheres do que em homens. A cirurgia corretiva é realizada para escoliose nos casos em que a angulação da coluna vertebral, também conhecida como ângulo de Cobb, excede 50% da coluna vertebral torácica ou 40% da coluna vertebral lombar.[67]

A avaliação pré-operatória deve se concentrar em qualquer comprometimento cardiovascular, respiratório ou neurológico relacionado à deformidade. A frequente presença de doença pulmonar restritiva é o resultado de um estreitamento da cavidade torácica. Embora o histórico do paciente vá proporcionar uma visão significativa em relação ao nível de incapacitação, as PFPs e a análise dos GSAs são fundamentais na avaliação da extensão da restrição e da hipoxemia. Essa informação orientará as decisões concernentes ao suporte ventilatório pós-operatório. É provável que as PFPs demonstrem redução na capacidade vital e na capacidade pulmonar total, bem como um volume residual normal. A hipoxemia é resultante de um desequilíbrio entre ventilação-perfusão. Os pacientes também podem exibir hipoventilação. Em casos avançados, poderá ocorrer *cor pulmonale*, resultante da hipoxemia crônica e da hipertensão pulmonar. Essas preocupações fazem com que a eletrocardiografia, ecocardiografia e, em algumas situações, um teste de esforço sejam componentes razoáveis da bateria de exames pré-operatórios. Histórico e exame físico são suficientes para avaliar o quadro neurológico do paciente. É importante documentar qualquer déficit neurológico preexistente para diferenciar entre os déficits basais e os resultantes da cirurgia. Essa documentação também terá utilidade para que seja minimizada a possibilidade de novas lesões, secundárias ao posicionamento ou ao controle das vias aéreas. Cirurgia corretiva da coluna vertebral é o procedimento com maior probabilidade de levar esses pacientes à sala operatória. São muitas as variações para tais procedimentos, como abordagens anteriores, posteriores e combinadas, e também reparos no nível lombar e/ou torácico. Uma abordagem combinada (anterior/posterior) em uma mesma anestesia terá percentual mais alto de complicações graves, em comparação com um procedimento em estágios; assim, se houver qualquer possibilidade, será melhor evitar a abordagem combinada.[68] Muitos elementos do plano anestésico, como o posicionamento e a necessidade de ventilação monopulmonar, serão ditados pelo procedimento específico.

Apesar das diferenças nos tipos de cirurgia na coluna vertebral, são muitos os aspectos aplicáveis a todas elas. Esses procedimentos envolvem, com frequência, perda de sangue significativa, possível ventilação monopulmonar e a necessidade de hipotensão deliberada. Os pacientes padecem de doença pulmonar restritiva subjacente. Todos esses fatores fazem com que a canulização de uma via arterial e a análise dos GSAs sejam críticos para um efetivo tratamento perioperatório. A presença de doença pulmonar restritiva, em combinação com o posicionamento em pronação ou lateral, podem transformar em verdadeiro desafio a oxigenação e a ventilação com pressões de pico aceitáveis nas vias respiratórias. O uso de um aparelho de anestesia ou de ventilador capaz de oferecer ventilação com controle da pressão pode ajudar. Com base no nível de incapacitação pré-operatória, a necessidade de ventilação pós-operatória deve ser discutida com o paciente e sua família. É digno de nota que a oxigenação adequada durante a ventilação monopulmonar para abordagens torácicas anteriores poderá ser tarefa difícil. A aplicação de um TET de duplo lúmen, em vez de um bloqueador brônquico, oferece a vantagem de permitir a oxigenação passiva através do pulmão não ventilado. Contudo, esses tubos têm a desvantagem da necessidade de trocar para um TET monoluminal ao final do procedimento, no caso de haver necessidade de ventilação pós-operatória. A melhora na função pulmonar do paciente não ocorre imediatamente depois da cirurgia e, se vier a ocorrer qualquer melhora, ela poderá levar meses a anos, dependendo do procedimento.[69] Há necessidade de acesso venoso de grande calibre (central ou de outro tipo) para que fique assegurada a rápida reposição da perda de sangue ocorrida no período intraoperatório. A monitoração da pressão venosa central terá utilidade limitada nesses procedimentos, devido aos efeitos do posicionamento nos valores obtidos e à possível presença de hipertensão pulmonar e de cor pulmonale, que reduzem o valor dessa monitoração para determinação da adequação do volume intravascular. A ecocardiografia transesofágica é uma opção razoável à monitoria da situação do volume intravascular e da contratilidade cardíaca, se a posição do paciente o permitir e se houver possibilidade de tal intervenção.

Com frequência, utiliza-se monitoração da medula espinal, por exemplo, com potenciais evocados somatossensitivos (SSEPs) e, em menor grau, potenciais evocados motores (MEPs), com o objetivo de detectar trauma ou comprometimento vascular na medula espinal. Dados obtidos por ecocardiografia transesofágica e por monitoração de Svo_2 sugerem que a isquemia da medula espinal resultante da distração da coluna vertebral é resultado tanto da compressão direta da medula espinal como da diminuição do débito cardíaco e da pressão arterial, causada pela compressão da veia cava ou do coração.[70] A monitoração neurológica intraoperatória passou a ser o padrão terapêutico para procedimentos envolvendo distração significativa da coluna vertebral. Temperatura, pH e pressão arterial adequada do paciente devem ser mantidos em limites estreitos para que seja maximizada a eficácia da monitoração de SSEPs. Muito se debate acerca dos agentes anestésicos preferidos em pacientes submetidos à monitoração de SSEPs. Com frequência, a literatura é contraditória, e as preferências dos centros cirúrgicos variam muito, embora sejam populares as infusões com propofol e a aplicação de óxido nitroso. Ao que parece, o fator isoladamente mais importante é a administração de um anestésico estável com a administração mínima de doses isoladas e uma íntima comunicação com o técnico que está monitorando os potenciais evocados. Obviamente, o uso da monitoração de MEP não permitirá o uso de bloqueio neuromuscular durante o procedimento.

LESÃO PULMONAR INDUZIDA POR MEDICAÇÃO

Toxicidade por bleomicina

Bleomicina é um antibiótico antineoplásico utilizado na quimioterapia combinada para diversas malignidades, incluindo linfoma de Hodgkin, tumor de Wilms e câncer testicular. Embora seja efetiva no tratamento de infecções bacterianas e fúngicas, a bleomicina não é utilizada para essas finalidades por causa de sua citotoxicidade. O atrativo do uso desse agente em protocolos quimioterápicos combinados é a ausência de efeito mielossupressivo. Isso evita o aumento da toxicidade incidente na medula óssea, comum a outros agentes antineoplásicos. Infelizmente, a bleomicina traz consigo o risco de indução de toxicidade pulmonar, que pode resultar em fibrose pulmonar, representando risco à vida do paciente. O risco de ocorrência de toxicidade pulmonar no paciente por causa do tratamento com bleomicina parece estar ligado a vários fatores. Foi demonstrado que a dose total recebida tem relação com a extensão da toxicidade pulmonar em animais, mas essa relação é menos clara em seres humanos, não havendo consenso acerca de uma dose cumulativa que atue como um limite para o aumento do risco, embora alguns autores tenham sugerido mais de 300.000 UI.[71] Alguns estudos sugeriram administração intravascular como fator de risco, em comparação com a administração intramuscular.[72] Ao que parece, o uso conjunto de irradiação torácica e de bleomicina aumenta o risco de fibrose pulmonar induzida por esse agente do mesmo modo que a idade avançada, um histórico de tabagismo e o tratamento com outros agentes quimioterápicos que tenham toxicidades pulmonares, como bussulfano, carmustina, semustina e lomustina. O comprometimento da função renal aumenta o risco de toxicidade ao reduzir a eliminação de bleomicina do corpo.

A toxicidade pulmonar causada pela bleomicina resulta em fibrose pulmonar, em um quadro parecido ao observado em casos de FPI. Comumente, os pacientes apresentarão uma tosse improdutiva acompanhada por dispneia. A princípio, as radiografias torácicas revelam infiltrados basilares bilaterais, mas, com a continuação do processo, as radiografias assumirão um aspecto de "pulmão em colmeia". As PFPs indicarão um padrão restritivo em pacientes sintomáticos que tenham sido expostos à bleomicina.

Ao avaliar para a anestesia um paciente que tenha sido medicado com bleomicina, será essencial um questionamento centrado na função pulmonar, na presença de sintomas como tosse seca, dispneia ou redução da tolerância ao exercício, e na presença de fatores de risco como grande dose cumulativa, radiação pulmonar ou tabagismo. Se o paciente negar sintomas, é improvável que radiografias torácicas, PFPs, e análise de GSAs tenham utilidade. Em pacientes sintomáticos, será preciso obter exames que quantifiquem a sua incapacitação, planejar o tratamento perioperatório apropriado e determinar a necessidade de suporte ventilatório pós-operatório.

Um estudo referência de Goldiner et al. vem orientando o tratamento anestésico de pacientes expostos à bleomicina nos últimos 25 anos. Esse estudo implicava a hiperóxia e a sobrecarga de líquido como fatores que aumentam o risco de morbidade pulmonar e de mortalidade em pacientes que haviam sido medicados com bleomicina no passado.[73] Embora tenham sido publicados estudos subsequentes questionando essas orientações, não há razão para acreditar que o fornecimento de um FIO_2 superior ao necessário para a manutenção de uma oxigenação adequada vá resultar em qualquer benefício para esses pacientes. A única exceção a esse enfoque ocorre durante a pré-oxigenação, que é relativamente breve, antes da indução da anestesia geral.[72] Em casos nos quais a oxigenação adequada realmente depende de FiO_2 superior a 30%, é aconselhável o uso de PEEP, porque essa prática poderá facilitar a ação do oxigênio, sem que haja necessidade de níveis mais elevados de FiO_2. A fluidoterapia deverá ser conservadora, com o objetivo de manter um volume intravascular adequado e de evitar a administração excessiva de líquidos. Nessa população, não há evidência em apoio ao uso de coloides, em vez de cristaloides. Para as operações em que haja expectativa de perda de sangue significativa ou de desvios significantes de líquidos, será recomendável a utilização de cateteres intra-arteriais e venosos centrais. Não há uma resposta clara que determine o tempo, após o término do tratamento com bleomicina, no qual perdurará o risco do paciente de sofrer fibrose pulmonar, embora seja prudente minimizar FiO_2 durante um intervalo de 1 a 2 anos.

Em pacientes com toxicidade pulmonar pelo uso de bleomicina documentada, espera-se que ocorram pressões de pico superiores ao normal diante da ventilação por pressão positiva, embora esse procedimento possa ser necessário para uma oxigenação e ventilação adequadas. Devem ser observados critérios rígidos de extubação, porque os pacientes se encontram em maior risco de complicações pulmonares pós-operatórias; e o uso de medicações sedativas, que diminuem o esforço respiratório, deve ser minimizado no período pós-operatório. Se a cirurgia o permitir, poderá ser útil o uso de técnicas regionais com o uso mínimo de sedação e opioides. Deve ser incentivada uma boa toalete pulmonar pós-operatória, incluindo respirações profundas e tosse, na tentativa de minimizar a ocorrência de complicações pulmonares pós-operatórias.

DOENÇAS INFECCIOSAS

Síndrome respiratória aguda grave (SRAG)

Síndrome respiratória aguda grave (SRAG) é uma doença altamente infecciosa que, segundo se supõe, é transmitida por um coronavírus (SRAG-CoV). Essa doença resulta em pneumonia atípica, que pode progredir para a síndrome do desconforto respiratório. A identificação dessa síndrome ocorreu em 2002, e os casos iniciais surgiram no sudeste asiático. Durante o ano de 2003, a SRAG abriu caminho até a América do Norte, tendo ocorrido centenas de casos na província canadense de Ontário. No total, ocorreram mais de 8 mil casos comunicados de SRAG em todo o mundo, resultando em mais de 700 mortes. Não há uma maneira de saber se, quando ou onde poderá ocorrer outro surto, mas a familiaridade com a síndrome e os modos de conter o seu alastramento são de responsabilidade de todos os profissionais da saúde.

A SRAG é capaz de infectar indivíduos que são perfeitamente saudáveis por contato ou pela disseminação com gotículas, podendo ocorrer interpessoal ou indiretamente através do contato com superfícies contaminadas, porque o coronavírus pode viver no ambiente durante 24 a 48 horas. O vírus invade o corpo através das superfícies mucosas no trato respiratório e dos olhos. O período de incubação é de 2 a 7 dias. Os sintomas de apresentação são vagos e incluem: febre alta, tosse seca, mal-estar, mialgia e falta de ar, tipicamente progredindo para pneumonia e, em casos graves, para síndrome do desconforto respiratório dependente de ventilador. O diagnóstico se baseia em dados clínicos e epidemiológicos, porque não existe exame laboratorial disponível para detectar de maneira confiável a infecção no início do curso clínico.[74] O tratamento de pacientes infectados é basicamente adjuvante e similar àquele oferecido a qualquer outra pneumonia atípica. Nenhum dos agentes antivirais atualmente disponíveis se revelou efetivo contra SRAG-CoV.

A maior parte do contato do anestesiologista com os pacientes de SRAG ocorrerá durante o controle da via aérea para aqueles em desconforto respiratório. Tendo em vista que o anestesiologista estará em íntima proximidade com a via aérea superior do paciente, será grande o risco de exposição ao vírus. É aconselhável que o anestesiologista se cerque de precauções completas em relação ao contato: luvas descartáveis resistentes a líquidos, óculos protetores, proteção facial, duplo enluvamento, lavagem das mãos e uso de máscaras N95 (ou equivalente) que tenham sido testadas para bom encaixe.[75] As máscaras faciais e as luvas cirúrgicas comuns são completamente inadequadas. É tão importante usar o equipamento de proteção correto como removê-lo e descartá-lo de uma maneira que não vá contaminar o usuário ou outras pessoas. Algumas instituições tomaram mesmo a precaução adicional de usar sistemas de proteção pessoal (SPPs) para as pessoas envolvidas em procedimentos de alto risco com pacientes de SRAG. Essas unidades SPPs consistem de purificadores de ar elétricos acoplados a um cinto especial com filtros HEPA e um capacete leve. O uso desse equipamento depende de treinamento, além de um tempo adequado para a sua colocação. O ruído gerado pelo sistema dificulta a comunicação.[75,76] Também se deve prestar atenção em evitar a contaminação do local de trabalho do anestesista e do seu equipamento. Isso implica na colocação de filtros de alta eficiência nos ramos inspiratório e expiratório dos ventiladores e dos aparelhos de anestesia. Os participantes da operação devem ficar atentos a todos os objetos tocados ou que tenham entrado em contato com o paciente; esse material deverá ser submetido a uma limpeza apropriada ou ser devidamente descartado. Nesse tocante, poderá ser válida a manutenção de uma área de trabalho "limpa" e de outra área "suja".[76]

Doença equinocócica do pulmão

Doença equinocócica ou hidática ocorre quando um ser humano é infectado com *Echinococcus granulosus,* que é um cestoide (tênia) do cão. Os ovos do verme são expelidos junto com as fezes de cães infectados. As pessoas adquirem a infecção ao ingerirem acidentalmente os ovos. Em seguida, as larvas migram para o fígado; algumas delas terminam chegando aos pulmões e a outros tecidos. Então, os parasitas maturam, formando cistos hidáticos. O pulmão forma uma camada granulomatosa protetora em torno do cisto, que, com o passar do tempo, se tornará fibrosado. Estima-se que os cistos hidáticos cresçam 1 a 2 cm anualmente.[77] Devido à transmissão fecal-oral, essa doença é mais comum em crianças do que em adultos. Em geral, essa doença é rara na América do Norte, mas comum em outras partes do mundo. Esses cistos são, frequentemente, assintomáticos, e cistos pulmonares são muitas vezes detectados em radiografias torácicas de rotina. Os sintomas mais prováveis são tosse, dispneia, ou dor no peito. A ruptura de um cisto poderá ocorrer espontaneamente ou durante a manipulação cirúrgica. Tal ocorrência poderá resultar em uma reação anafilática ou no alastramento da doença por outros órgãos. Por essa razão, jamais deverá ser tentada a aspiração por agulha transtorácica. As radiografias torácicas revelarão uma lesão cística, que pode ter dimensões bastante consideráveis, acompanhada por uma área de pneumonite ou atelectasia. Não existe um tratamento clínico efetivo para o cisto hidático do pulmão, e a remoção cirúrgica é a opção terapêutica preferida.

Pacientes com pequenos cistos assintomáticos não precisarão de qualquer avaliação pré-operatória, além das medidas de rotina. Cistos maiores poderão resultar em comprometimento respiratório, tipicamente apresentado na forma de dispneia. A espirometria poderá revelar volumes reduzidos, devido à lesão ocupar espaço. Também podem estar presentes acidose respiratória e hipoxemia. Em casos avançados da doença, há a possibilidade de que o paciente não possa tolerar a cirurgia e a anestesia. Nessas circunstâncias muito raras, a remoção do cisto tem sido realizada com sucesso em pacientes sob anestesia epidural torácica.[78] Para pacientes considerados candidatos razoáveis para a anestesia geral, pode ser solicitada ventilação monopulmonar para a otimização da exposição cirúrgica para a ressecção do cisto. O isolamento do campo pulmonar contralateral tem o benefício adicional de diminuir o risco de contaminação, caso ocorra ruptura do cisto durante a cirurgia. Em casos nos quais a doença seja apenas unilateral, há pouca lógica em imaginar que o paciente irá ter dificuldade em tolerar a ventilação monopulmonar, pois o lado não afetado será principalmente responsável pelas trocas gasosas se o cisto for clinicamente significativo. Será apropriada a utilização de um cateter arterial, caso esteja sendo planejada a ventilação monopulmonar. É essencial a boa comunicação entre o cirurgião e o anestesista durante a drenagem e a excisão do cisto para que não ocorram vazamentos. No caso de contaminação, pode ocorrer anafilaxia, e o anestesiologista deve estar preparado para essa complicação, tendo um acesso intravenoso de grande calibre e também tendo à sua disposição imediata adrenalina, difenidramina e corticosteroides.

CONCLUSÃO

Revisamos uma série heterogênea de distúrbios pulmonares raros. As interações clínicas com os pacientes portadores desses transtornos podem variar desde uma simples biópsia excisional em um paciente assintomático com sarcoidose pulmonar, passando pela substituição do quadril em um paciente com espondilite anquilosante e até um transplante duplo de pulmão para um paciente com fibrose cística em estágio final. Assim, o espectro de possíveis procedimentos se estende desde a mera rotina até o extraordinariamente complicado. O tratamento bem-sucedido desses distúrbios irá se constituir, com frequência, em um verdadeiro desafio, tanto no campo conceitual como no técnico. O conhecimento da fisiopatologia e do tratamento do distúrbio pulmonar raro permitirá ao anestesiologista antecipar os prováveis problemas clínicos, adaptando o tratamento anestésico de modo a minimizar a possibilidade de complicações intraoperatórias e pós-operatórias.

Referências bibliográficas

1. Lawrence VA, Dhanda R, Hilsenbeck SG, Page CP: Risk of pulmonary complications after elective abdominal surgery. Chest 1996;110:744-750.
2. Ferguson MK: Preoperative assessment of pulmonary risk. Chest 1999;115(5 Suppl):58S-63S.
3. Passannante AN, Rock P: When should pulmonary function tests be performed preoperatively? In Fleisher LA: Evidence-Based Practice of Anesthesiology. Philadelphia, WB Saunders, 2004.
4. Rock P, Passannante AN: Assessment: Pulmonary. Anesthesiol Clin North Am 2004;22:77-91.
5. Wightman JA: A prospective survey of the incidence of postoperative pulmonary complications. Br J Surg 1968;55:85-91.
6. Celli BR: What is the value of preoperative pulmonary function testing? Med Clin North Am 1993;77:309-325.
7. Stock MC, Downs JB, Gauer PK, et al: Prevention of postoperative pulmonary complications with CPAP, incentive spirometry, and conservative therapy. Chest 1985;87:151-157.
8. Dines DE, Arms RA, Bernatz PE, Gomes MR: Pulmonary arteriovenous fistulas. Mayo Clin Proc 1974;49:460-465.
9. Litzler PY, Douvrin F, Bouchart F, et al: Combined endovascular and video-assisted thoracoscopic procedure for treatment of a ruptured pulmonary arteriovenous fistula: Case report and review of the literature. J Thorac Cardiovasc Surg 2003;126:1204-1207.
10. Lake CL: Anesthesia and Wegener's granulomatosis: Case report and review of the literature. Anesth Analg 1978;57:353-359.
11. Pietra GG, Salhany KE: Lymphoproliferative disorders. In Fishman AP, et al (eds): Fishman's Pulmonary Diseases and Disorders. New York, McGraw-Hill, 1998, pp 1870-1872.
12. Katzenstein AL, Carrington CB, Liebow AA: Lymphomatoid granulomatosis: A clinicopathologic study of 152 cases. Cancer 1979; 43:360-373.
13. Masi AT, Hunder GG, Lie JT, et al: The American College of Rheumatology 1990 criteria for the classification of Churg-Strauss syndrome (allergic granulomatosis and angiitis). Arthritis Rheum 1990;33:1094-1100.
14. Blaise G, Langleben D, Hubert B: Pulmonary arterial hypertension: Pathophysiology and anesthetic approach. Anesthesiology 2003; 99:1415-1432.
15. Fischer LG, Van Aken H, Burkle H: Management of pulmonary hypertension: Physiological and pharmacological considerations for anesthesiologists. Anesth Analg 2003;96:1603-1616.
16. Kwak YL, Lee CS, Park YH, Hong YW: The effect of phenylephrine and norepinephrine in patients with chronic pulmonary hypertension. Anaesthesia 2002;57:9-14.
17. Gibson RL, Burns JL, Ramsey BW: Pathophysiology and management of pulmonary infections in cystic fibrosis. Am J Respir Crit Care Med 2003;168:918-951.
18. Flume PA: Pneumothorax in cystic fibrosis. Chest 2003;123:217-221.
19. Bright-Thomas RJ, Webb AK: The heart in cystic fibrosis. J R Soc Med, 2002;95(Suppl 41):2-10.
20. Scott RB, O'Loughlin EV, Gall DG: Gastroesophageal reflux in patients with cystic fibrosis. J Pediatr 1985;106:223-227.

21. Epler GR: Bronchiolitis obliterans organizing pneumonia. Arch Intern Med 2001;161(2):158-164.
22. Calabrese F, Giacometti C, Rea F, et al: Recurrence of idiopathic pulmonary hemosiderosis in a young adult patient after bilateral single-lung transplantation. Transplantation 2002;74:1643-1645.
23. Carrington CB, Addington WW, Goff AM, et al: Chronic eosinophilic pneumonia. N Engl J Med 1969;280:787-798.
24. Marchand E, Etienne-Mastroianni B, Chanez P, et al: Idiopathic chronic eosinophilic pneumonia and asthma: How do they influence each other? Eur Respir J 2003;22:8-13.
25. Turner AN, Rees AJ: Goodpasture's disease and Alport's syndrome. Annu Rev Med 1996;47:377-386.
26. Kelly PT, Haponik EF: Goodpasture syndrome: Molecular and clinical advances. Medicine (Baltimore) 1994;73:171-185.
27. Ewan PW, Jones HA, Rhodes CG, Hughes JM: Detection of intrapulmonary hemorrhage with carbon monoxide uptake: Application in Goodpasture's syndrome. N Engl J Med 1976;295:1391-1396.
28. Nogee LM, de Mello DE, Dehner LP, Colten HR: Brief report: Deficiency of pulmonary surfactant protein B in congenital alveolar proteinosis. N Engl J Med 1993;328:406-410.
29. Trapnell BC, Whitsett JA, Nakata K: Pulmonary alveolar proteinosis. N Engl J Med 2003;349:2527-2539.
30. Mazzone P, Thomassen MJ, Kavuru M: Our new understanding of pulmonary alveolar proteinosis: What an internist needs to know. Cleve Clin J Med 2001;68:977-978, 981-982, 984-985 passim.
31. Cheng SL, Chang HT, Lau HP, et al: Pulmonary alveolar proteinosis: Treatment by bronchofiberscopic lobar lavage. Chest 2002;122: 1480-1485.
32. Swenson JD, Astle KL, Bailey PL: Reduction in left ventricular filling during bronchopulmonary lavage demonstrated by transesophageal echocardiography. Anesth Analg 1995;81:634-637.
33. Shammas RL, Movahed A: Sarcoidosis of the heart. Clin Cardiol 1993;16:462-472.
34. Heck AW, Phillips LH 2nd: Sarcoidosis and the nervous system. Neurol Clin 1989;7:641-654.
35. Wills MH, Harris MM: An unusual airway complication with sarcoidosis. Anesthesiology 1987;66:554-555.
36. Neel HB 3rd, McDonald TJ: Laryngeal sarcoidosis: Report of 13 patients. Ann Otol Rhinol Laryngol 1982;91(4 pt 1):359-362.
37. Jaffe R, Bogomolski-Yahalom V, Kramer MR: Vocal cord paralysis as the presenting symptom of sarcoidosis. Respir Med 1994;88:633-636.
38. Euliano TY, White SE, Aleixo L: Sarcoidosis in a pregnant woman. J Clin Anesth 1997;9:78-86.
39. Mills JA: Systemic lupus erythematosus. N Engl J Med 1994;330: 1871-1879.
40. Menon G, Allt-Graham J: Anaesthetic implications of the anti-cardiolipin antibody syndrome. Br J Anaesth 1993;70:587-590.
41. Glueck HI, Kant KS, Weiss MA, et al: Thrombosis in systemic lupus erythematosus: Relation to the presence of circulating anticoagulants. Arch Intern Med 1985;145:1389-1395.
42. Orens JB, Martinez FJ, Lynch JP 3rd: Pleuropulmonary manifestations of systemic lupus erythematosus. Rheum Dis Clin North Am 1994;20:159-193.
43. Chick TW, DeHoratius RJ, Skipper BE, Messner RP: Pulmonary dysfunction in systemic lupus erythematosus without pulmonary symptoms. J Rheumatol 1976;3:262-268.
44. American Thoracic Society: Idiopathic pulmonary fibrosis: Diagnosis and treatment. International consensus statement. American Thoracic Society (ATS), and the European Respiratory Society (ERS). Am J Respir Crit Care Med 2000;161(2 pt 1):646-664.
45. Fujimoto T, Okazaki T, Matsukura T, et al: Operation for lung cancer in patients with idiopathic pulmonary fibrosis: Surgical contraindication? Ann Thorac Surg 2003;76:1674-1678; discussion 1679.
46. Selman M, Thannickal VJ, Pardo A, et al: Idiopathic pulmonary fibrosis: Pathogenesis and therapeutic approaches. Drugs 2004;64: 405-430.
47. Thabut G, Mal H, Castier Y, et al: Survival benefit of lung transplantation for patients with idiopathic pulmonary fibrosis. J Thorac Cardiovasc Surg 2003;126:469-475.
48. Raghu G: The role of gastroesophageal reflux in idiopathic pulmonary fibrosis. Am J Med 2003;115(Suppl 3A):60S-64S.
49. Goss CH, Brower RG, Hudson LD, Rubenfeld GD: Incidence of acute lung injury in the United States. Crit Care Med 2003;31:1607-1611.
50. Bernard GR, Artigas A, Brigham KL, et al: The American-European Consensus Conference on ARDS: Definitions, mechanisms, relevant outcomes, and clinical trial coordination. Am J Respir Crit Care Med 1994;149(3 pt 1):818-824.
51. Herridge MS, Cheung AM, Tansey CM, et al: One-year outcomes in survivors of the acute respiratory distress syndrome. N Engl J Med 2003;348:683-693.
52. Ventilation with lower tidal volumes as compared with traditional tidal volumes for acute lung injury and the acute respiratory distress syndrome. The Acute Respiratory Distress Syndrome Network. N Engl J Med 2000;342:1301-1308.
53. Moloney ED, Griffiths MJ: Protective ventilation of patients with acute respiratory distress syndrome. Br J Anaesth 2004;92:261-270.
54. Brower RG, Lanken PN, MacIntyre N, et al: Higher versus lower positive end-expiratory pressures in patients with the acute respiratory distress syndrome. N Engl J Med 2004;351:327-336.
55. Fartoukh M, Humbert M, Capron F, et al: Severe pulmonary hypertension in histiocytosis X. Am J Respir Crit Care Med 2000;161:216-223.
56. Delobbe A, Durieu J, Duhamel A, Wallaert B: Determinants of survival in pulmonary Langerhans' cell granulomatosis (histiocytosis X). Groupe d'Etude en Pathologie Interstitielle de la Societe de Pathologie Thoracique du Nord. Eur Respir J 1996;9:2002-2006.
57. Etienne B, Bertocchi M, Gamondes JP, et al: Relapsing pulmonary Langerhans cell histiocytosis after lung transplantation. Am J Respir Crit Care Med 1998;157:288-291.
58. Carrington CB, Cugell DW, Gaensler EA, et al: Lymphangioleiomyomatosis: Physiologic-pathologic-radiologic correlations. Am Rev Respir Dis 1977;116:977-995.
59. Corrin B, Liebow AA, Friedman PJ: Pulmonary lymphangiomyomatosis: A review. Am J Pathol 1975;79:348-382.
60. Boehler A, Speich R, Russi EW, Weder W: Lung transplantation for lymphangioleiomyomatosis. N Engl J Med 1996;335:1275-1280.
61. Rosenow E, Strimlan CV, Muhm JR, Ferguson RH: Pleuropulmonary manifestations of ankylosing spondylitis. Mayo Clin Proc 1977; 52:641-649.
62. Carter R, Riantawan P, Banham SW, Sturrock RD: An investigation of factors limiting aerobic capacity in patients with ankylosing spondylitis. Respir Med 1999;93:700-708.
63. Grimby G, Fugl-Meyer AR, Blomstrand A: Partitioning of the contributions of rib cage and abdomen to ventilation in ankylosing spondylitis. Thorax 1974;29:179-184.
64. Ramos-Remus C, Gomez-Vargas A, Guzman-Guzman JL, et al: Frequency of atlantoaxial subluxation and neurologic involvement in patients with ankylosing spondylitis. J Rheumatol 1995;22: 2120-2125.
65. Kumar CM, Mehta M: Ankylosing spondylitis: Lateral approach to spinal anaesthesia for lower limb surgery. Can J Anaesth 1995;42:73-76.
66. DeBoard JW, Ghia JN, Guilford WB: Caudal anesthesia in a patient with ankylosing spondylitis for hip surgery. Anesthesiology 1981; 54:164-166.
67. Winkler M, Marker E, Hetz H: The peri-operative management of major orthopaedic procedures. Anaesthesia 1998;53(Suppl 2):37-41.
68. McDonnell MF, Glassman SD, Dimar JR 2nd, et al: Perioperative complications of anterior procedures on the spine. J Bone Joint Surg Am 1996;78:839-847.
69. Raw DA, Beattie JK, Hunter JM: Anaesthesia for spinal surgery in adults. Br J Anaesth 2003;91:886-904.
70. Bernard JM, Le Penven-Henninger C, Passuti N: Sudden decreases in mixed venous oxygen saturation during posterior spinal fusion. Anesth Analg 1995;80:1038-1041.
71. O'Sullivan JM, Huddart RA, Norman AR, et al: Predicting the risk of bleomycin lung toxicity in patients with germ-cell tumours. Ann Oncol 2003;14:91-96.
72. Waid-Jones MI, Coursin DB: Perioperative considerations for patients treated with bleomycin. Chest 1991;99:993-999.

73. Goldiner PL, Carlon GC, Cvitkovic E, et al: Factors influencing postoperative morbidity and mortality in patients treated with bleomycin. BMJ 1978;1:1664-1667.
74. Centers for Disease Control and Prevention: Severe acute respiratory syndrome (SARS). Available at http://www.cdc.gov/ncidod/sars/ clinicalguidance.htm, 2004.
75. Kamming D, Gardam M, Chung F: Anaesthesia and SARS. Br J Anaesth 2003;90:715-718.
76. Peng PW, Wong DT, Bevan D, Gardam M: Infection control and anesthesia: Lessons learned from the Toronto SARS outbreak. Can J Anaesth 2003;50:989-997.
77. Balikian JP, Mudarris FF: Hydatid disease of the lungs: A roentgenologic study of 50 cases. Am J Roentgenol Radium Ther Nucl Med 1974;122:692-707.
78. Dyer RA, Gordon PC, De Groot KM, et al: Excision of a giant hydatid cyst of the lung under thoracic epidural anaesthesia. Anaesth Intensive Care 2001;29:181-184.

CAPÍTULO

5 Doenças Hepáticas

KEITH LITTLEWOOD, MD, E EDWARD C. NEMERGUT, MD

O fígado desempenha um papel crucial em muitos dos processos homeostásicos do corpo e, como resultado, é afetado por incontáveis processos patológicos e anormalidades fisiológicas. Da mesma forma, o fígado disfuncional pode afetar profundamente a função e reserva de vários sistemas do organismo no paciente cirúrgico. Com as complexidades adicionais de fatores estressores perioperatórios, uma abordagem racional ao cuidado anestésico de pacientes com doença hepática pode parecer uma tarefa desanimadora.

Felizmente, o entendimento (1) da estrutura e função hepáticas normais, (2) das respostas agudas e crônicas do fígado a vários tipos de lesão e (3) do comportamento do fígado sadio ou enfermo durante eventos perioperatórios permite uma abordagem razoavelmente direta aos aspectos terapêuticos. Com esses tópicos em mente, nas seções seguintes discutiremos primeiramente a anatomia e a fisiologia hepáticas normais em seus aspectos pertinentes. Nesse contexto, examinaremos, em seguida, de maneira individual, os processos patológicos representativos e, finalmente, estudaremos o cuidado anestésico.

ANATOMIA HEPÁTICA NORMAL

Está além dos objetivos deste capítulo uma revisão completa da estrutura e função normais do fígado. A complexidade dos atuais conceitos sobre função e doença do fígado pode ser constatada nos textos de referência mais utilizados.[1,2] Aqui, o objetivo é a apresentação concisa dos aspectos da anatomia e fisiologia hepáticas com implicações no tratamento perioperatório do paciente com doença hepática. Os pontos que serão enfatizados são (1) a dupla irrigação sanguínea com sangue sistêmico, via artéria hepática e veia porta, proveniente da circulação esplâncnica; (2) a disposição histológica dos hepatócitos, sendo considerados os peculiares sinusoides hepáticos e a interface sangue-hepatócito resultante; e (3) o isolamento dos compartimentos biliar e sanguíneo, com regulação da circulação enteroepática.

O fígado é o maior órgão parenquimatoso do corpo humano e representa carca de 2% do peso corporal total no adulto. Normalmente, o fluxo sanguíneo para o fígado é de

100 mL/100 g de tecido por minuto, ou 25 a 30% do débito cardíaco em repouso. O fígado se encontra bem situado com relação a muitas das suas funções metabólicas por sua interposição entre os sistemas venosos esplâncnico e sistêmico. Um resultado crucial desse arranjo, no entanto, é que cerca de 75% da irrigação sanguínea para o fígado é transportada pela veia porta. O sangue é parcialmente desoxigenado, como resultado da extração de oxigênio pelos órgãos esplâncnicos. Depois de transitar através de leitos capilares do estômago, pâncreas, baço e intestinos, o sangue venoso portal realmente conterá elevadas concentrações de nutrientes e também substâncias exógenas ingeridas e secretadas. Em circunstâncias normais, esse sangue portal proporciona 35 a 50% do oxigênio liberado para o fígado. O sangue bem oxigenado da artéria hepática fornece os restantes 50 a 65% do oxigênio, apesar de representar apenas 25% da irrigação sanguínea do fígado. O fluxo venoso portal depende das variações normais do fluxo sanguíneo esplâncnico, com regulação pelo fluxo por meio das arteríolas e capilares do leito esplâncnico. O fluxo sanguíneo pela artéria hepática demonstra mudanças autorreguladoras em resposta à pressão arterial, bem como ao fluxo sanguíneo portal e aos níveis de oxigênio nos sinusoides.

Pode ser difícil entender a estrutura do fígado, por causa das diferentes nomenclaturas relativas tanto à sua anatomia macroscópica como microscópica. O fígado pode ser entendido como um órgão que compreende dois lobos principais, o direito e o esquerdo, divididos imprecisamente pelo ligamento falciforme. Esses lobos podem ainda ser subdivididos nos oito segmentos de Couinaud (Fig. 5.1). Com base conceitual em ramos vascular e biliar separados, essa classificação não corresponde ao "cruzamento" comum dessas estruturas, em especial as veias hepáticas, entre segmentos.

De uma perspectiva cirúrgica, segmentos podem ser ressecados com a finalidade de excisão de lesões patológicas ou, mais recentemente, para doação de órgão vivo para transplante. Quando são removidas veias hepáticas ou partes da árvore biliar que drenem para segmentos remanescentes, tais segmentos ficarão sujeitos à congestão venosa e/ou extravasamento biliar. No caso de ressecção para transplante, se o tecido não ressecado contiver uma irrigação arterial e portal significativa para o tecido ressecado, essa última parte demonstrará áreas de isquemia após o transplante, em virtude da perda desse aporte sanguíneo.

O antigo conceito clássico de estrutura histológica hepática básica é o do lóbulo hepático (Fig. 5.2). Esse modelo é o de um polígono (em geral um hexágono), com ramos da tríade portal (artéria hepática, veia porta e ducto biliar) nos vértices. Uma veia central (tecnicamente, uma vênula) assinala o eixo central do lóbulo. Sangue misto (arterial e

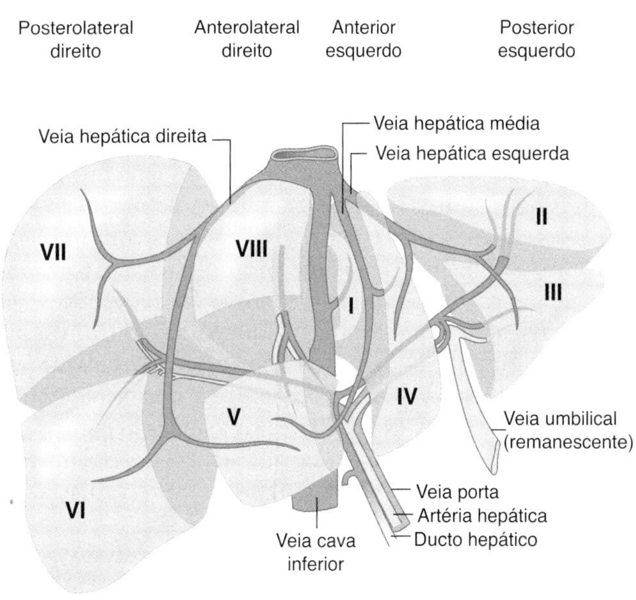

FIGURA 5.1 Relações anatômicas de segmentos hepáticos e suas estruturas vasculares.

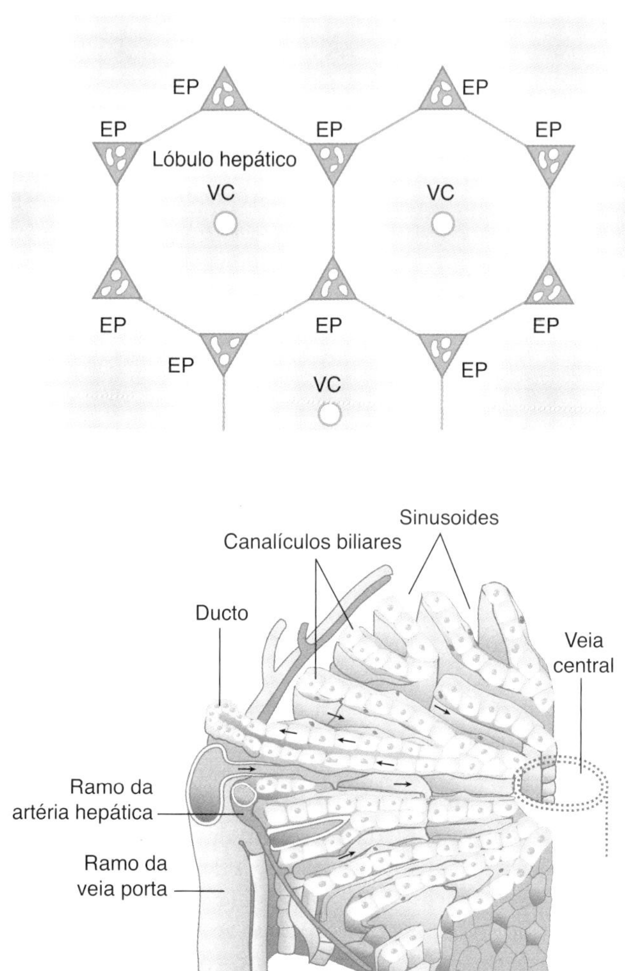

FIGURA 5.2 **Acima**, Organização do fígado. VC, veia central; EP, espaço porta contendo ramos do ducto biliar, veia porta e artéria hepática. **Abaixo**, Arranjo de placas de hepatócitos, sinusoides e ductos biliares em um lóbulo hepático, mostrando o fluxo centrípeto do sangue em sinusoides até a veia central, e o fluxo centrífugo da bile nos canalículos biliares até os ductos biliares. (Reproduzido com permissão de Ganong WF: *Review of Medical Physiology,* 21.ed. New York, McGraw-Hill, 2003.)

portal) flui dos vasos a cada vértice, por meio dos sinusoides, até a veia central comum. Os sinusoides são formados por placas de hepatócitos com espessura unicelular e revestidos com células endoteliais. Esses sinusoides diferem dos capilares normais por causa da mistura de sangue venoso portal e sangue arterial com que são supridos. Os sinusoides também não possuem membrana basal, e seu endotélio apresenta fenestrações com tamanhos que variam de 50 a 200 nm. Essas fenestrações e a baixa pressão sinusoide permitem que uma variedade enorme de solutos, inclusive macromoléculas, entrem no espaço perissinusoide de Disse. Nesse espaço, as moléculas entram em contato direto com as microvilosidades da membrana basolateral do hepatócito. Há evidências de que as fenestrações são modificadas por componentes contráteis ao longo de sua circunferência; com isso, é oferecida alguma regulação no movimento de grandes moléculas entre o sangue sinusoide e o espaço de Disse. O hepatócito também possui partes especializadas da membrana canalicular com microvilosidades distintas. Em combinação com o hepatócito adjacente, essa área especializada forma a parede dos canalículos biliares, e seu isolamento é completado por junções oclusivas intercelulares. Presume-se que filamentos intracelulares de actina e miosina, ao longo do canal canalicular, promovam drenagem da bile para o interior dos canais de Hering e, subsequentemente, para os ductos biliares interlobares.

A perspectiva histológica alternativa é o modelo acinar. A vênula, que era considerada central no modelo lobular, agora é a estrutura periférica. Esse modelo situa as estruturas da tríade portal em uma posição central, com zonas concêntricas irradiando na direção da vênula drenante. As zonas são numeradas de 1 a 3 com progressão até a veia. Do ponto de vista conceitual, essas zonas refletem decréscimo no conteúdo de oxigênio no sangue sinusoidal e menores concentrações de nutrientes (e de toxinas) que chegam das vísceras. Embora menos facilmente visualizadas sob o aspecto histológico, as zonas do modelo acinar têm correlação com diferentes concentrações enzimáticas, atividades metabólicas e graus de lesões celulares, causadas por diversos agentes e situações. A Figura 5.3 representa um diagrama das perspectivas e nomenclatura dos modelos lobular e acinar.

Embora os hepatócitos representem aproximadamente 80% do fígado, nesse órgão podem ser encontrados inúmeros outros tipos de células. Duas das muitas células não parenquimatosas do fígado merecem ser mencionadas. *Células de Kupffer* são membros do sistema dos monócitos-macrófagos (i. e., derivadas de macrófagos) e residem tipicamente no aspecto luminal das células endoteliais sinusoides. Suas respostas fagocíticas e inflamatórias são importantes em vários dos processos patológicos que serão discutidos. *Células estreladas* (células de Ito) são encontradas no espaço de Disse e, nos indivíduos saudáveis, armazenam lipídios e vitamina A. Porém, na resposta fibrogênica à lesão, as células estreladas passam por transformações até se converterem em fibroblastos e produzirem colágeno, que é uma etapa preliminar na "capilarização" dos sinusoides, com perda das fenestrações e criação de uma pseudomembrana basal.

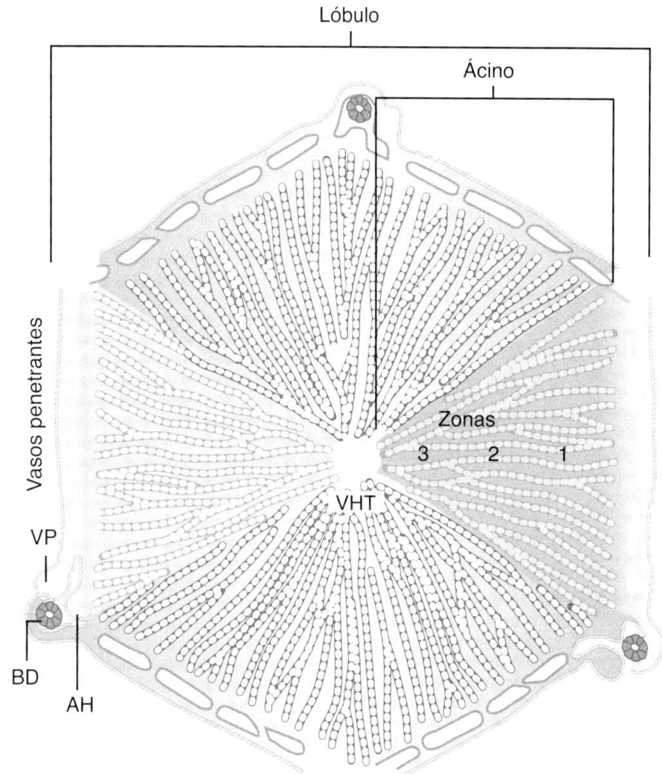

FIGURA 5.3 Esquema da arquitetura hepática microscópica. O clássico lóbulo hexagonal está organizado em torno de uma veia central (veia hepática terminal), com tratos portais em três de seus ápices. O ácino triangular tem como sua base os vasos penetrantes, que se estendem a partir de veias porta e artérias hepáticas e penetram no parênquima. O ápice é formado pela veia hepática terminal. As zonas 1, 2 e 3 representam regiões metabólicas cada vez mais distantes do aporte sanguíneo. (Reproduzido com permissão de Crawford JM: *The liver and the biliary tract. In* Cotran RS, Kumar V, Collins T (eds.): *Robbins Pathologic Basis of Disease,* 6.ed. Philadelphia, WB Saunders, 1999, p. 846.)

Acredita-se que essa seja uma etapa fundamental no desenvolvimento da fibrose e da cirrose hepáticas, tópico que será discutido mais adiante.

FUNÇÕES DO FÍGADO SAUDÁVEL

Metabolismo dos carboidratos

O fígado costuma atender às necessidades energéticas amplamente variáveis sob modulação de reguladores neurais e endócrinos. Há necessidade da interferência de sistemas interativos complexos de armazenamento e utilização da energia, para que sejam compensados os períodos assíncronos de ingestão de nutrientes e demanda energética. A Figura 5.4 representa um diagrama simplificado do metabolismo de carboidratos e lipídios no hepatócito.

Muitas células do corpo dependem de glicose (p. ex., eritrócitos, medula renal e retina) ou utilizam preferencialmente esse carboidrato (p. ex., cérebro). A manutenção dos níveis sanguíneos de glicose é conseguida por glicogenólise

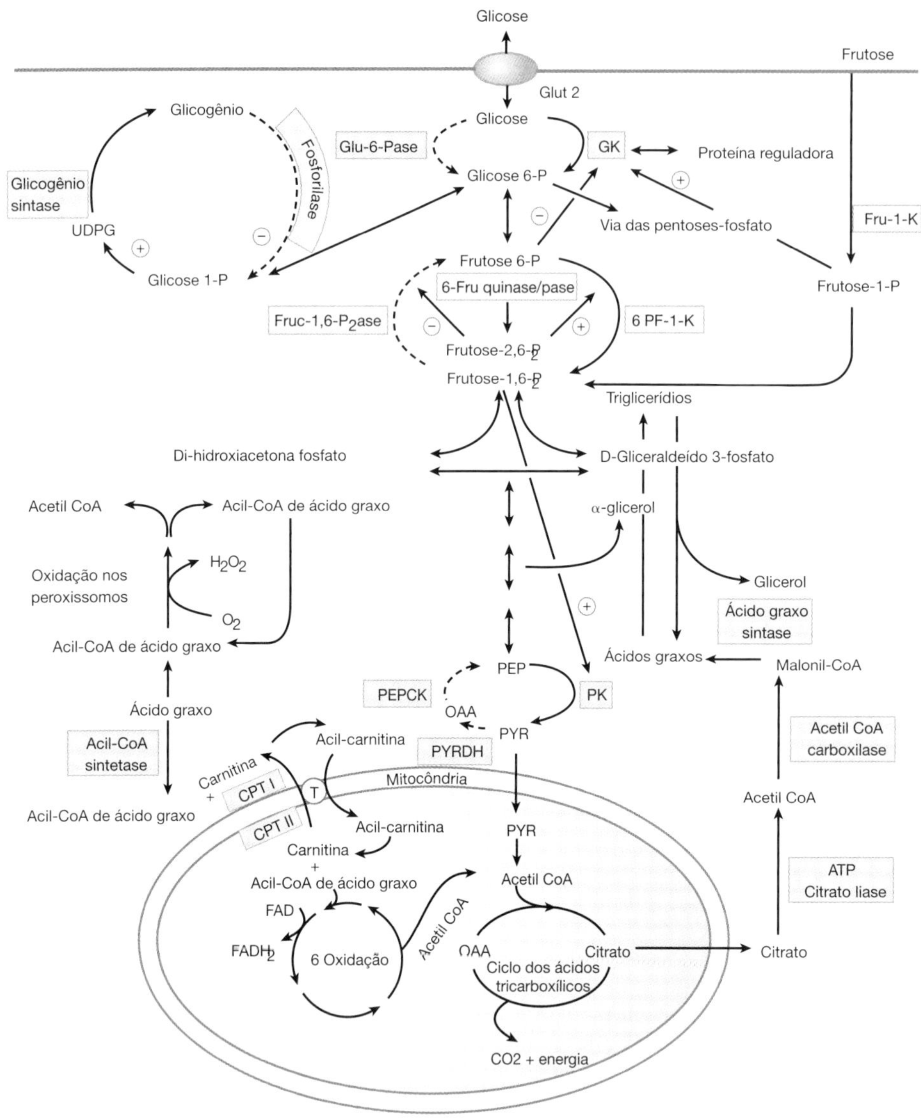

FIGURA 5.4 Metabolismo hepático de carboidratos e lipídios. As vias gliconeogênicas estão identificadas por *linhas tracejadas*. GK, glicoquinase; Glu-6-Pase, glicose-6-fosfatase; 6-Fru Quinase/Pase, 6-fosfofruto-2-quinase/frutose-2,6-bifosfatase; Fructose 6-P, frutose-6-fosfatase; 6 PF-1-K, 6-fosfofruto-1-quinase; Fruc-1,6-P2 ase, frutose-1,6-bifosfatase; PK, piruvato quinase; PEPCK, fosfoenol piruvato carboxiquinase; CPT, carnitina palmitoiltransferase; Glut 2, transportador de glicose 2; T, carnitina:acilcarnitina transferase; PEP, fosfoenol piruvato; FAD, flavina adenina dinucleotídeo; PYR, piruvato; OAA, oxaloacetato; UDPG, uridina difosfato glicose. (Reproduzido com permissão de Stolz A: *Liver physiology and metabolic function*. *In* Feldman M, Friedman LS, Sleisenger MH (eds.): *Sleisenger & Fordtran's Gastrointestinal and Liver Disease,* 7.ed. Philadelphia, WB Saunders, 2002, p. 1204.)

ou gliconeogênese, dependendo das circunstâncias nutricionais. A glicogenólise, promovida por adrenalina e glucagon, é o processo pelo qual a glicose é liberada do glicogênio armazenado. O fígado e o músculo esquelético contêm a maior parte do glicogênio do corpo. No fígado, glicose-6-fosfatase é capaz de converter glicose-6-fosfato (clivada do glicogênio pela enzima glicogênio fosforilase) em glicose, para liberação no sangue. O músculo, no entanto, não possui glicose-6-fosfatase, e assim seu glicogênio é destinado à utilização no miócito. As reservas de glicogênio no fígado adulto durante o jejum são capazes de proporcionar níveis adequados de glicose durante 24 a 48 horas, representando 250 a 500 mg de glicose. É interessante notar que, durante esse período de jejum, o cérebro dá início à transição da dependência de glicose para o metabolismo das cetonas; assim, ocorre autossustentação, ao mesmo tempo que é significativamente diminuída a utilização diária de glicose pelo organismo. Gliconeogênese é a criação de glicose a partir de lactato, piruvato e aminoácidos – eles próprios produtos do metabolismo anaeróbio e catabólico. A gliconeogênese fica estimulada com a depleção das reservas de glicogênio.

O fígado pode mudar rapidamente da degradação para a formação de glicogênio, dependendo das circunstâncias nutricionais e das necessidades energéticas do momento. Isso ocorre porque os sistemas enzimáticos envolvidos na criação de glicogênio (glicogênio sintase) e na degradação dessa substância (glicogênio fosforilase) são ativados e desativados por seu estado de fosforilação, conforme modulação pela presença de glicose, glicose-6-fosfato e mediadores endócrinos. Dessa maneira, em caso de necessidade, proglicogênio e macroglicogênio ficam imediatamente disponíveis como fonte de glicose, ou funcionarão como depósitos para armazenamento da glicose em excesso.

A desagregação da homeostase dos carboidratos pode ser uma manifestação de disfunção hepática. Lesão hepática aguda (p. ex., hepatite viral) está associada, com frequência, a uma leve hipoglicemia, apesar de níveis de insulina normais ou reduzidos. Os mecanismos postulados para essa anormalidade incluem a depleção parcial das reservas de glicogênio, diminuição da gliconeogênese, repleção ineficaz de glicogênio depois do consumo de carboidrato na alimentação e redução da promoção de glucagon da glicogenólise. A hipoglicemia pode estar acentuada em indivíduos alcoólicos, apesar da descompensação hepática aparentemente mínima. Isso ocorre porque o etanol, *per se,* não pode ser utilizado na gliconeogênese e, além disso, seu metabolismo pode reduzir criticamente a disponibilidade de piruvato para esse processo. Nos casos de falência hepática fulminante por qualquer causa, a hipoglicemia poderá representar ameaça para a vida do paciente.

Por outro lado, intolerância à glicose é observada com frequência em casos de doença hepática crônica, especialmente cirrose. Embora os níveis de insulina possam mesmo estar elevados por causa da diminuição do *clearance* hepático, os receptores periféricos estão numericamente diminuídos. Além disso, podem estar alteradas a atividade e as características de ligação aos receptores. Hepatócitos também podem ficar isolados dos níveis concentrados habituais de liberação da insulina pancreática portal, por causa do desvio (*shunt*) portossistêmico. O músculo esquelético no paciente cirrótico demonstra redução nas reservas de glicogênio e comprometimento na absorção de glicose; supõe-se que esse seja um efeito do aumento dos níveis séricos de ácidos graxos livres. Essa absorção diminuída pelo músculo amplifica a hiperglicemia no estado de saciedade.

O fígado processa outros carboidratos, alguns dos quais serão discutidos no contexto das anormalidades metabólicas. Mais adiante, serão abordados a frutose, que vem sendo aqui mencionada por causa de sua presença aparentemente universal na moderna alimentação ocidental (nos derivados do xarope de milho-frutose), e o impacto da intolerância a esse açúcar. A frutose é convertida em frutose-1-fosfato (fru-1-P) no fígado, que, por sua vez, aumenta a atividade da glicoquinase. Fru-1-P não pode ingressar diretamente na via gliconeogênica, mas seus metabólitos (gliceraldeído-3-fosfato e di-hidroxiacetona) podem entrar na via glicolítica, ser convertidos em frutose-1,6-P_2 para gliconeogênese ou glicólise, ou funcionar como blocos de construção do glicerol para fosfolipídios e trigliceróis. Finalmente, em comparação com a glicose, a frutose é incorporada mais rapidamente na síntese dos ácidos graxos, por ter evitado as primeiras etapas e regulações desse processo.

Metabolismo e transporte dos lipídios

Os ácidos graxos oferecem a fonte de energia mais eficiente para armazenamento e utilização, tanto no âmbito intra-hepático como no extra-hepático. O papel essencial do fígado no metabolismo dos lipídios, além da utilização, envolve a conversão regulada de carboidratos excessivos em ácidos graxos, esterificação de ácidos graxos livres para formação de triglicerídios para transporte e armazenamento, e para síntese de proteínas de transporte. Em circunstâncias normais, o fígado capta uma quantidade relativamente fixa de ácidos graxos livres (não esterificados), independentemente da ingestão dietética. Isso proporciona maior fonte de energia para os hepatócitos. O estado nutricional determina o equilíbrio subsequente entre a síntese e a esterificação de ácidos graxos no estado de saciedade e a oxidação no estado de jejum.

Esteatose hepática ("fígado gordo") refere-se ao acúmulo anormal e predominante de triglicerídios com ácidos graxos nos hepatócitos. Ocorre esteatose quando a produção de triglicerídios excede a secreção para o plasma (habitualmente depois da incorporação em lipoproteínas de densidade muito baixa). Assim, anormalidades da produção e/ou secreção podem ser responsáveis pelo fígado gordo. Antes definido em termos de percentual do peso (superior a 5%) ou do número de hepatócitos afetados (superior a 30% em um lóbulo), atualmente o diagnóstico também demonstra certa correlação com achados dos processos de imagem não invasivos. Algumas condições associadas à esteatose e que serão estudadas mais adiante incluem obesidade, ingestão de álcool, gravidez, esteatoepatite não alcoólica e certas toxicidades por fármacos.

O colesterol não é uma fonte de energia direta, mas funciona como unidade estrutural das membranas, sendo ainda precursor para a produção de esteroides. A maior parte do colesterol é sintetizada no fígado e, em combinação com o colesterol proveniente da alimentação, é secretada na bile, incorporada em lipoproteínas para transporte plasmático ou convertida em ácidos biliares. A Figura 5.5 oferece uma visão geral do metabolismo e transporte das lipoproteínas.

Síntese de proteínas

Com exceção das imunoglobulinas, o fígado produz a maior parte das proteínas encontradas no plasma. Isso inclui a maioria das proteínas da coagulação, proteínas de ligação plasmáticas envolvidas no transporte (p. ex., albumina, transferrina, lipoproteína e haptoglobina) e reagentes de fase aguda. Essa ampla variedade de proteínas compartilha muitas vias sintéticas comuns, mas exibe características diferenciadoras de substrato, modulação e cinética que explicam a resposta clinicamente variável à lesão e à doença. Exemplificando, aqueles fatores da coagulação dependentes da vitamina K para modificação pós-translacional podem ser afetados pela ingestão nutricional da vitamina ou por sua absorção, enquanto mediadores inflamatórios estimulam os reagentes de fase aguda. Os níveis séricos de albumina refletem não só a produção a partir dos aminoácidos disponíveis, mas também o volume de distribuição, perdas anormais (p. ex., ascite, derrame pleural ou proteinúria) e reguladores que respondem a parâmetros como pressão oncótica sérica. Aqueles níveis de proteínas alterados, que na verdade são reflexos da doença hepática, surgirão depois de transcorridos períodos variáveis, dependendo das taxas de síntese e das meias-vidas plasmáticas das proteínas em questão.

Assim, embora geralmente seja verdade que os níveis séricos de proteínas diminuem com a disfunção hepática, a anormalidade laboratorial específica e o lapso de tempo (i. e., horas ou dias no caso dos fatores de coagulação *versus* semanas no caso da albumina) são pistas diagnósticas importantes em pacientes com doença hepática.

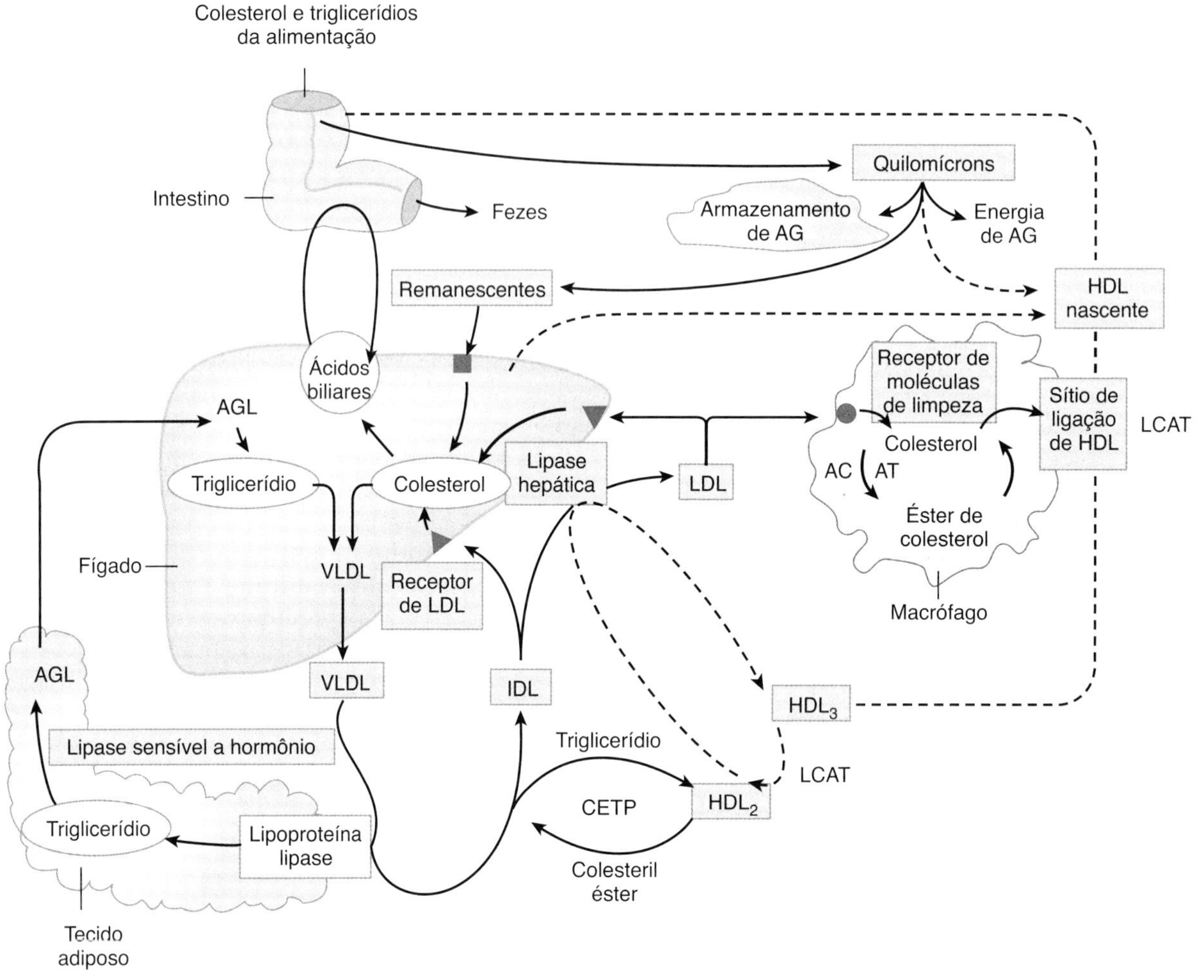

FIGURA 5.5 Metabolismo das lipoproteínas. AGL, ácidos graxos livres; ACAT, acilcolesterol aciltransferase; CETP, proteína de transferência de colesteril éster; LCAT, lecitina-colesterol aciltransferase; AG, ácidos graxos; LDL, lipoproteínas de baixa densidade; HDL, lipoproteínas de alta densidade; VLDL, lipoproteínas de densidade muito baixa. (Reproduzido com permissão de Stolz A: *Liver physiology and metabolic function. In* Feldman M, Friedman LS, Sleisenger MH (eds.): *Sleisenger & Fordtran's Gastrointestinal and Liver Disease,* 7.ed. Philadelphia, WB Saunders, 2002, p. 1211.)

Destoxificação e transformação

O fígado é o principal local em que tanto substâncias xenobióticas como substâncias endógenas passam por destoxificação e/ou transformação. Normalmente essas mudanças geram compostos menos ativos e mais hidrofílicos. Há notáveis exceções em que a transformação realmente faz que certas substâncias se tornem tóxicas. Esse tópico será discutido na seção a seguir, que tratará das hepatotoxinas. As vias envolvidas são categorizadas em três fases. O metabolismo de fase 1 altera a molécula por reações (que habitualmente envolve o sistema enzimático citocromo P450) como oxidação, redução e hidrólise. O metabolismo de fase 2 conjuga a molécula-mãe ou seu metabólito com uma molécula polar (como acetato, aminoácido, sulfato ou glutationa), o que aumenta a solubilidade na água. A fase 3 de eliminação, mais recentemente definida, é uma excreção dependente de energia. Uma determinada molécula poderá passar por qualquer desses processos ou mesmo por todos eles. Podem ocorrer mudanças na(s) via(s) utilizada(s), dependendo das concentrações do substrato, indução enzimática, doença e quadro nutricional.

Metabolismo da bilirrubina

Bilirrubina é um tetrapirrol produzido pela degradação do heme na taxa de cerca de 250 mg/dia no adulto normal. Cerca de dois terços da bilirrubina são provenientes da hemoglobina de eritrócitos senescentes processados pelo sistema reticuloendotelial; o restante provém, principalmente, de hemoproteínas não hemoglobina, como as enzimas do sistema citocromo P450. O *turnover* da mioglobina é lento o suficiente para que seu substancial conteúdo de hemoglobina não contribua significativamente para a produção de bilirrubina. Primeiramente, heme é convertido em biliverdina pela heme oxigenase e, em seguida, transforma-se em bilirrubina pela biliverdina redutase. Essa bilirrubina não conjugada, que é insolúvel na água e neurotóxica em níveis suficientemente elevados, se liga à albumina, sendo transportada até o hepatócito. Nesse ponto, a bilirrubina é conjugada com ácido glicurônico pela ação da uridina difosfatase-glicuronil-transferase, para formação de bilirrubina monoglicuronídeo e diglicuronídeo. Depois da secreção nos canalículos, a bilirrubina é incorporada à bile, permanecendo inalterada em seu trajeto na vesícula biliar e na maior parte do intestino delgado. No íleo terminal e no cólon, a hidrólise promovida pela ação das enzimas bacterianas gera urobilinogênio, que é reabsorvido e reeexcretado predominantemente na bile, com uma pequena fração filtrada pelos rins para a urina.

O FÍGADO LESIONADO

Respostas celulares na lesão e na doença

Conforme já mencionado, o fígado pode sofrer lesão por diversos processos, tanto primários para o órgão (p. ex., hepatite viral) como secundários (p. ex., insuficiência cardíaca direita ou câncer metastásico). Independentemente do enorme número de causas, são tipicamente observadas apenas poucas categorias gerais de consequências celulares.

Hepatite é simplesmente uma lesão hepática associada à incursão de células inflamatórias. Dependendo do tipo de hepatite, a lesão dos hepatócitos pode estimular a resposta inflamatória (p. ex., lesão tóxica) ou ser secundária a essa resposta.

Degeneração é definida em termos de achados microscópicos. Degeneração espumosa ocorre nos casos de excreção biliar ineficaz, enquanto a degeneração em balão pode ser observada nas lesões tóxicas e imunomediadas. Especificamente, esteatose representa o acúmulo das gotículas de gordura na célula. São observados numerosos acúmulos de pequenas dimensões em casos de esteatose microvesicular (como se observa no fígado gordo agudo da gravidez), enquanto esteatose macrovesicular é definida como gotículas de dimensões consideráveis capazes de deslocar o núcleo (como se observa em pacientes obesos e diabéticos).

Necrose pode ocorrer depois de diversos tipos de lesão, demonstrando células pouco coradas com núcleos lisados, e com frequência exibindo distribuições zonais. Necrose centrolobular é um padrão comum em que os danos mais graves circundam imediatamente a veia central. Esse quadro é característico de toxinas e de lesão isquêmica; supõe-se que esse último caso reflita o reduzido conteúdo de oxigênio do sangue sinusoidal ao fluir até a vênula terminal, enquanto o padrão tóxico pode refletir não só uma hipóxia relativa, mas também regiões de alta atividade metabólica e de biotransformação. Por outro lado, necrose periportal é excepcionalmente rara, mas pode ser observada em pacientes em pré-eclâmpsia, por razões desconhecidas. Na maioria das lesões, são observados diversos padrões necróticos e inflamatórios. Necrose focal denota uma necrose disseminada no interior dos lóbulos, enquanto uma necrose em ponte, mais grave, abrange lóbulos adjacentes. Ainda mais grave é a necrose submaciça e a necrose maciça, em que, respectivamente, ficam afetados lobos inteiros ou a maior parte do fígado. Nesta seção, não se discutirá a *apoptose,* a desconstrução (dependente de energia) das células com uma resposta inflamatória atenuada e salvação dos componentes celulares (que podem ser reutilizados). As condições e reguladores que influenciam a apoptose no fígado ainda não foram completamente esclarecidos.[3,4] Do mesmo modo, ainda está por ser desvendado se é possível prever (ou mesmo manipular clinicamente) o equilíbrio entre necrose e apoptose.

Regeneração e *fibrose* representam dois resultados diferentes na tentativa do fígado de repor unidades hepáticas perdidas ou extintas. O fígado, desde pelo menos o antigo mito grego de Prometeu, tem a merecida reputação de uma capacidade regenerativa sem paralelo. Quando sua estrutura de tecido conjuntivo é deixada intacta, o fígado pode, efetivamente, conforme foi demonstrado em doadores vivos de fígado e em seus receptores, reconstituir-se a partir de menos da metade de seu tamanho original. Da mesma forma, o fígado que sofreu necrose submaciça e mesmo necrose maciça pode vir a recuperar uma estrutura essencialmente normal, exceto por pequenas anormalidades dos dúctulos biliares e na disposição do parênquima. Os fatores estimuladores até agora identificados em seres humanos incluem fator de crescimento da epiderme, fator transformador do crescimento e fator de crescimento dos hepatócitos.

Fibrose é uma consequência muito diferente da resposta à lesão. Em geral, é irreversível e compromete o funcionamento do órgão, pelo menos até certo ponto. A fibrose é decorrente da deposição de colágeno no espaço de Disse, em torno dos tratos portais e em torno da veia central por meio de células estreladas transformadas (ver descrição precedente da anatomia). Hepatócitos previamente sadios terminam sendo substituídos por tecido conjuntivo. *Cirrose* é a denominação aplicada a nódulos de hepatócitos regenerativos no interior desse tecido cicatricial, refletindo o impacto da desestruturação da arquitetura normal de tecido conjuntivo, antes ou durante a regeneração. Essa ruptura arquitetônica resulta em aumento da resistência ao fluxo sanguíneo hepático, com eventual hipertensão portal, diminuição da massa funcional e comprometimento das funções metabólicas e excretórias. O Quadro 5.1 delineia as causas de fibrose e cirrose hepática, com suas causas representativas. Obviamente, cirrose e fibrose representam as consequências de uma ampla gama de doenças. No mundo ocidental, cerca de 90% dos casos de cirrose com etiologia conhecida estão ligados à doença hepática alcoólica, hepatite viral ou doença biliar. Aproximadamente 10% dos casos são de etiologia desconhecida e são denominados *cirrose criptogênica.*

Manifestações laboratoriais de disfunção hepatobiliar

As numerosas funções do fígado e sua vulnerabilidade a diversas anormalidades extra-hepáticas já foram enfatizadas e são relevantes para a discussão da avaliação laboratorial. Os exames e testes de uso mais comum têm limitações significativas de sensibilidade e especificidade, sendo capazes de avaliar apenas aspectos muito limitados da função hepática. Assim, fica prejudicado o conceito de um teste único ou mesmo de um painel de testes que representem uma medida da reserva hepática ou "provas da função hepática". No entanto, padrões diferentes de anormalidades realmente demonstram com frequência correlação com a apresentação clínica instigante, permitindo uma investigação subsequente mais direcionada. Os exames comumente selecionados

QUADRO 5.1 Etiologias da fibrose e cirrose hepática

Medicamentos	Hepatite crônica (B, C e D)	Tirosinemia hereditária
α-Metildopa	Citomegalovírus	Ornitina transcarbamilase
Amiodarona	Equinococose	Porfirias
Isoniazida	Esquistossomose	Tirosinose
Metotrexato	Sífilis (terciária e congênita)	Doença de Wilson
Nitrofurantoína	Distúrbios metabólicos e genéticos	Doença de Wolman
Anticoncepcionais orais	Deficiência de α_1-antitripsina	Hepatite crônica autoimune
Antibióticos à base de sulfa	Abetalipoproteinemia	Obstrução biliar (crônica)
Vitamina A	Síndrome de Alagille	Síndrome de Budd-Chiari (inclusive subgrupo veno-oclusivo)
Toxinas	Atresia biliar	Fibrose cística
Álcool	Colestase intra-hepática familiar (doença de Byler) tipos 1, 2 e 3	Hipertensão portal idiopática
Arsênico	Síndrome de Fanconi	*Bypass* jejunoileal
Tetracloreto de carbono	Intolerância à frutose	Esteatoepatite não alcoólica
Clordecona	Galactosemia	Cirrose biliar primária
Metileno diamina	Doença de Gaucher	Colangite esclerosante primária
Alcaloides da pirrolizidina	Doença do armazenamento do glicogênio	Insuficiência cardíaca do lado direito e insuficiência tricúspide (crônica)
Infecção	Hemocromatose	Sarcoidose
Brucelose	Intolerância hereditária à frutose	
Capilariose		

para avaliação da doença hepática estão resumidos em padrões patológicos típicos na Tabela 5.1. Os testes podem ser basicamente divididos em duas categorias: aqueles que refletem lesão hepática e aqueles que realmente dependem da função do fígado. Os marcadores de lesão direta são as enzimas hepáticas de liberação. A função de síntese pode ser refletida nos níveis de proteínas e nos tempos de coagulação, enquanto o *clearance* de marcadores e a transformação de medicamentos ou drogas podem ser utilizados na investigação do fluxo sanguíneo e da capacidade metabólica.

Testes que refletem clearance *hepático*

Amônia. Normalmente, o fígado elimina amônia do sangue, convertendo essa substância em ureia para excreção renal. Diante de uma disfunção hepática grave e/ou desvio portossistêmico, os níveis de amônia podem ficar elevados. Embora comumente utilizados na avaliação de possível encefalopatia hepática, os níveis de amônia têm pouca correlação com a gravidade da apresentação clínica.

TABELA 5.1 Marcadores bioquímicos característicos na doença hepática

	Necrose hepatocelular			Obstrução biliar		
Etiologias e resultados laboratoriais*	**Toxina ou isquemia**	**Viral**	**Álcool**	**Completa†**	**Parcial**	**Infiltração crônica**
Aminotransferases	50-100×	5-50×	2-5×	NL a 5×	NL a 5×	1-3×
Fosfatase alcalina	1-3×	1-3×	1-10×	2-20×	2-20×	NL a 20×
Bilirrubina	1-5×	1-30×	1-30×	1-30×	1-5×	NL a 5×
Tempo de protrombina	Prolongado. Sem melhora, ou melhora mínima, com vitamina K			Frequentemente prolongado. Pode melhorar com vitamina K parenteral		Normal
Albumina	Diminuída na doença crônica			Frequentemente normal; pode estar diminuída		Habitualmente normal
Distúrbios ilustrativos	Fígado de choque, toxicidade por paracetamol	Hepatite A ou B		Câncer pancreático	Tumor hilar, colangite esclerosante	Sarcoide, carcinoma metastásico

* ×, elevação vezes o normal; NL, normal

†Início agudo de obstrução biliar completa pode resultar em elevações enormes, ainda que temporárias, das aminotransferases, podendo ficar na faixa de 20 a 50 vezes o normal.

Modificado de Davern TJ, Scharschmidt B: Biochemical liver tests. *In* Feldman M, Friedman LS, Sleisenger MH (eds.): *Sleisenger & Fordtran's Gastrointestinal and Liver Disease*, 7.ed. Philadelphia, WB Saunders, 2002, p. 1231.

Bilirrubina. Conforme foi discutido sobre o metabolismo normal, bilirrubina é produto da degradação do heme e existe nas formas conjugada (hidrossolúvel) e não conjugada (lipossolúvel), que são informadas de uma maneira imprecisa pelo laboratório como frações direta e indireta, respectivamente. Em geral, bilirrubina sérica se situa abaixo de 1 mg/dL na forma não conjugada. Níveis séricos elevados ocorrem na maioria das doenças hepáticas significativas. No caso de cirrose biliar primária, hepatite alcoólica e falência fulminante, o grau de elevação tem correlação com o prognóstico. Supõe-se que o surgimento de bilirrubina conjugada no sangue seja decorrente do refluxo dos hepatócitos, mas não é possível discriminar entre causas obstrutivas e parenquimatosas. Outras causas de elevação da bilirrubina incluem: síndrome de Gilbert; aumento da produção em situações de hemólise, eritropoese ineficaz ou reabsorção de hematoma; e distúrbios hereditários do transporte de bilirrubina.

Testes que refletem a função de síntese

Albumina. A albumina é sintetizada apenas no fígado, caracteristicamente em uma taxa de 100 a 200 mg/kg/dia no adulto; em circunstâncias normais, a meia-vida plasmática dessa proteína é de três semanas. As anormalidades da albumina, todavia, são pouco específicas para doença hepática, porque muitos fatores afetam sua produção e *turnover*. Quadro nutricional, pressão osmótica plasmática e níveis tireoidianos, por exemplo, são fatores que afetam a taxa de produção de albumina. Aumentos na perda de albumina, como os que se observam na síndrome nefrótica, em queimaduras e em enteropatias com perda de proteína, também afetam o equilíbrio entre produção e perda de albumina. Hipoalbuminemia poderá ter utilidade na avaliação da doença hepática crônica, depois de excluídas as causas não hepáticas. Sua prolongada meia-vida significa que são lentas as mudanças medidas e também que ocorrerá lentidão na reversão ao normal com relação ao surgimento e resolução do processo causal.

Tempo de protrombina. As determinações do tempo de protrombina (TP) dependem das concentrações séricas de fibrinogênio, protrombina e fatores V, VII, e IX, todos produtos do fígado. Além disso, a meia-vida desses fatores é curta o bastante (menos de 24 horas) para permitir rápidas mudanças do TP. Anormalidades no TP podem ser decorrentes da redução na síntese dos fatores (conforme se observa na deficiência de vitamina K, insuficiência hepática e terapia com varfarina) ou do aumento da perda de fatores (como na coagulação intravascular disseminada).

A vitamina K merece especial menção no contexto do TP. A protrombina e os fatores VII, IX e X passam por carboxilação pós-translacional de resíduos do ácido glutâmico, necessária para a atividade; essa reação depende de vitamina K como cofator. Assim, entende-se por que deficiência de vitamina K ou antagonismo desse processo pela varfarina altera o TP. Além disso, no paciente ictérico, uma resposta favorável à administração parenteral de vitamina K implica que o consumo ou absorção dessa vitamina está anormal, ao contrário da situação de não resposta, que por sua vez implica que uma doença parenquimatosa é, pelo menos em parte, a base para a anormalidade (ver Tab. 5.1).

Testes enzimáticos séricos

Fosfatase alcalina. Fosfatase alcalina (FA) hepática está concentrada na membrana do hepatócito canalicular e nas células epiteliais do ducto biliar, e aumentos na produção e liberação dessa enzima aparentemente resultam nos elevados níveis observados em casos de colestase. Todavia, FA existe nos tecidos normais em todo o corpo, assim como em neoplasias extra-hepáticas. Outro problema diagnóstico provém do fato de que estados de aumento da atividade metabólica estão associados ao aumento da atividade de FA no tecido afetado. Por essas razões, adultos jovens com crescimento rápido dos ossos e pacientes grávidas com produção placentária exibem rotineiramente níveis elevados de FA.

Níveis de FA que chegam até o triplo do normal ocorrem em muitas doenças hepáticas, sendo, com frequência, diagnósticos. Elevações mais pronunciadas sugerem processos infiltrativos ou obstrução biliar; esses dois últimos problemas podem ser intra-hepáticos (p. ex., tumor) ou extra-hepáticos. Em termos diagnósticos, se a árvore biliar inteira não estiver obstruída, a parte não afetada do fígado com frequência poderá manter a bilirrubina dentro dos níveis normais, mas a FA estará significativamente elevada.

γ-Glutamil transpeptidase. γ-Glutamil transpeptidase (γ-GT) tem distribuição tecidual similar à da fosfatase alcalina, exceto por exibir baixas concentrações no tecido ósseo. Assim, γ-GT pode ajudar na discriminação da origem das elevações de AP. γ-GT também pode ser bastante sensível à ingestão de álcool e medicamentos, inclusive de alguns anticonvulsivantes. Mas a variabilidade desse fenômeno torna γ-GT um indicador sugestivo, mas pouco confiável, de ingestão de álcool.

Aminotransaminases. Aspartato aminotransferase (AST, também conhecida como S-TGO [transaminase glutâmico-oxalacética sérica]) e alanina aminotransferase (ALT, também conhecida como S-TGP [transaminase glutâmico-pirúvica sérica]) são participantes na gliconeogênese. Essas duas enzimas são abundantes no citosol do hepatócito, enquanto uma isoenzima de AST está presente também na mitocôndria. AST é também encontrada em diversos tecidos, como coração, cérebro e músculo esquelético; ALT é mais específica para o fígado. Essas enzimas estão elevadas em muitas formas de doença hepática, supostamente como resultado do vazamento de células lesionadas. Uma substancial necrose hepática observada em casos de lesão química e isquêmica parece estar particularmente associada à elevação dessas enzimas. Elevações inespecíficas de AST podem ser observadas em casos de lesão do músculo esquelético ou cardíaco; por isso, também deverão ser avaliados os níveis de ALT. É digno de nota que uma cirrose avançada pode estar presente sem elevações significativas, se a lesão de uma célula ativa estiver ausente ou for mínima no momento da avaliação.

Aumentos relativos em AST e ALT (índice AST/ALT) podem ser úteis para sustentar um diagnóstico de lesão por álcool (AST/ALT > 2), em oposição à maioria das demais lesões hepáticas (AST/ALT ≤ 1), embora cirrose também esteja associada com AST/ALT > 1. Níveis absolutos poderão ter valor diagnóstico quando forem extremos e serão úteis quando em níveis moderadamente elevados (ver Tabela 5.1).

Lactato desidrogenase. Por causa de sua presença em tecidos de todo o corpo, lactato desidrogenase (LDH) oferece, em geral, pouca discriminação diagnóstica além da obtida com as aminotransaminases. No entanto, LDH realmente demonstra uma elevação de curta duração, mas excepcionalmente alta, em casos de lesão isquêmica; e uma elevação moderada, porém prolongada em algumas malignidades.

DOENÇAS E DISFUNÇÃO DO FÍGADO

A disfunção hepática tem sido categorizada de diversas maneiras. Apresentação clínica (p. ex., icterícia), etiologia (p. ex., hepatite viral), circunstâncias (p. ex., disfunção hepática pós-operatória), quadro cronológico, e/ou gravidade (p. ex., falência hepática subfulminante) são descritores de uso comum. Nenhuma dessas abordagens pode ser considerada completa. Por exemplo, insuficiência hepática aguda pode ter etiologia infecciosa ou tóxica, enquanto hepatite viral pode resultar em disfunção hepática grave e de surgimento abrupto ou evoluir ao longo de um curso subclínico crônico. A discussão que se segue primeiramente tratará das causas individuais representativas de disfunção hepática e, em seguida, das situações relevantes que possam constituir o resultado comum de diversos processos patológicos (p. ex., cirrose e insuficiência hepática aguda).

Etiologia da disfunção hepática

Hepatite viral

Embora exista um grande número de agentes virais com capacidade de causar hepatite (Tab. 5.2), são apenas cinco os vírus causadores de doença hepática como sua manifestação clínica primária.[5] Cada um dos cinco vírus da hepatite foi designado por uma letra (p. ex., vírus da hepatite A, vírus da hepatite B), de acordo com suas manifestações clínicas (Tab. 5.3). É importante lembrar que, embora todos os vírus infectem o fígado, os agentes virais têm características bioquímicas, biológicas e clínicas diferentes. De fato, os vírus não formam uma família filogenética formal, nem estão relacionados entre si *per se*. Embora a infecção com qualquer desses agentes virais possa ser associada a morbidade/mortalidade significativas, a infecção com qualquer vírus poderá resultar numa enfermidade anictérica e não ser diagnosticada como hepatite.[6]

TABELA 5.2 Causas incomuns de hepatite viral

Vírus	Vacina disponível?
Vírus de Epstein-Barr (EBV)	Não
Citomegalovírus (CMV)	Não
Herpesvírus, tipo 1	Em desenvolvimento
Herpesvírus, tipo 2	Em desenvolvimento
Coxsackievírus, tipo B	Não
Echovírus	Não
Adenovírus	Sim – para certos subtipos, limitada para uso militar
Vírus da febre amarela	Sim
Vírus da varicela zoster	Sim
Sarampo	Sim

Hepatite A. O vírus da hepatite A (HAV) é um vírus sem invólucro, que mede entre 27 a 32 nm e possui genoma de 7,5 kb de RNA monofilamentar. HAV é o único membro do gênero *Hepatovírus* na família viral *Picornaviridae*. HAV é quase sempre transmitido por via fecal-oral, pela ingestão de alimento ou bebida contaminados. Depois da ingestão, o vírus é absorvido pelo intestino delgado e transportado pelo fluxo sanguíneo portal até o fígado.[7] O vírus se replica no fígado, sendo então eliminado para o sangue ou, mais comumente, pela bile e até as fezes. A eliminação viral tem início já na segunda semana de infecção e, consequentemente, poderá ocorrer antes que o paciente vivencie qualquer sinal ou sintoma clínico de hepatite (ver adiante). A eliminação viral poderá ter continuidade por até duas semanas depois do surgimento da icterícia. Embora o vírus seja eliminado nas fezes em títulos elevados, os títulos virais no sangue permanecerão baixos durante a breve fase virêmica (uma a duas semanas).[8] Assim, é extremamente rara a transmissão de HAV por transfusão sanguínea, embora tenha sido comunicada a transmissão de um doador isolado.[9,10] O vírus também já foi transmitido para hemofílicos com concentrados de fator VIII contaminado.[11]

Depois de um período de incubação de 15 a 50 dias, os pacientes podem vivenciar o surgimento agudo de queixas sistêmicas, como febre, mal-estar, náusea, vômito e dores abdominais. Os pacientes também podem observar o surgimento de urina escura e icterícia. Hepatomegalia e sensibilidade hepática leve serão observadas em aproximadamente 85% dos pacientes, e esplenomegalia em 15% ou menos.[12] Coagulopatia, encefalopatia e insuficiência renal são ocorrências raras no cenário da infecção aguda por HAV.[12,13] Normalmente, HAV é uma enfermidade autolimitada; observa-se recuperação completa na maioria dos pacientes em menos de 2 meses. Contudo, podem ocorrer complicações graves.[14] Uma doença hepática subjacente está associada a aumentos no risco de falência hepática fulminante, com superinfecção por HAV.[15,16] Não ocorre hepatite crônica, mas foi descrito um curso recidivante atípico, tanto em crianças como em adultos.[17]

Normalmente, o diagnóstico é confirmado por testes sorológicos. IgM anti-HAV é detectável no soro aproximadamente três semanas depois da exposição. Também é possível obter um diagnóstico precoce por meio da detecção de HAV nas fezes, utilizando microscopia eletrônica, ou por meio da detecção do RNA viral; contudo, esses dois métodos são pouco práticos. Embora 75% dos pacientes adultos com HAV exibam manifes-

TABELA 5.3 Características dos vírus da hepatite humana

Vírus	Hepatite A	Hepatite B	Hepatite C	Hepatite D	Hepatite E
Família viral	*Picornaviridae*	*Hepadnaviridae*	*Flaviviridae*	Viroide	*Calciviridae*
Genoma	ssRNA	Parcialmente dsDNA	ssRNA	ssRNA	ssRNA
Transmissão					
Fecal-oral	Sim	Não	Não	Não	Sim
Sexual	Não	Sim	Rara	Rara	Não
Sangue/percutânea	Rara	Sim	Sim	Sim	Não
Período de incubação	15-50 dias	4-26 semanas	2-26 semanas	3-7 semanas	15-60 dias
Imunidade	IgG anti-HAV	IgG HBsAb	Desconhecido	IgG HBsAb	IgG anti-HEV
Hepatite crônica	Não	Sim	Sim	Sim	Não
Falência fulminante	< 1%	< 1%	Rara	2-10%	1% (30% na gravidez)
Cirrose	Não	Sim	Sim	Sim	Não

Adaptado de Ryder SD, Beckingham IJ: *ABC of diseases of liver, pancreas, and biliary system: Acute hepatitis*, BMJ 2001;322:151-153; e Berenguer M, Wright T: *Viral hepatitis. In* Feldman M, Friedman LS, Sleisenger MH (eds.): *Sleisenger & Fordtran's Gastrointestinal and Liver Disease*, 7.ed. Philadelphia, WB Saunders, 2002.

tações clínicas óbvias, até 70% das infecções em crianças com menos de 6 anos de idade são totalmente assintomáticas.[18] Quando consideramos a combinação dos hábitos intestinais em desenvolvimento das crianças de pouca idade com sua capacidade de funcionarem como portadores assintomáticos, não deve surpreender que esses pequenos pacientes sejam considerados o principal reservatório para o vírus.

Infecções por HAV ocorrem em todo o mundo, mas são nitidamente mais comuns nos países em desenvolvimento com más condições sanitárias. Nos Estados Unidos, a incidência de infecção por HAV é de 9 a10 por 100.000 habitantes, com uma soroprevalência geral de 30%. Existem disponíveis duas vacinas altamente eficazes naquele país desde 1996.[18] As vacinas foram recomendadas para crianças[19] e adultos[18] com doença hepática crônica. Anestesiologistas e todos os profissionais da saúde devem considerar a imunização. No caso de possível transmissão de HAV para um profissional da saúde saudável, apenas uma dose de 0,02 mL/kg de imunoglobulina será altamente eficaz, em termos de prevenção da infecção, se for administrada dentro de 14 dias a contar da exposição.[18]

Hepatite B. O vírus da hepatite B (HBV) é um vírus com invólucro que mede 42 nm e possui genoma de 3,2 kb de DNA parcialmente bifilamentar. HBV é membro da família viral *Hepadnaviridae*. Em todo o mundo, mais de 400 milhões de pessoas estão infectadas pelo HBV.[20,21] Ao contrário de HAV, HBV é principalmente transmitido pelo sangue, produtos sanguíneos e contato sexual. Pode ocorrer infecção perinatal, havendo evidência de que a infecção pode ocorrer através das membranas mucosas pelo sêmen, saliva e leite materno.[22] Abuso de drogas intravenosas (ADIV) permanece sendo o principal modo de transmissão do HBV[23], e surtos entre usuários de drogas intravenosas são registrados com frequência.[24] Também tem sido relatada a transmissão nosocomial pelo uso de ampolas de multidoses de anestésicos locais.[25] Acupuntura tem sido associada a surtos ocasionais de HBV.[26] Felizmente a infecção ligada a procedimentos de transfusão ocorre apenas raramente, pois a triagem do sangue doado para HBV e a triagem apropriada dos doadores vêm fazendo parte da rotina há praticamente duas décadas.[21] Apesar disso, estima-se que 1:50.000 a 1:63.000 unidades transfundidas transmita HBV.[27]

Nos Estados Unidos, Canadá, Europa e Austrália, transmissão sexual constitui o principal modo de infecção por HBV.[28,29] Tanto atividades heterossexuais como homossexuais podem transmitir HBV, mas a atividade heterossexual responde pela maioria das infecções por HBV. Prostitutas, seus clientes e indivíduos com muitos parceiros sexuais estão em maior risco de sofrer infecção por HBV. O risco de transmissão heterossexual é maior quando a pessoa infectada é do sexo feminino.[5] Em regiões endêmicas como a China e a África Subsaariana, quase todas as infecções ocorrem no período neonatal ou no início da infância,[21] e a transmissão sexual é menos importante.

Depois da exposição parenteral, ocorre longo período assintomático de incubação, com uma variação de 4 a 26 semanas (em média, 6 a 8 semanas). Durante esse período de incubação, os hepatócitos infectados sintetizam e secretam grandes quantidades de antígeno de superfície da hepatite B (HbsAg) não infeccioso. Por consequência, HbsAg é detectável antes do início dos sinais e sintomas de hepatite. O DNA da hepatite B (HBV-DNA) pode ser detectado no soro por uma reação em cadeia da polimerase (PCR) logo depois de HbsAg, sendo indicativo de replicação viral ativa. HbeAg, outro importante indicador de replicação viral ativa, também pode ser detectado nesse período. A contínua expressão de HbeAg é prognosticador bioquímico importante de progressão para hepatite crônica (ver adiante). IgM antiantígeno central da hepatite (HBc), uma proteína viral comumente não detectada no soro, pode ser nele detectada logo antes do início da doença aguda. Ao longo de alguns meses, IgM anti-HBc é gradualmente substituída por IgG anti-HBc. IgG anti-HBs não surgirá até depois da resolução da icterícia e dos sintomas clínicos e depois do desaparecimento de HBsAg. Durante essa "janela central" depois do desaparecimento de HBsAg e antes do surgimento de anti-HBs, IgM anti-HBc (e IgM anti-[Hb], se disponível) são os únicos marcadores laboratoriais de infecção por HBV.

Das cerca de 325.000 novas infecções nos Estados Unidos a cada ano, cerca de 60% dos pacientes serão acometidos de doença subclínica desacompanhada de icterícia e se recuperarão completamente. Vinte e cinto por cento dos pacientes infectados sofrerão de hepatite aguda, caracterizada por febre, náusea, vômito, anorexia, dores abdominais e icterícia. Praticamente todos os pacientes acometidos por hepatite aguda se recuperarão por completo; mas cerca de 1% dos pacientes serão acometidos de falência hepática fulminante, vindo a falecer se não receberem transplante de fígado. Cinco a 10% dos pacientes se transformarão em "portadores sãos" da doença. Normalmente, esses indivíduos não manifestam sinais ou sintomas de hepatite, mas são capazes de transmitir a doença para outras pessoas. Menos de 5% dos pacientes infectados com HBV serão acometidos por uma infecção persistente, caracterizada por uma elevação leve, mas persistente, das transaminases séricas durante meses a anos. Quase todos os pacientes com infecção persistente terminarão se recuperando, mas 20 a 30% evoluirão para uma hepatite crônica e cirrose. Há evidência de que pacientes acometidos por hepatite crônica podem ter resposta imune defeituosa.[30-32] Cirrose por HBV é fator de risco significativo para carcinoma hepatocelular e aproximadamente 10% dos pacientes com cirrose por HBV desenvolverão carcinoma hepatocelular.

Ao contrário de HAV, a infecção por HBV tende a ser mais grave em pacientes mais jovens. Em neonatos e em crianças com menos de 1 ano de idade, o risco de cronificação da infecção é de 90%. Para crianças com 1 a 5 anos de idade, o risco de infecção crônica é de 30%. Para crianças com mais de 5 anos, o risco de infecção crônica se aproxima ao dos adultos.[21,33] Foi postulado que a passagem transplacentária de HBeAg de uma mãe infectada para o feto induz tolerância imune no neonato.[34]

Há mais de 20 anos, existem vacinas de HBV altamente eficazes. Em 1991, nos Estados Unidos, o CDC recomendou a vacinação infantil universal contra HBV. Iniciativas de vacinação de amplo alcance se mostraram efetivas em termos da redução da incidência de infecção por HBV no Alasca[35] e reduziram a incidência de carcinoma hepatocelular em Taiwan.[36] Antes que a vacinação de HBV tivesse sido amplamente implementada, a incidência de anti-HBs entre anestesiologistas era superior ao quádruplo da incidência na população em geral.[37] Assim, a prática da anestesia é fator de risco independente para ocorrência de HBV.[38,39] Todos os anestesiologistas devem ser vacinados contra HBV.

No caso de possível transmissão de HBV para um indivíduo não imunizado (p. ex., causada por picada de agulha acidental), existe a possibilidade de imunização passiva com imunoglobulina anti-hepatite B (HBIG). As atuais recomendações são: administração de HBIG em uma dose de 0,05 a 0,07 mL/kg imediatamente depois da exposição. Uma segunda dose 30 dias depois da exposição pode reduzir ainda mais o risco de infecção por HBV. Se HBIG não for administrada dentro de 7 dias a contar da infecção, deverá ser considerado o tratamento antiviral.

Quase todas as terapias antivirais no caso de HBV estão orientadas para o tratamento de pacientes cronicamente infectados.[40] O tratamento com interferon alfa se revelou eficaz na eliminação de HBeAg em pacientes cronicamente infectados com HBV.[41,42] Normalmente, o tratamento consiste em um curso de 16 semanas de 5 mU diários ou 10 mU três vezes por semana. Lamivudina, um análogo de nucleosídeo, está disponível em formulação oral para HBV.[43] Foi demonstrado que o tratamento prolongado com lamivudina reduz a fibrose e a necrose em pacientes com infecções crônicas por HBV.[44]

Apesar desses resultados significativos, há evidência do surgimento de mutantes resistentes à lamivudina.[45] Adefovir dipivoxil, outro análogo de nucleosídeo, também é eficaz.[46] Aparentemente, adefovir tem eficácia contra mutantes resistentes à lamivudina.[47]

Hepatite D (agente delta). O vírus da hepatite D (HDV) é um viroide que mede 35 nm e possui um genoma de 1,7 kb de RNA monofilamentar. O viroide tem invólucro com HBsAg e depende de coinfecção com HBV para a infecção e replicação de HDV. O agente delta foi originalmente observado em 1977,[48] e sua estrutura peculiar foi descrita em 1986.[49] Como o HBV, o HDV é transmitido parenteralmente. Abuso de drogas intravenosas permanece sendo o modo mais comum de transmissão na América do Norte, Europa e Austrália.[50-52] Pode ocorrer transmissão sexual de HDV,[53] mas tal transmissão pode ser menos eficiente do que no caso de HBV. A infecção perinatal com HDV é rara.

A infecção por HDV pode ocorrer em dois cenários.[54] Na *coinfecção aguda,* a infecção por HDV ocorre ao mesmo tempo em que a infecção por HBV. Isso normalmente acontece quando um paciente foi exposto a sangue ou soro de paciente que abriga as duas infecções. *Superinfecção* pode ocorrer quando um paciente com uma infecção persistente por HBV ou com hepatite crônica é infectado por HDV. Coinfecção por HBV e HDV resulta num curso mais grave de hepatite aguda e em maior risco (3 a 4%) de falência hepática fulminante. Ainda assim, cerca de 90% dos pacientes coinfectados terminarão se recuperando completamente e desenvolverão imunidade.

Secundariamente à imunidade comprometida, pacientes com infecção crônica por HBV representam o hospedeiro ideal para superinfecção por HDV. Aproximadamente 10% dos pacientes superinfectados com HDV evoluirão para a falência hepática fulminante, com rápida progressão para a morte. Quase todos os 90% remanescentes evoluirão para um quadro cirrótico acelerado.[55] Ocorrerá recuperação para pequeno percentual de pacientes, com subsequente imunidade.

Em geral, o diagnóstico de infecção por HDV é estabelecido pela detecção de IgM anti-HDV. IgM anti-HDV não é normalmente detectável no soro do paciente, até o aparecimento da hepatite aguda e da icterícia. É possível detectar o antígeno de HDV (HDVAg) no soro do paciente antes do surgimento da hepatite durante o período final de incubação; contudo, HDVAg estará presente apenas temporariamente e, assim, o teste para detecção dessa substância poderá não ser confiável. HDV-RNA é o marcador mais precoce de infecção e pode ser detectado por PCR, mas essa técnica é raramente utilizada para estabelecimento de infecção por HDV.

Não há tratamento específico para HDV. Tendo em vista que a infecção por HDV será apenas possível no caso de infecção por HBV e considerando que a vacinação previne de maneira confiável a infecção por HBV, vacinação contra esse vírus permanece sendo o melhor método para evitar a infecção por HDV.

Hepatite C. O vírus da hepatite C (HCV) é um vírus com invólucro que mede 55 nm e possui um genoma de 9,4 kb de RNA monofilamentar. HCV é o único membro do gênero *Hepacivirus* na família viral *Flaviviridae*. Em todo o mundo, são mais de 170 milhões de pessoas com infecção crônica por HCV.[56] O HCV não havia sido identificado até 1989.[57] Como o HBV, o HCV é principalmente transmitido pelo sangue, produtos sanguíneos e contato sexual. Os dois maiores fatores de risco para infecção por HCV são abuso de drogas intravenosas (ADIV) e transfusão de sangue realizada antes de 1990.[58,59] De fato, o HCV foi identificado como agente etiológico em mais de 85% dos casos de hepatite não A e não B pós-transfusional antes do ano de 1991.[5] Desde a implementação da triagem de rotina para anti-HCV e da avaliação dos fatores de risco dos doadores de sangue pela maioria dos bancos de sangue em 1991, a infecção por HCV ligada à transfusão é uma ocorrência rara.[58,59] Estima-se que uma em 103.000 unidades transfundidas transmita HCV.[27]

Consequentemente, ADIV emergiu como o principal fator de risco na América do Norte, Europa e Austrália.[60] A transmissão perinatal é rara e ocorre exclusivamente de mães positivas para RNA de HCV por ocasião do parto;[61,62] no entanto, pode ser mais comum se estiver presente coinfecção com o vírus da imunodeficiência humana (HIV). Não ficou ainda esclarecido se o nascimento por via cesariana aumenta ou diminui o risco de transmissão perinatal.[61,64-66] Aleitamento no peito parece representar pouco risco para o bebê.[67,68] Conforme mencionado anteriormente, é possível a transmissão sexual de HCV; contudo, a transmissão é significativamente menos eficiente do que no caso de HBV. Não obstante, prostitutas e seus clientes, homens que praticam sexo com outros homens e indivíduos com vários parceiros sexuais se encontram em maior risco para infecção por HCV. Alguns autores sugerem que a coinfecção com HIV[69] ou vírus do herpes simples tipo 2[58] pode aumentar a probabilidade de infecção por HCV. Embora o vírus esteja presente na saliva de pessoas cronicamente infectadas,[70] a transmissão por contato casual parece uma forma incomum de transmissão.[71] A transmissão de um paciente para outro ocorreu durante colonoscopia,[72] e há pacientes que foram infectados durante cirurgia.[73] Em um hospital, um assistente de anestesia adquiriu a infecção de um paciente e, subsequentemente, disseminou a infecção para mais cinco pacientes.[74]

Diferentemente do HBV, o HCV tem elevado percentual de progressão para a doença crônica e eventual cirrose. Depois da infecção, HCV tem longo período de incubação, que varia de 2 a 26 semanas (em média, 7 a 8 semanas).[56] Das aproximadamente 175.000 pessoas infectadas nos Estados Unidos a cada ano, 75% terão doença subclínica. Os 25% restantes terão uma doença sintomática caracterizada por febre, náusea, vômito, dores abdominais, anorexia e icterícia. Aproximadamente 1% dos pacientes com doença sintomática serão acometidos por falência hepática fulminante, evoluindo rapidamente para a morte se não for realizado um transplante. Praticamente 80% de todos os pacientes infectados com HCV evoluirão para uma hepatite crônica caracterizada por elevações episódicas leves nas transaminases e icterícia ocasional.[56] Mais de 25% dos pacientes com hepatite crônica evoluirão para cirrose. Cirrose por HCV é fator de risco significativo para carcinoma hepatocelular, com risco estimado de 1 a 4% por ano.[56,75]

A detecção de anticorpos anti-HCV é tanto sensível como específica para infecção por esse vírus. Modernos imunoensaios enzimáticos de terceira geração podem detectar anticorpos dentro de 4 a 10 semanas de infecção.[75] Ao contrário de HBV, utiliza-se comumente PCR para detecção de HCV-RNA na prática clínica, com o objetivo de determinar a carga viral. Foi constatado que a carga viral é fator prognóstico significativo da eficácia do tratamento antiviral.[76] Além disso, a detecção de HCV-RNA é o teste mais sensível e específico para infecção por HCV.[77] É significativa a controvérsia relativa ao recurso da biópsia hepática em pacientes com infecção por HCV.[78-81]

São vários os regimes terapêuticos disponíveis para HCV. Interferon comum três vezes por semana durante 24 a 48 semanas foi aprovado para uso em 1990; esse esquema terapêutico se revelou bem-sucedido no tratamento da infecção por HCV.[75] O uso de interferon alfa (alfa-2a ou 2b), 3 MU três vezes por semana durante 24 a 48 semanas, resultou em percentuais de resposta de até 40%; aparentemente, essa medicação é mais eficaz do que interferon comum. Interferons pegilados têm sido utilizados no tratamento de HCV desde o final dos anos de 1990, e os resultados foram superiores, em comparação com regimes que utilizam interferon alfa.[82] No caso de interferons pegilados combinados com ribavirina, foram obtidos percentuais de resposta de até 88% em certos grupos de pacientes.[83,84]

Não existe vacina disponível para HCV. Assim, a melhor forma de evitar a infecção é evitar a exposição. No caso de anestesiologistas e outros profissionais da saúde, é fundamental que sejam observadas as precauções universais. Atualmente, não é recomendada a profilaxia em seguida a uma exposição acidental. Não foram ainda publicados estudos randomizados e controlados que examinassem a eficácia da terapia em casos de infecção aguda por HCV; contudo, um estudo demonstrou que, depois do tratamento com interferon alfa-2b durante 24 semanas, 43 de 44 pacientes não tinham HCV-RNA detectável.[85]

Hepatite E. O vírus da hepatite E (HEV) é um vírus sem invólucro que mede 32 nm e possui um genoma de 7,5 kb de RNA monofilamentar. O HEV foi descoberto em 1983, sendo parte do supergrupo alfa de agentes virais. Alguns virologistas colocam HEV na família *Caliciviridae*. O HEV é responsável pela maioria dos casos do que antigamente se chamava de hepatite não A, não B entericamente transmitida (ET-NANBH).[86] Como o HAV, o HEV é quase sempre transmitido por via fecal-oral, com a ingestão de alimento ou bebida contaminado. Durante epidemias, o modo de transmissão mais comum é a ingestão de água contaminada por fezes.[87] Em comparação com HAV, é baixo o percentual de transmissão interpessoal por contatos domiciliares. Foi relatada a ocorrência de infecção nosocomial.[88]

Depois da ingestão, o vírus é absorvido pelo intestino delgado e transportado via fluxo sanguíneo portal até o fígado. Depois de um período de incubação de 15 a 60 dias (em média, 35 a 42 dias), é comunicada uma fase pré-ictérica, caracterizada por febre e mal-estar, em 95 a 100% dos pacientes. A fase ictérica se caracteriza por dores abdominais, náusea, vômito e anorexia; a icterícia ocorrerá logo a seguir. Normalmente, os sintomas desaparecem em menos de 6 semanas, embora falência hepática fulminante seja uma complicação rara, mas relatada. Um achado característico de HEV é a elevada incidência de progressão para falência hepática fulminante em mulheres grávidas. Se o HEV é contraído no terceiro trimestre, a mortalidade pode exceder os 20%.

Normalmente, o diagnóstico de HEV é estabelecido por exclusão após viagem para uma área endêmica (América Central/do Sul, sudeste da Ásia, China, Índia e África). Ainda assim, foram comercializados testes para detecção de IgM anti-HEV e IgG anti-HEV. Pode-se recorrer a PCR para detecção de HEV-RNA, mas quase sempre esse procedimento só é feito com finalidades de pesquisa.

Atualmente, não existe vacina disponível para HEV. A administração de imunoglobulina de áreas endêmicas não diminuiu os percentuais de infecção durante epidemias.[89] Assim, parece improvável que o uso de imunoglobulinas tenha alguma valia específica no caso de uma exposição em área não endêmica, por exemplo, América do Norte ou Europa. Profissionais da saúde devem utilizar precauções universais ao lidarem com pacientes com suspeita de infecção por HEV. Obviamente, mulheres grávidas devem evitar qualquer tipo de exposição ao HEV.

Hepatite G. O vírus da hepatite G (HGV) foi descrito originalmente no soro de um paciente com hepatite não A, não B, não C.[90] Foram descritos HGV e os chamados agentes virais GB.[91] HGV/GB são detectáveis em um percentual significativo de doadores de sangue.[92] HGV e GB têm uma sequência genômica similar à de HCV. Apesar de sua semelhança genética com HCV, não parece que HGV/GB cause doença hepática.[93] De fato, foi constatado mais tarde que o paciente inicial tinha HCV. Provavelmente o aspecto mais interessante do estudo do HGV/GB é que pacientes coinfectados com HIV e HGV/GB parecem obter sobrevida prolongada.[94]

Doença do cisto hidático

Doença do cisto hidático é causada por uma infecção do cestoide (i. e., tênia) *Echinococcus*, que parasita animais. Como todos os cestoides, *Echinococcus* vive no intestino delgado dos hospedeiros definitivos. São hospedeiros definitivos animais como cães, lobos e outros canídeos. Canídeos infectados por cestoides eliminam os ovos em suas fezes, que contaminam o ambiente. Ovinos, bovinos e seres humanos passam a ser hospedeiros intermediários quando ingerem os ovos presentes em alimentos contaminados. Cães domésticos infectados permanecem como o vetor mais importante para transmissão da doença hidática.[95,96]

Tão logo os ovos tenham sido ingeridos, o ácido gástrico e as enzimas pancreáticas digestivas dissolvem a capa externa do ovo. Em seguida, as larvas penetram na parede intestinal, invadem a circulação portal e são transportadas até o fígado. Aproximadamente 70% das larvas permanecerão no fígado, enquanto 20% infectarão os pulmões, embora também possam ser infectados outros órgãos, por exemplo, cérebro,[97] medula espinal,[98,99] rins,[100] e coração.[101] No fígado, *Echinococcus* praticamente não apresenta sintomas, até que os cistos atinjam grandes dimensões. Embora dor seja a queixa mais comum, um grande cisto pode causar icterícia obstrutiva, colangite, pancreatite ou hipertensão portal.[95,96] Traumas contusos podem causar ruptura de cisto.[102] Normalmente, o diagnóstico é firmado por testes sorológicos, após um teste de imagem abdominal ter revelado cistos hepáticos. Também pode estar presente eosinofilia.

O tratamento de grandes cistos hidáticos é cirúrgico, e o anestesiologista provavelmente irá atender pacientes com operação de drenagem de cisto agendada. A abordagem cirúrgica pode ser tentada por laparoscopia,[103] laparotomia, ou toracotomia, caso esteja presente um cisto subdiafragmático. São muitos os relatos de casos de reação anafilática ao líquido hidático durante a excisão cirúrgica.[104-106] Deve ser considerada a administração de esteroides e anti-histamínicos no pré-operatório.

Causas genéticas de doença hepática

Síndrome de Alagille (displasia arterioepática). Síndrome de Alagille (SAG) é um distúrbio hereditário raro, caracterizado pela perda progressiva dos ductos biliares intralobulares e pela estenose dos ductos biliares extra-hepáticos.[108] Essa é a forma mais comum de colestase intra-hepática familiar, e mais de 90% dos pacientes sofrem colestase crônica.[108,109] A doença tem um padrão dominante autossômico, e mais de 70% dos pacientes sofrem uma mutação do gene *jagged* 1 (*JAG1*) no braço curto do cromossomo 20.[109] SAG tem incidência de aproximadamente 1:100.000 nascimentos vivos.

Quase todos os pacientes se apresentam com icterícia, fezes cor de barro e outros sintomas de colestase leve durante o período neonatal. Os pacientes também podem se apresentar com falência hepática fulminante de rápida progressão. A doença é lentamente progressiva, e em geral o tratamento é adjuvante. Aproximadamente 15% dos pacientes necessitarão de transplante.[110] Um procedimento de Kasai pode trazer algum alívio para o paciente; contudo, um Kasai realizado previamente aumenta a mortalidade perioperatória, se houver necessidade de transplante de fígado.[110]

Embora a manifestação principal de SAG seja colestase, essa síndrome interessa particularmente aos anestesiologistas por causa da elevada morbidade dos problemas associados. Mais de 90% dos pacientes com SAG sofrem de cardiopatia congênita. Aproximadamente 67% dos pacientes têm estenose pulmonar periférica não complicada; mas os 33% restantes exibem defeitos mais graves, como tetralogia de Fallot (16%), persistência de canal arterial (5%), defeito septal ventricular (4%) e defeito septal atrial (4%). A presença de doença cardiovascular significativa está associada a aumento da mortalidade perioperatória durante o transplante de fígado.[110] As chamadas "vértebras em borboleta", resultantes de anormalidades causadoras de fendas, estão presentes em até 85% dos pacientes.[108,111] Na descrição que geralmente se faz dos pacientes, aponta-se que apresentam um aspecto característico e que mais de 90% deles têm anormalidades oftalmológicas, notadamente distúrbios na câmara anterior, como um embriotoxo posterior. Os pacientes possuem baixa estatura característica, e foi relatada resistência ao hormônio do crescimento.[112]

Uma avaliação pré-operatória meticulosa dos pacientes com SAG é fundamental para a elaboração do planejamento perioperatório e a otimização terapêutica. Deve-se dar uma atenção especial aos problemas associados de cada paciente, com particular ênfase para doença cardíaca,[113] hepática, renal e ortopédica.[114] Em alguns pacientes, ocorrerá deficiência de vitamina K secundária à má absorção. Se ocorrer perda de sangue, poderá haver indicação de estudos da coagulação obtidos no período pré-operatório. Foi descrita ainda a ocorrência de colestase pós-operatória grave em pacientes com SAG.[115]

Deficiência de α_1-antitripsina. Deficiência de α_1-antitripsina é a doença metabólica que mais afeta o fígado. A doença é mais comum entre europeus brancos, nos quais a incidência pode chegar até a 1:1.500 pessoas.[116] Entre brancos norte-americanos e australianos, é um pouco menos comum, pois a incidência se aproxima de 1:2.000 pessoas. A incidência entre indivíduos africanos, asiáticos e hispânicos é muito baixa. A distribuição geográfica exata da doença depende fundamentalmente do genótipo específico.

A α_1-antitripsina é um potente inibidor da serina protease, sintetizada no fígado e secretada diretamente no sangue. Durante a sua circulação, α_1-antitripsina se liga às serina proteases produzidas por todo o corpo, promovendo a degradação dessas enzimas. Uma das proteases mais importantes inibidas por α_1-antitripsina é a elastase. De fato, α_1-antitripsina é responsável por mais de 90% de toda atividade sérica antielastase, estando principalmente envolvida na degradação da elastase alveolar. Assim que se liga ao seu alvo protease, o complexo α_1-antitripsina:protease se liga também a um receptor nos hepatócitos, sendo removido então da circulação.[117]

O gene da α_1-antitripsina foi localizado no cromossomo 14, fazendo parte do supergene SERPIN (*Ser*ine *Pro*tease *In*hibitor/inibidor da serina protease). Esse *cluster* de genes também codifica para a globulina ligadora de corticosteroides, inibidor de C1 e antitrombina III.[116] Foram descritos pelo menos 17 alelos mutantes diferentes de α_1-antitripsina; contudo, duas mutações são responsáveis por grande parte dos casos da doença. Indivíduos homozigotos para a mutação S mais comum (Glu264Val) exibem 40% de redução na concentração sérica de α_1-antitripsina.[118] A mutação S é mais comum entre europeus meridionais, tendo sido registrados picos de incidência na península ibérica.[116] Indivíduos homozigotos para a mutação Z (Glu342Lys), mais grave, exibem uma diminuição de 85% na concentração sérica de α_1-antitripsina.[118] Ao contrário da mutação S, a mutação Z é mais comum entre europeus setentrionais e ocidentais, com picos de incidência na França, Grã-Bretanha e Escandinávia.[116] Em geral, a mutação S apenas causará doença clínica significativa quando combinada com a mutação Z (genótipo SZ).

As baixas concentrações de proteínas séricas observadas em indivíduos com deficiência de α_1-antitripsina não ocorrem secundariamente a um defeito na síntese das proteínas, mas por causa do processamento e secreção ineficientes.[119,120] Esses processos ineficazes deixam o hepatócito com grandes quantidades de proteína defeituosa, que se acumula no interior da célula. O processamento defeituoso é particularmente grave na mutação Z, em que erros de processamento levam à formação de grandes polímeros de Z- α_1-antitripsina.[119] Nas duas mutações, o excesso de α_1-antitripsina defeituosa fica visível ao exame por microscopia óptica na forma de grandes inclusões citoplasmáticas. As reservas de quantidades excessivas da proteína defeituosa acabam por interferir no funcionamento normal do fígado.[121]

O acúmulo anormal de proteína defeituosa leva à morte do hepatócito e, mais adiante, à cirrose. Em geral, a gravidade da doença hepática está intimamente associada com a quantidade de proteína acumulada. Não ocorre doença hepática em indivíduos com mutações incomuns de α_1-antitripsina que não resultem no acúmulo de proteína defeituosa nos hepatócitos. Ocorre variação significativa na apresentação clínica e na idade por ocasião do início do problema entre pacientes com deficiência de α_1-antitripsina, mesmo entre indivíduos do mesmo genótipo. Foi sugerido que a variação na idade por ocasião do início da doença hepática se deve a variações na velocidade de síntese entre indivíduos.[122] De fato, o surgimento de icterícia em bebês com deficiência de α_1-antitripsina ZZ pode refletir uma infecção crônica resultante do aumento da síntese de proteína defeituosa.[123] Não obstante, o surgimento de icterícia durante o período neonatal é um sinal prognóstico sombrio. Embora a deficiência de α_1-antitripsina tenha diversas outras manifestações, é fato bem aceito que doença hepática terá o maior efeito na sobrevida.

As outras manifestações clínicas primárias de indivíduos com deficiência de α_1-antitripsina ocorrem secundariamente à ausência de uma inibição normal das proteases. A manifestação mais óbvia de doença secundária à ausência de inibição normal das proteases ocorre nos pulmões, pois pacientes com deficiência de α_1-antitripsina padecem com o surgimento prematuro de enfisema panlobular. Todos os indivíduos vivenciam declínio (ligado ao processo de envelhecimento) no volume expiratório forçado em 1 segundo (VEF_1) depois dos 30 anos; mas esse declínio é acelerado pela deficiência de α_1-antitripsina. Essa aceleração fica ainda mais exacerbada pelo tabagismo, que pode dobrar a velocidade de declínio.[124]

O diagnóstico de deficiência de α_1-antitripsina é estabelecido pela determinação da concentração sérica de α_1-antitripsina. O genótipo é confirmado por eletroforese de proteínas. Não há tratamento específico para deficiência de α_1-antitripsina, mas o transplante de fígado pode ser necessário.

Fibrose cística. Fibrose cística (FC) é, isoladamente, a doença hereditária letal mais comum entre pacientes brancos, com uma incidência de aproximadamente 1:3.300 pessoas nos Estados Unidos. FC foi uma das primeiras doenças genéticas a ser caracterizada. O gene para FC, o regulador de condutância transmembrana de fibrose cística (*CFTR*), se localiza no cromossomo 7. A presença do gene resulta em um defeito da condutância do cloreto celular. Embora a principal manifestação de FC seja pulmonar, em associação com secreções viscosas, atelectasia, enfisema e infecções crônicas (com infecção crônica mucoide com *Pseudomonas aeruginosa*), anormalidades hepáticas podem complicar 20% dos casos. Hipertensão portal e eventual cirrose hepática podem complicar até 10% de todos os casos de FC, representando a segunda causa mais comum de morte subsequente à insuficiência respiratória. À medida que a média de idade de FC se eleva, secundariamente à redução na mortalidade, cresce a preocupação de que aumente também a incidência de doença hepática.

Embora a elevação patológica das enzimas hepáticas seja observada com frequência em bebês, a maioria dos pacientes não progredirá até a cirrose da infância, adolescência, ou vida adulta.[125] Apesar disso, ficou estabelecido que certos genótipos estão nitidamente associados com disfunção hepática e com aumento da incidência de cirrose.[126] Também é maior a incidência de doença hepática em pacientes com certos genótipos do complexo de histocompatibilidade principal,[127] gênero masculino, doença hepática coexistente e má nutrição (especialmente deficiência de ácidos graxos). Raramente será observada doença hepática importante na ausência de insuficiência pancreática.

Quando a doença hepática avança até cirrose, normalmente se apresentará durante a primeira década de vida. Comumente, hipertensão portal se manifesta por esplenomegalia, hiperesplenismo acompanhado de trombocitopenia e ascite.[128] Também pode ser observado sangramento de varizes esofágicas em alguns pacientes. Desvio portossistêmico intra-hepático transjugular (TIPS/DPSIT) tem sido utilizado com sucesso em crianças e adolescentes com sangramento esofágico refratário.[129,130] Em casos graves, tem-se recorrido ao transplante de fígado.[131,132] O anestesiologista deve estar ciente de que o metabolismo de certos agentes farmacológicos[133] poderá estar aumentado em casos de FC secundária ao aumento da eliminação hepática do medicamento.[144]

Galactosemia. Galactosemia é uma deficiência hereditária da enzima galactose-1-fosfato uridiltransferase. Essa enzima catalisa a conversão de galactose-1-fosfato em UDP-galactose, e sua deficiência resulta em um acúmulo anormal de galactose-1-fosfato nas células. Normalmente, a enzima está presente no fígado e nos eritrócitos. Galactosemia é um distúrbio extremamente raro, com incidência de aproximadamente 1:60.000 nascimentos. Galactose-1-fosfato é diretamente tóxica para as células, e seu acúmulo é mais perceptível no rim, no fígado e no cérebro.

O leite materno contém lactose, um dissacarídeo que consiste em glicose e galactose. Tendo em vista que os neonatos recebem até 20% de sua ingestão calórica na forma de lactose, bebês com galactosemia acumulam rapidamente galactose-1-fosfato. Normalmente, uma triagem de rotina do neonato estabelece o diagnóstico de galactosemia. Se o diagnóstico não for determinado, o acúmulo de galactose-1-fosfato poderá levar a catarata, retardo mental grave e cirrose. O tratamento envolve evitar a presença de lactose na dieta; mas pacientes tratados apropriadamente ainda serão acometidos a longo prazo por complicações, como comprometimento da cognição, catarata, anormalidades da fala e insuficiência ovariana primária.[135,136] Bebês nascidos com galactosemia exibem maior incidência de sepse neonatal por *Escherichia coli,* que normalmente precede o diagnóstico de galactosemia.[137] Sem tratamento, a doença geralmente é fatal, embora existam relatos de casos de pacientes adultos que apresentaram cirrose descompensada.[138] *Deficiência de galactoquinase,* outro distúrbio hereditário do metabolismo da galactose, é menos comum que a galactosemia geralmente segue um curso benigno.[139]

Galactosemia pode representar diversos desafios singulares para o anestesiologista. Neonatos recém-diagnosticados que foram tratados durante curto período podem exibir tempos de coagulação elevados, demonstrando tendência para sangramento. Alguns pacientes podem ter hemólise, e a avaliação pré-operatória da hemoglobina pode ser um dado valioso em qualquer paciente ictérico. Finalmente, albuminúria pode causar diurese osmótica e, consequentemente, o volume urinário pode ser um mau indicador do volume intravascular.

Doenças do armazenamento do glicogênio. O glicogênio é a principal forma de armazenamento para glicose no corpo humano. Compõe-se de longas cadeias de moléculas de glicose unidas por ligações α-1,4. Intermitentemente, as cadeias se ramificam por ligações α-1,6, formando longos filamentos arboriformes de glicose armazenada. O glicogênio funciona como forma imediata de obtenção de glicose em momentos de necessidade metabólica. O metabolismo do glicogênio ocorre principalmente no músculo esquelético e no fígado. No músculo esquelético, o glicogênio proporciona aos músculos em exercício uma fonte imediata de combustível, enquanto o glicogênio hepático serve para manter o nível plasmático de glicose durante o jejum. Os distúrbios do armazenamento do glicogênio compreendem uma família de dez doenças diferentes. Cada doença se caracteriza por uma deficiência enzimática no metabolismo do glicogênio. Apenas os distúrbios do armazenamento do glicogênio tipos I, III e IV estão associados com doença hepática grave. As características dos distúrbios do armazenamento do glicogênio estão resumidas na Tabela 5.4.

O tratamento perioperatório de qualquer paciente com distúrbio do armazenamento do glicogênio exige cuidado e planejamento meticulosos. Obviamente, o nível sanguíneo de glicose deverá ser cuidadosamente monitorado em todo paciente com distúrbio do armazenamento do glicogênio tipo I ou III. Devem ser adotadas orientações de jejum oral, e os pacientes talvez tenham que se submeter a uma pré-internação para administração intravenosa de líquidos que contenham glicose. Foram publicados relatos de casos de cuidado anestésico bem-sucedido de pacientes com doença do armazenamento do glicogênio tipo I.[140-142] A sedação controlada do paciente com propofol durante a anestesia espinal também já foi utilizada com sucesso.[143] Pacientes com doença do armazenamento do glicogênio tipo III podem representar um desafio especial para os anestesiologistas, secundariamente à doença muscular.[144] Transplante de fígado tem sido utilizado no tratamento de doenças do armazenamento do glicogênio tipos I, III e IV,[145] a cardiomiopatia pode persistir no tipo IV, em decorrência da deposição de amilopectina cardíaca.[146]

Intolerância hereditária à frutose. Intolerância hereditária à frutose (IHF) é uma deficiência hereditária da enzima frutose-1,6-bifosfato aldolase (aldolase B). Aldolase B catalisa a conversão de frutose-1,6-bifosfato até duas fosfato-trioses, fosfato de di-hidroxiacetona e gliceraldeído-3-fosfato. A deficiência leva ao acúmulo anormal de frutose-1-fosfato e inicia graves sintomas quando os pacientes são expostos à frutose. Normalmente, a enzima está presente no fígado, no rim e no intestino delgado. IHF é um distúrbio extremamente raro, com uma incidência de aproximadamente 1:23.000 nascimentos, quase três vezes a incidência da galactosemia.

Quando os pacientes consomem frutose ou sacarose (um dissacarídeo composto de glicose e frutose), é observada com frequência a apresentação aguda de dores abdominais, mal-estar, hipoglicemia, náusea e vômito. A contínua ingestão de frutose promoverá icterícia, hepatomegalia e disfunção renal.[147] Um consumo persistente de frutose resultará em falência hepática fulminante. O tratamento consiste em evitar a presença de frutose e sacarose na dieta. Diferentemente do que ocorre na galactosemia, os pacientes com IHF normalmente não apresentam sintomas se evitam a frutose, e o desenvolvimento intelectual não fica comprometido. Alguns pesquisadores acreditam que IHF é uma moléstia subdiagnosticada, e a realização de testes formais resulta no diagnóstico entre pacientes com dores abdominais crônicas e inexplicadas.[148] Em virtude da ausência quase completa de saca-

TABELA 5.4 Distúrbios do armazenamento do glicogênio

Doença	Deficiência enzimática	Principais aspectos clínicos	Doença hepática	Tratamento	Notas
Tipo Ia (doença de von Gierke)	Glicose-6-fosfatase	Hipoglicemia profunda Deficiência de crescimento Acidose metabólica Hiperlipidemia Insuficiência renal (por volta da segunda década de vida) Diagnóstico na infância	Hepatomegalia (baço normal) Adenomas hepáticos (por volta da segunda década de vida) Carcinoma hepatocelular ocasional	Desvio portal Suplementação com glicose (amido de milho, infusão de glicose noturna) Transplante de fígado	Tipo Ib (10% da doença do tipo I) também associado com neutropenia e disfunção dos neutrófilos
Tipo IIIa (doença de Cori-Forbe)	Enzima desramificante do fígado e músculo	Hipoglicemia profunda Deficiência de crescimento Debilitação muscular progressiva com atividade Atrofia muscular Mais tolerante ao jejum do que tipo I Diagnóstico na infância	Hepatomegalia (baço normal) Adenomas hepáticos (menos comum que tipo I) Carcinoma hepatocelular de rara ocorrência	Dieta rica em proteína, pobre em carboidrato Suplementação com glicose (amido de milho, infusão de glicose noturna) raramente necessária	Tipo IIIb (15% do tipo III) tem enzima desramificante muscular normal e sem sintomas musculares Geralmente melhora com a idade
Tipo IV (doença de Andersen)	Enzima ramificante	Não ocorre desenvolvimento Distensão abdominal Queixas gastrintestinais variadas Miocardiopatia Hipoglicemia é rara Diagnóstico na infância	Hepatosplenomegalia Cirrose macronodular progressiva Insuficiência hepática	O paciente morrerá sem transplante de fígado	Raro

rose na dieta, pacientes com IHF exibem uma excelente dentição.[149] Obviamente, em pacientes com IHF devem ser evitadas medicações orais que contenham sacarose ou frutose.

Hemocromatose hereditária. Hemocromatose hereditária é uma doença autossômica recessiva caracterizada por um grau inadequadamente elevado de absorção de ferro. No passado, foi proposta a teoria de que o transtorno ocorria por causa do abuso de bebidas alcoólicas, sendo meramente um distúrbio nutricional secundário. Contudo, mais tarde foi constatado que o gene se situava no braço curto do cromossomo 6, intimamente ligado aos genes codificadores para o antígeno leucocitário humano (HLA).[150,151] Não foi senão em 1996 que houve a descoberta do gene responsável pela hemocromatose (*HFE*), o que permitiu a realização de testes genéticos formais e a obtenção do diagnóstico.[152] Existem vários distúrbios, tanto adquiridos como idiopáticos, que podem ser caracterizados por quantidades excessivas de ferro corporal total (Tab. 5.5). Em muitos casos, essas doenças mimetizam a hemocromatose hereditária, podendo, numa avaliação superficial, ser indistinguíveis em suas manifestações clínicas. Apesar disso, é aceito universalmente que hemocromatose hereditária se refere especificamente ao aumento da absorção de ferro secundário a mutações genéticas ligadas a *HFE*.

À medida que foram sendo identificadas e investigadas mutações específicas de *HFE*, tornou-se cada vez mais evidente que hemocromatose hereditária representa um espectro de doenças clínicas. De fato, alguns homozigotos podem manifestar a doença sem que ocorra um aumento substancial nas reservas de ferro,[153] enquanto outros não manifestam sintomas clínicos em nenhum grau apreciável. Além disso, embora *HFE* esteja igualmente distribuído entre gêneros, a doença clínica é duas a oito vezes mais comum em homens do que em mulheres. Vem se tornando cada vez mais popular a classificação dos pacientes com hemocromatose hereditária em quatro grupos: (1) predisposição genética sem anormalidades, (2) sobrecarga de ferro sem sintomas, (3) sobrecarga de ferro com sintomas precoces, e (4) sobrecarga de ferro com lesão de órgão-alvo.[154] Fica claro que outros fatores, tanto genéticos como ambientais,[155] influenciam o desenvolvimento da doença clínica. De fato, a antiga observação da ligação entre hemocromatose hereditária, cirrose e abuso de bebidas alcoólicas pode ser explicada pelo fato de que o álcool aumenta ainda mais a absorção de ferro.[156]

O adulto normal tem um conteúdo corporal total de ferro de 3 a 5 g. A maior parte do ferro é reciclada por meio da fagocitose de eritrócitos senescentes e normalmente apenas 1 a 2 mg de ferro se perdem a cada dia.[157] Obviamente, as perdas podem ser maiores em mulheres que estejam menstruando, assim como no caso de perda de sangue aguda ou crônica. Por consequência, a absorção de ferro nos alimentos é rigidamente regulada com a quantidade absorvida, acompanhando as necessidades do corpo. Em casos de hemocromatose hereditária, os processos reguladores entram em falência.[155,158] Isso resulta em um aumento anormal na absorção de ferro na alimentação, ocorrendo deposição do metal na pele, no coração, no pâncreas, nas articulações e no fígado.

TABELA 5.5 Condições de sobrecarga de ferro

Condições
Sobrecarga de ferro primária
Hemocromatose hereditária
Não relacionada a HFE
Hemocromatose juvenil
Mutações do receptor 2 da transferrina
Mutações da ferroportina 1
Sobrecarga de ferro africana
Sobrecarga de ferro secundária
Transfusões de eritrócitos
Anemias de carga de ferro
Talassemia major
Anemia sideroblástica
Anemia hemolítica crônica
Anemia aplástica
Deficiência de piruvato quinase
Diálise prolongada
Doença hepática crônica
Hepatite B
Hepatite C
Doença hepática alcoólica
Esteatoepatite não alcoólica
Shunt portocava

Adaptado de Harrison SA, Bacon BR: *Hereditary hemochromatosis: Update for 2003.* J Hepatol 2003;38:S14-S23.

A hemocromatose hereditária é surpreendentemente comum. Em algumas populações europeias brancas, 10 a 12% das pessoas são portadores heterozigotos da doença.[159] A incidência de hemocromatose hereditária homozigota varia entre 1:100 e 1:400 em pessoas brancas com ascendência europeia.[160,161]

A apresentação primária de hemocromatose hereditária sintomática está se tornando rara. A maioria dos pacientes é assintomática, buscando o médico para avaliação e testes genéticos depois que algum membro da família foi acometido pela doença. Não obstante, a maioria dos pacientes sintomáticos se apresentará na quinta ou sexta década de vida. O fígado é o primeiro órgão a ser afetado em casos de hemocromatose, e observa-se hepatomegalia em praticamente 100% dos pacientes. Os sintomas de apresentação mais comuns incluem debilitação generalizada, mal-estar, artralgias, dores abdominais e impotência (em homens).[162] O exame físico pode revelar hepatomegalia e, em casos avançados, sinais e sintomas de cirrose, inclusive com ascite e icterícia. Também pode ocorrer diabetes melito, secundário à deposição de ferro no pâncreas, embora tal complicação seja rara no paciente não cirrótico. A deposição de ferro na pele pode dar aos pacientes uma coloração bronzeada. De fato, a hemocromatose também é conhecida como "diabetes bronzeado". A deposição de ferro no coração pode acarretar alterações fibróticas e, mais comumente, o paciente sofrerá miocardiopatia restritiva. Também é observado aumento nas arritmias fatais e não fatais. Observa-se artropatia, sobretudo das mãos, em cerca de 50% dos pacientes, mas essa complicação comumente não se apresenta antes dos 50 anos de idade.

Com o acúmulo de ferro no fígado, ocorre lesão significativa aos hepatócitos. O mecanismo fundamental da doença é resultado da toxicidade direta pelo ferro e do consequente aumento na produção de radicais livres gerados pelo ferro.[163-166] O aumento do estresse oxidativo resulta em peroxidação dos lipídios,[153,166] lesão mitocondrial[154] e comprometimento da homeostase do cálcio.[164,165] Esses processos, por sua vez, resultam em resposta inflamatória, deposição de fibrina e, finalmente, em cirrose hepática. Um estresse oxidativo mais intenso poderá resultar em lesão no DNA e em maior risco de carcinoma hepatocelular.[164] Carcinoma hepatocelular é a causa mais comum de morte em casos de hemocromatose hereditária, e o risco é 200 vezes maior do que na população geral.[167] Complicações que surgem na cirrose e insuficiência cardíaca congestiva são outras causas comuns de morte.

Tão logo tenha sido firmado o diagnóstico de hemocromatose hereditária, deve ser iniciado o tratamento com flebotomia e redução do álcool e da ingestão de ferro nos alimentos. O objetivo do tratamento é não tornar o paciente deficiente em ferro ou anêmico.[154] Assim, a monitoração cuidadosa da hemoglobina, níveis de ferro, ferritina e saturação de transferrina deverá orientar o tratamento. Embora a flebotomia e a cuidadosa monitoração da ingestão de alimentos reduzam efetivamente as reservas de ferro, o tratamento não reverte o processo cirrótico e nem elimina totalmente o risco de carcinoma hepatocelular. Isso vale particularmente para pacientes que foram diagnosticados *de novo* em uma idade mais avançada. Portanto, serão fundamentais um diagnóstico precoce e um tratamento prontamente iniciado, idealmente antes do surgimento dos sintomas. Transplante de fígado poderá representar o único tratamento em casos avançados da doença, ou em casos de carcinoma hepatocelular; contudo, muitos estudos publicados revelam redução na sobrevida em pacientes transplantados com hemocromatose hereditária, em comparação com outras indicações.[168]

Tirosinemia hereditária tipo 1 (TH1). Existem quatro deficiências no catabolismo da tirosina: alcaptonúria e tirosinemia tipos 1, 2, e 3. Apenas a tirosinemia tipo 1 está associada com doença hepática. TH1 é uma deficiência hereditária da enzima fumarilacetoacetato hidrolase (FAH). A enzima catalisa a etapa final no catabolismo da fenilalanina e da tirosina, a conversão de fumarilacetoacetato até acetoacetato e fumarato. A deficiência de FAH acarreta um acúmulo anormal de metabólitos da tirosina à montante, fumarilacetoacetato (FAA) e maleilacetoacetato (MAA). Tanto FAA como MAA são convertidos em dois produtos tóxicos, succinilacetoacetato (SAA) e succinilacetona (SA). Foi demonstrado que SAA e SA interferem com a atividade da DNA ligase[169] reduzem as reservas sanguínea e hepática de glutationa[170] e interferem com o metabolismo do heme. Esses efeitos se combinam para reduzir a capacidade do corpo em lidar com o estresse oxidativo, resultando diretamente em lesão mutagênica e ruptura cromossômica.[171] Inicialmente, a biópsia hepática revela esteatoepatite; porém, este quadro irá avançar para fibrose e cirrose.

A TH1 é um transtorno extremamente raro, com incidência de aproximadamente 1:100.000 nascimentos; todavia, a incidência pode ser mais elevada na Europa setentrional (1:8.000) e em Québec, Canadá (1:1.846).[172,173] Essencialmente, existem duas formas da doença – uma forma aguda e uma forma crônica. Na forma aguda, os pacientes se apresentam com sintomas de disfunção hepática grave durante os primeiros 6 meses de vida. A biópsia hepática revela esteatoepatite, que avança para fibrose e cirrose micronodular, com proliferação de ductos biliares. Em geral, a forma aguda é rapidamente fatal dentro do primeiro ano de vida, se o paciente não for tratado com transplante de fígado.

A forma crônica de TH1 se apresenta mais lentamente do que a forma aguda, e os pacientes raramente procurarão ajuda médica antes de 1 ano de idade. O progresso da disfunção hepática tende a ocorrer mais lentamente, e os pacientes passam a exibir outros sintomas, incluindo nefropatia, raquitismo e problemas neurológicos graves.[174] Secundariamente à contínua lesão ao DNA, existe risco substancial de ocorrência de carcinoma hepatocelular. A biópsia hepática revela menos colestase do que na forma aguda; mas no final do processo será observada cirrose macro e micronodular. Normalmente, há indicação de transplante de fígado dentro da primeira década de vida; mas avanços recentes na compreensão e tratamento[175] de TH1 oferecem alguma esperança.[176] Os pacientes podem vir a sofrer miocardiopatia hipertrófica. Podem ser observadas anemia e trombocitose. Os estudos da coagulação podem estar prolongados.

Não existe informação específica no que tange ao cuidado anestésico em pacientes com TH1; mas se possível deverá ser considerada uma avaliação pré-operatória das funções cardíaca, hepática, metabólica e hematológica.

Doenças do armazenamento lisossômico. Doenças do armazenamento lisossômico constituem um grupo heterogêneo de doenças que resultam em diferentes defeitos nas funções do lisossomo. Normalmente, cada doença reflete deficiência de uma enzima lisossômica e, consequente, incapacidade de metabolização de diversas biomoléculas. Quase todas as doenças demonstram padrão de herança autossômica recessiva. Das mais de 30 devidamente classificadas, apenas pequeno número resultará em doença e comprometimento hepático.

Mucopolissacaridoses. Cada mucopolissacaridose (MPS) é decorrente da deficiência da enzima responsável pelo metabolismo dos glicosaminoglicanos (GAG). GAGs são carboidratos de cadeia longa complexos, normalmente ligados a proteínas para formação de proteoglicanos. Proteoglicanos são constituintes comuns do tecido conjuntivo.

MPS1 é resultante da deficiência de α-L-iduronidase. Existem pelo menos três fenótipos: (1) MPS IH (doença de Hurler) tem curso agudo, caracterizado por hepatosplenomegalia, retardo mental e morte normalmente ocorrendo na primeira década de vida; (2) MPS IS (doença de Scheie) tem curso menos grave, caracterizado por hepatosplenomegalia depois dos 5 anos, e com um período de vida normal sem retardo mental; e (3) MPS IH/S, que avança por um curso intermediário. Em todas as doenças, a hepatosplenomegalia pode resultar em um crescimento enorme do fígado, e as doenças podem causar profunda displasia esquelética.[177] Comumente, são observadas doenças do miocárdio, coronárias e das válvulas cardíacas.[177] Nubéculas da córnea é uma complicação esperada, e os pacientes podem se apresentar para transplante de córnea. Com frequência, os pacientes necessitam de intervenção cirúrgica para anormalidades ortopédicas. Pescoço enrijecido, língua de grande tamanho e hipertrofia tonsilar podem dificultar a intubação.[178,179] Secreções copiosas nas vias aéreas podem ser tratadas com anticolinérgicos. Foi descrita intubação por fibra óptica através de uma via aérea de máscara laríngea (LMA), que pode representar uma técnica útil, especialmente em crianças.[180] Os pacientes deveriam ser considerados como se estivessem em risco para obstrução das vias aéreas e de edema pulmonar pós-obstrutivo.[181] Foi descrito insucesso com anestesia epidural; tal fracasso pode estar relacionado ao acúmulo de GAGs no espaço epidural.[182] Pode haver indicação para administração de antibióticos no perioperatório em pacientes com valvulopatia.

MPS II (doença de Hunter) é decorrente da deficiência de iduronato sulfatase, tendo padrão de herança recessiva ligada ao cromossomo X. Existem tanto uma forma infantil grave como uma forma juvenil benigna. Além da enorme hepatosplenomegalia, ocorre acúmulo de GAGS na cabeça e pescoço, e os pacientes exibem pescoço curto e língua de grande tamanho. Ao contrário de MPS I, é rara a ocorrência de doença corneana. Ainda assim, a intubação endotraqueal pode ser difícil,[178,179] tendo sido comunicada obstrução aguda da via aérea.[183] Foi relatado fracasso em garantir a via aérea com LMA num paciente com MPS II[184]; mas também foi informada a intubação com fibra óptica através de uma LMA; isso pode ser técnica válida em crianças.[180] Foi relatada a ocorrência de apneia do sono e de edema pulmonar pós-obstrutivo.[181]

MPS VII (síndrome de Sly) é decorrente da deficiência de β-glicuronidase; essa manifestação exibe padrão de herança autossômica recessiva. Existem pelo menos quatro fenótipos.[185] A forma neonatal da doença se apresenta como hidropisia fetal, sendo uniformemente fatal.[186] Uma forma infantil se apresenta como hepatosplenomegalia, icterícia e hérnias inguinal e umbilical. Essa forma é rapidamente progressiva e tem prognóstico sombrio. Uma segunda forma infantil também se apresenta com hepatosplenomegalia; entretanto, tem curso mais benigno.[187] A forma adulta de MPS VII se apresenta na adolescência e normalmente não é complicada por envolvimento hepático. Os pacientes podem exibir envolvimento cardíaco, com insuficiência mitral e/ou aórtica. Reportou-se a ocorrência de dissecção aguda da aorta. Secundariamente ao acúmulo de GAGs na cabeça e pescoço, pacientes com MPS VII também podem ser casos de difícil intubação; mas tal problema não foi ainda especificamente informado em casos de MPS VII. Foi observado bloqueio cardíaco completo no período intraoperatório.[188] Pacientes com insuficiência aórtica ou mitral podem precisar de profilaxia antibiótica no perioperatório.

Distúrbios do armazenamento de lipídios. Cada um dos distúrbios do armazenamento de lipídios é decorrente da deficiência de uma enzima responsável pelo metabolismo dos lipídios. Os distúrbios do armazenamento de lipídios incluem doença de Fabry (DF), doença de Gaucher (DG) e doença de Niemann-Pick (DNP). Apenas DG e DNP têm manifestações hepáticas; por isso, serão discutidas nesta seção.

A *doença de Gaucher* resulta da deficiência de β-glicosidase ácida, tendo padrão de herança autossômica recessiva. DG é a mais comum das doenças do armazenamento lisossômico. Foram descritos três fenótipos.[189,190] O tipo adulto (DG tipo 1) representa 99% dos casos, sendo de surgimento variável. GD tipo 1 se caracteriza por trombocitopenia,[191] anemia e hepatosplenomegalia. Dor óssea é uma queixa comum, e podem ocorrer fraturas patológicas. Embora hepatosplenomegalia possa ser a característica mais saliente, a maior parte da morbidade ocorre secundariamente às dores ósseas. A inteligência é normal, e são raros os sintomas neurológicos. A disponibilidade da glicocerebrosidase placentária e, atualmente, a glicocerebrosidase recombinante melhoraram a morbidade em muitos pacientes, podendo resultar em redução do volume do fígado.[191,192] Também foi descrita melhora nas anormalidades da coagulação sanguínea.[193] DG do adulto tem taxa de portadores de aproximadamente 1:18 entre judeus Ashkenazi e uma incidência anual de aproximadamente 1:1.000 nascidos vivos nos Estados Unidos.[189]

O acúmulo de glicosfingolipídios na cabeça e no pescoço pode dificultar a intubação endotraqueal, e talvez haja necessidade de um tubo endotraqueal menor do que o previsto. Deve-se considerar os pacientes em risco de obstrução das vias aéreas superiores.[194,195] Pacientes com boca pequena podem tornar difícil a inserção LMA[194]. A avaliação pré-operatória deve ser constituida de um nível basal de hemoglobina e contagem de plaquetas, porque os pacientes se encontram em risco de anemia e trombocitopenia. A anestesia espinal foi utilizada com sucesso.[196]

DG infantil (DG tipo 2) se caracteriza por hepatosplenomegalia e grave atraso no desenvolvimento. Estridor e laringospasmo são complicações frequentes. A doença avança rapidamente, e a morte ocorre antes dos 2 anos de idade. DG juvenil (DG tipo 3) se caracteriza por ataxia, hepatosplenomegalia e retardo mental. Tipicamente, o surgimento ocorre durante a infância, e os pacientes normalmente morrem antes dos 15 anos de idade. DG juvenil tem um pico de incidência na população de Norrbotten, Suécia, de 1:50.000 pessoas. Refluxo gastroesofágico e aspiração crônica podem complicar as DG tipos 2 e 3. Como ocorre na DG tipo 1, pode ser difícil o tratamento da via aérea de pacientes com tipos 2 e 3, e os pacientes encontram-se em risco de sofrer comprometimento respiratório pós-operatório.[197] A anestesia regional foi utilizada com sucesso, devendo ser levada em consideração seu possível uso.

A *doença de Niemann-Pick* é decorrente da deficiência de esfingomielinase, tendo padrão de herança autossômica recessiva. Foram descritos pelo menos seis fenótipos de DNP; contudo, três formas são responsáveis pela maioria dos casos.[198] Normalmente, a DNP neuropática infantil (DNP tipo A) se apresenta antes dos 6 meses de idade, caracterizando-se por hepatosplenomegalia, linfadenopatia, convulsões e retardo mental. Observa-se perda progressiva da capacidade intelectual e da função motora, secundariamente ao aumento da deposição de esfingomielina no sistema nervoso central.

A DNP não neuronopática (DNP tipo B) tem idade de apresentação variável, sendo de expressão mais heterogênea. Não obstante, a maioria dos pacientes é diagnosticada na infância com hepatosplenomegalia. Ao contrário do tipo A, pacientes com DNP tipo B são neurologicamente intactos e a deposição sistêmica de esfingomielina é mais proeminente. Pode ocorrer cirrose hepática, e hipertensão portal e ascite podem complicar a doença do paciente. Muitos pacientes portadores do tipo B sofrerão doença pulmonar caracterizada por graves limitações da difusão. Esses pacientes podem ter baixa Pao_2 e padecem de *cor pulmonale* e de insuficiência do ventrículo direito na segunda década de vida.

Os pacientes com DNP tipo C efetivamente têm uma deficiência do transporte de colesterol que leva à ocorrência de uma doença que é fenotipicamente similar à DNP dos tipos A e B.[199] Pacientes com doença do tipo C se apresentam com icterícia neonatal prolongada. A hepatosplenomegalia é menos grave do que nos tipos A e B, e os pacientes costumam sofrer neurodegeneração lentamente progressiva.

A manipulação das vias aéreas pode ser mais difícil em pacientes com DNP.[200] A doença pulmonar pode complicar o tratamento perioperatório, especialmente em indivíduos com a doença tipo B. O transplante de fígado obteve sucesso na redução de algumas das manifestações clínicas em pacientes com DNP tipos A e B; mas a morbidade e mortalidade do transplante de fígado poderão ser extremamente elevadas, secundárias à doença pulmonar e neurológica.[201,202]

Outras doenças do armazenamento lisossômico

Manosidose é decorrente da deficiência de α-manosidase.[203] Uma forma infantil da doença se caracteriza por retardo mental progressivo e hepatosplenomegalia. Também podem ser observadas catarata e turvação da córnea. A forma adulta surge tardiamente, permitindo uma sobrevida mais longa. Pacientes com boca pequena e língua grande podem fazer com que a intubação se torne procedimento difícil. Em geral a morte ocorre antes dos 5 anos de idade. Nessa doença extremamente rara, foi observado um padrão de herança autossômica recessiva.

Doença de Wolman é decorrente da deficiência de lipase ácida, caracterizando-se pela deposição de ésteres do colesterol por todo o corpo.[204] Hepatosplenomegalia e eventual cirrose se encontram entre as manifestações mais proeminentes; mas pode ser grave uma doença pulmonar com elevado gradiente de difusão alveolar. A calcificação da adrenal é um achado singular. A sobrevida do neonato será impossível sem nutrição parenteral total, e a morte ocorre dentro do primeiro ano de vida. O transplante de medula óssea foi utilizado com sucesso no tratamento da doença de Wolman.[205] Não existem informações específicas concernentes à anestesia de pacientes com doença de Wolman.

Porfiria. As porfirias constituem uma família de doenças hereditárias resultantes de deficiências em uma ou mais das enzimas necessárias para a síntese do heme. O déficit enzimático resulta no acúmulo de metabólitos à montante e consequente sintomatologia (Fig. 5.6). Considerando que mais de 75% da síntese do heme ocorre na medula óssea, as porfirias estão associadas com doença hepática variável. Tradicionalmente, as porfirias são divididas em tipos eritropoético ou hepático, dependendo do local de ocorrência da produção excessiva dos intermediários metabólicos – fígado ou medula óssea. As porfirias podem ainda ser subdivididas naquelas com sintomas neuroviscerais (porfirias agudas) e as caracterizadas por fotossensibilidade e sintomas cutâneos (porfirias cutâneas). A Tabela 5.6 resume as características das diversas porfirias.[206]

Porfiria intermitente aguda (PIA) é o tipo mais comum de porfiria, com prevalência de cerca de 1:10.000 a 1:20.000 pessoas. Secundariamente à capacidade da doença em causar lesão neuronal, a incidência de PIA entre pacientes com distúrbios psiquiátricos pode ser de até 1:500.[207,208] PIA pode ser considerada como o protótipo para todas as porfirias agudas, pois a apresentação de todas as porfirias agudas é parecida; o diagnóstico específico dependerá da análise laboratorial.

Em casos de PIA, os pacientes exibem deficiência da atividade de PBG desaminase. Tendo em vista que uma deficiência completa seria incompatível com a vida, grande parte dos pacientes tem aproximadamente 50% da atividade normal da PBG desaminase. A deficiência resulta no aumento do ácido 5-aminolevulínico (ALA) celular. Em geral, quase todos os pacientes são assintomáticos, até que algum even-

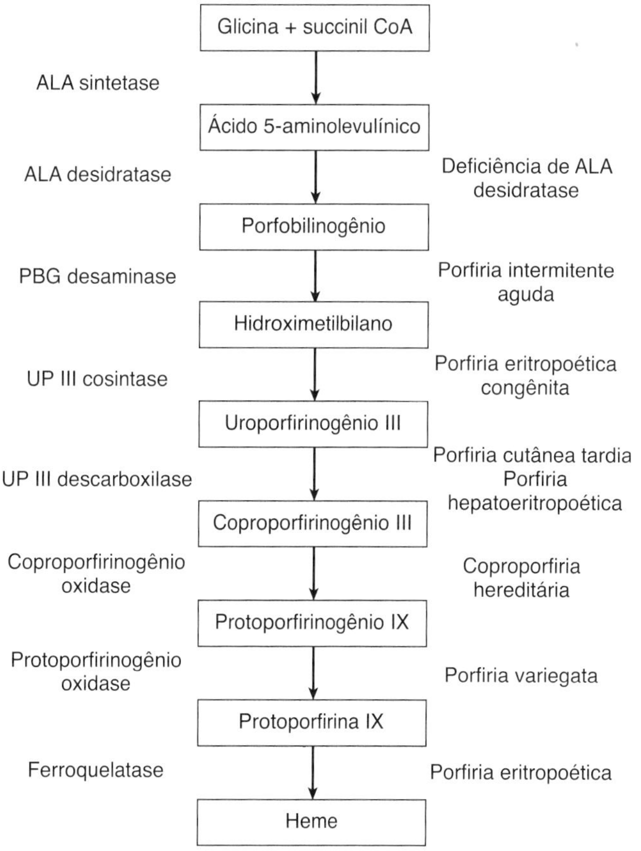

FIGURA 5.6 Síntese do heme e defeitos enzimáticos da porfiria.

TABELA 5.6 Porfirias

Doença	Defeito enzimático	Herança autossômica	Local de expressão	Notas
Porfirias agudas				
Deficiência de ALA desidratase	ALA desidratase	Recessiva	Fígado	Muito rara
Porfiria intermitente aguda (PIA)	PBG desaminase	Dominante	Fígado	A porfiria aguda mais comum
Coproporfiria hereditária	Coproporfirinogênio oxidase	Dominante	Fígado	Similar a PIA
Porfiria variegata	Protoporfirinogênio oxidase	Dominante	Fígado	Comum na África do Sul
Porfirias cutâneas				
Porfiria cutânea tarda	Uroporfirinogênio III descarboxilase	Dominante	Fígado	A porfiria mais comum
Porfiria hepatoeritropoética	Uroporfirinogênio III descarboxilase	Recessiva	Fígado, órgão eritropoético	Similar a PEC
Protoporfiria eritropoética	Ferroquelatase	Dominante	Fígado, órgão eritropoético	Hemólise leve Cálculos biliares Doença hepática ocasional
Porfiria eritropoética congênita (PEC)	Uroporfirinogênio III cosintase	Recessiva	Órgão eritropoético	Esplenomegalia Hemólise

to estimule a produção de ALA. A deficiência na atividade de PBG desaminase resulta em relativa superprodução de ALA e nos consequentes sintomas. Os fatores precipitantes conducentes a uma exacerbação aguda incluem (1) estimulação da produção de ALA sintetase no fígado; (2) fatores endócrinos, inclusive ciclo reprodutivo feminino; (3) jejum, especialmente em combinação com consumo de álcool; (4) indução do citocromo P450 hepático, levando à produção de ALA sintetase por meio da redução no heme inibitório; e (5) estresse emocional, inclusive cirurgia e enfermidade crônica.[206] O surgimento clínico ocorre mais amiúde depois da puberdade, sendo mais comum em mulheres (provavelmente como efeito secundário aos efeitos dos hormônios e corticosteroides no fígado).

Normalmente, um ataque agudo é anunciado pela presença de dores semelhantes à cólica abdominal, náusea e vômito, seguidos pelo surgimento de urina escura.[209] Os pacientes também podem se queixar de diarreia ou constipação. Classicamente, os sintomas neurológicos acompanham o surgimento das queixas viscerais, podendo exibir grande variação. Os pacientes podem sofrer convulsões, neuropatia periférica e deficiências dos nervos cranianos. Secundariamente, podem ficar psicóticos. Hiponatremia poderá ser observada secundariamente à síndrome de liberação inadequada do hormônio antidiurético (SLIHA).

O ponto chave no tratamento em pacientes com PIA, como em todas as porfirias agudas, consiste em identificar e evitar os fatores precipitantes. Assim que os fatores precipitantes tiverem sido eliminados, poderá ser instituído o tratamento com glicose (400 g/dia) e/ou heme arginato (3 mg/kg/dia durante 3 dias).[206] Glicose e heme arginato funcionam diminuindo a atividade da ALA sintetase; foi constatado que essa medicação reduz a excreção urinária de ALA e abrevia a duração de um ataque agudo.

No paciente com história de porfiria aguda, o tratamento perioperatório ideal consiste em um planejamento cuidadoso e na comunicação entre cirurgiões, anestesiologistas e clínicos. A internação pré-cirúrgica para hidratação intravenosa com líquidos que contenham glicose é uma etapa importante para o paciente com história de ataques agudos. Uma grande carga de carboidratos pode suprimir a síntese de ALA sintetase, podendo resultar em benefícios.[210] A seleção dos anestésicos e analgésicos adequados é importante, porque muitos dos agentes utilizados com frequência na anestesia têm capacidade de induzir ALA sintetase e citocromo P450.[211,212] A Tabela 5.7 resume a segurança dos diversos agentes frequentemente utilizados na anestesia. Muitos pacientes assintomáticos com PIA (ou com qualquer outra porfiria aguda) podem se apresentar para anestesia com um abdome "cirúrgico" equivocadamente diagnosticado. Os pacientes devem se manter aquecidos, porque o estresse induzido pelo frio pode precipitar uma crise aguda. A anestesia regional já foi utilizada com sucesso.[213]

O transplante de fígado já foi utilizado com sucesso para cura de PIA.[214] As tentativas de tratamento de outras porfirias com transplante de fígado têm se deparado com sucesso variável.[215-219]

Doença de Wilson (degeneração hepatolenticular). A doença de Wilson (DW) é uma doença autossômica recessiva que resulta no acúmulo anormal de cobre no fígado, rins e sistema nervoso central. Essa doença é uma das mais antigas já identificadas como familiar, tendo sido originalmente descrita por Kinnear Wilson, em 1912, como doença progressiva caracterizada por cirrose hepática e amolecimento do núcleo lenticular.[220] Ao longo do último século, a DW deixou de ser considerada uma doença familiar universalmente fatal, passando a ser uma doença tratável com várias

TABELA 5.7 Porfiria e anestésicos seguros

Geralmente considerados seguros	Não esclarecido	Geralmente considerados pouco seguros
Agentes intravenosos		
Midazolam	Quetamina	Barbitúricos
Lorazepam	Diazepam	Etomidato
Propofol		
Agentes inalatórios		
Óxido nitroso	Isoflurano	Enflurano
Desflurano	Halotano	
Analgésicos		
Fentanil	Alfentanil	
Morfina	Sufentanil	
Relaxantes musculares		
Succinilcolina	Atracúrio	
Vecurônio	Pancurônio	
Anestésicos locais		
Bupivacaína	Lidocaína	
Procaína		
Outros		
Atenolol		Glicocorticoides
Atropina		Hidralazina
Droperidol		
Labetalol		
Neostigmina		

Adaptado de Jensen NF, Fiddler DS, Striepe V: Anesthetic considerations in porphyrias. *Anesth Analg* 1995;80:591-599; e Stevens JJ, Kneeshaw JD: Mitral valve replacement in a patient with acute intermittent porphyria. *Anesth Analg* 1996;82:416-418.

opções terapêuticas. Ela está presente em todas as populações, tendo incidência de aproximadamente 1:30.000 pessoas. O gene responsável foi localizado no cromossomo 13. Esse distúrbio é mais comum entre judeus europeus orientais e em certas populações asiáticas.[221]

Cobre é um metal essencial, necessário para o funcionamento normal de diversas enzimas, tais como: lisil oxidase, superóxido dismutase, tirosinase e monoamina oxidase.[222,223] O metabolismo do cobre é um processo complexo.[224] Em resumo, o cobre é absorvido pelo intestino delgado e ligado à albumina. Mais de 90% do cobre ligado à albumina será absorvido pelo fígado.[223] No fígado, o cobre se liga à apoceruloplasmina, resultando na formação de ceruloplasmina. Vale ressaltar que a incorporação de cobre pela apoceruloplasmina é um processo dependente de ATP. Saturada com seis moléculas de cobre, a ceruloplasmina é liberada no sangue. Ela é também um reagente de fase aguda, com níveis elevados presentes em diversas condições inflamatórias. Por todo o corpo, o cobre é absorvido pelas células e liberado para suas enzimas-alvo, depois de ter se ligado a diversas moléculas "ajudantes" ricas em tiol.[225]

O único modo fisiológico de excreção do cobre se faz por meio da bile. Em casos de DW, os pacientes perdem a capacidade de mobilizar efetivamente o cobre para excreção biliar.[226] Esse defeito resultará em níveis aumentados de cobre no soro. Níveis elevados de cobre induzem à produção das moléculas ajudantes. Como elas são capazes de isolar o cobre em uma forma atóxica, os pacientes normalmente permanecem assintomáticos até o suprimento de cobre eliminar o poder de absorção dessas moléculas. Os níveis de ceruloplasmina são baixos em pacientes com DW, do mesmo modo que em pacientes com cirrose hepática por qualquer causa.[227]

A apresentação de DW varia amplamente. Em geral, os pacientes se apresentam com sintomas de doença hepática antes do surgimento dos sintomas neurológicos.[228] Normalmente, a DW se apresenta em crianças e adultos jovens com sintomas inespecíficos como náusea, vômito e dores abdominais. Os pacientes podem informar histórico de icterícia leve e intermitente, e alguns pacientes podem se apresentar com hepatomegalia ou hepatosplenomegalia. A DW também pode se apresentar como falência hepática fulminante[229,230] ou como uma elevação incidental e assintomática das transaminases séricas. DW pode simular diversas doenças hepáticas, por exemplo, hepatite autoimune. Deve-se pensar em DW no diagnóstico diferencial de doença hepática estabelecida, mesmo na criança em idade pré-escolar.[231]

A maioria dos pacientes se apresentam com as manifestações neurológicas de DW na vida adulta. Observa-se pseudoesclerose, e os pacientes se apresentam com características parkinsonianas ou com distonia rígida. A degeneração lenticular classicamente descrita de DW tende a se apresentar na infância, estando mais frequentemente associada com distonia. Com frequência, crianças são descritas como tendo "riso sardônico". A característica clínica de DW é a presença de um anel de Kayser-Fleischer, um anel de cor amarelo-castanha em torno da córnea. O anel de Kayser-Fleischer é resultado da deposição de cobre na membrana de Descemet.

Ele é mais adequadamente visualizado durante o exame com lâmpada de fenda, mas pode ser visível a olho nu. O anel de Kayser-Fleischer está presente em mais de 98% dos pacientes com manifestações neurológicas de DW e em mais de 80% dos pacientes com DW.[223] Aproximadamente 30% dos pacientes com DW exibirão sintomas psiquiátricos. Os sintomas mais comuns são depressão e irritabilidade; no entanto, os pacientes podem se apresentar em franca catatonia.[232,233]

O diagnóstico de DW dependerá de alta dose de suspeita, porque a apresentação é semelhante a muitas causas de cirrose. De fato, a DW pode ocorrer subjacentemente a uma doença hepática coexistente. Em geral, o diagnóstico de DW deve ser considerado em qualquer paciente com menos de 40 anos com sinais e sintomas de disfunção hepática, especialmente em pacientes cirróticos com disfunção não explicada do sistema nervoso central. Conforme mencionado anteriormente, a presença de um anel de Kayser-Fleischer e um nível sérico baixo de ceruloplasmina estabelece virtualmente o diagnóstico. Em pacientes com níveis normais de ceruloplasmina, um nível urinário elevado de cobre, ou grande presença desse metal numa biópsia hepática podem reforçar o diagnóstico.

D-Penicilamina é considerada como padrão de referência no tratamento clínico de DW. Essa substância é capaz de reverter as manifestações hepáticas, neurológicas e psiquiátricas de DW. Não é provável que o tratamento com penicilamina seja efetivo em pacientes com falência hepática fulminante, distonia ou degeneração lenticular grave. As reações adversas à penicilamina incluem erupções, linfadenopatia e síndrome similar ao lúpus. Não é comum a ocorrência de leucopenia[235] ou trombocitopenia[234] com risco para a vida. Considerando que a penicilamina exerce efeito antipiridoxina, deve-se fazer suplementação deste elemento. Trientina pode ser efetiva em pacientes sensíveis à penicilamina.[236] Zinco, que pode induzir maior produção de moléculas metaloadjuvantes, também será eficaz.[237]

Pode haver necessidade de transplante de fígado em casos de falência hepática fulminante; tal procedimento reverterá as manifestações hepáticas de DW.[238,239] Melhoras dos sintomas neurológicos têm sido registradas de maneira inconsistente.[238,240]

O planejamento da anestesia em pacientes com DW deve levar em conta uma cuidadosa avaliação pré-operatória com relação aos vários sistemas do organismo que possam ser afetados. No pré-operatório, deve ser obtida uma contagem de plaquetas em qualquer paciente que esteja sendo medicado com penicilamina. Tendo em vista que metoclopramida pode exacerbar os sintomas extrapiramidais do paciente, essa medicação deverá ser evitada. Droperidol, prometazina e proclorperazina também devem ser evitados, porque esses agentes podem agravar distúrbios motores preexistentes.

Doença hepática associada a medicamentos e outras hepatopatias tóxicas

Já foi previamente discutida a posição fundamental do fígado na circulação e seus papéis metabólicos essenciais, mas é importante mencioná-los também no contexto da lesão tóxica. O fígado recebe altas concentrações de compostos ingeridos pelo fluxo sanguíneo portal, proveniente do leito esplâncnico. Hepatócitos, por sua vez, absorvem esses compostos, submetendo-os aos processos metabólicos discutidos anteriormente para destoxificação e biotransformação. Uma lista exaustiva de substâncias de ocorrência natural, agentes químicos manufaturados e agentes farmacológicos foi implicada na doença hepática; os agentes farmacológicos são os mais comuns. A Tabela 5.8 fornece exemplos dos tipos de lesão causada por agentes representativos, mas de forma alguma pretende ser uma lista completa. As manifestações clínicas variam desde pequenas alterações bioquímicas assintomáticas até sinais e sintomas de colestase e necrose hepática maciça, dependendo não só do agente mas também da condição de pré-exposição do paciente, doença concomitante e extensão da exposição. *Assim, pode-se incluir lesão tóxica virtualmente em todos os diagnósticos diferenciais no paciente com doença hepática.*

Há algumas diferenças importantes ao se considerar a doença hepática tóxica. Um aspecto diz respeito ao tipo de

TABELA 5.8 Tipos de lesão hepática tóxica

Lesão hepatocelular	Agentes representativos
Alteração gordurosa microvesicular	Tetraciclina, salicilatos, fósforo amarelo, etanol
Alteração gordurosa macrovesicular	Etanol, metotrexato, amiodarona
Necrose centrolobular	Bromobenzeno, tetracloreto de carbono, paracetamol, halotano, rifampina
Necrose difusa ou maciça	Halotano, isoniazida, paracetamol, metildopa, trinitrotolueno, toxina de *Amanita phalloides* (cogumelo)
Hepatite, aguda e crônica	Metildopa, isoniazida, nitrofurantoína, fenitoína, oxifenisatina
Fibrose-cirrose	Etanol, metotrexato, amiodarona, a maioria dos agentes causadores de hepatite crônica
Formação de granuloma	Sulfonamidas, metildopa, quinidina, fenilbutazona, hidralazina, alopurinol
Colestase (com ou sem lesão hepatocelular)	Clorpromazina, esteroides anabólicos, estolato de eritromicina, arsenicais orais, anticoncepcionais, arsenicais orgânicos

Reproduzido com permissão de Crawford JM: The liver and the biliary tract. *In* Cotran RS, Kumar V, Collins T (eds.): *Robbins Pathologic Basis of Disease*, 6.ed. Philadelphia, WB Saunders, 1999, p. 869.

toxicidade de uma substância. Embora certos agentes químicos invadam o corpo em forma tóxica, na maioria dos casos a lesão é decorrente de metabólitos que, ironicamente, são resultantes de transformação hepática. Outra categorização de toxinas se baseia na consistência com que essas substâncias causam doença. Hepatotoxinas intrínsecas causam danos de maneira consistente num esquema dependente da dose em pessoas que, afora isso, são perfeitamente saudáveis, com frequência após curto período de latência. Cogumelos do gênero *Amanita* e tricloretano são exemplos de hepatotoxinas intrínsecas. Por outro lado, a exposição a uma hepatotoxina idiossincrásica causa doença hepática com menos frequência, e com gravidade variável, depois de um período de latência igualmente variável. Obviamente, o padrão idiossincrásico pode representar um desafio extremo para o diagnóstico. Algumas hepatotoxinas idiossincrásicas causam sintomas benignos ou alterações bioquímicas assintomáticas diante de uma exposição de rotina (p. ex., isoniazida e halotano), mas podem causar grave doença hepática em indivíduos suscetíveis e/ou sob certas circunstâncias. Além disso, em determinadas condições, mesmo hepatotoxinas intrínsecas podem causar graves lesões em exposições que, do contrário, seriam consideradas seguras (p. ex., paracetamol no paciente com lesão hepática alcoólica).

Anestésicos inalatórios. Certamente, a lesão hepática associada à administração de agentes anestésicos inalatórios é especialmente importante para o anestesiologista. O halotano foi introduzido na prática clínica em 1956, e foi constatada uma rara associação com necrose hepática. Atualmente, é aceito que, na verdade, o halotano causa pelo menos dois tipos de hepatotoxicidade. Em até 20% dos adultos que recebem anestesia com halotano, os pacientes terão um efeito mais benigno, com ligeiras elevações nas aminotransferases e queixas clínicas variáveis de febre, náusea e mal-estar. Em algum ponto na faixa de 1 em 7.000 e 1 em 35.000 pacientes, dependendo dos fatores de risco, ocorrerá necrose hepática fulminante, que foi denominada de *hepatite por halotano*. Os níveis de transaminases e bilirrubina ficam elevados, e o paciente se mostra ictérico e frequentemente encefalopático. O exame histológico clássico revela hepatite com necrose centrolobular; já foi descrita necrose zonal, em ponte e panlobular. Os fatores de risco são idade (essa complicação é muito rara na infância), gênero (é duas vezes mais comum em mulheres), repetição da exposição dentro de 3 meses (aumento de até 15 vezes) e talvez uma história consistente com os sintomas hepatotóxicos pós-operatórios mais benignos listados anteriormente. O percentual de mortalidade foi informado como algo entre 10 e 50%, embora a recuperação seja tipicamente completa nos sobreviventes.

Hepatite por halotano é um modelo para hepatotoxicidade idiossincrásica; por isso, seus mecanismos foram exaustivamente investigados. Diversas observações, como aumento do risco por reexposição e a febre, erupção, artralgia e eosinofilia frequentemente informadas levaram a pesquisas que apoiaram a teoria de uma base imunológica para a hepatite por halotano. Citocromo P4502E1 metaboliza halotano até cloreto de trifluoroacetila. Essa molécula reativa foi inicialmente investigada como hepatotoxina direta. Mas a atual teoria imunogênica se concentra em sua acetilação das proteínas do retículo endoplasmático. Acredita-se que essas proteínas trifluoroacetiladas (TFA), por sua vez, funcionam como neoantígenos que promovem uma resposta de anticorpo tanto contra as proteínas alteradas como contra as proteínas nativas do hepatócito em pacientes suscetíveis. As evidências que corroboram essa teoria são a detecção de proteínas TFA em pacientes com história de exposição ao halotano e também anticorpos anti-hapteno de TFA (e componentes da proteína de transporte) em pacientes efetivamente com hepatite por halotano. Um reforço extra para essa teoria pode ser encontrado em artigos publicados de sensibilização cruzada com metoxiflurano e, talvez, enflurano, pela exposição prévia ao halotano. Além disso, embora possa ocorrer metabolização de até 20% do halotano absorvido, agentes mais recentes passam por ordens de magnitude inferiores de biodegradação (valores aproximados: enflurano 2 a 3%, sevoflurano 1 a 2%, isoflurano 0,2% e desflurano 0,02%); assim, de maneira correlata, acredita-se que eles raramente ou nunca são a causa da hepatite.

Lesão hepática isquêmica

As manifestações de lesão isquêmica no fígado foram denominadas de infarto hepático, fígado de choque, necrose centrolobular e, mais amiúde, pelo nome impreciso de *hepatite isquêmica*. Como seria de se esperar, hipotensão e/ou hipoxemia são os fatores precipitantes habituais e resultam de uma série de processos que variam desde situações óbvias, como disfunção cardíaca, eventos intraoperatórios e trauma, até causas menos intuitivas, como apneia do sono obstrutiva e intermação.

O diagnóstico se baseia na identificação de um episódio agressor e na típica resposta bioquímica. Habitualmente LDH exibe grandes elevações, tanto em termos de valores absolutos como em relação às elevações das transaminases. Não há necessidade absoluta de uma biópsia, mas, quando são obtidos seus resultados, demonstra necrose disseminada do lóbulo central, com mínima inflamação. A gravidade varia desde alterações bioquímicas subclínicas até a falência fulminante. O tratamento é adjuvante, com a correção dos processos instigantes.

Função hepática no paciente geriátrico

Com o envelhecimento, o fígado exibe mudanças funcionais e estruturais. Já foram descritas a redução do peso do fígado com a fibrose e a redução proporcional do fluxo sanguíneo. Funcionalmente, a diminuição da capacidade regenerativa, a resposta alterada à estimulação endócrina e a alteração do metabolismo dos agentes farmacológicos são relevantes para o médico durante o procedimento perioperatório.[241] Todavia, o funcionamento geral é relativamente flexível diante dessas mudanças. São escassos e conflitantes os dados relativos ao impacto da idade no risco para o paciente geriátrico que será submetido a um procedimento anestésico. Por exemplo, nos anos de 1980 uma série de pacientes foi submetida a procedimentos portossistêmicos, tendo demonstrado melhor percentual de mortalidade nos pacientes com 55 anos ou menos,[242] embora tenham sido pronunciadas (ou não tenham sido descritas) as diferenças na gravidade e morbidade das doenças. A sobrevida em geral de pacientes cirróticos com varizes hemorrágicas em diferentes épocas demonstrou correlação com a classificação de Child-Pugh, mas não com a idade.[20,243] São poucas as evidências de que idade é um fator de risco perioperatório importante, em comparação com a função hepática real.

Cirrose biliar

Cirrose biliar é simplesmente a cirrose causada pela obstrução biliar de qualquer tipo, independentemente da localização na árvore biliar. A doença biliar primária é definida como doença imunogênica dos ductos biliares intra-hepáticos. A cirrose biliar secundária ocorre diante da prolongada obstrução por causas mecânicas, colangite esclerosante e doenças que promovam colestase, por exemplo, atresia biliar e fibrose cística.

Cirrose biliar primária. Cirrose biliar primária (CBP) é uma doença autoimune que ocorre comumente com outras doenças autoimunes (p. ex., artrite reumatoide, síndrome CREST, anemia perniciosa e complexo sicca). Na era moderna, CBP é frequentemente diagnosticada antes da efetiva ocorrência de alterações cirróticas, e assim essa denominação se torna um tanto equivocada. CBP acompanha uma progressão ao longo de quatro estágios. Primeiramente, a CBP se caracteriza por inflamação periductular e lesão aos ductos interlobulares, com formação de granuloma; em seguida, ocorre proliferação ductular reativa com colestase. Em seguida a esses eventos, ocorre redução da inflamação, mas ocorre fibrose septal e desestruturação arquitetônica, com piora da colestase. Finalmente, ocorre cirrose juntamente com obliteração dos ductos biliares normais, continuação da inflamação e colestase.

A CBP tem predileção por mulheres na proporção de 10:1, habitualmente de meia-idade. Embora tenha sido detectada em populações de todo o mundo, a CBP é mais prevalente e vem crescendo em incidência nos países ocidentais. Elevações da fosfatase alcalina e sintomas de fadiga e prurido são típicos, mas inespecíficos no início da doença. O diagnóstico se baseia em anticorpos antimitocondriais com uma biópsia de fígado para confirmação. Podem estar presentes diversos autoanticorpos, especialmente fator reumatoide, antimúsculo liso e específicos para tireoide; esses autoanticorpos podem ocorrer sem uma doença coexistente óbvia. A doença avançada acarreta hipertensão portal e insuficiência hepática e cirrose de estágio final.

Tipicamente, a insuficiência hepática ocorre 5 a 10 anos depois do diagnóstico. Aparentemente, os modelos prognósticos são mais acurados do que em muitos tipos de doença hepática progressiva, tendo utilidade ao ser considerada a ocasião apropriada para o transplante de fígado. Medicações imunossupressivas têm sucesso limitado no controle da progressão da CBP. Foi demonstrado que o ácido ursodesoxicólico (UDCA, um ácido biliar hidrofílico) aumenta o tempo de sobrevida sem transplante em pacientes com CBP.[244] Um artigo resultante de um estudo multicêntrico, no entanto, não constatou esse benefício. Esses pacientes, que tiveram permissão de continuar com UDCA ou trocar de placebo para UDCA ao término do estudo, não obtiveram melhora significativa da sobrevida sem transplante.[245] Atualmente, UDCA permanece sendo o tratamento de rotina para CBP, mas está sendo antecipada uma avaliação mais aprofundada por meio de estudos em grande escala.[246]

Cirrose biliar secundária. Obstrução biliar prolongada, seja intra-hepática ou extra-hepática (também conhecida como obstrução extrínseca ou mecânica), pode levar à cirrose, independentemente da etiologia. Obviamente, enorme número de doenças pode causar cirrose biliar secundária. Colangite esclerosante primária é a causa mais comum de colestase hepática secundária, mas é ainda menos comum que CBP. Na infância e até o início da adolescência, síndromes colestásicas associadas com atresia de ductos intra-hepáticos e/ou extra-hepáticos frequentemente demonstram rápida progressão para fibrose. Mesmo nos casos em que é possível o alívio da obstrução, essa progressão não pode ser confiavelmente interrompida. Mais tipicamente, os adultos padecem de colestase extra-hepática, por exemplo, pancreatite crônica acompanhada de constrição, câncer pancreático e coledocolitíase.

A apresentação e o diagnóstico dependem do processo instigante, mas frequentemente estão presentes icterícia e prurido. De modo característico, a fosfatase alcalina está muito elevada, tanto em nível absoluto (mais de quatro vezes acima do normal) como em nível relativo, em comparação com outras anormalidades do painel hepático. O tratamento envolve o diagnóstico e tratamento da causa da colestase. Com frequência, a obstrução extra-hepática é aliviada com sucesso por procedimentos cirúrgicos ou endoscópicos. A obstrução intra-hepática é mais problemática, e conta com limitadas opções curativas. Atresia biliar é um exemplo. Nessa doença de bebês, em que os ductos biliares – inicialmente normais – são obliterados nos três primeiros meses de vida, quase nenhum dos pequenos pacientes conseguirá sobreviver ao primeiro aniversário sem tratamento. O procedimento de Kasai (hepatoportoenterostomia), em que um núcleo hilar é aberto para permitir que os ductos biliares seccionados passem a drenar sem qualquer obstrução, poderá adiar a cirrose até os 3 a 4 anos de idade. Contudo, atresia biliar permanece como a razão mais comum para transplante de fígado em crianças mais novas.

Doença hepática associada à gravidez

Entre pacientes grávidas, pode-se esperar que 1 a 3% tenham anormalidades nas provas hepáticas em algum momento durante sua gravidez. Pacientes com doença hepática preexistente podem sofrer deterioração durante a gravidez e pacientes grávidas podem desenvolver doença hepática coincidente. Esta seção se concentrará nos processos hepáticos singularmente associados com a gravidez.

Durante a gravidez, a maioria dos testes bioquímicos permanecem dentro dos limites da normalidade da população geral. São exceções a fosfatase alcalina e a albumina. A produção de fosfatase alcalina pela placenta provoca elevações no início da gravidez, terminando por atingir níveis três a quatro vezes maiores que os valores normais de mulheres não grávidas. Embora os estudiosos acreditem que a produção de albumina seja normal durante a gravidez, os maiores volumes sanguíneos resultam em decréscimos na albumina sérica, de cerca de 1 mg/dL.

Colestase intra-hepática da gravidez (CIHG). CIHG ocorre comumente na gravidez, ocorrendo grande variação entre populações. Sua causa é desconhecida, mas os fatores associados são história pessoal ou familiar de CIHG e história de colestase com anticoncepcionais orais. Em geral, o surgimento de CIHG ocorre no terceiro trimestre, tipicamente com sintomas de prurido, náusea e, em alguns casos, dores abdominais. Icterícia ocorre em cerca de um quarto das pacientes, em geral semanas depois do início do prurido. É comum a fosfatase alcalina estar elevada além dos aumentos normais da gravidez e as transaminases estarem normais, mas ocasionalmente podem exibir ligeira elevação. Naqueles raros casos em que foi efetuada uma biópsia hepática, os achados histológicos de modo geral se limitam à colestase sem alterações inflamatórias ou necróticas.

Comumente, CIHG causa mínimo impacto à mãe; em geral, a resolução dos sintomas e das anormalidades laboratoriais se completa dentro de um mês após o parto. Ocorre aumento da incidência de parto prematuro e, talvez, da mortalidade perinatal. O tratamento consiste na observação da mãe e do feto, ácido ursodesoxicólico (que diminui o prurido e pode retardar a progressão da CIHG) e administração profilática de vitamina K como compensação da má absorção colestásica.

Pré-eclâmpsia e eclâmpsia. Pré-eclâmpsia ocorre em até 10% das gestações em geral. Ela é a tríade de hipertensão (acima dos 140/90 mm Hg), proteinúria (acima de 300 mg/24 horas) e edema, geralmente ocorrendo no final do segundo trimestre ou no terceiro trimestre, não podendo ser atribuída a outras causas. Eclâmpsia ocorre quando convulsões sobrepõem-se à pré-eclâmpsia, o que ocorre em 0,3% das pacientes pré-eclâmpticas. Assim, a fisiopatologia da pré-eclâmpsia é bastante indefinida, embora sejam abundantes as teorias. Os mecanismos popularmente propostos frequentemente se superpõem e incluem lesão das células endoteliais, desenvolvimento anormal da artéria espiral com comprometimento da perfusão placentária, desequilíbrio entre tromboxano e prostaciclina, contração do volume intravascular e função renal anormal. Recentemente, as atenções se concentraram na deterioração da produção endotelial de óxido nítrico, prostaciclina e ativador do plasminogênio tecidual. Essa abordagem enfatiza a mudança no tônus vascular, bem como mudanças na coagulação.

Transaminases séricas, cujos níveis podem variar até 100 vezes o normal, são observadas em praticamente 25% das mulheres pré-eclâmpticas e em 90% das com eclâmpsia. Os sintomas incluem um desconforto epigástrico ou no quadrante superior direito. As complicações que se acredita serem associadas com pré-eclâmpsia ou eclâmpsia são ruptura e/ou infarto hepático, falência hepática fulminante e hematoma subcapsular. A biópsia demonstra deposição de fibrina e áreas de necrose. O tratamento é a realização do parto; em seguida, é característica a rápida normalização dos valores laboratoriais. Essa decisão é relativamente direta quando o feto exibe perfil de maturidade adequado, de modo a assegurar sua viabilidade com o parto, mas problemática num momento mais prematuro da gravidez. O adiamento do parto se vincula ao risco de progressão da pré-eclâmpsia, mas acredita-se que confira melhor resultado para o feto.

Síndrome HELLP. A síndrome de hemólise, elevação das enzimas hepáticas e baixas contagens plaquetárias, ocorre no final da gravidez e, comumente, com pelo menos alguns dos sinais de pré-eclâmpsia. Elevações moderadas das transaminases e trombocitopenia são condições definidoras de HELLP. Acredita-se que hemólise microangiopática esteja relacionada à deposição de fibrina; ocorre produção de esquistócitos e células fragmentadas no esfregaço de sangue periférico, elevação de LDH sérica e queda na hemoglobina. A biópsia — embora raramente solicitada — revela necrose periportal ou focal e deposição de fibrina nos sinusoides, juntamente com hemorragia.

As complicações de HELLP para a mãe são convulsões (eclâmpsia), ruptura de placenta e coagulação intravascular disseminada. As complicações dessa síndrome para o feto são prematuridade, retardo do crescimento intrauterino e aumento da mortalidade perinatal de até 30% em algumas séries mais antigas. Como ocorre em grávidas pré-eclâmpticas, o tratamento é a realização do parto. Tipicamente, as transaminases hepáticas se normalizam dentro de uma semana, enquanto a contagem plaquetária continua a declinar durante 24 a 48 horas depois do parto, terminando por se normalizar em 2 semanas.

Infarto ou ruptura hepática. Acredita-se que a ruptura hepática ocorra em cerca de uma em 200.000 gestações, mais frequentemente em associação com pré-eclâmpsia ou eclâmpsia, e menos frequentemente com fígado esteatótico da gravidez ou síndrome HELLP. Esse grave problema é extremamente raro, caso não exista associação com doença hepática. Clinicamente, infarto ou ruptura do fígado se apresentam como dor e distensão abdominal aguda, vômito e choque no terceiro trimestre da gestação, ou imediatamente no pós-parto. Transaminases elevadas, anemia e coagulação intravascular disseminada são ocorrências comuns, mas o diagnóstico pode ser confirmado com imagens de ressonância magnética ou tomografia computadorizada, se o tempo permitir. O ultrassom junto ao leito da paciente poderá ter valor inestimável como instrumento diagnóstico para ganho de tempo. A sobrevida irá depender do diagnóstico precoce e do tratamento rápido. A intervenção cirúrgica consiste em tamponamento do fígado, ressecção do segmento ou lobo envolvido (geralmente o lobo direito) e até mesmo transplante. Também foi descrita a embolização radiograficamente orientada em casos limitados a apenas um lobo.

Fígado esteatótico agudo da gravidez (FEAG). FEAG ocorre no terceiro trimestre da gestação, sendo de gravidade variável, mas pode ser fatal. FEAG ocorre em aproximadamente uma em 15.000 gestações, sendo mais provável que ocorra em pacientes pré-eclâmpticas. A apresentação clínica reflete a gravidade da doença, variando desde náusea, dores abdominais e mal-estar geral até insuficiência hepática progressiva acompanhada de icterícia, coagulopatia, encefalopatia e uremia. As anormalidades laboratoriais esperadas incluem elevação das transaminases, tempos de coagulação prolongados, hipoglicemia e uremia. A biópsia hepática demonstrará deposição gordurosa microvesicular centrolobular, acompanhada por inflamação e necrose ausentes ou mínimas. A arquitetura hepática essencial fica preservada; nos sobreviventes, ocorrerá uma eventual regressão para tecido hepático normal. O tratamento consiste na realização do parto e seu adiamento deverá passar por uma avaliação criteriosa da viabilidade fetal, comparada contra a possibilidade de uma deterioração rápida. O transplante de fígado foi descrito como tratamento para FEAG, mas, na maioria dos casos, um parto realizado oportunamente parece resultar em reversão completa da doença.

EFEITOS SISTÊMICOS DA DOENÇA HEPÁTICA

O impacto pervasivo de um fígado enfermo no funcionamento dos demais sistemas do organismo pode ser previsto com base nos inúmeros papéis desempenhados por esse órgão na saúde do indivíduo. A discussão a seguir pretende delinear com brevidade as anormalidades sistêmicas associadas à disfunção hepática que tenham particular importância no período perioperatório.

Efeitos cardiovasculares da doença hepática

O impacto da doença hepática crônica no sistema cardiovascular é extremamente complexo, além de exibir variabilidade de um paciente para outro e, na dependência de diferentes circunstâncias, num mesmo paciente. As considerações especiais da hipertensão portal serão discutidas juntamente com ascite numa seção própria.

O perfil cardiovascular do paciente cirrótico é classicamente descrito como um estado hiperdinâmico com débito cardíaco significativamente elevado, baixa resistência vascular sistêmica e modesta redução da pressão arterial. Apesar dessa contínua elevação do débito cardíaco, ocorre diminuição da capacidade de exercício funcional do indivíduo cirrótico. Os dados disponíveis demonstram que pacientes cirróticos, durante a prática de testes de esforço, respondem com frequências cardíacas de pico abaixo do normal, não ocorrência de aumento da fração de ejeção do ventrículo esquerdo, volumes diastólicos finais anormalmente elevados com débitos cardíacos máximos subnormais e anormalidades reflexas autônomas.[247]

Habitualmente o volume intravascular absoluto está aumentado em pacientes cirróticos, mas doença renal coexistente, o impacto da deficiência de síntese decorrente das pressões oncóticas diminuídas, o tratamento da ascite com paracentese e/ou diuréticos e outros fatores podem afetar dramaticamente o volume intravascular. Mesmo diante de aumento no volume intravascular, frequentemente o real comportamento clínico do paciente é aquele da hipovolemia relativa. Presume-se que vasodilatação generalizada, amplo desvio arteriovenoso e depressão da resposta cardíaca sejam fatores responsáveis importantes. A descompensação acompanhada de quedas abruptas no volume pode estar relacionada à atenuação de efeitos simpáticos no coração e na vasculatura sistêmica. Além disso, embora o fígado saudável possa deslocar parte de seu volume sanguíneo para a circulação central com a estimulação simpática, esse mecanismo de compensação fica comprometido ou mesmo ausente num cenário de cirrose.

Hipertensão portal e ascite

A identificação do sangramento de varizes esofágicas em decorrência da obstrução cirrótica do fluxo sanguíneo portal e da própria hipertensão portal a termo já ocorreu há mais de 100 anos. Atualmente, as consequências da hipertensão portal, como ascite, hemorragia por varizes e encefalopatia ainda causam morbidade e mortalidade significativas em casos de doença hepática avançada.

Nas sociedades ocidentais, a hipertensão portal está mais frequentemente associada com cirrose. Na verdade, pode-se observar hipertensão portal em diversas situações, e suas causas foram categorizadas por mecanismo e localização. Esse modo de considerar a hipertensão portal incorpora tanto os modelos anterógrado como retrógrado dessa doença, que foram variadamente defendidos no passado. Basicamente, a pressão elevada pode resultar do aumento do fluxo, aumento da resistência ao fluxo ou ambos. Se estiver ocorrendo aumento da resistência, poderá ser pré-hepática, intra-hepática (pré-sinusoide, sinusoide ou pós-sinusoide) ou pós-hepática. O Quadro 5.2 demonstra esse esquema de categorização com vários exemplos. A resistência relativa das vias colaterais portossistêmicas, embora não causal, afetará o grau de hipertensão portal.

Comumente, a pressão no interior da veia porta é inferior a 10 mm Hg, embora ocorra introdução de variabilidade pela influência da pressão intra-abdominal na pressão venosa absoluta. Podemos utilizar o gradiente de pressão venosa hepática (GPVH) para controle dessa variabilidade e também na tentativa de localizar a causa do aumento da pressão venosa portal. GPVH é o gradiente entre pres-

QUADRO 5.2 Categorização e exemplos de etiologias da hipertensão portal

Predomínio do aumento do fluxo (fístula arterioportal, hemangiomatose esplênica)
Predomínio do aumento da resistência
- *Pré-hepática* (trombose de veia porta, trombose de veia esplênica)
- *Intra-hepática*
  - Pré-sinusoidal (esquistossomose, azatioprina)
  - Sinusoidal (cirrose, hepatite alcoólica, metotrexato)
  - Pós-sinusoidal (síndrome de Budd-Chiari)
- *Pós-hepática* (teia de cava, cardiogênica: insuficiência cardíaca do lado direito, insuficiência tricúspide)

são venosa hepática e pressão encunhada da veia hepática. Essa última, de modo análogo à pressão de oclusão da artéria pulmonar, estima as pressões intra-sinusoidais do fígado. Alguns dos problemas decorrentes dessa determinação são as comunicações sinusoidais variáveis que têm origem nos diferentes processos patológicos, causando a resultante variabilidade nas pressões, como também a medição do vaso eferente, o que causa artefato de oclusão. Quando disponível, GPVH pode ser utilizado para localização da etiologia (p. ex., GPVH seria normal se a causa da hipertensão portal fosse pré-hepática) e monitoração das intervenções terapêuticas (p. ex., GPVH sequenciado pode ser utilizado na verificação da melhora depois de β-bloqueio). Tipicamente, hipertensão portal é definida como uma pressão absoluta acima de 10 mm Hg ou GPVH superior a 5 mm Hg. Ao que parece, o GPVH, no qual têm início o desenvolvimento das colaterais portossistêmicas, fica em torno de 10 a 12 mm Hg na cirrose alcóolica.[248] Essas são, com maior frequência, varizes gastroesofágicas. Acredita-se que o sangramento de varizes seja possível com GPVH entre 12 e 15 mm Hg, embora o grau de elevação acima desse limiar tenha pouca relação com risco de sangramento.

Seja pelo desenvolvimento de varizes, seja por procedimentos intencionais de desvio portossistêmico, um fluxo sanguíneo portal significativo pode contornar o fígado a caminho da circulação venosa sistêmica. Essa circunvenção do processamento pelos hepatócitos foi implicada nos efeitos prolongados e exagerados de medicamentos com elevada extração hepática, na persistência de substâncias vasodilatadoras endógenas comumente eliminadas pelo fígado e na encefalopatia hepática (esse tópico será discutido mais adiante).

Com frequência, ascite está presente no cenário de cirrose/hipertensão portal grave. Conforme descrição anterior, o sinusoide normal está revestido por endotélio fenestrado, não possuindo membrana basal. A pressão sinusoide normal é baixa o suficiente para praticamente equilibrar-se com pressão oncótica. Contudo, com o aumento da pressão sinusoide, proteína e líquido se deslocam para o interstício, ocorrendo aumento do volume e do conteúdo proteico do líquido intersticial hepático e da linfa. De modo ocasional, esse fluxo excederá o retorno linfático, ocorrendo acúmulo no abdome na forma de ascite. Curiosamente, com o desenvolvimento de uma pseudomembrana basal pelos sinusoides (a chamada capilarização, conforme já foi descrito), menor quantidade de proteína transudará através das fenestrações – agora parcialmente obstruídas. Como resultado, com o avanço da doença o conteúdo proteico do líquido ascítico poderá diminuir.

O tratamento prolongado da ascite envolve terapia diurética e paracentese associadas com restrição de sódio. A infusão intravenosa de albumina com a paracentese diminui a rapidez do reacúmulo da ascite em alguns pacientes, talvez por causa das alterações ocorridas nos sinusoides, anteriormente mencionadas. De qualquer forma, o tratamento de ascite resulta em alguma diminuição do volume intravascular.

Efeitos renais da doença hepática

Comumente, a função renal fica reduzida em pacientes com doença hepática avançada. Processos como infecção ou doença imunomediada podem afetar basicamente tanto o fígado como os rins. Contudo, em pacientes com cirrose e em alguns casos de insuficiência hepática aguda, a função renal poderá deteriorar, como consequência secundária da disfunção hepática. Esse fenômeno é denominado *síndrome hepatorrenal* (SHR). Também podem ocorrer insuficiência pré-renal e necrose tubular aguda no quadro de doença hepática grave. Essas manifestações serão discutidas brevemente, quando será enfatizada sua diferenciação – em alguns casos difícil, mas importante – com relação à síndrome hepatorrenal.

SHR é um tipo de insuficiência renal especificamente associada com doença hepática avançada. Essa síndrome costuma ocorrer em pacientes com ascite. Conforme já foi discutido, a doença hepática avançada com frequência acarreta um perfil cardiovascular de débito cardíaco alto com baixa resistência periférica e uma hipovolemia relativa, senão absoluta. Pode-se supor que essa situação irá resultar em uma etiologia de disfunção renal de hipoperfusão ("pré-renal"). Contudo, em pacientes com SHR a redução no fluxo cortical renal parece ser exagerada. A redução no fluxo sanguíneo renal total e, sobretudo, cortical ocorre antes que surja qualquer evidência clínica de lesão renal. Na verdade, o fluxo sanguíneo cortical pode estar significativamente reduzido, mesmo diante de taxas de filtração glomerular normais. Esses pacientes, com aumento do índice resistivo (obtido por estudos Doppler), encontram-se em alto risco de evolução para insuficiência renal.[249] Os locais e mecanismos propostos de vasoconstrição renal que ocorrem paradoxalmente em um paciente com vasodilatação generalizada são tópicos de discussão ativa. Os mediadores sugeridos como produzidos de maneira anormal ou que ficaram desequilibrados no rim como resultado da doença hepática são prostaglandinas, óxido nítrico, catecolaminas e endotelinas.[250,251] A SHR em geral é designada como tipo I ou II. A SHR tipo I ocorre agudamente ao longo de dias em pacientes com função hepática marginal, estando associado com fatores instigantes como sangramento gastrintestinal, infecção ou hipovolemia em cerca de metade dos casos. A tipo II é lentamente progressiva, ocorrendo em pacientes com função hepática mais bem preservada e mais estável, e que frequentemente sofrem ascite recalcitrante. Os critérios diagnósticos[252] para SHR são (1) doença hepática avançada com hipertensão portal; (2) elevação sérica da creatinina ou redução da eliminação dessa substância; (3) ausência de outra etiologia; (4) ausência de resposta à expansão de volume; e (5) ausência de proteinúria, uropatia obstrutiva ou doença renal parenquimatosa. Apesar dos critérios específicos, parece ser problemático um diagnóstico acurado.[253] Isso implica em ramificações – tanto para pacientes que possam estar com um processo mais reversível que não esteja sendo considerado, como para a interpretação da série de SHR que pode incluir (e excluir) pacientes equivocadamente diagnosticados.

Embora o rim em pacientes com SHR permaneça essencialmente inalterado no plano histológico, e apesar de as funções poderem retornar ao normal depois do transplante de fígado,[254] é rara a ocorrência de recuperação espontânea, e, atualmente, não existe outro tratamento definitivo. Podem estar a caminho estudos promissores com modelos animais utilizando análogos da vasopressina. Ao que parece, o mecanismo desse tratamento está relacionado à vasoconstrição da circulação esplâncnica. Teoriza-se que isso melhore o volume sanguíneo efetivo e talvez suprima a atividade do eixo renina-angiotensina e a atividade simpática até faixas mais próximas do normal. Curiosamente, a mera expansão de volume não é em particular efetiva,[255] mas a infusão de coloide poderá melhorar a respostas aos agonistas V1 da vasopressina.[256] Até agora, a experiência nesse campo é limitada,[256-258] e, em uma série que utilizou ornipressina, complicações isquêmicas foram problemáticas.[259]

Deve-se levar em consideração o diagnóstico de *insuficiência pré-renal,* porque esse distúrbio bem poderá se revelar reversível, caso seja imediatamente tratado. Não foi ainda respondido se a insuficiência pré-renal pode avançar para SHR em alguns pacientes; contudo, essa dúvida deverá ser levada em consideração. *Necrose tubular aguda* (NTA), quando ocorre, é frequentemente precipitada por uma combinação de hipoperfusão contínua e agentes nefrotóxicos, como analgésicos anti-inflamatórios não esteroides, corantes de contraste e antibióticos da classe dos aminoglicosídeos. Bilirrubina elevada, postulada como nefrotóxica *per se,* está associada a aumento da incidência de NTA.

São limitadas as características úteis para diferenciação entre insuficiência pré-renal e SHR. Em algumas situações, SHR demonstra lesão tubular acompanhada de proteinúria e, de fato, pode evoluir para NTA. Sódio urinário estará diminuído nos dois processos, enquanto a creatinina urinária estará elevada, em comparação com os níveis no plasma. Proteinúria, níveis urinários elevados de sódio e baixa creatinina urinária são achados típicos da NTA. Um estímulo com volume no paciente com disfunção renal é uma abordagem lógica para diagnóstico e início do tratamento da insuficiência pré-renal.

Efeitos pulmonares da doença hepática

O fígado enfermo causa impacto na função pulmonar por diversas maneiras, em alguns casos com mecanismos óbvios. Praticamente 10% dos pacientes com cirrose, por exemplo, irão apresentar derrame pleural. Denominadas de forma clássica *hidrotórax hepático,* tais derrames são inicialmente transudativos e costumam ocorrer mais no lado direito. Ocasionalmente, o derrame pode ocorrer de maneira isolada, mas em geral está mais associado com ascite. Nesse último caso, que é mais característico, acredita-se que comunicações transdiafragmáticas entre as cavidades peritonial e pleural permitam o movimento do líquido para o tórax. O impacto na mecânica pulmonar envolve a redução da complacência e dos volumes pulmonares, bem como a elevação das pressões pleurais (anormalidades também causadas por ascite volumosa). É comum a ocorrência de hipoxemia moderada, considerada predominantemente como efeito do desvio intrapulmonar; mas será imprevisível a melhora após a drenagem do derrame.[260] Sem resolução do processo hepático, talvez haja necessidade de repetidas toracocenteses e, possivelmente, de um desvio portossistêmico.

Algumas doenças que afetam o fígado também irão afetar primariamente os pulmões; são exemplos: fibrose cística, deficiência de α_1-antitripsina, sarcoidose e cirrose biliar primária. Também existem várias descrições de pacientes submetidos à esclerose de varizes esofágicas que são acometidos por certo grau de deterioração pulmonar. Esses problemas variam desde piora da hipoxemia e diminuição da capacidade vital, até uma síndrome do desconforto respiratório agudo completamente desenvolvida. A etiologia desses problemas pode ter sido embolização de determinados esclerosantes.[261]

Duas síndromes ainda pouco compreendidas, algumas vezes confundidas, mas que exibem achados e têm implicações muito diferentes são *síndrome hepatopulmonar* e *hipertensão portopulmonar.* A Tabela 5.9 resume suas definições, sinais e sintomas e tratamento contrastantes. No paciente com síndrome hepatopulmonar, a vasculatura pulmonar periférica (pré-capilar e capilar) exibe dilatações vasculares características. Acredita-se que essas dilatações aumentem a distância entre eritrócitos que fluem numa posição central e os alvéolos o suficiente para comprometer a oxigenação. Esse efeito fica exagerado na posição sentada com o aumento do fluxo sanguíneo basilar, o que explica os sintomas de platipneia (falta de ar que piora na posição ereta) e ortodesóxia. De modo característico, a suplementação de oxigênio melhorará a saturação, mas nenhum outro tratamento clínico se revelou consistentemente eficaz. Em geral, transplante de fígado é um tratamento eficiente, embora a melhora possa ser percebida apenas depois de transcorridos alguns meses. A hipertensão portopulmonar é um processo nitidamente diferente, com aspecto histológico similar à hipertensão pulmonar primária com hipertrofia medial. As pressões das artérias pulmonares podem responder a vasodilatadores como epoprostenol intravenoso ou inalatório, ou óxido nítrico inalatório. A mortalidade de transplante de fígado em pacientes com hipertensão portopulmonar e pressões médias da artéria pulmonar superiores a 40 mm Hg é considerada como sendo proibitivamente alta, embora existam relatos dispersos de casos de sobrevivência.[262] Atualmente, parece que o surgimento recente e a realização de terapia pré-operatória agressiva[263] da hipertensão portopulmonar podem estar associados a melhor resultado.

Encefalopatia hepática

Encefalopatia hepática pode estar associada a uma doença hepática aguda ou crônica e, *per se,* pode ser lentamente progressiva ou, em geral junto a um processo instigante, seguir um processo de lenta deterioração. Trata-se de distúrbio neuropsiquiátrico que deve ser diagnóstico de exclusão. Os diagnósticos diferenciais são processos intracranianos (p. ex., hemorragia, tumor ou abscesso), hipoxemia, infecção neurológica, sepse e encefalopatia metabólica. Distúrbios neuropsiquiátricos primários podem ter apresentação similar.

Observações clínicas e o estudo de modelos animais (reconhecidamente limitados) levaram à aceitação geral do conceito de que a encefalopatia hepática é causada pela

TABELA 5.9 Diferenciação entre síndrome hepatopulmonar e hipertensão portopulmonar

	Síndrome hepatopulmonar	Hipertensão portopulmonar
Características definidoras	Disfunção hepática Dilatações vasculares intrapulmonares (DVIP) Gradiente de oxigênio alveoloarterial anormal (> 15 mm Hg com ar ambiente) Exclusão de outras causas cardiopulmonares	Não há concordância geral Critérios comumente citados: Hipertensão portal PAPm em repouso > 25 PAOP < 15 Exclusão de outras causas
Sintomas comuns	Platipneia Ortodesóxia Dessaturação arterial	Ortopneia Dispneia de esforço Fadiga
Sinais e meios diagnósticos comuns	Baqueteamento Diminuição de DLco CE-Eco positiva	Hipoxemia de esforço Elevação de PAP
Conduta	Suplementação de oxigênio Transplante de fígado	Tentativa com vasodilatador

PAP, pressão da artéria pulmonar; PAPm, PAP média; PAOP, pressão de oclusão da artéria pulmonar; DLco, capacidade de difusão de monóxido de carbono; CE-Ecopositiva, ecocardiografia aprimorada por contraste: positiva quando o contraste surge no lado esquerdo do coração, no espaço de três a seis ciclos cardíacos de surgimento no lado direito do coração, e na ausência de outra causa.

incapacidade do fígado em eliminar neurotoxinas ou seus precursores originários do intestino. O Quadro 5.3 lista diversas substâncias atualmente consideradas na evolução da encefalopatia hepática. Uma breve discussão de algumas dessas teorias dará a oportunidade de também explicar as justificativas para os modernos tratamentos utilizados em pacientes com encefalopatia hepática. Em geral, acredita-se que a *amônia* desempenhe papel essencial na encefalopatia hepática. Essa substância é produzida pela atividade das bactérias do cólon e pela desaminação, no intestino delgado, de glutamina, com absorção na circulação portal e, nos indivíduos saudáveis, remoção pelo fígado. Disfunção hepática, em especial quando associada a desvio portossistêmico, permite que ocorra aumento nas concentrações sistêmicas de amônia. A inibição de glutamina sintetase pode atenuar o edema cerebral e a hipertensão intracraniana em animais com desvio portocava e infusões de amônia.[264] Essa observação reforçou o conceito da ocorrência de um gradiente osmótico capaz de causar edema cerebral decorrente do metabolismo da amônia pelo sistema nervoso central com aumentos resultantes de glutamina. A amônia também é capaz de alterar a barreira hematoencefálica e de influenciar a neurotransmissão associada ao glutamato. Apesar desses achados interessantes, os níveis sanguíneos de amônia não demonstraram correlação consistente com a gravidade da encefalopatia hepática. Contudo, a lactulose é ainda a viga-mestra para tratamento de pacientes com encefalopatia hepática. Supõe-se que os mecanismos terapêuticos sejam tanto a acidificação do intestino como a catarse resultante em diminuição da absorção de amônia. A carga de amônia pode ser reduzida ainda mais com antibióticos pouco absorvidos que diminuem a atividade bacteriana, redução da ingestão de proteína e controle do sangramento gastrintestinal. O *ácido γ-aminobutírico* (GABA) vem sendo estudado porque, em modelos animais de encefalopatia hepática, foi constatado que tanto a expressão dos receptores de GABA como o movimento dessa substância pela barreira hematoencefálica estavam aumentados. Com a introdução de flumazenil e outros antagonistas de benzodiazepínicos em processo de investigação, o interesse passou a se concentrar no receptor de GABA dentro do contexto de sua interação com benzodiazepínicos. De fato, alguns pacientes com encefalopatia hepática melhoram com a administração de antagonistas de benzodiazepínicos. Todavia, esse efeito é variável e de duração imprevisível. A teoria do *falso neurotransmissor* ou do desequilíbrio de aminoácidos baseia-se no aumento da proporção de aminoácidos aromáticos, em comparação com aminoácidos de cadeia ramificada, frequentemente observados em pacientes com encefalopatia hepática. Foi proposto que os aminoácidos aromáticos, em quantidade aumentada, seriam precursores para falsos transmissores como octopamina, tiramina e fenetilamina. Do ponto de vista clínico, relatou-se que suplementações de aminoácidos de cadeia ramificada melhoram a encefalopatia hepática; encontram-se em curso investigações sobre o mecanismo terapêutico.[265]

A gravidade da encefalopatia hepática é avaliada com base na função cognitiva, comportamento, função motora e nível de consciência. Conforme mostrado na Tabela 5.10, pode-se designar um estágio que vai de 1 até 4, de acordo com essas mudanças.

QUADRO 5.3 Substâncias teoricamente patogênicas na encefalopatia hepática

Amônia
Ácido γ-aminobutírico (GABA)
Neurotransmissores verdadeiros
Falsos neurotransmissores (excesso de aminoácidos aromáticos)
Serotonina
Opioides endógenos
Manganês

TABELA 5.10 Estágios da encefalopatia hepática

Estágio	1	2	3	4
Função cognitiva	Redução da atenção	Deficiências de memória óbvias	Amnésia, desorientação, incoerência	Ausente
Características do comportamento	Irritadiço, ansioso	Inadequação (desinibição)	Irado, paranoide, convulsões	Ausente
Função motora	Tremores, perda motora fina	Asterixia, disartria, repetidas piscadelas e bocejos	Reflexo de Babinski, nistagmo, alteração dos reflexos tendinosos profundos	Pupilas dilatadas, postura de descorticação ou descerebração
Nível de consciência	Normal, com alteração dos padrões de sono	Letárgico, com ataxia	Confuso, delirante, estuporoso	Comatoso

AVALIAÇÃO DO RISCO PERIOPERATÓRIO NO PACIENTE COM DOENÇA HEPÁTICA

É problemática a estimativa do risco perioperatório no paciente com doença hepática. Frequentemente os dados dos artigos disponíveis estão desatualizados, são retrospectivos, inespecíficos para a etiologia e/ou com pequeno número de participantes. Embora reconhecendo essas limitações, as orientações em geral aceitas estão resumidas na Tabela 5.11 e expandidas nos parágrafos a seguir.

Hepatite aguda. As elevadas taxas de mortalidade obtidas de estudos mais antigos são frequentemente citadas para pacientes com hepatite aguda que foram submetidos à cirurgia eletiva. Os pacientes foram predominantemente submetidos à laparotomia exploratória pela possibilidade de icterícia corrigível por cirurgia em uma época anterior à existência de técnicas diagnósticas não invasivas. Esses estudos revelaram um percentual de mortalidade de aproximadamente 10%[266,267] para hepatite viral e por volta de 55%[268,269] para hepatite alcoólica. Assim, a hepatite aguda era considerada como contraindicação para cirurgia eletiva, embora esses resultados não tenham sido novamente testados no cenário dos anestésicos e técnicas modernos.

Hepatite crônica. Em casos de hepatite crônica, o quadro clínico e bioquímico do paciente deveria ser utilizado na avaliação do risco perioperatório. No paciente sintomático com anormalidades de síntese e/ou excreção, dados de épocas diferentes indicaram aumento do risco perioperatório.[270,271] Por outro lado, a hepatite crônica assintomática bem compensada parece aumentar em pouco o risco perioperatório.[272]

Esteatoepatite. A mera presença de fígado esteatótico não serve como contraindicação para cirurgia eletiva, independentemente de a etiologia ser alcoólica ou não alcoólica. É importante verificar se lesão alcoólica aguda não está também presente, e enfatizar para o paciente a importância da abstinência, a fim de evitar lesão parenquimatosa direta e deterioração das anormalidades hepáticas perioperatórias. Pacientes com esteatoepatite grave tendem a demonstrar percentuais mais elevados de morbidade e mortalidade nas cirurgias hepatobiliares de grande porte,[273] embora outros fatores associados sejam o tempo cirúrgico e o índice de massa corporal. Supõe-se que

TABELA 5.11 Abordagem ao paciente com doença hepática para cirurgia eletiva

Hepatite aguda	Adie a cirurgia até a normalização dos perfis bioquímicos.
Hepatite crônica	Prossiga com a cirurgia se o curso clínico e os parâmetros laboratoriais estiverem estabilizados. Aumento de risco perioperatório não especificado.
Icterícia obstrutiva	Prossiga com a cirurgia, com atenção à ressuscitação por líquido. É controversa a prática de drenagem biliar pré-operatória endoscópica ou percutânea.
Cirrose: Child A ou B	Otimize e prossiga com a cirurgia. (Ver texto para cuidados especiais em casos que necessitem de *bypass* cardiopulmonar.) Coagulação: objetivo do tempo de protrombina dentro de 2 segundos do normal. Vitamina K parenteral, se não houver eficácia, plasma fresco congelado e/ou crioprecipitado. Ascite: se o tratamento conservador (restrição de líquidos e/ou diuréticos) não for eficaz, então faça paracentese. Encefalopatia: avalie e trate processos deflagradores (p. ex., sangramento gastrintestinal, uremia, medicamentos); considere administração de lactulose.
Cirrose: Child C	Adie a cirurgia enquanto se tenta a melhora da classificação de Child, ou cancele a operação para tratamento não cirúrgico.

Adaptado de Rizvon MK, Chou CL: *Surgery in the patient with liver disease*. Med Clin North Am 2003;87:211-227.

esteatoepatite não alcoólica (NASH/EHNA) seja a etiologia do aumento da cirrose em pacientes com obesidade mórbida. Entre os pacientes submetidos à cirurgia bariátrica gástrica, uma pesquisa voluntária envolvendo várias instituições[274] comunicou uma incidência de cirrose previamente não diagnosticada de cerca de 6% e uma mortalidade de 4% nesse grupo – todas as mortes ocorreram depois da operação. Dados mais recentes de 48 pacientes bariátricos consecutivos de uma mesma instituição revelaram que 33% sofriam EHNA e mais 12% padeciam de fibrose avançada;[275] não foram publicados os percentuais de mortalidade; EHNA e fibrose foram, ambas, associadas com diabetes melito, mas não com índice de massa corporal nessa população obesa.

Cirrose. Cirrose é a anormalidade hepática com maior quantidade de dados perioperatórios, para a qual foi desenvolvida e verificada uma classificação com aceitação geral. Especificamente, foi demonstrado que as classificações de Child-Turcotte e de Child-Pugh para cirrose têm boa correlação com os percentuais de mortalidade perioperatória (Tab. 5.12). Dados dos anos de 1980[276] e de 1990[277] demonstram mortalidades notavelmente similares de cerca de 10% para Child A, 30% para Child B e 80% para Child C em pacientes submetidos a procedimentos abdominais abertos. Uma experiência recente indica que a colecistectomia laparoscópica[278-280] é mais bem tolerada em cirróticos Child A e B, mesmo considerando a conversão mais alta para procedimentos abertos, em comparação com os grupos controle. Com frequência, a intervenção endoscópica é a escolhida para pacientes Child C.

A diferenciação entre doença Child A e Child B pode ser importante em pacientes a serem tratados por *bypass* cardiopulmonar. Duas séries muito pequenas indicam que pacientes Child A vivenciarão um aumento marginal nas complicações, mas esses estudos informaram mortalidade de 50 a 80%[281,282] em seus pacientes Child B.

CUIDADO ANESTÉSICO

A preocupação com o funcionamento do fígado poderá emergir em diversos cenários clínicos. Um determinado paciente que se apresente para qualquer procedimento eletivo pode ter anormalidades laboratoriais previamente não detectadas, com as quais não houve sintomas associados. Por outro lado, o paciente com icterícia ou ascite óbvia pode se apresentar para intervenções diagnósticas ou terapêuticas correlacionadas. Pacientes com disfunção hepática avançada e/ou que ponha em risco sua vida podem necessitar de intervenções como descompressão biliar, ressecção hepática parcial e transplante de fígado; por outro lado, esses pacientes podem necessitar de procedimentos de emergência não relacionados, como apendicectomia, reparo de fratura, ou parto cesariano, existindo risco significativo por causa de seu processo hepático.

Já falou-se sobre os dilemas enfrentados pelos clínicos nessas situações em seções anteriores. Os perfis dos valores laboratoriais terão utilidade, mas não serão específicos para diagnóstico dos processos patológicos. Os dados perioperatórios para doenças específicas são limitados, com frequência refletindo diversos critérios diagnósticos, técnicas de cuidado anestésico e épocas. Além disso, também é problemática a avaliação da reserva hepática. Embora testes de extração tenham sido utilizados na avaliação da função hepática (particularmente em candidatos para transplante)[283,284] e técnicas mais modernas de imagem nuclear tenham se revelado promissoras para estratificação de risco no futuro,[285,286] nenhuma dessas opções demonstrou boa correlação com risco operatório, e nem estão universalmente disponíveis.

O cuidado anestésico será discutido a partir de duas perspectivas. Primeiramente, serão abordados os aspectos mais gerais, que variam desde anormalidades laboratoriais assintomáticas até a falência fulminante. Em seguida, serão discutidas as considerações anestésicas para procedimentos que envolvam diretamente o fígado. Serão citados dados corroborativos, quando existentes. Afora isso, as recomendações para cuidados anestésicos baseiam-se na prática comum, artigos científicos disponíveis e/ou na opinião dos autores.

Cuidado anestésico para pacientes com disfunção hepática

Valores laboratoriais anormais assintomáticos recém-descobertos

Séries precedentes comunicaram que a incidência de elevação das transaminases em pacientes assintomáticos sem anormalidade diagnóstica prévia varia de menos de 1 até mais de 10%. Nos anos de 1970, um estudo bastante citado[287] constatou que 11 de 7.620 (0,14%) pacientes marcados para cirurgia eletiva tiveram elevações significativas (e inesperadas) das provas de função hepática. Foi particularmente observado que 3 desses 11 pacientes demonstraram icterícia, embora seus pro-

TABELA 5.12 Classificação de Child-Pugh para cirrose

Fator e escore	1	2	3
Bilirrubina sérica (mg/dL)	< 2,0	2,0-3,0	> 3,0
Albumina sérica (g/dL)	> 3,5	3,0-3,5	< 3,0
Ascite	Nenhuma	Facilmente controlada	Inadequadamente controlada
Prolongamento do tempo de protrombina	0-4	4-6	> 6
(INR)	(< 1,7)	(1,7-2,3)	(> 2,3)

O escore de Child-Pugh é calculado mediante a adição dos escores dos cinco fatores (assim, os escores possíveis variam de 5-15).
As classes de Child são A (5 ou 6), B (7, 8 ou 9) ou C (10 ou mais).

QUADRO 5.4 Diagnóstico diferencial de novas anormalidades assintomáticas de PFH (ver Tab. 5.1 para padrões típicos)

Falso-positivos (especialmente prováveis em pacientes assintomáticos sem fatores de risco)
Hepatite em fase inicial e/ou subclínica
Esteatoepatite não alcoólica
Efeito de medicação ou agente tóxico
Lesão isquêmica
Processo infiltrativo
Doença biliar

cedimentos cirúrgicos tivessem sido cancelados. Uma grande série de pacientes assintomáticos submetidos à triagem não orientada indica que a prevalência de elevações assintomáticas pode ser muito mais elevada três décadas depois. Aproximadamente 15% de 2.294 pacientes tinham níveis de transaminases acima da faixa normal, e perto de 4% tinham níveis acima do dobro da normalidade.[288] Os autores consideraram uma elevada prevalência de esteatoepatite não alcoólica como causa provável de seus achados. Outros diagnósticos prováveis e importantes estão listados no Quadro 5.4.

Aproximadamente um terço dos pacientes assintomáticos sem fatores de risco terão valores normais em uma repetição da avaliação laboratorial. Por outro lado, a hepatite aguda é ainda considerada como contraindicação para cirurgia eletiva. O caminho – cauteloso e frequentemente recomendado – a seguir seria o adiamento da cirurgia eletiva até que uma avaliação mais aprofundada e sinais e sintomas permitissem a determinação da etiologia ou a resolução do processo indefinido. Outros autores[289] preconizaram uma resposta de compromisso. Nessa última abordagem, por exemplo, se as transaminases estivessem elevadas em menos do dobro do normal, os fatores de risco para hepatite aguda seriam reavaliados. Se fosse confirmada ausência de fatores de risco, então esse algoritmo prosseguiria para a cirurgia eletiva. Independentemente da abordagem escolhida, fica indicada uma cuidadosa reavaliação da história do paciente, conforme resumido no Quadro 5.5. A opinião dividida dos especialistas reflete o dilema ainda não resolvido para o clínico – que é determinar quando a hepatite aguda foi adequadamente excluída, a ponto de justificar a administração de um anestésico para a cirurgia eletiva.

QUADRO 5.5 Anormalidades laboratoriais assintomáticas: dúvidas críticas e estratégia diagnóstica subsequente para discussão com o paciente e/ou clínico principal do caso

Reavalie os fatores de risco para hepatite aguda.
- Exposições à hepatite viral
- Exposições tóxicas
- História de alcoolismo
- História de medicação

Repita os estudos laboratoriais para painel hepático (PFHs).
Solicite estudos laboratoriais para hepatite viral, em especial com uma indicação (mesmo marginal) obtida da história.
Considere consulta do hepatologista para:
- Piora das PFHs e/ou sorologia viral positiva
- Transaminases que permanecem em nível superior ao dobro do normal.

Suspeita ou certeza de hepatite aguda

Pacientes com hepatite aguda não devem ser submetidos à anestesia para procedimentos eletivos. Alguns pacientes necessitarão de cirurgia de urgência (1) sem que haja tempo para um diagnóstico definitivo ou resolução das anormalidades laboratoriais assintomáticas ou (2) sabidamente com hepatite aguda. Parece prudente tratar o primeiro grupo com os mesmos princípios que seriam aplicados para hepatite aguda diagnosticada, e assim essas situações serão discutidas em conjunto. (Insuficiência hepática aguda é uma entidade inteiramente diferente, e será discutida em separado.) Em geral, é aceito (com dados corroborativos, mas sem prova absoluta) que a redução do fluxo sanguíneo hepático seja causa importante de disfunção hepática perioperatória em pacientes com hepatite aguda, e que, portanto, devem ser envidados esforços para a manutenção do fluxo sanguíneo total para o fígado. Procedimentos periféricos terão menor impacto do que procedimentos abdominais, mas comumente a localização do procedimento é determinada pelas circunstâncias. Em modelos animais e em seres humanos, parece que o halotano diminui o fluxo sanguíneo hepático total, por diminuir tanto o fluxo sanguíneo venoso portal como arterial hepático;[290,291] o seu uso deve ser evitado. Isoflurano é a melhor alternativa estudada; aparentemente, preserva o fluxo sanguíneo hepático de maneira significativamente mais adequada do que halotano. Nesse cenário, a anestesia intravenosa total pode se revelar como alternativa razoável. Pode-se esperar que, *per se*, ventilação por pressão positiva e pressão expiratória final positiva diminuam o fluxo hepático,[292] mas também poderão ser prejudiciais a ventilação espontânea com nível elevado de

QUADRO 5.6 Hepatite aguda para cirurgia urgente: cuidados intraoperatórios

Preserve o fluxo sanguíneo hepático.
- Evite halotano (isoflurano é a alternativa mais estudada, além de preservar mais adequadamente o fluxo).
- Considere o uso de anestesia regional, se o procedimento e os estudos de coagulação o permitirem.
- Mantenha normocapnia.
- Se possível, evite PEEP.
- Proporcione uma generosa manutenção de volume.

Sempre que possível, evite medicações com potencial de hepatotoxicidade na situação em questão. Exemplos:
- Halotano
- Paracetamol, particularmente no paciente alcoólico
- Sulfonamidas, tetraciclina e penicilinas
- Amiodarona

Instaure vigilância clínica e bioquímica pós-operatória para progressão da disfunção hepática.
Suspeite de etiologia infecciosa.
- Exposição dos profissionais do caso deverá ser tratada como de alto risco para hepatite viral.

dióxido de carbono e a estimulação simpática esplâncnica. Se possível, deverão ser evitados agentes farmacológicos com hepatotoxicidade conhecida ou suspeita. Alguns exemplos foram dados na discussão precedente sobre hepatotoxinas; o Quadro 5.6 oferece uma lista incompleta dessas substâncias.

Cirrose

Conforme já foi descrito, cirrose é uma sequela de muitos tipos diferentes de lesão hepática, representando um diagnóstico histológico mais do que um processo patológico isolado. Os elementos fundamentais de desagregação da arquitetura normal pela formação de cicatrizes com nódulos de regeneração parenquimatosa são comuns a todas as causas, mas algumas dessas causas exibem achados associados típicos. O Quadro 5.7 lista as causas comuns de cirrose. Essas e diversas outras causas menos comuns foram detalhadas em seções precedentes, e o leitor poderá encontrar uma lista mais completa no Quadro 5.1.

Ironicamente, com frequência o paciente cirrótico padece mais de manifestações extra-hepáticas dessa doença do que da perda do parênquima hepático *per se*. Certamente, é importante que sejam considerados aspectos como coagulopatia e alteração do metabolismo dos agentes farmacológicos, mas o anestesiologista deve estar ciente de uma ampla gama de comorbidades e complicações que ocorrem num paciente com cirrose. O Quadro 5.8 lista várias considerações importantes.

Hipertensão portal já foi discutida em termos de seu papel no desenvolvimento de varizes e ascite significativas. Deve ser revisada a história do paciente para desvios portossistêmicos, como desvio esplenorrenal cirúrgico ou o procedimento TIPS (desvio sistêmico portal intra-hepático transjugular), atualmente mais comum. Por muitas razões, a *ascite* é importante no período pré-operatório. Sua presença pode ter levado ao tratamento com espironolactona, paracentese ou, em casos resistentes, mesmo com a colocação de um desvio peritonial-sistêmico. Todas essas modalidades terapêuticas podem resultar em anormalidades do volume sanguíneo e eletrolíticas, que devem ser avaliadas no pré-operatório. Uma paracentese excessiva também pode causar ou exacerbar hipoalbuminemia, dependendo das características da ascite.

QUADRO 5.7 Causas comuns de cirrose

Álcool
Hepatite viral
  Hepatite B, C e D (Delta)
Esteatoepatite não alcoólica
Metabólicas
  Doença de Wilson
  Hemocromatose
  Deficiência de α_1-antitripsina
  Diabetes melito
  Galactosemia
Autoimunes
Medicação ou toxina (além do álcool)
Cirrose biliar primária
Colestase (prolongada)
Fibrose cística

QUADRO 5.8 Comorbidades e complicações da cirrose

Hipertensão portal
Ascite
Sangramento varicoso
Hipoalbuminemia
Coagulopatia
Disfunção renal (síndrome hepatorrenal como apresentação extrema)
Efeitos no sistema nervoso central (encefalopatia hepática como apresentação extrema)
Síndrome hepatopulmonar
Derrame(s) pleural(is)
Hipertensão portopulmonar
Intolerância à glicose
Alterações circulatórias: débito cardíaco alto e baixa resistência vascular sistêmica

Todos os pacientes com cirrose e, em especial, aqueles com hipertensão portal devem ser considerados como em risco para *varizes esofágicas*. Essas veias dilatadas que comunicam o sangue do sistema porta hipertenso para veias sistêmicas de pressão mais baixa podem ser a origem do abundante sangramento. Esse quadro pode ser tratado com escleroterapia endoscópica. Manipulação às cegas do esôfago deverá ser realizada com extrema cautela ou deverá ser completamente evitada.

TP anormal e hipoalbuminemia refletem redução da reserva de síntese e/ou maior perda ou consumo. Se o tempo permitir, poderá ser determinada a resposta à vitamina K, mas em caso contrário, é frequente a administração de plasma fresco congelado para fazer com que TP alcance um nível aceitável. Hipofibrinogenemia e disfibrinogenemia, decorrentes da alteração na síntese e da fibrinólise, também podem ser responsáveis por coagulopatia; o tratamento poderá ser feito com crioprecipitado. *Trombocitopenia*, possivelmente causada tanto por sequestro esplênico como pela diminuição da sobrevida periférica, deverá ser tratada conforme a necessidade para o procedimento em questão. Também podem existir anormalidades qualitativas da função plaquetária, inclusive ativação anormal; mas são de difícil avaliação. Em seções precedentes, foram descritas as implicações das outras comorbidades listadas e as complicações da cirrose.

Com a revisão da história do paciente, deve ser reconhecido o impacto multissistêmico da cirrose. Se o tempo permitir, no pré-operatório deverão ser enfrentadas as anormalidades da coagulação passíveis de correção, estado metabólico e estado intravascular. A classificação de Child (ver Tab. 5.12 e sua discussão precedente) deverá ser avaliada para que se tenha alguma percepção do risco perioperatório. É importante lembrar que quase todos os pacientes com cirrose significativa têm pelo menos algum grau de disfunção cognitiva e lapsos de memória; deve-se fazer uma verificação da história e uma busca por sinais de encefalopatia precoce conversando com observadores objetivos. Outras considerações importantes estão listadas no Quadro 5.9.

QUADRO 5.9 Perguntas essenciais a serem feitas aos pacientes e/ou clínico principal do caso

Etiologia da cirrose
Complicações da cirrose, particularmente ligadas à classificação de Child
História de progressão da doença
História de intervenções terapêuticas
Medicações atualmente administradas
Deterioração do quadro, em associação com a atual enfermidade
Busque por confirmação confiável: suspeite das funções cognitivas e da memória do paciente

O curso da cirrose pode se mostrar estável durante longos períodos, mas isso dá uma ideia falsa da reserva sistêmica mínima que frequentemente está presente. De fato, perturbações que seriam pouco importantes e bem toleradas em um paciente sadio podem precipitar descompensação no paciente cirrótico. Imprudências alimentares, infecção, traumas menores e interrupções de medicamentos, por exemplo, talvez não sejam tolerados. Dentro desse mesmo raciocínio, procedimentos que seriam considerados como de pequeno porte na maioria dos pacientes podem representar grandes desafios para o paciente cirrótico, especialmente diante de uma classificação de Child elevada e/ou deterioração pré-operatória significativa.

Pacientes cirróticos devem ser tratados no período perioperatório tendo em mente muitas das considerações aplicáveis ao paciente com hepatite aguda (ver seção precedente). O Quadro 5.10 inclui as anormalidades cardiovasculares, da coagulação e metabólicas comuns que também devem ser levadas em conta. Em geral, é recomendável a correção do TP para algo dentro de 2 segundos do normal, caso haja necessidade de procedimentos invasivos. Se o tempo permitir, vitamina K poderá ser administrada por via parenteral. Mas, a princípio, é mais típica a utilização de plasma fresco congelado. Em caso de necessidade, pode-se adicionar crioprecipitado. Deve-se esperar por alterações na farmacocinética e na farmacodinâmica, mas essas mudanças são imprevisíveis. Medicamentos com extração hepática significativa são especialmente afetados pelo desvio portossistêmico do sangue; medicações com alto grau de ligação a proteínas são afetadas pela hipoalbuminemia, com compensação variável pelas gamaglobulinas aumentadas, podendo haver alteração nos efeitos de medicamentos como vasopressores (diminuição do efeito) e sedativos (aumento do efeito).

Insuficiência hepática aguda

Insuficiência hepática aguda ou falência hepática fulminante pode ocorrer raramente, diante de qualquer número de agressões ao fígado que resultem em perda de parênquima hepático suficiente, a ponto de precipitar descompensação aguda. O diagnóstico da síndrome implica insuficiência hepatocelular aguda (sem prévia doença hepática significativa) e encefalopatia. O lapso de tempo entre o início da enfermidade e a progressão até encefalopatia pode ter correlação com a etiologia e também com o prognóstico. Exemplificando, hepatite isquêmica e muitas lesões tóxicas evoluem para encefalopatia em questão de dias; hepatite viral e insuficiência criptogênica estão mais tipicamente associadas com um intervalo de um mês entre o início e o desenvolvimento da encefalopatia. Além disso, a presença de icterícia durante mais de uma semana antes da encefalopatia pode ser indício de prognóstico sombrio. Essas observações levaram ao uso de diversas nomenclaturas

QUADRO 5.10 Preparação e cuidado anestésico em pacientes com cirrose

Considere os mesmos tópicos válidos para hepatite aguda (ver discussão prévia):
Preserve o fluxo sanguíneo hepático.
- Evite halotano (isoflurano é a alternativa mais estudada e preserva mais adequadamente o fluxo sanguíneo).

Considere anestesia regional, se o procedimento e o quadro de coagulação o permitirem.
- Mantenha normocapnia.
- Se possível, evite PEEP.
- Proporcione uma generosa manutenção de volume.

Sempre que possível, evite medicamentos com potencial hepatotóxico na situação em questão. Exemplos:
- Halotano
- Paracetamol, particularmente no paciente alcoólico
- Sulfonamidas, tetraciclina e penicilinas
- Amiodarona

E

Antecipe a presença ou o desenvolvimento de anormalidades de:

Coagulação
- Tente corrigir o tempo de protrombina para uma margem de 2 segundos do normal.
- Considere o uso de crioprecipitado, caso plasma fresco congelado se revelar ineficaz ou se estiver ocorrendo anormalidade do fibrinogênio.
- Corrija a trombocitopenia de maneira apropriada para o procedimento.
- Antecipe perda de sangue superior ao normal para o procedimento.

Hemodinâmica
- Antecipe hipovolemia relativa, que piora com o tratamento da ascite.
- Avalie para presença de débito cardíaco alto, baixa resistência periférica.
- Suspeite de hipertensão portal e/ou sangramento varicoso, mesmo sem história.
- Antecipe uma resposta deprimida a inotrópicos e vasopressores.
- Considere o uso de monitoração invasiva.

Farmacocinética e farmacodinâmica
- Pode ocorrer alteração do volume de distribuição.
  - Diminuição da albumina sérica, aumento das gamaglobulinas.
  - O volume intravascular é imprevisível, especialmente com tratamento da ascite.
- O sangue do desvio portossistêmico não passa pelo fígado.
  - Medicamentos de alta extração hepática são particularmente afetados.
- Pode ocorrer aumento da sensibilidade a medicações sedativas.

TABELA 6.2 Prevalência (%) de sobrepeso entre crianças e adolescentes com idade entre 6 e 19 anos para anos selecionados de 1963-1965 até 1999-2000

Idade (anos)*	1963-1965 1966-1970†	1971-1974	1976-1980	1988-1994	1999-2000
6-11	4%	4%	7%	11%	15%
12-19	5%	6%	5%	11%	15%

*Exclui mulheres grávidas a partir de 1971-1974. O estado de gravidez não estava disponível para 1963-1965 e 1966-1970.
†Os dados de 1963-1965 são para crianças de 6 a 11 anos de idade; os dados para 1966-1970 são para adolescentes com 12 a 17 anos.
Adaptado de Centers for Disease Control and Prevention National Center for Health Services: *Prevalence of Overweight Among Children and Adolescents: United States, 1999/2000*. Disponível em http://cdc.gov/nchs/products/pubs/pubd/hestats/overweight99.htm

estando associada menos claramente à doença cardiovascular. Também é menos ativa metabolicamente do que a distribuição androide.[11] A gordura intra-abdominal está particularmente associada ao aumento do risco cardiovascular.[12]

O grau de expressão dessas comorbidades é altamente variável, o que deve ser levado em conta sempre que o médico tratar de um paciente obeso.

Via aérea

A estrutura óssea do paciente obeso típico não é diferente daquela do típico paciente magro. Parâmetros tradicionais, como distância tiromentoniana, palato estreito, queixo protruso e *overbite* (sobremordida), são igualmente aplicáveis no paciente obeso e no paciente magro. Para a maioria dos indivíduos com sobrepeso/obesos, a gordura em excesso não tem impacto significativo no cuidado com a via aérea.[13,14] Existe um subgrupo de indivíduos cujas vias aéreas ficam estreitadas por tecido redundante na faringe. Com maior frequência, observa-se obstrução no nível retropalatino, mas pode haver envolvimento de outros locais.[15,16] Mesmo pessoas com modesto sobrepeso podem ser afetadas por apneia do sono obstrutiva (ASO).[17] Esse sintoma sugere ser provável a obstrução mecânica à medida que diminui o nível de consciência do paciente. Exceto em pacientes com obesidade supermórbida, o grau de redundância de tecido faríngeo não permite previsão confiável pelo aspecto externo. A flexão/extensão do pescoço fica mais comumente prejudicada em pacientes com IMC > 40, em razão das salientes reservas de gordura na parte cervical anteroposterior, área submentoniana e parede torácica anteroposterior.

Aspectos respiratórios/metabólicos

A taxa metabólica basal está ligada à área da superfície corpórea, sendo habitualmente normal. Contudo, indivíduos obesos exibem maior produção de dióxido de carbono ($\dot{V}CO_2$) e maior consumo de oxigênio ($\dot{V}O_2$).[18] No passado, acreditava-se que o metabolismo das células adiposas era responsável por esse aumento, mas atualmente considera-se demonstrado que essa aceleração do metabolismo se deve em especial ao maior esforço para movimentação e para o trabalho de respirar, em virtude da "carga de massa" da parede torácica. O trabalho respiratório no indivíduo obeso mórbido aumenta em até 70%, em comparação com pessoas não obesas.[19] Estes aumentos são muito mais pronunciados durante o esforço, em comparação com indivíduos magros.

QUADRO 6.1 Cálculo do índice de massa corporal

Índice de massa corporal (IMC) = Massa (em quilogramas) ÷ altura (em metros) ^{2} (IMC = kg/m^2)

QUADRO 6.2 Etiologia da obesidade

Estilo de vida sedentário
Normas nutricionais
Tendências familiares/genéticas
Tendência fisiológica intrínseca
Por aspectos emocionais/comportamentais
Estados de doença (p. ex., diabetes, hipotireoidismo, síndrome de Cushing, lesões hipotalâmicas, síndrome de Prader-Willi)
Farmacológica

TABELA 6.3 Agentes farmacológicos que contribuem para a etiologia da obesidade

Glicocorticoides
Agentes hipoglicemiantes Insulina, sulfonilureias
Antidepressivos Amitriptilina, imipramina, desipramina, fluvoxamina
Agentes do sistema nervoso central Ácido valproico, metilsergida, metergolina
Anti-hipertensivos Clonidina, prazosina, propranolol
Hormônios sexuais Progestógenos
Outros agentes Fenotiazina, ciproeptadina, lítio

Adaptado de Atkinson RL: A 33-year-old woman with morbid obesity. *JAMA* 2000;283:3236-3243.

TABELA 6.4 Classificação de obesidade e desnutrição utilizando o índice de massa corporal

Categoria	IMC (kg/m²)
Desnutrição grave	<15
Desnutrição moderada	15-16,9
Desnutrição leve	17-18,5
Normal	18,6-24,9
Sobrepeso	25-29,9
Obesidade	30-39,9
Obesidade mórbida	≥40
Obesidade super mórbida	>50

TABELA 6.5 Percentual de prevalência de doenças atribuíveis à obesidade

Diabetes tipo II	57%
Hipertensão	17%
Doença arterial coronariana	17%
Doença da vesícula biliar	30%
Osteoartrite	14%
Câncer de mama	11%
Câncer uterino	11%
Câncer de cólon	11%

Adaptado de Bessesen DH, Kushner R (eds.): *Evaluation and Management of Obesity*. Filadélfia, Henley & Belfus, 2002, p. 2.

Aspectos pulmonares

Comumente, não há indicação *per se* para obtenção de provas de função pulmonar (PFPs) no pré-operatório em indivíduos obesos, pois os resultados não alterarão o cuidado anestésico. Não parece haver qualquer correlação entre as anormalidades observadas na PFP em pacientes obesos e complicações pulmonares,[20] embora exista correlação com cuidados com a via aérea, com o ventilador e com os pulmões. Indivíduos obesos exibem maiores quantidades de tecido adiposo na parede torácica, inclusive mamas em homens e mulheres. Essa "carga de massa" tem o efeito final de aumentar a pressão intratorácica, que aumentará o grau de compressão e oclusão alveolares. Isso resulta em desvio intrapulmonar significativo, quando o sangue arterial pulmonar desoxigenado passa pelos alvéolos não ventilados para se mesclar com sangue oxigenado na veia pulmonar.[21] Alguns indivíduos exibem oclusão alveolar durante a respiração espontânea normal na posição ereta.[22,23] Esse decréscimo na capacidade residual funcional fica exacerbado pelo desvio da massa do abdome quando o paciente se deita em decúbito dorsal, ocorrendo deterioração ainda maior pela posição de Trendelenburg. As Figuras 6.2 e 6.3 ilustram esse conceito. A diminuição na capacidade residual funcional pode ser significativa a ponto de cair bem abaixo da capacidade de oclusão. Clinicamente, isso significa que uma apneia por somente 5 segundos poderá resultar em hipoxemia.[24] Um paciente consciente pode ter dificuldade em permanecer em decúbito dorsal mesmo durante breves períodos de tempo e, nos casos mais graves, poderá ficar hipóxico na posição supina durante apenas poucos momentos. Isso pode impor a necessidade de intubação, indução e manutenção de anestesia geral numa posição semi-sentada. Se possível, poderão ser utilizadas outras técnicas de "alívio" (Fig. 6.4).[25]

No pós-operatório, pacientes obesos apresentam maior risco de hipóxia, atelectasia pulmonar e pneumonia.[26]

QUADRO 6.3 Comorbidades da obesidade

- Hipertensão
- Doença arterial coronariana
- Trombose venosa profunda
- Aterosclerose
- Aumento do risco de AVC
- Resistência à insulina
- Diabetes melito tipo II
- Problemas ortopédicos (joelhos, quadris, coluna vertebral)
- Aspectos psicossociais (depressão, ansiedade, dificuldades interpessoais)
- Hiperlipidemia
- Refluxo gastroesofágico
- Apneia do sono
- Síndrome da hipoventilação da obesidade (síndrome de Pickwick)
- Asma
- Fígado esteatótico
- Colecistite e colelitíase
- Câncer (de mama, uterino, da próstata, renal, de cólon, pancreático, gástrico)
- Gota
- Anormalidades menstruais
- Trabalho de parto e parto complicado
- Má cicatrização de feridas cirúrgicas
- Maior risco para tromboflebite e pneumonia no pós-operatório

Aspectos cardiovasculares

Muitos pacientes com sobrepeso não exibem doença cardiovascular significativa, mas observa-se, com frequência, hipertrofia excêntrica incidental do ventrículo esquerdo.[27] Normalmente, encontra-se função normal do ventrículo esquerdo, mas é comum uma redução da complacência ventricular esquerda.[28] Em alguns indivíduos, pode ocorrer disfunção ventricular diastólica esquerda, o que resulta em maior sensibilidade às mudanças na pré-carga e pós-carga. Com o aumento da duração e do grau de obesidade, também pode aumentar o grau de disfunção ventricular e, finalmente, de hipertensão pulmonar.[29-32]

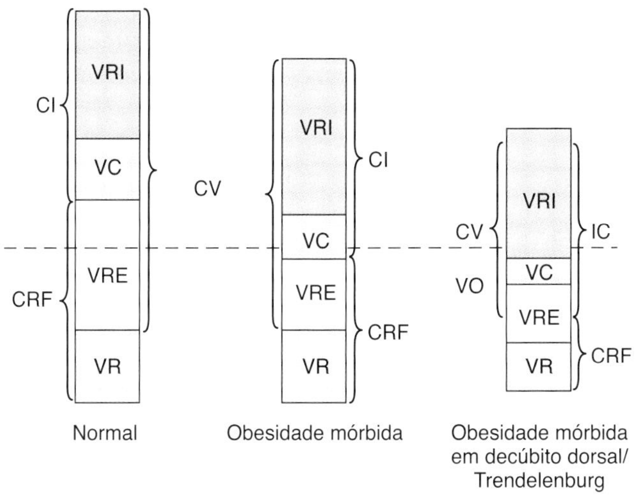

FIGURA 6.2 Comparação de volumes pulmonares entre indivíduos magros e obesos. Em alguns pacientes morbidamente obesos, deitados em decúbito dorsal, o volume corrente (VC) pode estar ao nível ou abaixo do volume de oclusão (VO). CV, capacidade vital; CI, capacidade inspiratória; CRF, capacidade residual funcional; VRI, volume de reserva inspiratória; VRE, volume de reserva expiratória; VR, volume residual.

As orientações para avaliação do risco cardiovascular[33] são aplicáveis tanto a pacientes obesos como magros (Fig. 6.5). Isso inclui o uso de β-bloqueadores. Por causa da redução da atividade física e aumento da incidência de hipertensão, hiperlipidemia e diabetes, haverá maior risco de doença cardiovascular em comparação com a população geral. Sempre se deve suspeitar de doença cardiovascular e o limiar é mais baixo para uma avaliação cardíaca abrangente.

O volume de sangue circulante é maior com o aumento do peso corporal. Também aumenta o débito cardíaco, habitualmente por causa do aumento do volume sistólico e de uma frequência cardíaca essencialmente inalterada.[34] Isso limita qualquer aumento no débito cardíaco que possa se fazer necessário em determinadas situações.

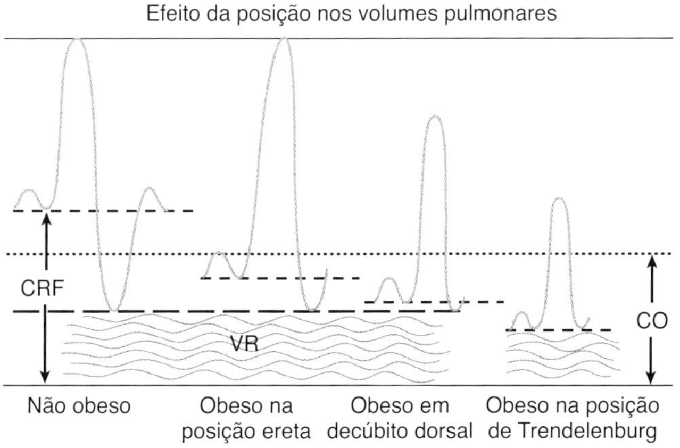

FIGURA 6.3 Efeito da mudança de posição em vários volumes pulmonares em um indivíduo não obeso, em comparação com um indivíduo significativamente obeso. CRF, capacidade residual funcional; VR, volume residual; CO, capacidade de oclusão. (De Brown BR [ed.]: *Anesthesia and the Obese Patient. Contemporary Anesthesia Practice Series.* Philadelphia, FA Davis, 1982, p. 26.)

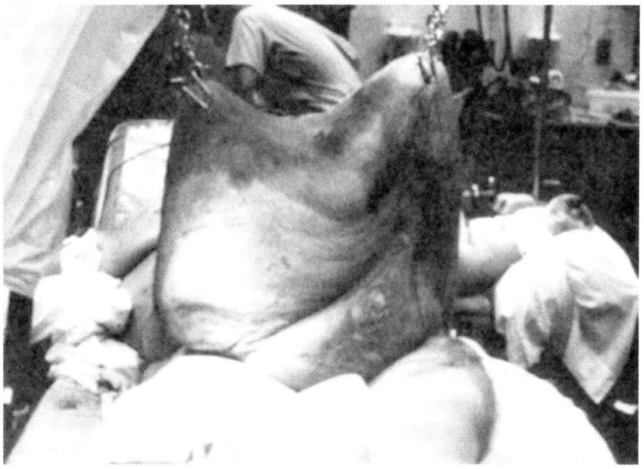

FIGURA 6.4 Panículo abdominal de paciente mecanicamente elevado. Seguiu-se uma oxigenação arterial significativamente melhorada. (De Wyner J, Brodsky JB, Merrell RC: Massive obesity and arterial oxygenation. *Anesth Analg* 1981;60:691-693.)

Tópicos perioperatórios

A avaliação do estado clínico basal de qualquer paciente é o ponto de partida para uma intervenção anestésica. É preciso tomar conhecimento das condições clínicas existentes e como essas condições podem afetar o bem-estar do paciente e nosso cuidado anestésico. Assumindo que o paciente foi adequadamente tratado para qualquer condição clínica preexistente, a manutenção do quadro clínico basal do paciente é a situação pré-operatória ideal. Exemplificando, são protocolos devidamente estabelecidos a continuação das medicações anticonvulsivantes ou anti-hipertensivas e o cuidadoso controle do diabetes no dia da cirurgia.

Se a condição médica do paciente não for adequadamente tratada, haverá necessidade de adiar o caso até que o quadro clínico tenha se estabilizado. Caso o procedimento não possa ser adiado, deveremos cuidar do paciente nas condições presentes. Nesse contexto, o cuidado do paciente obeso não é diferente do ministrado para qualquer outro paciente. A obesidade apresenta aspectos singulares que justificam atenção especial.

Aspectos emocionais

Indivíduos obesos sofrem uma rotina diária de menosprezos, insultos e discriminações sociais – sutis e evidentes. Essas pessoas tiveram uma vida inteira de autoimagem negativa, que fica reforçada por praticamente todos os aspectos da sociedade. A propaganda enfatiza que "magro é bom, gordo é ruim". São muitas as dificuldades embaraçosas na compra de roupas que sirvam, ou em encontrar poltronas em um cinema ou em um avião. Consequentemente, o paciente obeso muitas vezes trará consigo uma bagagem emocional variada, com a qual precisamos lidar. Há dois princípios aos quais devemos permanecer fiéis ao lidar com um paciente obeso. Primeiramente, discutimos com o paciente os tópicos que são especificamente relevantes para nosso cuidado anestésico e que são consequência do peso do paciente. As discussões devem ser

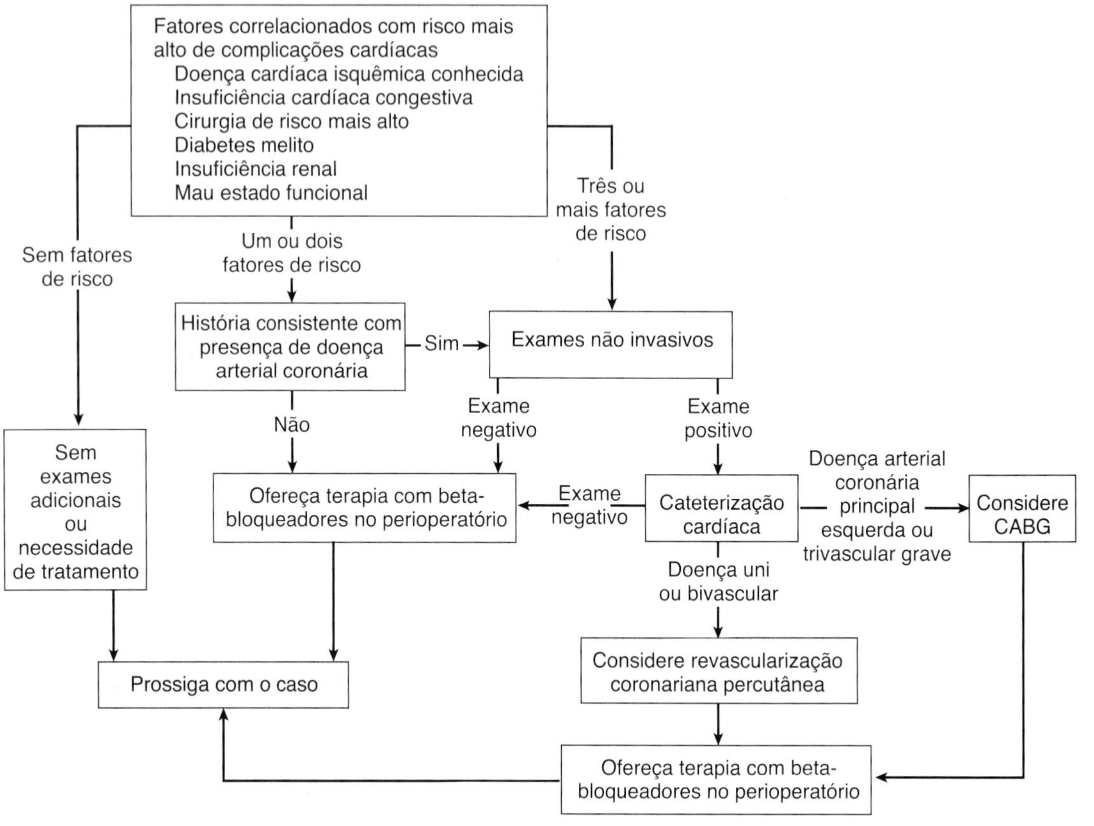

FIGURA 6.5 Esquema para avaliação do risco cardiovascular pré-operatório em pacientes agendados para cirurgia não cardíaca. A decisão de realizar ou não exames invasivos se baseia na presença de fatores de risco clínicos, do quadro funcional do paciente e do tipo de cirurgia marcada. Caso o resultado de um exame não invasivo seja anormal, a decisão de fazer cateterização cardíaca será baseada em vários aspectos. A probabilidade de doença arterial coronariana principal esquerda ou de doença trivascular grave é muito mais alta, e a cateterização cardíaca deverá ser considerada mais enfaticamente se a isquemia for provocada em baixo nível de esforço, ou se persistir durante o teste de esforço, caso ocorra grave depressão do segmento ST, se aparentemente grandes áreas do miocárdio estiverem em risco, ou se for demonstrada isquemia em um paciente sabidamente com disfunção do ventrículo esquerdo em repouso. Enxerto de *bypass* arterial coronariano (CABG) e revascularização coronariana percutânea devem ser efetuados apenas se houver justificativa, independentemente da necessidade de cirurgia não cardíaca.[33] (Modificado de Fleisher LA, Eagle KA: Clinical practice: Lowering cardiac risk in noncardiac surgery. *N Engl J Med* 2001;45:1677-1682.)

diretas; não devemos encobrir fatos e nem usar eufemismos. O paciente sabe que ele é obeso e que há questões ligadas a esse fato. No entanto, não devemos dar atenção indevida à obesidade do paciente ou, de qualquer modo, ter uma atitude crítica ou paternalista. Em segundo lugar, devemos ter uma atitude compassiva, tratando o paciente obeso com gentileza, humanidade e respeito. Devemos evitar qualquer atitude condescendente, insinuações ou comentários acerca do porte físico do paciente, evitando qualquer "falatório" com outras pessoas que porventura estejam próximas ao paciente.

Via aérea

Nosso objetivo é oferecer uma anestesia segura, e a obtenção do controle da via aérea do paciente é fundamental para alcançar tal meta. É sensato otimizar todos os fatores para a obtenção segura do controle da via aérea do paciente. Em virtude da distribuição de gordura nas costas e ombros do paciente obeso, é preciso confeccionar uma "rampa" sob medida (com cobertores) para obter um alinhamento adequado dos eixos oral, laríngeo, e faríngeo (Fig. 6.6). Um ponto de referência útil é uma linha horizontal imaginária traçada entre o lobo auricular e o esterno, conforme ilustra a Figura 6.7.

O algoritmo para via aérea difícil da American Society of Anesthesiologists (ASA), ilustrado na Figura 6.8,[35] é uma orientação bem conhecida e devidamente comprovada. Esse algoritmo é aplicável tanto a pacientes obesos como magros. Conforme já foi dito anteriormente, é raro que pacientes com sobrepeso/obesidade apresentem uma via aérea difícil, embora realmente tenham maior probabilidade de ocorrência desses problemas, em comparação com a população geral.

Deve ser buscado um histórico recente de intubações prévias (difíceis ou sem problemas). Este é o melhor indicador prognóstico para que seja obtida uma laringoscopia/intubação sem maiores problemas. Deve ser efetuada uma avaliação completa, incluindo o escore de Mallampati, mobilidade atlantooccipital (extensão do pescoço), abertura da boca, largura da mandíbula, circunferência do pescoço, distância tiromentoniana e dentição. Deve-se identificar o grau de qualquer limitação na amplitude de movimento. Uma informação importante, geralmente ausente, é a quantida-

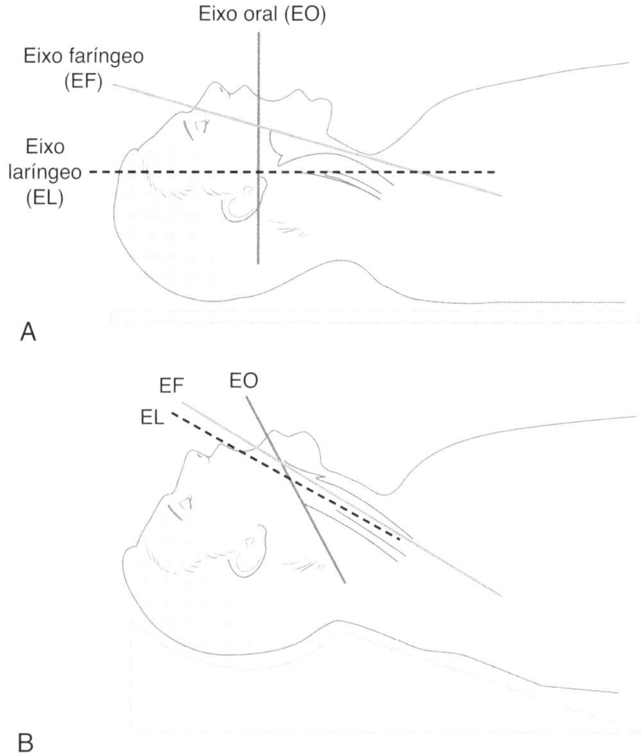

FIGURA 6.6 Diagrama esquemático demonstrando a posição da cabeça para intubação endotraqueal. **A**, A laringoscopia direta bem-sucedida para exposição da abertura da glote depende do alinhamento dos eixos oral, faríngeo e laríngeo. **B**, A subsequente extensão da cabeça na articulação atlantooccipital serve para alinhar os três eixos, resultando na distância mais curta e na linha mais reta possível, desde os dentes incisivos até a abertura glótica. (Adaptado de Nichol HC, Zuck D: Difficult laryngoscopy: The "anterior" larynx and the atlanto-occipital gap. *Br J Anaesth* 1983;55:141.)

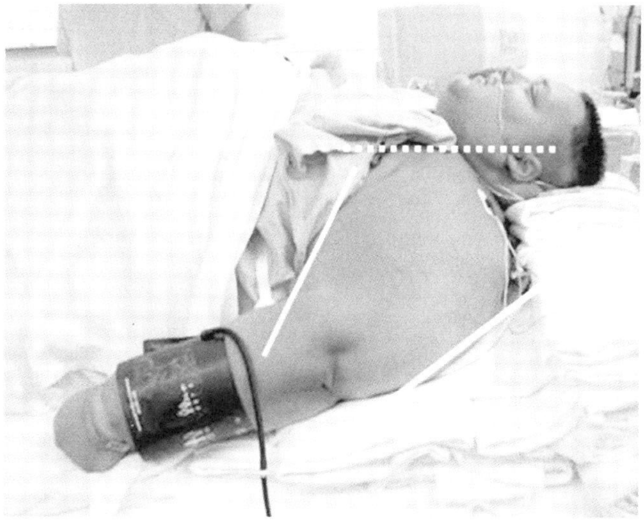

FIGURA 6.7 Esta figura ilustra o posicionamento adequado ("em rampa") que permite um alinhamento ideal da via aérea em um paciente obeso. Um ponto de referência útil é uma linha horizontal imaginária traçada entre o lobo da orelha e o esterno (*linha tracejada*). A distorção do braço (*linhas cheias*) impede a aplicação de rotina do manguito de pressão arterial não invasivo.

de de tecido adiposo redundante na faringe. É muito difícil avaliar esse aspecto. História de ASO significativa é sugestiva (mas não confiavelmente preditiva), assim como um pescoço de grande circunferência e radiografias, ultrassom, ou tomografia computadorizada do pescoço (projeção lateral).[36] Uma avaliação otolaringológica pré-operatória poderá ter utilidade.[37] Anedoticamente, outro parâmetro sugestivo é um IMC > 50 kg/m^2.

Diante de excessiva redundância tecidual, a única razão para que a via aérea permaneça aberta é decorrente do tônus muscular do paciente, que abrirá a faringe, como se fosse um *stent*. É provável que esse tecido redundante mole entre em colapso e obstrua a faringe depois que o paciente perder a consciência. Quando induzido, talvez não seja possível ventilar ou intubar o paciente. É esse tipo de paciente que exibe a forma mais grave de ASO, e mais adiante poderá ser acometido por síndrome de Pickwick.

Existem muitas rotinas na abordagem ao tratamento de uma via aérea considerada difícil. O Quadro 6.4 ilustra uma abordagem para preparação da via aérea do paciente para manipulação desperta. Uma variação do algoritmo da ASA que pode ter grande utilidade consiste em "dar uma olhada direta". Aquele paciente sob suspeita de ter uma via aérea difícil é preparado como se fosse passar por uma intubação por fibra óptica desperta com antisialagogo, posicionamento ideal, sedação criteriosa e anestesia tópica liberal com um anestésico local. A laringoscopia direta incremental é realizada com uma complementação da anestesia tópica. Será obtida uma vista laringoscópica, não só da abertura de cordas vocais, mas com especial atenção à quantidade de tecido redundante na faringe. Caso haja boa visualização das cordas vocais com mínima redundância, ficará indicada uma indução de rotina em sequência rápida. Se a visualização das cordas vocais for insatisfatória, ou se estiver presente redundância tecidual, então a traqueia deverá ser intubada com o paciente desperto. A indução apenas deverá ocorrer depois da confirmação de um posicionamento adequado. Uma vantagem da "olhada direta" é que a orofaringe estará bem anestesiada, caso haja necessidade de uma intubação por fibra óptica com o paciente desperto.

Aspectos gastrintestinais

Pacientes obesos se encontram em risco significativamente maior de aspiração (Quadro 6.5). Como ocorre com qualquer paciente, ansiedade, dor, trauma e certas medicações diminuem o esvaziamento gástrico.[38] Já ficou devidamente estabelecido que pacientes obesos em jejum no pré-operatório têm volume gástrico superior a 25 mL e pH inferior a 2,5.[39,40] Caso seja aspirado, esse volume, com tal pH, poderá causar lesão significativa no parênquima pulmonar. As etapas para minimização desse risco estão delineadas no Quadro 6.6. Foi posta em questão a eficácia da pressão cricoide.[41,42] Embora quase todas as fontes preconizem alguma variante da profilaxia da aspiração, além de manter o jejum do paciente, não existe evidência real em apoio a essa prática amplamente adotada. Mas é prudente dar continuidade a esta prática, por se tratar de um cuida-

Algoritmo da via aérea difícil

1. Avalie a probabilidade e o impacto clínico de problemas básicos para o cuidado anestésico:
   A. Ventilação difícil
   B. Intubação difícil
   C. Dificuldade com a cooperação ou consentimento do paciente
   D. Traqueostomia difícil
2. Tente ativamente criar oportunidades para o fornecimento de oxigênio suplementar durante todo o processo de cuidado da via aérea difícil.
3. Considere os méritos relativos e a exequibilidade das escolhas no cuidado anestésico:

A	Intubação com o paciente desperto	vs	Tentativas de intubação depois da indução da anestesia geral
B	Técnica não invasiva para abordagem inicial à intubação	vs	Técnica invasiva para abordagem inicial à intubação
C	Preservação da ventilação espontânea	vs	Ablação da ventilação espontânea

4. Desenvolva estratégias primárias e alternativas:

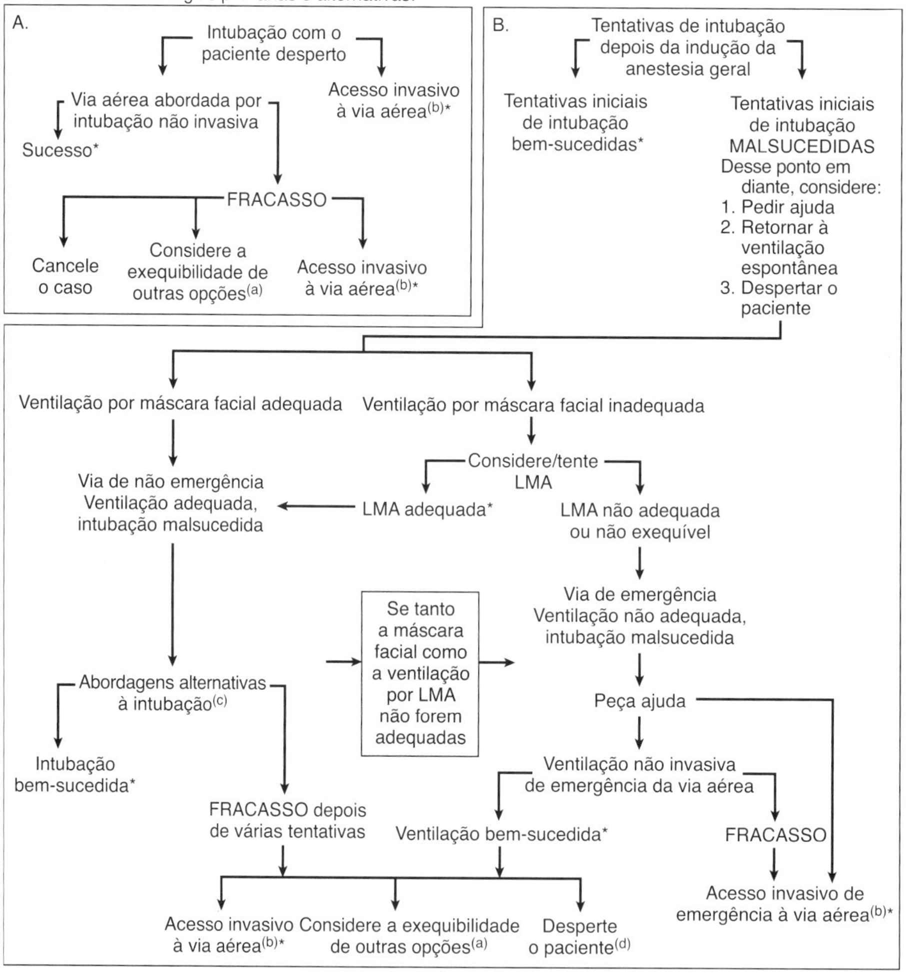

*Confirme ventilação, intubação traqueal ou aplicação de LMA com CO_2 expirado

a. Sem esgotar as possibilidades, outras opções incluem: cirurgia utilizando anestesia por máscara facial ou LMA, infiltração de anestésico local ou bloqueio nervoso regional. Comumente, a tentativa dessas opções implica que a ventilação por máscara não será problemática. Portanto, essas opções podem ter valor limitado se essa etapa no algoritmo foi atingida através da via de emergência.

b. O acesso invasivo à via aérea consiste em cricotirotomia ou traqueostomia percutânea ou cirúrgica.

c. Sem esgotar as possibilidades, outras opções não invasivas à intubação difícil incluem: uso de diferentes lâminas de laringoscópio, LMA como conduto para intubação (com ou sem orientação por fibra óptica), intubação com fibra óptica com estilete de intubação ou trocador de tubo, fio guia com iluminação, intubação retrógrada e intubação oral ou nasal às cegas.

d. Considere repreparação do paciente para intubação desperta ou cancelamento da cirurgia.

e. Sem esgotar as possibilidades, outras opções para ventilação não invasiva de emergência da via aérea incluem: broncoscópio rígido, ventilação esofágico-traqueal combitube, ou ventilação por jato transtraqueal.

FIGURA 6.8 O algoritmo para via aérea difícil da ASA. (De Practice guidelines for management of the difficult airway: A report by the American Society of Anesthesiologists task force on management of the difficult airway. *Anesthesiology* 1993;78:597-602.)

QUADRO 6.4 Preparação da via aérea para manipulação com o paciente desperto

Jejum
Antissialagogo
Metoclopramida
Bloqueador de H2
(antiácidos não particulados)
Sedação criteriosa
Opções para anestesia tópica da via aérea
- Lidocaína a 4% por nebulizador
- Gargarejo com lidocaína gel
- Spray direto
- Bloqueio transtraqueal
- Bloqueio nervoso laríngeo superior
- Bloqueio nervoso glossofaríngeo

Otimizar alinhamento da via aérea

do relativamente benigno e devido à gravidade das consequências da aspiração.

Aspectos pulmonares

Conforme previamente mencionado, pacientes obesos exibem diminuição da capacidade residual funcional, em virtude da carga de massa da parede torácica, e também da distensão transdiafragmática desde o abdome. A extensão da diminuição da capacidade residual funcional depende do grau de obesidade. O posicionamento do paciente para as necessidades cirúrgicas diminuirá ainda mais a capacidade residual funcional. Sob tais condições, constitui-se em verdadeiro desafio o ajuste do ventilador, para dizer o mínimo. Deve-se evitar o posicionamento em Trendelenburg, de preferência utilizando a posição reversa de Trendelenburg para reduzir a sobrecarga sobre os pulmões e, consequentemente, melhorando a capacidade residual funcional. Em circunstâncias particulares, é possível manter tração no panículo, o que também tirará a sobrecarga dos pulmões (ver Fig. 6.7). Há necessidade de agir junto com o cirurgião para minimizar o impacto da compressão abdominal e dos afastadores. Na verdade, um posicionamento em decúbito ventral adequado é menos problemático que o posicionamento supino, desde que o abdome pendente fique minimamente apoiado.[43]

Com frequência, será válido o uso de pressão positiva expiratória final (PEEP), porque essa prática mantém a abertura dos alvéolos que, em caso contrário, poderiam colabar. Devemos ter especial atenção às pressões de pico nas vias aéreas, para que não ocorra barotrauma.[44] Nesse tocante, poderá ter utilidade a regulagem de "controle de pressão" *vs.* "controle de volume" do ventilador. Como alternativa, a única opção poderá ser o aumento da frequência respiratória e a redução dos volumes correntes. Deve-se evitar hiperventilação resultante em hipocarbia, por causa da elevação na fração de shunt.[21] Ordinariamente, a hipóxia dispara a resposta de vasoconstrição hipóxica pulmonar a fim de diminuir o shunt intrapulmonar. Em geral, anestésicos inalatórios atenuam essa resposta, o que pode resultar em hipóxia ainda maior. Inicialmente, a FIO_2 do paciente obeso deve começar em 1,0 e, em seguida, ser titulada para baixo, utilizando como orientação a oximetria de pulso.

QUADRO 6.5 Fatores contributivos para aumento do risco de aspiração no paciente obeso

Maior incidência de hérnia hiatal
Alteração da geometria da junção gastroesofágica
Aumento da pressão intra-abdominal
Aumento do volume de líquido gástrico em jejum
Diminuição do pH gástrico em jejum
Possível atraso na intubação por causa de uma "via aérea difícil"
Possível distensão gástrica por causa da tentativa de ventilação com máscara

QUADRO 6.6 Etapas para minimização do risco de aspiração

Jejum
Bloqueador de H2 ou inibidores da bomba de prótons na noite anterior e na manhã da cirurgia (PO ou IV)
Metoclopramida
- VO: 2 horas pré-indução ou
- IV: 30-45 minutos pré-indução

Antiácidos não particulados, se não for possível utilizar bloqueadores de H2
Posicionamento "em rampa" com alinhamento ideal da via aérea
Intubação com o paciente desperto, ou indução em rápida sequência, utilizando pressão cricoide

Posicionamento

Embora a estrutura óssea de indivíduos obesos seja essencialmente normal, com frequência o alinhamento é distorcido pelo tecido suprajacente quando a pessoa está em decúbito dorsal. Frequentemente há necessidade de posicionamento em "rampa", para um alinhamento satisfatório da via aérea. A cabeça deve ficar apoiada de maneira adequada em uma posição neutra ou ligeiramente fletida. Uma área que em geral não é levada em consideração é a coluna vertebral lombar. Os glúteos podem atuar como um fulcro para as pernas, as quais promoverão extensão da coluna vertebral lombar. Um paliativo para esse problema consiste em apoiar os joelhos, que flexionarão os quadris, aliviando a extensão da coluna vertebral. Outra área comumente ignorada é a dos braços. Com o paciente deitado sobre uma rampa, os ombros tendem a se estender para baixo (posteriormente), aplicando tensão significativa no plexo braquial e na articulação do ombro. Em razão do excesso de tecido no braço, o antebraço também se entende, colocando o excesso de carga na articulação do cotovelo. É vital que as articulações fiquem em ligeira flexão e que seja proporcionado suporte e acolchoamento apropriados (Fig. 6.9). Do mesmo modo, pode haver necessidade de abdução do ombro para menos de 90°. Uma solução consiste em simplesmente perguntar ao paciente se ele está desconfortável, ou se existe algum ponto de tensão; então, a situação deverá ser corrigida antes da indução da anestesia.

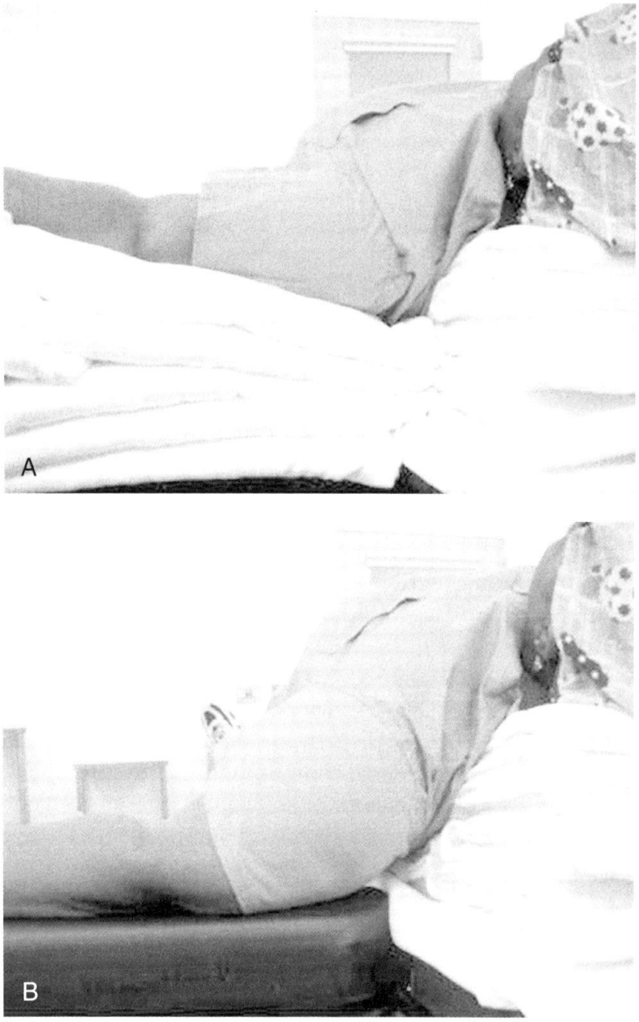

FIGURA 6.9 Ilustração de posicionamento adequado (**A**) e inadequado (**B**) do braço. O posicionamento adequado minimiza o risco de ocorrência de lesões articulares, do plexo braquial e por compressão de nervo.

Monitoração

Eletrocardiografia e oximetria de pulso não apresentam nenhuma diferença, em comparação com aquelas realizadas no paciente magro. A monitoração por cateter arterial pulmonar ou da pressão venosa central deverá ser efetuada apenas quando houver indicação clínica, e não apenas com base na obesidade. Com frequência, os braços de pacientes obesos exibem uma forma cônica pronunciada (ver Fig. 6.7). Um manguito para aferição da pressão arterial não invasiva (PANI) foi projetado para aplicação em braços de forma cilíndrica. Um manguito para PANI mais largo pode contornar o braço, mas a forma do braço permanecerá problemática, em geral resultando em leituras errôneas, conforme pode-se observar na Tabela 6.6. Há três alternativas (Fig. 6.10), que estão mais explicitadas na Tabela 6.7.

Farmacocinética/farmacodinâmica

Ao administrar qualquer anestésico, nossas doses dos agentes são calculadas com base em protocolos bem estabelecidos, e também na "titulação até o efeito". No paciente obeso, normalmente haverá muito mais "titulação" envolvida do que no paciente magro. Essa variabilidade nas recomendações para os agentes anestésicos não foi ainda resolvida pela falta de consenso na literatura relativa a drogas anestésicas, e à farmacocinética/farmacodinâmica desses agentes.[45-53] A Tabela 6.8 descreve vários agentes anestésicos e suas orientações de dosagem sugeridas para pacientes obesos.

A discussão a seguir sobre doses de referência se baseia no peso corporal ideal (PCI) no paciente obeso. Por causa do aumento no volume sanguíneo circulante, o volume de distribuição fica um pouco aumentado para as drogas hidrossolúveis. Obviamente, o volume de distribuição para agentes lipossolúveis fica significativamente aumentado, mas o término do efeito e a eliminação são similares entre populações de indivíduos obesos e magros. Graças aos níveis mais elevados de pseudocolinesterase em pacientes obesos, deve-se aumentar a dose de succinilcolina. Quase todos os bloqueadores neuromusculares não despolarizantes devem ser dosados com base no PCI. Mivacúrio deve ser dosado com base no PCI, mas a dose de pancurônio deverá ser ligeiramente aumentada. Curiosamente, atracúrio tem duração de ação similar, seja dosada com base no PCI, seja com base no peso corporal real.[54] Agentes inalatórios não demonstram diferença na concentração alveolar mínima (CAM). Devido à lipossolubilidade muito baixa dos agentes atualmente utilizados, o equilíbrio é rapidamente alcançado. No indivíduo obeso, a eliminação e o despertar não são significativamente diferentes. A dosagem de propofol deve tomar por base o PCI, com uma pequena titulação adicional da dose. A recuperação é semelhante à que ocorre em pacientes não obesos.[55] A dose de indução de tiopental deve ser um pouco aumentada.

As doses de narcóticos não estão devidamente definidas para pacientes obesos e a administração deve ser criteriosamente alterada, em comparação com o que ocorre nos indivíduos magros. Para complicar ainda mais a situação, narcóticos exibem significativa variabilidade interpacientes. Todos os narcóticos devem ser titulados até o efeito desejado.

Em geral, morfina é dosada com base no PCI. A dosagem de fentanil deve tomar por base a massa corporal real.[51] Alfentanil exibe eliminação reduzida; portanto, tem meia-vida prolongada, devendo ser dosado com base no PCI, do mesmo modo que remifentanil.[56]

A principal preocupação com o uso de narcóticos no paciente obeso é a depressão respiratória pós-operatória. Com frequência, essa preocupação, juntamente com a incerteza na determinação da dose, leva ao tratamento inadequado da dor pós-operatória. Isso poderá levar a uma redução da mobilidade e da respiração profunda, o que, por sua vez, resultará em maior risco de trombose venosa profunda, atelectasia e pneumonia. Deve existir um equilíbrio estabelecido entre a preocupação de depressão respiratória e um controle adequado da dor pós-operatória.

Esse grau de incerteza com a dosagem ilustra claramente o fato de que existem muitas influências fisiológicas variáveis na farmacocinética e farmacodinâmica dos anestésicos. Os ajustes sugeridos para doses na Tabela 6.8 constituem um ponto de partida razoável, mas o bom senso do anestesiologista e a "titulação" desempenham papel significativo na administração adequada das drogas anestésicas.

TABELA 6.6 Discrepâncias na leitura da pressão arterial por variação da circunferência do braço

Circunferência da bolsa (cm)	12,0		15,9		18,0	
Circunferência ideal do braço (cm)	30,0		37,5		45,0	
Variação da circunferência do braço (cm)	26-33		33-41		>41	
Circunferência do braço (cm)	PAS	PAD	PAS	PAD	PAS	PAD
26	+5	+3	+7	+5	+9	+5
28	+3	+2	+5	+4	+8	+5
30	0	0	+4	+3	+7	+4
32	-2	-1	+3	+2	+6	+4
34	-4	-3	+2	+1	+5	+3
36	-6	-4	0	+1	+5	+3
40	-8	-6	-1	0	+4	+2
38	-10	-7	-2	-1	+3	+1
42	-12	-9	-4	-2	+2	+1
46	-14	-10	-5	-3	1	0
48	-16	-11	-6	-3	0	0
50	-18	-13	-7	-4	-1	-1
60	-21	-14	-9	-5	-1	-1

Modificado de Graves JW, Bailey KR, Sheps SG: The changing distribution of arm circumferences in NHANES III and NHANES 2000 and its impact on the utility of the "standard adult" blood pressure cuff. *Blood Press Monit* 2003;8:223-227.

Síndrome de Pickwick

Essa denominação foi classicamente descrita como a combinação de obesidade mórbida, hipersonolência, pletora e edema[57], tendo sua origem em um personagem literário importante no livro *Oliver Twist*, de Charles Dickens. Essa condição é comumente chamada de "síndrome da hipoventilação da obesidade" (SHO). Em decorrência da carga de massa da parede torácica, esses indivíduos têm dificuldade em ventilar adequadamente os pulmões, resultando em má troca gasosa. Frequentemente ficam hipóxicos e hipercápnicos quando despertos e em repouso, além de exibirem policitemia secundária. Frequentemente essas pessoas desenvolvem hipertensão pulmonar e, nos estágios avançados, demonstram maior tendência para insuficiência cardíaca do lado direito. Alguns autores reservam o termo *de Pickwick* para aqueles pacientes com SHO e sinais de *cor pulmonale*.[19] A etiologia da SHO não foi ainda devidamente esclarecida, mas está relacionada à combinação de uma alteração no controle cerebral da ventilação e de efeitos mecânicos na parede torácica. Pacientes com SHO também podem padecer concorrentemente de ASO, mas muitos não apresentam tal problema. Não parece que ASO seja a causa direta de SHO, mas em alguns casos pode ser fator contributivo.[58,59] As implicações anestésicas são similares àquelas para o paciente obeso "comum". Esses pacientes são mais sensíveis à depressão respiratória causada por narcóticos e hipnóticos.[60,61] A preocupação adicional da hipóxia, hipercarbia e possível hipertensão pulmonar e insuficiência cardíaca do lado direito justifica uma atenção especial. No mínimo, é apropriada a obtenção dos valores basais dos gases sanguíneos arteriais como pontos de referência para o cuidado anestésico subsequente. É mais provável que esses pacientes tenham problemas cardiopulmonares no perioperatório, e assim deve ser considerada a monitoração invasiva, não apenas para os cuidados durante o intraoperatório, mas também para os cuidados pós-operatórios. O cuidado perioperatório de pacientes com SHO deve referenciar seus valores basais, e não os parâmetros de referência "normais".

DISTÚRBIOS DA DESNUTRIÇÃO PROTEICO-ENERGÉTICA

Essa denominação relativamente recente refere-se a diversos estados diferentes de desnutrição. Como o nome diz, ocorre deficiência alimentar na ingestão de proteína e/ou caloria. Existe ampla variação de apresentações clínicas, dependendo da idade do paciente, sua acuidade, gravidade, duração e doenças concorrentes. Existe superposição significativa (especialmente com marasmo e kwashiorkor) com relação a causas, apresentação, tratamento e implicações anestésicas.

A desnutrição proteico-energética (DPE) pode ser "primária", resultante de uma ingestão inadequada dos alimentos, sendo observada em países em desenvolvimento e tendo inúmeras causas socioeconômicas, políticas e ambientais. DPE secundária é resultante da redução na absorção ou aumento das necessidades nutricionais (p. ex., nos casos de enfermidade aguda ou crônica), sendo principalmente observada em países desenvolvidos (Tab. 6.9).[62]

Essa discussão consistirá de um apanhado geral de cada uma das síndromes de DPE. Não serão discutidas deficiências de aminoácidos específicos. Para mais informações, o leitor deve consultar fontes de referência mais detalhadas.[62-67]

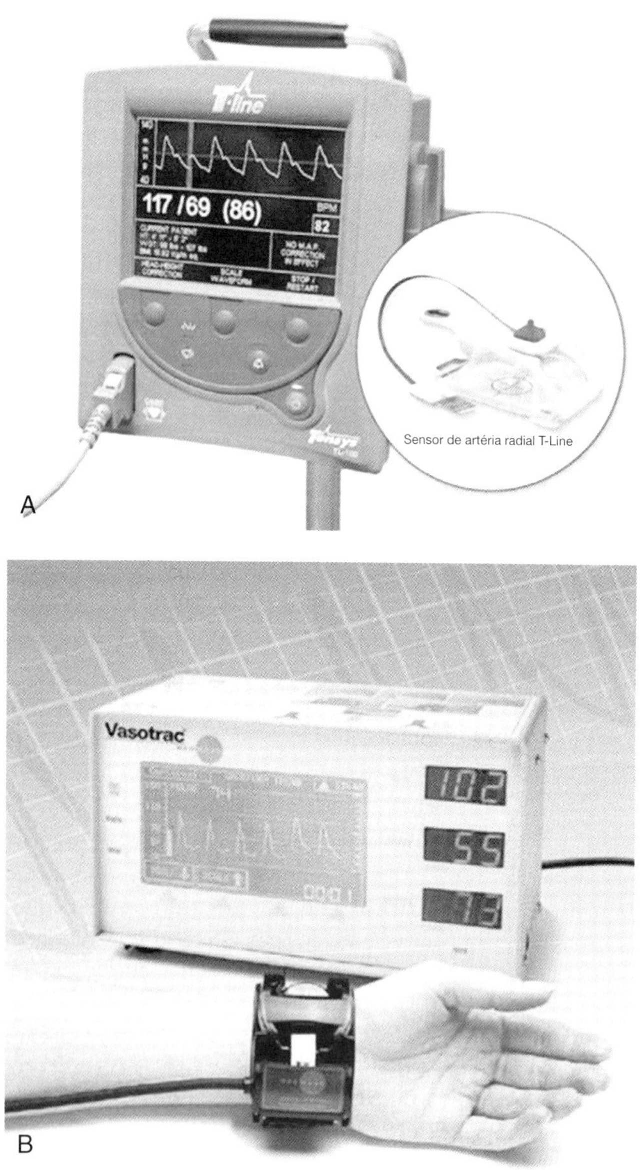

FIGURA 6.10 Aparelhos não invasivos alternativos para monitoração da pressão arterial. **A**, T-Line, Tensys Medical. **B**, Vasotrac, Medwave.

Distúrbios pediátricos

Kwashiorkor

A palavra *kwashiorkor* teve origem na língua GA na África ocidental e se refere à criança que foi desmamada do aleitamento materno ao nascer outro filho. O resultado é a perda daquela que é frequentemente a única fonte de proteína nutricional de alta qualidade. Em alguns casos, kwashiorkor é chamado DPE edematosa. Tipicamente, kwashiorkor ocorre por ocasião do desmame, ou logo em seguida. Também ocorre em sociedades tropicais em que o principal alimento utilizado é rico em carboidratos com pouco conteúdo de proteína (aipim, inhame). Essa situação contrasta com o que ocorre nos países de clima temperado, em que os principais alimentos são cereais ricos em proteínas. Muito raramente, kwashiorkor ocorre em países desenvolvidos em casos de negligência infantil ou de dietas mal orientadas. À primeira vista, essas crianças parecem estar bem nutridas, mas sofrem de grave deficiência proteica. São coloquialmente conhecidas como "bebês de açúcar" (Fig. 6.11). O abdome dessas crianças está distendido não por causa da ascite, mas devido a um intestino edemaciado e distendido e de um fígado gorduroso hipertrofiado.

Marasmo

Esse distúrbio refere-se a uma deficiência nutricional tanto de proteína como de calorias, sendo, às vezes, denominado DPE não edematoso. Esse aspecto de progressiva inanição da criança afetada é o de emaciação com consumo muscular generalizado. Os estágios avançados demonstram a virtual inexistência de gordura subcutânea e uma face que parece "recolhida e murcha", com olhos fundos e bochechas afundadas. Isso ocorre, sobretudo, em áreas de fome extrema, mas pode ocorrer também em países desenvolvidos, em casos de abuso e negligência infantil (Fig. 6.12). Existem casos menos graves de marasmo que estão ligados à alimentação com fórmulas comerciais[68] e em crianças hospitalizadas em tratamento por causa de outros problemas.[69,70]

Kwashiorkor marásmico

Esse distúrbio refere-se a crianças que exibem características variáveis de marasmo e kwashiorkor. A apresentação é observada em crianças com dieta inconsistente, que varia em termos de seus teores proteico e calórico.

Síndrome da realimentação

Esse problema foi originalmente descrito nas vítimas de inanição pós-Segunda Guerra Mundial. O raciocínio lógico foi proporcionar uma dieta rica em calorias e proteínas àquelas vítimas. O que os promotores dessa ideia não entenderam é a "adaptação redutora", que é uma resposta adaptativa de conservação de energia e nutrientes por indivíduos intensamente subnutridos. Infelizmente, ocorreram graves transtornos gastrintestinais e metabólicos, e muitos pacientes morreram como resultado das melhores intenções. Esse é um problema que ainda aflige muitas pessoas na atualidade. Essas concepções equivocadas são comuns em regiões afligidas, o que é a razão para a virtual estabilização da taxa de mortalidade por DPE nos últimos 50 anos.[71,72] Os protocolos apropriados foram claramente delineados pela Organização Mundial da Saúde,[73] estando ilustrados de forma simplificada na Tabela 6.10. Com frequência, esses pacientes exibem anormalidades renais e eletrolíticas, e assim a hidratação intravenosa deve ser monitorada cuidadosamente. Uma introdução gradual e progressiva de quantidades crescentes de carboidratos, micronutrientes, gorduras e proteína na dieta se revelou como a abordagem adequada. A mucosa gastrintestinal não é capaz de processar o súbito surgimento de grandes quantidades de comida, devendo antes ser gradualmente estimulada até que retornem os níveis funcionais normais. Além disso, o "maquinário" do metabolismo

TABELA 6.7 Alternativas para monitoração da pressão arterial

Opções	Comentários
Via arterial	Consome tempo Problemas técnicos com aplicação Problemas técnicos com monitoração Algum risco para o paciente
Colocação do manguito para PANI no antebraço	Comumente confiável Uso simples Pressão de pulso ligeiramente mais ampla do que no posicionamento proximal
Vasotrac, Medwave T-Line, Tensys Medical (ver Fig. 6.10)	Tecnologias relativamente mais modernas Monitoração da PANI praticamente contínua na artéria radial Geralmente (mas nem sempre) tem correlação com manguito para PANI ou via arterial Alguns problemas técnicos com o uso. Há necessidade de colocação precisa sobre a artéria radial.

PANI, pressão arterial não invasiva

e da fisiologia celulares deve ser corrigido antes de fazer avançar a dieta para atendimento das deficiências nutricionais.[74] Esse conceito se aplica tanto à nutrição enteral como à nutrição parenteral. Pode ocorrer disritmia cardíaca, insuficiência cardíaca, insuficiência respiratória, transtornos funcionais hepáticos e renais, coma, convulsões e morte no caso de um tratamento intravenoso ou nutricional excessivamente agressivo. Uma preocupação fundamental em casos de síndrome da realimentação é a hipofosfatemia (e hipocalemia) e suas sequelas.[75]

Implicações clínicas

A Tabela 6.11 delineia uma comparação entre kwashiorkor e marasmo para ajudar na diferenciação dos distúrbios. Kwashiorkor é considerado por alguns autores como um subtipo de marasmo, em que a criança está com uma infecção subjacente ou outro tipo de estresse conducente a uma cascata metabólica.[76] Essa ideia explica apenas parte da superposição clínica. É importante entender as alterações fisiológicas e como lidar com essas alterações.

No pré-operatório, essas crianças devem receber aprimoramento nutricional, sendo vital que seja evitada a síndrome da realimentação. Os problemas concernentes ao metabolismo e distribuição dos agentes farmacológicos e às funções miocárdicas, renais e hepáticas, e os distúrbios eletrolíticos são, sem exceção, imprevisíveis e colocam a criança em risco extremo. Deverá ser adiado qualquer tipo de procedimento cirúrgico, exceto nas circunstâncias mais urgentes. Idealmente, a criança deverá ser alimentada até se aproximar da relação "normal" de altura/peso. Está claro que, comumente, essa não é uma opção realista. O resultado poderá ser mais favorável se o procedimento puder ser adiado – mesmo apenas por alguns dias – enquanto são seguidas as orientações da Organização Mundial da Saúde para ressus-

TABELA 6.8 Dosagem dos agentes anestésicos

	Dosagem baseada em:		
Agente	MCI	Ajuste	Notas
Propofol		✓	Aumente um pouco a dose de indução por causa do aumento do volume sanguíneo
Tiopental		✓	Aumente a dose ~10% em relação à MCI. Maior volume de distribuição
Agentes inalatórios	✓		Sem alteração na concentração alveolar mínima
Midazolam		✓	Esperado o aumento da dose, de acordo com a MCI. Titule até o efeito desejado
Narcóticos	✓		Titule até o efeito desejado (ver texto)
Succinilcolina		✓	Aumente a dose com base na MCI por causa de ↑ da colinesterase plasmática
Mivacúrio		✓	Dados mínimos Aumente um pouco com relação à MCI
Rocurônio	✓		
Atracúrio		✓	Baseado na MCR ou na MCI
Vecurônio	✓		
Pancurônio		✓	Aumente a dose ~10% com relação à MCI

MCR, massa corporal real; MCI, massa corporal ideal; MCM, massa corporal magra.

TABELA 6.9 Causas representativas de desnutrição proteico-energética secundária

Má absorção
Insuficiência pancreática
Pancreatite
Supercrescimento bacteriano
Enteropatia sensível a glúten
Enterite por radiação
Isquemia intestinal
Alterações cirúrgicas diversas
Doenças da motilidade
Aumento das necessidades
Sepse
Crescimento
Alteração do apetite
Psiquiátrica/comportamental
Enfermidade crônica
Câncer
Tuberculose
Farmacológica

citação e estabilização. Pelo menos, essa estratégia começará a reparar alguns dos transtornos metabólicos celulares, com vistas à melhora das respostas fisiológicas dos pacientes aos estresses anestésico e cirúrgico. É difícil dar qualquer sugestão específica para cuidado anestésico com relação à criança com DPE na fase aguda do distúrbio. O plano e o cuidado anestésico devem ser altamente individualizados (levando em conta as alterações fisiológicas observadas no Quadro 6.7), e o anestesiologista deve prosseguir com paciência, grande relutância e extrema cautela.

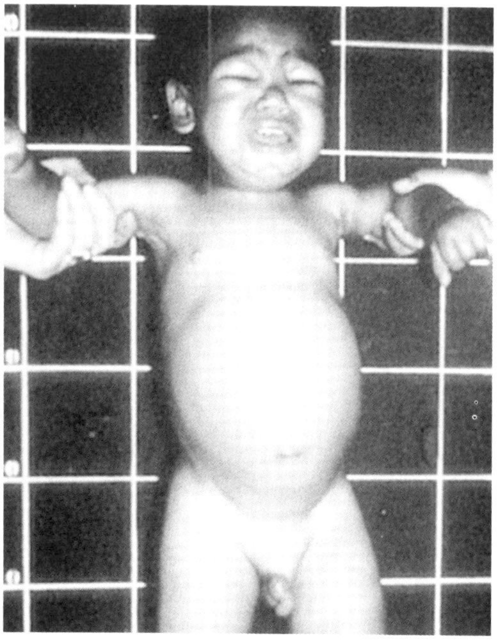

FIGURA 6.11 Kwashiorkor. Este paciente tem o típico aspecto de "bebê de açúcar", com edema generalizado. Observe o edema periorbital e nos membros. (De Zitelli BJ, Davis HW: *Atlas of Pediatric Physical Diagnosis,* 4.ed. Philadelphia, Mosby, 2002, p. 339.)

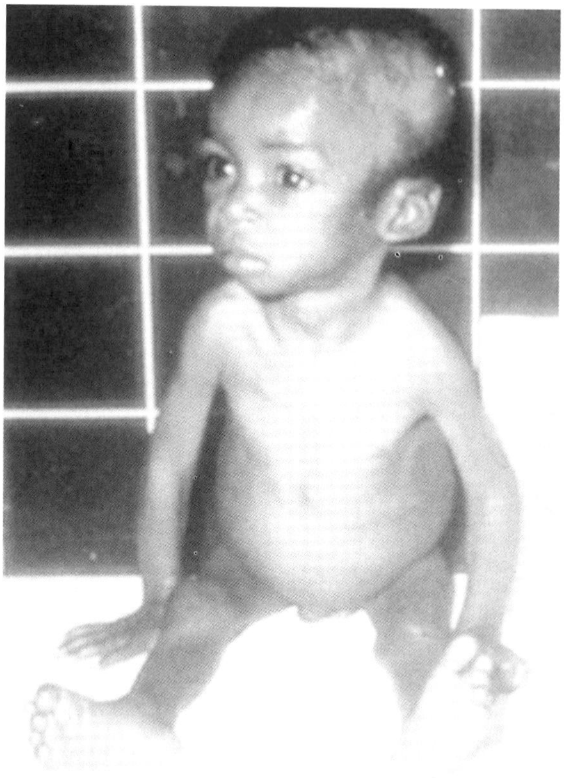

FIGURA 6.12 Marasmo. Observe a profunda consumpção e os cabelos escassos. (De Zitelli BJ, Davis HW: *Atlas of Pediatric Physical Diagnosis,* 4.ed. Philadelphia, Mosby, 2002, p. 338.)

Distúrbios dos adultos

Síndrome da realimentação

Esse tópico já foi anteriormente discutido com detalhes. Essa síndrome deve ser levada em consideração em todas as formas de inanição do adulto. Os princípios e práticas são igualmente aplicáveis a adultos e crianças; assim, essa síndrome não será mais discutida.

Anorexia nervosa e inanição

Anorexia nervosa é um subtipo da inanição do adulto. Trata-se de um distúrbio psiquiátrico/emocional, principalmente de meninas adolescentes e mulheres jovens em sociedades ricas. Ocorre raramente em homens. Existem pressões da sociedade que enfatizam a magreza como pressuposto para que o indivíduo seja atraente ou "valha a pena". Em combinação com uma imagem corporal distorcida,[77] os indivíduos afetados fazem dieta até o ponto da inanição (Fig. 6.13).

Vítimas adultas de inanição podem provir de situações diferentes. Esses indivíduos podem ter sido prisioneiros ou reféns, estar envolvidos em greves de fome ou, mais frequentemente, podem estar vivendo em uma área com sublevação ambiental, política ou socioeconômica. O prognóstico depende de diversas variáveis.[78] Mas há dois grupos de pacientes com estados subdiagnosticados de desnutrição. Um grupo é

TABELA 6.10 Tratamento clínico inicial da desnutrição grave

Ressuscite agudamente

- Trate o desequilíbrio de líquidos e eletrólitos e o choque: administre oxigênio e glicose, reduza a perda de calor, dê antibióticos, mantenha a circulação, trate a deficiência de vitamina A.

Estabilize

- Controle a ingestão de energia e proteínas na manutenção: 400 kJ/kg/dia (10 kcal/kg/dia), 1 a 1,5 g de proteína/kg/dia.
- Refeições pequenas e frequentes: oito refeições a cada 3 horas ou seis refeições a cada 4 horas durante as 24 horas do dia.
- Corrija deficiências de nutrientes específicos pela adição ao alimento: potássio (4 mmol/kg/dia), magnésio (0,4 mmol/kg/dia), ácido fólico (1 mg/dia), zinco (2 mg/kg/dia), cobre (0,3 mg/kg/dia), suplementos polivitamínicos.
- Trate infecção bacteriana: antibióticos de amplo espectro, cotrimoxazol ou ampicilina com gentamicina.
- Trate supercrescimento no intestino delgado com metronidazol.
- Trate infecções por helmintos com mebendazol.
- Faça transfusão em caso de anemia grave.
- Tratamento tópico e cuidados para lesões cutâneas.
- Exclua tuberculose.
- Ofereça estimulação sensitiva e apoio emocional.

Ganho de peso (crescimento rápido "para tirar a diferença")

- Ingestão *ad libitum* para obter pelo menos 600 kJ/kg/dia (15 kcal/kg/dia), 4 g de proteína/dia.
- Continue com suplementos de micronutrientes.
- Adicione suplemento de ferro.
- Ofereça estimulação sensitiva e apoio emocional.

Modificado de *Management of the Child with Severe Malnutrition: A Manual for Physicians and Senior Health Care Workers*, Genebra, Organização Mundial da Saúde, 1999.

o dos idosos, que podem estar vivendo de forma independente na comunidade ou em uma clínica de repouso, e podem estar subnutridos por diversas razões.[79,80] Outro grupo é o de pacientes hospitalizados, especialmente idosos, com problemas clínicos crônicos.[81-85] Com frequência, o quadro nutricional e necessidades desses pacientes não são levados em consideração de maneira adequada ou monitorados durante o tratamento de seus problemas clínicos subjacentes.

Implicações clínicas

O estado de inanição leva ao uso crescente e progressivo da gordura corporal como combustível metabólico. Nas primeiras 12 a 24 horas após uma refeição, o uso de glicose pelo músculo diminui, e aumenta a produção e utilização de ácidos graxos. Gradualmente, os níveis de corpos cetônicos ficam elevados ao longo da primeira semana, e essas substâncias passam a fornecer 70% da energia para o cérebro. A produção de glicose cai significativamente, à medida que aumenta o fornecimento de ácidos graxos ao fígado. O efeito resultante é evitar a perda proteica (e muscular). Apesar disso, ainda ocorre um equilíbrio negativo de nitrogênio.[86] O corpo é também capaz de diminuir as necessidades energéticas. Depois de transcorridos 7 dias, a taxa metabólica em repouso cai em 15% e, depois de 14 dias, em 25%.[87]

Em geral, um ser humano adulto pode suportar até aproximadamente 40% de declínio abaixo da massa corpórea ideal e, desse ponto, o paciente começará a sofrer colapsos sistemáticos, vindo gradualmente a definhar e terminando por morrer.[89] Quando o IMC cai para aproximadamente 13 kg/m^2, a morte é virtualmente certa.[89] Praticamente todos os sistemas do organismo são afetados, e frequentemente a infecção é a etapa final para a morte. Com frequência esses pacientes têm problemas emocionais e psiquiátricos que devem ser enfrentados, particularmente nos casos de anorexia nervosa, ex-prisioneiros e vítimas de penúria extrema. Conforme previamente mencionado, é prudente, sempre que possível, adiar o procedimento cirúrgico até que tenha havido melhora no quadro nutricional do paciente. Um paciente gravemente desnutrido que passe por um procedimento cirúrgico de emergência incorrerá em morbidade e mortalidade significativamente aumentadas, relacionadas tanto a tópicos cirúrgicos como anestésicos. É fundamental que seja evitada a síndrome da realimentação, porque esse paciente estará em risco ainda maior do que em seu estado precedente de desnutrição.

Esses pacientes cirúrgicos praticamente não têm reservas metabólicas. O paciente pode sobreviver à cirurgia, mas pode morrer no pós-operatório imediato como resultado do estresse. A cicatrização da ferida cirúrgica ou uma simples infecção poderá exigir do metabolismo mais do que o paciente gravemente desnutrido pode oferecer.[88,90]

Há evidência de que o coração não é "poupado" da perda de proteína. Pode estar ocorrendo atrofia do miocárdio não suspeitada, com o risco concorrente para arritmia e insuficiência cardíaca,[91-93] particularmente quando líquidos não são administrados criteriosamente.

Assim como ocorre com crianças, em adultos padecendo de desnutrição grave e com necessidade cirúrgica imediata será muito difícil oferecer recomendações específicas relativas ao uso de anestésicos. É fundamentalmente importante levar em conta as alterações fisiológicas inerentes aos estados de inanição.

Uma das sugestões gerais envolve a avaliação caso a caso da situação. É preciso avaliar o grau e duração da subnutrição e analisar o grau de disfunção orgânica, particularmente do coração.[91-93] Também devem ser avaliadas as funções renal e hepática com a ajuda de exames laboratoriais de albumina, enzimas hepáticas, nitrogênio da ureia sanguínea e creatinina. Também é preciso investigar o grau das anomalias eletrolíticas, particularmente potássio e fósforo.

Os níveis séricos de proteína e albumina estão diminuídos, mas os níveis de albumina constituem indicador mais confiável e sensível do quadro nutricional proteico. Em populações tropicais e subtropicais com ingestão sabidamente inadequada de proteína, os indivíduos podem exibir níveis séricos de proteína total normais.[94] Em geral, se aceita que um nível sérico de albumina abaixo de 3 g/dL ou um nível de transferrina abaixo de 200 mg/dL indique desnutrição proteica grave.

TABELA 6.11 Diagnóstico comparativo de kwashiorkor e marasmo

Achado clínico	Kwashiorkor	Marasmo
Aspecto geral	Não caquético Pode ter aspecto bem-alimentado Pode ter edema depressível nos membros inferiores Casos avançados envolvem edema dos braços e face	Consumpção generalizada grave No curso avançado, o rosto tem aspecto afundado ou "murcho", devido à perda dos coxins adiposos temporais, bucais e orbitais Ausência de edema
Apetite	Diminuído	Normal até que o problema esteja avançado, passando a ser mínimo
Humor	Apático, irritável ao ser perturbado	Inicialmente, comportamento irritável No distúrbio avançado, indiferente
Pele	Dermatose, como alteração da pigmentação e hiperceratose, causadas por descamação	Pele seca e frouxa, devido à perda da gordura subcutânea Turgência ausente
Cabelos	Escassos Esticados, secos e quebradiços Mudanças da cor para vermelho ou grisalho "Sinal de alerta": períodos cíclicos de má e boa nutrição, que resultam em faixas alternadas de cabelos normais e anormais	Finos, escassos, quebradiços
Abdome	Protuberante, devido ao intestino edematoso e hepatomegalia causada por infiltração gordurosa Sem ascite	Plano, com fácil visualização do padrão intestinal
Altura	Normal ou reduzida, dependendo da gravidade e duração	Normal para a idade nos casos agudos Diminuída em casos crônicos ou recorrentes
Peso	Peso para idade ~70% Frequentemente envolve alguma consumpção muscular, mas o edema pode ser enganoso Pode exibir perda de peso, mas o peso é frequentemente mantido	Peso para a idade < 60% Relação peso/altura muito baixa Depleção muscular significativa
Sinais vitais	Em geral, não são afetados	Regulação metabólica adaptativa, resultando em má termorregulação, hipotensão e bradicardia
Mortalidade	Maior do que marasmo Depende do tratamento (ver texto)	Mais baixa do que para kwashiorkor Depende do tratamento (ver texto)

No caso de dietas terapêuticas, as proteínas de transporte sérico específicas melhoram mais rapidamente do que a albumina sérica. Isso se deve à meia-vida mais curta dessas proteínas. Não ficou ainda esclarecido se as determinações dessas proteínas são superiores à da albumina para a detecção de inadequação nutricional da proteína.[95,96]

Bulimia nervosa

Esse problema tem etiologia similar à anorexia nervosa, mas com apresentação diferente. Comumente, esses indivíduos (em geral, em mulheres jovens, com pico de incidência aos 20 anos) têm aspecto bem nutrido, mas alternam entre compulsão alimentar periódica e vômito. Com frequência, basicamente esses pacientes padecem de um transtorno psicológico envolvendo a autoimagem, comportamento obsessivo-compulsivo e depressão. Podem abusar de laxantes e diuréticos. As preocupações fisiológicas são menores, em comparação com a anorexia nervosa. Podem estar presentes erosões esofágicas causadas pelo ácido gástrico e pela redução do tônus do esfíncter gastroesofágico, o que é fator predisponente para aspiração pulmonar. Existe maior probabilidade de ocorrência de transtornos metabólicos e eletrolíticos em decorrência do vômito excessivo e do uso de diuréticos em comparação com a anorexia nervosa.

Inanição no indivíduo obeso

Pacientes com sobrepeso ou obesos podem estar fazendo dietas não supervisionadas de inanição ou semi-inanição, com complicações inesperadas. Esse tipo de dieta pode causar perda de peso rápida, mas talvez não ocorra a ingestão de muitos nutrientes vitais. Isso poderá resultar num paciente subnutrido, embora obeso. Poderão ocorrer várias deficiências polivitamínicas e de minerais, com especial atenção para cobre, potássio e magnésio. Qualquer deficiência desses três minerais poderá desempenhar papel especialmente importante na promoção de um coração eletricamente instável, particularmente em pacientes com intervalos QT prolongados no eletrocardiograma. Estresse causado por

QUADRO 6.7 Efeitos fisiológicos e metabólicos da desnutrição proteico-energética com implicações anestésicas

Hepáticos:
- Vias metabólicas alteradas
- Depressão da produção de albumina
- Depressão da produção de colinesterase plasmática

Alteração da redistribuição de fármacos (lipossolúveis)
Alteração da atividade na junção neuromuscular
Alteração da sensibilidade a narcóticos
Função renal em estágios avançados:
- Comprometimento do equilíbrio de líquidos-eletrólitos
- Comprometimento da excreção de fármacos

qualquer evento poderá gerar desequilíbrio autonômico – o que, por sua vez, poderá levar a arritmias e à possibilidade de morte súbita.[93] Dietas adequadamente supervisionadas e suplementadas poderão resultar em perda de peso significativa e segura.[97]

Distúrbios de micronutrientes

Vitaminas e minerais são altamente variáveis em termos de função bioquímica e fisiológica. Essas substâncias estão envolvidas em vias metabólicas interativas complexas, como o metabolismo de carboidratos e proteínas, produção e regulação de hormônios, e também o funcionamento fisiológico "de rotina", como propagação dos impulsos nervosos ou utilização de oxigênio nos tecidos. Em virtude da complexidade da bioquímica e fisiologia humanas, aqui discutiremos apenas as implicações clínicas principais dos transtornos de micronutrientes essenciais. Informações mais detalhadas poderão ser obtidas nas referências bibliográficas.

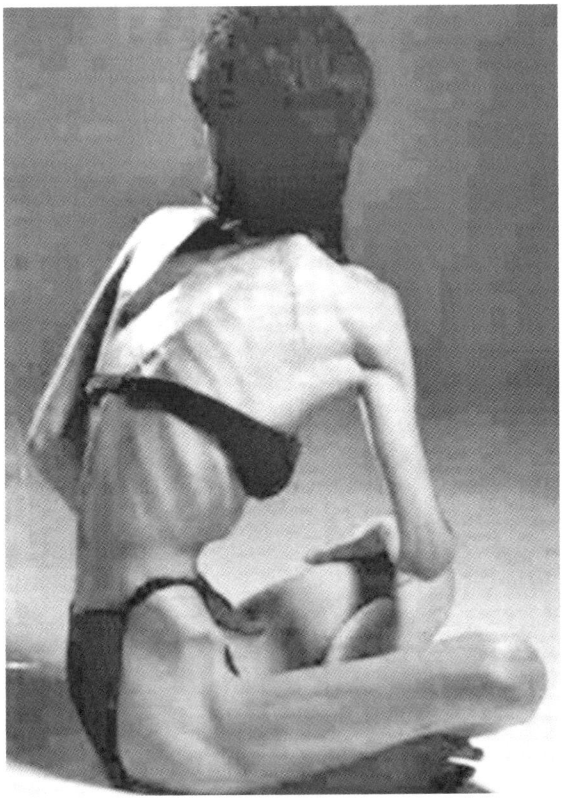

FIGURA 6.13 Anorexia nervosa. (De *"Fathers for Life"*, *www.fathersforlife.org*)

As quatro vitaminas lipossolúveis (A, D, E e K) podem ser armazenadas em quantidades significativas, e assim é possível que uma deficiência nutricional não venha a se manifestar por até um ano. As vitaminas hidrossolúveis têm reservas corporais mínimas (exceto cianocobalamina - vitamina B_{12}), podendo manifestar deficiência em questão de semanas. As vitaminas hidrossolúveis são absorvidas diretamente no sangue portal (em comparação com as vitaminas lipossolúveis), sendo excretadas na urina ao aumentarem os níveis plasmáticos.

Não é comum que a pessoa tenha anormalidades isoladas de micronutrientes. Com frequência as deficiências ocorrem concomitantemente com outras deficiências de micronutrientes em graus variáveis, juntamente com deficiências de macronutrientes das síndromes da inanição. Praticamente todos os micronutrientes têm presença generalizada nos alimentos e o resultado é a virtual inexistência de deficiências clinicamente significativas, exceto em circunstâncias específicas. Podem ocorrer deficiências em pessoas fazendo dietas incomuns ou altamente restritivas; mais amiude, isso ocorre em pacientes debilitados ou hospitalizados em tratamento durante longos períodos com nutrição parenteral total (NPT) inadequada. Foram relacionadas certas síndromes da má absorção (Tab. 6.12) e também deficiências mediadas por medicação (Tab. 6.13).

Virtualmente, excesso de micronutrientes é sempre o resultado de suplementação nutricional excessiva. Essa situação não é problemática para a maioria dos micronutrientes, porque as quantidades em excesso são rapidamente excretadas. São exceções o ferro, vitaminas lipossolúveis (A, D, E, K) ou pacientes com insuficiência/falência hepática ou renal.

Por uma questão de simplicidade, os minerais cálcio, magnésio e fósforo foram incluídos no tópico de "micronutrientes", embora sejam frequentemente ingeridos em quantidades da ordem do grama e de várias gramas.

Vitaminas lipossolúveis

Vitamina A. As fontes dessa vitamina são animais (leite e derivados, fígado, peixe) e vegetais (particularmente de cores vermelha, laranja e amarela). Essa vitamina está envolvida em várias funções, como visão, diferenciação epitelial, desenvolvimento e crescimento dos ossos, funções imunes e reprodução. A vitamina A pode ficar armazenada no corpo por até um ano, mas podem ocorrer deficiências, especialmente em crianças subnutridas com menos de 5 anos de idade. As crianças podem ser acometidas por má adaptação visual no escuro, xerose e ceratomalacia. Adultos podem ter cegueira noturna. Ocorrem anorexia, eritema cutâneo e descamação, além de hepatomegalia e problemas reprodutivos.[98-100] A toxicidade pode se apresentar na forma de anorexia, descamação, ataxia, conjuntivite e alopecia. Os problemas hepáticos incluem hepatomegalia, hipertensão portal em decorrência de esclerose venosa e congestão e cir-

TABELA 6.12 Síndromes da má absorção associadas a deficiências de micronutrientes

Síndrome/distúrbio	Deficiência
Gastrectomia	Vitamina B_{12}, vitamina D, ferro, cálcio
Síndrome do intestino curto	Ferro, várias vitaminas hidrossolúveis e minerais
Ressecção do íleo	Sem deficiências clinicamente relevantes
Ressecção do jejuno, inclusive duodeno	Vitamina B_{12} e folato
Colectomia	Comprometimento de líquido e de minerais, sobretudo eletrólitos
Diminuição da produção de bile	Todas as vitaminas lipossolúveis
Trânsito rápido/diarreia	Frequentemente com sequelas mínimas
Colite ulcerativa	Doença grave que resulta em anormalidades eletrolíticas
Doença de Crohn	
Radiação	
Espru/intolerância ao glúten	
Espru tropical	Vitamina B_{12} e folato
Supercrescimento bacteriano	Vitamina B_{12} (folato normal) Vitaminas lipossolúveis

rose. Também há uma ligação entre excessiva suplementação da mãe e teratogenicidade.[101-105] Deficiência ou toxicidade ficam sugeridas pela obtenção de uma história completa. A presença de manchas de Bitot é sugestiva de deficiência. Podem ser obtidos níveis plasmáticos de retinol, juntamente com diversos outros exames.[106-110]

Vitamina D. Essa vitamina é produzida com a exposição da pele à luz solar. São pessoas com risco de deficiência aquelas com pouca exposição à luz solar (idosos, climas setentrionais, fotossensibilidades e neonatos), e em pessoas com síndromes da má absorção de gordura. Vitamina D está envolvida no crescimento e desenvolvimento dos ossos, sendo essencial na absorção de cálcio e fósforo pelo intestino. Deficiência de vitamina D pode resultar em hipocalcemia; em crianças, a apresentação pode ser de raquitismo. Adultos podem se apresentar com ossos quebradiços e problemas articulares.[111-117] Não ocorre toxicidade em decorrência de exposição excessiva à luz solar por causa da autorregulação fotoquímica cutânea.[118] Em bebês, a toxicidade se apresenta com anorexia, problemas de crescimento, náusea e vômito, hipertensão, hipercalcemia, e insuficiência renal. Além desses sintomas, os adultos se apresentam com calcificação dos tecidos moles do rim e coração, hiperfosfatemia, debilitação, poliúria, polidipsia e, ocasionalmente, morte. Não existe teste/exame direto imediatamente disponível para avaliação do quadro da vitamina D.[119,120] A história clínica é fundamental, junto a um bom grau de suspeita. Elevação da fosfatase alcalina plasmática liberada pela osteoclasia é sugestiva de raquitismo pré-clínico. É possível que a concentração plasmática de calcidiol seja indicador direto dos níveis corporais de vitamina D. Caracteristicamente, indivíduos com baixos níveis de vitamina D exibirão níveis elevados de paratormônio. Esses exames são pouco confiáveis ou específicos.

Vitamina E. As fontes dessa vitamina incluem ampla variedade de vegetais e animais, e a fonte mais rica está nos óleos vegetais. Assim, são raras as deficiências. A vitamina E é um antioxidante. Como tal, está criticamente envolvido no reparo e manutenção das membranas celulares, possivelmente aumentando a estabilidade mecânica. Todas as membranas são suscetíveis à oxidação, particularmente as mitocôndrias e retículo endoplasmático. Os tecidos mais sensíveis são eritrócitos, pulmão e cérebro. As deficiências são extraordinariamente raras, mas podem ocorrer em certas síndromes da má absorção de gordura (p. ex., fibrose cística), colestase crônica, bebês prematuros e abetalipoproteinemia (um distúrbio genético). Os sintomas são ataxia, degeneração renal, anemia hemolítica, debilitação ge-

TABELA 6.13 Efeitos mediados por agentes farmacológicos nos micronutrientes

Agente	Micronutriente	Efeito
Omeprazol	Vitamina B_{12}	Prejudica a absorção
Isoniazida	Piridoxina (B_6)	Prejudica a utilização, não a absorção
Colestiramina	Vitamina D, folato	Liga-se no intestino, prejudicando a absorção
Penicilamina	Zinco	Aumenta a excreção renal
Sulfassalazina	Folato	Diminui a absorção e bloqueia enzimas dependentes

neralizada, degeneração retinal, ataxia e outras disfunções neurológicas.[121] Não é comum a ocorrência de toxicidade, mesmo diante de uma enorme ingestão suplementar.[122,123] Foram publicados relatos de astenia muscular, diplopia e desarranjo gastrintestinal.[123-125] Também pode ocorrer toxicidade pela interferência com o funcionamento de outras vitaminas lipossolúveis.[124] Não existe método acurado para avaliação dos níveis de vitamina E no corpo. Existem várias metodologias com pouca aplicação clínica.

Vitamina K. Uma quantidade significativa dessa vitamina é produzida por bactérias do cólon, sendo passivamente absorvida. Acreditava-se que a produção bacteriana seria geralmente adequada para as necessidades humanas, mas ultimamente esse conceito foi questionado.[126,127] As fontes alimentares são óleos vegetais, vegetais de folhas verdes e alguns legumes. Alimentos de origem animal constituem fontes pobres a razoáveis. A ligeira absorção intestinal fica facilitada pela bile e enzimas pancreáticas. Há necessidade de vitamina K para a formação adequada dos seguintes fatores da coagulação dependentes dessa vitamina: II (protrombina), VII, IX e X, que são produzidos no fígado. A vitamina K é central na coagulação sanguínea. Deficiência de vitamina K interfere com as vias intrínseca e extrínseca da ativação do fibrinogênio até fibrina. Existem quatro outras proteínas da coagulação dependentes da vitamina K, cujos papéis são menos compreendidos.[128]

No ser humano, são raras as deficiências, mas podem ocorrer em casos de trauma, em pacientes internados em UTI e em pessoas em antibioticoterapia crônica (diminuição da flora bacteriana). Neonatos estão particularmente em risco, porque sua flora colônica não está ainda desenvolvida, e porque sua dieta consiste de leite, que é pobre em vitamina K.[128,129] Os principais problemas clínicos associados à deficiência de vitamina K dizem respeito ao comprometimento da coagulação, e isso fica sugerido pelo prolongamento do tempo de protrombina. Os tempos de coagulação ficam prolongados, havendo o risco de perda de sangue excessiva durante cirurgia e em decorrência de traumas. Existem aspectos singulares com relação a certas áreas estanques, como os espaços epidural, intracraniano e pericárdico. Também há preocupação com relação à desmineralização dos ossos.[130]

Não foi ainda descrita toxicidade causada pela suplementação excessiva da forma natural de vitamina K (filoquinona), graças ao seu metabolismo eficiente. No entanto, quando administrado a bebês uma quantidade excessiva da forma sintética (menadiona), foram descritas anemia hemolítica, hiperbilirrubinemia e icterícia.[123] A medida do tempo de protrombina é inespecífica, sendo meramente sugestiva do quadro da vitamina K. São possíveis medidas mais específicas, mas com uso prático limitado.[129,131]

Vitaminas hidrossolúveis

Vitamina C (ácido ascórbico, ascorbato). Primatas – inclusive o ser humano – são alguns dos poucos animais não capazes de sintetizar vitamina C. As fontes nutricionais são frutas cítricas e outras frutas e vegetais variados. A vitamina C está envolvida na síntese ou metabolismo do colágeno, carnitina (metabolismo das gorduras), tirosina (aminoácido) e neurotransmissores (noradrenalina, serotonina), entre outras substâncias.[132] Além disso, a vitamina C exerce o papel de antioxidante; acredita-se que essa substância seja benéfica em diversos estados patológicos, por exemplo, resfriado comum, câncer, doença cardiovascular, etc.[133-137] Deficiência dessa vitamina pode resultar em escorbuto, que se manifesta como problemas ligados ao metabolismo imperfeito do colágeno. Os achados comuns incluem sangramento gengival, dentes abalados, artralgia, contusão fácil, má cicatrização de ferimentos e má consolidação de fraturas. Rara em países desenvolvidos, a deficiência de vitamina C pode ocorrer em pessoas com dietas insatisfatórias, por exemplo, indivíduos alcoólicos e idosos. Pode ocorrer toxicidade quando as doses estão muito acima de 1 g/dia, podendo manifestar-se como diarreia osmótica e cálculos renais.[138,139]

Vitamina B_1. Tiamina é encontrada em muitos alimentos diferentes, mas as fontes particularmente ricas são carne, legumes, levedura e gérmen de trigo. Tiamina está envolvida nas vias de transformação da energia, manutenção das membranas e condução nervosa.[140,141] Deficiência de vitamina B pode resultar em qualquer das três formas de beribéri. Beribéri seco ocorre em adultos mais idosos, com baixa ingestão crônica, manifestando-se por astenia e consumo muscular. Beribéri úmido resulta em envolvimento cardiovascular mais extenso, por exemplo, insuficiência cardíaca do lado direito. Beribéri agudo ocorre principalmente em bebês. Com frequência, deficiência de tiamina está associada ao alcoolismo, sendo decorrente de dietas pobres, aumento das necessidades hepáticas devido a alguma lesão do fígado e redução na absorção. Os indivíduos alcoólicos manifestam encefalopatia de Wernicke, que se caracteriza por ataxia, oftalmoplegia, nistagmo, perda da memória de curto prazo e confusão.[142] Doses significativas por via intravenosa ou intramuscular podem levar à cefaleia, convulsões e arritmias cardíacas.[143-145]

Vitamina B_2. Riboflavina pode ser encontrada em diversos alimentos, particularmente de origem animal. Essa vitamina está envolvida em grande variedade de vias de oxidação-redução, particularmente na cadeia de transporte de elétrons, descarboxilação do piruvato, oxidação dos ácidos graxos, síntese da monoamina oxidase, etc. Não existe uma doença específica associada à deficiência de riboflavina. Alguns sintomas incluem fotofobia, glossite (língua magenta), dermatite, neuropatia periférica, edema oral e lesões cutâneas periorais. Toxicidade foi descrita apenas em condições experimentais.[146]

Vitamina B_3. Niacina é encontrada em muitos alimentos de origem animal, bem como em cereais e legumes. Existe enorme número de enzimas (principalmente desidrogenases) em que há envolvimento de niacina. Em particular, a niacina está envolvida na cadeia de transporte de elétrons, ácidos graxos, colesterol e vias metabólicas hormonais. Deficiência de vitamina B_3 resulta em pelagra, classicamente descrita nos países de língua inglesa pelos quatro Ds de demência, dermatite, diarreia e morte (*death*, em inglês). A deficiência pode ser decorrente do uso de isoniazida, um medicamento antituberculose, e de síndromes de má absorção. Toxicidade não foi ainda bem descrita. A forma de ácido nicotínico da vitamina B_3 é utilizada em doses muito altas (acima de 3 g/dia) para tratamento de hipercolesterolemia. São vários os efeitos colaterais, incluindo excessiva liberação de histamina, redução do fluxo biliar, lesão hepática, dermatite e elevação do nível plasmático de glicose.[138,147]

Vitamina B_6. A vitamina B_6 assume várias formas diferentes. Piridoxina é encontrada principalmente em alimentos de origem vegetal, mas as outras formas são encontradas em alimentos de origem vegetal e/ou animal. Vitamina B_6 está envolvida em grande número de sistemas enzimáticos, principalmente no metabolismo de aminoácidos e no catabolismo do glicogênio. Pode ocorrer deficiência dessa vitamina em grupos selecionados: idosos com má nutrição, alcoólicos, pacientes de hemodiálise e pacientes tomando certos medicamentos (isoniazida, penicilamina e corticosteroides). Os achados de deficiência de vitamina B_6 incluem sonolência, fadiga, glossite, estomatite em adultos e convulsões em bebês.[148-150] Também se pode observar anemia microcítica hipocrômica causada por desarranjo na síntese do heme. Foi sugerido o uso de megadoses de vitamina B_6 para tratamento de diversos distúrbios, como aterosclerose, autismo e depressão. Embora tenha sido observado certo sucesso, existem alguns riscos tóxicos, como neuropatia resultando em parestesia, marcha insegura e dormência nas mãos e pés.[123,138,151]

Vitamina B_{12}. Toda cobalamina oriunda da alimentação é produzida por bactérias e obtida quase que exclusivamente de fontes com origem animal. Uma exceção é a dos legumes, em que a cobalamina é produzida por bactérias fixadoras de nitrogênio.[152] Cobalamina está envolvida no metabolismo dos aminoácidos e no ciclo de Krebs.

Foi demonstrado que óxido nitroso interfere com a função da cobalamina. Pacientes deficientes em cobalamina e que são submetidos a anestesia com óxido nitroso podem manifestar deterioração aguda das funções do sistema nervoso.[152-154]

Deficiência de cobalamina pode ser resultante de uma dieta rigidamente vegetariana (i. e., *vegan*), mas habitualmente apenas depois de um ano, e até 20 ou mais anos depois, graças às reservas adequadas em nosso organismo e à mínima excreção.[155] Quase todos os casos ocorrem por causa de má absorção, e não por uma ingestão inadequada de alimentos. Poderá ocorrer anemia macrocística megaloblástica, de surgimento gradual. A anemia pode ser resolvida mediante a administração de grandes doses de folato, mas o comprometimento neurológico é causado pela desmielinização gradual, e não melhorará com a administração do agente. É provável que o déficit neurológico esteja relacionado à diminuição na produção de metionina, que depende de vitamina B_{12}.[156] Não existe medida clínica direta dos níveis de cobalamina em pessoas.

Ácido pantotênico. Essa vitamina é amplamente encontrada em praticamente todos os alimentos. De fato, a palavra grega *pantos* significa "em todos os lugares". Ácido pantotênico é fundamental para a estrutura da coenzima A, que, por sua vez, é essencial para o metabolismo da energia no ciclo de Krebs e em diversas outras vias metabólicas. A deficiência do ácido pantotênico ocorre apenas em indivíduos gravemente desnutridos, podendo se evidenciar na forma de vômito, fadiga, debilitação e "síndrome dos pés queimando". Não foram descritos casos de toxicidade.[157]

Biotina. Essa vitamina era conhecida como vitamina H. É grande a disponibilidade de biotina na maioria dos alimentos, sendo também produzida por bactérias do cólon. Claras cruas de ovo podem se ligar à biotina e impedir sua absorção. Essa vitamina é importante em várias vias metabólicas, como o ciclo de Krebs, metabolismo de ácidos graxos e certos aminoácidos. Ocorre deficiência na forma de várias características inespecíficas, como anorexia, alopecia, dermatite, alucinações e dores musculares. Não foram descritos casos de toxicidade.[158]

Ácido fólico. Folato pode ser encontrado em vegetais verdes, legumes e no fígado. Frutas e carnes são fontes pobres. Folato é componente do metabolismo dos aminoácidos, estando envolvido na síntese das purinas e pirimidinas. Ocorre sinergia entre folato e vitamina B_{12}, em que a disponibilidade dessa última libera o metabólito de folato "aprisionado". Deficiência de folato pode se manifestar na forma de anemia megaloblástica depois de alguns meses, e a anemia megaloblástica causada pela vitamina B_{12} se manifesta depois de um período muito mais longo. Conforme foi mencionado na discussão sobre vitamina B_{12}, esse sinal pode ser mascarado por altas doses de folato. É difícil que venha a ocorrer toxicidade,[159] mas essa complicação poderá ocorrer na forma de insônia, mal-estar, irritabilidade, e sintomas gastrintestinais.

Minerais

Microminerais e macrominerais estão resumidos na Tabela 6.14. Quase todos os minerais são encontrados em todos os alimentos em graus variáveis, e quase todos os tipos de dietas resultarão em ingestões adequadas. Em estados de subnutrição, muitos indivíduos terão reservas corporais adequadas para a maioria das circunstâncias. Sob tais condições, baixos níveis corporais totais de qualquer mineral são relativamente pouco importantes, em comparação com o problema da DPE. Em outras palavras, comumente as consequências de DPE se manifestam antes de qualquer deficiência mineral. Não ocorrem níveis tóxicos de minerais na alimentação, exceto em condições de disfunção renal.

Podem ocorrer deficiências em pacientes que ficam muito tempo em unidades de terapia intensiva. Esses indivíduos se encontram sob imenso estresse fisiológico, dependendo de grandes quantidades de minerais variados, particularmente magnésio. Com frequência, esses pacientes hospitalizados exibem ingestão enteral deficiente ou mesmo nula, e frequentemente estão recebendo suplementação enteral ou parenteral incompleta.

Dignos de menção especial são os suplementos nutricionais variados que são tomados por quantidades crescentes de pacientes. Muitos desses suplementos minerais não exercem impacto direto em nosso cuidado anestésico. Contudo,

TABELA 6.14 Microminerais e macrominerais

Mineral	Fontes	Funções principais	Achados na deficiência	Toxicidade
Cálcio	Leite e derivados, sardinhas, vegetais folhosos verde-escuros, legumes	Estrutura óssea e dental Contração muscular Coagulação sanguínea Várias vias enzimáticas reguladoras	Raquitismo Osteomalacia Osteoporose Tetania Hipertensão crônica e câncer de cólon	Agudamente, pode resultar em hipercalcemia
Magnésio	Legumes, nozes e castanhas, feijão-soja, frutos do mar	Fisiologia óssea Metabolismo das proteínas Impulsos nervosos Várias enzimas	Comumente apenas observada no alcoolismo ou doença renal Depressão, tetania, astenia muscular, náusea, convulsões	Observada apenas na doença renal Náusea, debilitação, depressão, visão dupla, fala enrolada
Fósforo	Carne, peixe, ovos, leite e derivados, legumes, nozes e castanhas, cereais	Fisiologia óssea, especialmente membranas para utilização da energia celular	*Rara* Raquitismo Osteomalacia Anormalidades neuromusculares Anormalidades esqueléticas e hematológicas	*Rara* Observada apenas em bebês alimentados com fórmulas enriquecidas com fósforo
Sódio	Sal de mesa, carne, frutos do mar, leite e derivados, a maioria dos vegetais, cereais Fonte deficiente: frutas	Atividade elétrica celular, especialmente em células nervosas Contração muscular	*Rara* Anorexia Náusea Atrofia muscular	Observada apenas na doença renal
Potássio	Frutas frescas e secas, especialmente bananas; batatas, feijões, leite e derivados	Atividade celular e elétrica, especialmente em células nervosas	Não acontece por causa de deficiências alimentares Ocorre por causa de algum distúrbio Astenia muscular, apatia, confusão, arritmias cardíacas	Observada apenas em pacientes renais ou iatrogênicos Arritmias cardíacas intratáveis
Cloreto	Sal de mesa, carne, frutos do mar, leite e derivados, a maioria dos vegetais, cereais Fonte deficiente: frutas	Principal ânion: mantém a neutralidade elétrica e o equilíbrio do pH	Anorexia, debilitação, acidose metabólica, letargia	
Enxofre	Carnes, leite e derivados, legumes, nozes e castanhas	Componente de aminoácidos sulfurados e de várias vias metabólicas	Desconhecido	
Iodo	Frutos do mar, fígado, ovos, sal iodado	Síntese dos hormônios tireoidianos	Cretinismo (crianças), mixedema, bócio	Nenhuma conhecida
Ferro	Carnes viscerais, mariscos, nozes e castanhas, legumes, vegetais folhosos verdes	Fundamental para a formação de hemoglobina e mioglobina Função dos citocromos	Letargia, fadiga, anemia, disfagia, estomatite angular	Hemocromatose Hemossiderose
Zinco	Carnes, cereais integrais, gérmen de trigo	Enzimas nas vias que envolvem metabolismo da energia, síntese de proteínas e colágeno	Má cicatrização das feridas Redução do crescimento Alterações dos cabelos, unhas e pele	Náusea/vômito, cólicas abdominais, diarreia sanguinolenta
Cobre	Carnes viscerais, mariscos, cereais integrais, ovos, legumes	Síntese de neurotransmissores, colágeno e lipídios Facilita a utilização do ferro	Anemia, problemas ósseos, anormalidades dos cabelos e unhas	Náusea/vômito Diarreia Hematúria Oligúria/anúria
Flúor	Peixe, carne, cereais, legumes	Manutenção de ossos e dentes	Cáries dentais Fraturas ósseas	Náusea/vômito Arritmia cardíaca

outros suplementos não são exclusivamente "suplementos minerais". Com frequência, alega-se que suplementos herbários ajudam em diversas preocupações dos pacientes, como prevenção da osteoporose em mulheres na perimenopausa. Alguns dos outros ingredientes em muitos suplementos "naturais" podem representar um risco anestésico.[160-163]

O tópico de "minerais" se sobrepõe ao tópico da fisiologia celular, eletrólitos e sua homeostase. A Tabela 6.14 faz referência principalmente aos aspectos nutricionais. As discussões concernentes ao equilíbrio dos eletrólitos e à fisiologia ou estados patológicos causais são tratadas mais adequadamente nos textos relevantes de medicina, bioquímica e fisiologia.

CONCLUSÃO

A obesidade representa um complexo desafio anestésico. Grau de obesidade, comorbidades e tópicos relativos ao cuidado anestésico são variáveis e estão interrelacionados. Sempre deverão ser levados em consideração os aspectos médicos e as condições do paciente, apesar de uma história negativa. Por outro lado, nem todos os pacientes obesos padecem de doenças coexistentes como hipertensão, diabetes, via aérea difícil, etc. Nesse grupo populacional, uma atitude vigilante é particularmente relevante.

Um paciente com DPE traz consigo seu próprio conjunto de desafios singulares. O ponto a ser considerado é a complexidade e o grau extraordinário de incerteza metabólica associados a desafios terapêuticos profundos. Devido à natureza bastante variável e imprevisível desses transtornos, o cuidado anestésico deverá ser altamente individualizado, e o ponto-chave deverá ser o binômio flexibilidade e vigilância. É raro as anormalidades de micronutrientes se apresentarem como entidades isoladas, porque a maioria dos micronutrientes faz parte de grande variedade de alimentos. Ocasionalmente, ocorrem deficiências isoladas em circunstâncias específicas, por exemplo, no paciente com dieta incomum e com restrições. Nas sociedades desenvolvidas, as deficiências de micronutrientes ocorrem com maior frequência em pacientes idosos e debilitados com hospitalizações prolongadas. Nas sociedades menos desenvolvidas, as deficiências de micronutrientes ocorrem mais amiúde como resultado de DPE, mas frequentemente passam despercebidas, por causa dos aspectos sobrepostos da DPE. Toxicidade por micronutrientes pode se apresentar em casos de insuficiência renal ou em decorrência do consumo de grandes quantidades de determinado alimento; mas em geral isso ocorrerá apenas em casos de suplementação excessiva.

Referências bibliográficas

1. Centers for Disease Control and Prevention: Prevalence of Overweight and Obesity Among Adults: United States 1999-2000. Atlanta, CDC, 2002.
2. American Heart Ass ociation: Heart Disease and Stroke Statistics. AHA, Dallas, 2003.
3. Kushner RF: Defining the scope of the problem of obesity. In Bessesen DN, Kushner RF (eds): Evaluation and Management of Obesity. Philadelphia, Hanley & Belfus, 2002.
4. World Health Organization: Preventing and Managing the Global Epidemic of Obesity. In Report of the WHO Consultation on Obesity. Geneva, WHO, 1997.
5. Sturm R: The effects of obesity, smoking, and drinking on medical problems and costs: Obesity outranks both smoking and drinking in its deleterious effects on health and health costs [see comment]. Health Affairs 2002;21:245-253.
6. Pories WJ: So you think we are bariatric surgeons? Think again [see comment]. Obesity Surg 2003;13:673-675.
7. Fine JT, Colditz GA, Coakley EH, et al: A prospective study of weight change and health-related quality of life in women. JAMA 1999;282:2136-2142.
8. Willett WC: Goals for nutrition in the year 2000 [see comment]. CA Cancer J Clin 1999;49:331-352.
9. Bender R, Jockel KH, Richter B, et al: Body weight, blood pressure, and mortality in a cohort of obese patients. Am J Epidemiol 2002; 156:239-245.
10. Owens TM: Morbid obesity: The disease and comorbidities. Crit Care Nurs Q 2003;26:162-165.
11. Bray GA, Gray DS: Obesity: I. Pathogenesis. West J Med 1988;149:429.
12. Peiris AN, et al: Adiposity, fat distribution, and cardiovascular risk. Ann Intern Med 1989;110:867-872.
13. Brodsky JB: Positioning the morbidly obese patient for anesthesia. Obesity Surg 2002;12:751-758.
14. Brodsky JB, Lemmens HJ, Brock-Utne JG, et al: Morbid obesity and tracheal intubation [see comment]. Anesth Analg 2002;94:732-736; table of contents.
15. Nishimura T, Suzuki K: Anatomy of oral respiration: Morphology of the oral cavity and pharynx. Acta Otolaryngol Suppl (Stockh) 2003;550:25-28.
16. Hudgel DW: Variable site of airway narrowing among obstructive sleep apnea patients. J Appl Physiol 1986;1403-1409.
17. Frey WC, Pilcher J: Obstructive sleep-related breathing disorders in patients evaluated for bariatric surgery. Obesity Surg 2003;13:676-683.
18. Luce JM: Respiratory complications of obesity. Chest 1980;78:626-631.
19. Koenig SM: Pulmonary complications of obesity. Am J Med Sci 2001;249-279.
20. Crapo RO, Kelly TM, Elliott CG, Jones SB: Spirometry as a preoperative screening test in morbidly obese patients. Surgery 1986;763-768.
21. In-nami H, Kikuta Y, Nagi H, et al: The increase in pulmonary venous admixture by hypocapnia is enhanced in obese patients. Anesthesiology 1985;63:A520.
22. Unterborn J: Pulmonary function testing in obesity, pregnancy, and extremes of body habitus. Clin Chest Med 2001;22:759-767.
23. Sanders MH: The upper airway and sleep-disordered breathing: Getting the big picture. [see comment]. Am J Respir Crit Care Med 2003;509-510.
24. Jense HG, et al: Effect of obesity on safe duration of apnea in anesthetized humans. Anesth Analg 1991;72:89-93.
25. Wyner J, Brodsky JB, Merrell RC: Massive obesity and arterial oxygenation. Anesth Analg 1981; 60:691-693.
26. Eichenberger A, Proietti S, Wicky S, et al: Morbid obesity and postoperative pulmonary atelectasis: An underestimated problem. Anesth Analg 2002;95:1788-1792, table of contents.
27. Carabello BA, Gittens L: Cardiac mechanics and function in obese normotensive persons with normal coronary arteries. Am J Cardiol 1987;59:469-473.
28. Chakko S, Alpert M., Alexander JK: Obesity and ventricular function in man. In Alpert AJ (ed): The Heart and Lung in Obesity. Armonk, NY, Futura 1998, pp 57-76.
29. Thakur V, Richards R, Reisin E: Obesity, hypertension, and the heart. Am J Med Sci 2001:242-248.
30. Iacobellis G, Ribaudo MC, Leto G, et al: Influence of excess fat on cardiac morphology and function: Study in uncomplicated obesity. Obes Res 2002;767-773.
31. Stoddard MF, Tseuda K, Thomas M, et al: The influence of obesity on left ventricular filling and systolic function. Am Heart J 1992;694-699.
32. Messerli FH, Sundgaard-Riise K, Reisin E, et al: Disparate cardiovascular effects of obesity and arterial hypertension. Am J Med 1983; 74:808-812.

33. Eagle KA, Berger PB, Calkins H, et al: ACC/AHA guideline update for perioperative cardiovascular evaluation for noncardiac surgery—executive summary a report of the American College of Cardiology/American Heart Association Task Force on Practice Guidelines (Committee to Update the 1996 Guidelines on Perioperative Cardiovascular Evaluation for Noncardiac Surgery). Anesth Analg 2002;94:1257-1267.
34. Alexander JK: Obesity and the heart. Curr Probl Cardiol 1980;5:1-41.
35. American Society of Anesthesiologists: Practice guidelines for management of the difficult airway: An updated report by the American Society of Anesthesiologists Task Force on Management of the Difficult Airway. Anesthesiology 2003;98:1269-1277.
36. Ezri T, Gewurtz G, Sessler DI, et al: Prediction of difficult laryngoscopy in obese patients by ultrasound quantification of anterior neck soft tissue. Anaesthesia 2003;58:1111-1114.
37. Norton ML, Brown AC: Evaluating the patient with a difficult airway for anesthesia. Otolaryngol Clin North Am 1990;23:771-785.
38. Stoelting R: NPO and aspiration: New perspectives. In ASA Annual Meeting Refresher Course Lectures. Park Ridge, IL, American Society of Anesthesiologists, 2000, pp 1-7.
39. Schreiner MS: Gastric fluid volume: Is it really a risk factor for pulmonary aspiration? [see comment]. Anesth Analg 1998;87:754-756.
40. Vaughan RW, Bauer S, Wise L: Volume and pH of gastric juice in obese patients. Anesthesiology 1975;43:686-689.
41. Brimacombe JR, Berry AM: Cricoid pressure [see comment]. Can J Anaesth 1997;44:414-425.
42. Chassard D, Tournadre JP, Berrada KR, Bouletreau P: Cricoid pressure decreases lower oesophageal sphincter tone in anaesthetized pigs. Can J Anaesth 1996;43:414-417.
43. Pelosi P, Croce M, Calappi E, et al: Prone positioning improves pulmonary function in obese patients during general anesthesia. Anesth Analg 1996;83:578-583.
44. Sprung J, Whalley DG, Falcone T, et al: The effects of tidal volume and respiratory rate on oxygenation and respiratory mechanics during laparoscopy in morbidly obese patients [see comment]. Anesth Analg 2003;97:268-274, table of contents.
45. Bouillon T, Shafer SL: Does size matter? [see comment]. Anesthesiology 1998;89:557-560.
46. Blouin RA, Warren GW: Pharmacokinetic considerations in obesity. J Pharm Sci 1999;88:1-7.
47. Blouin RA, Kolpek JH, Mann HJ: Influence of obesity on drug disposition. Clin Pharm 1987;6:706-714.
48. Hirota K, Ebina T, Sato T, et al: Is total body weight an appropriate predictor for propofol maintenance dose? Acta Anaesthesiol Scand 1999;43:842-844.
49. Greenblatt DJ, Abernathy DR, Locniskar A, et al: Effect of age, gender, and obesity on midazolam kinetics. Anesthesiology 1984;61:27-35.
50. Bentley JB, Borel JD, Vaughan RW, et al: Weight, pseudocholinesterase activity, and succinylcholine requirement. Anesthesiology 1982; 57:48-49.
51. Bentley JB, Borel JD, Gillespie TJ: Fentanyl pharmacokinetics in obese and non-obese patients. Anesthesiology 1981;55:A177.
52. Oberg B, Poulsen TD: Obesity: An anaesthetic challenge. Acta Anaesthesiol Scand 1996;40:191-200.
53. Egan TD, Huizinga B, Gupta SK, et al: Remifentanil pharmacokinetics in obese versus lean patients [see comment]. Anesthesiology 1998;89:562-573.
54. Varin F, Ducharme J, Theoret Y, et al: Influence of extreme obesity on the body disposition and neuromuscular blocking effect of atracurium. Clin Pharmacol Ther 1990;48:18-25.
55. Servin F, Farinotti R, Haberer JP, Desmonts JM: Propofol infusion for maintenance of anesthesia in morbidly obese patients receiving nitrous oxide: A clinical and pharmacokinetic study. Anesthesiology 1993;78:657-665.
56. See reference 53.
57. Beckelmann AG, Burwell CS, Robin ED, Whaley RD: Extreme obesity associated with alveolar hypoventilation. Am J Med 1956;21:811-818.
58. Kessler R, Chaouat A, Schinkewitch P, et al: The obesity-hypoventilation syndrome revisited: A prospective study of 34 consecutive cases [see comment]. Chest 2001;120:369-376.
59. Weitzenblum E, Chaouat A: Hypoxic pulmonary hypertension in man: What minimum daily duration of hypoxaemia is required? [comment]. Eur Respir J 2001;18:251-253.
60. Boushra NN: Anaesthetic management of patients with sleep apnoea syndrome [erratum appears in Can J Anaesth 1996 Nov;43(11):1184]. Can J Anaesth 1996;43:599-616.
61. Dhonneur G, Combes X, Leroux B, Duvaldestin P: Postoperative obstructive apnea. Anesth Analg 1999;89:762-767.
62. Heird WC: Food insecurity, hunger, and undernutrition. In Behrman RE, Kliegman R, Jenson HB (eds): Nelson Textbook of Pediatrics, 17th ed, Philadelphia, WB Saunders, 2004.
63. Shils ME, Olson JS, Shike M, et al: Modern Nutrition in Health and Disease, 9th ed. Philadelphia, Williams & Wilkins, 1999.
64. Linder MC: Nutritional Biochemistry and Metabolism with Clinical Applications, 2nd ed. New York, Elsevier, 1991.
65. Gropper SS, Smith JL, Groff JL: Advanced Nutrition and Human Metabolism, 4th ed. Belmont, NY, Thomson Wadsworth, 2002.
66. Leleiko NS, Horowitz M: Nutritional deficiency states. In Rudolph CD, Rudolph AM, Hostetter MK, et al (eds): Rudolph's Pediatrics, 21st ed. New York, McGraw-Hill, 2003.
67. Jackson AA: Severe malnutrition. In Warrell DA, Cox TM, Firht JD, et al (eds): Oxford Textbook of Medicine, 4th ed. Oxford University Press, 2003.
68. Centers for Disease Control and Prevention: Severe malnutrition among young children—Georgia, January 1997-June 1999. JAMA 2001;285:2573-2574.
69. Hendricks KM, Duggan C, Gallagher L, et al: Malnutrition in hospitalized pediatric patients: Current prevalence. Arch Pediatr Adolesc Med 1995;149:1118-1122.
70. Reilly JJ, Weir J, McColl JH, Gibson BE: Prevalence of protein-energy malnutrition at diagnosis in children with acute lymphoblastic leukemia. J Pediatr Gastroenterol Nutr 1999;29:194-197.
71. Ashworth A: Treatment of severe malnutrition [see comment]. J Pediatr Gastroenterol Nutr 2001;32:516-518.
72. Schofield C, Ashworth A: Why have mortality rates for severe malnutrition remained so high? Bull World Health Org 1996;74:223-229.
73. World Health Organization: Management of the child with severe malnutrition: A manual for physicians and senior health workers. Geneva, WHO, 1999.
74. Solomon SM, Kirby DF: The refeeding syndrome: a review [see comment]. JPEN J Parenter Enter Nutr 1990;14:90-97.
75. Knochel JP: The clinical status of hypophosphatemia: An update. N Engl J Med 1985;313:447-449.
76. Keusch GT: The history of nutrition: malnutrition, infection and immunity. J Nutr 2003;133:336S-340S.
77. Waller G, Hodgson S: Body image distortion in anorexia and bulimia nervosa: The role of perceived and actual control [see comment]. J Nerv Ment Dis 1996;184:213-219.
78. Collins S, Myatt M: Short-term prognosis in severe adult and adolescent malnutrition during famine: Use of a simple prognostic model based on counting clinical signs. JAMA 2000;284:621-626.
79. Nourhashemi F, Andrieu S, Rauzy O, et al: Nutritional support and aging in preoperative nutrition. Curr Opin Clin Nutr Metab Care 1999;2:87-92.
80. McCormack P: Undernutrition in the elderly population living at home in the community: A review of the literature. J Adv Nurs 1997;26:856-863.
81. Ennis BW, Saffel-Shrier S, Verson H: Diagnosing malnutrition in the elderly. Nurse Pract 2001;26:52-56, 61-62, 65.
82. Hoffer LJ: Clinical nutrition: I. Protein-energy malnutrition in the inpatient [see comment]. Can Med Assoc J 2001;165:1345-1349.
83. Dudek SG: Malnutrition in hospitals: Who's assessing what patients eat? Am J Nurs 2000;100:36-42; quiz 42-43.
84. Waitzberg DL, Correia MI: Nutritional assessment in the hospitalized patient. Curr Opin Clin Nutr Metab Care 2003;6:531-538.
85. Sullivan DH, Sun S, Walls RC: Protein-energy undernutrition among elderly hospitalized patients: A prospective study. JAMA 1999;281:2013-2019.
86. Cahill GF Jr: Starvation in man. Clin Endocrinol Metab 1976;5: 397-415.

87. Klein S, Jeejeebhoy KN: The malnourished patient: In Feldman M, Friedman LS, Sleisenger MH (eds). Sleisenger and Fordtran's Gastrointestinal and Liver Disease, 7th ed. Philadelphia, WB Saunders, 2002.
88. Mora RJ: Malnutrition: Organic and functional consequences. World J Surg 1999;23:530-535.
89. Henry CJ: Body mass index and the limits of human survival. Eur J Clin Nutr 1990;44:329-335.
90. Hensle TW: The impact of surgery on the starving patient. Compr Ther 1978;4:24-32.
91. Webb JG, Kiess MC, Chan-Yan CC: Malnutrition and the heart. Can Med Assoc J 1986; 135:753-758.
92. Schocken DD, Holloway JD, Powers PS: Weight loss and the heart: Effects of anorexia nervosa and starvation. Arch Intern Med 1989;149:877-881.
93. Fisler JS: Cardiac effects of starvation and semistarvation diets: Safety and mechanisms of action. Am J Clin Nutr 1992;56(1 Suppl): 230S-234S.
94. Beaton GH, McHenry EW: Nutrition: A Comprehensive Treatise. Vol. 3. New York, Academic Press, 1966.
95. Winkler MF, Gerrior SA, Pomp A, Albina JE: Use of retinol-binding protein and prealbumin as indicators of the response to nutrition therapy [see comment]. J Am Dietet Assoc 1989;89:684-687.
96. Sawicky CP, Nippo J, Winkler MF, Albina JE: Adequate energy intake and improved prealbumin concentration as indicators of the response to total parenteral nutrition. J Am Dietet Assoc 1992;92:1266-1268.
97. Ahmed W, Flynn MA, Alpert MA: Cardiovascular complications of weight reduction diets. Am J Med Sci 2001;321:280-284.
98. Tanumihardjo SA: Assessing vitamin A status: Past, present and future. J Nutr 2004;134:290S-293S.
99. Fiore P, DeMacro R, Sacco O, et al: Nightblindness, xerophthalmia, and severe loss of visual acuity due to unnecessary dietary restriction. Nutrition 2004;20:477.
100. Kapil U: Impact of single/multiple micronutrient supplementation on child health. Indian J Pediatr 2004;71:983-984.
101. Wiegand UW, Hartmann S, Hummler H: Safety of vitamin A: Recent results. Int J Vitam Nutr Res 1998;68:411-416.
102. Mulder GB, Manley N, Grant J, et al: Effects of excess vitamin A on development of cranial neural crest-derived structures: A neonatal and embryologic study. Teratology 2000;62:214-226.
103. Allen LH, Haskell M: Estimating the potential for vitamin A toxicity in women and young children. J Nutr 2002;132(9 Suppl): 2907S-2919S.
104. Fishman RA: Polar bear liver, vitamin A, aquaporins, and pseudotumor cerebri [comment]. Ann Neurol 2002;52:531-533.
105. Perrotta S, Nobili B, Rossi F, et al: Infant hypervitaminosis A causes severe anemia and thrombocytopenia: Evidence of a retinol-dependent bone marrow cell growth inhibition. Blood 2002;99:2017-2022.
106. Shrestha AK, Duncan B, Taren D, et al: A new, simple, inexpensive means of testing functional vitamin A status: The night vision threshold test (NVTT): A preliminary field-test report. J Trop Pediatr 2000;46:352-356.
107. Congdon NG, West KP Jr: Physiologic indicators of vitamin A status. J Nutr 2002;132(9 Suppl):2889S-2894S.
108. de Pee S, Dary O: Biochemical indicators of vitamin A deficiency: Serum retinol and serum retinol binding protein. J Nutr 2002;132(9 Suppl):2895S-2901S.
109. Erhardt JG, Estes JE, Pfeiffer CM, et al: Combined measurement of ferritin, soluble transferrin receptor, retinol binding protein, and C-reactive protein by an inexpensive, sensitive, and simple sandwich enzyme-linked immunosorbent assay technique. J Nutr 2004;134:3127-3132.
110. Ferraz IS, Daneluzzi JC, Vannucchi H, et al: Detection of vitamin A deficiency in Brazilian preschool children using the serum 30-day dose-response test. Eur J Clin Nutr 2004;58:1372-1377.
111. Peng LF, Serwint JR: A comparison of breastfed children with nutritional rickets who present during and after the first year of life. Clin Pediatr 2003;42:711-717.
112. Dawodu A, Agarwal M, Hossain M, et al: Hypovitaminosis D and vitamin D deficiency in exclusively breast-feeding infants and their mothers in summer: A justification for vitamin D supplementation of breast-feeding infants. J Pediatr 2003;142:169-173.
113. Wharton B, Bishop N: Rickets. Lancet 2003;362:1389-1400.
114. Nuti R, Martini G, Valenti R, et al: Vitamin D status and bone turnover in women with acute hip fracture. Clin Orthop Rel Res 2000; 422:208-213.
115. Kirubakaran C, Ranjini K, Scott JX, et al: Osteopetrorickets. J Trop Pediatr 2004;50:185-186.
116. Bloom E, Klein EJ, Shushan D, Feldman KW: Variable presentations of rickets in children in the emergency department. Pediatr Emerg Care 2004;20:126-130.
117. Reginato AJ, Coquia JA: Musculoskeletal manifestations of osteomalacia and rickets. Best Pract Res Clin Rheumatol 2003;17:1063-1080.
118. Webb AR, Holick MF: The role of sunlight in the cutaneous production of vitamin D3. Annu Rev Nutr 1988;8:375-399.
119. Peacey SR: Routine biochemistry in suspected vitamin D deficiency. J R Soc Med 2004;97:322-325.
120. Thompson K, Morley R, Grover SR, Zacharin MR: Postnatal evaluation of vitamin D and bone health in women who were vitamin D deficient in pregnancy, and in their infants. Med J Aust 2004; 181:486-488.
121. Sokol RJ: Vitamin E deficiency and neurologic disease. Annu Rev Nutr 1988;8:351-373.
122. Zondlo Fiume M: Final report on the safety assessment of tocopherol, tocopheryl acetate, tocopheryl linoleate, tocopheryl linoleate/oleate, tocopheryl nicotinate, tocopheryl succinate, dioleyl tocopheryl methylsilanol, potassium ascorbyl tocopheryl phosphate, and tocophersolan. Int J Toxicol 2002;21(Suppl 3):51-116.
123. Vitamin preparations as dietary supplements and as therapeutic agents. Council on Scientific Affairs. JAMA 1987;257(14):1929-1936.
124. Bieri JG, Corash L, Hubbard VS: Medical uses of vitamin E. N Engl J Med 1983;308:1063-1071.
125. Traber MG, Packer L: Vitamin E: Beyond antioxidant function. Am J Clin Nutr 1995;62(6 Suppl):1501S-1509S.
126. Suttie JW: The importance of menaquinones in human nutrition. Annu Rev Nutr 1995;15:399-417.
127. Ferland G, Sadowski JA, O'Brien ME: Dietary induced subclinical vitamin K deficiency in normal human subjects [see comment]. J Clin Invest 1993;91:1761-1768.
128. Olson RE: The function and metabolism of vitamin K. Annu Rev Nutr 1984;4:281-337.
129. Jie K, Hamulyak K, Gijsbers B, et al: Serum osteocalcin as a marker for vitamin K status in pregnant women and their newborn babies. Thromb Haemost 1992;68:388-391.
130. Binkley N, Suttie JW: Vitamin K nutrition and osteoporosis. J Nutr 1995;125:1812-1821.
131. Sadowski J, Hood S: The applications of methods used for the evaluation of vitamin K nutritional status in human and animal studies. In Suttie JW (ed): Current Advances in Vitamin K Research. New York, Elsevier, 1988, pp 453-463.
132. Levine M: New concepts in the biology and biochemistry of ascorbic acid. N Engl J Med 1986;314:892-902.
133. Abudu N, Miller JJ, Attaelmannan M, Levinson SS: Vitamins in human arteriosclerosis with emphasis on vitamin C and vitamin E. Clin Chim Acta 2004;339:11-25.
134. Hemila H: Vitamin C and the common cold. Br J Nutr 1992;67:3-16.
135. De Tullio MC, Arrigoni O: Hopes, disillusions and more hopes from vitamin C. Cell Mol Life Sci 2004;61:209-219.
136. Tamayo C, Richardson MA: Vitamin C as a cancer treatment: State of the science and recommendations for research. Alternative Ther Health Med 2003;9:94-101.
137. Padayatty SJ, Katz A, Wang Y, et al: Vitamin C as an antioxidant: Evaluation of its role in disease prevention. J Am Coll Nutr 2003; 22:18-35.
138. Alhadeff L, Gualtieri CT, Lipton M: Toxic effects of water-soluble vitamins. Nutr Rev 1984;42:33-40.
139. Levine M, Dhariwal KR, Welch RW, et al: Determination of optimal vitamin C requirements in humans. Am J Clin Nutr 1995; 62(6 Suppl):1347S-1356S.

140. McCormick DB: The co-enzyme function of thiamin (Peters et al., 1929-1937). J Nutr 1997;127(5 Suppl):1038S-1039S.
141. Eisinger J: Thiamin and cognitive impairment [comment]. J Am Coll Nutr 1997;16:96-98.
142. Wood B, Currie J: Presentation of acute Wernicke's encephalopathy and treatment with thiamine. Metab Brain Dis 1995;10:57-72.
143. Davis RE, Icke GC, Hilton JM: High serum thiamine and the sudden infant death syndrome. Clin Chim Acta 1982;123:321-328.
144. Hori M, Nakayama Y, Noguichi Y, Kowa Y: Chronic toxicity and teratological test of thiamine monophosphate disulfide. J Vitaminol 1966;12:42-48.
145. Wrenn KD, Murphy F, Slovis CM: A toxicity study of parenteral thiamine hydrochloride. Ann Emerg Med 1989;18:867-870.
146. Minami H, Soto K, Maeda T, et al: Hypoxia potentiates ultraviolet A-induced riboflavin cytotoxicity. J Invest Dermatol 1999;113:77-81.
147. McKenney JM, Proctor JD, Harris S, Chinchili VM, et al: A comparison of the efficacy and toxic effects of sustained- vs immediate-release niacin in hypercholesterolemic patients [see comment]. JAMA 1994;271:672-677.
148. Barthelemy H, Chouvet B, Cambazard F: Skin and mucosal manifestations in vitamin deficiency. J Am Acad Dermatol 1986;15:1263-1274.
149. Bitsch R: Vitamin B6. Int J Vitam Nutr Res 1993;63:278-282.
150. Brussaard JH, Lowik MR, van den Berg H, et al: Dietary and other determinants of vitamin B6 parameters. Eur J Clin Nutr 1997;51 (Suppl 3):S39-S45.
151. Berger AR, Schaumburg HH, Schroeder C, et al: Dose response, coasting, and differential fiber vulnerability in human toxic neuropathy: A prospective study of pyridoxine neurotoxicity. Neurology 1992;42:1367-1370.
152. Seetharam B, Alpers DH: Absorption and transport of cobalamin (vitamin B12). Annu Rev Nutr 1982;2:343-369.
153. Metz J: Cobalamin deficiency and the pathogenesis of nervous system disease. Annu Rev Nutr 1992;12:59-79.
154. Flippo TS, Holder WD Jr: Neurologic degeneration associated with nitrous oxide anesthesia in patients with vitamin B12 deficiency. Arch Surg 1993;128:1391-1395.
155. Herbert V: Staging vitamin B-12 (cobalamin) status in vegetarians. Am J Clin Nutr 1994;59(5 Suppl):1213S-1222S.
156. Metz J: Pathogenesis of cobalamin neuropathy: Deficiency of nervous system S-adenosylmethionine? Nutr Rev 1993;51:12-15.
157. Fox H: Pantothenic acid. In Robert B, Rucker (ed): Handbook of Vitamins. New York, Marcel Dekker, 3rd ed. 1991, pp 429-451.
158. Rucker RB: The water soluble vitamins. In Groff SS, Gropper SS, Groff JL (eds): Advanced Nutrition and Human Metabolism. 4th ed. Belmont, NY, Thomson Wadsworth, 2002.
159. Butterworth CE Jr, Tamura T: Folic acid safety and toxicity: A brief review. Am J Clin Nutr 1989;50:353-358.
160. Ang-Lee MK, Moss J, Yuan CS: Herbal medicines and perioperative care [see comment]. JAMA 2001;286:208-216.
161. Crowe S, McKeating K: Delayed emergence and St. John's wort. Anesthesiology 2002;96:1025-1027.
162. Crowe S, Fitzpatrick G, Jamaluddin MF: Use of herbal medicines in ambulatory surgical patients. Anaesthesia 2002;57:203-204.
163. Tsen LC, Segal S, Pothier M, Bader AM: Alternative medicine use in presurgical patients [erratum appears in Anesthesiology 2000 Nov;93(5):1371]. Anesthesiology 2000;93:148-151.

CAPÍTULO

7 Doenças Renais

Maurizio Cereda, MD, Jiri Horak, MD, e Patrick J. Neligan, MD

FISIOLOGIA RENAL

Existem três demarcações anatômicas principais no rim: córtex, medula e pelve renal. O córtex recebe a maior parte do fluxo sanguíneo, envolvendo-se principalmente com a reabsorção do material filtrado. A medula é uma área de alta atividade metabólica, que serve para concentrar a urina. A pelve coleta urina para excreção.

A unidade funcional do rim é o néfron, o qual divide-se em cinco partes: (1) o glomérulo, que é a interface entre sangue e rim, onde o plasma é filtrado dos capilares para o interior da cápsula de Bowman; (2) o túbulo contornado proximal, que reabsorve a maior parte da carga filtrada, inclusive nutrientes e eletrólitos; (3) a alça de Henle, que, dependendo de seu comprimento, concentra urina pelo aumento da osmolalidade do tecido e do filtrado circunjacentes; (4) o túbulo contornado distal, que reabsorve água e sódio, dependendo da necessidade; e (5) sistema coletor, que coleta urina para excreção. Há dois tipos de néfrons, os localizados no córtex e aqueles que se estendem até a medula. Estes últimos são mais ativos metabolicamente e são caracterizados por longas alças de Henle.

O fluxo sanguíneo renal constitui 25% do débito cardíaco (1.200 mL/min). Desse fluxo, o fluxo plasmático renal é cerca de 660 mL/min, e 120 mL/min são filtrados do sangue para o interior do néfron. Em última análise, aproximadamente 1,2 mL desse líquido é excretado como urina (1% da carga filtrada). Os três principais determinantes do ritmo de filtração glomerular (RFG) são: (1) fluxo sanguíneo renal e pressão de perfusão renal; (2) diferença de pressão hidrostática entre o túbulo e os capilares; e (3) área de superfície disponível para a ultrafiltração (Fig. 7.1).

Túbulo proximal

No túbulo proximal, dois terços de sódio, água e cloreto filtrados são reabsorvidos com a maior parte da glicose, aminoácidos, bicarbonato e vitaminas filtrados. Sódio é bombeado de forma ativa para fora do túbulo, e a água acompanha passivamente o sódio.

Alça de Henle

A alça é constituida por duas partes: um ramo descendente delgado e um ramo ascendente grosso. Ela tem a função de gerar um gradiente osmótico na medula para que a urina possa ser concentrada ou diluída, dependendo da necessidade de líquidos e eletrólitos do corpo. Uma bomba de sódio-potássio-cloreto ($Na^+/K^+/2Cl^-$) extrai de forma ativa esses eletrólitos do líquido tubular no ramo ascendente grosso, que é impermeável à água (Fig. 7.2). O aumento de sódio e cloreto intersticiais conduz a um aumento dramático na osmolalidade medular. Além disso, a alça e o túbulo distal são impermeáveis à ureia, mas o ducto coletor não é. Consequentemente, a ureia fica concentrada nos túbulos, aumentando de modo significativo a osmolalidade do lí-

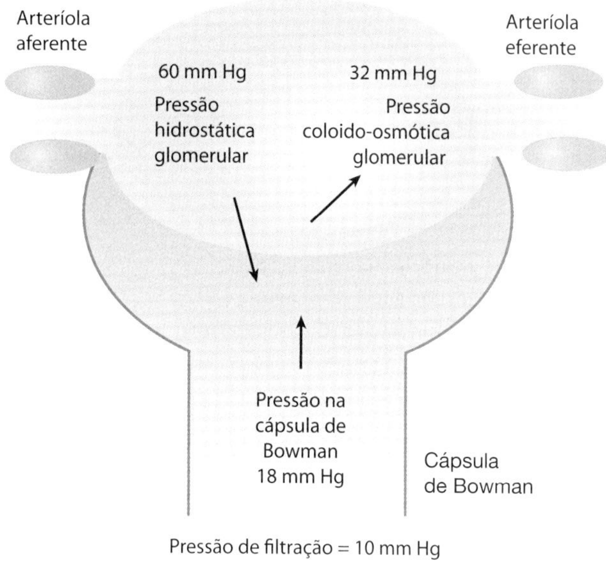

FIGURA 7.1 Filtração e pressão de filtração.

quido tubular. Quando esse líquido entra no ducto coletor, a ureia se difunde ao longo do gradiente de concentração no interstício, aumentando assim ainda mais a tonicidade medular. Isso proporciona um gradiente osmótico para a reabsorção de água do líquido tubular no túbulo distal e no ducto coletor.

O líquido transportado até o túbulo contornado distal é hipotônico. Com a sua passagem através desse túbulo e pelo ducto coletor, ele fica exposto a pressões osmolares muito elevadas nos tecidos circunjacentes. Se o paciente estiver desidratado, a hipófise produz hormônio antidiurético (ADH, vasopressina), fazendo com que os ductos

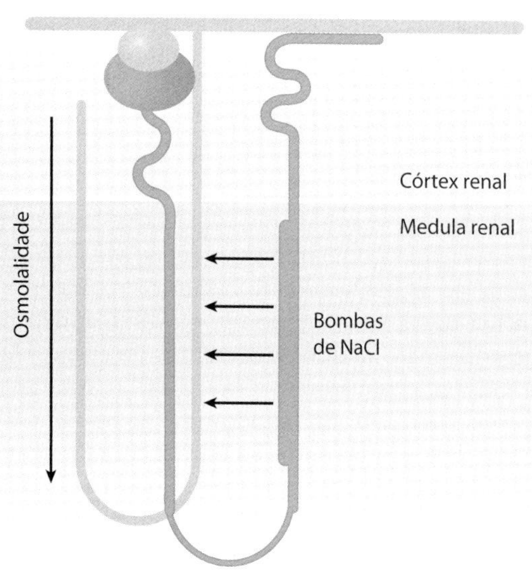

FIGURA 7.2 Cloreto de sódio é ativamente bombeado desde o ramo ascendente espesso da alça de Henle.

coletores fiquem permeáveis à água. Esta é rapidamente reabsorvida ao longo do gradiente de concentração e, na ausência de ADH, é excretada uma urina diluída.

O volume de líquido extracelular depende da quantidade de sódio no corpo, e assim um dos papéis essenciais do rim é a conservação de sódio. Se o volume extracelular cair, uma série complexa de interações neuro-hormonais levará à liberação de aldosterona, fazendo com que os ductos coletores fiquem permeáveis ao sódio, que então é reabsorvido.

Autorregulação do fluxo sanguíneo e hipóxia medular

O fluxo sanguíneo renal é direcionado principalmente ao córtex para otimização da filtração glomerular e reabsorção de solutos. Em contraste, o fluxo sanguíneo à medula renal é baixo para que sejam preservados os gradientes osmóticos e melhorada a concentração urinária. O processo de produção de urina e de conservação de líquido e eletrólitos é intensamente dependente de energia. A distribuição anatômica da vasculatura medular está projetada em um esquema de "grampo de cabelo" para melhorar a troca contracorrente; o oxigênio se difunde dos *vasa recta* arteriais para os venosos, o que deixa a parte mais externa da medula deficiente de oxigênio. A PO_2 medular fica na faixa de 10 a 20 mm Hg, e opõe-se à PO_2 no córtex, que gira em torno de 50 mm Hg.[1]

A intensa demanda por oxigênio e nutrientes e o escasso suprimento destes deixam a medula e seus túbulos suscetíveis à lesão isquêmica. Para que seja mantido o fluxo sanguíneo e a filtração contínua, opera no rim um sistema de autorregulação. Assim, a produção de líquido tubular é constante ao longo de um amplo gradiente de pressões arteriais.

O rim é incapaz de autorregular-se ou perfundir-se em baixas pressões arteriais, sendo possivelmente um efeito protetor, porque a medula é relativamente hipoxêmica. Sob tais circunstâncias, o tratamento para oligúria consiste em aumentar a pressão de perfusão renal.

Assim, oligúria sinaliza baixa perfusão renal, e o rim se protege da isquemia. A expressão *sucesso renal agudo* é utilizada na descrição desse fenômeno.[2] O pareamento do fluxo sanguíneo com a concentração urinária é essencial para a operação do néfron, e hipóxia medular é a consequência inevitável. Se esse efeito for excessivo, o fluxo sanguíneo medular promoverá desagregação dos gradientes de osmolalidade (criados pela troca de contracorrente); se for demasiadamente lento, os túbulos ficarão lesionados pela anóxia. Essa redução da função, que se manifesta na forma de oligúria, evoluiu até se constituir num mecanismo protetor para a medula.[3]

São diversos os mecanismos fisiológicos envolvidos nessa regulação do fluxo sanguíneo e do transporte tubular na medula renal (Tab. 7.1). Diuréticos de alça aumentam a pressão parcial de oxigênio no interior da medula, embora não se saiba e não tenha ainda sido esclarecido se esse efeito é benéfico.[4,5]

Sabe-se que certos agentes pioram a hipóxia medular renal, por exemplo, anfotericina B, agentes anti-inflamatórios

TABELA 7.1 Mecanismos reguladores do fluxo sanguíneo e do transporte tubular na medula renal

Vasodilatadores medulares
Óxido nítrico
Prostaglandina E_2
Adenosina
Dopamina
Urodilatina
Vasoconstritores medulares
Endotelina
Angiotensina II
Vasopressina
Inibidores do transporte nos ramos espessos medulares
Prostaglandina E_2
Adenosina
Dopamina
Fator ativador das plaquetas
Metabólitos do araquidonato dependentes de citocromo P450
Feedback tubuloglomerular

não esteroides (AAINEs), angiotensina II, cálcio, mioglobina e agentes de contraste radiopacos.[3]

DOENÇAS RENAIS ESPECÍFICAS

Com base nas estruturas envolvidas, as doenças renais podem ter origem glomerular ou tubular. No primeiro caso, as estruturas glomerulares são lesionadas, podendo ser detectados por microscopia depósitos de antígeno, anticorpos e complementos. Em geral, pacientes com proteinuria glomerular apresentam graus variados de hematúria, proteinúria e retenção de sal e água. Nas doenças tubulares, as células tubulares ou o interstício peritubular são mais gravemente afetados do que o glomérulo. Um manejo anormal dos eletrólitos caracteriza essas doenças.

Doenças glomerulares

Glomerulonefrite

Glomerulonefrite é uma causa importante de comprometimento renal, sendo responsável por 10 a 15% dos casos de insuficiência renal em estágio final nos Estados Unidos; em importância, essa doença fica atrás apenas do diabetes e da hipertensão.[6] Glomerulonefrite é uma doença caracterizada por inflamação intraglomerular e por proliferação celular associada à hematúria, com comprometimento renal secundário ao longo de dias e semanas. Em pacientes com glomerulonefrite, hematúria se caracteriza pela presença de eritrócitos dismórficos[7] ou cilindros eritrocitários na urina, achados que diferenciam hematúria de origem glomerular do sangramento extraglomerular.

Em pacientes com glomerulonefrite primária, a doença fica quase que inteiramente restrita aos rins, como na nefropatia por IgA ou glomerulonefrite pós-estreptocócica, enquanto na glomerulonefrite secundária o envolvimento renal ocorre em associação com uma inflamação mais difusa, como ocorre no lúpus eritematoso sistêmico ou na vasculite sistêmica.

Mecanismos imunes, tanto humorais como mediados por célula, desempenham algum papel na patogênese da inflamação glomerular.[8] Um estímulo deflagrador singular é seguido por uma via comum de inflamação, com ativação das cascatas de coagulação e do complemento e produção de citocinas pró-inflamatórias[9] e, subsequentemente, eventos fibróticos. Alterações inflamatórias, proliferativas e fibróticas podem afetar células específicas do rim de maneira diferenciada ou resultar em mudanças mais globais em que padrões particulares resultam em um espectro de apresentações clínicas. Assim, muitas das doenças subjacentes podem gerar um espectro de quadros clínicos.

Em geral, pacientes com glomerulonefrite apresentam uma entre cinco síndromes clínicas: (1) hematúria assintomática, (2) glomerulonefrite aguda, (3) glomerulonefrite rapidamente progressiva, (4) síndrome nefrótica ou (5) glomerulonefrite crônica.

Hematúria assintomática refere-se à detecção macro ou microscópica de sangue na urina de pacientes com RFGs normais e sem evidência de doença sistêmica que sabidamente afeta os rins. Nefropatia por IgA, glomerulonefrite mesangioproliferativa, é causa comum de hematúria assintomática, que está com frequência associada a alguma infecção simultânea do trato respiratório ou gastrintestinal. Nefropatia por IgA ocorre em todas as faixas etárias, com pico de incidência na segunda e terceira décadas.[10,10a] Apesar de uma apresentação clínica leve com hematúria benigna, terminará ocorrendo doença renal em estágio terminal (DRET) em 20 a 40% dos pacientes, 5 a 25 anos depois do diagnóstico.[11] Não há cura para nefropatia por IgA. Em pacientes em alto risco de DRET, têm sido utilizados glicocorticoides com ou sem agentes citotóxicos adjuvantes na tentativa de retardar a progressão dessa doença.

A lesão renal da púrpura de Henoch-Schönlein (PHS) é praticamente idêntica àquela das variantes mais graves da nefropatia por IgA. Mas, como vasculite de pequenos vasos, PHS também exibe as características sistêmicas de uma erupção purpúrea – que afetam em grande parte os membros inferiores –, artrite ou artralgia e dores abdominais, algumas vezes em associação com sangramento retal. Essa doença é mais comum em indivíduos com menos de 20 anos de idade. Também pode ocorrer envolvimento renal em adultos; nesses casos, acredita-se que o prognóstico seja mais sombrio. Embora hematúria e proteinúria sejam as apresentações renais mais comuns, até 29% dos pacientes podem apresentar um quadro nefrítico e nefrótico combinado.

Glomerulonefrite aguda é uma síndrome caracterizada pelo surgimento abrupto de hematúria macroscópica, oliguria e insuficiência renal aguda. Esse tipo de glomerulonefrite se manifesta por decréscimo súbito no RFG e por retenção de líquido, resultando em edema e hipertensão generalizados. Nessa síndrome, a excreção urinária de proteína varia amplamente, mas geralmente é inferior a 3 g de proteína por dia. É provável que o edema resulte da retenção renal de sódio causada pela súbita queda no RFG.

Glomerulonefrite pós-estreptocócica é o exemplo mais bem conhecido de glomerulonefrite endocapilar, a forma mais comum de glomerulonefrite aguda, sendo representativa de um grupo maior de glomerulonefrite pós-infecciosa em que a lesão glomerular aguda resulta de eventos imunes disparados por diversos tipos de infecções bacterianas, virais e por protozoários. Nos Estados Unidos e na Europa, essa lesão vem sendo cada vez mais observada em infecções como endocardite, após o uso abusivo de drogas injetáveis.

Depósitos de IgG e C3 são encontrados de forma regular no interior dos glomérulos, sugerindo envolvimento da formação de complexos imunes. Todavia, ainda não foi esclarecido se a inflamação associada é mediada por complexos imunes circulantes e/ou complexos formados *in situ*.[12]

Glomerulonefrite pós-estreptocócica é uma doença aguda e reversível caracterizada pela recuperação espontânea na maioria dos pacientes. Tipicamente, hematúria visível e edema se desenvolvem em 7 dias a 12 semanas depois da infecção estreptocócica. A resolução espontânea das manifestações clínicas geralmente é rápida: habitualmente a diurese se seguirá dentro de uma a duas semanas, e a concentração sérica de creatinina retorna aos níveis basais dentro de quatro semanas.

Glomerulonefrite pós-estreptocócica afeta predominantemente crianças entre 2 e 10 anos de idade, mas também ocorre em adultos. Praticamente 10% dos pacientes têm mais de 40 anos.[13,14] Embora quase todos os pacientes sejam beneficiados com uma recuperação completa, em alguns ocorrerá hipertensão, proteinúria recorrente ou persistente e insuficiência renal crônica.[15] O prognóstico em longo prazo dos pacientes com glomerulonefrite pós-estreptocócica tem sido objeto de controvérsia. A incidência informada de insuficiência renal crônica pode chegar a até 20%.[13,15,16]

Glomerulonefrite rapidamente progressiva é uma síndrome clínica rara caracterizada por sinais de glomerulonefrite (hematúria, proteinúria e cilindros eritrocitários) e um rápido declínio na função renal, o que pode acarretar insuficiência renal em estágio final dentro de dias a semanas. Esse tipo de glomerulonefrite é responsável por apenas 2 a 4% de todos os casos da doença. Embora as causas sejam heterogêneas, o aspecto patológico característico dessa síndrome é a presença de numerosos crescentes celulares circunjacentes à maioria dos glomérulos. Eles resultam da proliferação de células epiteliais parietais e de fagócitos mononucleares no interior da cápsula de Bowman.[17] A glomerulonefrite rapidamente progressiva com formação de crescentes glomerulares pode estar superposta a doenças glomerulares primárias[17,18]. Ela foi associada também a doenças infecciosas e multissistêmicas, por exemplo, vasculites, crioglobulinemia e lúpus eritematoso sistêmico, além de poder ocorrer como distúrbio primário.

Glomerulonefrite rapidamente progressiva é classificada do ponto de vista patológico de acordo com a presença ou a ausência de depósitos imunes e por seu aspecto na microscopia por imunofluorescência. A deposição linear da imunoglobulina ao longo da membrana basal glomerular é detectada em aproximadamente 20% dos pacientes. Esse tipo de glomerulonefrite rapidamente progressiva exibe dois picos de idade de surgimento – um na terceira década, com preponderância do gênero masculino, e o segundo na sexta e sétima décadas, afetando igualmente os dois gêneros.[19] O envolvimento pulmonar associado é mais comum em homens jovens (síndrome de Goodpasture), enquanto a lesão isolada dos rins é mais comum em pacientes idosos. Durante o início da doença, hemorragia pulmonar é a causa mais comum de morte, deve-se suspeitar dessa complicação diante de hemoptise ou quando uma radiografia torácica revela sombras alveolares sem restrição por fissuras anatômicas e com preservação das zonas superiores.

Deposição de complexo imune granular é detectada em mais de 30% dos pacientes.[17] No restante, são detectáveis depósitos não imunes nos glomérulos (doença "paucimune"). Contudo, essas doenças estão sorologicamente ligadas em cerca de 90% dos casos pelo achado de anticorpos antineutrófilo citoplasmáticos. Essa categoria está representada por poliangiite microscópica, granulomatose de Wegener e glomerulonefrite crescêntica idiopática. Poliangiite microscópica está associada à vasculite cutânea (púrpura), neurológica (mononeurite multiplex) ou gastrintestinal, juntamente com insuficiência renal. Sintomas pulmonares – decorrentes da vasculite arteriolar e da capilarite não granulomatosa – estão presentes em apenas 50% dos casos. Por outro lado, a granulomatose de Wegener é dominada por manifestações pulmonares, com hemorragia pulmonar superior e inferior causada pela vasculite granulomatosa, envolvimento do trato respiratório e lesões pulmonares cavitárias, que são observadas nas radiografias.

A menos que haja complicação por doença sistêmica, a glomerulonefrite rapidamente progressiva surge de maneira insidiosa, com sintomas inespecíficos como mal-estar e letargia. A urinálise demonstra de modo invariável presença de hematúria (habitualmente eritrócitos dismórficos) e proteinúria moderadas; a proteinúria na faixa nefrótica ocorre em menos de 30% dos pacientes.[17]

A glomerulonefrite rapidamente progressiva deve ser tratada de maneira agressiva. Um adiamento no diagnóstico e a implementação do tratamento aumentam o risco de DRET, sendo pequena a probabilidade de recuperação renal sem o tratamento.[20-22] Glicocorticoides e ciclofosfamida são os principais agentes terapêuticos.[23] Comumente, utiliza-se troca plasmática para remoção dos autoanticorpos patogênicos circulantes em pacientes com doença da membrana basal glomerular.[24]

Glomerulonefrite crônica é uma síndrome manifestada por insuficiência renal progressiva em pacientes com inflamação glomerular, hematúria e hipertensão. O rim é o órgão mais comumente afetado pelo lúpus eritematoso sistêmico, e nefrite lúpica é uma das mais graves manifestações dessa doença autoimune. O espectro clínico da nefrite lúpica varia desde anormalidades urinárias benignas até insuficiência renal aguda e crônica. Os pacientes, mais comumente mulheres na segunda e terceira décadas de vida e com preponderância da etnia negra, com frequência sofrem de letargia, artralgia, artrite, erupções e sintomas de pleurisia e pericardite nos meses anteriores à apresentação.[25] Nefrite clinicamente significativa ocorre mais comumente dentro de 3 anos após o diagnóstico e raramente ocorre depois de 5 anos.[26] Hematúria assintomática ou proteinúria não nefrótica podem ser as únicas pistas para o envolvimento renal, devendo fazer com que sejam solicitados mais exames para outras evidências de doença glomerular. Embora nefrite tubulointersticial possa ser um componente proeminente da nefrite lúpica, glomerulonefrite de complexo imune é o achado histopatológico principal.

Síndrome nefrótica se apresenta como proteinúria "maciça" (excreção de proteína > 3 g/dia), hipoalbuminemia, edema com graus variáveis de hiperlipidemia e lipidúria.

As lesões histológicas mais comuns associadas à síndrome nefrótica primária são glomerulosclerose segmentar focal, glomerulopatia membranosa, doença por lesão mínima e glomerulonefrite membranoproliferativa.[27,28] Diabetes é a causa mais comum de nefrose (Tab. 7.2). Entre as glomerulopatias não diabéticas, doença por lesão mínima é responsável pela maioria dos casos de nefrose em crianças, enquanto glomerulopatia membranosa é causa da maioria dos casos em adultos.[29] Em geral, glomerulonefrite membranoproliferativa idiopática afeta pessoas entre 5 e 30 anos de idade, com ligeira predominância entre mulheres. A recente identificação de uma relação causal entre infecção por hepatite C e glomerulonefrite membranoproliferativa levou à sugestão de que esse vírus pode ser responsável por até 60% dos casos previamente considerados como idiopáticos.[30] Os pacientes se apresentam 10 a 15 anos depois da infecção na meia-idade e possuem doença hepática subclínica com anormalidades bioquímicas benignas. Com frequência, doença renal é observada no contexto da crioglobulinemia. Os pacientes exibem mal-estar, anemia, neuropatia periférica, poliartralgia e erupção purpúrea, com úlceras nos membros inferiores e doença de Raynaud.

Aproximadamente metade dos pacientes com glomerulonefrite membranoproliferativa apresenta síndrome nefrótica, enquanto a outra metade apresenta glomerulonefrite aguda ou anormalidades urinárias assintomáticas. Fica evidente certo grau de comprometimento da função renal em metade dos pacientes no momento da apresentação. São raras as remissões espontâneas, e em geral a doença segue um curso progressivo crônico.

O uso de agentes farmacológicos citotóxicos e de glicocorticoides não se revelou consistentemente benéfico.

TABELA 7.2 Diagnóstico diferencial de síndrome nefrótica

Diabetes
Doença por lesão mínima
Glomerulopatia membranosa
Infecção pelo vírus da imunodeficiência humana
Hepatite
Câncer

Síndrome nefrótica também ocorre como complicação de ampla variedade de doenças sistêmicas, câncer, infecções e terapia farmacológica.

Dependendo da doença causadora, a síndrome nefrótica pode ser reversível ou resultar em insuficiência renal, enquanto em outros casos, a síndrome pode responder à terapia com corticosteroides e imunossupressores. Com frequência, são utilizados inibidores da enzima conversora de angiotensina (ECA) tanto em pacientes hipertensos como não hipertensos, pois sabe-se que esses agentes limitam a perda de proteína urinária. O controle hídrico pode ser particularmente complexo em pacientes com síndrome nefrótica, e a avaliação da situação de volume poderá depender de monitoração invasiva. Baixas pressões oncóticas plasmáticas causam edema intersticial difuso por causa do extravasamento de líquido do espaço intravascular, podendo resultar em baixo volume intravascular[31] particularmente em pacientes que estejam em tratamento diurético agressivo. Esses indivíduos podem ser beneficiados com a administração intravenosa de albumina, em vez da administração de grandes volumes de cristaloides. Foi sugerido que o volume plasmático pode estar aumentado em alguns pacientes nefróticos em razão do aumento na reabsorção de sódio e de água em nível tubular.[32] Nesses casos, poderá haver necessidade de terapia diurética. Pacientes com síndrome nefrótica tendem a responder de modo deficiente aos diuréticos por causa da ligação desses agentes farmacológicos à albumina intratubular. Portanto, poderá haver necessidade de doses mais altas e frequentes de diuréticos ou do uso combinado de diuréticos de alça e tiazidas.[33] A baixa proteinemia associada à síndrome nefrótica afeta de forma significativa a farmacocinética dos agentes com elevada afinidade por ligação a proteínas. Dessa forma, a dosagem da maioria dos agentes anestésicos deverá ser concomitantemente reduzida.[32]

Pacientes com síndrome nefrótica exibem frequência particularmente elevada de doença cardiovascular e devem passar por uma avaliação cardíaca completa antes de realizações cirúrgicas de alto risco. Na verdade, a alteração do metabolismo das apolipoproteínas causa hiperlipidemia, ao passo que a perda das proteínas plasmáticas anticoagulantes leva a um estado de hipercoagulação. O risco de eventos tromboembólicos fica próximo dos 50%,[34] e esses pacientes dependem de uma diligente anticoagulação profilática com heparina e dispositivos de compressão (Tab. 7.3).

Doenças tubulointersticiais

Nefrite

Nefrite intersticial aguda se caracteriza por inflamação peritubular, causando insuficiência renal, piúria estéril e cilindros leucocitários (Tab. 7.4). Também são observadas hematúria e proteinúria, mas esses são eventos de menor intensidade, em comparação com doenças glomerulares. A alteração da reabsorção do sódio e a redução da capacidade de concentração da urina são mais frequentes do que edema e hipertensão.[29] Com frequência, são observadas manifesta-

TABELA 7.3 Preparação e cuidado intraoperatório em pacientes com síndrome nefrótica

- Faça estratificação de risco cardíaco.
- Determine a concentração de albumina.
- Avalie a situação de volume; considere monitoração invasiva.
- Reduza doses de agentes farmacológicos com elevada ligação proteica.
- Proporcione profilaxia para tromboembolia venosa.

ções sistêmicas como erupção, febre e eosinofilia periférica. Nefrite intersticial aguda é causada por medicamentos, sobretudo antibióticos e AAINEs, mas pode também ser causada por doenças infecciosas e autoimunes. Comumente, a descontinuação do agente agressor resulta em recuperação renal, mas em alguns casos poderá haver necessidade de usar corticosteroides.

Pielonefrite é uma inflamação intersticial aguda, causada por uma infecção bacteriana. Comumente, são observados febre e sinais de infecção aguda, embora a resposta inflamatória possa ficar atenuada em pacientes idosos e imunossuprimidos. Pielonefrite pode ser causa de choque séptico, particularmente em pacientes hospitalizados.

Nefropatia tubulointersticial crônica é uma inflamação intersticial de lenta evolução, sendo causa relativamente comum de insuficiência renal crônica. Comumente, os pacientes exibem piúria, leve proteinúria e mínima ou nenhuma hematúria. Disfunção tubular caracteriza essa doença, juntamente com hipercalemia, acidose metabólica não-*gap* e poliúria. Nefropatia tubulointersticial crônica pode ser causada pela ingestão crônica de AAINEs e paracetamol.[35] Outros agentes farmacológicos, como ciclosporina, tacrolimus, toxinas e distúrbios autoimunes e neoplásicos, podem causar nefropatia tubulointersticial crônica.

Distúrbios da função tubular

Síndrome de Bartter é caracterizada por depleção de sódio, cloreto e potássio. Ela é causada por um defeito no transportador de $Na^+/K^+/2Cl^-$ no ramo ascendente espesso da alça de Henle, sendo herdada em um padrão autossômico recessivo.[36] Possui duas formas: uma neonatal, caracterizada por poli-hidrâmnio, e uma clássica, com surgimento aos 2 ou 3 anos de vida, caracterizada por poliúria, retardo no crescimento e vômito. A síndrome de Bartter é diagnosticada com base na hipocalemia, na alcalose metabólica hipoclorêmica e no aumento das concentrações urinárias de sódio, potássio e cloreto. Os pacientes com essa síndrome não são hipertensos, embora sejam elevados os níveis de renina, angiotensina e aldosterona. Quando a produção de prostaglandina renal está caracteristicamente aumentada, a síndrome de Bartter é tratada de modo agudo, com infusão de salina e suplementação de potássio. A síndrome responde à inibição crônica da síntese de prostaglandina, provavelmente graças a uma redução do fluxo sanguíneo cortical.[29]

Síndrome de Gitelman é um distúrbio autossômico recessivo do transportador de Na^+/Cl^- no túbulo contornado distal com aspectos similares à síndrome de Bartter, mas seu surgimento é mais tardio e se caracteriza por hipocalciúria e hipomagnesemia.[36]

Síndrome de Liddle é um distúrbio autossômico dominante caracterizado pela ativação constante do canal de sódio epitelial no túbulo coletor, mesmo com baixos níveis de aldosterona. Durante a adolescência, os pacientes apresentam hipertensão, poliúria, retardo no crescimento e hipocalemia. O tratamento consiste em restrição de sal, suplementação de potássio e administração, durante o resto da vida, de triamtereno ou amilorida.[29]

Pseudo-hipoaldosteronismo tipo I é uma resistência à ação da aldosterona, caracterizada por perda de sódio renal e diminuição das concentrações de sódio no suor e na saliva, e é um distúrbio autossômico dominante. De forma característica, os níveis de aldosterona e de seus metabólitos estão aumentados. O início desse distúrbio ocorre no início da vida, com retardo no crescimento, vômito e hiponatremia. São comuns as infecções do trato respiratório, lembrando fibrose cística. Basicamente, o tratamento consiste em suplementação com sódio, sendo importante durante períodos de estresse, em enfermidades ou durante cirurgias.

Síndrome de Fanconi é uma disfunção global dos túbulos proximais, resultando em perda urinária de aminoácidos, glicose, bicarbonato, sódio, potássio e fosfato. As principais manifestações clínicas são retardo no crescimento, raquitismo, acidose hiperclorêmica, poliúria, desidratação e hipocalemia sintomática. A síndrome de Fanconi tem várias causas que podem levar à disfunção de diferentes canais tubulares. Entre as causas hereditárias, *cistinose* é a mais importante, sendo considerado um distúrbio autossômico recessivo que leva ao acúmulo generalizado de cistina nos lisossomos, com manifestações renais e extrarrenais. Outras causas hereditárias da síndrome são doença de Wilson, galactosemia e glicogenose. As causas adquiridas são intoxicação por metal pesado e exposição a diversos agentes farmacológicos, como tetraciclina e quimioterápicos. O tratamento envolve reposição de sódio e líquido, correção da acidose e hipocalemia,

TABELA 7.4 Sinais de nefrite

Nefrite intersticial aguda	Piúria estéril, cilindros leucocitários, eosinofilúria, eosinofilia
Nefropatia tubulointersticial crônica	Poliúria, acidose, hipercalemia
Pielonefrite	Piúria, bacteriúria, sinais de infecção, dor nos flancos

suplementação de vitamina D e fosfato e correção das causas subjacentes, quando possível. Comumente, cistinose progride para DRET dentro de 10 anos a contar do diagnóstico. O uso precoce de cisteamina diminui a cistina lisossômica e adia a evolução da insuficiência renal; em alguns casos, esse procedimento evita transplante de rim.[37]

Acidose tubular renal (ATR) é um grupo de falhas tubulares renais que tem em comum anormalidades do processamento de sódio e cloreto. A função renal normal, assim como o controle do equilíbrio acidobásico, exigem que o rim excrete uma quantidade final de cloreto superior à do sódio, em razão da ingestão desses íons nos alimentos ser aproximadamente similar. Em casos de ATR, o néfron excreta cloreto em quantidade insuficiente, reduzindo a forte diferença iônica e resultando em acidose metabólica.[38-40] Analogamente, o pseudo-hipoaldosteronismo parece ser resultante da elevada reabsorção de cloreto.[41] A síndrome de Bartter é causada por uma mutação no gene codificador do canal de cloreto, *CLCNKB*, que regula o cotransportador de $Na^+/K^+/2Cl^-$, NKCC2.[42]

Acidose tubular renal proximal (tipo II) é um problema de processamento de sódio e cloreto no túbulo contornado proximal, levando à acidose metabólica *não-gap* hipocalêmica. Esse distúrbio pode ocorrer de forma isolada, supostamente como efeito secundário de um defeito genético ou como parte da síndrome de Fanconi. ATR proximal é definida pela incapacidade de acidificar a urina abaixo de um pH de 5,5. Em alguns casos, ocorre eliminação urinária excessiva de sódio e de seu ânion acompanhante, bicarbonato, por causa de mutações no gene *SLC4A4*, que codifica NBC-1, o cotransportador de Na^+/HCO_3^-.[43] O tratamento consiste na administração de sódio em forma de acetato de sódio ou do bicarbonato de sódio. A hipocalemia é decorrente da ativação da secreção de aldosterona por conta da hipovolemia. Esse tipo de acidose é causado mais comumente pela síndrome de Fanconi, mas também pode ocorrer de forma isolada. O diagnóstico de acidose tubular proximal pode ser confirmado pela alcalinização da urina acima de 7,5 depois da aplicação de uma carga intravenosa de bicarbonato de sódio.[29]

Acidose tubular distal hipocalêmica (tipo I) se dá devido uma anormalidade da excreção de cloreto no túbulo contornado distal. Ocorre paralelamente uma redução na excreção de NH_4^+. Em sua forma autossômica dominante, ATR distal está associada a mutações no gene codificador de AE1, um trocador de Cl^-/HCO_3^-, ou da proteína da banda 3.[44]

Os pacientes exibem acidose metabólica grave, com níveis séricos de bicarbonato próximos a 10 mmol/L, sendo incapazes de acidificar a urina para pH abaixo de 5,5. Hipovolemia e hiperaldosteronismo causam hipocalemia. Frequentemente os pacientes apresentam cálculos renais, por causa da hipercalciúria, que é causada pela maior mobilização do cálcio de tampões ósseos. A causa mais comum desse tipo de acidose é a síndrome de Sjögren.

Acidose tubular renal distal hipercalêmica (tipo IV) é causada pelo comprometimento da excreção de íons cloreto e potássio no túbulo contornado distal, acarretando acidose *não-gap* e hipercalemia. Ocorre anormalidade nos genes codificadores das quinases WNK1 e WNK4, que são responsáveis pela condutância transcelular do cloreto.[45] Há uma associação com redução da secreção de aldosterona. Comumente, o pH urinário está abaixo de 5,5, ao contrário do que ocorre na acidose tipo I. Em geral, a versão adquirida de ATR tipo IV é benigna e frequentemente associada à insuficiência renal crônica. Sua causa mais comum é diabetes melito, mas a exposição a AAINEs e à ciclosporina são também possíveis motivos. Os pacientes irão precisar de tratamento se a hipercalemia estiver em nível significativo. Pode ser considerado o uso de fludrocortisona, tiazidas e bicarbonato de sódio.[29]

Doenças císticas renais

Cistos renais podem ser observados em percentual significativo da população, sendo geralmente assintomáticos. Rim policístico é uma doença hereditária grave que pode ser transmitida por traço autossômico recessivo ou dominante. A forma recessiva tem incidência de 1 em 20 mil nascimentos vivos, e é comum resultar em morte perinatal causada pelo extremo volume do rim, que causa compressão pulmonar e hipoplasia. A forma dominante ocorre em 1 de 800 nascimentos vivos, o que resulta em doença significativa no indivíduo adulto. A patogênese envolve alteração na síntese da policistina do receptor de membrana tubuloepitelial.[46] Na idade de apresentação, os rins estão enormes, e os pacientes se queixam de dores nos flancos, hipertensão, hematúria e pielonefrite recorrente. Essa doença levará à DRET em 50% dos casos.[29] Dez por cento dos casos também têm aneurismas arteriais cerebrais. O tratamento consiste no controle da hipertensão, prevenção de infecções renais e transplante renal. Alguns casos podem exigir nefrectomia, por causa da pielonefrite grave recorrente ou do desconforto causado pelo enorme crescimento dos rins.

Envolvimento renal nas doenças sistêmicas

Hipertensão e diabetes

Uma hipertensão prolongada e mal controlada com frequência causa disfunção renal, sendo responsável por aproximadamente 20% dos casos de DRET.[47] A etnia afro-americana é um fator de risco específico para essa complicação. Inicialmente, hipertensão causa alterações funcionais na circulação renal, com deslocamento da curva de autorregulação para a direita (Fig. 7.3) e, em seguida, por alterações histológicas permanentes ao nível arteriolar.[48]

Quando a autorregulação se perde completamente, tanto a hipotensão como a hipertensão sistêmica podem resultar em deterioração da função renal. Pressões intravasculares glomerulares elevadas causam aumento da permeabilidade capilar e da proteinúria,[49] enquanto baixa pressão arterial resulta em isquemia celular renal.

Hipertensão acelerada é uma condição particular em que uma pressão arterial extremamente elevada causa lesão renal aguda significativa, caracterizada por proteinú-

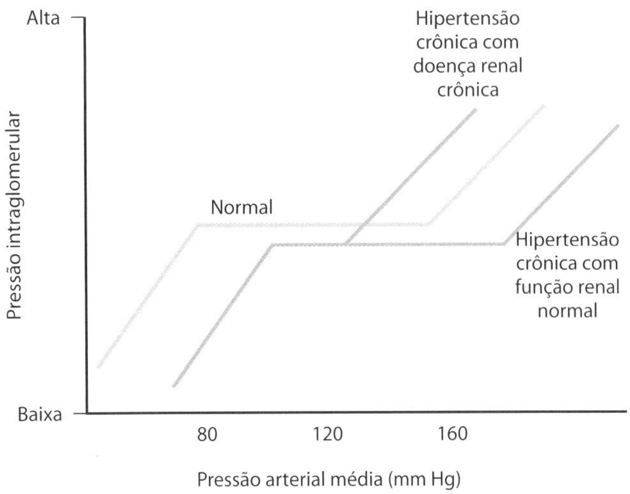

FIGURA 7.3 A relação entre pressão intraglomerular e pressão arterial média acompanha uma curva tipicamente sigmoide, por causa da autorregulação dos tônus vasculares aferente e eferente, com o efeito de manter um fluxo sanguíneo glomerular constante apesar das mudanças significativas na pressão arterial. Em pacientes hipertensos, essa relação sofre um desvio para a direita, mas é preservada. Quando ocorre superposição com uma doença renal, a curva se torna mais linear e as mudanças na pressão arterial afetam diretamente a pressão arterial e o fluxo sanguíneo glomerulares. (De Palmer BF: Renal dysfunction complicating the treatment of hypertension. *N Engl J Med* 2002;347:1256-1261.)

ria abundante. O objetivo no tratamento de pacientes com essa condição deve ser a obtenção de uma redução aguda na pressão arterial diastólica para menos de 120 mm Hg, seguida por novas reduções com o passar do tempo, ao longo de semanas. Em pacientes que se apresentam com hipertensão acelerada, uma correção excessivamente rápida da pressão arterial poderá acarretar lesão isquêmica renal.

Diabetes melito é a causa mais importante de DRET. Embora o diabetes tipo 1 seja mais frequentemente associado a envolvimento renal, aumentou a prevalência de pacientes com diabetes tipo 2 e com doença renal, provavelmente em consequência da sobrevida mais longa desses pacientes. Nefropatia diabética se caracteriza por proteinúria, cuja extensão funciona como marcador do prognóstico do surgimento e resultado da insuficiência renal.[50] Proteinúria não é apenas um marcador de doença renal, mas também contribui para causar mais lesão aos rins.[51] De fato, foi demonstrado em modelos com animais que a excessiva reabsorção tubular de proteína pode causar inflamação intersticial, formação de cicatrizes e fibrose.[49] Uma pressão arterial mal controlada, hiperglicemia e hipercolesterolemia são fatores de risco para ocorrência de nefropatia diabética[52] e, portanto, o controle desses fatores será importante na prevenção ou limitação da doença renal diabética. Foi demonstrado que o melhor controle glicêmico reduz a incidência de nefropatia diabética.[53] Um rígido controle da pressão arterial exerce efeitos benéficos nos rins de pacientes diabéticos,[54] e esses ganhos provavelmente são maiores para aqueles pacientes com proteinúria significativa.[55] Embora a meta para pressão arterial possa ser atingida com qualquer agente, inibidores da ECA são mais eficazes em termos de retardo da nefropatia, em comparação com outras classes de agentes anti-hipertensivos, tanto em pacientes diabéticos como não diabéticos.[56] Esse efeito dos inibidores da ECA está provavelmente ligado à sua capacidade de reduzir ou prevenir proteinúria.[57] Foram demonstrados efeitos renoprotetores similares também com o uso de bloqueadores dos receptores da angiotensina.[58] O uso de inibidores da ECA em pacientes com comprometimento da função renal está com frequência associado a um aumento moderado nos níveis séricos de creatinina e potássio. Esse efeito deveria ser considerado como resposta normal à diminuição da pressão arterial, bem como marcador da eficácia farmacológica, e não como sinal de deterioração da função renal e indicação de descontinuação da terapia com o inibidor da ECA.[48] Bloqueadores do canal de cálcio também têm efeitos benéficos na função renal, embora o uso de amlodipina tenha sido associado a resultados adversos em pacientes afro-americanos com nefropatia hipertensiva. As medidas adicionais propostas para retardo da progressão da nefropatia diabética e não diabética crônica são: restrição do consumo de proteína nos alimentos, cessação do fumo e medicação redutora de lipídios.

Doença falciforme

Doença falciforme é a causa de nefropatia significativa com manifestações que podem consistir em hematúria, necrose papilar decorrente da oclusão dos *vasa recta,* insuficiência renal aguda causada por hipoperfusão renal ou rabdomiólise e insuficiência renal crônica decorrente da glomerulosclerose. Proteinúria é detectada em grande percentual de pacientes. Incapacidade de concentrar urina é o aspecto mais característico da nefropatia das células falciformes, sendo decorrente da perda do mecanismo de troca contracorrente, por causa da queda na perfusão para os *vasa recta.* O tratamento de pacientes com nefropatia das células falciformes deve acompanhar as recomendações gerais para tratamento de pacientes com falcização, com o cuidado adicional de evitar hipoperfusão renal.[59]

Doenças vasculares do rim

Estenose aterosclerótica crônica das artérias renais é uma condição relativamente comum na população com idade avançada e com aterosclerose extrarrenal, conforme revelam os estudos angiográficos.[60] A estenose da artéria renal pode causar nefropatia isquêmica progressiva e, quando bilateral, resulta em disfunção renal significativa. No entanto, com frequência essa condição é subdiagnosticada, em virtude principalmente da ausência de marcadores químicos específicos para doença isquêmica renal. Com maior frequência, o diagnóstico é estabelecido por investigações radiológicas, como ultrassonografia duplex, angiografia, tomografia computadorizada, ou angiografia com imagens por ressonância magnética. Embora a aterosclerose da artéria renal esteja frequentemente associada à hipertensão sistêmica, nem sempre a correção da estenose resulta em normalização da pressão, porque é mais provável que a hipertensão seja essencial na maioria dos casos.[61] Trombose da artéria renal pode complicar uma estenose preexistente, ou pode ser causada por hipercoagulabilidade, trauma ou dissecção aórtica; e pode precipitar insuficiência renal aguda. Displasia fibromuscular da artéria renal ocorre principalmente em mulheres jovens e ainda não tem causas conhecidas. Ao contrário da estenose aterosclerótica, essa condição está associada à hipertensão renovascular e raramente causa insuficiência renal.[62]

O tratamento clínico da estenose da artéria renal enfoca o controle da hipertensão, e inibidores da ECA são os agentes farmacológicos de escolha para essa finalidade, embora a inibição do tônus eferente mediado pela angiotensina possa precipitar insuficiência renal em pacientes com estenose arterial renal bilateral. A correção cirúrgica da estenose de artéria renal fica agravada por um grau significativo de complicações, particularmente em pacientes com doença aórtica coexistente; é provável que esse procedimento não esteja indicado em pacientes com nefropatia avançada.[61] O uso da angioplastia percutânea e a aplicação de *stent* surgiram como uma alternativa atraente à abordagem corretiva cirúrgica.[63]

Insuficiência renal crônica

A insuficiência renal crônica (IRC) vem se tornando cada vez mais frequente no mundo ocidental,[64] alcançando uma prevalência de 0,1% nos Estados Unidos. Dados do U.S. Renal Data System demonstraram aumento de 104% na prevalência de IRC entre 1990 e 2001.[65] A prevalência é maior nas idades avançadas e em certos grupos étnicos, por exemplo, afro-americanos ou nativos norte-americanos.[66] Estudos recentes detectaram um percentual surpreendentemente elevado de disfunção renal leve a moderada na população norte-americana, em particular nos idosos (Fig. 7.4).[67] Esses pacientes estão em risco para progressão até insuficiência renal, caso de modo subsequente venha a ocorrer superposição de lesão renal.

Um número elevado de pacientes com IRC sofre cirurgias por razões que podem ou não estar ligadas à doença renal; assim, para o anestesiologista é muito importante ter boa compreensão da fisiopatologia e do tratamento clínico desses pacientes. De fato, IRC complica significativamente o cuidado perioperatório, tendo impacto relevante nos resultados cirúrgicos. Em pacientes com IRC que necessitam de diálise, foram informados percentuais de mortalidade de 4% depois de uma cirurgia geral e de 10% depois de cirurgia cardíaca, e os percentuais de morbidade se aproximam dos 50%.[68] Provavelmente, esse maior percentual de complicações se deve à baixa reserva renal de pacientes com IRC, e a sua capacidade reduzida de responder aos estresses impostos, carga hídrica e traumas teciduais causados pela cirurgia. Contudo, gera-se uma morbidade ainda maior pelas disfunções dos órgãos e pelas doenças coexistentes que com frequência são observadas nesses pacientes.

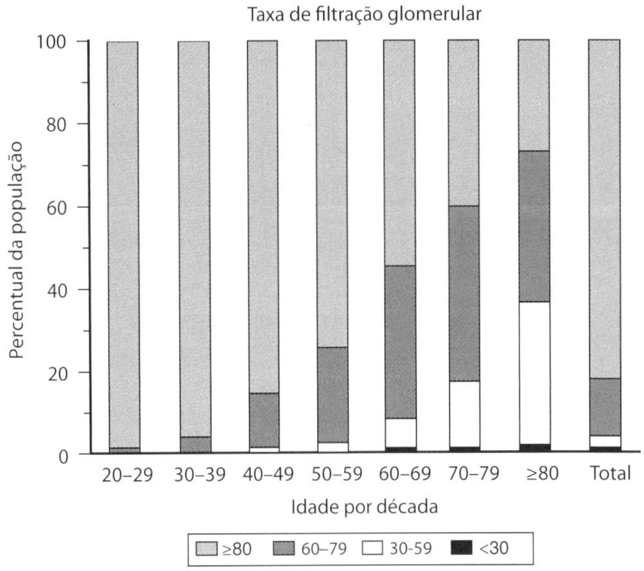

FIGURA 7.4 Distribuição da taxa de filtração glomerular (expressa em mL/min/1,73 m² ASC) por idade para indivíduos não diabéticos. (De Clase CM, Garg AX: Classifying kidney problems: Can we avoid framing risks as diseases? *BMJ* 2004;329:912-915.)

Fisiopatologia

Muitas condições patológicas renais e extrarrenais resultarão na perda da função glomerular como sua "via comum final". A disfunção renal é progressiva, sendo comumente dividida em estágios, de acordo com o RFG (Tab. 7.5).[69]

Proteinúria também é utilizada como índice de gravidade da doença renal, e pode ser usada na previsão da sobrevida renal.[70] A degradação do RFG pode ser acelerada por eventos como doenças intercorrentes, nefrotoxinas e cirurgia. Finalmente, irá ocorrer DRET quando o RFG cair abaixo de um ponto crítico e os rins forem incapazes de manter a homeostase, a menos que seja implementada a terapia de substituição renal.

Quando ocorre perda do tecido renal, os néfrons sobreviventes passam por mudanças adaptativas, com hipertrofia tubular, vasodilatação dos vasos aferentes e aumento do fluxo sanguíneo glomerular.[71] Ao aumentar a excreção tubular ou a reabsorção de água e solutos, essas mudanças permitem que os néfrons restantes compensem o tecido perdido e mantenham um processamento praticamente normal do ultrafiltrado glomerular. Por outro lado, essas mesmas mudanças parecem acelerar a progressão da doença renal. A hipertensão nos capilares glomerulares, decorrente da vasodilatação aferente, causa glomerulosclerose, aumento da permeabilidade endotelial e proteinúria. Essa última ocorrência provavelmente promoverá lesão renal adicional,[70,72] pois a excessiva reabsorção tubular de proteína urinária pode causar inflamação peritubular, formação de cicatrizes e fibrose.[71]

A incapacidade progressiva em manter um rígido controle da composição dos líquidos corporais irá se seguir à exaustão dos mecanismos renais de compensação. Pacientes com RFG muito baixo demonstram propensão para acúmu-

TABELA 7.5 Estágios da disfunção renal

Estágio	Descrição	*Clearance* de creatinina (~TFG) (mL/min/1,73 m²)	Consequências metabólicas
1	TFG normal ou aumentada; pessoas em maior risco ou com lesão renal em fase inicial	>90	
2	Insuficiência renal em fase inicial	60-89*	Concentração de paratormônio começa a se elevar (TFG ~ 60-80)
3	Insuficiência renal moderada (insuficiência renal crônica)	30-59	Redução na absorção de cálcio (TFG <50) Queda na atividade das lipoproteínas Desnutrição Surgimento de hipertrofia ventricular esquerda Surgimento de anemia (deficiência de eritropoetina)
4	Insuficiência renal grave (doença renal pré-estágio final)	15-29	As concentrações de triglicerídios começam a subir Hiperfosfatemia Acidose metabólica Propensão para hipercalemia
5	Doença renal em estágio final (uremia)	< 15	Ocorre azotemia

TFG, taxa de filtração glomerular.
*Pode estar normal para a idade.
Adaptado de Parmar MS: Chronic renal disease. *BMJ 2002;325:85-90.*

lo de sódio e hipervolemia, porque essas pessoas podem não ser capazes de excretar o equivalente de sua ingestão desse eletrólito. Quando as regulações da osmolalidade da urina e da excreção de água livre ficam prejudicadas, mudanças na ingestão de água podem causar anormalidades da concentração de sódio. A incapacidade de excretar potássio pelo túbulo contornado distal resulta no acúmulo desse eletrólito. Pacientes com IRC geralmente toleram hipercalemia significativa, em parte devido ao aumento na excreção intestinal. Contudo, processos agudos como acidose, cirurgia e necrose tecidual podem desencadear aumentos rápidos no potássio sérico, causando arritmias com risco para a vida do paciente. A redução na excreção de fosfato causa acúmulo desse eletrólito e sua precipitação nos tecidos, junto ao cálcio. Hipocalcemia também é causada pela produção renal deficiente de vitamina D e pela absorção intestinal mais baixa de cálcio, o que resulta em hiperparatiroidismo secundário, reabsorção óssea e osteodistrofia renal.

Pacientes com insuficiência renal sofrem acidose metabólica que, inicialmente, está associada à hipercloremia e a um *ânion gap* normal. Quando a insuficiência renal se torna grave, a incapacidade de excreção de ácidos tituláveis provoca aumento no hiato aniônico.

Síndrome urêmica caracteriza a descompensação renal, sendo decorrente do acúmulo de subprodutos catabólicos. Embora comumente a gravidade da uremia seja quantificada com base nos níveis séricos de nitrogênio da ureia sanguínea, essa síndrome é causada pelo acúmulo de substâncias diferentes e por diversas disfunções hormonais e metabólicas. As manifestações do sistema nervoso central podem variar desde mudanças na personalidade até o coma e convulsões, e seu início está mais relacionado à rapidez do surgimento de azotemia do que a seu nível absoluto. Neuropatias periféricas e autonômicas são relativamente comuns, e causam perda da sensibilidade, gastroparesia e desregulação simpática. Uremia provoca irritação da mucosa gástrica e úlceras gástricas em percentual significativo de pacientes com insuficiência renal descompensada. Pacientes urêmicos exibem diátese hemorrágica mesmo quando os tempos de coagulação estão normais. Essa propensão para o sangramento é causada por uma disfunção plaquetária resultante da liberação inadequada do fator de von Willebrand e do fator VIII pelas células endoteliais.[73] Insuficiência renal também pode causar predisposição para trombose por causa de hiperfibrinogenemia, anticorpos antifosfolipídio, hipercromocisteinemia e deficiência da proteína C da anticoagulação. Pacientes com IRC tipicamente exibem anemia significativa, que se deve em especial à produção deficiente de eritropoetina, embora o sangramento gastrintestinal e a deficiência de ferro possam contribuir para sua gênese.

Diversos desarranjos cardiovasculares estão associados à IRC. Comumente, a hipertensão é decorrente da sobrecarga de líquido, mas também a desequilíbrios neuroendócrinos. Pacientes com IRC com frequência têm hipertrofia e dilatação significativas do ventrículo esquerdo, em associação com disfunção sistólica e diastólica, demonstrando propensão para insuficiência cardíaca.[74] A anemia contribui significativamente para os efeitos adversos da IRC no sistema cardiovascular, mediante aumento do débito cardíaco e do oxigênio miocárdico, e por causar hipertrofia e dilatação do ventrículo esquerdo.[74] A pericardite urêmica não é frequente em pacientes dialisados, mas esse aspecto deve ser considerado porque, se presente, poderá ser complicado por hemorragia e tamponamento pericárdicos.

TABELA 7.6 Sinais de emergência urêmica

Sobrecarga de líquido	Hipertensão, edema pulmonar, edema periférico
Desequilíbrio eletrolítico	Hipercalemia, hiponatremia, hipocalcemia
Anormalidades ácido-básicas	Aumento do *anion gap*, hipercloremia, baixo CO_2 plasmático, hiperventilação
Encefalopatia	Convulsões, coma, diminuição dos reflexos das vias aéreas, obtundação
Hipoperfusão sistêmica	Insuficiência cardíaca congestiva, tamponamento cardíaco
Diátese hemorrágica	Contagens de plaquetas e tempos de coagulação normais, aumento dos tempos de sangramento

Apresentação clínica

Com frequência, pacientes com IRC se apresentam com história de doença renal conhecida que vem sendo clinicamente tratada ao longo de sua evolução e que tem suas manifestações relativamente controladas. Portanto, muitos pacientes com IRC se apresentam num estado compensado e com sintomas relativamente benignos. Mal-estar vago e/ou noctúria podem ser as únicas queixas, mas alguns pacientes podem se apresentar com sinais e sintomas de descompensação renal aguda e emergência urêmica (Tab. 7.6), uma condição que deve ser rapidamente tratada por um nefrologista e que com frequência exige urgência na implementação da hemodiálise.[73] É mais provável que isso ocorra em pacientes com doença renal que progrida de forma rápida, ou não diagnosticada. Em outros pacientes, um evento ou enfermidade aguda pode superar a reserva renal residual ou causar novas lesões renais, precipitando insuficiência renal aguda numa IRC (Tab.7.7).

Pacientes que estejam sendo tratados com diálise crônica se apresentam comumente num estado relativamente compensado, mas esses indivíduos podem ter sinais de hipovolemia se a remoção dos líquidos foi excessiva. Quando a dose ou a ocasião da diálise se revelar inadequada (Tab. 7.8), ressurgem algumas das manifestações clínicas da uremia.[75] Derrames pericárdicos decorrentes de pericardite urêmica evoluem de maneira lenta, raramente resultando em tamponamento, mas deve-se suspeitar de sua ocorrência em presença de hipotensão, *pulsus paradoxus* e dilatação da veia jugular.

TABELA 7.7 Causas de insuficiência renal aguda na IRC

Desidratação
Infecção
Hipertensão não controlada
Exacerbação de doença renal
Insuficiência cardíaca
Nefrotoxinas
Obstrução urinária
Cirurgia de grande porte

TABELA 7.8 Sinais de diálise inadequada

Anorexia, náusea, vômito, diarreia
Neuropatia periférica
Debilitação, estado funcional ruim
Diminuição do estado de alerta
Ascite, pericardite
Hipertensão, sobrecarga de líquido
Anemia persistente, apesar da eritropoetina
Pequena redução da ureia com diálise

Anemia é responsável por muitos dos sinais e sintomas observados em pacientes com IRC, como mal-estar, baixa capacidade de exercitar-se, diminuição da acuidade mental, dilatação do ventrículo esquerdo e hipertrofia. Quase todas essas manifestações melhorarão se a anemia for corrigida pela administração de eritropoetina.[73] Pacientes que não estão em processo de diálise estão tipicamente subnutridos por causa da anorexia e do hipercatabolismo associados à IRC. Além disso, alguns pacientes podem estar sendo alimentados com uma dieta pobre em proteína, na tentativa de adiar a necessidade de diálise e para limitar a progressão da doença renal.[64] A perda de peso proteica fica frequentemente mascarada pelo aumento do conteúdo de água no corpo. Pacientes que estejam em diálise devem ser alimentados com uma quantidade adequada de proteína, porque os atuais sistemas de diálise disponíveis possibilitam condições eficientes de eliminação de solutos, não havendo necessidade de limitar o consumo de proteína.[75] Habitualmente, as manifestações clínicas da osteodistrofia renal ficam evidentes apenas quando a doença óssea/renal já avançou bastante; consistem de dores ósseas e articulares, lesões líticas nas radiografias e, ocasionalmente, fraturas ósseas espontâneas.[73] Retardo do crescimento e deformidades ósseas são comuns em crianças. Prurido é comum em pacientes com insuficiência renal grave, em particular naqueles em diálise, sendo provavelmente causado pela precipitação de cálcio na pele.

Pacientes em hemodiálise têm um acesso cirurgicamente criado, que pode consistir numa fístula arteriovenosa nativa ou um enxerto sintético. Alguns pacientes podem se apresentar com um cateter de hemodiálise aplicado numa veia central ou na veia femural. Os locais de acesso para diálise encontram-se em alto risco de coagulação e infecção, devendo ser inspecionados para viabilidade e irritação local. Pacientes em diálise durante muito tempo têm longa história de canulação periférica e central, podendo representar verdadeiro desafio para um acesso central.

Diagnóstico diferencial

Qualquer doença que lese o rim no nível glomerular ou tubular poderá evoluir para IRC. Diabetes e hipertensão são, de longe, as causas mais importantes de DRET, sendo responsáveis, em conjunto, por mais de 60% dos casos nos Estados Unidos.[65] Doenças glomerulares e doenças tubulointersticiais causam cerca de 18 a 7% dos casos de DRET, seguindo-se a doença renal cística (5%).[64]

Comumente, o diagnóstico diferencial é direto, tomando por base a história e a análise das imagens e exames laboratoriais (Tab. 7.9). Fica indicada biópsia renal em pacientes com IRC não explicada que não exibam rins atróficos no ultrassom e em pacientes com síndrome nefrótica não diabética.[73] É importante que seja estabelecido um diagnóstico diferencial, especialmente quando o problema que está causando a insuficiência renal puder ser controlado e quando maiores danos renais puderem ser evitados, por exemplo, nos casos de vasculite, nefropatia induzida por agente farmacológico, doença autoimune, isquemia renal e doenças infecciosas.

Diante da elevada prevalência de diabetes e de hipertensão em pacientes com IRC, não surpreende que as comorbidades mais importantes associadas a IRC envolvam o sistema cardiovascular (Tab. 7.10). Doença cardíaca é a causa de morte mais importante em pacientes com DRET.[66,74] Insuficiência cardíaca congestiva está presente em 40% dos pacientes que recebem diálise, sendo fator preditor importante de morte. Setenta e cinco por cento dos pacientes com IRC exibem hipertrofia do ventrículo direito e disfunção diastólica por ocasião do início da diálise.[74] A disfunção do ventrículo esquerdo melhora com a diálise, correção da anemia e transplante de rim.[75] Doença da artéria coronária é comum em pacientes com IRC, com prevalência informada de 40%,[76] sendo causa importante de disfunção ventricular e de mortalidade. Os fatores de risco "clássicos" contribuem para a prevalência de doença da artéria coronária, mas a própria insuficiência renal pode ser fator de risco independente para essa condição. Essa hipótese foi sugerida pelo fato de que se observa também doença arterial coronariana significativa em pacientes com IRC que não são hipertensos nem diabéticos.[76]

TABELA 7.9 Diagnóstico diferencial de insuficiência renal crônica
Diabetes
Hipertensão
Glomerulonefrite
Doença renal cística
Doença renal isquêmica
Pielonefrite
Nefropatia por analgésico
Doenças hereditárias
Doenças autoimunes
Vasculite

TABELA 7.10 Comorbidades da insuficiência renal crônica
Hipertensão
Diabetes
Doença da artéria coronária
Insuficiência cardíaca congestiva
Dislipidemia
Doença vascular periférica
Depressão imune

Hipertensão é quase universal em casos de insuficiência renal, sendo tanto fator causal importante para doença renal, conforme já foi discutido anteriormente, como uma manifestação de sobrecarga de líquido e desregulação endócrina. Hiperlipidemia tem alta prevalência em pacientes com IRC, manifestando-se com aumentos nos triglicerídios e em lipoproteínas de densidade muito baixa, e com decréscimos nas lipoproteínas de alta densidade.[73] Pacientes com síndrome nefrótica têm prevalência de 90% de hipercolesterolemia. O controle da hiperlipidemia é importante não só para diminuir o risco de doença arterial coronariana, mas também porque pode reduzir a proteinúria e ajudar a preservar a função glomerular.

Pacientes com doença renal avançada demonstram particular propensão para infecções e para demora na cicatrização de feridas; talvez não respondam a certas imunizações, por exemplo, hepatite B. Em parte, isso se deve à desnutrição, mas também a deficiências específicas na imunidade humoral e mediada por célula, como deficiência de fagocitose, defeito na função linfocitária e comprometimento da resposta de anticorpos.[73] Hemodiálise não corrige completamente essa imunodeficiência e provoca maior risco de infecção. Pacientes em diálise exibem comprometimento da resposta febril, mesmo diante de infecções graves; esses indivíduos se encontram em risco particularmente alto de sofrer infecções estafilocócicas e tuberculose.[75]

Quando a IRC está associada à vasculite e a doenças autoimunes, deve-se ter em mente as manifestações sistêmicas dessas doenças, particularmente quando afetam os sistemas cardiovascular e respiratório, como pode ser observado, por exemplo, em casos de doença de Goodpasture, lúpus e artrite reumatoide.

Avaliação e preparação pré-operatórias

A avaliação pré-operatória do paciente com IRC deve ter início com a obtenção de uma história minuciosa e de um exame físico completo, devendo se concentrar nas comorbidades associadas às doenças renais e nos sinais e sintomas de uremia, sobrecarga de líquido, além de diálise inadequada. Os estudos laboratoriais devem ter por meta a avaliação das concentrações dos eletrólitos, quadro ácido-básico, níveis de ureia e creatinina, hematócrito, contagem de plaquetas e coagulação. Os eletrólitos não deverão ser medidos imediatamente depois da diálise, por causa do equilíbrio incompleto entre os líquidos plasmático e intracelular. Disfunção plaquetária não está ligada a uma baixa contagem de plaquetas, podendo ser detectada apenas pelo uso do tempo de sangramento, medido como o tempo para cessação da hemorragia depois de uma incisão cutânea padronizada.[77] No entanto, esse teste tem aparentemente valor preditivo limitado para sangramento clínico, sendo pouco utilizado. Pacientes que estejam recebendo diálise adequada têm menor probabilidade de exibir disfunção plaquetária significativa e seu risco de sangramento não deve ser excessivo. Em geral, é solicitada uma radiografia torácica para eliminação da possibilidade de sobrecarga de líquido, embora isso possa ser evitado em pacientes mais jovens que estejam sendo adequadamente dialisados, demonstrem boa tolerância ao exercício e estejam passando por cirurgias de menor risco. Será obtido um eletrocardiograma para a busca de mudanças causadas por isquemia do miocárdio e por anormalidades dos eletrólitos.

A estratificação do risco cardíaco em pacientes com IRC não é tarefa simples. De fato, são reduzidas tanto a sensibilidade como a especificidade de sintomas como dor no peito e redução da tolerância ao exercício, em comparação com a população sem doença renal. A isquemia do miocárdio silenciosa é relativamente comum, em razão da frequência de diabetes e de neuropatia autonômica, enquanto a dispneia de esforço pode ser causada por sobrecarga de líquido. Ao mesmo tempo, os sinais clássicos de insuficiência cardíaca congestiva podem estar ausentes em pacientes com disfunção ventricular, mas que estejam recebendo diálise adequada. A avaliação cardíaca de pacientes com IRC fica ainda mais complicada pelo fato que a avaliação não invasiva tem menor acurácia nessa população. Em candidatos de transplante de rim, a cintilografia do miocárdio e a ecocardiografia com estresse por dobutamina alcançaram menos de 75% de sensibilidade para doença arterial coronariana significativa, segundo detecção por angiografia, e baixo valor preditivo para eventos do miocárdio.[78] Assim, em pacientes com IRC submetidos a cirurgias de maior risco, é provável que o limiar para solicitação de uma avaliação cardíaca e para obtenção de um angiograma coronariano deva ser mais baixo do que na população não renal.[76] Um algoritmo para avaliação propõe que candidatos para transplante de rim que estejam assintomáticos para isquemia do miocárdio, mas que sejam diabéticos ou tenham mais de 50 anos, deverão ser submetidos a uma avaliação cardíaca não invasiva, seguida por arteriografia e revascularização coronarianas, em caso de indicação.[79] Em conformidade com esse mesmo algoritmo, pacientes que sejam sintomáticos para isquemia ou insuficiência cardíaca deverão, sem exceção, receber uma avaliação invasiva. Embora não haja evidência em pacientes a serem submetidos a cirurgias não de transplante, é razoável tentar uma abordagem similar para procedimentos com risco parecido ou mais alto. Os resultados da revascularização em pacientes com IRC são piores, em comparação com a população restante. Angioplastia de balão por via percutânea tem maior percentual de reestenose em pacientes renais, em comparação com pacientes não renais, embora tenham sido obtidos resultados mais favoráveis com a aplicação de *stent*.[80] Enxerto de *bypass* em artéria coronária para pacientes de insuficiência renal tem morbidade e mortalidade perioperatórias mais altas, mas esse procedimento pode ter percentual mais baixo de reestenose e sobrevida maior a longo prazo, em comparação com angioplastia.[76]

Em preparação para uma cirurgia eletiva, pacientes com DRET devem receber diálise na véspera da operação. Essa medida é essencial para que seja obtida uma situação de volume mais próxima possível da normovolemia, a fim de que o paciente possa tolerar as cargas de líquido associadas à cirurgia, e para que possam ser obtidas concentrações eletrolíticas normais. Por outro lado, a excessiva remoção de líquido poderá causar hipovolemia, fazendo com que o paciente apresente propensão para instabilidade hemodinâmica intraoperatória. As anotações de diálise, quando disponíveis, podem ajudar a avaliar a adequação desse procedimento. A ureia deve diminuir em mais de 65% durante a sessão de diálise. O peso seco, definido como o mais baixo peso tolerado na ausência de sintomas hipovolêmicos, deve ser registrado para monitoração da eficácia da remoção do líquido e, idealmente, deve ficar relativamente estável ao longo do tempo, com um ganho de peso de 3 a 4% entre sessões.[81] A diálise não deve ser oferecida imediatamente antes da cirurgia, por causa da possibilidade de causar rápidos desvios de líquidos e hipocalemia. No caso de cirurgia de emergência, pode ser possível prosseguir com o procedimento sem diálise, se tiver sido documentado mínimo ganho de peso entre tratamentos; contudo, pacientes com sinais de sobrecarga de líquido ou com hipercalemia com risco à sua vida talvez necessitem de uma diálise de emergência antes da operação, se o tempo permitir. Em caso contrário, os pacientes deverão ser tratados clinicamente, recebendo diálise depois da operação. Hipercalemia significativa, quando presente, pode ser temporariamente controlada por procedimentos farmacológicos. O uso intraoperatório de ultrafiltração é relativamente comum durante a cirurgia cardíaca com bomba,[82] e seu uso também foi informado durante a cirurgia não cardíaca.[83,84] Em geral, níveis de potássio acima de 5,5 mEq/L são considerados uma contraindicação para cirurgia eletiva, porque o trauma aos tecidos e a morte celular podem fazer com que esse eletrólito se eleve até níveis de risco para a vida do paciente. A hipocalemia não deve ser tratada, a menos que esteja em níveis com risco para a vida.

A pressão arterial deve ser otimizada antes da cirurgia eletiva. As atuais recomendações para tratamento a longo prazo da IRC estabelecem uma meta de pressão arterial abaixo dos 130/80 mm Hg em pacientes com IRC.[76] Habitualmente, hipertensão em pacientes com IRC é dependente de volume, respondendo a uma diálise adequada; mas quase todos os pacientes também necessitarão de terapia farmacológica.[75] Deve-se considerar o uso de β-bloqueadores administrados no período perioperatório para pacientes em maior risco cardíaco. O tratamento da hipertensão é importante, não apenas para proteção do miocárdio, mas também por ter sido demonstrado que o uso de certos agentes farmacológicos anti-hipertensivos, como os inibidores da ECA e bloqueadores dos receptores da angiotensina, limitam a evolução da doença renal.

O controle da anemia é essencial, uma vez que ela é causa importante de hipertrofia do ventrículo esquerdo, insuficiência cardíaca e angina. O hematócrito deve ser otimizado antes da cirurgia. No caso de pacientes de DRET ambulatoriais, hemoglobina de 11 a 12 g/dL é considerada satisfatória,[75] e esse valor é também utilizado como meta antes da cirurgia – embora essa prática não seja apoiada por evidência clínica. O nível-alvo de hemoglobina pode ser alcançado pelo aumento da administração de eritropoetina (se o tempo permitir), ou pela transfusão para cirurgia urgente. A correção de anemia também ajuda a melhorar a disfunção plaquetária da insuficiência renal.[85] Se houver suspeita ou documentação de disfunção plaquetária, essa complicação poderá ser tratada pela administração de desmopressina ou crioprecipitado; esses dois tratamentos aumentam o nível do fator de von Willebrand e melhoram a interação entre plaquetas e células endoteliais.[73] O início da ação é rápido, fazendo com que seja válido o uso intraoperatório dessas duas terapias. Contudo, o uso prolongado de desmopressina fica limitado pela indução de taquifilaxia. O estradiol também é eficaz no tratamento da disfunção plaquetária, mas seu pico de efeito fica retardado por alguns dias. As medicações crônicas mais comumente utilizadas em pacientes com IRC estão listadas na Tabela 7.11.

Insuficiência renal aguda

Insuficiência renal aguda (IRA) se refere a diversas síndromes que levam à redução abrupta no RFG. A IRA também está relacionada a uma redução na função renal, não necessariamente lesão renal, e pode ocorrer *de novo* ou num paciente com doença renal crônica preexistente.

A insuficiência renal se manifesta como redução aguda no débito urinário (oliguria) ou aumento na concentração circulante de produtos de excreção nitrogenados, levando em última análise à síndrome da uremia. Na prática clínica, ureia e creatinina séricas são utilizadas como marcadores mensuráveis da uremia, mas sem que sejam responsáveis por isso. Oliguria é definida como um volume urinário inferior a 400-500 mL/24 horas. Não há necessidade de oliguria para o diagnóstico de IRA, embora esse seja frequentemente o sinal de apresentação. Infelizmente, não existe consenso sobre uma definição operacional de IRA. De fato, o conceito "insuficiência" é problemático por não separar componentes extrarrenais e renais.[86]

Tradicionalmente, as síndromes de IRA têm sido classificadas em três categorias principais com base em sua fisiopatologia: IRA pré-renal, renal e pós-renal. IRA pré-renal está associada a uma redução no fluxo sanguíneo renal e na perfusão glomerular, secundariamente à hipotensão ou hipovolemia. Nos estágios iniciais não ocorre lesão nos túbulos, mas se o problema tiver continuidade, irá ocorrer lesão isquêmica. IRA pós-renal se caracteriza por obstrução aguda do trato urinário. A obstrução pode ocorrer em qualquer nível no trato urinário – desde a pelve renal até a uretra; todavia, para que uma obstrução proximal à bexiga resulte em IRA, deverá ser bilateral, ou então terá que ocorrer numa situação de apenas um rim funcional. Síndrome compartimental abdominal (ver mais adiante) parece combinar componentes pré-renais e pós-renais. IRA intrínseca está associada à lesão do parênquima renal. Esse quadro resulta de lesão isquêmica ou tóxica às células epiteliais tubulares renais (necrose tubular aguda) e de processos glomerulares, vasculares e de doença inflamatória intersticial (Tab. 7.12).

Necrose tubular aguda

Necrose tubular aguda (NTA) resulta em IRA por causa de diversos processos. Isquemia medular resulta da lesão hipóxica ao ramo espesso da alça de Henle. Isso leva ao esfacelamento das células (cilindros), que bloqueiam o fluxo tubular. A pressão tubular aumenta, ocorrendo inibição da filtração glomerular. NTA é comum na medicina perioperatória, resultando de hipovolemia, hipotensão e isquemia deliberada (como a aplicação de pinças cruzadas suprarrenais na cirurgia cardíaca e aórtica). NTA também pode ser resultante de diversos tipos de agressões tóxicas. Estes incluem antibióticos aminoglicosídeos e glicopeptídeos (vancomicina), AAINEs, contraste radiográfico, pigmento (rabdomiólise), metais pesados e solventes.

O curso clínico da NTA pode ser dividido em três fases: início, manutenção e recuperação. A fase de início refere-se ao período em que o rim é lesado e a progressão pode ser prevenida. Quando a insuficiência renal se torna estabelecida, pode ocorrer redução dramática no RFG, que se manifesta na forma de oliguria, com acúmulo de produtos de excreção nitrogenados do metabolismo e ocorrência de uremia, confusão e declínio cognitivo, pericardite, disfunção plaquetária etc. Essa fase se prolonga por dias a semanas. A fase de recuperação dura 4 a 6 semanas, caracterizando-se por baixa capacidade de concentração renal e poliúria. Ocorre reparo celular e o RFG retorna gradualmente ao normal.

TABELA 7.11 Lista de medicações crônicas comuns na insuficiência renal crônica

Hipertensão	β-bloqueadores, bloqueadores do canal de cálcio, inibidores da enzima conversora de angiotensina, antagonistas da angiotensina
Sobrecarga de líquido	Tiazidas, furosemida
Osteodistrofia e hipocalcemia	Suplementos de cálcio, ligadores de fosfato, calcitriol
Diabetes	Insulina, hipoglicemiantes orais
Anemia	Eritropoetina, ferro

TABELA 7.12 Causas de insuficiência renal aguda intrínseca

Necrose tubular aguda
Isquemia
Hipotensão
Choque hipovolêmico
Sepse
Parada cardíaca
Bypass cardiopulmonar
Nefropatia induzida por medicação
Aminoglicosídeos
Agentes de radiocontraste
Anfotericina
Cisplatina
Nefropatia pigmentar
Hemólise intravascular
Crioglobulinemia
Rabdomiólise
Nefrite intersticial aguda induzida por medicação
Penicilinas
Cefalosporinas
Sulfonamidas
Rifampicina
Fenitoína
Furosemida
Agentes anti-inflamatórios não esteroides (AAINEs)
Relacionada à infecção
Infecção bacteriana
Infecções virais
Doença riquetsial
Tuberculose
Endocardite
Doenças sistêmicas
Lúpus eritematoso sistêmico
Mieloma múltiplo
Diabetes melito
Amiloidose
Glomerulonefrite aguda
Glomerulonefrite pós-estreptocócica
Glomerulonefrite progressiva rápida
Síndromes vasculares
Síndrome hemolítica-urêmica
Púrpura trombocitopênica trombótica
Vasculite sistêmica
Tromboembolia da artéria renal
Trombose de veia renal

Provas de função renal

O rim que funciona normalmente é capaz de conservar sal e água. Um indicador sensível da função tubular é o processamento do sódio, porque a capacidade de reabsorção desse eletrólito pelo túbulo lesionado fica comprometida, ao passo que, no túbulo intacto, o rim pode manter essa capacidade de reabsorção diante de tensão hemodinâmica. No caso de uma lesão pré-renal, a concentração urinária de sódio deve ser inferior a 20 mEq, e a excreção fracionada de sódio (FENa) calculada deve ser inferior a 1% [FENa = $(U_{Na}/P_{Na}) \div (U_{Creatinina}/P_{Creatinina})$]. A osmolalidade urinária é alta em pacientes com síndrome pré-renal. Se o paciente tiver sofrido lesão tubular por qualquer razão, a concentração urinária de sódio será maior do que o esperado (> 80 mEq), e a osmolalidade será baixa.

Há pouquíssimo consenso com relação ao que é exatamente IRA. Na prática clínica, ureia – um produto da degradação das proteínas que é parcialmente reabsorvido – e creatinina – um subproduto metabólico do metabolismo muscular que é parcialmente secretado – são utilizados como marcadores para insuficiência renal. A ureia sérica subestima o RFG. A creatinina sérica é um marcador melhor, assumindo que o *turnover* muscular seja constante. Assim, em uma vítima de trauma, quando pode ter ocorrido lesão muscular significativa, a creatinina pode subestimar a função renal. Creatinina sérica é muito insensível, mesmo diante de declínios substanciais no RFG. O RFG pode ficar reduzido em até 50% antes que o nível sérico de creatinina exiba elevação. Creatinina superestima o RFG, e assim é difícil avaliar a real função renal utilizando o valor da creatinina sérica. O bom senso convencional nos diz que a duplicação do nível sérico de creatinina indica insuficiência renal, mas essa suposição pode ser enganosa em pacientes com *turnover* muscular reduzido (i. e., pacientes criticamente enfermos ou idosos). Tem sido utilizada a eliminação de creatinina como método de superação desses problemas. O método de cálculo de uso mais comum é:

$$\text{Eliminação de creatinina (mL/min)} = [(140 - \text{Idade}) \times (\text{Peso})]/(72 \times \text{Creatinina})^*$$

São muitas as razões pelas quais esse cálculo pode ser impreciso, por exemplo, variações na produção de creatinina de pessoa para pessoa e de um momento para outro. Além disso, o peso como indicador de massa muscular pode levar a imprecisões em pacientes obesos ou edematosos (particularmente num cenário de terapia intensiva). Um método mais eficaz seria comparar o que está na urina com o que está no soro como uma medida de eliminação.

Em geral, o nível sérico de creatinina está falsamente elevado por erro inerente na mensuração. O nível urinário de creatinina fica falsamente elevado pela secreção tubular. Esses erros tendem a se cancelar, de modo que a seguinte equação nos dará uma estimativa razoavelmente acurada do RFG:

$$\text{Eliminação de creatinina} = \text{Creatinina urinária [mg/ml]} \times (\text{Volume urinário}) \times 100/\text{Creatinina sérica}$$

Finalmente, as diferenças no processamento renal da ureia e da creatinina têm valor diagnóstico (Tab. 7.13). É sabido que a ureia é reabsorvida, e que a creatinina não é. No

*Multiplique por 0,85, se o paciente for do gênero feminino.

TABELA 7.13 Avaliação da oligúria

Parâmetro	Pré-renal	Necrose tubular aguda
Osmolalidade U:P	> 1,4:1	1:1
Creatinina U:P	> 50:1	< 20:1
Sódio urinário (mEq/L)	< 20	> 80
Excreção fracionada de sódio (%)	< 1	> 3
IIR %	< 1%	> 1%
Clearance de creatinina (mL/min)	15-20	< 10
Relação ureia/creatinina	> 20	< 10

U:P, urina:plasma; IIR, índice de insuficiência renal, calculado como sódio urinário/(creatinina urinária/creatinina sérica).

caso de desidratação (síndrome pré-renal), o índice de ureia/creatinina está elevado (num fator de 10 a 20).

Em conclusão, se houver suspeita de disfunção renal, deverá ser medida a capacidade de concentração (sódio urinário e osmolalidade) e o RFG (eliminação de creatinina). O índice de insuficiência renal (IIR) é um número consolidado que pode ser utilizado como escore isolado. Ele é calculado com a seguinte fórmula:

Índice de insuficiência renal (IIR) = sódio urinário/(creatinina urinária/creatinina sérica).

Microscopia urinária é uma técnica diagnóstica útil para IRA, particularmente em seus estágios iniciais. A presença de células diferentes ou cilindros indica a etiologia do processo patológico (Tab. 7.14).

TABELA 7.14 Achados da urinálise na insuficiência renal aguda

Tipo de lesão renal	Urinálise
Pré-renal	Benigna ou cilindros hialinos
Necrose tubular aguda	Cilindros celulares epiteliais ou granulares com heme
Nefropatia intersticial aguda	Leucócitos, cilindros leucocitários, eosinófilos, proteinúria
Glomerulonefrite aguda	Eritrócitos, cilindros eritrocitários, eosinófilos, proteinúria
Pós-renal	Benigna ± hematúria

Insuficiência renal associada a trauma

IRA é uma complicação frequente de trauma importante, muitas vezes em associação com hipovolemia grave e NTA. Essa situação é evitada pela ressuscitação de volume imediata e agressiva e pelo controle da origem da hemorragia.

Rabdomiólise

Rabdomiólise refere-se à liberação de grandes quantidades de conteúdo das células musculares, como resultado de lesão traumática ou atraumática do músculo esquelético. Existe uma relação linear entre o grau de trauma e a probabilidade de ocorrência de nefropatia pigmentar, com quantificação pelo nível sérico de creatina fosfoquinase. Além da mioglobina, a proteína principalmente responsável pela lesão renal, ocorre aumento dramático na concentração sérica de íons intracelulares: fosfato, potássio e magnésio. De modo subsequente, a concentração sérica de cálcio cai dramaticamente.

Acredita-se que quatro mecanismos contribuem para a ocorrência de IRA em presença de mioglobinúria: hipovolemia, vasoconstrição renal, toxicidade das células tubulares proximais mediada por heme e formação de cilindros intratubulares. A perfusão renal diminui rapidamente depois da lesão às células musculares, como resultado de um enorme sequestro de líquido no tecido lesionado. Ocorre aumento dramático na concentração circulante de vasoconstritores renais: adrenalina, noradrenalina, endotelina e angiotensina II. Habitualmente a mioglobina é reabsorvida pelo túbulo contornado proximal e metabolizada pela liberação de ferro livre, que é absorvido pela glutationa, mas no paciente com rabdomiólise esse mecanismo fica esgotado. Proteínas com ferro livre eliminam o óxido nitroso, contribuindo para a vasoconstrição, e geram radicais livres, que são nefrotóxicos. Além disso, em presença de uma urina ácida, a mioglobina se liga a uma proteína excretória renal (de Tamm-Horsfall) para formar um cilindro que promove obstrução dos túbulos e causa NTA.

Embora a rabdomiólise tenha sido originalmente descrita em casos de trauma, também ocorre em outras circunstâncias (Tab. 7.15). Os sintomas de apresentação em casos de rabdomiólise comumente refletem o processo patológico primário com sintomas superpostos de lesão muscular ou insuficiência renal. Ocasionalmente, o paciente pode se apresentar com a forma aguda da síndrome compartimental de membro. Esse quadro pode ser resultante de uma fratura fechada de lesão por esmagamento ou por oclusão cirúrgica inadequada. O paciente se queixa

TABELA 7.15 Causas de rabdomiólise

Causas traumáticas
Lesão por esmagamento
Queda de raio/eletrocução
Imobilização
Queimaduras extensas
Causas ligadas ao calor
Intermação
Excesso de esforço (corrida da maratona)
Hipertermia maligna
Síndrome neuroléptica maligna
Causas inflamatórias
Polimiosite
Dermatomiosite
Sepse
Mordida de cobra
Causas tóxicas/associações
Álcool
Cocaína
Anfetaminas
Ecstasy (MDMA)
LSD
Inibidores da HMG-CoA redutase

de dor, inchaço, sensibilidade e contusões. Onde houver comprometimento neurovascular, a dor será muito intensa. Há necessidade de fasciotomia. Deve-se suspeitar de rabdomiólise pela presença de uma urina cor-de-chá e um nível crescente de creatina fosfoquinase. Se o diagnóstico não puder ser desvinculado da hemoglobinúria, haverá necessidade do exame microscópico da urina. O paciente poderá exibir hipercalemia intensa, hiperfosfatemia, hiperuricemia e acidose lática. Poderá ocorrer hipocalcemia profunda, como resultado da deposição de sais de cálcio no músculo lesionado.

Foram propostas várias estratégias para prevenção da ocorrência de IRA em pacientes com rabdomiólise. A única abordagem apoiada pela evidência é a reposição agressiva de volume. A natureza do líquido (isotônico, hipotônico) é menos importante do que o volume absoluto. Não foi ainda comprovada a eficácia da alcalinização urinária com bicarbonato de sódio ou acetato de sódio, do mesmo modo que o uso de manitol para promoção da diurese.[87,88]

Síndrome compartimental abdominal

Síndrome compartimental abdominal refere-se à elevação abrupta na pressão intra-abdominal, acarretando disfunção orgânica. Isso resulta em hipotensão, comprometimento respiratório, isquemia hepática e mesentérica e insuficiência renal. Mais amiúde, a síndrome compartimental abdominal é observada em pacientes traumatizados que necessitem de maciça ressuscitação de volume. O extravasamento de grandes quantidades de líquido de ressuscitação na parede intestinal leva à formação de edema extenso e de hipertensão abdominal. Também pode ocorrer em cenários associados a limitações mecânicas da parede abdominal, por exemplo, oclusões cirúrgicas muito apertadas ou formação de cicatrizes depois de lesões por queimaduras, que reduzem a flexibilidade abdominal. A insuficiência renal é decorrente da redução da perfusão renal, tendo correlação com a gravidade do aumento da pressão abdominal. Comumente, ocorre oliguria quando a pressão intra-abdominal excede 15 mm Hg; anuria costuma ocorrer em pressões acima de 30 mm Hg. A causa específica da síndrome compartimental abdominal renal. Não há correlação entre pressão intra-abdominal e débito urinário. Não há dúvida que a compressão e obstrução venosas desempenham algum papel, junto à compressão cortical direta e à compressão da aorta e da artéria renal.

O diagnóstico de síndrome compartimental abdominal se baseia na suspeita clínica e na medição das pressões da bexiga. Esses valores são obtidos mediante a injeção de 50 mL de salina na bexiga vazia através do cateter de Foley. O tubo da bolsa de drenagem é clampeado, sendo então inserida uma agulha calibre 16 através da abertura de aspiração conectada a um transdutor de pressão.

O tratamento consiste em descompressão abdominal — habitualmente cirúrgica. Abre-se a parede abdominal e a fáscia é deixada aberta. A região é coberta com um curativo para ferida ou com a pele. Depois que o edema desapareceu, a ferida abdominal é fechada, embora a cirurgia definitiva possa ser adiada por um ano, ou ainda mais. Se houver suspeita de hipertensão abdominal, o anestesiologista deverá pesar o custo-benefício de uma nova ressuscitação com líquido. Existe uma relação direta entre o volume de cristaloide administrado e a incidência de síndrome do compartimento abdominal. Nessa situação, provavelmente será preferível uma ressuscitação com coloide.[89-91]

Disfunção renal perioperatória

Disfunção renal é relativamente comum no período pós-operatório. Sua frequência é maior em certos tipos de cirurgia, como reconstrução aórtica, em que foi informado um percentual de 25%.[92] Disfunção renal pós-operatória se manifesta com um espectro de gravidade que pode variar desde leves defeitos até a insuficiência renal, necessitando de diálise. Quando a insuficiência renal aguda se superpõe a outras doenças subjacentes, observa-se aumento significativo na morbidade e na mortalidade,[93,94] mas mesmo uma disfunção renal moderada poderá piorar os resultados cirúrgicos. De fato, a sobrevida a longo prazo depois de uma cirurgia cardíaca diminui em pacientes que exibem comprometimento renal moderado no período pós-operatório,[95] e foram observadas estadas hospitalares mais longas em pacientes com disfunção renal branda depois de cirurgia vascular.[96] Assim, não podemos subestimar a importância da morbidade renal perioperatória, e sua prevenção assume importância particular. Infelizmente, nenhuma das estratégias até agora propostas visando proteger os pacientes contra essa complicação tem forte apoio em evidências clínicas. Assim, continua o estudo da redução do risco de complicações renais.

Fisiopatologia

O rim está sujeito a diversos eventos prejudiciais no período perioperatório. Entre esses eventos, hipoperfusão renal é um dos fatores mais importantes a contribuir para a disfunção renal.[97] As causas mais comuns de diminuição do fluxo sanguíneo renal são hipovolemia, insuficiência cardíaca e clampeamento vascular. A hipoperfusão renal resulta em lesão hipóxica na porção externa da medula renal, uma área que é particularmente sensível à hipóxia. De fato, essa região recebe uma irrigação sanguínea limitada com relação ao alto consumo de oxigênio, em virtude da intensa reabsorção de soluto pelo segmento espesso da alça de Henle. Alterações nas bombas iônicas, perda de adenosina trifosfato intracelular, aumento do cálcio intracelular e tumefação e esfacelamento da célula epitelial tubular são caracteristicamente observados durante a lesão hipóxica renal. Além disso, a lesão hipóxica também pode fazer com que o rim fique mais sensível aos eventos isquêmicos subsequentes, o que fica sugerido pela perda da autorregulação renovascular observada em animais depois da isquemia renal.[97]

Substâncias nefrotóxicas também contribuem de maneira importante para a lesão renal, sendo reconhecido que seus efeitos são sinergicamente aumentados pela isquemia e hipoperfusão renais concomitantes.[98] É provável que um dos mecanismos de nefropatia por corante de contraste, causa comum de disfunção renal perioperatória, seja a ultrafiltração de uma carga osmótica elevada que, ao estimular um aumento da reabsorção de solutos em nível tubular, pode aumentar o consumo de oxigênio tubular, favorecendo a hipóxia celular. Medicamentos anti-inflamatórios lesionam agudamente as células renais, ao inibirem a formação de prostaglandinas; seu efeito fica acentuado quando o rim está numa situação de hipoperfusão. De fato, prostaglandinas são geradas durante a hipoperfusão renal, com o efeito de manter o fluxo sanguíneo para os vasos peritubulares e de diminuir a reabsorção tubular. A supressão de sua formação pode acarretar isquemia das células tubulares. Finalmente, doença renal, diabetes, hipertensão e isquemia crônica preexistentes aumentam a sensibilidade do rim a agressões isquêmicas ou químicas superpostas.[99] Essa situação está relacionada a uma reserva funcional renal menor, à regulação renovascular comprometida (conforme pode ser observado em pacientes hipertensos) e ao fato de que os efeitos de agressões renais são com frequência permanentes e provavelmente se reforçam, de maneira cumulativa, no curso da vida do paciente.

Fatores de risco

O risco de disfunção renal perioperatória fica significativamente afetado por fatores ligados ao paciente, como idade avançada,[92] disfunção do ventrículo esquerdo[93] e insuficiência renal preexistente.[93] Uma parte significativa da população exibe disfunção renal leve a moderada, particularmente os idosos (ver Fig. 7.4),[67] e está em maior risco de progressão para insuficiência renal, caso ocorra sobreposição de nova lesão renal no período perioperatório. A presença de diabetes e de hipertensão sistêmica está associada ao aumento do risco de disfunção renal pós-operatória, embora não tenha sido esclarecido se esse é um fator de risco independente ou se é consequência de insuficiência renal preexistente. Colestase está associada a maior risco de morbidade renal, provavelmente em função de maior endotoxemia.[100] Recentemente, foi informada evidência de predisposição genética para o comprometimento renal pós-operatório. Num estudo prospectivo de pacientes submetidos à cirurgia cardíaca, certos alelos do genótipo de apolipoproteína E foram associados a elevações mais expressivas de creatinina no período pós-operatório,[101] sugerindo que, no futuro, seja realizada uma estratificação do risco por meio de teste genético. A Tabela 7.16 lista os fatores de risco para disfunção renal perioperatória.

Entre os fatores ligados à cirurgia, a cirurgia de grande porte, a grande perda de sangue no período intraoperatório e a necessidade de transfusão aumentam significativamente o risco de disfunção renal,[92] mas cirurgia vascular e cardíaca estão associadas ao maior risco de morbidade renal. Em particular, a incidência de morbidade renal pós-operatória depois de cirurgia aórtica é elevada, e não diminuiu nos últimos anos, apesar das melhoras no tratamento cirúrgico e no cuidado anestésico. Em pacientes submetidos a reparo de aneurisma aórtico toracoabdominal, Rectenwald et al. detectaram incidência de 28% de disfunção renal, que se associou a piores resultados.[102] Pacientes que passam por cirurgia vascular exibem elevada incidência de doença renal pré-operatória,[92] em razão das suas comorbidades – um fato que explica em parte a alta frequência de morbidade renal perioperatória nessa população. Tanto a localização proximal como a duração prolongada do clampeamento transversal da aorta[103] estão associadas à deterioração da função renal depois da cirurgia aórtica. A lesão renal depois do clampeamento aórtico está ligada não só à isquemia parenquimatosa, mas também à ativação inflamatória e à lesão de reperfusão isquêmica do intestino. Ao evitar-se a prática de clampeamento transversal da aorta com reparo endovascular, pode-se prevenir tais complicações. O mais recente estudo randomizado e controlado comparando reparo de aneurisma aórtico infrarrenal endovascular e aberto demonstrou uma incidência similarmente baixa de complicações renais nos dois ramos do estudo – um achado que provavelmente se deveu ao baixo percentual de complicações renais em pacientes apenas com aneurismas infrarrenais.[104] Instrumentos mais modernos, que permitem o reparo de aneurismas mais proximais – que, de outra forma, dependeriam de clampeamento suprarrenal – oferecerão, no futuro, a possibilidade de diminuir a incidência de complicações renais.

Pacientes submetidos à cirurgia cardíaca estão em alto risco de complicações renais e o risco aumenta ainda mais numa situação de substituição de válvula.[105] Num estudo prospectivo de coorte em pacientes submetidos à cirurgia cardíaca, Chertow et al. identificaram dez fatores de risco para morbidade renal e estratificaram pacientes em três grupos com risco crescente (Tab. 7.17).[106] Esse mode-

TABELA 7.16 Fatores de risco para disfunção renal perioperatória e cuidado anestésico

Fatores do paciente	
Doença renal preexistente Insuficiência cardíaca	Otimize o estado de volume e o débito cardíaco, líquidos intravenosos e/ou inotrópicos; considere monitoração hemodinâmica invasiva e/ou ecografia transesofágica. Otimize o controle da pressão arterial antes da cirurgia; no período intraoperatório, mantenha a pressão arterial próxima ao nível basal.
Idade avançada	
Hipovolemia	
Sepse	
Diabetes	
Hipertensão	
Colestase	
Fatores cirúrgicos	
Cirurgia vascular	Otimize o estado de volume e o débito cardíaco.
Cirurgia cardíaca	Considere manitol para o pinçamento vascular, embora haja pouca evidência em apoio a esse procedimento.
Cirurgia abdominal de grande porte	
Trauma	
Transplante	
Fatores farmacológicos	Evite hipovolemia.
Antimicrobianos	Evite antimicrobianos nefrotóxicos ou otimize o esquema e a formulação.
AAINEs	Evite AAINEs em pacientes em risco.
Corante de contraste	Evite estudos de contraste ou administre N-acetilcisteína, bicarbonato; considere ultrafiltração.

lo foi validado numa população mais ampla de pacientes, podendo servir como guia para a estratificação de risco de pacientes a serem submetidos a esse tipo de cirurgia.[107] O comprometimento renal depois de uma cirurgia cardíaca está ligado à hipoperfusão renal, ativação inflamatória pelo *bypass* cardiopulmonar e endotoxemia resultante da isquemia intestinal. Mas não está claro se o ato de evitar o *bypass* cardiopulmonar diminui a incidência de insuficiência renal pós-operatória. O achado de um decréscimo significativo no comprometimento renal com cirurgia *off-pump* (i. e., com circulação extracorpórea)[108,109] não foi confirmado em todos os estudos.[110,111] O maior estudo randomizado e controlado comparando a revascularização coronária *off-pump vs. on-pump* (i. e., com e sem circulação extracorpórea) não estudou especificamente a morbidade renal, mas demonstrou resultados comparáveis e melhor custo-benefício com a técnica com circulação extracorpórea.[112]

Terapia de substituição renal

A terapia de substituição renal envolve o uso de membranas biocompatíveis semipermeáveis para remoção de produtos de excreção nitrogenados, produtos iônicos do metabolismo e líquidos do corpo. As indicações para terapia de substituição renal estão listadas na Tabela 7.18. São três tipos: hemodiálise intermitente, diálise peritonial e terapia de substituição renal contínua. Dois processos são subjacentes à terapia de substituição renal: difusão e convecção.

Difusão é um processo no qual o movimento de solutos ocorre ao longo de um gradiente eletroquímico de um compartimento onde estão em elevada concentração para outro onde estão em concentração mais baixa (Fig. 7.5). Uma solução eletrolítica avança em contracorrente para o sangue que flui no outro lado de um filtro semipermeável (de poros pequenos). Moléculas pequenas como a ureia se movimentam ao longo do gradiente de concentração para o líquido dialisado. Moléculas maiores são removidas de maneira deficiente por esse processo. A remoção do soluto é diretamente proporcional à velocidade de fluxo do dialisado.

Convecção/ultrafiltração é um processo em que o soluto é transportado através de uma membrana semipermeável em resposta a um gradiente de pressão transmembrana (um processo conhecido como arrasto de solvente). Esse processo mimetiza a situação real no rim humano normal (Fig. 7.6). A velocidade de ultrafiltração depende da porosidade da membrana e da pressão hidrostática do sangue, que de-

TABELA 7.17 Fatores de risco independentes para insuficiência renal aguda depois de cirurgia cardíaca

Cirurgia valvular
Diminuição do *clearance* de creatinina
Bomba de balão intra-aórtica
Cirurgia cardíaca prévia
Classe IV da New York Heart Association
Doença vascular periférica
Fração de ejeção < 35%
Estertores pulmonares
Doença pulmonar obstrutiva crônica
Hipertensão ou hipotensão sistólica

Modificado de Chertow GM, Lazarus JM: Preoperative renal risk stratification. *Circulation* 1997;95:878-884.

pende do fluxo sanguíneo. Esse é um modo muito eficaz de remoção de líquidos e moléculas de tamanho médio, que supostamente causam uremia.

Hemodiálise intermitente é a modalidade mais amplamente utilizada e mais eficaz. Podem ser removidas grandes quantidades de líquido e anormalidades eletrolíticas podem ser rapidamente corrigidas. O sistema composto de um cateter intravenoso de duplo lúmen ou fístula arteriovenosa, uma bomba que força o sangue para um filtro (membrana semipermeável), o líquido dialisado (habitualmente água desionizada) que flui de um lado para outro e uma linha de retorno para o paciente. A velocidade do fluxo sanguíneo vai de 200 a 400 mL/min, o fluxo do dialisado é de aproximadamente 500 mL/min, a velocidade de filtração fica entre 300 e 2.000 mL/hora, e a eliminação de ureia é de 150 a 250 mL/min. Nesse caso de fluxo e taxa de eliminação altos, esses pacientes – dependendo da extensão de seu catabolismo – necessitarão apenas de 3 a 4 horas de diálise, duas a três vezes por semana. Ocorrem desvios osmóticos e de líquidos dramáticos entre os compartimentos intravascular e extravascular, causando hipotensão e desequilíbrio temporários. Muitos pacientes criticamente enfermos não podem tolerar essa situação. Com a hemodiálise, a remoção preferencial de solutos e água do sangue irá ocorrer enquanto o sangue avança através do dialisador e entra "em contato" com o dialisado por meio de uma rede fechada de membranas semipermeáveis. Essas membranas permitem o movimento difuso de solutos não ligados à proteína, de acordo com seu tamanho molecular e gradientes químicos entre o dialisado e o sangue. A remoção de água e sódio depende do gradiente de pressão hidrostática transmembrana entre o dialisado e o sangue, que é estabelecido pela cabeça de pressão do sangue ao se movimentar pelo dialisado, pela resistência ao retorno do sangue ao paciente e pela pressão negativa no compartimento de dialisado criada pelo rápido fluxo de contracorrente através do compartimento. Anticoagulação com heparina é o método de rotina para prevenção de trombose do circuito extracorpóreo durante uma diálise intermitente aguda.

TABELA 7.18 Indicações para terapia de substituição renal

Indicações
Oligúria (débito urinário < 200 mL/12 horas)
Anúria (débito urinário < 50 mL/12 horas)
Hipercalemia (K+ > 6,5 mEq/L)
Acidemia grave (pH < 7,1)
Azotemia (ureia > 180 mg/dL)
Edema pulmonar
Encefalopatia urêmica
Pericardite urêmica
Neuropatia/miopatia urêmica
Disnatremia grave (Na+ >160 ou <115 mEq/L)
Hipertermia
Overdose de agente farmacológico com toxina dialisável

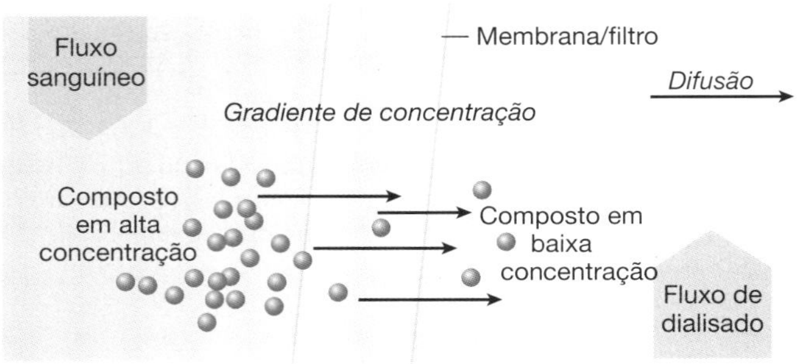

FIGURA 7.5 Representação esquemática da difusão.

Síndrome do desequilíbrio por diálise é uma condição autolimitada, caracterizada por náusea, vômito, dor de cabeça, alteração da consciência e – raramente – convulsões ou coma. Essa síndrome ocorre tipicamente depois de uma primeira diálise em pacientes muito urêmicos. A síndrome é deflagrada pelo rápido movimento da água para o interior das células cerebrais em seguida à ocorrência de hipo-osmolalidade plasmática temporária, pois os solutos são rapidamente eliminados da corrente sanguínea durante a diálise. A incidência dessa complicação caiu nos últimos anos, com a instituição mais gradual da diálise e a prescrição precisa da diálise, com inclusão de variáveis como tamanho da membrana, velocidade do fluxo sanguíneo e perfil de sódio.

Diálise peritonial tem a vantagem de ser simples e com bom custo-benefício. Um pequeno tubo é cirurgicamente inserido na cavidade peritonial. Em seguida, faz-se infusão de dextrose no peritônio, permanecendo *in situ* durante 4 a 6 horas. Os produtos de excreção se difundem ao longo do gradiente de concentração para o líquido, que será drenado ao longo de 30 a 40 minutos. As principais desvantagens da diálise peritonial são a má eliminação do soluto, controle urêmico insatisfatório, risco de infecção peritonial e obstrução mecânica das funções pulmonar e cardiovascular.

Terapia de substituição renal contínua é utilizada em unidades de terapia intensiva para tratamento de pacientes hemodinamicamente instáveis. Em casos de enfermidade crítica, o fenômeno de extravasamento capilar aumenta o volume intersticial e faz com que os pacientes fiquem edemaciados.

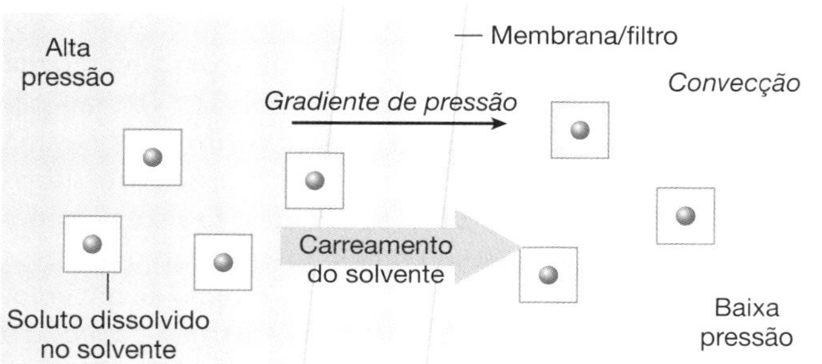

FIGURA 7.6 Representação esquemática da convecção.

Isso dificulta o cálculo e, na verdade, a eliminação dos solutos. As técnicas contínuas levam a uma eliminação mais eficaz da ureia e da água. A terapia de substituição renal contínua combina diálise e ultrafiltração, tendo sido utilizada no tratamento de pacientes com insuficiência renal aguda, choque, sepse e sobrecarga maciça de líquido. As velocidades típicas de fluxo sanguíneo são 120 a 150 mL/min, e as velocidades do dialisado ficam em 1 a 4 L/hora. Encontra-se em amplo uso uma versão mais agressiva – a ultrafiltração de grande volume, particularmente em pacientes com insuficiência renal induzida por sepse. Na filtração de grande volume, ocorre ultrafiltração no paciente de até 35 mL/kg/hora.[113] Cole et al. sugeriram que esse pode ser um método eficiente de redução das necessidades pressóricas em pacientes com sepse.[114]

Transplante de rim

O transplante de rim proporciona melhor sobrevida e qualidade de vida do que a diálise para pacientes com DRET. Em comparação com a diálise, há vantagem para a sobrevida a longo prazo associada ao transplante de rim cadavérico ("rim de doador falecido" é a denominação preferida pela Association of Organ Procurement Organizations). Essa diferença é mais pronunciada em pacientes com diabetes e glomerulonefrite como causas de DRET.[115-117]

Idealmente, o transplante de rim deve preceder a necessidade de diálise. Foi demonstrada uma relação desfavorável progressiva entre o tempo gasto na terapia com diálise e o resultado. Quatro anos de terapia com diálise confere aproximadamente 70% de mortalidade adicional e de perda do enxerto, em comparação com o transplante de rim realizado antes da terapia com diálise.[118,119] O transplante de rim pode levar à resolução completa de complicações cardiovasculares, disfunção sistólica, hipertrofia do ventrículo esquerdo, dilatação do ventrículo esquerdo ou uremia,[120] bem como outras comorbidades relacionadas à DRET.[121]

O número de doações de rins cadavéricos permanece em aproximadamente 9.000 por ano, apesar da persistente educação pública e ajustes da legislação para facilitação do processo de doação de órgãos. Assim, a espera por um rim cadavérico pode chegar a vários anos. Enquanto isso, a mortalidade anual média de pacientes dialisados à espera por um transplante se situa entre 6 e 10%.[115] Felizmente, foi grande o progresso em termos de aumento do número de doadores renais vivos. Em 2001, pela primeira vez nos Estados Unidos, o número de doadores vivos excedeu o número de doadores cadavéricos.[122]

A introdução de ciclosporina em 1983 e de uma série de novos agentes imunossupressivos eficazes – corticosteroides, tacrolimus, micofenolato, azatioprina e sirolimus –, bem como protocolos nos anos subsequentes, levou a baixos percentuais de mortalidade e de sobrevida depois de um ano com o enxerto para algo próximo de 90% por volta de meados dos anos de 1990.[123-125] Atualmente, são utilizados anticorpos antilinfócitos, além de agentes imunossupressivos.[126,127]

Em 1987, A United Network for Organ Sharing (UNOS) (Rede Unida para Compartilhamento de Órgãos) começou a administrar a Organ Procurement and Transplantation Network (Rede para Busca e Transplante de Órgãos) sob contato com o Departamento de Saúde dos Estados Unidos. Foi criado um algoritmo para alocação que classificava os pacientes de acordo com seu tempo de espera e conferia pontos para graus variáveis de compatibilização entre antígenos leucocitários humanos (HLA), num esforço de utilização dos órgãos de maneira imparcial.

A Tabela 7.19 lista o algoritmo para alocação de rins de doador cadavérico entre 1995 e outubro de 2002, juntamente com as mudanças subsequentes. O algoritmo depende de constante reavaliação, à medida que a realidade da lista de espera em constante expansão vai mudando com o tempo e com a disponibilização de novas informações relativas às implicações de decisões de programas de ação prévia.

Considerações anestésicas

Por conta da presença de doenças coexistentes na população com insuficiência renal crônica, há necessidade de uma avaliação pré-operatória mais abrangente. Uma estratégia terapêutica proposta para pacientes com DRET que sejam candidatos para transplante de rim está ilustrada na Figura 7.7.

Devemos selecionar a monitoração da anestesia com base em comorbidades cardíacas específicas. Raramente há necessidade de um cateter para pressão da artéria pulmonar, mas devemos considerar seu uso em pacientes com doença da artéria coronária grave e com disfunção do ventrículo esquerdo, anormalidades valvulares moderadas a graves, ou hipertensão significativa da artéria pulmonar.

A situação do volume pode variar com o tempo a contar da última diálise. A expansão de volume intraoperatório aumenta o fluxo sanguíneo renal, estando associada a melhor funcionamento do enxerto.[128-132] Foi demonstrado que a simples administração de manitol em combinação com a expansão de volume diminui a incidência de necrose tubular aguda, depois do transplante de rim.[133,134] Soluções com hidroxietil-amido devem ser administradas com cautela, por causa de seu potencial efeito deletério na função renal.[135]

Hemostasia

Várias anormalidades hemostáticas foram associadas à DRET.[136] São comuns a função plaquetária anormal e uma queda nos níveis dos fatores VIII e de von Willebrand. A diálise pré-operatória melhora a função plaquetária, constituindo-se na viga-mestra da prevenção do sangramento urêmico, embora esse procedimento nem sempre seja imediatamente eficaz. Desmopressina, 0,3 μg/kg, administrada por via intravenosa uma hora antes da cirurgia, e crioprecipitado, 10 unidades ao longo de 30 minutos, efetivos em uma hora, oferecem uma alternativa e constituem tratamento eficaz para a reversão temporária do sangramento urêmico em pacientes que necessitem de procedimentos invasivos urgentes.[137,138]

TABELA 7.19 Sistema de pontuação UNOS para alocação de rim cadavérico antes de outubro de 2002, com mudanças subsequentemente implementadas, adotadas e propostas

Categoria	Pontos atribuídos antes de outubro de 2002	Alterações
Tempo de espera	1 ponto atribuído ao paciente que está esperando há mais tempo, frações proporcionalmente atribuídas aos pacientes restantes, 1 ponto adicional para cada ano completo de espera	Sem alteração
Estimativa de espera	Desde o momento do registro no UNOS depois de RFG < 20 mL/min Tempo perdido durante a inatividade	Do momento da diálise, ou RFG < 20 mL/min* Sem perda por inatividade†
Incompatibilidade entre antígenos	7 pontos para 0 incompatibilidade de B e RD 5 pontos para 1 incompatibilidade de B ou RD 2 pontos para 2 incompatibilidades de B ou RD	2 pontos para 0 incompatibilidade RD 1 ponto para 1 incompatibilidade RD‡
Anticorpo painel-reativo	4 pontos, se anticorpo reativo a painel > 80%	Sem alteração
Pediátrico	4 pontos para idade < 11 anos; 3 pontos para idade de 11 anos mas < 18 anos	Sem alteração
Rins ECD	Alocação baseada no tempo de espera‡	Sem categoria

RFG, ritmo de filtração glomerular; B, sangue; RD, relacionado a doador; ECDs: todos os doadores > 60 anos ou doadores > 50 anos com histórico de hipertensão, disfunção renal ou causa não traumática de morte.
*Mudanças propostas.
†Adotado.
‡Subsequentemente implementado.
De Danovitch GM, Cecka JM: Allocation of deceased donor kidneys: Past, present, and future. *Am J Kidney Dis 2003;42:882-890.*

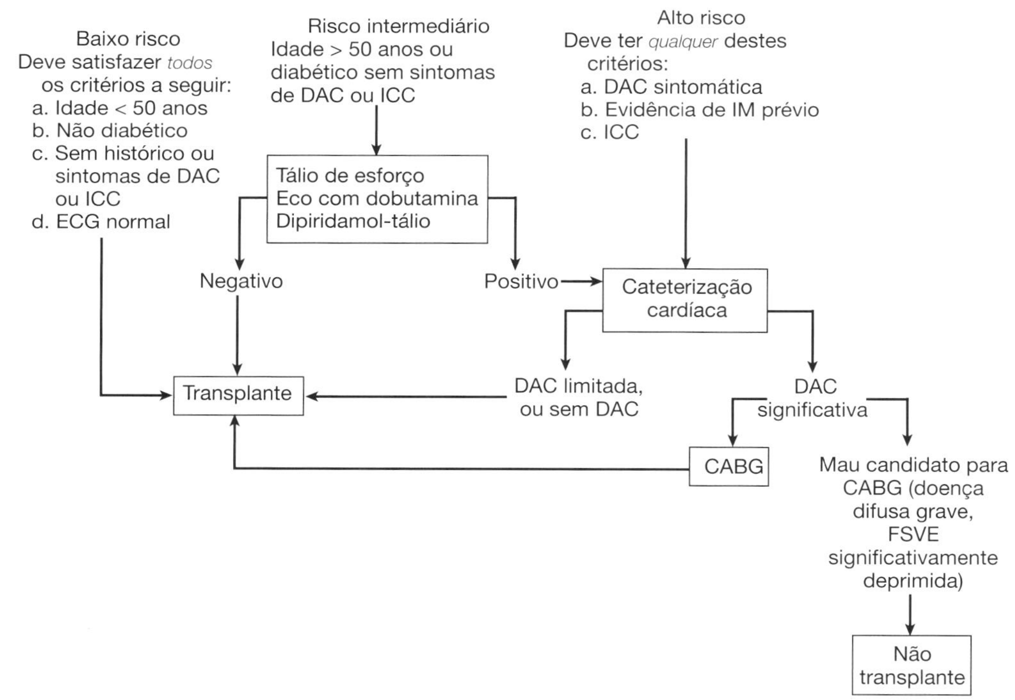

FIGURA 7.7 Estratégia terapêutica para pacientes com DRET candidatos a transplante de rim. CABG, enxerto de *bypass* de artéria coronária (reperfusão); DAC, doença arterial coronariana; ICC, insuficiência cardíaca congestiva; ECG, eletrocardiograma; eco, ecocardiograma; FSVE, função sistólica do ventrículo esquerdo; IM, infarto do miocárdio. (De Lemos JA, Hillis LD: Diagnosis and management of coronary artery disease in patients with end-stage disease on hemodialysis. *J Am Soc Nephrol* 1996;7:2044-2054.)

Hipercalemia

Atualmente, a hipercalemia leve a moderada, que leva à secreção renal direta de potássio dependente de aldosterona, é considerada uma resposta adaptativa.[139] Devem ser tolerados níveis séricos estáveis de potássio de 5,0 a 5,5 mmol/L antes da cirurgia.

CONSIDERAÇÕES INTRAOPERATÓRIAS PARA O PACIENTE COM DOENÇA RENAL

Controle hemodinâmico

O controle hemodinâmico intraoperatório do paciente renal constitui grande desafio. Em pacientes que estejam anúricos ou oligúricos, a administração de líquido intravenoso deve ficar limitada à correção das perdas, diante de sua reduzida tolerância à sobrecarga de líquido. Em pacientes com função renal residual, hipotensão, hipovolemia e hipoperfusão renal podem acelerar a progressão até DRET, devendo ser evitadas. Contudo, a frequente coexistência de disfunção sistólica e diastólica do ventrículo esquerdo faz com que esses pacientes tenham propensão para baixo débito cardíaco. Além disso, muitos pacientes se apresentam para cirurgia com hipertensão mal controlada, enquanto seus rins não podem tolerar grandes oscilações na pressão arterial, por causa da autorregulação comprometida. Portanto, pacientes com doença renal que serão submetidos a procedimentos de maior risco frequentemente necessitam de monitoração hemodinâmica invasiva com cateteres arteriais, venosos centrais ou arteriais pulmonares. Não existem recomendações definidas para orientação da escolha das técnicas de monitoração. Na verdade, questiona-se a acurácia das pressões de enchimento para estimativa da situação de volume do paciente,[140] enquanto não foi documentado benefício do uso intraoperatório rotineiro de cateteres arteriais pulmonares.[141] A escolha da monitoração hemodinâmica deve tomar por base a história e as características de cada paciente, devendo ser orientada para metas hemodinâmicas específicas, como a otimização do débito cardíaco. O uso de ecocardiografia transesofágica intraoperatória para monitoração hemodinâmica e da situação de volume pode ter seu papel em pacientes com doença renal.

A evidência disponível para orientação da escolha de líquidos intravenosos ainda é escassa, mas o uso de soluções balanceadas em vez de solução salina normal oferece vantagens, como, por exemplo, evitar a acidose hiperclorêmica. Comumente, são evitadas as soluções que contêm potássio em pacientes anúricos com níveis mais elevados desse eletrólito, embora seja mínima a ingestão de potássio associada à administração de quantidades moderadas desses líquidos. Ainda não ficou esclarecido se o uso de coloides beneficia pacientes renais. É conhecida a toxicidade renal de dextrana, mas foram informadas alterações na função renal também com hetastarch, e ainda não se tem certeza da segurança de seu uso em pacientes com insuficiência renal.[142] No entanto, em um estudo, hetastarch administrado na dose de 15 mL/kg não causou lesão nos pacientes sem doença renal preexistente,[143] e formulações mais recentes dessa substância com adição de soluções balanceadas e com peso molecular mais baixo melhoraram o perfil de segurança da droga.[144,145] Provavelmente, a administração de albumina deverá ficar reservada para pacientes com síndrome nefrótica com níveis séricos muito baixos dessa proteína.

Habitualmente o acesso intravenoso é difícil em pacientes com DRET, e com frequência haverá necessidade de um acesso venoso central. As veias e artérias do membro superior não dominante devem ficar preservadas da canulação vascular, porque no futuro talvez sejam necessárias para acesso à diálise. Também deverá ser evitada a canulação da veia subclávia, porque frequentemente esse procedimento complica-se por trombose, o que compromete o acesso à diálise.

Escolhas farmacológicas

O cuidado anestésico de pacientes com insuficiência renal é complicado pelo fato de que a farmacocinética de diversos agentes anestésicos altera-se significativamente. Agentes não lipossolúveis, que são ionizados e que sofrem excreção renal significativa são mais intensamente afetados pela disfunção renal. Embora insuficiência renal nem sempre aumente a duração de uma dose única desses agentes, a repetida administração ou infusão deverá ser processada em dose reduzida e, havendo possibilidade, o efeito deverá ser monitorado. A insuficiência renal também pode afetar a resposta a agentes mais lipossolúveis não principalmente excretados pelos rins. De fato, alguns agentes sofrem biotransformação pelo fígado até metabólitos ativos que efetivamente sofrem excreção renal significativa e, portanto, podem ficar acumulados em pacientes com insuficiência renal. Além disso, todos os agentes que se ligam intensamente à proteína têm uma fração livre aumentada em presença de hipoproteinemia, por exemplo, em pacientes com síndrome nefrótica. Finalmente, a resposta a agentes hipnóticos fica com frequência exacerbada em pacientes urêmicos — um efeito que foi atribuído à maior permeabilidade da barreira hematoencefálica. A Tabela 7.20 lista diversas opções anestésicas em pacientes com insuficiência renal crônica.

Indução

As doses de agentes de indução devem ser reduzidas significativamente, por causa do aumento da fração livre desses agentes, particularmente quando são utilizados barbitúricos. A mesma consideração se aplica aos benzodiazepínicos, quando utilizados para indução ou como pré-medicamentos. O propofol não é excretado de maneira significativa pelo rim e, embora pacientes com DRET exibam ligeiro aumento de distribuição para esse agente, a meia-vida de propofol não fica amplamente prolongada nesses pacientes.[146] Foi informada a necessidade de dose de indução maior para propofol em um estudo que comparou pacientes com DRET e pacientes normais — um resultado que foi imputado à anemia concomitante e a um estado circulatório hiperdinâmico.[147] A escolha da dose do agente anestésico de indução também

TABELA 7.20 Escolha de agentes anestésicos para pacientes renais

Tipo de agente	Preferido	Utilizado com cautela	Evitado
Agentes inalatórios	Isoflurano Desflurano	Enflurano Sevoflurano	Metoxiflurano
Agentes de indução	Etomidato Quetamina	Tiopental Propofol Midazolam	Diazepam Lorazepam
Opioides	Fentanil Remifentanil Alfentanil	Morfina Hidromorfona	Meperidina
Bloqueadores neuromusculares	Cisatracúrio Atracúrio Mivacúrio	Vecurônio Succinilcolina Rocurônio	Pancurônio Doxacúrio

deve levar em conta a possível presença de disfunção autonômica, hipovolemia, tamponamento pericárdico e uso pré-operatório de inibidores da ECA[148] – todos os fatores que podem causar hipotensão depois da indução da anestesia. Uma estratégia segura de indução é uma lenta titulação dos agentes anestésicos e sedativos, a menos que esteja indicada uma indução com sequência rápida.

A quetamina é metabolizada pelo fígado, tem meia-vida de redistribuição curta, é bem tolerada hemodinamicamente e está indicada em pacientes em risco de hipotensão. Contudo, os metabólitos ativos norquetamina e desidronorquetamina são excretados pelos rins, tendo potencial teórico para acúmulo depois do uso prolongado.[149] Etomidato pode ser utilizado em pacientes hemodinamicamente instáveis, diante do bom perfil hemodinâmico desse agente. O uso de infusões prolongadas de etomidato fica contraindicado, devido à supressão adrenal e ao possível acúmulo do solvente propileno glicol em pacientes com insuficiência renal.

Relaxantes musculares

A indução com sequência rápida é frequentemente indicada em pacientes com insuficiência renal, por causa da elevada incidência de gastroparesia. Succinilcolina não está contraindicada, desde que não haja hipercalemia preexistente. De fato, esse agente causa aumento temporário nos níveis séricos de potássio, mas esse efeito em pacientes renais é similar ao que ocorre em indivíduos normais.[150] O uso de succinilcolina, na ausência de efeitos adversos significativos, foi descrito também em pacientes moderadamente hipercalêmicos.[151] Rocurônio é uma alternativa aceitável à succinilcolina para indução com sequência rápida, caso seja aceitável uma paralisia mais prolongada. A insuficiência renal não afeta a resposta a uma dose única de rocurônio. A eliminação de rocurônio é principalmente biliar, embora tenha sido medida em seres humanos 26% de excreção renal.[152] Sua duração de ação fica apenas ligeiramente prolongada depois de doses repetidas.[153] De fato, a eliminação plasmática desse agente não é afetada pela disfunção renal, embora o volume de distribuição esteja aumentado, o que resulta em meia-vida mais prolongada.

Pancurônio tem sua meia-vida aumentada em pacientes cuja eliminação de creatinina é mais baixa do que 50 mL/min,[154] e, portanto, deverá ser evitada a administração prolongada ou repetida desse agente. Em virtude da presença de relaxantes musculares alternativos que são menos afetados pela disfunção renal, em geral o pancurônio é evitado nesses pacientes. Vecurônio é principalmente biotransformado e excretado pelo fígado, tendo apenas 15% de excreção renal, mas sua duração de ação fica prolongada em pacientes com DRET. Esse efeito se deve a um decréscimo na eliminação, à maior resposta às concentrações sanguíneas do agente e ao acúmulo do metabólito ativo 3-desacetil-vecurônio.[155] Embora deva ser evitada a infusão prolongada de vecurônio para relaxamento muscular em unidades de terapia intensiva, o uso intraoperatório desse agente em pacientes com insuficiência renal crônica é seguro, desde que sejam implementados os ajustes de dose e a monitoração neuromuscular apropriados.

Doxacúrio, outro relaxante muscular não despolarizante, é excretado principalmente pelos rins, e o tempo para recuperação do relaxamento muscular fica significativamente aumentado em pacientes com eliminação de creatinina inferior a 40 mL/min.[156] Atracúrio e seu isômero cisatracúrio são as opções mais atrativas para pacientes com insuficiência renal. Em particular, cisatracúrio é mais potente e promove menor liberação de histamina, em comparação com atracúrio; por essas razões, cisatracúrio se tornou popular. Esses dois agentes sofrem eliminação não dependente de órgão pela reação de Hoffman, com eliminação não dependente da dose e com produção de laudanosina.[157] Embora o acúmulo de laudanosina tenha causado irritação cerebral em modelos experimentais, não foram publicados estudos de convulsões causadas por cisatracúrio em seres humanos.[158]

Mesmo quando a eliminação do relaxante muscular está prolongada por causa de insuficiência renal, o uso de agentes de reversão ainda será seguro, porque esses agentes passam por significativa excreção renal (50% no caso de neostigmina) e sua duração de ação fica prolongada pela disfunção renal.[159] Além disso, a reversão do relaxamento muscular com neostigmina não sofre atraso depois de uma dose única de vecurônio.[160]

Manutenção e período pós-operatório

Os efeitos de anestésicos inalatórios em pacientes com e sem disfunção renal já foram discutidos anteriormente. Embora quase todos os agentes intravenosos utilizados durante a anestesia e no período pós-operatório passem por metabolismo hepático, alguns deles sofrem transformação para metabólitos ativos que são excretados pelo rim e podem se acumular durante a insuficiência renal. Esse efeito é mais significativo depois do uso prolongado, por exemplo, no período pós-operatório. Morfina sofre 10% de conjugação até morfina-6-glicuronídeo, uma molécula com enorme potência e que se acumula rapidamente no líquido cerebrospinal de pacientes em insuficiência renal[161] e que pode levar à sedação significativa. Morfina-6-glicuronídeo exibe variabilidade interindividual significativa, provavelmente por causa do polimorfismo genético no receptor de opioides,[162] tendo início de ação retardado, provavelmente por causa da lenta transferência através da barreira hematoencefálica.[163]

Morfina-6-glicuronídeo pode ser eliminada por hemodiálise. Semelhante à morfina, meperidina e hidroximorfona são transformadas em metabólitos neurotóxicos; esses agentes devem ser utilizados com cautela ou simplesmente serem evitados. Remifentanila, fentanila e alfentanila não têm metabólitos ativos, sendo bem tolerados em pacientes com insuficiência renal.

Entre os benzodiazepínicos, midazolam, lorazepam e diazepam são transformados até metabólitos excretados pelo rim, devendo ser utilizados com cuidado, particularmente durante a sedação pós-operatória. Além disso, as atuais formulações de lorazepam contêm propilenoglicol, uma substância tóxica excretada pelo rim que se acumula depois da administração prolongada de altas doses em pacientes com insuficiência renal.[164]

O uso de anestesia intravenosa total com propofol, remifentanila e cisatracúrio foi proposto para pacientes renais, sendo procedimento provavelmente seguro.[165] Contudo, as vantagens dessa estratégia tão complexa e dispendiosa não são claras, considerando a segurança dos atuais anestésicos inalatórios.

Comumente, o anestesiologista opta pela anestesia regional em pacientes renais, particularmente para procedimentos periféricos como a criação de fístulas arteriovenosas, para as quais uma escolha popular consiste nos bloqueios do plexo braquial. O bloqueio neuroaxial central pode ser utilizado com segurança, desde que se tenha em mente que pacientes renais têm propensão para instabilidade hemodinâmica e hipotensão quando o bloqueio simpático se sobrepõe a uma disfunção autonômica preexistente. Foi descrita a ocorrência de hematoma epidural depois de bloqueio neuroaxial em um paciente com insuficiência renal crônica;[166] e deve-se suspeitar fortemente dessa possibilidade. Todavia, é provável que esse seja um evento muito raro em pacientes adequadamente dialisados.

Efeitos dos agentes farmacológicos perioperatórios na função renal

Anestésicos

Agentes anestésicos afetam a função renal principalmente por meio de seus efeitos sistêmicos. De fato, quase todos os anestésicos deprimem o débito cardíaco e a pressão arterial, causando decréscimo na perfusão renal que pode ser corrigido por volume adequado e suporte hemodinâmico. O estresse cirúrgico pode alterar o fluxo sanguíneo glomerular ao promover vasoconstrição local por meio da ativação simpática, enquanto a hipovolemia pode dar início à secreção inadequada de ADH, que, independentemente da osmolalidade sérica, causa redução da excreção de água livre e de urina. Essas alterações são comumente temporárias, a menos que não sejam corrigidas hipovolemia e hipoperfusão renal.

A evidência de que alguns anestésicos inalatórios podem acarretar alteração da função renal trouxe a preocupação de que a morbidade renal pudesse ser causada por esses agentes. Foi demonstrado que tanto metoxiflurano como enflurano causam comprometimento da capacidade de concentração da urina e poliúria resistente ao ADH.[167-169] Esse efeito foi imputado ao fato que esses dois gases passam por intensa biotransformação, porque isoflurano e desflurano minimamente metabolizados não estão associados a efeitos renais,[170,171] mesmo quando administrados durante longo período.[172] A lesão renal causada por gases anestésicos está relacionada à liberação de fluoreto inorgânico.[173] Em estudos experimentais, foi demonstrado que o fluoreto causa lesão no ducto coletor e deposição de cristais ao nível mitocondrial, provavelmente resultando em prejuízo para a reabsorção de Na^+, K^+ ATPase, e água.[174] Com base nas curvas de dose-resposta em animais, um nível crítico de fluoreto de 50 μM é considerado tóxico para o rim.[175] Sevoflurano foi associado à liberação de fluoreto nas proximidades da faixa tóxica.[176,177] Foram observadas alterações nos marcadores bioquímicos sensíveis de alteração das funções renais quando sevoflurano foi administrado a voluntários saudáveis, em comparação com desflurano.[178] Mas não foram observadas alterações no nitrogênio derivado da ureia sanguínea e nem na creatinina com sevoflurano nesses voluntários. Diversos estudos clínicos não conseguiram demonstrar alterações clinicamente significativas da função renal depois da administração de sevoflurano.[179-181] Essa discrepância entre sevoflurano e metoxiflurano, apesar dos níveis séricos de fluoreto comparáveis, pode ser explicada pela eliminação mais rápida do primeiro agente, o que resulta em exposição mais breve das células renais aos níveis crescentes de fluoreto. Contudo, o achado recente que metoxiflurano – e não sevoflurano – passa por biotransformação microssômica significativa no rim, tendo como resultado concentrações mais elevadas de fluoreto intraparenquimatoso, pode explicar porque a real lesão renal não parece ter relação com concentrações séricas de fluoreto.[182]

O sevoflurano é degradado no vinil éter denominado composto A quando administrado em baixos fluxos de gases frescos (< 1 L/min) e, particularmente, quando são utilizados absorventes de Baralyme® de menor diâmetro. Composto A induz nefrotoxicidade relacionada à dose em modelos animais,[183] e o interesse de que níveis sanguíneos tóxicos dessa substância sejam possíveis em seres humanos submetidos à anestesia com baixo fluxo e sevoflurano resultou em considerável preocupação e num alerta pela U.S. Food and Drug Administration contra o uso de sevoflurano com fluxos de gases frescos inferiores a 2 L/min. Contudo, há pouca evidência de que esse agente anestésico cause alterações renais clinicamente significativas, em comparação com outros agentes anestésicos inalatórios, conforme foi observado por Mazze et al. numa análise retrospectiva de 1941 pacientes submetidos à anestesia com sevoflurano.[184] Isso pode ser explicado pelo fato de os níveis de composto A em seres humanos ficarem bem abaixo dos níveis observados em estudos com animais, além de o rim humano ser provavelmente menos sensível a essa substância do que o rim de rato, graças à biotransformação diferente. Também aumentou a preocupação de que sevoflurano possa exacerbar uma doença renal preexistente. Todavia, não foi detectada toxicidade renal quando esse agente foi administrado em pacientes com insuficiência renal em um fluxo relativamente alto de 4 L/min.[185]

Antibióticos e corantes de contraste

É sabido que diversos agentes antimicrobianos que são utilizados no período perioperatório são nefrotóxicos. Aminoglicosídeos estão associados a uma incidência significativa de insuficiência renal. Não foi demonstrado que a prática comum da monitoração dos níveis sanguíneos desses agentes farmacológicos previne lesões, enquanto a administração 1 vez ao dia parece ter efeito protetor, em comparação com as tradicionais 3 vezes por dia.[186] Anfotericina B, um agente antifúngico comum, está associada a uma nefropatia que pode ser atenuada pela administração de líquido e pelo uso de formas de anfotericina B complexada a lipídios.[187] Medicações mais modernas, como voriconazol, podem se revelar menos nefrotóxicas com eficácia antifúngica similar, em comparação com anfotericina.[188]

A administração de corante de contraste radiográfico é relativamente comum no período perioperatório, sendo causa importante de disfunção ou insuficiência renal em pacientes hospitalizados. Os fatores de risco para nefropatia por corante de contraste são doença renal prévia, pacientes idosos, hipovolemia, insuficiência cardíaca e diabetes.[189] Foi demonstrado que corantes não iodados com baixa osmolalidade são um pouco menos lesivos para o rim. Acredita-se que a carga osmolar excessiva, a vasoconstrição renovascular e a lesão por oxidante estejam envolvidos na patogênese da nefropatia por corante de contraste. Até recentemente, hidratação intravenosa era a única estratégia comprovadamente com alguma eficácia na prevenção dessa nefropatia em pacientes de alto risco, ao passo que a furosemida e o manitol não apresentavam efeito positivo.[190] Mais recentemente, foi demonstrado que o uso de *N*-acetilcisteína em combinação com hidratação intravenosa e com administração antes e depois do corante de contraste tem efeito protetor contra a deterioração da lesão renal em pacientes com insuficiência renal crônica.[191] No entanto, esses resultados encorajadores não foram confirmados em outro estudo.[192]

Mais recentemente, a hidratação intravenosa que utiliza uma solução de bicarbonato de sódio teve incidência mais baixa de nefropatia ligada a meio de contraste, em comparação com salina normal, em pacientes com valores de creatinina acima de 1,1 mg/dL.[193] Finalmente, o uso de hemofiltração contínua durante a intervenção coronariana percutânea em pacientes com insuficiência renal crônica reduziu a incidência de nefropatia, em comparação com o uso exclusivo de infusão de salina por via intravenosa.[194] Hemofiltração foi associada também a uma redução na mortalidade hospitalar e depois de 1 ano – um resultado que sublinha a relevância clínica da nefropatia induzida por meio de contraste e a importância de sua prevenção.

Agentes anti-inflamatórios não esteroides

Diversos AAINEs foram associados com nefropatia aguda e crônica. Esse problema pode ser diagnosticado por achados específicos na tomografia computadorizada, e sua apresentação clássica é a necrose papilar.[195] Os mecanismos fisiopatológicos são numerosos, envolvendo uma nefrite mediada por eventos alérgicos, toxicidade direta causada pela exposição crônica a doses elevadas e isquemia medular decorrente da inibição da formação de prostaglandina.[196] Embora exista clara associação entre nefropatia e uso de doses excessivas de analgésicos, é desconhecida a incidência dessa condição em pacientes que tomam as doses habituais desses fármacos. É provável que a incidência de nefropatia causada por AAINEs em pacientes cirúrgicos sem doença renal preexistente seja bastante limitada, embora existam na literatura relatos de caso de eventos renais adversos, particularmente com o uso de cetorolaco.[197] Será mais provável a ocorrência de disfunção renal se AAINEs forem administrados a pacientes que tenham padecido de doença renal preexistente, que sejam hipovolêmicos e que estejam sendo medicados com outros agentes farmacológicos nefrotóxicos.[198] A administração perioperatória de cetorolaco não causou disfunção renal em pacientes que receberam anestesia com alto fluxo de sevoflurano.[199] Diclofenaco não causou decréscimo na função glomerular em pacientes idosos que tinham eliminação basal de creatinina acima de 40 mL/min/1,73 m^2.[200] Ainda não foi esclarecido se o uso de inibidores seletivos da ciclo-oxigenase reduz a incidência de efeitos colaterais renais.[201]

Agentes anti-hipertensivos

Inibidores da ECA são comumente utilizados por pacientes hipertensos, tendo demonstrado benefícios em pacientes com insuficiência cardíaca congestiva, doença da artéria coronária e insuficiência renal. No último grupo, os inibidores da ECA diminuem a excreção urinária de proteína e aparentemente retardam a progressão da insuficiência renal. Antagonistas dos receptores de angiotensina são uma nova classe de agentes farmacológicos recentemente introduzidos na terapêutica para pacientes com intolerância aos inibidores da ECA e que, aparentemente, compartilham os mesmos benefícios desses agentes. Embora a administração pré-operatória aguda pareça ter efeitos favoráveis na perfusão renal,[202] pesquisadores informaram que pacientes tratados de forma crônica com esses medicamentos exibem hipotensão pronunciada depois da indução da anestesia, caso a medicação não seja interrompida na véspera da cirurgia.[203] Resultados similares foram observados em pacientes que tomaram antagonistas dos receptores da angiotensina.[204] Esses resultados foram imputados a uma deficiência na regulação hemodinâmica mediada pela angiotensina, o que ficou sugerido por uma resposta hipotensiva maior à hipovolemia em animais pré-tratados com esses agentes.[205] Além disso, Cittanova et al. demonstraram num estudo prospectivo observacional que o uso crônico de inibidores da ECA tem efeito preditivo para disfunção renal pós-operatória, expressada como uma redução de 20% na eliminação de creatinina.[206] No entanto, os resultados desse estudo estão limitados por seu formato retrospectivo, embora tenham sido considerados fatores complicadores, como presença de insuficiência cardíaca. Além disso, aumentos na concentração de creatinina são comumente observados durante a inibição da ECA, não sendo decorrentes de lesão renal permanente. A relevância clínica da disfunção renal informada por Cittanova et al. é obscura; portanto, não se pode recomendar como rotina a descontinuidade desses medicamentos antes da cirurgia.

Modificação do risco e estratégias de proteção renal

Um volume considerável de pesquisa foi realizado na tentativa de identificar estratégias eficazes que possam alterar o curso da disfunção renal perioperatória, tendo sido demonstrado que diversos agentes proporcionam proteção renal contra lesões tóxicas ou isquêmicas em modelos animais. Lamentavelmente, nenhum desses agentes demonstrou eficácia em estudos clínicos bem conduzidos. Entre esses agentes, sabe-se há muito tempo que dopamina causa vasodilatação renal seletiva com infusão em baixas doses, graças a uma ação específica nos receptores dopaminérgicos. Foi também demonstrado que esse efeito resulta em aumento na excreção de sódio e água em animais,[207] e foi aventada a hipótese que o uso de dopamina em baixas doses pode resultar em proteção contra lesão renal. Ficou muito difundido o uso de dopamina em pacientes em alto risco de lesão renal ou com insuficiência renal estabelecida, mas evidências recentes obtidas de estudos bem conduzidos não apoiam essa prática. Num estudo randomizado cego por Lassnigg et al., comparando dopamina em baixas doses com placebo ou furosemida em pacientes de cirurgia cardíaca, a dopamina não melhorou o *clearance* de creatinina, débito urinário ou excreção de sódio no período pós-operatório.[208] Outras evidências que indicam que a dopamina não melhora os resultados renais foram obtidas num estudo randomizado por Bellomo et al. com pacientes com síndrome da resposta inflamatória sistêmica e disfunção renal aguda. Nesse estudo, a dopamina não conseguiu diminuir as concentrações de creatinina nem o número de pacientes que necessitavam de terapia de substituição renal.[209]

Manitol também é considerado agente nefroprotetor, em virtude da sua capacidade de aumentar o débito urinário, diminuir a tumefação das células tubulares e eliminar os radicais de oxigênio. Esse agente farmacológico é frequentemente utilizado durante cirurgias cardíacas e vasculares, embora as evidências em favor de seu uso sejam muito inadequadas.[210] Diuréticos de alça bloqueiam as bombas iônicas, podendo reduzir o consumo de oxigênio pelas células tubulares, teoricamente proporcionando proteção contra isquemia.[97] Contudo, em estudo de Lassnigg et al. em pacientes de cirurgia cardíaca, o grupo tratado com furosemida exibiu piora significativamente do *clearance* de creatinina e um número mais alto de pacientes com lesão renal, em comparação com os grupos de dopamina e placebo.[208] Vale a pena notar que o grupo de furosemida teve o maior débito urinário, em comparação com os outros dois grupos. As evidências em pacientes com insuficiência renal aguda[211] sugerem que o uso de diuréticos com o objetivo de aumentar o débito urinário pode estar associado a um pior prognóstico, embora um estudo[212] não tenha conseguido confirmar esses resultados. Em combinação, esses resultados sugerem que o uso de agentes farmacológicos para aumento do débito urinário talvez não levem necessariamente a melhores resultados em pacientes com disfunção renal, ou que estejam em maior risco para esse problema.

Outros agentes foram sugeridos como nefroprotetores. Entre esses agentes, bloqueadores do canal de cálcio podem proteger contra hipóxia das células tubulares ao diminuir o cálcio intracelular; foi demonstrado que tais agentes limitam a lesão tubular durante a cirurgia cardíaca.[213] Análogos de ADH e outros agonistas dos receptores de dopamina, como fenoldopam, podem também exercer ação nefroprotetora. Contudo, espera-se por avaliações em estudos clínicos de grande porte antes que seu uso rotineiro possa ser revertido com a intenção de limitar ou melhorar as lesões renais em pacientes de alto risco. Nesse meio-tempo, as únicas recomendações que podem ser feitas no cuidado perioperatório para pacientes em alto risco para disfunção renal são: tentar limitar a exposição a agressões conhecidas, evitando o uso ou utilizando cautelosamente agentes nefrotóxicos; e sempre que possível optar por estudos de imagem sem meios de contraste;[214] ou usar uma das técnicas de proteção disponíveis e selecionar procedimentos cirúrgicos de menor risco. Diante da importância da lesão isquêmica na determinação da disfunção renal no período perioperatório, a restauração e a manutenção da normovolemia podem ser consideradas como a estratégia de proteção renal mais eficaz. Essa pode ser uma tarefa desafiadora diante das limitações das técnicas de monitoração atualmente disponíveis e das incertezas acerca da quantidade e qualidade do controle intraoperatório dos líquidos.

Referências bibliográficas

1. Brezis M, Heyman SN, Dinour D, et al: Role of nitric oxide in renal medullary oxygenation: Studies in isolated and intact rat kidneys. J Clin Invest 1991;88:390-395.
2. Thurau K, Boylan JW: Acute renal success: The unexpected logic of oliguria in acute renal failure. Am J Med 1976;61:308-301
3. Brezis M, Rosen S: Hypoxia of the renal medulla–its implications for disease. N Engl J Med 1995;332:647-655.
4. Heyman SN, Rosen S, Epstein FH, et al: Loop diuretics reduce hypoxic damage to proximal tubules of the isolated perfused rat kidney. Kidney Int 1994;45:981-985.
5. Cantarovich F, Rangoonwala B, Lorenz H, et al: High-dose furosemide for established ARF: A prospective, randomized, double-blind, placebo-controlled, multicenter trial. Am J Kidney Dis 2004;44:402-409.
6. U.S. Renal Data Systems. USRDS 1997 annual data report. Bethesda, MD, National Institutes of Health, National Institute of Diabetes and Digestive and Kidney Diseases, April 1997.
7. Pollock C, Lui P-L, Gyory AZ, et al: Dysmorphism of urinary red blood cells–value in diagnosis. Kidney Int 1989;36:1045-1049.
8. Cibrik DM, Sedor JR: Immunopathogenesis of renal disease. In Greenberg A (ed): Primer on Kidney Diseases, 2nd ed. San Diego, CA, Academic Press, 1997, pp 141-149.
9. Hricik DE, Chung-Park M, Sedor JR: Glomerulonephritis. N Engl J Med 1998;339:888-899.
10. Emancipator SN: IgA nephropathy: Morphologic expression and pathogenesis. Am J Kidney Dis 1994;23:451-462.
10a. Julian BA, Waldo FB, Rifai A, Mestecky J: IgA nephropathy, the most common glomerulonephritis worldwide: A neglected disease in the United States? Am J Med 1988;84:129-132.
11. Davin J-C, Ten Berge IJ, Weeing JJ: What is the difference between IgA nephropathy and Henoch-Schönlein purpura nephritis? Kidney Int 2001;59:823-834.
12. Holm SE: The pathogenesis of acute post-streptococcal glomerulonephritis in new lights. APMIS 1988;96:189-193.
13. Tejani A, Ingulli E: Poststreptococcal glomerulonephritis: Current clinical and pathologic concepts. Nephron 1990;55:1-5.
14. Rodríguez-Iturbe B, García R: Isolated glomerular diseases: Acute glomerulonephritis. In Holliday MA, Barratt TM, Vernier RL (eds): Pediatric Nephrology, 2nd ed. Baltimore, Williams & Wilkins, 1987, pp 407-419.
15. Schacht RG, Gluck MC, Gallo GR, Baldwin DS: Progression to uremia after remission of acute poststreptococcal glomerulonephritis. N Engl J Med 1976;295:977-981.
16. Roy S III, Pitcock JA, Etteldorf JN: Prognosis of acute poststreptococcal glomerulonephritis in childhood: Prospective study and review of the literature. Adv Pediatr 1976;23:35-69.
17. Kerr PG, Lan HY, Atkins RC: Rapidly progressive glomerulonephritis. In Schrier RW, Gottschalk CW (eds): Diseases of the Kidney, 6th ed. Boston, Little, Brown, 1997, vol 2, pp 1619-1644.
18. Bolton WK: Rapidly progressive glomerulonephritis. Semin Nephrol 1996;16:517-526.
19. Merkel F, Pullig O, Marx M, et al: Course and prognosis of anti-basement membrane antibody mediated disease: Report of 35 cases. Nephrol Dial Transplant 1994;9:372-376.
20. Hogan SL, Nachman PH, Wilkman AS, et al: Prognostic markers in patients with antineutrophil cytoplasmic autoantibody-associated microscopic polyangiitis and glomerulonephritis. J Am Soc Nephrol 1996;7:23-32.
21. Lal DPSS, O'Donoghue DJ, Haeney M: Effect of diagnostic delay on disease severity and outcome in glomerulonephritis caused by antineutrophil cytoplasmic antibodies. J Clin Pathol 1996;49:942-944.
22. Heilman RL, Offord KP, Holley KE, Velosa JA: Analysis of risk factors for patient and renal survival in crescentic glomerulonephritis. Am J Kidney Dis 1987;9:98-107.
23. Nachman PH, Hogan SL, Jennette JC, Falk RJ: Treatment response and relapse in antineutrophil cytoplasmic autoantibody-associated microscopic polyangiitis and glomerulonephritis. J Am Soc Nephrol 1996;7:33-39.
24. Levy JB, Pusey CD: Still a role for plasma exchange in rapidly progressive glomerulonephritis? J Nephrol 1997;10:7-13.
25. Madaio MP, Harrington JT: The diagnosis of glomerular diseases: Acute glomerulonephritis and the nephrotic syndrome. Arch Intern Med 2001;161:25-34.
26. Baldwin DS, Gluck MC, Lowenstein J, Gallo GR: Lupus nephritis: Clinical course as related to morphologic forms and their transitions. Am J Med 1977;62:12-30.
27. Hricik DE, Kassirer JP: The nephrotic syndrome. Dis Mon 1982; 28:1-56.
28. Haas M, Meehan SM, Karrison TG, Spargo BH: Changing etiologies of unexplained adult nephrotic syndrome: A comparison of renal biopsy findings from 1976-1979 and 1995-1997. Am J Kidney Dis 1997; 30:621-631.
29. Johnson RJ, Feehally J: Comprehensive Clinical Nephrology. St. Louis, Mosby, 2003, pp xvii, 1229.
30. Johnson RJ, Willson R, Yamabe H, et al: Renal manifestations of hepatitis C virus infection. Kidney Int 1994;46:1255-1263.
31. Schrier RW, Fassett RG: A critique of the overfill hypothesis of sodium and water retention in the nephrotic syndrome. Kidney Int 1998;53:1111-1117.
32. Orth SR, Ritz E: The nephrotic syndrome. N Engl J Med 1998;338: 1202-1211.
33. Brater DC: Diuretic therapy. N Engl J Med 1998;339:387-395.
34. Bellomo R, Atkins RC: Membranous nephropathy and thromboembolism: Is prophylactic anticoagulation warranted? Nephron 1993;63:249-254.
35. DeBroe ME, Elseviers MM: Analgesic nephropathy. N Engl J Med 1998;338:446-452.
36. Scheinman SJ, Guay-Woodford LM, Thakker RV, et al: Genetic disorders of renal electrolyte transport. N Engl J Med 1999;340:1177-1187.
37. Gahl WA, Thoene JG, Schneider JA: Cystinosis. N Engl J Med 2002;347:111-121.
38. Rodriguez-Soriano J: New insights into the pathogenesis of renal tubular acidosis–from functional to molecular studies. Pediatr Nephrol 2000;14:1121-1136.
39. Fencl V, Leith DE: Stewart's quantitative acid-base chemistry: Applications in biology and medicine. Respir Physiol 1993;91:1-16.
40. Corey HE: Stewart and beyond: New models of acid-base balance. Kidney Int 2003;64:777-787.
41. Choate KA, Kahle KT, Wilson FH, et al: WNK1, a kinase mutated in inherited hypertension with hyperkalemia, localizes to diverse Cl--transporting epithelia. Proc Natl Acad Sci U S A 2003;100:663-668.
42. Shaer AJ: Inherited primary renal tubular hypokalemic alkalosis: A review of Gitelman and Bartter syndromes. Am J Med Sci 2001; 322:316-332.
43. Igarashi T, Inatomi J, Sekine T, et al: Mutations in SLC4A4 cause permanent isolated proximal renal tubular acidosis with ocular abnormalities. Nat Genet 1999;23:264-266.
44. Sabatini S, Kurtzman NA: Biochemical and genetic advances in distal renal tubular acidosis. Semin Nephrol 2001;21:94-106.
45. Wilson FH, Disse-Nicodeme S, Choate KA, et al: Human hypertension caused by mutations in WNK kinases. Science 2001;293:1107-1112.
46. Wilson PD: Polycystic kidney disease. N Engl J Med 2004;350:151-164.
47. Levey AS: Clinical practice: Nondiabetic kidney disease. N Engl J Med 2002;347:1505-1511.
48. Palmer BF: Renal dysfunction complicating the treatment of hypertension. N Engl J Med 2002;347:1256-1261.
49. Remuzzi G, Bertani T: Pathophysiology of progressive nephropathies. N Engl J Med 1998;339:1448-1456.
50. Riz E, Orth SR: Nephropathy in patients with type 2 diabetes mellitus. N Engl J Med 1999;341:1127-1133.
51. Rossing P, Hommel E, Smidt UM, Parving HH: Impact of arterial blood pressure and albuminuria on the progression of diabetic nephropathy in IDDM patients. Diabetes 1993;42:715-719.
52. Ravid M, Brosh D, Ravid-Safran D, et al: Main risk factors for nephropathy in type 2 diabetes mellitus are plasma cholesterol levels, mean blood pressure, and hyperglycemia. Arch Intern Med 1998; 158:998-1004.

53. Intensive blood-glucose control with sulphonylureas or insulin compared with conventional treatment and risk of complications in patients with type 2 diabetes (UKPDS 33). UK Prospective Diabetes Study (UKPDS) Group. Lancet 1998;352:837-853.
54. Nielsen FS, Rossing P, Gall MA, et al: Long-term effect of lisinopril and atenolol on kidney function in hypertensive NIDDM subjects with diabetic nephropathy. Diabetes 1997;46:1182-1188.
55. Peterson JC, Adler S, Burkart JM, et al: Blood pressure control, proteinuria, and the progression of renal disease. The Modification of Diet in Renal Disease Study. Ann Intern Med 1995;123:754-762.
56. Ruggenenti P, Perna A, Gherardi G, et al: Renoprotective properties of ACE-inhibition in non-diabetic nephropathies with non-nephrotic proteinuria. Lancet 1999;354:359-364.
57. Ruggenenti P, Fassi A, Ilieva AP, et al: Preventing microalbuminuria in type 2 diabetes. N Engl J Med 2004;351:1941-1951.
58. Brenner BM, Cooper ME, de Zeeuw D, et al: Effects of losartan on renal and cardiovascular outcomes in patients with type 2 diabetes and nephropathy. N Engl J Med 2001;345:861-869.
59. Firth PG, Head CA: Sickle cell disease and anesthesia. Anesthesiology 2004;101:766-785.
60. Harding MB, Smith LR, Himmelstein SI, et al: Renal artery stenosis: Prevalence and associated risk factors in patients undergoing routine cardiac catheterization. J Am Soc Nephrol 1992;2:1608-1616.
61. Safian RD, Textor SC: Renal-artery stenosis. N Engl J Med 2001; 344:431-442.
62. Slovut DP, Olin JW: Fibromuscular dysplasia. N Engl J Med 2004; 350:1862-1871.
63. Zeller T, Frank U, Muller C, et al: Predictors of improved renal function after percutaneous stent-supported angioplasty of severe atherosclerotic ostial renal artery stenosis. Circulation 2003;108:2244-2249.
64. Levey A: Clinical practice: Nondiabetic kidney disease. N Engl J Med 2002;347:1505-1511.
65. Centers for Disease Control and Prevention: State-specific trends in chronic kidney failure—United States, 1990-2001. MMWR Morbid Mortal Wkly Rep 2004;53:918-920.
66. Incidence and prevalence of ESRD. United States Renal Data System. Am J Kidney Dis 1998;32(2 Suppl 1):S38-S49.
67. Clase CM, Garg AX, Kibert BA: Classifying kidney problems: Can we avoid framing risks as diseases? BMJ 2004;329:912-915.
68. Kellerman PS: Perioperative care of the renal patient. Arch Intern Med 1994;154:1674-1688.
69. Parmar MS: Chronic renal disease. BMJ 2002;325:85-90.
70. Locatelli F, Marcelli D, Comelli M, et al: Proteinuria and blood pressure as causal components of progression to end-stage renal failure. Northern Italian Cooperative Study Group. Nephrol Dial Transplant 1996;11:461-467.
71. Remuzzi G, Bertani T: Pathophysiology of progressive nephropathies. N Engl J Med 1998;339:1448-1456.
72. Rossing P, Hommel E, Smidt UM, Parving HH: Impact of arterial blood pressure and albuminuria on the progression of diabetic nephropathy in IDDM patients. Diabetes 1993;42:715-719.
73. Johnson RJ, Feehally J: Comprehensive Clinical Nephrology. St. Louis, Mosby, 2003, pp xvii, 1229.
74. Foley RN, Parfrey PS, Sarnak MJ: Epidemiology of cardiovascular disease in chronic renal disease. J Am Soc Nephrol 1998;9(12 Suppl): S16-S23.
75. Ifudu O: Care of patients undergoing hemodialysis. N Engl J Med 1998;339:1054-1062.
76. Gupta R, Birnbaum Y, et al: The renal patient with coronary artery disease: Current concepts and dilemmas. J Am Coll Cardiol 2004; 44:1343-1353.
77. Steiner RW, Coggins C, Carvalho AC: Bleeding time in uremia: A useful test to assess clinical bleeding. Am J Hematol 1979;7:107-117.
78. De Lima JJ, Sabbaga E, Vieira ML, et al: Coronary angiography is the best predictor of events in renal transplant candidates compared with noninvasive testing. Hypertension 2003;42:263-268.
79. Lewis MS, Wilson RA, Walker KW, et al: Validation of an algorithm for predicting cardiac events in renal transplant candidates. Am J Cardiol 2002;89:847-850.
80. Tadros GM, Herzog CA: Percutaneous coronary intervention in chronic kidney disease patients. J Nephrol 2004;17:364-368.
81. Jaeger JQ, Mehta RL: Assessment of dry weight in hemodialysis: an overview. J Am Soc Nephrol 1999;10:392-403.
82. Journois D: Hemofiltration during cardiopulmonary bypass. Kidney Int 1998;Suppl 66:S174-S177.
83. van der Hoven B, van der Spoel JI, Scheffer GJ, et al: Intraoperative continuous hemofiltration for metabolic management in acute aortoiliac occlusion. J Clin Anesth 1998;10:599-602.
84. Blackwell MM, Chavin KD, Sistino JJ, et al: Perioperative perfusion strategies for optimal fluid management in liver transplant recipients with renal insufficiency. Perfusion 2003;18:55-60.
85. Gotti E, Mecca G, Valentino C, et al: Renal biopsy in patients with acute renal failure and prolonged bleeding time: A preliminary report. Am J Kidney Dis 1985;6:397-399.
86. Bellomo R, Kellum J, Ronco C: Acute renal failure: Time for consensus. Intensive Care Med 2001;27:1685-1688.
87. Holt SG, Moore KP: Pathogenesis and treatment of renal dysfunction in rhabdomyolysis. Intensive Care Med 2001;27:803-811.
88. Allison RC, Bedsole DL: The other medical causes of rhabdomyolysis. Am J Med Sci 2003;326:79-88.
89. Balogh Z, McKinley BA, Cox CS Jr, et al: Abdominal compartment syndrome: The cause or effect of postinjury multiple organ failure. Shock 2003;20:483-492.
90. Balogh Z, McKinley BA, Cocanour CS, et al: Patients with impending abdominal compartment syndrome do not respond to early volume loading. Am J Surg 2003;186:602-607.
91. Shafi S, Kauder DR: Fluid resuscitation and blood replacement in patients with polytrauma. Clin Orthop 2004;37-42.
92. Godet G, Fleron MH, Vicaut E, et al: Risk factors for acute postoperative renal failure in thoracic or thoracoabdominal aortic surgery: A prospective study. Anesth Analg 1997;85:1227-1232.
93. Levy EM, Viscoli CM, Horwitz RI: The effect of acute renal failure on mortality: A cohort analysis. JAMA 1996;275:1489-1494.
94. Chertow GM, Christiansen CL, Cleary PD, et al: Prognostic stratification in critically ill patients with acute renal failure requiring dialysis. Arch Intern Med 1995;155:1505-1511.
95. Chertow GM, Levy EM, Hammermeister KE, et al: Independent association between acute renal failure and mortality following cardiac surgery. Am J Med 1998;104:343-348.
96. Huynh TT, Miller CC 3rd, Estrera AL, et al: Determinants of hospital length of stay after thoracoabdominal aortic aneurysm repair. J Vasc Surg 2002;35:648-653.
97. Lameire N, Vanholder R: Pathophysiologic features and prevention of human and experimental acute tubular necrosis. J Am Soc Nephrol 2001;12(Suppl 17):S20-S32.
98. Brezis M, Rosen S: Hypoxia of the renal medulla—its implications for disease. N Engl J Med 1995;332:647-655.
99. Novis BK, Roizen MF, Aronson S, Thisted RA: Association of preoperative risk factors with postoperative acute renal failure. Anesth Analg 1994;78:143-149.
100. Wahbah AM, el-Hefny MO, Wafa EM, et al: Perioperative renal protection in patients with obstructive jaundice using drug combinations. Hepatogastroenterology 2000;47:1691-1694.
101. Chew ST, Newman MF, White WD, et al: Preliminary report on the association of apolipoprotein E polymorphisms, with postoperative peak serum creatinine concentrations in cardiac surgical patients. Anesthesiology 2000;93:325-331.
102. Rectenwald JE, Huber TS, Martin TD, et al: Functional outcome after thoracoabdominal aortic aneurysm repair. J Vasc Surg 2002;35:640-647.
103. Wahlberg E, Dimuzio PJ, Stoney RJ, et al: Aortic clamping during elective operations for infrarenal disease: The influence of clamping time on renal function. J Vasc Surg 2002;36:13-18.
104. Prinssen M, Verhoeven EL, Buth J, et al: A randomized trial comparing conventional and endovascular repair of abdominal aortic aneurysms. N Engl J Med 2004;351:1607-1618.
105. Bove T, Calabro MG, Landoni G, et al: The incidence and risk of acute renal failure after cardiac surgery. J Cardiothorac Vasc Anesth 2004;18:442-445.

106. Chertow GM, Lazarus JM, Lew NL, et al: Preoperative renal risk stratification. Circulation 1997;95:878-884.
107. Fortescue EB, Bates DW, Chertow GM: Predicting acute renal failure after coronary bypass surgery: Cross-validation of two risk-stratification algorithms. Kidney Int 2000;57:2594-2602.
108. Bucerius J, Gummert JF, Walther T, et al: On-pump versus off-pump coronary artery bypass grafting: Impact on postoperative renal failure requiring renal replacement therapy. Ann Thorac Surg 2004; 77:1250-1256.
109. Stallwood MI, Grayson AD, Mills K, Scawn ND: Acute renal failure in coronary artery bypass surgery: Independent effect of cardiopulmonary bypass. Ann Thorac Surg 2004;77:968-972.
110. Gamoso MG, Phillips-Bute B, Landolfo KP, et al: Off-pump versus on-pump coronary artery bypass surgery and postoperative renal dysfunction. Anesth Analg 2000;91:1080-1084.
111. Schwann NM, Horrow JC, Strong MD 3rd, et al: Does off-pump coronary artery bypass reduce the incidence of clinically evident renal dysfunction after multivessel myocardial revascularization? Anesth Analg 2004;99:959-964.
112. Nathoe HM, van Dijk D, Jansen EW, et al: A comparison of on-pump and off-pump coronary bypass surgery in low-risk patients. N Engl J Med 2003;348:394-402.
113. Ronco C, Bellomo R, Homel P, et al: Effects of different doses in continuous veno-venous haemofiltration on outcomes of acute renal failure: A prospective randomised trial. Lancet 2000;356:26-30.
114. Cole L, Bellomo R, Journois D, et al: High-volume haemofiltration in human septic shock. Intensive Care Med 2001;27:978-986.
115. Wolfe RA, Ashby VB, Milford EL, et al: Comparison of mortality in all patients on dialysis, patients on dialysis awaiting transplantation, and recipients of a first cadaveric transplant. N Engl J Med 1999;341:1725-1730.
116. Rabbat CG, Thorpe KE, Russell JD, Churchill DN: Comparison of mortality risk for dialysis patients and cadaveric first renal transplant recipients in Ontario, Canada. J Am Soc Nephrol 2000;11:917-922.
117. Ojo AO, Hanson JA, Meier-Kriesche H, et al: Survival in recipients of marginal cadaveric donor kidneys compared with other recipients and wait-listed transplant candidates. J Am Soc Nephrol 2001;12:589-597.
118. Meier-Kriesche HU, Port FK, Ojo AO, et al: Effect of waiting time on renal transplant outcome. Kidney Int 2000;58:1311-1317.
119. Danovitch GM, Cecka JM: Allocation of deceased donor kidneys: Past, present, and future. Am J Kidney Dis 2003;42:882-890.
120. Ferreira SR, Moises VA, Tavares A, Pacheco-Silva A: Cardiovascular effects of successful renal transplantation: A 1-year sequential study of left ventricular morphology and function and 24-hour blood pressure profile. Transplantation 2002;74:1580-1587.
121. Nampoory MR, Das KC, Johny KV, et al: Hypercoagulability, a serious problem in patients with ESRD on maintenance hemodialysis, and its correction after kidney transplantation. Am J Kidney Dis 2003; 42:797-805.
122. United Network for Organ Sharing National kidney data. Available at: http://www.unos.org.
123. Hariharan S, Johnson CP, Bresnahan BA, et al: Improved graft survival after renal transplantation in the United States 1988-1996. N Engl J Med 2001;342:605-611.
124. Gonwa T, Johnson C, Ahsan N: Randomized trial of tacrolimus + mycophenolate mofetil or azathioprine versus cyclosporine + mycophenolate mofetil after cadaveric kidney transplantation: Results at three years. Transplantation 2003;75:2048-2053.
125. Johnson RWG: Sirolimus (Rapamune) in renal transplantation. Curr Opin Nephrol Hypertens 2002;11:603-607.
126. Goggins WC, Pascual MA, Powelson JA: A prospective, randomized clinical trial of intraoperative versus postoperative thymoglobulin in adult cadaveric renal transplant recipients [abstract]. Transplantation 2003;76:798-802.
127. Szczech LA, Feldman HI: Effect of anti-lymphocyte antibody induction therapy on renal allograft survival. Transplant Proc 1999;31:9S-11S.
128. Luciani J, Frantz P, Thibault P, et al: Early anuria prevention in human kidney transplantation: Advantage of fluid load under pulmonary arterial pressure monitoring during surgical period. Transplantation 1979;28:308-312.
129. Carlier M, Squifflet JP, Pirson Y, et al: Maximal hydration during anesthesia increases pulmonary arterial pressures and improves early function of human renal transplants. Transplantation 1982; 34:201-204.
130. Thomsen HS, Lokkegaard H, Munck O: Influence of normal central venous pressure on onset of function in renal allografts. Scand J Urol Nephrol 1987;21:143-145.
131. Dawidson IJ, Sandor ZF, Coorpender L, et al: Intraoperative albumin administration affects the outcome of cadaver renal transplantation. Transplantation 1992;53:774-782.
132. Dawidson IJ, Ar'Rajab A: Perioperative fluid and drug therapy during cadaver kidney transplantation. Clin Transpl 1992;267-284.
133. Tiggeler RG, Berden JH, Hoitsma AJ, Koene RA: Prevention of acute tubular necrosis in cadaveric kidney transplantation by the combined use of mannitol and moderate hydration. Ann Surg 1985; 201:246-251.
134. Van Valenberg PL, Hoitsma AJ, Tiggeler RG, et al: Mannitol as an indispensable constituent of an intraoperative hydration protocol for the prevention of acute renal failure after renal cadaveric transplantation. Transplantation 1987;44:784-788.
135. Boldt J, Priebe HJ: Intravascular volume replacement therapy with synthetic colloids: Is there an influence on renal function? Anesth Analg 2003;96:376-382.
136. Jubelirer SJ: Hemostatic abnormalities in renal disease. Am J Kidney Dis 1985;5:219-225.
137. Chen KS, Huang CC, Leu ML, et al: Hemostatic and fibrinolytic response to desmopressin in uremic patients. Blood Purif 1997;15:84-91.
138. Davenport R: Cryoprecipitate for uremic bleeding. Clin Pharm 1991;10:429.
139. Gennari FJ, Segal AS: Hyperkalemia: An adaptive response in chronic renal insufficiency. Kidney Int 2002;62:1-9.
140. Michard F, Boussat S, Chemla D, et al: Relation between respiratory changes in arterial pulse pressure and fluid responsiveness in septic patients with acute circulatory failure. Am J Respir Crit Care Med 2000;162:134-138.
141. Sandham JD, Hull RD, Brant RF, et al: A randomized, controlled trial of the use of pulmonary-artery catheters in high-risk surgical patients. N Engl J Med 2003;348:5-14.
142. Schortgen, F, Lacherade JC, Bruneel F, et al: Effects of hydroxyethyl starch and gelatin on renal function in severe sepsis: A multicentre randomised study. Lancet 2001;357:911-916.
143. Dehne MG, Muhling J, Sablotzki A, et al: Hydroxyethyl starch (HES) does not directly affect renal function in patients with no prior renal impairment. J Clin Anesth 2001;13:103-111.
144. Boldt J: New light on intravascular volume replacement regimens: What did we learn from the past three years? Anesth Analg 2003;97:1595-1604.
145. Ragaller MJ, Theilen H, Koch T: Volume replacement in critically ill patients with acute renal failure. J Am Soc Nephrol 2001;12(Suppl 17): S33-S39.
146. Ickx B, Cockshott ID, Barvais L, et al: Propofol infusion for induction and maintenance of anesthesia in patients with end-stage renal disease. Br J Anesth 1998;81:854-860.
147. Goyal P, Puri GD, Panday CK, Srivastva S: Evaluation of induction doses of propofol: Comparison between endstage renal disease and normal renal function patients. Anesth Intensive Care 2002;30:584-587.
148. Coriat P, Richer C, Douraki T, et al: Influence of chronic angiotensin-converting enzyme inhibition on anesthetic induction. Anesthesiology 1994;81:299-307.
149. Pedraz JL, Lanao JM, Dominguez-Gil A: Kinetics of ketamine and its metabolites in rabbits with normal and impaired renal function. Eur J Drug Metab Pharmacokinet 1985;10:33-39.
150. Thapa S, Brull SJ: Succinylcholine-induced hyperkalemia in patients with renal failure: An old question revisited. Anesth Analg 2000;91:237-241.
151. Schow AJ, Lubarsky DA, Olson RP, Gan TJ: Can succinylcholine be used safely in hyperkalemic patients? Anesth Analg 2002;95:119-122.
152. Proost JH, Eriksson LI, Mirakhur RK, et al: Urinary, biliary and faecal excretion of rocuronium in humans. Br J Anaesth 2000;85:717-723.

153. Cooper RA, Mirakhur RK, Wierda JM, Maddineni VR: Pharmacokinetics of rocuronium bromide in patients with and without renal failure. Eur J Anesthesiol 1995;11:43-44.
154. Murray MJ, Coursin DB, Scuderi PE, et al: Double-blind, randomized, multicenter study of doxacurium vs. pancuronium in intensive care unit patients who require neuromuscular-blocking agents. Crit Care Med 1995;23:450-458.
155. Sakamoto H, Takita K, Kemmotsu O, et al: Increased sensitivity to vecuronium and prolonged duration of its action in patients with end-stage renal failure. J Clin Anesth 2001;13:193-197.
156. Fisher DM, Reynolds KS, Schmith VD, et al: The influence of renal function on the pharmacokinetics and pharmacodynamics and simulated time course of doxacurium. Anesth Analg 1997;89:786-795.
157. Kisor DF, Schmith VD, Wrgin WA, et al: Importance of the organ-independent elimination of cisatracurium. Anesth Analg 1996; 83:1065-1071.
158. Lien CA, Schmith VD, Belmont MR, et al: Pharmacokinetics of cisatracurium in patients receiving nitrous oxide/opioid/barbiturate anesthesia. Anesthesiology 1996;84:300-308.
159. Bevan DR, Archer D, Donati F, et al: Antagonism of pancuronium in renal failure: No recurarization. Br J Anaesth 1982;54(1): 63-8.
160. Dhonneur G, Rebaine C, Slavov V, et al: Neostigmine reversal of vecuronium neuromuscular block and the influence of renal failure. Anesth Analg 1996;82:134-138.
161. D'Honneur G, Gilton A, Sandouk P, et al: Plasma and cerebrospinal fluid concentrations of morphine and morphine glucuronides after oral morphine: The influence of renal failure. Anesthesiology 1994;81:87-93.
162. Lotsch J, Zimmermann M, Darimont J, et al: Does the A118G polymorphism at the mu-opioid receptor gene protect against morphine-6-glucuronide toxicity? Anesthesiology 2002;97:814-819.
163. Angst MS, Buhrer M, Lotsch J: Insidious intoxication after morphine treatment in renal failure: Delayed onset of morphine-6-glucuronide action. Anesthesiology 2002;92:1473-1476.
164. Al-Khafaji AH, Dewhirst WE, Manning HL, et al: Propylene glycol toxicity associated with lorazepam infusion in a patient receiving continuous veno-venous hemofiltration with dialysis. Anesth Analg 2002;94:1583-1585, table of contents.
165. Dahaba AA., von Klobucar F, Rehak PH, List WF: Total intravenous anesthesia with remifentanil, propofol and cisatracurium in end-stage renal failure. Can J Anaesth 1999;46:696-700.
166. Basta M, Sloan P: Epidural hematoma following epidural catheter placement in a patient with chronic renal failure. Can J Anaesth 1999;46:271-274.
167. Mazze RI, Shue GL, Jackson SH: Renal dysfunction associated with methoxyflurane anesthesia: A randomized, prospective clinical evaluation. JAMA 1971;216:278-288.
168. Barr GA, Cousins MJ, Mazze RI, et al: A comparison of the renal effects and metabolism of enflurane and methoxyflurane in Fischer 344 rats. J Pharmacol Exp Ther 1974;188:257-264.
169. Mazze RI, Trudell JR, Cousins MJ: Methoxyflurane metabolism and renal dysfunction: Clinical correlation in man. Anesthesiology 1971;35:247-252.
170. Litz RJ, Hubler M, Lorenz W, et al: Renal responses to desflurane and isoflurane in patients with renal insufficiency. Anesthesiology 2002;97:1133-1136.
171. Spencer EM, Willatts SM, Prys-Roberts C: Plasma inorganic fluoride concentrations during and after prolonged (>24 hr) isoflurane sedation: Effect on renal function. Anesth Analg 1991;73:731-737.
172. Kong KL, Tyler JE, Willatts SM, Prys-Roberts C: Isoflurane sedation for patients undergoing mechanical ventilation: Metabolism to inorganic fluoride and renal effects. Br J Anaesth 1990;64:159-162.
173. Taves DR, Fry BW, Freeman RB, Gillies AJ: Toxicity following methoxyflurane anesthesia: II. Fluoride concentrations in nephrotoxicity. JAMA 1970;214:91-95.
174. Cittanova, ML, Lelongt B, Verpont MC, et al: Fluoride ion toxicity in human kidney collecting duct cells. Anesthesiology 1996;84:428-435.
175. Cousins MJ, Mazze RI: Methoxyflurane nephrotoxicity: A study of dose response in man. JAMA 1973;225:1611-1616.
176. Kobayashi Y, Ochiai R, Takeda J, et al: Serum and urinary inorganic fluoride concentrations after prolonged inhalation of sevoflurane in humans. Anesth Analg 1992;74:753-757.
177. Frink EJ Jr, Ghantous H, Malan TP, et al: Plasma inorganic fluoride with sevoflurane anesthesia: Correlation with indices of hepatic and renal function. Anesth Analg 1992;74:231-235.
178. Eger EI 2nd, Gong D, Koblin DD, et al: Dose-related biochemical markers of renal injury after sevoflurane versus desflurane anesthesia in volunteers. Anesth Analg 1997;85:1154-1163.
179. Frink EJ Jr, Ghantous H, Malan TP, et al: Plasma inorganic fluoride with sevoflurane anesthesia: Correlation with indices of hepatic and renal function. Anesth Analg 1992;74:231-235.
180. Smith I, Ding Y, White PF: Comparison of induction, maintenance, and recovery characteristics of sevoflurane N2O and propofol-sevoflurane-N2O with propofol-isoflurane-N2O anesthesia. Anesth Analg 1992;74:253-259.
181. Hara T, Fukusaki M, Nakamura T, Sumikawa K: Renal function in patients during and after hypotensive anesthesia with sevoflurane. J Clin Anesth 1998;10:539-545.
182. Kharasch ED, Hankins DC, Thummel KE: Human kidney methoxyflurane and sevoflurane metabolism: Intrarenal fluoride production as a possible mechanism of methoxyflurane nephrotoxicity. Anesthesiology 1995;82:689-699.
183. Gonsowski CT, Laster MJ, Eger EI 2nd, et al: Toxicity of compound A in rats: Effect of increasing duration of administration. Anesthesiology 1994;80:566-573.
184. Mazze RI, Callan CM, Galvez ST, et al: The effects of sevoflurane on serum creatinine and blood urea nitrogen concentrations: A retrospective, twenty-two-center, comparative evaluation of renal function in adult surgical patients. Anesth Analg 2000;90:683-688.
185. Conzen PF, Nuscheler M, Melotte A, et al: Renal function and serum fluoride concentrations in patients with stable renal insufficiency after anesthesia with sevoflurane or enflurane. Anesth Analg 1995;81:569-575.
186. Prins JM, Buller HR, Kuijper EJ, et al: Once versus thrice daily gentamicin in patients with serious infections. Lancet 1993;341:335-339.
187. Walsh TJ, Finberg RW, Amdt C, et al: Liposomal amphotericin B for empirical therapy in patients with persistent fever and neutropenia. National Institute of Allergy and Infectious Diseases Mycoses Study Group. N Engl J Med 1999;340:764-771.
188. Walsh TJ, Pappas P, Winston DJ, et al: Voriconazole compared with liposomal amphotericin B for empirical antifungal therapy in patients with neutropenia and persistent fever. N Engl J Med 2002; 346:225-234.
189. Mehran R, Aymong ED, Nikolsky E, et al: A simple risk score for prediction of contrast-induced nephropathy after percutaneous coronary intervention: Development and initial validation. J Am Coll Cardiol 2004;44:1393-1399.
190. Solomon R, Werner C, Mann D, et al: Effects of saline, mannitol, and furosemide to prevent acute decreases in renal function induced by radiocontrast agents. N Engl J Med 1994;331:1416-1420.
191. Tepel M, van der Giet M, Schwarzfeld C, et al: Prevention of radiographic-contrast-agent-induced reductions in renal function by acetylcysteine. N Engl J Med 2000;343:180-184.
192. Durham JD, Caputo C, Dokko J, et al: A randomized controlled trial of N-acetylcysteine to prevent contrast nephropathy in cardiac angiography. Kidney Int 2002;62:2202-2207.
193. Merten GJ, Burgess WP, Gray LV, et al: Prevention of contrast-induced nephropathy with sodium bicarbonate: A randomized controlled trial. JAMA 2004;291:2328-2334.
194. Marenzi G, Marana I, Lauri G, et al: The prevention of radiocontrast-agent-induced nephropathy by hemofiltration. N Engl J Med 2003;349:1333-1340.
195. DeBroe ME, Elseviers MM: Analgesic nephropathy. N Engl J Med 1998;338:446-452.
196. Ronco PM: Drug-induced end-stage renal disease. N Engl J Med 1994;331:1711-1712.
197. Sivarajan M, Wasse L: Perioperative acute renal failure associated with preoperative intake of ibuprofen. Anesthesiology 1997;86:1390-1392.

198. Jaquenod M, Ronnhedh C, Cousins MJ, et al: Factors influencing ketorolac-associated perioperative renal dysfunction. Anesth Analg 1998;86:1090-1097.
199. Laisalmi M, Teppo AM, Kovusalo AM, et al: The effect of ketorolac and sevoflurane anesthesia on renal glomerular and tubular function. Anesth Analg 2001;93:1210-1213.
200. Fredman B, Zohar E, Golan E, et al: Diclofenac does not decrease renal blood flow or glomerular filtration in elderly patients undergoing orthopedic surgery. Anesth Analg 1999;88:149-154.
201. McCrory CR, Lindahl SGE: Cyclooxygenase inhibition for perioperative analgesia. Anesth Analg 2002;95:169-176.
202. Licker M, Bednarkiewicz M, Neidhart P, et al: Preoperative inhibition of angiotensin-converting enzyme improves systemic and renal haemodynamic changes during aortic abdominal surgery. Br J Anaesth 1996;76:632-639.
203. Coriat P, Richer C, Douraki T, et al: Influence of chronic angiotensin-converting enzyme inhibition on anesthetic induction. Anesthesiology 1994;81:299-307.
204. Bertrand M, Godet G, Meersschaert K, et al: Should the angiotensin II antagonists be discontinued before surgery? Anesth Analg 2001;92:26-30.
205. Ryckwaert F, Colson P, Andre E, et al: Haemodynamic effects of an angiotensin-converting enzyme inhibitor and angiotensin receptor antagonist during hypovolaemia in the anaesthetized pig. Br J Anaesth 2002;89:599-604.
206. Cittanova ML, Zubicki A, Savu C, et al: The chronic inhibition of angiotensin-converting enzyme impairs postoperative renal function. Anesth Analg 2001;93:1111-1115.
207. Bello-Reuss E, Higashi Y, Kaneda Y: Dopamine decreases fluid reabsorption in straight portions of rabbit proximal tubule. Am J Physiol 1982;242:F634-F640.
208. Lassnigg A, Donner E, Grubhofer G, et al: Lack of renoprotective effects of dopamine and furosemide during cardiac surgery. J Am Soc Nephrol 2000;11:97-104.
209. Bellomo R, Chapman M, Finfer S, et al: Low-dose dopamine in patients with early renal dysfunction: A placebo-controlled randomised trial. Australian and New Zealand Intensive Care Society (ANZICS) Clinical Trials Group. Lancet 2000;356:2139-2143.
210. Conger JD: Interventions in clinical acute renal failure: What are the data? Am J Kidney Dis 1995;26:565-576.
211. Mehta RL, Pascual MT, Soroko S, et al: Diuretics, mortality, and nonrecovery of renal function in acute renal failure. JAMA 2002; 288:2547-2553.
212. Uchino S, Doig GS, Bellomo R, et al: Diuretics and mortality in acute renal failure. Crit Care Med 2004;32:1669-1677.
213. Piper SN, Kumle B, Maleck WH, et al: Diltiazem may preserve renal tubular integrity after cardiac surgery Can J Anesth 2003;50:285-292.
214. Carpenter JP, Fairman RM, Barker CF, et al: Endovascular AAA repair in patients with renal insufficiency: Strategies for reducing adverse renal events. Cardiovasc Surg 2001;9:559-564.

CAPÍTULO

8 Doenças Neurológicas

Dimitry Baranov, MD, Tom Kelton, MD, Heather McClung, MD, Keith Scarfo, DO, e James G. Hecker, PhD, MD

Ao longo da década passada, foram muitos os avanços no diagnóstico e no tratamento de doenças neurológicas, em parte por causa das informações obtidas com o estudo da genética.

DISTÚRBIOS CEREBELARES E DOS GÂNGLIOS BASAIS

Distúrbios dos gânglios basais e do cerebelo estão ligados por sinais e sintomas motores e pela localização da patologia no sistema motor extrapiramidal. O sistema extrapiramidal consiste em gânglios basais, corpo estriado (caudado, putame), globo pálido, núcleo subtalâmico e substância nigra (Fig. 8.1).[1] As funções motoras são coordenadas pelos núcleos dos gânglios basais e cerebelo por meio do sistema cortical/tronco encefálico/espinal.[2] Lesões a elementos desse sistema, ou aos tratos extrapiramidais, podem levar a distúrbios do movimento, comumente sintomas ou sinais negativos (p. ex., acinesia, bradicinesia, perda dos reflexos) ou positivos (p. ex., coreia, atetose, balismo, distonia) e anormalidades da contração.[2]

Distúrbios extrapiramidais podem ser divididos em perda da função decorrente de déficits e sintomas causados pela perda dos impulsos inibitórios. Danos nos movimentos iniciados pelo paciente são descritos como *hipocinesia, bradicinesia* ou *acinesia,* dependendo da rapidez dos movimentos voluntários. *Tônus muscular* é definido como resistência ao movimento passivo. *Rigidez* refere-se a uma resistência constante ao movimento passivo, enquanto *rigidez em roda dentada* (doença de Parkinson) é uma resistência espasmódica. *Coreia* refere-se a movimentos involuntários, rápidos, amplos, arrítmicos e espasmódicos. *Ataxia* é incoordenação cerebelar dos movimentos voluntários. Em geral, ela é considerada como a pura perda de coordenação motora, mas pode ser decorrente também de perda sensitiva profunda. *Atetose,* a incapacidade em manter qualquer parte do corpo em uma posição muscular voluntária, é mais lenta do que coreia e é mais observada nas mãos. *Distonia* consiste em um

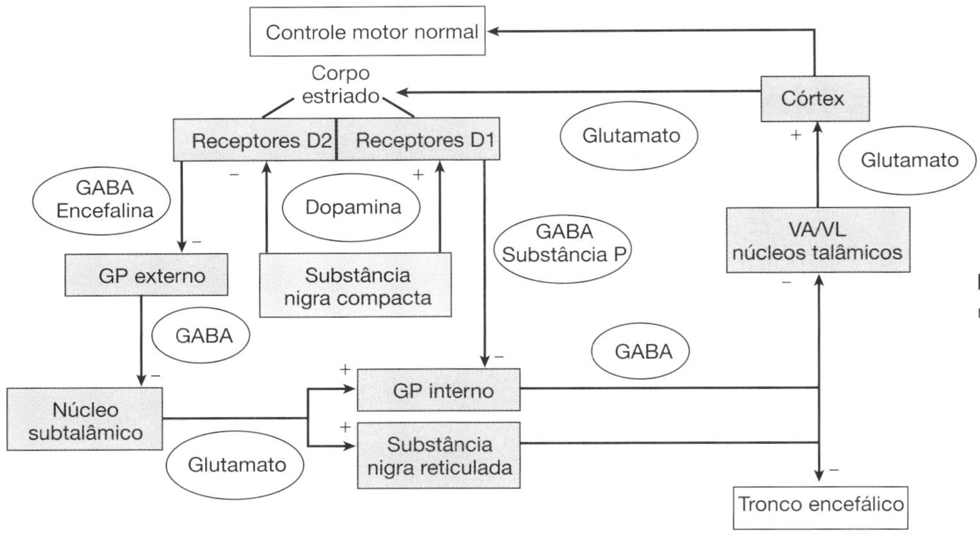

FIGURA 8.1 Elementos do sistema extrapiramidal.

aumento persistente do tônus muscular, envolvendo com maior frequência o tronco do que os grupos musculares dos membros, resultando em posturas fixas ou anormais inconstantes. Uma distonia focal inclui o torcicolo espástico. *Hemibalismo* é um termo utilizado na descrição de movimentos violentos e unilaterais dos membros superiores em apenas um dos lados. *Atetose dupla* é uma combinação de atetose e coreia em todos os quatro membros.

Pode ocorrer lesão aos tratos extrapiramidais como resultado de trauma ao sistema nervoso central (SNC), doença neurodegenerativa crônica, AVC, doença isquêmica do SNC, terapia farmacológica ou encefalopatias hipóxicas. Os neurotransmissores mais envolvidos no funcionamento dos gânglios basais incluem acetilcolina, neurônios de projeção inibitórios de ácido γ-aminobutírico (GABA) e glutamato, além dos neuromoduladores substância P, encefalinas, somatostatinas e neuropeptídeo Y. É provável que as catecolaminas também funcionem como neuromoduladores com efeitos modestos, com exceção de dopamina na substância nigra e no corpo estriado, onde essas substâncias desempenham papel essencial na doença de Parkinson. A faixa motora no córtex cerebral recebe tanto modulação inibitória como excitatória dos gânglios basais, com conexões dos tipos *feedforward* e *feedback* com o sistema gânglios basais/tálamo/corticospinal. A Tabela 8.1 compara diversas das bradicinesias mais comuns e dos distúrbios motores hipercinéticos, contrastando-as com outras doenças neurológicas que também podem se manifestar como distúrbios do movimento. O mais comum dos distúrbios do movimento é a doença de Parkinson (DP).

Doença de Parkinson (*Paralysis Agitans*)

Patologia e diagnóstico. Doença de Parkinson se caracteriza pela perda de células pigmentadas na substância nigra e núcleos pigmentados, e também por um desequilíbrio de neurotransmissores causado por uma deficiência relativa de dopamina no núcleo caudado e putame. Um agente ambiental ainda não identificado foi postulado como causa de DP.[2] Experimentalmente, pode ser criado um modelo de Parkinson pela ablação (cirúrgica ou com 1-metil-4-fenil-1,2,3,6-tetra-hidropiridina [MPTP]) de células pigmentadas da substância nigra. MPTP é degradado pela enzima monoamina oxidase B (MAO-B), resultando no surgimento de um metabólito tóxico e na destruição da substância nigra. As células pigmentadas restantes na substância nigra contêm inclusões eosinofílicas chamadas corpos de Lewy, que também são observadas em todos os casos de DP idiopática. Essas inclusões são características de numerosas doenças neurodegenerativas. Normalmente, os efeitos inibitórios da dopamina nos gânglios basais são barrados pela modulação excitatória pela acetilcolina. A etiologia também pode ser o envenenamento por manganês, encefalite, traumatismo ao SNC (pugilística), exposição a monóxido de carbono ou uso crônico de reserpina, fenotiazina ou butirofenona. Nos Estados Unidos, a incidência é de aproximadamente 1% naqueles indivíduos com mais de 65 anos. Ela é maior na faixa etária dos 40 a 70 anos, com um pico de surgimento na sexta década. O diagnóstico é firmado com base na característica postura inclinada para a frente, instabilidade axial, pés arrastados, ambulação insegura, face inexpressiva (disartria hipocinética), rigidez, escassez de movimentos (bradicinesia) e tremores do tipo de *rolamento de pílula*. Até um terço dos pacientes com DP também irá apresentar-se com demência. Os tremores são atenuados com o movimento intencional ou com o relaxamento completo.

O tratamento da doença de Parkinson se baseia na obtenção de um equilíbrio entre as atividades colinérgica e dopaminérgica no corpo estriado. Levodopa (L-dopa) atravessa a barreira hematoencefálica e é a viga-mestra do tratamento. Esse agente é convertido no SNC pela dopa-descarboxilase em dopamina, que não atravessa em quantidade apreciável a barreira hematoencefálica. L-dopa é coadministrada com carbidopa ou inibidores de benserazida descarboxilase

TABELA 8.1 Comparação dos distúrbios de disfunção do movimento

Doença	Coreia/distonia/discinesia	Demência/retardo mental	Ataxia (coordenação volicional)	Astenia/atrofia muscular	Perda sensorial	Hereditária?
Doença de Huntington	Coreia	Memória, afeto	Sim	Sim	Não	Sim
Doença de Parkinson	Distonia/discinesia	Afeto	Sim	Atrofia por desuso	Sim	Algumas
Síndrome de Guillain-Barré	Nenhuma	Não	Possível	Sim	Sim	Fatores de risco
Coreia reumática	Coreia	Labilidade emocional	Possível	Hipotonia	Não	Não
Esclerose lateral amiotrópica (ELA), atrofia motora espinal (AME)	Espasticidade Debilidade dos membros e bulbar	Não	Não	Sim	ELA rara AME não	Algumas
Doença de Alzheimer	Raro	Demência	Não	Não	Não	Não
Ataxia de Friedreich	Espasticidade, ocasionalmente coreia	Não	Sim	Sim	Sim	Sim
Distonia de torção	Distonia	Não	Sim	Não	Não	Sim
Torcicolo espástico	Distonia	Não	Sim	Não	Não	Sim
Doença difusa do corpo de Lewy	Possível	Possível	Alguma	Raro	Raro	Não
Atrofia polissistêmica (antigamente: atrofia olivopontocerebelar)	Disúria possível	Algumas variantes	Sim	Sim	Raro	Algumas
Outras doenças raras causadoras desses sinais/sintomas	Coreia induzida por medicação (fenotiazinas, haloperidol, fenitoína); lúpus; tirotoxicose; policitemia vera; AVC; tumor; vascular; degeneração estriatonigral com disfunção autônoma (Shy-Drager); doença de Wilson; Hallervorden-Spatz; paralisia supranuclear progressiva (Steele-Richardson-Olzenski)	Atrofia cortical difusa; inclusões de corpos de Lewy; *pick* (esclerose lobar); degeneração talâmica; degeneração ganglionar corticobasal; degeneração cerebrocerebelar (Greenfield)	Ataxia (não de Friedreich); paraneoplasia; álcool ou nutricional; atrofia corticocerebelar familiar de Holmes; Marie-Foix-Alajouanine; Gerstmann-Straüssler-Scheinken; Machedo-Joseph; autossômico dominante de surgimento tardio	Paralisia bulbar; esclerose lateral primária; atrofia progressiva hereditária e paraplegia espástica	Neuropatias sensitivas hereditárias; neuropatias sensitivo-motoras hereditárias (Charcot-Marie-Tooth); polineuropatia intersticial hipertrófica (doença de Dejerine-Sottas)	

Adaptado de Adams RD, Victor M, Ropper AH (eds.): *Principles of Neurology*. New York, McGraw-Hill, 1997, p. 1048, 1081.

para minimizar os efeitos sistêmicos da dopamina. Outros agentes utilizados no tratamento da DP incluem selegilina e rasagilina (segunda geração); inibidores da MAO-B são utilizados para bloquear a degradação de dopamina, o que geralmente adia a necessidade de L-dopa. Agonistas da dopamina (i. e., bromocriptina, ropinirol, pergolida, apomorfina e pramipexol) ou inibidores da catecol-*o*-metil transferase (COMT) (i. e., tolcapona, entacapona) são utilizados no início da doença ou em combinação com L-dopa para minimizar a dose dessa última substância.

Os efeitos colaterais comuns da administração crônica de dopamina incluem náusea e vômito, irritabilidade do miocárdio, diminuição do volume intravascular e hipotensão ortostática decorrente da supressão do eixo renina-angiotensina, confusão, sintomas psiquiátricos e depressão, e o clássico fenômeno de "liga-desliga" observado diante das rápidas mudanças da mobilidade para a imobilidade e movimentos involuntários. Discinesias constituem o fator limitante no tratamento e são tratadas com redução da dose de L-dopa e adição dos anticolinérgicos triexifenidil (Artane) e mesilato de benzotropina (Cogentin), ou pelo uso dos dopaminérgicos bromocriptina, lisurida, ou pergolida ou o agente antiviral amantadina, que libera a dopamina pré-sináptica. Clozapina é efetiva em algumas circunstâncias para tratamento da psicose induzida por medicação. Foram tentadas lesões estereotáxicas no globo pálido com o objetivo de aliviar os tremores e a rigidez. Enxertos de medula adrenal e, mais recentemente, transplantes de células-tronco revelaram progresso em modelos animais de DP.

Avaliação pré-operatória e considerações perioperatórias. A avaliação pré-operatória deve se concentrar na eficácia do tratamento. É possível a ocorrência de hipotensão decorrente da hipovolemia relativa, disfunção autonômica e depleção das reservas de noradrenalina. O tratamento da hipotensão deve ser com volume, conforme a necessidade, e com agentes de ação direta, como a fenilefrina, em vez da efedrina.

Os agentes terapêuticos devem ser continuados até a manhã da cirurgia. Medicamentos que possam causar sintomas extrapiramidais (p. ex., fenotiazinas, butirofenonas [Droperidol]) e metoclopramida (Reglan) devem ser suspensos. Deve-se estar ciente do potencial para aumento das taquiarritmias induzidas por catecolaminas com L-dopa e halotano (hoje em dia, raramente utilizado nos Estados Unidos). Cetamina tem o potencial de resposta hipertensiva, mas tem sido utilizado sem maiores incidentes; opioides como fentanil tem potencial para exacerbação da rigidez muscular. Foi informado que morfina diminui a discinesia em baixas doses, mas aumenta essa complicação em doses elevadas.[3] O uso de anestésicos inalatórios foi associado ao aumento na rigidez no período pós-operatório. Propofol bloqueia os tremores da DP no período pós-operatório imediato.[4] Embora não exista contradição para a anestesia regional, foi publicado um artigo de aumento de potássio depois do uso de succinilcolina, que estava mais provavelmente relacionado à denervação.[5] Quase todos os estudos indicam que é aceitável o uso de succinilcolina ou de bloqueadores neuromusculares não despolarizantes.[6,7] Difenidramina (Benadryl), um anticolinérgico de ação central, pode ser utilizada para o controle do tremor no paciente desperto.

As doses de rotina para o paciente devem ser retomadas tão logo seja possível no período pós-operatório. Há um aumento na incidência de laringoespasmo e de insuficiência respiratória, e de ventilação obstrutiva nesse período.[1]

Coreia de Sydenham (Coreia reumática)

Patologia e diagnóstico. Coreia reumática é um distúrbio do movimento frequentemente observado em crianças do gênero feminino com exposição prévia a estreptococos β-hemolíticos. Essa doença persiste apesar dos progressos no tratamento clínico, mesmo no mundo desenvolvido. As mulheres são mais afetadas que os homens, e as crianças têm incidência mais alta do que adultos.[8,9] Também parece haver predisposição familiar para a doença.[10] Os movimentos coreáticos ocorrem com mais frequência nos membros superiores e tendem a cessar durante o sono. A patologia da coreia é incerta, ocorrendo degeneração no córtex, gânglios basais, substância nigra e cerebelo; em alguns casos, ocorre arterite.

Os sintomas incluem labilidade emocional, irritabilidade e ocasional retardo mental grave. O diagnóstico se baseia na observação dos característicos movimentos coreiformes na criança. O diagnóstico diferencial envolve qualquer das demais doenças dos gânglios basais que tenham sinais coreiformes (p. ex., doença de Huntington, neurolépticos, fenitoína, anticoncepcionais orais, lúpus, tirotoxicose, policitemia vera, hiperglicemia não cetósica hiperosmolar e coreia das gestantes).

Considerações perioperatórias. Os estudos diagnósticos incluem eletrocardiografia (ECG) e avaliação cardíaca, assim como profilaxia antibiótica para cardiopatia reumática β-estreptocócica. Embora essa doença raramente seja fatal, são observadas anormalidades e endocardite com maior frequência em irmãos assintomáticos. O tratamento é sintomático e as vigas-mestras do tratamento têm sido corticosteroides, barbitúricos e fenotiazinas; levodopa é utilizado para as manifestações similares à Parkinson. Em virtude da experiência anestésica extremamente limitada, existem poucas contraindicações anestésicas além das interações potenciais com os agentes utilizados no tratamento sintomático. Como ocorre no tratamento para DP, é provável que propofol diminua os movimentos coreiformes no período pós-operatório.

Coreia de Huntington

Patologia e diagnóstico. Doença (coreia) de Huntington é um distúrbio autossômico dominante mono-híbrido (cromossomo 4, repetição de CAG) com penetrância completa. Este é outro exemplo das doenças de expansão poliglutamínica e é relacionado às ataxias cerebelares.[11] A doença de Huntington tem incidência de 4 por 1 milhão de pessoas e é caracterizada por atrofia bilateral muito intensa do núcleo caudado e do putame, menor atrofia do globo pálido e dos gânglios basais, e ventrículos difusamente dilatados. A proteína de Huntington mutante interage tanto com os fatores de transcrição como com a via da ubiquitina-proteossomo,[12,13] mas aparentemente a patologia se limita ao SNC. Aumentos de somatostatina e de dopamina e diminuições de GABA são observados nessas regiões do cérebro. O início da coreia de Huntington se dá por volta dos 35 a 40 anos de idade, com surgimento mais prematuro nas gerações sucessivas — o que é conhecido como antecipação. Clinicamente, a doença se caracteriza por coreia, atetose, disartria, ataxia e demência. Podem ocorrer alterações do humor, cognição e autocontrole bem antes, correlacionando-se com elevações nos componentes motores.[2] Embora butirofenonas e fenotiazinas ajudem a suprimir o movimento, os tratamentos são limitados. A administração de fator neurotrópico derivado do cérebro (BDNF), de fator neurotrópico derivado de linhagem de células gliais (GDNF) ou de fator neurotrópico derivado do corpo ciliar (CDNF) nos ventrículos laterais se revelou terapia promissora em animais.[14,15]

Considerações perioperatórias. Foi descrito um caso de retardo na recuperação com o uso de tiopental,[16] embora outros relatos não tenham documentado problemas com tiopental ou propofol para indução ou com o uso de anestésicos inalatórios e bloqueadores neuromusculares não despolarizantes (BNMNDs).[17-23] Observa-se diminuição da atividade da pseudocolinesterase; e embora tenha sido publicado apenas um caso isolado de retardo na recuperação com o uso de succinilcolina,[24] devemos ficar atentos à possibilidade de tal ocorrência com o uso desse agente.[20] Não são contraindicados relaxantes musculares não despolarizantes nem despolarizantes,[25] embora possa haver retardo na recuperação com o uso de BNMNDs dependentes de pseudocolinesterase. Butirofenonas e fenotiazinas podem aliviar os movimentos coreiformes. Considerando que os efeitos anticolinérgicos podem piorar esses movimentos, devemos usar glicopirrolato, em vez de atropina, para evitar efeitos centrais do SNC.

Torcicolo espasmódico e outras distonias focais

Patologia e diagnóstico. Também conhecido como espasmo craniocervical, torcicolo espasmódico pertence a um grupo de discinesias restritas e distonias em que basicamente apenas um ou poucos grupos musculares são primariamente afetados. Torcicolo espasmódico consiste em espasmos contráteis dos músculos escaleno, esternocleidomastóideo (ECM) e trapézio superior, e de distonia secundária do braço, tronco, pescoço e musculatura facial, com rotação e extensão parcial da cabeça (torcicolo).[2] Não foram observadas alterações neuropatológicas, e esses distúrbios podem estar relacionados a um desequilíbrio na via da dopamina no corpo estriado. Outras discinesias restritas são síndrome de Meige (blefarospasmo), distonia oromandibular (retração e franzimento dos lábios) e disfonia espasmódica (espasmo durante a tentativa de falar). Os sintomas começam no início da vida adulta e podem ser facilmente diagnosticados pela atividade eletromiográfica (EMG) anormal nos músculos esternocleidomastóideo, trapézio e cervical posterior. O distúrbio se caracteriza pela simultânea ativação de músculos agonistas e antagonistas no mesmo grupo muscular. Tem-se recorrido ao tratamento cirúrgico para transecção do ECM ou de nervos acessórios espinais e das três primeiras raízes motoras cervicais na tentativa de aliviar os sintomas, mas podem ocorrer complicações, como lesão ao nervo frênico e disfagia em decorrência da incapacidade de levantar o queixo. Foi demonstrado que injeções de toxina botulínica orientadas por EMG a cada 3 a 4 meses são eficazes em até 90% dos pacientes. O tratamento pode perder a eficácia se ocorrer formação de anticorpos antitoxina. Não existem contraindicações para os anestésicos. Os espasmos são aliviados com relaxantes musculares, enquanto N_2O em concentrações acima de 50% alivia a distonia.[26] Foi publicado um relato de caso de torcicolo espasmódico durante a anestesia geral em um paciente que estava recebendo clorpromazina (Thorazine) no período pré-operatório.[27]

Distonia por torção (doença de Oppenheim ou distonia *musculorum deformans*) é uma doença autossômica dominante observada com mais frequência na vida adulta, embora ocasionalmente sejam presenciadas formas desse distúrbio de penetrância variável. Observa-se uma forma autossômica recessiva ocasionalmente também em crianças com ascendência judia.[2]

Do ponto de vista clínico, a doença se caracteriza por espasmos de torção, giros involuntários e movimentos da coluna vertebral, com possível lordose, escoliose ou fixação da coluna vertebral cervical. As tentativas de tratamento incluíram a administração de L-dopa, bromocriptina, carbamazepina, diazepam, tetrabenazina, triexifenidil e clonazepam, com limitadas melhoras nos sintomas. Embora não existam agentes anestésicos contraindicados, podem ser indicadas técnicas de fibroscopia com o paciente desperto para controle da via aérea. Os sintomas são aliviados durante o sono ou na situação de sedação intensa.[28] Outras formas de distonias hereditárias e não hereditárias incluem doença de Wilson (erro hereditário no transporte de cobre, com ausência de globulina-ceruloplasmina), doença de Creutzfeldt-Jakob (príon, com variante de surgimento mais precoce), atetose dupla (*status marmoratus*) e doença de Hallervorden-Spatz (degeneração pigmentar do globo pálido).

DEGENERAÇÃO DO NEURÔNIO MOTOR

Doenças do neurônio motor são caracterizadas por perda degenerativa progressiva variável dos neurônios motores no córtex frontal, corno ventral da medula espinal e núcleos medulares dos nervos cranianos inferiores, levando à astenia muscular, atrofia, sinais do trato corticospinal, e atrofia da medula espinal, tronco encefálico e córtex motor, com o intelecto e o sistema sensitivo intactos.[29] A patologia revela destruição de células do corno anterior na medula espinal e tronco encefálico inferior, em que a perda de grandes fibras precede a destruição de fibras pequenas. O espaço deixado pelos neurônios destruídos é preenchido por astrócitos e lipofuscina. Além da depleção das grandes fibras nervosas

TABELA 8.2 Doenças degenerativas do neurônio motor

Esclerose lateral amiotrópica (ELA) Atrofia muscular progressiva Esclerose lateral primária Paralisia pseudobulbar
Doenças hereditárias do neurônio motor Atrofia muscular espinal autossômica recessiva Tipo I: Werdnig-Hoffman, aguda Tipo II: Werdnig-Hoffman, crônica Tipo III: Kugelberg-Welander Tipo IV: Doença de surgimento no adulto ELA familiar ELA familiar com demência ou doença de Parkinson (Guam) Outros Artrogripose multiplex congênita Paralisia bulbar juvenil progressiva (Fazio-Londe) Distrofia neuroaxonal
Associadas a outros distúrbios degenerativos Atrofias olivopontocerebelares Atrofia do músculo fibular
Ataxia de Friedreich
Síndrome de Guillain-Barré Doença de Baló
Encefalomielite disseminada aguda em seguida a sarampo, catapora, varíola e (raramente) caxumba, rubéola ou gripe
Encefalite hemorrágica necrotizante aguda e subaguda Forma encefalopática aguda (doença de Hurst) Mielopatia necrótica subaguda Púrpura cerebral aguda

motoras, ocorre perda de receptores muscarínicos, colinérgicos, glicinérgicos e benzodiazepínicos, até, e inclusive, o córtex motor. Recentemente, foram observadas nesses pacientes mutações da superóxido dismutase (SOD), levando à possibilidade de que o aumento de radicais livres pode contribuir significativamente para a progressão da doença. Antes de estudar as polineuropatias, consideraremos vários representantes das doenças do neurônio motor[29] como: esclerose lateral amiotrópica (ELA) (doença mista dos neurônios motores superior e inferior), ataxia de Friedreich (mista) e atrofia muscular espinal (neurônios motores inferiores). Tendo em vista que a classificação dessas doenças é incerta, também podem ser consideradas na categoria das polineuropatias as doenças mistas dos neurônios motores superior e inferior (Tab. 8.2).

Esclerose lateral amiotrópica

Fisiopatologia e diagnóstico. O exemplo mais comum de uma doença do neurônio motor é ELA, uma degeneração progressiva tanto dos neurônios motores inferiores, causando amiotropia, como dos neurônios motores superiores, causando hiper-reflexia e espasticidade (em razão dos tratos corticospinais "lateralmente escleróticos"). A doença primária se limita ao córtex motor e às vias eferentes.[2] Se os núcleos motores do tronco encefálico inferior forem os mais afetados, a doença é denominada *paralisia bulbar progressiva*. Chamamos de *atrofia muscular espinal progressiva* a ocorrência de debilitação e atrofia na ausência de sinais do trato corticospinal. A morte seletiva de neurônios motores em casos de ELA preserva o intelecto, os movimentos voluntários e o sistema sensitivo. Também são poupados os neurônios parassimpáticos extraoculares e sacrais para o intestino e a bexiga. Essa é uma doença autossômica dominante com penetrância dependente de idade e, ao que parece, o defeito genético está mapeado no cromossomo 21 em alguns casos. Essa doença inexoravelmente progressiva ataca tanto neurônios motores superiores como inferiores. A incidência é de aproximadamente 2 por 100.000 habitantes. O surgimento é mais intenso na faixa etária dos 40 a 50 anos, e os homens são afetados com mais frequência do que as mulheres. As formas esporádicas são responsáveis por 90% dos casos, enquanto as familiares respondem pelos casos restantes. O surgimento em pessoas com menos idade pode ser observado nas raras formas familiares autossômicas dominante e recessiva. De longe a mais elevada incidência é observada nas Ilhas Marianas e Guam, em três *clusters* que estão associados à demência de Parkinson.[2] Em alguns casos, ELA também está associada à malignidade.

O exame patológico revela que gliose astrocítica substituiu os neurônios motores destruídos, e as inclusões em neurofilamentos, intracelulares e em estruturas ubiquinadas também são comuns nesse exame. O diagnóstico é estabelecido com espectroscopia por ressonância magnética, EMG e estudos da condução nervosa, com decréscimo no número de unidades motoras, mas com aumento nas amplitudes dos potenciais de ação motores isolados. EMG revela fasciculações, fibrilações e denervação, mas a condição fica apenas um pouco retardada. Curiosamente, os potenciais evocados sensoriais são anormais. Do ponto de vista clínico, observa-se desajuste motor fino e debilitação espástica prematura, com atrofia, hiper-reflexia, espasticidade leve, fasciculações e envolvimento dos membros progredindo gradualmente para todas as extremidades e neurônios motores. São observados sintomas bulbares nos músculos estriados, o que afeta a fala, a deglutição e gera espasmos faciais com respostas emocionais. As fasciculações podem ser visíveis sob a pele por causa das contrações dos feixes de fibras musculares e podem piorar com o exercício e a fadiga. Demência é ocorrência rara. Já foram informadas mais de cem mutações no gene *SOD1* em casos de ELA familiar.[30] Além das mutações na enzima SOD,[31] outras causas propostas são excitotoxicidade, disfunção mitocondrial, apoptose, exposição a metais pesados e acúmulo do gangliosídeo GM^2. Não há tratamento efetivo, embora Storkebaum[32] tenha comunicado melhora em um modelo animal de ELA depois da administração de fator de crescimento endotelial vascular intracerebroventricular (VEGF).

Considerações perioperatórias. O tratamento adjuvante inclui suporte respiratório, precauções para aspiração, tubos para alimentação e andadores. Em virtude do envolvimento da função respiratória e dos músculos bulbares, deve ser dada atenção especial à prevenção da aspiração e à necessidade de suporte ventilatório. Deve-se evitar o uso de succinilcolina, por causa da possibilidade de resposta hipercalêmica do músculo denervado.[33] Relatos de casos também indicam aumento na sensibilidade a BNMNDs.[34] Foi comunicado sucesso com anestesia epidural e geral sem BNMNDs.[35,36] Infusões de ciclofosfamida, interferon, minociclina e hormônio liberador de tirosina (TRH) foram todas tentadas, com melhora limitada na função motora. O uso de gabapentina mostrou-se promissor em estudos animais e, mais recentemente, o agente antiglutamato, riluzol, retardou a progressão da doença.[37-39]

Ataxia de Friedreich

Fisiopatologia e diagnóstico. Ataxia de Friedreich é um protótipo de uma ataxia progressiva envolvendo a medula espinal, nervos periféricos, coração e pâncreas. A incidência é de 1 por 50.000 na raça branca, e o distúrbio responde por metade de todas as ataxias hereditárias.[40] Outras lesões parecidas são as lesões cerebelares, como atrofia cerebelar cortical familiar, as lesões do tronco encefálico, como degenerações cerebelar familiar e olivopontocerebelar, e a atrofia olivopontocerebelar. Essas são doenças autossômicas recessivas (repetição de GAA, mapeamento para cromossomo 9q13) com um subgrupo autossômico dominante (com quatro *loci* cromossômicos distintos) e um surgimento dos 10 aos 30 anos de idade. A patologia é causada pela perda da função no gene para frataxina, que codifica para uma proteína mitocondrial, supostamente acarretando aumento do estresse oxidativo.[41,42] A patologia grave se caracteriza por degeneração de fibras longas descendentes e ascendentes na medula espinal, colunas posteriores, tratos corticospinal e espinocerebelar, juntamente com fibrose, gliose e atrofia dos gânglios da raiz dorsal. Essa é uma doença mista dos neurônios motores superiores e inferiores, com predomínio de atrofia cerebelar. Do ponto de vista clínico, os pacientes exibem ataxia, nistagmo, ausência de reflexos dos membros inferiores, espasticidade, debilitação, disartria e, finalmente, atrofia. A ataxia de Friedreich está associada a diabetes melito, miocardiopatia, *pes cavus,* cifoscoliose, função respiratória restritiva e miocardiopatia hipertrófica com degeneração do miocárdio e um potencial para insuficiência cardíaca congestiva. Com frequência, o ECG revela taquicardia sinusal e arritmia, sendo anormal em 95% dos casos. O diagnóstico é estabelecido por teste genético, imagem de ressonância magnética (IRM) e estudos eletrofisiológicos (EEFs). O diagnóstico diferencial para ataxia envolve aspectos alcoólicos-nutricionais, abuso de drogas, ataxia-telangiectasia, variante autossômica dominante de Roussy-Levy de neuropatia hereditária, atrofia idiopática tipo I, neoplasia ou derrame cerebelar. Embora 5-hidroxitriptofano (serotonina) aparentemente melhore os sintomas cerebelares, não há tratamento para essas doenças.

Considerações perioperatórias. As considerações anestésicas são parecidas com aquelas das doenças degenerativas do neurônio motor: a anestesia regional não é contraindicada e deve-se tomar cuidado com o surgimento e a recuperação de BNMNDs, com particular atenção para as funções bulbar e respiratória. Com maior frequência, miocardiopatia e disfunção bulbar são implicadas como as causas da morte. Um recente relato de caso descreveu a anestesia geral com intubação endotraqueal, uma infusão de propofol/alfentanil e a não utilização de relaxantes musculares, sem complicação.[43]

Atrofia muscular espinal

Fisiopatologia e diagnóstico. Atrofia muscular espinal (AME) se caracteriza por nervos motores periféricos sem o envolvimento de neurônios motores superiores. Alguns tipos são mais frequentes na infância e na pré-adolescência, mas aparentemente todos os tipos mapeiam para o cromossomo 5 e, ao que parece, são moléstias autossômicas recessivas. Essas doenças são a causa principal de mortes hereditárias de bebês, seguindo-se apenas à fibrose cística na categoria de doença autossômica recessiva. AME também pode ser observada em outras doenças, como a ataxia de Friedreich.

AME infantil, também conhecida como doença de Werdnig-Hoffman ou AME tipo I, é uma doença rápida e progressiva da infância, causando debilitação hipotônica e, com frequência, morte do paciente dentro do primeiro ano de vida. AME tipo II é uma forma ligeiramente mais lenta; também é progressiva, mas pode ser observada em adolescentes ou adultos jovens. AME tipo III (doença de Kugelberg-Welander) é uma variante mais indolente, em que uma importante debilitação espástica se manifesta no final da adolescência, afetando os músculos do tronco e dos membros proximais. AME tipo IV é uma variante lentamente progressiva, com surgimento na vida adulta.

Considerações perioperatórias. A etiologia da transmissão neuromuscular comprometida não foi ainda devidamente elucidada. Diminuições na colina acetiltransferase, que faz parte da via da síntese de ACh, são observadas secundariamente à degeneração das células do corno anterior, e a redução de acetilcolina leva a um aumento da sensibilidade aos BNMNDs. Deve-se evitar succinilcolina por causa do aumento na liberação de potássio e das contrações parecidas com miotonia. Por causa do potencial para ocorrência de aspiração e de debilitação da musculatura respiratória, são importantes a dosagem cuidadosa e muita atenção à reversão do bloqueio neuromuscular (BNM). Do mesmo modo, bloqueios altos com anestesias regionais podem exacerbar a debilitação muscular respiratória e/ou bulbar, mas a anestesia regional não é absolutamente contraindicada. Relatos de casos descrevem o uso das anestesias regional[44] e geral[45,46] para pacientes com AME II e III. Watts[47] utilizou anestesia intravenosa (IV) total e uma via aérea com máscara laríngea (LMA), enquanto Habib et al.[48] descreveram o uso de alfentanil e propofol, sem BNMs, para laringoscopia direta e intubação para um procedimento abdominal.

DOENÇA DOS NERVOS PERIFÉRICOS E POLINEUROPATIAS

Doença dos nervos periféricos abrange grande variedade de causas e entidades clínicas (Tab. 8.3). O sistema nervoso periférico (SNP), que engloba todas as estruturas neurais fora da medula espinal e do tronco encefálico, envolve ampla va-

TABELA 8.3 Síndromes neuropáticas principais

I. Síndrome da paralisia motora aguda com distúrbio variável da função sensitiva e autônoma
- A. Síndrome de Guillain-Barré (SGB; polineuropatia inflamatória aguda; neuropatia autoimune aguda)
- B. Forma axonal aguda da SGB
- C. Síndrome da neuro(no)patia sensitiva aguda
- D. Polineuropatia diftérica
- E. Polineuropatia porfírica
- F. Certas polineuropatias tóxicas (tálio, triortocresil fosfato)
- G. Raramente, paraneoplasia
- H. Neuropatia pandisautônoma aguda
- I. Paralisia por carrapatos
- J. Polineuropatia da enfermidade crítica

II. Síndrome da paralisia sensitivo-motora subaguda
- A. Polineuropatias simétricas
  1. Estados de deficiência: alcoolismo (beribéri), pelagra, deficiência de vitamina B_{12}, doença gastrintestinal crônica
  2. Envenenamento com metais pesados e solventes: arsênico, chumbo, mercúrio, tálio, metil-*n*-butil cetona, *n*-hexano, metil brometo, óxido de etileno, organofosforados (TOCP etc.), acrilamida.
  3. Toxicidade farmacológica: isoniazida, etionamida, hidralazina, nitrofurantoína e nitrofurazonas correlatas, dissulfiram, dissulfeto de carbono, vincristina, cisplatina, paclitaxel, cloranfenicol, fenitoína, piridoxina, amitriptilina, dapsona, estilbamidina, tricloretileno, talidomida, clioquinol, amiodarona, agentes adulterados como L-triptofano etc.
  4. Polineuropatia urêmica
  5. Polineuropatia inflamatória subaguda
- B. Neuropatias assimétricas (mononeuropatia multiplex)
  1. Diabetes
  2. Poliarterite nodosa e outras neuropatias angiopáticas inflamatórias (Churg-Strauss, hipereosinofílica, reumatoide, de lúpus, granulomatose de Wegener, vasculite isolada do sistema nervoso periférico)
  3. Crioglobulinemia mista
  4. Síndrome de Sjögren-sicca
  5. Sarcoidose
  6. Neuropatia isquêmica com doença vascular periférica
  7. Doença de Lyme
- C. Neuropatias sensitivas incomuns
  1. Neuropatia sensorial migratória de Wartenberg
  2. Perineurite sensitiva
- D. Doenças meníngeas das raízes nervosas (polirradiculopatias)
  1. Infiltração neoplásica
  2. Infiltração granulomatosa e infecciosa: Lyme, sarcoide etc.
  3. Doenças espinais: espondilite osteoartrítica etc.
  4. Polirradiculopatia idiopática

III. Síndrome da polineuropatia sensitivo-motora crônica
- A. Formas adquiridas menos crônicas
  1. Paraneoplásica: carcinoma, linfoma, mieloma e outras malignidades
  2. Polineuropatia desmielinizante inflamatória crônica (PDIC)
  3. Paraproteinemias
  4. Uremia (ocasionalmente subaguda)
  5. Beribéri (habitualmente subagudo)
  6. Diabetes
  7. Doenças do tecido conjuntivo
  8. Amiloidose
  9. Hanseníase
  10. Hipotireoidismo
  11. Forma sensitiva benigna no idoso
- B. Síndrome de polineuropatia mais crônica, formas geneticamente determinadas
  1. Polineuropatias hereditárias do tipo predominantemente sensitivo
     - a. Neuropatia sensitiva mutilante dominante em adultos
     - b. Neuropatia sensitiva mutilante recessiva da infância
     - c. Insensibilidade congênita à dor
     - d. Outras neuropatias sensitivas hereditárias, inclusive aquelas associadas a degenerações espinocerebelares, síndrome de Riley-Day e síndrome da anestesia universal
- C. Polineuropatias hereditárias de tipos sensitivo-motores mistos
  1. Grupo idiopático
     - a. Atrofia do músculo fibular (Charcot-Marie-Tooth; neuropatia sensitivo-motora hereditária [NMSH], tipos I e II)
     - b. Polineuropatia hipertrófica de Dejerine-Sottas, formas adulta e infantil
     - c. Polineuropatia de Roussy-Levy
     - d. Polineuropatia com atrofia óptica, paraplegia espástica, degeneração espinocerebelar, retardo mental e demência
     - e. Suscetibilidade hereditária à paralisia por pressão
  2. Polineuropatias hereditárias com distúrbio metabólito identificado
     - a. Doença de Refsum
     - b. Leucodistrofia metacromática
     - c. Leucodistrofia do corpo globoide (doença de Krabbe)
     - d. Adrenoleucodistrofia
     - e. Polineuropatia amiloide
     - f. Polineuropatia porfírica
     - g. Doença de Anderson-Fabry
     - h. Abetalipoproteinemia e doença de Tangier

IV. Neuropatia associada a doença mitocondrial

V. Síndrome de polineuropatia recorrente ou recidivante
- A. Síndrome de Guillain-Barré
- B. Porfiria
- C. Polineuropatia desmielinizante inflamatória crônica
- D. Certas formas de mononeurite multiplex
- E. Beribéri ou intoxicações
- F. Doença de Refsum, doença de Tangier

VI. Síndrome de mononeuropatia ou plexopatia
- A. Neuropatias do plexo braquial
- B. Mononeuropatias braquiais
- C. Causalgia
- D. Plexopatias lombossacrais
- E. Mononeuropatias crurais
- F. Neuropatia sensitiva migratória
- G. Neuropatias de encarceramento

De Adams RD, Victor M, Ropper AH (eds.): *Principles of Neurology*. New York, McGraw-Hill, 1997.

riedade de tipos celulares, fibras nervosas, variabilidade anatômica e funções. Do mesmo modo, as condições patológicas capazes de afetar o SNP em vários pontos também são incrivelmente variáveis. Assim, os sinais e sintomas das polineuropatias podem incluir: comprometimento da função motora, espasmos e fasciculações, mudanças reflexas, perda sensitiva, dor e parestesia, disestesias, ataxia, tremores, alterações tróficas e disfunção autonômica. Esses sinais e sintomas podem ter duração e surgimento agudo ou crônico.

Síndrome de Guillain-Barré (SGB) é um exemplo de polineuropatia com componentes motor, sensitivo e autônomo. As considerações anestésicas das polineuropatias em geral serão discutidas utilizando SGB como exemplo ilustrativo. Na verdade, o diagnóstico de uma etiologia específica para uma polineuropatia mista pode ser tarefa desafiadora. Em estudos de grande porte, uma fração considerável dos pacientes permanece sem um diagnóstico específico do agente causal. As polineuropatias que podem ser observadas com frequência pelos anestesiologistas incluem aquelas causadas por isquemia, diabetes, medicamentos, artrite reumatoide, lúpus, sarcoide, doença de Sjögren, paraneoplasia, síndrome metabólica adquirida, uremia e uso de álcool. De particular interesse são a polineuropatia da enfermidade crítica[49,50] e um relato de quadriplegia e miopatia agudas atribuídas ao uso prolongado de BNMs e corticosteroides.[51] As polineuropatias hereditárias serão estudadas mais adiante, ainda neste capítulo. Não estudaremos as polineuropatias individuais decorrentes de trauma, radiação, distrofia simpática reflexa (DSR) ou inflamação de nervos periféricos individuais.

Síndrome de Guillain-Barré

Patologia e diagnóstico. Síndrome de Guillain-Barré, também conhecida como polineurite idiopática aguda ou polineuropatia inflamatória aguda, é uma resposta imunológica mediada por célula contra nervos periféricos, com diversas formas variantes (Tab. 8.4).[52-57] A síndrome de Guillain-Barré é observada em todo o mundo, em ambos os sexos e em todas as idades, com uma incidência de aproximadamente 1,5 por 100.000 habitantes. O exame patológico demonstra infiltração perivascular de células inflamatórias e linfocíticas, desmielinização segmentar e degeneração walleriana ao longo de nervos periféricos inteiros e com disseminação por todo o SNP. A lesão é basicamente axonal e acredita-se que seja decorrente de uma resposta imunomediada a proteínas da mielina.[58] Em 60 a 70% dos casos, SGB é precedida por uma enfermidade gastrintestinal ou respiratória (parecida com gripe) benigna em uma a três semanas, sendo identificados com maior frequência *Campylobacter jejuni*, vírus de Epstein-Barr (EBV) ou citomegalovírus (CMV).[59] Outros eventos precedentes que foram estatisticamente associados à SGB incluem cirurgia, outras enfermidades virais, vacinação e doença linfomatosa. SGB se caracteriza por parestesia, dormência e progressão para debilidade, que é na maior parte das vezes simétrica. As extremidades distais são afetadas em primeiro lugar, seguidas pelas extremidades superiores proximais e pelos músculos cranianos em 50% dos casos. Dor e sensação de dolorido acompanham uma perda sensitiva e arreflexia variáveis.

Os sinais e sintomas podem se limitar exclusivamente aos membros inferiores ou podem acarretar paralisia muscular total com parestesia e disfunção autonômica (hipotensão e hipertensão, taquicardia ou bradicardia sinusal, diaforese ou desaparecimento do suor e hipotensão ortostática). Também podem ocorrer hiponatremia, síndrome do hormônio antidiurético inadequado (SHADI) e diabetes insípido. Estudos da condução nervosa revelam redução da amplitude dos potenciais evocados motores, retardo da condução, latência

TABELA 8.4 Síndrome de Guillain-Barré e suas formas variantes

Forma da síndrome de Guillain-Barré	Incidência/ocorrência	Motora ou sensitiva	Sinais característicos	Etiologia suspeitada
Polineuropatia desmielinizante inflamatória aguda	Mais comum em países desenvolvidos da Europa e da América do Norte	Tanto motora como sensitiva	85-95% dos casos; desmielinização de nervos periféricos	Imune mediada por célula e humoral; ataca mielina e células de Schwann
Neuropatia axonal motora aguda	Principalmente na China setentrional	Apenas motora; lesão axonal	Sazonal; incidência maior de insuficiência respiratória	Imune, axônios motores; maior associação com *Campylobacter jejuni*
Neuropatia sensitivo-motora aguda	Curso prolongado	Parece-se com a variante pura, mas com algumas manifestações sensitivas	Lesão axonal tanto da área motora como sensitiva	
Variante de Miller-Fisher		Sem debilitação significativa, mas pode envolver nervos cranianos	Ataxia, oftalmoplegia, arreflexia	Frequente implicação de *Campylobacter jejuni* também, anticorpos antimielina de nervos cranianos

Dados das referências 54-59.

prolongada e ondas F prolongadas. O diagnóstico é estabelecido com um achado de níveis mais elevados de proteína no líquido cerebrospinal (LCR) com uma contagem celular normal. O diagnóstico diferencial inclui as distrofias musculares, lesão aguda da medula espinal, mielite ou mielopatia transversal, insuficiência renal, polineuropatia da enfermidade crítica, uso prolongado de corticosteroides, bloqueio neuromuscular crônico e hiperfosfatemia aguda. O tratamento consiste em suporte sintomático da respiração e da hemodinâmica, além das devidas precauções com aspiração. Não foi demonstrada eficácia dos corticosteroides, mas o uso da plasmaferese dentro das primeiras duas semanas depois do surgimento do problema se revelou válido.[60] Comumente, a recuperação é espontânea e completa.

Considerações perioperatórias. O cuidado anestésico é o mesmo utilizado para pacientes com degeneração dos neurônios motores. Deve-se evitar succinilcolina por causa do potencial para liberação de potássio, e ficar atento à possibilidade de maior sensibilidade a BNMNDs. Pode ser útil uma via arterial para pacientes com disfunção autonômica, e talvez seja necessária ventilação pós-operatória por causa da redução da função respiratória. O uso de anestesia regional é controverso por ser pequeno o número de relatos de casos afirmando uma associação ao surgimento da doença, embora também tenha sido comunicado o uso desse procedimento em casos obstétricos.[61] Já foi descrito o uso de anestesia geral com uso limitado, ou sem uso, de BNMNDs[62-64] e de anestesia regional para casos de poli(dermato)miosite, que exibe astenia muscular proximal e mialgias similares ao que ocorre na SGB.

ANORMALIDADES DO METABOLISMO E DA CIRCULAÇÃO DAS VIAS DO LCR

O equilíbrio entre formação de LCR, pressão intracraniana (PIC), circulação e absorção determina a pressão hidrostática do LCR e sua distribuição no interior do SNC. No adulto, há entre 50 e 150 mL de LCR, e esse líquido está dividido em dois compartimentos principais: um compartimento intracraniano, consistindo principalmente em ventrículos laterais e em terceiro ventrículo, e o espaço subaracnoide. LCR é principalmente gerado no plexo coroide, na base de 21 a 22 mL/hora. Na ausência de alterações patológicas ou vasculares, a produção, o fluxo e a absorção de LCR determinam sua pressão e volume ventricular. A produção de LCR ocorre principalmente no plexo coroide nos ventrículos, na base de 500 a 600 mL/dia, sendo decorrente de uma combinação de transporte ativo e filtração passiva do plasma sanguíneo. A sua formação é afetada por numerosos medicamentos e condições, incluindo temperatura, pressão do LCR, hipocapnia e pressão venosa. Eletrólitos e glicose se equilibram com LCR nos ventrículos e no espaço subaracnoide. Medicamentos ionizados ingressam no LCR lentamente, exceto por aqueles agentes farmacológicos veiculados por um transporte de membrana com difusão facilitada. A difusão de água, sódio e líquidos hipotônicos ou hipertônicos ocorre rapidamente, e o LCR fica em equilíbrio dinâmico com o sangue e o líquido intracelular no cérebro.

O principal volume de fluxo do LCR ocorre desde os ventrículos laterais através dos forames de Monro até o terceiro ventrículo, e através do aqueduto de Silvius até o quarto ventrículo. LCR deixa o quarto ventrículo através dos dois forames laterais de Luschka e do forame de Magendie (medialmente), ingressando nos espaços subaracnoides perimedular e perispinal e, em seguida, para o tronco encefálico, cisterna basal e hemisférios cerebrais. LCR banha os espaços intracranianos e subaracnoides espinais a partir da cisterna magna, com considerável fluxo em um movimento de vai-e-vem através dos diversos forames, como um resultado das oscilações cardíacas e do movimento. Observa-se queda do gradiente de pressão com pulsações arteriais ao longo da direção do fluxo do LCR, de 60 mm Hg nos ventrículos laterais para 50 mm Hg na cisterna e para 30 mm Hg no espaço subaracnoide lombar. LCR é conduzido por filtração de volume em vários locais, principalmente nas vilosidades aracnoides no seio sagital. Cada ventrículo contém 25 a 40 mL. Obstrução dos forames ou aumento da produção podem acarretar hidrocefalia.

A barreira hematoencefálica se compõe das barreiras hemato-liquor e cérebro-liquor, com eficácia "de barreira" variável, inclui endotélio capilar, adventícia da membrana plasmática e processos pediformes dos astrócitos. Digoxina, furosemida, corticosteroides e acetazolamida são medicamentos que afetam a produção de LCR. Aminofilina eleva a produção de LCR ao aumentar o transporte ativo do sistema Na^+, K^+-ATPase. São modestos os efeitos da maioria dos opioides, e comumente são pequenos os efeitos de agentes anestésicos no equilíbrio entre produção e absorção. Artru,[65-67] em uma série de estudos clássicos em cães, demonstrou o pouco efeito de isoflurano, halotano ou fentanil na produção de LCR, embora quetamina e enflurano tivessem aumentado a produção de LCR. Mais recentemente, Sugioku[68] demonstrou redução da produção de LCR em coelhos com anestesia por sevoflurano, confirmou um aumento nessa produção com enfeurano e também demonstrou aumento da absorção de LCR com N_2O. Artru[69] não demonstrou alterações significativas na produção ou absorção de LCR com sevoflurano ou remifentanil.

Hidrocefalia

Fisiopatologia e diagnóstico. Hidrocefalia é definida como LCR ventricular excessivo, mais comumente devido a obstrução de forame (não comunicante), mas também em decorrência da superprodução ou deficiência de absorção (comunicante). Hidrocefalia congênita é observada em 0,3% por causa de malformação de Arnold-Chiari, cistos de Dandy-Walker, mielomeningocele, estenose de aqueduto, cistos aracnoides, neoplasias e malformações vasculares. Hidrocefalia adquirida pode ser resultante de meningite, hemorragia intraventricular ou subaracnoide, trauma ou neoplasia.[2]

Hidrocefalia pode ter surgimento agudo ou crônico e o diagnóstico é firmado mais comumente por tomografia computadorizada (TC) ou IRM. Hidrocefalia crônica pode se apresentar como dor de cabeça e náusea, enquanto o rápido aumento na pressão do LCR em pacientes com hidrocefalia aguda também pode causar vômito, confusão e letargia. Os sinais incluem respiração irregular, papiledema, postura descorticada ou descerebrada, bradicardia, hipertensão e alterações do ECG causadas por compressão do tronco encefálico e herniação transtentorial. Hidrocefalia ventricular é tratada com um cateter intraventricular ou correção cirúrgica de uma obstrução física, seja causada por neoplasia, malformação ou coágulo. Mais comumente, os cateteres ventriculares são derivados para o espaço peritonial, pleural ou, menos comumente, atrial, colédoco ou vesicular.[70]

Considerações perioperatórias. As considerações anestésicas são similares a outros procedimentos neurocirúrgicos, com particular atenção ao potencial para aumentar PIC e evitar alterações abruptas ou graves nas pressões do LCR ou volumes decorrentes da drenagem anormal. Um dos raros relatos de casos em pequena série de pacientes descreveu uma resposta variável de PIC depois da indução de anestesia com quetamina.[71] Deve-se evitar sedação excessiva, hipercarbia, hipóxia, ansiedade e hiperventilação. Uma descompressão rápida pode causar hematoma subdural secundário à união de veias da dura ou à herniação superior do tronco encefálico, causando bradicardia, respiração irregular ou alterações no ECG.

Hidrocefalia de pressão normal

Fisiopatologia e diagnóstico. Hidrocefalia de pressão normal é comum em idosos e é associada à hipertensão e à doença cardíaca aterosclerótica.[72] Desconhece-se a incidência exata nos Estados Unidos, mas até 1 em 25.000 pessoas em todo o mundo pode ser portadora desse distúrbio, e até 6% dos pacientes com demência parecem sofrer desse problema. Ocasionalmente, a hidrocefalia de pressão normal pode ser observada também em pacientes pediátricos. Os sintomas são esquecimento, falta de atenção, comprometimento do processo de raciocínio e dificuldade de memória. Os sinais incluem ataxia, incontinência urinária e disfunção cognitiva.[73] TC ou IRM revela dilatação ventricular diante de pressões normais a baixas do LCR na abertura lombar. A patologia decorre da compressão hidrocefálica, hipoperfusão periventricular (especialmente subcortical frontal) e estiramento secundário de estruturas vasculares e da substância branca na região periventricular.[74] O desvio do LCR é apenas benéfico em menos de 50% dos pacientes.[75-77] O diagnóstico diferencial inclui todas as demais causas de demência em idosos.[78] O cuidado anestésico é parecido com aquele para hidrocefalia.

Pseudotumor cerebral

Fisiopatologia e diagnóstico. Pseudotumor cerebral ou hipertensão intracraniana idiopática (previamente também chamada hipertensão intracraniana "benigna") é definida como um aumento da PIC com composição normal do LCR, estudos de imagem do SNC também normais e ausência de etiologia conhecida. A patologia proposta para explicar casos de pseudotumor cerebral é um possível aumento da produção de LCR ou da pressão venosa cerebral; aumento da pressão no seio sagital, levando à baixa condutância da via de saída do LCR, edema extracelular; e aumento do volume cerebral, com resultante compressão dos seios venosos e diminuição na absorção do LCR.[79,80] As pressões intracraniana e do LCR aumentadas podem significar aumento compensatório na tentativa de restaurar a absorção geral do LCR.[81] A incidência chega a cerca de 0,9 por 100.000 habitantes. Em crianças, meninos e meninas são afetados equitativamente, mas em adultos é maior o número de mulheres diagnosticadas. Em adultos, pseudotumor cerebral se apresenta como uma dor de cabeça latejante ou episódica, náusea, vômito ou turvação da visão. Na maioria das vezes, as dores de cabeça são mais intensas pela manhã, sendo exacerbadas por manobras de Valsalva e pelo movimento. Alterações visuais se manifestam como manchas cegas, cortes de campo (com corte de campo inferonasal), diplopia ou cegueira. Esse diagnóstico é mais comum em mulheres obesas e pode ser autolimitado. Os sinais são papiledema, anormalidade do terceiro ventrículo ou dos ventrículos laterais, desaparecimento dos sulcos cerebrais e elevações da PIC (tão altas quanto 300 a 600 mm Hg). A composição do LCR é normal e, notavelmente, não ocorre alteração da consciência. O diagnóstico será obtido por exclusão, e o diagnóstico diferencial envolve trombose venosa cerebral, aumento da PIC causado por neoplasia, infecção ou processo inflamatório.

Considerações perioperatórias. Muitas causas estão associadas ao pseudotumor cerebral. No início, o tratamento é clínico (Tab. 8.5), principalmente com diuréticos, mas também são utilizadas punções lombares seriadas com drenagem. Se o tratamento clínico não for bem-sucedido ou ocorrer progresso nas alterações visuais, podem ser tentados shunts de LCR, em geral lomboperitoniais, mas esses procedimentos têm elevados porcentuais de fracasso e complicações.[82,83]

TABELA 8.5 Causas associadas a pseudotumor cerebral

Endócrinas
Doença de Addison, menarca, gravidez, hipo/hipertireoidismo, hipoparatireoidismo, pseudo-hipoparatireoidismo, síndrome da sela vazia
Nutricionais
Obesidade, hipo/hipervitaminose A, deficiência de vitamina D, desnutrição
Medicamentos
Supressão de corticosteroides, estrogênio, anticoncepcionais orais, lítio, tetraciclina, timetoprim-sulfametoxazol, nitrofurantoína, ácido nalidíxico, suplementos para tiroide, danazol
Drenagem venosa cerebral comprometida
Otite média, mastoidite, trombose venosa cerebral/do seio dural idiopáticas, síndrome da veia cava superior, malformação arteriovenosa, insuficiência cardíaca direita, ligação de veia jugular, veia subclávia, trombose
Outros
AIDS, lúpus eritematoso sistêmico, poliarterite nodosa, policitemia vera, anemia (perniciosa, por deficiência de ferro), síndrome de Guillain-Barré, trombocitopenia

Em alguns casos, usa-se descompressão do nervo óptico como medida para remediar a perda de visão;[84] esse procedimento também pode atenuar as dores de cabeça.[85-87] O cuidado anestésico é o mesmo para hidrocefalia, mas a anestesia regional não é absolutamente contraindicada.[88]

Siringomielia e siringobulbia

Fisiopatologia e diagnóstico. Siringomielia consiste em uma cavidade dilatada e cheia de LCR na medula espinal, enquanto siringobulbia é uma cavidade comparável no tronco encefálico. Hidromielia refere-se a uma cavidade no canal central. Siringomielia pode ser comunicante, frequentemente acompanhada de malformações de Chiari, ou não comunicante. Ela é progressiva, com perda da sensação de dor e de temperatura nos membros superiores, preservação do tato e da propriocepção, possível hiporreflexia e atrofia dos membros.[2] Pode ocorrer perda dos reflexos tendinosos profundos e a perda da musculatura paraspinal pode resultar em escoliose.

A siringobulbia se apresenta mais comumente como uma dor de cabeça occipital pulsante e pode acarretar disfunção dos nervos cranianos inferiores, inclusive alterações motoras e sensitivas da língua, cordas vocais e da sensação da face. Formação traumática de siringe pode se manifestar como uma dor que se irradia para o pescoço e os membros superiores.[89] O diagnóstico pode ser estabelecido por TC com meio de contraste como reforço ou por IRM, embora também possa ser obtido depois de um bloqueio subaracnoide fracassado.[90] O exame patológico revela uma cavidade de siringe ocupada por LCR e uma histologia de gliose reativa, mas sem inflamação ou isquemia. Siringomielia não comunicante pode ser resultado de traumatismo à medula espinal, tumor ou aracnoidite.

Considerações perioperatórias. A cirurgia pretende drenar a cavidade siríngica e aliviar a compressão da medula espinal, seja por descompressão craniocervical, no caso da siringomielia comunicante, seja por laminectomia e shunting, no caso da siringomielia não comunicante. Os pacientes devem ser tratados como se tivessem sofrido lesão aguda da medula espinal, porque podem exibir hiper-reflexia autônoma, comprometimento das respostas simpáticas, deficiência da regulação térmica e dificuldades respiratórias. Succinilcolina é contraindicada, e a resposta a BNMNDs pode ser variável.[91] O envolvimento dos nervos cranianos com siringobulbia pode acarretar comprometimento na proteção da via aérea.

LESÃO À MEDULA ESPINAL

Fisiopatologia e diagnóstico. A cada ano, nos Estados Unidos ocorrem cerca de 220.000 casos agudos de lesão à medula espinal (LME). Na maioria dos casos, os indivíduos afetados são homens adultos jovens, e as lesões estão comumente associadas a álcool ou a outras substâncias de abuso e com acidentes automobilísticos. Discutiremos ressuscitação de trauma agudo no Capítulo 17; aqui faremos apenas uma breve revisão das considerações neurológicas específicas subsequentes à LME aguda e crônica.

Cuidado anestésico na LME aguda. Qualquer paciente de trauma deve ser considerado como em risco de lesão cerebral ou da medula espinal e tratado apropriadamente com precauções para a coluna vertebral cervical e com exame em busca de lesões cranianas ou cervicais que possam ter passado despercebidas durante o tratamento de outras lesões com risco para a vida do paciente. Raramente, lesões à artéria vertebral podem ocorrer juntamente com lesões à coluna vertebral cervical; por isso, devem ser consideradas no diagnóstico diferencial em pacientes com trauma de SNC e sinais e sintomas consistentes com lesão cerebelar ou do tronco encefálico (p. ex., problemas de marcha, equilíbrio, náusea e vômito, hemodinâmica, respiração, disfunção de nervo craniano).[92] Pacientes de trauma idosos representam maior risco de lesões de flexão e extensão, que podem evoluir para síndrome de medula central, com sintomas de perda variável da sensibilidade abaixo do nível da lesão à medula espinal, debilitação dos membros inferiores e disfunção urinária. LME aguda pode acarretar perda das respostas, dos reflexos e do tônus simpático e autônomo (choque modular). Isso é manifestado com instabilidade cardiovascular e autônoma, perda dos reflexos e paralisia flácida.[93] Fica indicado suporte inotrópico, cronotrópico e respiratório sintomáticos. Esses pacientes encontram-se em risco de possível edema pulmonar neurogênico, irritabilidade do miocárdio e arritmias, e hipoatividade e hiperatividade dos sistemas simpático e autônomo. Também devem ser considerados os riscos de atonia abdominal e íleo, distensão, disfunção do diafragma e maior risco de aspiração. A lesão secundária concomitante que se segue ao trauma à medula espinal pode causar extensão da lesão inicial, com subsequente perda da função e maior comprometimento respiratório ou cardiovascular. Tetraplegia pode estar associada a respostas vagais hiperdinâmicas por causa da perda de fibras simpáticas ou cardioaceleradoras. E também os brônquios podem estar hiper-reativos em razão do aumento do tônus que se segue à LME.

Cuidado anestésico na LME crônica. Infelizmente, pacientes com LME crônica não são raros e se apresentam com frequência para procedimentos urológicos ou ortopédicos. A lesão pode afetar vários sistemas do organismo, e o nível da LME determina o envolvimento dos sistemas. Lesões superiores (aquelas entre T4 e T6) podem causar comprometimento significativo da hemodinâmica e dos reflexos cardiovasculares.[94] Essas modificações são decorrentes da lesão à cadeia simpática, perda crônica do tônus cardiovascular e simpático, aumento da atividade do eixo renina-angiotensina e alterações resultantes no volume intravascular. A função respiratória pode ficar comprometida por causa do descompasso entre as mecânicas diafragmática e da parede celular e do desequilíbrio entre ventilação e perfusão. O posicionamento do paciente para uma respiração espontânea satisfatória deve ser equilibrado com a possibilidade de hipotensão ortostática. Outras doenças coexistentes comuns incluem disfunção renal (i. e., infecção, cálculos, insuficiência, falência), anemia, necrose e feridas de pressão, osteoporose, dor e desregulação da temperatura.

Hiper-reflexia autonômica é observada na maioria dos pacientes de LME com lesões acima de T6. Esse distúrbio é definido como uma hiperatividade autonômica generalizada em resposta a estímulos, fora de proporção com a intensidade deles. Um estímulo comum inclui a distensão da bexiga ou intestino, mas a estimulação também pode ocorrer com contrações uterinas ou incisões cutâneas cirúrgicas. Os sinais e sintomas são hipertensão, bradicardia, dor de cabeça, alterações visuais, sudorese, piloereção abaixo do nível da lesão e arritmias cardíacas.[94] Se não tratada, a hiper-reflexia autonômica poderá acarretar crise hipertensiva, AVC, convulsões e morte. A patologia envolve o trato toracolombar simpático não obstaculizado, com comprometimento das vias inibitórias espinais descendentes. A anestesia poderá ser regional ou geral, e o aspecto crítico é a anestesia efetiva, independentemente da técnica escolhida. O tratamento da crise hipertensiva deve incluir bloqueio do canal de cálcio (nicardipina, nifedipina), vasodilatadores (nitroprussiato, hidralazina) ou antagonistas α-adrenérgicos (fentolamina, fenoxibenzamina). Anti-hipertensivos de ação central (clonidina, metildopa) não são tão eficazes no tratamento agudo, e apenas β-bloqueadores são contraindicados por causa da atividade α-adrenérgica não obstaculizada. A anestesia epidural foi utilizada no tratamento da hiper-reflexia autonômica em um paciente tetraplégico.[95]

DOENÇAS DESMIELINIZANTES

As doenças desmielinizantes mais comuns são classificadas em dois grupos, esclerose múltipla e esclerose cerebral difusa. Esclerose múltipla tem três subtipos que são: encefalomiopatia recidivante crônica, neuromielite óptica e a forma aguda de esclerose múltipla. Esclerose cerebral mielinoclásica difusa, também conhecida como doença de Schilder, em geral segue um curso remitente e recidivante e afeta basicamente crianças, mas pode se apresentar em indivíduos adultos jovens e mimetizar neoplasia ou abscesso intracraniano.[15] Os achados patológicos definitivos incluem destruição da bainha de mielina neuronal, infiltração inflamatória perivascular (que é basicamente perivenular na substância branca) e ausência de degeneração walleriana ou secundária dos tratos fibrosos. Embora com patologia parecida, as leucodistrofias e a doença de Krabbe afetam principalmente bebês, envolvendo produção anormal da mielina ou desmielinização. Além disso, com os recentes avanços na genômica, a etiologia para várias dessas leucodistrofias foi geneticamente ligada a proteínas de transporte e a enzimas responsáveis pela produção de mielina.[96]

Esclerose múltipla

Fisiopatologia e diagnóstico. Esclerose múltipla (EM) é um distúrbio autoimune mediado por linfócitos T induzíveis e autoanticorpos direcionados contra mielina do SNC. Nos Estados Unidos, aproximadamente 400.000 homens e mulheres são diagnosticados com EM, com prevalência 2 a 3 vezes mais alta em mulheres.[97] Existe uma correlação geográfica bem estabelecida na incidência de EM, e as taxas mais elevadas (30 a 80/100.000) são determinadas na Europa setentrional e climas setentrionais na América do Norte, seguidas pelas regiões meridionais da Europa e Estados Unidos (6 a 14/100.000). A incidência mais baixa (1 em 100.000) ocorre nas latitudes equatoriais. Existe uma distribuição bimodal dos pacientes de EM, em que um terço se apresenta entre 45 e 60 anos de idade, e a maioria entre 20 e 40 anos. Apesar dos muitos estudos epidemiológicos, aparentemente EM é influenciada mais por fatores ambientais desconhecidos e pela genética familiar do que pela etnia ou comorbidades. Parentes de primeiro grau demonstram uma incidência de até 14 vezes de EM. Nesse grupo, existe notável semelhança entre antígenos HLA-B7 e HLA-Dw2. Muitos pesquisadores e clínicos acreditam na existência de um componente autoimune subjacente para EM, à luz do fato que os critérios diagnósticos envolvem evidência de anticorpos anti-LCR do tipo IgG.

O paciente de EM típico sofre episódios imprevisíveis de deficiências neurológicas, secundariamente a lesões escleróticas aleatórias no SNC, seguidos por períodos variáveis de latência, o que explica o curso clínico recidivante crônico. Essas lesões escleróticas inespecíficas podem se apresentar agudamente ao longo de algumas horas ou cronicamente ao longo de meses e anos, com evolução de déficits motores, neurológicos e cognitivos, dependendo da localização e da dimensão da lesão, ou lesões. No nível celular, acredita-se que os sintomas clínicos sejam secundários a linfócitos T ativados e reativos à mielina na circulação, em associação com edema localizado. Essa teoria também é apoiada pela resposta, frequentemente rápida, à imunossupressão, objetivando diminuir a inflamação e o edema.[97]

Atualmente, as pesquisas estão concentradas na identificação dos *loci* genéticos que estão ligados à EM, com possibilidade de levar a avanços diagnósticos e terapêuticos. Até agora, a pesquisa envolvendo testes genéticos com finalidades diagnósticas e terapêuticas não foi conclusiva, porque doenças desmielinizantes foram ligadas a diversas cascatas enzimáticas e à expressão antigênica nos grupos HLA. Foram iniciadas várias triagens genômicas para localizar esses genes, mas tais esforços não proporcionaram localização gênica consistente, exceto para o complexo de histocompatibilidade principal no cromossomo 6p21 e um *locus* no cromossomo 19q13.[98] Uma β-quimiocina de linfócito T conhecida como gene RANTES (do inglês, *r*egulated upon *a*ctivation, *n*ormal *T*-cell *e*xpressed and *s*ecreted) foi detectada *post-mortem* em lesões escleróticas no SNC de pacientes de EM. Ao que parece, existe correlação significativa com certos polimorfismos desse gene e sua relação com o início da doença e a mortalidade.[99] O Multiple Sclerosis Genetics Group, que é um consórcio de pesquisas multicêntrico, tem numerosos estudos em curso, na tentativa de identificar *loci* genéticos hereditários e induzíveis para EM.

As manifestações clínicas comuns incluem parestesia, debilitação, déficits bulbares que afetam a função dos nervos cranianos, tônus anormal nos membros, ataxia ou diplopia cerebelar e disfunção vesical ou intestinal; todavia, a gravidade e o enorme número de sintomas dependem dos danos visíveis das lesões escleróticas no SNC.

Alguns dos fatores que foram clinicamente estabelecidos como capazes de exacerbar EM incluem eventos estressantes, como trauma emocional ou físico, infecções, cirurgia e período periparto. Ao que parece, flutuações hormonais e de temperatura também têm correlação clínica com exacerbações. Davis[99a] demonstrou que uma elevação de 0,5°F na temperatura bloqueia a condução nervosa em fibras nervosas previamente desmielinizadas. Antes disso, Edmund e Fog documentaram a ocorrência de deterioração clínica diante de elevações na temperatura em 75% dos pacientes com EM.[100]

Os critérios diagnósticos para EM se baseiam em achados clínicos, laboratoriais e radiológicos. O achado mais útil parece ser a evidência oferecida por IRM de placas no SNC (tipicamente periventriculares) que estão afastadas no tempo e no espaço e são corroboradas por potenciais evocados anormais dos tipos somatossensitivo, visual e auditivo. LCR pode exibir anticorpos oligoclonais anormais. As atuais terapias para EM não são curativas, mas tentam melhorar as exacerbações agudas e prevenir futuras recorrências. Quase todas as exacerbações de EM respondem ao tratamento com glicocorticoides nas fases iniciais; mas muitos pacientes não responderão a corticosteroides, com o aumento do número de exacerbações. Pacientes com neurite óptica respondem ao tratamento oral e intravenoso com hormônio adrenocorticotrópico e prednisona nas fases agudas, vivenciando menor número de recidivas. Outros agentes imunossupressores, como ciclofosfamida, citarabina e azatioprina, demonstraram sucesso intermitente, em termos de prevenção do número e de gravidade das recidivas, mas esses fármacos não estão isentos de efeitos colaterais. Pacientes com espasticidade motora grave e disfunção vesical são tratados com medicações antiespásticas, que proporcionam algum alívio. Outros tratamentos que não foram clinicamente comprovados, mas que têm sido tentados em casos intensamente resistentes, incluem plasmaferese, terapia com oxigênio hiperbárico, suplementação com linoleato e interferons.

Considerações perioperatórias. Embora não correlacionado com medicações anestésicas de maneira direta, o curso clínico de EM pode flutuar no período perioperatório. Períodos de estresse, emocional ou físico, frequentemente coincidem com deterioração dos sintomas de EM. Não foram publicados estudos randomizados que impliquem anestesia geral como um fator de exacerbação para os episódios de MS; contudo, há raros relatos de exacerbação da doença em associação com febres perioperatórias.

Agentes de indução anestésica e gases inalatórios não apresentam eventos adversos demonstráveis na condução nervosa e não têm sido implicados definitivamente na literatura como fatores contributivos para progressão de qualquer distúrbio neurodegenerativo. Contudo, diversos agentes de uso comum durante a anestesia geral podem afetar a condução nervosa e, portanto, interferir em pacientes de EM. Flutuações da temperatura foram implicadas na inibição da condução nervosa em fibras nervosas desmielinizadas. Os medicamentos comumente administrados sob anestesia incluem atropina e glicopirrolato, dois anticolinérgicos. Nas doses utilizadas durante a cirurgia, esses agentes farmacológicos não demonstraram elevações significativas nas temperaturas que fossem suficientes para a promoção de sintomas ou previsão de exacerbações. Já foi desacreditado um relato mais antigo de tiopental sódico com efeito deletério para pacientes de EM a serem submetidos a cirurgia ou sedação.[101-104] O uso de relaxantes musculares despolarizantes também representa riscos teóricos em pacientes de EM, mais especificamente àqueles com déficits neurológicos profundos que frequentemente causam suprarregulação dos receptores acetilcolinérgicos da placa terminal motora e uma resposta hipercalêmica à despolarização. Não encontramos nenhum estudo implicando relaxantes musculares não despolarizantes em sequelas neurológicas no período perioperatório; assim, seu uso parece ser seguro.

As anestesias local e regional permanecem como tópicos controversos em pacientes de EM por causa de sua farmacodinâmica na condução nervosa. Na prática clínica, é comum que os clínicos façam punção lombar para diagnóstico e resposta clínica às terapias, e não foram ainda publicados dados significativos para sugerir exacerbação dos sintomas com esse procedimento.[105] Com a patologia da desmielinização em pacientes de EM, poder-se-ia esperar que fosse maior o potencial para neurotoxidez com o uso de anestésicos locais administrados no espaço epidural ou intratecal. No entanto, diversos estudos retrospectivos não conseguiram demonstrar aumento significativo nas exacerbações de EM com a administração de anestesia epidural ou de anestesia local espinal.[106-111] Embora não tenha sido provado, muitos clínicos acreditam que doses repetidas de anestésicos locais para anestesia regional aumentam potencialmente o risco de neurotoxicidade, tanto no nível local como central, porque a barreira hematoencefálica pode estar mais permeável por causa das alterações inflamatórias crônicas. À luz desse conceito, muitos acreditam que devam ser utilizadas concentrações mais baixas de anestésicos locais e combinadas com narcóticos, porque não foram publicados relatos de eventos adversos significativos com o uso de opioides epidurais ou intratecais. Independentemente da técnica utilizada, pacientes de EM devem ser informados dos efeitos colaterais potenciais e dos riscos de exacerbações perioperatórias.

Com base nos dados clínicos e históricos disponíveis, parece não haver contraindicações absolutas para anestesia geral ou regional na população de EM. Como avaliação pré-operatória de rotina, esses pacientes devem passar por um exame neurológico bem documentado, assim como por uma avaliação pós-operatória para qualquer achado novo. Durante a cirurgia, deve-se ficar bastante atento à termorregulação, porque foi descrito que pirexia promove exacerbações de EM em um cenário perioperatório. A terapia imunossupressiva crônica deve ser mantida ou continuada; contudo, não há evidência clínica em favor do uso de doses de estresse de corticosteroides no período perioperatório.

MUCOPOLISSACARIDOSES

Fisiopatologia e diagnóstico. As mucopolissacaridoses (MPSs) são distúrbios hereditários do armazenamento lisossômico causados pela deficiência de diversas enzimas necessárias para o metabolismo dos glicosaminoglicanos (GAGs), antes conhecidos como mucopolissacarídeos. O acúmulo excessivo de glicosaminoglicanos parcialmente degradados no interior das células provoca disfunção celular. O metabolismo defeituoso resulta em graves anormalidades estruturais e funcionais em grande variedade de tecidos, particularmente osso e cartilagem. Hoje em dia, existem nove distúrbios de MPS, classificados como tipos I ao IX, com base na deficiência enzimática e na gravidade do fenótipo. Com a exceção da síndrome de Hunter (MPS II), que é um distúrbio ligado ao cromossomo X, as MPSs são herdadas em um padrão autossômico recessivo. Estima-se que a incidência cumulativa seja de 1 em 20.000 nascimentos vivos. A Tabela 8.6 resume o sistema de classificação e sumariza os aspectos clínicos associados.

O diagnóstico é firmado pela elevada concentração de GAGs na urina ou pela demonstração de deficiência enzimática em leucócitos. As opções terapêuticas incluem reposição da enzima, transplante de medula óssea e transplante de sangue de cordão umbilical. Essas terapias são sintomáticas e podem alterar a progressão natural da doença, mas não impedem um eventual declínio na função. A MPS continuará a piorar com o processo de envelhecimento dos pacientes e muitos deles morrerão por causa de complicações pulmonares ou cardíacas.

Considerações perioperatórias. As implicações anestésicas dessa doença são amplas e relacionadas com a disfunção do órgão-alvo e com as distorções anatômicas vivenciadas por essa população de pacientes. São comuns as complicações com a anestesia geral, e a morbidade e mortalidade se devem principalmente a problemas com as vias aéreas. Anormalidades das vias aéreas superiores, como macroglossia, tonsilas e adenoides hipertróficas, lábios patulosos, micrognatismo, tecidos friáveis, secreções copiosas e movimentos restritivos da articulação temporomandibular, podem comprometer uma ventilação adequada. Muitos pacientes exibem, no início do processo, obstrução da respiração, juntamente com apneia do sono e necessidade de pressão positiva contínua nas vias aéreas (CPAP). Um transplante de medula óssea poderá reverter a obstrução das vias aéreas superiores.[112] Anormalidades das vias aéreas inferiores decorrentes da deposição de GAGs na epiglote e na parede traqueal distorcem a via aérea, e as dificuldades com a intubação podem aumentar com a idade do paciente, conforme esse processo continue.[113] Pescoço curto com uma laringe anterior estreitada, juntamente com possível instabilidade cervical ou história de fusão cervical, oferecem outros desafios para obtenção da via aérea, particularmente naqueles pacientes com síndrome de Hurler (MPS I). Foi informado que as incidências de intubações difíceis e mal-sucedidas são de 54% e 23%, respectivamente.[114,115] Traqueotomia é também tecnicamente difícil por causa de mandíbula volumosa, pescoço curto e traqueia retrosternal e foi impossível mesmo *post-mortem* em um relato de caso.[116,117]

TABELA 8.6 Classificação das mucopolissacaridoses*,†

Síndrome	Tipo de MPS	Incidência	Aspectos clínicos
Hurler	IH	1/100.000	Anormalidades esqueléticas e cardíacas raras, fácies grosseira, obstrução das vias aéreas, hepatoesplenomegalia, hidrocefalia, retardo mental, opacidades corneanas e perda da audição
Hurler-Scheie	IH/IS	1/115.000	Intermediário em termos de gravidade com envolvimento significativo das articulações, hepatoesplenomegalia, micrognatismo e estado mental próximo da normalidade
Scheie	IS	1/500.000	MPS I mais benigna com sobrevida de várias décadas Valvopatia aórtica é comum Fácies e inteligência normais
Hunter	II	1/100.000	Formas leve a grave Doença física similar a MPS I com progressão mais lenta Menor retardo mental, mas comportamento agressivo
Sanfillippo A-D	III A-D	1/30.000	Basicamente, envolvimento do sistema nervoso central com retardo mental progressivo e comportamento agressivo Cada subtipo é resultante de uma deficiência enzimática diferente III C é a forma mais benigna
Morquio	IV A e B	Rara	Doença esquelética e lassidão ligamentar com elevada incidência de displasia do odontoide e instabilidade atlantoaxial Inteligência normal e sobrevida até a meia-idade Os dois tipos apresentam formas graves e leves
Maroteaux-Lamy	VI	Rara	Doença esquelética grave semelhante a MPS I, mas com inteligência normal Gravidade variável
Sly	VII	Rara	Apresentação física variável com retardo psicomotor
Deficiência de hialuronidase‡	IX	Muito rara	Baixa estatura, erosão acetabular, massas periarticulares

*MPS V e VIII não estão mais em uso.

†Goetz C (ed.): *Textbook of clinical neurology*. 2. ed. Philadelphia, Saunders, 2003, p.611-612

‡Natowicz MR, Short MP, Wang Y, et al: Clinical and biochemical manifestations of hyaluronidase deficiency. *N Engl J Med* 1996; 335(14):1029-1033.

Anormalidades cardíacas também podem ocorrer por causa da presença de MPS. As válvulas mitral e aórtica sofrem espessamento, causando insuficiência que pode evoluir para miocardiopatia.[118] A deposição de GAGs nas paredes dos vasos sanguíneos arteriais causa hipertensão sistêmica e doença arterial coronariana. As lesões coronarianas são difusas e podem acarretar isquemia ou morte súbita. A angiografia coronariana não pode prever a gravidade das doenças.[112,119] Hipertensão pulmonar secundária à hipoxemia crônica da doença pulmonar e à obstrução das vias aéreas pode levar à insuficiência cardíaca do coração direito.

Disfunção pulmonar é outra complicação frequente. Cifoscoliose causa uma doença restritiva, com pneumonia recorrente e descompasso entre ventilação e perfusão, resultando em hipoxemia e hipercarbia crônicas. Pacientes com síndrome de Morquio (MPS IV) também demonstram propensão para instabilidade atlantoaxial e displasia do odontoide. Esse quadro poderá levar à apneia central, em decorrência da compressão da medula.[120]

As complicações neurológicas da MPS variam conforme cada classificação. Um atraso no desenvolvimento e distúrbios do sono são comuns. Pode ocorrer subluxação vertebral em qualquer nível da coluna vertebral e comprometer a medula espinal. Com frequência, ocorre hidrocefalia comunicante, podendo causar aumento na PIC. Na maioria desses pacientes, não é comum a ocorrência de convulsões.

Pacientes com MPS com frequência se apresentam para cirurgia, mais comumente para procedimentos no ouvido, nariz e garganta, e também para reparos de hérnias. O cuidado anestésico deve ter início com uma avaliação pré-operatória que estabeleça qual é o tipo de MPS envolvida e quais são os componentes da doença presentes.[115] Tem fundamental importância uma cuidadosa revisão da função cardíaca, pulmonar e neurológica, e as análises diagnósticas devem incluir um eletrocardiograma, radiografias torácicas e cervicais, provas da função pulmonar e um ecocardiograma, conforme indicados. É recomendável a obtenção de radiografias em flexão-extensão no período pré-operatório para que seja avaliada a estabilidade da coluna vertebral cervical em todos os pacientes com síndrome de Morquio.[121] Uma inspeção detalhada das vias aéreas, revisão de registros antigos de anestesia e imageamento do pescoço podem ajudar a prever dificuldades da via aérea.[115] Todavia, a via aérea pode piorar com o passar do tempo e com a progressão da doença. Idade e nível de retardo mental também são considerações importantes no planejamento do anestésico. A pré-medicação com benzodiazepínicos pode ajudar no paciente pouco cooperativo; mas essa estratégia deve ser evitada naqueles com via aérea tendente à obstrução. Deve ser administrado um antissialagogo para reduzir as secreções, mas utilizado cautelosamente em pacientes com cardiopatia.

Tendo em vista que a maioria das complicações anestésicas nessa população envolve dificuldades com a via aérea ou com o posicionamento, a anestesia regional pode ser uma opção mais segura.[122-124] A técnica regional pode se revelar problemática se o paciente não puder ficar em uma posição esticada por causa de dor esquelética ou comprometimento respiratório ou se não for capaz de cooperar por causa do retardo mental.[121] Se houver necessidade de anestesia geral, a via aérea pode ser garantida antes da indução por meio de anestesia tópica da via aérea e intubação por fibra óptica com o paciente desperto. Também é possível uma técnica com fio-guia reverso, depois da apropriada sedação.

Ao induzir anestesia geral antes que esteja garantida a via aérea, é recomendável uma indução inalatória com ventilação espontânea.[123,125] Para aqueles pacientes incapazes de cooperar com a indução inalatória, foi utilizada com sucesso a indução intravenosa com quetamina.[123] O acesso intravenoso deve ser estabelecido antes da indução e o anestesiologista deve ter imediatamente à mão o equipamento para via aérea difícil. A intubação nasotraqueal não é uma opção, por causa das vias nasais anatomicamente alteradas e dos tecidos friáveis. A literatura recente demonstrou que a via aérea por máscara laríngea pode ser utilizada com sucesso nessa população para manutenção de uma ventilação adequada durante a anestesia geral, bem como para assistência com a intubação por fibra óptica através da via aérea pela máscara laríngea.[126] O uso limitado do laringoscópio angulado de vídeo-intubação também facilitou a intubação em pacientes com MPS e com instabilidade da coluna vertebral cervical.[127] As considerações intraoperatórias são um posicionamento cuidadoso para evitar subluxação cervical e a canulização arterial em pacientes com disfunção pulmonar ou cardíaca grave.[120] Os narcóticos devem ser cuidadosamente titulados para que seja evitada depressão respiratória. Não foram informadas respostas anormais aos relaxantes musculares ou agentes anestésicos. Nesses pacientes, a extubação deve ser realizada com cautela, porque neles é mais elevada a incidência de atelectasia e obstrução das vias aéreas secundariamente a edema no tecido traumatizado.

NEUROPATIAS PERIFÉRICAS HEREDITÁRIAS

Distúrbios hereditários dos nervos periféricos fazem parte de um grupo muito maior de polineuropatias hereditárias ou adquiridas que, com frequência, coexistem com doenças sistêmicas, infecciosas e metabólicas (p. ex., diabetes melito, doença tireoidiana, síndromes neoplásicas) ou que são causadas pela exposição a agentes variados (p. ex., metais pesados, álcool e certas medicações). Assim, as neuropatias hereditárias constituem um grupo comum e muito diversificado de doenças neurológicas determinadas pela genética. Essas neuropatias são basicamente caracterizadas por alguma disfunção de neurônios sensitivos periféricos em presença de astenia muscular ou disfunção do sistema nervoso autônomo concomitantes. Contudo, a disfunção do sistema nervoso central e de outros sistemas do organismo fica mais proeminente em certos tipos de neuropatias hereditárias, o que tem relevância especial para o anestesiologista que esteja cuidando desses pacientes. Historicamente, a classificação desses distúrbios se baseava mais nas manifestações clínicas, e epônimos eram utilizados para designar uma combinação específica de sintomas clínicos (p. ex., síndrome de Riley-Day, doença de Charcot-Marie-Tooth). No entanto, a significativa variabilidade fenotípica causou confusão nosológica. A moderna classificação das neuropatias hereditárias se baseia em características clínicas e eletrofisiológicas, modos de herança e mutações genéticas subjacentes. As neuropatias hereditárias são comumente divididas em três grupos principais, de acordo com sua prevalente manifestação clínica — predominantemente envolvimento motor, predominantemente envolvimento sensitivo ou autônomo, ou ausência de predomínio. Esses grupos maiores são ainda divididos em tipos (em geral com base em diferenças na apresentação clínica, patologia, estudos da condutividade nervosa) e subtipos (com base nas características genéticas). A Tabela 8.7 dá informações acerca de alguns dos tipos hereditários mais prevalentes de polineuropatias; uma descrição mais abrangente pode ser encontrada em revisão recentemente publicada.[128]

Na edição anterior deste livro, utilizou-se a tradicional classificação eponímica. Essa abordagem é ainda utilizada em muitos — e mesmo na maioria — dos livros de anestesia recentemente publicados. Todavia acreditamos que, na presente edição, justifica-se o uso da classificação moderna com referências cruzadas com os epônimos tradicionais. Todos os principais bancos de dados de referências médicas utilizam essa classificação e os pacientes examinados na prática anestésica clínica terão cada vez maior probabilidade de ter um diagnóstico definido por essa nova terminologia, que é amplamente aceita na prática neurológica corrente.

Neuropatias sensitivo-motoras primárias hereditárias, inclusive doença de Charcot-Marie-Tooth

As neuropatias sensitivo-motoras hereditárias (NSMHs) representam um espectro de distúrbios causados por uma mutação específica em um dos diversos genes da mielina, resultando em defeitos na estrutura, manutenção e formação dessa substância. A associação de diferentes mutações dentro do mesmo gene com vários fenótipos clínicos é um achado comum nesse grupo de neuropatias periféricas. Essa variabilidade sugere que tais distúrbios representam um espectro dos fenótipos correlatos, causados por algum defeito subjacente na mielinização do sistema nervoso periférico. As NSMPHs, também conhecidas como doença de Charcot-Marie-Tooth (CMTD), foram classificadas como tipos 1 ao

TABELA 8.7 Neuropatias periféricas hereditárias

Neuropatias periféricas hereditárias	Manifestações clínicas e processo patológico subjacente	Padrões hereditários	Achados eletrofisiológicos
Neuropatias sensitivo-motoras primárias hereditárias (NSMPHs)			
NSMPH tipo 1 (doença de Charcot-Marie-Tooth tipo 1 ou CMT 1) - cinco subtipos identificados	Distúrbio desmielinizante, fraqueza distal, início na primeira ou segunda década de vida, lenta progressão, bulbos de cebola	Autossômico dominante	Redução moderada a grave nas velocidades de condução nervosa
NSMPH tipo 2 (doença de Charcot-Marie-Tooth tipo 2 ou CMT 2) - oito subtipos identificados	Distúrbio neuroaxonal (não desmielinizante), fraqueza distal, lenta progressão	Autossômico dominante	Velocidades de condução nervosa normais a levemente reduzidas
NSMPH tipo 3 (doença de Dejerine-Sottas ou neuropatia hipomielinizante congênita) - três subtipos identificados	Distúrbio desmielinizante, hipotonia grave no início da infância ou no nascimento, bulbos de cebola	Autossômico dominante	Redução muito grave nas velocidades de condução nervosa
NSMPH tipo 4 - sete subtipos identificados	Grande grupo de distúrbios com apresentação tipicamente precoce e grave e rápida progressão; deficiência sensitiva desmielinizante, em alguns casos conspícua	Autossômico recessivo	Redução muito grave ou ausência nas velocidades de condução nervosa
Neuropatias sensitivas autônomas primárias hereditárias (NSAPHs)			
NSAPH tipo 1 (neuropatia radicular sensitiva hereditária)	Perda de pequenos axônios, acromutilação	Autossômico dominante	–
NSAPH tipo 2 (neuropatia sensitiva congênita)	Perda de pequenos e grandes axônios	Autossômico recessivo	–
NSAPH tipo 3 (síndrome de Riley-Day ou disautonomia familiar)	Perda de pequenos e grandes axônios, com crises de disautonomia, incapacidade de lacrimejamento	Autossômico recessivo	–
NSAPH tipo 4 (insensibilidade congênita à dor com anidrose)	Neuropatia sensitiva congênita com anidrose, perda de axônios C	Autossômico recessivo	–
Outras neuropatias hereditárias			
Neuropatia hereditária com paralisia por pressão			
Plexopatia braquial hereditária			
Neuropatia axonal gigante			

7, que são subdivididos, consistindo em cerca de 30 síndromes clínicas. Em sua vasta maioria, essas síndromes são muito raras, jamais tendo sido comunicadas na literatura anestesiológica. As limitações de espaço deste texto, além da carência de referências anestésicas relevantes, não permitem uma descrição detalhada de todos os fenótipos atualmente identificados. Portanto, serão discutidos apenas os tipos 1 e 2 (CMT1 e CMT2), e o tipo 3, que em conjunto constituem as neuropatias periféricas hereditárias mais comuns.[129] A prevalência combinada na população fica perto de 40 por 100.000 habitantes.

Fisiopatologia e diagnóstico. NSMPH tipo 1, ou CMT1, é um distúrbio desmielinizante dos nervos periféricos, apresentando-se com maior frequência na primeira década ou no início da segunda década de vida, embora bebês também possam ser afetados.[130] É típica uma história familiar significativa. O retardo difuso da velocidade de condução nervosa e a astenia muscular distal gradualmente progressiva e perda precoce da coordenação caracterizam CMT1. Essa doença está associada à perda dos reflexos, deformidade dos pés (*pes cavus*) e dedos dos pés em martelo. Mais tarde, ocorre atrofia distal da panturrilha (a clássica "deformidade em perna de cegonha"), em combinação com a perda gradual da propriocepção e do senso de vibração. As formações concêntricas anormais de mielina são chamadas "bulbos de cebola", sendo encontradas em torno dos axônios periféricos. Esse é um aspecto característico de CMT1, habitualmente revelado pela biópsia do nervo sural. O subgrupo CMT1A de pacientes pode se apresentar com depleção e astenia da musculatura proximal. Dematteis et al. também observaram apneia do sono obstrutiva nesse subtipo de pacientes, com alto grau de correlação entre a gravidade da neuropatia e o grau de obstrução.[131] Mesmo alterações tardias envolvem atrofia dos músculos intrínsecos das mãos e dos pés, pé em gota, hipertrofia palpável dos nervos periféricos, e possível ocorrência de escoliose e cifose. Pode ocorrer exacerbação da doença durante a gravidez.[132] A expectativa de vida não é afetada.

NSMPH tipo 2, ou CMT2, também chamada CMT axonal, é um distúrbio heterogêneo com velocidade de condução nervosa normal ou limítrofe. Trata-se basicamente de um distúrbio axonal, e não desmielinizante, em que a neuropatia é resultante da morte neuronal e da degeneração walleriana (não são observados bulbos de cebola nas biópsias). O curso clínico é parecido com aquele de CMT1, mas há predomínio dos sintomas sensitivos em detrimento dos sintomas motores e os nervos periféricos não são palpáveis. Pacientes com o subtipo CMT2C exibem grau significativo de debilitação das cordas vocais e diafragma, resultando em apneia do sono obstrutiva, que interessa ao anestesiologista.[133]

Comumente, o surgimento ocorre na segunda ou terceira década de vida, mas a doença também pode ocorrer no início da infância, com rápida progressão clínica.

NSMPH tipo 3 consiste em duas síndromes: síndrome de Dejerine-Sottas e neuropatia hipomielinizante congênita (HMC). Essas duas síndromes se caracterizam por hipotonia profunda, com apresentação no início da infância ou no nascimento, no caso de HMC. A síndrome de Dejerine-Sottas é clinicamente parecida com CMT1, embora suas manifestações sejam mais graves e apareçam no início da infância.

TABELA 8.8 Diagnóstico diferencial das neuropatias sensitivo-motoras hereditárias

Neuropatias genéticas
Doença de Refsum
Leucodistrofia metacromática
Neuropatia familiar do plexo braquial
Adrenomieloneuropatia
Doença de Pelizaeus-Merzbacher
Neuropatias amiloides
Neuropatias adquiridas
Doença metabólica
Diabetes melito
Doença tireoidiana
Deficiência de vitamina B_{12}
Infecciosa
Neurossífilis
Hanseníase
Vírus da imunodeficiência humana
Outras
Alcoolismo crônico
Intoxicações por metais pesados
Vasculite
Síndromes neoplásicas
Polineuropatia desmielinizante inflamatória crônica

A preparação pré-operatória das NSMPHs pode ser complicada por causa da sua semelhança na apresentação clínica com outras polineuropatias genéticas ou adquiridas (Tab. 8.8).

Não existem tratamentos específicos disponíveis para as NSMPHs. O tratamento adjuvante sintomático consiste em procedimentos ortopédicos corretivos das articulações para *pes cavus* e deformidades de escoliose, e de fisioterapia e terapia ocupacional. Os procedimentos ortopédicos são comumente realizados em estágios, variando desde procedimentos de tecido mole e osteotomias até a artrodese tríplice. Podem ser necessárias várias administrações de anestesia geral ou regional.

A preparação pré-operatória de pacientes com NSMPHs é ditada pela extensão do envolvimento clínico e por comorbidades existentes.

Deve ser avaliado o grau de envolvimento neurológico motor e ser anotados os grupos musculares afetados. Comumente, músculos denervados atróficos opõem resistência significativa a relaxantes musculares não despolarizantes e são pouco confiáveis para monitoração do bloqueio neuromuscular.

Pacientes com CMT1 e CMT2C devem ser avaliados para doença pulmonar restritiva correlacionada à escoliose e à debilitação do diafragma, e também à possível apneia do sono obstrutiva. Foi descrita insuficiência respiratória em pacientes com CMT.[134-136] Nesses pacientes, podem ser necessários um planejamento cuidadoso para a extubação e um possível suporte respiratório no período pós-operatório.

Pacientes com NSMPHs podem padecer de anormalidades não detectadas da condução cardíaca.[137,138] Embora essa associação não seja forte, todos os pacientes com NSMPH devem passar por um ECG no período pré-operatório.

Com frequência, a gravidez leva à exacerbação dos sintomas de CMTD e, em combinação com esgarçamento diafragmático, pode provocar comprometimento respiratório.[136]

Considerações intraoperatórias. A experiência anestésica para NSMPHs tipos 1, 2, e 3 está limitada a poucos relatos de casos[136,137,139-145] e revisões retrospectivas.[146,147] Apesar da ausência de evidências consistentes em defesa ou contra o uso de agentes anestésicos específicos ou de determinadas técnicas anestésicas, diversas preocupações importantes foram registradas na literatura no que tange ao cuidado anestésico desses pacientes.

Hipertermia maligna. Embora medicamentos deflagradores de hipertermia maligna (HM) tenham sido utilizados em pacientes com CMTD sem maiores complicações,[146,147] foram publicados dois artigos de HM durante a anestesia geral em pacientes com aquela doença.[142] Nesses artigos, os autores falam contra o uso de succinilcolina e de agentes voláteis. Além disso, uma abordagem postulando que qualquer paciente com doença neuromuscular deve ser considerado como de maior risco para HM aumenta essa controvérsia. A revisão da literatura disponível descrevendo o cuidado anestésico em pacientes com NSMPHs indica que, em sua maioria, os autores preferem evitar a administração de agentes causadores de HM em pacientes com NSMPH tipos 1, 2, e 3, em parte por causa de considerações médico-legais.

O uso de *succinilcolina* nesses pacientes está associado a um maior risco de arritmias malignas secundárias a uma resposta hipercalêmica exagerada.[148] Embora succinilcolina tenha sido utilizada em casos de CMTD sem efeitos indesejáveis,[146,147] parece ser apropriado evitar seu uso em qualquer paciente com suspeita de denervação muscular.

Relaxantes musculares não despolarizantes têm sido utilizados com sucesso em pacientes com NSMPHs sem indicações de duração de ação prolongada.[146,147,149,150] Contudo, alguns autores expressam razoável preocupação de que uma monitoração adequada do bloqueio neuromuscular poderia estar comprometida em consequência das respostas alteradas nos músculos afetados, o que nem sempre fica evidente durante a avaliação clínica.[151] Além disso, foi publicado pelo menos um relato de caso de bloqueio neuromuscular prolongado com vecurônio.[152] A reversão inadequada do bloqueio neuromuscular em pacientes com comprometimento respiratório preexistente pode acarretar graves complicações. Foi defendido por alguns autores que, sempre que possível, seja evitado o uso de relaxantes musculares não despolarizantes nesses pacientes.[139,141,145]

Técnicas anestésicas neuroaxonais têm sido utilizadas com sucesso em pacientes com NSMPHs sem efeitos indesejáveis, inclusive para parto vaginal e cirurgia cesariana.[136,144,145,153,154] Mas alguns autores alertam corretamente que devem ser levadas em consideração certas preocupações de ordem médico-legal ao serem estabelecidos os planos anestésicos para esses pacientes.[136,145] Apesar da ausência de evidência de que a anestesia afeta o curso da doença neuromuscular preexistente, a anestesia regional pode ser erroneamente acusada por qualquer deterioração subsequente em déficits sensitivos ou motores. Isso vale sobretudo na gravidez, que, conforme dito anteriormente, está associada à exacerbação de sintomas neurológicos em mulheres com CMTD. Além disso, a escolha entre anestesia geral ou anestesia regional/neuroaxial em pacientes com CMTD complicados por comprometimento respiratório é orientada pela preservação da função respiratória no período perioperatório. Em pacientes com envolvimento do nervo frênico, cuja respiração depende de músculos acessórios, o bloqueio regional envolvendo músculos intercostais pode levar à insuficiência respiratória aguda.[136] Por outro lado, há relatos de casos de pacientes com CMTD que necessitaram de suporte respiratório prolongado depois da anestesia geral.[155,156]

Agentes anestésicos hipnóticos. Foi comunicado que pacientes com CMT1 demonstram maior sensibilidade ao tiopental, em correlação com o grau de deficiência motora e sensitiva.[157] No entanto, propofol e anestesia intravenosa total foram utilizados com sucesso nesses pacientes, sem que ocorressem efeitos indesejáveis.[140,143]

Resumindo, o cuidado anestésico na vasta maioria de pacientes com NSMPHs parece não ser complicado, devendo ser orientado para que se ajuste a qualquer condição sistêmica coexistente.

Neuropatias sensitivas e autônomas hereditárias

As neuropatias sensitivas e autônomas hereditárias (NSAHs) constituem um grupo diversificado e em constante expansão de distúrbios que afetam o desenvolvimento dos neurônios autônomos e sensitivos. Até recentemente, haviam sido descritos sete desses distúrbios, em que a disautonomia familiar (NSAH tipo III), também conhecida como síndrome de Riley-Day, e NSAH tipo IV, também conhecida como insensibilidade congênita à dor com anidrose (ICDA), são, de longe, as mais diagnosticadas e compreendidas. Todas as NSAHs se manifestam por uma disfunção tanto sensitiva como autonômica, presente em grau variável, com uma singular característica - para todos os tipos - sendo a ausência da resposta normal exacerbada dos axônios depois da injeção intradérmica de fosfato de histamina. A experiência anestésica publicada para NSAHs está limitada ao cuidado anestésico de pacientes com disautonomia familiar (NSAH III) e ICDA (NSAH IV). Já foram revisados a apresentação clínica, diagnóstico e tratamento de outras NSAHs.[158]

Disautonomia familiar (NSAH tipo III, ou síndrome de Riley-Day)

Fisiopatologia e diagnóstico. Disautonomia familiar (DF) é um distúrbio genético raro que afeta, quase que exclusivamente, pessoas de descendência judia Ashkenazi. Essa é a mais prevalente e mais estudada de todas as NSAHs. O desenvolvimento de neurônios autônomos e sensitivos fica comprometido, resultando na redução da população de axônios não mielinizados e de mielinizados com pequeno diâmetro. São principalmente afetados os neurônios simpáticos; e os gânglios simpáticos são pequenos. Em geral, neurônios parassimpáticos e grandes axônios são preservados. DF se apresenta no nascimento, progredindo com a idade. No passado, mais de 50% dos pacientes morriam antes de completarem 5 anos. Hoje em dia, devido aos progressos no diagnóstico e no tratamento, neonatos diagnosticados com DF têm probabilidade superior a 50% de viver até mais de 30 anos de idade.

Embora DF tenha penetrância próxima dos 100%, a apresentação da doença em diferentes estágios da vida é altamente variável. Disfunção autonômica é a característica mais proeminente dessa doença, representando o maior impedimento para um funcionamento normal; e em geral, isso ofusca os déficits sensitivos. Comumente, o diagnóstico clínico é estabelecido logo em seguida ao nascimento, pela demonstração da presença dos seguintes critérios principais: ausência de lágrimas durante um choro emotivo, ausência de papilas fungiformes linguais, hipotonia ou ausência de reflexos patelares e ausência de exacerbação axonal à injeção intradérmica de histamina em crianças com descendência judia Ashkenazi. Muitos outros sistemas são afetados em diversos estágios da vida, e a miríade de manifestações clínicas de DF pode ser dividida em dois grupos principais: disfunção sensitiva e disfunção autonômica (Tab. 8.9).

Tipicamente, o diagnóstico diferencial não apresenta problemas, considerando a disponibilidade dos testes genéticos e o fato que essa doença está restrita aos judeus Ashkenazi. Contudo, muitas outras condições exibem alguns sintomas parecidos de disfunção autonômica e sensitiva. Todas as NSAHs, displasias nucleares e/ou de nervo craniano, síndrome do cri du chat e síndrome de Möbius podem exibir algumas das características observadas na DF. Muitos problemas oculares compartilham manifestações oculares similares às da DF.

O tratamento da DF é sintomático. Diazepam é o tratamento mais efetivo para a crise disautônoma com vômito. Esse tratamento também normaliza a pressão arterial e a frequência cardíaca nesses pacientes. Utiliza-se aumento do consumo de sal e líquidos para tratamento da desidratação e hiponatremia, e da hipotensão postural associada. Fludrocortisona e midodrina também são utilizadas com essa finalidade. Os procedi-

TABELA 8.9 Disautonomias familiares: disfunção sensitiva e autonômica

Sistema sensitivo

Diminuição da sensação de dor, frequentemente com hipersensibilidade das palmas das mãos, plantas dos pés, pescoço e áreas genitais; diminuição da sensação de temperatura
A sensação visceral permanece intacta
Senso de vibração e propriocepção afetados em indivíduos mais idosos; ataxia
Hipotonia em crianças mais jovens, frequentemente desaparece com a idade; diminuição dos reflexos tendinosos
Tendência à autolesão; fraturas não reconhecidas; escoliose e deformidades articulares

Sistema autônomo

Sistema gastrintestinal

Comprometimento da coordenação orofaríngea; comprometimento da deglutição, resultando em disfagia e frequentes aspirações em neonatos e bebês
Motilidade esofágica anormal; diminuição da pressão do esfíncter esofágico inferior; refluxo esofágico
Dismotilidade gastrintestinal, complicada por vômito cíclico (parte de crise disautônoma)

Sistema respiratório

Pneumonias recorrentes, causadas por aspirações
Insensibilidade à hipóxia e hipercapnia (sem resposta ventilatória)
Baixa tolerância para hipóxia; hipotensão profunda e bradicardia em resposta à hipóxia

Sistema cardiovascular

Hipotensão ortostática grave e rápida sem taquicardia compensatória
Episódios de hipertensão grave e taquicardia como parte da crise disautônoma
Episódios sincopais produzidos por estímulos variados (p. ex., bexiga cheia, movimento do intestino grosso)
Hipotensão postural (pode ocorrer em pacientes idosos)

Crise disautônoma

Episódios de náusea e vômito intensos associados à agitação, hipertensão, taquicardia, sudorese e salivação excessivas; facilmente iniciados por estresse emocional ou físico, despertar do sono

Outras manifestações

Sistema renal

Azotemia da desidratação
Perda progressiva da função renal com a idade

Sistema nervoso central e desenvolvimento

Labilidade emocional, provavelmente ligada ao desequilíbrio de catecolaminas
Com o choro, o paciente prende a respiração durante longos períodos, postura descerebrada, síncope, cianose; pode ser erroneamente interpretado como convulsões
Inteligência normal
Desenvolvimento atrasado

Manifestações oculares

Ausência de lágrimas transbordantes com choro emotivo em todos os pacientes
Insensibilidade corneana; abrasões e lesões espontâneas; úlceras
Neuropatia óptica aumenta com a idade

Achados laboratoriais

Elevação do nitrogênio derivado da ureia sanguínea
Hiponatremia associada à sudorese excessiva
Desequilíbrio da catecolamina – relação DOPA:DHPG elevada

mentos cirúrgicos realizados nesses pacientes incluem gastrostomias na maioria dos pacientes antes dos 5 anos de idade para proporcionar líquidos e alimentos em pacientes com disfagia; fundoplicação para tratamento do refluxo gastroesofágico e pneumonia associada; e fusões espinais para escoliose grave.

Preparação pré-operatória. A anestesia para procedimentos cirúrgicos foi associada a grandes riscos em pacientes com DF.[159-161] O progresso recente na compreensão dos riscos existentes e a melhor preparação pré-operatória resultaram em desfechos perioperatórios significativamente melhores.[162-165] É essencial um bom conhecimento operacional das manifestações da DF e uma abordagem sistemática à avaliação pré-operatória para que seja oferecido um cuidado anestésico bem-sucedido a esses pacientes.

O sistema respiratório deve ser avaliado em busca de sinais de infecções agudas ou crônicas causadas pelas repetidas aspirações. Em todos os pacientes, justifica-se a obtenção de radiografias torácicas. Em pacientes com doença pulmonar restritiva por causa de pneumonias crônicas e escoliose deve ser incluída a análise dos gases sanguíneos.

Hipotonia intraoperatória grave é risco já conhecido da anestesia geral.[159-161] O débito cardíaco depende da pré-carga, em virtude da falta de uma resposta simpática compensatória à hipotonia. A correção da desidratação e hiponatremia existentes é essencial para que seja obtida estabilidade hemodinâmica intraoperatória nesses pacientes. A pré-hidratação intravenosa com cristaloides é frequentemente recomendada, com o objetivo de obter um quadro euvolêmico no período pré-operatório.[165,166]

Os pacientes são avaliados para presença e gravidade do refluxo gastroesofágico. É preciso que os pacientes afetados sejam medicados com antiácidos no período pré-operatório.

A função renal deve ser avaliada para que seja excluída a insuficiência renal significativa, o que pode afetar a escolha dos relaxantes musculares.

Pacientes com DF demonstram tendência para uma ansiedade antecipatória que pode deflagrar a crise disautônoma. Fica recomendada uma medicação pré-operatória com benzodiazepínicos. A medicação pré-operatória com opioides é contraindicada por causa da preocupação da maior sensibilidade aos agentes.

Considerações intraoperatórias. O cuidado intraoperatório de pacientes com DF deve ser orientado para melhor estabilidade cardiovascular, prevenção da aspiração pulmonar, prevenção do comprometimento respiratório pós-operatório e controle adequado da dor pós-operatória. No passado, era defendida a monitoração hemodinâmica invasiva (linha intra-arterial e cateteres venosos centrais), mas ela não foi utilizada em uma série publicada sem efeitos indesejáveis.[162,165] Parece razoável o seu uso em pacientes com hipotensão postural e para casos de grandes cirurgias, em que ocorram volumosos desvios de líquidos. Antes da indução, a imediata administração de um volume de líquidos pode reduzir a variação da pressão arterial. No período intraoperatório, a instabilidade da pressão arterial é tratada por volumes adicionais de líquido e por vasopressores de ação direta, se o paciente não mostrar resposta à administração de líquidos. Qualquer episódio de dessaturação deve ser imediatamente tratado com aumento da concentração de oxigênio para que sejam evitadas a hipotensão profunda e a bradicardia (decorrentes da ausência de respostas compensatórias hipóxicas).

Deve-se considerar a indução em sequência rápida com pressão cricoide em pacientes com refluxo gastroesofágico e com história de aspirações repetidas.

Planejamento cuidadoso para extubação, suporte ventilatório no pós-operatório e retirada do respirador na UTI devem fazer parte do cuidado pós-operatório de rotina para esses pacientes. No passado, pacientes com DF necessitavam com frequência de ventilação prolongada na UTI depois da anestesia geral. Relatos indicam que, com técnicas alternativas, como a anestesia epidural[162] ou a local, ou com sedação profunda por propofol com ventilação espontânea,[165] esses pacientes podem se recuperar da anestesia com muita rapidez, sem necessidade de suporte respiratório pós-operatório.

Embora pacientes com DF exibam redução na percepção da dor e da temperatura, a percepção visceral fica intacta; assim, eles precisam de níveis suficientes de anestesia e de controle pós-operatório da dor. A dor pós-operatória deve ser imediatamente tratada para que seja evitada uma crise disautônoma. Agentes anti-inflamatórios não esteroides (AAINEs) ou paracetamol são suficientes em muitos desses casos. Opioides devem ser utilizados com cautela para que não ocorra depressão respiratória. Técnicas regionais podem ser úteis.[162]

Não foram publicados relatos de respostas adversas ou prolongadas a qualquer agente anestésico ou relaxante muscular específicos. Para os procedimentos cirúrgicos apropriados, a anestesia regional é bem tolerada.[162] Foi comunicado o uso de sedação profunda com propofol para procedimentos endoscópicos em pacientes ambulatoriais, com resultados excelentes.[165]

É preciso monitorar cuidadosamente as necessidades da temperatura corporal por causa da deficiência no controle térmico nesses pacientes. Os olhos devem ser lubrificados e protegidos em todos os momentos.

Concluindo, DF é um desafio anestésico grave que pode representar risco nesses pacientes, sem a preparação pré-operatória adequada e o devido cuidado no período intraoperatório. Todavia, nesses pacientes, as abordagens atuais resultaram em significativa redução da morbidade e da mortalidade.

Insensibilidade congênita à dor com anidrose (ICDA, ou NSAH tipo IV)

Fisiopatologia e diagnóstico. ICDA é uma neuropatia autossômica recessiva rara, caracterizada por febre episódica recorrente, anidrose (ausência de suor), insensibilidade à dor, comportamento de automutilação e retardo mental.[158] Foi relatada a morte por hipertermia em bebês com ICDA. Além da anidrose, ICDA difere da DF pela completa insensibilidade a estímulos superficiais e dolorosos profundos e com lacrimação normal, disfunção autonômica muito mais benigna, com ausência da hipotensão postural ou disfagia. Numerosas lesões autoinfligidas são típicas desses pacientes. Esse quadro é, com frequência, acompanhado por trauma acidental, queimaduras, infecções de feridas, úlceras de pele, deformidades articulares e osteomielite.

É limitada a experiência anestésica em pacientes com ICDA.[167-169] Okuda et al.[167] sugerem três considerações importantes no cuidado anestésico de pacientes com ICDA: alívio da ansiedade, controle da temperatura e controle adequado da dor. Apesar da insensibilidade congênita à dor, foi constatada a necessidade de anestesia geral. Também foi observado que ficam apenas ligeiramente reduzidas as necessidades totais de anestésicos gerais que devem ser administrados para manutenção de uma hemodinâmica estável. Nesses estudos, foi utilizada anestesia geral em todos os pacientes, sem qualquer reação adversa aos agentes anestésicos intravenosos ou inalatórios, opioides e succinilcolina. Em um relato, um paciente morreu depois de parada cardíaca intraoperatória sem que fosse determinada uma causa óbvia, embora os autores tenham suspeitado que a alta concentração de halotano utilizada (2%) poderia ter sido a responsável.[168] As recomendações precedentes contra o uso de atropina (ou de outros agentes anticolinérgicos) para evitar hiperpirexia nesses pacientes não foram apoiadas pelos resultados publicados nessa série. Muitos pacientes receberam atropina sem efeitos indesejáveis.

DISTÚRBIOS NEURODEGENERATIVOS COM INSUFICIÊNCIA AUTÔNOMA

Insuficiência autônoma (ou disautonomia), com sua enorme faixa de manifestações e sintomas, é parte comum de um grupo imensamente diverso de transtornos em que estão afetados alguns ou todos os elementos do sistema nervoso autônomo. Insuficiência autônoma em grau variável é parte da apresentação de muitas doenças sistêmicas (p. ex., diabetes melito, amiloidose), doenças infecciosas (p. ex., hanseníase, vírus da imunodeficiência humana, raiva), distúrbios imunes (p. ex., disautonomia aguda, síndrome de Guillain-Barré), distúrbios paraneoplásicos, distúrbios autônomos hereditários (p. ex., todas as NSAHs, deficiência de dopamina-β-hidroxilase) e distúrbios neurodegenerativos, apenas para citar algumas. O leitor poderá encontrar uma discussão abrangente sobre os diversos aspectos da disfunção autonômica nesses problemas na maioria dos manuais de neurologia ou clínica. Neste capítulo, discutiremos apenas os distúrbios neurodegenerativos mais prevalentes em que a insuficiência autônoma desempenha papel importante, representando desafio anestésico significativo.

Doença de Parkinson (DP), distúrbio de demência com corpo de Lewy (DCL), atrofia polissistêmica (APS) e distúrbio da insuficiência autônoma pura (IAP) são todos distúrbios neurodegenerativos de etiologia obscura, apresentando-se com graus variáveis de disfunção autonômica. Com base nas diferenças na neuropatologia, esses distúrbios podem ser divididos em dois grupos: síndromes com corpo de Lewy (PD, DCL e IAP) e atrofia polissistêmica (APS). Todos esses distúrbios se caracterizam pela presença de α-sinucleína (por isso, esses distúrbios são, com frequência, chamados sinucleinopatias) nas inclusões citoplasmáticas neuronais (corpos de Lewy, como nas síndromes com corpos de Lewy) ou gliais (ICGs, como na APS). Em casos de DP, a neurodegeneração é predominante na substância nigra e em outros núcleos do tronco encefálico, e também em neurônios autônomos periféricos. Disfunção motora é mais conspícua que insuficiência autônoma em pacientes com DP. A degeneração neuronal em casos de IAP fica restringida aos neurônios autônomos periféricos, por isso, os sintomas de insuficiência autônoma pura desacompanhados de outras manifestações. Extenso envolvimento cortical, além da degeneração dos núcleos do tronco encefálico e neurônios autônomos periféricos, é achado característico de DCL, que se apresenta na forma de grave demência associada a parkinsonismo e a insuficiência autônoma.

Em pacientes com APS, inclusões citoplasmáticas são observadas nas células gliais (ICGs), e não nos neurônios (corpo de Lewy). Essas inclusões estão associadas a alterações degenerativas nos neurônios centrais em gânglios basais, córtex e medula espinal, mas não nos neurônios autônomos periféricos. Atualmente, são identificados dois fenótipos de APS, com base no quadro clínico predominante de parkinsonismo (APS-P) ou de disfunção cerebelar (APS-C). No passado, os pacientes com quadro predominante de insuficiência autônoma eram diagnosticados com síndrome de Shy-Drager. Hoje, essa denominação é raramente utilizada, porque todos os pacientes com APS exibem grau significativo de disfunção autonômica.[170]

Tipicamente, a insuficiência autônoma em pacientes com síndromes de corpo de Lewy e APS se manifesta por hipotensão ortostática e pós-prandial, disfunção vesical, transtornos da motilidade gastrintestinal e disfunção sexual erétil. Com frequência, hipotensão ortostática e pós-prandial é o aspecto mais incapacitante e precoce da disautonomia em muitos desses pacientes. Muitos outros sintomas de disfunção autonômica descritos na disautonomia familiar podem estar presentes. O diagnóstico diferencial pode ser muito difícil, em virtude da frequente superposição do quadro clínico entre essas condições, em especial nos estágios iniciais do processo patológico. O diagnóstico definitivo em alguns distúrbios poderá ser estabelecido apenas no exame histopatológico *post-mortem*. Todavia, um exame clínico minucioso ajuda a diferenciar entre DP, DCL, APS e IAP (Tab. 8.10). Foi publicada revisão dos distúrbios neurodegenerativos com insuficiência autônoma.[170,171]

O cuidado anestésico da DP está descrito em outra parte deste capítulo. Embora DCL seja a segunda causa mais comum de demência, depois da doença de Alzheimer, na literatura não foram publicados relatos de cuidado anestésico. Parece razoável assumir que os princípios do cuidado anestésico de pacientes com DCL sejam comuns àqueles em pacientes com outras formas de demência. Em pacientes com DCL com disautonomia avançada, devem ser tomadas as mesmas precauções dos casos de APS.

Atrofia polissistêmica

Em 1998, Comissões de Consenso representando a American Autonomic Society e a American Academy of Neurology

TABELA 8.10 Diagnóstico diferencial de atrofia polissistêmica, doença de Parkinson, insuficiência autônoma pura e demência com corpos de Lewy

Característica	Atrofia polissistêmica	Doença de Parkinson	Insuficiência autônoma pura	Demência com corpos de Lewy
Envolvimento do sistema nervoso central	Envolvimentos múltiplos	Múltiplos envolvimentos	Não afetado	Numerosos envolvimentos
Local das lesões	Principalmente pré-ganglionar, central; degeneração das colunas celulares interomediolaterais	Neurônios pós-ganglionares autônomos periféricos	Principalmente neurônios pós-ganglionares autônomos periféricos; perda de neurônios ganglionares	Córtex, tronco encefálico, neurônios pós-ganglionares autônomos periféricos
Progressão	Rápida, sobrevida média de 6-8 anos depois dos primeiros sintomas	Lenta	Lenta, de 15 anos a mais	Lenta
Prognóstico	Ruim	Bom	Bom	Moderado a ruim
Disfunção autonômica	Início precoce, grave	Surgimento tardio, habitualmente leve a moderada	Grave, habitualmente a única manifestação	Não foi esclarecido, mas pode ser grave
Envolvimento extrapiramidal	Comum	Comum	Ausente	Comum
Envolvimento cerebelar	Comum	Comum	Ausente	Comum
Corpos de Lewy	Basicamente ausentes	Principalmente na substância nigra	Presentes em neurônios autônomos	Córtex, tronco encefálico, hipocampo
Inclusões citoplasmáticas gliais (coloração *post-mortem*)	Presentes	Ausentes	Ausentes	Ausentes
Resposta à terapia crônica com levodopa	Ruim	Boa		Moderada
Demência	Incomum	Habitualmente não grave, em 25-30% dos pacientes	Incomum	Demência precoce, grave e rapidamente progressiva

Adaptado de Marti MJ, Tolosa E, Campdelacreu J: Clinical overview of the synucleinopathies. *Mov Disord* 2003;18(Suppl 6):S21-S27; e Kaufmann H, Biaggioni I: Autonomic failure in neurodegenerative disorders. *Semin Neurol* 2003;23:351-363.

definiram APS como um esporádico e progressivo distúrbio neurodegenerativo de etiologia indeterminada, caracterizado por aspectos nos três domínios clínicos do parkinsonismo, insuficiência autônoma e disfunção cerebelar ou piramidal. No passado, eram utilizados os termos "degeneração estriatonigral", "atrofia olivopontocerebelar" e "síndrome de Shy-Drager", dependendo da predominância dos sintomas clínicos em qualquer desses três domínios.

APS é uma doença fatal, que se apresenta tipicamente na quarta a sexta década de vida com uma duração média de seis anos a contar do início dos sintomas. Por causa da significativa semelhança da apresentação clínica com outros distúrbios neurodegenerativos, com frequência APS não é diagnosticada até estágios mais avançados. Parkinsonismo é um sintoma predominante em 80%, e disfunção cerebelar é observada em 20% de todos os pacientes. Comumente, o parkinsonismo não responde às medicações antiparkinsonianas, o que ajuda a diferenciar APS de DP. A apresentação mais comum e precoce da disfunção autonômica é a incontinência urinária e a disfunção erétil (em pacientes homens). Observa-se hipotensão ortostática em metade desses pacientes, sendo habitualmente benigna. São características a redução na variabilidade da frequência cardíaca e ausência de taquicardia compensatória durante a hipotensão. Paradoxalmente, está presente hipertensão supina em mais da metade dos pacientes com APS, complicando o seu tratamento. Síncopes recorrentes são sinais de grave hipotensão ortostática. Constipação grave, incontinência fecal e diminuição do suor são outros sinais de disfunção autonômica em pacientes com APS.

Foi comunicada em pacientes com APS a ocorrência de apneia do sono obstrutiva ou central e estridores inspiratórios ligados ao sono, em associação com paresia ou disfunção bilateral das cordas vocais.[172]

Atualmente, não existem tratamentos disponíveis que possam modificar o curso clínico ou resolver o processo patológico subjacente. Todos os tratamentos são sintomáticos, objetivando melhorar a qualidade de vida nesses pacientes. Hipotensão ortostática é tratada com administração de fludrocortisona ou milrinona (vasoconstritor adrenérgico oral). A presença de hipertensão supina significativa limita o uso de vasopressores. Foi comunicado que eritropoetina tem utilidade no tratamento de pacientes com anemia e hipotensão grave associadas. Traqueostomia e suporte respiratório ficam reservados para aqueles pacientes com estridores e apneia do sono central.

Considerações intraoperatórias. O cuidado perioperatório de pacientes com APS constitui desafio formidável, em virtude da instabilidade hemodinâmica potencial e ao possível comprometimento respiratório no período pós-operatório. Alguns relatos de casos publicados na literatura indicam a inexistência de efeitos adversos para a maioria dos agentes anestésicos utilizados.[173-183] O cuidado anestésico deve ser direcionado para garantir estabilidade hemodinâmica pelo uso de monitoração hemodinâmica invasiva, hidratação pré-operatória adequada e manutenção da normovolemia com reposição de líquido no período intraoperatório. É recomendada a otimização pré-operatória de fludrocortisona. Há alguma controvérsia na literatura no que tange à resposta potencialmente imprevisível às aminas vasopressoras decorrente da hipersensibilidade simpática causada pela denervação autônoma.[175,184] Assim, é recomendável administrar medicações vasoativas com muita cautela, em doses muito menores que as habituais. Contudo, vasopressores já foram utilizados sem qualquer efeito adverso para tratamento intraoperatório da hipotensão quando os agentes são criteriosamente titulados.[176,177,183]

Foi comunicada a ocorrência de hipertensão supina significativa no período intraoperatório com mínima resposta à administração de labetalol, mas com uma hipotensão profunda depois do uso de hidralazina.[185] A hipotensão respondeu apenas à infusão de vasopressina. Ao que parece, vasodilatadores de ação curta, como nitroprussiato de sódio, podem ser uma melhor escolha para o tratamento da hipertensão supina intraoperatória. Os episódios hipertensivos em pacientes com insuficiência autônoma respondem particularmente à nitroglicerina transdérmica.[186]

Técnicas anestésicas neuroaxiais foram utilizadas com sucesso em pacientes com APS, incluindo trabalho de parto e parto propriamente dito, com maior grau de estabilidade hemodinâmica, e também evitando possíveis dificuldades com a extubação nesses pacientes.[174,179,180,182,187] Especula-se que pacientes com insuficiência autônoma têm menor probabilidade de responder com hipotensão à simpatectomia causada pelo bloqueio neuroaxial, por já estarem simpatectomizados. Os dados na literatura apóiam essa hipótese.

Quando o anestesiologista opta pela anestesia geral, justifica-se um planejamento cuidadoso para extubação e monitoração pós-operatória da respiração em um cenário de UTI, especialmente em pacientes com histórico de estridor ou de apneia do sono central ou obstrutiva.

Insuficiência autônoma pura

Insuficiência autônoma pura (IAP) é um distúrbio neurodegenerativo esporádico e de lenta progressão do sistema nervoso autônomo que geralmente afeta indivíduos em sua sexta década de vida. IAP se caracteriza por um comprometimento isolado do sistema nervoso autônomo central e periférico. Não estão presentes sintomas de parkinsonismo, disfunção cerebelar ou demência. Nessa síndrome, a hipotensão ortostática é tipicamente muito grave e mais incapacitante do que em outros distúrbios neurodegenerativos com insuficiência autonômica. Outros sintomas de insuficiência autonômica são semelhantes aos observados em casos de APS, mas o prognóstico é muito mais favorável.

Na literatura, há apenas um relato de caso de anestesia geral sem complicações em um paciente com IAP.[188] Pela análise do resumo fornecido, não fica muito claro se o paciente também recebeu anestesia epidural. Entretanto, os autores preconizam o uso de anestesia epidural e de monitoração hemodinâmica invasiva para maior estabilidade hemodinâmica.

Ao que parece, os mesmos princípios de cuidado anestésico utilizados em pacientes com APS devem ser aplicados no cuidado de pacientes com IAP.

DISTÚRBIOS NEUROECTODÉRMICOS

Distúrbios neuroectodérmicos fazem parte de um grupo de malformações congênitas que afetam estruturas de origem ectodérmica e que se caracterizam por lesões coexistentes da pele e do sistema nervoso. Neurofibromatoses dos tipos I (doença de von Recklinghausen) e II, doença de von Hippel-Lindau (VHL), esclerose tuberosa e síndrome de Sturge-Weber são de particular interesse para os anestesiologistas por causa dos numerosos desafios anestésicos que podem ser apresentados por pacientes com esses distúrbios. A Tabela 8.11 registra padrões de herança, características genéticas e proteínas codificadas associadas a mutações genéticas identificadas. Neurofibromatoses, doença de von Hippel-Lindau e esclerose tuberosa também são frequentemente chamadas facomatoses, com base nas manifestações oftalmológicas maculosas observadas nesses distúrbios. Houve progresso significativo no entendimento da patogênese das facomatoses, que se caracterizam por perda da função de diversos genes supressores de tumor, o que, por sua vez, leva ao desenvolvimento de tumores benignos ou malignos em muitos tecidos.[189] Embora os padrões de herança e a patogênese de Sturge-Weber sejam desconhecidos, comumente essa doença é discutida junto com as facomatoses por causa da sua semelhança das manifestações clínicas e da distribuição das lesões observadas nesses distúrbios.[190] Todos esses distúrbios são estados crônicos, em que ocorre recrudescimento da patologia ao longo da vida do paciente.

Neurofibromatoses

Fisiopatologia e diagnóstico. Neurofibromatoses são distúrbios genéticos do sistema nervoso, afetando principalmente

TABELA 8.11 Padrões de herança, características genéticas e proteínas codificadas associadas a mutações genéticas identificadas em distúrbios neuroectodérmicos

Distúrbio	Padrão de herança	Mapeamento genético e produto proteico
Neurofibromatose I (doença de von Recklinghausen)	Traço autossômico dominante, transmissão familiar em 50%; o restante são mutações espontâneas Penetrância completa, expressão variável	Gene *NF1* no cromossomo 17; neurofibromina truncada (não funcional)
Neurofibromatose II		Gene supressor de tumor *NF2* no cromossomo 22, merlina truncada Outros genes podem estar envolvidos
Doença de von Hippel-Lindau	Traço autossômico dominante, com alta penetrância e expressão variável	Gene *VHL* no cromossomo 3, proteína de VHL Outros genes podem estar envolvidos
Esclerose tuberosa	Traço autossômico dominante; 1 em 3 por transmissão familiar, o restante por mutações espontâneas ou mosaicismo Penetrância completa, expressão variável	Gene *TSC1* no cromossomo 9 e *TSC2* no cromossomo 16, codificando para hamatrina e tuberina, respectivamente
Síndrome de Sturge-Weber	Não hereditário	Desconhecido

o desenvolvimento e o crescimento de tecidos neurais e causando subsequente crescimento de tumores neurais. Elas são divididas em tipo I, ou NF1, também conhecida por seu epônimo, doença de von Recklinghausen, e tipo II, ou NF2. A primeira é muito mais comum, representando 90% de todas as neurofibromatoses. Esses dois tipos têm causas diferentes, e suas manifestações clínicas e critérios diagnósticos diferem significativamente (Tab. 8.12). Outras formas raras de neurofibromatose foram definidas e revisadas.[191]

Preparação pré-operatória. Durante a avaliação do paciente diagnosticado com neurofibromatose para cirurgia e anestesia, é importante que seja feita distinção entre NF1 e NF2. Ao contrário de pacientes com NF1, nos quais a patologia associada pode envolver todos os sistemas no corpo, as manifestações clínicas relevantes de NF2 se limitam em grande parte à patologia intracraniana.[192] Vale a pena mencionar que, embora NF2 seja muito menos prevalente na população geral (1:210.000) em comparação com NF1 (1:5.000), quase todos os pacientes com NF2 necessitarão de remoção cirúrgica de schwannomas de nervo craniano, uma manifestação primária desse tipo. Como resultado, anestesiologistas envolvidos na prática neurocirúrgica com frequência examinam esses pacientes, enquanto, na clínica geral, é muito pequena a probabilidade de examinar pacientes com NF2. Até agora, quase todos os artigos de anestesiologia e clínica versando sobre tratamento e cuidados de neurofibromatose se limitam a NF1. Nessa seção, estudaremos principalmente os aspectos relacionados aos cuidados perioperatórios de pacientes com NF1. Quando relevantes, discutiremos aspectos específicos do cuidado anestésico para NF2.

A gravidade das manifestações clínicas de NF1 varia muito entre pacientes e habitualmente ocorre exacerbação ao longo da vida do paciente. NF1 pode envolver vários sistemas do organismo; com isso, representa desafio formidável para o anestesiologista. São essenciais a familiaridade com as manifestações clínicas de NF1 e uma abordagem sistemática à avaliação pré-operatória desses pacientes para um cuidado anestésico bem-sucedido.[192]

Avaliação da via aérea. Em pacientes com NF1, é importante uma avaliação completa da via aérea. Neurofibromas associados a NF1 podem afetar qualquer segmento da via aérea. Foram informadas lesões intraorais em até 5% dos pacientes com NF1, envolvendo a língua e as estruturas da laringe e faringe, e causando obstrução e dispneia.[192] Grandes neurofibromas plexiformes e subcutâneos são comumente encontrados na região cervical e nos espaços parafaríngeos. Lesões volumosas podem causar distorção e/ou obstrução significativa da via aérea. Foi comunicada uma obstrução não antecipada de via aérea em seguida à indução da anestesia geral; houve necessidade de traqueostomia de emergência.[193,194] Grandes neurofibromas com origem no mediastino posterior, espaço retroperitonial ou área paraespinal cervical podem acarretar compressão progressiva da via aérea distal.[195,196] Além disso, o envolvimento do nervo laríngeo recorrente pode resultar em paralisia unilateral da corda vocal.[197] O envolvimento de nervo craniano, por causa dos grandes tumores intracranianos encontrados em pacientes com neurofibromatose, pode levar ao comprometimento e à perda da efetividade do reflexo do vômito e dos mecanismos de deglutição,[192] podendo deixar a via aérea desprotegida depois da extubação nesses pacientes.

Ademais, alguns pacientes com NF1 podem ter macrocefalia, anormalidades mandibulares e instabilidade espinal não diagnosticada, o que complica ainda mais o cuidado com a via aérea. Pacientes com neurofibromas envolvendo a coluna vertebral cervical devem ser avaliados para instabilidade cervical com radiografias, TC cervical ou IRM, conforme a necessidade.

TABELA 8.12 Achados patológicos, manifestações clínicas e diagnóstico de neurofibromatose dos tipos 1 e 2

	Tipo 1	Tipo 2
Tumores de tecido neural	Neurofibromas (característica principal) da pele, nervos periféricos e ao longo das raízes nervosas; neurofibromas plexiformes (podem se tornar malignos), astrocitomas (não malignos), gliomas de nervo óptico	Tumores vestibulares (frequentemente chamados neuromas acústicos) ou outros schwannomas de nervo craniano (principal característica), astrocitomas, meningiomas, ependimomas
Manifestações cutâneas	Manchas café com leite (habitualmente o primeiro sintoma), neurofibromas cutâneos	Raro
Manifestações oculares	Hamartomas iridais pigmentados ou nódulos de Lisch	Nenhuma
Sistema nervoso central (além de tumores)	Epilepsia, hidrocefalia, leve retardo mental mais frequentes do que na população em geral	Calcificações intracerebrais
Envolvimento cardiovascular	Hipertensão essencial, hipertensão renovascular (estenose de artéria renal), hipertensão ligada a feocromocitoma, neurofibromatose vascular, aneurismas aórticos e cerebrais, obstrução de vasos torácicos principais por neurofibromas	Nenhum
Envolvimento pulmonar	Alveolite fibrosante	Nenhum
Envolvimento ósseo	Muitas anormalidades ósseas, inclusive deformidades torácicas, cifoscoliose, displasia óssea esfenoide e occipital, deformidades de ossos longos etc.	Nenhum
Outros sistemas	Neurofibromas do sistema gastrintestinal, tumores carcinoides intestinais, associação com neoplasia endócrina múltipla tipo II, que inclui feocromocitoma, NF1 e carcinoma tireoidiano medular	Nenhum
Critérios diagnósticos	Neurofibromas cutâneos (95% dos pacientes adultos), nodulares (nervos periféricos) e plexiformes (30%), manchas café com leite, nódulos de Lisch (95%), glioma de nervo óptico	Neuromas acústicos bilaterais ou parente em primeiro grau com NF2 em combinação com neuroma acústico unilateral, meningioma, glioma, schwannoma
Sintomas	O quadro sintomático de NF1 é imensamente diversificado e determinado por grau de envolvimento de vários sistemas no corpo. A gravidade dos sintomas varia amplamente entre pacientes	Tinido, equilíbrio precário causado por tumores do VIII nervo craniano Dor de cabeça, dor facial, dormência facial e outros sintomas ligados ao efeito de pressão de lesões neurais em crescimento

Avaliação cardiovascular. Todos os pacientes com NF1 devem ser avaliados para hipertensão, que é comum, e é causada por estenose de artéria renal, neurofibroma plexiforme nodular secretor de catecolaminas ou feocromocitoma (diagnosticado em até 1% dos pacientes).[198] Em pacientes com hipertensão paroxística ou resistente ao tratamento de rotina, é essencial a exclusão de feocromocitoma, que está associado à elevada morbidade intraoperatória e que pode levar à morte, caso não seja detectado no período pré-operatório.[192] Todos os pacientes com NF1 devem ser questionados para presença de dores de cabeça de curta duração, ataques de ansiedade, palpitações e suores noturnos, que são comuns em casos de feocromocitoma. Coartação da aorta abdominal ou torácica é outra causa rara de hipertensão em pacientes com NF1.

Outros processos patológicos cardiovasculares associados a NF1 incluem obstrução da veia cava por tumores mediastínicos, vasculopatia generalizada causada por proliferação nodular vascular e possível associação com miocardiopatia hipertrófica.[192]

Avaliação pulmonar. A função pulmonar deve ser avaliada para presença de doença pulmonar restritiva, que pode ser causada por cifoscoliose, neurofibromas intrapulmonares e fibrose pulmonar progressiva associada a NF1.[192] Os pacientes devem ser questionados para presença de tosse ou dispneia. Em caso de suspeita de envolvimento pulmonar, serão solicitadas radiografias torácicas e uma análise dos gases sanguíneos arteriais. Também ajudará uma avaliação da necessidade de ventilação pós-operatória e da internação na unidade de terapia intensiva.

Avaliação do SNC. Tumores do SNC são manifestações evidentes de NF1 e NF2. Portanto, todos os pacientes devem ser avaliados para tumores do SNC não diagnosticados e para aumento da PIC. Não se pode confiar na ausência de tumores intracranianos ou intraespinais nos exames precedentes, porque, com o passar do tempo, podem surgir novos tumores assintomáticos em diferentes localizações. Do mesmo modo, não se deve atribuir novos sintomas neurológicos às lesões preexistentes no SNC, e a possibilidade de nova patologia deve ser explorada.

Além disso, esses pacientes devem ser avaliados para presença de epilepsia e questionados a respeito da natureza de suas convulsões e tipo de terapia anticonvulsivante. A possibilidade de aneurismas cerebrais ou de estenose intracraniana da artéria carótida interna deve ser investigada em caso de paciente sintomático.[199] As estruturas do tronco encefálico também podem ser afetadas por neurofibromas ou gliomas, podendo causar hipoventilação central, o que exigirá suporte ventilatório com descontinuação prolongada depois da cirurgia.[200] Nesses pacientes, pode estar presente leve retardo mental, e deve ser avaliado o seu grau de cooperação.

Outros sistemas. Pacientes com NF1 podem ter tumores carcinoides, especialmente no duodeno,[192] e se apresentam com síndrome carcinoide e risco significativo de morbidade e mortalidade perioperatórias. Os sintomas da síndrome carcinoide incluem rubor, broncoconstrição, diarreia e lesões cardíacas do lado direito. Foi revisado o cuidado perioperatório de pacientes com síndrome carcinoide.[201] A associação de NF1, tumor carcinoide e feocromocitoma tornaria especialmente difícil a obtenção do diagnóstico correto.[202]

Na mulher grávida, NF1 representa maior risco de hipertensão grave, crescimento potencialmente rápido de lesões do SNC e hipertensão intracraniana. A paciente deve ser avaliada para presença de tumor intraespinal antes que seja tomada a decisão de empregar anestesia neuroaxial. A associação de gravidez, NF1 e feocromocitoma implica em riscos muito altos.[192]

Considerações intraoperatórias. A experiência anestésica em pacientes com neurofibromatose se limita a alguns relatos de casos. São muitos os desafios anestésicos nesses pacientes e o cuidado anestésico deve ser planejado com base na patologia existente e em sua gravidade.

Intubação com fibra óptica no paciente desperto é a abordagem preferida em pacientes com lesões da via aérea, embora, mesmo se eletivo, esse procedimento pode fracassar, se o paciente apresentar grande distorção anatômica.[203] Em pacientes pediátricos ou com comprometimento mental, deve ser considerada uma intubação com fibra óptica no paciente adormecido e com respiração espontânea. Foi utilizada com sucesso uma indução com sevoflurano seguida por intubação com fibra óptica em pacientes em respiração espontânea.[204] Em todos pacientes com NF1 e com via aérea complicada, é aconselhável um planejamento antecipado, conforme relatado nas orientações da American Society of Anesthesiologists para cuidado com via aérea difícil.[205] O anestesiologista deverá ter imediatamente à sua disposição um carrinho para via aérea difícil e, possivelmente, equipamento para traqueostomia de emergência, dependendo da gravidade da distorção da via aérea.

A gravidade da patologia cardiovascular ou cerebrovascular irá ditar a extensão da monitoração hemodinâmica. É aconselhável o uso de um cateter intra-arterial em todos os pacientes com hipertensão grave e com patologia cerebrovascular associada para que haja garantia de pressão de perfusão cerebral apropriada. O uso do cateter venoso central e/ou de artéria pulmonar deve ficar reservado para pacientes com feocromocitoma ativo, síndrome carcinoide e lesões cardíacas com cardiopatia avançada.

Não se deve empregar anestesia neuroaxial em pacientes com aumento na pressão intracraniana ou com lesões intraespinais. A presença de cifoscoliose significativa pode também complicar a condução da anestesia neuroaxial. Se for percebido que será preferível uma anestesia neuraxial por causa do alto risco da anestesia geral, será preciso excluir a possibilidade de neurofibromas da medula espinal e de hipertensão intracraniana, usando TC ou IRM.[206]

Embora tenham sido publicados muitos artigos de alteração da resposta a bloqueadores musculares não despolarizantes e à succinilcolina, os resultados de um estudo retrospectivo de grande porte indicam que a resposta a diversos bloqueadores neuromusculares fica inalterada em pacientes com neurofibromatoses.[192,207] Contudo, o bloqueio neuromuscular deve ser monitorado, especialmente em pacientes com NF1 e com comprometimento renal, ou naqueles recebendo tratamento anticonvulsivante. Deve-se evitar succinilcolina em presença de déficit neurológico.

Não existem contraindicações para qualquer agente anestésico específico. Agentes inalatórios potentes e óxido nitroso devem ser utilizados com cautela em pacientes com grandes tumores intracranianos e com aumento da PIC.

O posicionamento de pacientes com NF1 pode ser complicado por deformidades macroscópicas do tórax, cardiovascular ou do pescoço. Deve-se considerar a possibilidade de instabilidade cervical durante o posicionamento desses pacientes. A combinação de deformidades torácicas e neurofibromas intratorácicos pode acarretar grave comprometimento hemodinâmico causado pela compressão do coração pelo esterno na posição de pronação.[208]

Justifica-se um planejamento cuidadoso para extubação em pacientes com via aérea difícil. Pode haver necessidade de suporte respiratório pós-operatório e de lenta descontinuação da ajuda respiratória em pacientes com doença pulmonar restritiva de síndromes da hipoventilação, por causa do envolvimento do tronco encefálico.

Doença de von Hippel-Lindau

Fisiopatologia e diagnóstico. Doença de von Hippel-Lindau (DVHL) é uma síndrome neoplástica autossômica dominante de expressão variável. Ela se caracteriza pelo desenvolvimento de diversos tumores benignos ou malignos e lesões císticas em muitos sistemas do organismo.[209] Embora hemangioblastomas da retina e do SNC sejam as lesões mais típicas encontradas em pacientes com DVHL, são observadas, com frequência, lesões em muitos outros órgãos viscerais. A distribuição das lesões pelos órgãos associadas a DVHL, sua frequência, média de idade por ocasião do

TABELA 8.13 Doença de von Hippel-Lindau: distribuição das lesões por órgãos, frequência, idade de surgimento e sintomatologia clínica

	Frequência em pacientes	Idade média de surgimento (anos)	Sintomas clínicos
SNC			
Hemangioblastoma retiniano	25-60%	25	Glaucoma, perda da visão, cegueira
Hemangioblastomas do SNC			
Cerebelo	44-72%	33	Dor de cabeça, náusea, ataxia, déficits sensitivos e motores, perda da audição; síndromes dolorosas
Tronco encefálico	10-25%	32	
Medula espinal	13-50%	33	
Raízes nervosas lombossacrais	< 1%	Desconhecido	
Supratentorial	< 1%	Desconhecido	
Tumores do saco endolinfático (adenoma papilar do osso petroso)	<11%	22	Perda da audição, tinido, vertigem, paresia facial
Siringomielia	80% (em pacientes com lesões do SNC)		
Viscerais			
Carcinoma das células renais ou cistos renais	25-60%	39	Hematúria, dor no flanco
Feocromocitoma	10-20%	30	Frequentemente assintomático, com crise hipertensiva súbita
Tumor ou cistos pancreáticos	35-70%	36	Dor abdominal, icterícia
Cistadenoma epididimal	25-60%	Desconhecido	
Cistadenoma do ligamento largo	Desconhecido	Desconhecido	

início do problema e sintomas clínicos relevantes podem ser encontrados na Tabela 8.13. É importante compreender que a apresentação clínica de DVHL é altamente variável e progressiva. Diversos tumores podem afetar vários órgãos ao mesmo tempo. A penetrância de DVHL aumenta com a idade, alcançando 90% por volta dos 60 anos.[210] No passado, a maioria dos pacientes com DVHL morria de complicações do carcinoma de células renais e hemangioblastomas do SNC. Com os avanços no tratamento e diagnóstico de DVHL, incluindo uma triagem seriada e uma abordagem multidisciplinar ao tratamento desses pacientes, houve aumento significativo da expectativa de vida.[209] Ao longo de sua vida, quase todos os pacientes com DVHL necessitam de tratamento cirúrgico sob anestesia geral para os hemangioblastomas do SNC, em alguns casos precedida por embolização, feocromocitoma e carcinoma das células renais.

Preparação pré-operatória. São várias as preocupações anestésicas graves em pacientes com DVHL que devem ser levadas em consideração durante a avaliação pré-operatória. Esses pacientes precisam ser avaliados para presença de feocromocitomas, lesões do SNC e comprometimento da função renal causado por carcinoma das células renais.

Feocromocitomas em casos de DVHL podem ser múltiplos, bilaterais e, em alguns casos, a única manifestação da doença, com 5% dos tumores sendo malignos. Embora feocromocitomas sejam diagnosticados em apenas 10 a 20% dos pacientes com DVHL, a recente triagem pré-operatória para feocromocitomas ocultos é essencial por causa do grande potencial para crise hipertensiva perioperatória e da mortalidade potencial associada ao feocromocitoma não diagnosticado, especialmente em grávidas.[211] O tema da anestesia para um paciente com feocromocitoma foi revisado e estudado no Capítulo 13.[212] O diagnóstico definitivo se baseia na demonstração de produção excessiva de catecolaminas, medição dos níveis urinários e sanguíneos de catecolaminas e metanefrinas urinárias e na ajuda dos testes de imagem (TC e IRM).[210]

Hemangioblastomas do SNC. Pacientes com DVHL devem ser avaliados para presença, distribuição e dimensões das lesões no SNC. Neles, podem estar presentes sintomas de aumento da PIC ou de efeito de massa local, conforme descrito na Tabela 8.13. Foram informadas síndrome de hipoventilação central pós-operatória e paralisia bulbar com comprometimento dos mecanismos de deglutição depois da remoção de hemangioblastomas de tronco encefálico.[213] Justifica-se a implementação de suporte respiratório pós-operatório e um planejamento cuidadoso para extubação.

Considerações intraoperatórias. A experiência de cuidado anestésico de pacientes com DVHL se limita a alguns relatos de casos na literatura.[214-222] A escolha da anestesia e a monitorização desses pacientes são ditadas pelo tipo de cirurgia realizada e pela extensão da patologia existente. Por exemplo, o cuidado anestésico de um paciente que esteja passando por descompressão da fossa posterior na posição sentada para a excisão de hemangioblastoma intramedular é muito diferente daquele que seria implementado para nefrectomia para um carcinoma das células renais. Não há contraindicação para uso de qualquer agente anestésico específico.

É indicado o uso de um cateter intra-arterial para craniotomia e remoção de feocromocitomas. Justifica-se o uso de um cateter venoso central e/ou de artéria pulmonar para a remoção do feocromocitoma.

Anestesia neuroaxial foi utilizada com sucesso para cirurgia cesariana ou parto em pacientes com DVHL.[214,216,220,222] No entanto, devem ser cuidadosamente considerados os riscos relacionados ao uso da anestesia neuroaxial em pacientes com hemangioblastomas assintomáticos de medula espinal e/ou cerebelares.[223]

Esclerose tuberosa

Fisiopatologia e diagnóstico. O complexo da esclerose tuberosa (ET) é herdado como traço autossômico dominante com prevalência na população geral de 1 em 50.000 a 300.000 pessoas. Trata-se de distúrbio polissistêmico basicamente caracterizado por envolvimento cutâneo e neurológico, mas também foi informado envolvimento cardíaco, pulmonar e renal.[189] O quadro clínico de ET é determinado pelos órgãos que estão envolvidos e pela extensão do envolvimento. No entanto, a apresentação clínica mais frequente de ET se constitui de convulsões generalizadas ou parciais que tipicamente surgem no início da infância. A gravidade e o surgimento do distúrbio convulsivo têm correlação com o grau de problemas do desenvolvimento.[189]

As lesões cutâneas características constituem habitualmente a primeira evidência de ET; as mais comuns são: mácula hipopigmentada em diferentes formas (90%), adenoma sebáceo (50%), manchas "chagrém", manchas café com leite, fibromas e angiomas. A patologia do SNC consiste em nódulos subependimários ou de astrocitomas de células gigantes (90%) e regiões hamartomatosas no córtex chamadas túberos, que dão o nome ao distúrbio e, segundo se acredita, são a causa das convulsões (80 a 100%) e do retardo mental (50%). Atrasos no desenvolvimento, retardo mental e problemas comportamentais são observados em 45 a 70% dos pacientes com ET. Rabdomiomas cardíacos estão presentes em até 50% dos bebês com ET, regredindo frequentemente com o passar do tempo.[224] Foi informada incidência elevada de cardiopatia congênita em pacientes com ET.[224] Anormalidades cardíacas secundárias à ET podem acarretar obstrução do fluxo, insuficiência cardíaca congestiva, arritmias, atrasos na condução e pré-excitação. São observadas lesões renais compostas de cistos renais primários e de angiomiolipomas em metade de todos os pacientes com ET. Angiomiolipomas renais estão associados à hipertensão grave de surgimento precoce e podem resultar em hemorragia renal. Foram informados cistos pulmonares e linfangiomiomatose. Espessamento pleural pode levar a pneumotórax espontâneo recorrente. Em pacientes com ET, foi comunicada a ocorrência de fibromas e papilomas das vias aéreas superiores, envolvendo língua, palato e, em alguns casos, laringe ou faringe.

Não existe tratamento específico para a maioria das manifestações da ET, exceto para a terapia anticonvulsivante clínica de rotina. Com base em uma série clínica,[224] muitos dos pacientes com ET necessitam de anestesia geral para procedimentos diagnósticos ou operatórios durante a infância. Em sua maioria, os pacientes serão bem atendidos para o tratamento cirúrgico de convulsões intratáveis causadas por lesões tuberosas.

Preparação pré-operatória. A avaliação pré-operatória de pacientes com ET deve ser orientada para a determinação da extensão do envolvimento neurológico, cardiovascular, pulmonar/das vias aéreas e renal.

Deve-se coligir dados sobre a natureza do distúrbio convulsivo, medicações anticonvulsivantes e sua eficácia, grau de retardo mental e problemas comportamentais. Também será avaliada a cooperação do paciente. Deve-se excluir o aumento da PIC causada por lesões intracardíacas.

A avaliação cardiovascular inclui um ECG e é realizada em todos os pacientes para exclusão de arritmias, defeitos da condução ou pré-excitação, que frequentemente são observadas em pacientes com rabdomiomas. Se houver suspeita de envolvimento cardíaco, serão obtidas uma ecocardiografia e radiografias torácicas para se excluir cardiopatia congênita e insuficiência cardíaca congestiva causada por rabdomiomas ou envolvimento pulmonar de ET.

A via aérea deve ser avaliada para presença de tumores nodulares de ET. Observa-se uma história de pneumotórax espontâneo, porque isso pode ocorrer e é associada à alta mortalidade. Radiografias torácicas e análise de gases sanguíneos arteriais serão solicitados, caso haja suspeita de envolvimento pulmonar. Isso ajudará a avaliar a necessidade de ventilação no período pós-operatório e de internação em uma unidade de terapia intensiva.

A função renal deverá ser avaliada, e a hipertensão associada descartada.

Considerações intraoperatórias. A experiência do cuidado anestésico de pacientes com ET se limita a um punhado de relatos de casos e de séries retrospectivas na literatura.[224-229] Não há agentes anestésicos específicos contraindicados em pacientes com ET, e a escolha do anestésico é determinada pela magnitude do procedimento cirúrgico e gravidade da ET.

O cuidado com a via aérea pode ficar complicado em pacientes com lesões nas vias aéreas, devendo-se considerar alternativas à laringoscopia direta. Nesses pacientes, justifica-se um cuidadoso planejamento para extubação e ele é baseado no tamanho das massas na via aérea e na extensão do envolvimento pulmonar.

A terapia anticonvulsivante deve ser otimizada antes da cirurgia e continuada ao longo de todo o período perioperatório. O cuidado anestésico é adaptado de modo a evitar exacerbações das convulsões.

O bloqueio neuromuscular deve ser monitorado com um estimulador nervoso. Pacientes em tratamento anticonvulsivo crônico talvez necessitem de maiores doses de relaxantes musculares não despolarizantes.[230]

Não há contraindicação para anestesia regional em pacientes com ET; essa opção foi utilizada com segurança.[226]

Síndrome de Sturge-Weber

Fisiopatologia e diagnóstico. Síndrome de Sturge-Weber (SSW) é um distúrbio vascular congênito (não hereditário) raro de etiologia desconhecida.[190] Suas manifestações principais são um angioma facial (mancha de vinho do porto) e um angioma leptomeníngeo. O angioma facial, além de apresentar um problema estético grave para o paciente, também pode envolver as estruturas oculares, levando a glaucoma. Em casos de aumento de pressão intraocular refratária à medicação, é recomendada a intervenção cirúrgica. O angioma leptomeníngeo está associado a sintomas neurológicos progressivos, como convulsões (80%), hemiparesia, retardo mental (50 a 66%), problemas comportamentais, defeitos do campo visual e hidrocefalia. As convulsões são tratadas com terapia anticonvulsivante, mas podem se mostrar refratárias em mais de 50% dos casos. Nesses casos, já foi realizada com sucesso a hemiesferectomia ou a excisão limitada de tecido epileptogênico. O diagnóstico diferencial de SSW não é problemático, porque não ocorre superposição de aspectos clínicos com outros distúrbios. O prognóstico para pacientes com SSW fica determinado em grande parte pela gravidade das convulsões e pelo tamanho do angioma leptomeníngeo. No entanto, a doença não causa fatalidade. Não há tratamento específico para SSW, embora suas manifestações cutâneas, oculares e neurológicas sejam tratadas por procedimento clínico ou cirúrgico com sucesso variável.

Preparação pré-operatória. Quase todos os pacientes com SSW que necessitem de procedimento cirúrgico serão submetidos à cirurgia para tratamento de angioma facial ou ocular ou remoção de angioma leptomeníngeo intracraniano causador de convulsões que sejam refratárias à terapia clínica. A avaliação pré-operatória de pacientes com SSW deve ser orientada para se determinar a extensão da patologia neurológica e sintomas associados. Os pacientes devem ser avaliados para sinais de aumento de PIC e hidrocefalia. Se o procedimento cirúrgico não tiver como objetivo o tratamento das convulsões, deve-se considerar a otimização da terapia anticonvulsivante.

Consideração intraoperatória. Há pouca evidência na literatura em apoio a qualquer abordagem anestésica em particular para esses pacientes. Dois relatos de casos na literatura, descrevendo cuidado anestésico de pacientes com SSW[231,232] não fornecem informações a respeito das reações adversas a determinados regimes anestésicos. Os resultados adversos relacionados ao uso da anestesia geral também não estão descritos na literatura cirúrgica concernente ao tratamento de pacientes com SSW.

ANOMALIAS DA FOSSA POSTERIOR E MALFORMAÇÕES DE ARNOLD-CHIARI

Malformação de Arnold-Chiari é um epônimo de certa forma arcaico, que é frequentemente utilizado na literatura anestésica para denotar um grupo de anomalias congênitas da fossa posterior. Esse grupo de distúrbios envolve muitos outros transtornos além das malformações de Chiari tipo I (MC I) e tipo II (MC II), e a lista cresce todos os anos (Tab. 8.14). Grande parte da confusão semântica que existe na literatura concernente à definição e à classificação precisas desse grupo de distúrbios pode ser explicada pelo rápido progresso que está ocorrendo na caracterização do neuroimageamento das patologias existentes e na compreensão do desenvolvimento do tronco encefálico e cerebelo. No entanto, o atual e escasso conhecimento da etiologia e da patogênese na maioria desses distúrbios impede a elaboração de uma classificação completa que possa ser adotada em todos os diferentes campos da medicina envolvidos com o tratamento desses distúrbios. Esse tópico já foi objeto de revisão.[233] Vai além dos objetivos desse texto a discussão sobre todas as anomalias da fossa posterior. Assim, nos limitaremos à discussão de MC I e MC II, que constituem a vasta maioria de todas as anomalias da fossa posterior na população geral. O restante desses distúrbios, ou pelo menos alguns deles, e seus aspectos característicos estão apresentados na Tabela 8.14. Vale a pena mencionar que, no passado, a denominação *malformação de Arnold-Chiari* era, com frequência, utilizada como termo combinado para diferentes tipos de anormalidades da fossa posterior, ou utilizada de maneira intercambiável com Chiari tipo I e II. Para evitar essa confusão semântica, utilizamos a definição de malformação de Chiari I e II, que é a forma mais comum usada na literatura moderna.

Malformação de Chiari I

Fisiopatologia e diagnóstico. MC I é anatomicamente definida como uma extensão das tonsilas cerebelares abaixo do forame magno. Não está associada a deslocamento caudal da medula ou a anormalidades supratentoriais. Ainda não ficou devidamente estabelecida a etiologia de MC I. O pequeno tamanho da fossa posterior, causador do deslocamento cerebelar, é a explicação mais provável. Deslocamento tonsilar na direção inferior não está associado a quaisquer malformações reais do cerebelo ou das estruturas do mesencéfalo observadas na maioria das demais anomalias da fossa posterior.

MC I está associada às diversas anormalidades esqueléticas e do SNC listadas na Tabela 8.15. O diagnóstico de MC I em pacientes de outra forma assintomáticos vem sendo estabelecido cada vez mais frequentemente durante a investigação dessas anormalidades com o uso de técnicas de neuroimageamento.[234]

Os sinais e sintomas de MC I podem ser divididos naqueles causados pela compressão da estrutura dural ou neural pelas tonsilas cerebelares deslocadas e os relacionados ao desenvolvimento progressivo de siringomielia (Tab. 8.16). Comumente, pacientes com MC I ficam sintomáticos ao final da adolescência, mas alguns poderão exibir os primeiros sintomas em uma idade mais avançada, mesmo em presença de siringomielia.[235]

O diagnóstico diferencial em casos de MC I com siringomielia é tarefa complexa por causa da ampla variedade de sinais

TABELA 8.14 Fisiopatologia, aspectos clínicos e patologia associada nas anomalias da fossa posterior

Tipo de malformação	Fisiopatologia	Aspectos clínicos	Patologia associada
Malformação de Chiari tipo I	Tonsilas cerebelares deslocadas para o interior do canal espinal cervical, fossa posterior pequena	Habitualmente se apresenta no final da adolescência ou na vida adulta; grande variedade de sintomas neurológicos causados pela compressão no canal cervical superior	Siringomielia, siringobulbia, escoliose, anormalidades esqueléticas
Malformação de Chiari tipo II	Verme cerebelar e tronco encefálico deslocados para o interior do canal espinal cervical	Apresenta-se no nascimento ou no início da vida, disfunção do tronco encefálico inferior e nervos cranianos; pode ser emergência clínica	Mielomeningocele e outros defeitos de fechamento do tubo neural lombossacral, hidrocefalia, siringomielia
Malformação de Chiari tipo III (muito rara)	Cerebelo deslocado para o interior de uma grande encefalocele occipital	Distúrbios respiratórios e da deglutição, déficits de nervos cranianos, distonias; frequentemente fatal	Agenesia do corpo caloso, displasia tentorial, deformidades do mesencéfalo
Malformação de Dandy-Walker	Dilatação cistiforme do quarto ventrículo, fossa posterior aumentada, hipoplasia e rotação anterior do verme cerebelar	Apresentação muito heterogênea, dependendo da patologia associada; ataxia, disfunção do tronco encefálico, retardo mental (variável), hidrocefalia	Agenesia do corpo caloso, anomalias do tronco encefálico, hidrocefalia
Síndrome de Jourbet (extremamente rara)	Aplasia do verme cerebelar	Hipotonia motora, ataxia, atraso comportamental	Meningocele occipital, escoliose, hidrocefalia, fibrose hepática
Rupturas cerebelares (muito raras)	Perda de tecido cerebelar	Déficits motores, retardo mental, frequentemente morte prematura	
Hipoplasia pontocerebelar (muito rara)	Hipoplasia pontina, hipoplasia cerebelar	Graves distúrbios do desenvolvimento, convulsões, frequentemente morte prematura	—
Rombencefalossinapse (extremamente rara)	Fusão dos hemisférios cerebelares, agenesia do verme, fusão dos núcleos dentados e pedúnculos cerebelares superiores	Apresentação variável; retardo mental, epilepsia, espasticidade comuns	Hidrocefalia, ventriculomegalia

e sintomas neurológicos observados nesse distúrbio. Muitas doenças neurológicas da medula espinal e do cerebelo, inclusive EM, AME, ALS, ataxias espinocerebelares, mononeuropatia multiplex, doença degenerativa de disco cervical e outras, exibem quadro clínico semelhante. Porém, o uso de estudos de imagem do SNC e do esqueleto resolve a maioria dessas dificuldades. Escassez de achados de imagem em presença de um quadro neurológico clínico aparatoso pode dificultar a diferenciação entre MC I e hematomielia, astrocitoma ou ependimoma da medula espinal, doença de Leigh ou mielopatia necrosante.

TABELA 8.15 Anormalidades associadas à malformação de Chiari tipo I

Anormalidade associada	Aspectos importantes
Esquelética	
Impressão basilar Fusão atlanto-occipital Síndrome de Klippel-Feil Assimilação atlantoaxial	Diminuição da mobilidade geral da coluna vertebral cervical, em combinação com instabilidade desse segmento, maior risco de lesão neurológica diante de trauma menor
Escoliose	Achado comum em pacientes com siringomielia
Sistema nervoso central	
Siringomielia	Habitualmente máxima na medula espinal cervical

Preparação pré-operatória. A maioria das situações em que pacientes com MC I necessitarão de anestesia para uma cirurgia se classifica em duas categorias:

1. Craniectomia suboccipital com ou sem laminectomias cervicais para descompressão de estruturas neurais aprisionadas no forame magno. Ocasionalmente, haverá necessidade de descompressão ou shunt da siringe coexistente.
2. Anestesia para trabalho de parto e para parto e cirurgia cesariana em parturientes com MC I.

Em geral, as duas categorias representam risco anestésico similar, embora tipicamente haja diferença em seu esta-

TABELA 8.16 Sinais e sintomas na malformação de Chiari do tipo I

Sinais e sintomas	Aspectos importantes
Causados por compressão na junção craniocervical	
Dor occipital/cervical posterior	Associada à manobra de Valsalva
Fraqueza	Tipicamente causada pela distorção da medula
Déficits sensitivos	
Hiper-reflexia	
Resposta de Babinski	
Paralisia de cordas vocais, rouquidão, disartria	Tipicamente causadas pelo envolvimento dos nervos cranianos inferiores
Disfagia, aspirações recorrentes	
Apneia do sono	
Bradicardia sinusal, síncope	
Ataxia	Sintomas da rara síndrome cerebelar
Nistagmo	
Causados por siringomielia	
Fraqueza dos membros superiores com atrofia	Em geral tem início distalmente na mão, alastrando-se proximalmente
Perda sensitiva suspensa	Perda da sensibilidade à dor e temperatura; tato e posição preservados
Escoliose progressiva	
Paralisia de neurônio motor inferior	

do neurológico pré-operatório. Os pacientes marcados para craniectomia já se apresentam com certo grau de envolvimento neurológico, que indica compressão significativa dos elementos neurais na junção craniocervical. Quase todas as pacientes grávidas diagnosticadas com MC I são assintomáticas ou já passaram por correção cirúrgica.[236]

A avaliação neurológica é orientada para a avaliação de sinais de compressão do tronco encefálico ou de envolvimento de nervo craniano: disfunção de corda vocal, distúrbios da ventilação, controle da deglutição. É importante determinar se qualquer sintoma neurológico será exacerbado durante gargalhada, tosse, ou esforço ou durante a flexão-extensão do pescoço. Devem ser procurados sintomas de aumento da pressão intracraniana e realizados estudos de imagem apropriados em todos os pacientes com suspeita de MC I. A presença de siringomielia é determinada mesmo em pacientes sem quadro clínico de mielopatia, especialmente em parturientes, nas quais deve ser considerada a anestesia neuroaxial. A presença e a localização de déficit motor devem ser anotadas para evitar a superdosagem com relaxantes musculares não despolarizantes, mediante a monitoração de bloqueio neuromuscular nos músculos denervados.

A função autonômica deve ser avaliada em pacientes com envolvimento significativo do tronco encefálico. Disfunção autonômica subclínica, uma condição muito reconhecida em pacientes com MC I, pode resultar em hemodinâmica instável, ausência de respostas compensatórias à hipertensão, hipóxia e hipocarbia no período intraoperatório.[237,238] Ausência de variabilidade da frequência cardíaca batimento a batimento e inexistência de respostas cardíacas a manobras posturais são bons preditores de disfunção autonômica.

A avaliação da coluna vertebral cervical deve ser orientada para a avaliação de possíveis anormalidades desse segmento listadas na Tabela 8.15. A limitação da amplitude de movimento deve ser decorrente da fusão da coluna vertebral cervical em combinação com hipermobilidade entre segmentos fusionados. Portanto, é recomendada a obtenção de radiografias da coluna vertebral cervical em flexão-extensão nas projeções lateral e anteroposterior.

Considerações Intraoperatórias.

Anestesia geral para procedimentos neurocirúrgicos. Foram publicados diversos relatos de casos na literatura sobre o cuidado anestésico desses pacientes para descompressão suboccipital.[238-242] Não há evidência de contraindicação para qualquer agente anestésico em particular nesses pacientes. Embora em um caso o paciente tenha sofrido assistolia depois da incisão dural e drenagem do LCR, ele respondeu imediatamente à administração de atropina e efedrina, sem sequelas.[242]

TABELA 8.17 Apresentação clínica de malformação de Chiari tipo II no início e no final da infância

	Sinais e sintomas	Implicações
Crianças com ≤ 2 anos		
Aumento da hidrocefalia Disfunção de tronco encefálico Disfunção dos nervos cranianos IX e X	Estridor inspiratório causado pela abdução/paralisia/paresia das cordas vocais, episódios apneicos (inclusive apneia expiratória cianótica de origem central), dificuldades da deglutição, aspirações crônicas, reflexo de vômito fraco, disfagia, desnutrição	Frequentemente apresentação de emergência; risco para a vida; a colocação de derivação salva a vida do paciente (embora não em todos os bebês)
Crianças mais velhas		
Mielopatia cervical Siringomielia	Fraqueza e espasticidade dos membros superiores, dor de cabeça occipital, dor craniocervical, ataxia, perda sensitiva, escoliose	Lentamente progressiva, raramente ameaça a vida; com frequência, a cirurgia descompressiva é realizada depois de confirmada a função normal da derivação de líquido cerebrospinal

Durante a indução da anestesia e posicionamento, a flexão-extensão do pescoço deve ficar limitada para evitar a compressão das estruturas neurais. É recomendada a intubação broncoscópica com fibra óptica em pacientes, despertos ou dormindo, com anormalidades esqueléticas da coluna vertebral cervical e com instabilidade desse setor.[243] Um planejamento cuidadoso para extubação e, possivelmente, suporte respiratório pós-operatório com lenta descontinuação são indicados em pacientes com compressão pronunciada do tronco encefálico e envolvimento de nervo craniano por causa do maior risco de insuficiência ventilatória pós-operatória[238] ou comprometimento dos reflexos das vias aéreas superiores.[244-246] O uso da monitoração invasiva fica habitualmente limitado à via arterial para determinação da pressão sanguínea e para análise dos gases sanguíneos no período pós-operatório, caso necessário. Embora no passado descompressão suboccipital tenha sido realizada na posição sentada e associada a risco elevado de embolia aérea venosa, esse procedimento é hoje rotineiramente realizado na posição de pronação. Por essa razão, não há necessidade do emprego de cateter atrial direito.

Anestesia para trabalho de parto e parto. Foram publicados diversos relatos de casos[247-253] e séries retrospectivas[236] sobre cuidado anestésico nesse grupo de pacientes. Em pacientes sem PIC elevada ou sintomatologia neurológica significativa por ocasião do parto, parece ser medida segura o uso de anestesia epidural, espinal ou geral com agentes inalatórios, seja para parto vaginal, seja para cirurgia cesariana. Naquelas pacientes com aumento da pressão intracraniana e déficits neurológicos associados à siringomielia, devem ser avaliados cuidadosamente os riscos e os benefícios de qualquer forma de anestesia, tendo em mente que a punção dural pode resultar em súbita deterioração neurológica, causada por aumento da herniação cerebelar.[252,253] No caso do trabalho de parto, uma combinação de bloqueios cervical e pudendo, complementados por opioides parenterais, pode ser a abordagem mais segura.[236] No caso de uma cirurgia cesariana, deve-se considerar uma anestesia geral endotraqueal orientada para a prevenção de elevações da PIC. Outras considerações mencionadas na seção para craniotomia suboccipital descompressiva também são válidas nessas pacientes.

Malformação de Chiari II, mielomeningocele e hidrocefalia

Fisiopatologia e diagnóstico. Em comparação com MC I, MC II é muito diferente em sua apresentação, anatomia, prognóstico e resultados. Uma de suas características mais notáveis é que esse distúrbio se apresenta em praticamente todas as crianças nascidas com meningomielocele (MMC). Por outro lado, MC II é diagnosticada apenas nessas crianças.[254] Além disso, hidrocefalia é observada, ou irá se desenvolver, em mais de 80% das crianças nascidas com MMC e MC II, e com frequência se apresentam como emergência clínica, necessitando de aplicação urgente de shunt. Assim, discutiremos em conjunto essas condições e suas implicações para o cuidado anestésico.

Embora a etiologia da MC II não tenha sido ainda devidamente esclarecida, uma das explicações possíveis e mais prováveis foi proposta por McLone e Knepper.[255] Segundo a teoria desses autores, tanto o defeito aberto do tubo neural como a oclusão espinal incompleta levam ao vazamento de LCR para fora do canal espinal fetal e do sistema ventricular. A não ocorrência de distensão ventricular pelo LCR impede o desenvolvimento completo da fossa posterior com dimensões normais, o que, por sua vez, leva ao deslocamento caudal do rápido desenvolvimento do cerebelo no canal espinal, juntamente com o tronco encefálico. Do ponto de vista anatômico, MC II se caracteriza pelo deslocamento caudal do verme cerebelar (e não das tonsilas cerebelares, como ocorre em MC I) abaixo do forame magno. Com o passar do tempo, o verme pode avançar inferiormente na criança até o canal espinal torácico superior. Outras anomalias neuroanatômicas encontradas em casos de MC II incluem: cerebelo pequeno e exibindo giro superior, deslocamento caudal do bulbo (e, em alguns casos, da ponte) para o interior do canal espinal, fossa posterior pequena, várias anomalias ventriculares e quarto ventrículo e aqueduto de pequenas dimensões. O forame magno está muitas vezes aumentado. Além disso, frequentemente está presente hipoplasia ou aplasia dos núcleos de nervos cranianos (20%). Outras anormalidades associadas de MMC e MC II incluem bexiga neurogênica, intestino neurogênico, deformidades ortopédicas variáveis e fraturas nos membros inferiores. Essas últimas perturbações com frequência exigem repetidos procedimentos cirúrgicos corretivos, sob anestesia geral.

É importante compreender que a primeira indicação para possível MC II no neonato é a presença de MMC, o que implicará na necessidade de reparo urgente. Mas esses neonatos devem ser avaliados para sinais e sintomas de MC II. MC II assintomática é a causa mais comum de morte em crianças com MMC com menos de 2 anos de idade. Perto de um terço dos pacientes com MMC irá apresentar sintomas de compressão do tronco encefálico, e um terço desses pacientes morrerá[254] antes dos 5 anos de idade. Portanto, todos os pacientes de MC II sintomáticos devem ser agressivamente avaliados para hidrocefalia e considerados para aplicação de shunt do LCR. Em geral, MC II sintomática em crianças com menos de 2 anos tem apresentação diferente em comparação com as de mais idade (Tab. 8.17).

Preparação pré-operatória. Quase todas as crianças com MC II passam por procedimento de reparo de MMC nas primeiras horas de vida. Os princípios do cuidado anestésico para reparo de MMC podem ser encontrados na maioria dos textos de anestesia pediátrica. Caracteristicamente, todos os demais procedimentos necessários para esses pacientes durante sua vida podem ser divididos em três categorias: cirurgia descompressiva de emergência ou colocação de shunt de LCR em bebês com estridor, procedimento descompressivo eletivo (p. ex., laminectomias cervicais), ou procedimentos cirúrgicos corretivos para patologia associada (p. ex., cirurgia de bexiga, procedimentos ortopédicos) em pacientes sem sintomas óbvios de MC II.

Procedimentos de emergência. Esses pacientes devem ser avaliados para sinais de disfunção das cordas vocais e distúrbios respiratórios. Pacientes com esses sintomas podem apresentar-se com depressão respiratória, como ataques apneicos e paralisia das cordas vocais, mesmo se a PIC estiver bem controlada.[244,256] Eles devem ser monitorados no período pós-operatório na UTI para sinais de apneia e de comprometimento da via aérea. É recomendado um planejamento cuidadoso para a extubação. E deve ser avaliado o estado volêmico em pacientes com MMC não reparada e com perda potencialmente significativa de LCR.

Procedimentos eletivos. A etapa mais importante na avaliação pré-operatória cirúrgica e anestésica desses pacientes é a exclusão da possibilidade de shunt não funcional ou hidrocefalia latente. Caso contrário, as considerações serão similares àquelas descritas em pacientes com MC I.

Considerações intraoperatórias. Na literatura sobre MC II, o cuidado anestésico fica limitado a dois relatos de casos e a uma série. Não existem contraindicações claras para qualquer agente anestésico em particular. O posicionamento do paciente pode ser tarefa desafiadora, em especial naqueles casos em que a colocação do shunt é realizada simultaneamente ao reparo para MMC. Deve-se evitar extremos de flexão ou extensão do pescoço para que não ocorra maior compressão das estruturas neurais no canal cervical superior.

Indução inalatória por máscara, mesmo na criança assintomática, pode tornar-se complicada por ataques de apneia e laringoespasmo.[257]

No passado, quando era realizada craniectomia descompressiva suboccipital e duraplastia nesses pacientes, era preciso considerar um maior risco de hemorragia imprevista com origem no seio occipital ou transverso. Essa complicação, que coloca em risco a vida do paciente, estava associada a embolia aérea venosa, resultando em altas taxas de mortalidade. Nos dias atuais, essa cirurgia é raramente recomendada, mas fica indicada a monitoração hemodinâmica invasiva para leminectomias cervicais descompressivas.

Deve-se evitar o uso de succinilcolina em pacientes com déficits motores, que estão tipicamente presentes nesses pacientes após reparos para MMC ou como resultado de mielopatias cervicais. O bloqueio neuromuscular deve ser monitorado nos membros não afetados por déficits motores para que não sejam administradas doses excessivas.

As considerações intraoperatórias para procedimentos ortopédicos, urológicos e outros procedimentos corretivos em pacientes assintomáticos são similares aos aplicados em pacientes com MC I.

SÍNDROME DE KLIPPEL-FEIL E OUTROS DISTÚRBIOS DA COLUNA VERTEBRAL CERVICAL NA INFÂNCIA

O cuidado anestésico de pacientes com distúrbios da coluna vertebral cervical resultantes de alterações congênitas ou do desenvolvimento na infância representa um desafio singular e complexo. É comum o aumento da sensibilidade às lesões na coluna vertebral cervical e subsequente déficit neurológico, com frequência em combinação com uma via aérea anatomicamente difícil, para esse grupo diversificado de distúrbios de etiologias diferentes. É essencial que compreendamos as características anatômicas e fisiopatológicas desses distúrbios; além disso, também são críticos uma avaliação pré-operatória completa e um tratamento precoce apropriado para prevenção de lesões neurológicas e outras complicações anestésicas nesses pacientes.[258,259] A síndrome de Klippel-Feil faz parte desse grupo, sendo mencionada com frequência na literatura anestésica. Essa síndrome também representa um dos desafios anestésicos mais formidáveis. Por uma questão de simplicidade de apresentação, outros distúrbios nessa seção serão discutidos juntamente com a avaliação pré-operatória e o cuidado anestésico dessa síndrome.

Fisiopatologia e diagnóstico. Síndrome de Klippel-Feil é uma anomalia congênita rara (1 em 42.000 nascimentos) da coluna vertebral cervical, tipicamente caracterizada pela fusão de duas ou mais vértebras cervicais. Não foi ainda esclarecido se a síndrome de Klippel-Feil é uma entidade discreta com

TABELA 8.18 Distúrbios da coluna vertebral cervical

Distúrbio	Anormalidades da coluna vertebral cervical	Sintomas
Síndrome de Down	Instabilidade occipitocervical ou atlantoaxial	Astenia muscular, anormalidade da marcha, dor cervical
Acondroplasia	Estenose de forame magno, estenose de coluna vertebral lombar, instabilidade cervical não é comum	Apneia do sono grave e morte súbita no início da infância
Displasia espondiloepifisária	Hipoplasia do odontoide e/ou *os odontoideum* com instabilidade atlantoaxial	Hipotonia persistente, atraso no desenvolvimento motor
Mucopolissacaridoses, síndrome de Morquio	Hipoplasia do odontoide com instabilidade atlantoaxial e mielopatia progressiva, hipertrofia de tecido mole extradural	Comprometimento neurológico grave secundário a compressão da medula espinal cervical superior, morte súbita
Anomalias isoladas do processo odontoide: aplasia, hipoplasia, *os odontoideum*	Instabilidade atlantoaxial progressiva	Sintomas de lesão à medula espinal cervical superior, morte súbita

etiologia genética comum ou uma apresentação fenotípica de um grupo heterogêneo de deformidades da coluna vertebral cervical.[260] A tríade clássica de pescoço curto, linha capilar posterior baixa e limitações do movimento cervical será observada em menos da metade dos pacientes com esse distúrbio. Outros achados comumente associados incluem escoliose congênita (50% dos pacientes), anormalidades renais (um terço dos pacientes), deformidade de Sprengel (elevação congênita da escápula), comprometimento da audição (cistos dermoides na fossa posterior e cardiopatia congênita (a mais frequente é um defeito do septo ventricular). Uma diminuição geral da mobilidade cervical é o achado físico mais comum. Esse achado está frequentemente combinado com hipermobilidade entre segmentos vertebrais fusionados, o que coloca esses pacientes em alto risco para lesão neurológica espontânea ou lesão neurológica em decorrência de pequenos traumas.[261] Muitos sintomas neurológicos causados por anormalidades dos nervos cranianos, radiculopatia cervical ou mielopatia são tipicamente observados na segunda ou terceira década de vida. Quase todas as manifestações neurológicas são secundárias à compressão crônica da medula espinal cervical, ponte, medula e ao esticamento dos nervos cranianos. Um movimento súbito do pescoço ou quedas de menor importância podem causar insuficiência da artéria basilar e síncope. Nesses pacientes, foi informada a ocorrência de tetraplegia como resultado de trauma menor.[261] Com frequência, essa síndrome é classificada em três tipos diferentes, dependendo da localização das vértebras cervicais fundidas. A apresentação de características clínicas e anatômicas dessa síndrome varia amplamente, desde deformidade leve até incapacitação grave.

Condições alternativas. Anormalidades da coluna vertebral cervical parecidas com as observadas em pacientes com síndrome de Klippel-Feil são observadas com frequência em outros distúrbios comuns listados na Tabela 8.18.[258] Instabilidade cervical, maior risco de lesão neurológica grave decorrente de traumatismos menores e via aérea difícil são achados comuns para todas essas condições. O leitor pode encontrar uma descrição completa desses distúrbios e os aspectos anestésicos relevantes nas seções subsequentes deste capítulo ou em outros capítulos deste livro.

Preparação pré-operatória. Basicamente, a avaliação pré-operatória em pacientes com distúrbios da coluna vertebral cervical deve ser orientada para a avaliação do grau da instabilidade cervical presente, comprometimento neurológico preexistente e avaliação da via aérea. História anestésica precedente sem complicações é fraco preditor de via aérea difícil ou de complicações neurológicas em pacientes com síndrome de Klippel-Feil, porque a fusão cervical vai se tornando progressivamente pior com o passar do tempo.[262] Portanto, é recomendada a obtenção de radiografias da coluna vertebral cervical em flexão-extensão (projeções lateral e anteroposterior). Um estudo cervical com IRM é indicado para avaliação do grau de envolvimento neurológico, por exemplo, compressão de medula espinal e mielopatia. Outras considerações perioperatórias devem incluir o seguinte:

1. Defeitos cardíacos congênitos e anormalidades da condução cardíaca. São indicados ECG e ecocardiografia pré-operatórios.
2. Avaliação da função pulmonar, que pode estar gravemente comprometida em pacientes com deformidades torácicas e escoliose avançada. Considere a obtenção de radiografias torácicas e provas de função pulmonar.
3. Função renal. Pacientes com síndrome de Klippel-Feil devem ser avaliados para anormalidades renais e para insuficiência renal.

Considerações intraoperatórias. A experiência anestésica em pacientes com síndrome de Klippel-Feil se limita a alguns relatos de casos.[243,259,263-267] O principal desafio anestésico nesses pacientes é o cuidado com a via aérea e o posicionamento.

Cuidado da via aérea. Sempre que possível, intubação com fibroscopia no paciente desperto é a abordagem preferível.[243,263,267] Contudo, quase todos os pacientes pediátricos e mentalmente comprometidos (síndrome de Down) não são candidatos apropriados, e o uso de intubação com fibroscopia no paciente adormecido e com respiração espontânea deve ser considerado. É provável que haja dificuldade com a laringoscopia direta por causa das muitas deformidades faciais, cervicais e torácicas. Contudo, caso o anestesiologista opte por laringoscopia direta, deve-se manter um eixo cervical neutro para que sejam evitadas sequelas neurológicas. Pode ser utilizada a via aérea por máscara laríngea para ventilação desses pacientes, embora a intubação por meio desse dispositivo possa ser tecnicamente difícil.[264]

Posicionamento. Pode ser difícil o posicionamento de pacientes com síndrome de Klippel-Feil por causa das várias deformidades cranianas, cervicais e torácicas. O anestesiologista deve ter muito cuidado ao evitar qualquer tensão cervical ou movimentos súbitos do pescoço durante o posicionamento deles. É importante entender que, nesses pacientes, o risco de lesão neurológica não se limita à laringoscopia e intubação, podendo ocorrer mais adiante.[259,263,268]

Anestesia regional foi realizada com sucesso nesses pacientes,[265,266] podendo ser a opção preferível, se houver indicação, para que sejam evitadas as possíveis complicações neurológicas e respiratórias ligadas ao cuidado com a via aérea. Pode ser difícil implementar essa técnica, considerando as diversas deformidades espinais associadas a esse distúrbio.

Bloqueio neuromuscular. Deve-se evitar succinilcolina em presença de déficit neurológico. Em pacientes com anomalias renais associadas acompanhadas de insuficiência renal, é contraindicado o uso de relaxantes musculares não despolarizantes com excreção dependente da função renal.

Outros tópicos. Justifica-se um planejamento cuidadoso para extubação em pacientes com comprometimento significativo da função pulmonar e depois de uma intubação muito difícil. Nesses pacientes, não há contraindicações para qualquer agente anestésico específico.

Agradecimentos

Este capítulo se baseia no capítulo sobre Doenças Neurológicas das terceira e quarta edições do livro *Anestesia e Doenças Incomuns*, de autoria dos Drs. Martz, Schreibman e Matjasko, que proporcionaram uma abordagem bastante ampla. Reorganizamos esse capítulo por seções, preservando algumas das categorias de doenças, mas alterando outras com o objetivo de refletir a atual nomenclatura neurológica.

Referências bibliográficas

1. Nicholson G, Pereira AC, Hall GM: Parkinson's disease and anaesthesia. Br J Anaesth 2002;89:904-916.
2. Adams RD, Victor M, Ropper AH (eds): Principles of Neurology. New York, McGraw-Hill, 1997.
3. Berg D, Becker G, Reiners K: Reduction of dyskinesia and induction of akinesia induced by morphine in two parkinsonian patients with severe sciatica. J Neural Transm 1999;106:725-728.
4. Anderson BJ, Marks PV, Futter ME: Propofol: Contrasting effects in movement disorders. Br J Neurosurg 1994;8:387-388.
5. Gravlee GP: Succinylcholine-induced hyperkalemia in a patient with Parkinson's disease. Anesth Analg 1980;59:444-446.
6. Cooperman LH: Succinylcholine-induced hyperkalemia in neuromuscular disease. JAMA 1970;213:1867-1871.
7. Muzzi DA, Black S, Cucchiara RF: The lack of effect of succinylcholine on serum potassium in patients with Parkinson's disease. Anesthesiology 1989;71:322.
8. Veasy LG, Tani LY, Hill HR: Persistence of acute rheumatic fever in the intermountain area of the United States. J Pediatr 1994;124:9-16.
9. Carapetis JR, Currie BJ: Rheumatic chorea in northern Australia: A clinical and epidemiological study. Arch Dis Child 1999;80:353-358.
10. Aron, AM, Freeman, JM, Cavalcanti, F: The natural history of Sydenham's chorea: Review of the literature and long-term evaluation with emphasis on cardiac sequelae. Am J Med 1965;38:83.
11. Trottier Y, Lutz Y, Stevanin G, et al: Polyglutamine expansion as a pathological epitope in Huntington's disease and four dominant cerebellar ataxias. Nature 1995;378:403-406.
12. Schaffar G, Breuer P, Boteva R, et al: Cellular toxicity of polyglutamine expansion proteins: Mechanism of transcription factor deactivation. Mol Cell 2004;15:95-105.
13. Bence NF, Sampat RM, Kopito RR: Impairment of the ubiquitin-proteasome system by protein aggregation. Science 2001;292:1552-1555.
14. Kells AP, Fong DM, Dragunow M, et al: AAV-mediated gene delivery of BDNF or GDNF is neuroprotective in a model of Huntington disease. Mol Ther 2004;9:682-628.
15. Bloch J, Bachoud-Levi AC, Deglon N, et al: Neuroprotective gene therapy for Huntington's disease, using polymer-encapsulated cells engineered to secrete human ciliary neurotrophic factor: results of a phase I study. Hum Gene Ther 2004;15:968-975.
16. Davies DD: Abnormal response to anaesthesia in a case of Huntington's chorea. Br J Anaesth 1966;38:490-491.
17. Soar J, Matheson KH: A safe anaesthetic in Huntington's disease? Anaesthesia 1993;48:743-744.
18. Farina J, Rauscher L: Anaesthesia and Huntington's chorea: A report of two cases. Br J Anaesth 1977;49:1149-1167.
19. Browne M: Anaesthesia in Huntington's chorea. Anaesthesia 1982;38:65.
20. Gupta K, Leng CP: Anaesthesia and juvenile Huntington's disease. Paediatr Anaesth 2000;10:107-109.
21. Gaubatz CL, Wehner RJ: Anesthetic considerations for the patient with Huntington's disease. AANA J 1992;60:41-44.
22. Cangemi CF Jr, Miller RJ: Huntington's disease: Review and anesthetic case management. Anesth Progress 1998;45:150-153.
23. Nagele P, Hammerle AF: Sevoflurane and mivacurium in a patient with Huntington's chorea. Br J Anaesth 2000;85:320-321.
24. Gualandi W, Bonfanti G: [A case of prolonged apnea in Huntington's chorea]. Acta Anaesth 1968;19(Suppl 6):235-238.
25. Mitra S, Sharma K, Arora S, et al: Repeat anesthetic management of a patient with Huntington's chorea. Can J Anaesth 2001;48:933-934.
26. Gillman MA, Sandyk R: Nitrous oxide ameliorates spasmodic torticollis. Eur Neurol 1985;24:292-293.
27. Stemp LI, Taswell C: Spastic torticollis during general anesthesia: Case report and review of receptor mechanisms. Anesthesiology 1991;75:365-366.
28. Steen SN: Anesthetic management for basal ganglia surgery in patients with movement disorders. Anesth Analg 1965;44:66-69.
29. Worms PM: The epidemiology of motor neuron diseases: A review of recent studies. J Neurol Sci 2001;191:3-9.
30. Andersen PM, Sims KB, Xin WW, et al: Sixteen novel mutations in the Cu/Zn superoxide dismutase gene in amyotrophic lateral sclerosis: A decade of discoveries, defects and disputes. Amyotroph Lateral Scler Other Motor Neuron Disord 2003;4:62-73.
31. Turner JB, Atkin DJ, Farg AM, et al: Impaired extracellular secretion of mutant superoxide dismutase 1 associates with neurotoxicity in familial amyotrophic lateral sclerosis. J Neurosci 2005;1:108-117.
32. Storkebaum E: Treatment of motoneuron degeneration by intracerebroventricular delivery of VEGF in a rat model of ALS. Neuroscience 2005;8:85-92.
33. Gronert GA, Lambert EH, Theye RA: The response of denervated skeletal muscle to succinylcholine. Anesthesiology 1973;39:13-22.
34. Rosenbaum KJ, Neigh JL, Strobel GE: Sensitivity to nondepolarizing muscle relaxants in amyotrophic lateral sclerosis: Report of two cases. Anesthesiology 1971;35:638-641.
35. Otsuka N, Igarashi M, Shimodate Y, et al: [Anesthetic management of two patients with amyotrophic lateral sclerosis (ALS)]. [Japanese]. Masui 2004;53:1279-1281.
36. Hara K, Sakura S, Saito Y, et al: Epidural anesthesia and pulmonary function in a patient with amyotrophic lateral sclerosis. Anesth Analg 1996;83:878-879.
37. Lacomblez L, Bensimon G, Leigh PN, et al: Dose-ranging study of riluzole in amyotrophic lateral sclerosis. Amyotrophic Lateral Sclerosis/ Riluzole Study Group II. Lancet 1996;347:1425-1431.
38. Mitsumoto H: Riluzole—what is its impact in our treatment and understanding of amyotrophic lateral sclerosis? Ann Pharmacother 1997;31:779-781.
39. Miller RG, Mitchell JD, Lyon M, Moore DH: Riluzole for amyotrophic lateral sclerosis (ALS)/motor neuron disease (MND). Cochrane Database Syst Rev 2002;(2):CD001447.
40. Labuda M, Labuda D, Miranda C: Unique origin and specific ethnic distribution of the Friedreich ataxia GAA expansion. Neurology 2000;54:2322.
41. Durr A, Cossee M, Agid Y, et al: Clinical and genetic abnormalities in patients with Friedreich's ataxia. N Engl J Med 1996;335:1169-1175.
42. Campuzano V, Montermini L, Molto MD, et al: Friedreich's ataxia: Autosomal recessive disease caused by an intronic GAA triplet repeat expansion. Science 1996;271:1423-1427.
43. Levent K, Yavuz G, Kamil T: Anaesthesia for Friedreich's ataxia: Case report. Min Anestesiol 2000;66:657-660.
44. Buettner AU: Anaesthesia for caesarean section in a patient with spinal muscular atrophy. Anaesth Intensive Care 2003;31:92-94.
45. Kitson R, Williams V, Howell C: Caesarean section in a parturient with type III spinal muscular atrophy and pre-eclampsia. Anaesthesia 2004;59:94-95.
46. McLoughlin L, Bhagvat P: Anaesthesia for caesarean section in spinal muscular atrophy type III. Int J Obstet Anesth 2004;13:192-195.
47. Watts JC: Total intravenous anaesthesia without muscle relaxant for eye surgery in a patient with Kugelberg-Welander syndrome. Anaesthesia 2003;58:96.
48. Habib AS, Helsley SE, Millar S, et al: Anesthesia for cesarean section in a patient with spinal muscular atrophy. J Clin Anesth 2004;16:217-219.
49. De Jonghe B, Sharshar T, Lefaucheur JP, et al: Groupe de Reflexion et d'Etude des Neuromyopathies en Reanimation: Paresis acquired

in the intensive care unit: A prospective multicenter study. JAMA 2002;288:2859-2867.

50. Deem S, Lee CM, Curtis JR: Acquired neuromuscular disorders in the intensive care unit. Am J Respir Crit Care Med 2003;168:735.
51. Larsson L, Li X, Edstrom L, et al: Acute quadriplegia and loss of muscle myosin in patients treated with nondepolarizing neuromuscular blocking agents and corticosteroids: Mechanisms at the cellular and molecular levels. Crit Care Med 2000;28:34-45.
52. Feasby TE, Gilbert JJ, Brown WF, et al: An acute axonal form of Guillain-Barré polyneuropathy. Brain 1986;109:1115-1126.
53. Yuki N, Yoshino H, Sato S, Miyatake T: Acute axonal polyneuropathy associated with anti-GM1 antibodies following Campylobacter enteritis. Neurology 1990;40:1900-1902.
54. McKhann GM, Cornblath DR, Griffin JW, et al: Acute motor axonal neuropathy: A frequent cause of acute flaccid paralysis in China. Ann Neurol 1993;33:333-342.
55. Visser LH, Van der Meche FG, Van Doorn PA, et al: Guillain-Barré syndrome without sensory loss (acute motor neuropathy): A subgroup with specific clinical, electrodiagnostic and laboratory features. Dutch Guillain-Barré Study Group. Brain 1995;118:841-847.
56. Ho TW, Mishu B, Li CY, et al: Guillain-Barré syndrome in northern China: Relationship to Campylobacter jejuni infection and anti-glycolipid antibodies. Brain 1995;118:597-605.
57. Fisher M: An unusual variant of acute idiopathic polyneuritis (syndrome of ophthalmoplegia, ataxia and areflexia). N Engl J Med 1956;255:56-57.
58. Hahn AF: Guillain-Barré syndrome. Lancet 1998;352:635-641.
59. Jacobs BC, Rothbarth PH, Van der Meche FG, et al: The spectrum of antecedent infections in Guillain-Barré syndrome: A case-control study. Neurology 1998;51:1110-1115.
60. Osterman PO, Fagius J, Lundemo G, et al: Beneficial effects of plasma exchange in acute inflammatory polyradiculoneuropathy. Lancet 1984;2:1296-1299.
61. Brooks H, Christian AS, May AE: Pregnancy, anaesthesia and Guillain-Barré syndrome. Anaesthesia 2000;55:894-898.
62. Ohta M, Nishikawa N, Kida H, Miyao S: [Anesthetic management of two patients with polymyositis]. Masui 2000;49:1371-1373, 2000. Japanese.
63. Fujita A, Okutani R, Fu K: [Anesthetic management for colon resection in a patient with polymyositis]. Masui 1996;45:334-336. Japanese.
64. Rockelein S, Gebert M, Baar H, Endsberger G: [Neuromuscular blockade with atracurium in dermatomyositis]. Anaesthesist 1995;44:442-444. German.
65. Artru AA: Relationship between cerebral blood volume and CSF pressure during anesthesia with isoflurane or fentanyl in dogs. Anesthesiology 1984;60:575-579.
66. Artru AA: Effects of halothane and fentanyl on the rate of CSF production in dogs. Anesth Analg 1983;62:581-585.
67. Artru AA: Isoflurane does not increase the rate of CSF production in the dog. Anesthesiology 1984;60:193-197.
68. Sugioka S: [Effects of sevoflurane on intracranial pressure and formation and absorption of cerebrospinal fluid in cats]. Masui 1992;41:1434-1442. Japanese.
69. Artru AA, Momota T: Rate of CSF formation and resistance to reabsorption of CSF during sevoflurane or remifentanil in rabbits. J Neurosurg Anesth 2000;12:37-43.
70. Walchenbach R, Geiger E, Thomeer RT, Vanneste JA: The value of temporary external lumbar CSF drainage in predicting the outcome of shunting on normal pressure hydrocephalus. J Neurol Neurosurg Psychiatry 2002;72:503-506.
71. Kaul HL, Jayalaxmi T, Gode GR, Mitra DK: Effect of ketamine on intracranial pressure in hydrocephalic children. Anaesthesia 1976;31:698-701.
72. Krauss JK, Regel JP, Vach W, et al: Vascular risk factors and arteriosclerotic disease in idiopathic normal-pressure hydrocephalus of the elderly. Stroke 1996;27:24-29.
73. Tsai TC, He CC, Wu SZ, et al: Normal pressure hydrocephalus found after anesthesia—a case report. Acta Anaesth Sin 2003;41:197-200.
74. Kristensen B, Malm J, Fagerland M, et al: Regional cerebral blood flow, white matter abnormalities, and cerebrospinal fluid hydrodynamics in patients with idiopathic adult hydrocephalus syndrome. J Neurol Neurosurg Psychiatry 1996;60:282-288.
75. Vanneste JA: Three decades of normal pressure hydrocephalus: Are we wiser now? J Neurol Neurosurg Psychiatry 1994;57:1021-1025.
76. Black PM: Idiopathic normal-pressure hydrocephalus: Results of shunting in 62 patients. J Neurosurg 1980;52:371-377.
77. Wikkelso C, Andersson H, Blomstrand C, et al: Normal pressure hydrocephalus: Predictive value of the cerebrospinal fluid tap-test. Acta Neurol Scand 1986;73:566-573.
78. Knopman DS: An overview of common non-Alzheimer dementias. Clin Geriatr G Med 2001; 17(2):281-301.
79. Malm J, Kristensen B, Markgren P, Ekstedt J: CSF hydrodynamics in idiopathic intracranial hypertension: A long-term study. Neurology 1992;42:851-858.
80. Owler BK, Parker G, Halmagyi GM, et al: Pseudotumor cerebri syndrome: Venous sinus obstruction and its treatment with stent placement. J Neurosurg 2003;98:1045-1055.
81. Karahalios DG, Rekate HL, Khayata MH, Apostolides PJ: Elevated intracranial venous pressure as a universal mechanism in pseudotumor cerebri of varying etiologies. Neurology 1996;46:198-202.
82. Jain N, Rosner F: Idiopathic intracranial hypertension: Report of seven cases. Am J Med 1992;93:391-395.
83. Rosenberg ML, Corbett JJ, Smith C, et al: Cerebrospinal fluid diversion procedures in pseudotumor cerebri. Neurology 1993;43: 1071-1072.
84. Spoor TC, McHenry JG: Long-term effectiveness of optic nerve sheath decompression for pseudotumor cerebri. Arch Ophthalmol 1993;111:632-635.
85. Kelman SE, Heaps R, Wolf A, Elman MJ: Optic nerve decompression surgery improves visual function in patients with pseudotumor cerebri. Neurosurgery 1992;30:391-395.
86. Corbett JJ, Thompson HS: The rational management of idiopathic intracranial hypertension. Arch Neurol 1989;46:1049-1051.
87. Kelman SE, Sergott RC, Cioffi GA, et al: Modified optic nerve decompression in patients with functioning lumboperitoneal shunts and progressive visual loss. Ophthalmology 1991;98:1449-1453.
88. Abouleish E, Ali V, Tang RA: Benign intracranial hypertension and anesthesia for cesarean section. Anesthesiology 1985;63:705-707.
89. Biyani A, el Masry WS: Post-traumatic syringomyelia: A review of the literature. Paraplegia 1994;32(11):723-731.
90. Adler R, Lenz G: Neurological complaints after unsuccessful spinal anaesthesia as a manifestation of incipient syringomyelia. Eur J Anaesthesiol 1998;15:103-105.
91. Agusti M, Adalia R, Fernandez C, Gomar C: Anaesthesia for caesarean section in a patient with syringomyelia and Arnold-Chiari type I malformation. Int J Obstet Anesth 2004;13:114-116.
92. Deen HG Jr, McGirr SJ: Vertebral artery injury associated with cervical spine fracture: Report of two cases. Spine 1992;17:230-234.
93. Atkinson PP, Atkinson JL: Spinal shock. Mayo Clin Proc 1996;71: 384-389.
94. Hambly PR, Martin B: Anaesthesia for chronic spinal cord lesions. Anaesthesia 1998;53:273-289.
95. Murphy DB, McGuire G, Peng P: Treatment of autonomic hyperreflexia in a quadriplegic patient by epidural anesthesia in the postoperative period. Anesth Analg 1999;89:148-149.
96. Noetzel MJ: Diagnosing "undiagnosed" leukodystrophies: The role of molecular genetics. Neurology 2004;62:847-848.
97. Kenealy SJ, Pericak-Vance MA, Haines JL: The genetic epidemiology of multiple sclerosis. J Neuroimmunol 2003;143:7-12.
98. Haines JL, Bradford Y, Garcia ME, et al: Multiple Sclerosis Genetics Group: Multiple susceptibility loci for multiple sclerosis. Hum Mol Genet 2002;11:2251-2256.
99. Gade-Andavolu R, Comings DE, MacMurray J, et al: RANTES: A genetic risk marker for multiple sclerosis. Multiple Sclerosis 2004; 10:536-539.

99A. Davis FA, Michael FA, Neer D: Serial hyperthermia testing in multiple sclerosis related to circadian temperature variations. Acta Neurol Scand 1973;49(1):63-74

100. Edmund J, Fog T: Visual and motor instability in multiple sclerosis. Arch Neurol Psychiatry 1955;73:316-320.

101. Siemkowicz E: Multiple sclerosis and surgery. Anaesthesia 1976;31:1211-1216.
102. Baskett PJ, Armstrong R: Anaesthetic problems in multiple sclerosis: Are certain agents contraindicated? Anaesthesia 1970;25:397-401.
103. Bamford C, Sibley W, Laguna J: Anesthesia in multiple sclerosis. Can J Neurol Sci 1978;5:41-44.
104. Kytta J, Rosenberg PH: Anaesthesia for patients with multiple sclerosis. Ann Chir Gynaecol 1984;73:299-303.
105. Schapira K, Poskanzer DC, Miller H: Familial and conjugal multiple sclerosis. Acta Neurol Scand 1966;42(Suppl 19):83-84.
106. Warren TM, Datta S, Ostheimer GW: Lumbar epidural anesthesia in a patient with multiple sclerosis. Anesth Analg 1982;61:1022-1023.
107. Berger JM, Ontell R: Intrathecal morphine in conjunction with a combined spinal and general anesthetic in a patient with multiple sclerosis. Anesthesiology 1987;66:400-402.
108. Bader AM, Hunt CO, Datta S, et al: Anesthesia for the obstetric patient with multiple sclerosis. J Clin Anesth 1988;1:21-24.
109. Leigh J, Fearnley SJ, Lupprian KG: Intrathecal diamorphine during laparotomy in a patient with advanced multiple sclerosis. Anaesthesia 1990;45:640-642.
110. Crawford JS: Regional analgesia for patients with chronic neurological disease and similar conditions. Anesthesia 1981;36:821-822.
111. Abouleish E: Neurological diseases. In James FM, Wheeler AS (eds): Obstetric Anesthesia: The Complicated Patient. Philadelphia, FA Davis, 1988, pp 110-111.
112. Belani KG, Krivit W, Carpenter BL, et al: Children with mucopolysaccharidosis: Perioperative care, morbidity, mortality, and new findings. J Pediatr Surg 1993;28:403-408.
113. Baines D, Keneally J: Anaesthetic implications of the mucopolysaccharidoses: A fifteen-year experience in a children's hospital. Anaesth Intensive Care 1983;11:198-202.
114. Walker RW, Darowski M, Morris P, Wraith JE: Anaesthesia and mucopolysaccharidoses: A review of airway problems in children. Anaesthesia 1994;49:1078-1084.
115. Herrick IA, Rhine EJ: The mucopolysaccharidoses and anaesthesia: A report of clinical experience. Can J Anaesth 1988;35:67-73.
116. Shinhar SY, Zablocki H, Madgy DN: Airway management in mucopolysaccharide storage disorders. Arch Otolaryngol Head Neck Surg 2004;130:233-237.
117. Hopkins R, Watson JA, Jones JH, Walker M: Two cases of Hunter's syndrome—the anaesthetic and operative difficulties in oral surgery. Br J Oral Surg 1973;10:286-299.
118. Wippermann CF, Beck M, Schranz D, et al: Mitral and aortic regurgitation in 84 patients with mucopolysaccharidoses. Eur J Pediatr 1995;154:98-101.
119. Braunlin EA, Hunter DW, Krivit W, et al: Evaluation of coronary artery disease in the Hurler syndrome by angiography. Am J Cardiol 1992;69:1487-1489.
120. Morgan KA, Rehman MA, Schwartz RE: Morquio's syndrome and its anaesthetic considerations. Paediatr Anaesth 2002;12:641-644.
121. Tobias JD: Anesthetic care for the child with Morquio syndrome: General versus regional anesthesia. J Clin Anesth 1999;11:242-246.
122. Kempthorne PM, Brown TC: Anaesthesia and the mucopolysaccharidoses: A survey of techniques and problems. Anaesth Intensive Care 1983;11:203-207.
123. Sjogren P, Pedersen T, Steinmetz H: Mucopolysaccharidoses and anaesthetic risks. Acta Anaesthesiol Scand 1987;31:214-218.
124. King DH, Jones RM, Barnett MB: Anaesthetic considerations in the mucopolysaccharidoses. Anaesthesia 1984;39:126-131.
125. Diaz JH, Belani KG: Perioperative management of children with mucopolysaccharidoses. Anesth Analg 1993;77:1261-1270.
126. Walker RW: The laryngeal mask airway in the difficult paediatric airway: An assessment of positioning and use in fibreoptic intubation. Paediatr Anaesth 2000;10:53-58.
127. Dullenkopf A, Holzmann D, Feurer R, et al: Tracheal intubation in children with Morquio syndrome using the angulated video-intubation laryngoscope. Can J Anaesth 2002;49:198-202.
128. Klein CJ: Pathology and molecular genetics of inherited neuropathy. J Neurol Sci 2004;220:141-143.
129. Mersiyanova IV, Ismailov SM, Polyakov AV, et al: Screening for mutations in the peripheral myelin genes PMP22, MPZ and Cx32 (GJB1) in Russian Charcot-Marie-Tooth neuropathy patients. Hum Mutat 2000;15:340-347.
130. Roy EP III, Gutmann L, Riggs JE: Longitudinal conduction studies in hereditary motor and sensory neuropathy type 1. Muscle Nerve 1989;12:52-55.
131. Dematteis M, Pepin JL, Jeanmart M, et al: Charcot-Marie-Tooth disease and sleep apnoea syndrome: A family study. Lancet 2001; 357:267-272.
132. Rudnik-Schoneborn S, Rohrig D, Nicholson G, Zerres K: Pregnancy and delivery in Charcot-Marie-Tooth disease type 1. Neurology 1993;43:2011-2016.
133. Yoshioka R, Dyck PJ, Chance PF: Genetic heterogeneity in Charcot-Marie-Tooth neuropathy type 2. Neurology 1996;46:569-571.
134. Eichacker PQ, Spiro A, Sherman M, et al: Respiratory muscle dysfunction in hereditary motor sensory neuropathy, type I. Arch Intern Med 1988;148:1739-1740.
135. Nathanson BN, Yu DG, Chan CK: Respiratory muscle weakness in Charcot-Marie-Tooth disease: A field study. Arch Intern Med 1989;149:1389-1391.
136. Reah G, Lyons GR, Wilson RC: Anaesthesia for caesarean section in a patient with Charcot-Marie-Tooth disease. Anaesthesia 1998; 53:586-588.
137. Tetzlaff JE, Schwendt I: Arrhythmia and Charcot-Marie-Tooth disease during anesthesia. Can J Anaesth 2000;47:829.
138. Yim SY, Lee IY, Moon HW, et al: Hypertrophic neuropathy with complete conduction block—hereditary motor and sensory neuropathy type III. Yonsei Med J 1995;36:466-472.
139. Ginz HF, Ummenhofer WC, Erb T, Urwyler A: [The hereditary motor-sensory neuropathy Charcot-Marie-Tooth disease: Anesthesiologic management—case report with literature review]. Anaesthesist 2001;50:767-771. German.
140. Gratarola A, Mameli MC, Pelosi G: Total intravenous anaesthesia in Charcot-Marie-Tooth disease: Case report. Min Anestesiol 1998;64:357-360.
141. Niiyama Y, Kanaya N, Namiki A: [Anesthetic management for laparoscopic surgery in a patient with Charcot-Marie-Tooth disease]. Masui 2003;52:524-526. Japanese.
142. Roelofse JA, Shipton EA: Anaesthesia for abdominal hysterectomy in Charcot-Marie-Tooth disease: A case report. S Afr Med J 1985; 67:605-606.
143. Sugino S, Yamazaki Y, Nawa Y, et al: [Anesthetic management for a patient with Charcot-Marie-Tooth disease using propofol and nitrous oxide]. Masui 2002;51:1016-1019. Japanese.
144. Tanaka S, Tsuchida H, Namiki A: [Epidural anesthesia for a patient with Charcot-Marie-Tooth disease, mitral valve prolapse syndrome and IInd degree AV block]. Masui 1994;43:931-933. Japanese.
145. Huang J, Soliman I: Anaesthetic management for a patient with Dejerine-Sottas disease and asthma. Paediatr Anaesth 2001;11:225-227.
146. Antognini JF: Anaesthesia for Charcot-Marie-Tooth disease: A review of 86 cases. Can J Anaesth 1992;39:398-400.
147. Greenberg RS, Parker SD: Anesthetic management for the child with Charcot-Marie-Tooth disease. Anesth Analg 1992;74:305-307.
148. Cooperman LH: Succinylcholine-induced hyperkalemia in neuromuscular disease. JAMA 1970;213:1867-1871.
149. Baraka AS: Vecuronium neuromuscular block in a patient with Charcot-Marie-Tooth syndrome. Anesth Analg 1997;84:927-928.
150. Naguib M, Samarkandi AH: Response to atracurium and mivacurium in a patient with Charcot-Marie-Tooth disease. Can J Anaesth 1998;45:56-59.
151. Fiacchino F, Grandi L, Ciano C, Sghirlanzoni A: Unrecognized Charcot-Marie-Tooth disease: Diagnostic difficulties in the assessment of recovery from paralysis. Anesth Analg 1995;81:199-201.
152. Pogson D, Telfer J, Wimbush S: Prolonged vecuronium neuromuscular blockade associated with Charcot-Marie-Tooth neuropathy. Br J Anaesth 2000;85:914-917.
153. Scull T, Weeks S: Epidural analgesia for labour in a patient with Charcot-Marie-Tooth disease. Can J Anaesth 1996;43:1150-1152.

154. Sugai K, Sugai Y: [Epidural anesthesia for a patient with Charcot-Marie-Tooth disease, bronchial asthma and hypothyroidism]. Masui 1989;38:688-691. Japanese.
155. Brian JE Jr, Boyles GD, Quirk JG Jr, Clark RB: Anesthetic management for cesarean section of a patient with Charcot-Marie-Tooth disease. Anesthesiology 1987;66:410-412.
156. Byrne DL, Chappatte OA, Spencer GT, Raju KS: Pregnancy complicated by Charcot-Marie-Tooth disease, requiring intermittent ventilation. Br J Obstet Gynaecol 1992;99:79-80.
157. Kotani N, Hirota K, Anzawa N, et al: Motor and sensory disability has a strong relationship to induction dose of thiopental in patients with the hypertropic variety of Charcot-Marie-Tooth syndrome. Anesth Analg 1996;82:182-186.
158. Axelrod FB, Hilz MJ: Inherited autonomic neuropathies. Semin Neurol 2003;23:381-390.
159. Kritchman MM, Schwartz H, Paper EM: Experiences with general anesthesia in patients with familial dysautonomia. JAMA 1959;170:529-533.
160. McCaughey TJ: Familial dysautonomia as an anaesthetic hazard. Can Anaesth Soc J 1965;12:558-568.
161. Axelrod FB, Donenfeld RF, Danziger F, Turndorf H: Anesthesia in familial dysautonomia. Anesthesiology 1988;68:631-635.
162. Challands JF, Facer EK: Epidural anaesthesia and familial dysautonomia (the Riley Day syndrome): Three case reports. Paediatr Anaesth 1998;8:83-88.
163. Szold A, Udassin R, Maayan C, et al: Laparoscopic-modified Nissen fundoplication in children with familial dysautonomia. J Pediatr Surg 1996;31:1560-1562.
164. Udassin R, Seror D, Vinograd I, et al: Nissen fundoplication in the treatment of children with familial dysautonomia. Am J Surg 1992;164:332-336.
165. Wengrower D, Gozal D, Gozal Y, et al: Complicated endoscopic pediatric procedures using deep sedation and general anesthesia are safe in the endoscopy suite. Scand J Gastroenterol 2004;39:283-286.
166. Beilin B, Maayan C, Vatashsky E, et al: Fentanyl anesthesia in familial dysautonomia. Anesth Analg 1985;64:72-76.
167. Okuda K, Arai T, Miwa T, Hiroki K: Anaesthetic management of children with congenital insensitivity to pain with anhidrosis. Paediatr Anaesth 2000;10:545-548.
168. Rozentsveig V, Katz A, Weksler N, et al: The anaesthetic management of patients with congenital insensitivity to pain with anhidrosis. Paediatr Anaesth 2004;14:344-348.
169. Tomioka T, Awaya Y, Nihei K, et al: Anesthesia for patients with congenital insensitivity to pain and anhidrosis: A questionnaire study in Japan. Anesth Analg 2002;94:271-274.
170. Marti MJ, Tolosa E, Campdelacreu J: Clinical overview of the synucleinopathies. Mov Disord 2003;18(Suppl 6):S21-S27.
171. Kaufmann H, Biaggioni I: Autonomic failure in neurodegenerative disorders. Semin Neurol 2003;23:351-363.
172. Isono S, Shiba K, Yamaguchi M, et al: Pathogenesis of laryngeal narrowing in patients with multiple system atrophy. J Physiol 2001;536:237-249.
173. Dewhurst A, Sidebottom P: Anaesthetic management of a patient with multiple system atrophy (Shy-Drager syndrome) for urgent hip surgery. Hosp Med 1999;60:611.
174. Gomesz FA, Montell M: Caudal anaesthesia in the Shy-Drager syndrome. Anaesthesia 1992;47:1100.
175. Hack G, Engels K, Greve I, Rapp S: [Anesthesiologic implications in the Shy-Drager syndrome—a case report]. Anasth Intensivther Notfallmed 1990;25:362-366. German.
176. Harioka T, Miyake C, Toda H, et al: [Anesthesia for Shy-Drager syndrome; effects of elastic bandage, phenylephrine, and IPPV]. Masui 1989;38:801-804. Japanese.
177. Hashimoto H, Nishiyama T, Nagase Y, et al: [Anesthesia for emergency surgery in a patient with Shy-Drager syndrome]. Masui 2001;50:40-41. Japanese.
178. Hutchinson RC, Sugden JC: Anaesthesia for Shy-Drager syndrome. Anaesthesia 1984;39:1229-1231.
179. Malinovsky JM, Cozian A, Rivault O: Spinal anesthesia for transurethral prostatectomy in a patient with multiple system atrophy. Can J Anaesth 2003;50:962-963.
180. Niquille M, Van Gessel E, Gamulin Z: Continuous spinal anesthesia for hip surgery in a patient with Shy-Drager syndrome. Anesth Analg 1998;87:396-399.
181. Saarnivaara L, Kautto UM, Teravainen H: Ketamine anaesthesia for a patient with the Shy-Drager syndrome. Acta Anaesthesiol Scand 1983;27:123-125.
182. Tsen LC, Smith TJ, Camann WR: Anesthetic management of a parturient with olivopontocerebellar degeneration. Anesth Analg 1997;85:1071-1073.
183. Yazawa R, Kondo T, Miyashita T, et al: [Anesthetic management of a patient with olivopontocerebellar atrophy using heart rate variability (HRV)]. Masui 2004;53:55-58. Japanese.
184. Bevan DR: Shy-Drager syndrome: A review and a description of the anaesthetic management. Anaesthesia 1979;34:866-873.
185. Vallejo R, DeSouza G, Lee J: Shy-Drager syndrome and severe unexplained intraoperative hypotension responsive to vasopressin. Anesth Analg 2002;95:50-52.
186. Shannon J, Jordan J, Costa F, et al: The hypertension of autonomic failure and its treatment. Hypertension 1997;30:1062-1067.
187. McBeth C, Murrin K: Subarachnoid block for a case of multiple system atrophy. Anaesthesia 1997;52:889-892.
188. Kida K, Mori M, Yoshitake S, et al: [Anesthetic management for a patient with pure autonomic failure]. Masui 1997;46:813-817. Japanese.
189. Korf BR: The phakomatoses. Clin Dermatol 2005;23:78-84.
190. Baselga E: Sturge-Weber syndrome. Semin Cutan Med Surg 2004; 23:87-98.
191. Ruggieri M: The different forms of neurofibromatosis. Childs Nerv Syst 1999;15:295-308.
192. Hirsch NP, Murphy A, Radcliffe JJ: Neurofibromatosis: Clinical presentations and anaesthetic implications. Br J Anaesth 2001;86:555-564.
193. Crozier WC: Upper airway obstruction in neurofibromatosis. Anaesthesia 1987;42:1209-1211.
194. Reddy AR: Unusual case of respiratory obstruction during induction of anaesthesia. Can Anaesth Soc J 1972;19:192-197.
195. Dodge TL, Mahaffey JE, Thomas JD: The anesthetic management of a patient with an obstructing intratracheal mass: A case report. Anesth Analg 1977;56:295-298.
196. el Oakley R, Grotte GJ: Progressive tracheal and superior vena caval compression caused by benign neurofibromatosis. Thorax 1994;49:380-381.
197. Rees G: Neurofibroma of the recurrent laryngeal nerve. Chest 1971;60:414-418.
198. Delgado JM, de la Matta MM: Anaesthetic implications of von Recklinghausen's neurofibromatosis. Paediatr Anaesth 2002;12:374.
199. Zhao JZ, Han XD: Cerebral aneurysm associated with von Recklinghausen's neurofibromatosis: A case report. Surg Neurol 1998; 50:592-596.
200. Sforza E, Colamaria V, Lugaresi E: Neurofibromatosis associated with central alveolar hypoventilation syndrome during sleep. Acta Paediatr 1994;83:794-796.
201. Vaughan DJ, Brunner MD: Anesthesia for patients with carcinoid syndrome. Int Anesthesiol Clin 1997;35:129-142.
202. Wheeler MH, Curley IR, Williams ED: The association of neurofibromatosis, pheochromocytoma, and somatostatin-rich duodenal carcinoid tumor. Surgery 1986;100:163-169.
203. Wulf H, Brinkmann G, Rautenberg M: Management of the difficult airway: A case of failed fiberoptic intubation. Acta Anaesthesiol Scand 1997;41:1080-1082.
204. Wang CY, Chiu CL, Delilkan AE: Sevoflurane for difficult intubation in children. Br J Anaesth 1998;80:408.
205. Practice guidelines for management of the difficult airway: An updated report by the American Society of Anesthesiologists Task Force on Management of the Difficult Airway. Anesthesiology 2003; 98:1269-1277.
206. Dounas M, Mercier FJ, Lhuissier C, Benhamou D: Epidural analgesia for labour in a parturient with neurofibromatosis. Can J Anaesth 1995;42:420-422.
207. Richardson MG, Setty GK, Rawoof SA: Responses to nondepolarizing neuromuscular blockers and succinylcholine in von Recklinghausen neurofibromatosis. Anesth Analg 1996;82:382-385.

208. Alexianu D, Skolnick ET, Pinto AC, et al: Severe hypotension in the prone position in a child with neurofibromatosis, scoliosis and pectus excavatum presenting for posterior spinal fusion. Anesth Analg 2004;98:334-335.
209. Lonser RR, Glenn GM, Walther M, et al: von Hippel-Lindau disease. Lancet 2003;361:2059-2067.
210. Hes FJ, van der Luijt RB, Lips CJ: Clinical management of Von Hippel-Lindau (VHL) disease. Neth J Med 2001;59:225-234.
211. Harrington JL, Farley DR, van Heerden JA, Ramin KD: Adrenal tumors and pregnancy. World J Surg 1999;23:182-186.
212. O'Riordan JA: Pheochromocytomas and anesthesia. Int Anesthesiol Clin 1997;35:99-127.
213. Wang C, Zhang J, Liu A, Sun B: Surgical management of medullary hemangioblastoma: Report of 47 cases. Surg Neurol 2001;56: 218-226.
214. Berl M, Dubois L, Belkacem H, et al: [Von Hippel-Lindau disease and obstetric anaesthesia: 3 cases report]. Ann Fr Anesth Reanim 2003;22:359-362. French.
215. Boker A, Ong BY: Anesthesia for Cesarean section and posterior fossa craniotomy in a patient with von Hippel-Lindau disease. Can J Anaesth 2001;48:387-390.
216. Demiraran Y, Ozgon M, Utku T, Bozkurt P: Epidural anaesthesia for Caesarean section in a patient with von Hippel-Lindau disease. Eur J Anaesthesiol 2001;18:330-332.
217. Ercan M, Kahraman S, Basgul E, Aypar U: Anaesthetic management of a patient with von Hippel-Lindau disease: A combination of bilateral phaeochromocytoma and spinal cord haemangioblastoma. Eur J Anaesthesiol 1996;13:81-83.
218. Gurunathan U, Korula G: Unsuspected pheochromocytoma: von Hippel-Lindau disease. J Neurosurg Anesthesiol 2004;16:26-28.
219. Joffe D, Robbins R, Benjamin A: Caesarean section and phaeochromocytoma resection in a patient with Von Hippel Lindau disease. Can J Anaesth 1993;40:870-874.
220. Matthews AJ, Halshaw J: Epidural anaesthesia in von Hippel-Lindau disease: Management of childbirth and anaesthesia for caesarean section. Anaesthesia 1986;41:853-855.
221. Mugawar M, Rajender Y, Purohit AK, et al: Anesthetic management of von Hippel-Lindau syndrome for excision of cerebellar hemangioblastoma and pheochromocytoma surgery. Anesth Analg 1998; 86:673-674.
222. Wang A, Sinatra RS: Epidural anesthesia for cesarean section in a patient with von Hippel-Lindau disease and multiple sclerosis. Anesth Analg 1999;88:1083-1084.
223. Monge E, Botella M, Rueda ML, Navia J: [Anesthesia for cesarean section in a patient with von Hippel-Lindau disease]. Rev Esp Anestesiol Reanim 2002;49:377-380. Spanish.
224. Shenkman Z, Rockoff MA, Eldredge EA, et al: Anaesthetic management of children with tuberous sclerosis. Paediatr Anaesth 2002;12:700-704.
225. Papaioannou EG, Staikou CV, Lambadarioui A, et al: Anesthetic management of a patient with tuberous sclerosis presenting for renal transplantation. J Anesth 2003;17:193-195.
226. Tsukui A, Noguchi R, Honda T, et al: Aortic aneurysm in a four-year-old child with tuberous sclerosis. Paediatr Anaesth 1995;5:67-70.
227. Ong EL, Koay CK: Tuberous sclerosis presenting for laparotomy. Anaesth Intensive Care 2000;28:94-96.
228. Nott MR, Halfacre J: Anaesthesia for dental conservation in a patient with tuberous sclerosis. Eur J Anaesthesiol 1996;13:413-415.
229. Lee JJ, Imrie M, Taylor V: Anaesthesia and tuberous sclerosis. Br J Anaesth 1994;73:421-425.
230. Soriano SG, Kaus SJ, Sullivan LJ, Martyn JA: Onset and duration of action of rocuronium in children receiving chronic anticonvulsant therapy. Paediatr Anaesth 2000;10:133-136.
231. Ceyhan A, Cakan T, Basar H, et al: Anaesthesia for Sturge-Weber syndrome. Eur J Anaesthesiol 1999;16:339-341.
232. Batra RK, Gulaya V, Madan R, Trikha A: Anaesthesia and the Sturge-Weber syndrome. Can J Anaesth 1994;41:133-136.
233. Boltshauser E: Cerebellum-small brain but large confusion: A review of selected cerebellar malformations and disruptions. Am J Med Genet A 2004;126:376-385.
234. Steinbok P: Clinical features of Chiari I malformations. Childs Nerv Syst 2004;20:329-331.
235. Takigami I, Miyamoto K, Kodama H, et al: Foramen magnum decompression for the treatment of Arnold Chiari malformation type I with associated syringomyelia in an elderly patient. Spinal Cord 2005;43:249-251.
236. Chantigian RC, Koehn MA, Ramin KD, Warner MA: Chiari I malformation in parturients. J Clin Anesth 2002;14:201-205.
237. Nogues MA, Newman PK, Male VJ, Foster JB: Cardiovascular reflexes in syringomyelia. Brain 1982;105:835-849.
238. Williams DL, Umedaly H, Martin IL, Boulton A: Chiari type I malformation and postoperative respiratory failure. Can J Anaesth 2000;47:1220-1223.
239. Kakinuma H, Saito Y, Sato H, Kobayashi T: [Blind orotracheal intubation using Trachilight in a pediatric patient with Arnold-Chiari malformation]. Masui 1999;48:1253-1254. Japanese.
240. Keyaki A, Makita Y, Nabeshima S, et al: [Surgical management of syringomyelia associated with Arnold-Chiari malformation, primary IgA deficiency and chromosomal abnormality—a case report]. Nippon Geka Hokan 1990;59:161-167. Japanese.
241. Nakayama Y, Sonoda H, Namiki A: [Propofol anesthesia for a patient with Arnold-Chiari deformity]. Masui 1998;47:726-729. Japanese.
242. Sellery GR: Intraoperative problem during surgery for Chiari malformation. Can J Anaesth 2001;48:718.
243. Daum RE, Jones DJ: Fibreoptic intubation in Klippel-Feil syndrome. Anaesthesia 1988;43:18-21.
244. Choi SS, Tran LP, Zalzal GH: Airway abnormalities in patients with Arnold-Chiari malformation. Otolaryngol Head Neck Surg 1999;121:720-724.
245. Ruff ME, Oakes WJ, Fisher SR, Spock A: Sleep apnea and vocal cord paralysis secondary to type I Chiari malformation. Pediatrics 1987;80:231-234.
246. Wynn R, Goldsmith AJ: Chiari type I malformation and upper airway obstruction in adolescents. Int J Pediatr Otorhinolaryngol 2004;68:607-611.
247. Agusti M, Adalia R, Fernandez C, Gomar C: Anaesthesia for caesarean section in a patient with syringomyelia and Arnold-Chiari type I malformation. Int J Obstet Anesth 2004;13:114-116.
248. Landau R, Giraud R, Delrue V, Kern C: Spinal anesthesia for cesarean delivery in a woman with a surgically corrected type I Arnold Chiari malformation. Anesth Analg 2003;97:253-255.
249. Nel MR, Robson V, Robinson PN: Extradural anaesthesia for caesarean section in a patient with syringomyelia and Chiari type I anomaly. Br J Anaesth 1998;80:512-515.
250. Semple DA, McClure JH: Arnold-Chiari malformation in pregnancy. Anaesthesia 1996;51:580-582.
251. Sicuranza GB, Steinberg P, Figueroa R: Arnold-Chiari malformation in a pregnant woman. Obstet Gynecol 2003;102:1191-1194.
252. Barton JJ, Sharpe JA: Oscillopsia and horizontal nystagmus with accelerating slow phases following lumbar puncture in the Arnold-Chiari malformation. Ann Neurol 1993;33:418-421.
253. Hullander RM, Bogard TD, Leivers D, et al: Chiari I malformation presenting as recurrent spinal headache. Anesth Analg 1992;75:1025-1026.
254. Stevenson KL: Chiari type II malformation: Past, present, and future. Neurosurg Focus 2004;16:E5.
255. McLone DG, Knepper PA: The cause of Chiari II malformation: A unified theory. Pediatr Neurosci 1989;15:1-12.
256. Nishino H, Kinouchi K, Fukumitsu K, et al: [Anesthesia and perioperative management in infants with Chiari type II malformation]. Masui 1998;47:982-986. Japanese.
257. Shiraishi M, Minami K, Horishita T, Shigematsu A: [Difficult ventilation during induction of anesthesia in a patient with Arnold-Chiari malformation type II]. Masui 2001;50:776-778. Japanese.
258. Herman MJ, Pizzutillo PD: Cervical spine disorders in children. Orthop Clin North Am 1999;30:457-466, ix.
259. Naguib M, Farag H, Ibrahim A: Anaesthetic considerations in Klippel-Feil syndrome. Can Anaesth Soc J 1986;33:66-70.
260. Tracy MR, Dormans JP, Kusumi K: Klippel-Feil syndrome: Clinical features and current understanding of etiology. Clin Orthop 2004;183-190.
261. Nagib MG, Maxwell RE, Chou SN: Identification and manage-

ment of high-risk patients with Klippel-Feil syndrome. J Neurosurg 1984;61:523-530.
262. Thompson E, Haan E, Sheffield L: Autosomal dominant Klippel-Feil anomaly with cleft palate. Clin Dysmorphol 1998;7:11-15.
263. Farid IS, Omar OA, Insler SR: Multiple anesthetic challenges in a patient with Klippel-Feil syndrome undergoing cardiac surgery. J Cardiothorac Vasc Anesth 2003;17:502-505.
264. Sakai H, Takizawa K, Miura N, Suzuki M: [Anesthetic management of a child with Klippel-Feil syndrome associated with severe scoliosis]. Masui 2001;50:645-647. Japanese.
265. O'Connor PJ, Moysa GL, Finucane BT: Thoracic epidural anesthesia for bilateral reduction mammoplasty in a patient with Klippel-Feil syndrome. Anesth Analg 2001;92:514-516.
266. Dresner MR, Maclean AR: Anaesthesia for caesarean section in a patient with Klippel-Feil syndrome: The use of a microspinal catheter. Anaesthesia 1995;50:807-809.
267. Burns AM, Dorje P, Lawes EG, Nielsen MS: Anaesthetic management of caesarean section for a mother with pre-eclampsia, the Klippel-Feil syndrome and congenital hydrocephalus. Br J Anaesth 1988;61:350-354.
268. Hall JE, Simmons ED, Danylchuk K, Barnes PD: Instability of the cervical spine and neurological involvement in Klippel-Feil syndrome: A case report. J Bone Joint Surg Am 1990;72:460-462.

CAPÍTULO

9 Doenças Musculares

MICHAEL K. URBAN, MD, PHD, E SALIM LAHLOU, MD

Desde que esse capítulo foi redigido por J. D. Miller e H. Rosenbaum, os defeitos genéticos e os mecanismos moleculares envolvidos em muitas das doenças musculares já foram elucidados. Em alguns casos, isso facilita o tratamento de pacientes com essas doenças. No entanto, ainda há necessidade de um profissional experiente para estabelecer o diagnóstico de uma doença muscular e para avaliar a magnitude do comprometimento nas funções fisiológicas normais. Queixas de fadiga, debilitação e polimialgias são sintomas comumente informados. Esses são sintomas inespecíficos, cuja etiologia pode se estender desde distúrbios neuromusculares, passando por problemas reumatológicos e chegando a condições psiquiátricas. Um exame físico neuromuscular detalhado e exames diagnosticados de rotina, incluindo eletromiografia (EMG), eletrólitos séricos, provas da função tireoidiana e avaliação da creatina quinase sérica talvez não possibilitem um diagnóstico definitivo. De fato, muitos desses pacientes poderão ter um diagnóstico inespecífico final de "fibromialgia" ou síndrome de fadiga crônica, mas alguns terão distúrbios musculares que representam risco de vida, os quais precisam ser verificados se têm alguma chance de um tratamento eficaz.

Complicações respiratórias perioperatórias constituem grande preocupação para pacientes com doenças musculares. Anestesia geral e cirurgia, sobretudo abdominal e torácica, resultam em alterações pulmonares pós-operatórias, especificamente perda de volumes pulmonares e aumento no gradiente alveoloarterial. Esta é a razão para um percentual de complicações de 25 a 48%. Pacientes com astenia muscular respiratória crônica exibem incidência mais elevada de complicações respiratórias pós-operatórias devido à perda da reserva respiratória. Além disso, sua incapacidade de inspirar profundamente e de tossir os tornam mais suscetíveis à atelectasia e pneumonia. Contudo, pode ser difícil um diagnóstico pré-operatório de comprometimento respiratório em pacientes com astenia muscular esquelética, porque raramente sua reserva respiratória é comprometida. Provas de função pulmonar obtidas no período pré-operatório nesses pacientes permitem a avaliação da gravidade da doença pulmonar e do risco pulmonar potencial representado pelo procedimento planejado. Pacientes com deterioração da força muscular esquelética podem também apresentar cifoescoliose, com concomitante doença pulmonar restritiva.

Se possível, deve-se evitar a administração de relaxantes musculares e, quando houver necessidade dessa medicação, o uso de agentes de ação prolongada deve ser evitado. Hipomotilidade do trato gastrintestinal pode acarretar retardo no esvaziamento gástrico, aumentando o risco de aspiração pulmonar. Isso favoreceria a proteção das vias aéreas por indução de sequência rápida com succinilcolina; contudo, em algumas doenças musculares, essa situação foi associada à fibrilação ventricular, à rabdomiólise e à hipertermia maligna.

Tendo em vista que alguns desses pacientes também padecerão de alguma miocardiopatia, os efeitos depressivos de anestésicos voláteis podem provocar insuficiência cardíaca congestiva. Todavia, os efeitos de depressão respiratória de uma anestesia narcótica podem exigir suporte respiratório prolongado no período pós-operatório. Em todos os casos, depois da anestesia geral é preciso que se antecipe a possibilidade de ventilação pós-operatória e, tão logo o paciente tenha sido extubado, a necessidade de terapia intensiva respiratória. A anestesia regional evita algumas das complicações da anestesia geral, podendo servir como veículo para analgesia pós-operatória sem o uso de narcóticos. Contudo, mesmo se forem utilizadas técnicas regionais para reduzir a necessidade de anestésicos e fornecer o tratamento pós-operatório da dor, ainda assim poderá ser necessário proteger a via aérea e garantir uma oxigenação adequada durante o procedimento por meio da anestesia geral endotraqueal.

Esses pontos são todos considerações comuns na anestesia de pacientes com doenças musculares. Neste capítulo, nosso objetivo é delinear as características de doenças musculares específicas e como essas doenças influenciarão nossos planos perioperatórios.

DISTROFIAS MUSCULARES

Distrofias musculares constituem um grupo de doenças miopáticas hereditárias caracterizadas por debilitação progressiva. A apresentação clínica é heterogênea, desde as formas graves e fatais da infância até as formas relativamente benignas da vida adulta. Todas essas formas são mais bem caracterizadas por uma degeneração indolor e pela atrofia dos músculos esqueléticos sem evidência de denervação muscular.[1] Originalmente, essas doenças se caracterizavam com base em sua apresentação clínica, por exemplo, miopatia da cintura (escapular ou pélvica). A descoberta de distrofina e de moléculas correlatas deu à "distrofia muscular" uma base biológica molecular para diagnóstico, mapeamento genético e tratamento.[2] Distrofina é uma proteína grande (427 kb) em forma de bastonete, compreendendo cerca de 5% da proteína citoesquelética associada à membrana;[3,4] seu gene está localizado no braço curto do cromossomo X. Juntamente com várias outras proteínas do sarcolema, estabiliza a membrana da superfície muscular durante a contração e o relaxamento (Fig. 9.1). O complexo associado à distrofina liga a actina intracelular à lâmina basal extracelular, o que, em termos mecânicos, estabiliza o sarcolema durante a contração muscular.

Fisiopatologia

Distrofias musculares se caracterizam por degeneração das fibras dos músculos esqueléticos e pela substituição com tecido conjuntivo fibroso e adiposo, sem acúmulo de substratos do metabolismo intermediário. Não há evidência de envolvimento neurológico direto. A degradação do sarcolema da fibra muscular ocorre no início da doença, com influxo de cálcio e ativação das proteases, e ao final do processo com a destruição do tecido por elementos inflamatórios.

A distrofia de Duchenne (DMD, também conhecida como distrofia pseudo-hipertrófica) é a forma mais comum, obser-

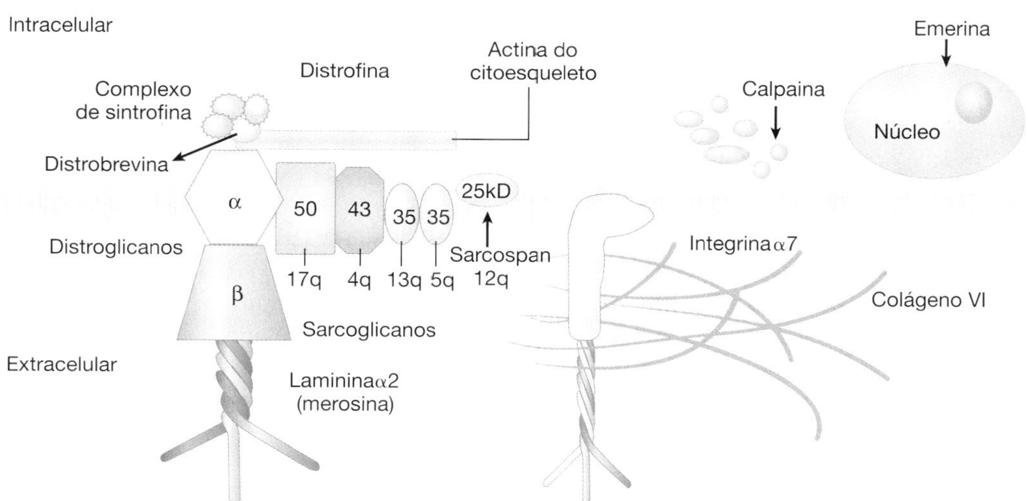

FIGURA 9.1 Ilustração esquemática das principais moléculas extrajuncionais relevantes para distrofia muscular. (Reproduzido de Molnar MJ, Karpati MJ: Muscular dystrophies related to deficiency of sarcolemmal proteins. *In* Schapira AH, Griggs RC [eds.]: *Muscle Diseases.* Boston, Butterworth-Heinemann, 1999, p. 84.)

vada em 1 em 3.500 nascimentos. A miopatia está associada a mutações do gene da distrofina localizado na faixa Xp21, herdado como traço recessivo ligado ao gênero; quase todos os casos descritos ocorreram em homens. Contudo, existem casos bem documentados em mulheres, com gravidade variando desde distrofia de Duchenne completa até leve debilitação. A transmissão dessa doença na prole do gênero feminino de pais normais pode ocorrer nos casos em que haja inativação do cromossomo X normal (hipótese de Lyon). Apenas um cromossomo X estará ativo em qualquer célula, ocorrendo inativação do outro cromossomo X no início da embriogênese. Então, seria de se esperar que algumas mulheres heterozigotas com distrofia de Duchenne transportassem o cromossomo X anormal como o único gene de distrofina ativo na maioria das células. Crianças do gênero feminino portadoras da síndrome de Turner (XO) também apresentariam a doença. Não foi ainda esclarecido se mulheres heterozigotas representam os mesmos riscos anestésicos, em comparação aos homens com DMD.[5]

Diagnóstico e diagnóstico diferencial

Os aspectos mais proeminentes da DMD são a astenia muscular esquelética progressiva e a simétrica, juntamente com a perda de tecido muscular.[6] A apresentação clínica inicial envolve uma marcha gingada, quedas frequentes e dificuldade ao subir escadas por causa da debilitação muscular proximal na cintura pélvica. Também ocorre debilitação da cintura escapular e dos eretores do tronco, levando à escoliose toracolombar. Certos músculos, particularmente nas panturrilhas, demonstram hipertrofia precoce. A debilitação da cintura pélvica e dos músculos proximais da perna é responsável pelo sinal de Gowers, em que a criança eleva suas pernas para poder ficar de pé. Mas, comumente até os 3 a 5 anos, o problema permanece sem diagnóstico. Essa situação é rapidamente seguida pela atrofia de outros músculos proximais. No final do processo, todos os músculos terminam envolvidos, exceto os músculos cranianos e o esfíncter anal externo. Em virtude da ausência de denervação, as sensações permanecem intactas, mas por volta dos 10 anos de idade os reflexos tendinosos profundos desaparecem em cerca de metade dos casos. Quanto mais cedo for o surgimento do problema, mais rápido o curso da deterioração do paciente. Habitualmente, a criança se mostra incapaz de andar por volta dos 9 a 11 anos. Durante esse período surgem contraturas articulares, causadas pela perda desigual de grupos musculares agonistas e antagonistas. A degeneração do miocárdio acarreta miocardiopatia dilatada e a formação de cicatrizes na parte posterobasal do ventrículo esquerdo causa o surgimento de ondas R precordiais direitas altas e ondas Q precordiais esquerdas profundas no eletrocardiograma. Também pode estar presente insuficiência mitral, por causa da disfunção dos músculos papilares. Debilitação dos músculos respiratórios é detectável por volta dos 10 anos de idade, mas o diafragma é comumente preservado. Incapacidade de tossir e de eliminar secreções predispõe esses pacientes à pneumonia, que, em geral, é fatal por volta da terceira década de vida. Esses pacientes também exibem inteligência inferior à média e leve atrofia cerebral; acredita-se que isso ocorra por causa da inexistência de distrofina cerebral normal. Cerca de 15% dos pacientes exibem curso da doença muito mais lento, que se estabiliza por volta da puberdade. Alguns clínicos acreditam que o exercício melhora a situação de destruição muscular; contudo, pode ser útil uma fisioterapia que envolva movimento passivo para evitar contraturas e exercícios contrarresistência para os pulmões com o objetivo de melhorar o desempenho. Tendo em vista que as contraturas representam incapacitação grave para pacientes com DMD, estes serão submetidos com frequência a procedimentos operatórios eletivos para alívio delas. Assim, complicações perioperatórias que prolonguem a inatividade desses pacientes poderão mesmo exacerbar sua doença ao impedir a importante fisioterapia pós-operatória.

Os níveis plasmáticos das enzimas musculares aldolase e creatina quinase (CK) estão várias vezes elevados no início da progressão da doença. A fração MB de CK, normalmente presente apenas no miocárdio, não pode ser utilizada como orientação para lesão cardíaca porque essa fração também está elevada, por causa da destruição do músculo esquelético em regeneração no paciente com DMD.[7,8] Os níveis de CK estão mais elevados (50 a 100 vezes o normal) até os 3 anos de idade; em seguida, diminuem em cerca de 20% por ano, à medida que a musculatura vai se atrofiando. Também foi observada elevação dos níveis plasmáticos de enzimas hepáticas (aminotransferases, lactato desidrogenase); todavia, não foi descrita lesão hepática em pacientes com DMD, sugerindo origem esquelética. A obtenção de uma biópsia de músculo esquelético no início do processo patológico pode demonstrar necrose e fagocitose de fibras musculares e também áreas de regeneração vigorosa. A imunocoloração revela ausência completa de distrofina na superfície das fibras musculares. Embora um teste de DNA possa detectar numerosas deleções, duplicações e mutações pontuais no gene da distrofina, a biópsia de músculo proximal de membro permanece sendo o padrão para diagnóstico.

Na Tabela 9.1, listamos as outras formas menos comuns de distrofia muscular e seu curso clínico. Distrofia muscular de Becker (DMB) é uma variante alélica de DMD em que o gene de distrofina que sofreu mutação produz uma quantidade reduzida de uma proteína distrofina truncada. O ritmo de destruição muscular em casos de DMB é muito mais lento, assim, os homens afetados poderão procriar, aumentando o número de indivíduos com a doença. Todavia, DMB é comumente fatal por causa de complicações respiratórias ou cardíacas entre os 30 e 60 anos. Distrofia facioescapuloumeral (DFEU) é a terceira distrofia muscular mais comum, com um padrão de enfraquecimento muscular progressivo envolvendo a face, os estabilizadores da escápula, a parte proximal do braço e a fíbula. Normalmente, pacientes com DFEU se apresentam com debilitação do ombro e asa escapular caída. DFEU também está associada a anormalidades retinais e perda da audição, mas em geral o miocárdio fica preservado. As distrofias musculares de cintura (escapular/pélvica) (DMCEP) constituem um grupo heterogêneo de *sarcoglicanopatias*, isto é, distúrbios de uma classe de proteínas transmembrana que se associam à distrofina em um complexo glicoproteico.[9] Os aspectos clínicos comuns são o envolvimento precoce dos músculos proximais das pernas, seguido pelos músculos do ombro com asa escapular caída. Os indivíduos afetados exibem uma postura característica de lordose, qua-

TABELA 9.1 Comparação entre distrofia de Duchenne e outras formas de distrofias musculares

	Herança	Curso clínico	Comorbidades e preocupações anestésicas
Distrofia de Becker	Ligada a X, mesmo *locus* que a distrofia de Duchenne Distrofina anormal e em quantidade reduzida	Surgimento mais tardio (por volta dos 12 anos) Curso mais benigno Morte no início da quarta década, mais comumente por causa de pneumonia	Envolvimento cardíaco menos frequente e menos grave, mas a insuficiência cardíaca é uma causa comum de morte Pseudo-hipertrofia é comum Relatos de paradas cardíacas nos períodos intraoperatório e pós-operatório (pacientes em risco de rabdomiólise)
Distrofia de Emery-Dreifuss	Ligada a X	Progressão lenta Contraturas precoces no cotovelo, tornozelos e pescoço Risco cardíaco significativo com morte súbita frequente entre os 30 e 60 anos	Arritmias atriais precoces progredindo para assistolia: sugerido o implante profilático de marcapasso ventricular Possível miocardiopatia, fibrose ventricular e cardiomegalia Possível intubação difícil, secundária à limitação do movimento do pescoço (embora a flexão seja mais limitada que a extensão)
Síndrome da coluna vertebral rígida	Ligada a X?	Progressão lenta Limitação indolor dos movimentos do pescoço e tronco	Doença pulmonar restritiva grave Fraqueza dos músculos respiratórios Miocardiopatia Escoliose Intubação difícil
Distrofia facioescapuloumeral (Landouzy-Dejerine)	Herança autossômica dominante	Surgimento na adolescência Debilidade dos músculos peitorais, orbiculares do ombro e da pelve (menos que a distrofia de Duchenne) Período de vida minimamente afetado	Envolvimento cardíaco raro Capacidade vital anormal Curva de resposta de CO_2 normal Infecções do trato respiratório superior são frequentes Complicações respiratórias pós-operatórias
Distrofia de cintura escapular/pélvica	Cinco subtipos, predominantemente autossômica recessiva Distrofia autossômica recessiva grave na infância; gene localizado em 17q12-21	Dois subtipos mais comuns: Tipo de Erb (surgimento precoce, envolvimento principalmente da cintura escapular) Leyden-Möbius (surgimento tardio, envolvimento da cintura pélvica) Gravidade entre distrofia de Duchenne e distrofia facioescapuloumeral[5]	Envolvimento cardíaco variável Taquicardia sinusal e bloqueio do ramo do feixe direito são as anormalidades mais comuns no ECG Debilidade diafragmática precoce e grave (hipoventilação, hipercarbia) Transplante de coração em casos de distrofia autossômica recessiva grave da infância[6]
Miopatias distais	Autossômicas dominantes	Miopatia de Welander: surgimento depois dos 30 anos, observada mais comumente na Suécia, afeta mais frequentemente as mãos Distrofia de Markesberry: surgimento na quinta década, envolvimento dos pés Miopatia de surgimento no início da vida adulta: envolvimento do compartimento anterior ou posterior das pernas	Possível miocardiopatia secundária à fibrose intersticial do miocárdio em casos de distrofia de Markesberry[6]

(continua)

TABELA 9.1 Comparação entre distrofia de Duchenne e outras formas de distrofias musculares – continuação

	Herança	Curso clínico	Comorbidades e preocupações anestésicas
Distrofia muscular oculofaríngea		Surgimento depois dos 30 anos, progressão lenta Debilidade dos músculos da faringe, ptose, membros, músculos extraoculares (é rara a ocorrência de diplopia) Sintomas similares à miastenia gravis ocular[13,14] Sem disartria, dispneia	Disfagia comum, descoordenação da faringe posterior e envolvimento do esôfago, causando aspiração e inanição[6] Sensibilidade aos relaxantes musculares[13,14]; antecipe ventilação mecânica no período pós-operatório Agentes anticolinesterásicos não revertem a fraqueza Sensibilidade normal ao vecurônio em um relato de caso[15]
Distrofia muscular congênita	Forma de Fukuyama, autossômica recessiva	Início no nascimento Músculos proximais mais envolvidos que os distais Progressão lenta Creatina quinase ligeiramente elevada Morte por volta dos 10 anos na forma de Fukuyama (observada com frequência no Japão)	Convulsões e retardo mental na forma de Fukuyama

dris em abdução e joelhos hiperestendidos. Com frequência, as musculaturas facial e ocular são preservadas. Comumente não ocorrem anormalidades cardíacas ou cognitivas associadas. O surgimento ocorre no final da infância e a progressão é lenta. Contrastando com a maioria das distrofias que afetam a musculatura proximal, as miopatias distais afetam os antebraços, mãos e parte inferior das pernas.

Considerações anestésicas

Pacientes com distrofias musculares com frequência necessitam de cirurgia para obtenção de biópsias musculares, correção de escoliose, liberação de contraturas e laparotomia exploratória para íleo (Tab. 9.2). O risco operatório é mais baixo no início do curso da doença, antes que o paciente apresente comorbidades significativas. Desta forma, é imperativo determinar a gravidade da doença e as comorbidades associadas. Cinquenta a 70% dos pacientes com distrofia muscular demonstram alguma anormalidade cardíaca, embora isso seja clinicamente significativo em apenas 10% dos pacientes e em geral na fase terminal da doença. Nenhuma correlação foi estabelecida entre a gravidade da doença cardíaca e a gravidade da doença esquelética. A necrose e a fibrose do miocárdio em casos de DMD ficam tipicamente limitadas às paredes livres posterobasal e lateral do ventrículo esquerdo, enquanto nas outras distrofias musculares a fibrose pode se mostrar mais difusamente dispersa. Arritmias ocorrem com frequência, mesmo depois de algum trauma emocional de menor importância. Batimentos prematuros ventriculares complexos se correlacionam tanto com a função anormal do ventrículo esquerdo como com o aumento na incidência de morte súbita.[10]

Pacientes candidatos a procedimentos operatórios devem ter um ecocardiograma recente. A ecocardiografia demonstrará prolapso de válvula mitral em 10 a 25% dos pacientes. Também poderá revelar hipocinesia posterobasilar em um ventrículo de paredes finas e uma fase de relaxamento lenta com contração normal, caracterizando a miocardiopatia observada em DMD. Porém, o ecocardiograma pré-operatório nem sempre irá refletir a capacidade do miocárdio enfermo em responder ao estresse perioperatório.[11] Pode ocorrer insuficiência cardíaca durante a anestesia para uma cirurgia de grande porte, mesmo no caso de ecocardiografia e eletrocardiografia pré-operatórias normais, e poderá ocorrer morte súbita mesmo em pacientes com um quadro cardíaco completamente compensado. Angermann et al.[12] defenderam o uso da ecocardiografia de esforço utilizando angiotensina para detectar insuficiência cardíaca latente e identificar anormalidades da contração induzíveis.

Defeitos da condução atrial e atrioventricular acompanhados de bradicardia são comuns em pacientes com distrofia muscular de Emery-Dreifuss (DMED); também nesse caso a gravidade da doença cardíaca não tem correlação com o grau de envolvimento da musculatura esquelética. Diversos anestesistas recomendam a regulação do ritmo cardíaco como profilaxia pré-operatória em pacientes de DMED sob anestesia geral, bem como a disponibilidade de equipamento para regulação de emergência de marca-passo, se for utilizado qualquer tipo de anestesia. Anestesia regional foi utilizada com sucesso em pacientes com DMED para alongamento dos dois tendões calcâneos; em um caso, foi inserido um marca-passo transvenoso temporário antes da administração da anestesia.[13,14] Além disso, pacientes com DMED podem apresentar dificuldades para intubação, devendo ser efetuada no período pré-operatório uma cuidadosa avaliação com radiografias cervicais. Uma anestesia intravenosa total ou uma técnica com óxido nitroso/narcótico que omita anestésicos voláteis e agentes despolarizantes (para evitar agentes iniciadores de hipertermia maligna [HM]) parece apropriada, quando

TABELA 9.2 Aspectos anestésicos em pacientes com distrofia muscular

Anestésicos inalatórios potentes	Seu uso não é recomendável, pois esses agentes podem desencadear uma síndrome similar à hipertermia maligna em pacientes com distrofia muscular de Duchenne, deprimindo a contratilidade do miocárdio.
Hipnóticos	Caso seja utilizado pentotal, deverá ser administrado em pequenos incrementos. Propofol tem sido recomendado como hipnótico preferencial, mas podem ser necessárias doses superiores às esperadas para indução. Também deve-se considerar o quadro miocárdico do paciente,[21] porque alguns desses pacientes sofrem de miocardiopatia grave, e a redução na frequência cardíaca e a diminuição da contratilidade com uma dose de indução de propofol poderão causar hipotensão profunda e redução da perfusão dos órgãos-alvo.
Opioides	O uso de narcóticos elimina a necessidade do uso de depressores do miocárdio ou de agentes inalatórios, mas deve-se considerar o uso de opioides de curta ação e/ou a necessidade de ventilação pós-operatória.
Relaxantes musculares	A administração de relaxantes musculares não despolarizantes é comumente seguida por aumento da resposta, tanto em efeito máximo como em duração da ação.[20] Foi informado que a recuperação do bloqueio neuromuscular em pacientes com distrofia muscular é 3 a 6 vezes mais demorada do que em adultos saudáveis. Além disso, complicações pulmonares pós-operatórias foram associadas ao uso de agentes bloqueadores neuromusculares de longa duração. Os efeitos combinados de anormalidades primárias da musculatura lisa, inatividade e anestesia geral induzem dilatação gástrica, retardo no esvaziamento gástrico e risco de aspiração pulmonar. A anestesia regional pode ser uma boa alternativa à anestesia geral, para evitar o risco de agentes deflagradores, depressão respiratória e capacidade de uso de anestésicos locais para analgesia pós-operatória.

não puder ser evitada uma anestesia geral.[13] Todavia, até agora não foi descrito caso de HM em pacientes com DMED.

Complicações respiratórias perioperatórias consistem em grave preocupação durante a anestesia de pacientes com distrofia muscular. Conforme discutido anteriormente, ao final da primeira década de vida, reduções na inspiração, expiração, capacidade vital e capacidade pulmonar total passam a ser proeminentes, refletindo o enfraquecimento dos músculos respiratórios.

A diminuição da capacidade de tossir e o acúmulo de secreções orais predispõem pacientes com distrofia muscular a infecções do trato respiratório no período pós-operatório. Contudo, a insuficiência respiratória pode não ser evidente, pois o comprometimento da função muscular esquelética impede que esses pacientes se exercitem o suficiente para exceder sua limitada capacidade respiratória. Estudos pré-operatórios da função respiratória são importantes para que seja determinado o curso pós-operatório desses pacientes. Comumente, pacientes com capacidade vital acima de 30% do valor previsto podem ser extubados de imediato após a cirurgia. Com a progressão da doença (capacidade vital abaixo de 30% do previsto) e a morbidade adicional da cifoscoliose, que pode contribuir para um padrão respiratório restritivo, haverá necessidade de suporte ventilatório pós-operatório. Pode ocorrer uma insuficiência pulmonar retardada em até 36 horas no período pós-operatório, mesmo se a força da musculatura esquelética do paciente possa aparentemente ter retornado ao seu nível pré-operatório.

Apneia do sono também pode complicar os problemas respiratórios, contribuindo talvez para a ocorrência de hipertensão pulmonar. Foi demonstrado que a introdução pré-operatória, à fisioterapia torácica e à pressão positiva contínua nas vias aéreas (CPAP), e seu uso no início do período pós-operatório, são medidas efetivas para diminuir a incidência de complicações respiratórias.

Em alguns casos, a primeira indicação de que uma criança padeça de distrofia muscular é uma parada cardíaca ou mioglobinúria não explicada, com achados similares aos da HM durante a anestesia geral.[15] Breucking et al.[16] investigaram 200 famílias com distrofia muscular dos tipos de Duchenne e Becker que haviam recebido, no total, 444 anestesias. Paradas cardíacas súbitas ocorreram em seis pacientes com doença não diagnosticada por ocasião do uso da anestesia geral com um agente inalatório e/ou succinilcolina. Também ocorreram nove incidentes menos graves, consistindo de febre, rabdomiólise e espasmo do masseter. Os autores recomendaram evitar os agentes deflagradores succinilcolina e anestesias voláteis, para que fosse reduzido o risco de complicações anestésicas graves. Em artigos mais antigos, Cobham,[17] em 1964, e Richards,[18] em 1972, não observaram nenhuma elevação da temperatura ou parada cardíaca depois de terem utilizado praticamente todos os agentes anestésicos disponíveis naquela época em pacientes com DMD. Richards informou ter utilizado halotano 37 vezes e succinilcolina 12 vezes, e em nenhum caso ocorreram problemas subsequentes. Não obstante, desde essas publicações, não há relatos descrevendo complicações com risco para a vida (arritmias, parada cardíaca, rabdomiólise) depois da anestesia com relaxantes musculares e agentes inalatórios. As complicações anestésicas pareciam acompanhar, com frequência, a gravidade da doença muscular. Succinilcolina estava envolvida na maioria das complicações letais em pacientes com DMD não suspeitada,[16] e isso fez com que a U.S. Food and Drug Administration emitisse em 1992 um aviso relacionado à administração dessa substância em crianças de pouca idade e adolescentes. Larach et al.[19] informaram que 48% dos pacientes pediátricos com parada cardíaca durante a anestesia eram portadores de miopatia não diagnosticada, e 67% desses casos estavam associados à hipercalemia induzida por succinilcolina. Especula-se que um defeito de membrana intrínseco em pacientes com DMD faça com que o músculo fique mais suscetível à lesão induzida por anestésicos e à despolarização com succinilcolina. Relatos de casos recentemente publicados[20,21] documentaram o uso de propofol, narcóticos e relaxantes musculares não despolarizantes em pacientes com DMD sem complicações, mas, como ocorreu com as séries mais antigas de anestesias sem complicações com agentes deflagradores, há necessidade da publicação de uma série de grande porte para que fique documentada a sua segurança.

MIOTONIAS

Miotonias constituem um grupo de doenças musculares em que o achado patognomônico é *rigidez muscular.* O processo consiste de um relaxamento muscular lento depois de uma contração vigorosa. Em alguns pacientes, a rigidez pode desaparecer com repetidas contrações musculares, enquanto em outros a rigidez poderá ficar exacerbada. Geralmente esse problema será pior se um período de repouso for seguido por um de exercício, e a rigidez pode ser provocada pelo frio. A miotonia é decorrente de uma anormalidade nas propriedades elétricas do sarcolema, predispondo a membrana muscular a tornar-se facilmente despolarizada. Isso resulta em um padrão característico de EMG de descargas repetidas (séries miotônicas). Um sinal clínico diagnóstico de miotonia é a *miotonia de percussão:* depois de ser golpeado por um martelo de percussão, o músculo continua a contrair durante um certo tempo, ficando temporariamente indentado.

Distrofia miotônica

Distrofia miotônica (DM, doença de Steinert) tem apresentação extremamente variável, desde casos assintomáticos até DM congênita acompanhada de insuficiência respiratória e retardo mental (Tab. 9.3).[22] É uma doença autossômica dominante ocorrente em todo o mundo, com frequência estimada de 1 em 8.000 indivíduos. O defeito genético é resultante da expansão anormal do nucleotídeo CTG no cromossomo 19, que codifica uma enzima, a serina-treonina proteína quinase. Ainda não foi esclarecida a relação entre o defeito genético e os achados clínicos. A expressividade do defeito genético deve também ser variável, pois dentro de uma mesma família podem-se detectar indivíduos minimamente afetados e indivíduos com a forma grave da doença.

TABELA 9.3 Aspectos clínicos da distrofia miotônica

Neuromusculares	Miotonia, fraqueza Redução dos reflexos tendíneos profundos
Oculares	Catarata, ptose Oftalmoparesia, pigmentação retinal
Endócrinos	Atrofia testicular, diabetes, disfunção hipofisária, hiperparatireoidismo
Cutâneos	Calvície frontal, pilomatrixoma
Cardiovasculares	Hipotensão, síncope, palpitações, prolapso de válvula mitral, morte súbita
Gastrintestinais	Disfagia, pseudo-obstrução
Sistema nervoso central	Retardo mental
Sistema imune	Redução das imunoglobulinas

O sinal característico de DM é miotonia; contudo, não ocorre miotonia em casos congênitos dessa doença — ela vai surgindo gradualmente durante a infância. Na hipotonia da variante congênita, ocorrem angústia respiratória e astenia da musculatura craniana no nascimento. Nesses bebês, o desenvolvimento motor sofre retardo, sendo frequentemente acompanhado por retardo mental. Na forma adulta de DM, os sintomas surgem durante a segunda e quarta décadas de vida, com astenia muscular progressiva. A debilitação e o consumo musculares constituem as características mais incapacitantes de DM. Comumente, o consumo muscular é mais conspícuo na musculatura craniana e nos músculos dos membros distais. Atrofia dos músculos temporais e masseteres leva ao clássico aspecto de *face em machadinha.* Em geral, os reflexos tendinosos profundos estão reduzidos ou ausentes. A debilitação dos músculos do aparelho das cordas vocais resulta em uma fala anasalada e na propensão para pneumonia por aspiração. Os músculos dos membros inicialmente afetados levam ao defeito de pé em gota e ao aperto de mão enfraquecido.

DM é uma doença polissistêmica que pode afetar o coração (sistema de condução), a musculatura lisa (comprometimento da motilidade intestinal), os olhos (catarata), o encéfalo (retardo mental) e o sistema endócrino (p. ex., atrofia testicular, resistência à insulina, hipometabolismo). As anormalidades da condução cardíaca ocorrem comumente, podendo causar morte súbita. Em um artigo publicado, 57% dos pacientes com DM apresentavam defeitos da condução, e um terço deles tinha bloqueios atrioventriculares de primeiro grau que não respondiam à administração de atropina. Muitos desses pacientes também exibem miocardiopatia associada, e a insuficiência cardíaca congestiva também pode ser uma causa de morte. Tendo em vista que anestésicos podem aumentar o tônus vagal ou induzir arritmias, deve-se ter imediatamente à mão o equipamento de marca-passo transtorácico.

As complicações pulmonares de DM são decorrentes de hipotonia, aspiração crônica e hipoventilação central. O enfraquecimento dos músculos respiratórios resultará em hipoventilação alveolar, hipercapnia, e em hipoxemia e aumento da sonolência. Em alguns casos, haverá necessidade de maior esforço respiratório em determinado grupo de músculos respiratórios (diafragma) para superar a miotonia em outros (intercostais). Atrofia da musculatura lisa conducente a uma motilidade gástrica inadequada, juntamente com diminuição do reflexo protetor de tosse, promovem aspiração. Em alguns casos, a pneumonia recorrente por aspiração levará a danos pulmonares crônicos, como a bronquiectasia. A hipersonolência observada em pacientes com DM está em geral associada à retenção de CO_2; ao que parece, esse efeito é principalmente uma manifestação dessa doença no sistema nervoso central (SNC).

Considerando que DM é uma doença sistêmica, o cuidado anestésico deverá levar em consideração as numerosas manifestações da doença. Todos esses pacientes devem ser tratados como se padecessem tanto de miocardiopatia como de defeitos da condução cardíaca. Medicamentos que aumentem o tônus vagal ou planos anestésicos que resultem em hipóxia poderão provocar bloqueios altos da condução cardíaca. Assim, marca-passo transtorácico e medicamentos antiarrítmicos deverão estar prontamente à disposição. Se possível, deve-se evitar agentes inalatórios, por causa de seus efeitos de depressão do miocárdio e no sistema de condução.[23] Considerando que esses pacientes estão em risco de aspiração, eles devem ser mantidos em jejum e submetidos a rápida proteção da via aérea com um tubo endotraqueal. Contudo, succinilcolina causará contraturas que se prolongarão por alguns minutos, em vez do relaxamento, e elas podem ser suficientemente graves a ponto de impedir a intubação e a ventilação. Essas contraturas *não* são inibidas por agentes não despolarizantes. Outros agentes também podem induzir contraturas miotônicas, incluindo metoexital e etomidato, além de um relato de caso com propofol. A reversão do bloqueio neuromuscular pela neostigmina pode precipitar uma resposta miotônica; assim, é aconselhável utilizar relaxantes musculares não despolarizantes de ação mais curta ou simplesmente evitar o relaxamento. Contudo, podem ocorrer contrações miotônicas em presença de agentes bloqueadores neuromusculares e de anestesia neuraxial, pois a estimulação direta do músculo (estimulação cirúrgica) pode resultar em contração. A combinação de depressão respiratória central e de musculatura respiratória fraca torna esses pacientes vulneráveis aos efeitos depressivos respiratórios da maioria dos sedativos, hipnóticos e narcóticos. Assim, sempre que possível, a anestesia regional deverá ser a técnica anestésica preferida e, nos casos em que haja necessidade de anestesia geral, os pacientes deverão ser monitorados no pós-operatório. As respostas miotônicas a DM podem ser tratadas com fenitoína (4 a 6 mg/kg/dia) ou quinina (0,3 a 1,5 g/dia).

Uma variante de DM recentemente identificada é a miopatia miotônica proximal (MMPRO). Esse distúrbio tem características em comum com DM, como o enfraquecimento muscular facial e a calvície frontal; todavia, a astenia muscular e a rigidez ficam predominantemente confinadas aos músculos proximais em vez dos distais.

Miotonia congênita

Essa é uma entidade diferente do surgimento congênito de DM, que comumente se apresenta com envolvimento sistêmico grave. São duas as formas dessa doença, uma descrita por Thomsen, em 1876, como um traço autossômico dominante e outra descrita por Becker nos anos de 1950, cuja herança é recessiva. As duas formas são resultantes de mutações no gene codificador do principal canal de cloreto.[24] A variante de Thomsen é uma doença benigna com miotonia generalizada, habitualmente identificada no início da infância por causa das frequentes quedas. A musculatura craniana e dos membros superiores é a mais gravemente afetada, resultando em alguns casos em mastigação difícil. As respostas miotônicas ocorrem depois de um intervalo de repouso e podem resultar em um paciente que cai no chão em estado rígido. Alguns pacientes têm aparência atlética graças à hipertrofia muscular. Muitos exibem retardo palpebral e blefarospasmo, que representam a miotonia da musculatura palpebral. A variante recessiva de Becker é parecida com a forma dominante, exceto que a miotonia é em geral mais grave e se apresenta em pacientes com mais idade (depois dos 10 anos), não evoluindo em termos de gravidade além da terceira década. Comumente, esses pacientes ficam prejudicados em suas atividades cotidianas por causa da rigidez da musculatura das pernas e debilitação generalizada. A rigidez da miotonia é tratada com medicamentos que reduzem a maior excitabilidade da membrana celular, mediante sua atuação no canal de sódio (anestesias locais, antiarrítmicos).

Miotonia flutuante

Becker também descreveu indivíduos com a forma dominante de miotonia não distrófica, em que a rigidez muscular flutuava de um dia para outro. Esses indivíduos não sofrem debilidade muscular, não são sensíveis ao frio e nem apresentam rigidez (miotonia) que seja provocada pelo exercício depois de um intervalo de repouso. A rigidez ocorrente depois de um exercício intenso pode se prolongar por 30 minutos até 2 horas, com períodos de dias ou semanas entre os incidentes.[25] Foram publicados vários relatos de eventos anestésicos adversos com o uso de succinilcolina nesses pacientes.[26] Foi descrita uma variante desse distúrbio em que a miotonia ocorre *durante* o exercício, não sendo aliviada pelo aquecimento do membro frio. Em outra variante com miotonia persistente e em alguns casos grave, o aumento do potássio sérico irá agravar a miotonia. Crianças com esse transtorno podem sofrer hipoventilação aguda e coma depois de ter ingerido uma refeição rica em potássio, por causa da miotonia dos músculos torácicos. Essas crianças são, com frequência, equivocadamente diagnosticadas como tendo distúrbio convulsivo. Claramente, as mutações dos canais de sódio-cloreto ou do músculo podem resultar em diversas síndromes clínicas distintas, inclusive a forma sistêmica observada em DM.

MIOPATIAS METABÓLICAS

Para que os músculos se contraiam, eles precisam de energia (trifosfato de adenosina [ATP]), que é proporcionada pelo metabolismo de glicogênio, glicose e ácidos graxos. As vias metabólicas para essas três substâncias convergem na acetil-coenzima A (acetil-CoA), que, no interior da mitocôndria, é oxidada no ciclo de Krebs e na cadeia respiratória até ATP (Fig. 9.2). Com relação às miopatias, defeitos nesse processo são defeitos do uso de substratos (envolvendo glicogenoses) ou distúrbios do metabolismo dos lipídios. Tsujino et al. argumentam que pacientes com doenças do uso de substratos exibirão duas apresentações clínicas principais: (1) disfunção muscular aguda, recorrente e reversível, que se manifesta como intolerância ao exercício ou mialgia, e (2) debilitação fixa, frequentemente progressiva.[27] Aqueles distúrbios que são apresentados como debilitação muscular reversível aguda comumente podem ser diferenciados em defeitos no metabolismo do glicogênio ou dos lipídios, com base em sua apresentação. Tendo em vista que o metabolismo

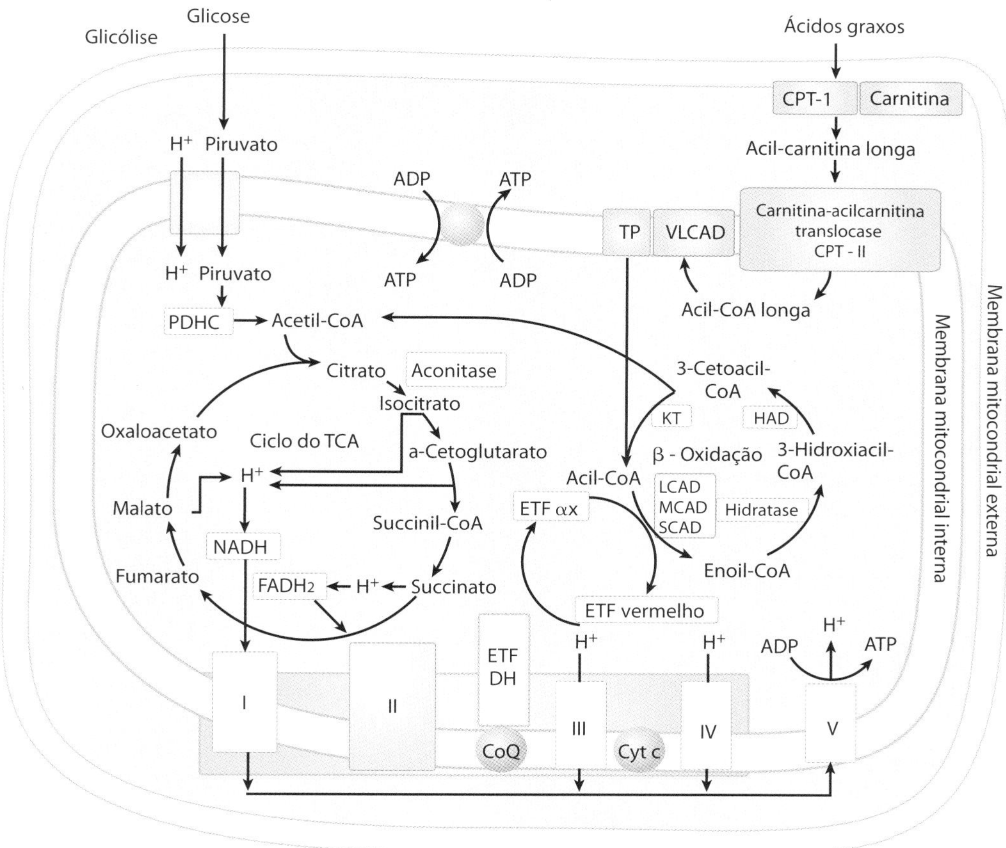

FIGURA 9.2 Representação esquemática do metabolismo de substrato. Os complexos da cadeia respiratória codificados exclusivamente por DNA nuclear estão em cor sólida; os complexos codificados tanto por DNA nuclear como por DNA mitocondrial estão sombreados. (Reproduzido de Rosenberg RN, Prusiner SB, DiMauro S, Barchi RL [eds.]: *The Molecular and Genetic Basis of Neurological Disease.* Boston, Butterworth-Heinemann, 1997, p. 201.)

do glicogênio é importante para o exercício aeróbio intenso, pacientes com defeitos no metabolismo desse polissacarídeo sofrem cãibras e enfraquecimento muscular depois de um exercício intenso, enquanto pacientes com defeitos metabólicos dos lipídios se queixam com frequência de cãibras ou enfraquecimento muscular depois de exercício moderado prolongado. Um jejum prolongado pode exacerbar essas condições, acarretando fadiga dos músculos respiratórios e mioglobinúria.

No entanto, as miopatias metabólicas da primeira infância ou início da segunda infância comumente se apresentam como distúrbios polissistêmicos. A *síndrome do bebê flácido* é a descrição clínica simplificada para crianças com diferentes miopatias metabólicas. Essas crianças se encontram em risco de complicações respiratórias, porque têm seu reflexo da tosse diminuído e aspiram com regularidade. É provável que os defeitos metabólicos resultem em defeitos do desenvolvimento no SNC, miocardiopatia e defeitos da condução cardíaca. Além disso, a atrofia progressiva da musculatura esquelética levará a contraturas e a escoliose.[28]

Miopatias do armazenamento de glicogênio

Esses distúrbios são resultado de defeitos enzimáticos musculares nas vias glicogenolíticas ou glicolíticas, levando ao acúmulo de glicogênio. A miopatia, no entanto, não é causada pelo acúmulo dessa substância, mas pelo bloqueio na produção de energia, isto é, *doença do uso de substrato.* As doenças do armazenamento de glicogênio receberam numerais romanos na ordem de sua descoberta, tendo sido classificadas como doenças da glicogenose por Cori (Fig. 9.3). Discutiremos essas glicogenoses miopáticas não lisossômicas em sua ordem sequencial enzimática.[28,29]

Deficiência da enzima desramificadora (tipo III, doença de Cori-Forbes)

Essa é uma doença da infância, em que ocorre hepatomegalia e disfunção hepática, atraso no crescimento e hipoglicemia em jejum que, em geral, desaparece espontaneamente por volta da puberdade. A enzima tem duas funções catalíticas: uma transferase que transfere uma unidade glicosil para a cadeia aceptora da dextrina de limitação de fosforilase (PLD) e, em seguida, a unidade glicosil é hidrolisada. Infusão de frutose, bem como uma dieta rica em proteína, aumentarão os níveis sanguíneos de glicose, visto que a gliconeogênese não é afetada. Esses casos que não desaparecem na puberdade exibem evidência precoce de envolvimento muscular, tanto no esquelético como no cardíaco. Contudo, não é comum a ocorrência de miopatia clínica, e geralmente esse problema se manifesta mais tarde (terceira e quarta décadas), depois de ter ocorrido remissão dos sintomas hepáticos. CK sérica está aumentada em pacientes com miopatia. A miopatia se apresenta como um enfraquecimento, e não como intolerância ao exercício, cãibras ou mioglobinúria. Pode ocorrer consumpção dos músculos distais da perna e dos intrínsecos da mão, o que poderá levar a um diagnóstico de doença do neurônio motor. O curso é lentamente progressivo e comumente não incapacitante.

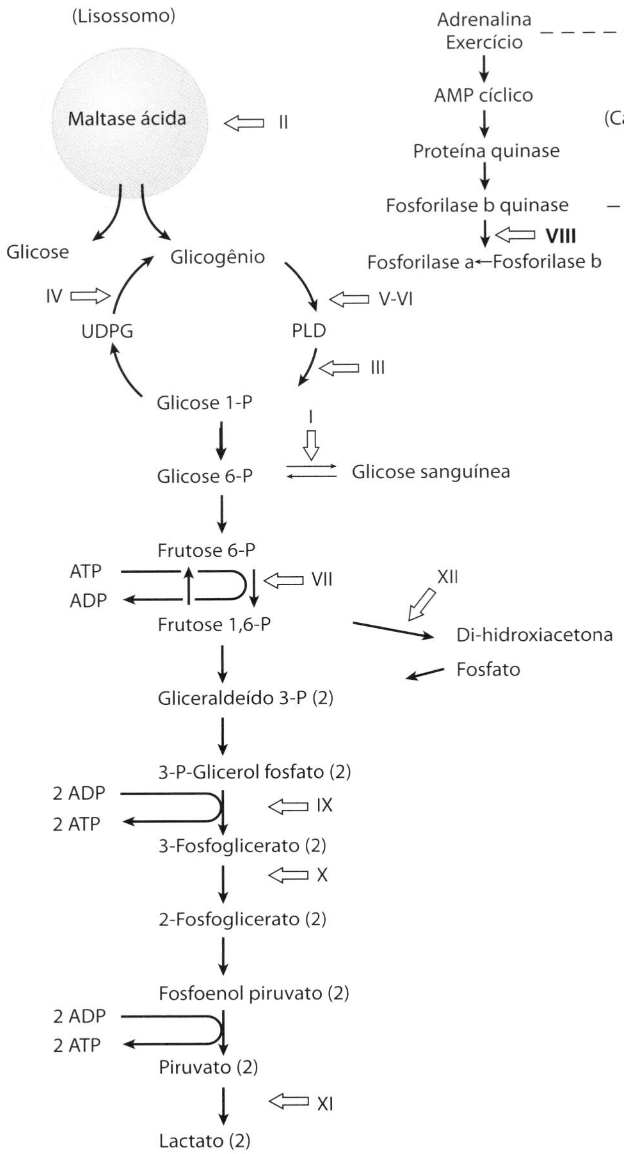

FIGURA 9.3 Esquema do metabolismo do glicogênio e da glicólise. Os numerais romanos referem-se a defeitos enzimáticos da glicogenose. (De Tsujinao S, Nonaka I, DiMauro S: Glycogen storage myopathies. *Neurol Clin* 2000;18:127.)

Deficiência da enzima ramificadora (tipo IV, doença de Anderson)

A enzima ramificadora catalisa a última etapa na biossíntese do glicogênio, mediante acoplamento de cadeias glicosil curtas a uma periférica do glicogênio nascente. No estado de deficiência enzimática, os glicogênios não ramificados anormais sofrem precipitação e não ficam mais disponíveis para a produção de glicose. As manifestações clínicas incluem hepatosplenomegalia, cirrose, hipotonia, depleção muscular e cardiomegalia. Quase todos os indivíduos afetados com a doença morrem prematuramente. Os que sobrevivem até a maturidade também podem exibir disfunção dos sistemas nervosos central e periférico.

Deficiência de miofosforilase (tipo V, doença de McArdle)

Tipicamente, os pacientes exibem intolerância ao exercício acompanhada de mialgia, cãibras, enrijecimento e debilitação dos músculos exercitados. A intolerância ao exercício em geral se desenvolve durante a adolescência, mas é habitual que o enfraquecimento não se manifeste até décadas subsequentes. Quase todos os pacientes aprendem a se adaptar à sua limitada tolerância ao exercício, e somente mais tarde o enfraquecimento proximal fixo irá impor limitações significativas a seus estilos de vida. Se o exercício continuar com as cãibras, poderá ocorrer mioglobinúria com subsequente insuficiência renal. Nessa doença, e também em outras glicogenoses musculares, não ocorre o aumento normal de três a cinco vezes nos níveis venosos de lactato, observado quando tornamos isquêmico um músculo isolado.

Existe uma variante diferenciada que exibe grave enfraquecimento generalizado, insuficiência respiratória e morte na infância. A deficiência do tipo V também pode estar associada a alguns casos de síndrome da morte súbita do bebê (SMSB).

Fosforilase inicia a degradação do glicogênio com a remoção de resíduos 1,4-glicosil dos ramos exteriores da molécula de glicogênio, deixando uma molécula de dextrano de limitação de fosforilase (PLD) com quatro unidades glicosil, que são, em seguida, degradadas pela enzima desramificadora. Com isso, ocorrerá formação de glicose-1-fosfato. Existem três isoenzimas expressadas no músculo, encéfalo e fígado. O encéfalo contém tanto a isoenzima muscular como a cerebral, e é por isso que não foram caracterizados defeitos cerebrais específicos. A doença é transmitida como traço autossômico recessivo, com localização no cromossomo 11.

Tendo em vista que a prolongada isquemia muscular pode levar ao enfraquecimento muscular permanente com atrofia e mioglobinúria e subsequente insuficiência renal, devemos evitar o uso de torniquetes. Considerando que a tolerância ao exercício muscular experimentalmente limitada foi estendida com o uso de infusões de glicose, durante o perioperatório deve-se fazer infusão de soluções contendo esse açúcar. Também deve-se instituir uma hidratação adequada e infusões de manitol naqueles pacientes em que ocorra diminuição do débito urinário para que não ocorra mioglobinúria. Deve-se evitar succinilcolina para que não ocorram fasciculações e destruição muscular. Pela mesma razão, previna o paciente contra calafrios pós-operatórios com o uso de um aquecedor para líquidos intravenosos e cobertores para o seu aquecimento.

Deficiência de fosfofrutoquinase muscular (tipo VII, doença de Tauri)

Em termos de apresentação clínica e de diagnóstico, a deficiência de fosfofrutoquinase (PFK) é similar à deficiência de miofosforilase. PFK converte frutose-6-fosfato e frutose-1-fosfato em frutose-1,6-difosfato, e esse defeito bloqueia o metabolismo do glicogênio, glicose e frutose. Como ocorre também na deficiência de miofosforilase, a prática de exercício isquêmico prolongado em casos de deficiência de PFK poderá resultar em necrose muscular e mioglobinúria. Todavia, a insuficiência renal não é tão comum como em casos de deficiência de PFK, comparativamente ao que ocorre em pacientes com deficiência de miofosforilase. Considerando que o defeito enzimático também afeta eritrócitos, alguns pacientes exibem aumento da hemólise, acompanhada por icterícia. PFK é uma enzima tetramérica que se encontra sob o controle de três genes estruturais (M, L, P), mas apenas a subunidade M do gene terá expressão no músculo maduro, enquanto os eritrócitos expressam tanto a subunidade M como a L. A ausência de anemia em pacientes com deficiência de PFK está relacionada ao fato que eritrócitos podem sintetizar uma enzima funcional com a subunidade L. O defeito no gene M é transmitido como traço autossômico no cromossomo 1.

Deficiência de fosforilase B quinase (tipo VIII)

Fosforilase B quinase tem um papel central na degradação e síntese do glicogênio. A enzima fosforila glicogênio fosforilase para uma forma ativa, que ao mesmo tempo em que fosforila glicogênio sintase para uma forma inativa; assim, quando é "ligada" a degradação do glicogênio, a síntese dessa substância é desligada. Deficiência de fosforilase B quinase pode ser classificada em diferentes grupos, dependendo da apresentação clínica: doença hepática da infância com hepatomegalia, atraso do crescimento, retardo do desenvolvimento motor, hiperlipidemia e hipoglicemia em jejum, herdada como traço recessivo ligado ao cromossomo X ou autossômico recessivo; doença hepática e muscular caracterizada por hepatomegalia e miopatia não progressiva da infância, herdada como traço autossômico recessivo; doença muscular em que os pacientes exibem enfraquecimento dos músculos em exercício, com mialgias, câibras e mioglobinúria, herdada como traço recessivo ligado ao cromossomo X; e miocardiopatia infantil fatal, herdada como traço autossômico recessivo. As considerações anestésicas são similares àquelas examinadas para os déficits previamente mencionados, exceto nos casos em que o grau de doença hepática venha a exigir modificações.

Deficiência de fosfoglicerato quinase (tipo IX)

A enzima fosfoglicerato quinase (PGK) catalisa a formação de 3-fosfoglicerato e ATP. Tendo em vista que a enzima é transcrita a partir de um gene isolado com expressão em todos os tecidos, exceto o esperma, ocorre considerável variabilidade clínica. As principais apresentações clínicas são anemia hemolítica, disfunção do SNC (retardo mental, anormalidades do comportamento, convulsões, AVC) e miopatias de exercício. Esses importantes aspectos clínicos ocorrem com igual frequência em pacientes com deficiência da enzima, mas raramente todos irão se evidenciar em um mesmo paciente. Essa é uma deficiência herdada como traço ligado ao cromossomo X.

Deficiência de fosfoglicerato mutase (tipo X)

Fosfoglicerato mutase (PGAM) catalisa a interconversão de 2-fosfoglicerato e 3-fosfoglicerato. Os achados clínicos são miopatia com intolerância ao exercício, câibras e mioglobinúria. Essa deficiência é herdada como traço autossômico e manifesta sintomas variáveis nos pacientes heterozigotos.

Deficiência de lactato desidrogenase muscular (tipo XI)

Lactato desidrogenase (LDH) é um tetrâmero que se compõe de duas subunidades distintas, M e H, que podem ser arranjadas em cinco isoenzimas. A subunidade M é a forma predominante no músculo esquelético. Assim, pacientes com déficit do tipo M exibem debilitação durante o exercício e mioglobinúria recorrente, mas nenhuma outra patologia histológica.

Deficiência de aldolase (tipo XII)

Aldolase está presente na forma de três isoenzimas no músculo esquelético e nos eritrócitos; fígado, rim e intestino delgado; e tecido neural. Pacientes com miopatia consistindo de intolerância ao exercício também exibem anemia hemolítica.

Mioglobinúria

Mioglobinúria é uma anormalidade metabólica comum entre as doenças musculares de uso do substrato. Em decorrência de um bloqueio enzimático no metabolismo do glicogênio e na glicólise, o músculo fica carente de energia, o que acarretará isquemia, necrose e liberação de mioglobina na circulação. Contudo, a causa mais comum de mioglobinúria recorrente é um distúrbio do metabolismo dos lipídios, carnitina palmitoiltransferase II (CPT II). Mioglobina é uma proteína de 17.000 dáltons com um grupo prostético heme, e está presente no músculo em uma concentração de cerca de 1 g/kg, sendo liberada durante a isquemia e morte celular. A concentração sérica normal de mioglobina equivale a 20 ng/mL, havendo necessidade de uma concentração sérica de 300 ng/mL para que ocorra excreção renal. Uma visível alteração na cor da urina com mioglobina para o castanho sugere intensa destruição do tecido muscular (rabdomiólise). Pode-se diferenciar entre hemólise e mioglobinúria com a obtenção de um teste de benzidina positivo na urina (maior que 500 ng/mL de mioglobina) sem a presença de hemácias ao microscópio. Além disso, se não estiver ocorrendo hemólise, uma amostra sérica não deverá apresentá-la. Hipovolemia e acidose em combinação com mioglobinúria aumentam a probabilidade de insuficiência renal aguda. A resposta exagerada de fasciculações musculares à succinilcolina, observada em crianças e adultos com miopatias, coloca esses pacientes em risco de mioglobinúria e insuficiência renal. Podem ocorrer arritmias por causa dos efeitos da hipercalemia, acidose e hipocalcemia (devido à absorção de cálcio pelo músculo lesionado). A hipocalcemia também ficará exacerbada pela administração intravenosa de bicarbonato de sódio e pela hiperventilação em pacientes em aparelhos respiradores. Então, nessas circunstâncias, deve-se administrar cálcio.

O tratamento objetiva a reversão da destruição muscular (repouso, na maioria dos casos) e a manutenção de um débito urinário adequado. A vigorosa e imediata ressuscitação com líquido reduz a incidência de insuficiência renal durante a mioglobinúria. Deve-se administrar manitol, para que seja promovida diurese osmótica e para a "limpeza" dos radicais de oxigênio livre produzidos depois da reperfusão do rim isquêmico. A alcalinização da urina com bicarbonato de sódio poderá impedir a precipitação de hematina ácida da mioglobina nos túbulos renais, além de reduzir o risco de insuficiência renal.

Glicogenose tipo I (Doença de von Gierke)

Pacientes com essa doença não possuem glicose-6-fosfatase, que funciona principalmente no fígado para conversão de glicose-6-fosfato em glicose, que poderá ser utilizada pelo cérebro e outros tecidos carentes desse açúcar.[27] Assim, essa não é basicamente uma doença muscular, mas envolve carência no fornecimento de energia para os músculos e outros tecidos. Tendo em vista que a síntese de glicogênio continua sem que ocorra degradação dessa substância e nem utilização da glicose, ocorrerá excessiva deposição de glicogênio no fígado, resultando em hepatomegalia. Considerando que a hipoglicemia em jejum pode ser grave e que está associada a acidose, haverá necessidade do consumo frequente de pequenas refeições ricas em carboidratos. Comumente, a doença se faz acompanhar por convulsões, retardo mental e atraso no crescimento; as crianças raramente sobreviverão além dos 2 anos. Contudo, alguns pacientes sobreviveram até a adolescência com a ajuda de *shunts* portocavas, em que a absorção intestinal da glicose contornará o fígado, com administração de tiroxina e glucagon para limitar a síntese de glicogênio. Pacientes para cirurgia terão permissão para ingerir soluções orais de glicose até 4 horas antes do procedimento, seguindo-se uma infusão de glicose. É necessária a monitoração frequente da glicemia e do pH durante todo o transcorrer do período perioperatório. Devem ser evitadas soluções contendo lactato, porque esses pacientes não têm capacidade de converter ácido lático em glicogênio.

Glicogenose tipo II (Doença de Pompe)

Essa é uma deficiência de maltase ácida lisossômica que resulta na deposição de glicogênio na musculatura lisa, esquelética e cardíaca. A apresentação clínica assume três formas. A primeira é uma forma infantil que envolve basicamente cardiomegalia com insuficiência cardíaca congestiva e morte, geralmente antes dos 2 anos. A forma seguinte é uma forma juvenil que resulta em intenso enfraquecimento muscular respiratório, troncular e proximal. Um ecocardiograma pode revelar hipertrofia cardíaca acompanhada de estenose subaórtica. A deposição do glicogênio muscular poderá levar ao surgimento de uma língua aumentada e protuberante, e isso faz com que o paciente fique propenso à obstrução das vias aéreas superiores. A debilitação da musculatura respiratória pode ser fator predisponente para um prolongado suporte ventilatório no período pós-operatório. Depois da extubação, será necessário um toalete pulmonar agressivo para que não ocorra pneumonia. Com frequência, esses pacientes morrem durante a segunda ou terceira década. Finalmente, existe uma variante mais benigna de surgimento na vida adulta que simula distrofia da cintura escapular/pélvica. Nesses pacientes, o enfraquecimento muscular ainda é objeto de estudo, mas pode envolver a ruptura de lisossomos hipertrofiados, causando destruição muscular.

MIOPATIAS MITOCONDRIAIS

Mitocôndria é uma organela intracelular responsável pela maioria das vias produtoras de energia. A genética da mitocôndria é complexa, visto que as enzimas e proteínas da organela estão codificadas tanto por genes mitocondriais como celulares. Além disso, o DNA mitocondrial é exclusivamente herdado da mãe e é heterogêneo, de tal modo que podem existir no interior da célula várias cópias diferentes do DNA mitocondrial. Defeitos genéticos nessas enzimas mitocondriais são devastadores para a ação muscular normal, porque as enzimas são responsáveis pela produção de ATP a partir da cadeia respiratória e fosforilação oxidativa mitocondriais (Fig. 9.4).[30] Luft comunicou o primeiro caso de distúrbio mitocondrial em 1962 em uma mulher sueca com evidência de hipermetabolismo, mas com função tireoidiana normal.[31] Subsequentemente, descobriram que a mulher tinha um pareamento defeituoso de oxidação e fosforilação, com estrutura mitocondrial anormal. No ano seguinte, foram descritos os critérios morfológicos para miopatia mitocondrial (RRF, ou aspecto vermelho esfarrapado com uma modificação do corante tricrômico de Gomori).[32] Desde então, foi descoberto que nem todas as doenças mitocondriais RRF envolvem miopatia, e que nem sempre RRF está presente em miopatias mitocondriais. As miopatias mitocondriais podem ser divididas em (1) miopatias mitocondriais "puras"; (2) encefalomiopatias mitocondriais; (3) distúrbios da fosforilação oxidativa; (4) distúrbios do metabolismo dos ácidos graxos; e (5) distúrbios do metabolismo do piruvato.[33-37]

Para uma discussão mais aprofundada das miopatias mitocondriais, consulte o Capítulo 14, Doenças mitocondriais.

DISTÚRBIOS DA FOSFORILAÇÃO OXIDATIVA

A lista de distúrbios neuromusculares associados a anormalidades mitocondriais e especificamente a defeitos na fosforilação oxidativa (FosOx) aumenta continuamente.[38] Além disso, defeitos na FosOx têm o potencial de afetar qualquer tecido no corpo. A principal manifestação cardíaca de uma deficiência na FosOx é a miocardiopatia hipertrófica. Foi identificado um dos defeitos metabólicos específicos nesse processo, uma translocase que troca ATP mitocondrial por difosfato de adenosina (ADP) no citosol. Manifestações hematológicas também foram associadas a lesões de FosOx, especificamente anemia sideroblástica na síndrome de medula pancreática de Pearson. Defeitos dos túbulos proximais também podem ser uma manifestação renal comum de doenças pediátricas envolvendo FosOx. Diabetes melito é bastante comum em distúrbios pediátricos da FosOx, tendo sido descrito nos distúrbios mitocon-

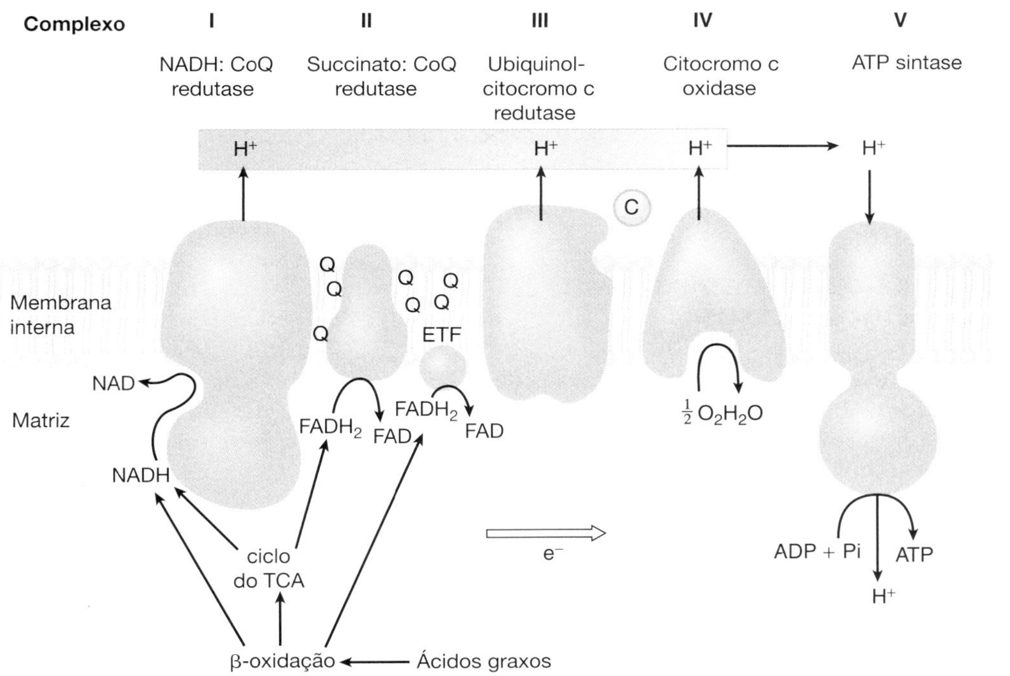

FIGURA 9.4 Cadeia respiratória mitocondrial e sistema de fosforilação oxidativa. (De Cooper JM, Clark J: The structural organization of the mitochondrial respiratory chain. In Schapira AH, DiMauro S [eds.]: *Mitochondrial Disorders in Neurology.* Oxford, UK, Butterworth-Heineman. International Medical Reviews, Neurology 1994, vol. 14, p. 1-30.)

driais de Kearns-Sayre, Pearson, Wolfram e MELAS. A avaliação pré-operatória desses pacientes deve levar em conta sua tendência para a acidose lática, hábitos alimentares e a utilidade de uma infusão de glicose na manutenção do metabolismo normal. Pacientes com envolvimento cardíaco devem ter um ecocardiograma e pacientes com histórico de problemas respiratórios (p. ex., pneumonias recorrentes, asma, dispneia) devem passar por estudos da função pulmonar. Barbitúricos inibidores da cadeia respiratória devem ser evitados. Também deve-se evitar o uso de succinilcolina devido ao pequeno risco de indução de HM e acidose lática em pacientes miopáticos.

Distúrbios da FosOx podem ser classificados de acordo com o local específico do defeito bioquímico.[39] Contudo, o paciente pode ter um defeito isolado em um único complexo ou o defeito genético pode afetar vários. Além disso, os quadros clínicos se sobrepõem com frequência. Ademais, considerando que os genes para as subunidades da FosOx podem ter sua origem tanto no mtDNA como no DNA nuclear, o defeito bioquímico específico não esclarece o modo de herança. A seguir, serão discutidas algumas das síndromes mais importantes associadas aos defeitos da FosOx mitocondrial.

Doença de Luft

Conforme discutido previamente, em 1962 Luft descreveu uma mulher de 35 anos com sintomas de hipertireoidismo (hiperidrose, polidipsia, polifagia, perda de peso) com função tireoidiana normal.[31] Ainda assim, a paciente foi tratada para hipertireoidismo – com tireoidectomia, sem os resultados esperados. Subsequentemente, descobriram que ela tinha mitocôndrias de dimensões variáveis e com maior número de cristas. O defeito bioquímico era um pareamento instável da fosforilação oxidativa; para cada oxidação de hidrogênio, *não* era produzido um ATP a partir do ADP. Assim, havia necessidade de maior gasto de oxigênio para que fosse obtida uma quantidade normal de produção de energia. Durante o período perioperatório, esses pacientes estariam em risco de hipertermia, aumento da utilização de oxigênio, acidose metabólica e hipovolemia.

Deficiência do complexo I

Deficiência do complexo I (Fig. 9.4) é um dos déficits de FosOx mais comuns. A apresentação pode consistir de miopatia isolada com intolerância ao exercício e acidose lática ou de uma doença polissistêmica.[40] A doença polissistêmica inclui uma acidose lática infantil fatal com miocardiopatia e comprometimento do SNC.

Deficiência do complexo IV

Habitualmente o defeito se apresenta antes dos 3 anos de idade como uma miopatia infantil grave; o paciente não consegue se desenvolver e ocorre enfraquecimento, hipotonia, acidose lática grave e envolvimento hepático, cardíaco e renal associado.[41] Foram publicados relatos de melhora espontânea da miopatia depois dos 3 anos. Essa miopatia infantil reversível "benigna" pode ser causada por uma subunidade da FosOx regulada pelo processo de desenvolvimento.

Deficiência de coenzima Q

A coenzima Q é responsável pelo transporte de elétrons entre os complexos I, II e III.[41] A apresentação clínica inclui enfraquecimento muscular progressivo com início na infância, juntamente com distúrbios do SNC. Ocorreu melhora clínica com a administração diária de 150 mg de coenzima Q.

DISTÚRBIOS DO METABOLISMO DOS ÁCIDOS GRAXOS

Os músculos utilizam ácidos graxos de cadeia longa como fonte de energia (Figs. 9.1 e 9.5). Os ácidos graxos são esterificados com coenzima A (CoA) e, em seguida, transportados através da membrana mitocondrial interna, mediante três etapas: (1) esterificação até carnitina com carnitina palmitoil transferase (CPT I); (2) translocação através da membrana com carnitina acilcarnitina translocase; e (3) liberação como CoA pela CPT II. Foram descritos defeitos hereditários para cada uma dessas enzimas e também para as envolvidas na β-oxidação.[42,43] Comumente, a apresentação se dá na infância como uma hipoglicemia hipocetósica desencadeada por jejum ou por algum estado hipermetabólico (infecção), que pode estar associado a encefalopatia, disfunção hepatocelular e cardiomegalia.

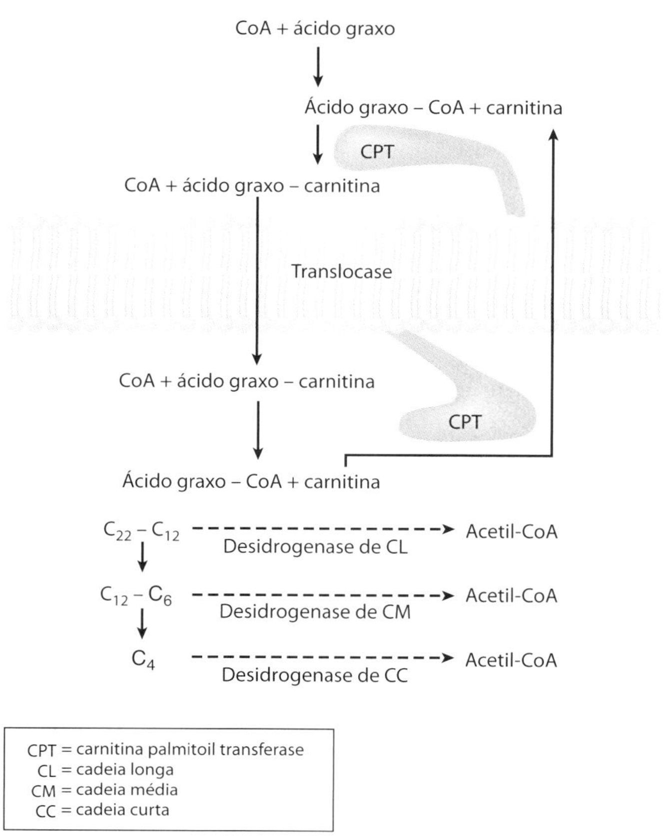

FIGURA 9.5 Transporte de ácidos graxos para o interior da mitocôndria muscular.

Deficiência de carnitina

A carnitina é sintetizada no fígado e, em seguida, transportada para o músculo esquelético, onde facilita o transporte de ácidos graxos de cadeia longa para o interior da mitocôndria. Ácidos graxos de cadeia média dispensam a presença de carnitina para transporte. Considerando que o músculo esquelético e o miocárdio derivam a maior parte da sua energia de repouso em jejum e de resistência do metabolismo dos ácidos graxos, uma deficiência de carnitina resultaria em músculos enfraquecidos e na deposição de grânulos de lipídios. Miopatia da infância por deficiência de carnitina envolve uma miocardiopatia dilatada progressiva. Além disso, síndrome de Reye foi associada à deficiência, com vômito, estupor e coma. Tendo em vista que carnitina e ácidos graxos de cadeia média melhorarão o enfraquecimento muscular, deve-se administrar essas substâncias no período perioperatório. Também devem ser administrados corticosteroides, porque esses agentes propiciam um mecanismo de transporte alternativo para ácidos graxos de cadeia longa. Deve ser evitado o jejum prolongado e o paciente deve receber infusões contendo glicose.

Deficiência de acil-coenzima A desidrogenase

As desidrogenases degradam ácido graxo-CoA até acil-CoA no interior da mitocôndria; assim, defeitos nessas enzimas causam acúmulo de acil-CoA graxo e carnitina-acil-CoA graxo. A forma mais comum é a deficiência de acil-CoA desidrogenase de cadeia média, com incidência de 1 em 10.000 pessoas. Comumente, essa deficiência se apresenta na forma de hipoglicemia hipocetósica durante o primeiro ou segundo ano de vida, depois de um jejum ou de um estresse metabólico. A deficiência foi ligada a diversas mortes por síndrome da morte súbita do bebê (SMSB). Além disso, pacientes que sobrevivem à crise da infância adquirem com frequência miopatia e miocardiopatia.

Deficiência de CPT

A deficiência de CPT II é mais comum do que a de CPT I e habitualmente se apresenta no final da adolescência na forma de cãibras musculares induzidas pelo exercício e mioglobinúria. Um estresse metabólico prolongado pode resultar em insuficiência respiratória e renal por causa da rabdomiólise. Ocorre elevação dos níveis séricos de CK muscular durante os ataques, mas em geral esse indicador está normal entre episódios. Esses pacientes trabalham regularmente e têm capacidade oxidativa habitual, desde que haja disponibilidade de um substrato de carboidrato; será apenas durante o jejum ou quando as reservas de glicogênio (glicose) se esgotarem que eles entrarão em crise metabólica. Assim, como ocorre em vários outros distúrbios por deficiência de substrato, deve-se administrar glicose no período perioperatório e também evitar calafrios intensos e contrações musculares (succinilcolina).

DISTÚRBIOS DO METABOLISMO DO PIRUVATO

São distúrbios do metabolismo do piruvato: deficiências de piruvato desidrogenase (DPD) e de piruvato carboxilase (DPC). DPD é uma das apresentações mais comuns da acidose lática congênita.[44] A apresentação clínica pode ocorrer no neonato como uma acidose lática persistente e grave, habitualmente resultando em morte; como em uma forma que se manifesta mais tarde na infância, em associação com atraso no desenvolvimento, hipotonia, convulsões, características dismórficas e episódios intermitentes de acidose lática; e no final da infância em meninos com ataxia, que é precipitada por refeições ricas em carboidratos e tratada com dietas ricas em gordura e pobres em carboidratos.

DOENÇAS DOS CANAIS MUSCULARES

Esse é um grupo de distúrbios com base molecular comum no comprometimento do músculo esquelético limitado por voltagem.[45]

Hipertermia maligna

Ainda sendo causa de evento fatal em pacientes sob anestesia, HM foi descrita originalmente em 1960 por Denborough e Lovell.[46] Foi informada uma incidência desde 1 em 15.000 anestesias em crianças até 1 em 50.000 a 100.000 anestesias em adultos. A síndrome da HM se caracteriza por rigidez muscular generalizada, aumento não explicado da produção de CO_2, acidose metabólica, rabdomiólise, níveis elevados de CK, hipercalemia e hipertermia.[47] Foi também informado um aumento na temperatura central de 1°C a cada 5 minutos, chegando até 46°C. Embora o grau e a duração da elevação da temperatura central tenham efeito no resultado, a hipertermia pode ser um sinal tardio no desenvolvimento da HM.

Patogênese. A síndrome é desencadeada pela administração de anestésicos voláteis e pela succinilcolina, um relaxante muscular despolarizante.[48] A apresentação inicial pode ser um espasmo do masseter depois da administração de succinilcolina. Se succinilcolina não for administrada para facilitar a intubação endotraqueal, a síndrome talvez não seja reconhecida senão mais tarde, durante uma anestesia inalatória não complicada.[49] Nesse momento da anestesia, a taquicardia, hipertensão e rigidez muscular podem ser atribuídas à anestesia "superficial", fazendo com que o anestesiologista aumente a concentração do anestésico fornecido. Apenas depois que o paciente ficou avermelhado e quente, e depois que $ETCO_2$ se elevou significativamente, o problema será identificado. Rigidez muscular pode dificultar a ventilação – o que, em associação com o aumento da produção de CO_2, leva à acidose respiratória e metabólica. Além disso, o absorvedor de CO_2 do circuito respiratório ficará aquecido e exaurido, exacerbando a hipertermia e acidose. São comuns as arritmias cardíacas, inclusive taquicardia e fibrilação ventriculares, resultantes da acidose, hipertermia e exacerbações das catecolaminas. Pode ocorrer sangramento pelo local da cirurgia, devido à ocorrência de coagulopatias (p. ex., CID, trombocitopenia). Ocorrerá insuficiência renal aguda, causada por hipertensão e rabdomiólise, e o coma, como resultado da extrema hipertermia e do edema cerebral. A síndrome é quase sempre fatal se não for apropriadamente tratada. HM foi também descrita em seres humanos em resposta a estresse ou exercício.[50]

HM é um defeito da regulação da concentração mioplasmática de cálcio. O evento deflagrador leva a uma liberação de cálcio pelo retículo sarcoplasmático através de um canal de rianodina muscular (RYR1) dependente da voltagem.[51] O canal RYR1 é regulado pelo cálcio, ATP, calmodulina e magnésio. Concentrações micromolares de cálcio ativam o canal RYR1, enquanto concentrações de cálcio dez vezes superiores (>10 μM) inibem o canal. Mutações no gene *RYR1* no cromossomo humano 19q13.1 foram ligadas a indivíduos suscetíveis à HM.[52] O canal RYR1 mutante é ativado por concentrações mais baixas que o normal de cálcio, sendo inibido por concentrações mais altas que o normal desse eletrólito. Além disso, a modulação do receptor de RYR1 via calmodulina foi alterada de tal modo que aumentaram dramaticamente suas propriedades ativadoras. Esse quadro termina levando a excesso no cálcio sarcoplasmático, com persistente contratura de miofibrilas, depleção de ATP, despareamento da fosforilação oxidativa, acidose metabólica e necrose muscular. Estudos de ligação genética demonstraram que cerca de 50% dos casos de HM podem ser ligados a mutações no gene *RYR1*. A mutação de *RYR1* também foi ligada à doença nuclear central (uma miopatia congênita rara) e à síndrome de King-Denborough. Em um artigo publicado, foi demonstrado que em 124 indivíduos suscetíveis à HM, 23% tinham mutações no gene *RYR1*.[53] Em outra análise, a suscetibilidade à HM foi ligada ao gene do receptor diidropiridina (DHP) no cromossomo 7q, que também regula o fluxo de cálcio no músculo esquelético.[54]

Assim, embora a herança de HM seja autossômica dominante, a genética molecular da suscetibilidade a essa doença pode envolver mais que um *locus* genético.

Diagnóstico. O diagnóstico de HM se baseia na apresentação da síndrome clínica ou no teste de contratura *in vitro* (TCIV). TCIV é específico para HM, mas sua baixa sensibilidade o elimina como teste de triagem prático para a população cirúrgica geral. Além disso, considerando que muitos cenários clínicos podem causar um estado hipermetabólico e mimetizar HM, o diagnóstico é em geral estabelecido em indivíduos com critérios clínicos apropriados e também com TCIV positivo. Larach et al.[55] desenvolveram uma escala de classificação clínica para avaliar a probabilidade de suscetibilidade à HM (Tab. 9.4). Essa escala da HM incorpora seis critérios clínicos, em que a probabilidade de suscetibilidade à HM aumenta à medida que o paciente manifesta mais critérios. Quando um indivíduo manifesta critérios suficientemente consistentes com HM, é importante que passe por um TCIV, porque esse teste revelará que muitos desses casos não são suscetíveis à HM. Essa informação é importante para a orientação familiar.

TABELA 9.4 Critérios para a escala de classificação clínica para hipertermia maligna

Processo	Critérios clínicos
Rigidez muscular	Rigidez generalizada; espasmo do músculo masseter
Destruição muscular	Creatina quinase > 20.000 U/L; mioglobinúria; K plasmático > 6 mEq/L
Acidose respiratória	CO_2 expiratório final > 55 mm Hg; $PaCO_2$ > 60 mm Hg
Aumento da temperatura	Aumento rápido; T > 38,8°C
Envolvimento cardíaco	Taquicardia sinusal inexplicável, taquicardia V, fibrilação V
História familiar	História familiar de hipertermia maligna

TCIV é realizado em apenas dois centros no Canadá e em seis nos Estados Unidos (ver *www.mhaus.org* para endereços dos centros diagnósticos de HM). Deve ser obtida uma biópsia muscular no centro diagnóstico de TCIV, porque o teste deve ser realizado dentro de 4 horas da excisão do músculo. O teste de contratura de cafeína-halotano (TCCH) precisa de 2 g de músculo, habitualmente coletado no vasto lateral ou no vasto medial. É preferível o uso da anestesia regional com sedação para esse procedimento, mas fica contraindicada a infiltração direta do músculo com um anestésico local. No protocolo norte-americano, seis tiras longitudinais de tecido muscular são enganchadas a transdutores de força; três dessas tiras são expostas a halotano a 3% e as outras três à cafeína. Considera-se que uma contratura superior ou igual a 0,7 g para halotano e uma superior ou igual a 0,3 g para cafeína é positiva para HM.[56] A especificidade desse teste é aproximadamente 98% para indivíduos testados que tiveram um episódio inequívoco de HM, mas a sensibilidade é de apenas 85 a 90%. Assim, diante de uma baixa prevalência da síndrome de HM e 10 a 15% dos pacientes normais testados como positivos, não se pode utilizar TCIV para triagem de rotina. Uma solução de teste ideal para HM utilizaria um teste simples com base no DNA para triagem de pacientes cirúrgicos. Contudo, conforme anteriormente informado, foi identificado mais de um *locus* genético como associado à suscetibilidade à HM, e atualmente nosso percentual de detecção para mutações genéticas em pacientes sabidamente suscetíveis à HM é de apenas 23%.[53]

E com relação a pacientes com espasmo do músculo masseter (EMM) durante a indução da anestesia? Foi informada parada cardíaca súbita depois da administração de succinilcolina em pacientes normais com EMM, mas tal ocorrência é consideravelmente mais frequente em pacientes com miopatias.[57] Crianças com doenças musculares podem exibir uma resposta miotônica à succinilcolina (EMM), também incluindo níveis elevados de CK, acidose metabólica, hipercalemia e arritmias. Mas isso não implica necessariamente que esses indivíduos sejam suscetíveis à HM. EMM pode ocorrer em indivíduos "normais" depois da indução com succinilcolina e agentes inalatórios? Em um estudo de 5 mil crianças anestesiadas, nenhuma criança induzida com pentotal sofreu EMM, enquanto a incidência de EMM foi de 0,5% naquelas que receberam succinilcolina e halotano.[58] Nenhum desses pacientes sofreu HM. Contudo, outros estudos informaram que 60% dos pacientes com EMM mostraram-se positivos para HM.[59] Considerando que a ocorrência da síndrome da HM é potencialmente fatal, deve ser utilizado um anestésico não desencadeador para a operação, depois da observação isolada de EMM durante a indução anestésica. A ocorrência de contrações miotônicas generalizadas e de outras sequelas depois do uso de succinilcolina e/ou agentes inalatórios é anormal e, nesses casos, se for possível, deve-se abortar o uso do anestésico, hospitalizar o paciente para observação e investigar a possibilidade de suscetibilidade à HM. Mesmo se o paciente não for suscetível, uma rabdomiólise que pode ocorrer em algumas doenças musculares poderá evoluir para acidose metabólica grave, insuficiência renal e morte súbita.

Tratamento. A mortalidade decorrente da síndrome de HM caiu de praticamente 100% para baixos níveis por causa da vigilância, cuidados adjuvantes, descontinuidade dos agentes desencadeadores e administração de dantrolene. Quando se suspeita de uma resposta de HM, deve-se administrar dantrolene na dose de 1 a 2 mg/kg por via intravenosa, com doses adicionais a cada 15 a 30 minutos, até que tenham desaparecido as evidências do episódio agudo. Depois do episódio inicial, dantrolene deverá ser mantido na dose de 1 mg/kg a cada 6 horas ou 0,25 a 0,5 mg/kg/hora até que o tratamento tenha produzido sinais vitais normais e estáveis (possivelmente durante 24 horas, dependendo da gravidade do episódio). Foram informadas evidências de recidiva de HM em cerca de 25% dos pacientes dentro de 24 horas a contar do episódio inicial.[60] Cada ampola de 20 mg de dantrolene contém 3 g de manitol, e as ampolas são reconstituídas em água. A complicação mais comum da administração de dantrolene é a debilitação muscular.

As respostas adicionais a um episódio de HM devem incluir a correção da acidose metabólica com bicarbonato (0,5 a 2 mEq/kg), hiperventilação com oxigênio a 100% e uma infusão inicial de líquidos de 10 a 20 mL/kg de salina normal resfriada ou à temperatura ambiente. O tratamento contínuo com líquido dependerá do débito urinário do paciente, de seus eletrólitos e da estabilidade hemodinâmica. Pode haver necessidade de uma diurese alcalina agressiva para que seja mantido um débito urinário de 1 a 2 cc/kg, a fim de que não ocorra insuficiência renal em decorrência da mioglobinúria. A administração de glicose e insulina promoverá a entrada de potássio nas células, proporcionando um substrato para manutenção das funções cerebrais. Devem ser enviadas regularmente amostras de sangue arterial e de sangue para obtenção de níveis de eletrólitos e CK. Pode ser necessária a lavagem das cavidades corporais (estômago e bexiga) com salina resfriada, com o objetivo de evitar níveis perigosos de hipertermia. Os compartimentos musculares devem ser avaliados para permitir um tratamento precoce da síndrome compartimental.

Tratamento do paciente suscetível à HM. Pacientes suscetíveis à HM podem receber com segurança anestesia geral com óxido nitroso, anestésicos intravenosos e relaxantes musculares não despolarizantes. A anestesia regional com qualquer anestésico local também é considerada segura para pacientes suscetíveis à HM. O circuito anestésico não deve ter sido exposto a agentes inalatórios, um novo absorvedor de CO_2, e o aparelho de anestesia deve ser mantido em um fluxo contínuo de oxigênio de 10 L/min durante 20 minutos. Parece desnecessária uma carga profilática com dantrolene, porque ainda poderá ocorrer HM, e níveis séricos eficazes de dantrolene poderão ser obtidos depois de uma carga intravenosa aguda.[61] Tendo em vista que o estresse pode — teoricamente — deflagrar uma resposta de HM, o paciente deve ser adequadamente tratado com ansiolíticos antes de sua chegada na sala cirúrgica; aquele paciente que recebeu uma anestesia regional também deve ser sedado. Deverá estar imediatamente à disposição do anestesiologista um kit de HM com dantrolene suficiente para a administração de 10 mg/kg a um adulto de grande estatura, algumas ampolas de bicarbonato, equipamento para lavagem de cavidades corporais, líquidos intravenosos e gelo para resfriamento tópico.

Paralisia periódica hipercalêmica

Paralisia periódica hipercalêmica é um distúrbio herdado como um traço autossômico dominante com penetrância completa. Habitualmente, os ataques paralíticos têm início durante a primeira década de vida sem muita frequência, e então aumentam com o passar do tempo, quando as recidivas podem ocorrer diariamente. Em geral, os ataques ocorrem pela manhã ou depois de um período de repouso após um exercício intenso. Os ataques jamais ocorrem durante o exercício, podendo ser abortados se o indivíduo der início a um exercício leve. O enfraquecimento muscular se faz acompanhar por hipercalemia, que alcança até 6 mM, e um decréscimo concomitante nos níveis séricos de sódio. Com a resolução do enfraquecimento, o nível sérico de potássio retorna ao normal e o paciente pode apresentar uma diurese hídrica, creatinúria e mialgias. Os ataques podem ser precipitados pela ingestão de potássio, frio, estresse, glicocorticoides e gravidez. Existem variantes clínicas da doença: com miotonia, sem miotonia e com paramiotonia. A redução da temperatura corporal do paciente induzirá enfraquecimento, mas não miotonia em qualquer das variantes clínicas. A miotonia que ocorre em certos pacientes é branda e raramente interfere no movimento. Na variante de paramiotonia, os ataques incluem debilitação generalizada e miotonia paradoxal. Em pacientes com *paramiotonia congênita,* a miotonia é induzida pelo frio e inclui hipercalemia, mas com a diferença que a miotonia surge durante o exercício e piora com sua continuação. Esses indivíduos exibem o característico fenômeno do atraso da pálpebra.[45]

O diagnóstico de paralisia periódica hipercalêmica pode ser estabelecido com um teste de esforço. O paciente é exercitado durante 30 minutos em uma frequência cardíaca superior a 120 batimentos por minuto, seguido por um período de repouso absoluto. Em indivíduos normais, o valor do potássio sérico subirá durante a fase de exercício, declinando em seguida para os valores iniciais durante a fase de repouso. Em pacientes com paralisia periódica, o valor do potássio sérico começará a declinar em repouso, mas voltará a subir em 10 a 20 minutos, juntamente com a debilitação.[62]

A patogênese da doença envolve a ativação anormal dos canais de sódio do sarcolema.[63] A mutação foi ligada ao gene para o canal de sódio do músculo esquelético no cromossomo 17q23. O canal de sódio mutante responde a níveis elevados de potássio pelo aumento do influxo do eletrólito e despolarização prolongada. Esse quadro faz com que o músculo não possa ser excitado (paralisado), resultando em uma liberação compensatória de potássio pelas células, que então poderá ativar mais canais de sódio.

Indivíduos portadores da doença podem ser capazes de atenuar os ataques com a ingestão de carboidratos, continuação do exercício leve e administração de diurético perdedor de potássio. A terapia preventiva também inclui o uso desses diuréticos (hidroclorotiazida).

Se possível, deve ser evitada a depleção pré-operatória de carboidratos, mediante uma carga de carboidratos na noite anterior à cirurgia ou pela infusão de uma solução contendo glicose. Devem ser administradas soluções intravenosas que não contenham potássio. O eletrocardiograma pode revelar evidência de ondas T em pico antes de um ataque parético. Nessa ocasião, deve-se administrar glicose, insulina e β-agonistas inalatórios na tentativa de abortar a paralisia. Certamente, o paciente deverá ser mantido aquecido e relaxado, pois tanto o frio como o estresse podem deflagrar a paralisia.

Uma rara variante da paralisia periódica hipercalêmica é a *paralisia periódica normocalêmica,* em que o valor do potássio sérico não aumenta durante ataques graves. Esse distúrbio inclui retenção de potássio urinário, efeitos benéficos da carga de sódio e ausência de efeitos benéficos com a carga de glicose. Em uma família, a mutação foi ligada ao gene do canal de sódio no cromossomo 17q.

Paralisia periódica hipocalêmica

Como ocorre com a variante hipercalêmica, comumente os ataques em casos de paralisia periódica hipocalêmica têm início antes dos 16 anos de idade com ataques infrequentes; em seguida, ocorre aumento da frequência até um ponto em que poderão recidivar diariamente. Em geral, os ataques ocorrem na segunda metade da noite ou no início da manhã. O paciente pode despertar pela manhã paralisado, exceto pelos músculos cranianos, que habitualmente são poupados. Contudo, a função respiratória fica comprometida durante ataques graves, tendo sido documentada a ocorrência de falência respiratória fatal. Os ataques são deflagrados por uma atividade física intensa precedente, refeições ricas em carboidratos e sódio, estresse e frio. Durante ataques graves, o nível sérico de potássio cai para níveis anormais. Os ataques podem ser acompanhados por oligúria, constipação, diaforese e bradicardia sinusal. Além disso, muitos pacientes podem ser acometidos por miopatia permanente.[64]

O diagnóstico de paralisia periódica hipocalêmica é firmado pelo estabelecimento de hipocalemia durante os ataques e de normocalemia entre os ataques. Se um nível sérico anormalmente baixo de potássio se revelar perseverante, então deve-se levar em consideração razões secundárias para os ataques paréticos, inclusive depleção renal ou gastrintestinal desse eletrólito e problemas tirotóxicos. A administração de glicose e insulina pode provocar um ataque ao fazer com que ocorra influxo de potássio para o interior das células.

A paralisia periódica hipocalêmica é herdada como traço autossômico dominante, com penetrância maior em homens. A doença está ligada ao receptor de DHPdo tipo L do canal de cálcio no cromossomo 1q31-32, mas a patogênese ainda não ficou devidamente esclarecida.

Os ataques podem ser evitados ou atenuados pela ingestão de 2 a 10 g de cloreto de potássio. Pacientes que estejam planejando tratamento cirúrgico não devem ingerir uma refeição rica em carboidratos na véspera da operação. Eletrólitos devem ser medidos no pré-operatório, no dia da cirurgia, devendo ser instituídas as correções apropriadas para o potássio sérico. Alguns pacientes são tratados com acetazolamida para indução de uma leve acidose metabólica, evitando que o potássio se desvie para o interior celular. Devemos evitar hipotermia. Tendo em vista que um episódio poderá precipitar insuficiência respiratória, esses pacientes deverão ser monitorados no pós-operatório.

MIASTENIAS

Esses são distúrbios que afetam a junção neuromuscular (JNM), sendo caracterizados por um enfraquecimento muscular flutuante e por uma fadigabilidade anormal. JNM consiste de regiões pré-sináptica e pós-sináptica separadas pelo espaço sináptico. O terminal nervoso contém vesículas sinápticas limitadas por membrana contendo acetilcolina (ACh), que é liberada em resposta à geração de um potencial de ação de nervo motor. Então, as moléculas de ACh se ligam a um receptor pós-sináptico e induzem um potencial de ação muscular (Fig. 9.6). Além da miastenia gravis (MG) adquirida e da síndrome de Eaton-Lambert, várias toxinas e medicações podem causar síndromes similares à miastenia que afetam a JNM, inclusive botulismo, tétano, envenenamento por certas peçonhas, aminoglicosídeos, hipermagnesemia, quinidina e intoxicação por organofosforado.

Miastenia gravis adquirida

A síndrome clássica envolve enfraquecimento flutuante e fadigabilidade envolvendo os músculos oculares e outros músculos inervados por nervos cranianos, com sintomas que pioram durante o dia (Tab. 9.5). Ocorre variação considerável na prevalência mundial, de 1,2 por 1 milhão de habitantes no Japão até 14,2 por 100.000 pessoas no estado norte-americano de West Virginia, com uma relação entre mulheres/homens de 3 para 2. MG pode ocorrer em qualquer idade, mas as mulheres são mais afetadas antes dos 40 anos, e os homens depois dos 60.[65]

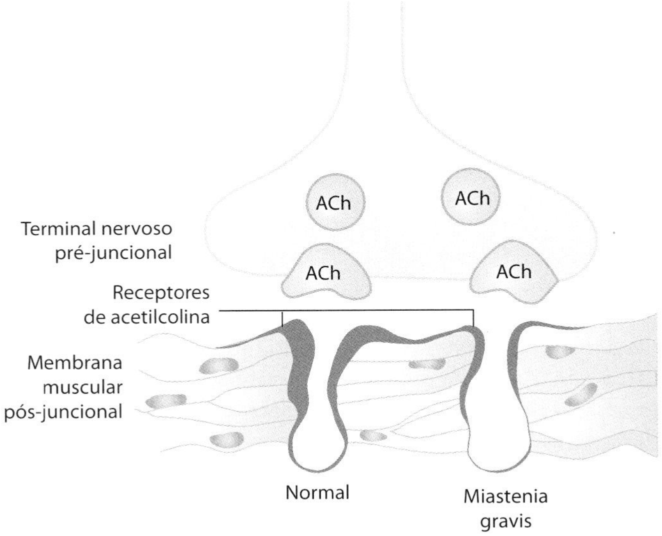

FIGURA 9.6 Diagrama esquemático da junção neuromuscular, exibindo a densidade de receptores de ACh nas dobras das membranas musculares pós-juncionais. Comparado às dobras normais, a densidade de receptores de ACh fica muito reduzida em presença de miastenia gravis. (De Stoelting RK, Dierdorf SF: *Anesthesia and Co-Existing Disease.* New York, Churchill Livingstone, 1993, p. 440.)

O defeito é resultante de um decréscimo no número de receptores disponíveis para ACh na JNM pós-sináptica. Os receptores de ACh são inativados por anticorpos circulantes que bloqueiam o acesso do receptor a ACh. No final do processo, o complexo receptor de ACh-IgG promove lise mediada por complemento dos receptores nos vilos juncionais. Anticorpos antirreceptores de ACh são detectáveis no soro em 74 a 94% dos pacientes com MG. Cerca de dois terços dos pacientes exibem hiperplasia do timo e 10% têm timomas. Em

TABELA 9.5 Diagnóstico diferencial de miastenia gravis adquirida

Sintomas
Fraqueza flutuante
Fadigabilidade dos músculos oculares e de outros músculos inervados por nervos cranianos
Relação entre gêneros Mulheres/homens 3:2 Mulheres ± 40 anos, homens ± 60 anos
~2/3 hiperplasia tímica; 10% timomas
Em 50% dos pacientes, os sintomas iniciais envolvem músculos extraoculares Ptose palpebral Olhar fixo para cima Diplopia
A face fica inexpressiva
A fala é rouca e lenta
A mastigação e deglutição são difíceis; risco de aspiração
Dispneia com esforço leve a moderado

cerca de 10% dos casos, MG está associada a outra doença autoimune, inclusive hipertireoidismo, polimiosite, lúpus eritematoso sistêmico, síndrome de Sjögren, artrite reumatoide, colite ulcerativa, sarcoidose e anemia perniciosa. Além disso, MG tem se desenvolvido em pacientes medicados com D-penicilamina e interferon, e depois de transplante de medula óssea (Tab. 9.6).

Em cerca de 50% dos pacientes, os sintomas iniciais envolvem músculos extraoculares, mas músculos bulbares e dos membros também podem estar incluídos na apresentação inicial. A debilitação do músculo elevador da pálpebra causará ptose palpebral, que frequentemente fica exacerbada por um olhar fixo para cima. Muitas vezes os pacientes se queixam de diplopia, a face fica inexpressiva, com um sorriso "de rosnado", e o paciente exibe fala rouca e lenta. A mastigação e a deglutição ficam difíceis, havendo risco de aspiração. Irá ocorrer dispneia com a prática de exercício leve a moderado. Com frequência os músculos proximais dos membros estão mais afetados do que os músculos distais. O enfraquecimento muscular piora com a repetição do exercício e à medida que o dia vai avançando. Todavia, os sintomas podem variar de um dia para outro, ou de semana para semana, com períodos de remissão (ver Tab. 9.5).

Embora comumente os sintomas iniciais sejam oculares, em cerca de 90% dos pacientes a doença se generaliza dentro do primeiro ano de diagnóstico, com uma progressão mais rápida durante os primeiros 3 anos (Tab. 9.7). Antes dos anos de 1990, a doença evoluía para a deterioração sistêmica completa e morte em um quarto dos pacientes afetados. Com a introdução de uma terapia mais efetiva, a mortalidade da doença diminuiu dramaticamente. Em uma série de cem pacientes descritos por Beckman et al.,[65] não ocorreram fatalidades diretamente relacionadas à doença. Contudo, os pacientes realmente vivenciam episódios de insuficiência respiratória por causa do envolvimento bulbar. Crise miastênica é definida como uma exacerbação aguda dos sintomas, acompanhada por comprometimento respiratório. Em uma série de 53 pacientes com crise miastênica, 75% deles foram extubados dentro de um mês após sua colocação em um respirador, tendo ocorrido três fatalidades durante a crise e quatro depois da extubação.[66] Foram identificados fatores de risco independentes associados a prognóstico precário, de tal modo que pacientes sem fatores de risco foram, sem exceção, extubados dentro de duas semanas, enquanto pacientes com mais fatores de risco necessitaram de períodos mais longos de suporte respiratório (Tab. 9.8).

TABELA 9.6 Causas secundárias de miastenia gravis

Hipertireoidismo
Polimiosite
Lúpus eritematoso sistêmico
Síndrome de Sjögren
Artrite reumatoide
Colite ulcerativa
Sarcoidose
Anemia perniciosa
Ocorreu em pacientes: Medicados com D-penicilamina Medicados com interferon Depois de transplante de medula óssea

TABELA 9.7 Classificação de miastenia gravis

I. Miastenia ocular
II. Crônica generalizada A. Leve B. Moderada
III. Aguda, fulminante
IV. Tardia, grave

Para definir a gravidade da doença e o prognóstico clínico, foi criada uma classificação para MG por Osserman em 1958, sendo modificada em 1971 (ver Tab. 9.7).[67]

Pacientes no grupo I respondem à medicação e não estão em risco para uma crise. Os do grupo IIB estão em uma situação moderadamente grave, respondem pouco à medicação e estão em risco para uma crise. Os do grupo III padecem de uma doença que evolui rapidamente ao longo de seis meses, com grande risco de ocorrência de crise, e têm com frequência timomas. Os pacientes com doença no grupo IV tiveram uma forma mais benigna da doença durante mais de dois anos e em seguida evoluíram para uma forma progressiva e rara de MG.

Miastenia neonatal ocorre em cerca de 12% dos bebês nascidos de mães com MG, por causa da transferência passiva de anticorpos antirreceptor de ACh. Os sintomas de alimentação deficiente, debilitação generalizada, angústia respiratória e choro fraco surgem algumas horas depois do nascimento e comumente se prolongam por apenas dezoito dias.

Cerca de 30% das mulheres com MG vivenciam deterioração dos sintomas durante a gravidez. Se possível, a gravidez deverá ser planejada para períodos de remissão, quando a paciente não estiver mais sendo tratada com imunossupressores. Se durante a gravidez os sintomas se tornarem debilitantes, essas mulheres poderão receber plasmaférese e aumento da terapia com colinesterase.

TABELA 9.8 Fatores de risco associados a intubação prolongada depois de uma crise de miastenia gravis

HCO_3 sérico pré-intubação > 30 mg/dL
Capacidade vital de pico < 25 mL/kg
Idade > 50 anos
Comorbidades: atelectasia, anemia, insuficiência cardíaca congestiva, infecção por *Clostridium difficile*

Habitualmente, o diagnóstico de MG se baseia nos sintomas de fadigabilidade fácil e de enfraquecimento flutuante. Mas em alguns casos utiliza-se um teste de cloreto de edrofônio (Tensilon) para confirmação do diagnóstico. Administra-se uma dose intravenosa inicial de 2 mg de edrofônio para certificar-se da tolerância e, em seguida, são injetados 6 a 8 mg da droga. Então, o paciente é observado para melhora nos sintomas ou para capacidade de completar funções repetitivas. Melhora nos sintomas de MG é sugestiva de um diagnóstico da doença; ela comumente se prolonga por cerca de 10 minutos. Os efeitos colaterais da injeção de edrofônio incluem fasciculações, sudorese, náusea, cólicas abdominais e bradicardia. Além disso, podem ser realizados estudos eletrofisiológicos; em pacientes com MG ocorre resposta decremental do potencial de ação do composto à repetida estimulação elétrica.

Existem diversas opções terapêuticas para pacientes com MG, inclusive inibidores da colinesterase, imunossupressores, troca de plasma, imunoglobulinas específicas e timectomia. Piridostigmina (Mestinon), um inibidor da colinesterase que prolonga a ação de ACh no receptor de JNM, é a primeira linha de tratamento para alívio sintomático de MG. Piridostigmina é dosada inicialmente em 15 a 60 mg 4 vezes ao dia, a resolução dos sintomas ocorre dentro de 15 a 30 minutos e tem duração de 3 a 4 horas. Brometo de neostigmina, um inibidor da colinesterase de ação curta, pode ser administrado por via parenteral para episódios agudos. Enfraquecimento progressivo com o aumento da dose de anticolinesterásicos pode ser indício de começo de uma crise miastênica ou colinérgica. A crise colinérgica está associada a efeitos muscarínicos de cólicas abdominais, náusea, vômito, diarreia, miose, lacrimação, aumento das secreções brônquicas e diaforese. É também possível observar uma bradicardia significativa. Esses sintomas muscarínicos não devem ser conspícuos durante uma crise miastênica, devendo ser discriminados por um teste de edrofônio de 2 mg. Mas, em geral, é difícil diferenciar essas duas crises, sendo melhor suspender a anticolinesterase e promover o tratamento adjuvante do paciente com intubação e ventilação.

A timectomia melhorará o percentual de remissões e também a progressão da doença. Os pacientes que melhor responderão à timectomia são mulheres com glândulas tímicas hiperplásicas e elevados títulos de anticorpos antirreceptor de ACh. O tratamento em dias alternados com prednisona induz remissão e melhora o curso clínico da doença em mais de metade dos pacientes. Em muitos casos, azatioprina em doses de 150 a 200 mg/dia também promoverá melhora dos sintomas.

Pacientes para cirurgia e anestesia devem ser avisados que poderão necessitar de suporte ventilatório no período pós-operatório. Os critérios para MG que se correlacionam com ventilação controlada no pós-operatório incluem doença com mais de seis anos de duração, presença de doença pulmonar, dose de piridostigmina acima de 750 mg/dia e capacidade vital pré-operatória inferior a 2,9 L.[68] Se possível, deve-se evitar os bloqueadores neuromusculares, porque a resposta a essas medicações são variáveis, graças à natureza da doença e ao tratamento com anticolinesterases. Contudo, pacientes com MG geralmente são resistentes à succinilcolina e sensíveis aos relaxantes musculares não despolarizantes. Assim, caso seja necessária uma intubação rápida, deve-se administrar uma dose maior (1,5 a 2 mg/kg) de succinilcolina.[69,70] O uso crônico de anticolinesterásicos também comprometerá o efeito da colinesterase plasmática. Isso poderá resultar em bloqueio neuromuscular prolongado pela succinilcolina e mivacurônio. Também poderá ocorrer redução do metabolismo dos anestésicos locais esterificados. O uso de qualquer relaxante muscular não despolarizante deve ser titulado com o uso de um estimulador dos nervos periféricos. Para manutenção da anestesia, pode ser preferível o uso de agentes inalatórios, porque essas substâncias podem ser eliminadas pela ventilação e não terão os efeitos depressivos dos narcóticos no período pós-operatório. Uma abordagem consiste em suspender a medicação anticolinesterásica do paciente 4 horas antes da cirurgia; então, deve-se implementar neostigmina IV 1 hora antes da anestesia, 1/30 a 1/60 da dose diária de piridostigmina com infusão ao longo de 24 horas. Antes da extubação, o paciente deve estar completamente desperto, exibindo retorno completo com uma sequência de quatro estímulos *train of four* (TOF), se foram utilizados relaxantes musculares, e com uma força inspiratória negativa superior a 30 cm H_2O.

Síndrome miastênica de Eaton-Lambert

A síndrome miastênica de Eaton-Lambert (SMEL) foi primeiro descrita em 1956 em pacientes com enfraquecimento e fadiga e com malignidades pulmonares. Comumente, o enfraquecimento afeta os músculos proximais dos membros, com predominância nos membros inferiores, e preserva os músculos extraoculares e bulbares. Em geral, os sintomas ficam piores pela manhã, quando o paciente acorda, melhorando ao longo do dia. Ao contrário da MG, os reflexos tendinosos profundos estão muitas vezes reduzidos ou ausentes. Os pacientes também exibem sintomas autonômicos de boca seca, hipotensão ortostática, hiperidrose e redução do reflexo luminoso papilar. É provável que SMEL seja decorrente da liberação prejudicada de ACh no terminal nervoso, causada por autoanticorpos direcionados contra os canais de cálcio voltagem-limitados. É o influxo de cálcio para dentro do terminal nervoso que estimula a liberação das vesículas de ACh.[71] Considerando que ocorre malignidade em 60% dos casos de SMEL, o diagnóstico da síndrome miastênica deve implicar em uma busca por uma neoplasia.

Habitualmente, o tratamento exclusivo com colinesterases não é muito eficaz. A força muscular e as funções autonômicas podem ser melhoradas pelo tratamento com 3,4-diaminopiridina (DAP). DAP causa parestesias periféricas, palpitações, insônia, tosse, diarreia e, raramente, convulsões. Cloridrato de guanidina, que aumenta a liberação de ACh, também se revelou medicação efetiva, mas os graves efeitos colaterais de depressão da medula óssea, necrose tubular renal, arritmias cardíacas, insuficiência hepática e ataxia limitaram seu uso.

Esses pacientes são sensíveis a relaxantes musculares despolarizantes e não despolarizantes. Além disso, considerando que pacientes com SMEL podem ser tratados com DAP e também com piridostigmina, o antagonismo do bloqueio neuromuscular ao final do procedimento cirúrgico pode se revelar ineficaz. Frequentemente, esses pacientes passam por procedimentos diagnósticos em busca de malignidades ocultas; e considerando a reduzida reserva respiratória, estão em risco de insuficiência respiratória diante do uso de um mínimo de anestésicos e sedativos.[72]

MIOPATIAS INFLAMATÓRIAS

Dermatomiosite

DM pode se apresentar em qualquer idade, mas em geral os casos na infância se apresentam entre os 5 e 14 anos, e na forma adulta entre os 40 e 60 anos. As mulheres são afetadas com maior frequência que os homens. Os flexores do pescoço, cintura escapular e cintura pélvica são os mais gravemente afetados, de tal forma que erguer os braços acima da cabeça, subir escadas ou se levantar da cadeira passam a ser tarefas difíceis. Habitualmente crianças também se apresentam com fadiga, febres de baixa intensidade e uma erupção que precede a debilidade muscular e a mialgia. A erupção clássica consiste em uma descoloração arroxeada das pálpebras e edema periorbital; lesões descamativas eritematosas papulares sobre os nós dos dedos; e uma erupção eritematosa plana sensível à luz solar sobre o pescoço, face e parte anterior do peito. As crianças também formam calcificações subcutâneas. São comuns as anormalidades da condução cardíaca e também insuficiência cardíaca congestiva e miocardite. Cerca de 10% dos indivíduos com DM também sofrerão doença pulmonar intersticial, com doença pulmonar restritiva e redução da capacidade de difusão. Também pode haver evidência de aspiração pulmonar crônica por causa da debilitação orofaríngea e esofágica. A vasculite do trato gastrintestinal poderá resultar em ulcerações e perfurações. Além disso, a vasculite necrotizante pode afetar os olhos, os rins e os pulmões. Artralgia envolvendo todas as articulações é queixa comum. DM no adulto também está fortemente associada às (até 45%) malignidades subjacentes. Corticosteroides constituem o principal tratamento para DM, com a adição de imunossupressores mais potentes.[73]

Polimiosite

Comumente, PM se apresenta em indivíduos com mais de 20 anos, e as mulheres são afetadas com maior frequência do que os homens. Em geral, o paciente se apresenta com debilitação dos flexores do pescoço e dos músculos proximais dos braços e das pernas, com evolução ao longo de semanas e meses, mas sem uma erupção característica, como ocorre em casos de DM. Disfagia é também sintoma comum de PM. Esses pacientes também exibem complicações cardíacas e pulmonares similares às de DM, mas é muito mais baixa a incidência de malignidades associadas. Quase todos os pacientes com PM melhoram com a terapia imunossupressiva.

Miosite de corpo de inclusão

MCI se apresenta com debilitação lentamente progressiva da musculatura distal e proximal, e com frequência transcorrem anos depois do início dos sintomas até que seja estabelecido o diagnóstico. Essa é a miopatia inflamatória mais comum em homens com mais de 50 anos de idade. Os primeiros sinais da doença incluem enfraquecimento assimétrico dos flexores do pulso/dedos e dos quadris. Pelo menos 40% dos pacientes se queixam de disfagia. MCI não está associada a anormalidades cardíacas ou a maior risco de câncer. A biópsia muscular demonstra inflamação com fibras atróficas e inclusões citoplasmáticas eosinofílicas. Pacientes com MCI não melhoram significativamente com a terapia imunossupressiva.

Síndromes de superposição

Existe um grupo de distúrbios em que ocorre uma miopatia inflamatória em associação a uma doença do tecido conjuntivo. Essas doenças incluem esclerodermia, síndrome de Sjögren, lúpus eritematoso sistêmico, artrite reumatoide e doença mista do tecido conectivo. Em muitos desses pacientes são observados anticorpos antinucleares.

MIOPATIAS INFECCIOSAS E TÓXICAS

Infecções, anormalidades endócrinas, toxinas ambientais e certos medicamentos podem causar mialgias e debilitação muscular. Nos países em desenvolvimento, infecções decorrentes de infestações parasitárias causam miosite e miopatias. Agentes químicos exógenos e a produção anormal de substâncias químicas endócrinas podem exercer efeitos profundos na função do músculo esquelético. Está além dos objetivos desse capítulo uma discussão com detalhes da ação desses agentes no aparelho da musculatura esquelética. Em vez disso, escolhemos três agentes mais comuns de cada classe que resultam em miopatia.

Vírus da imunodeficiência humana

O espectro de achados com HIV abrange uma elevação assintomática de CK, passando por fadiga generalizada até enfraquecimento intenso dos músculos proximais das cinturas escapular e pélvica. Em um artigo publicado, 18% dos pacientes infectados por HIV tiveram envolvimento muscular, que incluiu uma miopatia similar à PM e atrofia muscular.[74] Esses pacientes também estão sujeitos a miopatias bacterianas e por protozoários como um resultado da terapia imunossupressiva. A miopatia similar à PM é progressiva, simétrica e habitualmente afeta os membros inferiores. Disfagia, debilitação respiratória e erupções não fazem parte dessa síndrome. Pacientes infectados pelo HIV também estão sujeitos a uma síndrome de emaciação muscular ainda de definição obscura, caracterizada por intensa depleção muscular, com força muscular normal ou apenas levemente reduzida. Isso pode ser resultante de infecções sistêmicas generalizadas, de desnutrição e das toxinas de medicações antivirais.

Miopatia necrosante

Medicações redutoras de colesterol têm propensão para causar miopatia e miopatia necrosante. Lovastatina, em combinação com outras medicações (ciclosporina) ou em pacientes com disfunção hepatobiliar ou renal, representa risco de grave miopatia acompanhada de rabdomiólise. Ácido ε-Aminocaproico, que é utilizado durante cirurgias para inibir a fibrinólise e reduzir o sangramento, foi implicado em uma miopatia necrosante que afeta a musculatura axial. Os sintomas podem ter início quatro ou mais semanas depois da administração da medicação, podendo ser resultantes de uma lesão isquêmica ao músculo.[75]

Miopatia tirotóxica

A incidência de miopatia entre pacientes tirotóxicos foi descrita como chegando até 82%. Os sintomas comuns incluem mialgias, fadiga e intolerância ao exercício. A debilidade é predominantemente proximal, podendo estar associada à disfagia e à insuficiência respiratória. O surgimento súbito de uma debilitação generalizada acompanhada de paralisia bulbar foi descrito para pacientes apenas tirotóxicos, mas esse achado deverá aumentar a suspeita de associação com miastenia gravis. Habitualmente os níveis de CK estão normais, exceto durante uma tempestade tireoidiana, quando a rabdomiólise pode levar à insuficiência renal. O tratamento da miopatia tirotóxica consiste na reinstituição da condição eutireóidea.

Referências bibliográficas

1. Le Corre F, Plaud B: Neuromuscular disorders. Curr Opin Anesthesiol 1998;11;333-337.
2. Wagner KR: Genetic diseases of muscle. Neurol Clin 2002;20:1-27.
3. Sadoulet-Puccio HM, Kunkel LM: Dystrophin and its isoforms. Brain Pathol 1996;6:25-35.
4. Worton R: Muscular dystrophies: Diseases of the dystrophin-glycoprotein complex. Science 1995;270:755-756.
5. Bushby KM, Goodship JA, Nicholson LV, et al: Variability in clinical, genetic and protein abnormalities in manifesting carriers of Duchenne and Becker muscular dystrophy. Neuromuscul Disord 1993;3:57.
6. Emery AEH: Duchenne Muscular Dystrophy. Oxford Monographs on Medical Genetics, 2nd ed. Oxford, Oxford University Press, 1993.
7. Goedde E, Ritter H, Collsen S: Creatine kinase isoenzyme patterns in Duchenne muscular dystrophy. Clin Genet 1978;14:257.
8. Chenard E, Becone HM, Tertrain F: Arrhythmia in Duchenne muscular dystrophy: Prevalence, significance and prognosis. Neuromuscular Disord 1993;3:201.
9. Bushby KM, Beckman JS: The limb-girdle muscular dystrophies: Proposal for a new musculature. Neuromuscul Disord 1995;5:337-343.
10. Chenard E, Becone HM, Tertrain F: Arrhythmia in Duchenne muscular dystrophy: Prevalence, significance and prognosis. Neuromuscular Disord 1993;3:201.
11. Schmidt GN, Burmeister MA, Lilje C, et al: Acute heart failure during spinal surgery in a boy with Duchenne muscular dystrophy. Br J Anaesth 2003;Jun;90:800-804.
12. Angermann C, Bullinger M, Spes CH, et al: [Cardiac manifestations of progressive muscular dystrophy of the Duchenne type]. Z Kardiol 1986;75:542-551. In German.
13. Morrison P, Jago RH: Emery-Dreifuss muscular dystrophy. Anaesthesia 1991;46:33-35.
14. Shende D, Agarwal R: Anaesthetic management of a patient with Emery-Dreifuss muscular dystrophy. Anaesth Intensive Care 2002;30:372-375.
15. Farell PT: Anesthesia-induced rhabdomyolysis causing cardiac arrest: Case report and review of anesthesia and the dystrophinopathies. Anesth Intensive Care 1994;22:597-601.
16. Breucking E, Reimnitz P, Schara U, Mortier W: [Anesthetic complications: The incidence of severe anesthetic complications in patients and families with progressive muscular dystrophy of the Duchenne and Becker types]. Anaesthesist 2000;49:187-195. In German.
17. Cobham IG, Davis HS: Anesthesia for muscular dystrophy patients. Anesth Analg 1964;43:22.
18. Richards WC, Anaesthesia and serum creatine phosphokinase levels in patients with Duchenne's pseudohypertrophic muscular dystrophy. Anaesth Intensive Care 1972;1:150.
19. Larach MG, Rosenberg H, Gronert GA, Allen GC: Hyperkalemic cardiac arrest during anesthesia in infants and children with occult myopathies. Clin Pediatr 1997;36:9-16.
20. Ririe D, Shapiro F, Sethna NF: The response of patients with Duchenne's muscular dystrophy to neuromuscular blockade with vecuronium. Anesthesiology 1998;88:351-354.
21. Fairfield MC: Increased propofol requirements in a child with Duchenne muscular dystrophy [letter]. Anesthesia 1993;48:1013.
22. Lane RJ, Shelbourne P, Johnson KJ: Myotonic dystrophy. In Lane RJ (ed): Handbook of Muscle Disease. New York, Marcel Dekker, 1966, pp 311-328.
23. Aldridge LM: Anesthetic management in myotonic dystrophy. Br J Anesth 1985;57:1119-1123.
24. Koch MC, Steinmeyer K, Lorenz C et al: The skeletal muscle chloride channel in dominant and recessive human myotonia. Science 1992;257:797-800.
25. Ricker K, Lehmann-Horn F, Moxley RT: Myotonia fluctuans. Arch Neurol 1990;47:268-272.
26. Vita GM, Olckers A, Jedlicka AE et al: Masseter spasm rigidity associated with glycine to alanine mutation in adult muscle sodium channel-subunit gene. Anesthesiology 1995;82:1097-1103.
27. Tsujino S, Nonaka I, DiMauro S: Glycogen storage myopathies. Neurol Clin 2000;18:125-150.
28. Ramchandra DS, Anisya V, Gourie-Deve M: Ketamine monoanesthesia for diagnostic muscle biopsy in neuromuscular disorders in infancy and childhood: Floppy infant syndrome. Can J Anaesth 1990;37:474-476.
29. DiMauro S, Haller RG: Metabolic myopathies: Substrate use defects. In Schapira AH, Griggs RC (eds): Muscle Diseases. Boston, Butterworth-Heinemann, 1999, pp 225-249.
30. Anderson S, Bankier AT, Barrell BG, et al: Sequence and organization of the human mitochondrial genome. Nature 1981;290:457-423.
31. Luft R, Ikkos D, Palmieri G et al: A case of severe hypermetabolism of nonthyroid origin with a defect in the maintenance of mitochondrial respiratory chain: A correlated clinical, biochemical, and morphological study. J Clin Invest 1962;41:1776-1804.
32. Engel WK, Cunningham GC: Rapid examination of muscle tissue: An improved trichrome stain method for fresh-frozen biopsy sections. Neurology 1963;13:919-923.
33. Roberts NK, Perloff JK, Kark RA: Cardiac conduction in the Kearns-Sayre syndrome: Report of 2 cases and review of 17 published cases. Am J Cardiol 1979;44:1396-1400.
34. Harvey JN, Barnett D: Endocrine dysfunction in Kearns-Sayre syndrome. Clin Endocrinol 1992;37:97-103.
35. Ciafaloni E, Ricci E, Shanske S et al: MELAS: Clinical features, biochemistry, and molecular genetics. Ann Neurol 1992;31:391-398.
36. Silvestri G, Ciafaloni E, Santorelli FM et al: Clinical features associated with the A-G transition at nucleotide 8344 of mtDNA (MERF) mutation. Neurology 1993;43:1200-1206.
37. Rahman S, Blok RB, Dahl HH et al: Leigh syndrome: Clinical features and biochemical and DNA abnormalities. Ann Neurol 1996;39: 343-351.
38. Munnich A, Rotig A, Chretien D, et al: Clinical presentations and laboratory investigations in respiratory chain deficiency. Eur J Pediatr 1996;155:262-274.
39. Turner LF, Kaddoura S, Harrington D, et al: Mitochondrial DNA in idiopathic cardiomyopathy. Eur Heart J 1998;191:725-729.

40. Robinson BH: Human complex I deficiency: Clinical spectrum and involvement of oxygen free radicals in the pathogenicity of the defect. Biochem Biophys Acta 1998;1364:271-286.
41. DiMauro S, Hirano M, Bonilla E, et al: Cytochrome oxidase deficiency: Progress and problems. In Shapiro AHV, DiMauro S (eds): Mitochondrial Disorders in Neurology. Oxford, Butterworth-Heinemann, 1994, pp 91-115.
42. Nyhan WL: Abnormalities of fatty acid oxidation. N Engl J Med 1988;319:1344-1346.
43. Stanley CA: Dissecting the spectrum of fatty acid oxidation disorders. J Pediatr 1998;132:384-386.
44. Brown GK, Otereo LJ, LeGris M, et al: Pyruvate dehydrogenase deficiency. J Med Genet 1994;31:875-879.
45. Ackerman MJ, Clapham DE: Ion channels—basic science and clinical disease. N Engl J Med 1997;336:1575-1586.
46. Denborough MA, Lovell RRH: Anesthetic deaths in a family. Lancet 1960;2:45.
47. Strazis KP, Fox AW: Malignant hyperthermia: A review of published cases. Anesth Analg 1993;77:297-304.
48. Ellis FR, Heffron JJA: Clinical and biochemical aspects of malignant hyperthermia. In Arkinson RS, Adams AP (eds): Recent Advances in Anesthesia and Analgesia. New York, Churchill-Livingstone, 1985, pp 173-207.
49. Hoenemann CW, Halene-Holtgraeve TB, Brooke M, et al: Delayed onset of malignant hyperthermia in desflurane anesthesia. Anesth Analg 2003;96:165-167.
50. Davis M, Brown R, Dickson A, et al: Malignant hyperthermia associated with exercise-induced rhabdomyolysis or congenital abnormalities and a novel RYR1 mutation in New Zealand and Australian pedigrees. Br J Anesth 2002;88:508-515.
51. Nelson TE: Malignant hyperthermia: A pharmacogenetic disease of Ca regulating proteins. Curr Mol Med 2002;2:347-369.
52. McCarthy TV, Healy JMS, Heffron JJA, et al: Localization of the malignant hyperthermia susceptibility locus to chromosome 19q12-13.2. Nature 1990;343:562-564.
53. Sei Y, Sambuughin NN, Davis EJ, et al: Malignant hyperthermia in North America. Anesthesiology 2004;101:824-830.
54. Iles D, Lehmann-Horn F, Deufel T, et al: Localization of the gene encoding the a2-subunits of the L-type voltage-dependent calcium channel to chromosome 7q and segregation of flanking markers in malignant hyperthermia susceptible families. Hum Mol Genet 1994;3:969-975.
55. Larach MG, Localio AR, Allen GC, et al: A clinical grading scale to predict malignant hyperthermia susceptibility. Anesthesiology 1994;80:771-779.
56. Rosenberg H, Antoginni JF, Muldoon S: Testing for malignant hyperthermia. Anesthesiology 2002;96:232-237.
57. Larach MG: Hyperkalemic cardiac arrest during anesthesia in infants and children with occult myopathies. Clin Pediatr 1997;36:9-16.
58. Lazzell VA, Carr AS, Lermann J, et al: The incidence of masseter muscle rigidity after succinylcholine in infants and children. Can J Anesth 1994;41:475-479.
59. O'Flynn RP, Shutack JG, Rosenberg H, et al: Masseter muscle rigidity and malignant hyperthermia susceptibility in pediatric patients. Anesthesiology 1994;80;1228-1231.
60. Short JA, Cooper CM: Suspected recurrence of malignant hyperthermia after post-extubation shivering in the intensive care unit, 18h after tonsillectomy. Br J Anesth 1999;82:945-947.
61. Flewellen EH: Dantrolene dose response in awake man: Implications for management of malignant hyperthermia. Anesthesiology 1983;59:275-280.
62. Subramony SH, Wee AS: Exercise and rest in hyperkalemic periodic paralysis. Neurology 1986:36;173-177.
63. Ptacek IJ, George AL, Griggs RC, et al: Identification of a mutation in the gene causing hyperkalemic periodic paralysis. Cell 1991;67:1021-1027.
64. Riggs JE: Periodic paralysis: A review. Clin Neuropharmacol 1989; 12:249-257.
65. Beckman R, Kuks JB, Oosterhuis HJ: Myasthenia gravis: Diagnosis and follow-up of 100 consecutive patients. J Neurol 1997;224:112-118.
66. Thomas CE, Mayer SA, Gunger Y, et al: Myasthenic crisis: Clinical features, mortality, complications, and risk factors for prolonged intubation. Neurology 1997;48:1253-1260.
67. Osserman KE, Genkins G: Studies in myasthenia gravis: Review of twenty-year experience in over 1200 patients. Mt. Sinai J Med 1971;38:497-537.
68. Eisenkraft JB, Papatestas AD, Kahn CH, et al: Predicting the need for postoperative mechanical ventilation in myasthenia gravis. Anesthesiology 1986;65:79-82.
69. Eisenkraft JB, Book WJ, Mann SM, et al: Resistance to succinylcholine in myasthenia gravis: A dose-response study. Anesthesiology 1988;69:760-763.
70. Nilsson E, Meretoja OA: Vecuronium dose-response and requirements in patients with myasthenia gravis. Anesthesiology 1990;73:28-31.
71. O-Neil JH, Murray NM, Newson-Davis J: The Lambert-Eaton myasthenic syndrome: A review of 50 cases. Brain 1988;111:577-596.
72. Small S, Ali HH, Lennon VA, et al: Anesthesia for unsuspected Lambert-Eaton myasthenic syndrome with autoantibodies and occult small cell lung carcinoma. Anesthesiology 1992;76:142-145.
73. Amanto AA, Barohm RJ: Idiopathic inflammatory myopathies. Neurol Clin 1997;15:615-648.
74. Berman A, Espinoza LR, Diaz JD, et al: Rheumatic manifestations of human immunodeficiency virus infection. Am J Med 1988;85:59-64.
75. George KK, Pourmand R: Toxic myopathies. Neurol Clin 1997;15:711-730.

EPIDERMÓLISE BOLHOSA

Epidermólise bolhosa (EB) é um distúrbio hereditário da pele e membranas mucosas que provoca a formação de bolhas nas superfícies do corpo em resposta a um trauma mínimo. As anormalidades mais visíveis são vesículas e bolhas no interior da pele e/ou membranas mucosas. Um aspecto comum da EB é a cicatrização anormal dessas lesões, do mesmo modo que as cicatrizes contraídas e erosões. Embora as superfícies cutâneas sejam os locais primários de envolvimento, também pode ocorrer amplo envolvimento das membranas mucosas do trato gastrintestinal superior. Existem diversas variantes genéticas da epidermólise bolhosa (Tab. 10.8).

A epidermólise bolhosa é decorrente de defeitos na integridade estrutural da membrana basal dermoepidérmica. Nos casos de epidermólise bolhosa simples (EBS), ocorre uma real divisão através do citoplasma das células basais. Já na epidermólise bolhosa juncional (EBJ) e na epidermólise bolhosa distrófica (EBD), o defeito é a falta de aderência entre as camadas celulares. Independentemente do tipo de epidermólise bolhosa, o resultado é uma estrutura superficial com mínima capacidade de suportar qualquer força de cisalhamento. A base genética para esse distúrbio provavelmente está relacionada à função gênica anormal para as queratinas.

Em casos de EBS, a apresentação fica evidenciada no início da vida, habitualmente quando o bebê começa a engatinhar. Os locais de fricção máxima são os mais sintomáticos (p. ex., joelhos, cotovelos). EBJ e EBD se apresentam mais tarde, porque há necessidade de traumas mais significativos para que seja provocada a resposta anormal. Em algumas das variantes, as lesões podem envolver o ânus, trato genitourinário e ameaçar, sob o ponto de vista da anestesiologia, a laringe e o aparelho vocal. Foi comunicada a ocorrência de cicatrizes na laringe acompanhadas de disfunção das cordas vocais ou obstrução da via aérea.[56] Em pacientes com EB, poderão ocorrer lesões da via aérea em função de uma laringoscopia intensa. Também foi descrita a obstrução do esôfago e formação de membranas (i. e., *webbing*).[57] Também foram informadas anormalidades na coagulação.[58]

Diagnóstico. Epidermólise bolhosa não é uma doença sutil, e é incomum a prática da cirurgia eletiva em casos graves. Embora todas as áreas superficiais estejam em risco, cada paciente com EB terá áreas do corpo mais afetadas do que outras. Esses locais devem ser identificados no período pré-operatório para que possam ser protegidos no período perioperatório. É particularmente importante que sejam identificadas lesões na orofaringe ou esôfago, pois essas lesões podem servir como preditores de envolvimento da laringe e de risco de comprometimento agudo da via aérea no período pós-operatório por causa das lesões. Felizmente, outros aspectos congênitos não estão comumente associados à EB.

TABELA 10.8 Variantes genéticas da epidermólise bolhosa

Síndrome	Transmissão genética
Epidermólise bolhosa simples (EBS)	Autossômica dominante
Epidermólise bolhosa juncional (EBJ)	Autossômica recessiva
Epidermólise bolhosa distrófica (EBD)	Variável

TABELA 10.9 Preparação pré-operatória para pacientes com epidermólise bolhosa

Corticosteroides em dose de estresse
Cuidados com os ferimentos
Profilaxia da aspiração
Provas de função hepática
Nitrogênio derivado da ureia sanguínea/creatinina

Preparação pré-operatória (Tabela 10.9)

Quase todos os pacientes com EB são cronicamente medicados com corticosteroides, precisando de "doses de estresse" desses medicamentos no dia da cirurgia. Cuidados das feridas e tratamento/prevenção de infecções são elementos essenciais para a sobrevivência em pacientes com EB; tais medidas deverão ter prosseguimento cuidadoso no período perioperatório. Pacientes com EB e com envolvimento do esôfago podem padecer de grave disfagia, que pode comprometer os reflexos das vias aéreas e aumentar o risco de aspiração durante a indução, ou numa emergência decorrente da anestesia.[59] Em pacientes com EB, foi descrita uma estenose significativa da laringe.[56] Caso a história ou sintomatologia sugira uma via aérea anormal, poderá haver necessidade de uma avaliação pré-operatória com laringoscopia indireta realizada por um otorrinolaringologista para identificação das lesões existentes que possam influenciar os planos subsequentes para o acesso à via aérea. Agentes nefrotóxicos e hepatotóxicos (p. ex., ciclosporina e colchicina)[60,61] foram utilizados para tratamento de EB, e a preparação pré-operatória deverá levar em consideração esses riscos, nos casos aplicáveis.

Cuidado intraoperatório. O aspecto essencial para um cuidado anestésico seguro nesses pacientes é a cautela com a pele e membranas mucosas. O manguito medidor da pressão arterial deve ser aplicado sobre a proteção acolchoada, sendo apenas inflado quando houver necessidade. Pressão excessiva e/ou inflação persistente podem causar lesão, devendo ser evitadas. A colocação de monitores deve ser executada com cautela.[62,63] As almofadas (*pads*) de eletrodos para eletrocardiografia (ECG) podem causar lesões. Todo tipo de posicionamento e de transferência do paciente deverá ser realizado com o mínimo absoluto de força de cisalhamento aplicada à superfície do corpo e, sempre que possível, o paciente deverá ser incentivado a se movimentar sozinho para diminuir o risco de lesão cutânea.[64] Foi descrito o uso de anestesia espinal para cirurgia.[62] A anestesia regional para cirurgia ou procedimento obstétrico[65] pode ser uma escolha excelente, desde que a pele no local do bloqueio esteja normal.[66-69] Foi relatado sucesso com anestesia do plexo braquial em pacientes com EB.[70] Deve-se evitar volumes agressivos ou pressões de injeção excessivas para infiltração, porque tais manobras podem causar lesões cutâneas. No caso de anestesia geral, os cuidados com a via aérea podem ser problemáticos.[71] A ventilação prolongada com máscara pode submeter o rosto do paciente a uma fricção suficiente para causar lesões faciais desfigurantes.[72] É provável que as manobras físicas necessárias para a aplicação apropriada de uma LMA venham a criar lesões na via aérea; por isso, talvez devam ser evitadas. Intubação endotraqueal é a melhor abordagem para garantir a via aérea, mas esse procedimento foi associado com lesões, edema e hemorragia.[73] Isso é particularmente verdadeiro no tratamento obstétrico de emergência.[74] Há necessidade do uso de técnica atraumática, de um tubo endotraqueal menos calibroso possível e de uma lubrificação generosa do tubo. Não há vantagens particulares entre os agentes para anestesia geral. Quetamina (intramuscular e intravenosa) foi exclusivamente utilizada na anestesia para procedimentos menores.[75] Os olhos não devem ser fechados com fita adesiva, mas lubrificados. O risco para as superfícies cutâneas, decorrente de emergências violentas, torna importante que o anestesiologista tenha à mão meios e técnicas rápidas para elas. A sucção durante alguma emergência deverá ser praticada com suavidade e limitada ao campo de visão direta para evitar a criação de lesões orofaríngeas.[76] No caso de agentes intravenosos, deve-se verificar continuamente a viabilidade do acesso intravenoso, porque a ocorrência de extravasamento pode estar associada com grave lesão cutânea.

Resumo (Tabela 10.10). Epidermólise bolhosa é um defeito genético na pele e membranas mucosas que diminui a resistência à tração das superfícies corporais e resulta em grandes lesões causadas por traumas mínimos. O envolvimento do esôfago e da orofaringe pode dificultar o acesso à via aérea, e mesmo traumas mínimos causados pela laringoscopia, estiletes, intubação forçada, ou sucção às cegas podem criar lesões que comprometerão a via aérea. Pode-se escolher a anestesia regional, desde que o local de bloqueio esteja livre de lesões. Volume e/ou pressão excessiva durante a infiltração do anestésico local para aplicação intravenosa ou bloqueio nervoso podem causar lesão cutânea. Extravasamento intravenoso também está associado a possível esfacelamento da pele.

TABELA 10.10 Fatores a serem considerados no cuidado anestésico em pacientes com epidermólise bolhosa

Acolchoamento dos pontos de pressão
Transferência cuidadosa do paciente, para evitar lesões cutâneas
Evitar altas pressões nas injeções subcutâneas
Lesão causada por ventilação prolongada com máscara
Lesão à via aérea causada pela instrumentação, emergência tempestuosa

ERITEMA MULTIFORME

Eritema multiforme (EM) consiste num espectro de doenças que têm em comum uma base imunológica para lesões inflamatórias da pele.[77-79] Quando envolve muitas membranas mucosas, passa a chamar-se síndrome de Stevens-Johnson (SSJ).[80] Quando o distúrbio é precipitado por uma infecção cutânea bacteriana, passa a se chamar síndrome estafilocócica da pele escaldada (SEPE). Quando ocorre surgimento súbito e há envolvimento de grande área da pele e das membranas mucosas, a síndrome passa a ser conhecida como necrólise epidérmica tóxica (NET).[81]

Fisiopatologia e manifestações clínicas (Tabela 10.11). Quase todas as reações imunes causadoras da EM são deflagradas por exposição viral sistêmica com medicamentos[82,83] e bactérias[84,85] sendo responsáveis por uma minoria de casos.[86] Alguns casos foram deflagrados pelo vírus da imunodeficiência humana (HIV)[87] ou herpes. Raramente, uma resposta que se parece com EM[88] pode seguir-se à radioterapia.[89] Tanto os tipos iniciados por bactérias (SEPE, NET) como os deflagrados por medicações (SSJ) surgem mais abruptamente e seu curso é mais fulminante.[80] Lesões mucocutâneas da pele adjacente à via aérea e membranas mucosas no interior da via aérea podem causar comprometimento de via aérea que põe em risco a vida do paciente. Nos casos menos fulminantes de EM, grandes lesões cutâneas podem se apresentar de uma forma que não pode ser diferenciada de epidermólise bolhosa. São comuns conjuntivite, lesões de córnea e uveíte. Miocardite aguda foi associada com EM iniciada por viremia. Lesões mucosas da traqueia ou trato gastrintestinal podem causar perfuração,[90] resultando em ruptura de esôfago, mediastinite, pneumotórax, fístula broncopleural, ou em abundante hemorragia gastrintestinal. Casos fulminantes podem causar insuficiência renal aguda.[91]

TABELA 10.11 Espectro do eritema multiforme

Síndrome de Stevens-Johnson (SSJ) Membranas mucosas Reação farmacológica Surgimento súbito, curso fulminante
Síndrome estafilocócica da pele escaldada (SEPE) Lesões cutâneas Iniciada por bactérias Surgimento súbito, curso fulminante
Necrólise epidérmica tóxica (NET) Grandes lesões da pele e membranas mucosas Iniciada por bactérias Surgimento súbito, curso fulminante
Eritema multiforme (EM) Pele, membranas mucosas Conjuntivite, uveíte Lesões da córnea Insuficiência renal Surgimento gradual Gravidade variável

TABELA 10.12 Fatores a serem considerados no perioperatório em casos de eritema multiforme

Cuidados com a pele
Corticosteroides em dose de estresse
Ecocardiograma para detectar derrame pericárdico
Detecção de lesões nas vias aéreas
Cuidados de emergência com a via aérea (síndrome de Stevens-Johnson)
Hipovolemia, anormalidade de eletrólitos (necrólise epidérmica tóxica)
Cuidados com os olhos

Preparação pré-operatória (Tabela 10.12). Casos leves de EM não apresentam problemas peculiares para a anestesiologia ou cirurgia. Por outro lado, SSJ, NET e SEPE são fenômenos que podem provocar a necessidade de intervenção anestésica.[92] Numerosos agentes farmacológicos, inclusive antimicrobianos,[93] antiepilépticos,[94] e anti-hipertensivos foram descritos como deflagradores de comprometimento das vias aéreas, com risco para a vida dos pacientes em casos de SSJ. Quando o tempo o permitir, a identificação da comorbidade poderá possibilitar otimização, avaliação apropriada, ou planejamento, especialmente se o paciente sabidamente padecer de miocardite ou insuficiência renal.

No caso de pacientes com EM, é importante o uso de técnicas crônicas de cuidados com a pele para que não ocorram lesões e infecção cutânea. A continuação desses cuidados com a pele até o período perioperatório reduzirá os riscos de infecção e sepse. É comum o paciente ser tratado cronicamente com corticosteroides, e frequentemente há necessidade do uso desses agentes em doses de estresse no período perioperatório. Quando se tem conhecimento ou há suspeita de miocardite, há necessidade de ecocardiografia para que seja definida a função ventricular e quantificado o derrame pericárdico. Caso haja suspeita de lesões nas vias aéreas, uma cuidadosa laringoscopia indireta poderá identificar as lesões críticas. Em casos fulminantes, esse procedimento deve ser especificamente evitado, para que não ocorra comprometimento agudo das vias aéreas. Diante de lesões agudas extensas, a perda de líquido e eletrólitos pode causar hipovolemia ou distúrbios eletrolíticos, que devem ser identificados e corrigidos. Casos crônicos graves podem estar associados a caquexia e desnutrição.

Cuidado anestésico

Não há um único agente ou técnicas indicadas para esse tipo de paciente. Barbitúricos podem precipitar a SSJ. O cuidado com a pele é um problema primário. Danos à pele provenientes de traumas mínimos apresentam risco e todos os elementos que dizem respeito ao manuseio do paciente devem ser um reflexo dessa preocupação. Pelo fato de as barreiras cutâneas não serem competentes, as superfícies devem ser protegidas de contaminação, pois bacteremia e sepse podem ser fatais.

Em casos fulminantes, o cuidado anestésico frequentemente indispensável é o cuidado com a via aérea. Sobretudo em casos de SSJ, com frequência haverá urgência no procedimento anestésico para os cuidados com a via aérea. Poderá haver necessidade de recorrer a todos os elementos do cuidado com a via aérea difícil, inclusive traqueostomia. Quando pacientes com EM se apresentam para cirurgia eletiva, a anestesia regional será apropriada, desde que a pele no local do bloqueio esteja normal. Já no caso da anestesia geral, deve-se utilizar com cautela o óxido nitroso, por causa do risco oculto de barotrauma. Por razões parecidas, as pressões ventilatórias de pico máximas deverão ser mantidas nos níveis mais baixos possíveis. Em casos fulminantes, deve-se considerar como provável a ocorrência de desidratação e perda de eletrólitos no período perioperatório. Os aparelhos de monitoração podem lesionar a pele, do mesmo modo que em pacientes com epidermólise bolhosa. Arritmia sem explicação pode ser sinal de miocardite aguda. Os cuidados oculares devem refletir a possibilidade de envolvimento dos olhos por EM.

Resumo. Eritema multiforme é uma síndrome com diversas apresentações. Virtualmente, casos menos graves não têm maiores implicações anestésicas. Casos graves podem se apresentar para manipulação de emergência da via aérea. Em sua maioria, os problemas com o cuidado anestésico estão ligados a comorbidades como desidratação, distúrbios eletrolíticos, insuficiência renal, miocardite e envolvimento ocular. Quase todas as técnicas anestésicas são apropriadas.

ERITEMA NODOSO

Fisiopatologia e manifestações clínicas. Eritema nodoso (EN) é uma reação inflamatória aguda na pele e tecido subcutâneo.[95] Os nódulos são profundos, dolorosos e vermelhos; mais amiúde representam uma reação de hipersensibilidade a alguma inflamação ou infecção prévia.[96] Alguns casos podem ser precipitados por uma faringite estreptocócica aguda. Enterite regional e colite ulcerativa também foram associadas a eritema nodoso.[97] Muitas outras características associadas estão listadas na Tabela 10.13. As causas menos comuns incluem leptospirose,[98] toxoplasmose,[99] febre Q[100] e sarcoide.[101] Foi descrita uma síndrome que lembra EN, como sequela de malignidade.[102]

TABELA 10.13 Fatores associados a eritema nodoso

Faringite estreptocócica	Infecções fúngicas
Sarcoidose	Histoplasmose
Doença intestinal inflamatória	Coccidioidomicose
Medicamentos	Tuberculose
Gravidez	Sífilis
Yersinia enterocolitica	Gonorreia
Sarampo	Rubéola

Na maioria dos casos, há envolvimento articular associado, normalmente dos joelhos, tornozelos e punhos. Não é comum uma deformidade articular permanente, mas artrite séptica pode ser indicação para cirurgia.

Diagnóstico diferencial. As lesões de EN podem ser confundidas com contusão traumática, necrose gordurosa e tromboflebite superficial. Em contraste com outras síndromes dermatológicas, normalmente a EN está associada a um breve intervalo até a resolução completa (3 a 6 semanas). Não é comum a ocorrência de morbidade secundária a EN, a menos que esteja relacionada a complicações das lesões.

Preparação pré-operatória. Tendo em vista que a etiologia da EN pode ser infecciosa, a preparação pré-cirúrgica deve se concentrar na identificação e tratamento da etiologia infecciosa. Em casos de cirurgia de emergência (p. ex., artrite infecciosa), deve ser levada em consideração a possibilidade de outras infecções, mas sem que haja atraso no procedimento cirúrgico. Quando o fator precipitante é sarcoide, deve-se obter radiografias torácicas e espirometria para que sejam identificadas reservas pulmonares limitadas. Em casos graves, pode haver indicação de análise dos gases sanguíneos arteriais. Tendo em vista que viremia pode ser etiológica para EN, deverão ser consideradas outras sequelas graves de viremia, como, por exemplo, encefalite e miocardite, durante a preparação para a cirurgia de emergência.

Considerações intraoperatórias (Tabela 10.14). Se a etiologia for alguma infecção respiratória ou sistêmica, deve-se prevenir a contaminação do equipamento anestésico com o uso de filtros ou de um kit descartável de circuito absorvedor de dióxido de carbono. São possíveis tanto a anestesia regional como a anestesia geral e não há recomendações específicas com relação aos agentes a serem utilizados. Durante a infecção aguda, pode haver uma infecção coincidente da via aérea; isso poderá acarretar problemas, como laringoespasmo, broncoespasmo, ou colapso lobar atelectásico, por causa das secreções espessas.

Resumo. Eritema nodoso é uma resposta de hipersensibilidade cutânea a diversos distúrbios infecciosos e inflamatórios. Tendo em vista a possibilidade de envolvimento articular, a artrite séptica pode se apresentar como indicação urgente para cirurgia. Quando a causa é sarcoidose ou tuberculose pulmonar, deve-se suspeitar de comprometimento pulmonar. Por causa da possibilidade de etiologia infecciosa, o equipamento anestésico deverá ser protegido. Não existem agentes ou técnicas anestésicas especificamente indicados ou contraindicados.

TABELA 10.14 Fatores a serem considerados no perioperatório em pacientes com eritema nodoso

Identificar etiologia infecciosa
Quantificar a diminuição da reserva pulmonar
Detectar miocardite, encefalite
Prevenir contaminação do equipamento anestésico
Laringoespasmo
Broncoespasmo
Atelectasia

DOENÇA DE FABRY

Fisiopatologia. Doença de Fabry é decorrente de um defeito congênito dos glicoesfingolipídios, causado pelo funcionamento anormal da enzima alfa-galactosidase A. O defeito é transmitido como síndrome autossômica recessiva ligada ao cromossomo X. O resultado é uma deposição disseminada de glicoesfingolipídios neutros no interior da maioria das estruturas viscerais e fluidos corporais. Os órgãos mais afetados são o endotélio vascular, musculatura lisa dos sistemas cardiovascular e renal, córnea, rins, sistema reticuloendotelial, células ganglionares e perineurais do sistema nervoso.

Manifestações clínicas (Tabela 10.15). As consequências do acúmulo de lipídios consistem, entre outras, de uma dor excruciante, lesões vasculares negro-azuladas das camadas superficiais da pele e membranas mucosas e também disfunção de órgãos. As lesões das membranas mucosas ocorrem normalmente na boca e orofaringe. Alguns casos podem ocorrer sem a presença de lesões cutâneas.[103]

Os sistemas afetados no organismo se apresentam com sintomas de disfunção de órgãos. A doença cardíaca se manifesta no início da vida,[104,105] inclusive com doença arterial coronariana,[106] miocardite, hipertrofia do ventrículo esquerdo, anormalidades da condução,[107] insuficiência valvular[108-110] e insuficiência cardíaca congestiva (ICC). O progresso e gravidade dessas doenças são acelerados pela presença universal da hipertensão grave. Miocardiopatia hipertrófica foi associada

TABELA 10.15 Manifestações clínicas da doença de Fabry

Lesões cutâneas
Lesões das membranas mucosas
Doença arterial coronariana
Miocardite
Lesões da condução cardíaca
Doença cardíaca valvular
Insuficiência cardíaca congestiva
Miocardiopatia hipertrófica
Hipertensão pulmonar
Insuficiência renal crônica
Retardo no esvaziamento gástrico
Hipertermia central
Lesões oculares
Descolamento de retina/trombose

a alguns casos de doença de Fabry.[111-113] Pode ocorrer hipertensão pulmonar causada pelo acúmulo de lipídios na vasculatura pulmonar.[114,115]

O acúmulo de lipídios no rim causa perda progressiva de unidades tubulares renais.[116] Os túbulos perdem tecido escamoso e também a capacidade de trocar eletrólitos. Os vasos sanguíneos renais estão também envolvidos com o progressivo estreitamento luminal. O resultado é insuficiência renal crônica progressiva e um componente renovascular para a hipertensão. Pode ocorrer disfunção intestinal, com obstrução e retardo no esvaziamento gástrico.[110,117]

Lesões vasculares ocorrem no âmbito do SNC e no sistema nervoso periférico. Poderão ocorrer dor, hiperidrose e sintomas gastrintestinais. É informada a ocorrência de febre episódica. Anormalidades no tronco encefálico e cerebelo causam desequilíbrio e regulação anormal da temperatura.[118] Podem ocorrer demência, distúrbios convulsivos e hemorragia intracraniana. O envolvimento ocular[119,120] consiste de opacidade corneana, envolvimento do cristalino e lesões arteriais que podem causar trombose da artéria da retina[121,122] e seu descolamento.

Diagnóstico. Em homens afetados, o diagnóstico é estabelecido na infância, com base em lesões cutâneas e febre de origem desconhecida. Esse distúrbio pode ser erroneamente atribuído a uma doença do colágeno vascular, febre reumática ou vasculite. A doença de Fabry pode ser diagnosticada na avaliação clínica inicial da doença cardiovascular, renal, ou neurológica. A investigação bioquímica pode confirmar o distúrbio.

Considerações pré-operatórias (Tabela 10.16). Tendo em vista a inexistência de tratamento específico para a doença de Fabry, a preparação pré-operatória deve se concentrar na detecção da doença no órgão-alvo. Deve-se considerar a quantificação do envolvimento ocular para que seja evitada a associação de defeitos visuais pós-operatórios com posicionamento cirúrgico e flutuação hemodinâmica. A determinação do nitrogênio derivado da ureia sanguínea/creatinina determinará o grau de insuficiência renal crônica. Há necessidade de eletrocardiograma[123,124] e ecocardiograma[125] para detecção de isquemia do miocárdio, lesões valvulares, ICC e obstrução da via de saída ventricular. Provavelmente a isquemia silenciosa do miocárdio se deve a lesões do sistema nervoso autônomo. Talvez haja necessidade de um teste de provocação farmacológica para determinar a presença ou não de doença arterial coronariana em grau significativo, especialmente se o paciente for sedentário. Com um teste de provocação anormal ou evidência ecocardiográfica de hipertensão pulmonar, pode ser necessária uma cateterização cardíaca. É importante que seja realizado um cuidadoso exame neurológico para documentação de lesões periféricas,[126,127] especialmente se estiver sendo planejada uma anestesia regional.

TABELA 10.16 Preparação pré-operatória para pacientes com doença de Fabry

Quantificar o envolvimento ocular
Medir o nitrogênio derivado da ureia sanguínea/creatinina
Eletrocardiograma e ecocardiograma
Estudo cardíaco funcional
Pode haver necessidade de cateterização cardíaca
RM/TC, se o exame neurológico for anormal

Considerações intraoperatórias (Tabela 10.17). Deve-se considerar uma sedação pré-operatória para evitar a excessiva ativação do sistema nervoso autônomo anormal. Pode haver necessidade de níveis mais altos de monitoração por causa de comorbidades em sistemas vitais do organismo. Deve-se supor a presença de uma regulação anormal da temperatura, e dispositivos de aquecimento/resfriamento ativo devem estar presentes. É provável que esteja ocorrendo neuropatia autônoma e medicamentos vasoativos para tratamento de hipotensão e hipertensão súbita devem estar protamente disponíveis.

No caso de anestesia geral, a via aérea deve ser antecipadamente avaliada por causa de lesões na orofaringe. A seleção do agente será determinada pela comorbidade. Também deve ser planejado um excelente controle da dor, particularmente em pacientes com dor crônica decorrente de lesões nervosas periféricas. Para controle da dor, talvez haja necessidade de se recorrer à carbamazepina ou fenitoína.[128] Caso a morfina tenha sido bem sucedida no tratamento de episódios dolorosos precedentes, esse agente poderá ter utilidade no pós-operatório.[129] Se a dor crônica for tratada com carbamazepina,[130] deve-se assumir a aceleração do metabolismo de relaxantes musculares não despolarizantes e a dosagem dos relaxantes musculares deverá ser orientada pela monitoração do bloqueio neuromuscular. Deve-se considerar a possibilidade de anestesia regional; contudo, a instabilidade autonômica pode exacerbar a instabilidade hemodinâmica normalmente associada à simpatectomia com os bloqueios neuraxiais centrais.[131] Se as lesões do SNC forem do tipo progressivo, haverá contraindicação relativa de bloqueio neuraxial central, por causa da possível presença de desmielinização central.

Resumo. A doença de Fabry é defeito congênito do metabolismo dos glicoesfingolipídios e resulta em enorme deposição das lipoproteínas em estruturas viscerais, causando disfunção dos órgãos. São comuns as disfunções cardiovasculares, pulmonares, neurológicas, renais e oculares. A preparação e

TABELA 10.17 Fatores a serem considerados no cuidado anestésico em casos de doença de Fabry

Sedação para evitar ativações simpáticas
Monitoração invasiva
Monitoração/controle da temperatura
Controle hemodinâmico
Aspectos do controle da via aérea
Necessidade de analgesia excelente
Dor crônica centralmente mediada
Instabilidade autonômica com bloqueio neuraxial

os cuidados anestésicos serão determinados pela presença e extensão de doenças nos sistemas vitais do organismo.

HERPES SIMPLES

Infecções herpéticas da pele e membranas mucosas são causadas pela infecção com o vírus do herpes simples humano (HSV-1 e HSV-2). Uma vez que tenha ocorrido uma infecção sistêmica, o episódio primário será seguido por um estado de latência.[132] Da ativação, resultam surtos recorrentes. Os sítios oral e genital são os mais comuns para infecção primária. Durante o estado de latência, o vírus permanece nas células dos gânglios neuraxiais. Durante o episódio primário, as lesões são contagiosas por contato. Depois da transferência para outras superfícies, os vírus serão contagiosos apenas brevemente. Num episódio ativo, o herpes genital pode ser transferido para o neonato durante o trânsito através do canal do parto. Não apenas ocorre envolvimento da pele do neonato, mas há o risco de uma infecção devastadora de órgãos viscerais. Embora o herpes genital esteja quase sempre diretamente ligado ao contato sexual, a infecção orofacial tem muitas causas, envolvendo a maioria dos adultos em todo o mundo[133] A reativação é disparada por estresse, febre, esportes de contato[134] ou manipulação cirúrgica. Os vírus se deslocam através do nervo por fluxo axonal, causando lesões. A Tabela 10.18 lista várias lesões comuns.

Diagnóstico. Lesões pequenas, elevadas e confluentes são sugestivas da presença da doença. Frequentemente as lesões faciais são confundidas com muitas outras lesões cutâneas, como eritema multiforme, impetigo e vacínia. Herpes genital pode ser confundido com infecções fúngicas, infecção do trato urinário, sífilis, linfogramuloma venéreo e papiloma genital. Cervicite herpética mucopurulenta é facilmente confundida com vaginite infecciosa. É comum que as infecções recorrentes sejam identificadas com facilidade por causa das experiências prévias.[135]

TABELA 10.18 Manifestações do herpes

Gengivoestomatite primária
Herpes genital primário
Herpes facial-oral recorrente
Cervicite por herpesvírus
Herpes genital recorrente
Herpes associado ao HIV
Herpes em pacientes imunocomprometidos
Panarício herpético
Herpes generalizado
Ceratoconjuntivite herpética
Encefalite herpética

Considerações pré-operatórias (Tabela 10.19). Durante um episódio primário, está presente uma viremia generalizada. Não é aconselhável a realização de procedimentos cirúrgicos, porque os líquidos corporais são contagiosos. Pacientes com panarício herpético podem se apresentar para drenagem cirúrgica do tecido infectado no dedo.[136] Medicamentos antivirais tópicos e orais são terapêuticos em episódios agudos, fazendo parte da terapia supressiva para prevenção de episódios. Medicamentos antivirais parenterais poderão salvar a vida do paciente em casos de herpes generalizado e de encefalite herpética.[137-139] É prioritária a detecção de infecção sistêmica. Durante a viremia, é possível que ocorra transmissão através do instrumental a partir de lesões primárias ou da viremia sistêmica. Isso torna desaconselhável o acesso eletivo à via aérea durante um episódio oral agudo, ou o bloqueio neuraxial durante o herpes genital primário.

Cuidado intraoperatório. Nos casos em que há necessidade de cirurgia de emergência durante episódios herpéticos agudos, todos os líquidos corporais do paciente devem ser considerados contaminados. O aparelho de anestesia deverá ser protegido com filtros e deverá ser higienizado como se estivesse contaminado. Enfermeiras e auxiliares de equipamento devem ser alertados para o risco de transmissão. Uma simples limpeza de contato será eficaz, e as superfícies contaminadas permanecerão contagiosas apenas durante breve intervalo.

Não há qualquer vantagem com relação a agentes ou técnicas anestésicas específicas. Deve-se evitar o bloqueio neuraxial central durante episódios agudos ou sistêmicos. Além da necessidade de evitar a transmissão viral para outras pessoas, as lesões recorrentes não apresentam problemas específicos.

Resumo. Infecções herpéticas agudas estão associadas a viremia sistêmica. Devem ser evitadas a cirurgia e anestesia eletivas, a fim de impedir a disseminação dos agentes virais. Em particular, a punção dural pode induzir meningite e/ou encefalite herpética. Nos casos em que há necessidade de cirurgia de emergência, as lesões devem ser consideradas como contagiosas. São medidas essenciais: proteção do aparelho de anestesia, limpeza apropriada e alerta para os médicos e demais profissionais envolvidos acerca do risco de exposição. Não existe qualquer agente anestésico em particular que esteja indicado ou contraindicado.

TABELA 10.19 Fatores a serem considerados no perioperatório em pacientes com infecção herpética

Viremia generalizada durante o episódio primário
Transferência viral durante a manipulação das vias aéreas
Infecção do sistema nervoso central com instrumentação neuraxial
Proteção do equipamento anestésico
Precauções universais

MASTOCITOSE

Mastocitose é causada pela hiperplasia mastocítica no fígado, baço, medula óssea, linfonodos, pele e trato gastrintestinal.[140] Mastócitos degranulam com facilidade, sendo comuns os sintomas relacionados à liberação de mediadores, inclusive urticária, rubor, dores abdominais, dores ósseas, diarreia, náusea e vômito. Essa síndrome familiar baseia-se na expressão anormal do gene regulador da produção de mastócitos. São várias as manifestações da mastocitose, e a Tabela 10.20 apresenta um sistema de classificação.

Para qualquer paciente considerado, as características clínicas são determinadas especificamente pelos mediadores mastocíticos produzidos em excesso. Quase todos os pacientes exibem lesões cutâneas conhecidas como urticária pigmentosa, que são lesões pequenas, pruriginosas e de cor castanho-avermelhada no tronco e membros. Nas formas agressivas, essas lesões podem confluir e envolver a mucosa nasal e oral. A liberação local de heparina cria uma lesão, podendo facilmente ocorrer contusão por qualquer contato mais trivial. As manifestações não cutâneas da mastocitose estão ligadas à infiltração dos mastócitos em diversos sistemas do organismo. Gastrite e úlceras pépticas são decorrentes da hipersecreção secundária ao aumento dos níveis plasmáticos de histamina. Dores abdominais, diarreia e má-absorção[141] são outras manifestações diretamente relacionadas à invasão da mucosa gastrintestinal pelos mastócitos.[142] Em alguns casos, ocorre envolvimento hepático e esplênico. A manifestação hepática mais comum é a elevação das enzimas hepáticas, mas casos graves podem se apresentar com ascite e hipertensão portal[143] em associação com fibrose hepática.[144] Na maioria dos casos, ocorre aumento significativo do baço. As lesões ósseas são causadas por depósitos focais de mastócitos. O resultado mais comum é a ocorrência de dores ósseas, mas podem ocorrer fraturas patológicas.[145]

TABELA 10.20 Manifestações da mastocitose

Indolente
Síncope
Cutânea
Úlcera
Má-absorção
Agregados na medula óssea
Esquelética
Fígado-baço
Glândulas linfáticas
Hematológica
Mieloproliferativa
Mielodisplásica
Agressiva
Leucemia mastocítica

Numerosas anormalidades estão associadas à mastocitose.[146] A resposta sistêmica aos mediadores é tão variada quanto a diversidade química dos mediadores (Tab. 10.21).

A liberação de mediadores sistêmicos pode causar anormalidades neuropsiquiátricas, inclusive irritabilidade, diminuição da atenção, comprometimento da memória e depressão secundária.[147,148] Existe associação entre mastocitose e granuloma eosinofílico.[149]

Diagnóstico. Quase todos os casos de mastocitose são diagnosticados pelas lesões cutâneas características. A biópsia confirma o papel dos mastócitos nas lesões variadas (pele, membranas mucosas, ossos). Estudos urinários podem revelar níveis elevados de metabólitos de mediadores mastocíticos. Sem a presença de lesões cutâneas, os recursos de TC, cintigrafia óssea ou endoscopia poderão ser diagnósticos. Tendo em vista que os efeitos sistêmicos mimetizam outras doenças com liberação vasoativa, os estudos diagnósticos deverão excluir carcinoide e feocromocitoma pela determinação do ácido 5-hidroxindolacético e das metanefrinas na urina.

Considerações pré-operatórias (Tabela 10.22). Deve-se suspeitar de hipersecreção gástrica em todos os pacientes de mastocitose. Devem ser levados em consideração o bloqueio do ácido gástrico e o aumento do esvaziamento gástrico com metoclopramida. Se houver suspeita de doença hepática, haverá necessidade de avaliação das funções de síntese e coagulação.[150] Medidas ansiolíticas podem diminuir a ativação dos mastócitos. Se forem cronicamente utilizados corticosteroides para tratamento, deverão ser receitadas doses de estresse desses medicamentos no período perioperatório.

Considerações intraoperatórias. A vasodilatação torna mais provável a ocorrência de hipotermia, devendo ser planejado um suporte térmico ativo.[151] A liberação de mediadores aumenta com a manipulação das lesões, que deverão ser mantidas no mínimo absoluto.[152] Dores ósseas indicam risco de fratura; essa possibilidade deverá ser levada em consideração durante o posicionamento do paciente. Poderá ocorrer instabilidade hemodinâmica, decorrente da liberação de mediadores pelos

TABELA 10.21 Mediadores mastocíticos

Mediador	Consequência
Histamina	Prurido, broncoconstrição, hipersecreção gástrica
Heparina	Anticoagulação local, osteoporose
Proteases	Lesões ósseas
Leucotrienos	Vasopermeabilidade, broncoconstrição, vasoconstrição
Prostaglandina D_2	Vasodilatação, broncoconstrição
Fator ativador das plaquetas	Vasopermeabilidade, vasodilatação, broncoconstrição
Citocinas	Ativação celular

TABELA 10.22 Fatores a serem considerados no perioperatório em casos de mastocitose

Bloqueio do ácido gástrico
Retardo do esvaziamento gástrico
Provas da função hepática
Testes de coagulação
Corticosteroides em doses de estresse
Suporte da temperatura
Instabilidade hemodinâmica decorrente da liberação de histamina
Monitoração invasiva
Não utilização de agentes anestésicos liberadores de histamina
Liberação de histamina com transfusão de sangue

mastócitos.[153] Foi comunicada a ocorrência de hipotensão intraoperatória súbita e profunda[154], e a intervenção de escolha pode ser adrenalina.[155] Como resultado, frequentemente haverá necessidade de monitoração invasiva e disponibilidade imediata de agentes vasoativos. Pode ser enorme a liberação de histamina diante de transfusão de sangue; deve ser medida rotineira o pré-tratamento com difenidramina.

É aceitável a anestesia regional, mas a vasodilatação poderá acentuar as consequências do bloqueio simpático neuraxial. Devem ser selecionados agentes específicos para anestesia geral para que não ocorram novas liberações de histamina.[156] Anestesia superficial pode dar início à liberação de histamina.

Resumo. Mastocitose tem numerosas implicações anestésicas ligadas à liberação de mediadores mastocíticos. São mais importantes as preocupações cutâneas, gastrintestinais e sistêmicas. Muitos dos mediadores têm propriedades vasoativas potentes que podem alterar o curso de qualquer procedimento anestésico.

MUCOPOLISSACARIDOSE

Mucopolissacaridoses ocorrem por causa de defeitos genéticos em enzimas que degradam moléculas complexas a nível intracelular. A ação das enzimas anormais promove o acúmulo desses compostos parcialmente degradados, resultando em patologias celulares e sistêmicas secundárias no organismo.[157] O defeito enzimático específico determina as diferentes síndromes (Tab. 10.23). O acúmulo de mucopolissacarídeos (sulfato de heparina, sulfato de dermatan e/ou sulfato de queratina) é a causa direta das manifestações sistêmicas. O acúmulo ocorre no SNC, nervos periféricos, gânglios, válvulas cardíacas, artérias coronárias,[158] fígado, baço, linfonodos, retina, hipófise e testículos. Defeitos esqueléticos e ósseos são resultantes de osteócitos e condrócitos anormais, que exibem maior tamanho e numerosos vacúolos de grandes dimensões. Na área das placas de crescimento, os condrócitos estão desorganizados, acarretando diminuição do crescimento e fechamento prematuro.

TABELA 10.23 Mucopolissacaridoses

Síndrome	Enzima	Defeito esquelético
de Hunter	Sulfoiduron sulfatase	Coluna vertebral
de Hurler	α-L-Iduronidase	Face, coluna vertebral
de Morquio	*N*-acetil-galactose-6-sulfato sulfatase	Face, coluna vertebral, fêmur
de Scheie	α-L-Iduronidase	Mãos, face
de Sanfilippo	Heparan sulfatase	Tórax, clavícula

Diagnóstico diferencial e manifestações clínicas. Embora parecida, cada uma dessas síndromes exibe características singulares. A síndrome de Hurler é resultante do acúmulo de dermatan e de quantidades menores de heparina.[159] A cabeça fica aumentada, a face demonstra anormalidade e ocorre dentição fraca. São comuns os defeitos das vias aéreas superiores, podendo haver associação com apneia do sono grave.[160] Obstrução da via aérea pode ser progressiva e sintomática.[160] Pode ocorrer hipoplasia do processo odontoide, frequentemente se apresentando na forma de tetraparesia, exigindo fusão.[161] Pescoço curto, expansão do tórax e cifoescoliose caracterizam o tronco. São comuns as contraturas de flexão. Luxação e displasia crônicas do quadril podem estar presentes.

Ocorrem defeitos cardíacos por causa da infiltração de células cardíacas,[162] podendo ser observado acúmulo progressivo em torno das válvulas, especialmente na válvula mitral.[163] É comum haver retardo, e a RM revela lesões císticas numerosas e pequenas de substância branca. Foi relatada hidrocefalia aguda com a deposição de mucopolissacarídeos na região inferior do cérebro, assim como o surgimento de glaucoma em decorrência dessa deposição.[4, 165]

Síndrome de Hunter é decorrente do acúmulo de sulfato de heparan. Os defeitos do esqueleto incluem ausência da cifose toracolombar, síndrome pediátrica do túnel do carpo,[166-168] *facies* anormal, obstrução estrutural das vias aéreas superiores e distorção leve a moderada do tórax. A progressiva deposição de mucopolissacarídeos na via aérea superior acarreta obstrução das vias aéreas; o paciente pode se apresentar com estridor e comprometimento das vias aéreas.[169] É comum a apneia do sono.[160] Em um caso, a dificuldade com a intubação endotraqueal durante a cirurgia nas vias aéreas estava ligada à presença de falsas cordas protuberantes e a uma estenose de glote, decorrente da deposição de mucopolissacarídeos (Tab. 10.24).[170]

Síndrome de Morquio resulta do acúmulo de sulfato de queratan e condroitina-6-sulfato. Por ocasião do nascimento, essas crianças são normais, mas demonstram displasia da coluna vertebral dentro de 12 a 18 meses. No início da vida, ocorre cifoescoliose toracolombar grave.[171] A anormalidade na junção craniocervical é praticamente universal, ocorrendo hipoplasia do processo odontoide,[171] instabilidade atlantoaxial[172,173] e, em alguns pacientes, grave compressão da medula cervical[174,175] ou tetraparesia.[176] Compressão da medula espinal levando à mielopatia é incapacitação crônica comum.[177] O nanismo é decorrente do limitado desenvolvimento do tronco. Lassidão

TABELA 10.24 Comorbidades associadas às mucopolissacaridoses

Obstrução progressiva das vias aéreas
Apneia obstrutiva do sono
Instabilidade da coluna vertebral cervical
Cifoescoliose
Luxação crônica do quadril
Defeitos da condução cardíaca
Retardo
Hidrocefalia crônica
Glaucoma

articular, face anormal e deformidade em valgo/varo dos joelhos são achados comuns. Comumente, não há envolvimento do SNC; é incomum a ocorrência de retardo mental. A expectativa de vida fica abreviada pela cifoescoliose progressiva. Frequentemente há necessidade de fusão de C2 ao occipício.[178]

Preparação pré-operatória (Tabela 10.25). Apneia obstrutiva do sono pode estar associada com hipertensão pulmonar e disfunção do ventrículo direito. A mecânica respiratória pode estar comprometida como resultado da obstrução da via aérea, deformidades do peito ou distorção mecânica do tórax[179] e deposição na árvore toracobrônquica.[180] Em caso de suspeita, fica indicado um ecocardiograma transtorácico atentando para o ventrículo direito e válvulas do lado direito. Caso tenha sido detectado um sopro, também haverá indicação de ecocardiograma, por causa do possível envolvimento das válvulas aórtica e mitral, causado pela deposição de mucopolissacarídeos[163,181] e resultante miocardiopatia.[182] Mesmo em crianças mais jovens, um eletrocardiograma será importante por causa dos defeitos cardíacos decorrentes do acúmulo de mucopolissacarídeos e da doença arterial coronariana de surgimento precoce.[158,183] Evidência radiográfica de deformidade torácica grave sugere maior risco de insuficiência ventilatória pós-operatória. Talvez haja necessidade de uma investigação radiográfica da coluna vertebral cervical, caso tenha sido observada limitação da amplitude do movimento ou anormalidade na anatomia superficial. Tendo em vista que o desenvolvimento do processo odontoide pode estar anormal, poderá estar presente uma instabilidade atlantoaxial. Fica indicada a obtenção de radiografias da coluna vertebral cervical em flexão-extensão, e se for impossível a cooperação do paciente, deve-se presumir a existência de instabilidade. Nos pacientes com síndrome de Hurler, poderá haver necessidade da fusão de C2-occipúcio devido à instabilidade atlantoaxial causada pela hipoplasia do processo odontoide ou do surgimento de uma tetraplegia espontânea.[184]

TABELA 10.25 Fatores a serem considerados no pré-operatório em pacientes com mucopolissacaridoses

Provas da função pulmonar
Ecocardiograma
Eletrocardiograma
Radiografia torácica
Radiografias da coluna vertebral cervical em flexão e extensão
Fusão de coluna vertebral cervical

Cuidado intraoperatório. Uma língua grande (glossomegalia), espessamento das estruturas das vias aéreas e tecidos friáveis dificultam ainda mais os cuidados com a via aérea. Devem ser elaborados planos para cuidados de uma via aérea difícil para o paciente portador de qualquer dessas síndromes.[185] Broncoespasmo poderá ocorrer mais normalmente.[186] Em uma série, ocorreram problemas com via aérea em 53% dos pacientes.[187] Foi informada a ocorrência de morte causada pela impossibilidade de ventilar ou intubar em pacientes com síndrome de Hurler.[188,189] Em outros pacientes, a traqueostomia de emergência salvou vidas.[183,190] Em algumas dessas crianças com via aérea difícil, a LMA tem ajudado no controle da via aérea e na intubação com fibra óptica.[191] Também ocorreram insucessos com o uso de LMA.[192] O cuidado da via aérea pode ser realmente desafiador quando a compressão da medula espinal é sintomática e o paciente não coopera.[174] Descompressão transoral do tronco encefálico e da coluna vertebral cervical proximal podem constituir-se no procedimento cirúrgico de escolha.[177] Em pacientes com síndrome de Hurler, uma obstrução progressiva das vias aéreas poderá exigir traqueostomia caso não seja possível uma descompressão a laser.[169]

Contraturas podem dificultar muito o posicionamento do paciente e deve-se evitar ativamente as lesões por pressão. Por causa dos depósitos nos tecidos, contraturas e defeitos ósseos, o acesso intravenoso pode ser muito difícil. Deformidades do esqueleto dificultam a anestesia regional, tornando-a potencialmente perigosa. Mesmo diante da cateterização bem-sucedida do espaço epidural, a anestesia epidural pode não se completar secundariamente à deposição de mucopolissacarídeos no espaço epidural.[193] Anestesia espinal contínua foi utilizada com sucesso numa criança com síndrome de Morquio[194] e em outra criança com síndrome de Hurler[195] nas quais não foi possível realizar a intubação. Durante a anestesia geral, é difícil a identificação de compressão aguda da medula óssea; caso esse problema passe despercebido, o resultado poderá ser uma lesão neurológica devastadora.[196] Também foi informada a ocorrência de enorme AVC intraoperatório em uma criança.[197] Não há problemas específicos com os agentes anestésicos, a menos que se esteja diante de uma comorbidade, como, por exemplo, disfunção cardíaca. Foi informada a ocorrência de bloqueio cardíaco completo durante o cuidado anestésico.[198] Retardo no despertar foi associado à síndrome de Hurler em um paciente.[199] Foi informada a ocorrência de insuficiência respiratória progressiva resultando em morte do paciente depois da cirurgia; a complicação estava ligada aos limites mecânicos da função respiratória.[200] Deve-se assumir um quadro de maior sensibilidade aos opioides; e por causa da grande probabilidade de uma via aérea superior anormal, a obstrução da via aérea será ainda mais provável durante o controle da dor aguda (Tab. 10.26).

TABELA 10.26 Problemas anestésicos com mucopolissacaridoses

Dificuldade no cuidado da via aérea
Dificuldade com ventilação
Obstrução aguda da via aérea
Posicionamento difícil/lesões
Bloqueio epidural incompleto
Bloqueio cardíaco completo
Demora no despertar
Dificuldade no controle da dor aguda, por causa da apneia obstrutiva do sono

Resumo. Pacientes com defeitos congênitos no metabolismo dos mucopolissacarídeos se apresentam com problemas anestésicos principalmente por causa de aspectos estruturais do esqueleto. É provável que ocorram problemas com a manipulação da via aérea, posicionamento do paciente e acesso intravenoso. Pode haver compressão assintomática da medula espinal e já foi descrita a ocorrência de lesões nessa estrutura por causa de posicionamento durante a anestesia geral. Anormalidades torácicas causam redução da função respiratória e aumentam a probabilidade de insuficiência respiratória no período pós-operatório.

NEUROFIBROMATOSE

Neurofibromatose é uma síndrome causada pela deposição anormal de tecido neural no sistema nervoso, endócrino, estruturas viscerais e pele.[201] A origem dessa síndrome é congênita, com um modo de transmissão autossômico dominante. São conhecidas duas variantes:[202] neurofibromatose central (10%) e neurofibromatose de von Recklinghausen (85%).[203,204] Essas duas manifestações exibem lesões cutâneas características. A variante central está associada a muitas lesões de lento crescimento no SNC, inclusive neuroma acústico bilateral na maioria dos casos.[205] No caso da variante de von Recklinghausen, podem ocorrer lesões ósseas, envolvimento da artéria renal, compressão do nervo óptico[206] e hidrocefalia.[207] O envolvimento do mesencéfalo pode causar diversos distúrbios endócrinos. Lesões de medula espinal podem causar paraplegia.[208]

Manifestações clínicas (Tabela 10.27). A deposição de tecido neural proliferativo causa disfunção órgão-específica. A proliferação no tecido ósseo causa formação de cistos, osteoporose e fratura. Fratura de ossos longos, osteoartrite das articulações de sustentação do peso e cifoescoliose são potenciais consequências fisiopatológicas. A deposição de tecido neural na orofaringe e na laringe pode causar disfagia ou incapacidade de vias aéreas.[209,210] Poderá ocorrer doença pulmonar intersticial como resultado da deposição de tecido neural.[211] Outros envolvimentos respiratórios poderão resultar de hipoxemia crônica, causando hipertensão pulmonar, tensão cardíaca no lado direito e insuficiência respiratória causada por *cor pulmonale*. Obstrução do trato urinário e/ou envolvimento da artéria renal poderão causar insuficiência renal. Obstrução pélvica pode complicar as manobras obstétricas.[212,213] Proliferação neuroendócrina poderá levar à formação de feocromocitoma e de outras endocrinopatias menos comuns.

TABELA 10.27 Manifestações clínicas de neurofibromatose

Cistos ósseos, osteoporose, fraturas
Disfagia
Incompetência da via aérea
Doença pulmonar intersticial
Hidrocefalia
Lesões da artéria retiniana
Compressão do nervo óptico
Comprometimento da medula espinal
Insuficiência renal
Distúrbios neuroendócrinos
Obstrução da saída pélvica; manobras obstétricas difíceis

Diagnóstico. O diagnóstico de neurofibromatose poderá sofrer atraso pelas manifestações num sistema vital do organismo. A evidência diagnosticada mais comum provém da observação das clássicas lesões cutâneas chamadas manchas *café-au-lait*.[214,215] Estas manchas podem ser confundidas com nevo pigmentado. A biópsia de pele é um exame definitivo.

Considerações pré-operatórias (Tabela 10.28). Os numerosos locais de envolvimento da neurofibromatose avançada determinam as prioridades para preparação pré-cirúrgica. O principal local envolvido é o sistema nervoso, que deve passar por uma investigação completa. TC ou RM da cabeça[216] identificará massas, desvios da linha média, ou aumento da

TABELA 10.28 Fatores a serem considerados no perioperatório em pacientes com neurofibromatose

TC/RM da cabeça
Radiografias da coluna vertebral cervical em flexão/extensão
Provas da função pulmonar
Ecocardiograma
Determinação de nitrogênio derivado da ureia sanguínea/creatinina
Detecção de eletrólitos anormais
Manipulação difícil da via aérea
Comprometimento respiratório, diante de bloqueio neuraxial alto
Controle da temperatura
Resposta anormal a relaxantes musculares

pressão intracraniana e demonstrará qualquer risco potencial de herniação. Foi comunicada a ocorrência de tumores ocultos na medula espinal.[217] Caso o envolvimento da medula espinal seja sugerido por fraqueza, dor, ou outros sinais dos tratos longos, haverá necessidade de investigação radiográfica. Foram informadas meningocele e anomalias ósseas.[218,219] Em particular, a quantificação do risco para o acesso à via aérea poderá depender de um exame de RM da medula espinal cervical.[220] A descoberta de lesões ósseas da coluna vertebral acresceria proteção ao paciente contra possíveis lesões da medula espinal causadas por fratura. A probabilidade de envolvimento pulmonar poderá ser sugerida pela história. Caso a história ou o exame físico (cifoescoliose) forem positivos,[221] poderá haver necessidade de um estudo de espirometria ou análise dos gases sanguíneos arteriais. Caso estejam presentes sinais de *cor pulmonale,* talvez haja necessidade de um ecocardiograma ou mesmo de uma angiografia. Se houver envolvimento das vias aéreas superiores, deverá ser efetuada uma laringoscopia indireta por um endoscopista experiente.

Outros problemas que devem ser levados em consideração incluem: insuficiência renal, hiperplasia endócrina (feocromocitoma) e envolvimento de nervo óptico. Caso seja considerado o uso de anestesia regional, o local do bloqueio deverá estar livre de lesões e, em termos anatômicos, suficientemente normal para que se possa realizar o bloqueio. É possível que a hipófise seja disfuncional; devem ser investigadas anormalidades ocultas de eletrólitos.

Considerações intraoperatórias. Nos casos de comprometimento da via aérea ou da coluna vertebral cervical, há necessidade de uma cuidadosa intubação com fibra óptica com o paciente desperto. O grau de monitoração invasiva fica determinado pela extensão do comprometimento de sistemas importantes do organismo. Quando há comprometimento pulmonar avançado, deve ser levada em consideração a possibilidade de ventilação mecânica prolongada no período pós-operatório.[222] Nesse subgrupo de pacientes, o bloqueio neuraxial central deverá ser efetuado tendo sempre em vista que níveis elevados de bloqueio somático truncal podem precipitar insuficiência respiratória. A analgesia epidural para trabalho de parto foi bem sucedida.[223] No caso de uma cifoescoliose avançada, poderá ser difícil, ou mesmo impossível, o acesso para um bloqueio neuraxial. Mesmo diante de uma cateterização epidural bem-sucedida, o bloqueio poderá ser incompleto porque o espaço epidural poderá estar parcialmente obliterado. Deve-se assumir uma regulação anormal da temperatura e disponibilizar aquecimento ativo. Não existe indicação ou contraindicação para qualquer agente, embora tenha sido informada uma resposta anormal a miorrelaxantes.[224-226]

Resumo. Neurofibromatose é uma síndrome com consequências relacionadas à deposição e proliferação de tecido neural anormal. As consequências se manifestam no sistema nervoso autônomo central e periférico, coluna vertebral e ossos longos, vias aéreas, rins e olhos. O cuidado anestésico fica sujeito a modificações pela patologia do SNC, comprometimento respiratório, dificuldades no cuidado da via aérea, anormalidades endócrinas e de eletrólitos e anormalidades da superfície cutânea.

OSTEOGENESIS IMPERFECTA

A maioria dos pacientes com *osteogenesis imperfecta* (OI) têm um defeito genético nos genes geradores do colágeno estrutural.[227] A subclassificação do colágeno encontrado no sistema esquelético, inclusive ligamentos, tendões e ossos, é o colágeno tipo I. Em casos de OI, ocorre um defeito quantitativo ou uma deficiência estrutural do colágeno tipo I.[228] Das quatro ou mais variantes genéticas, existe uma gradação entre fragilidade óssea extrema que conduz à morte durante ou logo após o parto, até alterações esqueléticas sutis o bastante a ponto de serem confundidas com abuso infantil. A consequência do colágeno estrutural defeituoso é um distúrbio na formação do osso encondral e intramembranoso. As estruturas ligamentares e tendinosas são variavelmente defeituosas e/ou incompletas. As trabéculas ósseas, que detêm grande responsabilidade pela resistência à tração, estão adelgaçadas, ocorrendo redução das interligações.

Manifestações clínicas (Tabela 10.29). Nos casos mais extremos, ocorrem muitas fraturas durante o parto. Habitualmente, esses casos estão associados à morte do neonato. Nas formas não letais da doença, a característica mais significativa é a estrutura óssea quebradiça. Ocorrem fraturas diante de mínima força. Ocorre maior número de fraturas nos membros inferiores, talvez por estarem mais expostos a traumas. Pela mesma razão, o fêmur sofre fraturas com maior frequência do que a tíbia. A deformidade pélvica pode ser extrema, e foi descrita obstrução intestinal causada por fratura com protrusão do acetábulo.[229] Ocorre deformidade vertebral em virtude da menor estabilidade ligamentar, fraturas por compressão, osteoporose e espondilolistese.[230] Cifoescoliose é a lesão mais comum, mas foram relatadas outras lesões, inclusive instabilidade/fratura da coluna vertebral cervical[231] e migração superior do processo odontoide, causando compressão do tronco encefálico e alteração do fluxo do líquido cerebrospinal.[232,233] Os dentes estão malformados e fraturam com facilidade.[234] Esclerótica azul, adelgaçamento da esclerótica e da córnea e exoftalmia são anormalidades oculares comuns; foi publicado um relato de oclusão da artéria retinal central na posição de decúbito ventral, num paciente com OI.[235] Foi informada

TABELA 10.29 Manifestações clínicas de *osteogenesis imperfecta*

Numerosas fraturas durante o parto
Fraturas com mínima força
Deformidade espinal
Fraturas por compressão
Espondilolistese
Dentição anormal
Lesões oculares
Persistência do canal arterial
Defeito septal atrial
Lesões valvulares

uma associação com hipertermia maligna,[236-238] embora a biópsia muscular de um caso clínico não tenha se mostrado positiva para sensibilidade a essa doença.[239] Disfunção plaquetária foi associada a casos de OI.[240] Entre as anomalias cardíacas associadas a esse distúrbio, podem ser citadas persistência do canal arterial, defeitos septais atriais, defeitos septais ventriculares e defeitos valvulares.[241] Os defeitos cardíacos adquiridos associados à *osteogenesis imperfecta* incluem insuficiência aórtica,[242] insuficiência mitral causada por ruptura de corda tendínea[243,244] e degeneração cística da aorta proximal.[245]

Diagnóstico. Na primeira infância, OI pode ser confundida com acondroplasia ou outras formas de nanismo por causa das anormalidades esqueléticas ou cranianas com aspecto similar. Já na segunda infância, a osteoporose juvenil idiopática também se apresentará de maneira parecida. Uma variável capaz de causar confusão é o abuso infantil, em que fraturas também são achados diagnósticos.[246-250] Em formas menos graves de *osteogenesis imperfecta*, a investigação de possível abuso infantil pode ser causa de sério atraso no diagnóstico.

Preparação pré-operatória (Tabela 10.30). Os defeitos anatômicos da *osteogenesis imperfecta* determinam a preparação pré-anestésica. Devido à natureza da OI, quase todas as indicações para cirurgia serão urgentes, ou seja, tratamento de fraturas. Isso não elimina os aspectos da preparação. Devem ser obtidos níveis de creatina fosfoquinase (CPK), porque eles podem estar elevados se houver risco de hipertermia maligna. Considerando que a função plaquetária pode estar anormal,[251] fica indicada uma determinação completa dos parâmetros de coagulação caso haja qualquer sinal de coagulopatia, como, por exemplo, sangramento excessivo, contusões frequentes ou sangue que aflore com a higiene bucal ou com a função intestinal ou vesical.[252] Um sangramento intenso e inesperado sem etiologia cirúrgica óbvia foi descrito num paciente com OI.[253] Tendo em vista a possibilidade de *cor pulmonale* em decorrência da deformidade torácica, há necessidade de um ecocardiograma no período pré-operatório, caso não se tenha à disposição um estudo normal prévio. Cifose grave pode ser preditora de disfunção mecânica dos pulmões, devendo ser avaliada no pré-operatório com espirometria.[254] Diversos problemas envolvendo o crânio e a coluna vertebral devem ser radiograficamente investigados: compressão do tronco encefálico, instabilidade atlantoaxial e compressão da medula espinal cervical, entre outros. Hipoplasia ou fratura do processo odontoide é risco significativo,[255] devendo influenciar as abordagens para acesso à via aérea. Pode ocorrer impressão basilar, o que implicará na necessidade de descompressão do forame magno.[232,256-258] Caso esse problema não seja detectado, a amplitude de movimento normal, diante de uma impressão basilar[233,259] ou de um processo odontoide mole[260], poderá causar uma catástrofe neurológica.[261] Foi informado que pequenos traumas estão associados a morte causada por compressão do tronco encefálico por esse mesmo mecanismo.[232] Cifoescoliose congênita ou progressiva pode interferir com a função pulmonar, havendo talvez indicação para espirometria e análise dos gases sanguíneos arteriais para uma cirurgia de grande porte, especialmente procedimentos de estabilização da escoliose progressiva. Relatos de anomalias da artéria retinal em associação com OI tornam indispensável a avaliação da atividade visual pré-operatória.

TABELA 10.30 Fatores a serem considerados no perioperatório em pacientes com osteogenesis imperfecta

Determinação de creatina fosfoquinase: níveis altos sugerem risco de hipertermia maligna
Avaliação da coagulação
Eletrocardiograma, ecocardiograma
Avaliação do sistema nervoso central e da coluna vertebral cervical
Provas de função pulmonar
Acuidade visual
Problemas de posicionamento
Problemas de manuseio das vias aéreas
Lesões ósseas durante o bloqueio neuraxial
Risco de hipertermia maligna
Risco de fratura diante de uma emergência atribulada

Cuidado intraoperatório. O posicionamento deve ser realizado com cuidados especiais, porque pequenos traumas podem causar fraturas nos ossos longos. A fragilidade do tecido conjuntivo implica necessidade de boa proteção com acolchoamento, para que não ocorra ruptura de ligamentos ou tendões. Encontram-se em risco particularmente o tendão do calcâneo e os tendões patelares. Qualquer osso é passível de fratura, podendo ocorrer consequências potencialmente graves. Ocorreu uma hemorragia intraoperatória fatal causada por fratura oculta de uma costela durante uma fusão instrumentada da coluna vertebral, resultando em uma transfusão volumosa e em coagulopatia.[262] Uma fratura do fêmur, causada por trauma de pequena importância, provocou síndrome compartimental.[263] A manipulação da via aérea deverá ser realizada de maneira suave e cuidadosa, por haver a possibilidade de fraturas da mandíbula, superfície maxilar e coluna vertebral cervical, caso seja aplicada uma força excessiva nessas áreas.[264] A melhor opção talvez seja a intubação com fibra óptica no paciente desperto, embora tenha sido informado o uso bem-sucedido de intubação com LMA.[265] É possível usar anestesia regional, mas a inserção de uma agulha nas proximidades de estruturas ósseas pode ser problemática. A punção óssea poderia causar fratura no período pós-operatório. Também é possível que ocorra injeção intraóssea, evento de difícil reconhecimento. Tal situação poderá estar associada a toxicidade por anestésico local. Todavia, foi informado sucesso com o uso de um cateter epidural para anestesia e analgesia pós-operatória numa cirurgia cesariana.[266,267] No passado, utilizava-se quetamina intramuscular como único anestésico para redução de fraturas,[241,268] embora em alguns casos tenham ocorrido problemas com a obtenção de relaxamento muscular adequado. Tendo em vista o risco de hipertermia maligna, deve-se escolher um anestésico que não cause tal quadro para a anestesia geral; uma excelente opção poderá ser a anestesia intravenosa total (AIVT).[269] Deve-se evitar o uso de succinilcolina. Também foi comunicada a ocorrência de acidose metabólica desacompanhada de outros sinais de hipertermia maligna.[233,270,271] O risco de hipertermia[240] exige acesso a meios ativos de resfriamento. Um despertar suave deve ser a meta do anestesiologista, porque tosse, arqueamento ou excitação poderão causar um quadro de polifraturas. Quando o procedimento cirúrgico é uma fusão vertebral, essa meta passa a ser especialmente importante, porque a instrumentação para fusão pode se desarticular e ameaçar a integridade da medula espinal.[272] É quase certo que uma ampla descompressão cérvico-occipital com fusão irá depender de intubação e sedação prolongadas antes da extubação.[232] Para qualquer posicionamento que não seja o supino, deverá ser levado em consideração o risco de oclusão da artéria retinal, devendo ser cuidadosamente evitada a pressão externa sobre os olhos.

Resumo. Infelizmente, a anestesia para pacientes com *osteogenesis imperfecta* é uma experiência comum por causa da frequência das fraturas de ossos longos, que dependerão de fixação. Os problemas anestésicos têm sua origem nas anormalidades dos ossos, inclusive instabilidade da coluna vertebral cervical, herniação do tronco encefálico e cifoescoliose. O posicionamento deve ser cuidadoso, porque poderá ocorrer fratura diante de mínima força aplicada. Há necessidade também de cuidados similares com o acesso à via aérea para que não venham a ocorrer fraturas da mandíbula, maxilar ou coluna vertebral cervical. Sempre devemos pensar na possibilidade de hipertermia maligna em qualquer plano para anestesia geral. A anestesia regional deverá ser realizada com cautela se a aplicação ocorrer nas proximidades de osso cortical para evitar fratura ou injeção intraóssea não identificada.

OSTEOPOROSE, OSTEOMALACIA E OSTEOPETROSE

Osteoporose é uma atrofia generalizada dos ossos, resultando em redução da massa óssea sem que ocorra alteração nos elementos não mineralizados. Não ocorre alteração no aspecto estrutural do osso osteoporoso, embora ocorra diminuição da resistência à tração com o decréscimo da densidade óssea. Uma característica diferenciadora da osteoporose é a perda desproporcional de osso trabecular.[273] Quando o volume do osso trabecular (i. e., estrutural) chega a 10% ou menos, fica confirmada a osteoporose, passando a ser significativo o risco de fraturas de esforço. A associação mais comum é a redução dos níveis de estrogênio em mulheres na pós-menopausa[274] ou como produto do envelhecimento ou desuso. A prática de exercício pode impedir a osteoporose de desuso.[275,276] Também foi informada a ocorrência de osteoporose em associação com artrite reumatoide e osteoartrite.[277] A redução na absorção intestinal de cálcio pode causar osteoporose no envelhecimento normal, em associação com cirrose biliar primária[278,279] ou doença hepática colestásica crônica.[280] A remodelagem óssea favorece a absorção cada vez maior como função do processo de envelhecimento. Embora a resistência à tração de todos os ossos esteja reduzida, alguns ossos se encontram em maior risco de fratura. São a coluna vertebral torácica e lombar, fêmur proximal, úmero proximal e pulso. Também são comuns as fraturas de compressão da coluna vertebral torácica e lombar.[281] Se não ocorrer uma fratura de Colles do punho, ocorrerão fraturas da parte média do antebraço causadas por trauma mínimo.[274] Quando a densidade óssea fica reduzida em mais de 50%, poderão ocorrer fraturas espontâneas de corpos vertebrais, em resposta a pequenas cargas compressivas, tais como tosse ou espirro. Dor aguda e espasmo muscular são os sintomas de apresentação, podendo servir como indicação para procedimentos cirúrgicos objetivando estabilizar a coluna vertebral (vertebroplastia percutânea). Existe nítida predisposição genética para osteoporose, e as mulheres de ascendência europeia setentrional se encontram em maior risco.

Osteomalacia é um amolecimento generalizado dos ossos, resultando em diminuição da resistência óssea à tração. Osteomalacia pode ter muitas causas, que têm em comum um quadro de deficiência de vitamina D. Essa deficiência pode ser extrínseca, como nos casos de deficiência nutricional,[282,283] ou intrínseca, relacionada à má-absorção.[284,285] O resultado é a mineralização defeituosa ou incompleta dos ossos. Em contraste com a osteoporose, a osteomalacia pode ocorrer em qualquer idade, inclusive na infância. Sensibilidade óssea, dores nas costas e marcha anormal são os sintomas clínicos mais comuns. É mais provável o achado de fraturas de ossos longos; tais problemas podem ocorrer com traumas menos significativos.[286] Raramente o quadro pode vir acompanhado de sintomas de hipocalcemia, quando é menor a disponibilidade de cálcio esquelético para mobilização aguda. Deformidades graves da coluna vertebral (cifoescoliose) ou da pelve (protrusão acetabular) podem ser a apresentação inicial e a indicação para cirurgia. Uma dor ciática irradiante pode também ser diagnóstica, sendo também indicação para cirurgia. Os músculos esqueléticos podem estar funcionando anormalmente em pacientes com osteomalacia avançada, e a astenia muscular pode ser significativa. Os grupos musculares respiratórios não são poupados e a insuficiência desses músculos pode ser acelerada. Utilizando definições conservadoras, até 4% dos pacientes geriátricos hospitalizados atendem aos critérios clínicos para osteomalacia. O uso crônico de corticosteroides pode causar osteopenia,[287,288] especialmente associada com artrite reumatoide.[289,290] Comorbidades podem causar osteomalacia. Osteodistrofia hepática pode ocorrer em casos de doença hepática em estágio terminal[291] por causa de desnutrição (alcoolismo) ou esteatorreia e má-absorção de vitamina D. A ingestão crônica de álcool pode prejudicar a absorção de cálcio pelo intestino,[292,293] tendo como resultado osteomalacia.[294] Em pacientes com colestase, pode-se esperar por comprometimento da absorção de vitamina D e do metabolismo. A terapia anticonvulsivante durante longos períodos pode resultar em osteomalacia, em decorrência da má-absorção de cálcio.[288,295] Tanto a doença renal em estágio terminal como a síndrome nefrótica[296] podem ser causa de osteodistrofia renal, decorrente da má-absorção de cálcio e não mineralização dos ossos, secundariamente a um metabolismo anormal da vitamina D.[297] O amolecimento dos ossos pode resultar em fraturas próximas a vasos sanguíneos calibrosos.[298] Osteomalacia está associada ao câncer de próstata metastásico.[299-301]

Osteopetrose (doença do osso marmorizado) é um distúrbio raro, associado ao aumento da densidade óssea (osteoesclerose), juntamente com aspectos clínicos ligados a anormalidades do esqueleto.[302] Pacientes com esse problema apresentam grande variação na gravidade, desde crianças com defeitos esqueléticos generalizados de fundo genético[303] até adultos assintomáticos que são identificados por sofrerem fraturas com facilidade e por exames para osteopatia metabólica.[304] Manifestações radiográficas incluem esclerose óssea, crescimento anormal e massas ósseas que aumentam simetricamente, sendo mais evidentes nas proximidades da extremidade dos ossos longos e pelve. Em alguns casos, as radiografias revelam alternância de áreas de densidade e áreas lucentes, sugerindo risco para fratura patológica ou traumática.[305] Compressão de nervo craniano pode estar associada com cegueira, surdez e paralisia do nervo facial.[302] Apresentações raras incluem a hiperostose esquelética idiopática difusa (HEID),[306] que se manifesta com aumento da massa óssea e da densidade nas inserções de ligamentos e tendões da coluna vertebral.[307] Anquilose pode provocar deformidades e diminuição da mobilidade. Osteoartropatia hipertrófica é uma variante da osteopetrose que ocorre secundariamente a outros processos patológicos, inclusive doença pulmonar obstrutiva crônica, câncer de pulmão,[308] bronquiectasia, fibrose pulmonar, cardiopatia congênita, cirrose hepática, fibrose cística,[309] doença gastrintestinal crônica, acidose tubular renal,[310] mieloma múltiplo[311] e outras doenças crônicas. É mais provável que ocorram anormalidades nos ossos longos, com alteração na comparação com o tronco e a coluna vertebral, embora tenha sido comunicada a ocorrência de espondilólise.[312] Foi também informada a ocorrência de calcificação intracraniana em crianças com osteopetrose, em associação com deficiência de anidrase carbônica II.[313] Embora fraturas sejam menos comuns, é mais provável em crianças a não união de fraturas.[314] Foi comunicada a ocorrência de hiperostose associada com ingestão excessiva de vitamina D.[315,316]

Diagnóstico diferencial. O diagnóstico diferencial dessas doenças se baseia no exame radiográfico e em estudos da densidade óssea. Talvez seja aconselhável a realização de uma pesquisa radiográfica no paciente com repetidas fraturas ou na mulher na pós-menopausa que padeça de dores ósseas. As anormalidades podem incluir diminuição da densidade óssea (osteoporose), diminuição da mineralização (osteomalacia) ou mineralização excessiva (osteopetrose). Todos esses distúrbios têm em comum o enfraquecimento estrutural dos ossos e maior risco de fratura.

TABELA 10.31 Fatores a serem considerados no perioperatório em pacientes com defeitos ósseos estruturais

Aspectos de via aérea
Coluna vertebral cervical frágil
Reservas pulmonares diminuídas
Corticosteroides em doses de estresse
Avaliação do sistema/órgãos causadores
Aspectos do posicionamento
Risco com as manobras rotineiras de acesso à via aérea
Anquilose da coluna vertebral cervical
Aumento do risco de sangramento
Lesão óssea durante a anestesia regional

Preparação pré-operatória (Tabela 10.31). Em pacientes com defeitos ósseos estruturais, é possível que ocorra deformidade anatômica da via aérea e do tórax. A via aérea pode estar anormal, secundariamente à redução na amplitude de movimentos do pescoço. Apesar da diminuição da mobilidade, também é possível que ocorra instabilidade, secundária à fragilidade dos elementos estruturais, como o processo odontoide. Mesmo se a mobilidade estiver normal, poderá ocorrer redução na resistência à tração. A anormalidade estrutural do tórax pode diminuir as reservas pulmonares. Se o paciente se apresentar com cifose, escoliose e/ou deformidade do gradil costal, poderá haver indicação de radiografia torácica e espirometria. Tendo em vista que as dores ósseas podem servir como indicador de deficiência estrutural, um inventário dos locais com dores ósseas pode funcionar como guia para os problemas de posicionamento na sala cirúrgica.

Se a osteoporose for secundária ao uso crônico de corticosteroides, fica indicada a administração desses medicamentos em doses de estresse. Com frequência, osteomalacia é um problema secundário; e quando causado por insuficiência orgânica, poderá haver necessidade de investigação. Se a osteomalacia for secundária a uma hepatopatia grave, deverão ser avaliadas as funções de síntese do fígado, inclusive proteínas e provas de coagulação (tempo de protrombina, tempo de tromboplastina parcial ativada). Se houver relação com doença renal crônica, haverá necessidade de determinações de nitrogênio derivado da ureia sanguínea e de creatinina para orientar o cuidado anestésico. Osteopetrose pode ser um problema secundário, e causas primárias localizadas nos pulmões e coração devem ser investigadas e avaliadas a fim de guiar o cuidado anestésico.

Cuidado intraoperatório. Deve-se ter cuidado com o posicionamento para evitar fraturas. Em alguns pacientes, a pele também está fragilizada.[317] Os cuidados com a via aérea podem constituir tarefa difícil ou perigosa no paciente com osteoporose avançada. Talvez haja necessidade de intubação com fibra óptica no paciente desperto. O posicionamento do paciente pode ser difícil, devendo ser considerado o risco de fratura diante de aplicação mínima de força em todos esses distúrbios. Pode haver dificuldade na instrumentação do osso com osteopetrose por causa da densidade[318], além da associação com maiores níveis de sangramento e tempos cirúrgicos prolongados.[302,319] Não ocorre interação entre agentes anestésicos e distúrbios ósseos estruturais, a menos que sejam secundários a outras doenças (p. ex., doença hepática em estágio terminal, insuficiência renal crônica) que apresentem problemas de interação independentes. Pode-se utilizar anestesia regional, mas deve ser levada em consideração a possibilidade de trauma ao osso anormal. Fraturas por compressão crônica na coluna vertebral lombar e torácica podem apresentar dificuldade técnica ou mesmo impossibilidade no acesso ao bloqueio neuraxial. Além da lesão ao osso, deve ser considerada a possibilidade de injeção intraóssea acompanhada de rápida absorção do anestésico local pelo plasma. Em pacientes com osteopetrose, pode estar presente uma anquilose da coluna vertebral dorsal,[320,321] o que dificulta ou impossibilita o bloqueio neuraxial. Não existem problemas de recuperação peculiares em pacientes com essas doenças.

Resumo. Osteoporose, osteomalacia e osteopetrose são distúrbios associados com redução da resistência à tração dos ossos, o que gera indicações para cirurgia e apresenta problemas anestésicos. Esses problemas se concentram nas anormalidades do esqueleto, resultantes de comorbidades que são as causas primárias dos distúrbios. Os cuidados anestésicos são modificados pelos problemas com a via aérea, risco de lesões durante o posicionamento e possíveis problemas técnicos com a anestesia regional.

DOENÇA DE PAGET DO OSSO

A doença de Paget do osso é um processo de etiologia desconhecida, capaz de causar reabsorção excessiva e subsequente remodelagem anormal, resultando em um osso anormalmente espessado, mas paradoxalmente com resistência reduzida à tração. A doença de Paget pode estar ligada a níveis excessivos de paratormônio ou a níveis reduzidos de calcitonina.[322] A doença de Paget tem evidentemente base genética, sendo observada mais frequentemente em residentes de países anglo-saxônicos e em seus descendentes.[323-325]

A doença de Paget ocorre em fases. A primeira fase envolve a reabsorção ativa do osso, podendo haver dor.[326] Com rapidez, o novo osso é depositado num padrão assimétrico. A dor terá continuidade se estiver presente no início dessa fase, ou poderá ocorrer como novo sinal. Habitualmente, a fase final não está associada à dor, mas se caracteriza pela proliferação de trabéculas de forma irregular, que criam um aspecto de mosaico no osso afetado. Nessa fase final, ocorre redução do conteúdo celular do osso e também da resistência à tração. Fraturas ocorrentes através de ossos afetados consolidam com um padrão desorganizado. Durante longos períodos, fica evidenciada a presença de colágeno no calo da fratura. Ocorre hipertrofia vascular durante o reparo da fratura e também durante as duas primeiras fases no início da doença de Paget. Durante a instrumentação desse osso, o sangramento será significativamente mais abundante do que o normal. Foi sugerido que a remodelagem anormal do osso é etiológica em casos familiares de osteossarcoma ocorrente no osso pagetoide.[327-329]

Dor é o sintoma mais comum que leva ao diagnóstico de doença de Paget. A dor pode estar ligada à reabsorção óssea, inflamação ou microfratura. A sustentação do peso aumenta a dor nos ossos longos afetados. A dor pode ser causada por hiperemia em seguida à microfratura ou ao alongamento do periósteo. A sustentação do peso também leva à deformidade, tal como protrusão acetabular.[330] Pode ocorrer osteoporose craniana, seguida pela deposição exuberante de tecido ósseo e pelo aumento no tamanho e peso do crânio. Mudanças no crânio estão comumente associadas à perda da audição.[331] A ossificação excessiva do forame magno pode levar a sintomas neurológicos decorrentes da compressão do cerebelo na fossa posterior ou de herniação da tonsila cerebral.[332] É possível a ocorrência de hidrocefalia ou compressão da medula espinal cervical. Hidrocefalia associada à demência, decorrente de alterações patológicas da base do crânio ligadas à doença de Paget, também foi comunicada.[333,334] A anormalidade anatômica dos ossos temporais pode resultar em um equilíbrio anormal e em perda da audição, e em neuropatia óptica causada pela compressão óssea.[335] A doença de Paget pode envolver a mandíbula, maxilar e dentes, fazendo a configuração da cabeça se tornar ainda mais anormal.[336] Normalmente, a extração de dentes é mais difícil, estando associada a um maior sangramento durante e depois do procedimento.[337] Doença de Paget da coluna vertebral cervical superior pode causar compressão da medula espinal ou instabilidade atlantoaxial.[338] A proliferação óssea pode resultar em compressão da medula espinal ou de raízes nervosas, mais particularmente nas regiões lombar e torácica,[339] ou em espondilite.[340] Estenose espinal lombar é manifestação comum da doença de Paget, exigindo intervenção cirúrgica.[341] Foi informada a presença coincidente de espondilite anquilosante.[326] Dores no joelho e quadril associadas com esclerose e deformidade são achados comuns em pacientes com doença de Paget em estágio avançado.

Fraturas constituem a manifestação patológica mais comum da doença de Paget depois das dores ósseas. É alta a incidência de não união dessas fraturas. A presença de microfraturas numa área de reabsorção óssea ativa durante o início da doença de Paget pode acarretar o alastramento das lesões ao tecido ósseo circunjacente. Em raras situações, poderá ocorrer malignidade (osteossarcoma) no osso afetado pela doença de Paget. Cálculos renais e gota são manifestações do metabolismo anormal do cálcio. O fluxo sanguíneo excessivo ao osso afetado pela doença de Paget pode causar insuficiência cardíaca congestiva. É comum a calcificação de estruturas cardíacas (especialmente as válvulas). Quando a calcificação envolve as estruturas cardíacas, poderão resultar arritmia e bloqueio cardíaco. Existe uma correlação entre doença de Paget e doença calcificante da válvula aórtica. Foi informada a ocorrência de doença vascular periférica decorrente da calcificação arterial (Tab. 10.32).

Diagnóstico e tratamento. A doença de Paget pode ser confundida com uma série de distúrbios ósseos, inclusive oste-

TABELA 10.32 Comorbidades associadas à doença de Paget
Dores ósseas
Protrusão acetabular
Hipertrofia do crânio
Compressão no forame magno
Compressão do cerebelo
Hidrocefalia
Perda da audição, neuropatia óptica
Mandíbula e maxilar anormais
Instabilidade da coluna vertebral cervical
Estenose da coluna vertebral lombar
Alta incidência de fraturas
Não união de fraturas
Osteossarcoma
Condução cardíaca calcificada, doença valvar
Doença vascular periférica

omalacia, osteoporose, e osteopetrose. A singular apresentação radiográfica da doença de Paget é em geral o elemento que estabelece o diagnóstico.

Habitualmente, o tratamento farmacológico fica reservado para casos sintomáticos ou avançados. Medicamentos antimitóticos, como colchicina, foram utilizados para alívio sintomático com os concomitantes problemas decorrentes da supressão da medula óssea.[342] As dores ósseas podem ser modificadas com calcitonina[343] ou bifosfonatos.[344] Um débito cardíaco alto pode ser tratado com qualquer dessas opções, mas bifosfonatos podem ser mais efetivos.[345] Os riscos de osteomalacia,[346] estresse[347] e fraturas patológicas[348] são muito maiores com bifosfonato.[349-351] Uma limitação da terapia com calcitonina é o desenvolvimento de resistência. Mitramicina foi utilizada no tratamento de hipercalcemia secundária à doença de Paget.[352] Esse agente também foi utilizado em casos de dores ósseas intensas refratárias a outras opções farmacológicas. A administração é uma tarefa desafiadora, visto que mitramicina deve ser administrada por via intravenosa, e o processo deve ser cercado de cuidados, pois esse agente é altamente citotóxico. Náusea e vômito estão comumente associados à sua administração. Função plaquetária anormal, hepatotoxicidade e nefrotoxicidade estão associadas ao tratamento com mitramicina; a terapia com esse agente deverá fazer com que esses sistemas sejam avaliados.[353]

Preparação pré-operatória (Tabela 10.33). Por causa do metabolismo ósseo anormal, deve ser levada em consideração a possibilidade de existência de anormalidades eletrolíticas. Caso tenha ocorrido crescimento do crânio, será possível acometimento do SNC, incluindo aumento da pressão intracraniana e compressão do tronco encefálico, cerebelo e/ou medula espinal. Embora a radiologia convencional do crânio forneça algumas informações, em especial se houver envolvimento do maxilar ou mandíbula, haverá necessidade de TC ou RM para identificação do aumento da pressão intracraniana, efeito de massa ou herniação iminente do forame magno. Caso haja alguma anormalidade óssea da coluna vertebral, haverá necessidade de exame radiográfico, objetivando uma busca por compressão da medula espinal ou anomalias que possam trazer a possibilidade de lesão na coluna vertebral durante a manipulação da via aérea. Para verificar se há instabilidade atlantoaxial, radiografias do pescoço em flexão-extensão são indicadas.

Em virtude de alterações de calcificação no sistema cardiovascular, comorbidades devem ser pesquisadas. A eletrocardiografia básica pode revelar lesões no sistema de condução. Doença valvular calcificante pode ser detectada pela ausculta, e a descoberta de sopros pode impor a necessidade de avaliação por eletrocardiografia. Um ruído carotídeo pode tornar necessário um ultrassom desse vaso. Conforme já foi discutido, para a implantação de terapias específicas para a doença de Paget devem ser identificadas anormalidades renais, hepáticas ou da função plaquetária. Caso tenha sido observada deformidade significativa do tórax, talvez haja necessidade de um estudo de espirometria, para mensuração das reservas pulmonares.

TABELA 10.33 Fatores a serem considerados no perioperatório em pacientes com doença de Paget

Eletrólitos anormais
Sistema nervoso central em risco
Coluna vertebral cervical instável
Eletrocardiograma, ecocardiograma
Ultrassom da carótida
Dificuldade no manuseio das vias aéreas
Risco de lesão com manobras de rotina na via aérea
Perda excessiva de sangue

Problemas intraoperatórios. Alterações ósseas em pacientes com doença de Paget podem dificultar os cuidados com a via aérea. Tanto a dor como a deformidade dificultarão o posicionamento. Deve-se evitar o uso de força excessiva, pois há risco de fratura em ossos enfraquecidos. Pode-se usar anestesia regional, mas talvez haja necessidade de um exame radiográfico antes de um bloqueio neuraxial central, para evitar a transfixação pela agulha através de osso patológico. Caso esteja ocorrendo grave limitação da amplitude dos movimentos da coluna vertebral, a revisão das radiografias da coluna vertebral poderá revelar anquilose, implicando sérios problemas técnicos para o bloqueio neuraxial central.[326] Rotineiramente, ocorre sangramento excessivo diante de um osso afetado por doença de Paget; assim, pode-se esperar por maior perda de sangue, em comparação com procedimentos similares realizados em osso não acometido.[354] Fica indicada a preparação para possível transfusão em grandes volumes em reconstruções de articulação do membro inferior.[355] É mais difícil a instrumentação de osso esclerótico, e tal situação pode prolongar o tempo cirúrgico e aumentar ainda mais a perda de sangue. Não existem interações específicas entre doença de Paget e agentes anestésicos, exceto nos casos em que as consequências do tratamento provocam disfunção ou lesão nos órgãos.

Resumo. O cuidado anestésico de pacientes com doença de Paget fica complicado pela consequência estrutural da doença, incluindo deformidades, fraturas e disfunções do SNC. Os sintomas da doença de Paget, entre outros dores e ossos enfraquecidos, serão problemáticos na manipulação do paciente durante o período perioperatório. Quando a doença de Paget é sintomática, pode haver necessidade de tratamento e algumas das opções têm implicações anestésicas.

PANICULITE

Paniculite é um termo que denomina um grupo de doenças causadas pela inflamação do tecido subcutâneo. A erupção de grupos de massas edemaciadas no tecido subcutâneo ocorre com maior frequência no tronco e coxas, mas pode envolver o pescoço e o rosto. A enorme resposta inflamatória tem manifestações sistêmicas, inclusive mal-estar, mialgia,[356] fadiga e febre.[357] Em casos raros, pode haver envolvimento da gordura de órgãos viscerais. A inflamação da gordura em torno do baço, fígado, suprarrenais ou miocárdio pode causar grave lesão a qualquer um desses órgãos. É comum uma adenopatia difusa. A supressão da medula óssea pode causar pancitopenia e eventos hemorrágicos. Entre outras, são causas raras a paniculite química, habitualmente decorrente da infecção subcutânea, paniculite fria,[358] em que a necrose gordurosa é iniciada pela exposição ao frio, infecção[359-361] e paniculite artificial, causada por autoinjeção. Em neonatos, pode ocorrer enorme necrose da gordura subcutânea, mas felizmente esse problema tem curta duração e é razoavelmente bem tolerado.[362,363] Algumas formas de paniculite são causadas por doenças sistêmicas graves, como pancreatite, lúpus,[364,365] sarcoidose,[366] insuficiência renal, leucemia[367] e linfoma. Uma variante da paniculite está associada à vasculite nas mesmas partes do corpo em que o trauma causado pela agulha induziu o surgimento da paniculite.[368] A consequência da vasculite é a maior gravidade da lesão histológica e um atraso na cicatrização. Eritema nodoso é uma forma de paniculite. Foi informada a ocorrência de lesões articulares.[369]

Diagnóstico diferencial. Inicialmente, as lesões da paniculite são confundidas com muitos outros problemas cutâneos. São diagnósticas as lesões que ficam confinadas ao tecido subcutâneo e à gordura. Embora rara, a paniculite pode ser diagnosticada durante a bateria de exames para uma insuficiência de órgão sabidamente acompanhada de necrose gordurosa. Existe uma associação entre *deficiência de α-antitripsina e paniculite.*

Considerações pré-operatórias (Tabela 10.34). O problema principal para a preparação pré-cirúrgica de pacientes com paniculite se concentra no tratamento das lesões e na identificação de qualquer comorbidade causada pela necrose gordurosa. Pressão exercida sobre a lesão pode causar extensão. As lesões ulceradas devem ser protegidas contra infecção. Deve-se fazer uma avaliação da função hepática e serão obtidos valores de nitrogênio derivado da ureia sanguínea/creatinina, para que seja eliminada a possibilidade de disfunção do órgão. Um eletrocardiograma anormal e baixa tolerância ao exercício podem ser sugestivos de envolvimento cardíaco. Quando as lesões tornam necessário o tratamento cirúrgico (abscesso, comprometimento vascular), a avaliação deve se concentrar no estado funcional, se uma avaliação mais aprofundada implicar em retardo de uma cirurgia urgente. O tratamento com corticosteroides implicará no uso desses agentes em doses de estresse no período perioperatório. Caso estejam sendo utilizados agentes imunossupressivos ou antimetabólitos, deverá ser feita uma investigação da toxicidade no organismo.

TABELA 10.34 Fatores a serem considerados no perioperatório em pacientes com paniculite

Identificar a causa da necrose gordurosa
Pressão do posicionamento causando lesões
Abscessos
Comprometimento vascular
Corticosteroides em dose de estresse
Inflamação de órgãos viscerais

Considerações intraoperatórias. O posicionamento pode ser problemático naqueles pacientes que exibem numerosas lesões. A técnica anestésica é determinada pelo envolvimento de outros órgãos e pela urgência da cirurgia. Se forem notados grupos de lesões envolvendo a face ou pescoço, deverá ser levado em consideração um possível comprometimento da via aérea. Anestesia regional é uma técnica razoável, desde que o local de inserção da agulha não apresente lesões. A aplicação traumática da anestesia regional ou de monitores invasivos poderá causar lesões.

Resumo. Paniculite é um processo inflamatório que produz lesões sensíveis e profundas na gordura, tendendo à expansão e ulceração. Embora mais comuns no tronco e membros, essas lesões podem ocorrer no pescoço e na face, onde há a possibilidade de que venham a causar problemas com a via aérea. Se a inflamação generalizada do tecido adiposo envolver a gordura isolante dos órgãos viscerais, poderá ocorrer disfunção de órgãos do sistema. O cuidado perioperatório exige que o posicionamento, a anestesia regional ou monitoração invasiva não comprometam as lesões e nem aumentem o risco de infecção.

PÊNFIGO E PENFIGOIDE

Pênfigo e penfigoide são síndromes correlatas, caracterizadas pela formação autoimune de bolhas na pele e membrana mucosa. As bolhas são grandes, macias e superficiais, variando, em tamanho, de 1 até 10 cm por ocasião da formação. Tendo em vista serem estruturas frágeis, rompem-se com facilidade e deixam áreas de superfície corporal inflamadas e desprotegidas. A pele circunjacente às lesões é frágil e a pressão causa extensão das lesões. As membranas mucosas são locais comuns para ocorrência de lesões, havendo envolvimento da mucosa oral na maioria dos pacientes com penfigoide e em praticamente todos os pacientes com pênfigo.

A causa física das lesões é a acantólise, que consiste em uma ruptura da aderência das camadas da pele e das membranas mucosas. No pênfigo, a camada superficial da pele não é estruturalmente fixa, e lesões podem ocorrer a partir de traumas mínimos. Na penfigoide, as lesões são subdérmicas, e não se estendem tão facilmente em suas margens como no caso do pênfigo.

Embora a etiologia mais comum para pênfigo seja idiopática e autoimune, há várias outras causas, inclusive transmissão neonatal, exposição à luz solar e diversas reações farmacológicas. As reações medicamentosas mais comuns ocorrem com a administração de captopril e penicilamina. Em contraste com outras causas, quase todos os casos de pênfigo induzido se curam rapidamente com a eliminação do agente farmacológico agressor. Foi informada uma associação entre miastenia gravis com timoma e pênfigo. Pênfigo pode ser parte de uma síndrome paraneoplásica.[370,371] Comumente são graves as lesões na mucosa oral causadas pelo pênfigo paraneoplásico. Com mais frequência as neoplasias que iniciam esse processo são linfoma,

TABELA 10.35 Fatores a serem considerados no perioperatório em cuidados anestésicos para pacientes com penfigoide

Corticosteroides em doses de estresse
Neuropatia periférica com o tratamento (dapsona)
Paciente usuário de imunossupressores
Nefrotoxicidade
Obstrução da laringe/via aérea
Trauma físico causado pela intubação
Obstrução da via aérea durante o despertar

leucemia ou timoma.[372,373] A situação inversa (pênfigo como causa de malignidade) é de ocorrência menos provável.[374,375]

Considerações pré-operatórias (Tabela 10.35). A preparação pré-operatória de pacientes com pênfigo/penfigoide se concentra no tratamento das lesões, avaliação da via aérea e nas consequências do tratamento. Habitualmente, o tratamento de primeira linha começa com corticosteroides em altas doses[376], ou com a administração de corticosteroide em bolo,[377] devendo ter continuidade por todo o período perioperatório por via parenteral, para enfrentar a supressão adrenal e também para evitar a exacerbação aguda das lesões. Dapsona foi utilizada em alguns pacientes, mas o percentual de insucesso, a neuropatia periférica[378] e as complicações hematológicas (anemia, hemólise, neutropenia) tornaram essa opção menos comum.[374,379] Entre outras, as complicações mais raras do uso da dapsona são anafilaxia, trombocitopenia e necrólise epidérmica tóxica.[380] Foi informada uma metemoglobinemia perioperatória secundária ao uso de dapsona.[381]Alguns pacientes podem ser medicados com agentes imunossupressivos, os quais aumentam o risco de infecção.[380] Devido à nefrotoxicidade de alguns imunossupressores (ciclosporina), deverá ser avaliada a função renal (nitrogênio derivado da ureia sanguínea, creatinina). Foi utilizada a terapia com ouro,[383] e essa modalidade terapêutica pode causar insuficiência hepática.[380] Assim, para esses pacientes, devem ser obtidas provas de função hepática. Foi tentado um tratamento combinado com tetraciclina e nicotinamida;[384] em raras ocasiões essa terapia causa toxicidade renal e possível necrose tubular aguda.[385] Desidratação intensa e anormalidades dos eletrólitos[386] são comuns em pacientes com pênfigo com lesões abrangendo grande área da superfície; a avaliação do *status* de volume e ressuscitação são aspectos pré-anestésicos importantes. Em pacientes com lesões orais, será válida uma laringoscopia indireta, objetivando avaliar a via aérea no período pré-operatório para identificação do trauma que possa exacerbar as lesões orofaríngeas. Enfermidades coexistentes deverão ser completamente exploradas.[387]

Curso intraoperatório. Nesses pacientes, a opção pela cirurgia eletiva deverá ser um caso raro.[388] Obstrução da laringe e vias aéreas pode ser a apresentação do penfigoide necessitando de intervenção anestésica, e é possível que seja preciso uma traqueostomia.[389] Nos casos em que haja necessidade de uma cirurgia de emergência, os cuidados com a via aérea podem ameaçar a vida do paciente.[390] A intubação pode ser uma tarefa difícil, e o processo físico de colocar o tubo endotraqueal pode causar lesões que talvez comprometam a via aérea depois da extubação. Também pode ocorrer sangramento na orofaringe, mesmo diante de uma manipulação delicada da via aérea.[391] Será possível lançar mão da anestesia regional se o local do bloqueio estiver livre de lesões.[392,393]

Resumo. Pênfigo e penfigoide são doenças autoimunes da pele, que podem causar problemas nos casos em que haja necessidade de cirurgia/anestesia. São comuns as lesões orais e o comprometimento da via aérea é um problema grave. Muitos dos tratamentos terão aspectos relacionados a sistemas vitais do organismo, que deverão ser investigados antes da cirurgia. Tendo em vista que essas síndromes podem ser induzidas até a remissão ou mesmo eliminadas, não deverá ser comum a prática da cirurgia eletiva.

PSORÍASE

Fisiopatologia. Psoríase é uma doença cutânea inflamatória que resulta da proliferação e acúmulo epidérmicos. Trata-se da doença crônica mais comum da pele. Pode ser disparada por infecção bacteriana e viral, transplante de medula óssea,[394] malignidade[395,396] ou estresse emocional.

Diagnóstico. As lesões da psoríase podem ser confundidas com lesões cutâneas fúngicas e com dermatite seborreica. Não existem problemas significativos com sistemas do organismo associados à psoríase.

Preparação pré-operatória. A terapia crônica com corticosteroides é uma estratégia terapêutica comum. Devem ser administrados corticosteroides em doses de estresse para o período perioperatório. A pele do corpo deve ser inspecionada para que seja detectada qualquer área de infecção aguda, que deverá ser tratada antes da cirurgia eletiva ou da anestesia regional. Foi descrita a ocorrência de uveíte, podendo causar problemas visuais.[397] Caso estejam sendo utilizados imunossupressores,[398-401] deverá ser feita uma investigação da função renal. Se o paciente estiver sendo medicado com metotrexato, deve-se suspeitar de toxicidade hepática.[402,403]

Considerações intraoperatórias. Deve-se evitar traumas à pele psoriática. Não devem ser inseridos bloqueios regionais e nem monitores invasivos através da pele psoriática. Não há indicações ou contraindicações para agentes específicos. Eventos sépticos incomuns foram associados à psoríase,[404-406] que poderão surgir na sala cirúrgica ou no início do período pós-operatório.

Resumo. Psoríase é uma doença cutânea crônica que resulta em grandes áreas inflamadas na pele. Não há problemas anestésicos afora a proteção da pele e a não manipulação da pele psoriática.

PIODERMATITE GANGRENOSA

Fisiopatologia. Piodermatite gangrenosa (PG) é uma doença inflamatória destrutiva da pele.[407] A lesão tem início na forma de nódulos dolorosos que irrompem e sofrem erosão, formando úlceras.[408] Essas úlceras se expandem naturalmente até atingirem grandes dimensões. Alguns casos estão ligados a outra enfermidade sistêmica, malignidade[409] ou outras doenças autoimunes.[410] A causa é uma infiltração da derme por neutrófilos.[411] Embora em geral as membranas mucosas sejam poupadas, foram descritas lesões na cavidade oral, faringe e laringe em um pequeno número de casos.[412] Injeções intradérmicas, cateteres intravenosos e incisões cirúrgicas podem causar novas lesões. Um edema enorme, decorrente de lesões circunferenciais pode ser a indicação para cirurgia naqueles pacientes em que esteja presente isquemia distal ou síndrome do compartimento. As lesões podem dar início à necrose gordurosa, causando também comprometimento vascular dos membros ou paniculite, que pode deflagrar peritonite. Pode ocorrer poliartrite, e artrite séptica é uma apresentação ocasional para cirurgia de urgência.[411] Uma associação com vasculite também pode implicar em necessidade urgente de tratamento cirúrgico.[413,414]

Diagnóstico (Tabela 10.36). Na maioria dos casos, as lesões ocorrem como doença idiopática confinada à pele. Nos demais casos, uma enfermidade sistêmica precede a PG, sendo causadora do problema. Mieloma,[415] leucemia,[416-418] hepatite crônica,[419] cirrose biliar primária[420], diabetes, carcinoide, lúpus,[421,422] vasculite e doença inflamatória do intestino delgado[423] ou grosso[424] são exemplos de causas precipitantes. PG foi associada a casos de transplante de medula óssea alogênica.[425]

Considerações pré-operatórias. Podem ocorrer lesões significativas em torno da boca[426], tornando necessário obter uma avaliação mais aprofundada, para determinar o envolvimento ou não da via aérea.[427-431] Considerando que essas lesões estão associadas a outras doenças, a preparação pré-cirúrgica deve se concentrar na identificação de outras comorbidades. Podem ocorrer lesões inflamatórias pulmonares, que devem ser investigadas, caso sejam sintomáticas.[432,433] A terapia crônica com corticosteroides implica na necessidade de doses de estresse desses agentes no período perioperatório. Alguns pacientes são tratados com medicamentos imunossupressivos que podem causar toxicidade em alguns órgãos, mais notadamente nefrotoxicidade e hepatotoxicidade com o uso de metotrexato.[434] Antimetabólitos podem induzir pancitopenia e/ou coagulopatias.

TABELA 10.36 Causas de piodermatite gangrenosa
Mieloma
Leucemia
Hepatite
Cirrose biliar
Diabetes
Carcinoide
Lúpus
Vasculite
Doença intestinal inflamatória

Considerações intraoperatórias. Deve-se evitar pressão sobre as lesões existentes para que não ocorra expansão. Deve-se suspeitar de lesões da orofaringe e das vias aéreas. Caso seja detectada qualquer anormalidade da vocalização ou da deglutição, é indicada a intubação com fibra óptica no paciente desperto. Pode-se usar anestesia regional, mas deve ser levada em consideração a possibilidade de ocorrência de uma lesão no local do bloqueio. Não existe qualquer agente anestésico que esteja especificamente indicado ou contraindicado. Comorbidades causais podem alterar o curso anestésico.

Resumo. Piodermatite gangrenosa é uma doença inflamatória da pele, causadora de lesões que se estendem e ulceram com facilidade. Muitas enfermidades sistêmicas com um componente inflamatório podem estar associadas e/ou ser causadoras de PG. Lesões da orofaringe e vias aéreas podem trazer sérias implicações anestésicas. Punções por agulha e injeções intradérmicas podem causar lesões e limitar o entusiasmo pela anestesia regional. Nos casos em que foi selecionada a anestesia geral, a possibilidade de lesões na via aérea pode fazer com que a melhor opção seja a intubação com fibra óptica no paciente desperto.

Referências bibliográficas

1. Kopits SE: Orthopedic complications of dwarfism. Clin Orthop 1976;114:153-179.
2. Rimoin DL, Silberger R, Hllister DW: Chondro-osseous pathology in the chondrodystrophies. Clin Orthop 1976;114:137-152.
3. Hwang WS, Tock EPC, Tan KL, Tan LKA: The pathology of cartilage in chrondrodysplasias. J Pathol 1979;127:11-18.
4. Stanescu V, Stanescu R, Maroteaux P: Pathogenic mechanisms in osteochondrodysplasias. J Bone Joint Surg 1984;66:817-836.
5. Cohen ME, Rosenthal AD, Matson DD: Neurological abnormalities in achondroplastic children. J Pediatr 1967;71:367-376.
6. Gulati Dr, Ront D: Atlantoaxial dislocation with quadriparesis in achondroplasia. J Neurosurg 1974;40:394-395.
7. Poussa M, Merikanto J, Ryoppy S, et al: The spine in diastrophic dysplasia. Spine 1991;16:881-887.
8. Sillence DO, Rimoin DL, Lachman R: Neonatal dwarfism. Pediatr Clin North Am 1978;25:453-483.
9. Lin HJ, Sue GY, Berkowitz ID, et al: Microdontia with severe microcephaly and short stature in two brothers: Osteoplastic primordial dwarfism with dental findings. Am J Med Genet 1995;58:136-142.
10. Shiraishi N, Takakuwa K, Yamamoto N, et al: Anesthetic management of Seckel syndrome: A case report. Masui 1995;44:735-738.
11. Roberts W, Henson LC: Anesthesia for scoliosis: Dwarfism and congenitally absent odontoid process. AANA J 1995;63:332-337.
12. Sisk EA, Heatley DG, Borowski BJ, et al: Obstructive sleep apnea in children with achondroplasia: Surgical and anesthetic implications. Otolaryngol Head Neck Surg 1999;120:248-254.
13. Berkowitz ID, Raja SN, Bender KS, et al: Dwarfs: Pathophysiology and anesthetic implications. Anesthesiology 1990;73:739-759.

14. Mayhew JF, Katz J, Miner M, et al: Anesthesia for the achondroplastic dwarf. Can Anaesth Soc J 1986;33:216-221.
15. Theroux MC, Kettrick RG, Khine HH: Laryngeal mask airway and fiberoptic endoscopy in an infant with Schwartz-Jampel syndrome. Anesthesiology 1995;82:605.
16. Waltz LF, Finerman G, Wyatt GM: Anesthesia for dwarfs and other patients of pathological small stature. Can Anaesth Soc J 1975; 22:703-705.
17. Nguyen TT, Papadakos PJ, Sabnis LU: Epidural anesthesia for extracorporeal shock wave lithotripsy in an achondroplastic dwarf. Reg Anesth 1997;22:102-104.
18. Kallman GN, Fening E, Obiaya MD: Anesthetic management of achondroplasia. Br J Anaesth 1986;58:117-119.
19. Cohen SE: Anesthesia for cesarean section in achondroplastic dwarfs. Anesthesiology 1980;52:264-266.
20. Morrow MJ, Black IH: Epidural anesthesia for cesarean section in an achondroplastic dwarf. Br J Anaesth 1998;81:619-621.
21. Crawford M, Dutton DA: Spinal anaesthesia for caesarean section in an achondroplastic dwarf. Anaesthesia 1992;47:1007.
22. Carstoniu J, Yee I, Halpern S: Epidural anaesthesia for caesarean section in an achondroplastic dwarf. Can J Anaesth 1992;39:708-711.
23. Ratner EF, Hamilton CL: Anesthesia for cesarean section in a pituitary dwarf. Anesthesiology 1998;89:253-254.
24. Trikha A, Goyal K, Sadera GS, Singh M: Combined spinal epidural anesthesia for vesico-vaginal fistula repair in an achondroplastic dwarf. Anaesth Intens Care 2002;30:96-98.
25. Ravenscroft A, Govender T, Rout C: Spinal anaesthesia for emergency caesarean section in an achondroplastic dwarf. Anaesthesia 1998;53:1236-1237.
26. Wardall GJ, Frame WT: Extradural anaesthesia for caesarean section in achondroplasia. Br J Anaesth 1990;64:367-370.
27. Bancroft GH, Lauria JI: Ketamine induction for cesarean section in a patient with acute intermittent porphyria and achondroplastic dwarfism. Anesthesiology 1983;59:143-144.
28. Bhisitkuk RB, Goster CS: Diagnosis and ophthalmological features of Behçet's disease. Int Ophthalmol Clin 1996;36:127-134.
29. Mangelsdorf HC, White WL, Jorizzo JL: Behçet's disease: Report of twenty-five patients from the United State with prominent mucocutaneous involvement. J Am Acad Dermatol 1996;34:745-748.
30. Mason RM, Barnes CG: Behçet's syndrome with arthritis. Ann Rheum Dis 1969;28:95-99.
31. Yurdakul S, Yazici H, Tuzuny Y: The arthritis of Behçet's disease: A prospective study. Ann Rheum Dis 1983;42:505-514.
32. Inove C, Itoh R, Kawa Y, Mizoguchi M: Pathogenesis of mucocutaneous lesions in Behçet's disease. J Dermatol 1994;21:474-481.
33. Kozin F, Haughton V, Bernhard GC: Neuro-Behçet's disease: Two cases and neuroradiologic findings. Neurology 1977;27:1148-1153.
34. O'Duffy JD, Goldstein NP: Neurologic involvement in seven patients with Behçet's disease. Am J Med 1976;61:170-179.
35. Fujikado T, Imagawa K: Dural sinus thrombosis in Behçet's disease— a case report. Jpn J Ophthalmol 1995;38:411-413.
36. McNeely MC, Jorizzo JL, Solomon AR Jr, et al: Primary idiopathic cutaneous pustular vasculitis. J Am Acad Dermatol 1986;14:939-944.
37. Nakata Y, Awazu M, Kojima Y, et al: Behçet's disease presenting with a right atrial vegetation. Pediatr Cardiol 1995;16:150-154.
38. Puckette TC, Jolles H, Proto AV: Magnetic resonance imaging confirmation of pulmonary artery aneurysm in Behçet's disease. J Thorac Imaging 1994;9:172-175.
39. Hanza M: Large artery involvement in Behçet's disease. J Rheumatol 1987;14:554-559.
40. Roguin N, Haim S, Reshef R, et al: Cardiac involvement and superior vena caval obstruction in Behçet's disease. Thorax 1978;33:375-379.
41. Sagdic K, Ozer ZG, Saba D, et al: Venous lesions in Behçet's disease. Eur J Vasc Endovasc Surg 1996;11:437-443.
42. Cadman EC, Lundberg UB, Mitchell MS: Pulmonary manifestations in Behçet's syndrome. Arch Intern Med 1976;136:944-948.
43. Efthimiou J, et al: Pulmonary disease in Behçet's syndrome. Q J Med 1986;48:259-264.
44. Ahonen AV, Stenius-Aarniala BSM, Vijanen BC, et al: Obstructive lung disease in Behçet's syndrome. Scand J Respir Dis 1978;59:44-47.
45. Tunaci A, Berkmen YM, Gokmen E: Thoracic involvement in Behçet's disease: Pathologic, clinical, and imaging features. AJR Am J Roentgenol 1995;164:51-58.
46. Herreman G, et al: Behçet's syndrome and renal involvement: A histological and immunofluorescence study of eleven renal biopsies. Am J Med Sci 1982;284:10-15.
47. Lida M, Kobayashi H, Matsumoto T, et al: Postoperative recurrence in patients with intestinal Behçet's disease. Dis Colon Rectum 1994;37:16-24.
48. Chaleby K, El-Yazigi A, Atiyeh M: Decreased drug absorption in a patient with Behçet's syndrome. Clin Chem 1987;33:1679-1685.
49. Jorizzo JL: Behçet's disease. Neurol Clin 1987;5:427-435.
50. James DG, Thomson A: Recognition of the diverse cardiovascular manifestations of Behçet's disease. Am Heart J 1982;30:457-462.
51. Powderly WG, Lombard MG, Murray FE, et al: Oesophageal ulceration in Behçet's disease presenting with haemorrhage. Ir J Med Sci 1987;156:193-195.
52. Sharquie K: Suppression of Behçet's disease with dapsone. Br J Dermatol 1984;110:493-497.
53. Yazici H, Pazarli H, Barnes CG, Tuzan Y: A controlled trial of azathioprine in Behçet's syndrome. N Engl Med 1990;322:281-288.
54. Yasui K, Ohta K, Kobayashi M, et al: Successful treatment of Behçet disease with pentoxifylline. Ann Intern Med 1996;124:891-895.
55. Turner ME: Anesthetic difficulties associated with Behçet's syndrome. Br J Anaesth 1972;44:100-103.
56. Cohen SR, Landing BH, Isaacs H: Epidermolysis bullosa associated with laryngeal stenosis. Ann Otol Rhinol Laryngol 1978;87:25-28.
57. Stewart MI, Woodley DT: Acquired epidermolysis bullosa and associated symptomatic esophageal webs. Arch Dermatol 1991;127:373-377.
58. Jio TH, Waardenberg PJ, Vermeullen HJ: Blood coagulation in epidermolysis bullosa hereditaria. Arch Dermatol 1963;88:76-83.
59. Ramadas T, Thangavelu TA: Epidermolysis bullosa and its ENT manifestations. J Laryngol Otol 1978;92:441-448.
60. Megahed M, Scharfetter-Kochnek K: Epidermolysis bullosa acquisitia—successful treatment with colchicine. Arch Dermatol Res 1994; 286:35-40.
61. Cunningham BB, Kirchmann TT, Woodley D: Colchicine for epidermolysis bullosa (EBA). J Am Acad Dermatol 1996;34:781-785.
62. Farber NE, Todd RJ, Turco G: Spinal anesthesia in a patient with epidermolysis bullosa. Anesthesiology 1995;83:1364-1367.
63. Yasui Y, Yamamoto Y, Sodeyama O, et al: Anesthesia in a patient with epidermolysis bullosa. Masui 1995;44:260-263.
64. Petty WC, Gunther RC: Anesthesia for nonfacial surgery in polydysplastic epidermolysis bullosa (dystrophic). Anesth Analg 1970; 49:246-245.
65. Broster T, Placek R, Eggers GWN Jr: Epidermolysis bullosa: Anesthetic management for cesarean section. Anesth Analg 1987;66:341-343.
66. Marshall BE: A comment on epidermolysis bullosa and its anesthetic management for dental operations. Br J Anesth 1963;35:724-727.
67. Kaplan R, Strauch B: Regional anesthesia in a child with epidermolysis bullosa. Anesthesiology 1987;67:262-264.
68. Dorne R, Tassaux D, Ravat F, et al: Surgery for epidermolysis bullosa in children: Value of the association of inhalation anesthesia and locoregional anesthesia. Ann Fr Anesth Reanim 1994;113:425-428.
69. Rowlingson JC, Rosenblum SM: Successful regional anesthesia in a patient with epidermolysis. Regional Anesth 1983;8:81-83.
70. Kelly RE, Koff HD, Rothaus KO, et al: Brachial plexus anesthesia in eight patients with recessive dystrophic epidermolysis bullosa. Anesth Analg 1987;66:1318-1320.
71. Smith GB, Schribman AJ: Anesthesia and severe skin disease. Anaesthesia 1984;39:443-447.
72. Reddy ARR, Wong WHW: Epidermolysis bullosa, a review of anaesthetic problems and case reports. Can Anaesth Soc J 1972;19:536-541.
73. James J, Wark H: Airway management during anesthesia in patients with epidermolysis bullosa dystrophica. Anesthesiology 1982; 56:323-326.
74. Berrynill RE, Benumof JL, Saidman LJ, et al: Anesthetic management of emergency cesarean section in a patient with epidermolysis bullosa dystrophica polydysplastica. Anesth Analg 1977;57:281-286.
75. LoVerne SR, Oropollo AT: Ketamine anesthesia in dermolytic bullous disease (epidermolysis bullosa). Anesth Analg 1977;56:398-401.

76. Fisk GC, Kern IB: Anesthesia for esophagoscopy in a child with epidermolysis bullosa–a case report. Anaesth Intensive Care 1973; 1:297-300.
77. Bastuji-Garin S, Rzany B, Stern RS, et al: Clinical classification of cases of toxic epidermal necrolysis, Stevens-Johnson syndrome and erythema multiforme. Arch Dermatol 1993;129:92-97.
78. Chan HL, Stern RS, Arndt KA, et al: The incidence of erythema multiforme, Stevens-Johnson syndrome and toxic epidermal necrolysis. Arch Dermatol 1990;126:43-48.
79. Huff JC, Weston WL, Tonnesen MG: Erythema multiforme: A critical review of characteristics, diagnostic criteria, and causes. J Am Acad Dermatol 1983;8:763-769.
80. Roujeau JC: The spectrum of Stevens-Johnson syndrome and toxic epidermal necrolysis. J Invest Dermatol 1994;102:28S.
81. Paquet P, Pierard GE: Erythema multiforme and toxic epidermal necrolysis: A comparative study. Am J Dermatopathol 1997;19:127-133.
82. Roujeau JC, Kelly JP, Naldi L, et al: Medication use and the risk of Stevens-Johnson syndrome or toxic epidermal necrolysis. N Engl J Med 1995;333:1600-1604.
83. Baird BJ, DeVillez RL: Widespread bullous fixed drug eruption mimicking toxic epidermal necrolysis. Int J Dermatol 1988;27:170-178.
84. Plaut MED, Mirani M: Toxic epidermal necrolysis due to E. coli. JAMA 1972;219:1629-1636.
85. Tay YK, Huff JD, Weston WL: Mycoplasma pneumoniae infection is associated with Stevens-Johnson syndrome, not erythema multiforme (vonHebra). J Am Acad Dermatol 1996;35:757-760.
86. Assier H, Bastuji-Garin S, Revuz J, et al: Erythema multiforme with mucous membrane involvement and Stevens-Johnson syndrome are different disorders with distinct causes. Arch Dermatol 1995;131: 539-546.
87. Porteous DM, Berger TG: Severe cutaneous drug reactions (Stevens-Johnson syndrome and toxic epidermal necrolysis) in human immunodeficiency virus infection. Arch Dermatol 1991;127:740-748.
88. Kazmierowski JA, Peizner DS, Wuepper KD: Herpes simplex antigen in immune complexes of patients with erythema multiforme: Presence following recurrent herpes simplex infection. JAMA 1982; 247:2547-2550.
89. Fleischer AB Jr, Rosenthal DI, Bernard SA, et al: Skin reactions to radiotherapy–a spectrum resembling erythema multiforme: Case report and review of the literature. Cutis 1992;49:35-39.
90. Carter FM, Mitchell CK: Toxic epidermal necrolysis–an unusual cause of colonic perforation. Dis Colon Rectum 1993;36: 773-779.
91. Blum L, Chosidow O, Rostoker G, et al: Renal involvement in toxic epidermal necrolysis. J Am Acad Dermatol 1996;34:1088-1096.
92. Prendiville JS, Herbert AA, Greenwald MJ, et al: Management of Stevens-Johnson syndrome and toxic epidermal necrolysis in chidlren. J Pediatr 1989;115:881-885.
93. Phillips-Howard PA, Behrens RH, Dunlop J: Stevens-Johnson syndrome due to pyrimethamine/sulfadoxine during presumptive self-therapy of malaria. Lancet 1989;2:803-808.
94. Delattre JY, Satai B, Posner JB: Erythema multiforme and Stevens-Johnson syndrome in patients receiving cranial irradiation and phenytoin. Neurology 1988;38:194-197.
95. deMoragas JM: Panniculitis (erythema nodosum). In Fitzpatrick TB (ed): Dermatology in General Medicine, 2nd ed. New York, McGraw-Hill, 1979.
96. Puavilai S, Sakuntabhai A, Sriprachaya-Anunt S, et al: Etiology of erythema nodosum. J Med Assoc Thai 1995;78:72.
97. Tami LF: Erythema nodosum associated with shigella colitis. Arch Dermatol 1985;5:590.
98. Buckler JMH: Leptospirosis presenting with erythema nodosum. Arch Dis Child 1977;52:418.
99. Longmore HJA: Toxoplasmosis and erythema nodosum. BMJ 1977;1:490.
100. Conget I, Mallolas J, Mensa J, et al: Erythema nodosum and Q fever. Arch Dermatol 1987;123:867.
101. Andonopoulos AP, Asimakopoulos G, Mallioris C, et al: The diagnostic value of gastrocnemius muscle biopsy in sarcoidosis presenting with erythema nodosum and hilar adenopathy. Clin Rheumatol 1987;6:192-196.
102. Matsuoka LY: Neoplastic erythema nodosum. J Am Acad Dermatol 1995;32:361.
103. Urbain G, Peremans J, Philippart M: Fabry's disease without skin lesions. Lancet 1967;1:1-8.
104. Von Scheidt W, Eng CM, Fitzmaurice TF, et al: An atypical variant of Fabry's disease with manifestations confined to the myocardium. N Engl J Med 1991;324:395-402.
105. Ferrans VJ, Hibbs RG, Burda CD: The heart in Fabry's disease. Am J Cardiol 1969;24:95-109.
106. Fisher EA, Desnick RJ, Gordon RE, et al: Fabry disease: An unusual cause of severe coronary artery disease in a young man. Ann Intern Med 1992;117:221-224.
107. Rowe JW, Gilliam JI, Warthin TA: Intestinal manifestations of Fabry's disease. Ann Intern Med 1974;81:628-637.
108. Becker AE, Schoorl R, Balk AG, van der Heide RM: Cardiac manifestations of Fabry's disease: Report of a case with mitral insufficiency and electrocardiographic evidence of myocardial infarction. Am J Cardiol 1975;36:829-835.
109. Resnick RJ, Blieden LC, Sharp HL, et al: Cardiac valvular anomalies in Fabry disease. Circulation 1976;54:818-827.
110. Desnick RJ, Blieden LC, Sharp HL, et al: Cardiac valvular anomalies in Fabry's disease: Clinical, morphologic and biochemical studies. Circulation 1976;54:818-825.
111. Colucci WS, Lorell BH, Schoen FJ, et al: Hypertrophic obstructive cardiomyopathy due to Fabry's disease. N Engl J Med 1982;2:926-928.
112. Nagao Y, Nakashima H, Fukuhara Y, et al: Hypertrophic cardiomyopathy in late-onset variant of Fabry disease with high residual activity of a-galactosidase A. Clin Genet 1991;39:233-237.
113. Broadbent JC, Edwards WD, Gordon H, Hartzler GO: Fabry cardiomyopathy in the female confirmed by endomyocardial biopsy. Mayo Clin Proc 1981;56:623-628.
114. Barinimon EE, Guisan M, Moser KM: Pulmonary involvement in Fabry's disease: A reappraisal: Follow up of a San Diego kindred and review of the literature. Am J Med 1972;53:755-759.
115. Brown LK, Miller A, Bhuptani A, et al: Pulmonary involvement in Fabry disease. Am J Respir Crit Care Med 1997;155:1004-1010.
116. Hiraizumi Y, Kanoh M, Shigematsu H, et al: A case of Fabry's disease with granulomatous interstitial nephritis. Nippon Jinzo Gakkai Shi 1995;37:655-661.
117. Sheth KJ, Werlin SL, Freeman ME, Hodach AE: Gastrointestinal structure and function in Fabry's disease. Am J Gastroenterol 1981;76:246-251.
118. Grunnet ML, Spilsbury PR: The central nervous system in Fabry's disease. Arch Neurol 1973;28:231-236.
119. Sher NA, Letson RD, Desnick RJ: The ocular manifestations in Fabry's disease. Arch Ophthalmol 1979;97:671-676.
120. Spaeth GL, Frost P: Fabry's disease: Its ocular manifestations. Arch Ophthalmol 1965;74:760-768.
121. Zadnik K: Fabry's disease. J Am Optomet Assoc 1987;58:87-88.
122. Andersen MW, Dahl H, Fledelium H, Nielsen NV: Central retinal artery occlusion in a patient with Fabry's disease documented by scanning laser ophthalmoscopy. Acta Ophthalmol (Copenh) 1994;72:635-641.
123. Tamura T, Murayama K, Hayashi R, et al: Two cases of women with Fabry's disease detected by electrocardiographic abnormalities. Nippon-Naika-Gakkai-Zasshi 1987;75:1123-1128.
124. Yokoyama A, Yamazoe M, Shibata A: A case of heterozygous Fabry's disease with a short PR interval and giant negative T waves. Br Heart J 1987;57:296-301.
125. Goldman ME, Cantor R, Schwartz MF, et al: Echocardiographic abnormalities and disease severity in Fabry disease. Am J Coll Cardiol 1986;7:1157-1161.
126. Kocen RS, Thomas PK: Peripheral nerve involvement in Fabry's disease. Arch Neurol 1970;22:81-88.
127. Sheth KJ, Swick HM: Peripheral nerve conduction in Fabry disease. Ann Neurol 1980;7:319-323.
128. Lockman LA, Hunninghake DB, Krivit W, et al: Relief of pain of Fabry's disease by diphenylhydantoin. Neurology 1973;23:871-876.
129. Gordon KE, Ludman MD, Finley GA: Successful treatment of painful crises of Fabry's disease with low dose morphine. Pediatr Neurol 1995;12:250-251.

130. Filling-Katz M, Merrick HF, Fink JK, et al: Carbamazepine in Fabry's disease: Effective analgesia with dose-dependent exacerbation of autonomic dysfunction. Neurology 19898;39:598-600.
131. Whyte MP: Electrocardiographic PR interval in Fabry's disease. N Engl J Med 1976;294:342.
132. Corey L, Holmes KK: Genital herpes simplex virus infections: Clinical manifestations, course and complications. Ann Intern Med 1983;98:958-967.
133. Bader C, Crumpacker CS, Schnipper LE, et al: The natural history of recurrent facial-oral infection with herpes simplex virus. J Infect Dis 1978;138:897-905.
134. Becker TM, Kods R, Bailey P, et al: Grappling with herpes: Herpes gladiatorum. Am J Sports Med 1988;16:665-669.
135. Gill MJ, Arlette J, Buchan K, Tyrrell DL: Therapy for recurrent herpetic whitlow. Ann Intern Med 1986;105:631.
136. Glogau R, Hanna L, Jawetz E: Herpetic whitlow as part of genital virus infection. J Infect Dis 1977;136:689-692.
137. Whitley RJ, Cobbs CG, Alford CA, et al: Diseases that mimic herpes simplex encephalitis. JAMA 1989;262:234-239.
138. Fiddian AP, Yeo JM, Stubbings R, Dean D: Successful treatment of facial-oral herpes with topical acyclovir. BMJ 1983;286:1699-1701.
139. VanLandingham KE, Marsteller HB, Ross GW, Hayden FG: Relapse of herpes simplex encephalitis after conventional acyclovir therapy. JAMA 1988;259:1051-1053.
140. Kovenblat PE, Wedner HJ, White MP, et al: Systemic mastocytosis. Arch Intern Med 1984;144:2249-2254.
141. Reisberg IR, Oyakawa S: Mastocytosis and malabsorption, myelofibrosis and massive ascites. Am J Gastroenterol 1987;82:54-59.
142. Cherner JA, Jensen RT, Dubois A, et al: Gastrointestinal dysfunction in systemic mastocytosis: A prospective study. Gastroenterology 1988;95:657-667.
143. Bonnet P, Smadja C, Szekely AM, et al: Intractable ascites in systemic mastocytosis treated by portal diversion. Dig Dis Sci 1987;32:209-213.
144. Fonga-Djimi HS, Gottrand F, Bonnevalle M, Farriaux JP: A fatal case of portal hypertension complicating systemic mastocytosis in an adolescent. Eur J Pediatr 1995;154:819-823.
145. Johnstone PA, Mican JM, Metcalfe DD, et al: Radiotherapy of refractory bone pain due to systemic mast cell disease. Am J Clin Oncol 1994;17:328-333.
146. Lawrence JB, Friedman BS, Travis WD, et al: Hematologic manifestations of systemic mast cell disease: A retrospective study of laboratory and morphologic features and their relation to prognosis. Am J Med 1991;91:612-624.
147. Rogers MP, Bloomingdale K, Murawski BJ, et al: Mixed organic brain syndrome as a manifestation of systemic mastocytosis. Psychosom Med 1986;48:437-447.
148. McFarlin KE, Kruesi MJ, Metcalfe DD, et al: A preliminary assessment of behavioral problems in children with mastocytosis. J Psych Med 1991;21:281-288.
149. Wyre HW, Henrichs WD: Systemic mastocytosis and pulmonary eosinophilic granuloma. JAMA 1978;239:856-859.
150. Mican JM, DiBisceglie AM, Fong TL, et al: Hepatic involvement in mastocytosis: Clinicopathologic correlations in 41 cases. Hepatology 1995;22:1163-1170.
151. Scott HW, Parris WCV, Sandidge PC, et al: Hazards in operative management of patients with systemic mastocytosis. Ann Surg 1983; 197:507-512.
152. Koitabashi T, Takino Y: Anesthetic management of a patient with urticaria pigmentosa. Masui 1995;44:279-286.
153. Rosenbaum KJ, Strobel GE: Anesthetic considerations in mastocytosis. Anesthesiology 1973;38:398-404.
154. Hosking MP, Warner MA: Sudden intraoperative hypotension in a patient with asymptomatic urticaria pigmentosa. Anesth Analg 1987;66:344-346.
155. Turk J, Oates JA, Roberts LJ, et al: Intervention with epinephrine in hypotension associated with mastocytosis. J Allergy Clin Immunol 1983;71:189-192.
156. Parris WCV, Scott HW, Smith BE: Anesthetic management of systemic mastocytosis: Experience with 42 cases. Anesth Analg 1986;65:511-517.
157. Kelly TE: The mucopolysaccharidoses and mucolipidoses. Clin Orthop 1976;114:116-136.
158. Brosius FC III, Roberts WC: Coronary artery disease in the Hurler syndrome: Qualitative and quantitative analysis of the extent of coronary narrowing a necropsy in six children. Am J Cardiol 1981; 47:649-653.
159. Cleary MA, Wraith JE: The presenting features of mucopolysaccharidosis type IH (Hurler syndrome). Acta Paediatr 1995;84:337-339.
160. Shapiro J, Strome M, Crocker AC: Airway obstruction and sleep apnea in Hurler and Hunter syndromes. Ann Otol Rhinol Laryngol 1985;94:458-464.
161. Thomas SL, Childress MH, Quinton B: Hypoplasia of the odontoid with atlanto-axial subluxation in Hurler's syndrome. Pediatr Radiol 1985;15:353-358.
162. Renteria VG, Ferrans VJ, Roberts WC: The heart in the Hurler syndrome: Gross, histologic and ultrastructural observations in five necropsy cases. Am J Cardiol 1976;38:487-501.
163. Dangel JH: Cardiovascular changes in children with mucopolysaccharide storage diseases and related disorders clinical and echocardiographic findings in 64 patients. Eur J Pediatr 1998;157:534-538.
164. Shinnar S, Singer HS, Valle D: Acute hydrocephalus in Hurler's syndrome. Am J Dis Child 1982;136:556-557.
165. Nowaczyk MJ, Clarke JT, Morin JD: Glaucoma as an early complication of Hurler's disease. Arch Dis Child 1988;63:1091.
166. Bona I, Vial C, Brunet P, et al: Carpal tunnel syndrome in mucopolysaccharidoses: A report of four cases in child. Electromyogr Clin Neurophysiol 1994;34:471-475.
167. Haddad FS, Jones DH, Vellodi A, et al: Carpal tunnel syndrome in the mucopolysaccharidoses and mucolipidoses. J Bone Joint Surg Br 1997;79:576-582.
168. Norman-Taylor F, Fixsen JA, Sharrad WJ: Hunter's syndrome as a cause of childhood carpal tunnel syndrome: A report of three cases J Pediatr Orthop B 1995;4:106-109.
169. Adachi K, Chole RA: Management of tracheal lesions in Hurler syndrome. Arch Otolaryngol Head Neck Surg 1990;116:1205-1207.
170. Lin CM, Hsu JC, Liu HP, et al: Anesthesia for CO2 laser surgery in patient with Hunter syndrome: Case report. Changgen Yi Xue Za Zhi 2000;23:614-618.
171. Mikles M, Stanton RP: A review of Morquio syndrome. Am J Orthop 1997;26:533-537.
172. Roach JW, Duncan D, Wenger DR, et al: Atlanto-axial instability and spinal cord compression in children: Diagnosis by computerized tomography. J Bone Joint Surg Am 1984;66:708-714.
173. Takeda E, Hashimoto T, Tayama M, et al: Diagnosis of atlantoaxial subluxation in Morquio's syndrome and spondyloepiphyseal dysplasia congenita. Acta Paediatr Jpn 1991;33:633-638.
174. Stevens JM, Kendall BE, Crockard HA, et al: The odontoid process in Morquio-Brailsford's disease: The effects of occipitocervical fusion J Bone Joint Surg Br 1991;73:851-857.
175. Piccirilli CB, Chadduck WM: Cervical kyphotic myelopathy in a child with Morquio syndrome. Childs Nerv Syst 1996;12:114-116.
176. Lipson SJ: Dysplasia of the odontoid process in Morquio's syndrome causing quadriparesis. J Bone Joint Surg Am 1997;59:340-344.
177. Ashraf J, Crockard HA, Ransford AO, et al: Transoral decompression and posterior stabilization in Morquio's disease. Arch Dis Child 1991;66:1318-1321.
178. Ransord AO, Crockard HA, Stevens JM, et al: Occipito-atlanto-axial fusion in Morquio-Brailsford syndrome: A ten-year experience. J Bone Joint Surg Br 1996;78:307-312.
179. Hope EOS, Farebrother MJB, Bainbridge D: Some aspects of respiratory function in three siblings with Morquio-Brailsford disease. Thorax 1969;28:335-341.
180. Semenza GL, Pyeritz RE: Respiratory complications of mucopolysaccharide storage disorders. Medicine 1988;67:209-219.
181. John RM, Hunter D, Swanton RH: Echocardiographic abnormalities in type IV mucopolysaccharidosis. Arch Dis Child 1990;65:746-749.
182. Hayflick S, Rowe S, Kavanaugh-McHugh A, et al: Acute infantile cardiomyopathy as a presenting feature of mucopolysaccharidosis VI. J Pediatr 1992;120:269-272.

183. Moore C, Rogers JG, McKenzie IM, Brown TC: Anesthesia for children with mucopolysaccharidoses. Anaesth Intens Care 1997;25:197-198.
184. Brill CB, Rose JS, Godmilow L, et al: Spastic quadriparesis due to C1-C2 subluxation in Hurler's syndrome. J Pediatr 1978;92:441-443.
185. Birkinshaw KJ: Anaesthesia in a patient with an unstable neck. Anaesthesia 1975;30:46-49.
186. Man TT, Tsai PS, Rau RH, et al: Children with mucopolysacchardosis–three case reports. Acta Anaesthesiol Sinica 1999;37:93-96.
187. Herrick IA, Rhine EJ: The mucopolysaccharidoses and anaesthesia: A report of clinical experience. Can J Anaesth 1988;35:67-73.
188. Gaitini L, Fradis M, Vaida S, et al: Failure to control the airway in a patient with Hunter's syndrome. J Laryngol Otol 1998;112:380-383.
189. Kempthorne PM, Brown TC: Anaesthesia and the mucopolysaccharidoses: A survey of techniques and problems. Anaesth Intensive Care 1983;11:203-207.
190. Ballenger CE, Swift TR, Leshner RT, et al: Myelopathy in mucopolysaccharidosis type II (Hunter syndrome). Ann Neurol 1980; 7:382-385.
191. Walker RW: The laryngeal mask airway in the difficult paediatric airway: An assessment of positioning and use in fiberoptic intubation. Paediatr Anaesth 2000;10:53-58.
192. Busoni P, Fognani G: Failure of laryngeal mask airway to secure the airway in a patient with Hunter's syndrome. Paediatr Anaesth 1999;9:153-155.
193. Vas L, Naregal F: Failed epidural anesthesia in a patient with Hurler's disease. Paediatr Anaesth 2000;10:95-98.
194. Tobias JD: Anesthetic care for the child with Morquio syndrome: General versus regional anesthesia. J Clin Anesth 1999;11:242-246.
195. Sethna NF, Berde CB: Continuous subarachnoid analgesia in two adolescents with severe scoliosis and impaired pulmonary function. Reg Anesth 1991;16:333-336.
196. Linstedt U, Maier C, Joehnk H, et al: Threatening spinal cord compression during anesthesia in a child with mucopolysaccharidosis VI. Anesthesiology 1994;80:227-229.
197. Belani KG, Krivit W, Carpenter BL, et al: Children with mucopolysaccharidosis: Perioperative care, morbidity, mortality, and new findings. J Pediatr Surg 1993;28:403-408.
198. Toda Y, Takeuchi M, Morita K, et al: Complete heart block during anesthesia management in a patient with mucopolysaccharidosis type VII. Anesthesiology 2001;95:1035-1037.
199. Kreidstein A, Boorin MR, Crespi P, et al: Delayed awakening from general anesthesia in a patient with Hunter syndrome. Can J Anaesth 1994;41:423-426.
200. Jones AEP, Croley TF: Morquio syndrome and anesthesia. Anesthesiology 1979;51:261-262.
201. Wander JV, Das Gupta TK: Neurofibromatosis. Curr Probl Surg 1977;14:11-18.
202. Mulvihill JJ, Parry DM, Sherman JL, et al: Neurofibromatosis 1 (Recklinghausen disease) and neurofibromatosis 2 (bilateral acoustic neurofibromatosis). Ann Intern Med 1990;113:39-52.
203. Riccardi VM: Von Recklinghausen neurofibromatosis. N Engl J Med 1981;305:1617-1627.
204. Roos KL, Muckway M: Neurofibromatosis. Dermatol Clin 1995; 13:105-111.
205. Eldridge R: Central neurofibromatosis with bilateral acoustic neuroma. Adv Neurol 1981;29:57-65.
206. Krohel GB, Rosenberg PN, Wright JE, Smith RS: Localized orbital neurofibromas. Am J Ophthalmol 1985;100:458-464.
207. Huson SM, Thrush DC: Central neurofibromatosis. Q J Med 1985;55:231-235.
208. Rettele GA, Brodsky MC, Merin LM, et al: Blindness, deafness, quadriparesis, and a retinal malformation: The ravages of neurofibromatosis. 2. Surv Opthalmol 1996;41:135-141.
209. Chang-lo M: Laryngeal involvement in von Recklinghausen's disease: A case report and review of the literature. Laryngoscope 1977; 87:435-442.
210. Cohen SR, Landing BH, Isaacs H: Neurofibroma of the larynx in a child. Ann Otol Rhinol Laryngol 1978;87:29-34.
211. Sagel SS, Forrest JV, Askin FB: Interstitial lung disease in neurofibromatosis. South Med J 1975;68:647-652.
212. Griffits ML, Theron EJ: Obstructed labor from pelvic neurofibroma. South Afr Med J 1978;53:781.
213. Jarivs GJ, Crompton AC: Neurofibromatosis and pregnancy. Br J Obstet Gynacol 1978;85:844-846.
214. Shishiba T, Niimura M, Ohtsuka F, Tsuru N: Multiple cutaneous neurilemmomas as a skin manifestation of neurilemmomas. J Am Acad Dermatol 1984;10:744-754.
215. Crowe FW, Schull WJ: Diagnostic importance of the café-au-lait spot in neurofibromatosis. Arch Intern Med 1963;91;758-766.
216. Wishart JH: Case of tumours in the skull, dura mater, and brain. Edinburgh Med Surg J 1982;18:393-397.
217. Elster AD: Occult spinal tumors in neurofibromatosis: Implications for screening. AJR Am J Roentgenol 1995;165:956-957.
218. Leech RW, Olafson RA, Gilbertson RL, Shho DR: Intrathoracic meningocele and vertebral anomalies in a case of neurofibromatosis. Surg Neurol 1978;9:55-57.
219. Drevelengas A, Kalaitzoglou I: Giant lumbar meningocele in a patient with neurofibromatosis. Neuroradiology 1995;37:195-197.
220. Haddad FS, Williams RL, Bentley G: The cervical spine in neurofibromatosis. Br J Hosp Med 1995;53:318.
221. Chaglassian JH, Riseborogh EJ, Hall JE: Neurofibromatous scoliosis. J Bone Joint Surg Am 1976;58:695-702.
222. Fisher MM: Anesthetic difficulties in neurofibromatosis. Anaesthesia 1975;30:648-650.
223. Dounas M, Mercier FJ, Lhuissier C, Benhamou D: Epidural analgesia for labour in a parturient with neurofibromatosis. Can J Anaesth 1995;42:420-424.
224. Magbagbeola JAO: Abnormal responses to muscle relaxants in patients with von Recklinghausen's disease. Br J Anaesth 1970;42:710.
225. Yamasha M: Anaesthetic considerations in von Recklinghausen's disease (multiple neurofibromatosis). Abnormal response to muscle relaxants. Anaesthetist 1977;26:317-321.
226. Cooperman LH: Succinylcholine-induced hyperkalemia in neuromuscular disease. JAMA 1970;213:1967-1971.
227. Bullough PG, Davidson DD, Lorenzo JC: The morbid anatomy of the skeleton in osteogenesis imperfecta. Clin Orthop 1981;159:42-57.
228. Gertner JM, Root L: Osteogenesis imperfecta. Orthop Clin North Am 1990;21:151-161.
229. Wenger DR, Abrams RA, Uaru N, et al: Obstruction of the colon due to protrusio acetabuli in osteogenesis imperfecta: Treatment by pelvic osteotomy. Report of a case. J Bone Joint Surg Am 1988; 70: 1103-1107.
230. Rask MR: Spondylolisthesis resulting from osteogenesis imperfecta: Report of a case. Clin Orthop 1979;139:164-166.
231. Ziv I, Rang M, Hoffman HJ: Paraplegia in osteogenesis imperfecta: A case report. J Bone Joint Surg Br 1983;65:184-186.
232. Pozo JL, Crockard HA, Ransford AO: Basilar impression in osteogenesis imperfecta: A report of three cases in one family. J Bone Joint Surg Br 1984;66:233-238.
233. Frank E, Berger T, Tew JM Jr: Basilar impression and platybasia in osteogenesis imperfecta tarda. Surg Neurol 1982;17:116-119.
234. Levin LS: The dentition in the osteogenesis imperfecta syndromes. Clin Orthop 1981;159:64-73.
235. Bradish CF, Flowers M: Central retinal artery occlusion in association with osteogenesis imperfecta. Spine 1987;12:193-194.
236. Rampton AJ, Kelly DA, Shanahan EC, et al: Occurrence of malignant hyperpyrexia in a patient with osteogenesis imperfecta. Br J Anaesth 1984;56:1443-1445.
237. Ryan CA, Al-Ghamdi AS, Gayle M, et al: Osteogenesis imperfecta and hyperthermia. Anesth Analg 1989;68:811-814.
238. Peluso A, Cerullo M: Malignant hyperthermia susceptibility in patients with osteogenesis imperfecta. Paediatr Anaesth 1995; 5:398-399.
239. Porsborg P, Astrup G, Bendixen D, et al: Osteogenesis imperfecta and malignant hyperthermia: Is there a relationship? Anaesthesia 1996;51:863-865.
240. Solomons CC, Myers DN: Hyperthermia of osteogenesis imperfecta and its relationship to malignant hyperthermia. In Gordon RA, Britt BA, Kalow W (eds): Malignant Hyperthermia. Springfield, IL, Charles C Thomas, 1971, pp 319-330.

241. Oliverio RN: Anesthetic management of intramedullary nailing in osteogenesis imperfecta: Report of a case. Anesth Analg 1973;52:232-236.
242. White NJ, Winearls CG, Smith R: Cardiovascular abnormalities in osteogenesis imperfecta. Am Heart J 1983;106:1416-1420.
243. Stein D, Kloster FE: Valvular heart disease in osteogenesis imperfecta. Am Heart J 1977;94:637-641.
244. Hammer D, Leier CV, Baba N, et al: Altered collagen composition in a prolapsing mitral valve with ruptured chordae tendineae. Am J Med 1979;67:863-866.
245. Cohen IM, Vieweg WVR, Alpert JS, et al: Osteogenesis imperfecta tarda: Cardiovascular pathology. West J Med 1977;126:228-231.
246. Taitz LS: Child abuse and osteogenesis imperfecta. BMJ 1987;295: 1082-1083.
247. Paterson CR, Mcallion SJ: Osteogenesis imperfecta in the differential diagnosis of child abuse. BMJ 1996;312:351-354.
248. Ablin DS: Osteogenesis imperfecta: A review. Can Assoc Radiol J 1998;49:110-123.
249. Dent JA, Paterson CR: Fractures in early childhood: Osteogenesis imperfecta or child abuse? J Pediatr Orthop 1991;11:184-186.
250. Augarten A, Laufer J, Szeinberg A, et al: Child abuse, osteogenesis imperfecta and the grey zone between them. J Med 1993;24:171-175.
251. Solomons CC, Millar EA: Osteogenesis imperfecta—new perspectives. Clin Orthop 1973;96:299-303.
252. Estes JW: Platelet size and function in the heritable disorders of connective tissue. Ann Intern Med 1968;68:1237-1249.
253. Edge G, Okafor B, Fennelly ME, Ransford AO: An unusual manifestation of bleeding diathesis in a patient with osteogenesis imperfecta. Eur J Anaesth 1997;14:215-219.
254. Falvo KA, Klain DB, Krauss AN, et al: Pulmonary function studies in osteogenesis imperfecta. Am Rev Respir Dis 1973;108:1258-1260.
255. Meyer S, Villarreal M, Ziv I: A three-level fracture of the axis in a patient with osteogenesis imperfecta: A case report. Spine 1986;11:505-506.
256. Rush PJ, Berbrayer D, Reilly BJ: Basilar impression and osteogenesis imperfecta in a three-year-old girl: CT and MRI. Pediatr Radiol 1989;19:142-143.
257. Kurimoto M, O'Hara S, Takaku A: Basilar impression in osteogenesis imperfecta tarda: Case report. J Neurosurg 1991;74:136-138.
258. Hurwitz LJ, McSwiney RR: Basilar impression and osteogenesis imperfecta in a family. Brain 1960;83:138-149.
258. Harkey HL, Corckard HA, Stevens JM, et al: The operative management of basilar impression in osteogenesis imperfecta. Neurosurgery 1990;27:782-786.
259. Pauli RM, Gilbert EF: Upper cervical cord compression as a cause of death in osteogenesis imperfecta type II. J Pediatr 1986;108:579-581.
260. Rush GA, Burke SW: Hangman's fracture in a patient with osteogenesis imperfecta: Case report. J Bone Joint Surg Am 1984;66:778-779.
261. Ferrera PC, Hayes ST, Triner WR: Spinal cord concussion in previously undiagnosed osteogenesis imperfecta. Am J Emerg Med 1995; 13:424-426.
262. Sperry K: Fatal intraoperative hemorrhage during spinal fusion surgery for osteogenesis imperfecta. Am J Forensic Med Pathol 1989;10:54-59.
263. Massey T, Garst J: Compartment syndrome of the thigh with osteogenesis imperfecta: A case report. Clin Orthop 1991;267:202-205.
264. Bergstrom L: Osteogenesis imperfecta: Otologic and maxillofacial aspects. Laryngoscope 1977;87(suppl 6):1-8.
265. Karabiyik L, Parpacu M, Kurtipek O: Total intravenous anesthesia and the use of an intubating laryngeal mask in a patient with osteogenesis imperfecta. Acta Anaesthesiol Scand 2002;46:618-619.
266. Vogel TM, Ratner EF, Thomas RC, Chitkara U: Pregnancy complicated by severe osteogenesis imperfecta: A report of two cases. Anesth Analg 2002;94:1315-1317.
267. Cunningham AJ, Donnelly M, Comerford J: Osteogenesis imperfecta: Anesthetic management of a patient for cesarean section: A case report. Anesthesiology 1984;61:91-93.
268. Libman RH: Anesthetic considerations for the patient with osteogenesis imperfecta. Clin Orthop 1981;159:123-124.
269. Baines D: Total intravenous anesthesia for patients with osteogenesis imperfecta. Paediatr Anaesth 1995;5:144.
270. Sadat-Ali M, Sankaran-Kutty M, Adu-gyamfi Y: Metabolic acidosis in osteogenesis imperfecta. Eur J Pediatr 1986;145:582-583.
271. Sadat-Ali M, Sankaran-Kutty M, Adu-gyamfi Y: Metabolic acidosis in osteogenesis imperfecta. Eur J Pediatr 1986;145:324-325.
272. Livesley PJ, Webb PJ: Spinal fusion in situ in osteogenesis imperfecta. Int Orthop 1996;20:43-46.
273. Riggs BL, Wahner HW, Dunn WL, et al: Differential changes in bone mineral density of the appendicular and axial skeleton with aging. J Clin Invest 1981;67:328-335.
274. Crilly R, Horsman A, Marshall DH, Nordin BEC: Prevalence, pathogenesis and treatment of postmenopausal osteoporosis. Aust NZ J Med 1979;9:24-30.
275. Aloia JF, Cohn SH, Babu T, et al: Skeletal mass and body composition in marathon runners. Metabolism 1978;27:1793-1796.
276. Aloia JF, Stanton HC, Ostumi JA, et al: Prevention of involutional bone loss by exercise. Ann Intern Med 1978;89:356-358.
277. Ng KC, Ravell PA, Beer M, et al: The incidence of metabolic bone disease, rheumatoid arthritis and osteoarthritis. Ann Rheum Dis 1984;43:370-377.
278. Lips P, Courpron P, Meunier PJ: Mean wall thickness of trabecular bone pockets in the human iliac crest: Changes with age. Calcif Tissue Res 1978;26:13-17.
279. Matloff DS, Kaplan MM, Neer RM, et al: Osteoporosis in primary biliary cirrhosis: Effects of 25-hydroxyvitamin D3 treatment. Gastroenterology 1982;83:97-102.
280. Stellon AJ, Davies A, Compston J, Williams R. Osteoporosis in chronic cholestatic liver disease. Q J Med 1985;223:783-790.
281. Gallagher JC, Aaron J, Horsman A, et al: The crush fracture syndrome in post-menopausal women. Clin Endocrinol Metab 1973;2:293-315.
282. Einson P, Neustadter LM, Moncman MG: Nutritional osteomalacia. Am J Dis Child 1980;134:427-435.
283. Barzel US: Vitamin D deficiency: A risk factor for osteomalacia in the aged. J Am Geriatr Soc 1983;81:598-601.
284. Meredith SC, Rosenberg IH: Gastrointestinal-hepatic disorders and osteomalacia. Clin Endocrinol Metab 1980;9:131-150.
285. Parfitt AM, Miller MJ, Frame B, et al: Metabolic bone disease after intestinal bypass for treatment of obesity. Ann Intern Med 1978; 89:193-199.
286. Chalmers J: Subtrochanteric fractures in osteomalacia. J Bone Joint Surg Br 1970;52:509-513.
287. Klein RG, Arnaud SB, Gallagher JC, et al: Intestinal calcium absorption in exogenous hypercorticolism: Role of 25-hydroxyvitamin D and corticosteroid dose. J Clin Invest 1977; 60:253-259.
288. Hahn TJ: Drug-induced disorders of vitamin D and mineral metabolism. Clin Endocrinol Metab 1980;9:107-129.
289. Maddison PJ, Bacon PA: Vitamin D deficiency, spontaneous fractures and osteopenia in rheumatoid arthritis. BMJ 1974;4:433-435.
290. O'Driscoll S, O'Driscoll M: Osteomalacia in rheumatoid arthritis. Ann Rheum Dis 1980;39:1-6.
291. Compston JE: Hepatic osteodystrophy: Vitamin D metabolism in patients with liver disease. Gut 1986;27:1073-1090.
292. Krawitt EL: Ethanol inhibits intestinal calcium transport in rats. Nature 1973;243:88-89.
293. Feitelberg S, Epstein S, Ismail F, D'Amanda C: Deranged bone mineral metabolism in chronic alcoholism. Metabolism 1987;36:322-326.
294. Nilsson BE, Westlin NE: Changes in bone mass in alcoholics. Clin Orthop 1973;90:229-232.
295. Wahl TO, Gobuty AH, Lukert BP: Long-term anticonvulsant therapy and intestinal calcium absorption. Clin Pharmacol Ther 1981; 30:506-512.
296. Malluche HH, Goldstein DA, Massry SG: Osteomalacia and hyperparathyroid bone disease in patients with nephrotic syndrome. J Clin Invest 1979;63:494-500.
297. Goldstein DA, Haldimann B, Sherman D, et al: Vitamin D metabolites and calcium metabolism in patients with nephrotic syndrome and normal renal function. J Clin Endocrinol Metab 1981;52:116-121.
298. Steinbach HL, Kolb FO, Gilfillan R: A mechanism of the production of pseudofractures in osteomalacia (milkman's syndrome). Radiology 1964;62:388-394.

299. Charhon SA, Chapuy MC, Delvin EE, et al: Histomorphometric analysis of sclerotic bone metastases from prostatic carcinoma with special reference to osteomalacia. Cancer 1983;51:918-924.
300. Kabadi UM: Osteomalacia associated with prostatic cancer and osteoblastic metastases. Urology 1983;21:65-67.
301. Lyles KW, Berry WR, Haussler M, et al: Hypophosphatemic osteomalacia: Association with prostatic carcinoma. Ann Intern Med 1980;93:275-278.
302. Shapiro F: Osteopetrosis: Current clinical considerations. Clin Orthop 1993;294:34-38.
303. Bollerslev J: Autosomal dominant osteopetrosis: Bone metabolism and epidemiologic, clinical, and hormonal aspects. Endocr Rev 1989;10:45-67.
304. Shapiro R, Glimcher MJ, Holtrop ME, et al: Human osteopetrosis. J Bone Joint Surg Am 1980;62:384-399.
305. Cameron HU, Dewar FP: Degenerative osteoarthritis associated with osteopetrosis. Clin Orthop 1977;127:148-153.
306. Resnick D, Niwayama G: Radiographic and pathologic features of spinal involvement in diffuse idiopathic skeletal hyperostosis (DISH). Radiology 1976;119:559-568.
307. Gall EA, Bennett GA, Bauer W: Generalized hypertrophic osteoarthropathy; a pathologic study of seven cases. Am J Pathol 1951; 27:349-381.
308. Ray ES, Fisher HP: Hypertrophic osteoarthropathy in pulmonary malignancies. Ann Intern Med 1932;38:239-246.
309. Braude S, Kennedy H, Hodson M, Batten J: Hypertrophic osteoarthropathy in cystic fibrosis. BMJ 1984;288:822-823.
310. Bourke E, Delaney VP, Mosawi M, et al: Renal tubular acidosis and osteopetrosis in siblings. Nephron 1981;28:268-272.
311. Shin MS, Mowry RW, Bodie FL: Osteosclerosis (punctuate form) in multiple myeloma. South Med J 1979;72:226-228.
312. Martin RP, Deane RH, Collett V: Spondylolysis in children who have osteopetrosis. J Bone Joint Surg Am 1997;79:1685-1693.
313. Cumming WA, Ohlsson A: Intracranial calcification in children with osteopetrosis caused by carbonic anhydrase II deficiency. Radiology 1985;157:325-327.
314. Steinwender G, Hosny GA, Koch S, et al: Bilateral nonunited femoral neck fracture in a child with osteopetrosis. J Pediatr Orthop B 1995;4: 213-217.
315. Davies M, Mawer EB, Freemont AJ: The osteodystrophy of hypervitaminosis D: A metabolic study. Q J Med 1986;234:911-919.
316. Stanbury SW: Vitamin D and hyperparathyroidism. J R Coll Physicians Lond 1981;15:205-2017.
317. McConkey B, Fraser GB, Bligh AS, Whiteley H: Transparent skin and osteoporosis. Lancet 1963;1:693-695.
318. Casden AM, Jaffe FF, Kastenbaum DM, et al: Osteoarthritis associated with osteopetrosis treated by total knee arthroplasty: Report of a case. Clin Orthop 1989;247:202-210.
319. Matsuno T, Katayama N: Osteopetrosis and total hip arthroplasty: Report of two cases. Int Orthop 1997;21:409-414.
320. Forestier J, Lagier R: Ankylosing hyperostosis of the spine. Clin Orthop 1971;74:65-83.
321. Vernon-Roberts B, Pirie CJ, Trenwith V: Pathology of the dorsal spine in ankylosing hyperostosis. Ann Rheum Dis 1974;33:281-288.
322. Meunier PJ, Coindre JM, Edouard CM, Arlot ME: Bone histomorphometry in Paget's disease: Quantitative and dynamic analysis of pagetic and nonpagetic bone tissue. Arthritis Rheum 1980;23:1095-1103.
323. Reasbeck JC, Goulding A, Campbell DR, et al: Radiological prevalence of Paget's disease in Dunedin, New Zealand. BMJ 1983; 286:1937-1941.
324. Roper B: Paget's disease involving the hip joint. Clin Orthop Rel Res 1971;80:33-38.
325. Gardner MJ, Guyer PB, Barker DJB: Radiological prevalence of Paget's disease of bone in British migrants to Australia. BMJ 1978;1:1655-1657.
326. Franck WA, Bress NM, Singer FR, Krane SM: Rheumatic manifestations of Paget's disease of bone. Am J Med 1974;56:592-603.
327. Nassar VH, Gravanis MB: Familial osteogenic sarcoma occurring in pagetoid bone. Am J Clin Pathol 1981;76:235-239.
328. McKenna RJ, Schwinn CP, Soong KY, Higinbotham NL: Osteogenic sarcoma arising in Paget's disease. Cancer 1964;17:42-66.
329. Schajowicz F, Araujo ES, Berenstein M: Sarcoma complicating Paget's disease. J Bone Joint Surg Br 1983;65:299-307.
330. Machtey I, Rodnan GP, Benedek T: Paget's disease of the hip joint. Am J Med Sci 1966;251:524-531.
331. Sparrow NL, Duvall AJ: Hearing loss and Paget's disease. J Laryngol Otol 1967;81:601-611.
332. Epstein BS, Epstein JA: The association of cerebellar tonsillar herniation with basilar impression incident to Paget's disease. AJR Am J Roentgenol 1969;107:535-542.
333. Dohrmann PJ, Elrick WL: Dementia and hydrocephalus in Paget's disease: A case report. J Neurol Neurosurg Psychiatry 1982; 45: 835-837.
334. Goldhammer Y, Braham J, Kosary IZ: Hydrocephalic dementia in Paget's disease of the skull: Treatment by ventriculoatrial shunt. Neurology 1979;29:513-518.
335. Eretto P, Krohel GB, Shihab ZM, et al: Optic neuropathy in Paget's disease. Am J Ophthalmol 1984;97:505-510.
336. Smith BJ, Eveson JW: Paget's disease of bone with particular reference to dentistry. J Oral Pathol 1981;10:233-247.
337. Sofaer JA: Dental extractions in Paget's disease of bone. Int J Oral Surg 1984;13:79-84.
338. Brown HP, LaRocca H, Wickstrom JK: Paget's disease of the atlas and axis. J Bone Joint Surg 1971;53:1441-1449.
339. Siegelman SS, Levine SA, Walpin L: Paget's disease with spinal cord compression. Clin Radiol 1968;19:421-425.
340. Altman RD, Collins B: Musculoskeletal manifestations of Paget's disease of bone. Arthritis Rheum 1980;23:1121-1127.
341. Weisz GM: Lumbar canal stenosis in Paget's disease. Clin Orthop Rel Res 1986;206:223-227.
342. Theodors A, Askari AD, Wieland RG: Colchicine in the treatment of Paget's disease of bone: A new therapeutic approach. Clin Ther 1983;3:365-373.
343. Woodhouse NJY, Crosbie WA, Mohamedally SM: Cardiac output in Paget's disease: Response to long-term salmon calcitonin therapy. BMJ 1975;4:686-691.
344. Ibbertson HK, Henley JW, Fraser TR, et al: Paget's disease of bone—clinical evaluation and treatment with diphosphonate. Aust NZ J Med 1979;9:31-35.
345. Henley JW, Croxson RS, Ibbertson HK: The cardiovascular system in Paget's disease of bone and the response to therapy with calcitonin and diphosphonate. Aust NZ J Med 1979;9:390-397.
346. Fromm GA, Schajowicz F, Casco C, et al: The treatment of Paget's disease of bone with sodium etidronate. Am J Med Sci 1979; 277:29-37.
347. Evans RA, Macdonald D: Diphosphonates and painful feet. Aust NZ J Med 1983;13:175-176.
348. Johnston CC Jr, Altman RD, Canfield RE, et al: Review of fracture experience during treatment of Paget's disease of bone with etidronate disodium. Clin Orthop Rel Res 1983;172:186-194.
349. Evans RA, Hills E, Dunstan CR, Wong SYP: Pathologic fracture due to severe osteomalacia following low-dose diphosphonate treatment of Paget's disease of bone. Aust NZ J Med 1983;13:277-279.
350. Boyce BF, Smith L, Gogelman I, et al: Focal osteomalacia due to low-dose disphosphonate therapy in Paget's disease. Lancet 1984; 1: 821-824.
351. Stein I, Shapiro B, Ostrum B, Beller ML: Evaluation of sodium etidronate in the treatment of Paget's disease of bone. Clin Orthop Rel Res 1977;122:347-358.
352. Elias EG, Evans JT: Mithramycin in the treatment of Paget's disease of bone. J Bone Joint Surg Am 1972;54:1730-1736.
353. Ryan WG: Treatment of Paget's disease of bone with mithramycin. Clin Orthop Rel Res 1977;127:106-110.
354. McDonald DJ, Sim FH: Total hip arthroplasty in Paget's disease. J Bone Joint Surg Am 1987;69:766-772.
355. Merkow RL, Pellicci PM, Hely DP, Salvati EA: Total hip replacement for Paget's disease of the hip. J Bone Joint Surg Am 1984;66:752-758.
356. O'Hara S, Koh C, Yanagisawa N: Myalgia as the major system in systemic panniculitis (Weber-Christian disease). Eur Neurol 1996;32:321-323.
357. Ciclitira PJ, Wight DGD, Dick AP: Systemic Weber-Christian disease. Br J Dermatol 1980;103:685-692.

358. Duncan WC, Freeman RG, Heaton CL: Cold panniculitis. Arch Dermatol 1966;94:722-725.
359. Patterson JW, Brown PC, Broecker AH: Infection-induced panniculitis. J Cutan Pathol 1989;16:183-191.
360. DeGranciansky P: Weber-Christian syndrome of pancreatic origin. Br J Dermatol 1967;79:278-283.
361. Potts DE, Mass MF, Iseman MD: Syndrome of pancreatic disease, subcutaneous fat necrosis and polyserositis. Am J Med 1975; 58:417-423.
362. Hendricks WM, Ahmad M, Gratz E: Weber-Christian disease in infancy. Br J Dermatol 1978;98:175-186.
363. Chuang SD, Chiu HC, Chang CC: Subcutaneous fat necrosis of newborn complicating hypothermic cardiac surgery. Br J Dermatol 1995;132:805-810.
364. Tuffanelli DL: Lupus erythematosus panniculitis (profundus). Arch Dermatol 1971;103:231-241.
365. Peters MS, Su WP: Lupus erythematosus panniculitis. Med Clin North Am 1989;73:1113-1118.
366. Kroll JJ, Shapiro L, Koplon BS, et al: Subcutaneous sarcoidosis with calcification. Arch Dermatol 1972;106:894-899.
367. Sumaya CV, Babu S, Reed RJ: Erythema nodosum-like lesion of leukemia. Arch Dermatol 1974;110:415-419.
368. Lee JS, Ahn SK, Lee SH: Factitial panniculitis induced by cupping and acupuncture. Cutis 1995;55:217-218.
369. Truelove LH: Articular manifestations of erythema nodosum. Ann Rheum Dis 1960;19:174-177.
370. Morioka S, Sakuma M, Ogawa H: The incidence of internal malignancies in autoimmune blistering diseases: Pemphigus and bullous pemphigoid in Japan. Dermatology 1989;82(suppl 1):1994-1996.
371. Krain LS, Bierman SM: Pemphigus vulgaris and internal malignancy. Cancer 1974;33:1091-1095.
372. Naysmith A, Hancock BW: Hodgkin's disease and pemphigus. Br J Dermatol 1976;94:696-699.
373. Stone SP, Schroeter AL: Bullous pemphigoid and associated malignant neoplasms. Arch Dermatol 1975;111:991-994.
374. Venning VA, Millard PA, Wojnarowska F: Dapsone as first line therapy for bullous pemphigoid. Br J Dermatol 1989;120:83-92.
375. Lindelof B, Islam N, Eklund G, et al: Pemphigoid and cancer. Arch Dermatol 1990;126:66-68.
376. Siegel J, Eaglstein WH: High-dose methylprednisolone in the treatment of bullous pemphigoid. Arch Dermatol 1984;120:1157-1165.
377. Chryssomallis F, Dimitriades A, Chaidemenos GC, et al: Steroid-pulse therapy in pemphigus vulgaris long term follow-up. Int J Dermatol 1995;34:438-442.
378. Epstein FW, Bohn M: Dapsone-induced peripheral neuropathy. Arch Dermatol 1976;112:1761-1764.
379. Bouscarat F, Chosidow O, Picard-Dahan C, et al: Treatment of bullous pemphigoid with dapsone: Retrospective study of thirty-six cases. J Am Acad Dermatol 1996;34:683-685.
380. Fine JD: Management of acquired bullous skin diseases. N Engl J Med 1995;333:1475-1479.
381. Szeremeta W, Dohar JE: Dapsone-induced methemoglobinemia: An anesthetic risk. Int J Pediatr Otorhinolaryngol 1995;33:75-80.
382. Guillaume JC, Vaillant L, Bernard P, et al: Controlled trial of azathioprine and plasma exchange in addition to prednisolone in the treatment of bullous pemphigoid. Arch Dermatol 1993;29:49-53.
383. Lever WF, Schaumburg-Lever G: Immunosuppressants and prednisone in pemphigus vulgaris. Arch Dermatol 1977;113:1236-1241.
384. Oranje AP, Van Joost T: Pemphigoid in children. Pediatr Dermatol 1989;6:267-274.
385. Fivenson DP, Breneman DL, Rosen GB, et al: Nicotinamide and tetracycline therapy of bullous pemphigoid. Arch Dermatol 1994; 130:753-758.
387. Lavie CJ, Thomas MA, Fondak AA: The perioperative management of the patient with pemphigus vulgaris and villous adenoma. Cutis 1984;34:180-183.
386. Savin JA: The events leading to the death of patients with pemphigus and pemphigoid. Br J Dermatol 1979;101:521-533.
388. Jeyaram C, Torda TA: Anesthetic management of cholecystectomy in a patient with buccal pemphigus. Anesthesiology 1975;40:600-603.
389. Drenger B, Zidebaum M, Reifen E, Leitersdorf E: Severe upper airway obstruction and difficult intubation in cicatricial pemphigoid. Anaesthesia 1986;41:1029-1031.
390. Vatashky E, Aronson JB: Pemphigus vulgaris: Anaesthesia in the traumatized patient. Anaesthesia 1982;37:1195-1198.
391. Mahalingam TG, Kathirvel S, Sodhi P: Anesthetic management of a patient with pemphigus vulgaris for emergency laparotomy. Anaesthesia 2000;55:160-162.
392. Gilsanz F, Meilan ML, Roses R, Olivera G: Regional anaesthesia and pemphigus vulgaris. Anaesthesia 1992;47:74.
393. Abouleish EI, Elias MA, Lopez M, Hebert AA: Spinal anesthesia for cesarean section in a case of pemphigus foliaceous. Anesth Analg 1997;84:449-450.
394. Gardembas-Pain M, Ifrah N, Foussard C, et al: Psoriasis after allogeneic bone marrow transplantation. Arch Dermatol 1991; 126:1523-1527.
395. Stern R, Zierler S, Parrish JA: Psoriasis and the risk of cancer. J Invest Dermatol 1982;78:147-153.
396. Halprin KM, Comerford M, Taylor JR: Cancer patients with psoriasis. J Am Acad Dermatol 1982;7:633-638.
397. Yamamoto T, Yokozeki H, Katayama I, Nushioka K: Uveitis in patients with generalized pustular psoriasis. Br J Dermatol 1995; 132:1023-1031.
398. Christophers E, Mrowietz U, Henneicke HH, et al: Cyclosporine in psoriasis: A multicenter dose-finding study in severe plaque psoriasis. J Am Acad Dermatol 1992;26:86-90.
399. Jegasothy BV, Ackerman CD, Todo S, et al: Tacrolimus (FK 506): A new therapeutic agent for severe recalcitrant psoriasis. Arch Dermatol 1992;128:781-785.
400. Rappersberger K, Meingassner JG, Fialla R, et al: Clearing of psoriasis by a novel immunosuppressive macrolide. J Invest Dermatol 1996;106:701-710.
401. Ellis CN, Fradin MS, Messana JM, et al: Cyclosporine for plaque-type psoriasis. N Engl J Med 1991;324:277-284.
402. Hassan W: Methotrexate and liver toxicity: Role of surveillance liver biopsy. Ann Rheum Dis 1996;55:273.
403. Roenigk HH, Auerbach R, Malibach HI, Weinstein GD: Methotrexate in psoriasis: Revised guidelines. J Am Acad Dermatol 1988; 19:145-152.
404. Raza A, Maiback HI, Mandel A: Bacterial flora in psoriasis. Br J Dermatol 1976;95:603-611.
405. Marples RR, Heaton CL, Kligman AM: Staphylococcus aureus in psoriasis. Arch Dermatol 1973;107:568-570.
406. Payne RW: Severe outbreak of surgical sepsis due to Staphylococcus aureus of unusual type and origin. BMJ 1967;4:17-22.
407. Kark EC, Davis BR, Pomeranz JR: Pyoderma gangrenosum treated with clofazimine. J Am Acad Dermatol 1981;4:152-159.
408. Prystowsky JH, Kahn SN, Lazarus GS: Present status of pyoderma gangrenosum. Arch Dermatol 1989;125:57-64.
409. Gibson LE, Daoud MS, Muller SA, Perry HO: Malignant pyodermas revisited. Mayo Clin Proc 1997;72:734-739.
410. Callen JP: Pyoderma gangrenosum and related disorders. Adv Dermatol 1989;4:51-69.
411. Lazarus GS, Goldsmith LA, Rocklin RE, et al: Pyoderma gangrenosum, altered delayed hypersensitivity, and polyarthritis. Arch Dermatol 1972;105:46-51.
412. Powell FC, Schroeter AL, Perry HO: Pyoderma gangrenosum: A review of 86 patients. Am J Med 1985;55:173-186.
413. Wong E, Greaves MW: Pyoderma gangrenosum and leukocytoclastic vasculitis. Clin Exp Dermatol 1985;10:68-72.
414. Kobayashi K, Takashima I, Nagao H, Kawasaki M: A case of pyoderma gangrenosum with Takayasu's arteritis. J Transpl Med 1988;42:181-185.
415. Hoston JJ, et al: Bullous pyoderma gangrenosum and multiple myeloma. Br J Dermatol 1984;110:227-231.
416. Shore RN: Pyoderma gangrenosum, defective neutrophil chemotaxis, and leukemia. Arch Dermatol 1976;112:792-793.
417. Perry HO, Winkelmann RK: Bullous pyoderma gangrenosum and leukemia. Arch Dermatol 1972;196:901.
418. Lewis SJ, Poh-Fitzpatrick MB, Walther RR: Atypical pyoderma gangrenosum with leukemia. JAMA 1980;239:935-938.

419. Banerjee AK: Chronic active hepatitis, pyoderma gangrenosum and febrile panniculitis. Br J Clin Pract 1990;44:32-39.
420. Maturi MF, Fine JD, Schaffer EH, et al: Pyoderma gangrenosum associated with primary biliary cirrhosis. Arch Intern Med 1983;143:1261-1263.
421. Olson K: Pyoderma gangrenosum with systemic lupus erythematosus. Acta Derm Venereol (Stockh) 1971;51:233-234.
422. Selva A, Ordi J, Roca M, et al: Pyoderma gangrenosum-like ulcers associated with lupus anticoagulant. Dermatology 1994;189:182-188.
423. Basler RSW: Ulcerative colitis and the skin. Med Clin North Am 1980;65:941.
424. O'Loughlin S, Perry HO: A diffuse pustular eruption associated with ulcerative colitis. Arch Dermatol 1978;114:1061-1065.
425. Blanc D, Schreiber M, Racadot E, et al: Pyoderma gangrenosum in an allogeneic bone marrow transplant recipient. Clin Exp Dermatol 1989;14:376-379.
426. Kennedy KS, Prendergast ML, Sooy CD: Pyoderma gangrenosum of the oral cavity, nose and larynx. Otolaryngol Head Neck Surg 1987;97:487-492.
427. Curley RK, Macfarlane AW, Vickers CFH: Pyoderma gangrenosum treated with cyclosporine A. Br J Dermatol 1985;113:601-604.
428. Peter RU, Ruzicka T: Cyclosporin A in the therapy of inflammatory dermatoses. Hautarzt 1992;43:687-692.
429. Fedi MC, Quercetani R, Lotti T: Recalcitrant pyoderma gangrenosum responsive to cyclosporine. Int J Dermatol 1993;32:119-123.
430. Resnik BI, Rendon M, Kerdel FA: Successful treatment of aggressive pyoderma gangrenosum with pulse steroids and chlorambucil. J Am Acad Dermatol 1992;27:635-646.
431. Kark EC, Davis BR, Pomeranz JR: Pyoderma gangrenosum treated with clofazimine. J Am Acad Dermatol 1981;4:152-157.
432. Vignon-Pennamen MD, Zelinsky-Gurung A, Janssen F, et al: Pyoderma gangrenosum with pulmonary involvement. Arch Dermatol 1989;125:1239-1242.
433. McCulloch AJ, McEvoy A, Jackson JD, Jarvis EH: Severe steroid-responsive pneumonitis associated with pyoderma gangrenosum and ulcerative colitis. Thorax 1985;40:314-319.
434. Teitel AD: Treatment of pyoderma gangrenosum with methotrexate. Cutis 1996;57:326-328.

CAPÍTULO

11 Doenças Hematológicas

GREGORY FISCHER, MD, E LINDA SHORE-LESSERSON, MD

O sistema hematológico desempenha um papel fundamental na manutenção da homeostase, embora sua importância frequentemente seja negligenciada por muitos médicos. É importante entender e apreciar as suas muitas e variadas funções, que vão desde o transporte de oxigênio e a hemostasia até a imunidade e a termorregulação.

Vai além dos objetivos deste capítulo a descrição aprofundada de todas as doenças hematológicas. O material aqui apresentado tratará dos aspectos pertinentes de doenças hematológicas que possam ser identificadas no perioperatório e que sejam acessíveis ao diagnóstico e ao tratamento seletivo pelo anestesiologista.

ANEMIAS

Anemia é um achado clínico comum entre os pacientes que se apresentam para a cirurgia. É definida como uma concentração de hemoglobina abaixo do normal para a idade e o gênero, e pode ter muitas causas distintas, tornando imperativo que o médico não se satisfaça apenas com o seu diagnóstico, mas que dê início a uma busca pela sua causa subjacente. As intervenções terapêuticas serão, então, adaptadas para o tratamento da causa específica da anemia constatada.

Exceto no caso de uma anemia grave, que pode ser clinicamente diagnosticada por palidez e letargia, o diagnóstico dessa doença é basicamente laboratorial. Em adultos, consideramos como anemia concentrações de hemoglobina inferiores a 11,5 g/dL em mulheres e 12,5 g/dL em homens. Para ajudar no diagnóstico diferencial, são utilizados índices eritrocitários a fim de auxiliar na sua categorização e na identificação precisa de suas prováveis causas (Tab. 11.1). Os índices eritrocitários são os seguintes:

HCM: hemoglobina corpuscular média (Hb × 10/RBC)
VCM: volume corpuscular médio (Ht × 10/RBC)
CHCM: concentração de hemoglobina corpuscular média (Hb/Ht)

A presença de anemia complica o tratamento de pacientes por reduzir o conteúdo de oxigênio no sangue circulante, o que, por sua vez, pode reduzir o fornecimento de oxigênio para os tecidos periféricos. Para evitar a hipóxia, o sistema cardiovascular deve compensar através de aumento do débito cardíaco.

Ao interpretar a fórmula no Quadro 11.1, observa-se que o oxigênio fisicamente dissolvido ($PaO_2 \times 0{,}003$) resulta em apenas uma fração do conteúdo total de oxigênio (CaO_2) existente no sangue. A vasta maioria do oxigênio está quimicamente ligada à hemoglobina. Isso permite compreender com mais facilidade o motivo pelo qual, em estados de hipoxemia, deve-se tratar o paciente anêmico – desde que tenha Pao_2 normal – com a administração de eritrócitos, em geral administrados na forma de concentrado (papa) de hemácias. O aumento de Fio_2 e, portanto, o aumento de Pao_2 apenas resultarão em ligeiras elevações no Cao_2.[1]

Nos últimos anos, um dos tópicos controversos tem sido a determinação do limite no qual os anestesiologistas devem transfundir pacientes no cenário perioperatório.[2-4] O melhor hematócrito, em que a capacidade de transporte de oxigênio está idealmente equilibrada com as propriedades reológicas do sangue, é de cerca de 27%. Mas a "regra dos 10/30" (10 g/dL de hemoglobina ou 30% de hematócrito), que outrora era tida como um padrão de excelência por muitos médicos, tem sido contestada por estudos recentemente publicados. Não existem evidências na literatura sugerindo que pacientes na sala cirúrgica com anemia leve

TABELA 11.1 Anemia por índices eritrocitários

Anemia	Dimensão do eritrócito	Cromatismo	HCM/VCM	Reticulócitos	Ferro sérico
Talassemia	Microcítica	Hipo-	↓	↓	↑
Síndrome mielodisplásica	Microcítica	Hipo-	↓	↓	↑
Deficiência de ferro	Microcítica	Hipo-	↓	↓	↓
Inflamação-infecção	Micro/normocítica	Hipo/normo-	↓/↑	↓	↓
Tumor	Micro/normocítica	Hipo/normo-	↓/↑	↓	↓
Anemia hemolítica	Normocítica	Normo-	Normal	↑	Normal
Hemorragia	Normocítica	Normo-	Normal	↑	Normal
Anemia aplástica	Normocítica	Normo-	Normal	↓	Normal
Insuficiência renal	Normocítica	Normo-	Normal	↓	Normal
Megaloblástica	Macrocítica	Hiper-	↑	Normal	Normal

Anemia microcítica hipocrômica	Anemia normocítica normocrômica	Anemia macrocítica hipercrômica
HCM + VCM reduzido	HCM + VCM normal	HCM + VCM aumentado
Ferro sérico elevado: talassemia, síndrome mielodisplásica	Reticulócitos aumentados: anemia hemolítica, hemorragia	Reticulócitos normais: anemia megaloblástica
Ferro sérico diminuído: anemia ferropriva	Reticulócitos diminuídos: anemia aplástica, anemia renal	

Diminuição de ferro e aumento de ferritina: anemia inflamatória, por infecção e tumoral.
HCM, hemoglobina corpuscular média; VCM, volume corpuscular médio.

estejam sujeitos a maior porcentual de eventos adversos, como uma cicatrização mais complicada de feridas ou o aumento de AVCs ou de infarto do miocárdio.[5] Na verdade, pacientes transfundidos apresentam um alto risco de infecção perioperatória em decorrência dos efeitos imunomoduladores da transfusão. Assim, a transfusão de eritrócitos, ou hemácias, exclusivamente com base na concentração de hemoglobina ou no hematócrito não é mais considerada uma boa prática terapêutica. As indicações para a transfusão de eritrócitos devem ter como base o índice de oferta/demanda de oxigênio para cada paciente. Valores reduzidos de saturação de oxigênio venoso misto ($S\bar{V}O_2$), medidas seriadas de lactato exibindo concentrações progressivamente crescentes e alterações eletrocardiográficas sugestivas de isquemia do miocárdio são, sem exceção, indicações apropriadas para a transfusão de hemácias.[6-10] Exemplificando, Nelson et al. constataram que um hematócrito menor que 27% estava associado a aumentos na incidência de isquemia e de infarto do miocárdio em pacientes submetidos à cirurgia de *bypass* infrainguinal.[11]

QUADRO 11.1 Fórmula para cálculo da oferta de oxigênio

$$DO_2 = DC \times (Hb \times SaO_2 \times 1{,}34 + PaO_2 \times 0{,}003)$$

onde DO_2 = oferta de oxigênio; DC = débito cardíaco; Hb = concentração de hemoglobina; SaO_2 = porcentual de hemoglobina oxigenada; 1,34 = número de Hüfner (constante 1,34-1,36); e 0,003 = oxigênio dissolvido (mL/mm Hg/dL).

Apesar dos grandes avanços na medicina transfusional, as complicações que implicam em risco de vida ainda ocorrem. As reações transfusionais podem ser divididas em três grandes grupos fisiopatológicos. A complicação mais comum é a transfusão de sangue imunológico incorretamente tipado, resultando em hemólise. Os antígenos ABO e Rhesus são os responsáveis por tal reação. Pacientes sob anestesia geral se apresentarão com hipotensão, taquicardia e hemoglobinúria, possivelmente evoluindo para insuficiência renal aguda. Em segundo lugar, as reações não hemolíticas febris são observadas em 0,5 a 5% dos pacientes, em seguida à transfusão de produtos do sangue.[12] Tais reações são causadas por antígenos leucocitários e trombocitários.[12,13] Em terceiro, a transmissão de doenças infecciosas (vírus das hepatites B e C e vírus da imunodeficiência humana [HIV]) é fenômeno raro, mas que traz consequências graves e prolongadas para o paciente.[14-18]

As complicações da transfusão de produtos sanguíneos sempre deverão fazer com que o profissional pese os benefícios contra os possíveis riscos. Indicações precisas para a transfusão de produtos sanguíneos devem ser obedecidas. Não se deve recomendar uma transfusão visando exclusivamente a expansão de volume ou a elevação do hematócrito até determinado valor. Finalmente, em uma sociedade que cada vez mais se conscientiza das enormes despesas decorrentes de seu sistema de saúde, muitos recursos serão poupados se forem evitadas transfusões desnecessárias.

TABELA 11.2 Anemia e metabolismo do ferro

	Ferro sérico	Transferrina	Ferritina sérica
Deficiência de ferro	↓	↑	↓
Síndrome mielodisplásica	↑	↓	↑
β-Talassemia	Normal-↑	Normal-↓	Normal-↑
Inflamatória ou associada a um tumor	↓	↓	↑

Anemia por deficiência de ferro

Anemia por deficiência de ferro, ou anemia ferropriva, é a anemia mais comumente diagnosticada no mundo industrializado. Em geral, é causada pela perda crônica de sangue (p. ex., menstruação, sangramento gastrintestinal crônico) ou pelas maiores necessidades observadas na gravidez ou na infância. Um homem adulto possui reservas de ferro de 50 mg/kg em seu corpo e necessita de uma ingestão diária de 12 mg para a absorção de 1 mg a fim de compensar as perdas. Uma mulher adulta tem 35 mg/kg de ferro armazenado, necessitando de 15 mg para absorção de 2 mg. Durante a gravidez, a ingestão de ferro deverá ser duplicada para compensar as perdas diárias de cerca de 3 mg de ferro.

Anemia ferropriva é uma anemia microcítica/hipocrômica com aumento da transferrina sérica, redução da ferritina sérica e baixas concentrações séricas de ferro. O exame microscópico da medula óssea revela diminuição ou ausência dos depósitos de ferro. A Tabela 11.2 mostra os diagnósticos diferenciais para a anemia ferropriva. Clinicamente, esses pacientes padecem dos sintomas gerais de anemia, e também de problemas de pele e membranas mucosas. Coiloníquia, queda de cabelos, síndrome de Plummer-Vinson e perlèche são sintomas que estão associados com deficiência de ferro.

O tratamento da deficiência de ferro consiste na reposição das perdas por via oral ou parenteral e na localização da origem da perda crônica de sangue.[19,20]

Talassemia

Talassemia representa um grupo de distúrbios hereditários que resultam na incapacidade de produzir cadeias de globina estruturalmente normais. Isso faz com que sejam sintetizadas moléculas anormais de hemoglobina, com subsequente hemólise. O distúrbio pode afetar tanto a síntese da cadeia α-globina como β-globina e, dependendo do traço homozigoto ou heterozigoto do portador, a doença será chamada de *major* ou *minor*. A β-talassemia *major* (anemia de Cooley) é rara, e seu prognóstico é escasso. Pacientes com origem mediterrânea se apresentam com essa enfermidade nos primeiros estágios da vida. Exibem icterícia pré-hepática, hepatosplenomegalia e uma maior suscetibilidade a infecções. Devido às múltiplas transfusões de sangue, os pacientes também sofrerão hemocromatose secundária, morrendo de complicações ligadas à hemocromatose cardíaca (p. ex., arritmias, insuficiência cardíaca congestiva). A α-talassemia não é compatível com a vida.

As talassemias do tipo *minor* exibem estados anêmicos leves, com índices eritrocitários microcíticos/hipocrômicos. Depósitos de ferro apresentam-se normais ou elevados. O diagnóstico é confirmado pela eletroforese de hemoglobina.

Anemias megaloblásticas

Anemias megaloblásticas são anemias com índices eritrocitários macrocíticos/hipercrômicos. As duas formas mais comuns são a deficiência de vitamina B_{12} e a deficiência de ácido fólico.

Tanto a vitamina B_{12} como o ácido fólico são cofatores importantes na síntese de DNA. Uma deficiência em qualquer dessas vitaminas implicará em quantidade insuficiente de DNA, resultando na incapacidade de produção, pela medula óssea, da quantidade adequada de células sanguíneas. Isto resultará, por sua vez, em células sanguíneas muito grandes, cada qual repleta de uma quantidade anormalmente elevada de hemoglobina.[21,22]

A deficiência de vitamina B_{12} é mais frequentemente causada por alguma doença autoimune, resultando em anemia perniciosa.[23] Um autoanticorpo direcionado para o fator intrínseco irá levar à incapacidade de absorção de vitamina B_{12}. O fator intrínseco é produzido pelas células parietais gástricas e é necessário para a absorção de vitamina B_{12} (fator extrínseco) no íleo terminal. Outras causas são raras e incluem dieta exclusivamente vegetariana, síndromes de má-absorção, síndromes da alça cega e infecção por cestódeos. (*Diphyllobothrium latum*) (Tab. 11.3).

Deficiência de vitamina B_{12} também pode levar a sintomas neurológicos e gastroenterológicos. Língua atrófica, conhecida como glossite de Hunter, é uma sequela típica de deficiência de vitamina B_{12}. Os sintomas neurológicos resultantes da degeneração das colunas lateral e posterior da medula es-

TABELA 11.3 Causas diferenciais de deficiência de vitamina B_{12}

Dieta vegetariana
Redução do fator intrínseco Anemia perniciosa Ressecção gástrica subtotal ou parcial
Síndrome da má-absorção
Infecção por cestódeos (*Diphyllobothrium latum*)
Síndrome da alça cega

pinal levam à neuropatia periférica e ataxia da marcha. Também podem ser observados depressão e sintomas psicóticos. Do ponto de vista clínico, a perda da percepção à vibração é um sinal de alerta precoce. O diagnóstico é estabelecido pela determinação das concentrações de vitamina B_{12} no plasma. Atualmente, a administração parenteral de vitamina B_{12} é a única opção terapêutica disponível aos pacientes.

A deficiência de ácido fólico é a terceira causa mais comum de anemia diagnosticada em gestantes, por causa do aumento das necessidades. Outros fatores de risco para a deficiência de ácido fólico são o alcoolismo, os hábitos alimentares anormais e certos medicamentos (metotrexato, fenitoína). No adulto, a deficiência de ácido fólico não se apresenta com sequelas neurológicas. Tem sido, contudo, correlacionada a malformações no tubo neural nos primeiros estágios da gravidez. Como ocorre na deficiência de vitamina B_{12}, o diagnóstico é confirmado pela determinação das concentrações plasmáticas. O ácido fólico pode, todavia, ser suplementado por via oral.

O óxido nitroso tem a capacidade de oxidar irreversivelmente o íon cobalto encontrado na vitamina B_{12}. Assim, parece ser medida prudente evitar o uso desse gás em pacientes padecendo de anemia megaloblástica, a fim de evitar efeitos sinérgicos. Caso contrário, são aplicáveis os mesmos princípios terapêuticos utilizados em qualquer outra forma de anemia.

Anemias hemolíticas

Anemias hemolíticas podem ser causadas por defeitos corpusculares no eritrócito ou por processos patológicos extracorpusculares. As típicas anemias hemolíticas corpusculares são aquelas com defeitos na membrana celular (p. ex., esferocitose), hemoglobinopatias (p. ex., talassemia, anemia falciforme) ou defeitos enzimáticos internos ao eritrócito (p. ex., deficiência de glicose-6-fosfato desidrogenase ou deficiência de piruvato quinase).

As anemias hemolíticas extracorpusculares são imunologicamente mediadas (incompatibilidade Rh, reações transfusionais por ABO, anemias hemolíticas autoimunes), o resultado do consumo de certos medicamentos, causadas por doenças infecciosas, transtornos metabólicos (síndrome de Zieve) ou em decorrência de processos patológicos microangiopáticos (síndrome hemolítica-urêmica, púrpura trombocitopênica trombótica).

Esferocitose

Esferocitose é uma das anemias hemolíticas hereditárias mais comuns. É causada por um defeito na membrana dos eritrócitos, que leva ao aumento da permeabilidade para sódio e água, dando ao eritrócito sua forma esférica típica. Isso faz com que os eritrócitos se tornem suscetíveis à fagocitose no baço em pacientes ainda muito jovens. Os pacientes demonstram propensão à crise hemolítica e à formação de cálculos biliares, principalmente por bilirrubina. Os achados laboratoriais característicos são anemia normocítica acompanhada por sinais de hemólise (aumento da bilirrubina indireta, aumento da lactato desidrogenase, aumento no número de reticulócitos). O diagnóstico é confirmado pelo teste osmótico dos eritrócitos.

Pacientes com crise hemolítica recorrente podem ter sofrido esplenectomia. O anestesiologista deve estar ciente de que tais pacientes, se não vacinados adequadamente, terão um maior risco de sepse (sepse fulminante pós-esplenectomia).

Hemoglobinopatias

Existem aproximadamente 300 moléculas anormais de hemoglobina conhecidas. Quase todas essas moléculas patológicas de globina diferem das cadeias α e β fisiológicas mediante a troca de apenas um aminoácido por outro. Vai além dos objetivos desse capítulo a listagem de todas as hemoglobinopatias. Vamos nos concentrar nas enfermidades com maior probabilidade de serem observadas no dia a dia da prática clínica.

Anemia falciforme. Anemia falciforme é a forma mais comum de hemoglobinopatia hereditária observada no ser humano. Cinco a 10% da população afro-americana são portadores heterozigotos. A mutação ocorre no sexto aminoácido na cadeia β da molécula de hemoglobina. O ácido glutâmico é substituído por valina.[24]

Em sua forma desoxigenada, hemoglobina S (HbS), exibe a tendência para a precipitação, fazendo com que o eritrócito perca sua forma bicôncava normal e assuma uma estrutura falciforme (i.e., em forma de foice). Isso provoca dificuldade no trânsito dos eritrócitos afetados e, no final do processo, oclusão da microvasculatura, resultando em infarto orgânico terminal.

Em geral, os portadores heterozigotos são assintomáticos, expressando apenas um traço falciforme revelado em testes laboratoriais (HbS $<$ 50%). Porém, os portadores homozigotos podem exibir crises falciformes já na infância, com sinais de hemólise e dolorosos infartos vaso-oclusivos (baço, rins, ossos). Por causa de um baço atrofiado resultante de microinfartos recorrentes, os pacientes ficam vulneráveis à osteomielite e a infecções do trato respiratório por *Streptococcus pneumoniae* e *Hemophilus influenzae.* O diagnóstico de anemia falciforme fica estabelecido tanto por teste microscópico para célula falciforme como por eletroforese de hemoglobina.

O cuidado anestésico convencional visa evitar uma crise falciforme durante o período perioperatório.[25] Os pacientes devem ser mantidos em condições de boa hidratação, aquecidos e bem oxigenados. A acidose deve ser evitada a qualquer custo.[26] Os pacientes com anemia falciforme que se apresentam para a cirurgia cardíaca podem ser adequadamente tratados através da manutenção da temperatura e da concentração de hemoglobina. Protocolos tipo *fast-track* ou de extubação precoce têm sido utilizados com sucesso.[27] Mesmo que muitas das práticas orientadas visando a não ocorrência de crises falciformes ainda estejam em uso na prática terapêutica moderna, alguns dos "dogmas" clássicos foram questionados na última década. Por exemplo, o uso de torniquetes para os procedimentos ortopédicos não é mais considerado uma contraindicação absoluta.[28-30] Não se pode mais considerar como padrão de excelência terapêutica a transfusão total praticada exclusivamente com a intenção de melhorar um valor laboratorial (fração HbS < 30%).[31] Griffin et al. sugerem que a transfusão antes da cirurgia eletiva em crianças pode ser absolutamente desnecessária. Os autores proporcionaram com sucesso anestesia para 54 crianças com anemia falciforme sem nenhuma transfusão. Verificaram que procedimentos cirúrgicos de menor porte poderiam ser facilmente realizados sem complicações, mas que complicações pulmonares eram detectadas em seguida a operações de laparotomia, toracotomia e tonsilectomia.[32,33] Embora existam benefícios no controle da dor e na reologia que acompanham o uso da anestesia neuroaxial, muitos pesquisadores ainda acreditam que o paciente com anemia falciforme de maior complexidade será tratado de forma mais adequada pela anestesia geral.[25]

Em algumas circunstâncias, o anestesiologista é solicitado a prestar assistência como consultor para analgesia no controle de uma crise falciforme aguda.[32] Oxigenação adequada, normotermia e euvolemia são os pontos-chave desse tratamento. A analgesia é conseguida com o uso de opioides. Deve-se ter cuidado com o uso de analgésicos (p. ex., agentes anti-inflamatórios não esteroides), que podem potencializar os danos sobre a função renal, pois frequentemente esses pacientes padecem de microinfartos renais e apresentam função renal basal reduzida. Crises vaso-oclusivas dos membros inferiores podem ser tratadas com bloqueios neuroaxiais contínuos. Ocasionalmente, uma transfusão com concentrados de hemácias para troca sanguínea parcial é feita com o objetivo de aumentar a fração de HbA para níveis acima de 50%. Por razões reológicas, o hematócrito não deve exceder 35%.

Em parturientes com anemia falciforme, é recomendável a terapia transfusional para o tratamento das complicações da doença, especialmente aquelas associadas às síndromes de dor torácica, pré-eclâmpsia e gestações múltiplas.[34,35] Profilaxia antibiótica, tanto para a mãe como para o neonato, deve ser ativamente praticada. A prevenção de eventos adversos durante o trabalho de parto não parece estar associada ao tipo de analgesia proporcionada (regional *vs.* sistêmica); está, aparentemente, mais relacionada à monitoração cuidadosa para as consequências conhecidas da doença.[36]

Novas terapias estão sendo investigadas para o cuidado anestésico de pacientes com anemia falciforme. Agentes citotóxicos como a hidroxiureia estimulam a produção de hemoglobina fetal e vêm sendo estudados na prevenção de crises vaso-oclusivas. Óxido nítrico por via inalatória e outros novos agentes sob investigação têm se revelado promissores por sua capacidade de reduzir o processo falcizante e de normalizar as células falciformes.

Anemias por deficiência enzimática

Defeitos enzimáticos no interior dos eritrócitos podem provocar hemólise. Os dois defeitos mais comumente observados são a deficiência de glicose-6-fosfato desidrogenase e a deficiência de piruvato quinase.

Deficiência de glicose-6-fosfato desidrogenase. Essa doença é mais comumente observada em indivíduos com ascendência africana, asiática ou mediterrânea. A enfermidade é herdada recessivamente pelo cromossomo X. Pacientes com esse defeito possuem eritrócitos que contêm quantidade reduzida de glutationa, o que leva a lesões por oxigenação da membrana celular. Crises hemolíticas podem ser induzidas por infecções ou pela ingestão de feijão e certos medicamentos (p. ex., sulfonamidas, aspirina, quinidina). Não existe um tratamento específico. Atualmente, a única recomendação possível consiste em evitar substâncias que possam provocar essa doença.

Deficiência de piruvato quinase. Essa deficiência é o defeito mais comum da via glicolítica. Tem padrão hereditário autossômico recessivo. O eritrócito normal não possui mitocôndrias, dependendo da glicólise para produzir adenosina trifosfato para a manutenção da integridade celular. Portadores homozigotos se apresentam com anemia hemolítica, esplenomegalia e acantócitos.

Hemólise induzida por anticorpos

Anticorpos podem resultar em duas reações principais: hemólise e aglutinação. Anticorpos direcionados contra eritrócitos pertencem às classes estruturais IgM ou IgG. Os anticorpos IgM são maiores (peso molecular de 900.000 dáltons), podendo funcionar como uma ponte entre dois eritrócitos. Algumas vezes, são conhecidos como *anticorpos completos*. São exemplos de anticorpos da classe IgM as isoaglutininas do sistema ABO e as aglutininas frias. Os IgG têm menor dimensão (150.000 dáltons) e não são capazes formar pontes entre dois eritrócitos (anticorpos incompletos). São exemplos desses anticorpos as aglutininas Rhesus (Rh) e os anticorpos quentes. O teste de Coombs é utilizado no diagnóstico da presença de anticorpos incompletos, já aderidos à superfície dos eritrócitos (teste de Coombs direto) ou no plasma do paciente (teste de Coombs indireto).

Anemia hemolítica autoimune. Anemias hemolíticas autoimunes podem ser causadas por anticorpos quentes (IgG) ou frios (IgM). Cerca de 70% de todas as anemias hemolíticas autoimunes são causadas por anticorpos quentes. Estas são observadas em pacientes com linfoma não Hodgkin, lúpus eritematoso sistêmico, infecção viral e após a ingestão de certos medicamentos (penicilina, α-metildopa). Esses anticorpos se ligam à superfície dos eritrócitos à temperatura corporal sem causar hemólise. Os eritrócitos são fagocitados no baço. O tempo de sobrevida deles pode sofrer redução para apenas alguns dias, com a eritropoese aumentada em dez vezes. Quinze por cento de todos os pacientes com anemia hemolítica autoimune apresentam anticorpos frios. Esses anticorpos são observados em pacientes depois de pneumonias por *Mycoplasma* ou mononucleose. Esses anticorpos acarretarão acrocianose e hemólise tão logo a temperatura intravascular tenha caído para menos de 25 a 30°C.

Hemólise traumática

Pode-se observar lesão traumática a eritrócitos provocando hemólise em pacientes com válvulas cardíacas mecânicas, bombas de balão intra-aórtico ou em seguida a um esforço físico intenso (p. ex., caminhadas extremas, anemia dos corredores).

Anemia renal

Com frequência, pacientes com insuficiência renal crônica (taxa de filtração glomerular < 30 mL/min) agendados para cirurgia apresentam uma anemia normocítica normocrômica causada pela produção inadequada de eritropoetina.[37,38] Em geral, verifica-se uma concentração de hemoglobina em torno de 9 g/dL. Há necessidade de transfusão de concentrado de hemácia, caso venham a surgir sinais de isquemia. Esses pacientes são frequentemente tratados com eritropoetina humana recombinante para elevar os valores basais de hemoglobina.[39]

HEMORRAGIA AGUDA/CHOQUE HEMORRÁGICO

Uma das situações mais desafiadoras a serem enfrentadas pelo anestesiologista é ter de induzir um paciente em choque hemorrágico/hipovolêmico. Para complicar ainda mais, com frequência, é difícil diagnosticar uma hemorragia aguda. Os valores para hemoglobina estão normais no período imediato após uma perda aguda de sangue. Se uma pessoa perder metade de seu volume sanguíneo circulante, não haverá mudança na concentração de hemoglobina, a menos que seja adicionado algum líquido com uma concentração diferente. Na prática clínica, líquidos são administrados por via parenteral depois da obtenção de acesso ao sistema circulatório. Os protocolos de Suporte Avançado de Vida no Trauma aconselham a administração de 2 L de cristaloide em pacientes com suspeita de choque hipovolêmico. Esse procedimento promoverá diluição da concentração original de hemoglobina. Desde que não sejam administrados líquidos intravenosos, a anemia ocorrerá dentro de algumas horas em decorrência do movimento de líquido intersticial para o espaço intravascular. Por causa desse lapso de tempo, a hemoglobina e o hematócrito não são parâmetros ideais para a detecção de perda aguda de sangue.

Além dos problemas encontrados no diagnóstico laboratorial de perda aguda de sangue, também é extremamente difícil avaliar clinicamente o estado volêmico do paciente. Especialmente em pacientes jovens, o sistema nervoso simpático é capaz de mascarar até mesmo os estados extremos de hipovolemia, passando ao médico uma falsa sensação de segurança. Devemos procurar por sinais sutis, como hipotensão ortostática, taquicardia, estreitamento da pressão de pulso, alterações na função cerebral e baixa produção urinária, antes que a indução da anestesia seja indicativa de hipovolemia.

Na tentativa de manter uma perfusão adequada para o cérebro e o miocárdio, o sistema nervoso vegetativo compromete a perfusão para os rins, sistema musculoesquelético e vísceras. Esse redirecionamento do fluxo sanguíneo é conseguido através do aumento do tônus adrenérgico simpático do sistema nervoso vegetativo, resultando em aumento da frequência cardíaca, resistência periférica sistêmica (SVR) e estreitamento da pressão de pulso. Em consequência ao comprometimento da perfusão tecidual, ocorre aumento nas concentrações de lactato, enquanto diminuem o débito urinário e a saturação venosa mista.

O tratamento da perda aguda de sangue visa principalmente a reposição do volume perdido. Essa meta pode ser atingida pela administração de soluções cristaloides ou coloides. Muito se discute sobre esse tópico, questionando-se principalmente se devem ser administradas soluções cristaloides ou coloides para a reposição do volume sanguíneo perdido. A literatura, todavia, não reforça com clareza o uso de qualquer desses líquidos em detrimento do outro. Deve-se administrar produtos sanguíneos devido à rápida diluição de eritrócitos e aos fatores da coagulação. O objetivo do tratamento visa o restabelecimento de perfusão e de oferta de oxigênio adequados a todos os sistemas do organismo. Pode-se constatar que o curso terapêutico foi bem-sucedido pela normalização dos sinais vitais, débito urinário, concentrações de lactato e $S\bar{V}O_2$. Vasopressores deverão ser utilizados apenas como recurso temporário para a manutenção da pressão de perfusão ao miocárdio e ao cérebro até que se tenha conseguido uma reposição de volume adequada.

A indução de um paciente hipovolêmico é uma das situações mais desafiadoras enfrentadas pelos anestesiologistas. Todos os agentes indutores têm potencial para reduzir o tônus adrenérgico necessário ao organismo para que seja mantida uma adequada pressão de perfusão para o cérebro e o miocárdio. Se a correção não for rápida, terá início um círculo vicioso que levará a deterioração hemodinâmica adicional. São boas escolhas a monitoração invasiva e o uso de agentes indutores com o menor efeito supressivo na hemodinâmica, como a cetamina e o etomidato. Caso ocorra declínio da pressão de perfusão, pode haver indicação para o uso de um vasopressor até que se tenha obtido um acesso adequado e seja iniciada a administração de volume.

DOENÇAS DOS LEUCÓCITOS

As anormalidades leucocitárias raramente alteram um plano anestésico. Mas existem algumas exceções que devem ser do conhecimento de todo anestesiologista. Nesse capítulo, pretende-se oferecer um breve resumo das doenças associadas ao sistema leucocitário, com um enfoque mais aprofundado nas enfermidades que possam alterar um plano anestésico.

Linfomas

Linfomas são neoplasias do sistema linfático. Clinicamente, estão divididos em dois grupos: doença de Hodgkin e linfoma não Hodgkin (LNH). Esses tumores se localizam principalmente nos linfonodos. Com a evolução da doença, podem ser encontradas lesões metastásicas em todos os órgãos. Uma grande preocupação para o anestesiologista consiste nas lesões que possam obstruir a via aérea. Grandes massas tumorais podem ser observadas no mediastino, crescendo ocultamente até que os órgãos vitais (vasos sanguíneos, coração, vias aéreas) sejam comprimidos. A síndrome da massa mediastinal é a obstrução aguda da traqueia ou de grandes vasos (veia cava superior, átrio direito, ventrículo direito) pela massa tumoral após a indução da anestesia geral. Com frequência, os pacientes se queixam de dispneia quando na posição supina. Esta posição combinada ao relaxamento muscular pode fazer com que ocorram mudanças de posição da massa tumoral, resultando em obstrução da via aérea. Uma cuidadosa avaliação pré-operatória e uma revisão da tomografia computadorizada do paciente poderão alertar o anestesiologista para essa complicação potencial. Uma conversa com o paciente e com o cirurgião sobre tais aspectos pode levar a uma busca por procedimentos analgésicos alternativos (p. ex., anestesia local com monitorização anestésica).

Caso seja considerado necessário o uso de anestésicos gerais, um plano prudente seria a indução inalatória com sevoflurano, mantendo o paciente respirando espontaneamente e evitando o relaxamento muscular. Se ainda assim ocorrer um comprometimento das vias aéreas, então o anestésico deverá ser desligado e o paciente imediatamente desperto. Intubação com fibroscopia no paciente desperto é outra alternativa, desde que o broncoscópio possa ser introduzido distalmente à lesão. Mas uma lesão distal implica nos mesmos problemas observados na intubação convencional, porque a extremidade do tubo endotraqueal irá se situar proximalmente à lesão. Em uma situação de urgência, deverá ser imediatamente introduzido um broncoscópio rígido para ventilação.

Doença de Hodgkin

Doença de Hodgkin tem incidência de 3/100.000 e exibe uma distribuição com duplo pico nos países ocidentais durante a terceira e a sexta décadas de vida. Em comparação com as mulheres, os homens são mais frequentemente afetados (3:2). Ainda não ficou esclarecido se o vírus de Epstein-Barr desempenha um papel similar na etiologia, como ocorre no desenvolvimento do linfoma de Burkitt. A doença de Hodgkin leva à imunossupressão, com maior suscetibilidade à tuberculose e às infecções fúngicas e virais. Oncologistas utilizam a Classificação de Ann Arbor para descrever a progressão da doença (Tab. 11.4).

Essa classificação também pode ser utilizada na avaliação do prognóstico do paciente. Quanto mais alto for o grau, pior será o prognóstico. Os estágios I e II são basicamente tratados com a radioterapia. Os estágios III e IV são tratados, adicionalmente, com a quimioterapia. Como resultado dos progressos no tratamento clínico, os porcentuais de sobrevida em longo prazo aumentaram muito ao longo da década passada. Infelizmente a cura do linfoma de Hodgkin cobra seu preço. Um número cada vez maior de "sobreviventes" vem se apresentando com complicações tardias do tratamento clínico (p. ex., segunda neoplasia, cardiotoxicidade induzida pela quimioterapia [doxorrubicina], toxicidade pulmonar com o uso de bleomicina). Para pacientes com histórico de tratamento com doxorrubicina, deve ser efetuada a avaliação da função cardíaca, inclusive com testes cardiovasculares, se for considerado cabível. Pacientes cirúrgicos que foram expostos ao tratamento com bleomicina devem passar por uma bateria completa de provas de função pulmonar (PFPs), caso exibam sintomas pulmonares. Esse procedimento será particularmente útil em pacientes que se apresentam para a ressecção pulmonar. O perfil de toxicidade da bleomicina nas PFPs irá evidenciar um padrão grave de doença pulmonar restritiva, com pequenos volumes pulmonares e uma redução na taxa de difusão do monóxido de carbono.

Linfomas não Hodgkin

Contrastando com a doença de Hodgkin, LNH não pode ser considerado como uma entidade maligna isolada, mas como um coletivo heterogêneo de neoplasias originárias dos linfócitos T no tecido linfático. Trinta por cento dos casos de LNH se apresentam com um elemento leucêmico. A incidência descrita se situa entre 5 e 10/100.000, aumentando com o passar do tempo. Do mesmo modo que na doença de Hodgkin, o gênero masculino tem maior propensão para adquirir a doença (1,5:1). Os pacientes HIV-positivos são 1.000 vezes mais suscetíveis a sofrer LNH do que a população controle.

Mieloma múltiplo e macroglobulinemia

Mieloma múltiplo, também conhecido como plasmocitoma ou doença de Kahler, é um distúrbio maligno dos plasmócitos, classificado no grupo de linfomas não Hodgkin. Os plasmócitos neoplásicos produzem uma imunoglobulina (IgG, IgA, IgD) monoclonal ou cadeias leves isoladas (plasmocitoma de Bence Jones). Durante esse processo, a medula óssea é deslocada pela infiltração do tumor, resul-

TABELA 11.4 Sistema de estadiamento de Ann Arbor para a doença de Hodgkin

Estágio	Descrição
I	Envolvimento de apenas uma região de linfonodos ou em apenas um local extralinfático
II	Envolvimento de duas ou mais regiões de linfonodos no mesmo lado do diafragma
III	Envolvimento de regiões de linfonodos nos dois lados do diafragma; pode incluir o baço
IV	Envolvimento disseminado de um ou mais órgãos extralinfáticos, com ou sem envolvimento de linfonodo(s)

A Sintomas: sem sintomas gerais de doença.
B Sintomas: febre, perda de peso, sudorese noturna, prurido.

tando na destruição de células funcionais do sangue periférico. O tumor também causa osteólise com perda da arquitetura óssea normal, resultando em um aumento do risco de fraturas patológicas.

Os pacientes se apresentam com elevadas velocidades de sedimentação dos eritrócitos, proteinúria de Bence Jones ou alteração na eletroforese de suas proteínas ou imunoglobulinas. Caracteristicamente, os pacientes estarão anêmicos, exibindo sinais de coagulopatia em decorrência de trombocitopenia, trombocitopatia e redução nos fatores de coagulação funcionais no plasma. A causa mais comum de mortalidade é a falência renal decorrente da deposição tóxica de imunoglobulina nos túbulos renais. A hipercalcemia resultante do aumento da atividade osteoclásica reforça o desenvolvimento da falência renal, podendo acarretar crise hipercalcêmica. Dez por cento dos pacientes desenvolverão amiloidose. O tratamento consiste de radioterapia e/ou quimioterapia. Atualmente, o prognóstico é ruim.

Em geral, a macroglobulinemia, ou doença de Waldenström, é observada na população idosa, sendo causada por plasmócitos malignos produtores de imunoglobulinas da classe IgM. Essa enfermidade é quatro vezes mais rara que o mieloma múltiplo e não é tão agressiva. Não são observadas osteólise e hipercalcemia; contudo, observa-se diátese hemorrágica causada por transtornos da agregação dos trombócitos e da ligação de fatores da coagulação. Também podem ser observadas uma síndrome de hiperviscosidade que leva a déficits da perfusão acral, similares ao fenômeno de Raynaud, e a perturbações visuais. O prognóstico é mais favorável do que o para mieloma múltiplo.

Leucemias

Leucemia significa "sangue branco" e se refere ao aumento numérico de leucócitos observados no sangue periférico. As leucemias são divididas nas formas aguda ou crônica e nas formas mielodisplásica ou linfática, dependendo da camada celular que deu origem à neoplasia.

Todas as leucemias levam ao comprometimento das reações imunes, tornando os pacientes mais propensos à infecção. Por causa da possibilidade de infiltração de células leucêmicas em praticamente todos os órgãos, poderá haver associação entre essa doença e a redução na função orgânica.

Classicamente, a leucemia é tratada com quimioterapia. O anestesiologista deverá tomar conhecimento dos agentes utilizados durante os ciclos de quimioterapia. Sabe-se que a doxorrubicina causa disfunção sistólica que pode afetar a técnica anestésica. As novas técnicas utilizadas no tratamento de leucemias são transplante de medula óssea alogênica e transplante de células-tronco. Em geral, o tratamento tem mais sucesso em crianças, com percentuais de sobrevida depois de cinco anos alcançando os 80%.

Leucemia aguda

O ponto-chave para o diagnóstico de uma leucemia aguda é a presença de células hematopoéticas imaturas no sangue periférico. A incidência é de 4/100.000 por ano. Oitenta por cento das leucemias agudas na infância têm origem em células linfáticas; nos adultos, 80% são mielocíticas. A etiologia é multifatorial. Já foram ligados a um maior risco de ocorrência de leucemia aguda: o retrovírus, a lesão à medula óssea causada por radioterapia ou as substâncias químicas, e a composição genética do paciente (p. ex., síndrome de Down, síndrome de Klinefelter).

Doença mieloproliferativa crônica

Doença mieloproliferativa crônica incorpora quatro enfermidades (leucemia mielocítica crônica, policitemia vera, trombocitemia essencial e osteomieloesclerose). Todas essas doenças exibem proliferação monoclonal a partir de uma célula-tronco mielocítica. Inicialmente, todas as três camadas celulares estão com seus números aumentados (leucocitose, eritrocitose e trombocitose). É comum a ocorrência de esplenomegalia. No fim do processo, ocorrerá esclerose da medula óssea do paciente, causando perda da sua função. Observa-se hematopoese extramedular (fígado, baço). Na fase terminal, frequentemente é observada uma crise blástica.

As leucemias crônicas evoluem durante longos períodos, em alguns casos leva uma década para que a doença se manifeste clinicamente. Leucemia mielocítica crônica se apresenta com a mais elevada concentração de leucócitos (>500.000/µL), o que resultará em infarto de órgãos. Leucemia linfática crônica é a forma mais comum de leucemia, e sua incidência aumenta com o envelhecimento. Leucemia mielocítica crônica exibe baixo grau de malignidade, permitindo que os pacientes sobrevivam por muitos anos sem perda de qualidade de vida. Linfadenopatia e esplenomegalia são manifestações comuns em pacientes com leucemia crônica.

Síndrome mielodisplásica

Essa doença representa uma doença clonal heterogênea de células-tronco acompanhada de alterações qualitativas e quantitativas da hematopoese, citopenia periférica e uma quantidade proporcionalmente elevada de blastos na medula óssea. É observada principalmente em idosos (20 a 50/100.000/ano naqueles com mais de 70 anos).

DOENÇAS DOS TROMBÓCITOS (PLAQUETAS)

Plaquetas circulantes são células discoides anucleadas, formadas a partir de megacariócitos. A contagem normal de plaquetas é de 140.000 a 450.000/µL. Desempenham muitos papéis diferentes na manutenção da circulação e hemostasia. As plaquetas formam a fase primária da hemostasia – o trombo plaquetário. Essa adesão inicial delas ao endotélio lesionado é responsável pela "cura" física da ferida e pela sinalização bioquímica que ocorre quando outras células e fatores da coagulação são convocados até o local da lesão. O fosfolipídio de sua superfície representa uma superfície crítica sobre a qual as proteases da cascata de coagulação serão ativadas e formarão um coágulo de fibrina. No exame físico, a ausência de contagem/função normal das plaquetas pode ser detectada pela presença de petéquias. Por outro lado, quantidades excessivas de plaquetas, ou plaquetas excessivamente ativadas, funcionarão como fator predisponente para a doença arterial oclusiva. O histórico do paciente e de sua família são os fatores mais importantes para a avaliação dos distúrbios relacionados às plaquetas.

Não é recomendável a triagem de rotina para anormalidades plaquetárias na ausência de qualquer dos sinais ou sintomas. Na presença de sinais ou sintomas de uma diátese hemorrágica, deverá ser obtida uma contagem de plaquetas. A contagem mínima de plaquetas de 50.000 a 100.000/µL é recomendável antes de uma cirurgia eletiva. Diante de contagens inferiores a 30.000/µL, poderá ocorrer sangramento espontâneo. Testes adicionais como o tempo de sangramento e outros estudos da agregação serão descritos à medida que tiverem relação com os estados patológicos individuais.

Trombocitopenia

Trombocitopenia é decorrente de uma redução na produção de plaquetas, destruição excessiva de plaquetas, ou sequestro esplênico ou por outro órgão. Uma causa comum de queda na produção é decorrente da hipoplasia de medula óssea ou do uso de medicamentos mielotóxicos. A maior destruição pode ser induzida por medicação ou ter origem autoimune. Também ocorre trombocitopenia na parturiente, representando risco para o bem-estar materno ou fetal, caso não seja logo reconhecida.[40] A Tabela 11.5 lista algumas causas comuns de trombocitopenia.

Púrpura trombocitopênica imune (idiopática)

Púrpura trombocitopênica imune ou idiopática (PTI) é uma anormalidade comum, causadora de baixas contagens plaquetárias. Afeta 0,01% da população, sendo resultado de autoanticorpos que se ligam às superfícies das plaquetas, o que diminui seu ciclo de vida.[41] Frequentemente, afeta mulheres jovens e, por isso, pode-se observá-la em parturientes.[42] Uma característica comum observada à apresentação é a presença de sinais cutâneos, por exemplo, petéquias. O tratamento não é recomendável até que a contagem de plaquetas esteja abaixo dos 30.000/µL, a menos que o paciente esteja sofrendo sangramento não controlado ou em caso de cirurgia de grande porte. O tratamento começa com a administração de corticosteroides na dose mais baixa possível que resulte em resposta. Na presença de sangramento catastrófico, pode ser administrada a transfusão de plaquetas, juntamente com corticosteroides ou imunoglobulina para redução da destruição mediada por resposta imune. Plasmaferese também tem sido utilizada em conjunto com outras terapias com algum sucesso. Esplenectomia de emergência ficará reservada para aquele paciente que não obteve sucesso com as terapias e que apresente uma hemorragia com risco para a sua vida.[43]

Púrpura trombocitopênica trombótica

Os sinais e os sintomas da púrpura trombocitopênica trombótica (PTT) consistem de febre, anemia hemolítica, trombocitopenia, doença renal e doença do sistema nervoso central. PTT é tratada com corticosteroides, plasmaferese e transfusão de plasma. Quando se apresenta durante a gestação, pode ter aspecto idêntico à toxemia da gravidez. Durante o último trimestre da gravidez, o tratamento dessa constelação de sintomas é o parto do bebê.

Sequestro de plaquetas

A contagem de plaquetas será reduzida devido ao seu sequestro no baço. Essa condição clínica é muito parecida com uma pseudotrombocitopenia, porque as plaquetas estão presentes no corpo, mas não estão circulando na corrente sanguínea. As plaquetas aderem a superfícies extra-corporais, como um circuito de *bypass* cardiopulmonar. Isso, juntamente com a hemodiluição, explica a maior parte dos casos de trombocitopenia observados depois de uma cirurgia cardíaca.[44]

Síndromes trombastênicas

Contrastando com a trombocitopenia, condição clínica na qual a contagem de plaquetas frequentemente cai para níveis inferiores a 30.000/µL antes do início do tratamento, pacientes com síndromes trombastênicas (Tab. 11.6) dependerão de tratamento com transfusão de plaquetas em níveis de contagem muito mais altos por terem a função plaquetária excessivamente comprometida.

TABELA 11.5 Estados de doença associados à trombocitopenia

Produção diminuída	Destruição aumentada	Sequestro
Disfunção de megacariócitos	Autoimune (púrpura trombocitopênica imune)	Hiperesplenismo
Anemia aplástica	Imune (pós-transfusão)	Esplenomegalia
Medicamento (ticlopidina)	Medicamento (quimioterapia)	Aderência a superfícies sintéticas
Deficiência de vitamina B_{12}/folato	Coagulação intravascular disseminada	Aderência plaqueta-plaqueta
Distúrbios mielodisplásicos	Púrpura trombocitopênica trombótica Síndrome hemolítica-urêmica Hemodiluição Trombocitopenia tipo II induzida por heparina	Trombocitopenia tipo I induzida por heparina

TABELA 11.6 Distúrbios plaquetários e modalidades de testes disponíveis

Distúrbio	Fisiopatologia	Teste
Síndrome de Bernard-Soulier	Ausência de GPIb	Citometria de fluxo, tempo de sangramento, PFA-100
Trombastenia de Glanzmann	Ausência de GPIIbIIIa	Citometria de fluxo, agregação, Ultegra, TEG
Doença de von Willebrand	vWF	Tempo de sangramento, PFA-100
Síndrome da plaqueta cinzenta	Depleção de grânulos alfa	Citometria de fluxo, agregação
Tratamento farmacológico		
Ingestão de aspirina	Inibição da ciclo-oxigenase	Agregação, tempo de sangramento, PFA-100, TEG modificado
Ingestão de clopidogrel	Inibição de ADP P2Y12	Agregação, tempo de sangramento, TEG modificado
Abciximab	Bloqueio de GPIIbIIIa	Agregação, citometria de fluxo, Ultegra
Nitroglicerina	Aumento do óxido nítrico	Agregação, citometria de fluxo

GP, glicoproteína; vWF, fator de von Willebrand; TEG, tromboelastografia.

Doença de von Willebrand

O fator de von Willebrand (vWF) é sintetizado no endotélio e na plaqueta, funcionando como um agente ligante para a aderência plaquetária através do receptor GPIb. A doença de von Willebrand é um distúrbio comum do vWF, que frequentemente se manifesta como um distúrbio hemorrágico. É herdada através de um traço genético autossômico dominante. A análise laboratorial dessa doença consiste na determinação da atividade de vWF, antígeno vWF, atividade do fator VIII, análise multimérica de vWF e tempo de sangramento. A análise multimérica de vWF é importante para a classificação do seu subtipo (Tab. 11.7). Se apenas o nível do fator VIII estiver reduzido, a doença de von Willebrand poderá ser confundida com a hemofilia A.[45] Se apenas o tempo de sangramento estiver prolongado, o caso poderá ser confundido com um distúrbio plaquetário primário. Existem diferentes subtipos da doença, que respondem de maneiras distintas ao tratamento; assim, é importante saber com que tipo da doença o paciente está.

Os pacientes com a doença de von Willebrand têm um tempo de sangramento prolongado. Clinicamente, podem exibir uma gama de anormalidades, variando desde um leve sangramento até sintomas hemorrágicos. Frequentemente, esses pacientes exibem aumento do sangramento mucocutâneo (durante procedimentos odontológicos), e em muitos casos mulheres se apresentam com menorragia.[46]

A doença do tipo I se caracteriza por uma quantidade reduzida de vWF normal. Os grandes multímeros de vWF, tão fundamentais para a aderência plaquetária, têm dimensões normais, mas em menor quantidade. O tratamento do tipo I se faz com a desmopressina (D-arginina vasopressina [DDAVP]), que aumenta a liberação de vWF do endotélio e da plaqueta.[47,48] Desmopressina é comercializada nas formas intranasal e intravenosa, e frequentemente a forma intravenosa é administrada por via intranasal. Em pacientes com a doença do tipo I, a duplicação da atividade de vWF (e do fator VIII) e o encurtamento do tempo de sangramento ocorrem dentro de 15 a 30 minutos a contar da administração de desmopressina. A dose é 0,3 μg/kg por via intravenosa ao longo de 30 minutos. É preciso que a infusão desse agente farmacológico seja feita lentamente, pois, caso contrário, irá causar hipotensão.

Na doença de von Willebrand tipo IIA, ocorre uma anormalidade qualitativa de vWF, na qual ocorrem interações plaqueta-vWF defeituosas. Isso se deve à ausência de multímeros de vWF de peso molecular elevado e médio. Os pacientes

TABELA 11.7 Doença de von Willebrand: análise laboratorial e tratamento

Tipo da doença	Atividade de vWF	Antígeno	Tempo de sangramento	Fator VIII	Tratamento
Tipo I	↓	↓	↑	↓	Desmopressina
Tipo IIA	↓	↓	↑	↓	Concentrados de fator VIII
Tipo IIB	↓	↓	↑	↓	Concentrados de fator VIII
Tipo IIN	Normal	Normal	↑	↓	Concentrados de fator VIII
Tipo III	↓↓	↓↓	↑	↓↓	Concentrados de fator VIII + desmopressina
Plaqueta (Doença de pseudo-von Willebrand)	↓	↓	↑	↓	Plaquetas
Hemofilia A	Normal	Normal	Normal	↓	Concentrados de fator VIII

podem exibir níveis normais da proteína vWF, mas esta não funciona adequadamente. Essas variantes são responsáveis por 15 a 30% dos casos.[49-51] A doença de von Willebrand tipo IIB é causada por uma anormalidade qualitativa de vWF, na qual ocorre aumento da interação plaqueta-vWF por causa da maior afinidade de vWF pelo seu receptor plaquetário, GPIb. O aspecto mais marcante da doença de von Willebrand tipo IIB é uma agregação melhorada das plaquetas do paciente em presença de concentrações reduzidas de ristocetina. Na doença tipo IIB, uma baixa concentração de ristocetina estimula uma resposta de agregação integral. Essa forma da doença pode ser caracterizada por trombocitopenia, mas também podem ocorrer aumentos na adesividade e trombose. Com isso, não é recomendável a administração de desmopressina com fins terapêuticos. No tipo IIN, podem ocorrer variantes qualitativas, com uma redução significativa na afinidade pelo fator VIII. A atividade medida de vWF e de antígeno podem estar normais. O tipo III é uma forma grave, em que ocorre deficiência quase completa de vWF. Habitualmente, a atividade de vWF e o antígeno não são detectáveis, e os níveis do fator VIII estão significativamente reduzidos. O tempo de sangramento é prolongado para mais de 20 minutos. Essencialmente, pacientes com doença do tipo III não possuem multímeros de vWF. Essa forma grave da doença de von Willebrand pode ser resultante de um defeito homozigoto ou de um defeito heterozigoto complexo. O uso de desmopressina não é benéfico em pacientes com doença tipo III, porque praticamente não exibem produção endógena de vWF. A doença do tipo plaquetário, ou pseudo-doença de von Willebrand, é um distúrbio plaquetário primário envolvendo o receptor para vWF na plaqueta, GPIb. Embora esse seja basicamente um distúrbio plaquetário, nos pacientes com esta doença, os multímeros de alto peso molecular estão ausentes, ocorre redução da atividade de vWF e prolongamento do tempo de sangramento. A análise laboratorial é parecida com aquela para pacientes com a do tipo IIB. Ocorre aumento da agregação em resposta a baixas concentrações de ristocetina (0,3 a 0,5 mg/mL), e comumente está presente uma trombocitopenia leve. A doença de von Willebrand também pode ser adquirida. Acredita-se que isso ocorra pela ação de anticorpos anti-vWF que neutralizam a atividade desse fator.

Na preparação do paciente com doença de von Willebrand para cirurgia, devem ser obtidos uma dosagem de fator VIII e um tempo de sangramento basais com uma semana de antecedência. Uma a duas horas antes da cirurgia, o paciente deve ser medicado com desmopressina por infusão, na dose de 0,3 µg/kg. Se o fator VIII e o tempo de sangramento basais estavam anormais, deve-se confirmar a normalidade dessas determinações depois do tratamento com desmopressina e antes do início da cirurgia. Após a cirurgia, essas determinações devem ser repetidas uma vez por dia até que a incisão cirúrgica tenha fechado completamente. Depois da cirurgia, talvez haja necessidade de administrar desmopressina uma vez ao dia. Nos casos de cirurgia mais extensa, podem ser necessários concentrados de fator VIII para que a desmopressina possa incrementar a atividade de vWF no produto administrado. Pacientes com a doença do tipo II ou III devem ser medicados com concentrados de fator VIII dentro do mesmo esquema de tempo descrito para o tratamento da doença do tipo I. Nesses pacientes, a desmopressina pode causar trombocitopenia ou aumento da agregação,[52] mas alguns ainda sugerem que essa pode ser uma terapia efetiva, além da terapia de reposição, para os pacientes com a doença do tipo II ou III. Depois da cirurgia, o tratamento terá continuidade a cada 12 horas, até que a ferida cirúrgica tenha cicatrizado completamente.

Outras síndromes trombastênicas

Síndrome de Bernard-Soulier se caracteriza pela deficiência do receptor GPIb, o principal responsável pela adesão plaquetária ao colágeno, vWF e outros ligantes.[53] Pacientes portadores desse distúrbio exibem tendências hemorrágicas.

Trombastenia de Glanzmann é um distúrbio hereditário autossômico recessivo. Pacientes com esse distúrbio exibem graves problemas na agregação plaquetária, tempo de sangramento prolongado e contagem de plaquetas normal. A doença se caracteriza pela ausência do receptor GPIIbIIIa ($\alpha_{2b}\beta_3$ integrina).[53] Para que ocorra expressão da doença, qualquer dos componentes desse receptor (componentes α ou β) deve estar ausente ou anormal. A ligação do fibrinogênio a GPIIbIIIa induz a uma alteração conformacional no receptor, fazendo com que haja maior probabilidade de ligar-se fibrinogênio e promovendo ainda mais o processo de agregação. GPIIbIIIa é o principal receptor para a formação de ponte entre plaquetas adjacentes pelo fibrinogênio. Assim, o paciente com trombastenia de Glanzmann exibe histórico de sangramento por toda a sua vida, necessitando de transfusões de plaquetas para conseguir uma agregação plaquetária normal. Em certos cenários clínicos, como em intervenções cardiológicas percutâneas, são receitados agentes farmacológicos que bloqueiam (de maneira competitiva ou permanente) o receptor GPIIbIIIa. O efeito alcançado é aquele de extrema "paresia" plaquetária. Se forem administradas doses suficientemente grandes, praticamente 100% dos receptores GPIIbIIIa podem ser bloqueados, não ocorrendo agregação plaquetária a superfícies aterogênicas irregulares (artérias coronarianas). Durante a infusão do agente farmacológico, os pacientes ficam muito suscetíveis a sangramento, mas a cuidadosa monitoração e dosagem do fármaco minimizará tal risco. São exemplos desses medicamentos: abciximab, tirofiban e eptifibatide. O cuidado anestésico de pacientes com ausência da função de GPIIbIIIa consiste na transfusão de plaquetas alogênicas. Em pacientes que foram medicados com antagonistas de GPIIbIIIa, pode-se fazer transfusão de fibrinogênio adicional na forma de crioprecipitado para competir com o medicamento pelo receptor na plaqueta. Mas, com frequência, isso não é feito, porque os agentes farmacológicos têm maior afinidade pelo receptor, em comparação com o ligante de fibrinogênio. Em cirurgias de emergência, têm-se utilizado medicamentos antifibrinolíticos para minimizar o grau de sangramento observado nesses pacientes, mas os dados que apoiam essa prática são provenientes de estudos em animais e de pesquisas *in vitro*. O grau de inibição plaquetária pode ser determinado com o uso de testes laboratoriais e também com as análises junto ao leito do paciente para que se possa ter uma aproximação das suas necessidades de transfusão. Os testes laboratoriais para a função plaquetária são discutidos em outra seção deste capítulo.

Fármacos concomitantes

Em pacientes com trombocitopenia e/ou disfunção plaquetária, frequentemente há a sugestão de que sejam evitados outros medicamentos que comprometam a função plaquetária. Porém, foi demonstrado que muitos medicamentos e classes farmacológicas comprometem a função plaquetária *in vitro*.[54] A classe farmacológica mais comum seria a dos doadores de óxido nítrico.[55,56] Esta classe farmacológica abrange nitratos (nitroprussiato de sódio, nitroglicerina),[57] inibidores da fosfodiesterase (milrinona)[58] e o próprio óxido nítrico. Óxido nítrico tem meia-vida tão curta que seus efeitos na função plaquetária são de breve duração.[59,60] Porém, doadores de óxido nítrico como o nitroprussiato podem comprometer clinicamente a função plaquetária em grau mensurável em pacientes cuja atividade plaquetária já esteja comprometida.[61] Apesar do fato que doadores de óxido nítrico prejudicam a função plaquetária em laboratório, isso não se traduz em um problema clínico.[56,62,63] Na verdade, quando óxido nítrico foi comparado com a inalação de controle em seguida a um *bypass* cardiopulmonar, os pacientes em óxido nítrico tinham preservado suas contagens plaquetárias e exibiam expressão mais baixa de GPIb. Não foi percebida diferença de agregação entre o grupo de óxido nítrico e o grupo controle.[64] Os efeitos agudos de milrinona na função plaquetária *in vivo* também não foram mensuráveis com testes laboratoriais ou clínicos de rotina.[65]

Terapia farmacológica antitrombótica

O receptor IIbIIIa (GPIIbIIIa) de glicoproteína é responsável pela mediação da agregação interplaquetária por meio da formação de pontes de fibrinogênio. Os agentes farmacológicos que inibem esse receptor de forma reversível ou irreversível são inibidores potentes da agregação plaquetária: abciximab (Reopro), eptifibatida (Integrilin) e tirofiban (Aggrastat). Com frequência, faz-se a infusão com esses agentes para evitar a formação de trombos em pacientes que passaram por algum procedimento invasivo coronariano de alto risco. Estudos multicêntricos de grande porte demonstraram que, com o uso desses fármacos, ocorreu queda nos percentuais de retrombose e infarto após a angioplastia percutânea e os procedimentos de colocação de *stent*.[66] Também foram demonstradas reduções nos percentuais de mortalidade e reinfarto em certos grupos de pacientes como diabéticos e pacientes com cirurgia cardíaca prévia.[67]

Dos três inibidores de GPIIbIIIa administrados por via intravenosa, abciximab é um grande anticorpo monoclonal que se liga e causa disfunção permanente ao receptor GPIIbIIIa, ao mesmo tempo em que também bloqueia outros receptores, devido ao seu tamanho. Estudos comparativos e de confrontação demonstraram que abciximab é superior aos outros agentes na prevenção de complicações isquêmicas, o que explica a sua prevalência de uso.[68] Contudo, suas potentes propriedades inibidoras das plaquetas também tornam provável que mais episódios de sangramento grave sejam provocados. Pacientes que se apresentam para cirurgia depois de terem sido medicados com abciximab frequentemente necessitam de um tempo operatório prolongado para se obter hemostasia, e de uma maior incidência de transfusão de plaquetas.[69] Por outro lado, os agentes eptifibatida e tirofiban (que são moléculas pequenas) são bloqueadores competitivos, cujo pequeno tamanho e meia-vida de aproximadamente 2 horas possibilitam a realização de cirurgia cardíaca sem um aumento no risco de sangramento. Estudos documentaram menores percentuais de infarto do miocárdio[70] e percentuais de sangramento similares em pacientes de *bypass* coronariano de emergência medicados com eptifibatida, em comparação com os pacientes medicados com placebo antes da cirurgia.[71]

A terapia antiplaquetária vem avançando rapidamente, graças à introdução dos derivados da tienopiridina, ticlopidina e clopidogrel (Plavix, Sanofi). Clopidogrel praticamente substituiu ticlopidina para esse uso, por ter índice terapêutico mais amplo e um perfil mais favorável de efeitos colaterais, sendo ainda mais eficaz nas doses clinicamente adotadas. Clopidogrel é um pré-fármaco e depende da metabolização pelo citocromo P450 subtipo 3A4 para a formação do fármaco ativo.[72-74] Esses agentes farmacológicos atuam por antagonismo não competitivo em um dos receptores plaquetários do difosfato de adenosina (ADP), o receptor P2Y12.[75] Existem três subtipos de receptores de ADP conhecidos: o receptor P2X é um canal do íon cálcio; o receptor P2Y1 é o principal receptor responsável pela regulação do influxo de cálcio e subsequente agregação;[76-78] e o receptor P2Y12 inibe a produção de monofosfato cíclico de adenosina e potencia a agregação plaquetária (Fig.11.1).

A duração da atividade antiplaquetária é o período de existência da plaqueta, porque o receptor P2Y12 é permanentemente alterado. Os efeitos do uso de clopidogrel com a aspirina são aditivos e, em algumas situações, sinérgicos, dependendo do modelo de função plaquetária estudado. Isso pode explicar por que pacientes de cirurgia cardíaca que haviam sido medicados com essa combinação farmacológica parecem ter excessivo sangramento pós-operatório.[79] Pacientes medicados com esses agentes farmacológicos por ocasião de cirurgia cardíaca encontram-se em maior risco para com-

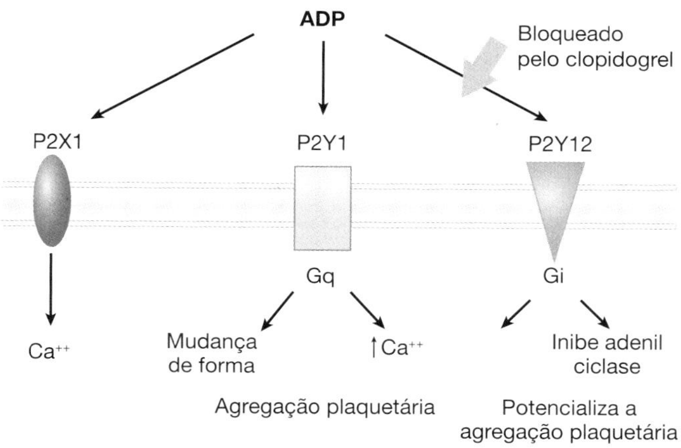

FIGURA 11.1 Papel do clopidogrel na terapia antiplaquetária.

plicações hemorrágicas e têm um aumento documentado em transfusões e reoperações por causa de sangramentos.[73,80-85] Esse aumento nas transfusões foi observado apesar da cuidadosa implementação de um algoritmo de transfusões[82] ou de diretrizes rígidas para terapia transfusional.[10,86]

A solução lógica para o aumento na ocorrência de sangramento seria a cessação da terapia antitrombótica em preparação para um procedimento cirúrgico eletivo. Todavia, a terapia antitrombótica é fundamental durante um período mínimo de 6 semanas, quando o paciente está com um *stent* de metal exposto (i. e., não farmacológico).[87] Depois desse período, acredita-se que a superfície do *stent* terá adquirido uma superfície de neoendotélio suficiente, não sendo mais trombogênico.[88] Ainda não está tão bem definido o tempo mínimo para a administração de terapia antitrombótica em pacientes com *stents* com eluição de fármaco. Os agentes farmacológicos antiproliferativos incrustados nesses *stents* prolongam o desenvolvimento de um novo endotélio e, portanto, dependerão de períodos mais longos (talvez anos) de medicação antiplaquetária.[89] Tem-se sugerido (por informações retrospectivas e de descrição de casos) que a cessação da terapia antiplaquetária em pacientes cujo *stent* não formou endotélio acarretará trombose e infarto agudo do miocárdio.

A monitoração específica do defeito plaquetário induzido por esses agentes antitrombóticos seria vantajosa por várias razões. Com relação à eficácia terapêutica, o grau de proteção dos pacientes contra eventos trombóticos tem relação com o grau de inibição plaquetária. Assim, podemos monitorar a função plaquetária para a titulação do efeito do fármaco. Opcionalmente, os pacientes que estejam sendo medicados com esses agentes e que se apresentam para cirurgia poderão ser testados para seu grau de disfunção plaquetária e para o risco de sangramento e necessidade de transfusão.

Doenças ou distúrbios da coagulação defeituosa

Hemofilia A é herdada como um distúrbio ligado ao cromossomo X. Pacientes com hemofilia A exibem produção insuficiente de fator VIII e, assim, sofrem graves prejuízos na coagulação intrínseca. Esse fato pode ser detectado pela análise laboratorial, por um tempo de tromboplastina parcial prolongado. Clinicamente, a doença se manifesta como hematúria, hemartroses e hemorragia espontânea, quando os níveis do fator VIII estão abaixo de 3% do normal. É importante determinar o nível do fator VIII para que a terapia de reposição possa ser iniciada antes da cirurgia.[90] O objetivo da terapia de reposição é atingir 100% de atividade pela transfusão de concentrados de fator VIII. Assumindo um volume plasmático de 40 mL/kg, e a necessidade de 100% de fator VIII funcional antes da cirurgia, podemos calcular o número de unidades de fator VIII necessárias. O plasma contém 1 unidade de fator pró-coagulante por mililitro; crioprecipitado contém 5 a 10 unidades/mL, e concentrados de fator VIII contêm até 40 unidades/mL. Níveis de fator VIII superiores a 30% são considerados adequados para a hemostasia após uma cirurgia grande. A terapia de reposição deverá ser administrada 2 vezes ao dia no período perioperatório, porque a meia-vida de eliminação do fator VIII é de 10 a 12 horas. Algumas formas de hemofilia não são facilmente tratadas com fatores de reposição, porque os pacientes podem ter inibidores circulantes.

Hemofilia B é um distúrbio da produção do fator IX. O padrão de herança para hemofilia B é similar ao padrão para hemofilia A. As anormalidades laboratoriais também são parecidas, visto que o tempo de tromboplastina parcial ativada é prolongado. A reposição de fator IX se faz com concentrados pró-coagulantes específicos ou com complexos que contenham elevadas concentrações de fator IX.

É raro que ocorram outras deficiências de fatores isolados. O tratamento perioperatório específico para esses distúrbios consiste na determinação da quantidade do fator deficiente. A reposição do fator, seja na forma de concentrados de fator ou num *pool* plasmático de produtos, deve ter como meta a obtenção de níveis de até 100% do fator antes da cirurgia. Mesmo os concentrados de fator com tratamento térmico manufaturados representam pequeno risco de transmissão viral, por serem derivados de produtos do sangue humano também submetidos a tratamento térmico.

Distúrbios trombóticos

Deficiência de antitrombina III

Deficiência de antitrombina III pode ser hereditária ou adquirida. Comumente, a forma hereditária dessa doença se caracteriza por níveis extremamente baixos desse anticoagulante endógeno. AT3 inibe trombina, e daí seu nome, mas também inibe - de maneira muito efetiva - os fatores XI, X, e IX. A heparina funciona como um anticoagulante ao aumentar em 1000 vezes a atividade de AT3. Pacientes com deficiência congênita de AT3 se apresentam com tromboses venosas ao longo de toda a vida. Esses pacientes desenvolvem muitas complicações por causa de seu estado hipercoagulável e por não responderem à heparina. Pacientes que "adquirem" deficiência de antitrombina III o fazem como um resultado da administração recente de heparina. A administração contínua de heparina, habitualmente em forma intravenosa, provoca consumo de AT3. Assim, os seus níveis podem estar baixos, e a atividade dessa substância também pode estar comprometida. Quando esses pacientes se apresentam para cirurgia cardíaca, frequentemente demonstram redução na relação de dose-resposta à heparina.[91] O tratamento para essa deficiência consiste na reposição da substância em questão.[92] Com frequência, podemos contar com concentrados específicos de AT3. Caso não seja possível sua obtenção, a transfusão de plasma irá repô-la.[93] Cada unidade de plasma contém uma unidade de AT3. Em casos de deficiência congênita de AT3, é recomendável a obtenção dos níveis pré-operatórios e uma tentativa de reposição até 100% antes da cirurgia cardíaca. Na forma adquirida da doença, ainda não ficou esclarecido se realmente há indicação para terapia de reposição.[94]

Deficiência de proteínas C e S

Proteínas C e S são proteases anticoagulantes que participam de um mecanismo de *feedback* para a cascata de coagulação de modo que a coagulação não venha a ocorrer de maneira descontrolada. Essas duas proteases são ativadas pela presença de trombina e fibrina. Antigamente, pensava-se que as deficiências das proteínas C e S eram comuns em pacientes com distúrbios da hipercoagulação. Atualmente, aceita-se que muitos dos pacientes previamente classificados como deficientes em proteína C tinham, na verdade, a mutação do fator V de Leiden.

Mutação do fator V de Leiden

Atualmente, sabe-se que a mutação do fator V de Leiden é um distúrbio familiar comum nas culturas européia e ocidental. Outrora tida como uma anormalidade da proteína C ativada, a mutação do fator V de Leiden confere resistência à essa proteína, em virtude da molécula do fator V, que é resistente. As mutações do fator V de Leiden, que ocorrem em 3 a 5% da população, passa resistência para a proteína C ativada, prejudicando a sinalização para a anticoagulação e a fibrinólise. Com o uso de um teste com base no coágulo, análises *in vitro* que avaliam a resposta à proteína C ativada em pacientes de cirurgia cardíaca indicam que a aprotinina induz um defeito similar ao do fator V de Leiden no plasma normal. Análises *in vitro* de pacientes com fator V de Leiden sugerem que a aprotinina exacerba ainda mais esse defeito no plasma. Dados clínicos que confirmam essa posição demonstram que pacientes com mutação do fator V de Leiden têm menor volume de drenagem por tubo mediastinal e de transfusões alogênicas.[95] Um relato de caso descreve um paciente com mutação de fator V de Leiden que sofreu trombose de enxertos de revascularização de artéria coronariana dentro de um mês após a cirurgia, e outra série de casos descreveu tromboses aórticas após a substituição da aorta.[96]

Trombocitopenia induzida por heparina

A síndrome conhecida como trombocitopenia induzida por heparina (TIH) ocorre em 5 a 28% dos pacientes medicados com heparina. Comumente, TIH é categorizada em dois subtipos. O tipo I se caracteriza por um leve decréscimo na contagem plaquetária, sendo resultado dos efeitos pro-agregantes da heparina nas plaquetas. O tipo II é consideravelmente mais grave, ocorre com mais frequência depois de mais de 5 dias de administração de heparina (tempo médio até o surgimento é de 9 dias), sendo mediado pela ligação dos anticorpos ao complexo formado entre a heparina e o fator plaquetário 4 (PF4).[97,98] A associação de lesão endotelial imunomediada e ativação do complemento faz com que ocorra aderência, agregação e formação de coágulos plaquetários, ou "coágulos brancos". Entre pacientes acometidos por TIH tipo II, a incidência de complicações trombóticas se aproxima dos 20%, o que, por sua vez, pode acarretar um percentual de mortalidade de até 40%. A demonstração da proagregação plaquetária induzida pela heparina confirma o diagnóstico de TIH tipo II. Esta demonstração pode ser efetuada com um teste de liberação de serotonina induzida pela heparina ou por um teste específico de ativação plaquetária induzida pela heparina. Foi desenvolvido um ensaio imunoabsorvente ligado à enzima (ELISA) altamente específico para o complexo heparina/PF4; esse ensaio tem sido utilizado para delinear o curso das respostas dos anticorpos IgG e IgM em pacientes expostos a heparina não fracionada durante a cirurgia cardíaca.[99] São poucas as opções para tratamento desses pacientes.[100] Se houver a possibilidade de descontinuar a heparina durante 90 dias, frequentemente o anticorpo desaparecerá e permitirá um breve período de heparinização para o *bypass* cardiopulmonar sem complicações.[101] Alguns tipos de heparina de baixo peso molecular têm sido administradas em pacientes com TIH, mas deverá ser confirmada *in vitro* a reatividade da heparina de baixo peso molecular específica com as plaquetas do paciente. Foi descrita a suplementação da administração de heparina com inibição plaquetária farmacológica utilizando-se prostaciclina, iloprost, aspirina, ou aspirina e dipiridamol – sempre com resultados favoráveis. Recentemente, o uso de tirofiban com heparina não fracionada foi tentado nesse cenário clínico. Pode-se usar plasmaferese com o objetivo de reduzir os níveis de anticorpos. O uso de heparina poderia ser evitado pela anticoagulação com inibidores diretos da trombina, como argatrobana, hirudina ou bivalirudina. Esses inibidores da trombina se transformaram no padrão de excelência no tratamento do paciente com TIH tipo II.[102-104]

Monitoração da função plaquetária

Provas de função plaquetária: exames junto ao leito do paciente

As provas de função plaquetária realizadas junto ao leito do paciente são fundamentais para que possamos influenciar o tratamento clínico agudo. A necessidade de pequeno volume da amostra, o rápido retorno do resultado, a facilidade de uso e a aplicabilidade clínica fazem desses testes o padrão de excelência no cenário perioperatório. A monitorização da função plaquetária pode ser dividida em três categorias básicas não mutuamente exclusivas: testes estáticos, testes dinâmicos (não ativados) e testes da resposta da plaqueta a um estímulo ativador.

Provas estáticas da função plaquetária

Testes estáticos, como a determinação da β-tromboglobulina, a liberação de ADP ou o número de receptores plaquetários presentes na superfície, capturam apenas um ponto singular no tempo, não refletindo com precisão o ambiente dinâmico existente depois do *bypass* cardiopulmonar. E nem refletem a capacidade da plaqueta em responder a um agonista.

Provas dinâmicas da função plaquetária

Testes dinâmicos, como o tempo de sangramento ou as medições viscoelásticas da formação do coágulo, refletem mais adequadamente a contribuição da função plaquetária para a formação geral do coágulo, porque levam em conta a natureza tempo-dependente da hemostasia mediada por plaquetas. Ainda que esses testes dinâmicos sejam de natureza inespecífica, devido à ausência de um agonista específico para a plaqueta, podem, em geral, ser modificados para que essa limitação seja contornada.

TEG (Haemoscope, Skokie, IL) é um teste no sangue total de formação de coágulo sanguíneo viscoelástico. Esse teste tem sido utilizado em muitas situações clínicas para o diagnóstico de anormalidades da coagulação. Dentro de 10 a 20 minutos, obtém-se a informação concernente à integridade da cascata da coagulação, função plaquetária, interações plaqueta-fibrina e fibrinólise. O sangue total (360 μL) é colocado em uma cubeta oscilatória. Um pistão conectado a um transdutor e oscilógrafo é imerso na amostra de sangue. O movimento do pistão fica acoplado à cubeta oscilatória à medida que a coagulação do sangue ocorre. Isso gera um traçado característico com os seguintes parâmetros: tempo de reação (valor R), tempo de coagulação (valor K), ângulo α, amplitude máxima (MA) e amplitude 60 minutos depois da amplitude máxima (A60). Respectivamente, esses parâmetros medem: formação da fibrina, *turnover* do fibrinogênio, velocidade da formação do coágulo, interações plaqueta-fibrina e fibrinólise.

Modificações recentes no TEG possibilitaram o aumento da capacidade de monitoração. O uso de fator tecidual humano recombinante como um ativador acelera a velocidade de formação da trombina e abrevia o tempo exigido para o desenvolvimento da MA. Considerando que MA reflete basicamente a força do coágulo e a função plaquetária, essa informação poderá ser obtida com mais presteza com o incremento do fator tecidual (5 a 10 minutos). Uma aplicação da tromboelastografia no cenário clínico é seu uso na monitoração da fibrinólise e na terapia antiplaquetária, utilizando bloqueadores do receptor GPIIbIIIa, aspirina ou clopidogrel. Essa estratégia tem sido predominantemente implementada com o uso de modificações do sistema de testes junto ao leito do paciente, e ainda se encontra em desenvolvimento. A adição *in vitro* de uma grande dose de abciximab à cubeta do teste aumenta a capacidade diagnóstica do teste, permitindo a discriminação entre hipofibrinogenemia e disfunção plaquetária como causa de diminuição da MA.[105-106]

Testes de resposta das plaquetas a um estímulo agonista

O mais recente grupo de provas de função plaquetária inclui monitores junto ao leito do paciente, especificamente projetados para a determinação da hemostasia mediada por plaqueta e induzida por agonista.

O tempo de coagulação ativada por plaqueta, Hemostatus (Medtronic Inc., Parker, CO), mede o tempo de coagulação ativada sem ativador plaquetário e compara o valor obtido com o tempo de coagulação ativada obtido ao serem adicionadas as concentrações incrementais de um fator ativador de plaqueta (PAF). A redução percentual do tempo de coagulação ativada decorrente da adição de PAF está relacionada à capacidade das plaquetas em serem ativadas e abreviarem o tempo de coagulação.[107] O teste é realizado utilizando-se um cartucho específico em um aparelho Heparin Management System (HMS) (Medtronic Inc., Parker, CO); foi constatado que o cartucho Hemostatus tem utilidade na monitoração da função plaquetária durante cirurgias cardíacas.[108]

Ultegra (Accumetrics, San Diego, CA), ou "prova rápida de função plaquetária", é um monitor para uso junto ao leito do paciente que foi projetado especificamente para medir a resposta da plaqueta a um peptídeo agonista do receptor da trombina (TRAP). No sangue total, mede a aglutinação plaquetária induzida pela ativação por TRAP de contas revestidas por fibrinogênio; para tanto, utiliza um sistema de detecção óptica. Tendo em vista a importância do receptor GPIIbIIIa na mediação das interações entre fibrinogênio-plaqueta, Ultegra tem se revelado especialmente útil para medir com precisão a inibição dos receptores em pacientes de cardiologia invasiva medicados com agentes farmacológicos inibidores de GPIIbIIIa.[109-111]

O Platelet Function Analyzer, PFA-100 (Dade Behring, Miami, FL), é um monitor de potencial de adesividade plaquetária muito útil por ser capaz de identificar anormalidades plaquetárias induzidas por fármacos, síndrome de Bernard-Soulier, doença de von Willebrand e outros defeitos plaquetários adquiridos e congênitos.[112,113] O teste é realizado como um tempo de sangramento *in vitro* modificado. O sangue total é aspirado para uma câmara a vácuo e perfundido através de uma abertura em uma membrana de colágeno revestida com um agonista (epinefrina ou ADP). A adesividade plaquetária e a formação de agregados de plaquetas vedarão a abertura; com isso, fica indicado o "tempo de oclusão" medido pelo aparelho PFA-100. Esse teste pode ter utilidade na detecção de disfunção plaquetária de fundo farmacológico antes da realização de cirurgia cardíaca ou pode ser capaz de detectar com precisão um estado de hipercoagulabilidade após um *bypass* cardiopulmonar (BCP).

"Plateletworks" (Helena Laboratories, Beaumont, TX) é um sistema que utiliza o princípio da relação entre contagens de plaquetas para a avaliação da reatividade plaquetária. O instrumento é um contador Coulter que mede a contagem das plaquetas em um tubo comum contendo EDTA. Essa contagem é feita também em tubos contendo os agonistas plaquetários (p. ex., ADP, colágeno). A adição de sangue a esses tubos faz com que as plaquetas fiquem ativadas, adiram ao tubo e sejam efetivamente eliminadas da contagem das plaquetas. A relação entre as contagens de plaquetas ativadas e não ativadas é uma função da reatividade delas. Uma primeira investigação em pacientes de cirurgia cardíaca indica que esse teste tem utilidade para a obtenção de uma contagem de plaquetas e que a técnica é capaz de medir a disfunção plaquetária que acompanha o *bypass* cardiopulmonar.[114] "Plateletworks" também tem sido utilizado no estudo da farmacocinética e farmacodinâmica de clopidogrel, juntamente com outros tratamentos farmacológicos.[72]

Agregometria plaquetária

A agregometria plaquetária utiliza um instrumento fotóptico para medir a transmitância da luz através de uma amostra de plasma rico em plaquetas. Quando exposto a um agonista plaquetário, a fase inicial de agregação reversível resulta em aumento da transmitância da luz, devido aos agregados plaquetários que diminuem a turbidez da amostra. A agregometria é considerada como um "padrão-ouro" da determinação da função plaquetária.[115] Essa técnica é bastante trabalhosa, toma tempo e, por isso, não é prática para o período perioperatório imediato. Essa é a razão para o aumento no número de monitores da função plaquetária que estão sendo desenvolvidos.

Referências bibliográficas

1. Points to consider on efficacy evaluation of hemoglobin- and perfluorocarbon-based oxygen carriers. Center for Biologics Evaluation and Research. Transfusion 1994;34:712-713.
2. Wallace EL, Churchill WH, Surgenor DM, et al: Collection and transfusion of blood and blood components in the United States, 1992. Transfusion 1995;35:802-812.
3. Wallace EL, Churchill WH, Surgenor DM, et al: Collection and transfusion of blood and blood components in the United States, 1994. Transfusion 1998;38:625-636.
4. Wallace EL, Surgenor DM, Hao HS, et al: Collection and transfusion of blood and blood components in the United States, 1989. Transfusion 1993;33:139-144.
5. Shander A: Anemia in the critically ill. Crit Care Clin 2004;20:159-178.
6. Platelet transfusion therapy. National Institutes of Health Consensus Conference. Transfus Med Rev 1987;1:195-200.
7. Consensus conference: Perioperative red blood cell transfusion. JAMA 1988;260:2700-2703.
8. Consensus conference: Platelet transfusion therapy. JAMA 1987; 257:1777-1780.
9. Consensus conference: Fresh-frozen plasma: Indications and risks. JAMA 1985;253:551-553.
10. Practice Guidelines for blood component therapy: A report by the American Society of Anesthesiologists Task Force on Blood Component Therapy. Anesthesiology 1996;84:732-747.
11. Nelson AH, Fleisher LA, Rosenbaum SH: Relationship between postoperative anemia and cardiac morbidity in high-risk vascular patients in the intensive care unit. Crit Care Med 1993;21:860-866.
12. Humphries JE: Transfusion therapy in acquired coagulopathies. Hematol Oncol Clin North Am 1994;8:1181-1201.
13. Mayer JE Jr, Kersten TE, Humphrey EW: Effects of transfusion of emboli and aged plasma on pulmonary capillary permeability. J Thorac Cardiovasc Surg 1981;82:358-364.
14. Curran JW, Lawrence DN, Jaffe H, et al: Acquired immunodeficiency syndrome (AIDS) associated with transfusions. N Engl J Med 1984;310:69-75.
15. Donahue JG, Munoz A, Ness PM, et al: The declining risk of post-transfusion hepatitis C virus infection. N Engl J Med 1992;327:369-373.
16. Ward JW, Bush TJ, Perkins HA, et al: The natural history of transfusion-associated infection with human immunodeficiency virus: Factors influencing the rate of progression to disease. N Engl J Med 1989;321:947-952.
17. Lackritz EM, Satten GA, Aberle-Grasse J, et al: Estimated risk of transmission of the human immunodeficiency virus by screened blood in the United States. N Engl J Med 1995;333:1721-1725.
18. Sloand EM, Pitt E, Klein HG: Safety of the blood supply. JAMA 1995;274:1368-1373.
19. Brown KE, Tisdale J, Barrett AJ, et al: Hepatitis-associated aplastic anemia. N Engl J Med 1997;336:1059-1064.
20. Young NS, Maciejewski J: The pathophysiology of acquired aplastic anemia. N Engl J Med 1997; 336:1365-1372.
21. Erbe RW: Genetic aspects of folate metabolism. Adv Hum Genet 1979;9:293-354, 367-369.
22. Erbe RW, Salis RJ: Severe methylenetetrahydrofolate reductase deficiency, methionine synthase, and nitrous oxide–a cautionary tale. N Engl J Med 2003;349:5-6.
23. Toh BH, van Driel IR, Gleeson PA: Pernicious anemia. N Engl J Med 1997;337:1441-1448.
24. Sickle-cell anemia and anaesthesia. BMJ 1965;5473:1263-1264.
25. Frietsch T, Ewen I, Waschke KF: Anaesthetic care for sickle cell disease. Eur J Anaesthesiol 2001;18:137-150.
26. Bunn HF: Pathogenesis and treatment of sickle cell disease. N Engl J Med 1997;337:762-769.
27. Djaiani GN, Cheng DC, Carroll JA, et al: Fast-track cardiac anesthesia in patients with sickle cell abnormalities. Anesth Analg 1999:89:598-603.
28. Abdulla Al-Ghamdi A: Bilateral total knee replacement with tourniquets in a homozygous sickle cell patient. Anesth Analg 2004;98:543-544, table of contents.
29. Stein RE, Urbaniak J: Use of the tourniquet during surgery in patients with sickle cell hemoglobinopathies. Clin Orthop Rel Res 1980;(151):231-233.
30. Adu-Gyamfi Y, Sankarankutty M, Marwa S: Use of a tourniquet in patients with sickle-cell disease. Can J Anaesth 1993;40:24-27.
31. Vichinsky EP, Haberkern CM, Neumayr L, et al: A comparison of conservative and aggressive transfusion regimens in the perioperative management of sickle cell disease. The Preoperative Transfusion in Sickle Cell Disease Study Group. N Engl J Med 1995;333:206-213.
32. Dix HM: New advances in the treatment of sickle cell disease: Focus on perioperative significance. AANA J 2001;69:281-286.
33. Griffin TC, Buchanan GR: Elective surgery in children with sickle cell disease without preoperative blood transfusion. J Pediatr Surg 1993;28:681-685.
34. Koshy M, Chisum D, Burd L, et al: Management of sickle cell anemia and pregnancy. J Clin Apheresis 1991;6:230-233.
35. Desforges JF, Warth J: The management of sickle cell disease in pregnancy. Clin Perinatol 1974;1:385-394.
36. Rajab KE, Skerman JH: Sickle cell disease in pregnancy: Obstetric and anesthetic management perspectives. Saudi Med J 2004;25:265-276.
37. Deutsch S: Anesthetic management in acute and chronic renal failure. Vet Clin North Am 1973;3:57-64.
38. Deutsch S: Anesthetic management of patients with chronic renal disease. South Med J 1975;68:65-69.
39. Eschbach JW, Kelly MR, Haley NR, et al: Treatment of the anemia of progressive renal failure with recombinant human erythropoietin. N Engl J Med 1989;321:158-163.
40. Kam PC, Thompson SA, Liew AC: Thrombocytopenia in the parturient. Anaesthesia 2004;59:255-264.
41. Lee LH: Idiopathic thrombocytopenia in pregnancy. Ann Acad Med Singapore 2002;31:335-339.
42. Anglin BV, Rutherford C, Ramus R, et al: Immune thrombocytopenic purpura during pregnancy: Laparoscopic treatment. JSLS 2001;5:63-67.
43. Zeller B, Helgestad J, Hellebostad M, et al: Immune thrombocytopenic purpura in childhood in Norway: A prospective, population-based registration. Pediatr Hematol Oncol 2000;17:551-558.
44. Leichtman DA, Friedman BA: The hemorrhagic complications of open-heart surgery. CRC Crit Rev Clin Lab Sci 1977;7:239-254.
45. Lee JW: Von Willebrand disease, hemophilia A and B, and other factor deficiencies. Int Anesthesiol Clin 2004;42:59-76.
46. Bowes JB: Anaesthetic management of haemothorax and haemoptysis due to von Willebrand's disease: A case report. Br J Anaesth 1969;41:894-897.
47. Plumley MH: DDAVP and anaesthesia. Anaesthesia 1988;43:898.
48. Stedeford JC, Pittman JA: Von Willebrand's disease and neuroaxial anaesthesia. Anaesthesia 2000;55:1228-1229.
49. Cohen S, Daitch JS, Amar D, Goldiner PL: Epidural analgesia for labor and delivery in a patient with von Willebrand's disease. Reg Anesth 1989;14:95-97.
50. Hepner DL, Tsen LC: Severe thrombocytopenia, type 2B von Willebrand disease and pregnancy. Anesthesiology 2004;101:1465-1467.
51. Kadir RA, Lee CA, Sabin CA, et al: Pregnancy in women with von Willebrand's disease or factor XI deficiency. Br J Obstet Gynaecol 1998;105:314-321.
52. Nichols TC, Bellinger DA, Tate DA, et al: von Willebrand factor and occlusive arterial thrombosis: A study in normal and von Willebrand's disease pigs with diet-induced hypercholesterolemia and atherosclerosis. Arteriosclerosis 1990;10:449-461.
53. Michelson AD: Flow cytometric analysis of platelet surface glycoproteins: Phenotypically distinct subpopulations of platelets in children with chronic myeloid leukemia. J Lab Clin Med 1987;110:346-354.
54. Furman MI, Liu L, Benoit SE, et al: The cleaved peptide of the thrombin receptor is a strong platelet agonist. Proc Natl Acad Sci USA 1998;95:3082-3087.
55. Bodzenta-Lukaszyk A, Gabryelewicz A, Lukaszyk A, et al: Nitric oxide synthase inhibition and platelet function. Thromb Res 1994;75:667-672.
56. Chen LY, Mehta JL: Inhibitory effect of high-density lipoprotein on platelet function is mediated by increase in nitric oxide synthase activity in platelets. Life Sci 1994;55:1815-1821.

57. Aoki H, Inoue M, Mizobe T, et al: Platelet function is inhibited by nitric oxide liberation during nitroglycerin-induced hypotension anaesthesia. Br J Anaesth 1997;79:476-481.
58. Laight DW, Anggard EE, Carrier MJ: Modulation of nitric oxide-dependent vascular and platelet function in vitro by the novel phosphodiesterase type-V inhibitor ONO-1505. J Pharm Pharmacol 1999; 51:1429-1433.
59. Albert J, Norman M, Wallen NH, et al: Inhaled nitric oxide does not influence bleeding time or platelet function in healthy volunteers. Eur J Clin Invest 1999;29:953-959.
60. Albert J, Wallen NH, Broijersen A, et al: Effects of inhaled nitric oxide compared with aspirin on platelet function in vivo in healthy subjects. Clin Sci (Lond) 1996;91:225-231.
61. Cheung PY, Salas E, Schulz R, Radomski MW: Nitric oxide and platelet function: Implications for neonatology. Semin Perinatol 1997; 21:409-417.
62. Bath PM, Pathansali R, Iddenden R, Bath FJ: The effect of transdermal glyceryl trinitrate, a nitric oxide donor, on blood pressure and platelet function in acute stroke. Cerebrovasc Dis 2001;11:265-272.
63. Bereczki C, Tur S, Nemeth I, et al: The roles of platelet function, thromboxane, blood lipids and nitric oxide in hypertension of children and adolescents. Prostaglandins Leukot Essent Fatty Acids 2000; 62:293-297.
64. Mellgren K, Mellgren G, Lundin S, et al: Effect of nitric oxide gas on platelets during open heart operations. Ann Thorac Surg 1998 ;65:1335-1341.
65. Kikura M, Lee MK, Safon RA, et al: The effects of milrinone on platelets in patients undergoing cardiac surgery. Anesth Analg 1995; 81:44-48.
66. Azar RR, McKay RG, Thompson PD, et al: Abciximab in primary coronary angioplasty for acute myocardial infarction improves short- and medium-term outcomes. J Am Coll Cardiol 1998;32:1996-2002.
67. Bhatt DL, Marso SP, Lincoff AM, et al: Abciximab reduces mortality in diabetics following percutaneous coronary intervention. J Am Coll Cardiol 2000;35:922-928.
68. Brown DL, Fann CS, Chang CJ: Meta-analysis of effectiveness and safety of abciximab versus eptifibatide or tirofiban in percutaneous coronary intervention. Am J Cardiol 2001;87:537-541.
69. Lemmer JH Jr: Clinical experience in coronary bypass surgery for abciximab-treated patients. Ann Thorac Surg 2000;70(2 Suppl):S33-S37.
70. Dyke CM, Bhatia D, Lorenz TJ, et al: Discussion: Immediate coronary artery bypass surgery after platelet inhibition with eptifibatide: Results from PURSUIT. Platelet Glycoprotein IIb/IIIa in Unstable Angina: Receptor Suppression Using Integrelin Therapy. Ann Thorac Surg 2000;70:866-871; discussion 871-872.
71. Bizzarri F, Scolletta S, Tucci E, et al: Perioperative use of tirofiban hydrochloride (Aggrastat) does not increase surgical bleeding after emergency or urgent coronary artery bypass grafting. J Thorac Cardiovasc Surg 2001;122:1181-1185.
72. Lau WC, Waskell LA, Watkins PB, et al: Atorvastatin reduces the ability of clopidogrel to inhibit platelet aggregation: A new drug-drug interaction. Circulation 2003;107:32-37.
73. Ng FH, Wong SY, Chang CM, et al: High incidence of clopidogrel-associated gastrointestinal bleeding in patients with previous peptic ulcer disease. Aliment Pharmacol Ther 2003;18:443-449.
74. Savi P, Combalbert J, Gaich C, et al: The antiaggregating activity of clopidogrel is due to a metabolic activation by the hepatic cytochrome P450-1A. Thromb Haemost 1994;72:313-317.
75. Defreyn G, Gachet C, Savi P, et al: Ticlopidine and clopidogrel (SR 25990C) selectively neutralize ADP inhibition of PGE1-activated platelet adenylate cyclase in rats and rabbits. Thromb Haemost 1991; 65:186-190.
76. Savi P, Beauverger P, Labouret C, et al: Role of P2Y1 purinoceptor in ADP-induced platelet activation. FEBS Lett 1998;422:291-295.
77. Savi P, Bornia J, Salel V, et al: Characterization of P2x1 purinoreceptors on rat platelets: Effect of clopidogrel. Br J Haematol 1997;98:880-886.
78. Savi P, Pereillo JM, Uzabiaga MF, et al: Identification and biological activity of the active metabolite of clopidogrel [In Process Citation]. Thromb Haemost 2000;84:891-896.
79. Herbert JM, Dol F, Bernat A, et al: The antiaggregating and antithrombotic activity of clopidogrel is potentiated by aspirin in several experimental models in the rabbit. Thromb Haemost 1998; 80:512-518.
80. Cavusoglu E, Cheng J, Bhatt R, et al: Clopidogrel in the management of ischemic heart disease. Heart Dis 2003;5:144-152.
81. Chen KK, Ginges I, Manolios N: Clopidogrel-associated acute arthritis. Intern Med J 2003;33:618-619.
82. Chen L, Bracey AW, Radovancevic R, et al: Clopidogrel and bleeding in patients undergoing elective coronary artery bypass grafting. J Thorac Cardiovasc Surg 2004;128:425-431.
83. Chen WH, Lee PY, Ng W, et al: Aspirin resistance is associated with a high incidence of myonecrosis after non-urgent percutaneous coronary intervention despite clopidogrel pretreatment. J Am Coll Cardiol 2004;43:1122-1126.
84. Kuchulakanti P, Kapetanakis EI, Lew R, et al: Impact of continued hospitalization in patients pre-treated with clopidogrel prior to coronary angiography and undergoing coronary artery bypass grafting. J Invasive Cardiol 2005;17:5-7.
85. Waksman R, Ajani AE, Pinnow E, et al: Twelve versus six months of clopidogrel to reduce major cardiac events in patients undergoing gamma-radiation therapy for in-stent restenosis: Washington Radiation for In-Stent restenosis Trial (WRIST) 12 versus WRIST PLUS. Circulation 2002;106:776-778.
86. Practice parameter for the use of fresh-frozen plasma, cryoprecipitate, and platelets. Fresh-Frozen Plasma, Cryoprecipitate, and Platelets Administration Practice Guidelines Development Task Force of the College of American Pathologists. JAMA 1994;271:777-781.
87. Kaluza GL, Joseph J, Lee JR, et al: Catastrophic outcomes of noncardiac surgery soon after coronary stenting. J Am Coll Cardiol 2000; 35:1288-1294.
88. Wilson SH, Fasseas P, Orford JL, et al: Clinical outcome of patients undergoing non-cardiac surgery in the two months following coronary stenting. J Am Coll Cardiol 2003;42:234-240.
89. McFadden EP, Stabile E, Regar E, et al: Late thrombosis in drug-eluting coronary stents after discontinuation of antiplatelet therapy. Lancet 2004;364:1519-1521.
90. Vinckier F, Vermylen J: Dental extractions in hemophilia: Reflections on 10 years' experience. Oral Surg Oral Med Oral Pathol 1985; 59:6-9.
91. Nicholson SC, Keeling DM, Sinclair ME, Evans RD: Heparin pretreatment does not alter heparin requirements during cardiopulmonary bypass. Br J Anaesth 2001;87:844-847.
92. Kanbak M: The treatment of heparin resistance with antithrombin III in cardiac surgery. Can J Anaesth 1999;46:581-585.
93. Heller EL, Paul L: Anticoagulation management in a patient with an acquired antithrombin III deficiency. J Extra Corpor Technol 2001; 33:245-248.
94. Shore-Lesserson L, Manspeizer HE, Bolastig M, et al: Anticoagulation for cardiac surgery in patients receiving preoperative heparin: Use of the high-dose thrombin time. Anesth Analg 2000;90:813-818.
95. Donahue BS, Gailani D, Higgins MS, et al: Factor V Leiden protects against blood loss and transfusion after cardiac surgery. Circulation 2003;107:1003-1008.
96. Fanashawe MP, Shore-Lesserson L, Reich DL: Two cases of fatal thrombosis after aminocaproic acid therapy and deep hypothermic circulatory arrest. Anesthesiology 2001;95:1525-1527.
97. Warkentin TE, Greinacher A: Heparin-induced thrombocytopenia and cardiac surgery. Ann Thorac Surg 2003;76:638-648.
98. Warkentin TE, Kelton JG: Heparin-induced thrombocytopenia. Prog Hemost Thromb 1991;10:1-34.
99. Warkentin TE: Laboratory testing for heparin-induced thrombocytopenia. J Thromb Thrombolysis 2000;10(Suppl 1):35-45.
100. Visentin GP, Malik M, Cyganiak KA, Aster RH: Patients treated with unfractionated heparin during open heart surgery are at high risk to form antibodies reactive with heparin:platelet factor 4 complexes. J Lab Clin Med 1996;128:376-383.
101. Warkentin TE, Kelton JG: Temporal aspects of heparin-induced thrombocytopenia. N Engl J Med 2001;344:1286-1292.

102. Koster A, Crystal GJ, Kuppe H, Mertzlufft F: Acute heparin-induced thrombocytopenia type II during cardiopulmonary bypass. J Cardiothorac Vasc Anesth 2000;14:300-303.
103. Koster A, Hansen R, Grauhan O, et al: Hirudin monitoring using the TAS ecarin clotting time in patients with heparin-induced thrombocytopenia type II. J Cardiothorac Vasc Anesth 2000;14:249-252.
104. Koster A, Hansen R, Kuppe H, et al: Recombinant hirudin as an alternative for anticoagulation during cardiopulmonary bypass in patients with heparin-induced thrombocytopenia type II: A 1-year experience in 57 patients. J Cardiothorac Vasc Anesth 2000;14: 243-248.
105. Kettner SC, Panzer OP, Kozek SA, et al: Use of abciximab-modified thrombelastography in patients undergoing cardiac surgery. Anesth Analg 1999;89:580-584.
106. Mousa SA, Khurana S, Forsythe MS: Comparative in vitro efficacy of different platelet glycoprotein IIb/IIIa antagonists on platelet-mediated clot strength induced by tissue factor with use of thromboelastography: Differentiation among glycoprotein IIb/IIIa antagonists. Arterioscler Thromb Vasc Biol 2000;20:1162-1167.
107. Bode AP, Lust RM: Masking of heparin activity in the activated coagulation time (ACT) by platelet procoagulant activity. Thromb Res 1994;73:285-300.
108. Despotis GJ, Levine V, Filos KS, et al: Evaluation of a new point-of-care test that measures PAF-mediated acceleration of coagulation in cardiac surgical patients. Anesthesiology 1996;85:1311-1323.
109. Coller BS, Lang D, Scudder LE: Rapid and simple platelet function assay to assess glycoprotein IIb/IIIa receptor blockade. Circulation 1997;95:860-867.
110. Smith JW, Steinhubl SR, Lincoff AM, et al: Rapid platelet-function assay: An automated and quantitative cartridge-based method. Circulation 1999;99:620-625.
111. Steinhubl SR, Talley JD, Braden GA, et al: Point-of-care measured platelet inhibition correlates with a reduced risk of an adverse cardiac event after percutaneous coronary intervention: Results of the GOLD (AU-Assessing Ultegra) multicenter study. Circulation 2001; 103:2572-2578.
112. Bock M, De Haan J, Beck KH, et al: Standardization of the PFA-100(R) platelet function test in 105 mmol/L buffered citrate: Effect of gender, smoking, and oral contraceptives. Br J Haematol 1999;106:898-904.
113. Escolar G, Cases A, Vinas M, et al: Evaluation of acquired platelet dysfunctions in uremic and cirrhotic patients using the platelet function analyzer (PFA-100): Influence of hematocrit elevation. Haematologica 1999;84:614-619.
114. Carville DG, Schleckser PA, Guyer KE, et al: Whole blood platelet function assay on the ICHOR point-of-care hematology analyzer. J Extra Corpor Technol 1998;30:171-177.
115. Ray MJ, Hawson GA, Just SJ, et al: Relationship of platelet aggregation to bleeding after cardiopulmonary bypass. Ann Thorac Surg 1994;57:981-986.

CAPÍTULO

12 Doenças Infecciosas e Bioterrorismo

Patrick J. Neligan, MD

As infecções mataram mais soldados na guerra do que as armas de fogo. Embora a era das doenças infecciosas já tenha praticamente passado no mundo ocidental, as infecções e os modos pelos quais o corpo lida com elas permanecem como um grande problema na terapia intensiva e na medicina perioperatória.

Deve-se fazer uma nítida distinção entre infecções, sepse, infectividade e estados de portador. *Infecção* se refere à resposta do hospedeiro à presença de microrganismos ou à invasão dos tecidos por eles. Os microrganismos podem ser bactérias, vírus, fungos, parasitas ou príons. *Sepse* é uma síndrome – a resposta inflamatória sistêmica ao microrganismo e toxinas associadas. *Infectividade* ou contagiosidade refere-se à transmissibilidade de patógenos de um hospedeiro para outro. *Estado de portador* refere-se à persistência de um organismo contagioso em um hospedeiro que pode não demonstrar sinais de infecção. Cada uma dessas situações tem importância para os anestesiologistas. Por exemplo, pacientes com sepse cirúrgica fulminante (p. ex., pancreatite necrotizante ou gangrena gasosa) podem chegar à sala de cirurgia para debridamento e controle do local de origem. O cuidado anestésico é significativamente influenciado pelo impacto imunológico e hemodinâmico da sepse. Do mesmo modo, pacientes com doenças transmissíveis (p. ex., tuberculose, hepatite C ou HIV) representam risco significativo para os profissionais envolvidos, que podem contrair as doenças.[1] Finalmente, os dramáticos eventos de setembro de 2001, o medo subsequente do antraz e a guerra no Iraque redirecionaram a atenção para os organismos infecciosos já erradicados como armas potenciais de terrorismo.[2]

SEPSE, SÍNDROME DA RESPOSTA INFLAMATÓRIA SISTÊMICA E DA DISFUNÇÃO MULTIORGÂNICA

Definições

Durante muitos anos, os médicos que trabalhavam em unidades de terapia intensiva (UTIs) utilizavam diversos termos para descrever enfermidades associadas à infecção ou às enfermidades que se pareciam com ela. Esses termos incluíam sepse, septicemia, bacteremia, infecção, choque séptico, choque tóxico etc. Infelizmente, havia dois problemas com esses termos: (1) não havia definições rígidas para eles e, com frequência, essas palavras ou frases eram utilizadas incorretamente; e (2) surgiu um corpo de evidências que nos levou a acreditar que inflamação sistêmica, e não infecção, era a responsável pela falência multiorgânica. No início dos anos de 1990, uma conferência de consenso entre o American College of Chest Physicians (ACCP) e a Society for Critical Care Medicine (SCCM) estabeleceu uma série de definições para o que era inflamação e o que era sepse (Tab. 12.1).[3] A justificativa para isso é que a resposta do hospedeiro para danos infecciosos e não infecciosos é similar;[4] os sinais clínicos são os mesmos em essência. Essa resposta inflamatória é determinada, qualitiva e quantitativamente, por fatores genéticos e ambientais. Ainda, o termo *sepse* passou a ser empregado, de maneira errônea, para descrever a resposta do hospedeiro a uma variedade de danos infecciosos e não infecciosos (Fig. 12.1). Foi introduzida uma nova definição, *SRIS* (síndrome da resposta inflamatória sistêmica) com o objetivo de descrever o processo de inflamação sem infecção.[3] Atualmente, essa terminologia se encontra em uso comum, apesar de algumas restrições.[6,7]

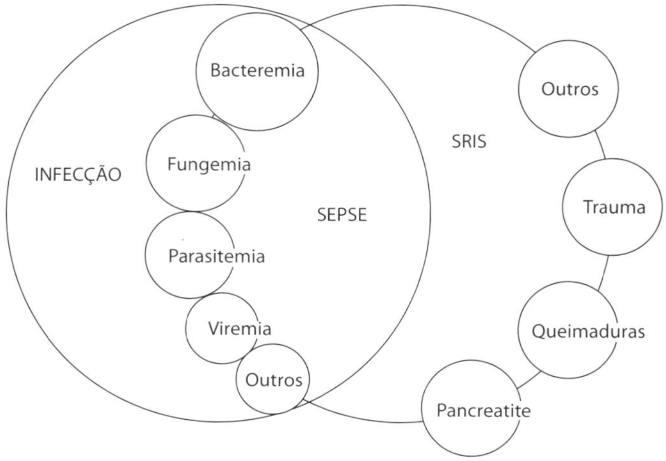

FIGURA 12.1 Infecção, sepse e SRIS. (De Definitions for sepsis and organ failure and guidelines for the use of innovative therapies in sepsis. Consensus document ACCP/SCCM. *Crit Care Med* 1992;20:864-874.)

TABELA 12.1 Definições de sepse e insuficiência/falência orgânica e orientações para o uso de terapias inovadoras em pacientes com sepse

Infecção
Resposta do hospedeiro à presença de microrganismos ou à invasão de tecidos por microrganismos

Bacteremia
Presença de bactérias viáveis no sangue circulante

Síndrome da resposta inflamatória sistêmica (SRIS)
A resposta inflamatória sistêmica à grande variedade de agressões clínicas graves, que se manifesta por duas ou mais das seguintes condições:
- Temperatura > 38°C ou < 36°C
- Frequência cardíaca > 90 batimentos por minuto
- Frequência respiratória > 20 respirações por minuto ou Pa_{CO_2} < 32 mm Hg
- Leucometria > 12.000/mm³, < 4.000/mm³, ou > 10% de formas imaturas (bastões)

Sepse
A resposta inflamatória sistêmica à infecção. Em associação com infecção, as manifestações da sepse são as mesmas que as previamente definidas para SRIS. Deve ser determinado se se trata de uma resposta sistêmica direta à presença de um processo infeccioso e se representa uma alteração aguda, em comparação com a situação basal, na ausência de outras causas conhecidas para essas anormalidades. As manifestações clínicas devem incluir duas ou mais das condições a seguir, como resultado de uma infecção documentada:
- Temperatura > 38°C ou < 36°C
- Frequência cardíaca > 90 batimentos por minuto
- Frequência respiratória > 20 respirações por minuto ou Pa_{CO_2} < 32 mm Hg
- Leucometria >12.000/mm³, < 4.000/mm³, ou > 10% de formas imaturas (bastões)

Sepse grave/SRIS
Sepse (SRIS) associada à disfunção orgânica, hipoperfusão ou hipotensão. Pode incluir hipoperfusão e anormalidades da perfusão, mas sem se limitar a acidose lática, oligúria ou alteração aguda do estado mental.

Choque refratário (séptico)/choque de SRIS
Subgrupo de sepse grave (SRIS) e definido como hipotensão induzida por sepse (SRIS) apesar de uma adequada ressuscitação por líquido junto com a presença de anormalidades da perfusão que podem incluir, mas sem limitar-se a, acidose lática, oligúria ou alteração aguda do estado mental. Os pacientes medicados com agentes inotrópicos ou vasopressores talvez não demonstrem mais hipotensão na ocasião em que manifestarem anormalidades da hipoperfusão ou disfunção orgânica; contudo, ainda deverão ser considerados como apresentando choque séptico (SRIS).

Síndrome da disfunção de múltiplos órgãos (SDMO)
Presença de alteração no funcionamento orgânico em um paciente agudamente enfermo, de modo que não seja possível manter a homeostase sem intervenção.

De Definitions for sepsis and organ failure and guidelines for the use of innovative therapies in sepsis. Consensus document ACCP/SCCM. *Crit Care Med* 1992;20:864-874.

Infecção, de acordo com as definições de 1992,[3] é um fenômeno microbiano caracterizado por uma resposta inflamatória à presença de microrganismos ou à invasão de tecido normalmente estéril do hospedeiro por esses organismos. *Sepse* consiste na presença de uma resposta inflamatória sistêmica à infecção. Uma segunda conferência de consenso foi realizada em 2001[5] para tratar do problema, na época bastante presente, da falta de clareza na definição de SRIS.[8] Foram revisados os pontos fortes e os fracos das definições de sepse então vigentes. As definições não foram alteradas, com a exceção de uma expansão na lista de sinais e sintomas de sepse para refletir o espectro de manifestações junto ao leito do paciente. Essas definições têm valor epidemiológico significativo: ocorre evidente aumento na mortalidade conforme os pacientes passam da SRIS, com insuficiência orgânica progressiva, para a sepse e para o choque séptico (Tab. 12.2).[9,10]

TABELA 12.2 Critérios diagnósticos para sepse

Infecção,* documentada ou suspeitada, e alguns dos seguintes itens:†
Variáveis gerais Febre (temperatura central > 38,3°C) Hipotermia (temperatura central < 36°C) Frequência cardíaca > 90 batimentos por minuto ou > 2 DP acima do valor normal para a idade Taquipneia Alteração do estado mental Edema significativo ou balanço hídrico positivo (> 20 mL/kg ao longo de 24 horas) Hiperglicemia (glicose plasmática > 120 mg/dL ou 7,7 mmol/L) na ausência de diabetes
Variáveis inflamatórias Leucocitose (Contagem de Leuc > 12.000/µL) Leucopenia (Contagem de Leuc < 4.000/µL) Contagem de Leuc normal com > 10% de formas imaturas Proteína C reativa plasmática > 2 DP acima do valor normal Procalcitonina plasmática > 2 DP acima do valor normal
Variáveis hemodinâmicas Hipotensão arterial† (PAS < 90 mm Hg, PAM < 70 ou um decréscimo de PAS > 40 mm Hg em adultos ou < 2 DP abaixo do normal para a idade) $S\bar{v}o_2$ > 70%† Índice cardíaco > 3,5 L/min/m²
Variáveis de disfunção orgânica Hipoxemia arterial (Pao_2/Fio_2 < 300) Oligúria aguda (débito urinário< 0,5 mL/kg/hora durante pelo menos 2 horas) Aumento de creatinina > 0,5 mg/dL Anormalidades da coagulação (RNI > 1,5 ou TTPA > 60 segundos) Íleo (sons intestinais ausentes) Trombocitopenia (contagem de plaquetas < 100.000/µL) Hiperbilirrubinemia (bilirrubina total plasmática > 4 mg/dL ou 70 mmol/L)
Variáveis da perfusão tecidual Hiperlactatemia (> 1 mmol/L) Diminuição do reenchimento capilar ou mosqueamento
Leuc, leucócitos; PAS, pressão arterial sistólica; PAM, pressão arterial média; $S\bar{v}o_2$, saturação de oxigênio venoso misto; RNI, razão normalizada internacional; TTPA, tempo de tromboplastina parcial ativada.
*Infecção definida como um processo patológico induzido por um microrganismo.
†$S\bar{v}o_2$ sat > 70% (normalmente, 75-80%) e IC 3,5-5,5 é normal em crianças; portanto, NENHUM desses indicadores deve ser utilizado como sinal de sepse em neonatos ou crianças.
Nota: Os critérios diagnósticos para sepse na população pediátrica são sinais e sintomas de inflamação mais infecção com hipertermia ou hipotermia (temperatura retal > 38,5°C ou < 35°C), taquicardia (pode estar ausente em pacientes hipotérmicos), e pelo menos uma das indicações a seguir de alteração da função orgânica: alteração do estado mental, hipoxemia, aumento do nível sérico de lactato ou pulsos em ricochete.
De 2001 SCCM/ESICM/ACCP/ATS/SIS International Sepsis Definitions Conference. *Crit Care Med.* 2003;31:1250-1256.

Fisiopatologia da sepse

A presença de patógenos na corrente sanguínea ou nos tecidos promove uma resposta inflamatória. Existem cinco estágios:[4] (1) estabelecimento da infecção, (2) resposta inflamatória sistêmica preliminar, (3) resposta inflamatória sistêmica irresistível, (4) resposta anti-inflamatória compensatória e (5) falência da imunomodulação.

Os micróbios possuem fatores de virulência específicos para suplantar as defesas do hospedeiro. A parede celular das bactérias Gram-negativas consiste de uma bicamada de fosfolipídios interna e uma camada externa que contém lipopolissacarídeo (LPS). Essa camada consiste de polissacarídeo O, que se salienta da superfície celular exterior, um polissacarídeo central e um componente lipídico (lipídio A) que está voltado para o interior da célula. Lipídio A, ou endotoxina, é responsável pela toxicidade dessa molécula. Essa substância é liberada com a lise celular. Em casos de meningococcemia, os níveis plasmáticos de endotoxina têm boa correlação com o desenvolvimento da síndrome de disfunção multiorgânica.

Os organismos Gram-positivos, como *Staphylococcus, Streptococcus* e *Enterococcus*, secretam ativamente uma exotoxina, que consiste de dois componentes polipeptídeos: o primeiro liga a proteína à célula hospedeira e o segundo tem efeitos tóxicos. *Staphylococcus aureus* produz quatro exotoxinas citolíticas, a mais importante das quais — toxina α — provoca orifícios na membrana das células, acarretando lise osmótica. Além disso, *S. aureus* produz diversos superantígenos que têm afinidade pelo antígeno do complexo de histocompatibilidade principal (MHC) de classe II nos receptores de linfócitos T. Esses superantígenos ativam grande número de linfócitos T, provocando enorme liberação de citocinas e causando choque tóxico. *Clostridium difficile* produz duas exotoxinas: as toxinas A e B.

Além das toxinas, as bactérias possuem diversos fatores de virulência que contribuem para o estabelecimento da infecção. Por exemplo, estreptococos do grupo A produzem hialuronidase e diversas proteases e colagenases, que facilitam a disseminação das bactérias ao longo dos planos histológicos. *Staphylococcus epidermidis* produz uma biopelícula que reveste dispositivos intravasculares e tubos endotraqueais, tornando praticamente impossível a eliminação por antibióticos. Espécies de coliformes e *Pseudomonas* possuem *pili* que permitem ao organismo se ligar e se fixar com firmeza ao epitélio, potencialmente um mecanismo de translocação bacteriana.

Infecções por fungos são comuns na população hospitalizada. Nos organismos comensais, como *Candida* spp., se tornam patogênicos como um resultado de fatores do hospedeiro (p. ex., imunossupressão, infecção simultânea, diabetes) e de fatores iatrogênicos (p. ex., uso de vários antibióticos, enfermidade crítica, nutrição parenteral, cirurgia abdominal). O trato gastrintestinal parece ser uma fonte importante de *Candida;* ainda não foi devidamente esclarecido o mecanismo da candidemia (Fig. 12.2).

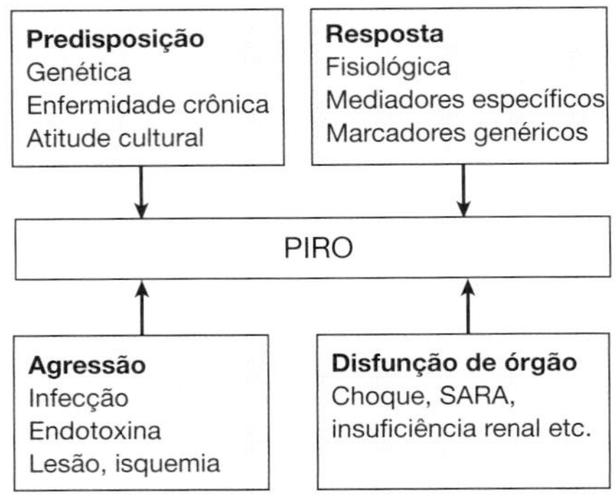

FIGURA 12.2 Modelo PIRO de sepse e SRIS. (Adaptado de SCCM/ESICM/ACCP/ATS/SIS International Sepsis Definitions Conference. *Crit Care Med* 2003;31:1250-1256.)

Cascatas inflamatórias

Lesões teciduais ou patógenos (bactérias, vírus, fungos ou parasitas) causam ativação dos monócitos, que sintetizam interleucinas (IL-1, IL-6), fator-alfa de necrose tumoral (TNF-α), inibidor-1 do inativador do plasminogênio (PAI-1) e interferon-gama.[11,12] Subsequentemente, essas citocinas modulam a liberação e a ativação de um grupo variado de agentes: IL-8, complemento, histamina, cininas, serotonina, seletinas, eicosanoides e neutrófilos. Esse quadro conduz à vasodilatação local, liberação de diversos agentes químicos citotóxicos e destruição do patógeno invasor. A liberação de material citotóxico e de citocinas inflamatórias resulta na resposta inflamatória sistêmica: febre ou hipotermia, taquipneia, taquicardia e leucocitose ou neutropenia.

Em um subgrupo de pacientes, ocorre uma resposta inflamatória anormal ("maligna"): destruição do tecido por neutrófilos, destruição das células endoteliais e abundante liberação sistêmica de mediadores. O resultado é vasoplegia, vazamento capilar e ativação das cascatas da coagulação.

A lesão no endotélio expõe um fator procoagulante chamado *fator tecidual.* Esse fator existe no espaço subendotelial e desempenha um papel na reparação subsequente à lesão ao tecido. Em pacientes sépticos, ocorre exposição abundante. O fator tecidual se liga ao fator VII ativado. O complexo resultante ativa, por sua vez, os fatores IX e X. O fator X converte protrombina em trombina, que cliva o fibrinogênio resultando em fibrina — um coágulo de sangue. Ao mesmo tempo, o sistema fibrinolítico fica inibido. Citocinas e trombina estimulam a liberação de PAI-1 das plaquetas e do endotélio. No corpo humano, quando ocorre formação de um coágulo, essa estrutura termina sendo fracionada pela plasmina, que é ativada pelo ativador do plasminogênio tecidual (TPA), derivado do plasminogênio. PAI-1 inibe TPA.

A própria trombina é um ativador da inflamação e inibidor da fibrinólise. Esta é efetuada pela ativação do inibidor da fibrinólise ativável pela trombina (TAFI). Trombomodulina, outro modulador da fibrinólise, fica prejudicada pela inflamação e pela lesão endotelial. A função desse composto é ativar a proteína C. Ao ser ativada, ela modifica as respostas inflamatórias e coagulante em vários níveis diferentes; ocorre uma deficiência por causa da inibição da trombomodulina em pacientes sépticos.

Desarranjo hemodinâmico em sepse

Existem três problemas cardiovasculares graves em casos de sepse:

1. *Vasoplegia:* vasodilatação patológica decorrente da perda do tônus simpático normal, causada pela combinação de metabólitos vasodilatadores locais. Há ativação dos canais de potássio sensíveis ao trifosfato de adenosina, levando à hiperpolarização das células da musculatura lisa.[13,14] Ocorre aumento da produção de óxido nítrico sintetase inducível (iNOS), que fabrica quantidades enormes de óxido nítrico. Além disso, ocorre depleção aguda de vasopressina.[15] A vasoplegia acarreta uma hipovolemia relativa. O tônus vascular fica caracteristicamente resistente ao tratamento com catecolaminas, mas muito sensível à vasopressina.
2. *Redução do volume sistólico* (VS): isso resulta da presença de um fator circulatório depressor do miocárdio, provavelmente TNF-α. Ocorre insuficiência biventricular reversível, diminuição da fração de ejeção, edema do miocárdio e isquemia. O débito cardíaco é preservado por causa de um aumento dramático na frequência cardíaca.[16]
3. *Insuficiência microcirculatória:*[17] ocorre vasodilatação dos pequenos vasos sanguíneos e também vazamento capilar disseminado, má distribuição do fluxo, desvio (shunting) arteriovenoso e defeitos na utilização do oxigênio.[18] Essas anormalidades ainda não ficaram completamente esclarecidas. Além disso, ocorre uma ativação inicial do sistema de coagulação e deposição de coágulo intravascular, causando isquemia.

A hipovolemia relativa da sepse em fase inicial é virtualmente indiferenciável do choque hipovolêmico ou hemorrágico. Em resposta à depleção de volume intravascular (choque distributivo ou hipovolêmico), as arteríolas pré-capilares e vênulas pós-capilares sofrem vasoconstrição, aumentando a velocidade do fluxo sanguíneo, o que carreia líquido do interstício para o interior dos vasos (um influxo final de líquido para a circulação). Esse fenômeno é conhecido como *reenchimento transcapilar.* O líquido efetivamente se desvia do espaço extravascular para o intravascular. Disso resulta um débito de oxigênio, podendo haver acidose lática. Nesse estágio, os pacientes se mostram muito sensíveis à ressuscitação com volume.

No final do processo, a persistente liberação de citocinas acarreta depleção da reserva: ocorre hiperpolarização da musculatura lisa vascular, abundante liberação de iNOS, depleção de vasopressina e aumento disseminado da permeabilidade vascular. O resultado é vasoplegia e sequestro de líquido intravascular no espaço extracelular. Ocorre edema intersticial, hemoconcentração e aumento da viscosidade do sangue. Paralelamente, ocorre ativação das cascatas da coagulação, trombose intravascular e sangramento. Por fim, a capacidade de extração de oxigênio pelas mitocôndrias fica comprometida, resultando em disfunção multiorgânica (Fig. 12.3).

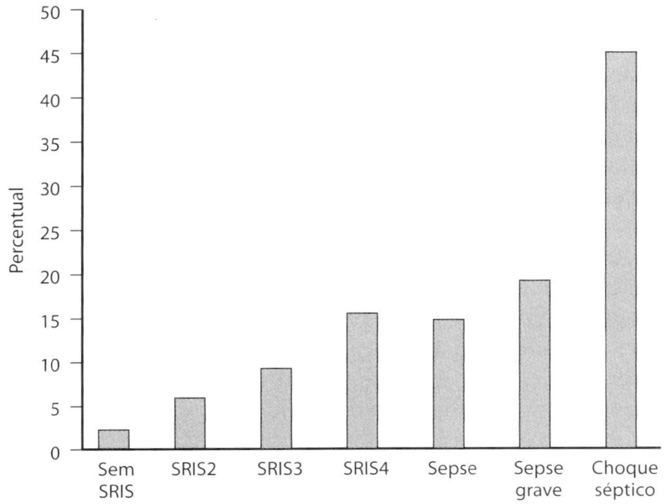

FIGURA 12.3 Mortalidade em SRIS/sepse/choque séptico. (De Rangel-Frausto M, Pittet D, Costigan M, et al.: The natural history of the systemic inflammatory response syndrome [SIRS]: A prospective study. *JAMA* 1995;273:117-125.)

Síndrome da disfunção multiorgânica

O cérebro e os rins estão normalmente protegidos de oscilações na pressão arterial pela autorregulação. No início da sepse, a curva de autorregulação exibe desvio para a direita (graças a um aumento no tônus simpático). Na sepse avançada, ocorre vasoplegia e a autorregulação falha, fazendo com que esses órgãos se tornem suscetíveis às oscilações ocorrentes na pressão arterial sistêmica. Além disso, pode ocorrer o fenômeno do "roubo" (áreas de isquemia podem ter seu sangue "roubado" por áreas com boa perfusão). Esse fenômeno é conhecido como neuropatia vasomotora. A necrose tubular aguda é decorrente de apoptose celular, lesão tóxica (mecanismo obscuro – possivelmente debris e lisossomos celulares), hipotensão e hipovolemia.[19]

Os pacientes ficam confusos, delirantes e, no final, exibem estupor e coma em decorrência de uma série de agressões: lesão de hipoperfusão, encefalopatia séptica, encefalopatia metabólica e, certamente, pelos medicamentos utilizados na sedação.

O suprimento de oxigênio para o miocárdio depende da pressão arterial diastólica, que cai em seguida à vasoplegia e da depleção do volume intravascular. Essa situação pode levar à isquemia. Ocorre dilatação biventricular reversível, diminuição da fração de ejeção e redução da resposta à ressuscitação com líquido e estimulação por catecolaminas. Uma substância depressora do miocárdio, presente na circulação, é responsável por esse fenômeno. Foi demonstrado que essa substância representa baixas concentrações de TNF-α e IL-1β, atuando em sinergismo no miocárdio por meio de mecanismos que incluem geração de óxido nítrico e de monofosfato cíclico de guanosina.

Nos pulmões, ocorrem desequilíbrios entre ventilação e perfusão, a princípio devido ao aumento do espaço morto (por causa da hipotensão e dos desvios de líquidos) e, subsequentemente, devido ao shunt.[20] Ocorre aumento na água pulmonar extravascular e ruptura disseminada da membrana basal alveolocapilar, acarretando lesão pulmonar aguda. Até 70% dos pacientes desenvolvem pneumonia nosocomial. Foi sugerido que as citocinas liberadas em consequência de lesão pulmonar induzida por ventilador podem ter efeitos adversos em órgãos remotos.[21] Essa hipótese foi confirmada com base em dados do estudo Acute Respiratory Distress Syndrome (ARDS) Network, patrocinado pelo National Institutes of Health dos Estados Unidos.[22] Amostras de sangue foram obtidas de 204 dos primeiros 234 pacientes para determinação da concentração plasmática de IL-6. Os níveis dessa citocina estavam significativamente mais elevados no grupo de grande distensão (volume corrente, 10 a 12 mL/kg) em comparação com o grupo de pequena distensão (5 a 6 mL/kg). Além da mortalidade mais baixa, esse grupo exibiu uma incidência significativamente menor de lesão a órgãos não pulmonares (a teoria da origem pulmonar da sepse).

Em pacientes sépticos, é significativa a disfunção hepática. A produção descontrolada de citocinas inflamatórias pelas células de Kupffer (do fígado), promovida pela isquemia e estimulada por endotoxina (derivada do intestino), leva à ocorrência de colestase e hiperbilirrubinemia. Ocorre redução da síntese de albumina, fatores da coagulação, citocromo P450 e transportadores biliares. Também ocorre comprometimento da cetogênese, ureagênese e gliconeogênese; isso se deve à menor expressão de genes codificadores de enzimas gliconeogênicas, β-oxidativas e ureagênicas.[23]

Comumente, a mucosa intestinal fica protegida da lesão pela autorregulação. Hipotensão e hipovolemia acarretam lesão à mucosa superficial. Isso resulta em atrofia, possível translocação de bactérias para a circulação portal e estimula os macrófagos hepáticos, causando liberação de citocinas e amplificação de SRIS (a teoria da origem intestinal da sepse).[24,25]

As anormalidades metabólicas em pacientes sépticos incluem hiperglicemia decorrente de glicogenólise, resistência à insulina e abundante liberação de catecolaminas e acidose lática. Ocorre um estado catabólico generalizado que leva à destruição do tecido muscular, de forma não diferente ao marasmo. O paciente fica com hipotireoidismo, hipopituitarismo e insuficiência adrenal relativos.[26,27]

Proteína C ativada

Proteína C é um anticoagulante e anti-inflamatório importante. O seu principal efeito é reduzir a produção de trombina ao inativar os fatores Va e VIII. Trombina tem ação proinflamatória, procoagulante e antifibrinolítica.[28] Além disso, a proteína C inibe a influência do fator tecidual no sistema de coagulação, reduz a produção de IL-1, IL-6 e TNF-α pelos monócitos e exibe propriedades profibrinolíticas mediante a inativação de PAI-1 (isso inativa o inibidor do ativador do agente que converte plasminogênio em plasmina).[24]

O estudo Prowess sugeriu que a administração exógena de proteína C ativada em pacientes sépticos graves pode melhorar o resultado.[29] Entretanto, os resultados desse estudo isolado foram controversos, não havendo benefício, em termos de sobrevida, em pacientes sépticos graves e com escores Apache II inferiores a 25. O maior problema clínico do tratamento com proteína C ativada é o sangramento, particularmente em pacientes no período perioperatório.

Tratamento do paciente com choque séptico

Pacientes com sepse aguda grave (p. ex., fasciíte necrotizante ou gangrena gasosa) não são com frequência levados à sala cirúrgica para controle de emergência da origem do problema. Nessas circunstâncias, o anestesiologista será solicitado a administrar anestesia, assegurando amnésia, analgesia e hipnose, e a ressuscitar o paciente. Assim, é importante que o anestesiologista esteja familiarizado com as modernas práticas de ressuscitação.

São quatro os pilares principais para tratamento do paciente com sepse grave: (1) ressuscitação imediata, (2) terapia empírica, (3) controle da origem do problema e (4) prevenção de novas complicações (Fig. 12.4).

Estágio 1: Ressuscitação imediata

Estabilização imediata (via aérea e respiração). A prioridade terapêutica inicial em pacientes com sepse grave consiste em reverter as anormalidades fisiológicas que colocam a vida do paciente em risco. A via aérea deve ser controlada e o paciente oxigenado e ventilado. Em geral, esse procedimento depende de intubação endotraqueal e de implementação de ventilação mecânica. Deve-se ter cuidado ao administrar agentes anestésicos para aquisição do controle da via aérea. Como o propofol comumente causa hipotensão dramática em decorrência à vasodilatação periférica e à vagotonia, deve-se evitar esse agente. Etomidato e quetamina são escolhas razoáveis. Embora opioides sejam com frequência utilizados em anestesia cardíaca para obtenção da estabilidade hemodinâmica, esses agentes exercem efeitos antiadrenérgicos significativos em pacientes sépticos e podem causar hipotensão dramática. Deve-se evitar as terapias orientadas para o retardo da frequência cardíaca, pois taquicardia é o principal mecanismo de compensação para manutenção do débito cardíaco.

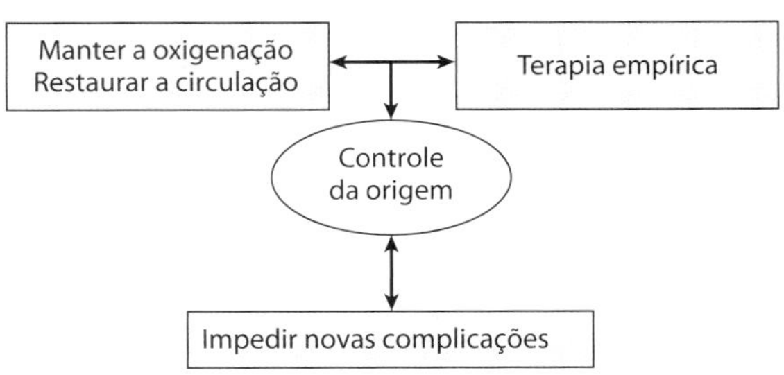

FIGURA 12.4 Tratamento da sepse – os quatro pilares da terapia.

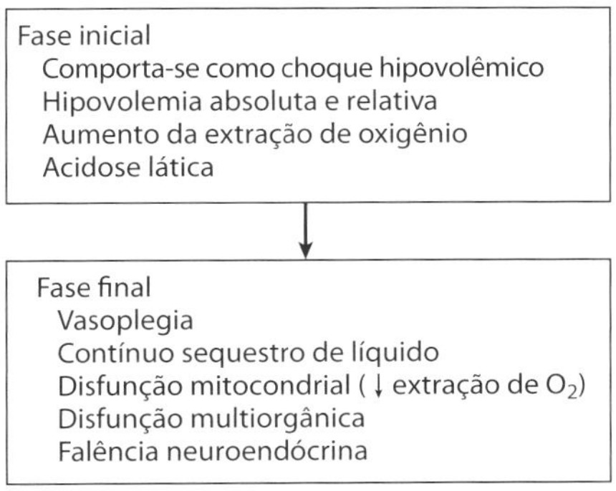

FIGURA 12.5 Duas fases da ressuscitação em paciente séptico.

Depois da intubação, é preciso tomar extremo cuidado com a instituição de ventilação por pressão positiva. O aumento na pressão intratorácica reduzirá o retorno venoso: um *bagging* (i. e., uso da bolsa de insuflação) agressivo invariavelmente leva a um quadro grave de hipotensão.

Restabelecimento da circulação.

Ressuscitação com volume (Fig. 12.5). No início da sepse, a hipotensão é causada por uma hipovolemia relativa, secundária à vasodilatação periférica. Mais tarde, a hipotensão é causada pela depressão miocárdica, vasoplegia e hipovolemia absoluta secundária ao vazamento capilar. Independente disso, o esforço inicial de ressuscitação consiste na tentativa de corrigir a hipovolemia absoluta e relativa pelo reenchimento da árvore vascular. A ressuscitação com volume deve ser efetuada logo (na sala cirúrgica ou no departamento de emergência), com agressividade e orientada por meta.[30]

A escolha de líquidos no início da ressuscitação permanece um tópico controverso. A ressuscitação inicial deve incluir a administração de cristaloide isotônico para reposição do débito de líquido intersticial. Os esforços subsequentes devem ser direcionados para a manutenção do volume intravascular. Se a ressuscitação com cristaloide tiver continuidade, haverá extravasamento significativo de líquido e o paciente ficará edemaciado.[31,32] O uso de compostos de alto peso molecular ("coloide") é favorecido por muitos profissionais como um meio de minimizar o volume de ressuscitação e também para atingir possíveis efeitos oncóticos positivos.[31] Embora o uso da solução coloidal seja controverso,[33,34] vêm surgindo evidências em apoio a seu uso na medicina perioperatória e na enfermidade crítica como parte de um paradigma orientado por metas.[35-39] Os principais fatores limitantes para o uso de soluções coloidais são a disponibilidade (gelatinas e penta amidos não estão disponíveis nos Estados Unidos) e o custo. Os coloides disponíveis incluem produtos do sangue, hidroxietilamidos e albumina. Não têm fundamento as antigas preocupações concernentes à segurança da albumina.[40]

A abordagem orientada por metas para a ressuscitação envolve o uso de monitores específicos para determinar a administração (carga de líquido), o fluxo sanguíneo tecidual e a resposta (Fig. 12.6). São aplicadas as linhas arterial e central, e estabelecidas as metas para a ressuscitação; estas incluem

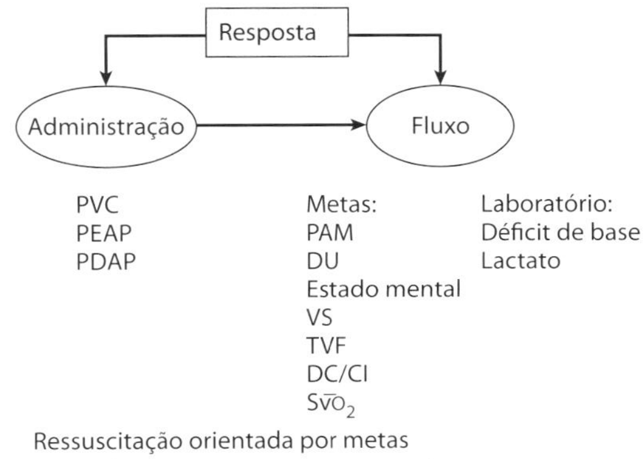

FIGURA 12.6 Ressuscitação orientada por metas. PVC, pressão venosa central; PEAP, pressão "encunhada" de abertura da artéria pulmonar; PDAP, pressão diastólica da artéria pulmonar; PAM, pressão arterial média; DU, débito urinário; VS, volume sistólico; TVF, tempo de velocidade de fluxo; DC, débito cardíaco, CI, índice cardíaco, $S\bar{v}O_2$, saturação de oxigênio venoso misto.

pressão venosa central (PVC) de 8 a 12 cm H_2O, pressão arterial média (PAM) maior que 65 mm Hg e, se tiver sido aplicado o aparelho apropriado, uma saturação de oxigênio venoso misto ($S\bar{v}O_2$) maior que 70% e VS entre 0,7 e 1,0 mL/kg.

A Surviving Sepsis Campaign[41] (Campanha de Sobrevivência à Sepse) promove o uso de cateteres de PVC oximétricos para monitorar a administração e o fluxo (Fig. 12.7) com base no trabalho de Rivers et al.[42] O líquido é administrado

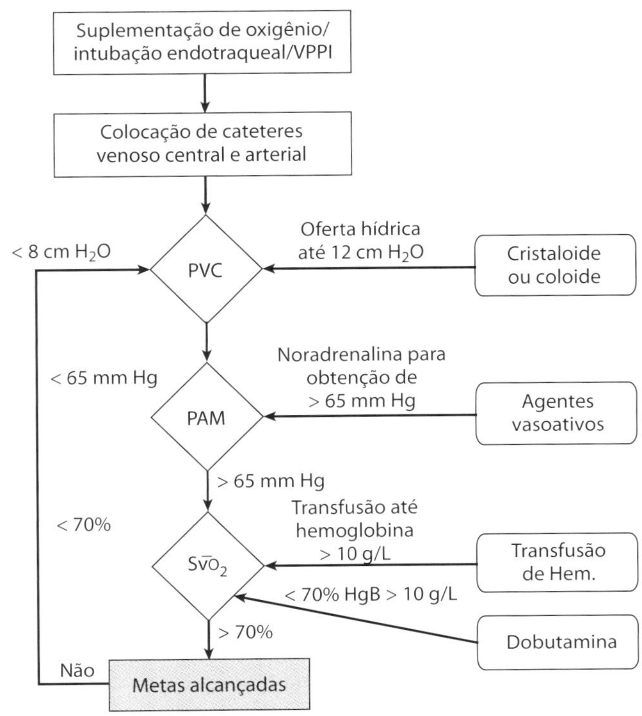

FIGURA 12.7 Ressuscitação orientada por metas utilizando o cateter oximétrico para PVC com base na Surviving Sepsis Campaign. VPPI, ventilação por pressão positiva intermitente; PVC, pressão venosa central; PAM, pressão arterial média; $S\bar{v}O_2$, saturação de oxigênio venoso misto; Hem., hemácias.

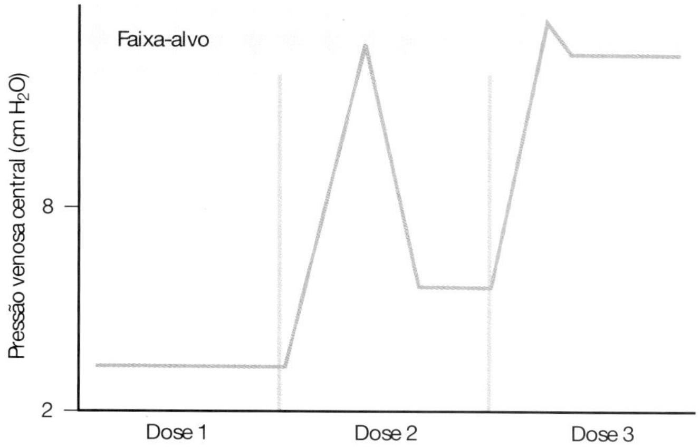

FIGURA 12.8 Abordagem orientada por metas, usando pressão venosa central.

até que a PVC alcance e permaneça na faixa-alvo: 8 a 12 cm H_2O para a maioria dos pacientes (Fig. 12.8). Uma vez que a carga de líquido tenha sido alcançada, a hipotensão é tratada com vasopressores (noradrenalina ou dopamina – ver adiante) para uma PAM-alvo de 65 mm Hg. Se a $S\bar{v}O_2$ for menor que 70%, com PVC e PAM na faixa-alvo, é efetuada a transfusão de sangue até que o hematócrito exceda 30% (hemoglobina, 10 g/L). Se isso não conseguir restaurar $S\bar{v}O_2$, acrescenta-se um agente inotrópico, como dobutamina ou um inibidor da fosfodiesterase.

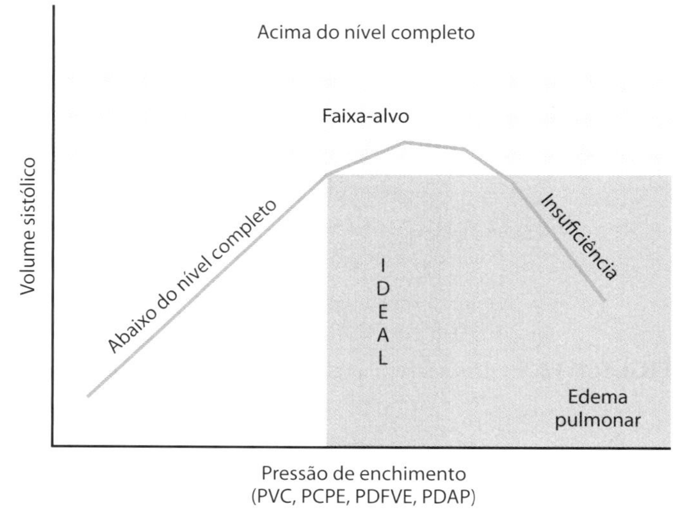

FIGURA 12.9 Utilização do volume diastólico para construção de curvas de Starling. PVC, pressão venosa central; PCPE, pressão capilar pulmonar encunhada; PDFVE, pressão diastólica final no ventrículo esquerdo; PDAP, pressão arterial pulmonar diastólica.

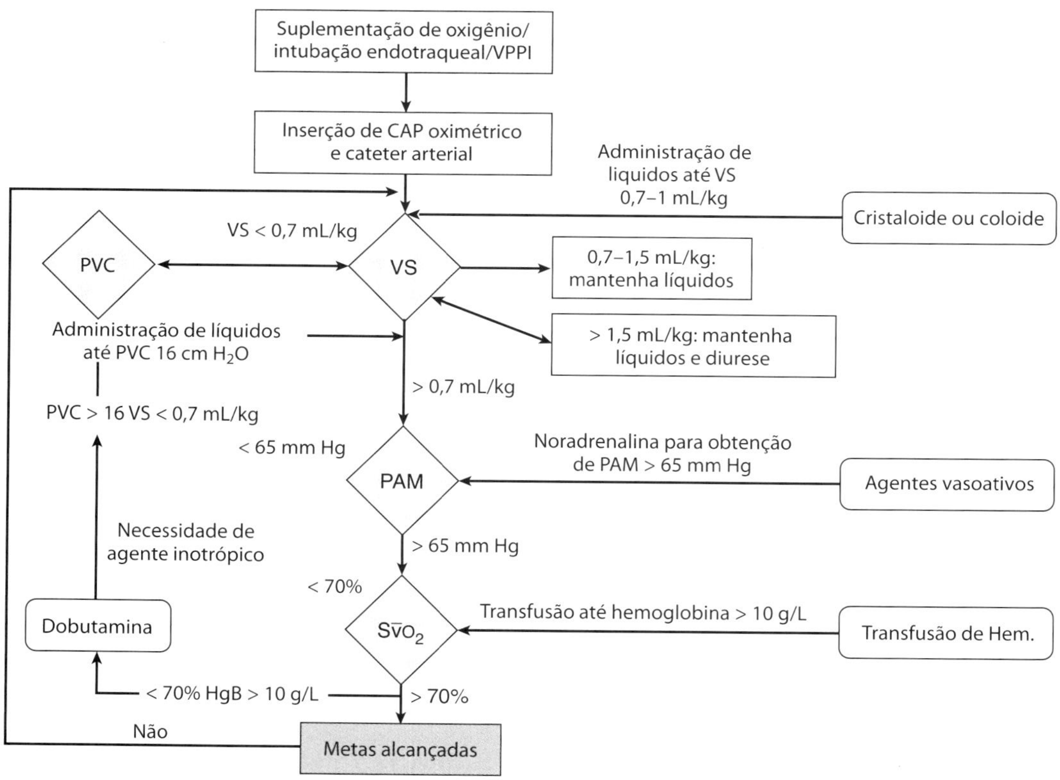

FIGURA 12.10 Algoritmo para ressuscitação orientada por metas, utilizando volume sistólico como medida do fluxo. VPPI, ventilação por pressão positiva intermitente; CAP, cateter de artéria pulmonar; PVC, pressão venosa central; VS, volume sistólico; PAM, pressão arterial média; $S\bar{v}O_2$, saturação de oxigênio venoso misto; Hem., hemácia.

PVC	$S\bar{v}O_2$	Volume sistólico	Impressão clínica
8 cm H_2O	55%	45 mL	Abaixo do nível completo Sub-ressuscitado
12 cm H_2O	70%	79 mL	Completo Ressuscitado
18 cm H_2O	80%	110 mL	Acima do nível completo Super-ressuscitado

FIGURA 12.11 Uso da abordagem orientada por metas para determinar a eficácia da ressuscitação com líquidos. Nessa situação, a meta para volume sistólico era de 65 a 80 mL, e para $S\bar{v}O_2$ era 70%. PVC, pressão venosa central; $S\bar{v}O_2$, saturação de oxigênio venoso misto.

Uma abordagem mais prática envolve a inserção de um cateter oximétrico na artéria pulmonar, em lugar de uma linha para PVC. Nesse paradigma, o VS é utilizado como o principal ponto final da ressuscitação e a PVC ou a pressão arterial pulmonar é utilizada para determinar a presença de insuficiência cardíaca (Fig. 12.9); constrói-se uma curva de Starling (Fig. 12.10). O líquido é administrado ao paciente até que o VS esteja situado na faixa de 0,7 a 1 mL/kg durante um período prolongado (Fig. 12.11).

Um VS acima de 1,0 mL/kg é indicativo de super-ressuscitação, e a administração do líquido é suspensa até que o VS retorne à faixa normal. Se ele exceder 1,5 mL/kg, deve-se considerar seriamente a administração de diuréticos.

Terapia com vasopressores. Hipotensão, que não reage à fluidoterapia, em casos de sepse é uma indicação para o uso de medicação vasopressora (Tab. 12.3). O agente pressor ideal restauraria a pressão arterial, ao mesmo tempo em que mantém o débito cardíaco e, de preferência, perfunde as estruturas da linha média do corpo (cérebro, coração, órgãos esplâncnicos e rins). Atualmente, noradrenalina é o agente de escolha no paciente de ressuscitação por líquido.

Noradrenalina. Noradrenalina tem efeitos farmacológicos tanto em α_1 como em β_1 adrenoceptores. Em faixas de baixa dose, o efeito beta é perceptível e ocorre um leve aumento no débito cardíaco. Na maioria das faixas de doses, são evidentes a vasoconstrição e o aumento da pressão arterial média. A noradrenalina não aumenta a frequência cardíaca. O seu principal efeito benéfico é o aumento da perfusão dos órgãos, mediante o aumento do tônus vascular. Estudos que compararam exclusivamente noradrenalina à dopamina penderam em favor do primeiro agente em termos de melhoras gerais na liberação de oxigênio, perfusão de órgãos e consumo de oxigênio. Noradrenalina é mais eficaz no atendimento aos pontos finais determinados do que a dopamina,[43] tem menos atividade metabólica que a adrenalina e reduz os níveis séricos de lactato. Ela melhora significativamente a perfusão renal e o fluxo sanguíneo esplâncnico em casos de sepse,[44,45] em particular quando combinada com dobutamina.[45]

Dopamina. A dopamina possui efeitos predominantemente β-adrenérgicos em faixas de doses baixas a moderadas (até 10 MIC/kg/min), embora exista grande variabilidade interpacientes. Esse efeito pode ser decorrente de sua conversão até noradrenalina no miocárdio e de sua ativação de receptores adrenérgicos. Em faixas de doses mais altas, a ativação dos α-adrenoceptores aumenta, causando vasoconstrição. Assim, esse agente é uma mescla de inotrópico e vasoconstritor. Em todas as faixas de doses, noradrenalina é um cronotrópico potente. Há muita controvérsia acerca das outras funções metabólicas desse agente. Dopamina é um diurético potente (nem preserva e nem lesiona os rins),[46] e tem efeitos neuroendócrinos complexos, podendo interferir com as funções tireoidiana[47] e pituitária[47] e ter efeito imunossupressivo.[48] Em geral, não há benefício na administração de dopamina em comparação com noradrenalina.

Dobutamina. Dobutamina é um β_1 agonista potente, com efeitos predominantes no coração, onde aumenta a contratilidade miocárdica e, portanto, o VS e o débito cardíaco. Ela está associada a um aumento muito menor na frequência cardíaca do que a dopamina. Em pacientes sépticos, a dobutamina, embora seja um vasodilatador, aumenta a liberação e o consumo de oxigênio. Ao que parece, ela é particularmente efetiva na ressuscitação esplâncnica, aumentando pHi (pH da mucosa gástrica) e melhorando a perfusão da mucosa, em comparação com a dopamina.[49]

Adrenalina. Adrenalina tem potente atividade β_1, β_2, e α_1-adrenérgica, embora o aumento na PAM em casos de sepse provenha principalmente de um aumento no débito cardíaco (VS). São três os problemas decorrentes do uso desse agente farmacológico: (1) adrenalina aumenta a demanda de oxigênio pelo miocárdio; (2) aumenta o lactato de glicose

TABELA 12.3 Suporte farmacológico da circulação em casos de sepse

Agente	α_1	β_1	β_2	Frequência cardíaca	Órgãos perfundidos
Adrenalina	++++	++++	++++	↑↑↑↑	Pele, músculo
Noradrenalina	++++	++++	++	↑↑	Órgãos centrais
Dopamina	++	++	++++	↑↑↑↑	Pele, músculo
Fenilefrina	++	–	–	–	Sem alteração real

no soro, o que pode ser decorrente de uma deterioração da perfusão para certos tecidos ou de um efeito calorigênico (aumento da liberação e da degradação anaeróbia da glicose); e (3) parece exercer efeitos adversos no fluxo sanguíneo esplâncnico,[50] redirecionando perifericamente o sangue como parte da resposta de "lutar ou fugir".

Os efeitos metabólicos e hemodinâmicos fazem da adrenalina um agente de primeira linha inadequado em casos de sepse.

Fenilefrina. Fenilefrina é um α_1 agonista praticamente puro e com potência moderada. Embora muito utilizado na anestesia para tratamento da hipotensão iatrogênica, é um agente ineficaz em casos de sepse. Fenilefrina é vasoconstritor menos efetivo do que noradrenalina ou que adrenalina. Em comparação com a primeira, ela reduz o fluxo sanguíneo esplâncnico, a liberação de oxigênio e a absorção de lactato.[51]

Vasopressina. Vasopressina surgiu como vasoconstritor adicional em pacientes sépticos que se tornaram resistentes às catecolaminas.[52] Parece ocorrer uma deficiência quantitativa desse hormônio em casos de sepse,[15,53-55] e sua administração, em adição à noradrenalina, aumenta surpreendentemente o fluxo sanguíneo esplâncnico e o débito urinário. A dose mais eficaz parece ser a de 0,04 unidade/min,[56] e isto não é titulado. Essa dose relativamente baixa tem pouco ou nenhum efeito em pacientes normotensos.

Estágio 2: Terapia empírica – Antibióticos

A seleção de antibióticos específicos depende de:

- O local presumido de infecção (ver Tab. 12.1).
- Resultados da coloração de Gram.
- Microrganismos suspeitados ou conhecidos.
- Padrões de resistência da flora microbiana hospitalar comum.
- Estado imune do paciente (em especial, neutropenia e medicamentos imunossupressivos), alergias, disfunção renal e disfunção hepática.
- Disponibilidade do antibiótico, padrões de resistência hospitalar e variáveis clínicas do paciente a ser tratado.

Regimes antimicrobianos sugeridos.

Origem desconhecida da sepse. Pode-se fazer uma combinação de cefalosporina antipseudomonas (ceftazidina) ou penicilina antipseudomonas (piperacilina + azobactam) (particularmente se há suspeita de anaeróbios) com um aminoglicosídeo (gentamicina ou amicacina) ou uma fluoroquinolona (ciprofloxacina). Se for utilizada uma cefalosporina antipseudomonas e se anaeróbios são causa possível, deve-se considerar a adição de metronidazol ou clindamicina.

- Piperacilina + tazobactam/imipenem + gentamicina/ciprofloxacina.

Infecção da corrente sanguínea ligada ao uso de cateter. É forte a possibilidade de infecção por estafilococos coagulase-positivos ou negativos.

- Deve-se adicionar vancomicina a, por exemplo, piperacilina + tazobactam. Tão logo tenham sido isolados os microrganismos infecciosos, deve-se estreitar o espectro de antimicrobianos (caso tenha sido isolado *S. aureus* resistente à meticilina [MRSA], deve ser descontinuada a administração de piperacilina + tazobactam).
- Vancomicina + piperacilina + tazobactam ou ciprofloxacina.

Pneumonia adquirida na comunidade. Os organismos mais prováveis são pneumococos, *Mycoplasma* e *Legionella.* O paciente necessitará de cobertura tanto para organismos Gram-positivos como atípicos.

- Cefalosporina IV + macrolídeo PO ou fluoroquinolona.
- Cefuroxima/ceftriaxona IV + azitromicina PO ou levofloxacina.

Sepse intra-abdominal. Os microrganismos infecciosos mais prováveis são Enterobacteriaceae, enterococos, *S. pneumoniae* e anaeróbios. Há necessidade de tratamento de amplo espectro, sem cobertura para *Pseudomonas.*

- Penicilina + inibidor de β-lactâmico ou ampicilina + aminoglicosídeo + agente antianaeróbio.
- Ampicilina + sulbactam ou piperacilina + tazobactam ou ampicilina + gentamicina/aztreonan + metronidazol ou imipenem.

Urossepse. Os organismos mais comuns que causam infecções do trato urinário são Enterobacteriaceae e enterococos, e o tratamento consiste em ciprofloxacina ou ampicilina e gentamicina. Mas nesse caso, o paciente foi admitido proveniente de uma casa de repouso e uma forte possibilidade é *Pseudomonas.* Frequentemente, há necessidade de terapia associada, e não a mescla de antibióticos β-lactâmicos:

- Quinolona ou aminoglicosídeo antipseudomonas + penicilina ou cefalosporina antipseudomonas.
- Ciprofloxacina/gentamicina/amicacina + piperacilina ou ceftazidima.

Celulite. Os organismos mais prováveis são estreptococos e estafilococos. Se a infecção foi adquirida na comunidade, então será adequado o uso de cloxacilina. Também nesse caso, o paciente foi internado e a infecção deve ser tratada como adquirida no hospital:

- Vancomicina + gentamicina.

Fascíte necrotizante. O tipo 1 (ver adiante) é causado por estreptococos grupo A, e o tipo 2 é polimicrobiano, causado por estreptococos, estafilococos, *Bacteroides* e *Clostridium.*[57]

- Penicilina (dose alta) ou ciprofloxacina (se houver alergia à penicilina) + clindamicina.
- Acrescentar ampicilina + sulbactam ou piperacilina + tazobactam.

Meningococcemia. Meningite bacteriana é uma septicemia meningocócica, até que seja provado o contrário. Os microrganismos alternativos mais prováveis são pneumococos, *Haemophilus influenzae* e, raramente, *Enterobacteriaceae* e *Listeria.*

- Cefalosporina de terceira geração + vancomicina (se houver suspeita de *S. pneumoniae* resistente à penicilina) + ampicilina (se houver suspeita de *Listeria*).
- Cefotaxima + vancomicina.

Estágio 3: Controle da origem

O controle da origem é a medida curativa essencial no tratamento da sepse e da resposta inflamatória associada. Embora existam inúmeras causas potenciais de sepse, além das causas clínicas (como pneumonia ou meningite), o controle da fonte pode ser aproximadamente resumido pela aplicação da regra dos quatro Ds (Fig. 12.12):[41] abscessos devem ser *d*renados, o tecido necrosado deve ser *d*ebridado, *d*ispositivos infectados devem ser removidos e as origens recorrentes de infecção/inflamação (p. ex., colecistite ou diverticulite) controladas *d*efinitivamente. Isso representa o principal envolvimento de anestesiologistas no âmbito do paradigma da sepse: os pacientes se deslocam até a sala de cirurgia para controle das origens sob anestesia.

Estágio 4: Prevenção de novas complicações

Um aspecto significativo da terapia intensiva de pacientes sépticos é a prevenção de complicações. Isso também se aplica aos cuidados perioperatórios. Muitos pacientes com sepse aguda grave exibem lesão pulmonar hipóxica concomitante (p. ex., SARA), necessitando de suporte ventilatório mecânico intensivo. Comumente, isso envolve a aplicação de elevadas pressões médias nas vias aéreas para que seja evitado o desrecrutamento do tecido pulmonar envolvido. É imperativo que o volume pulmonar seja mantido no período perioperatório. Se o paciente estiver necessitando mais de 10 cm H_2O de pressão expiratória final positiva (PEEP) ou estiver em situação de ventilação com liberação de pressão nas vias aéreas ou ventilação de pressão controlada com relação inversa, então devem ser implementadas as orientações a seguir:

1. O ventilador mecânico na sala cirúrgica deve ter capacidade suficiente para manter uma elevada pressão média nas vias aéreas. Embora alguns ventiladores modernos tenham essa capacidade, a maioria dos foles do tipo "bolsa na garrafa" são insuficientes. Em caso de dúvida, o paciente deve ser transferido para a sala cirúrgica com seu ventilador de UTI.
2. Deve-se tomar um cuidado extremo para evitar a desconexão do ventilador; mesmo períodos breves de desconexão (i. e., para troca do ventilador para o aparelho anestésico) podem resultar em desrecrutamento significativo do pulmão e em hipoxemia com risco para a vida do paciente.
3. O tubo endotraqueal deve ser clampeado antes das desconexões para manter o recrutamento pulmonar.
4. Se ocorrer uma desconexão acidental, deve-se efetuar manobras contínuas de insuflação para re-recrutamento do pulmão.
5. É comum que pacientes criticamente enfermos sejam tratados na posição de semi-decúbito. Na sala de cirurgia, os pacientes ficam em decúbito dorsal. Muitas vezes isso resulta em um aumento da elastância da parede pulmonar, o que exige níveis mais altos de PEEP para que sejam mantidos os volumes pulmonares.
6. O padrão terapêutico no tratamento de pacientes com SARA é a limitação dos volumes pulmonares inspiratórios finais em uma pressão de platô de 30 cm H_2O ou menos, e em um volume corrente de 6 mL/kg ou menos.[31] Esses procedimentos evitarão o "volutrauma", uma lesão pulmonar associada ao uso do ventilador.[58]

É preciso tomar cuidado para a manutenção do volume circulatório e do fluxo sanguíneo para os tecidos. Durante o debridamento cirúrgico de, por exemplo, uma pancreatite ou fasciíte necrotizantes, a manipulação dos tecidos inflamados ou infecciosos habitualmente acarretará uma liberação sistêmica significativa de citocinas, piorando a vasoplegia e aumentando a depressão do miocárdio. O anestesiologista precisa ter o cuidado de titular vasopressores e líquidos administrados em dose em resposta a uma hemodinâmica em rápida mudança.

Pacientes gravemente sépticos se encontram em risco significativo de lesões orgânicas secundárias, particularmente no fígado e nos rins. Medicações que são metabolizadas nos rins ou excretadas por eles (p. ex., pancurônio, morfina) devem ser utilizadas com cautela. Aminoglicosídeos e glicopeptídeos (p. ex., vancomicina) devem ser administrados com referência à farmacocinética. Deve-se evitar os agentes anti-inflamatórios não esteroides, porque esses fármacos podem precipitar insuficiência renal aguda, piorar a

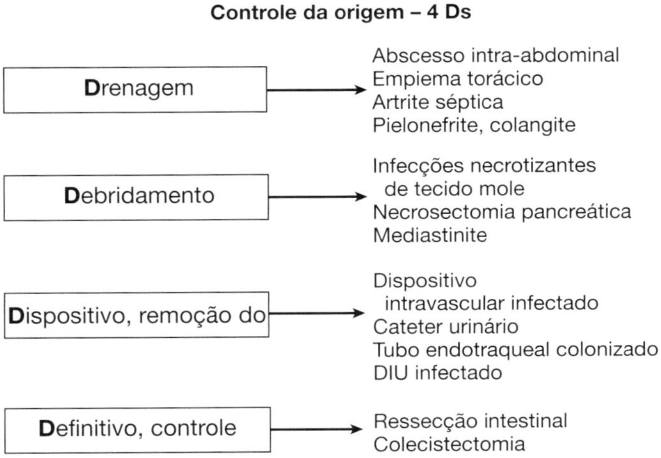

FIGURA 12.12 Os 4 Ds do controle da origem. DIU, dispositivo anticoncepcional intrauterino.

coagulopatia e induzir sangramento no trato gastrintestinal superior em uma população vulnerável. Embora o metabolismo hepático seja bem preservado em pacientes com disfunção hepática nos casos de sepse, deve-se considerar o uso de agentes metabolizados independentemente do fígado (p. ex., cisatracúrio em vez de vecurônio ou pancurônio; remifentanil em vez de fentanil ou morfina).

A escolha dos agentes anestésicos depende de diversos fatores. Muitos pacientes são transportados até a sala cirúrgica em coma induzido (p. ex., lorazepam ou midazolam + infusões de morfina ou hidromorfona), necessitando de pouca anestesia adicional. No paciente desperto, em que a anestesia está sendo induzida, deve-se tomar as precauções anteriormente descritas. Para manutenção da anestesia, administra-se agentes suficientes para manter a hipnose e a amnésia. Frequentemente isso não é possível com o uso de agentes voláteis por causa da vasodilatação periférica e hipotensão. Quetamina é uma boa alternativa, particularmente se for acompanhada por uma infusão de fentanil ou remifentanil ou hidromorfona.

Pacientes com sepse aguda grave estão em maior risco de sangramento perioperatório por causa da coagulopatia e trombocitopenia induzidas pela sepse. É recomendada uma repleção de volume agressiva com hemácias, plasma descongelado e plaquetas. A proteína C ativada (drotrecogina alfa ativada) aumenta significativamente o risco de sangramento e deve ser descontinuada pelo menos 2 horas antes dos procedimentos cirúrgicos, não sendo reiniciada pelo menos até 2 horas depois da cirurgia (Tab. 12.4).

TABELA 12.4 Cuidado perioperatório do paciente com sepse grave estabelecida

Monitoração	Continuação de todos os procedimentos de monitoração da UTI.
Administração de fluidos	A administração de líquido deve ser orientada para metas, com base nos pontos finais predeterminados.
Agentes anestésicos	Determinados pela estabilidade hemodinâmica, se o paciente tolerará agentes inalatórios, infusões preexistentes (p. ex., lorazepam e morfina), farmacocinética etc.
Ventilação mecânica	Transporte o paciente com ventilador da UTI se PEEP > 10 cm H_2O, se houver ventilação de pressão controlada com relação inversa, ou ventilação com liberação da pressão das vias aéreas. Evite desconexão do ventilador (use pinças). A desconexão acidental deve ser seguida por manobras de recrutamento. Deve-se continuar com a administração de óxido nítrico inalado ou prostaciclina.
Vasopressores	Deve ter continuidade o uso de vasopressores e ter à disposição bolsas de medicação adicionais para que seja evitada uma interrupção catastrófica. Continuar com a administração de corticosteroides (para insuficiência adrenal).
Nutrição	Alimentações gástricas devem ser descontinuadas 6 horas antes da cirurgia; alimentações pós-pilóricas podem ter continuidade (a critério do anestesiologista). Nutrição parenteral total deve ser continuada.
Coagulação	Todos os anticoagulantes devem ser interrompidos antes da cirurgia. Proteína C ativada deve ser interrompida 2 horas antes da cirurgia.
Terapia de reposição renal	A terapia de reposição renal contínua deve ser interrompida 6 horas antes da cirurgia a fim de permitir autorreversão da heparina.
Antimicrobianos	A dose baseia-se nos microrganismos previstos, padrões de resistência do paciente e do hospital, função renal e farmacocinética.

INFECÇÕES TRANSMISSÍVEIS E ANESTESIA

Hepatite B e C

Hepatite B

Hepatite B é um hepadnavírus pequeno com duplo filamento de DNA. Esse vírus se dissemina por intercurso sexual, com alto grau de infectividade, via secreções e produtos do sangue. Os profissionais da área da saúde se encontram em risco particularmente alto de exposição por meio do manuseio de sangue/tecidos ou lesões causadas por punção de agulha.

A parte básica externa do vírus contém um antígeno de superfície (HBsAg) que promove a produção de um anticorpo neutralizador (anti-HBs). Além disso, o corpo gera um anticorpo distinto (anti-HBc) contra o antígeno central viral (HBcAg). Um terceiro antígeno viral – antígeno "e" da hepatite B (HBeAg) – também é liberado do "núcleo" viral. A sua presença no soro é indicativa de replicação viral ativa, e a presença do anticorpo contra essa partícula (anti-HBe) é indicativa do final da replicação viral ativa.

Aspectos clínicos e patológicos. Uma a 6 semanas depois da exposição, HBsAg surge no soro; seu desaparecimento depois de 6 meses indica recuperação (Fig. 12.13). A presença de HBsAg durante mais de 6 meses indica doença crônica/estado de portador (5 a 10% das infecções). Exposição prévia por imunização pode ser detectada por anti-HBs. Na maioria dos pacientes, anti-HBs não se eleva a níveis detectáveis até que tenham transcorrido algumas semanas depois do desaparecimento do antígeno de superfície, permanecendo detectável pelo resto da vida do indivíduo. Pode haver uma janela na qual nem anticorpo e nem antígeno são detectáveis. Por consequência, será necessário um outro teste para garantir o diagnóstico. Esse teste visa a detecção da presença do anticorpo da classe IgM direcionado contra o antígeno central (IgM anti-HBc), que é o anticorpo anti-hepatite B mais precocemente discernível. A presença de HBeAg implica em alta infectividade – muitas vezes, esse anticorpo está presente de 1 mês e meio a 3 meses depois de uma infecção aguda. A presença de anti-HBc indica exposição prévia (ver Fig. 12.13).

Depois da exposição, o período de incubação é de aproximadamente 12 semanas, com resolução dos sintomas depois de 30 a 60 dias. Os sintomas incluem: pródromo de pirexia, anorexia, mialgia, urticária e náusea, seguido por

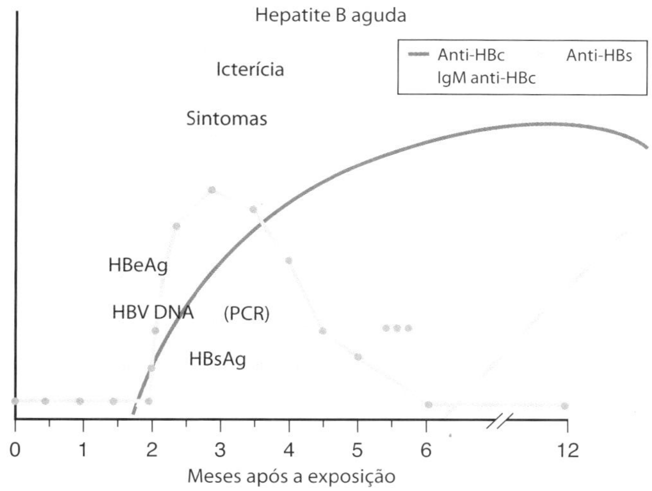

FIGURA 12.13 Curso sorológico da hepatite B aguda. (De Goldman L, Bennett JC [eds.]: *Cecil Textbook of Medicine*, 21.ed. Philadelphia, WB Saunders, 2002.)

icterícia, hepatoesplenomegalia e linfadenopatia. Ocorre aumento na bilirrubina sérica e nas transaminases hepáticas. Cinco a 10% dos pacientes evoluem para a formação de uma hepatite ativa crônica.

Implicações anestésicas. Pacientes agudamente infectados com hepatite B e que se apresentam para cirurgia representam risco singular para os profissionais da saúde, particularmente os anestesiologistas. Devem ser tomadas as precauções universais ao lidar com tecidos ou líquidos orgânicos (Tab. 12.5). Em seguida a uma lesão por punção com agulha, o risco de pegar hepatite B clínica ou conversão sorológica, em um profissional que não tenha sido imunizado, se o sangue for positivo para HBsAg e também para HBeAg, é de aproximadamente 25% e 50%, respectivamente. Contudo, se o sangue for positivo para HBsAg e negativo para HBeAg, os riscos respectivos serão de apenas 3% e 30%.

Profissionais da saúde que tenham anticorpos contra o vírus da hepatite B, por meio de vacinação pré-exposição ou por infecção prévia, não estão em risco. Além disso, se um funcionário suscetível for exposto ao vírus da hepatite B, a profilaxia pós-exposição com globulina imune para hepatite B e início da sua vacina é mais que 90% eficaz em termos de prevenção da infecção pelo vírus dessa hepatite (ver Tab. 12.6 para recomendações).

Hepatite C

Hepatite C é a infecção viral crônica de origem sanguínea mais comum nos Estados Unidos. Ela afeta 300 milhões de pessoas em todo o mundo, inclusive 4 milhões de norte-americanos. O vírus envolvido, um monofilamento de RNA, foi originalmente identificado em 1989. A infecção se alastra principalmente pela administração parenteral de sangue, produtos sanguíneos e compartilhamento de agulha entre usuários de drogas ilícitas intravenosas.

TABELA 12.5 Precauções universais
1. **Proteção com barreira** deve ser utilizada em todas as ocasiões para prevenir contaminação da pele e das membranas mucosas com sangue, líquidos orgânicos que contêm sangue visível ou outros líquidos orgânicos (líquidos cerebrospinal, sinovial, pleural, peritoneal, pericárdico e amniótico, sêmen e secreções vaginais). A proteção com barreira deve ser utilizada para TODOS os tecidos. O tipo de proteção com barreira utilizado deve ser apropriado para o tipo de procedimento realizado e para o tipo de exposição antecipada. Exemplos de proteção com barreira incluem jalecos laboratoriais, luvas e proteção ocular e facial descartáveis.
2. **Luvas** devem ser utilizadas quando houver possibilidade de contato da mão ou da pele com sangue, outros materiais com potencial infeccioso ou objetos e superfícies contaminados com esses materiais.
3. Use **proteção facial** durante procedimentos com probabilidade de causar a formação de gotículas de sangue ou líquido orgânico para que não ocorra exposição às membranas mucosas da boca, nariz e olhos.
4. Use **roupas para proteção corporal** (jalecos laboratoriais descartáveis) nos casos em que haja possibilidade de espirros/esguichos de sangue ou líquidos orgânicos.
5. **Lave as mãos** ou outras superfícies cutâneas de maneira cuidadosa e imediatamente caso haja ocorrido contaminação com sangue, líquidos orgânicos que contêm sangue visível ou outros tipos de líquido aos quais se apliquem as precauções universais.
6. **Lave imediatamente as mãos** depois da remoção das luvas.
7. **Evite lesões acidentais** que possam ser causadas com agulhas, lâminas de bisturi, instrumentos laboratoriais etc., na realização de procedimentos, limpeza de instrumentos, manipulação de instrumentos cortantes e descarte de agulhas usadas, pipetas etc.
8. Agulhas, seringas descartáveis, lâminas de bisturi, pipetas e outros itens cortantes usados devem ser colocados em **recipientes resistentes a punções** marcados com um símbolo de risco biológico de descarte.

Aspectos clínicos e patológicos. O período de incubação varia de 6 a 10 semanas. Em sua maioria, os pacientes permanecem assintomáticos. Cinquenta a 70% dos pacientes infectados desenvolvem hepatite C crônica, dos quais 50% sofrerão cirrose ao longo de um período de 20 a 30 anos. Hepatite C é causa preponderante de insuficiência hepática nos Estados Unidos. Quarenta por cento dos pacientes submetidos a transplante de fígado padecem dessa doença.

Estima-se que o risco nosocomial de soroconversão para hepatite C depois de um incidente isolado com punção com agulha no cenário hospitalar se situe na faixa de 2 a 8%. A lesão por punção com agulha oca está associada a uma probabilidade 6 a 10 vezes maior de transmissão do que quando a lesão ocorre com agulhas de estilete contaminadas. Não existe vacina ou imunoglobulina efetiva para

TABELA 12.6 Profilaxia pós-exposição recomendada para exposição ao vírus da hepatite B

Vacinação e estado de resposta dos anticorpos em profissionais expostos*	Tratamento		
	Origem Positivo para HBsAg[†]	**Origem Negativo para HBsAg**	**Origem Desconhecida ou não disponível para teste**
Não vacinado	HBIG[‡] × 1 e inicie série de vacina HB[§]	Inicie série de vacina HB	Inicie série de vacina HB
Previamente vacinado, sabidamente responsivo[||]	Sem tratamento	Sem tratamento	Sem tratamento
Sabidamente não responsivo[¶]	HBIG × 1 e inicie revacinação ou HBIG × 2**	Sem tratamento	Se for sabido que a origem é de alto risco, trate como se a origem fosse positiva para HBsAg
Resposta de anticorpo desconhecida	Teste pessoa exposta para anti-HBs[††] 1. Se for adequado, [||]não será necessário o tratamento. 2. Se for inadequado, [¶] administre HBIG × 1 e faça reforço vacinal.	Sem tratamento	Teste pessoa exposta para anti-HBs 1. Se for adequado, [||]não será necessário o tratamento. 2. Se for inadequado,[¶] administre reforço vacinal e volte a verificar o título em 1-2 meses.

*Pessoas que foram previamente infectadas com HBV estão imunes à reinfecção e não necessitam de profilaxia pós-exposição.
†Antígeno de superfície de hepatite B.
‡Imunoglobulina anti-hepatite B; dose = 0,06 mL/kg por via intramuscular.
§Vacina para hepatite B.
||Responsivo é uma pessoa com níveis adequados de anticorpo sérico anti-HBsAg (i. e., anti-HBs ≥ 10 mUI/mL).
¶Não responsivo é uma pessoa com resposta inadequada à vacinação (i. e., anti-HBsérico < 10 mUI/mL).
**A opção de administrar uma dose de HBIG e reiniciar a série de vacinas é preferível para não responsivos que não completaram uma segunda série de vacinas com três doses. Para pessoas que anteriormente completaram uma segunda série de vacinas mas que não responderam, é preferível administrar duas doses de HBIG.
††Anticorpo anti-HBsAg.
De Updated U.S. Public Health Service Guidelines for the Management of Occupational Exposures to HBV, HCV, and HIV and Recommendations for Postexposure Prophylaxis. *MMWR Morbid Mortal Weekly Rep* 2001;50(RR-11):22.

esses pacientes. A soroconversão é confirmada pela detecção do RNA do vírus da hepatite C no soro. O tratamento deve ser direcionado para uma resposta virológica contínua, utilizando interferon alfa e ribavirina. Essa terapia resulta na normalização dos níveis séricos de transaminases em 50% dos pacientes.

Implicações da anestesia. O anestesiologista e a equipe cirúrgica são particularmente vulneráveis à aquisição de hepatite C por lesões causadas por punção com agulha ou por sangue ou tecido contaminados. Pacientes com história conhecida de hepatite B ou C ou de alto risco (p. ex., usuários de drogas ilícitas intravenosas) devem ser tratados sob rígidas precauções de barreira (ver Tab. 12.5). Devem ser usadas luvas de alta qualidade (ou dois pares de luvas), as mãos meticulosamente lavadas depois da remoção delas; e estas contaminadas devem ser descartadas de imediato. É imperativa a proteção de barreira para os olhos e boca. Agulhas contaminadas não devem ser recapeadas, manipuladas com as duas mãos ou removidas manualmente da seringa; e sim descartadas junto com suturas contaminadas e outros objetos cortantes em um recipiente sólido e cuidadosamente marcado, adjacente ao local da operação.

HIV/AIDS

Quarenta milhões de pessoas (aproximadamente 34 a 46 milhões) viviam com HIV/AIDS ao final de 2003, com 5 milhões de casos novos naquele ano. Foi estimado que 20 a 25% dos pacientes positivos para HIV necessitarão de cirurgia durante sua enfermidade.[59]

Aspectos clínicos e patológicos. HIV-1 é um retrovírus com monofilamento de RNA. Depois de invadir a célula, o vírus é copiado por uma transcriptase reversa; isso capacita o vírus a produzir DNA duplo-filamentar, que em seguida se integra às células do hospedeiro. O modo de infecção mais comum é a transmissão sexual pela mucosa genital. HIV também pode ser disseminado por transfusão de sangue contaminado ou pelo compartilhamento de agulha ou lesão por punção com agulha.

Dentro de 2 dias o vírus pode ser detectado nos linfonodos ilíacos internos, e em 5 dias (variação, 4 a 11 dias) o vírus pode ser cultivado a partir do plasma. Ocorre rápida disseminação até o tecido linfoide e o cérebro. Os linfócitos T CD4+ (células T helpers) são o alvo principal da infecção. A progressão da doença por HIV é definida pelo declínio da contagem de linfócitos CD4+, acarretando deficiência imune e se manifestando por infecções oportunistas e neoplasia incomum. Assim, a progressão é acompanhada pela monitoração da contagem celular por milímetro cúbico.

A princípio, a carga viral plasmática (que pode ser quantificada) é extremamente alta, declinando em seguida no período de latência clínica. Essa infecção aguda inicial, a enfermidade de soroconversão, é temporária; e os sintomas incluem febre, fadiga, erupção, cefaleia, linfadenopatia, faringite, mialgia ou artralgia e náusea, vômito e diarreia. Esse quadro pode ser confundido com uma enfermidade parecida com gripe.

O período de latência clínica pode se prolongar por 7 a 12 anos; durante esse período, bilhões de vírions e células CD4+ são destruídos a cada dia. Os linfócitos T são repostos e o estado imune permanece funcional.

Antes da ocorrência da "AIDS completamente desenvolvida", o paciente entra em um estágio de linfadenopatia generalizada persistente. Nesse estágio, nodos maiores que 1 cm em mais de dois locais não inguinais estão presentes por mais de 3 meses. O paciente pode perder peso e exibir uma dermatite seborreica.

AIDS é diagnosticada por uma contagem de CD4+ inferior a 200 células/μL ou pela presença de uma ou mais enfermidades definidoras (Tab. 12.7). O paciente encontra-se em risco significativo para infecções oportunistas e malignidades, inclusive toxoplasmose, meningite criptocócica, leucoencefalopatia multifocal progressiva, infecção por citomegalovírus, infecção pelo vírus do herpes simples, linfomas cerebrais e tuberculose. Assim, HIV é uma doença polissistêmica (Tab. 12.8).

Com o desenvolvimento dos sintomas constitucionais (a reserva fisiológica exibe depleção), também nesse caso a carga viral aumenta e o paciente se torna extremamente infeccioso. Isso tem implicações significativas para os profissionais da área da saúde.

Anestesia e HIV. O risco perioperatório tem boa correlação com a função imune. Uma contagem de células CD4+ inferior a 200 células/μL coloca o paciente em risco significativo para infecções oportunistas e aumento do risco infeccioso associado à cirurgia.[60] A presença de doença pulmonar, cardíaca ou renal também pode resultar em complicações perioperatórias. Consequentemente, o paciente com AIDS necessita de uma avaliação clínica significativa no período pré-operatório. Essa avaliação deve incluir hemograma completo, painel da coagulação e provas da função hepática e renal. O paciente deve ter um eletrocardiograma e radiografias torácicas, independentemente da idade e do gênero. Se houver histórico de doença pulmonar e se o paciente for submetido a uma cirurgia de grande porte, serão necessárias provas da função pulmonar.

São numerosas as complicações na via aérea em pacientes com HIV/AIDS: candidíase oral, úlceras por herpes simples (risco de transmissão ao laringoscopista) e lesões causadas por sarcoma de Kaposi hemorrágico. O parênquima pulmonar pode ser lesionado por *Pneumocystis,* histoplasmose, citomegalovírus ou tuberculose, com impacto significativo nas trocas gasosas. Essa situação pode levar à necessidade de uma FIO_2 mais alta no período intraoperatório e uma ventilação mecânica prolongada no pós-operatório.

TABELA 12.7 Enfermidades definidoras de AIDS

Candidíase dos brônquios, traqueia, pulmões ou esôfago
Câncer cervical invasivo
Coccidioidomicose disseminada ou extrapulmonar
Criptococose extrapulmonar
Criptosporidiose intestinal crônica (mais de 1 mês de duração)
Doença por citomegalovírus (exceto fígado, baço ou nódulos)
Retinite por citomegalovírus (com perda da visão)
Encefalopatia relacionada a HIV
Herpes simples: úlcera(s) crônica(s) (com mais de 1 mês de duração); ou bronquite, pneumonite, esofagite
Histoplasmose disseminada ou extrapulmonar
Isosporíase intestinal crônica (com mais de 1 mês de duração)
Sarcoma de Kaposi
Linfoma de Burkitt (ou termo equivalente)
Linfoma imunoblástico (ou termo equivalente)
Linfoma primário cerebral
Complexo do *Mycobacterium avium* ou *M. kansasii*, disseminado ou extrapulmonar
Mycobacterium tuberculosis, qualquer local (pulmonar ou extrapulmonar)
Mycobacterium, outras espécies ou espécies indefinidas, disseminado ou extrapulmonar
Pneumonia por *Pneumocystis carinii*
Pneumonia recorrente
Leucoencefalopatia multifocal progressiva
Septicemia recorrente por *Salmonella*
Toxoplasmose cerebral

O sistema cardiovascular pode ser afetado por neuropatia autonômica (resposta inadequada da frequência cardíaca aos efeitos vasodilatadores de agentes anestésicos), miocardiopatia e linfoma do miocárdio. Se houver suspeita de envolvimento cardíaco, o paciente deve passar por uma ecocardiografia pré-operatória para determinar as funções sistólica e diastólica. A presença de disfunção cardíaca significativa é uma indicação para monitoração invasiva no período perioperatório.

Muitos problemas neurológicos estão associados a HIV/AIDS. Esses problemas incluem delírio, cefaleia, convulsões localizadas ou generalizadas, fraqueza dos membros e perda da visão. É importante documentar, no pré-operatório, a presença ou a ausência de déficit neurológico focal para que seja evitada confusão com complicações da anestesia e da cirurgia. A presença de demência ligada à AIDS pode impedir que o paciente dê seu consentimento, tanto para a cirurgia como para a anestesia.[61]

TABELA 12.8 Complicações da doença multiorgânica por HIV

Respiratórias
Pneumocystis carinii
Pneumonia bacteriana
Tuberculose
Aspergilose
Citomegalovírus
Candidíase oral/faríngea, infecções herpéticas
Hematológicas
Leucopenia, linfopenia
Trombocitopenia
Anemia
Toxicidade farmacológica, supressão da medula óssea
Cardíacas
Derrame por pericardite
Pericardite
Miocardite (estágios finais da infecção)
Miocardiopatia dilatada
Endocardite (abuso de droga ilícita intravenosa)
Hipertensão pulmonar
Cardiotoxicidade ligada a agentes farmacológicos
Eventos tromboembólicos
Infarto do miocárdio
Gastrintestinais
Diarreia infecciosa, proctite
Sangramento gastrintestinal
Colecistite acalculosa
Vômito, perda de apetite, caquexia
Disfagia (*Candida albicans*, citomegalovírus), esofagite
Doença hepática, hepatite B e C, outras infecções
Problemas neurológicos em pacientes com AIDS
Neuropatia sensitiva simétrica distal: dormência, formigamento, disestesias e parestesias dolorosas
Polineuropatia desmielinizante inflamatória crônica
Encefalopatia por AIDS ou complexo da demência da AIDS: alterações cognitivas, motoras e comportamentais
Mielopatia vacuolar: distúrbio sensitivo, espasticidade e hiperreflexia (progressão aguda ou crônica)
Mielopatia segmentar (focal), aguda ou subaguda (menos comum)

Dados de Hughes SC: HIV and Anesthesia. *Anesthesiol Clin*. North Am 2004;22:379-404.

São várias as infecções oportunistas do trato gastrintestinal que se manifestam em pacientes com HIV/AIDS. Diarreia crônica é comum e está associada à hipocalemia e à depleção de volume. Perfuração colônica foi associada à colite citomegálica, e linfoma à obstrução intestinal, o que aumenta o risco de pneumonite por aspiração.

TABELA 12.9 Terapia farmacológica antirretroviral: efeitos colaterais com significado anestésico

Efeito colateral	Medicamento antirretroviral responsável
Neutropenia	Ganciclovir Trimetoprim/sulfametoxazol
Trombocitopenia	Isoniazida Fenitoína Rifampicina Zidovudina
Distúrbios dos eletrolíticos	Inibidores da protease Pentamidina
Disfunção hepática	Etambutol Fenitoína
Neuropatia periférica	Didanosina Lamivudina Estavudina Zalcitabina
Broncoespasmo	Pentamidina
Arritmias cardíacas	Pentamidina

De Kuczkowski KM: Human immunodeficiency virus in the parturient. *J Clin Anesth* 2003;15:224-233.

Pacientes com HIV/AIDS demonstram predisposição para anemia, como consequência da supressão da medula óssea, em associação com doença crônica, desnutrição (o envolvimento gastrintestinal compromete a absorção de ferro, vitamina B_{12} e folato) e terapia farmacológica (zidovudina).

A história clínica/social pregressa tem particular importância nessa população de pacientes. Abuso de substâncias ilícitas, em particular abuso de drogas intravenosas, permanece sendo o fator de risco mais significativo. A presença simultânea de doenças sexualmente transmissíveis como hepatite B, hepatite C (grave envolvimento hepático) e sífilis (deficiências neurológicas no estágio avançado), pode alterar o cuidado anestésico.[62]

O atual tratamento de rotina para HIV/AIDS é a terapia antirretroviral altamente ativa (HAART), que envolve quimioterapia combinada. Esses agentes farmacológicos se enquadram em quatro categorias: inibidores da transcriptase reversa análogos de nucleosídeos, inibidores da transcriptase reversa não análogos de nucleosídeos, inibidores da protease e a nova categoria de inibidores de fusão (Tab. 12.9).

Do ponto de vista do anestesiologista, os inibidores da protease são os agentes mais importantes. Trata-se de potentes inibidores de citocromo P450 que prolongam a duração de ação de medicamentos metabolizados no fígado, como fentanil, midazolam e morfina. São recomendadas uma dosagem criteriosa e uma cuidadosa titulação.

O plano de cuidado anestésico deve levar em consideração a imunossupressão, a doença sistêmica e o risco de transmissão do vírus para os profissionais da saúde. Não há evidência de maior risco anestésico nessa população de pacientes, e nem de aumento das complicações associadas à anestesia regional.[63,64]

A seguir, são descritos os procedimentos cirúrgicos específicos associados a HIV/AIDS e a implicações anestésicas.

Cirurgia e HIV.

Esplenectomia. Pacientes com HIV podem desenvolver uma variante de púrpura trombocitopênica conhecida como púrpura trombocitopênica imune associada ao HIV (HIV-PTI). Caracteristicamente, esse distúrbio não responde ao tratamento com corticosteroides e pode ocorrer em pacientes com infecção pelo HIV ou com AIDS. O tratamento de escolha é a terapia retroviral combinada; contudo, em casos refratários haverá necessidade de esplenectomia.[64]

O anestesiologista deve estar ciente de que o paciente se encontra em risco significativamente maior de sangramento e que a contagem de plaquetas não pode ser aumentada pela administração de corticosteroides ou de transfusão de plaquetas. Como consequência, deve ser evitada a anestesia epidural, do mesmo modo que a aplicação de cateteres intravenosos de grosso calibre em vasos não compressíveis.

Cirurgia abdominal. Pacientes com HIV podem exibir dores abdominais por uma série de razões, raramente necessitando de laparotomia. Uma cirurgia para ressecção de neoplasia pode ser necessária, particularmente se houver obstrução intestinal, drenagem de abscesso intra-abdominal e apendicectomia.

A presença de imunodeficiência pode mascarar os sinais (leucocitose) de infecção, fazendo com que haja atraso no diagnóstico.[65] Além disso, esses pacientes podem montar uma resposta de SRIS menos dramática do que o esperado, acarretando o desenvolvimento dramático de uma sepse grave sem aviso. Uma baixa contagem de CD4+ é fator preditivo independente de um aumento da incidência de sepse pós-operatória.[60]

Pacientes com HIV se encontram em particular risco para doença do trato biliar — colecistite, colangite e infecções por organismos oportunistas como *Salmonella,* citomegalovírus e *Cryptosporidium.* Há maior risco de obstrução biliar extra-hepática causada pela compressão externa do ducto biliar comum por linfonodos portais hipertrofiados (ou linfoma).[66] Pode ser necessário colecistectomia ou coledocojejunostomia laparoscópicas.

Pacientes infectados com HIV, ou padecendo de AIDS, frequentemente necessitam de cirurgia anorretal para excisão de extensos condilomas, fístulas anais ou abscessos perirretais. O paciente é colocado na posição de pronação-canivete. Pode-se administrar com segurança a anestesia geral ou espinal (assumindo que o paciente não tenha coagulopatia), como ocorre com pacientes não infectados. Não fica comprometida a cicatrização da ferida no período pós-operatório em pacientes com HIV, ao contrário daqueles com AIDS.[67]

Neurocirurgia. A presença de abscesso piogênico intracraniano, toxoplasmose ou linfoma pode causar sintomas neurológicos em pacientes infectados com HIV. Em menor frequência, uma biópsia com agulha estereotáxica para que o diagnóstico possa ser estabelecido será requerida. Comumente, esse procedimento é realizado sob cuidado anestésico monitorado, por exemplo, com uma infusão de remifentanil-propofol e ventilação espontânea.

Cirurgia torácica. Ocasionalmente, o paciente infectado por HIV necessitará de biópsia pulmonar aberta para esclarecer o diagnóstico no caso de insuficiência respiratória. Infecções oportunistas podem ser muitas vezes diagnosticadas pelo exame do escarro ou do lavado broncoalveolar. Todavia, a identificação, a classificação e o estadiamento do linfoma podem requerer cirurgia. Há o risco adicional de pneumotórax e empiema recorrentes, que podem ser tratados por cirurgia torácica vídeo-assistida (CTVA).

É importante avaliar e esclarecer a extensão do comprometimento respiratório e o grau de hipoxemia nesses pacientes antes da cirurgia. É preciso dar cuidadosa atenção à estratégia de ventilação em presença de insuficiência respiratória hipoxêmica. Na presença de doença pulmonar parenquimatosa significativa, o paciente talvez não tolere anestesia monopulmonar.

Obstetrícia. O tratamento de mulheres grávidas soropositivas para HIV inclui tentativas de minimizar o risco de infecção adquirida pelo bebê. A transmissão perinatal do HIV ocorre antes, durante ou depois do parto. Elevadas cargas virais maternas aumentam a probabilidade de transmissão perinatal de HIV. Quase todas as transmissões perinatais ocorrem durante o trabalho de parto e o parto vaginal. Assim, os cuidados obstétricos são direcionados para minimizar da exposição ao sangue materno e às secreções genitais. Para tanto, deve-se evitar o seguinte: coleta de sangue umbilical por via percutânea, clipes no escalpo fetal (quando possível), coleta de amostras no escalpo fetal, técnicas de parto que possam causar abrasões na pele do bebê (p. ex., vácuo ou fórceps) e remoção imediata do sangue e fluidos maternos do bebê.[59] Existe uma relação entre o modo de parto e o risco de transmissão: o risco fica significativamente reduzido pela incisão cesariana eletiva (Tab. 12.10).[68,69] Esse benefício pode se perder se ocorrer ruptura espontânea das membranas. HIV pode ser

TABELA 12.10 Parto cesariana eletivo para redução da transmissão de HIV: percentuais de transmissão vertical

	Parto cesariana eletivo	Outro modo de parto
Sem terapia antirretroviral	10,4%	19,0%
Terapia antirretroviral	2,0%	7,3%

De The mode of delivery and the risk of vertical transmission of human immunodeficiency virus type 1 - a meta-analysis of 15 prospective cohort studies. The International Perinatal HIV Group. *N Engl J Med* 1999;340:977-987.

transmitido por leite materno; assim, deve-se desincentivar o aleitamento no peito.

A incisão cesariana eletiva deve ser realizada sob anestesia espinal, como ocorre em parturientes não infectadas.[61,63]

HIV e o risco para o anestesiologista/outros profissionais da saúde. HIV é a mais temida dentre todas as doenças ocupacionalmente adquiridas. É importante ter em mente que pacientes com HIV/AIDS representam um reservatório de exposições infecciosas potenciais, além do próprio vírus. A mais importante dessas infecções é a tuberculose. Além disso, o paciente pode estar simultaneamente infectado com hepatite B e/ou C.

Devem ser implementadas as precauções universais (ver Tab. 12.5) durante a manipulação de líquidos orgânicos, tecidos, sangue e produtos sanguíneos. O anestesiologista deve usar luvas em todas as ocasiões de contato com o paciente ou com seu sangue ou tecidos.[70] Onde houver risco significativo de exposição aos líquidos orgânicos do paciente – inserção de linhas arteriais ou centrais, realização de broncoscopia ou intubação com fibra óptica, ou uso de anestésico epidural, espinal ou regional – é recomendado o uso de um jaleco comprido e máscara facial com proteção para os olhos. Agulhas contaminadas não devem ser reencapadas manualmente.

O risco de transmissão do HIV por lesão causada pela punção com agulha contendo sangue infectado pelo vírus é de aproximadamente 0,32% (um risco muito mais baixo do que no caso da hepatite C).[70] Imediatamente depois de sofrer uma lesão com punção com agulha, o profissional da saúde deve ser tratado com medicamentos antirretrovirais (dentro de uma hora); essa medida pode reduzir em 80% o porcentual de soroconversão.[1] Os fatores que determinam o risco do profissional exposto incluem o tipo de procedimento para o qual a agulha foi utilizada, a profundidade da lesão por punção com agulha, a quantidade de sangue envolvido e os títulos virais no paciente infectado pelo HIV.[61]

Tuberculose

Tuberculose (TB) permanece sendo um grande flagelo mundial. Aproximadamente um terço da população do mundo já foi exposta, ocorrendo cerca de 8 milhões de novos casos por ano e 4 milhões de mortes. Apesar disso, até a epidemia de AIDS, a prevalência de TB declinou dramaticamente dos anos de 1950 até os de 1980. Entre 1985 e 1992, ocorreu um aumento de 20% na incidência de TB nos Estados Unidos, causado principalmente pela AIDS, mas também associado à imigração de países onde TB é endêmica, com pobreza e serviços de saúde limitados em áreas mais carentes. Depois de um pico de 25.287 casos em 1993, o número de casos notificados começou novamente a diminuir. Em 2001, foram comunicados 15.989 casos de TB ao U.S. Centers for Disease Control and Prevention (CDC). Três quartos dos casos entre imigrantes eram provenientes de sete países: Vietnã, Filipinas, Índia, China, Coreia do Sul, México e Haiti.

Mycobacterium tuberculosis é um bastonete (bacilo) aeróbio que se desenvolve em um ambiente aeróbio, em PO_2 de 140 mm Hg. Como consequência, o microrganismo infecta preferencialmente os segmentos apicais anteriores do pulmão. Os bacilos são transmitidos através de infecção por gotículas resultantes de tosse ou espirro. TB também pode ser transmitida de um paciente para outro por meio de sistemas respiratórios para anestesia ou ventiladores mecânicos.

O principal local de infecção da tuberculose é o pulmão, mas a bactéria pode infectar outros órgãos, inclusive os rins, o cérebro, os ossos, as articulações, a coluna vertebral e o trato geniturinário.

Tipicamente, TB pulmonar se apresenta como um mal-estar generalizado, anorexia, perda de peso, febre, suores noturnos, tosse produtiva e hemoptise. O diagnóstico é estabelecido por amostras seriadas de escarro para detecção de bacilos ácido-resistentes. Em casos de TB primária ativa, as radiografias torácicas revelam pneumonia lobar, com atelectasia subsegmentar e adenopatia hilar ipsilateral. A forma de "reativação" mais clássica de TB se manifesta com lesões cavitárias no segmento posterior do lobo superior direito e segmentos apicais dos lobos inferiores. Uma radiografia normal não exclui TB, e em presença de HIV as lesões são frequentemente atípicas. Se houver suspeita de TB, devem ser imediatamente instituídas as precauções de isolamento respiratório até que o paciente seja considerado não infeccioso (negativo para bacilo ácido-resistente em três amostras sucessivas de escarro, melhora dos sintomas e das radiografias torácicas).

Os modernos regimes terapêuticos para TB envolvem tratamento com quatro medicamentos durante 6 meses:

- Dois meses iniciais (todas as doses orais) – Isoniazida (INH), 300 mg/dia; rifampina (RIF), 600 mg/dia; pirazinamida (PZA), 2 g/dia; e etambutol (ETB), 2 g/dia.
- Quatro meses finais (se os 2 meses iniciais foram bem-sucedidos por conversão em esfregaço e resolução dos sintomas) – INH, 300 mg/dia, e RIF, 600 mg/dia, ou, alternativamente, INH, 900 mg, e RIF, 600 mg, 2 vezes por semana.

Pacientes com suspeita de TB ativa são atendidos em isolamento respiratório, em enfermarias de isolamento especialmente construídas para pressão negativa. As precauções podem ser suplementadas com filtros de alta eficiência para partículas aerógenas (HEPA) e aparelhos de irradiação ultravioleta instalados perto do teto da enfermaria. Devem ser afixadas claras orientações para controle de infecção e seguidas rigorosamente. O paciente deve usar uma máscara cirúrgica quando estiver fora da enfermaria de isolamento.

Implicações anestésicas. Um paciente com TB ativa representa grande risco de infecção para os demais pacientes e para os profissionais de saúde. Deve-se evitar a cirurgia eletiva; essa prática será adiada até que o paciente não esteja mais infeccioso. No caso de uma cirurgia de emergência ou semiemergência, devem ser tomadas precauções especiais.

O contato com médicos, enfermeiros etc. deve ser minimizado e o número de profissionais na sala de cirurgia mantido no mínimo necessário. As portas da sala cirúrgica devem permanecer fechadas, e sinais de risco de infecção colocados em locais evidentes, como alertas para componentes da equipe que não estejam cientes do problema. O sistema de respiração anestésica deve ser separado do ventilador mecânico por um filtro HEPA e sistema de respiração deve ser descartado no final do processo.

Máscaras faciais cirúrgicas comuns fornecem proteção insuficiente contra infecção causada por gotículas: o anestesiologista deve usar proteção ocular e máscara facial padrão N95 NIOSH (National Institute for Occupational Safety and Health). A máscara deve se ajustar adequadamente à face do anestesiologista, de tal modo que todo o ar inspirado passe através dela.

Deve-se ter extremo cuidado no descarte de tubos endotraqueais, tubos de sucção etc. Se for realizada uma anestesia com máscara laríngea, esta não poderá ser reciclada. O período de recuperação do paciente deve transcorrer em isolamento. Se não houver uma enfermaria apropriada para isolar o paciente, a recuperação será feita na sala de cirurgia ou em uma sala de isolamento da UTI (Tab. 12.11).

TABELA 12.11 Orientações da American Society of Anesthesiologist para cuidados operatórios do paciente com tuberculose

1. Os procedimentos operatórios eletivos em um paciente com tuberculose devem ser adiados até que o paciente deixe de ser infectante.
2. Os pacientes devem ser transportados até a sala de cirurgia vestindo máscara cirúrgica para evitar que secreções respiratórias contaminem o ar.
3. As portas da sala de cirurgia devem ficar fechadas, e o tráfego de entrada e saída da sala deve ser minimizado.
4. Faça o procedimento em uma ocasião na qual os outros pacientes não estejam na sala de cirurgia e quando estiver presente um número mínimo de profissionais do hospital (p. ex., ao final do dia). É ideal que a sala de cirurgia tenha uma antessala com pressão negativa em relação ao corredor e à sala de cirurgia. O anestesiologista e os outros componentes da equipe devem usar uma máscara facial NIOSH N95 compatível.
5. O ar de exaustão deve ser desviado para fora do hospital.
6. A colocação de um filtro bacteriano entre o circuito de anestesia e a via aérea do paciente impedirá a contaminação do equipamento anestésico ou a descarga de bacilos da tuberculose para o ar ambiente.
7. Esses filtros podem ser colocados entre o conector em Y e a máscara, máscara laríngea ou tubo endotraqueal.
8. Durante a recuperação da anestesia, o paciente deve ser monitorado e colocado em uma sala de isolamento.
9. Alternativamente, o paciente deve passar o período de recuperação na sala de cirurgia ou no próprio quarto do paciente.

Príons

Príons (partículas infecciosas proteináceas) são proteínas infecciosas sem genomas (conhecidos) de ácido nucleico. Diversos desses agentes infectam mamíferos, visando preferencialmente o tecido neurológico, e causam encefalopatias espongiformes. Essas doenças incluem doença de Creutzfeldt-Jakob (DCJ), síndrome de Gerstmann-Straussler-Scheinker e kuru, entre outros, em seres humanos; *scrapie* em ovinos; e encefalopatia espongiforme em bovinos (encefalopatia espongiforme bovina: EEB – "doença da vaca louca"). Essas doenças neurodegenerativas são universalmente letais.

Houve um recente interesse por esse assunto seguido da descrição, em 1996, de uma nova variante de DCJ (conhecida como variante DCJ [vDCJ]), que parece ter sido um cruzamento com EEB.[71,72] Depois da publicação de um grupo de casos ocorridos na Grã-Bretanha, surgiu o espectro da transmissão perioperatória de DCJ e de vDCJ. Além disso, dados recentes sugerem que essas doenças podem ser disseminadas por transfusão de sangue.[73]

Aspectos clínicos e patológicos. A variante de DCJ afeta principalmente pessoas jovens. A média de idade dos pacientes é 29 anos, e a de duração da enfermidade é de 14 meses. Desde o primeiro relato de vDCJ na Grã-Bretanha em 1996, foram descritos 151 casos definidos ou prováveis de vDCJ; e 146 mortes (http://www.cjd.ed.ac.uk/figures.htm). Somente na Grã-Bretanha foram descritos 1010 casos de DCJ de todas as causas.

DCJ causa degeneração neuropsiquiátrica progressiva, associada à redução gradual na consciência, mioclonia, ataxia, coreia ou distonia. Nos estágios mais avançados, o paciente evolui para um estado próximo ao catatônico.

Os príons causadores de vDCJ são encontrados em elevada concentração no cérebro, medula espinal e olho. Também são encontrados no tecido linforreticular, uma fonte infecciosa em potencial.

O diagnóstico de vDCJ será difícil, caso não tenha sido efetuada uma investigação confiável. Ele é estabelecido por uma combinação de sinais e sintomas clínicos e por uma biópsia tonsilar positiva ou pela presença de um sinal pulvinar alto bilateral nas imagens de ressonância magnética (IRM).

Implicações anestésicas. A anestesia para pacientes com vDCJ pode ser necessária para biópsia tonsilar ou cerebral, traqueostomia ou colocação de tubo de alimentação por gastrostomia endoscópica percutânea (GEP). Isso tem implicações significativas para o desempenho da anestesia e para a equipe da sala de cirurgia. Mais importante ainda é o potencial para transmissão da doença entre pacientes por meio de instrumentos contaminados. Príons são pequenos o suficiente para residir nas criptas microscópicas em instrumentos de aço inoxidável e não são facilmente removidos pelas técnicas de lavagem de rotina; além disso, são resistentes à desativação por métodos tradicionais de descontaminação. Embora tenham sido sugeridas novas abordagens, tais técnicas não foram amplamente adotadas.[74]

Todo o equipamento e a equipe desnecessários devem ser removidos ou excluídos da sala de cirurgia, sendo colocados em seu exterior sinais de aviso. A equipe deve tomar medidas de barreira extraordinárias, como uso de duas luvas, proteção para os olhos, aventais e roupas descartáveis repelentes de líquidos.

Onde possível, deve ser utilizado equipamento descartável – inclusive laringoscópios, máscaras faciais e vias aéreas por máscara oral e laríngea – esses itens devem ser incinerados após o uso. Se for confirmado o diagnóstico de DCJ ou de vDCJ, todos os instrumentos devem ser descartados.[75]

No estabelecimento da anestesia é preferível usar um ventilador no estilo dos utilizados na UTI, que pode ser desmontado e suas partes descartáveis incineradas. Se o paciente já estiver intubado, o ventilador da UTI deve acompanhá-lo. Pode ser administrada anestesia intravenosa total. Embora não haja contraindicações específicas quanto aos agentes anestésicos, deve-se evitar succinilcolina nos casos em que ocorra miopatia degenerativa. Não devem ser utilizados sistemas de vácuo na tubulação de gases, e um aparelho portátil deve acompanhar o paciente na sala de cirurgia, recuperação e enfermaria.[76] Durante a cirurgia, todas as agulhas, clampes, suturas ou instrumentos cortantes têm de ser diretamente descartados em um receptáculo adequado. Material histológico deve ser cuidadosamente descartado em bolsas rotuladas com clareza.

O paciente terá de fazer sua recuperação na sala de recuperação ou retornar diretamente à UTI.

INFECÇÕES INTRA-ABDOMINAIS E ANESTESIA

Abscessos intra-abdominais são coleções de pus ou parasitas circunscritos por tecido fibrosado, induzidos por inflamação e ocorrentes no interior do abdome. Eles podem estar localizados no interior de vísceras, no peritônio, entre alças intestinais, ou no espaço retroperitoneal.

Infecções intraperitoneais resultam de vazamento pós-cirúrgico por anastomoses, perfuração de víscera (p. ex., ruptura de divertículo), resolução de peritonite difusa em numerosos abscessos de pequenas dimensões ou infecção com parasitas.

Abscesso hepático piogênico

Abscessos hepáticos são divididos em piogênicos e parasitários (amebianos e hidáticos). Estima-se que a incidência de abscessos hepáticos seja de 13 a 20 casos por 100.000 habitantes.[77] Quase todos os abscessos hepáticos piogênicos são secundários a uma infecção originária no abdome (Tab. 12.12). Colangite decorrente de cálculos ou estenoses é a causa mais comum, seguida por infecção abdominal causada por diverticulite ou apendicite. Em 15% dos casos não pode ser encontrada uma causa.

Nos Estados Unidos, 80% dos casos de abscesso hepático são piogênicos. Em sua maioria, os abscessos hepáticos piogênicos são infecções polimicrobianas, habitualmente com microrganismos Gram-negativos aeróbios e anaeróbios. Quase todos os microrganismos têm origem intestinal, e os mais comuns são *Escherichia coli, Klebsiella pneumoniae, Bacteroides,* enterococos, estreptococos anaeróbios e estreptococos microaerófilos. Em aproximadamente 50% dos casos ocorre infecção com microrganismos anaeróbios. Em pacientes com infecções preexistentes como abscesso dental ou endocardite, pode ocorrer infecção com estreptococos hemolíticos, estafilococos ou *Streptococcus milleri.* Na população imunossuprimida, por exemplo, pacientes em tratamento quimioterapêutico, com AIDS, ou em seguida a um transplante, microrganismos ou fungos oportunistas podem infectar o fígado.[78] A clássica apresentação de abscesso hepático piogênico se faz com dor abdominal, febre oscilante, suores noturnos, náusea, vômito, anorexia, anergia e mal-estar. Habitualmente, ocorre hepatomegalia, sensibilidade no quadrante superior direito e elevação do hemidiafragma direito (com efusão pleural simpática) nas radiografias torácicas. Ocorre leucocitose, anemia e, em presença de compressão da árvore biliar decorrente de efeito massal, aumento dos níveis séricos das transaminases séricas e fosfatase alcalina. A ultrassonografia é a técnica de imageamento preferida, porque as septações internas ou cistos-filhos (hidatidose) são visualizados com maior clareza.

TABELA 12.12 Origens e causas de abscesso hepático piogênico

Trato hepático e biliar
Cálculos biliares
Estenoses biliares
Colangiocarcinoma
Stent biliar bloqueado
Biópsia de fígado
Empiema da vesícula biliar
Infecção secundária de cisto hepático
Extra-hepáticas
Apendicite
Diverticulite
Doença de Crohn
Trauma
Extensão de abscesso
Úlcera péptica perfurada
Abscesso subfrênico
Sepse disseminada
Infecção da corrente sanguínea ligada a cateter
Endocardite infecciosa
Infecção dental

Dados de Krige JEJ, Beckingham IJ: ABC of diseases of liver, pancreas, and biliary system: Liver abscesses and hydatid disease. *BMJ* 2001;322:537-540.

O tratamento é determinado pelo tamanho, número e natureza das lesões intra-hepáticas. Os numerosos abscessos de pequenas dimensões são tratados exclusivamente com agentes antimicrobianos, que deve incluir uma penicilina resistente à penicilinase, um agente antimicrorganismos Gram-negativos, e metronidazol. Na ausência de uma origem intra-abdominal, pode ser realizada a aspiração do abscesso sob visualização ultrassonográfica ou com a ajuda da tomografia computadorizada (TC). Habitualmente, um cateter de drenagem contínua é deixado no local. Se estiver presente uma origem abdominal, se o paciente estiver com um abscesso muito grande ou com abscessos multiloculares, ou se a antibioticoterapia não for bem-sucedida, então será necessária drenagem cirúrgica.

Abscesso hepático amebiano

Cerca de 10% da população mundial está cronicamente infectada com *Entamoeba histolytica.*[78] Amebíase é a terceira causa parasitária mais comum de morte, superada apenas pela malária e esquistossomose. A prevalência de infecção varia amplamente; ela ocorre mais em climas tropicais e subtropicais. Excesso de população e más condições sanitárias são os principais fatores predisponentes.

O parasita é transmitido através da via fecal-oral com a ingestão de cistos protozoários viáveis. A parede do cisto se desintegra no intestino delgado, liberando trofozoítas com motilidade. Esses organismos migram até o intestino grosso, onde linhagens patogênicas podem causar doença invasiva. A invasão da mucosa resulta na formação de úlceras em forma de cantil, pelas quais as amebas têm acesso ao sistema venoso portal. Comumente, o abscesso é solitário, afetando o lobo direito em 80% dos casos. O abscesso contém pus estéril e tecido hepático necrosado liquefeito de cor castanho-avermelhada ("pasta de anchovas"). Ocasionalmente, as amebas estão presentes na periferia do abscesso.

Aspectos clínicos e patológicos. Os pacientes podem ter exibido sintomas desde alguns dias até várias semanas antes da apresentação. Dor é um achado característico, e o paciente tem aspecto tóxico, febril e cronicamente enfermo.

O diagnóstico se baseia em aspectos clínicos, sorológicos e radiológicos. Habitualmente, o paciente reside em uma área endêmica ou visitou há pouco tempo uma dessas áreas, embora possa não ter história de diarreia. Muitas vezes o paciente exibe leucocitose, com 70 a 80% de polimorfos (não ocorre eosinofilia), uma velocidade de sedimentação eritrocitária elevada e anemia moderada. Em pacientes com doença grave e grande número de abscessos, a atividade da fosfatase alcalina e a concentração de bilirrubina estão aumentadas. As fezes podem conter cistos ou, no caso de disenteria, trofozoítas hematófagos.

Comumente, as radiografias torácicas demonstram um hemidiafragma direito elevado, acompanhado de atelectasia ou derrame pleural. A ultrassonografia revela o tamanho e a posição do abscesso e é útil nos casos em que é necessária a aspiração e na avaliação da resposta ao tratamento. Os testes sorológicos são um modo rápido de confirmação do diagnóstico, mas os resultados podem ser enganosos por causa de infecção prévia, em áreas endêmicas. Em mais de 90% dos pacientes, estão elevados os títulos de hemaglutinação indireta para *Entamoeba.* Em áreas onde amebíase é doença incomum, a não consideração dessa infecção poderá retardar o diagnóstico.

Ocorrem complicações graves como resultado de infecção secundária ou ruptura para estruturas adjacentes, como os espaços pleural, pericárdico ou peritoneal. Dois terços das rupturas ocorrem intraperitonealmente e um terço são intratorácicas.

Tratamento. Noventa e cinco por cento dos abscessos amebianos descomplicados desaparecem apenas com a administração de metronidazol (800 mg, 3 vezes ao dia durante 5 dias). É importante que sejam instituídas medidas adjuvantes, como nutrição adequada e alívio da dor. Os sintomas clínicos comumente melhoram muito dentro de 24 horas. Doses mais baixas de metronidazol são muitas vezes efetivas em casos de doença invasiva, mas podem não eliminar a infecção intraluminal, possibilitando a ocorrência de recidivas clínicas. Depois do tratamento do abscesso amebiano, o médico deverá receitar furoato de diloxanida (500 mg, a cada 8 horas durante 7 dias) para que sejam eliminadas as amebas intestinais.

Os pacientes devem ser submetidos a uma aspiração com agulha orientada por ultrassonografia se a sorologia der resultados negativos ou se o abscesso tiver grandes dimensões (> 10 cm), se não responderem ao tratamento ou se for iminente a ruptura peritoneal, pleural ou pericárdica. Será necessária drenagem cirúrgica apenas se o abscesso sofrer ruptura, causando peritonite amebiana ou se o paciente não responder à medicação, apesar da aspiração ou da drenagem por cateter.

Implicações anestésicas dos abscessos piogênicos e amebianos. Não é comum uma função hepática anormal, exceto no caso de obstrução biliar ou de compressão do parênquima. A presença de icterícia ou de elevação das transaminases séricas provavelmente tem pouco efeito na conduta anestésica, porque a função metabólica hepática intrínseca está em geral intacta. O paciente pode exibir evidência de sepse de baixa intensidade ou de sepse franca; nesse caso, devem ser seguidas as orientações estabelecidas para tratamento de pacientes sépticos, descritas anteriormente nesse capítulo. Se o paciente estiver bacterêmico, a analgesia epidural e a aplicação de cateteres venosos centrais têm de ser evitadas, para evitar a ocorrência de infecção ligada ao uso de cateter.

Hidatidose

Em seres humanos, a hidatidose é causada pela tênia canina *Echinococcus granulosus.* Cães são os hospedeiros definitivos. Os ovos são eliminados junto com as fezes, infectando então os hospedeiros intermediários naturais, como ovinos e bovinos. A hidatidose é endêmica em muitos países criadores de ovinos. O aumento da migração e das viagens internacionais tornaram a hidatidose um problema global de importância crescente. A infecção humana se segue à ingestão acidental de ovos expelidos nas fezes caninas. Os ovos penetram na parede intestinal e atravessam a veia porta para o fígado, os pulmões e os outros tecidos. Cistos hidáticos podem se formar em qualquer parte do corpo, mas dois terços dessas formações ocorrem no fígado e um quarto nos pulmões.

Aspectos clínicos e patológicos. Pacientes com hidatidose hepática podem se apresentar com hepatomegalia e dor no quadrante superior direito em decorrência da pressão exercida pelo cisto ou agudamente com uma complicação. Esta pode ser a ruptura do cisto para a cavidade peritoneal, resultando em urticária, choque anafilático, eosinofilia e implantação no omento e em outras vísceras. Os cistos podem comprimir ou promover erosão em um ducto biliar, causando dor, icterícia ou colangite, ou o cisto pode ficar infectado secundariamente a um vazamento biliar.

A ultrassonografia e a TC revelarão o tamanho, a posição e o número de cistos hepáticos e de qualquer cisto extra-hepático. Classicamente, "cistos-filhos" são visualizados no interior da coleção principal. Cerca de 10% dos pacientes com um cisto hepático também terão um cisto hidático pulmonar nas radiografias torácicas. O diagnóstico é confirmado pelos testes de hemaglutinação e de fixação do complemento. A aspiração do cisto para finalidades diagnósticas é evitada até que o diagnóstico seja confirmado. Compressão da árvore biliar pode aumentar os níveis séricos de bilirrubina e de transaminases. Ocorre eosinofilia em 40% dos pacientes.

Cirurgia e hidatidose. Todos os cistos sintomáticos necessitam de remoção cirúrgica para evitar complicações. Foi descrita a drenagem radiológica dos cistos, mas essa não é uma prática muito difundida.[79] Consequentemente, a maioria desses pacientes necessitará de anestesia geral.

O objetivo principal da cirurgia é a dissecção cuidadosa e a remoção do cisto intacto, evitando o vazamento de seu conteúdo, o que poderia resultar no desenvolvimento de cistos secundários no peritônio. No período pré-operatório, o paciente é tratado com albendazol durante 4 semanas para que o cisto diminua de tamanho. O campo cirúrgico é cuidadosamente isolado por *swabs* abdominais embebidos em líquido escolicida. O líquido do cisto é aspirado e substituído por um agente escolicida, como o hipoclorito de sódio a 0,5%, a cetrimida a 0,5%, o nitrato de prata a 0,5%, a salina hipertônica a 30% ou o hidróxido de sódio. Qualquer desses agentes esteriliza a cavidade cística. Depois da descompressão, o cisto e seu conteúdo são cuidadosamente separados, a cavidade enchida com salina isotônica ou omento e, em seguida, fechada.

Implicações anestésicas. A disfunção hepática causada por um cisto em crescimento raramente interfere com a função metabólica. Pode ocorrer uma atelectasia compressiva nos segmentos inferiores do pulmão direito, acarretando hipoxemia, que piora depois da indução da anestesia. É recomendada a instituição de PEEP. Não há contraindicação para a colocação de um cateter epidural, embora a infusão epidural deva ser adiada até que o cisto tenha sido excisado com sucesso. Deve ser colocada uma linha arterial para monitorar a variação batimento a batimento na pressão arterial.

Foram descritas duas complicações intraoperatórias principais: ruptura do cisto, acarretando choque anafilático,[80] e coma hiperosmolar, após a administração de salina hipertônica.[81,82] A anafilaxia é tratada com líquido intravenoso, adrenalina, anti-histamínicos e corticosteroides – todos esses agentes devem estar à mão na sala de cirurgia. Pode ser benéfico o pré-tratamento com antagonistas de H1 e H2.[83]

Abscesso esplênico

Abscessos esplênicos são raros. Há cinco causas principais: (1) alastramento metastásico a partir de focos sépticos – inclusive abuso de drogas intravenosas, endocardite, salmonela (em pacientes com AIDS), osteomielite, tuberculose, extrações dentais, dispositivos intravasculares infectados; (2) alastramento a partir de órgãos adjacentes – abscessos pancreáticos e subfrênicos, perfurações gástricas e colônicas; (3) infecção de infarto esplênico – observada em hemoglobinopatias, inclusive doença falciforme e embolização da artéria esplênica; (4) trauma esplênico e (5) imunocomprometimento.

Aspectos clínicos e patológicos. Os pacientes se apresentam com febre, leucocitose e dor no quadrante superior direito. O abscesso pode estar associado ao hemidiafragma esquerdo elevado, ao derrame pleural e à dor referida ao ombro esquerdo.

Abscesso esplênico é diagnosticado com maior eficácia por TC ou IRM. Em aproximadamente 50% dos pacientes, as hemoculturas são positivas. Estão presentes estreptococos ou estafilococos na maioria dos abscessos, em 30% bacilos Gram-negativos, anaeróbios em 12% e organismos mesclados em 25%. O tratamento antimicrobiano inclui o uso de β-lactâmico resistente à penicilinase, aminoglicosídeo, ou aztreonam e metronidazol.

Abscesso apendicular

Abscessos apendiculares são resultantes da ruptura aguda de um apêndice agudamente inflamado. Apendicite é a consequência de obstrução do lúmen do apêndice por um fecalito. Ocorre aumento da pressão intraluminal associado à proliferação bacteriana. Também ocorre congestão venosa, distensão do órgão e, no final do processo, comprometimento arterial. Disso resultam isquemia e gangrena. Na maioria dos casos, isso leva à formação de abscesso. Contudo, a ruptura também pode resultar em peritonite difusa, que representa uma emergência cirúrgica.

Aspectos clínicos e patológicos. Os pacientes se apresentam com dor na parte inferior do abdome, atitude de proteção do local, leucocitose e febre de baixa intensidade.

O diagnóstico é confirmado por TC. Se for administrado um agente de contraste, os abscessos ficarão bem definidos, com realce de sua orla; no caso de um fleimão, isso não ocorre. Essa técnica também proporciona informações acerca da exequibilidade da drenagem percutânea.

A terapia antimicrobiana se direciona para a natureza polimicrobiana do abscesso – é recomendada uma combinação de gentamicina ou amicacina mais metronidazol ou clindamicina.

Existem duas abordagens cirúrgicas ao abscesso apendicular: (1) apendicectomia imediata, acompanhada por drenagem do abscesso, cujo principal risco é a disseminação do pus pelo peritônio, por causa da friabilidade dos tecidos e (2) adiamento da cirurgia – no aguardo da organização do abscesso. Se essa última abordagem é a planejada, antecipa-se a resolução espontânea do abscesso e a apendicectomia é planejada para 6 a 8 semanas. Mas se o abscesso persistir, ele deve ser drenado por técnica percutânea.

Abscesso diverticular

Abscessos de divertículo se formam em seguida à perfuração de um divertículo. A perfuração para o peritônio causará uma peritonite difusa, exigindo cirurgia imediata. No entanto, o abscesso muitas vezes pode estar contido por mesentério e/ou outras estruturas locais. Assim, o paciente pode se apresentar com mal-estar, pirexia, leucocitose e dores abdominais generalizadas. O diagnóstico é confirmado por TC. O local mais comum da doença de divertículo é o cólon sigmoide. Em geral, o paciente desenvolve um íleo colônico.

Aspectos clínicos e patológicos. Nos estágios iniciais, após a perfuração, quando ocorre contaminação fecal do peritônio, o paciente pode permanecer surpreendentemente bem, o que leva a uma falsa sensação de segurança. Esse período de "bonança" dura 24 a 48 horas, mas é seguido por uma resposta dramática de SRIS, sequestro de líquidos e hipoxemia. Essa é a manifestação clínica da proliferação das bactérias intestinais no peritônio. Uma laparotomia imediata permite irrigação peritoneal e ressecção colônica. Nesse estágio, pode estar presente uma vasodilatação leve a moderada, mas os pacientes raramente exibem sinais evidentes de sepse.

Abscessos de divertículo são comumente drenados com orientação radiológica por TC. Isso pode requerer procedimentos seriados. Assim que a resposta inflamatória inicial desaparecer e a origem for controlada, serão efetuadas laparotomia e ressecção intestinal.

A cobertura antimicrobiana deve incluir o tratamento para organismos Gram-positivos e anaeróbios, e os medicamentos ampicilina/sulbactam ou ampicilina, gentamicina e metronidazol.

INFECÇÕES NECROTIZANTES DO TECIDO MOLE

Infecções necrotizantes do tecido mole (INTMs) representam um grupo de doenças caracterizadas por um rápido alastramento da infecção necrotizante do tecido subcutâneo, planos fasciais e músculos. INTMs são classificadas anatomicamente e determinadas pela profundidade da infecção e pelos tecidos envolvidos (Tab. 12.13).[84]

Comumente, a história é de um trauma pouco expressivo ou de cirurgia de menor porte em um paciente vulnerável.[85] A primeira manifestação é uma dor, em geral, inexplicada que aumenta rapidamente com o passar do tempo. O paciente pode desenvolver sinais e sintomas iniciais dramáticos de sepse – confusão, delírio, taquicardia, taquipneia, hipotensão, oligúria. A origem pode não estar evidente. Os achados clínicos incluem eritema, edema e endurecimento dos tecidos, ocasionalmente com formação de bolhas.

As infecções necrotizantes têm as seguintes características em comum:

TABELA 12.13 Classificação e fatores de risco de infecções necrotizantes do tecido mole

Classificação
Infecções da pele e do tecido subcutâneo
Gangrena bacteriana sinergística progressiva
Úlcera escavante e corrosiva crônica (úlcera de Meleney)
Gangrena escrotal idiopática (gangrena de Fournier)
Infecções que envolvem tecido subcutâneo e fáscia
Gangrena estreptocócica hemolítica
Fasciíte necrotizante
Celulite necrotizante sinergística Gram-negativa
Celulite clostridial
Infecções que envolvem tecido muscular
Mionecrose clostridial
Miosite estreptocócica
Fatores de risco
Diabetes
Doença vascular periférica
Doença hepática crônica
Câncer
AIDS
Doenças vasculares colagenosas
Insuficiência renal crônica
Cirurgia recente
Trauma penetrante
Sepse sistêmica (o "segundo golpe")
Corticosteroides
Idade avançada
Desnutrição
Alcoolismo
Abuso de drogas intravenosas
Infecção pós-operatória
Obesidade mórbida

Dados de Kuncir EJ, Tillou A, St. Hill CR, et al: Necrotizing soft tissue infections. *Emerg Med Clin North Am* 2003;21:1075-1087.

- Ampla destruição dos tecidos.
- Trombose de vasos sanguíneos.
- Alastramento de uma quantidade abundante de bactérias ao longo dos planos fasciais.
- Número relativamente pequeno de células inflamatórias agudas.

Fasciíte necrotizante

Fasciíte necrotizante é uma infecção profundamente estabelecida do tecido subcutâneo que resulta na destruição progressiva de fáscia e tecido adiposo, embora possa poupar a pele. Em geral, envolve as extremidades, a parede abdominal ou o períneo. Há muita confusão acerca da nomenclatura dessa doença. A infecção necrotizante do períneo, por exemplo, é frequentemente chamada de gangrena de Fournier. Outros nomes utilizados incluem gangrena sinergística bacteriana progressiva (GSBP) e úlcera de Meleney. É mais simples classificar a fasciíte necrotizante com base no tipo de micróbios envolvidos. Há dois tipos de fasciíte necrotizante:

- Tipo 1, forma polimicrobiana: Essa é uma infecção com organismos intestinais mistos. Os micróbios podem ser aeróbios (p. ex., estafilococos, estreptococos grupo A, *Escherichia coli*) ou anaeróbios (p. ex., *Clostridium, Bacteroides, Peptostreptococcus*).
- Tipo 2, forma monomicrobiana: Essa forma é causada por estreptococos grupo A, que produzem vários componentes celulares e exotoxinas que acarretam destruição dos tecidos e alastramento da infecção.

Aspectos clínicos e patológicos. Comumente, o paciente se apresenta com dor, desproporcional à lesão tecidual aparente, e mal-estar, com significativa resposta de SRIS. Pode haver história de cirurgia, trauma ou pequena lesão, por exemplo, em um paciente diabético.

A infecção se alastra rapidamente por todos os tecidos subcutâneos e ao longo dos planos fasciais. Pode haver trombose localizada dos vasos sanguíneos, o que levará à perda de perfusão e necrose/gangrena, e crepitação, em virtude da produção de gás nos tecidos.

A progressão natural da doença é sepse grave, choque séptico, falência multiorgânica e morte. É imperativo que se faça um debridamento cutâneo agressivo, frequentemente com o paciente *in extremis*. Além do controle da origem, devem ser administrados antibióticos empíricos, principalmente clindamicina, aminoglicosídeos ou cefalosporinas de terceira geração e metronidazol. Em geral, os cuidados adjuvantes envolvem ressuscitação de volume agressiva e vasopressores, que muitas vezes poderão ser descontinuadas com a remoção do tecido necrosado.

Com frequência, o debridamento cirúrgico de tecido necrosado é uma tarefa extensa e envolve diversas idas à sala de cirurgia. A amputação de membros pode ser necessária. Além disso, nos casos em que haja envolvimento de bactérias anaeróbias produtoras de gás, o tratamento com oxigênio hiperbárico pode ser indicado.

Implicações anestésicas. O anestesiologista pode estar envolvido com pacientes com fasciíte necrotizante, seja durante a apresentação inicial, em que sepse fulminante é a apresentação inicial principal, seja durante as consultas subsequentes à sala de cirurgia para debridamento de tecido. A cirurgia não deve ser retardada pelo anestesiologista, porque a ressuscitação e a estabilização hemodinâmica são muitas vezes impossíveis sem o debridamento cirúrgico. A incisão é efetuada diretamente sobre a área de pele envolvida ou na região mais endurecida. A incisão cutânea acompanha em paralelo os feixes neuromusculares, sendo conduzida até a fáscia. O músculo e a fáscia subjacentes são inspecionados, e todo o tecido necrosado é excisado em todas as direções, até que o tecido sadio seja alcançado. O debridamento será considerado adequado quando o dedo não puder mais separar com facilidade a gordura subcutânea da fáscia. A ferida é deixada exposta, sem pedículos cutâneos, para subsequente avaliação.

O paciente pode não tolerar os efeitos vasodilatadores de agentes inalatórios, e talvez necessite de grande ressuscitação com volume e de terapia com vasopressor, conforme foi descrito anteriormente neste capítulo. Mais importante ainda é que, com a progressão do debridamento, a liberação de citocinas diminui e o paciente em geral vai ficando mais estável em termos hemodinâmicos. Na ausência de um agente inalatório, quetamina é uma alternativa adequada para manter a hipnose durante a cirurgia, junto com fentanil ou hidromorfona para analgesia.

Mionecrose clostridial (gangrena gasosa)

Espécies clostridiais são anaeróbios obrigatórios que infectam tecido desvitalizado. Foram identificados três tipos de infecções clostridiais: (1) contaminação simples ou colonização de ferida, (2) celulite anaeróbia e (3) gangrena gasosa clostridial.

Mionecrose é causada por *Clostridium perfringens*, uma bactéria secretora de exotoxina e formadora de esporos encontrada no solo. Essa infecção é muitas vezes chamada de gangrena gasosa por causa da palpável crepitação causada pela liberação de gás. O músculo é notavelmente resistente à infecção. Esta segue-se a uma perda significativa da função de barreira, como pode ocorrer com a contaminação de feridas profundas, por exemplo, em traumas, ferimentos a faca, abortos sépticos, imunocomprometimento e cirurgia. A introdução do microrganismo é complementada pela presença de um ambiente anaeróbio com baixo potencial de oxidação-redução e com um pH ácido, que é ideal para o crescimento de microrganismos clostridiais. Outra forma de mionecrose, a miosite gangrenosa espontânea, é causada por estreptococos grupo A.

Os efeitos tóxicos dos organismos clostridiais resultam da liberação de toxinas (são conhecidas 12). A toxina alfa é lecitinase (fosfolipase C), que degrada a lecitina nas membranas celulares, causando lise. Além disso, *C. perfringens* sintetiza diversas enzimas hidrolíticas – proteases, DNases, hialuronidase e colagenases – que liquefazem os tecidos, promovendo assim o alastramento da infecção.

Aspectos clínicos e patológicos. O paciente exibe surgimento súbito de mal-estar com inchaço doloroso da área afetada. Podem estar presentes um corrimento purulento e de mau cheiro e uma alteração da cor da pele. A coloração de Gram do material infectado revela bacilos Gram-positivos. Exotoxinas e substâncias proteolíticas liberadas pelo organismo causam fermentação dos carboidratos presentes nos tecidos e acúmulo de bolhas de gás no espaço subcutâneo, resultando em crepitação.

O tratamento consiste em amplo debridamento cirúrgico de todo o tecido infectado e uso de antibióticos intravenosos: benzilpenicilina, 2,4 g a cada 4 horas mais 500 mg de clindamicina, a cada 6 horas. Também nesse caso pode ser necessário o uso de oxigênio hiperbárico, mas tal estratégia não foi comprovada por estudos clínicos prospectivos.

Implicações anestésicas. O cuidado anestésico do paciente com mionecrose é similar àquele do paciente com fasciíte necrotizante.

Infecções do tecido mole da cabeça e do pescoço

Infecções do tecido mole do pescoço têm importância particular para os anestesiologistas por causa da possibilidade de obstrução significativa das vias aéreas. As origens mais comuns de infecções com risco para a vida na cabeça e no pescoço são os dentes e as tonsilas. Em sua maioria, essas infecções são de natureza polimicrobiana – habitualmente com flora oral (*Bacteroides, Peptostreptococcus, Actinomyces, Fusobacterium* e estreptococos microaerófilos) que se torna virulenta. A infecção se dissemina ao longo dos planos fasciais até locais distantes.

Aspectos clínicos e patológicos. A infecção de espaço cervical mais conhecida foi descrita por Wilhelm von Ludwig em 1836, e é chamada de angina de Ludwig. Trata-se de uma celulite grave do tecido do assoalho da boca, com envolvimento dos espaços submandibular e sublingual. Ocorre edema do pescoço e da língua, celulite e comprometimento gradual das vias aéreas. A origem da infecção é quase sempre o segundo e o terceiro molares mandibulares. Se for permitido que a infecção continue, poderá ocorrer linfadenite local, sepse sistêmica e extensão da doença até envolver a fáscia cervical profunda com uma celulite que se estende desde a clavícula até os tecidos superficiais da face. Quase sempre, a doença é polimicrobiana, inclusive estreptococos α-hemolíticos e anaeróbios como *Peptostreptococcus, Prevotella melaninogenica*, e *Fusobacterium nucleatum*. Quase todos os pacientes com angina de Ludwig são adultos jovens e sadios.

Em geral, os pacientes se apresentam com dores na boca, disfagia, salivação excessiva e enrijecimento do pescoço. O paciente com frequência mantém o pescoço em uma posição estendida, e pode ter uma voz abafada ou "de batata quente".

Implicações anestésicas. É comum a recomendação de um controle urgente da via aérea. Tradicionalmente, faz-se traqueostomia sob anestesia local. Contudo, esse procedimento pode ser difícil do ponto de vista técnico, devido ao grande edema e inflamação, e à inevitável infecção e inflamação do local do estoma. Se ocorrer uma infecção supurativa e se a presença de flutuação, crepitação e gás nos tecidos moles tornarem necessária a intervenção cirúrgica, ficará indicado o tratamento por incisão e drenagem. TC pode ser utilizada para ajudar na identificação dessas complicações supurativas. Há necessidade de drenagem cirúrgica em 50% dos pacientes. Esse procedimento pode ser realizado sob anestesia local ou bloqueio cervical.[86] Caso surja qualquer dúvida de comprometimento da via aérea, esta deverá ser garantida. Quarenta a 60% dos pacientes com angina de Ludwig necessitam de traqueostomia ou de intubação endotraqueal.[87] Não são aceitáveis a indução intravenosa convencional e nem o bloqueio neuromuscular; deve ser mantida a ventilação espontânea. Parece ser ideal uma abordagem de "olhar e ver" por intubação com fibra óptica e com o paciente desperto. A via aérea é visualizada depois de uma preparação tópica apropriada. Se a glote e a epiglote estiverem desobstruídas, o anestesiologista prosseguirá com a intubação. Caso contrário, será efetuada uma traqueostomia com o paciente desperto. Uma abordagem alternativa é a indução inalatória da anestesia com sevoflurano: o principal problema dessa abordagem é a dificuldade em manter a via aérea livre (por causa dos tecidos edemaciados no pescoço), obstrução e hipoxemia. Nessa situação, a cricotiroidotomia é extremamente difícil. Penicilina com um inibidor da β-lactamase é o agente de escolha para pacientes com angina de Ludwig: ampicilina/sulbactam ou piperacilina-tazobactam, com clindamicina ou metronidazol.

Epiglotite

Epiglotite aguda é a inflamação da epiglote, secundária a uma infecção bacteriana, habitualmente por *Haemophilus influenzae* tipo B. A infecção resulta em edema significativo e em comprometimento das vias aéreas, o que pode pôr em risco a vida do paciente. Também pode ocorrer inflamação na cartilagem aritenoide, falsas cordas vocais ou parede da faringe, o que resulta em supraglotite aguda. A média de idade da apresentação varia de 42 a 50 anos, com predominância em homens e uma associação com o fumo de cigarro.

Aspectos clínicos e patológicos. Tipicamente, os pacientes se apresentam depois de cerca de 2 dias de sintomas e irritações na garganta, e de dor durante a deglutição (Tab. 12.14). Espessamento da epiglote é o achado radiográfico clássico, e está presente em 73 a 86% das radiografias do pescoço em projeção lateral.[88] Outros achados radiográficos fortemente sugestivos de epiglotite aguda e de supraglotite incluem hipertrofia das pregas ariepiglóticas, hipertrofia aritenoide, inchaço do tecido mole pré-vertebral e epiglotite enfisematosa.

Implicações anestésicas. Embora geralmente evitada em crianças, a laringoscopia parece ser segura em adultos e pode ser utilizada na avaliação de pacientes com suspeita clínica de epiglotite aguda, mas com radiografia cervical negativa. O achado clássico é uma epiglotite "vermelho-cereja" e a maio-

TABELA 12.14 Sinais e sintomas de epiglotite aguda e frequência correspondente em adultos

Sinal/sintoma	Frequência (%)
Voz abafada	54-79
Faringite	57-73
Febre	54-70
Sensibilidade da região anterior do pescoço	79
Dispneia	29-37
Salivação excessiva	22-39
Estridor	12-27

De Bansal A, Miskoff J, Lis RJ: Otolaryngologic critical care. *Crit Care Clin* 2003;19:55-72.

ria dos pacientes se apresenta com inflamação e edema supraglóticos. A necessidade de sentar em uma posição reta, a bacteremia e um surgimento rápido de sintomas graves foram associados à necessidade de intervenção na via aérea: intubação ou traqueostomia (5 a 20% dos pacientes). O paciente deve continuar a respirar espontaneamente enquanto a via aérea é garantida . Assim, deve-se proceder à intubação com fibra óptica e com o paciente desperto, ou indução inalatória da anestesia com sevoflurano. Também deve-se tomar cuidado com a topicalização para que não ocorra precipitação de uma obstrução aguda das vias aéreas. A intubação deve ser efetuada pelo anestesiologista mais habilitado, e uma equipe completa especializada em via aérea tem de estar presente, inclusive um otorrinolaringologista, com material para traqueostomia aberta.

O antimicrobiano de escolha é uma cefalosporina de segunda ou terceira geração com atividade contra *H. influenzae.* As terapias adicionais, como a administração de adrenalina racêmica ou dexametasona, são de utilidade indeterminada.[89]

AGENTES INFECCIOSOS DO BIOTERRORISMO

Ao longo dos tempos, armas biológicas vêm sendo utilizadas para promoção da guerra e do terror. Um dos usos mais antigos de armas biológicas ocorreu no século VI a.C. quando os assírios envenenaram os poços do inimigo com *ergot* do centeio. Em 1347, o exército tártaro catapultou corpos de vítimas de peste bubônica sobre os muros da cidade de Kaffa na Crimeia, provocando uma epidemia de peste. Em 1495, os espanhóis infectaram o vinho francês com sangue de pacientes leprosos. Em meados do século XVII, diz-se que um general polonês colocou saliva de cães raivosos em esferas ocas de artilharia para usar contra seus inimigos. Em várias ocasiões, a varíola foi utilizada como uma arma biológica. Isso ocorreu na América do Sul no século XV, durante a guerra franco-indígena, e durante a Guerra Civil nos Estados Unidos. Em cada caso, roupas de vítimas de varíola foram dadas a nativos ou prisioneiros.

Em 1915, cavalos, mulas e bois foram deliberadamente infectados com antraz e mormo para afetar o exército dos Aliados.

Os japoneses utilizaram amplamente antraz em aerossol durante a II Guerra Mundial. Em 1941, estima-se que os militares japoneses soltaram 150 milhões de pulgas infectadas com peste bubônica de aeroplanos sobre aldeias da China e da Manchúria, resultando em vários surtos de peste. Em 1942, os militares soviéticos utilizaram como arma germes da tularemia em soldados alemães durante a batalha de Stalingrado.

De 1975 até 1983, as forças apoiadas pelos soviéticos no Laos, no Camboja e no Afeganistão supostamente utilizaram micotoxinas do tricoteceno (toxinas T-2) no que ficou conhecido como "chuva amarela". Em 1979, ocorreu um surto de antraz pulmonar em Yekaterinburg, na Rússia, como resultado da liberação acidental de antraz na forma de aerossol de uma fábrica soviética de armas biológicas.

Suspeita-se que o Iraque tenha lançado bombas e ogivas de mísseis cheias de toxina botulínica, antraz e aflatoxina contra os curdos em 1991. Na aurora do século XXI, aumentou o interesse em armas biológicas devido à ascensão de redes terroristas e à produção de armas desse tipo por "Estados párias". Já ocorreram muitas tentativas frustradas de produção de armas biológicas por terroristas, mas também muitos ataques bem-sucedidos; no Japão em 1994-1995, e nos Estados Unidos em 1984 (salmonela) e em 2001 (antraz).

No outono de 2004, Viktor Yushchenko, o candidato da oposição à presidência da Ucrânia, foi envenenado com

TABELA 12.15 Agentes preocupantes para uso em bioterrorismo

Micróbio ou toxina	Doença
Prioridade máxima (Categoria A)	
Micróbio ou toxina	**Doença**
Bacillus anthracis	Antraz
Vírus da varíola	Varíola
Yersinia pestis	Peste
Clostridium botulinum	Botulismo
Francisella tularensis	Tularemia
Filovírus	Febre hemorrágica de Ebola, doença de Marburg
Arenavírus	Febre Lassa, febres hemorrágicas sul-americanas
Bunyavírus	Febre do Rift Valley, febres hemorrágicas congo-crimeias
Prioridade moderadamente alta (Categoria B)	
Micróbio ou toxina	**Doença**
Coxiella burnetii	Febre Q
Brucella spp.	Brucelose
Burkholderia mallei	Mormo
Alfavírus	Encefalites virais
Ricina	Intoxicação por ricina
Staphylococcus aureus, enterotoxina B	Enfermidade por toxina estafilocócica
Salmonella spp., *Shigella dysenteriae, Escherichia coli* O 157:H7, *Vibrio cholerae, Cryptosporidium parvum*	Gastroenterites com origem nos alimentos e na água
Categoria C	
Micróbio ou toxina	**Doença**
Hantavírus	Febres hemorrágicas virais
Flavivírus	Febre amarela
Mycobacterium tuberculosis	Tuberculose resistente à terapia polifarmacológica
Outros	
Categoria de vacinas produzidas pela engenharia genética e/ou organismos resistentes a antimicrobianos	
Agentes A ou B	
HIV-1	
Adenovírus	
Gripe	
Rotavírus	
Patógenos híbridos (p. ex., varíola-peste bubônica, varíola-Ebola)	

dioxina, o que acarretou grave desfiguração facial, dores abdominais e extensa ulceração do trato gastrintestinal. Supõe-se que ele tenha consumido alimento envenenado por partidários do seu oponente político.

No caso de um ataque biológico terrorista, o anestesiologista ficará intensamente envolvido com a triagem e a ressuscitação das pessoas atingidas. Há necessidade de familiaridade com as armas biológicas potenciais (Tab. 12.15).

Uma arma biológica ideal é robusta, altamente infecciosa, de grande potência e pode ser liberada na forma de aerossol. Deve haver uma vacina disponível. Além disso, as armas têm de ser manufaturadas com rapidez e facilidade. Em geral, a principal dificuldade não é a produção do agente biológico, mas a formulação de um método efetivo de liberação da arma até seu alvo pretendido (Tab. 12.16).

Antraz

Bacillus anthracis é um bacilo Gram-positivo que infecta principalmente animais, em particular os herbívoros. Seres humanos podem contrair a doença de animais (ou produtos derivados deles) infectados. Contudo, na maioria dos países, as vacinações dos animais domésticos praticamente eliminaram a doença. Em um ambiente desfavorável, ocorre formação de endosporos de antraz que são muito resistentes a desinfetantes, temperatura e álcalis. Esses esporos já foram manufaturados por diversos países como armas biológicas. No outono de 2001, cartas contendo esporos foram enviadas de Trenton, Nova Jersey, para cinco escritórios de mídia e para dois senadores norte-americanos. Vinte e duas pessoas foram acometidas por infecções de antraz, principalmente da variedade cutânea. Cinco delas morreram com a inalação dos esporos do antraz por causa da contaminação cruzada da correspondência.

Aspectos clínicos e patológicos. A infecção ocorre com a introdução do esporo através de uma ruptura na pele, causando antraz cutâneo, ou da mucosa do trato gastrintestinal.

Para que ocorra infecção pulmonar, devem ser utilizados esporos de antraz com qualidade de arma. A razão para esse pressuposto é que o antraz deve ser liberado na forma de esporos isolados, que podem abrir seu caminho até as pequenas vias aéreas, onde serão fagocitados e transportados para os nodos linfáticos hilares – onde as bactérias se proliferarão. Para a liberação de esporos isolados, o antraz deve ser tratado de modo a "desagregar" esporos, fazendo com que fiquem eletrostaticamente neutros.

As bactérias proliferantes sintetizam três exotoxinas: fator de edema, antígeno protetor e fator letal. Antígeno protetor se liga aos receptores de superfície celular, facilitando a entrada das duas outras exotoxinas na célula pela criação de um canal. Fator de edema provoca tumefação celular. Fator letal tem atividade de protease, causando lise celular.

TABELA 12.16 Diagnóstico diferencial para antraz por inalação

Diagnóstico	Fatores diferenciadores
Peste pneumônica (*Yersinia pestis*)	Hemoptise relativamente comum em pacientes com peste pneumônica, mas rara em casos de antraz por inalação.
Tularemia (*Francisella tularensis*)	Comumente, o curso clínico é indolente, se prolongando por semanas; menor probabilidade de ser fulminante.
Pneumonia bacteriana adquirida na comunidade Pneumonia micoplásmica (*Mycoplasma pneumoniae*) Pneumonia causada por *Chlamydia pneumoniae*) Doença dos Legionários (*Legionella pneumophila* ou outras espécies de *Legionella*) Psitacose (*Chlamydia psittaci*) Outros agentes bacterianos (p. ex., *Staphylococcus aureus*, *Streptococcus pneumoniae*, *Haemophilus influenzae*, *Klebsiella pneumoniae*, *Moraxella catarrhalis*)	É raro ser tão fulminante como o antraz por inalação. Comumente, legionelose e muitos outros distúrbios causados por agentes bacterianos (*S. aureus*, *S. pneumoniae*, *H. influenzae*, *K. pneumoniae*, *M. catarrhalis*) ocorrem em pessoas com doença pulmonar, ou outra doença subjacente, ou em indivíduos idosos. Ocorre em casos de exposição a aves da família dos psitacídeos. O corante de Gram do escarro pode ser útil. Não é provável que os surtos na comunidade causados por outros agentes etiológicos sejam tão explosivos como um de peste pneumônica. Em geral, os surtos de *S. pneumoniae* são institucionais. Os surtos comunitários de doença dos legionários envolvem com frequência exposição a torres de resfriamento.
Pneumonia viral Gripe Hantavírus Vírus sincicial respiratório Citomegalovírus	Em geral, a gripe é sazonal (nos Estados Unidos, de outubro a março) ou envolve história de recente viagem de cruzeiro em um navio ou viagem pelos trópicos. Exposição a dejetos de camundongos, fezes com hantavírus. Comumente, VSR ocorre em crianças (embora possa ser causa de pneumonia em idosos); tende a ser sazonal (inverno/primavera). CMV geralmente ocorre em pacientes imunocomprometidos.
Febre Q (*Coxiella burnetii*)	Exposição a gatas, vacas, carneiros ou cabras prenhas infectadas. Pneumonia grave não é achado conspícuo dessa doença.

Antraz é uma doença bifásica. O antraz por inalação se manifesta, após um período de incubação que vai de 3 a 6 dias, como sintomas inespecíficos de pirexia, mal-estar, mialgia e tosse seca. O segundo estágio tem início 2 dias depois, com uma sepse fulminante associada à pirexia, à dispneia e ao choque vasoplégico. Um estridor expiratório, decorrente da compressão da traqueia por nodos paratraqueais hipertrofiados, pode acompanhar os demais sintomas respiratórios.

Deve-se suspeitar do diagnóstico de antraz por inalação pelas circunstâncias (p. ex., um carteiro com insuficiência respiratória aguda), sepse e insuficiência respiratória em um paciente com um aumento no mediastino (i. e., adenopatia) nas radiografias torácicas.[90]

Antraz cutâneo se apresenta como uma pápula pruriginosa e indolor na pele até uma semana depois da infecção. A progressão da lesão causada pela doença envolve a formação de uma ou mais vesículas e um edema circunjacente à lesão primária, febre e mal-estar. Subsequentemente, as vesículas se rompem, revelando uma úlcera necrosada e uma escara negra característica. Essa escara seca e cai depois de uma semana ou 10 dias.

A abordagem clínica mais importante ao antraz cutâneo consiste em evitar o debridamento cirúrgico, que pode estar associado à bacteremia e à infecção sistêmica.[91]

Antraz gastrintestinal é contraído pela ingestão de alimento contaminado com esporos do antraz. Três a 5 dias após a infecção, o paciente exibirá febre, mal-estar, náusea, vômito e diarreia, em associação com dores abdominais. Pode ocorrer formação de úlceras na mucosa intestinal, acarretando sangramento abundante, linfadenite mesentérica e ascite.

O diagnóstico definitivo é a identificação de grandes bacilos Gram-positivos encapsulados em um exame de esfregaço de pele, de sangue ou de líquido cerebrospinal.

O tratamento do antraz por inalação consiste na administração de ciprofloxacina mais clindamicina, rifampicina ou vancomicina.[92] Para a quimioprofilaxia pós-exposição, tem sido recomendado o uso de ciprofloxacina, doxiciclina e penicilina G. A amoxicilina foi recomendada para tratamento do antraz cutâneo.

São pouquíssimas as informações disponíveis sobre controle da infecção hospitalar e antraz. Não há risco de transmissão interpessoal nos casos de antraz por inalação. Se estiverem presentes lesões cutâneas com corrimento, serão necessárias precauções de contato. As superfícies contaminadas devem ser tratadas com soluções esporicidas.

Implicações anestésicas. O anestesiologista pode estar envolvido com a terapia intensiva do paciente com antraz por inalação — para a intubação e o tratamento adjuvante. Não há risco de transmissão interpessoal (Tab. 12.17).

Varíola

Varíola é causada pelo vírus de mesmo nome. A doença foi mundialmente erradicada em 1977, mas existe em duas instituições de guarda conhecidas, no CDC em Atlanta, Estados Unidos, e no Institute of Viral Preparation em Moscou, Rússia. Teme-se que estoques desse vírus estejam em mãos de outros e que podem ser usadas como arma biológica.

Varíola se alastra de pessoa para pessoa, sem a presença de um vetor animal. O vírus é inalado até o trato respiratório, abrindo caminho até o sangue e, então, para todos os órgãos do corpo, através dos linfonodos pulmonares. O período de incubação vai de 1 a 2 semanas; durante esse tempo, o vírus se replica no sistema reticuloendotelial, seguindo-se uma síndrome prodrômica (i. e., febre, dor nas costas, cefaleia, mal-estar, rigidez/torpor, delírio, náusea e vômito). Em seguida, surge uma erupção. A essa altura, e durante um período de algumas semanas, a doença é transmissível. A manifestação mais conspícua da varíola é a sua característica erupção centrífuga, que surge primeiro nas extremidades e depois no tronco. A princípio, o quadro lembra uma erupção macular disseminada, com edema

TABELA 12.17 Aspectos do controle da infecção para agentes selecionados de bioterrorismo

Doença	Período de incubação (dias)	Transmissão interpessoal	Precauções de controle das infecções
Antraz por inalação	2-43	Não	De rotina
Botulismo	12-72 horas	Não	De rotina
Peste pneumônica primária	1-6	Sim	Por gotículas
Varíola	7-17	Sim	Por contato e aerógenas
Tularemia	1-14	Não	De rotina
Febres hemorrágicas virais	2-21	Sim	Por contato e aerógenas
Encefalites virais	2-14	Não	De rotina
Febre Q	2-14	Não	De rotina
Brucelose	5-60	Não	De rotina
Mormo	10-14	Não	De rotina

De Cohen J, Powderly W: *Infectious Diseases*, 2. ed. Philadelphia, Mosby, 2004, p. 101.

cutâneo associado. Segue-se uma ampla erupção pustular; após 14 dias essas lesões sofrem ruptura e necrose, e deixam cicatrizes evidentes — as "bexigas" da varíola.

A morte causada por varíola é resultante do choque séptico e SDMO.

A erupção da varíola deve ser diferenciada da erupção da catapora (varicela zoster). Em pacientes infectados com varicela, o pródromo é mais curto, as lesões surgem predominantemente no tronco e a face é preservada; além disso, a erupção é diferente. Na catapora, as lesões são macias, não formam cicatrizes e se encontram em diferentes estágios de desenvolvimento; na varíola, as lesões progridem em sincronia.

Não existe tratamento conhecido para a varíola. Os pacientes devem receber tratamento adjuvante, com isolamento completo e precauções de barreira, em uma enfermaria com pressão negativa. É imperativo um rastreamento meticuloso dos contatos. Existe uma vacina com base no vírus vivo de vacínia. A vacinação rotineira de crianças foi abandonada nos anos de 1960 por causa da sua alta incidência de complicações. Se o paciente afetado estiver na fase inicial da doença, deverá ser vacinado.[93]

Tularemia

Tularemia é uma zoonose infecciosa, granulomatosa, febril e aguda, causada por *Francisella tularensis,* um bacilo Gram-negativo aeróbio pleomórfico. Seu nome tem relação com a descrição, em 1911, de uma enfermidade parecida com a peste bubônica em esquilos terrestres ocorrida em Tulare County, Califórnia. Comumente, a doença infecta coelhos e roedores, inclusive camundongos, marmotas, esquilos e ovelhas.

Todos os anos são relatados 150 a 300 casos de tularemia nos Estados Unidos, e a maioria deles ocorre no Alasca, Arkansas, Illinois, Oklahoma, Missouri, Tennessee, Texas, Utah e Virginia.

F. tularensis foi transformado em arma biológica pelos Estados Unidos (até os anos de 1960) e pela ex-União Soviética (até os anos de 1990). Outros países também transformaram a bactéria em arma, ou são suspeitos de fazê-lo. Esse organismo pode ser produzido na forma úmida ou seca, e introduzido por aerossolização ou contaminação de alimentos e reservas hídricas.

Sabe-se da existência de muitas vias de exposição humana ao microrganismo da tularemia. As vias comuns são contato direto com sangue ou tecido durante a manipulação de animais infectados, picada de artrópodes (carrapatos, mosquitos), ou manipulação ou consumo de carne de caça pequena (p. ex., coelho). São vias menos comuns de transmissão: consumir ou nadar em água contaminada, arranhões ou mordidas de animais contaminados ao consumirem animais infectados, e inalação de poeira do solo contaminado ou manipulação de peles ou patas de animais. A tularemia não é diretamente transmitida de pessoa para pessoa. Laboratoristas expostos à bactéria estão em maior risco.

A forma clínica da doença reflete a via de transmissão. Alguns autores classificam a doença como tifoide (predominância de sintomas sistêmicos), pneumônica (achados pulmonares) ou ulceroglandular (sintomas regionais).

É mais provável que o uso da bactéria tularêmica como arma biológica ocorra por inalação ou por consumo de alimentos contaminados. A forma mais comum de tularemia é habitualmente adquirida através da picada de artrópodes hematófagos ou pelo contato com animais infectados. A inalação do microrganismo resulta em calafrios súbitos, febre, perda de peso, dores abdominais, fadiga e cefaleia. A inalação de *F. tularensis* pode resultar em pneumonia tularêmica. Surgem infiltrados maculosos e pouco definidos em um ou mais lobos nas radiografias torácicas. Pode estar presente uma adenopatia hilar bilateral. São característicos os derrames pleurais hemorrágicos, demonstrando resposta celular mononuclear. Esse quadro pode evoluir para SARA. A ingestão do microrganismo no alimento ou água contaminada pode resultar em uma faringite dolorosa, dores abdominais, diarreia e vômito. Até 20% dos pacientes exibem erupção que pode ter início como uma lesão irregular, maculosa ou maculopapular e que progride até lesões pustulosas. Raramente, ocorrem eritema nodoso e eritema multiforme. Também pode ocorrer envolvimento de outros sistemas, acarretando meningite, pericardite, peritonite e osteomielite.

Em geral os sintomas surgem entre 1 e 14 dias, mas comumente dentro de 3 a 5 dias. É muito difícil estabelecer um diagnóstico. Muita vezes, o diagnóstico se baseia na sorologia (teste da aglutinação em tubo para tularemia). Contudo, ocorre um atraso de 12 a 14 dias até que o resultado do teste chegue às mãos do médico. O tratamento se faz com gentamicina ou estreptomicina. Afora isso, a terapia é adjuvante. Em pacientes não tratados, a mortalidade é de 5 a 15%; em pacientes tratados é de 1 a 3%.

Peste

Yersinia pestis é um bacilo Gram-negativo, causador da peste bubônica. Como o antraz, essa bactéria infecta basicamente animais, em particular os roedores. A doença se alastra até seres humanos via picadas de pulgas de roedores infectadas. Nessa forma, conhecida como peste bubônica, aproximadamente 10 casos por ano são comunicados nos Estados Unidos (Tab. 12.18).

Numerosas epidemias de peste bubônica assolaram o mundo durante os últimos mil anos. Acredita-se que um terço da população da Europa tenha sucumbido à peste no século XIV, quando era comumente conhecida como "morte negra".

A peste foi utilizada na China pelos japoneses como uma arma biológica durante a II Guerra Mundial, quando foram liberadas pulgas infectadas. Sabe-se que os Estados Unidos e a União Soviética desenvolveram uma versão aerossolizada durante a Guerra Fria, mantendo até hoje estoques desse material biológico.

Tipicamente, a peste bubônica se apresenta 2 a 8 dias depois da exposição, quando a pessoa é afetada por febre repentina, calafrios, fraqueza e linfonodos agudamente hipertrofiados, chamados bubões. É comum, os bubões estarem localizados na virilha, axila, ou região cervical. Eles têm forma ovoide, com 1 a 10 cm de comprimento, e com frequência são notavelmente sensíveis. O paciente sofre uma sepse grave e aguda, evoluindo para a insuficiência multiorgânica, caracterizada por trombose

TABELA 12.18 Apresentações clínicas e diagnósticos diferenciais sindrômicos de agentes selecionados de bioterrorismo

Apresentação clínica	Doença	Diagnóstico diferencial
Sintomas inespecíficos "parecidos com gripe", com náusea, emese, tosse acompanhada ou não de desconforto torácico, sem coriza ou rinorreia, levando ao surgimento abrupto de angústia respiratória com ou sem choque, alterações do estado mental, com anormalidades nas radiografias torácicas (mediastino alargado, infiltrados, derrames pleurais)	Antraz por inalação	Mediastinite bacteriana, tularemia, febre Q, psitacose, doença dos legionários, gripe, pneumonia por *Pneumocystis carinii*, pneumonia viral, aneurisma aórtico roto, síndrome da veia cava superior, histoplasmose, coccidioidomicose, sarcoidose
Pápula pruriginosa e indolor que leva à formação de vesícula(s), o que, por sua vez, acarreta formação de úlcera e, em seguida, a uma escara negra e edematosa acompanhada ou não de enorme edema local e adenopatia regional e febre, evoluindo ao longo de 3 a 7 dias	Antraz cutâneo	Picada por aranha reclusa (*Loxosceles spp.*), peste, lesão estafilocócica, doença de Lyme atípica, orf, mormo, tularemia, febre da mordida de rato, ectima gangrenoso, riquetsiose variceliforme, micobactéria atípica, difteria
Enfermidade respiratória rapidamente progressiva com tosse, febre, rigidez/torpor, dispneia, dores torácicas, hemoptise, possíveis sintomas gastrintestinais, consolidação pulmonar com ou sem choque	Peste pneumônica primária	Pneumonia viral ou bacteriana grave adquirida na comunidade, antraz por inalação, tularemia por inalação, infarto pulmonar, hemorragia pulmonar
Sepse, coagulação intravascular disseminada, púrpura, gangrena acral	Peste septicêmica	Meningococcemia; bacteremia estafilocócica, pneumocócica ou estreptocócica gram-negativa com choque; sepse pós-esplenectomia avassaladora; leucemia aguda; febre maculosa das Montanhas Rochosas; varíola hemorrágica; varicela hemorrágica (em pacientes imunocomprometidos)
Febre, mal-estar, prostração, cefaleia, mialgias seguidas pelo desenvolvimento de uma erupção papular progressiva sincrônica, conducente a uma erupção vesicular e, em seguida, pustular na face, membranas mucosas (nas extremidades mais do que no tronco); a erupção pode se tornar generalizada, com um componente hemorrágico e toxicidade sistêmica	Varíola	Varicela, erupção farmacológica, síndrome de Stevens-Johnson, sarampo, sífilis secundária, eritema multiforme, acne grave, meningococcemia, varíola dos macacos (com história de viagem pela África), vacínia generalizada, picadas de inseto, infecção por coxsackievírus, reação vacinal
Enfermidade febril inespecífica parecida com gripe, com pleuropneumonite, bronquiolite com ou sem linfadenopatia hilar; progressão variável até insuficiência respiratória	Tularemia por inalação	Antraz por inalação, peste pneumônica, gripe, pneumonia micoplásmica, doença dos legionários, febre Q, pneumonia bacteriana
Surgimento agudo de uma paralisia flácida descendente, simétrica e afebril que tem início nos músculos bulbares, pupilas dilatadas, diplopia ou borramento da visão, disfagia, disartria, ptose, membranas mucosas secas, levando à obstrução das vias aéreas com paralisia dos músculos respiratórios. Sensório claro e ausência de alterações sensitivas	Botulismo	Miastenia gravis, acidente vascular cerebral de tronco encefálico, pólio, variante da síndrome de Guillain-Barré, paralisia por carrapato, intoxicação com agente químico
Febres de surgimento agudo, mal-estar, prostração, mialgias, cefaleia, sintomas gastrintestinais, hemorragia mucosa, alteração da permeabilidade vascular, coagulação intravascular disseminada, hipotensão conducente ao choque, com ou sem hepatite e achados neurológicos	Febre hemorrágica viral	Malária, meningococcemia, leptospirose, infecção riquetsial, febre tifoide, borreliose, hepatite fulminante, varíola hemorrágica, leucemia aguda, púrpura trombocitopênica trombótica, síndrome urêmica hemolítica, lúpus eritematoso sistêmico

namic sepsis. JAMA 1994;272:1354-1357.
44. Martin C, Saux P, Eon B, et al: Septic shock: A goal-directed therapy using volume loading, dobutamine and/or norepinephrine. Acta Anaesthesiol Scand 1990;34:413-417.
45. Hannemann L, Reinhart K, Grenzer O, et al: Comparison of dopamine to dobutamine and norepinephrine for oxygen delivery and uptake in septic shock. Crit Care Med 1995;23:1962-1970.
46. Bellomo R, Chapman M, Finfer S, et al: Low-dose dopamine in patients with early renal dysfunction: A placebo-controlled randomised trial. Australian and New Zealand Intensive Care Society (ANZICS) Clinical Trials Group. Lancet 2000;356:2139-2143.
47. Van den BG, de Zegher F, Lauwers P: Dopamine and the sick euthyroid syndrome in critical illness. Clin Endocrinol (Oxf) 1994;41:731-737.
48. Denton R, Slater R: Just how benign is renal dopamine? Eur J Anaesthesiol 1997;14:347-349.
49. Neviere R, Mathieu D, Chagnon JL, et al: The contrasting effects of dobutamine and dopamine on gastric mucosal perfusion in septic patients. Am J Respir Crit Care Med 1996;154:1684-1688.
50. Meier-Hellmann A, Reinhart K, Bredle DL, et al: Epinephrine impairs splanchnic perfusion in septic shock. Crit Care Med 1997;25:399-404.
51. Reinelt H, Radermacher P, Kiefer P, et al: Impact of exogenous beta-adrenergic receptor stimulation on hepatosplanchnic oxygen kinetics and metabolic activity in septic shock. Crit Care Med 1999;27:325-331.
52. Malay MB, Ashton RC Jr, Landry DW, Townsend RN: Low-dose vasopressin in the treatment of vasodilatory septic shock. J Trauma 1999;47:699-703.
53. Buijk SE, Bruining HA: Vasopressin deficiency contributes to the vasodilation of septic shock. Circulation 1998;98:187.
54. Goldsmith SR: Vasopressin deficiency and vasodilation of septic shock. Circulation 1998;97:292-293.
55. Reid IA: Role of vasopressin deficiency in the vasodilation of septic shock. Circulation 1997;95:1108-1110.
56. Tsuneyoshi I, Yamada H, Kakihana Y, et al: Hemodynamic and metabolic effects of low-dose vasopressin infusions in vasodilatory septic shock. Crit Care Med 2001;29:487-493.
57. Hill MK, Sanders CV: Skin and soft tissue infections in critical care. Crit Care Clin 1998;14:251-262.
58. Dreyfuss D, Saumon G: Ventilator-induced lung injury: Lessons from experimental studies. Am J Respir Crit Care Med 1998;157:294-323.
59. Hughes SC: HIV and anesthesia. Anesthesiol Clin North Am 2004;22:379-404, v.
60. Emparan C, Iturburu IM, Ortiz J, Mendez JJ: Infective complications after abdominal surgery in patients infected with human immunodeficiency virus: Role of CD4+ lymphocytes in prognosis. World J Surg 1998;22:778-782.
61. Kuczkowski KM: Human immunodeficiency virus in the parturient. J Clin Anesth 2003;15:224-233.
62. Birnbach DJ, Bourlier RA, Choi R, Thys DM: Anaesthetic management of caesarean section in a patient with active recurrent genital herpes and AIDS-related dementia. Br J Anaesth 1995;75:639-641.
63. Avidan MS, Groves P, Blott M, et al: Low complication rate associated with cesarean section under spinal anesthesia for HIV-1-infected women on antiretroviral therapy. Anesthesiology 2002;97:320-324.
64. Tyler DS, Shaunak S, Bartlett JA, Iglehart JD: HIV-1-associated thrombocytopenia: The role of splenectomy. Ann Surg 1990;211:211-217.
65. Bova R, Meagher A: Appendicitis in HIV-positive patients. Aust NZ J Surg 1998;68:337-339.
66. Bonacini M: Hepatobiliary complications in patients with human immunodeficiency virus infection. Am J Med 1992;92:404-411.
67. Buehrer JL, Weber DJ, Meyer AA, et al: Wound infection rates after invasive procedures in HIV-1 seropositive versus HIV-1 seronegative hemophiliacs. Ann Surg 1990;211:492-498.
68. The mode of delivery and the risk of vertical transmission of human immunodeficiency virus type 1—a meta-analysis of 15 prospective cohort studies. The International Perinatal HIV Group. N Engl J Med 1999;340:977-987.
69. Elective caesarean-section versus vaginal delivery in prevention of vertical HIV-1 transmission: A randomised clinical trial. The European Mode of Delivery Collaboration. Lancet 1999;353:1035-1039.
70. Kristensen MS, Sloth E, Jensen TK: Relationship between anesthetic procedure and contact of anesthesia personnel with patient body fluids. Anesthesiology 1990;73:619-624.
71. Will RG, Ironside JW, Zeidler M, et al: A new variant of Creutzfeldt-Jakob disease in the UK. Lancet 1996;347:921-925.
72. Beghi E, Gandolfo C, Ferrarese C, et al: Bovine spongiform encephalopathy and Creutzfeldt-Jakob disease: Facts and uncertainties underlying the causal link between animal and human diseases. Neurol Sci 2004;25:122-129.
73. Wilson K, Ricketts MN: Transfusion transmission of vCJD: A crisis avoided? Lancet 2004;364:477-479.
74. Fichet G, Comoy E, Duval C, et al: Novel methods for disinfection of prion-contaminated medical devices. Lancet 2004;364:521-526.
75. Estebe JP: Prion disease and anaesthesia. Ann Fr Anesth Reanimation 1997;16:955-963.
76. Farling P, Smith G: Anaesthesia for patients with Creutzfeldt-Jakob disease: A practical guide. Anaesthesia 2003;58:627-629.
77. Huang CJ, Pitt HA, Lipsett PA, et al: Pyogenic hepatic abscess: Changing trends over 42 years. Ann Surg 1996;223:600-607.
78. Krige JEJ, Beckingham IJ: ABC of diseases of liver, pancreas, and biliary system: Liver abscesses and hydatid disease. BMJ 2001;322:537-540.
79. Men S, Hekimoglu B, Yucesoy C, et al: Percutaneous treatment of hepatic hydatid cysts: An alternative to surgery. AJR Am J Roentgenol 1999;172:83-89.
80. Wellhoener P, Weitz G, Bechstein W, et al: Severe anaphylactic shock in a patient with a cystic liver lesion. Intensive Care Med 2000;26:1578.
81. Albi A, Baudin F, Matmar M, et al: Severe hypernatremia after hypertonic saline irrigation of hydatid cysts. Anesth Analg 2002;95:1806-1808, table.
82. Rakic M, Vegan B, Sprung J, et al: Acute hyperosmolar coma complicating anesthesia for hydatid disease surgery. Anesthesiology 1994;80:1175-1178.
83. Kambam JR, Dymond R, Krestow M, Handte RE: Efficacy of histamine H1 and H2 receptor blockers in the anesthetic management during operation for hydatid cysts of liver and lungs. South Med J 1988;81:1013-1015.
84. Kuncir EJ, Tillou A, St Hill CR, et al: Necrotizing soft-tissue infections. Emerg Med Clin North Am 2003;21:1075-1087.
85. Headley AJ: Necrotizing soft tissue infections: A primary care review. Am Fam Physician 2003;68:323-328.
86. Mehrotra M, Mehrotra S: Decompression of Ludwig angina under cervical block. Anesthesiology 2002;97:1625-1626.
87. Moreland LW, Corey J, McKenzie R: Ludwig's angina: Report of a case and review of the literature. Arch Intern Med 1988;148:461-466.
88. Neff SP, Merry AF, Anderson B: Airway management in Ludwig's angina. Anaesth Intensive Care 1999;27:659-661.
89. Bansal A, Miskoff J, Lis RJ: Otolaryngologic critical care. Crit Care Clin 2003;19:55-72,
90. Dixon TC, Meselson M, Guillemin J, Hanna PC: Anthrax. N Engl J Med 1999;341:815-826.
91. Swartz MN: Recognition and management of anthrax—an update. N Engl J Med 2001;345:1621-1626.
92. From the Centers for Disease Control and Prevention. Update: Investigation of bioterrorism-related anthrax and interim guidelines for exposure management and antimicrobial therapy, October 2001. JAMA 2001;286:2226-2232.
93. Breman JG, Henderson DA: Diagnosis and management of smallpox. N Engl J Med 2002;346:1300-1308.
94. Newmark J: The birth of nerve agent warfare: Lessons from Syed Abbas Foroutan. Neurology 2004;62:1590-1596.
95. Yokoyama K, Yamada A, Mimura N: Clinical profiles of patients with sarin poisoning after the Tokyo subway attack. Am J Med 1996;100:586.
96. Newmark J: Therapy for nerve agent poisoning. Arch Neurol 2004;61:649-652.
97. Lee EC: Clinical manifestations of sarin nerve gas exposure. JAMA 2003;290:659-662.
98. Arnon SS, Schechter R, Inglesby TV, et al: Botulinum toxin as a biological weapon: Medical and public health management. JAMA 2001;285:1059-1070.

CAPÍTULO

13 Doenças do Sistema Endócrino

MICHAEL F. ROIZEN, MD, E NADER M. ENANY. MD

Um fator crucial no tratamento cirúrgico bem-sucedido das doenças endócrinas é um diagnóstico pré-operatório completo e acurado. Em certas ocasiões, o diagnóstico diferencial é difícil, e na maioria das vezes requer experiência do endocrinologista, radiologista e patologista clínico. Armados com um diagnóstico completo e acurado, o anestesiologista e o cirurgião poderão proporcionar ao paciente maior alívio de seus sintomas e um prognóstico mais otimista. Em muitas dessas condições, o resultado perioperatório envolve a compreensão por parte do anestesiologista em relação ao que o cirurgião está tentando realizar, e igualmente importante é o efeito do distúrbio endócrino no órgão-alvo. Exemplificando, com frequência os diabéticos padecem também de doença renal e cardíaca, bem como de neuropatias periféricas e autônomas. A compreensão dessas consequências do diabetes e a otimização de seu tratamento são aspectos cruciais para os cuidados perioperatórios do diabético — ainda mais do que a habilidade de controlar as necessidades de insulina por um dos muitos esquemas disponíveis.

PARATIREOIDES

Fisiologia

A concentração sérica total de cálcio (ligado e livre) é mantida no nível normal de 9,5 a 10,5 mg/dL pelos efeitos do hormônio paratireoidiano (paratormônio, PTH), calcitonina e vitamina D.[1] Quando a concentração de cálcio ionizado diminui, ou quando o nível sérico de fosfato está elevado, ocorre estimulação da liberação de PTH. Este é secretado pelas quatro glândulas paratireoides, que comumente estão localizadas posteriormente aos polos superior e inferior da tireoide.[2] O PTH aumenta a reabsorção tubular de cálcio e diminui a reabsorção tubular de fosfato para que ocorra aumento na concentração sérica de cálcio. O resultado da excessiva secreção de PTH é uma perda de fosfato renal. A calcitonina (produzida pelas células C da glândula tireoide) antagoniza os efeitos do PTH e é liberada em resposta a níveis séricos elevados de cálcio. Aproximadamente 50% do cálcio sérico está ligado a proteínas séricas (albumina). Quarenta por cento do cálcio sérico está na forma ionizada, e os 10% restantes estão ligados a agentes quelantes, como, por exemplo, citrato. Se ocorrer redução na concentração das proteínas séricas, a concentração sérica total de cálcio também diminuirá. A regra prática é que para cada redução de 1 g de albumina ocorre uma redução de 0,8 mg/dL de cálcio sérico total. Do mesmo modo, se as proteínas séricas aumentarem (p. ex., em casos de mieloma), o nível sérico de cálcio total também aumentará. A acidose tende a aumentar o cálcio ionizado, enquanto a alcalose tende a diminuir seu nível. Pode haver ligeira tendência para que o nível sérico de cálcio diminua com o passar do tempo, com simultânea elevação do PTH sérico, talvez contribuindo para a osteoporose associada ao processo de envelhecimento.[3]

A vitamina D desempenha papel importante na homeostase do cálcio. Colecalciferol é sintetizado na pele pelos efeitos da radiação ultravioleta. Essa substância é hidroxilada no fígado, formando 25-hidroxicolecalciferol. O derivado 25-hidroxi é ainda hidroxilado no rim para formar 1,25-diidroxicolecalciferol ($1,25[OH]_2D_3$). O derivado 1,25-diidroxi é, de longe, o mais potente composto de vitamina D já descoberto. $1,25[OH]_2D_3$ estimula a absorção tanto do cálcio como do fósforo pelo trato gastrintestinal.[4] Assim, a vitamina D fornece os substratos para a formação do osso mineralizado. Ele pode também melhorar diretamente a mineralização da matriz óssea formada de novo no osso. Aparentemente, os derivados da vitamina D também trabalham sinergicamente com o PTH na promoção do aumento da reabsorção do tecido ósseo. Clinicamente, esse é um ponto importante porque a mera imobilização da parte afetada aumenta a reabsorção óssea e, se o paciente estiver recebendo medicação com um derivado de vitamina D, a reabsorção poderá aumentar ainda mais. Evidências recentes indicam que a hidroxilação de 25-hidroxicolecalciferol é controlada no rim pelo PTH e pelo nível de fósforo. PTH elevado e hipofosfatemia tendem a acentuar a síntese de $1,25[OH]_2D_3$, enquanto baixos níveis de PTH e níveis elevados de fosfato desativam a síntese de $1,25[OH]_2D_3$ no rim. PTH mantém um nível normal de cálcio no sangue ao aumentar a reabsorção óssea de cálcio e ao promover a síntese de $1,25[OH]_2D_3$, o que, por sua vez, melhora a reabsorção de cálcio pelo intestino. Por fim, o PTH aumenta diretamente a reabsorção de cálcio pelo túbulo renal.

Assim, o PTH acelera a degradação do tecido ósseo por um mecanismo complexo, que inclui um componente rápido e um componente lento (envolvendo a síntese proteica e proliferação celular). Além disso, o PTH exerce efeito anabólico na formação óssea, e em cultura de tecido aumenta o número de osteoblastos ativos, a maturação da cartilagem e a formação de osteoide no interior da diáfise do osso.

Hipercalcemia

Pacientes com hipercalcemia se apresentam com uma diversidade de sintomas que frequentemente são inespecíficos, pois o cálcio é importante para muitas funções: o cálcio intracelular livre dá início e/ou regula a contração muscular, liberação de neurotransmissores, secreção de hormônios, ação enzimática e metabolismo da energia. O nível de cálcio no sangue com frequência está relacionado ao grau e gravidade dos sintomas. Diante de níveis de cálcio acima de 14 mg/dL, podem ocorrer sinais e sintomas como anorexia, náusea, vômito, dores abdominais, constipação, poliúria, taquicardia e desidratação.[1,5] É comum a psicose e a obnubilação serem os resultados finais da hipercalcemia grave e prolongada. Ceratopatia em faixas é um dos achados físicos mais incomuns. Pacientes com hiperparatireoidismo se apresentam ocasionalmente com uma história de cálculos renais contendo cálcio ou de úlceras pépticas. Nefrolitíase ocorre em 60 a 70% dos pacientes com hiperparatireoidismo. Uma hipercalcemia continuada poderá resultar em distúrbios tubulares e glomerulares. Poliúria e polidipsia são queixas comuns. Também é possível observar em radiografias dos dentes e das mãos uma osteopatia em pacientes com hiperparatireoidismo, como, por exemplo, a reabsorção subperiosteal.[6] A osteopatia grave em casos de hiperparatireoidismo, como a osteíte fibrosa cística, é observada muito raramente — em geral, apenas em pacientes idosos portadores de doença bastante prolongada (talvez durante até 20 anos). O paciente idoso com osteopenia grave, e talvez com fraturas por compressão vertebral, deve levantar imediatamente a suspeita de hiperparatireoidismo. Muitos pacientes com esse problema podem tolerar níveis sanguíneos de cálcio de 12 mg/dL sem muitos sintomas.[5] Essa situação, que costuma ser observada em triagens multifásicas, apresenta o dilema de operar ou não pacientes assintomáticos. Atualmente, a relação de risco-benefício não está esclarecida, e os defensores do não tratamento, mas de uma espera vigilante, parecem ter a seu lado dados de resultado para, pelo menos, apresentar um argumento razoável.[5] Embora a remoção cirúrgica de um adenoma da paratireoide seja habitualmente curativa em pacientes assintomáticos e possa ser efetuada com segurança em indivíduos muito idosos, pacientes com hiperparatireoidismo pouco intenso e descomplicado podem receber acompanhamento clínico se os níveis séricos de cálcio estiverem abaixo de 11,5 mg/dL e se a densidade óssea e a função renal estiverem normais. Esses pacientes deverão passar por *check-ups* trimestrais da pressão arterial, densidade óssea e função renal. Complicações poderão ser prevenidas se for evitada a desidratação, e se forem utilizados diuréticos tiazídicos e imobilização. A hiperplasia das paratireoides, que em geral envolve todas as quatro glândulas paratireoides, pode ser causa importante de síndrome hiperparatireóidea. O carcinoma das paratireoides é uma ocorrência extremamente rara. É concebível que todos os adenomas tenham início como uma hiperplasia[7]; portanto, para qualquer paciente considerado, o momento exato em que na história natural da doença vai ocorrer a operação poderá determinar se o médico irá encontrar hiperplasia ou um adenoma.

Pacientes com hiperparatireoidismo exibem níveis séricos altos de cálcio e baixos de fosfato. Acidose hiperclorêmica muito benigna pode estar presente. Em geral, o nível de PTH está elevado, mas estará certamente alto para o nível da concentração de cálcio, e a sua redução é o aspecto anunciador de uma cirurgia bem-sucedida.[5,8,9] As duas únicas situações em que a hipercalcemia estaria associada a um nível elevado de PTH são hiperparatireoidismo e a síndrome do PTH ectópico (comumente secundária a um tumor no pulmão ou rim, que produz um fragmento biologicamente ativo de PTH).[1] Todas as demais causas de hipercalcemia estão associadas a níveis normais, ou de maneira mais apropriada a níveis baixos de PTH. Quando um paciente se apresenta com um nível sanguíneo de cálcio extremamente alto (acima de 14 mg/dL), é mais provável que o paciente tenha um câncer remoto que hiperparatireoidismo. Em geral, cerca de 50% de todos os casos de hipercalcemia são decorrentes de câncer invasivo do tecido ósseo. Nesses casos, o prognóstico é sombrio: mais de 50% dos pacientes morrem dentro de 6 meses. O tratamento da hipercalcemia não prolonga a sobrevida, mas em geral melhora a qualidade de vida.[10,11] A cintilografia óssea com difosfonato de tecnécio é positiva em grande percentual de cânceres que fizeram metástases para os ossos. O mieloma é outro câncer importante que está associado com hipercalcemia. Nessa doença, em alguns casos a cintilografia óssea com isótopo será normal.

Várias outras anomalias têm a ver com a absorção excessiva de cálcio pelo trato gastrintestinal. Essas anomalias incluem (1) síndrome do leite-álcali, a qual comumente se deve à ingestão excessiva de antiácidos que contêm cálcio; (2) intoxicação por vitamina D e (3) sarcoidose, que está associada à hipersensibilidade do trato gastrintestinal à vitamina D. O hipertireoidismo está ocasionalmente associado com aumento da reabsorção óssea, e o paciente poderá estar hipercalcêmico. Muitos pacientes com hipertireoidismo também sofrem de hiperparatireoidismo. Alguns pacientes ficam hipercalcêmicos durante o tratamento com diuréticos da tiazida. As tiazidas aumentam a reabsorção tubular renal de cálcio, podendo mesmo reforçar os efeitos do PTH no túbulo renal. A maioria dos pacientes com hipercalcemia significativa associada com diuréticos da tiazida padecem de hiperparatireoidismo. Uma causa importante do aumento da reabsorção óssea, e ocasionalmente de leve hipercalcemia, é a imobilização prolongada. A imobilização em qualquer situação que esteja já associada a um quadro de aumento da reabsorção óssea, por exemplo, doença de Paget ou ingestão de grandes quantidades de vitamina D, poderá resultar numa hipercalcemia exagerada e em excessiva reabsorção óssea. Câncer pode gerar hipercalcemia por pelo menos três mecanismos: (1) metástases para o osso, com aumento da reabsorção óssea, (2) produção, pelo câncer, de um fragmento biologicamente ativo de PTH e (3) produção de uma prostaglandina causadora de reabsorção óssea. A Tabela 13.1 lista as diferentes causas de hipercalcemia e estudos laboratoriais capazes de diferenciar essas causas. Além da obtenção dos níveis sanguíneos de cálcio e fosfato, determinam-se a fração óssea da fosfatase alcalina, nível de creatinina, valores dos eletrólitos e nível urinário de cálcio. São também obtidas radiografias apropriadas do esqueleto e uma cintilografia óssea com isótopo por endocrinologistas para ajudar no diagnóstico.

Hipercalcemia grave (especialmente acima dos níveis de 14 a 16 mg/dL) constitui emergência clínica e o tratamento com frequência deverá ser iniciado antes de completar o diagnóstico. Não há maneira de relacionar os sinais e sintomas vivenciados por qualquer paciente ao nível do cálcio sanguíneo. Numa situação extrema, é possível ter um paciente que esteja praticamente assintomático, com um nível sanguíneo de cálcio total de 14 mg/dL, enquanto outro paciente que está com um nível sanguíneo de cálcio idêntico exibe poliúria grave, taquicardia, desidratação e mesmo psicose. Idade parece ser um fator interveniente; ou seja, para qualquer nível de cálcio obtido, o paciente mais idoso terá maior probabilidade de estar sintomático, em comparação com um paciente mais jovem. Taquiarritimias, inclusive taquicardia sinusal, são extremamente comuns e em geral fora de proporção com o grau de depleção de volume. Ocasionalmente, o resultado é um bloqueio cardíaco. É preciso que se tenha extremo cuidado no uso de derivados digitálicos para pacientes com hipercalcemia. A intoxicação por digital ocorre com bastante rapidez em presença de hipercalcemia. Nesse quadro, arritmias por toxicidade com digital são extremamente comuns.

Outras medidas diminuem a reabsorção de tecido ósseo, por exemplo, pamidronato sódico (90 mg por via intravenosa), calcitonina de salmão (100 a 400 unidades) ou hidratação com plicamicina; e, em geral, qualquer paciente com um nível de cálcio de 16 mg/dL deve ser considerado como emergência clínica e tratado com hidratação com solução salina (com cuidadosa atenção ao risco de precipitar insuficiência cardíaca congestiva [ICC]) e furosemida. Também podem ser utilizados mitramicina de salmão (ou humana, se o paciente for alérgico), corticosteroides, fosfatos intravenosos ou indometacina.[11] Alguns pacientes com níveis de cálcio de 14 mg/dL (em especial pacientes idosos) também se qualificam para tratamento de emergência.

Considerações pré-operatórias para pacientes com hiperparatireoidismo

Pacientes com hipercalcemia moderada e com função renal e cardiovascular normais não apresentam problemas pré-operatórios especiais. Os achados eletrocardiográficos (ECG) podem ser examinados nos períodos pré-operatório e intraoperatório em busca de encurtamento do intervalo QT ou PR.[12] Considerando que uma hipercalcemia grave poderá resultar em hipovolemia, devem ser restaurados o volume intravascular e o estado dos eletrólitos antes que sejam iniciadas a anestesia e a cirurgia.

O tratamento da hipercalcemia pode incluir o aumento da excreção do cálcio urinário por meio de hidratação e diurese.[11] Algumas complicações dessas intervenções são hipomagnesemia e hipocalemia.

O paciente deverá receber fosfato para correção da hipofosfatemia, porque esse problema diminui a captação de cálcio pelos ossos, aumenta a absorção de cálcio pelo intestino, estimula a degradação óssea e pode resultar em ICC ou em insuficiência da bomba.[13] Como tratamento para a maioria dos pacientes hipercalcêmicos, hidratação e diurese acompanhadas por reposição de fosfato são suficientes. Caso haja

TABELA 13.1 Diagnóstico diferencial de hipercalcemia

	Fósforo sérico	Fosfatase alcalina sérica	Creatinina	Cálcio urinário	Paratormônio sanguíneo	Comentários
Câncer (metastásico)	N	↑	N	↑	N ou ↑	Cintilografia óssea para lesão osteolítica é +
Produção ectópica de PTH	↓	N ou ↑	N	↑	↑ ou N	São comuns os cânceres de pulmão e de rim
Mieloma	N	N ou ↑	↑	↑	↓	Proteínas plasmáticas ↑
Hiperparatireoidismo	↓	N ou ↑	N	N ou ↑	↑	Reabsorção subperiosteal, cálculos renais
Síndrome do leite-álcali	N	N	↑	N	↓	Alcalose; história de ingestão de cálcio
Intoxicação por vitamina D	↑	N ou ↑	↑	↑	↓	Níveis de vitamina D ↑
Hipertireoidismo	N	N ou ↑	N	↑	↓	Níveis de T_4 ou T_3 ↑
Sarcoide	N	N ou ↑	N	↑	↓	Proteínas plasmáticas ↑
Tiazidas	N ou ↓	N ou ↑	N	N ou ↓	N ou ↑	Frequentemente coexistência com hiperparatireoidismo
Insuficiência suprarrenal	N	N	N ou ↑	N	↓	Hiponatremia, hipercalemia
Imobilização	N	N	N	↑	N	Se houver fratura, fosfatase alcalina ↑
Doença de Paget	N	↑↑	N	↑	N	Cintilografia óssea é +

↑, elevado; ↑↑, significativamente elevado; ↓, diminuído; N, normal.

necessidade de outras intervenções, o paciente poderá ser medicado com glicocorticoides, pamidronato sódico (90 mg por via intravenosa), plicamicina ou calcitonina de salmão (100 a 400 unidades). Corticosteroides inibem a absorção adicional de cálcio pelo trato gastrintestinal. Antes da administração de mitramicina, é aconselhável uma consulta com o endocrinologista ou oncologista, porque esse agente tem estreito índice terapêutico/tóxico.

A calcitonina baixa os níveis séricos de cálcio por meio da inibição direta da reabsorção de tecido ósseo. Esse agente pode diminuir os níveis séricos de cálcio dentro de minutos após a administração intravenosa, porém é menos efetivo do que fosfato ou plicamicina para pacientes com hipercalcemia causada por hiperparatireoidismo. Os efeitos colaterais incluem urticária e náusea.

É especialmente importante saber se a hipercalcemia é crônica, porque poderão ter ocorrido graves anormalidades no sistema nervoso central, cardíaco ou renal. Com frequência, a hipercalcemia associada à insuficiência renal grave apenas poderá ser tratada com sucesso por diálise peritoneal ou hemodiálise, com baixa concentração de cálcio no banho de diálise.

Finalmente, devem ser feitas mais algumas considerações pré-anestésicas. Devem ser tomadas precauções com a aspiração, pois o paciente hipercalcêmico com estado mental alterado pode estar com o estômago cheio, ou talvez não seja capaz de proteger a via aérea. A possibilidade de fraturas líticas ou patológicas justifica muitas precauções durante o posicionamento do paciente. Nos casos em que a hipercalcemia é resultante de câncer, devem ser obtidas radiografias para exclusão de lesões líticas.[14] A laringoscopia num paciente com coluna vertebral cervical instável poderá resultar em tetraplegia.

Considerações intraoperatórias e pós-operatórias para pacientes com hiperparatireoidismo

Até o presente momento, não foi publicado um estudo controlado que demonstre vantagens clínicas de qualquer agente anestésico em comparação com os demais. Uma revisão de casos na Universidade da Califórnia, San Francisco, e outra na Universidade de Chicago, de 1968 até 1982, revelaram que virtualmente todas as técnicas e agentes anestésicos foram utilizados sem que ocorressem efeitos adversos que pudessem ser mesmo remotamente atribuídos ao agente ou à técnica.

Geralmente, a manutenção da anestesia apresenta poucas dificuldades. Não há necessidade de monitoração intraoperatória especial para pacientes com esses distúrbios e condições; costuma-se utilizar um manguito de pressão arterial, eletrocardiograma com derivações II e/ou MCL_5, sonda para temperatura e estetoscópio esofágico. Em virtude da proximidade dos afastadores cirúrgicos com a face, é preciso ter muita cautela na proteção dos olhos. A resposta a agentes bloqueadores neuromusculares poderá ser imprevisível em pacientes com níveis de cálcio elevados[15]; a reversão dos efeitos poderá ser uma tarefa difícil.[14]

Em certas ocasiões, a não remoção de todas as lesões na primeira operação implicará uma segunda, terceira ou mesmo quarta operação. Por ocasião da reoperação, em alguns casos um *scan* com sestamibi e a coleta de amostra para níveis de PTH em leitos venosos tireoidianos proporcionam informações úteis ao cirurgião.[16] São locais incomuns de ocorrência de adenoma paratireoidiano as áreas posteriores ao esôfago, no mediastino e no interior da tireoide.

Das muitas complicações pós-operatórias possíveis (lesões a nervos, sangramento e anormalidades metabólicas), o trauma ao nervo recorrente bilateral e a tetania hipocalcêmica são as mais temidas. Lesão bilateral ao nervo laríngeo recorrente (por trauma ou edema) causa estridor e obstrução da laringe como resultado da adução não obstaculizada das cordas vocais e da oclusão da abertura da glote. Nesses casos, haverá necessidade de imediata intubação endotraqueal, habitualmente seguida por traqueostomia, para que haja garantia de uma via aérea adequada. Essa rara complicação ocorreu apenas uma vez em mais de 30.000 operações na Lahey Clinic. Com frequência, a lesão unilateral ao nervo recorrente passa despercebida por causa da super adução compensatória da corda vocal não envolvida. Tendo em vista que a lesão bilateral é rara e clinicamente evidente, não há necessidade de fazer laringoscopia como rotina depois da cirurgia na tireoide ou paratireoide; contudo, é possível testar facilmente a função das cordas vocais depois da cirurgia, bastando pedir ao paciente para pronunciar "iii" ou "muuun". A lesão nervosa unilateral se caracteriza por rouquidão, e a lesão bilateral, por afonia. Uma lesão seletiva das fibras adutoras dos dois nervos laríngeos recorrentes deixa os músculos adutores relativamente sem oposição, podendo ocorrer obstrução das vias aéreas.

Edema bolhoso de glote é um edema da glote e da faringe que de vez em quando surge em seguida à cirurgia de paratireoide. Essa é mais uma causa de comprometimento respiratório pós-operatório; não tem origem específica e não se conhece qualquer medida preventiva.

Em casos raros, ocorre hipocalcemia não intencional durante a cirurgia para doença paratireoidiana, habitualmente em decorrência do efeito prolongado de um tratamento pré-operatório vigoroso. Esse efeito é especialmente importante para pacientes com osteíte avançada, por causa da afinidade de seus ossos pelo cálcio. Depois da paratireoidectomia, os íons magnésio ou cálcio podem sofrer redistribuição interna (para "ossos famintos"), causando com isso hipomagnesemia e/ou hipocalcemia.

Depois da cirurgia de paratireoide, o tratamento deve incluir determinações seriadas dos níveis séricos de cálcio, fosfato inorgânico, magnésio e PTH.[13,17-21] Os níveis séricos de cálcio devem cair em vários miligramas por decilitro nas primeiras 24 horas. Habitualmente, o nível mais baixo será alcançado dentro de 4 ou 5 dias. Em alguns pacientes, a hipocalcemia pode ser um problema pós-operatório. As causas incluem tecido paratireóideo residual insuficiente, isquemia ou trauma operatório, hipomagnesemia pós-operatória e atraso na recuperação da função do tecido glandular paratireóideo normal. É particularmente importante corrigir a hipomagnesemia em pacientes com hipocalcemia, porque a secreção de PTH fica diminuída em presença de hipomagnesemia.[18,19] Entre outras, são complicações potencialmente letais de uma hipocalcemia grave: espasmo de laringe e convulsões hipocalcêmicas.

Além da monitoração do cálcio sérico total ou do cálcio ionizado no período pós-operatório, pode-se testar para sinais de Chvostek e Trousseau. Considerando que o sinal de Chvostek está presente em 10 a 20% dos indivíduos que não têm hipocalcemia, deve-se fazer uma tentativa de promover esse sinal no pré-operatório. O sinal de Chvostek é uma contratura dos músculos faciais causada pela percussão dos nervos faciais ipsilaterais no ângulo mandibular. O sinal de Trousseau é promovido pela aplicação de um manguito de pressão arterial a um nível ligeiramente acima da pressão sistólica durante alguns minutos. O espasmo carpopedal resultante, com contrações dos dedos e incapacidade de abrir a mão, tem origem na irritabilidade muscular exacerbada em estados hipercalcêmicos, que é agravada pela isquemia promovida pelo manguito de pressão arterial inflado. Tendo em vista que um hematoma pós-operatório pode comprometer a via aérea, antes que o paciente seja dispensado da sala de recuperação, os curativos no pescoço e na ferida deverão ser examinados em busca de evidência de sangramento.

Hipofosfatemia também pode ocorrer no período pós-operatório. É particularmente importante corrigir essa deficiência em pacientes com insuficiência cardíaca congestiva. Num grupo de pacientes com hipofosfatemia intensa, a correção da concentração sérica de fosfato de 1,0 para 2,9 mg/dL levou a uma melhora significativa na contratilidade do ventrículo direito na mesma pré-carga.[13] Outras complicações da hipofosfatemia incluem hemólise, disfunção plaquetária, disfunção leucocitária (depressão da quimiotaxia, da fagocitose e da atividade bactericida), parestesias, astenia muscular e rabdomiólise.[19] Em pacientes tanto com hipocalcemia como com hipomagnesemia, a correção da hipomagnesemia poderá causar significativo aumento na secreção de PTH, resultando em dramática hipofosfatemia. Em tais pacientes, os níveis séricos de fosfato devem ser cuidadosamente monitorados.[18,19]

A hipomagnesemia pode ocorrer no período pós-operatório. Entre outras, as sequelas clínicas da deficiência de magnésio são: arritmias cardíacas (principalmente taquiarritmias ventriculares), tetania hipocalcêmica e irritabilidade neuromuscular, que não depende da hipocalcemia (tremores, contrações, asterixe e convulsões).[17] Tanto a hipomagnesemia como a hipocalemia ampliam os efeitos neuromusculares da hipocalcemia. Com frequência, a mera restauração do déficit de magnésio corrige a hipocalcemia. É preferível administrar cálcio oral (1 a 2 g de gluconato de cálcio 4×/dia) quando o paciente puder tomar líquidos por via oral.

Durante os primeiros 7 a 10 dias subsequentes à cirurgia devem ser evitados derivados de vitamina D para permitir o funcionamento do tecido paratireóideo suprimido (se ainda estiver presente). Esses derivados sempre serão iniciados se o paciente estiver significativamente hipocalcêmico 2 semanas depois da cirurgia. Os antigos derivados da vitamina D são vitamina D_2 (ergocalciferol) e vitamina D_3 (colecalciferol). Desses derivados, 40.000 unidades equivalem aproximadamente a 1 mg. O tratamento do paciente com hiperparatireoidismo permanente tem início com 40.000 unidades/dia de vitamina D_2 ou D_3. A dose será aumentada em 20.000 unidades a cada 2 semanas, até que tenha sido atingido o nível de cálcio desejado. A vitamina D é lipossolúvel, e as reservas de gordura significativas no tecido adiposo, músculo e fígado deverão ser primeiramente saturadas antes que seja alcançado um nível terapêutico.

Algumas vezes, pacientes com hipoparatireoidismo necessitam de enormes quantidades de derivados de vitamina D (200.000 a 300.000 unidades, ou 5 a 7 mg diários); assim, parecem ter uma resistência do órgão-alvo a seus efeitos. No paciente hipoparatireóideo, é melhor ter como meta um nível de cálcio de 8,5 a 9,0 mg/dL. Embora esses pacientes apresentem perda urinária de cálcio por causa da ausência de PTH, em geral é melhor manter o nível urinário desse eletrólito abaixo dos 300 mg/24 horas. Se o nível urinário de cálcio estiver acima de 300 mg/24 horas, a dose de vitamina D deverá cair em 25% da dose inicial do paciente. Outro derivado da vitamina D é diidrotaquisterol (Dygratyl). São necessárias doses de 250 a 2.000 μg para controle da hipocalcemia em casos de hipoparatireoidismo. O composto 25-hidroxicolecalciferol é 15 vezes mais potente do que o composto-pai, a vitamina D_2, e $1{,}25[OH]_2D_3$ é cerca de 1.500 vezes mais potente.

Não é tarefa fácil tratar o paciente com hipoparatireoidismo, sendo obrigatório um cuidadoso acompanhamento. Depois da cirurgia, os níveis sanguíneos e urinários de cálcio devem ser verificados a cada 6 meses. A intoxicação por vitamina D é um perigo sempre presente.

Hipocalcemia

Provavelmente, a causa mais comum de hipocalcemia é a hipoalbuminemia, seguida pela remoção cirúrgica das paratireoides. No entanto, o diagnóstico diferencial de hipocalcemia também deve incluir insuficiência renal crônica, síndrome da má-absorção, pseudo-hipoparatireoidismo, hipomagnesemia, metástase osteoblástica para osso, pancreatite e a rara anormalidade autoimune de deficiência em múltiplas glândulas endócrinas. Uma causa muito rara de hipocalcemia é a hipoplasia de timo associada ao hipoparatireoidismo (síndrome de DiGeorge). Na hipocalcemia verdadeira (i. e., quando o cálcio livre está baixo), com frequência a contratilidade miocárdica fica afetada. A Tabela 13.2 lista o diagnóstico diferencial de hipocalcemia e alguns testes utilizados para diferenciar esses casos. A determinação de PTH não tem absolutamente a mesma utilidade na diferenciação dos estados hipocalcêmicos, em comparação com sua utilidade nos distúrbios hipercalcêmicos. A deficiência de vitamina D na síndrome da má-absorção, a osteomalacia (no adulto) e o raquitismo (na criança) estão associados a uma baixa concentração sérica de fósforo. Em todas as demais causas de hipocalcemia o nível sérico de fósforo tende a estar elevado. E esse nível fica desproporcionalmente elevado em casos de insuficiência renal crônica. Catarata e calcificação de gânglio basal são observadas tanto no hipoparatireoidismo como no pseudo-hipoparatireoidismo. A reabsorção subperiosteal (a "marca registrada" da secreção excessiva de PTH) é observada principalmente em casos de insuficiência renal crônica associada a hiperparatireoidismo secundário e em algumas formas de pseudo-hipoparatireoidismo. Em sua maioria, as manifestações clínicas de hipoparatireoidismo são atribuíveis à hipocalcemia. Ocorre hipocalcemia por causa de uma queda no nível de equilíbrio da relação entre cálcio sanguíneo/ósseo, em associação com uma redução na reabsorção tubular renal e na absorção gastrintestinal do cálcio. O PTH inibe a reabsorção tubular renal de fosfato e de bicarbonato; assim, os níveis séricos dessas substâncias ficam elevados em pacientes com hipoparatireoidismo.

O pseudo-hipoparatireoidismo é uma entidade incomum, associada com baixa estatura, fácies redonda e metacarpais curtos, e também com hiperplasia da paratireoide. Em parte, essa entidade se apresenta como uma resistência do órgão-alvo à ação do PTH. No pseudo-hipoparatireoidismo, os níveis de $1{,}25[OH]_2D_3$ estão baixos, e a reposição desse derivado da vitamina D pode reverter em parte à resistência do órgão-alvo. A hipomagnesemia compromete a liberação de PTH; assim, pode causar hipocalcemia profunda.[17,19] Essa deficiência é comum em pacientes com alcoolismo, desnutrição ou estados crônicos graves de má-absorção. O nível de cálcio pode ser restaurado pela reposição de magnésio. Uma insuficiência relativa da paratireoide pode explicar a hipocalcemia persistente observada em pacientes com pancreatite aguda.

Já foram discutidas as manifestações agudas do hipoparatireoidismo com o tratamento pós-operatório da hipercalcemia.

Um nervo exposto a baixa concentração de cálcio tem seu limiar de excitação reduzido, responde de maneira repetitiva a um estímulo isolado e exibe deficiência na acomodação e atividade contínua. Geralmente a tetania tem início com parestesias da face e dos membros, que aumentam de intensidade. Seguem-se espasmos dos músculos da face e extremidades. A dor no músculo contraído pode ser muito intensa. Com frequência, os pacientes hiperventilam, e a hipocapnia resultante piora a tetania. Espasmo dos músculos da laringe pode fazer com que as cordas vocais fiquem fixas na linha média, acarretando estridor e cianose.

Os sinais de Chvostek e Trousseau (ver anteriormente) são dois sinais clássicos de tetania latente. Manifestações de espasmo distais ao manguito de pressão arterial inflado devem ocorrer dentro de 2 minutos (ver anteriormente).

TABELA 13.2 Diagnóstico diferencial de hipocalcemia

	Fósforo sérico	Fosfatase alcalina sérica	Creatina	PTH	Comentários
Hipoparatireoidismo (habitualmente cirúrgico)	↑	N	N	↓ ou 0	Catarata; calcificação dos gânglios basais; outra hipofunção de glândula endócrina
Doença renal crônica (hiperparatireoidismo secundário)	↑↑	↑	↑↑	↑↑	Comprometimento da síntese renal de $1{,}25[OH]_2D$
Síndrome de má-absorção (deficiência de vitamina D)	↓↓	↑	N	N ou ↓	Má-absorção ou deficiência de vitamina D (osteomalacia ou raquitismo)
Variantes pseudo-hipoparatireóideas	↑	N	N	↑	Calcificação metastásica, catarata, baixa estatura
Hipomagnesemia	↑	N	N	N ou ↑	Desnutrição, alcoolismo e má-absorção
Metástase osteoblástica	N	N ou ↑	N	N ou ↑	Radiografias do esqueleto; observada em câncer de próstata
Pancreatite aguda	N	N ou ↑	N	N ou ↓	Mecanismo desconhecido
Proteínas plasmáticas baixas	N	N	N ou ↑	N	Cálcio ionizado pode estar normal; nefrose de desnutrição

↑, elevado; ↑↑, significativamente elevado; ↓, reduzido; N, normal.

A hipocalcemia atrasa a repolarização ventricular e com isso aumenta o intervalo QT_c (normal, 0,35 a 0,44). Com a sístole elétrica assim prolongada, os ventrículos podem deixar de responder ao impulso elétrico seguinte proveniente do nodo SA, causando bloqueio cardíaco tipo 2:1. O prolongamento do intervalo QT é um sinal de ECG moderadamente confiável de hipocalcemia, não para a população como um todo, mas para pacientes considerados individualmente.[20,22] Assim, o acompanhamento do intervalo QT corrigido para frequência cardíaca (Fig. 13.1) é um modo útil, mas nem sempre acurado, de monitoração da hipocalcemia. Também pode ocorrer ICC juntamente com hipocalcemia, mas tal ocorrência é rara. Considerando que a ICC em pacientes com cardiopatia coexistente terá sua gravidade reduzida com o retorno dos íons cálcio e magnésio à normalidade, esses níveis devem estar normais antes da cirurgia. Quedas súbitas nos níveis sanguíneos de cálcio ionizado (p. ex., com terapia de quelação) podem resultar em grave hipotensão.[18]

Pacientes com hipocalcemia podem apresentar-se com convulsões. Essas convulsões podem ser de aspecto focal, jacksonianas, de *petit* mal, ou de *grand* mal, sendo indiferenciáveis desses tipos de convulsões na ausência de hipocalcemia. Os pacientes também podem exibir um tipo de convulsão chamado *tetania cerebral*, que consiste em uma tetania generalizada seguida por espasmos tônicos. O tratamento com anticonvulsivantes de rotina é ineficaz, podendo mesmo exacerbar essas convulsões (por um efeito antivitamina D). Em casos prolongados de hipoparatireoidismo, podem surgir calcificações acima da sela túrcica, representando depósitos de cálcio nos pequenos vasos sanguíneos dos gânglios basais e também em torno desses vasos. Essas calcificações podem estar associadas a diversas síndromes extrapiramidais.

Outros sinais clínicos comuns de hipocalcemia são atitude desajeitada, depressão, rigidez muscular, parestesias, pele seca e escamosa, unhas quebradiças e cabelos ásperos, além de calcificações nos tecidos moles. Algumas vezes, pacientes com hipoparatireoidismo de longa duração se adaptam ao problema suficientemente bem para ficarem assintomáticos.

Os sintomas ligados à tetania parecem ter melhor correlação com o nível do cálcio ionizado. Se o paciente estiver com alcalose, é possível que o nível de cálcio total esteja normal, mas o cálcio ionizado estará baixo; disso poderão resultar sintomas de irritabilidade neuromuscular (i. e., síndrome da hiperventilação). Diante de uma hipocalcemia crônica de lenta evolução, os sintomas podem ser bastante benignos, apesar da intensa hipocalcemia. Em parte, isso pode se dever às mudanças adaptativas no nível do cálcio ionizado. Mesmo diante de níveis de cálcio de 6 a 7 mg/dL, os únicos sintomas podem ser cãibras musculares de pouca intensidade, fadiga e leve depressão. Muitos pacientes com um nível de cálcio de 6 a 6,5 mg/dL são totalmente assintomáticos, afora alguma depressão leve da função intelectual.

Derivados da vitamina D são utilizados no tratamento do hipoparatireoidismo (ver seção anterior), insuficiência renal crônica com hiperparatireoidismo secundário, pseudo-hipoparatireoidismo, síndromes da má absorção e outros estados de deficiência de vitamina D. No caso da síndrome da má-absorção associada à má-absorção de gorduras pode haver necessidade de uma preparação in-

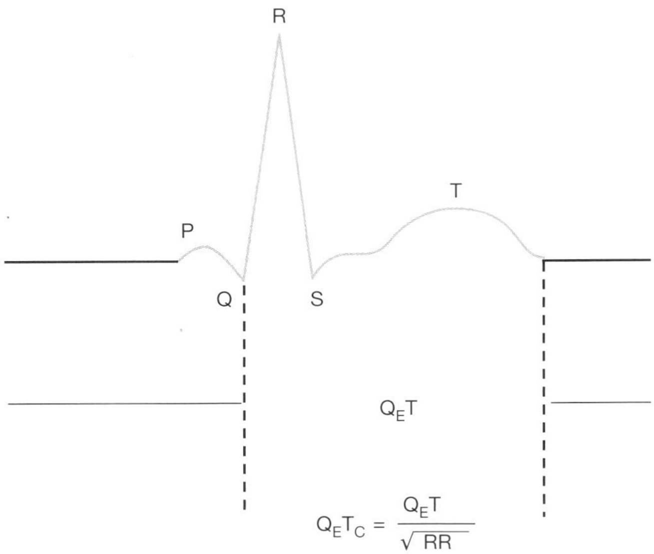

FIGURA 13.1 O intervalo QTc (apropriadamente chamado Q_ET_C, para indicar que tem início com o começo da onda Q, se prolonga por todo o intervalo QT, termina com o final da onda T e é corrigido para frequência cardíaca) é medido conforme ilustra a figura. RR, intervalo RR em segundos. (De Hensel P, Roizen MF: Patients with disorders of parathyroid function. *Anesthesiol Clin North Am* 1987;5:294.)

tramuscular de vitamina D (2.000 a 4.000 unidades/dia) se o tratamento oral adequado não obteve sucesso. Fica indicada uma dieta rica em cálcio (2 g de cálcio elementar) sempre que uma preparação de vitamina D for utilizada com essa finalidade. Uma dieta pobre em fósforo (inclusive com uso de hidróxido de alumínio) terá utilidade em casos de insuficiência renal crônica, mas uma dieta rica nesse eletrólito (pode ser utilizada uma preparação com fosfato de cálcio) será útil em pacientes com síndrome da má-absorção e com outros estados de deficiência de vitamina D (raquitismo e osteomalacia). Na doença renal crônica, as anormalidades ósseas decorrentes de níveis excessivos de PTH (reabsorção subperiosteal) são essencialmente revertidas por 1 ou 2 μg de $1,25[OH]_2D_3$ (Rocaltrol); contudo, as alterações da osteomalacia em casos de doença renal crônica talvez não sejam completamente revertidas por esse potente derivado da vitamina D. Essencialmente, pseudo-hipoparatireoidismo e hipoparatireoidismo são tratados da mesma maneira (ver anteriormente). As fenotiazinas devem ser usadas com cautela em pacientes com hipocalcemia (em especial hipoparatireoidismo), porque esses agentes farmacológicos podem precipitar reações distônicas ou arritmias. A furosemida pode diminuir mais os níveis de cálcio em pacientes com hipoparatireoidismo.

Considerações perioperatórias para pacientes com hipoparatireoidismo

Tendo em vista que o tratamento do hipoparatireoidismo não é cirúrgico, pacientes hipoparatireóideos que chegam à sala de cirurgia são aqueles que necessitam de alguma operação para um distúrbio não correlato. Seus níveis de cálcio, fosfato e magnésio devem ser determinados, tanto no pré-operatório como no pós-operatório. Pacientes com hipocalcemia sintomática devem ser tratados com gluconato de cálcio intravenoso antes da cirurgia. Inicialmente, pode-se administrar 10 a 20 mL de gluconato de cálcio a 10% na taxa de 10 mL/min. O efeito nos níveis séricos de cálcio tem curta duração, mas uma infusão contínua com 10 mL de gluconato de cálcio a 10% em 500 mL de solução ao longo de 6 horas poderá ajudar a manter níveis séricos adequados de cálcio.

O objetivo do tratamento é fazer com que os sintomas fiquem sob controle antes da anestesia e da cirurgia. Em pacientes com hipoparatireoidismo crônico, o objetivo é manter o nível sérico de cálcio pelo menos na metade inferior da faixa normal. Pode-se obter um eletrocardiograma pré-operatório, sendo calculado o intervalo QT_C. O valor de QT_C pode ser utilizado como orientação para o nível sérico de cálcio se não for possível uma rápida avaliação laboratorial. Não há indicação especial para qualquer agente ou técnica anestésica, exceto evitar a alcalose respiratória, porque essa situação tende a diminuir ainda mais os níveis de cálcio ionizado.

Resumo

Transtornos fisiológicos em pacientes com distúrbios da função da paratireoide são causados principalmente por níveis séricos inadequados de cálcio. É comum a avaliação pré-operatória desses pacientes envolver a determinação dos níveis de cálcio, fosfato e magnésio. No período pré-operatório, pode ser obtido um eletrocardiograma com cálculo do intervalo QT_C; esse parâmetro poderá ser acompanhado no período intraoperatório. O *status* de volume do paciente poderá ter sido afetado, porque tanto a hipercalcemia como seu tratamento podem levar à hipovolemia. Com o uso de outras medidas para redução do cálcio (p. ex., outros agentes anticâncer e calcitonina), talvez haja necessidade de uma avaliação mais aprofundada dos efeitos colaterais.

Não há evidência em apoio a qualquer técnica anestésica em particular. Se possível, além do intervalo QT_C, poderá ser feita uma verificação do nível de cálcio livre no período intraoperatório. Podem ser especialmente problemáticos a dose do relaxante muscular e o momento de administração do agente.[21] Com frequência, os níveis de cálcio, fosfato e magnésio variam no período pós-operatório. O paciente deverá ser observado cuidadosamente em busca de evidências de lesão nervosa, hematoma ou tetania hipocalcêmica.

TIREOIDE

Talvez nenhum órgão endócrino tenha contribuído tanto para o desenvolvimento da cirurgia como especialidade como a glândula tireoide. A Cleveland Clinic e as clínicas de destacados cirurgiões como Lahey, Crile e os irmãos Mayo tiveram seu começo como centros para o tradicional "roubo" do paciente hipertireóideo e para a remoção segura de glândulas tireoides hipertrofiadas. Essas clínicas estavam localizadas em regiões onde o solo era deficiente em iodo. Como resultado, tanto a água como o alimento continham níveis abaixo dos ideais de iodo, o que contribuía para a ocorrência de bócio endêmico.

Como ocorre com outras endocrinopatias, surgem dois temas que devem ser considerados quando se discute a anestesia para pacientes com doença da tireoide: (1) o sistema orgânico que mais afeta o cuidado anestésico de pacientes com qualquer endocrinopatia é o sistema cardiovascular; (2) em quase todas as situações de emergência, e certamente em todas as situações eletivas, qualquer anormalidade endócrina que afete o estado pré-operatório do paciente, passível de ser estabilizada, poderá melhorar o resultado. É tarefa do anestesiologista educar o médico primarista e o cirurgião acerca dos riscos da não otimização da função endócrina durante o período pré-operatório.[22-24]

Fisiologia

A biossíntese dos hormônios da tireoide envolve cinco etapas, que são:[25,26] (1) encarceramento do iodeto, (2) oxidação do iodeto e iodação dos resíduos de tirosina, (3) armazenamento dos hormônios no coloide da tireoide como parte da grande molécula de tiroglobulina, (4) proteólise e liberação dos hormônios e (5) conversão da tiroxina, um pró-hormônio menos ativo, até 3,5,3-tri-iodotironina, um hormônio mais potente. As quatro primeiras etapas são reguladas pelo hormônio estimulante da tireoide (TSH), um hormônio hipofisário. A proteólise dos hormônios armazenados no coloide é inibida pelo iodeto.

Os principais produtos tireoidianos são o pró-hormônio tiroxina (T_4, um produto da glândula tireoide) e o hormônio mais potente, 3,5,3-tri-iodotironina (T_3, um produto tanto da tireoide como da desiodação enzimática extratireoidiana da tiroxina). Aproximadamente 85% de T_3 são produzidos fora da glândula tireoide. A produção de hormônios tireoidianos é mantida pela secreção de TSH pela hipófise, que, por sua vez, é regulada pela secreção do hormônio liberador de tirotropina (TRH) no hipotálamo. A produção dos hormônios tireoidianos é iniciada pela absorção de iodo pelo trato gastrintestinal, onde o iodo é reduzido até um iodeto e liberado no plasma. Então, o iodeto se concentra em até 500 vezes pela glândula tireoide.

Assim que tiver chegado à glândula, o iodeto é oxidado por uma peroxidase até iodo (organificação) e, em seguida, ligado à tirosina, formando monoiodotirosina ou diiodotirosina. Essas duas substâncias são então pareadas enzimaticamente para formar T_4 ou T_3. T_3 e T_4 são ligados à proteína tiroglobulina e armazenados na forma de coloide na glândula. Uma enzima proteolítica libera T_3 e T_4 da tiroglobulina quando os pró-hormônios passam da célula para o plasma. T_3 e T_4 são transportados pela corrente sanguínea numa globulina e na pré-albumina, ambas ligadoras de tiroxina. Normalmente, o plasma contém 4 a 11 µg de T_4 e 0,1 a 0,2 µg de T_3 por 100 mL. A secreção de TSH e TRH parece ser regulada por T_3, numa alça de *feedback* negativo. A maioria dos efeitos dos hormônios tireoidianos são mediados por T_3; T_4 é menos potente e tem maior avidez pela ligação às proteínas; com isso, esse último hormônio tem menor efeito biológico, e atualmente é considerado como pró-hormônio.[26]

Nos tecidos periféricos, existe uma desiodase de presença ubíqua que converte T_4 em T_3. Assim, T_4 parece ser um pró-hormônio para T_3. Monodesiodações podem remover tanto o iodo na posição 5' para gerar T_3, ou o iodo na posição 5 para gerar T_3 reverso (rT_3). Em termos biológicos, T_3 reverso é totalmente inativo. Em geral, quando os níveis de T_3 estão deprimidos, os níveis de rT_3 estão elevados. Em várias circunstâncias, os níveis de rT_3 estão aumentados, por exemplo, durante a gestação, em casos de desnutrição, doença crônica e estresse cirúrgico (Fig. 13.2).[27] Existe um circuito de *feedback* entre a hipófise e os hormônios tireoidianos circulantes. Níveis elevados de hormônios tireoidianos reduzem a liberação do TSH hipofisário, enquanto baixos níveis resultam em maior liberação desse hormônio (Fig. 13.3).

Sistemas de transporte dependentes de energia mobilizam T_3 através da membrana da célula-alvo para o interior do citoplasma. Em seguida, T_3 se difunde até receptores presentes no núcleo celular, onde sua ligação com receptores nucleares de alta afinidade (TR α e TR β) altera a produção das sequências do RNA mensageiro específico, resultando em efeitos fisiológicos. O hormônio tireoidiano tem efeitos anabolizantes, promove o crescimento e incrementa o avanço do desenvolvimento normal do cérebro e demais órgãos. Esse hormônio também aumenta a concentração de receptores adrenérgicos,[28] o que pode explicar muitos de seus efeitos cardiovasculares.

O diagnóstico de doença da tireoide é confirmado por qualquer das diversas determinações bioquímicas disponíveis: níveis de T_4 livre, concentração sérica total de T_4, ou estimativa de T_4 livre. A estimativa é obtida pela multiplicação do T_4 total (T_4-RIA) pela razão de ligação tireoidiana (outrora chamada captação de T_3 em resina).[26,29]

Provas da função tireoidiana

Tiroxina total

Tiroxina sérica por radioimunoensaio (T_4-RIA). A variação plasmática normal de T_4 total vai de 4,5 até 10 µg/dL. T_4 fica elevado em pacientes com hipertireoidismo e baixo naqueles com hipotireoidismo. Quase todo T_4 está ligado a uma proteína plasmática chamada globulina ligadora de hormônio tireoidiano (TBG). Mudanças na TBG podem afetar o nível total de T_4. Estrógenos, hepatite infecciosa e fatores genéticos podem elevar o nível de TBG e, portanto, elevar secundariamente T_4 total. Andrógenos, nefrose, hipoproteinemia e fatores genéticos podem baixar TBG e, assim, baixar secundariamente T_4 total.

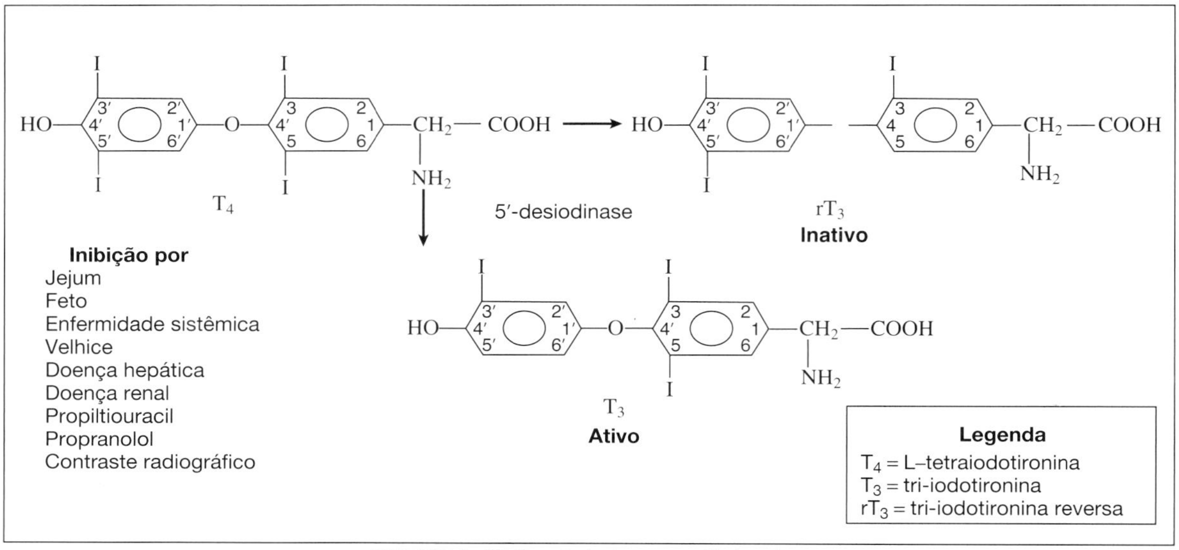

FIGURA 13.2 Deiodação periférica de T_4.

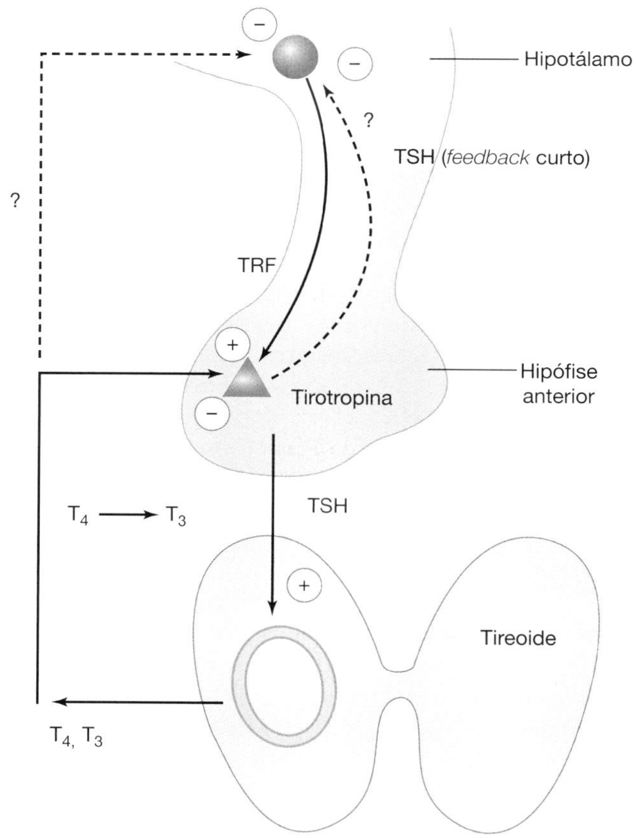

FIGURA 13.3 Eixo hipotalâmico-hipofisário-tireoidiano. TRF, fator liberador de tirotropina; TSH, hormônio estimulante da tireoide; T_3, tri-iodotironina; T_4, L-tetraiodotironina; +, estimulação; –, inibição.

Índice de ligação tireoidiana

Captação de tri-iodotironina em resina (RT_3U). Este importante teste *in vitro* depende da ligação de uma quantidade do rastreador T_3 radioativo a uma resina artificial. A quantidade de ligação à resina é inversamente proporcional aos locais de ligação de TBG não ocupados. Se o nível de T_4 estiver alto por haver excesso de TBG (i. e., após a administração de estrogênio), ocorrerá aumento no número de locais de ligação não ocupados, e a razão de ligação do hormônio tireoidiano será baixa. Essa razão varia em diferentes laboratórios, mas a média é 20 a 25%. Se a razão for multiplicada pelo T_4 total, será obtido um índice. Comumente, esse índice é chamado "estimativa de T_4 livre". A estimativa de T_4 livre corrige o nível de T_4 total para qualquer mudança na concentração de TBG ou nos locais de ligação não ocupados na molécula de TBG. É muito difícil determinar diretamente o nível de T_4 livre, por representar apenas cerca de 0,5% do T_4 total (aproximadamente 1 a 2 ng/dL). A estimativa de T_4 total tem correlação direta com o quadro metabólico do paciente.

Tri-iodotironina livre sérica por radioimunoensaio (T_3-RIA). Normalmente, esse hormônio de extrema potência está presente numa faixa de concentração de 75 a 200 ng/dL. É importante perceber que o limite superior do normal tende a cair com a passagem de cada década da vida. Assim, um paciente com 20 anos e com um nível de 190 ng/dL pode estar eutireóideo, ao passo que um paciente com 80 anos de idade com o mesmo nível pode estar hipertireóideo.

Níveis séricos de hormônio estimulante da tireoide. Em pacientes com hipotireoidismo primário, o nível de TSH está elevado para o nível de T_4 ou T_3 no sangue. Com frequência, as concentrações séricas de hormônio tireoidiano se encontram na faixa normal, e apenas os níveis séricos de TSH estão elevados.[29]

Captação de iodo radioativo. A captação de iodo radioativo (RAIU) é medida como o percentual de uma substância traçadora que é captada pela tireoide em 24 horas. A variação normal é 10 a 25%. Pacientes com hipertireoidismo têm valores acima de 25%. O principal uso desse teste é a confirmação do diagnóstico de hipertireoidismo; no entanto, pacientes com tireoidite subaguda podem estar hipertireóideos, mas essencialmente não exibirão nenhuma captação. Se o paciente utilizou iodetos inorgânicos ou corantes (p. ex., para *scans* de vesícula biliar ou pielografia intravenosa), a RAIU poderá estar baixa.

Ultrassom radioativo, IRM e tomografia de fatia fina da tireoide

Todos esses exames têm usos no diagnóstico e tratamento. Nódulos tireoidianos funcionais raramente são malignos, enquanto nódulos "frios" ou hipofuncionais têm maior probabilidade de malignidade.

Outros testes

O diagnóstico de doença hipofisária ou hipotalâmica pode ser bastante complicado. Com frequência, o procedimento pode ser facilitado com o uso de TRH. Esse tripeptídio é o fator hipotalâmico que promove a liberação do TSH da hipófise. O TRH também pode ser utilizado na confirmação do diagnóstico de hipertireoidismo. Anticorpos antitireoidianos (antitiroglobulina e antimicrossomais) têm utilidade para que se possa chegar ao diagnóstico de tireoidite de Hashimoto. Os níveis séricos de tiroglobulina tendem a elevar-se em pacientes com tireotoxicose. A tireoidite indolor está associada ao hipertireoidismo temporário. Esta última entidade é uma tireoidite linfocítica associada a baixa RAIU.

A determinação da subunidade α de TSH tem se revelado útil na identificação dos raros pacientes portadores de neoplasia hipofisária e que comumente exibem concentrações elevadas de subunidade α. Alguns pacientes são, do ponto de vista clínico, eutireóideos em presença de níveis elevados de T_4 total no soro. Certos agentes, sobretudo corantes para vesícula biliar, corticosteroides e amiodarona, bloqueiam a conversão de T_4 para T_3, e com isso elevam os níveis de T_4. Doença grave também retarda a conversão de T_4 para T_3. Quando a velocidade dessa conversão está diminuída, os níveis de TSH ficam com frequência elevados. Em casos de hipertireoidismo, a função cardíaca e as respostas ao estresse estão anormais; o retorno da função cardíaca normal acompanha o retorno dos níveis de TSH aos valores normais.

Fisiopatologia da doença da tireoide

Hipertireoidismo

O hipertireoidismo é comumente causado por um crescimento multinodular difuso da glândula na doença de Graves, que também está associada a distúrbios da pele e dos olhos.[30] Esse distúrbio pode estar associado à gravidez,[31] tireoidite (com ou sem dor no pescoço), adenoma tireoidiano, coriocarcinoma ou adenoma hipofisário secretor de TSH. Foi informado que 5% das mulheres padecem de efeitos tireotóxicos 3 a 6 meses após o parto e tendem a ter recorrências com as gestações subsequentes.[31]

As principais manifestações de hipertireoidismo são perda de peso, diarreia, pele úmida e quente, debilitação dos grandes grupos musculares, anormalidades menstruais, nervosismo, intolerância ao calor, taquicardia, arritmias cardíacas, prolapso de válvula mitral[32] e insuficiência cardíaca. Quando a tireoide está funcionando anormalmente, o sistema mais ameaçado é o cardiovascular. Diarreia abundante pode levar à desidratação, que pode ser corrigida antes da realização do procedimento cirúrgico. Em pacientes com hipertireoidismo, frequentemente ocorrem anemia leve, trombocitopenia, aumento da fosfatase alcalina sérica, hipercalcemia, depleção muscular e destruição de tecido ósseo. Em geral, a doença muscular envolve grupos musculares proximais; não foi informado que esse tipo de enfermidade cause paralisia respiratória. Na forma apática do hipertireoidismo (observada mais amiúde em pessoas com mais de 60 anos), os efeitos cardíacos dominam o quadro clínico.[33,34] Os sinais e sintomas incluem taquicardia, batimentos cardíacos irregulares, fibrilação atrial, insuficiência cardíaca e, ocasionalmente, disfunção dos músculos papilares.[33-36] De fato, a presença de fibrilação atrial de origem desconhecida indica a necessidade de atentar para a possibilidade de hipertireoidismo apático. Essa preocupação é mais do que acadêmica, porque pode ocorrer nesses pacientes uma "tempestade tireoidiana" ao serem submetidos a operações para suas doenças.

Embora o bloqueio dos receptores β-adrenérgicos possa controlar a frequência cardíaca, seu uso representa muitos riscos num paciente que já padece de ICC. Todavia, a redução da frequência cardíaca pode melhorar a função da bomba cardíaca. Assim, pacientes hipertireóideos que estejam com frequências ventriculares altas, que padeçam de ICC e que necessitem de cirurgia de emergência são medicados com propranolol em doses orientadas pelas mudanças na pressão arterial pulmonar encunhada e no seu estado clínico geral. Se uma diminuição na frequência cardíaca com uma pequena dose de esmolol (50 µg/kg) não agravar a insuficiência cardíaca, o paciente será medicado com mais esmolol (50 a 500 µg/kg). O objetivo é evitar a imposição de uma cirurgia em qualquer paciente cuja função tireoidiana esteja clinicamente anormal. Portanto, apenas uma cirurgia de emergência do tipo "vida ou morte" deverá dispensar os procedimentos para tornar o paciente farmacologicamente eutireóideo — um processo que pode levar 2 a 6 semanas.

Preparação do paciente hipertireóideo para cirurgia. Apesar do que foi dito acima, nos Estados Unidos são realizadas anualmente 200.000 operações de tireoide e paratireoide. Em geral, os pacientes ainda considerados apropriados para cirurgia são crianças, adolescentes, mulheres cuja gravidez está associada à doença de Graves, mulheres em idade fértil e pacientes com glândulas tireoides extremamente hipertrofiadas. Diversos pacientes recusam tratamento com iodo radioativo, e por isso passam a ser candidatos para cirurgia. O método tradicional de tornar o paciente eutireóideo envolve a administração de um dos agentes farmacológicos antitireoidianos durante 2 a 3 meses antes da cirurgia para que seja inibida a síntese do hormônio tireoidiano. O agente que ainda é o mais utilizado (depois de 30 anos) é o propiltiouracil, porque inibe tanto a síntese do hormônio tireoidiano como a conversão periférica de T_4 em T_3. A dose habitual é 300 mg/dia em doses divididas. Com essa dose, quase todos os pacientes ficarão eutireóideos em 2 a 3 meses. Se o paciente estiver gravemente hipertireóideo ou se tiver uma glândula excepcionalmente grande, poderão ser administradas doses maiores (até 1 g/dia). Em geral, quanto menor a glândula, mais curto será o intervalo necessário para obtenção do eutireoidismo. Um agente farmacológico alternativo é o metimazol (Tapazole). Doses de 30 a 60 mg/dia são comparáveis às doses descritas acima para propiltiouracil. Cerca de 10 dias antes da cirurgia, é prática comum a administração de uma solução de iodeto de potássio (10 gotas diárias de uma solução saturada), com o objetivo de diminuir a vascularidade da glândula e de bloquear a liberação do hormônio armazenado. Em lugar do iodeto, pode-se administrar carbonato de lítio (300 mg, 4×/dia), especialmente se sabidamente o paciente tiver alergia ao iodo. Como o iodeto, o carbonato de lítio bloqueia a proteólise e a liberação do hormônio tireoidiano armazenado.

Artigos publicados indicam uma tendência em favor da preparação pré-operatória exclusivamente com propranolol e iodetos.[37-39] Essa abordagem consome menos tempo (i. e., 7 a 14 dias *versus* 2 a 6 semanas); faz com que a glândula tireoide "encolha", como ocorre também com a abordagem mais tradicional; e trata os sintomas, mas talvez não sejam corrigidas as anormalidades na função do ventrículo esquerdo.[34,36,38,39] Independentemente da abordagem utilizada, medicamentos antitireoidianos devem ser administrados tanto cronicamente como na manhã da cirurgia. Se houver necessidade de cirurgia de emergência antes que tenha sido alcançado o estado eutireóideo, ou se o hipertireoidismo ficar fora de controle durante a cirurgia, a administração intravenosa de esmolol (50 a 500 µg/kg) poderá ser titulada com o objetivo de restaurar uma frequência cardíaca normal (assumindo que o paciente não sofre de ICC; ver discussão anterior). Pode haver necessidade de doses maiores, e, na ausência de dados mais apropriados, o retorno de uma frequência cardíaca normal e a ausência de ICC servirão como orientadores para o tratamento. Além disso, devem ser restaurados o volume do líquido extravascular e o equilíbrio eletrolítico. Deve-se ter em mente que a administração de propranolol não impede invariavelmente a "tempestade tireoidiana".[38-41]

Tratamento da tireotoxicose durante a gravidez

O tratamento da tireotoxicose da doença de Graves durante a gravidez apresenta alguns problemas especiais. Comumente, o tratamento com iodo radioativo é considerado contraindicado porque esse produto atravessa a placenta. O médico deve escolher entre medicamentos antitireoidianos e cirurgia. Medicamentos antitireoidianos também atravessam a barreira placentária e podem causar hipotireoidismo. Teoricamente, esse problema pode ser resolvido pela administração simultânea de L-tiroxina ou T_3. Contudo, a maioria das evidências publicadas indica que nem T_4 e nem T_3 atravessam a barreira placentária. A ocorrência de hipotireoidismo fetal quando foram utilizadas apenas pequenas doses de medicamentos antitireoidianos é bastante incomum, desde que a mãe tenha permanecido eutireóidea. Em se tratando de agentes antitireoidianos, em geral é melhor errar para o lado do subtratamento do que para o tratamento excessivo. Com frequência são suficientes pequenas doses de propiltiouracil (50 a 100 mg/dia ou mesmo em dias alternados). O uso crônico de iodeto na mãe está comumente contraindicado, porque poderão resultar bócio e hipotireoidismo fetais. O uso de propranolol durante a gravidez é um assunto controverso. Foram publicados relatos de casos em que bebês, cujas mães foram medicadas com propranolol, sofreram retardo de crescimento intrauterino e baixas pontuações Apgar. Nesses bebês, também foram descritas bradicardia e hipoglicemia. A tireotoxicose da gravidez tende a ser bastante benigna e, com frequência, melhora no segundo e terceiro trimestres. Cirurgia é uma alternativa aceitável ao tratamento (comumente, a cirurgia será adiada até que se tenham completado o desenvolvimento neural e a organogênese do primeiro trimestre).[42]

Depois da gravidez, é impossível prever o estado tireoidiano da mãe. Embora algumas pacientes permaneçam hipertireóideas, algumas ficam hipotireóideas após o parto. Aproximadamente 5% das mulheres sofrem efeitos tireotóxicos temporários cerca de 3 a 6 meses após o parto, e essas mães tendem a sofrer recorrências com as gestações subsequentes.[31]

O estado do neonato depois do parto deverá receber atenção. Pode estar presente tanto hipotireoidismo como hipertireoidismo. O hipotireoidismo neonatal se caracteriza por T_4 total baixo (abaixo de 7 µg/dL) e TSH elevado. Em alguns casos, T_4 pode estar perfeitamente normal, e apenas TSH estará elevado. Os níveis de T_3 reverso no líquido amniótico tendem a estar baixos no feto hipotireóideo no terceiro trimestre; do mesmo modo, a concentração sanguínea de T_3 reverso estará baixa depois do nascimento de um bebê hipotireóideo.

O tratamento do hipotireoidismo neonatal consiste na imediata reposição com L-tiroxina na faixa de dose dos 9 µg/kg/dia. Essa dose é relativamente grande, mas com frequência se faz necessária para normalizar o nível de TSH e a concentração de T_4. Normalmente, o nível de T_4 total (8 a 15 µg/dL) tende a estar alto no primeiro ano de vida, caindo de maneira lenta, mas progressiva, até depois da puberdade. Do mesmo modo, doses de reposição de hormônio tireoidiano tendem a ser mais elevadas do que no adulto médio até que a puberdade tenha se completado.

O hipertireoidismo neonatal é extremamente incomum, e está sempre associado a níveis elevados de imunoglobulinas estimulantes da tireoide. Essas imunoglobulinas atravessam a barreira placentária e são causa provável do hipertireoidismo fetal. Consequentemente, é comum medir essas imunoglobulinas em mulheres tireotóxicas no terceiro trimestre. Ao que parece, o controle do hipertireoidismo materno evita o desenvolvimento do hipertireoidismo nos bebês.

O termo tempestade tireoidiana se refere ao diagnóstico clínico de uma enfermidade com risco para a vida num paciente cujo hipertireoidismo foi severamente exacerbado por enfermidade ou operação. A tempestade tireoidiana se manifesta por hiperpirexia, taquicardia e alterações notáveis na consciência.[40,41] Não existe exame laboratorial que seja diagnóstico de tempestade tireoidiana, e a causa precipitante (não tireoidiana) é o principal determinante da sobrevida. Comumente, o tratamento consiste no bloqueio da síntese dos hormônios tireoidianos pela administração de medicamentos antitireoidianos, bloqueio da liberação do hormônio pré-formado com iodo, atenção meticulosa à hidratação e à terapia adjuvante e correção da causa precipitante. De fato, a sobrevivência do paciente está diretamente relacionada ao sucesso do tratamento da causa subjacente. O bloqueio do sistema nervoso simpático com antagonistas dos receptores α e β depende de um tratamento especializado e da constante monitoração do paciente criticamente enfermo. Mais de 10% dos pacientes tratados com amiodarona, um agente antiarrítmico, desenvolvem uma disfunção tireoidiana – seja hipertireoidismo ou hipotireoidismo.[24] Aproximadamente 35% do peso desse medicamento é composto por iodo, e um comprimido de 200 mg libera cerca de 20 vezes a dose diária ideal de iodo. Esse iodo pode acarretar redução ou aumento da síntese de tiroxina. Além disso, a amiodarona inibe a conversão de T_4 até T_3, que é a forma mais potente.

Pode-se considerar que pacientes medicados com amiodarona necessitam de atenção especial no período pré-operatório, e talvez precisem mesmo dessa atenção na anestesia, não apenas por causa da arritmia que implicou nesse tipo de tratamento, mas também como garantia de que não haverá disfunção ou qualquer surpresa no período perioperatório por causa de uma hipofunção ou hiperfunção tireoidiana não suspeitada.[24] Muitos pacientes com tireotoxicose causada por amiodarona são medicados com corticosteroides durante um determinado período – outra área de questionamento que pode ser deflagrada pelo uso da amiodarona por um paciente pré-operatório.

Hipotireoidismo

O hipotireoidismo é uma doença comum, que ocorre em 5% de uma grande população de adultos na Grã-Bretanha, em cerca de 3 a 6% de uma população de indivíduos idosos sadios em Massachusetts, Estados Unidos, e em 4,5% de uma população clínica na Suíça.[43,44] A apatia e letargia que frequentemente acompanham o hipotireoidismo muitas vezes retardam seu diagnóstico. Com isso, o período perioperatório pode ser o primeiro momento para descobrir muitos desses pacientes hipotireóideos. Contudo, habitualmente o hipotireoidismo é subclínico, as concentrações séricas dos hormônios tireoidianos estão situadas dentro da faixa de normalidade, e apenas os níveis séricos de TSH estão elevados.[25,45] Considerando que a faixa normal de TSH é de 0,03 a 4,5 mU/L, valores de TSH de 5 a 15 mU/L são característicos dessa entidade.[35] Nesses casos, o hipotireoidismo pode ter pouco ou nenhum significado perioperatório. Porém, um estudo retrospectivo de 59 pacientes levemente hipotireóideos verificou que um maior número de pacientes hipotireóideos (em comparação com os indivíduos no grupo de controle) necessitaram de intubação pós-operatória prolongada (9 de 59 *versus* 1 de 59) e tiveram desequilíbrios eletrolíticos significativos (3 de 59 *versus* 1 de 59) e complicações hemorrágicas (4 de 59 *versus* 0 de 59).[46] Tendo em vista que foi examinado apenas um pequeno número de prontuários, essas diferenças não alcançaram significado estatístico. Em outro estudo, foi elevado o percentual de pacientes com história de hipotireoidismo subclínico que, mais tarde, vieram a sofrer hipotireoidismo clínico. Muitas mulheres com tireoidite do pós-parto sofrem hipotireoidismo, que frequentemente é considerado de maneira errônea como depressão do pós-parto.

A hipofunção da glândula tireoide pode ser causada pela ablação cirúrgica, administração de iodo radioativo, irradiação no pescoço (p. ex., para doença de Hodgkin), deficiência ou toxicidade de iodo, defeitos genéticos de biossíntese na produção dos hormônios tireoidianos, medicamentos antitireoidianos, como propiltiouracil, tumores da pituitária por amiodarona ou doença hipotalâmica. Talvez a causa mais comum de hipofunção tireoidiana primária seja uma forma de tireoidite, frequentemente tireoidite linfocítica crônica ou tireoidite de Hashimoto. Comumente, a glândula fica hipertrofiada, sem sensibilidade e extremamente firme e endurecida. Diversos anticorpos antitireoidianos são encontrados no soro, inclusive antitiroglobulina e anticorpos antimicrossômicos em altos títulos. Ao que parece, o hipotireoidismo é a consequência mais comum da tireoidite de Hashimoto e, de fato, é a causa mais comum de hipotireoidismo em adultos.[45] Pacientes com tireoidite de Hashimoto apresentam extrema sensibilidade a iodetos e a medicamentos antitireoidianos, e um hipotireoidismo grave e evidente pode ser exacerbado por essas manobras. Geralmente, os sintomas do hipotireoidismo são subclínicos, as concentrações séricas dos hormônios tireoidianos se encontram na faixa normal e apenas os níveis séricos de TSH estão elevados.[35,45,46]

Nos casos menos frequentes de hipotireoidismo evidente, a deficiência de hormônio tireoidiano resulta em funcionamento mental lento, em movimentos lentos, pele seca, intolerância ao frio, depressão das respostas ventilatórias à hipóxia e hipercarbia,[47] comprometimento da eliminação de água livre, lentidão do esvaziamento gástrico e bradicardia. Em casos extremos, cardiomegalia, insuficiência cardíaca e derrames pericárdicos e pleurais se manifestam na forma de fadiga, dispneia e ortopneia.[48] O hipotireoidismo está com frequência associado com amiloidose, que pode causar hipertrofia da língua, anormalidades do sistema de condução cardíaca e doença renal. A língua pode estar aumentada no paciente hipotireóideo mesmo na ausência de amiloidose, e essa complicação pode dificultar a intubação.[49] Mixedema completamente desenvolvido se apresenta sob a forma de uma série de sintomas, inclusive intolerância ao frio, apatia, rouquidão, constipação, movimentos retardados, anemia, perda da audição e bradicardia.

Preparação do paciente hipotireóideo para cirurgia. O hipotireoidismo diminui ligeiramente as necessidades anestésicas.[50] O cuidado pré-operatório ideal do hipotireoidismo consiste na restauração do estado tireoidiano normal: a dose normal de T_3 ou T_4 deve ser administrada rotineiramente na manhã da cirurgia, embora esses agentes tenham meias-vidas longas (1,4 a 10 dias). A dose diária habitual de reposição em adultos é 0,1 a 0,2 mg de L-tiroxina (Synthroid). O próprio nível de T_4 pode ser utilizado como orientação para o tratamento. Em pacientes adequadamente tratados, é comum que tanto os níveis séricos de T_4 como de TSH estejam na faixa normal.

O coma mixedematoso é uma rara complicação que está associada a um hipotireoidismo profundo. Essa complicação está associada com letargia extrema, hipotermia muito intensa, bradicardia e hipoventilação alveolar com hipóxia, sendo ocasionalmente acompanhada por derrame pericárdico e ICC. Frequentemente também faz parte da síndrome uma hiponatremia associada à significativa redução da eliminação de água livre pelos rins. Essa é a única indicação isolada para terapia intravenosa com T_4. Para pacientes em coma mixedematoso que necessitem de cirurgia de emergência, pode-se administrar T_3 ou T_4 por via intravenosa (mas com o risco de precipitar isquemia do miocárdio), enquanto a terapia adjuvante está sendo ministrada para a restauração do volume normal do líquido intravascular, temperatura corporal, função cardíaca, função respiratória e equilíbrio eletrolítico. L-Tiroxina é administrada numa dose intravenosa única de 300 a 500 µg. T_3 intravenoso (Cytomel) também pode ser administrado na dose de 25 a 50 µg a cada 8 horas, até que o nível sanguíneo de T_3 tenha sido normalizado. Provavelmente, T_3 intravenoso é superior a T_4 intravenoso, porque T_3 é a forma mais fisiologicamente ativa de tratamento com hormônio tireoidiano, e também por "saltar" a via de conversão periférica normal de T_4 para T_3, que tende a estar significativamente deprimida em pacientes com enfermidades sistêmicas graves. As preparações intravenosas sempre deverão ser preparadas na hora, antes do uso.

Pacientes hipotireóideos com doença arterial coronariana

O tratamento de pacientes hipotireóideos com doença arterial coronariana sintomática implica em problemas especiais, podendo exigir uma atitude de meio-termo na prática geral de restauração pré-operatória do eutireoidismo com medicações.[24,51,52] Embora tanto o T_4 como o esmolol possam ser administrados, pode ser difícil obter uma melhora adequada da doença cardíaca isquêmica e também do hipotireoidismo. A necessidade de uma terapia tireoidiana deve ser confrontada contra o risco de agravamento dos sintomas anginais. Uma revisão sugere que se considere imediatamente a revascularização arterial coronariana.[51] Nessa revisão, os autores defendem que seja iniciada a terapia de reposição da tireoide na unidade de terapia intensiva logo em seguida à chegada do paciente da sala de cirurgia, após a cirurgia de revascularização do miocárdio. No entanto, ocorreram várias mortes resultantes de arritmias e ICC, e também de choque cardiogênico acompanhado de infarto, enquanto os pacientes que não tinham sido medicados com terapia tireoidiana esperavam pela cirurgia. Assim, é preciso considerar a revascularização coronariana "realmente" de emergência em pacientes que padeçam de doença arterial coronariana grave e também de hipotireoidismo significativo. De fato, diversos centros médicos grandes consideram a presença dessas duas doenças como um indicador tão importante para cirurgia imediata como a doença arterial coronariana principal esquerda com angina instável para revascularização coronariana imediata.

Em presença de hipotireoidismo, os mecanismos de controle da respiração não funcionam normalmente.[48] Contudo, a resposta à hipóxia e hipercarbia e a eliminação de água livre voltam a se normalizar com a terapia de reposição da tireoide. Foi informado anedoticamente que, durante o hipotireoidismo, o metabolismo dos medicamentos sofre retardo, e que as pessoas despertam mais tarde, depois da administração de sedativos. Todavia, não foi ainda publicado estudo formal da farmacocinética e farmacodinâmica dos sedativos ou agentes anestésicos em pacientes com hipotireoidismo. Essas preocupações desaparecem quando a função tireoidiana é normalizada no período pré-operatório.

A doença de Addison (com sua deficiência relativa de esteroides) é mais comum em indivíduos hipotireóideos do que em indivíduos eutireóideos, e alguns endocrinologistas tratam rotineiramente pacientes com hipotireoidismo não iatrogênico com a administração de doses de estresse de corticosteroides no período perioperatório. A possibilidade de existência dessa deficiência de esteroides deverá ser levada em consideração se o paciente ficar hipotenso no período perioperatório.

Nódulos na tireoide e carcinoma

A identificação de malignidade num nódulo tireoidiano solitário é um procedimento difícil e importante. A biópsia por aspiração com agulha fina se tornou instrumento de referência.[53] Homens e pacientes submetidos previamente a radiação da cabeça e pescoço têm maior probabilidade de doença maligna em seus nódulos.[54] Vinte e sete por cento de todos os pacientes irradiados formarão nódulos. Com frequência, a biópsia por agulha e uma cintilografia serão suficientes para o diagnóstico, mas ocasionalmente haverá necessidade de uma biópsia excisional. Se por ocasião da cirurgia for diagnosticado um câncer, comumente o procedimento de rotina será fazer uma tireoidectomia total. Em vez de iniciar esses pacientes numa reposição tireoidiana exógena imediatamente após a cirurgia, essa decisão deverá ser temporariamente adiada, até que haja uma definição se fica indicada ou não a aplicação de doses maciças de terapia com ^{131}I radioativo. Uma semana depois da administração de 50 a 100 mCi de ^{131}I, poderá ser instituída a terapia de reposição tireoidiana exógena. Alguns clínicos preferem iniciar o tratamento tireoidiano exógeno imediatamente depois da cirurgia, porque pode ter efeito supressor do câncer.[55] No entanto, antes que possa ser realizado um *scan* com iodo radioativo ou o tratamento definitivo com iodo radioativo, a administração de hormônio tireoidiano exógeno deverá ser interrompida durante pelo menos 6 semanas. O carcinoma papilífero é responsável por mais de 60% de todos os carcinomas. A simples excisão de metástases em linfonodos parece ser tão eficaz para a sobrevida dos pacientes como os procedimentos cervicais radicais.[56]

O carcinoma medular é a forma mais agressiva de carcinoma tireoidiano. Essa forma está associada à incidência familiar de feocromocitoma, do mesmo modo que adenomas paratireoidianos. Por essa razão, deve ser obtida a história de pacientes que tenham cicatriz cirúrgica na região da tireoide e das paratireoides para que possa ser excluída a possibilidade de feocromocitoma oculto.

Considerações anestésicas intraoperatórias e problemas pós-operatórios em pacientes com doença da tireoide

As considerações mais importantes com relação à anestesia para pacientes com distúrbios da tireoide são (1) obtenção de um estado eutireóideo no pré-operatório, (2) preparação pré-operatória e atenção às características das doenças previamente mencionadas e (3) normalização da função cardiovascular e da temperatura no período perioperatório.

Nenhum estudo controlado conseguiu demonstrar ganhos clínicos de qualquer agente anestésico em relação aos demais para pacientes cirúrgicos que estejam hipertireóideos. Assim, não existem dados para seres humanos implicando que a escolha da anestesia afetará o resultado do paciente em presença de doença da tireoide. Além disso, embora alguns autores tenham recomendado que agentes anticolinérgicos (especialmente atropina) sejam evitados por interferirem com o mecanismo do suor e causarem taquicardia, atropina tem sido administrada como teste para adequação do tratamento antitireoidiano. Tendo em vista que atualmente os pacientes ficam sujeitos a procedimentos operatórios apenas quando estão eutireóideos, desapareceu o tradicional "roubo" do paciente hipertireóideo fortemente pré-medicado para a sala de cirurgia.

Um paciente exibindo um grande bócio e uma via aérea obstruída pode ser tratado como qualquer outro paciente cujo cuidado da via aérea seja problemático. A medicação pré-operatória não precisa incluir a sedação "profunda" e pode ser estabelecida uma via aérea frequentemente com o paciente desperto. É preferível utilizar um tubo endotraqueal firme e aramado; o instrumento deve ultrapassar o ponto da compressão extrínseca. Será extremamente útil examinar no período pré-operatório estudos de tomografia computadorizada (TC), imagens de ressonância magnética (IRM) ou ultrassonografias do pescoço para que seja determinada a extensão da compressão. Habitualmente, a manutenção da anestesia apresenta pouca dificuldade. Os mecanismos de calor corporal são inadequados em pacientes hipotireóideos, e a temperatura pode ser monitorada e mantida, especialmente em pacientes que necessitem de cirurgia de emergência antes que seja recuperado o estado eutireóideo.[44] Tendo em vista ser maior a incidência de miastenia gravis em pacientes hipertireóideos, pode ser aconselhável usar um monitor de contrações para orientar a administração do relaxante muscular.

No período pós-operatório, a extubação deve ser realizada sob circunstâncias satisfatórias para reintubação, para o caso dos anéis traqueais terem sofrido enfraquecimento e a traqueia colabar. As possíveis complicações pós-operatórias são aquelas para o hiperparatireoidismo (ver anteriormente).

Resumo

A normalização pré-operatória da função tireoidiana ajuda a assegurar que o paciente com doença da tireoide esteja em pouco risco adicional de vivenciar complicações perioperatórias. O sistema mais ameaçado pela doença da tireoide é o sistema cardiovascular. Em casos de hipertireoidismo apático, uma rápida frequência cardíaca ou uma fibrilação atrial idiopática podem ser as únicas pistas para tal diagnóstico. Pacientes com hipotireoidismo e isquemia do miocárdio também significam problemas para o cuidado perioperatório. Não existe técnica anestésica ou agentes em particular que se tenham revelado mais benéficos ou bem-sucedidos que outros. No perioperatório, não se deve negligenciar a garantia da via aérea, sendo necessário verificar a presença de paralisias nervosas, formação de hematoma, hipotermia e hipocalcemia. Se um paciente tem uma cicatriz no pescoço, será interessante revisar sua história clínica por causa da possibilidade de associação com feocromocitoma.

HIPÓFISE

Fisiologia

A glândula hipófise (ou pituitária) está dividida em uma parte anterior e outra posterior, com organizações substancialmente diferentes. A hipófise anterior está conectada ao hipotálamo por meio de um complexo sistema porta vascular. Fatores liberadores ou inibidores do hipotálamo são secretados no sistema porta, e chegam à hipófise anterior em concentrações muito elevadas. A atividade funcional na hipófise posterior tem organização diferente: neurônios especializados no hipotálamo sintetizam vasopressina e ocitocina. Esses dois hormônios são então secretados por meio de axônios especializados existentes ao longo da haste da hipófise, sendo armazenados na hipófise posterior.

Cada hormônio hipofisário possui um fator liberador específico associado a ele – e em alguns casos um fator inibitório específico. Exceto pelo efeito positivo de TRH, tanto em TSH como na secreção de prolactina e nos estados de doença, geralmente não ocorre superposição na função dos hormônios hipotalâmicos. Exemplificando, em casos de acromegalia, tanto o fator liberador de somatotropina como o fator liberador de tirotropina podem promover liberação do hormônio do crescimento (GH). No estado normal, isso não ocorreria. Foram definidos hormônios liberadores hipotalâmicos para TSH, hormônio adrenocorticotrópico (ACTH) e gonadotropinas (tanto o hormônio luteinizante [HL] como o hormônio folículo-estimulante [FSH]). Para GH, foram descobertos um fator hipotalâmico liberador e outro fator inibitório. A prolactina está principalmente associada a um fator hipotalâmico inibitório (provavelmente o neurotransmissor dopamina). Um fator adicional envolvendo controle hipotalâmico da hipófise é a operação periódica pulsátil do hipotálamo. É possível que o ritmo biológico mais importante seja o padrão de sono ou de luz-escuridão. Exemplificando, GH e ACTH demonstram surtos noturnos específicos em homens. A prolactina também tende a aumentar sua concentração no sangue imediatamente após o começo do sono. LH exibe um padrão de sono especialmente durante a puberdade.

Os três neurotransmissores monoaminas – dopamina, noradrenalina e serotonina – podem afetar profundamente o funcionamento do hipotálamo, e são encontrados em alta concentração nos principais centros hipotalâmicos. Essencialmente, não existe barreira hematoencefálica na hipófise nem no hipotálamo, e produtos de órgãos-alvo como estrogênio, testosterona, hormônios da tireoide e hormônios suprarrenais podem exercer *feedback* em nível hipotalâmico ou hipofisário (Fig. 13.4).

Doenças da hipófise anterior

Hipofunção da hipófise

Muitos ou todos os hormônios tróficos podem estar envolvidos em estados hipopituitários. As causas do hipopituitarismo incluem adenoma cromófobo, cistos da bolsa de Rathke ou craniofaringioma em crianças, necrose em seguida a colapso circulatório causado por hemorragia depois do parto (síndrome de Sheehan), hipofisectomia, irradiação do crânio ou cérebro, doenças granulomatosas, outras doenças infecciosas, trauma cirúrgico ou de outro tipo e hemocromatose.[56-58] Apenas raramente são observadas metástases (especialmente de câncer de mama). A destruição da glândula por tumor (i. e., adenoma cromófobo) é provavelmente a causa mais comum de hipopituitarismo. Um terço à metade de todos os pacientes com adenoma cromófobo secretam quantidades excessivas do hormônio prolactina. A secreção excessiva de prolactina pode estar associada à galactorreia e amenorreia (deficiência de gonadotropina).[57] A deficiência de GH numa criança resulta em grave deficiência no crescimento. Habitualmente, ocorre perda da função de TSH ou ACTH na idade mais avançada, quando inevitavelmente se manifestam aspectos variáveis relacionados de deficiência tireoidiana ou carência de cortisol. Caso exista algum tumor, este poderá crescer acima da sela túrcica (extensão suprasselar), e ocorrerão dores de cabeça e defeitos do campo visual, notadamente hemianopsia bitemporal. Foram descritas deficiências isoladas de hormônios hipofisários específicos. A mais comum é a deficiência de gonadotropina. Uma síndrome bem conhecida é a deficiência de gonadotropina associada à perda do sentido do olfato (síndrome de Kallmann). Essa interessante entidade hipotalâmica é causada pelo não funcionamento apropriado do hormônio liberador da gonadotropina. Embora possa se esperar que a depressão diminua a resposta do ACTH, isso não se verificou num estudo controlado recentemente publicado.[59]

É possível medir por radioimunoensaio virtualmente todos os hormônios da hipófise anterior. Isso envolve medições de GH, TSH, LH, FSH, prolactina e ACTH. Baixos LH e FSH associados à deficiência de estrogênio numa mulher ou a baixos níveis de testosterona num homem apontam para uma deficiência hipotalâmica ou hipofisária, mesmo de ACTH.[60] Do mesmo modo, o baixo TSH em conjunto com o baixo T_4 (medidos por radioimunoensaio) também indicam deficiência hipotalâmica ou hipofisária. Um nível elevado de prolactina está comumente associado com adenomas cromófobos.

Pode ser bastante difícil, no entanto, uma avaliação do eixo hipotalâmico-hipofisário-suprarrenal. Há muito tempo o teste da metapirona é um teste-padrão para determinação do eixo hipofisário-suprarrenal.

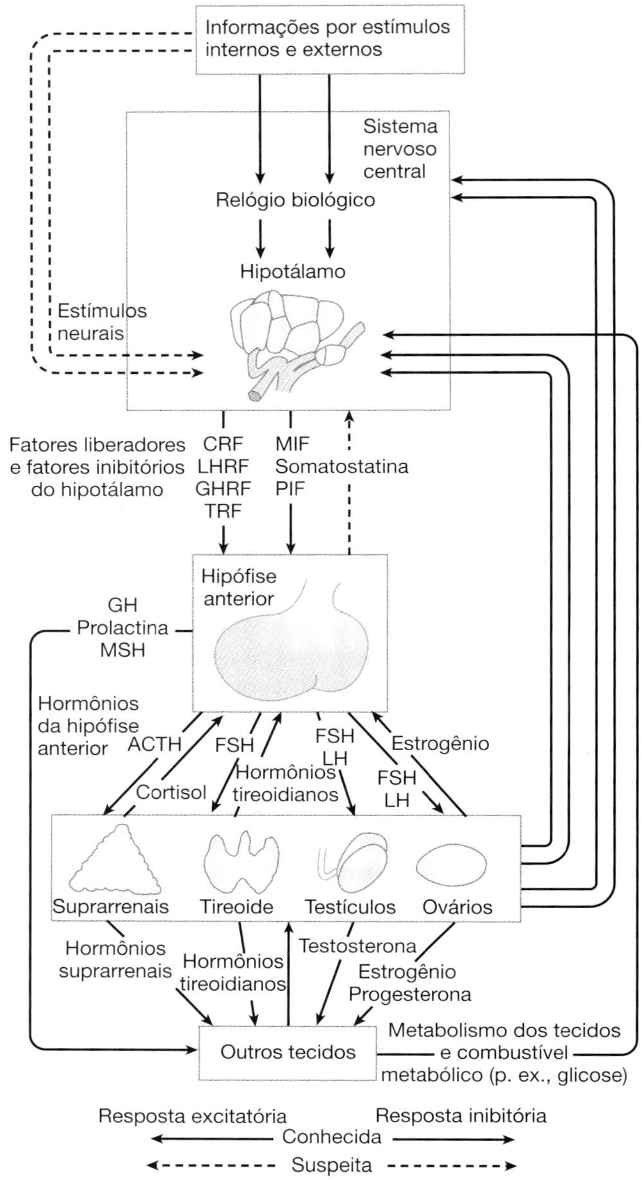

Hormônio hipofisário	Hormônios reguladores hipotalâmicos
Hormônio adrenocorticotrópico (ACTH)	Fator liberador de corticotropina (CRF)
Hormônio folículo-estimulante (TSH)	Fator liberador de tirotropina (TRF)
Hormônio folículo-estimulante (TSH) e hormônio luteinizante (LH)	Fator liberador de gonadotropina (GHRF)
Hormônio do crescimento (GH)	Fator liberador do hormônio do crescimento (GHRF), somatostatina (inibitório)
Prolactina	Fator inibitório da prolactina (PIF)

FIGURA 13.4 Mecanismos de *feedback* básicos no sistema neuroendócrino. (De *Hosp Pract* 1975;10:60.)

A metapirona bloqueia a conversão de 11-desoxicortisol em cortisol. Normalmente, 11-desoxicortisol não é mensurável. O teste da metapirona consiste em administrar uma dose oral única de metapirona (3 g) à meia-noite, com determinação das concentrações plasmáticas de cortisol, e 11-desoxicortisol na manhã seguinte. Se o nível de 11-desoxicortisol for superior a 10 μg/mL, deve ter ocorrido estimulação do ACTH, e o paciente tem um eixo hipofisário-suprarrenal normal. Se tanto 11-desoxicortisol como cortisol estiverem baixos, isso significa que ACTH não foi estimulado, e que o paciente tem pouca ou nenhuma reserva de ACTH hipofisário. O teste também pode ser realizado utilizando a medição dos 17-hidroxicorticoides, enquanto o paciente recebe 750 mg de metapirona a intervalos de 4 horas para 6 doses.

A hipoglicemia induzida pela administração de 0,1 unidade de insulina por quilograma de peso corporal por via intravenosa também pode ser usada para testar não apenas a reserva de ACTH, mas também a reserva de GH. A hipoglicemia (concentração sanguínea de glicose inferior a 50 mg/dL) deve resultar em elevações plasmáticas significativas tanto do cortisol como do GH se a hipófise estiver funcionando normalmente. A não elevação do nível plasmático de cortisol após a administração intravenosa de insulina é indicação de baixa reserva de ACTH.

Hiperfunção da hipófise

Existem três tumores hiperfuncionantes principais da hipófise: (1) adenoma cromófobo secretor de prolactina, (2) tumor secretor de ACTH associado com doença de Cushing (ver seção sobre doença adrenal) e (3) acromegalia associada com excessiva secreção de GH. Tumores hipofisários secretores de gonadotropina e tirotropina são extraordinariamente raros.

Acromegalia é uma síndrome que se apresenta com fácies característica, debilitação, crescimento das mãos (frequentemente a ponto de dificultar o uso das sondas de oximetria comuns) e pés, espessamento da língua (com frequência a ponto de dificultar a intubação endotraqueal) e crescimento do nariz e mandíbula, com espalhamento dos dentes (muitas vezes a ponto de necessitar de lâminas de laringoscópio maiores que o normal).[60-63] O paciente poderá mesmo ter um aspecto mixedematoso. Outros achados incluem tolerância anormal à glicose, síndrome do túnel do carpo e osteoporose. O teste mais específico para acromegalia é a medição de GH antes e depois da administração de glicose. O paciente acromegálico típico terá níveis em jejum elevados de GH (geralmente acima de 10 mg/mL), e os níveis não mudarão apreciavelmente depois da administração de glicose oral. No estado normal, a glicose suprime de forma significativa o nível de GH. Alguns pacientes com acromegalia ativa têm níveis normais de GH em jejum que não são suprimidos depois da administração de glicose. O agente L-dopamina, que normalmente causa uma elevação de GH em indivíduos saudáveis, no paciente acromegálico não tem efeito, ou mesmo baixa os níveis de GH. O tratamento para acromegalia envolve as opções de irradiação da hipófise (partícula pesada ou implantes) e de hipofisectomia transesfenoide.[64-66] Se existir uma extensão suprasselar, frequentemente será empregada a hipofisectomia transfrontal. O agonista dopaminérgico bromocriptina pode baixar os níveis de GH, mas um acompanhamento durante longo período não demonstrou que essa terapia é definitiva.

A prolactina é um dos marcadores mais interessantes para identificação de pacientes com tumores hipofisários.[57] Níveis elevados desse hormônio estão com frequência (mas não invariavelmente) associados com galactorreia. Comumente, as mulheres sofrem amenorreia e os homens ficam impotentes. Ainda está sendo avaliada uma terapia satisfatória para tumores secretores de prolactina: bromocriptina, um agonista da dopamina, pode ser extremamente efetivo no controle dos níveis de prolactina e na restauração da função da gonadotropina; contudo, em mulheres que desejam engravidar, a preocupação de que a gravidez irá promover rápido crescimento desses tumores poderá fazer com que seja mais desejável um procedimento cirúrgico. A irradiação da hipófise não tem sido uniformemente bem-sucedida.

Síndrome da adenomatose endócrina múltipla

Em alguns casos, tumores hipofisários estão associados com síndrome da adenomatose endócrina múltipla (AEM). Tumores hipofisários são diagnosticados mais comumente na síndrome AEM I, na qual podem estar associados adenomas das paratireoides e das ilhotas pancreáticas, juntamente com a síndrome de Zollinger-Ellison.

Considerações anestésicas para pacientes com função anormal da hipófise anterior

A abordagem básica para fazer com que todas as funções endócrinas anormais fiquem normais antes da cirurgia permanece válida para as anormalidades endócrinas originárias na hipófise, bem como no órgão-alvo. Essas considerações são examinadas nas seções individuais neste capítulo sobre tireoide e distúrbios suprarrenais e sobre condições acompanhadas de metabolismo ou controle anormal da glicose e, conforme mencionado anteriormente, pode ser difícil intubar pacientes acromegálicos.[61-62] Mas aqui outra área especial – a de operações na própria hipófise – merece algumas observações. Atualmente, a abordagem mais comum é a hipofisectomia transesfenoide; nos Estados Unidos, esse procedimento é realizado em mais de 30.000 pacientes por ano.[63,66] Para o paciente que vai ser submetido a uma craniotomia, serão apropriadas as providências comuns a qualquer craniotomia, como provisão de uma via aérea viável, ventilação pulmonar adequada, controle do volume sanguíneo circulante, inibição do aumento do tamanho do cérebro e monitoração constante e efetiva para complicações adversas associadas com a postura, anestesia e operação. Essencialmente, pré-medicação, uso de agentes e técnicas anestésicas e monitoração indicada para operações na hipófise são medidas que cada anestesiologista escolherá para operações em outras partes do cérebro. Os efeitos dos agentes anestésicos na secreção dos hormônios hipofisários não constituem fator importante na seleção de agentes para uso durante a operação na hipófise.[64,65] Os distúrbios oriundos dessa cirurgia incluem desregulação da temperatura e anormalidades da função endócrina, por exemplo, a necessidade de tratamento imediato da deficiência de esteroides, hipoglicemia e secreção excessiva ou deficiente de vasopressina [também chamada hormônio antidiurético (ADH)]. Mesmo para operações realizadas sob anestesia local, o risco de lesão da artéria carótida talvez torne necessária a participação de um anestesiologista;[67] a colocação de um tubo endotraqueal nasal pode ser arriscada no paciente que tenha previamente passado por cirurgia transesfenoide.[68] Por ocasião da extubação, foi informada uma resposta exagerada à infiltração de adrenalina para hipofisectomia transesfenoide,[69,70] mesmo sem os agentes farmacológicos que sensibilizam o miocárdio à adrenalina.

Distúrbios da hipófise posterior

A deficiência na síntese de vasopressina resulta numa doença conhecida como diabetes insípido. Clinicamente, essa doença se caracteriza pela excreção de grande volume de urina hipotônica o que, por sua vez, implica na necessidade de ingestão de um volume equivalente de líquido, ou na prevenção da hiperosmolaridade dos líquidos corporais e da desidratação.[71] Outras causas de diabetes insípido incluem consumo compulsivo de água e resistência nefrogênica à ação da vasopressina (Tab. 13.3).

O teste clássico para diferenciar entre pacientes com diabetes insípido e consumidores compulsivos de água de pacientes com diabetes insípido nefrogênico é o teste de privação de água.[71] Em seguida à desidratação, pacientes com diabetes insípido apenas poderão concentrar minimamente sua urina. Quando a osmolaridade sérica se eleva para 295 mOsm/L (limiar osmótico), todos os pacientes normais liberam vasopressina no sangue e concentram sua urina com o objetivo de conservar água. São efetuadas medições simultâneas da osmolaridade urinária e plasmática à medida que tem continuidade a privação de água. Tão logo as osomolaridades urinária e plasmática tiverem se estabilizado (habitualmente com perda de 3 a 5% no peso corporal), o paciente receberá uma injeção de vasopressina. Se a vasopressina estiver sendo maximamente secretada pela hipófise posterior, então a vasopressina (também chamada pitressina) exógena não terá efeito. O paciente com deficiência de vasopressina jamais atinge uma osmolaridade plasmática razoavelmente estável, e a osmolaridade urinária raramente vai muito além de 500 mOsm/L. Além disso, mesmo depois de uma desidratação muito intensa, a vasopressina exógena provocará aumento significativo na osmolaridade urinária apenas naqueles pacientes efetivamente com diabetes insípido. Assim, esse teste sensível diferencia até mesmo pacientes que padecem de diabetes insípido parcial.

Em certas situações, consumidores compulsivos de água podem representar dificuldade diagnóstica, pois frequentemente não podem concentrar de forma satisfatória sua urina, devendo ser realizado o teste de privação de água até que seja alcançado o limiar osmótico. Os testes que utilizam solução salina hipertônica como estímulo fisiológico ao ADH são complicados e de difícil interpretação. Insuficiência adrenocortical pode mascarar a poliúria do diabetes insípido parcial, porque essa deficiência baixa o limiar osmótico para liberação da vasopressina. Nesses pacientes, a instituição da terapia corticosteroide revela o diabetes insípido, o que pode resultar em grave poliúria.

TABELA 13.3 Causas de diabetes insípido

Deficiência de vasopressina (diabetes insípido neurogênico)
Adquirida
Idiopática
Trauma (acidental, cirúrgico)
Tumor (craniofaringioma, metástase, linfoma)
Granuloma (sarcoide, histiocitose)
Infecções (meningite, encefalite)
Vascular (síndrome de Sheehan, aneurisma, *bypass* aortocoronariano)
Familiar (autossômico dominante)
Ingestão excessiva de água (polidipsia primária)
Adquirida
Idiopática (reajuste do osmostato)
Psicogênica
Familiar (?)
Insensibilidade à vasopressina (diabetes insípido nefrogênico)
Adquirida
Infecciosa (pielonefrite)
Pós-obstrutiva (prostática, ureteral)
Vascular (traço de anemia falciforme)
Infiltrativa (amiloide)
Cística (doença policística)
Metabólica (hipocalemia, hipercalcemia)
Granuloma (sarcoide)
Tóxica (lítio, demeclociclina, metoxiflurano)
Sobrecarga de soluto (glicosúria, pós-obstrutiva)
Familiar (recessiva ligada ao cromossomo X)

Foi demonstrado que vários agentes farmacológicos alteram a liberação e ação do ADH, e que as sulfonilureias (e, notadamente, a clorpropamida) aumentam a liberação de ADH, sendo utilizadas no tratamento de pacientes com diabetes insípido nefrogênico parcial. Do mesmo modo, clofibrato, carbamazepina (Tegretol), vincristina e ciclofosfamida liberam ADH ou potencializam sua ação no túbulo renal. O etanol, além da fenitoína (Dilantin) e da clorpromazina, inibem a ação de ADH e sua liberação. O lítio, um agente amplamente utilizado no tratamento dos distúrbios maníaco-depressivos, pode inibir a formação do monofosfato de adenosina cíclico (cAMP) no túbulo renal, provavelmente podendo mesmo inibir diretamente sua síntese de ADH, resultando assim num quadro parecido ao diabetes insípido.

Geralmente, o tratamento do diabetes insípido consiste na reposição de ADH. A preparação de ADH para uso intramuscular é o tanato de pitressina em veículo oleoso, 5 unidade/mL, administrado por via intramuscular a cada 48 horas. Uma lisina vasopressina sintética, Diodid (50 unidades/mL em solução salina isotônica), é também utilizada como *spray* nasal. Esse agente tem curta duração e é administrado como adjuvante ao tanato de pitressina. Também é muito utilizada uma preparação nasal de ação mais prolongada, a desmopressina [1-desamino-8-D-arginina vasopressina (DDAVP)].

Para pacientes com diabetes insípido incompleto, uma tentativa com diuréticos tiazídicos ou clorpropamida pode aumentar a resposta da adenil ciclase renal a baixos níveis de ADH, e essa estratégia pode ser utilizada para controlar o fluxo urinário. Outros agentes utilizados para o diabetes insípido incompleto são a carbamazepina (Tegretol) e o clofibrato.

Habitualmente, o cuidado do paciente com diabetes insípido completo durante a cirurgia não apresenta maiores dificuldades. Pode-se administrar uma quantidade muito pequena de vasopressina aquosa (10 a 20 unidades por ampola) como infusão intravenosa contínua. Imediatamente antes da cirurgia, o paciente recebe uma dose intravenosa de ataque de 100 mU de vasopressina aquosa e, em seguida, uma infusão intravenosa constante de 100 a 200 mU de vasopressina por hora. Nessa situação, líquidos isotônicos (como salina normal) podem ser administrados com segurança, havendo pouco período de depleção hídrica ou hipernatremia. A osmolaridade plasmática pode ser monitorada durante a cirurgia e no período pós-operatório imediato. A variação normal para a osmolaridade plasmática vai de 283 a 285 mOsm/L. A osmolaridade sérica pode ser calculada a partir da seguinte fórmula:

$$\text{Osmolaridade} = 2\,[\text{Na} + (\text{mEq/L})] + \frac{\text{Glicose (mg/dL)}}{20} + \frac{\text{Nitrogênio da ureia sanguínea (mg/dL)}}{3}$$

Quando a glicemia e o nitrogênio da ureia sanguínea estão normais, a osmolaridade plasmática pode ser calculada pela multiplicação da concentração sérica de sódio por 2. Se a osmolaridade plasmática estiver muito acima de 290 mOsm/L, então deve-se considerar a administração de líquidos hipotônicos, e a quantidade de vasopressina aquosa administrada por via intravenosa deve ser aumentada acima de 200 mU/hora. Em pacientes com insuficiência de vasopressina ou ADH apenas parcial, estímulos não osmóticos como depleção de volume ou o estresse causado pela cirurgia podem estimular grandes quantidades de ADH, e provavelmente não haverá necessidade de usar vasopressina aquosa, a menos que tenha sido demonstrada uma elevação na osmolaridade plasmática acima de 290 mOsm/L durante a cirurgia ou no período pós-operatório imediato. Pode-se administrar tanato de pitressina em veículo oleoso (5 a 10 unidades/dia) por via intravenosa, ou desmopressina por via intranasal no período pós-operatório imediato, até que possam ser utilizadas as preparações intranasais de ação prolongada.

Hipersecreção de vasopressina

Conforme originalmente descrito por Bartter e Schwartz em 1967, a secreção excessiva de ADH [síndrome da secreção inadequada de ADH (SIADH)] é um distúrbio caracterizado por hiponatremia resultante da retenção hídrica, a qual, por sua vez, decorre da liberação de ADH que é inadequadamente alta para a osmolaridade plasmática ou concentração sérica de sódio.[71] Tendo em vista que pacientes com essa síndrome são incapazes de excretar urina diluída, os líquidos ingeridos são retidos, ocorrendo expansão do volume do líquido extracelular sem edema. A principal característica de SIADH é a hiponatremia, além de osmolaridade urinária mais elevada que a osmolaridade plasmática.

A causa mais comum de SIADH é a produção de ADH por neoplasias. O ADH produzido por neoplasias é idêntico à vasopressina arginina secretada pela neuro-hipófise normal. A mais comum das neoplasias produtoras de ADH são os carcinomas de células pequenas e de células de aveia dos pulmões. A SIADH está também associada a diversos distúrbios não malignos e inflamatórios dos pulmões e do sistema nervoso central (SNC). Qualquer paciente suspeito de ter SIADH deve ser avaliado para possível insuficiência suprarrenal ou hipotireoidismo.[71] O diagnóstico é basicamente de exclusão. São muitos os agentes farmacológicos capazes de produzir hipersecreção ou aumento do ADH e resultar na síndrome da secreção inadequada. Os agentes farmacológicos mais comuns capazes de causar secreção inadequada de ADH são clorpropamida, clofibrato, psicotrópicos, tiazidas, além dos agentes antineoplásicos vincristina, vimblastina e ciclofosfamida.

Quase todos os aspectos clínicos associados com SIADH são relacionados à hiponatremia e ao edema cerebral resultantes; esses aspectos incluem ganho de peso, debilitação, letargia, confusão mental, obtundação e reflexos desordenados, podendo evoluir finalmente para convulsões e coma. Essa forma de edema raramente levará à hipertensão.

Deve-se suspeitar de SIADH quando qualquer paciente com hiponatremia excreta urina hipertônica com relação ao plasma. Os seguintes achados laboratoriais apoiam ainda mais o diagnóstico:

- Sódio urinário acima de 20 mEq/L
- Nitrogênio da ureia sanguínea e níveis séricos de creatinina, ácido úrico e albumina
- Sódio sérico abaixo de 130 mEq/L
- Osmolaridade plasmática abaixo de 270 mOsm/L
- Urina hipertônica com relação ao plasma

A resposta à carga de água é uma maneira útil de avaliar o paciente com hiponatremia. Pacientes com SIADH não são capazes de excretar urina diluída, mesmo depois de uma carga de água. Uma avaliação do ADH no sangue pode confirmar o diagnóstico.

Pacientes com sintomas leves a moderados de intoxicação hídrica podem ser tratados com restrição da ingestão de líquidos para 500 a 1.000 mL/dia. Pacientes com grave intoxicação hídrica e sintomas do SNC talvez necessitem de tratamento vigoroso, com administração intravenosa de 200 a 300 mL de solução salina a 5% durante algumas horas, seguida por restrição de líquidos.

O tratamento deve ser orientado para o problema subjacente. Se a SIADH foi induzida por algum agente farmacológico, esse agente deverá ser descontinuado. A inflamação deve ser tratada com medidas apropriadas, e possíveis neoplasias devem ser tratadas com ressecção cirúrgica, irradiação ou quimioterapia – qualquer que seja a indicação.

Atualmente, não existem medicamentos disponíveis que possam suprimir a liberação do ADH pela neuro-hipófise ou por algum tumor. A fenitoína (Dilantin) e antagonistas narcóticos, como a naloxona e o butorfanol, exercem algum efeito inibitório na liberação fisiológica de ADH, mas são clinicamente ineficazes em casos de SIADH. Alguns agentes capazes de bloquear o efeito do ADH nos túbulos renais são lítio, que raramente é utilizado, porque sua toxicidade frequentemente suplanta seus benefícios, e demetilclortetraciclina em doses de 900 a 1.200 mg/dia. Esse último agente interfere na capacidade concentradora de urina pelos túbulos renais, causando excreção de urina isotônica ou hipotônica e, portanto, diminuindo a hiponatremia. Demetilclortetraciclina pode ser utilizada em pacientes ambulatoriais com SIADH, nos quais haja dificuldade em obter restrição de líquidos.

Considerações anestésicas para pacientes com anormalidades do ADH

As anormalidades da função do ADH que afetam o cuidado perioperatório são aquelas que apresentam ausência relativa ou absoluta desse hormônio ou seu excesso. Não importa qual seja a causa do distúrbio de ADH: os problemas com cuidados perioperatórios podem ser agrupados em situações com ADH inadequado e situações com *excesso* de ADH.[71] Essa categorização, ou ênfase, não pretende minimizar a importância das diversas causas de cuidado perioperatório. Além disso, deve-se pesquisar a causa do distúrbio do ADH, sendo avaliados os possíveis problemas perioperatórios; contudo, o enfoque no restante deste capítulo recairá no "como" e "por que" cuidar do distúrbio do ADH no período perioperatório.

ADH inadequado

O diabetes insípido e, portanto, um nível inadequado de ADH constituem um problema significativo em crianças que serão submetidas a uma craniotomia na fossa posterior,[72] sendo a complicação mais significativa depois da hipofisectomia. A gravidade e duração do diabetes insípido dependem do grau de lesão ao hipotálamo adjacente. Em sua maioria, os pacientes que sofrem de diabetes insípido depois de uma hipofisectomia se recuperam dentro de alguns dias até 6 meses. Pacientes com diabetes insípido secundário a trauma ou cirurgia craniana comumente se recuperam após curto período. Aqueles que continuam exibindo sintomas e outros com longa história de diabetes insípido e que necessitam de cirurgia representam desafio para o anestesiologista com relação ao cuidado perioperatório.

O cuidado perioperatório de pacientes com diabetes insípido se baseia na extensão da deficiência de ADH. O cuidado de um paciente com essa doença e ausência total de ADH habitualmente não traz qualquer problema, desde que os efeitos colaterais do agente sejam evitados e esse quadro seja conhecido antes da cirurgia. Imediatamente antes da cirurgia, esse paciente será medicado com a dose habitual de desmopressina por via intranasal ou com uma dose intravenosa de 100 mU de vasopressina aquosa, seguida pela infusão constante de 100 a 200 mU/hora. Todos os líquidos intravenosos administrados no período intraoperatório devem ser isotônicos para que fique reduzido o risco de depleção hídrica e de hipernatremia. A osmolaridade plasmática deve ser medida de hora em hora tanto no período intraoperatório como no pós-operatório imediato. Se a osmolaridade plasmática estiver bem acima dos 290 mOsm/L, devem ser administrados líquidos hipotônicos; a velocidade de infusão de vasopressina no período intraoperatório deve ser aumentada para mais de 200 mU/hora.

Em pacientes que tenham deficiência parcial de ADH, não há necessidade de usar vasopressina aquosa no período perioperatório, a menos que a osmolaridade plasmática se eleve acima de 290 mOsm/L. Estímulos não osmóticos (p. ex., depleção de volume, estresse cirúrgico) habitualmente causam liberação de grandes quantidades de ADH no período perioperatório. Consequentemente, durante esse período tais pacientes necessitam apenas de monitoração frequente da osmolaridade plasmática.

Por causa dos efeitos colaterais, a dose de vasopressina deve se limitar àquela necessária para controle da diurese.[72,73] Esse limite é especialmente aplicável a pacientes que estejam grávidas ou que tenham doença arterial coronariana por causa das propriedades ocitócicas e constritoras da vasopressina nas artérias coronárias.[72] Outro problema para os anestesiologistas é o cuidado de pacientes que chegam à sala de cirurgia com uma infusão de pitressina por gotejamento para tratar o sangramento por varizes esofágicas. Embora essa situação seja rara, o efeito vasoconstritor da vasopressina na vasculatura esplâncnica está sendo utilizado para diminuir o sangramento. Com frequência, esses pacientes exibem depleção de volume, podendo padecer simultaneamente de doença arterial coronariana. Tendo em vista que foi demonstrada uma redução significativa da disponibilidade de oxigênio pela vasopressina basicamente por causa da redução do volume sistólico e da frequência cardíaca, poderá ser válida a monitoração do fornecimento de oxigênio aos tecidos. Em 1982, Nikolic e Singh[74] informaram sobre um paciente com história de *angina pectoris* que foi medicado com uma combinação de cimetidina e vasopressina para varizes esofágicas e que passou a exibir bradiarritmia e bloqueio atrioventricular, necessitando de um marca-passo. A cessação de qualquer desses agentes farmacológicos aliviou os sintomas em duas ocasiões. Isso indica que a combinação de cimetidina e vasopressina pode ser deletéria para os pacientes, por causa dos efeitos inotrópico negativo e arritmogênico combinados desses dois agentes.

ADH excessivo

Pacientes com SIADH resultante de malignidade exibem os problemas habituais presentes na malignidade, como anemia e desnutrição, e com frequência mostram desequilíbrio de líquidos e eletrólitos.[71-75] No período perioperatório, geralmente esses pacientes têm baixo débito urinário, osmolalidade urinária elevada, baixa osmolalidade sérica e demora no despertar da anestesia ou despertar com confusão mental.

Quando um paciente com SIADH chega à sala de cirurgia para qualquer procedimento cirúrgico, os líquidos são controlados pela medição do *status* do volume central por meio de vias arteriais pulmonares ou de pressão venosa central; também são controlados por ecocardiografia transesofágica e por determinações frequentes da osmolaridade urinária, osmolaridade plasmática e sódio sérico, frequentemente avançando pelo período pós-operatório imediato. Apesar da impressão comum que a SIADH é observada com frequência em pacientes idosos no período pós-operatório, estudos demonstraram que a idade do paciente e o tipo de anestesia não têm influência no desenvolvimento pós-operatório de SIADH. Não é raro observar muitos pacientes na unidade de terapia intensiva neurocirúrgica padecendo dessa síndrome. Habitualmente, o diagnóstico é de exclusão. Em geral, pacientes com SIADH necessitarão apenas de restrição de líquidos; muito raramente, haverá necessidade de solução salina hipertônica.

Resumo

Não foram publicados estudos controlados sobre riscos e benefícios de vários tipos de cuidado perioperatório para pacientes com ADH inadequado ou excessivo.[75] Apesar disso, o conhecimento cada vez maior da fisiopatologia dessas aberrações endócrinas e o uso do tratamento farmacológico provavelmente levaram a melhores resultados clínicos. Níveis inadequados de secreção de ADH levam a um estado de diabetes insípido, com produção de grandes quantidades de urina hipotônica, hipernatremia e um déficit de volume intravascular resultante (desidratação). O cuidado perioperatório consiste na reposição de vasopressina por infusão ou *spray* nasal. Considerando que a vasopressina causa vasoconstrição de leitos arteriolares, é comumente utilizada a monitoração do fornecimento de oxigênio aos tecidos e da isquemia miocárdica. Níveis excessivos de ADH levam à ocorrência de SIADH, que se manifesta por baixo débito urinário, elevada osmolalidade urinária, baixa osmolalidade sérica, hiponatremia e funcionamento desordenado do sistema nervoso (variando desde confusão e demora no despertar por causa da anestesia, até convulsões). Os procedimentos perioperatórios utilizados em pacientes com SIADH consistem no controle dos líquidos com um monitor de volume central (eu tendo a restringir líquidos e a administrar solução salina normal) e testes normais para nível e osmolaridade sérica de sódio e para volume e osmolalidade urinária.

CÓRTEX DA GLÂNDULA SUPRARRENAL

Fisiologia

Na glândula suprarrenal, o colesterol é convertido até Δ^5-pregnenolona. Esse composto sofre transformação até progesterona ou 17-hidroxipregnenolona. Progesterona pode ser convertida em aldosterona, o principal mineralocorticoide, apenas na zona glomerulosa do córtex da glândula suprarrenal. Na zona fasciculada e na zona reticular, a progesterona é transformada em 11-desoxicortisol e finalmente em cortisol, o principal glicocorticoide. Hormônios sexuais também são sintetizados no córtex da glândula suprarrenal. A testosterona é o mais potente hormônio sexual sintetizado; desidroisoandrosterona e $^4\Delta$-androstenediona são andrógenos mais fracos, mas em algumas situações podem contribuir significativamente para o *pool* dos andrógenos. Em certas circunstâncias, mesmo o estradiol, o hormônio sexual feminino, pode ser sintetizado a partir de seu hormônio precursor, a testosterona. Assim, são secretadas pelo córtex da glândula suprarrenal três classes principais de hormônios: Δ-glicocorticoides, mineralocorticoides e andrógenos. O excesso ou a deficiência de cada um desses hormônios está associado com uma síndrome clínica característica.[76-80] O uso clínico de corticosteroides, atualmente muito disseminado, pode fazer com que o córtex da glândula suprarrenal se torne incapaz de responder normalmente às demandas impostas a essa parte da glândula por trauma cirúrgico e pela cura subsequente.

Há mais de 100 anos, Brown-Séquard demonstrou pela primeira vez que uma adrenalectomia bilateral causava morte prematura. Ao longo do século passado, foi definido o papel fundamental dos hormônios suprarrenais na manutenção da homeostase hemodinâmica e metabólica pela regulação do volume e dos eletrólitos.

Glicocorticoides

Cortisol, o principal glicocorticoide, é um regulador essencial do metabolismo dos carboidratos, proteínas, lipídios e ácidos nucleicos.[78] Ele exerce seus efeitos biológicos por uma sequência de etapas iniciadas por sua ligação a receptores citoplasmáticos intracelulares estereoespecíficos. Esse complexo de ligação estimula a transcrição nuclear de RNAs mensageiros específicos. Em seguida, esses RNAs mensageiros são translacionados para dar origem a proteínas que promovem mediação dos efeitos finais desses hormônios.[78]

A maior parte do cortisol se liga à globulina ligadora de corticosteroides (CBG, transcortina). São as quantidades relativamente pequenas de cortisol não ligado que ingressam nas células para induzir certas ações ou para que sejam metabolizados.[78] Entre outros problemas que induzem mudanças na quantidade de CBG contam a doença hepática e a síndrome nefrótica (esses dois distúrbios resultarão em redução dos níveis circulantes de CBG) e a administração de estrógenos e gravidez (que resultam em aumento da produção de CBG). Os níveis séricos totais de cortisol podem ficar elevados ou deprimidos nessas condições que alteram a quantidade de cortisol ligado; contudo, a forma ativa (não ligada) de cortisol está presente em quantidades normais. A medição mais acurada da atividade de cortisol é o nível de cortisol urinário, ou seja, a quantidade de cortisol ativo não ligado, filtrado pelos rins.[78]

A meia-vida sérica do cortisol é de 80 a 110 minutos; contudo, considerando que esse glicocorticoide funciona por meio de receptores intracelulares, a farmacocinética baseada nos níveis séricos não é bom indicador de sua atividade. Depois de uma dose única de glicocorticoide, o nível sérico de glicose fica elevado durante 12 a 24 horas; melhoras na função pulmonar em pacientes com asma brônquica podem ainda ser medidas 24 horas após a administração do glicocorticoide.[79,80] Portanto, os esquemas terapêuticos para reposição de glicocorticoide se baseiam não na meia-vida sérica medida, mas no efeito bem documentado e prolongado desses esteroides no órgão-alvo. No passado, pacientes hospitalizados que necessitavam de terapia crônica de reposição de glicocorticoides eram comumente tratados 2 vezes ao dia, com uma dose ligeiramente mais elevada pela manhã (em comparação com a dose vespertina) para que fossem estimuladas as variações circadianas normais nos níveis de cortisol.[81,82] Para aqueles pacientes que necessitam de "cobertura por esteroides" parenteral durante e depois da cirurgia (ver adiante), a administração de glicocorticoide a cada 8-12 horas parece ser estratégia apropriada.[83-85] A Tabela 13.4 lista as potências relativas de glicocorticoides. Basicamente, o cortisol é inativado no fígado, sendo excretado na forma de 17-hidroxicorticosteroide. Ele também é filtrado e excretado sem alterações na urina.

Os glicocorticoides sintéticos variam em sua especificidade de ligação, de maneira relacionada à dose. Quando administrados em doses suprafisiológicas (mais de 30 mg/dia), o cortisol e a cortisona se ligam a locais receptores de mineralocorticoides, causando retenção de sal e água e perda de íons potássio e hidrogênio.[86,87] Quando esses esteroides são administrados em doses de manutenção de 30 mg/dia ou menos, os pacientes necessitam de um mineralocorticoide específico para alcançar homeostase de eletrólitos e volumes. Muitos outros esteroides não se ligam a receptores de mineralocorticoides, mesmo em grandes doses, tendo mínimo efeito mineralocorticoide (ver Tab. 13.4).[87]

Controle da secreção de glicocorticoides. O eixo hipotalâmico-hipofisário-suprarrenal está ilustrado na Figura 13.4. A secreção de glicocorticoides é regulada exclusivamente pelo ACTH hipofisário.[76,88] O ACTH é sintetizado a partir de uma molécula precursora (preopiomelanocortina) que sofre degradação para formar uma endorfina (β-lipoprotropina) e ACTH. A secreção de ACTH segue um ritmo circadiano; normalmente é maior durante as primeiras horas da manhã em homens (à tarde nas mulheres), sendo regulada pelo menos em parte pelos ciclos de sono-vigília.[78] Sua secreção é estimulada pela liberação de fator liberador de corticotropina (CRF) pelo hipotálamo.[76] O cortisol e outros glicocorticoides exercem *feedback* negativo tanto em nível de hipófise como de hipotálamo, para inibir a secreção de ACTH e CRF.

A superprodução de glicocorticoides pode ser causada por tumores adrenais (doença de Cushing primária)[89] ou pela superestimulação de glândulas suprarrenais normais por níveis elevados de ACTH produzidos por microadenomas hipofisários (doença de Cushing secundária). Níveis inadequadamente baixos de glicocorticoides podem ser decorrentes da destruição ou atrofia da própria glândula suprarrenal (insuficiência suprarrenal primária, ou diante de níveis diminuídos de ACTH em casos de disfunção hipofisária (insuficiência suprarrenal secundária).[90]

Mineralocorticoides

Aldosterona, o principal mineralocorticoide secretado em seres humanos, tem origem na zona glomerulosa do córtex da glândula suprarrenal, causa reabsorção de íons sódio e secreção de íons potássio e hidrogênio, contribuindo assim para a homeostase de eletrólitos e de volume. Essa ação é mais conspícua nos túbulos renais distais, mas também ocorre nas glândulas salivares e sudoríparas. O principal regulador da secreção de aldosterona é o sistema renina-angiotensina.[91] As células justaglomerrulares situadas na parede das arteríolas renais são sensíveis à redução da pressão de perfusão renal e, consequentemente, secretam renina. Esta divide o precursor angiotensinogênio (proveniente do fígado) em angiotensina I, que é posteriormente convertida pela enzima conversora, principalmente no pulmão, em angiotensina II. A secreção de mineralocorticoides sofre aumento diante de níveis mais elevados de angiotensina.

Andrógenos

Androstenediona e desidroepiandrosterona, que são andrógenos fracos com origem no córtex da glândula suprarrenal, constituem fontes primordiais de andrógenos

TABELA 13.4 Potências relativas e meias-vidas biológicas do cortisol e seus análogos sintéticos

		Potência estimada		
Nome comum	**Outro nome**	**Glicocorticoide**	**Mineralocorticoide**	**Meia-vida biológica (horas)**
Cortisol	Composto F, hidrocortisona	1	1	8-12
Cortisona	Cortona	0,8	0,8	8-12
Prednisona		4	0,25	12-36
Metilprednisolona	Medrol	5	0,25	12-36
Triancinolona	Aristocort, Kenacort	5	0,25	12-36
Dexametasona	Decadron	20-30	±	26-54
Fluoroidrocortisona	Florinef	5	200	–
Desoxicorticosterona	Percorten	0	15	–

em mulheres[75] (tendo adquirido visibilidade por seu uso ou abuso por jogadores de beisebol que buscavam conseguir maior número de *home runs*). Esses andrógenos são convertidos fora das glândulas suprarrenais em testosterona, um potente hormônio virilizante.[75,92] A excessiva secreção de andrógenos em mulheres causa masculinização, pseudopuberdade ou pseudo-hermafroditismo feminino. Alguns tumores convertem esses andrógenos numa substância estrogênica, e nesse caso irá ocorrer feminização. Alguns defeitos enzimáticos congênitos causadores de níveis anormais de andrógenos no sangue também resultam em anormalidades de glicocorticoides e mineralocorticoides. A diferenciação sexual alterada na presença de tais defeitos dispensa qualquer modificação específica da técnica anestésica. Todas as síndromes relacionadas a níveis anormais de andrógenos estão associadas à deficiência de cortisol. Em pacientes com alterações relacionadas à atividade de glicocorticoides ou mineralocorticoides, os planos anestésicos devem ser modificados, conforme explicitado nas seções que se seguem.

Excesso de hormônios adrenocorticais: hiperplasia, adenoma, carcinoma

Tumores secretores de hormônios sexuais das glândulas suprarrenais

O hirsutismo em mulheres pode ser decorrente de tumor adrenal ou ovariano. Tumores ovarianos virilizantes estão quase sempre associados com uma elevação significativa da excreção urinária de 17-cetosteroides, enquanto tumores ovarianos funcionais tendem a produzir andrógenos muito potentes, como testosterona ou diidrotestosterona, que não estão medidos como parte dos 17-cetosteroides. Raramente os tumores adrenais produzem apenas testosterona, sendo estimulados pela gonadotropina coriônica humana. Também foi demonstrado que alguns tumores ovarianos produtores de andrógenos respondem à supressão de dexametasona. Uma causa comum de hirsutismo em mulheres é a doença ovariana policística, que está associada a ovários bilateralmente hipertrofiados.[77] Ocasionalmente, a extrema feminização em homens pode ser decorrente de um tumor produtor de estrogênio da glândula suprarrenal. Quase sempre, tumores funcionais produtores de hormônio sexual da glândula suprarrenal tendem a ser unilaterais. Ultrassonografia em modo B da pelve, TC e IRM são modalidades muito úteis para localização das lesões. Na maioria dos casos, os pacientes não precisam ser tratados com glicocorticoides durante ou depois da cirurgia. A única exceção é o paciente que também padece da síndrome de Cushing com excesso de cortisol; nesse caso, o cuidado deverá ser aquele delineado mais adiante para tumores da glândula suprarrenal.

A síndrome genital adrenal deve ser excluída como causa possível de hirsutismo. Esses pacientes não são candidatos cirúrgicos. Em geral, além dos níveis elevados de 17-cetosteroides na urina, esses pacientes exibem níveis urinários de pregnanetriol muito elevados e níveis sanguíneos elevados de 17-OH-progesterona. Em geral, esses pacientes são tratados com doses levemente supressivas de corticosteroides.

Glicocorticoides em excesso

Excesso de glicocorticoides (síndrome de Cushing), resultante da excessiva secreção endógena ou do tratamento prolongado com grandes doses de glicocorticoides, gera um aspecto característico e um complexo previsível de estados patológicos (Tab. 13.5). O paciente tem "cara de lua" e está pletórico, com distribuição centrípeta de gordura e os membros afilados, por causa da depleção muscular. Aparentemente o coração e o diafragma são preservados dos efeitos da depleção muscular.[78] A pele fica adelgaçada e se contunde facilmente, e com frequência estão presentes estrias. Hipertensão (causada por aumentos no substrato de renina e da reatividade vascular causados por glicocorticoides) e retenção de líquido estão presentes em 85% dos pacientes.[78,91] Cerca de 2 em cada 3 pacientes também têm hiperglicemia resultante da inibição do uso periférico de glicose, com concomitante estimulação da gliconeogênese. Frequentemente esses pacientes têm osteopenia como resultado da redução da formação da matriz óssea e do comprometimento da absorção de cálcio. Um terço dos pacientes sofreu fraturas patológicas.

As considerações pré-operatórias especiais para pacientes com síndrome de Cushing incluem a regulação do diabetes e da hipertensão; além disso, deve ficar assegurada a normalização do volume de líquido intravascular e das concentrações dos eletrólitos.[92,93] A produção de ACTH ectópico de locais diferentes da hipófise podem causar alcalose hipocalêmica significativa.[78] O tratamento com espironolactona, um antagonista da aldosterona, interrompe a perda de potássio e ajuda a mobilizar o líquido em excesso. Por causa da alta incidência de osteopenia grave e do risco de fraturas, há necessidade de uma meticulosa atenção ao posicionamento do paciente.[76] Além disso, os glicocorticoides são linfolíticos e imunossupressivos, aumentando talvez a sensibilidade do paciente à infecção.[94-96] As forças de tensão sobre feridas em cicatrização diminuem na presença de glicocorticoides – um efeito pelo menos parcialmente revertido pela administração tópica de vitamina A.[97]

As considerações especiais são pertinentes à abordagem cirúrgica para cada causa de síndrome de Cushing. Exemplificando, praticamente três quartos dos casos de doença de Cushing espontânea resultam de um adenoma hipofisário secretor de ACTH.[78] O cuidado perioperatório para pacientes com doença de Cushing e um microadenoma hipofisário difere daquele para pacientes com adenoma hipofisário associado com amenorreia e galactorreia. O paciente de síndrome de Cushing tende a sangrar com maior facilidade e (com base em evidência não comprovada) tende a exibir pressão venosa central mais alta. Assim, durante a ressecção de um tumor transesfenoide num desses pacientes, são monitorados rotineiramente a pressão venosa central ou o volume diastólico final do ventrículo direito na ecocardiografia transesofágica, e a pressão e/ou volume são mantidos na extremidade inferior da faixa de normalidade. Essa monitoração será apenas raramente necessária em outros casos de ressecção transesfenoide de microadenomas.[78]

TABELA 13.5 Aspectos clínicos do hiperadrenalismo (síndrome de Cushing) e do hipoadrenalismo

Síndrome de Cushing	Hipoadrenalismo
Obesidade central	Perda de peso
Fraqueza muscular proximal	Enfraquecimento, fadiga, letargia
Osteopenia em idade jovem e dor nas costas	Dores musculares e articulares
Hipertensão	Hipotensão postural e tontura
Cefaleia	Cefaleia
Distúrbios psiquiátricos	Anorexia, náusea, dores abdominais, constipação, diarreia
Estrias arroxeadas	Hiperpigmentação
Equimoses espontâneas	Hipercalemia, hiponatremia
Fácies pletórica	Hipoglicemia ocasional
Hiperpigmentação	Hipercalcemia
Hirsutismo	Azotemia pré-renal
Acne	
Alcalose hipocalêmica	
Intolerância à glicose	
Cálculos renais	
Poliúria	
Distúrbios menstruais	
Aumento da contagem de leucócitos	

De Miller RD (ed.): *Miller's Anesthesia*, 6.ed. Philadelphia, Churchill Livingstone, 2005, com permissão.

Dez a 15% dos pacientes com síndrome de Cushing exibem superprodução adrenal de glicocorticoides (adenoma ou carcinoma adrenal). Se estiver sendo planejada uma ressecção adrenal unilateral ou bilateral, em geral começo administrando glicocorticoides no início da ressecção do tumor, normalmente 100 mg de fosfato de hidrocortisona por via intravenosa a cada 24 horas.[93] Essa quantidade será reduzida ao longo dos 3 a 6 dias seguintes, até que tenha sido alcançada uma dose de manutenção de 20 a 30 mg/dia em doses divididas. Começando por volta do terceiro dia, também administro 9α-fluorocortisona (um mineralocorticoide) na dose de 0,05 a 0,1 mg/dia. Esses dois esteroides podem necessitar de vários ajustes em alguns pacientes. E essa terapia terá continuidade para pacientes que tenham passado por ressecção bilateral das suprarrenais. Para pacientes que sofreram ressecção unilateral, a terapia será individualizada, com base no estado da glândula suprarrenal remanescente.

Pacientes com síndrome de Cushing que necessitam de adrenalectomia bilateral têm elevada incidência de complicações pós-operatórias. A incidência de pneumotórax se aproxima dos 20% com ressecção de carcinoma adrenal; deve-se pesquisar o paciente para essa possibilidade, e o tratamento terá início antes do fechamento da ferida. Foi constatado que 10% dos pacientes com síndrome de Cushing submetidos à adrenalectomia têm um tumor hipofisário não diagnosticado. Depois da redução de altos níveis de cortisol pela adrenalectomia, o tumor hipofisário aumenta (síndrome de Nelson).[98] Esses tumores hipofisários são potencialmente invasivos, podendo produzir grandes quantidades de ACTH e hormônio estimulante dos melanócitos, o que aumenta a pigmentação.

Pelo menos 85% dos tumores adrenais são incidentalomas, isto é, descobertos acidentalmente durante tomografias computadorizadas de triagem (em grande parte não indicadas). Adenomas adrenais afuncionais são diagnosticados em até 10% das autópsias.[99-101]

Habitualmente, adenomas adrenais são tratados por procedimento cirúrgico, e com frequência a glândula contralateral retornará ao funcionamento após alguns meses. Contudo, frequentemente os efeitos dos carcinomas não são curados pela cirurgia. Nesses casos, a administração de inibidores da síntese de esteroides, como metirapona ou *o, p'*-DDD [2,2-bis-(2-clorofenil-4-clorofenil)-1,1-dicloretano], pode melhorar alguns sintomas, mas talvez não melhore a sobrevida. Esses agentes e espironolactona – um antagonista da aldosterona – podem minorar os sintomas no caso de secreção ectópica de ACTH, se o tumor primário se revele de ressecção impossível. Pacientes medicados com esses supressores da adrenal também são tratados com terapia crônica de reposição de glicocorticoides (com o objetivo da supressão adrenal completa). Esses pacientes devem ser considerados como tendo função adrenal suprimida, e a reposição de glicocorticoides deverá ser aumentada no período perioperatório, conforme foi discutido anteriormente.

Excesso de mineralocorticoides

A atividade mineralocorticoide excessiva leva à retenção de sódio, depleção de potássio, hipertensão e alcalose hipocalêmica.[102-108] Esses sintomas constituem o hiperaldosteronismo primário, ou síndrome de Conn (causa de hipertensão com baixo nível de renina, porque a secreção desse agente é inibida pelos efeitos dos altos níveis de aldosterona).

O hiperaldosteronismo primário está presente em 0,5 a 1% dos pacientes hipertensos que não tenham outra causa conhecida de hipertensão. Com maior frequência o hiperaldosteronismo primário é resultante de um adenoma unilateral, embora 25 a 40% dos pacientes possam ter hiperplasia adrenal bilateral. Por ocasião do período pré-operatório, deve-se restaurar o volume de líquido intravascular, concentrações de eletrólitos e função renal para o âmbito dos limites da normalidade; isso se consegue tratando o paciente com espironolactona. Os efeitos dessa medicação surgem lentamente, aumentando durante 1 a 2 semanas. Além disso, pacientes com síndrome de Conn exibem elevada incidência de doença cardíaca isquêmica, devendo ser estabelecida uma monitoração hemodinâmica apropriada para seu grau de comprometimento cardiovascular. Um estudo anedótico retrospectivo indicou que a estabilidade intraoperatória, com o controle pré-operatório da pressão arterial e dos eletrólitos, foi melhor com o uso de espironolactona do que com outros agentes anti-hipertensivos.[103] Contudo, em termos de resultados, a eficácia da otimização do estado pré-operatório de pacientes com distúrbios da secreção de glicocorticoides ou mineralocorticoides não foi claramente estabelecida.

Deficiência de hormônios adrenocorticais

Deficiência de glicocorticoides

A descontinuação de esteroides ou supressão de sua síntese pelas glândula suprarrenais pelo tratamento com esteroides é a causa principal de subprodução de corticosteroides.[76] O tratamento desse tipo de deficiência de glicocorticoides será discutido mais adiante (ver Pacientes tomando corticosteroides para problemas clínicos). Espera-se pela ocorrência de menor número de casos desse problema em potencial, em parte por causa de uma mudança de corticosteroides sistêmicos para corticosteroides inalatórios para tratamento da asma.[79] Outras causas de insuficiência adrenocortical incluem destruição da glândula suprarrenal por câncer (inclusive por AIDS), tuberculose, hemorragia ou algum mecanismo autoimune; algumas formas de hiperplasia adrenal congênita (ver discussão anterior); e administração de medicamentos citotóxicos.

Insuficiência suprarrenal primária (doença de Addison) é causada por um processo local no interior da glândula suprarrenal, levando à destruição de todas as zonas do córtex e causando tanto deficiência de glicocorticoides como de mineralocorticoides se a insuficiência for bilateral. Doença autoimune é a causa mais comum de deficiência de ACTH bilateral primária (não endógena).[76,90] A destruição autoimune das suprarrenais pode estar associada a outros distúrbios autoimunes, como tireoidite de Hashimoto. Defeitos enzimáticos na síntese de cortisol também causam insuficiência de glicocorticoides, elevações compensatórias de ACTH e hiperplasia adrenal congênita.

Geralmente, a insuficiência suprarrenal se instala de forma lenta. Pacientes com doença de Addison podem desenvolver uma pigmentação significativa (porque há excesso de ACTH, tornando improdutiva a glândula suprarrenal) e cardiopenia (aparentemente secundária à hipotensão crônica).

Ocorre insuficiência suprarrenal secundária quando a secreção de ACTH é deficiente, frequentemente por causa de um tumor hipofisário ou hipotalâmico. O tratamento de tumores hipofisários por cirurgia ou radiação poderá resultar em hipopituitarismo e consequente insuficiência suprarrenal.

Se os pacientes deficientes em glicocorticoides não estiverem estressados, geralmente não terão problemas perioperatórios.[93] No entanto, pode ocorrer crise adrenal aguda (addisoniana) quando está presente mesmo um pequeno estresse (p. ex., infecção do trato respiratório superior).[104] Na preparação desse tipo de paciente para anestesia e cirurgia, podem ser tratadas a hipovolemia, hipercalemia e hiponatremia. Tendo em vista que esses pacientes não podem responder a situações estressantes, era tradicionalmente recomendado que se administrasse uma dose de estresse máxima de glicocorticoides (i. e., hidrocortisona, 300 mg/70 kg/dia) no período perioperatório. Symreng et al.[105] administraram 25 mg de fosfato de hidrocortisona por via intravenosa a adultos no início do procedimento operatório e, em seguida, 100 mg também por via intravenosa ao longo das 24 horas seguintes. Tendo em vista que é desejável usar a dose mínima do medicamento que promova um efeito apropriado, esse último regime parece ser atrativo. Estão se acumulando evidências de que uma suplementação menor com esteroides não causa problemas; recomendo a administração de fosfato de hidrocortisona por via intravenosa numa dose de 100 mg/70 kg/24 horas.[104,105]

Udelsman et al.[104] estudaram a reposição de glicocorticoides em primatas. Nesse estudo, primatas adrenalectomizados e controles com simulacro de operação foram mantidos durante 4 meses com doses fisiológicas de esteroides. Em seguida, os animais foram randomizados para receber doses subfisiológica (um décimo da produção normal de cortisol), fisiológica e suprafisiológica (10 vezes a produção normal de cortisol) durante 4 dias antes de uma cirurgia abdominal (colecistectomia). Foram medidas as variáveis hemodinâmicas com cateteres arteriais e da artéria pulmonar. Os animais foram mantidos em seus esquemas de dosagem randomizados durante e depois da cirurgia. O grupo que recebeu doses subfisiológicas do esteroide durante o período perioperatório teve aumento significativo na mortalidade pós-operatória. Os percentuais de morte nos grupos de reposição fisiológica e suprafisiológica foram similares, não diferindo daqueles percentuais para os animais no grupo de controle que passaram por simulacro de operação. A morte no grupo de reposição subfisiológica foi relacionada à grave hipotensão associada a um decréscimo significativo na resistência vascular sistêmica e à redução do índice de trabalho sistólico do ventrículo esquerdo. As pressões de enchimento do coração estavam inalteradas, em comparação com as observadas nos animais do grupo de controle. Portanto, não houve evidência de hipovolemia ou de ICC grave. Apesar da baixa resistência vascular sistêmica, os animais não ficaram taquicárdicos. Todas essas respostas são compatíveis com a interação previamente documentada de glicocorticoides e catecolaminas, sugerindo que os glicocorticoides mediam aumentos (induzidos por catecolaminas) na contratilidade cardíaca e na manutenção do tônus vascular.

Os investigadores utilizaram uma medida sensível da cicatrização das feridas pelo estudo do acúmulo de hidroxiprolina. Todos os grupos em tratamento, inclusive aquele que recebeu doses suprafisiológicas de glicocorticoides, tiveram a mesma capacidade de cicatrização das feridas. Além disso, não houve consequências metabólicas de doses suprafisiológicas de corticosteroides administradas no período perioperatório.[104]

Esse estudo adequadamente realizado confirma várias suposições acerca de pacientes que têm função adrenal inadequada, seja por causa de alguma doença subjacente, seja secundariamente a esteroides exógenos. A reposição inadequada de corticosteroides no período perioperatório pode levar a uma crise addisoniana e à morte. A administração de doses suprafisiológicas de corticosteroides durante um breve período no período perioperatório não causou complicações discerníveis. Ficou claro que uma cobertura inadequada com corticosteroides pode causar a morte do paciente. O que não ficou claro é a dose correta de corticosteroide que deve ser recomendada para a terapia de reposição.

Deficiência de mineralocorticoides

Hipoaldosteronismo, uma condição menos comum que a deficiência de glicocorticoides, pode ser congênita ou pode ocorrer depois de uma adrenalectomia unilateral ou da administração prolongada de heparina.[106] Também pode ser consequência de um diabetes duradouro e de insuficiência renal. Inibidores não esteroides da síntese das prostaglandinas também podem inibir a liberação de renina e exacerbar essa condição em pacientes com insuficiência renal.[107] Os níveis de atividade da renina plasmática estão abaixo do normal e não se elevam apropriadamente em resposta à restrição de sódio ou ao uso de diuréticos. Muitos dos pacientes estão com baixa pressão arterial, mas raramente um paciente poderá estar normotenso ou mesmo hipertenso. Em sua maioria, os sintomas são decorrentes da acidose hipercalêmica, e não da hipovolemia. Pacientes com hipoaldosteronismo podem exibir hipercalemia intensa, hiponatremia e defeitos da condução do miocárdio. Esses defeitos podem ser tratados com sucesso com mineralocorticoides (9α-fluorocortisona, 0,05 a 0,1 mg/dia) no período pré-operatório. As doses devem ser cuidadosamente tituladas e monitoradas para que possa ser evitado o aumento da hipertensão.

Pacientes medicados com corticosteroides para problemas clínicos

Estresse perioperatório e necessidade de suplementação de corticoides[77]

Muitos relatos (quase todos anedóticos) relativos a respostas adrenais normais durante o período perioperatório e a respostas de pacientes medicados com esteroides para outras doenças indicam o seguinte:

1. O estresse perioperatório está ligado ao grau de trauma e à profundidade da anestesia. Anestesia geral ou regional profunda faz com que a habitual "onda" intraoperatória de glicocorticoides seja transferida para o período pós-operatório.
2. Alguns pacientes com supressão da função adrenal terão problemas cardiovasculares no período perioperatório se não receberem suplementação com esteroides nesse período.[108]
3. Ocasionalmente, um paciente que costuma ingerir esteroides exibirá hipotensão durante o período perioperatório, mas apenas em raras ocasiões esse evento foi documentado suficientemente a ponto de implicar como causa uma deficiência de glicocorticoides ou mineralocorticoides.
4. Embora seja de rara ocorrência, a insuficiência suprarrenal aguda pode ameaçar a vida do paciente.
5. É pequeno o risco de administrar a esses pacientes uma cobertura com altas doses de corticosteroides no período perioperatório.

Qual a dose de corticosteroide que deve ser administrada, e a que tipo de paciente? Não se disoõe de uma resposta definitiva; contudo, fica valendo a recomendação de 100 mg/70 kg/24 horas até que tenha sido publicado um estudo duplo-cego, randomizado e prospectivo em pacientes medicados com doses fisiológicas de corticosteroides. Provavelmente poderá ser administrada uma dose menor. De qualquer maneira, jamais suplemento meus pacientes no período perioperatório com uma dose menor do que aquela que o paciente já vinha recebendo.

Em caso de dúvida, como é possível determinar a necessidade do paciente para suplementação perioperatória com glicocorticoides? Tendo em vista que o risco é baixo, normalmente faço suplementação para todos os pacientes que tenham sido medicados com corticosteroides em qualquer ocasião durante o ano precedente. Foi demonstrado que a aplicação tópica de corticosteroides (mesmo sem uso de curativos oclusivos) pode suprimir as respostas adrenais normais por até 9 meses, e mesmo um ano.[109]

Como é possível determinar se a resposta da adrenal do paciente retornou ao normal? O nível plasmático de cortisol matinal não revela se o córtex da glândula suprarrenal se recuperou suficientemente para garantir que a secreção dessa substância aumentou o bastante para atender as demandas em situação de estresse. Hipoglicemia induzida por insulina foi preconizada como teste sensível de competência do eixo hipofisário-suprarrenal (ver Doença da hipófise anterior), mas seu uso é pouco prático e provavelmente mais perigoso do que a simples administração de glicocorticoides. Se o cortisol plasmático foi medido durante um estresse agudo, certamente um valor superior a 25 μg/dL indica (e mais de 15 μg/dL provavelmente aponta) resposta normal do eixo hipofisário-suprarrenal.

O teste mais sensível de reserva adrenal é o teste de estimulação com ACTH. Para testar a suficiência do eixo hipofisário-suprarrenal, determina-se o nível plasmático basal de cortisol. Em seguida, administra-se 250 μg de ACTH sintético (cosintropina), e a anestesia de cortisol plasmático é medida 30 a 60 minutos depois. O aumento de 7 a 20 µg/dL ou mais no cortisol plasmático é normal. Uma resposta considerada normal indica recuperação da função do eixo hipofisário-suprarrenal. Uma resposta menos expressiva em geral indica insuficiência hipofisária-suprarrenal, que possivelmente dependerá de suplementação perioperatória com corticosteroides.

Habitualmente, o médico não dispõe de dados laboratoriais que definam a adequação do eixo hipofisário-suprarrenal antes da cirurgia. Mas em vez de adiar a cirurgia ou testar a maioria dos pacientes, assume-se que qualquer paciente que tenha tomado corticosteroides em qualquer ocasião no ano precedente tenha supressão do eixo hipofisário-suprarrenal, necessitando de suplementação perioperatória.

Em condições perioperatórias, as glândulas suprarrenais secretam 116 a 185 mg de cortisol/dia. Em situação de máximo estresse, podem secretar 200 a 500 mg/dia. Uma boa correlação entre a gravidade e duração da operação e a resposta da glândula suprarrenal foi demonstrada durante cirurgias de grande porte que envolviam procedimentos como colectomia e pequenas cirurgias como herniorrafia. Em um estudo, o nível plasmático máximo médio de cortisol durante cirurgias de grande porte em 20 pacientes foi 47 µg/dL (variação, 22 a 75 µg/dL). Os valores permaneceram acima de 26 µg/dL durante um máximo de 72 horas após o término da operação. O nível plasmático máximo médio de cortisol durante as cirurgias menores foi 28 µg/dL (variação, 10 a 44 µg/dL).

Embora não tenha sido estabelecida com precisão a quantidade de glicocorticoide necessária, comumente é administrado um terço da quantidade máxima que o corpo sintetiza em resposta ao estresse máximo; ou seja, cerca de 200 mg/70 kg/dia de fosfato de hidrocortisona intravenoso. Para procedimentos de menor porte, comumente administro fosfato de hidrocortisona, 25 a 50 mg/70 kg/24 horas por via intravenosa. A menos que venha a ocorrer infecção ou outra complicação perioperatória qualquer, essa dose cairá em aproximadamente 25% por dia até que seja retomada a ingestão oral. Nesse ponto, poderá ser administrada a dose habitual de manutenção de glicocorticoides.

Riscos da suplementação

Os raros riscos potenciais de suplementação perioperatória com esteroides incluem agravamento da hipertensão, hiperglicemia, retenção de líquido, indução de úlceras de estresse e distúrbios psiquiátricos. Foram descritos e revisados dois fatores de risco associados à administração de glicocorticoides a pacientes cirúrgicos:[94] cicatrização anormal da ferida e aumento do percentual de infecção. Contudo, as evidências são inconclusivas por se relacionarem à administração aguda de corticosteroides e não à administração crônica de glicocorticoides com doses maiores nas ocasiões de estresse. Exemplificando, em ratos lesionados antes e depois da aplicação tópica de cortisona, foi constatado um retardo no fechamento das feridas secundariamente à inibição do tecido de granulação e redução da proliferação de fibroblastos e de novos vasos sanguíneos. Ehrlich e Hunt[97] verificaram que doses moderadas a grandes de esteroides exerceram seus efeitos morfológicos máximos dentro de 3 dias depois da lesão, tendo postulado que a inibição do processo inflamatório inicial por esteroides depois do surgimento das feridas foi responsável pelo atraso na cicatrização. A vitamina A protegeu um pouco contra o retardo da cicatrização, supostamente por causa de seu efeito na estabilização dos lisossomos. Em contraste com esses estudos que sugerem um efeito deletério da administração perioperatória de glicocorticoides na cicatrização de feridas em ratos, um estudo com primatas sugere que grandes doses de glicocorticoides, administradas no período perioperatório, não comprometeram as medidas pertinentes de cicatrização das feridas.[104] Uma avaliação geral desses resultados sugere que o tratamento perioperatório a curto prazo com esteroides tem pequeno – mas definido – efeito deletério na cicatrização das feridas, que talvez seja parcialmente revertido pela administração tópica de vitamina A.

As informações sobre o risco de infecção como resultado da suplementação perioperatória com glicocorticoides também não são muito esclarecedoras. Winstone e Brook[96] informaram quatro casos de septicemia entre 18 pacientes cirúrgicos medicados com suplementação perioperatória com glicocorticoides, mas sem complicações similares em 17 outros pacientes que também tomaram glicocorticoides, mas que não receberam suplementação perioperatória. Em um estudo controlado de 100 pacientes que receberam suplementação perioperatória com glicocorticoides, ocorreram 11 infecções de feridas no grupo tratado com esteroides e apenas uma no grupo de controle.[94] Todavia, os pacientes dos grupos de teste e controle não foram compatibilizados para doença subjacente. Em contraste, Jensen e Elb[110] não observaram mudança na incidência de infecções das feridas ou outras infecções numa série não controlada de 419 pacientes submetidos à cirurgia e suplementação perioperatória com glicocorticoides. Oh e Patterson[111] encontraram apenas um pequeno abscesso de sutura entre um grupo de 17 pacientes asmáticos dependentes de corticosteroides e submetidos a 21 procedimentos cirúrgicos. Assim, esses dados são inadequados para demonstrar que a suplementação perioperatória com corticosteroides aumenta o risco de infecção.

Resumo

Anormalidades na função do córtex da glândula suprarrenal podem se manifestar como deficiências ou excessos de andrógenos, mineralocorticoides ou glicocorticoides. A deficiência de andrógenos frequentemente está acompanhada pela de outros hormônios. Para o anestesiologista, andrógenos em excesso não resultam em problemas perioperatórios incomuns. Anormalidades dos mineralocorticoides podem estar associadas a distúrbios do volume sanguíneo, eletrólitos e cardíacos. Rotineiramente, pesquiso essas anormalidades e as trato no período pré-operatório, assim como nos períodos intra e pós-operatório.

Com frequência, níveis anormais de glicocorticoides causam distúrbios nos mineralocorticoides e também a supressão de cura e da capacidade de combate às infecções. Provavelmente será melhor prática a administração de corticosteroides suplementares para qualquer paciente que tenha sido medicado com esteroides exógenos no ano anterior. A dose que proporciona a melhor relação de risco-benefício para suplementação parece estar declinando (atualmente, uso 100 mg/70 kg/24 horas de fosfato de hidrocortisona por via intravenosa). Etomidato suprime a síntese de esteroides pelo córtex da glândula suprarrenal, e provavelmente seu uso deva ser acompanhado pela suplementação com esteroides.[112] Não foram publicados estudos controlados indicando que qualquer prática anestésica ou escolha de agentes farmacológicos seja melhor, em comparação com outras opções, para pacientes com doença adrenal. Como ocorre com a maioria das demais endocrinopatias, o foco das complicações reside no sistema cardiovascular.

MEDULA DA GLÂNDULA SUPRARRENAL: FEOCROMOCITOMA

Células com origem na crista neural são capazes de evoluir até formar tumores secretores de catecolaminas. De fato, feocromocitomas, ou tumores catecolamínicos, foram descritos em locais de crista neural, variando desde o pescoço até o ligamento inguinal. Feocromocitomas foram descritos como parte da síndrome da adenomatose endócrina múltipla e em associação com displasias neuroectodérmicas, inclusive neurofibromatose, esclerose tuberosa, síndrome de Sturge-Weber e doença de von Hippel-Lindau. Embora feocromocitomas causem menos de 0,1% de todos os casos de hipertensão, eles são importantes para o anestesiologista. Vinte e cinco a 50% das mortes hospitalares de pacientes com feocromocitoma ocorrem durante a indução da anestesia ou durante procedimentos cirúrgicos decorrentes de outros distúrbios.[113]

Três aspectos são importantes ao serem considerados os feocromocitomas:[24,114-121] (1) o sistema do organismo que mais influencia o cuidado anestésico de pacientes com feocromocitoma é o sistema cardiovascular; (2) ocorreram reduções intensas na morbidade associada à ressecção de feocromocitomas quando o anestesiologista estava adequadamente informado acerca do distúrbio e quando o paciente havia recebido bloqueio α-adrenérgico adequado e (3) não foram publicados estudos controlados para praticamente todos os aspectos do diagnóstico ou tratamento do feocromocitoma; assim, esse resumo se baseia em conclusões derivadas dos muitos estudos anedóticos publicados.

Fisiologia e diagnóstico

Os transmissores fisiológicos (catecolaminas) são liberados dos terminais do sistema nervoso simpático pós-ganglionar. A síntese das catecolaminas tem início nos corpos celulares pós-ganglionares, quando tirosina é hidroxilada na etapa (limitadora de velocidade) até dopa; esta é descarboxilada até dopamina; e, na maioria das células, dopamina é hidroxilada até noradrenalina. Na adrenal, em raras partes do SNC, e em alguns gânglios, essa noradrenalina pode ser convertida pela feniletanolamina *N*-metiltransferase em adrenalina. A liberação de dopamina, noradrenalina e adrenalina ocorre tanto no nível basal como em resposta a estressores fisiológicos e farmacológicos como hipotensão (por meio de baroceptores), baixa perfusão dos tecidos, hipóxia, hipoglicemia, raiva, determinação, medo e ansiedade. Essa liberação pelo sistema nervoso simpático pode ser generalizada ou localizada. No entanto, quase todos os feocromocitomas são independentes desses estressores fisiológicos.

Alguns feocromocitomas se encontram sob controle neurogênico, ocorrendo aumento na liberação de catecolaminas, estimulado por estressores fisiológicos e farmacológicos. Mas grande parte da liberação de catecolaminas pelos feocromocitomas não é controlada por influência neurogênica. Essa ausência de controle neurológico é utilizada no teste de supressão com clonidina para feocromocitomas (ver adiante).[122]

Eventos dolorosos ou estressantes, como a intubação, causam com frequência uma resposta exagerada das catecolaminas em um paciente com feocromocitoma que não esteja perfeitamente anestesiado. Essa resposta é causada pela liberação de catecolaminas pelas terminações nervosas que estão "carregadas" pelo processo de recaptação. Estresses podem causar níveis de catecolaminas de 200 a 2.000 pg/mL em pacientes normais. Para pacientes com feocromocitoma, até mesmo um simples estresse pode levar ao sangue níveis de catecolaminas de 2.000 a 20.000 pg/mL. A compressão do tumor – não importa o quão suavemente – ou infarto do tumor com liberação de produtos para as superfícies peritoniais poderá resultar em níveis sanguíneos de 200.000 a 1 milhão de pg/mL, uma situação potencialmente desastrosa, que deve ser antecipada e evitada. Se possível, o médico deverá solicitar a suspensão temporária da cirurgia; durante esse período, será aumentada a velocidade de infusão de nitroprussiato.

Foi constatado em vários estudos que a tríade de sudorese paroxística, hipertensão e cefaleia é mais sensível e específica do que qualquer exame laboratorial para o diagnóstico de feocromocitoma. Esses são os sintomas que a pessoa vivencia ao receber uma infusão de adrenalina.[123] Em geral, o exame físico de um paciente com feocromocitoma não é recompensador, a menos que o paciente seja observado durante um ataque. Ocasionalmente, a palpação do abdome faz com que a bexiga ou o reto friccione contra o tumor e estimula a liberação de catecolaminas; contudo, a determinação laboratorial de catecolaminas ou de seus metabólitos tem sido o método-padrão de diagnóstico.

Metade de todos os pacientes com feocromocitoma exibem hipertensão contínua com paroxismos ocasionais, e outros 40% sofrem hipertensão paroxística. Comumente, a presença de hipertensão lábil ou da tríade de hipertensão, cefaleia e sudorese é indicação para um exame de urina.

Em mais de 85% dos casos, feocromocitomas são tumores esporádicos de causa desconhecida e se localizam na medula da glândula suprarrenal; contudo, esses tumores vasculares podem ocorrer em qualquer parte. Eles são encontrados no átrio direito, baço, ligamento largo do ovário ou órgãos de Zuckerkandl na bifurcação da aorta. É comum que o alastramento maligno, que ocorre em menos de 15% dos casos de feocromocitoma, avance pelos canais venosos e linfáticos, com predileção pelo fígado. Ocasionalmente, esse tumor é decorrente de um traço autossômico dominante. Pode fazer parte da síndrome neoplásica pluriglandular, conhecida como adenoma endócrino múltiplo tipo IIa ou IIb. O tipo IIa consiste em um carcinoma medular da tireoide, adenoma ou hiperplasia da paratireoide e feocromocitoma. O tipo IIb consiste em carcinoma medular da tireoide, um aspecto marfanoide, neuromas mucosos e feocromocitoma. Frequentemente, tumores bilaterais se apresentam na forma familiar.

Exames de urina se tornaram uma viga-mestra do diagnóstico. Os exames de urina habitualmente utilizados medem ácido 3-metoxi-4-hidroximandélico, metanefrinas ou catecolaminas nativas por miligrama de creatina secretada. Se os resultados de três coletas de 24 horas estiverem normais, o paciente será considerado como não portador de feocromocitoma.[114,115,121]

Embora os exames de urina sejam o padrão para diagnóstico, muito mais pacientes são diagnosticados com feocromocitoma na realização da autópsia, sendo constatado que morreram de suas complicações (frequentemente durante operações para outros problemas), do que enquanto estavam vivos. Se os resultados dos exames de urina forem normais, mas a suspeita for forte o suficiente, poderão ser efetuados testes provocativos com glucagon para promoção da liberação de catecolaminas pelo tumor, e o diagnóstico se baseará na resposta da pressão arterial e na elevação das catecolaminas plasmáticas. Níveis de catecolaminas na urina e no plasma são diagnósticos quando estiverem elevados em 3 vezes o valor mediano normal. Se os níveis plasmáticos de catecolaminas estiverem acima do normal, mas abaixo de 3 vezes do mediano normal, fica recomendado um teste de supressão com clonidina. Este agente, por sua atividade agonista α_2-adrenérgica no tronco encefálico, suprime a liberação das catecolaminas periféricas neurogenicamente controlada. Tendo em vista que a maioria dos feocromocitomas não se encontra sob controle neurogênico, não ocorrerá supressão da liberação de catecolaminas em pacientes com feocromocitoma e o nível plasmático permanecerá elevado.[122]

Tão logo tenha sido estabelecido o diagnóstico de feocromocitoma, o tumor deverá ser localizado e pré-tratado antes da ressecção cirúrgica. O protocolo para localização desses tumores — em geral pequenos — passou por uma revisão radical. Uma primeira abordagem consiste na obtenção de radiografias de rotina ou pielogramas intravenosos que demonstrem deslocamento lateral de um rim. MRI substitui CT, que, por sua vez, substitui a urografia e a amostra venosa. Quando essas técnicas não fornecerem resultados definitivos, *scan* com ^{129}I-metaiodobenzilguanidina (análoga à guanetidina) pode ser tentado.

Considerações anestésicas para pacientes com feocromocitoma

São muitos os artigos publicados sobre morbidade e mortalidade perioperatórias associadas a feocromocitoma, mas pouco se sabe acerca dos fatores que afetam seus porcentuais.[116,124-127] Embora ainda não tenha sido publicado nenhum estudo clínico prospectivo randomizado e controlado sobre o valor dos agentes bloqueadores adrenérgicos, é recomendável o uso pré-operatório desses agentes para pacientes com feocromocitoma, por ser provável que esses α-bloqueadores reduzam a incidência das complicações perioperatórias da crise hipertensivas, as amplas flutuações na pressão arterial durante a manipulação intraoperatória do tumor (especialmente até que a drenagem venosa tenha sido obliterada) e a disfunção do miocárdio no período perioperatório.[118,122-127] A mortalidade perioperatória associada à excisão do feocromocitoma foi reduzida de 13-45% para 0-3% ao ser introduzido o bloqueio α-adrenérgico como terapia pré-operatória e ao se constatar que frequentemente esses pacientes tinham hipovolemia no período pré-operatório (Tab. 13.6).[127,128]

A presença de hiperglicemia no pré-operatório reflete os efeitos metabólicos das catecolaminas, desaparece com a ressecção do tumor e, em geral, dispensa a insulinoterapia tanto no período pré-operatório como no perioperatório. Níveis de catecolaminas persistentemente elevados podem resultar em miocardite por catecolaminas. Essa miocardiopatia parece representar um risco extra para os pacientes,[129] mas pode

TABELA 13.6 Mortalidade perioperatória para ressecção de feocromocitoma

Ano	Investigador(es)	Mortalidade (%)	Nº de pacientes em estudo
1951	Apgar (revisão)	45	91
1951	Apgar	33	12
1963	Stackpole, et al.	13	100
Antes de 1960	Clínica Mayo	0-26?	101?
Depois de 1960	Clínica Mayo Modlin, et al.	2,9?	44?
Antes de 1967	Sem alfa-bloqueio	18	17
Depois de 1967	Com alfa-bloqueio	2	41
1976	Scott, et al.	3	33
1976-1985	Roizen, et al.	0	38

Dados resumidos de Roizen MF: Anesthetic implications of concurrent diseases. *In* Miller RD (ed.): *Anesthesia*. New York, Churchill Livingstone, 1994, vol. 1, p. 903-1014.

ser tratada com sucesso por um bloqueio α-adrenérgico no período pré-operatório (ver adiante). A mortalidade para pacientes com feocromocitoma é comumente resultante de insuficiência do miocárdio, infarto do miocárdio ou hemorragia (hipertensiva) no miocárdio ou no cérebro. A incidência de todas essas situações catastróficas parece ficar reduzida com o bloqueio α-adrenérgico.

O tratamento pré-operatório que consiste em bloqueio α-adrenérgico com fenoxibenzamina, prazosina ou labetalol alivia os sintomas do paciente, favorece um resultado fetal bem-sucedido (i. e., naqueles pacientes cujo feocromocitoma foi descoberto durante a gestação)[119,120,124] e permite a reexpansão do volume plasmático intravascular ao erradicar os efeitos vasoconstritores dos altos níveis de catecolaminas. Essa reexpansão do volume de líquido é frequentemente acompanhada por diminuição do hematócrito. Tendo em vista que alguns pacientes são sensíveis à fenoxibenzamina, esse agente deverá ser inicialmente administrado por via oral em doses de 10 a 20 mg 2 ou 3 vezes ao dia. Quase todos os pacientes precisam de 60 a 250 mg/dia. A eficácia do tratamento é avaliada pela redução dos sintomas (em especial sudorese) e pela estabilização da pressão arterial. Para pacientes com miocardite por catecolaminas, evidenciada por alterações frequentemente localizadas do intervalo ST e da onda T, foi demonstrada eficácia da administração prolongada de bloqueio α-adrenérgico (durante 15 dias até 6 meses), em termos de resolução das alterações clínicas e do ECG.[124]

Foi sugerido o bloqueio dos receptores β-adrenérgicos com concomitante administração de fenoxibenzamina para pacientes com arritmia ou taquicardia persistente. Contudo, é recomendável que o bloqueio dos receptores β-adrenérgicos não seja utilizado sem o bloqueio α-adrenérgico, pois os efeitos vasoconstritores dessa última intervenção poderão permanecer sem oposição e causar hipertensão perigosa. Porém, essa última complicação foi descrita apenas raramente e, nesse tocante, talvez não exista a necessidade de regras muito rígidas.

Até agora, não foi investigada a duração ideal do tratamento pré-operatório com fenoxibenzamina. Quase todos os pacientes necessitam de tratamento durante 10 a 14 dias, conforme determinado pelo tempo necessário para a estabilização da pressão arterial e melhora dos sintomas. Se o paciente não se queixar de "nariz entupido", não estará pronto para a cirurgia. Considerando que os feocromocitomas se disseminam lentamente, pouco se perderá por esperar até que as condições pré-operatórias do paciente tiverem sido otimizadas por meio da terapia clínica. São recomendados os seguintes critérios para obtenção de condições pré-operatórias satisfatórias:

1. Nenhuma leitura de pressão arterial "hospitalar" superior a 160/90 mm Hg deverá ser obtida durante 24 horas antes da cirurgia. Normalmente, meço a pressão arterial em cada paciente (enquanto ainda ambulatorial) a cada minuto por uma hora em uma sala de recuperação durante as consultas pré-operatórias. Esse cenário é extremamente estressante para os pacientes não habituados ao ambiente hospitalar; assim, funciona como bom teste de inibição de respostas à estimulação simpática. Se não for registrada nenhuma leitura de pressão arterial superior a 160/90 mm Hg, será marcada a cirurgia para esse paciente, assumindo que também foram atendidos os três critérios a seguir.
2. Deve estar presente hipotensão ortostática, com leituras acima de 80/45 mm Hg.
3. O eletrocardiograma não deve conter anormalidades de ST-T durante pelo menos uma semana; se as anormalidades forem persistentes, a ecocardiografia bidimensional não deverá revelar evidência de disfunção global ou regional que não possa ser atribuída a um déficit permanente.
4. O paciente não deve ter mais do que uma contração ventricular prematura a cada 5 minutos.

Embora agentes anestésicos específicos tenham sido recomendados para pacientes com feocromocitoma, são extremamente importantes uma preparação pré-operatória satisfatória, uma indução da anestesia cuidadosa e gradual e uma boa comunicação entre o cirurgião e o anestesiologista. Em geral, administro fenoxibenzamina em metade a dois terços de sua dose normal logo antes da realização da cirurgia. Virtualmente, todos os agentes anestésicos, relaxantes musculares e técnicas já foram utilizados com sucesso em pacientes com feocromocitoma, e todos estão associados ao elevado porcentual de arritmia intraoperatória temporária.[125] Embora, na teoria, alguns agentes possam ter vantagens ou desvantagens, isso não foi clinicamente demonstrado. Por exemplo, talvez se queira evitar liberação de histamina, porque esse agente pode estimular a liberação de catecolaminas. Contudo, nem morfina nem curare associaram-se a maus resultados para o paciente. Foram descritos relatos de caso de hipertensão após a administração de pequenas doses de droperidol, mas não foi publicado nenhum estudo comparativo da variação na pressão arterial depois de droperidol e de salina. Fica muito evidente, durante a colocação de uma via arterial, que pacientes com feocromocitoma apresentam amplas variações na pressão arterial. Em nossos estudos randomizados, o uso de Inoval (que contém droperidol) não foi associado a maiores flutuações na pressão arterial, em comparação com os três outros agentes testados.[125] (Pacientes com feocromocitoma tendem a ser particularmente sensíveis à dor; com frequência, temos dificuldade muito maior do que em casos normais, na aplicação de linhas arteriais e venosas nesses pacientes.)

Tendo em vista a facilidade de administração, usa-se fenilefrina ou dopamina no tratamento da hipotensão, enquanto nitroprussiato é preferível para os casos de hipertensão.[24] Fentolamina, antigamente uma viga-mestra da terapia intraoperatória, tem um período muito longo para iniciar seus efeitos e sua ação é demasiadamente duradoura. Depois de garantido o aporte venoso, e se o volume intravascular estiver normal (conforme medição por pressão arterial pulmonar encunhada), comumente a pressão arterial fica normal. Em geral, não trato a pressão arterial anormal em pacientes sob bloqueio α-adrenérgico, a menos que ela esteja abaixo de 75/40 mm Hg; contudo, alguns pacientes ficam hipotensos depois da remoção do tumor, às vezes necessitando de uma infusão relativamente grande de catecolaminas. Em raras ocasiões, os pacientes permanecem hipertensos no período intraoperatório. No pós-operatório, cerca de 50% dos pacientes têm hipertensão durante 1 a 3 dias, exibindo níveis plasmáticos de catecolaminas elevados, mas declinantes. Depois de transcorridos 3 a 10 dias elevado porcentual de pacientes (75%) obtém normotensão. Os níveis de catecolaminas não retornam à normalidade ainda durante 10 dias; portanto, comumente a determinação imediata de concentrações urinárias de catecolaminas não terá utilidade, em termos de garantir que toda a catecolamina foi removida do tecido.

Considerando que o feocromocitoma pode ser hereditário, é importante se estender a outros membros da família, orientando-os que, caso necessitem de cirurgia no futuro, devem informar o anestesiologista acerca da possibilidade dessa doença.

Resumo

A falta de estudos controlados impossibilita afirmativas definitivas acerca do cuidado anestésico de pacientes com feocromocitoma. Sabe-se que os sintomas de hipertensão paroxística, sudorese e cefaleia são altamente sugestivos do diagnóstico. Ao que parece, a mortalidade pode ser reduzida pelo bloqueio dos receptores α-adrenérgicos no período pré-operatório com doses progressivamente maiores de um agente bloqueador durante 10 dias a 2 meses para tratamento dos sintomas, mediante o tratamento da miocardite, e pela restauração do volume intravascular. De fato, o maior decréscimo na mortalidade de pacientes depois da ressecção do feocromocitoma ocorreu com a introdução do bloqueio pré-operatório dos receptores α-adrenérgicos. Acredito que o conhecimento, por parte do anestesiologista acerca da fisiopatologia do feocromocitoma, preparação do paciente no período pré-operatório e comunicação entre cirurgião e anestesiologista é mais importante para o resultado no paciente do que a escolha da anestesia ou do agente relaxante muscular.

PÂNCREAS

Fisiologia

As ilhotas pancreáticas são compostas de pelo menos três tipos celulares: células alfa secretoras de glucagon, células beta secretoras de insulina e células delta que contêm grânulos secretórios. A insulina é inicialmente sintetizada como proinsulina, convertida em insulina por clivagem proteolítica e, em seguida, armazenada em grânulos no interior das células beta. Uma grande quantidade de insulina, normalmente cerca de 200 unidades, fica armazenada no pâncreas, e a sua síntese contínua é estimulada pela glicose. Existe uma liberação basal (em estado de equilíbrio) de insulina pelos grânulos beta e uma liberação adicional que é controlada por estímulos externos à célula beta. A secreção basal de insulina continua no estado de jejum e é de importância fundamental na inibição do catabolismo e da cetoacidose. Glicose e frutose são os reguladores primários e mais importantes da liberação de insulina. Outros estimuladores dessa liberação incluem aminoácidos, glucagon, hormônios gastrintestinais (gastrina, secretina, colecistocinina-pancreozimina e enteroglucagon) e acetilcolina. Adrenalina e noradrenalina inibem a liberação de insulina ao estimularem os receptores α-adrenérgicos, e eles estimulam a sua liberação junto aos receptores β-adrenérgicos.

Um nível plasmático normal de glicose depende de substrato endógeno adequado para a produção desse açúcar, de mecanismos enzimáticos normais capazes de converter glicogênio e outros substratos em glicose e de modulação hormonal normal da gliconeogênese.[130] A elevação nos níveis de glicose depois de uma refeição provoca liberação de insulina das células beta pancreáticas. A magnitude da resposta de insulina é governada, em parte, pela ação de outros hormônios gastrintestinais que são secretados depois do consumo dos alimentos. A ação desses outros hormônios explica a maior elevação nos níveis de insulina depois da administração de glicose por via oral, em comparação com a administração parenteral do açúcar. A liberação de insulina também pode ser deflagrada por estímulos β-adrenérgicos que, segundo se acredita, funcionam aumentando os níveis de AMP cíclico. A liberação de insulina é inibida por estímulos α-adrenérgicos. A ação da insulina tende a fazer retornar ao normal os níveis plasmáticos de glicose dentro de 1 a 2 horas após o término de uma refeição.

Quando nutrientes endógenos não estão disponíveis, os níveis plasmáticos de glicose são mantidos pela glicogenólise hepática e, em seguida, pela gliconeogênese.[130] Nessas situações, os níveis de insulina ficam baixos, e glucagon, GH, cortisol e catecolaminas desempenharão papéis importantes na gliconeogênese. Normalmente, insulina é secretada pelo pâncreas em resposta a níveis sanguíneos elevados de glicose na forma de pró-hormônio (proinsulina). Rapidamente, esse hormônio sofre clivagem em peptídeo C e a insulina na veia porta. Pacientes com insulinoma tendem a exibir níveis elevados de proinsulina (mais de 20% da insulina total) no plasma e níveis de peptídeo C que se assemelham aos de insulina.

Hipoglicemia e hiperinsulinismo (tumores das células das ilhotas pancreáticas)

Praticamente todos os sinais e sintomas em pacientes com insulinomas estão diretamente ligados a estados hipoglicêmicos prolongados. A palavra "hipoglicemia" significa coisas diferentes, dependendo da pessoa. Hipoglicemia é uma síndrome clínica que pode ter diversas causas e que resulta em níveis plasmáticos de glicose suficientemente baixos para promover secreção de catecolaminas e comprometer o funcionamento do SNC.[131] O diagnóstico de hipoglicemia depende da presença de três achados: (1) hipoglicemia sintomática (confusão, comportamento anormal, amnésia para o episódio de hipoglicemia), (2) um nível plasmático de glicose na faixa hipoglicêmica (menos de 40 mg/dL para mulheres e menos de 45 mg/dL para homens) e (3) melhora dos sintomas quando a glicose plasmática é restaurada a seus níveis normais.

As duas classificações principais de hipoglicemia podem ser diferenciadas pela relação dos sintomas às refeições: (1) reativa, isto é, se a hipoglicemia ocorrer dentro de 2 a 4 horas após a ingestão do alimento e estiver associada principalmente aos sintomas adrenérgicos e (2) de jejum, isto é, se a hipoglicemia ocorrer mais de 6 horas após a refeição, for precipitada pelo exercício e estiver frequentemente associada aos sintomas do SNC. Em geral, insulinomas causam hipoglicemia de jejum.[130,132]

Hipoglicemia reativa pode ser causada pela alimentação, deficiência de tolerância à glicose ou causas funcionais. *Hipoglicemia alimentar* está associada a baixos níveis plasmáticos de glicose 2 a 3 horas após a ingestão do alimento por pacientes que exibem esvaziamento gástrico rápido, por exemplo, depois de uma gastrectomia subtotal, vagotomia ou piloroplastia. Foi postulado que o esvaziamento gástrico rápido e a rápida absorção de glicose podem resultar em liberação excessiva de insulina, queda nos níveis de glicose e hipoglicemia reativa. *Intolerância à glicose* resultando em hipoglicemia – um sintoma precoce de diabetes – ocorre usualmente 4 a 5 horas após a ingestão do alimento. Hipoglicemia funcional, por outro lado, ocorre em geral 3 a 4 horas após a ingestão do alimento, e é associada a sintomas adrenérgicos.

Tendo em vista que o cérebro é extremamente sensível à utilização da glicose, os efeitos no SNC são com frequência evidentes. Quase todos os pacientes exibem sintomas do SNC que incluem distúrbios visuais, tontura, confusão, epilepsia, letargia, perda temporária da consciência e coma. Talvez por causa dessas muitas manifestações dos insulinomas no SNC, muitos pacientes portadores desses tumores têm sido erroneamente diagnosticados como padecendo de enfermidade psiquiátrica.

Manifestações menos frequentes, porém importantes, de insulinomas envolvem o sistema cardiovascular. Mais de 10% dos pacientes de insulinoma sofrem palpitações, taquicardia ou hipertensão – ou os três sintomas. Provavelmente esses sintomas estão ligados à liberação de catecolaminas secundária à hipoglicemia, e cerca de 9% dos pacientes sentem fome muito intensa ou desarranjo gastrintestinal, incluindo cólicas, náusea e vômito. Outros pesquisadores observaram obesidade ou ganho de peso como sintoma. Os sintomas de hipoglicemia decorrentes de insulinoma podem ocorrer em determinado momento do dia que esteja associado a baixo nível sanguíneo de glicose, especialmente 6 horas ou mais após uma refeição, depois de um jejum durante algum tempo ou no início da manhã.

Hipoglicemia de jejum é resultante de uma produção hepática inadequada de glicose ou de excessiva utilização desse açúcar nos tecidos periféricos. As causas de produção inadequada de glicose durante o estado de jejum podem ser: deficiências hormonais, defeitos enzimáticos, aporte inadequado de substratos, doença hepática adquirida ou agentes farmacológicos. A excessiva utilização de glicose pode ocorrer em presença de níveis de insulina elevados ou apropriados.

Para definir o diagnóstico de insulinoma, Whipple introduziu uma tríade de critérios diagnósticos, que foram modificados para os seguintes itens: (1) sintomas de hipoglicemia evidenciados pelo jejum e exercício; (2) níveis sanguíneos de glicose menores que 40 mg/dL em mulheres e que 45 mg/dL em homens, com sintomatologia presente, e (3) alívio desses sintomas pela administração de glicose por via oral ou intravenosa. Caso haja suspeita de insulinoma e se for confirmada a tríade de Whipple, podem ser realizados vários testes, com os quais o clínico poderá diferenciar insulinoma de outras causas de hipoglicemia.

Nos últimos anos, considerando que se tornou possível a determinação de níveis de insulina e de glicose, o diagnóstico tem sido firmado com um grau de certeza ainda maior.[131] Durante um jejum prolongado, em pacientes com insulinoma, a hipoglicemia ocorrerá por causa de uma subprodução relativa de glicose pelo fígado, e não por causa do aumento na utilização do açúcar.[131] Níveis elevados de peptídeo C e níveis de proinsulina acima de 20% da insulina total medida no sangue também são indicadores úteis.

Antes da exploração cirúrgica, é frequente a utilização de angiografia com TC seletiva para a região celíaca ou IRM da região pancreática para localização de tumores.

O tratamento clínico de tumores secretores de insulina frequentemente oferece dificuldades, mas foi simplificado pelo uso de somatostatina antes e durante a cirurgia e em casos nos quais a cirurgia não conseguiu remover todo, ou todos, os tumores.

O tratamento cirúrgico de tumores das células das ilhotas secretores de insulina envolve sua remoção, habitualmente do pâncreas, onde estão localizados com mais frequência. Em 13% dos casos, está presente mais de um adenoma. Quase todos os insulinomas são benignos; e são aproximadamente um terço dos tumores malignos diagnosticados durante a laparotomia fizeram metástase para o fígado.

Considerações anestésicas para pacientes com hipoglicemia

Muitos pacientes encaminhados para cirurgia com diagnóstico de hipoglicemia reativa ou de jejum não necessitam de cuidado intraoperatório além de análise frequente dos níveis sanguíneos de glicose e de uma infusão adequada de dextrose. As variações nos níveis plasmáticos de glicose são exageradas em pacientes com adenoma das células das ilhotas do tipo funcional, e a frequência de procedimentos para remoção de insulinomas aumentou.[132-134]

Acredita-se que uma elevação da glicemia durante a operação – em alguns casos bastante considerável – seja evidência de remoção do tumor.[133-134] Portanto, foram planejados dois outros métodos de controle da glicose no período intraoperatório que não ocultam esse "rebote" hiperglicêmico. No primeiro desses métodos, a infusão de glicose é interrompida aproximadamente 2 horas antes da cirurgia. A glicemia é muitas vezes monitorada, mas não se administra glicose a menos que o nível se reduza para menos de determinado valor, em geral abaixo de 40 a 50 mg/dL. Então, é administrado uma dose de glicose; esta é calculada de modo a retornar o nível no sangue para mais de 50 mg/dL, inicia-se também uma infusão constante de glicose para que o nível de glicose no sangue fique mantido em mais de 50 mg/dL.

O segundo método faz uso da "célula beta artificial", ou infusão de dextrose controlada por feedback, durante a cirurgia. A célula beta artificial pode ser utilizada isoladamente para a monitoração da glicose ou para a monitoração e administração de glicose e insulina. Pode-se obter os resultados impressos do nível glicêmico e as quantidades de glicose e insulina administradas por infusão. Esses resultados permitem determinações frequentes (a cada 60 segundos) do nível de glicose, de modo que qualquer redução na necessidade do açúcar (a resposta hiperglicêmica) pode ser observada.

A administração de insulina a pacientes hiperglicêmicos durante e depois da cirurgia tem por objetivo o controle a curto prazo dos níveis de glicose. No período intraoperatório, trato níveis sanguíneos de glicose acima de 300 a 400 mg/dL pela administração de insulina regular por via intravenosa. A monitoração frequente da glicose terá continuidade e mais insulina será administrada a cada 60 a 90 minutos, caso persista a hiperglicemia. No pós-operatório, a hiperglicemia, sobretudo cetose, é também tratada com insulina. Níveis sanguíneos de glicose de 250 a 400 mg/dL podem ser tratados pela administração subcutânea de insulina, enquanto a glicemia é monitorada a intervalos bastante frequentes. Níveis sanguíneos de glicose superiores a essa faixa são tratados mais agressivamente, não com mais insulina (10 unidades/70 kg/hora), mas com monitoração da glicose mais frequente, administração intravenosa de insulina (seja na forma de dose isolada ou como infusão contínua) e repleção de líquidos, potássio e fosfato.

A glicemia também é monitorada no período pós-operatório, pois hiperglicemia e suas complicações podem ocorrer. O "rebote" hiperglicêmico foi utilizado como ferramenta diagnóstica por diversos autores, mas esse procedimento pode não ser tão efetivo como se pensava antigamente. Muir et al.[132] revisaram 39 pacientes submetidos à cirurgia para insulinoma. Depois da remoção do tumor, todos os pacientes (exceto um) tiveram aumento na concentração plasmática de glicose. Mais tarde, foi demonstrada a cura desse paciente que não teve aumento e foi constatado que um paciente que exibira resposta hiperglicêmica não estava curado. Além disso, em 6 pacientes cuja concentração de glicose aumentou depois da ressecção do tumor, a elevação foi menos aguda do que a ocorrida antes da remoção do insulinoma.

Não importa se o controle perioperatório dos níveis glicêmicos tenha como objetivo a euglicemia (com infusão de glicose ou de uma célula beta artificial) ou uma ligeira hipoglicemia: deve-se tentar manter o nível sanguíneo de glicose acima do nível no qual o paciente se torna sintomático nas horas em que esteja desperto. Esse objetivo será alcançado com mais facilidade com os métodos euglicêmicos. Além disso, embora uma resposta hiperglicêmica, quando ela ocorre, tenha utilidade em termos diagnósticos, esta não é uma substituta para exploração cuidadosa do pâncreas. Do mesmo modo, preservativos de citrato-fosfato-dextrose (CPD) ou sangue com ácido-citrato-dextrose (ACD) também contêm dextrose, o que pode promover elevação na glicemia, que poderia ser confundida com uma resposta hiperglicêmica.

Resumo

Os sinais e sintomas do insulinoma são os mesmos da hipoglicemia, que exibe predomínio de manifestações do SNC. Os sintomas de hiperglicemia e hipoglicemia ficam mascarados pela anestesia geral, mas seus efeitos sistêmicos deletérios não são evitados. É importante monitorar frequentemente os níveis sanguíneos de glicose no período perioperatório, porque poderá ocorrer hiperglicemia ou hipoglicemia. Hipoglicemia é mais perigosa, particularmente por causa de seus efeitos no SNC. Hiperglicemia é deletéria porque podem ocorrer coma hiperosmolar e cetoacidose. Uma resposta hiperglicêmica não ocorre invariavelmente depois da ressecção bem-sucedida do tumor e nem sempre é diagnóstico de cura. Quando realmente ocorre hiperglicemia no período pós-operatório, ela deve ser tratada com insulina até que os níveis euglicêmicos sejam restaurados.

Diabetes melito

Basicamente, os médicos pensam sobre o diabetes em relação à glicose e à importância de seu nível em quadros crônicos e em pacientes que necessitam de terapia intensiva.[135-141] Dados recentes indicam que também deve ser considerada a doença em órgãos-alvo criada pelo diabetes, ou com a qual ele está associado. Essa ênfase em problemas, além da hiperglicemia, pode parecer estranha em uma época em que um rígido e perene controle da glicemia se encontra em discussão. A preocupação com as manifestações do diabetes em órgãos-alvo tem origem em estudos epidemiológicos sobre mortalidade cirúrgica recentemente publicados.

Os porcentuais de mortalidade cirúrgica para a população diabética são, na média, 5 vezes maiores do que os para a população não diabética.[142-144] Contudo, em estudos epidemiológicos nos quais o próprio diabetes foi segregado das complicações diabéticas (inclusive doença cardíaca e vascular) e daquelas do envelhecimento, esse achado foi questionado.[143-147] Analogamente, se diabéticos submetidos a cirurgia de grande porte forem comparados com não diabéticos compatibilizados para tipo de cirurgia, idade, gênero, peso e doenças complicadoras, não há diferença no porcentual de mortalidade ou no número de complicações pós-operatórias,[145] desde que os diabéticos não precisem ser tratados em uma unidade de terapia intensiva durante mais de 24 horas.

Diabetes melito é um grupo heterogêneo de distúrbios (presente em mais de 5% da população dos países desenvolvidos) que têm a característica comum de uma deficiência relativa ou absoluta de insulina. O diabetes pode ser dividido em duas doenças muito diferentes, que compartilham anormalidades nos órgãos-alvo.[148,149] Diabetes melito tipo I está associado a doenças autoimunes e tem porcentual de concordância de 40 a 50% (i. e., se um irmão de um par de gêmeos homozigotos tem diabetes, será de 40 a 50% a probabilidade de que o outro irmão também tenha a doença). No diabetes melito tipo I o paciente demonstra deficiência de insulina, tem secreções de insulina basal e estimulada inadequadas e apresenta tendência para cetoacidose, se for recusada a administração de insulina exógena. Diante da ocorrência de uma infecção viral, o tratamento com agentes imunológicos parece diminuir o porcentual de ocorrência de diabetes tipo I.[149] No caso do tipo II (não dependente de insulina), o porcentual de concordância é de 100% (i. e., o material genético é tanto necessário como suficiente para a ocorrência de diabetes tipo II). Pacientes com o tipo II não demonstram tendência para cetoacidose na ausência de insulina e exibem resistência periférica a esse hormônio.

Os diabetes tipo I e tipo II também diferem em outros aspectos. Outrora, o tipo I era chamado "diabetes de surgimento juvenil". Essa denominação pode estar equivocada, porque muitos pacientes idosos também se enquadram na mesma categoria. Quase todas as crianças e adolescentes diabéticos têm diabetes tipo I; ou seja, necessitam de insulina para evitar a cetoacidose. Comumente o diabético com doença surgida na maturidade tem mais idade e tende ao sobrepeso; contudo, uma pessoa mais jovem pode ser acometida pelo tipo II e uma pessoa mais velha pode se apresentar com tipo I.

Diabéticos do tipo II tendem a ser idosos, com sobrepeso, relativamente resistentes à cetoacidose e com tendência para desenvolvimento de um estado hiperglicêmico, hiperosmolar e não cetótico. Os níveis plasmáticos de insulina estão normais ou elevados, mas estão baixos com relação à glicemia.

Atualmente, é comum que o tratamento para o diabetes tipo II tenha início com a prática de exercício e controle nutricional. Uma dieta rica em fibra e com menos gordura saturada, e atividade física diária durante 30 minutos são práticas frequentemente associadas à normalização da glicemia em jejum e com o adiamento da intolerância à glicose em mais de 50% dos pacientes. O próximo estágio da terapia é o uso de medicações hipoglicemiantes orais que funcionam estimulando a liberação de insulina pelas células beta pancreáticas e melhorando a resposta dos tecidos a esse hormônio, ao reverter a anormalidade pós-ligacional. Os medicamentos comumente utilizados para administração oral são tolazamida (Tolinase), tolbutamina (Orinase) e as novas sulfonilureias, gliburida (Micronase), glipizida (Glucotrol) e glimperida. Esses últimos agentes exercem efeito mais prolongado de redução da glicemia, que persiste durante 24 horas ou mais, e menos interações interfarmacológicas. Os agentes hipoglicemiantes orais podem causar hipoglicemia durante até 50 horas após a ingestão [clorpropamida (Diabinese) tem a meia-vida mais longa]. Outros medicamentos podem ser citados: metformina, que diminui a produção de glicose hepática e pode aumentar a resposta periférica à glicose (e está associada com acidose lática, se o paciente ficar desidratado); acarbose, que diminui a absorção de glicose; e as tiaolidinedionas (rosiglitazona e pioglitizona), que aumentam a resposta periférica à insulina. Troglitazona, outro agente pertencente a essa última classe, foi retirado do mercado por causa de 61 casos de insuficiência renal aguda depois de seu uso. Progressivamente, os médicos defensores do rígido controle dos níveis de açúcar no sangue administram insulina a pacientes diabéticos "de surgimento na maturidade" e dependentes de insulina duas vezes ao dia, ou mesmo com maior frequência.

Algumas das complicações agudas para o paciente diabético incluem hipoglicemia, cetoacidose diabética e coma hiperglicêmico hiperosmolar não cetótico. Os diabéticos também estão sujeitos a uma série de complicações a longo prazo causadas por catarata, retinopatia, neuropatia, nefropatia e angiopatia, acarretando considerável morbidade e mortalidade prematura. Muitas dessas complicações fazem com que o paciente tenha de ser tratado por procedimento cirúrgico. De fato, mais de 50% de todos os diabéticos terminam na mesa cirúrgica em algum momento da evolução da doença.

O coma diabético hiperglicêmico hiperosmolar não cetótico[150] se caracteriza por elevada osmolalidade sérica (acima de 330 mOsm/L) e por elevado nível sanguíneo de glicose (acima de 600 mg/dL) sem acidose. O nível sanguíneo de glicose, em miligramas por decilitro, dividido por 18 resulta na contribuição da glicose à osmolalidade. Comumente, em pacientes com diabetes tipo II, a ocorrência de trauma ou infecção leva a esse estado, e não à cetoacidose.[150] Hiperglicemia induz a uma significativa diurese osmótica e à desidratação, reforçando o estado hiperosmolar; isso pode resultar na incapacidade de retorno da anestesia e em coma persistente. Com frequência, os valores séricos dos eletrólitos estão normais, embora um *anion gap* ampliado $[Na^+(HCO_3) - (Cl^-) = 16]$ possa apontar para acidose lática ou estado urêmico.

Atualmente, considera-se como definitiva a evidência de que a própria hiperglicemia acelera as complicações ou de que o rígido controle dos níveis sanguíneos de açúcar diminui a velocidade de progressão da doença microangiopática.[135-140] A própria glicose pode ter ação tóxica porque níveis elevados dessa substância podem promover reações de glicosilação não enzimática, levando à formação de proteínas anormais que podem diminuir a elastância — responsável pela síndrome das juntas rígidas (e à fixação da articulação atlanto-occipital, o que dificulta a intubação) — e a resistência à tração na cicatrização da ferida. Elevações de glicose podem aumentar a produção de macroglobulinas pelo fígado, aumentando a viscosidade sanguínea, e podem promover tumefação intracelular mediante o favorecimento da produção de grandes moléculas não difusíveis (como o sorbitol). Os novos tratamentos farmacológicos objetivam diminuir a tumefação intracelular por meio da inibição da formação dessas grandes moléculas, e a divisão cirúrgica de compartimentos nervosos visa à redução do efeito dessa tumefação. A glicose também pode inibir a função fagocitária.

A glicemia promove desarranjo da autorregulação.[151-161] A vasodilatação induzida pela glicose impede que os órgãos-alvo se protejam contra aumentos na pressão arterial sistêmica. Hemoglobina glicosilada = 8,1% é o limite acima do qual o ritmo de microalbuminúria aumenta logaritmicamente. Uma pessoa com diabetes tipo I e com mais de 29 mg/dia de microalbuminúria tem probabilidade de 80% de sofrer insuficiência renal. O limite para a toxicidade glicêmica é diferente para diferentes leitos vasculares. O limiar para retinopatia é um valor de hemoglobina glicosilada de 8,5 a 9,0% (12,5 mmol/L ou 225 mg/dL); para a doença cardiovascular é um valor médio para a glicose sanguínea de 5,4 mmol/L (96 mg/dL). Assim, pode haver necessidade de graus distintos de hiperglicemia antes que diferentes leitos vasculares sejam lesionados ou certos graus de glicemia sejam associados a outros fatores de risco para doença vascular. Outro ponto de vista é que talvez hiperglicemia e microalbuminúria graves sejam simplesmente efeitos concomitantes de uma causa subjacente comum. Diabéticos que apresentam microalbuminúria são mais resistentes à insulina; essa resistência à insulina está associada a microalbuminúria em parentes de primeiro grau de pacientes com diabetes tipo II; e pessoas com normoglicemia que subsequentemente são acometidas por diabetes clínico têm riscos aterogênicos antes do surgimento da doença.

Por causa das conhecidas glicotoxicidades, o grau de rigidez no controle rotineiro dos níveis glicêmicos foi objeto de controvérsia. Atualmente, sabe-se que um controle rígido e crônico é um benefício. A controvérsia agora é saber se as tentativas de obtenção de níveis sanguíneos normais de glicose ou níveis que resultem em valores de hemoglobina glicosilada inferiores a 8,1% em pacientes diabéticos trarão mais benefícios do que riscos.

O cuidado perioperatório do paciente diabético pode afetar o resultado da cirurgia. Médicos que preconizam um controle rígido dos níveis sanguíneos de glicose apontam para a evidência de aumento da resistência à tração na cicatrização da ferida e diminuição das infecções na ferida em modelos animais de diabetes (tipo I) sob rígido controle. Insulina é necessária nos primeiros estágios da resposta inflamatória, mas parece não ter efeito na formação de colágeno depois dos primeiros 10 dias. As feridas epiteliais em processo de cicatrização exibem mínima infiltração leucocitária e, ao contrário das profundas, não dependem da síntese de colágeno para a integridade do tecido. Assim, o reparo epitelial simples não fica inibido no paciente diabético, enquanto o reparo de feridas mais profundas fica comprometido com relação à formação de colágeno e à defesa contra o crescimento bacteriano.

As infecções respondem por dois terços das complicações pós-operatórias e por cerca de 20% das mortes perioperatórias em pacientes diabéticos. Dados experimentais sugerem muitos fatores que podem fazer com que os diabéticos fiquem vulneráveis à infecção. Foram demonstradas muitas alterações na função leucocitária em diabéticos hiperglicêmicos, inclusive diminuição da quimiotaxia e comprometimento da atividade fagocitária dos granulócitos, assim como redução do extermínio intracelular de pneumococos e estafilococos. Quando os pacientes diabéticos são tratados agressivamente e os níveis sanguíneos de glicose são mantidos abaixo dos 250 mg/dL (13,7 mmol/L), a função fagocitária dos granulócitos melhora e o extermínio intracelular das bactérias é restaurado até níveis praticamente normais. Acreditava-se que pacientes diabéticos sofriam mais infecções em feridas limpas do que pessoas não diabéticas. Em uma revisão de 23.649 pacientes cirúrgicos, foi constatado que o porcentual de infecções de feridas em incisões limpas chegou a 10,7% para diabéticos, em comparação com 1,8% para não diabéticos; contudo, quando se leva em conta a idade, a diferença na incidência de infecções de feridas entre esses pacientes cirúrgicos não é estatisticamente significativa.

Informações recentes na relação entre glicemia e recuperação neurológica depois de um evento isquêmico global podem ter implicações importantes para o controle perioperatório do diabético. Em um estudo de 430 pacientes consecutivos ressuscitados depois de parada cardíaca fora do hospital, os níveis sanguíneos médios de glicose estavam mais elevados em pacientes que não conseguiram despertar (341 ± 13 mg/dL), em comparação com aqueles que conseguiram (262 ± 7 mg/dL). Entre os pacientes que despertaram, aqueles com deficiências neurológicas persistentes tiveram níveis médios de glicose mais elevados (286 ± 15 mg/dL) do que aqueles que não apresentavam déficits (251 ± 7 mg/dL). Esses resultados são consistentes com o achado de que hiperglicemia durante um AVC está associada a resultados neurológicos deficientes – tanto a curto como a longo prazo. A possibilidade de que a glicemia é determinante de lesão cerebral após um episódio de isquemia global é apoiada por estudos de isquemia global e focal do SNC. Vêm se acumulando dados que sugerem que um grande efeito da glicemia consiste na desorganização da autorregulação, fazendo com que as artérias e arteríolas (macrovasos e microvasos) fiquem vulneráveis à força de desorganização causada pelo aumento da pressão arterial.[155-161] Ao que parece, a glicemia desorganiza a autorregulação ao promover ativação da proteína quinase C.[151,161] Essa ativação pode ocorrer em qualquer indivíduo cujo nível de glicose exceda 96 mg/dL (5,7 mmol/L), sendo importante fator na degeneração arterial (envelhecimento). Antes que se passe muito tempo, todos poderemos desejar um controle rígido de nossos níveis glicêmicos, não apenas no período perioperatório, mas também durante nossas vidas. Até que haja disponibilidade de dados melhores, quase todos os médicos recomendam que o paciente diabético prestes a ser submetido a uma cirurgia em que possa ocorrer hipotensão ou redução do fluxo cerebral deve ter um nível sanguíneo de glicose abaixo de 225 mg/dL durante o período de isquemia cerebral. Duas outras situações especiais também podem afetar o grau de rigidez no controle do nível glicêmico do paciente: (1) cirurgia necessitando de *bypass* cardiopulmonar e (2) cirurgia em pacientes grávidas ou em pacientes já padecendo de cetoacidose diabética.

Considerações perioperatórias para pacientes com diabetes

Antes da cirurgia, a avaliação e otimização do tratamento dos efeitos possíveis do diabetes nos órgãos-finais são pelo menos tão importantes quanto uma avaliação do quadro metabólico geral atual do paciente diabético. Deve-se aplicar ênfase especial na história; nos aspectos autonômico, cardiovascular e renal; na terapia farmacológica; e no estado dos cuidados com a pele.[135-147,162-165] Os exames laboratoriais básicos devem incluir determinação da glicemia em jejum e níveis de nitrogênio da ureia sanguínea ou creatinina, além de um eletrocardiograma.

Pacientes com neuropatia autonômica diabética se encontram em maior risco para gastroparesia e consequente aspiração, e para parada cardiorrespiratória intraoperatória e pós-operatória. Dados recentemente publicados indicam que diabéticos exibindo sinais de neuropatia autonômica, por exemplo, saciedade prematura, ausência de suor, ausência de mudança na frequência de pulso com inspiração ou manobras ortostáticas e impotência, têm incidência muito elevada de isquemia do miocárdio indolor e gastroparesia.[144,163-165]

A determinação do grau de arritmia sinusal ou de variabilidade batimento a batimento consiste em um teste simples e acurado para neuropatia autonômica significativa. Foi constatado que a diferença entre as frequências cardíacas máxima e mínima durante a inspiração profunda – normalmente 15 batimentos por minuto – era igual ou menor do que cinco batimentos em todos os pacientes diabéticos que previamente haviam sofrido parada cardiorrespiratória continuada.[163,164]

Outras características de pacientes com neuropatia autonômica incluem hipotensão postural com queda superior a 30 mm Hg, taquicardia em repouso, diarreia noturna e neuropatia periférica densa. Diabéticos com neuropatia autonômica significativa podem exibir respostas respiratórias comprometidas à hipóxia e são particularmente sensíveis à ação de agentes farmacológicos com efeitos depressivos. Esses pacientes podem justificar uma contínua monitoração cardíaca e respiratória bastante minuciosa durante 12 a 24 horas no período pós-operatório, embora esse tratamento lógico não tenha sido ainda testado em um estudo rigorosamente controlado.

Abordagem do controle perioperatório

Pode existir uma relação entre glicemia e recuperação neurológica depois de um evento isquêmico global no sistema nervoso, que tem importantes implicações para o controle perioperatório dos diabéticos.[152,166] Em um estudo de 430 pacientes consecutivos ressuscitados depois de parada cardíaca fora do hospital, os níveis sanguíneos médios de glicose estavam mais elevados em pacientes que não conseguiram despertar (341 ± 13 mg/dL), em comparação com aqueles que conseguiram (262 ± 7 mg/dL).[166] Entre os pacientes que despertaram, aqueles com deficiências neurológicas persistentes tiveram níveis médios de glicose mais elevados (286 ± 15 mg/dL) do que aqueles que não apresentavam déficits (251 ± 7 mg/dL). Esses resultados são consistentes com o achado, em modelos experimentais, que hiperglicemia está associada a resultados neurológicos a curto e longo prazo deficientes.[152] Se níveis elevados de glicose forem predisponentes a resultados deficientes, desconhece-se o mecanismo para a associação de hiperglicemia com lesão cerebral isquêmica. Até que tenhamos dados melhores, haverá aqueles profissionais argumentando que o paciente diabético prestes a passar por cirurgia na qual possa ocorrer hipotensão ou redução do fluxo cerebral devem ter um nível sanguíneo de glicose abaixo de 225 mg/dL durante um período de isquemia cerebral; contudo, o risco de hipoglicemia não detectada é muito maior durante a cirurgia, do que quando o paciente está desperto, porque as respostas fisiológicas normais estão comprometidas e mascaradas. Apenas a frequente monitoração intraoperatória dos níveis de glicose poderá proteger o paciente. Uma abordagem popular – a infusão contínua de insulina para um controle rígido da glicemia durante cirurgias de grande porte – foi altamente recomendada em algumas publicações e é a demonstração de que essa abordagem levará a melhores resultados naqueles pacientes que necessitam de terapia intensiva durante mais de 24 horas.[135-141,167,168] Esse método resulta efetivamente em níveis sanguíneos de glicose mais baixos, mas traz o risco de hipoglicemia significativa em pacientes medicados com 2 ou mais unidades de insulina por hora.

São vários os métodos de controle do diabetes durante a cirurgia. A chave para o sucesso envolve uma tomada de decisão individualizada para cada paciente, com a frequência de monitoração intraoperatória apropriada para a rigidez desejada para o controle e com ajustes da insulinoterapia em conformidade com os níveis sanguíneos de glicose periodicamente obtidos. Os objetivos básicos do controle perioperatório do diabetes incluem:

1. Obtenção de bom controle do nível sanguíneo de glicose com correção de qualquer anormalidade ácida/básica, dos líquidos ou dos eletrólitos antes da cirurgia;
2. Fornecimento de uma quantidade adequada de carboidrato para inibir a proteólise/lipólise catabólica e a cetose (para tanto, haverá necessidade de, em média, 100 a 150 g de glicose por dia para uma pessoa pesando 70 kg durante o período operatório);
3. Administração de insulina em dose adequada para evitar hiperglicemia, glicosúria e cetoacidose, ao mesmo tempo em que se evita a hipoglicemia
4. Ter em mente os problemas associados ao diabetes que necessitam de especial atenção no período perioperatório ou que sejam predisponentes para complicações iatrogênicas;
5. Lembrar que quanto mais rígido for o controle desejado da glicemia, mais frequentemente devem ser obtidos valores para esse indicador.

Diabetes não dependente de insulina. Comumente, não há necessidade de insulina para pequenas cirurgias em pacientes cujo diabetes esteja controlado por dieta ou pequenas doses de agentes orais. No dia da cirurgia, serão omitidos os agentes hipoglicemiantes orais de curta duração, e agentes de longa duração deverão ser descontinuados 2 dias antes da cirurgia. Poderá haver necessidade de insulina durante e depois da cirurgia para cirurgias de grande porte torácicas ou abdominais, ou durante a alimentação parenteral por longos períodos. Diante do potencial para ocorrência de alergia à insulina com a exposição intermitente a esse hormônio, alguns médicos defendem o uso da insulina humana nesse cenário perioperatório.

Diabetes dependente de insulina e pequenas cirurgias. São muitos os métodos para tratamento de diabéticos dependentes de insulina durante a cirurgia, mas foram publicadas poucas comparações de eficácia e segurança. Insulina regular administrada por via subcutânea começa a exercer sua ação dentro de 30 minutos, atinge seu efeito de pico em 2 a 4 horas e tem duração de ação de 6 a 8 horas. Insulina de ação intermediária (NPH ou Lenta), administrada por via subcutânea, começa a atuar dentro de 100 a 120 minutos, atinge seu efeito de pico em 6 a 12 horas e tem duração de ação de 18 a 24 horas. A terapia pré-operatória convencional para o diabético em jejum e bem controlado consiste na administração de metade da dose de insulina utilizada habitualmente por ele. Essa insulina é administrada por via subcutânea na manhã do dia da cirurgia com uma infusão de dextrose a 5% na dose de 100 a 150 mL/hora. Em seguida, administra-se insulina regular como suplemento da insulina de ação intermediária quando tal necessidade fica indicada pelos níveis sanguíneos de glicose. A Tabela 13.7 lista as recomendações para o paciente diabético – se deve ser internado pela manhã ou tratado ambulatorialmente para uma cirurgia de porte menor.

TABELA 13.7 Um diabético deve ser tratado ambulatorialmente ou deve ser paciente de internação matinal?

Paciente ambulatorial se:	Paciente de internação matinal se:
O histórico puder ser antecipadamente avaliado	Não for possível avaliar o histórico
A doença de órgão-alvo dispense monitoração	A doença de órgão-alvo depende de monitoração invasiva
Há condições de pré-hidratação ou esse procedimento é desnecessário	Precisa de cuidadosa pré-hidratação
Não há isquemia do sistema nervoso central ou não está planejado um *bypass* cardiopulmonar	Está presente isquemia do sistema nervoso central ou está planejado um *bypass* cardiopulmonar
Não está grávida	Grávida
O paciente (ou cuidador designado) pode determinar o nível sanguíneo de glicose	O paciente não pode determinar o nível sanguíneo de glicose
Tem condições de executar os cuidados necessários	Tem cuidador designado para os cuidados necessários
Pode tomar a temperatura ou procurar por ferida "vermelha"	Não pode tomar a temperatura ou procurar por ferida "vermelha"
Índice de admissão do plano for mais alto (não há dados)	A rede de assistência social é inadequada

De Miller RD (ed.): *Miller's Anesthesia*, 6.ed. Philadelphia, Churchill Livingstone, 2005, com permissão.

Diabetes dependente de insulina e cirurgia de grande porte. Com frequência, faz-se insulinoterapia intravenosa contínua de maneira similar à utilizada no tratamento da cetoacidose para diabéticos de difícil controle durante uma cirurgia de grande porte. Foram estudados vários métodos de insulinoterapia intravenosa. Taitelman et al. compararam a infusão intravenosa constante de insulina com a administração subcutânea convencional desse hormônio em pacientes antes da realização de procedimentos ortopédicos.[168] Esses autores utilizaram 500 mL/hora de dextrose a 5% na primeira hora, seguida por 125 mL/hora mais 1 ou 2 unidades por hora de insulina regular (0,16 ou 0,32 unidade de insulina por grama de glicose administrada por infusão) em um grupo de pacientes. Os autores compararam o resultado com aquele de um grupo de pacientes que foram medicados com dois terços de sua dose de manutenção diária de insulina por via subcutânea imediatamente antes da cirurgia. Os dois métodos resultaram em controle equivalente do diabetes. Na dose de 2 unidades/hora, ou 0,32 unidade de insulina por grama de glicose administrada por infusão, os níveis euglicêmicos foram alcançados mais rapidamente, mas em vários pacientes ocorreu hipoglicemia necessitando de tratamento.

Orientações para administração intravenosa contínua de insulina

As quantidades de insulina e glicose que são administradas devem ser correlacionadas. Há alguma controvérsia quanto ao uso de dextrose a 5 ou a 10%. A infusão de dextrose a 10% proporciona mais calorias, o que favorece o anabolismo, mas tal opção pode acarretar irritação venosa e trombose. As concentrações de insulina em infusão variam de 0,2 a 0,4 unidade por grama de glicose (igual a 1 a 2 unidades/100 mL de dextrose a 5% em água) em condições normais. Em certas circunstâncias, pode haver necessidade de níveis mais altos de insulina, por exemplo, em pacientes com doença hepática, obesidade significativa ou infecção grave, e em pacientes submetidos a terapia com corticosteroides ou a cirurgia de reperfusão coronariana. A cessação da insulina intravenosa pode causar rapidamente hiperglicemia, porque a insulina tem meia-vida sérica de apenas 4 minutos, e meia-vida biológica de 20 minutos. Tendo em vista a possível necessidade de ajustar independentemente a quantidade de insulina ou glicose, essas soluções devem ser mantidas em frascos separados, com uma via acoplada à outra. A separação da via intravenosa contendo a insulina e dextrose de todos os demais líquidos intravenosos (esses outros líquidos não devem conter dextrose ou lactato) reduz o risco de hipoglicemia ou de hiperglicemia excessiva (Tab. 13.8).

Cirurgia de transplante renal. A eficácia da administração intravenosa contínua de insulina foi comparada com a eficiência da insulina subcutânea em diabéticos submetidos a ci-

TABELA 13.8 Regime de insulina intravenosa para diabéticos com glicemia instável submetidos a cirurgia de grande porte

1. Obtenha glicose plasmática e potássio STAT na manhã da cirurgia.
2. Comece a infusão intravenosa de dextrose a 5% em água na dose de 100 a 150 mL/hora e mantenha a infusão de dextrose até que o paciente esteja com nutrição oral.
3. Acople ao sistema acima uma infusão IV de 50 unidades de insulina regular em 500 mL de solução salina normal a 0,9%, utilizando bomba de infusão; irrigue com 60 mL para saturar os locais de ligação de insulina da tubulação.
4. Determine a velocidade de infusão em: Insulina (U/hora) = Última glicose plasmática (mg/dL) ÷ 150. [(Divida por 100 (em vez de 150) se o paciente estiver em medicação corticosteroide, for significativamente obeso ou tiver infecção.]
5. Determine o nível de glicose a cada 2 ou 3 horas; faça os ajustes apropriados para a insulina a fim de obter um nível plasmático de glicose de 80 a 150 mg/dL.

rurgia de transplante renal.[167] Nessa comparação, pacientes em insulina intravenosa receberam dextrose a 5% em água, com a dose horária de insulina controlada por uma bomba de infusão, de acordo com a equação a seguir:

$$\text{Dose horária de insulina (anestesia)} = \text{valor da glicose plasmática}/100$$

(dividir por 150, em vez de 100, se o paciente for magro ou não estiver tomando corticosteroides). Uma infusão contínua e em baixa dose de insulina manteve os níveis sanguíneos de glicose entre 100 e 200 mg/dL, e foi mais efetiva do que o controle endógeno, na média, em não diabéticos. Foi constatado que a insulinoterapia subcutânea convencional era visivelmente inadequada para manutenção de níveis de glicose aceitáveis em pacientes diabéticos submetidos a transplante renal.

Operações de bypass cardiopulmonar. Para diabéticos submetidos à cirurgia de *bypass* cardiopulmonar, alguns estudos utilizaram o "pâncreas artificial" em alça fechada para um controle agressivo do nível sanguíneo de glicose. Elliott et al. compararam o uso do Biostator, um sistema de controle de glicose em alça fechada para infusão de insulina durante cirurgias de coração aberto, com a administração intravenosa constante de insulina em alça aberta, mais simples.[169] Alça fechada se caracteriza pela percepção automática e pelo controle da infusão de insulina e glicose por *feedback*. Uma via intravenosa faz amostragem dos níveis sanguíneos de glicose pela coleta de sangue na base de 1 mL/min, enquanto é feita infusão de insulina ou glicose por meio da outra via intravenosa, de acordo com essa medição. Uma alça aberta depende da regulagem da infusão de insulina e glicose orientada pelo médico. Com os dois métodos, não ocorreu infusão de glicose durante o procedimento, e ao longo de toda a cirurgia a concentração sanguínea de glicose foi mantida entre 100 e 180 mg/mL. As necessidades de insulina aumentaram durante algumas fases da operação, inclusive no *bypass* cardiopulmonar, na transfusão de sangue ACD armazenado, na fase de reaquecimento e na injeção de agentes inotrópicos. Durante o reaquecimento, houve necessidade de uma velocidade de infusão de pico de 20 unidades/hora.

Foram encontrados problemas mecânicos durante o período pós-operatório com o uso do Biostator. Esses problemas incluíram dificuldades causadas pela vasoconstrição periférica, movimento do paciente e procedimentos de enfermagem que resultaram em interrupções no *feedback* e levaram a elevações na glicemia. Atualmente, os sistemas de alça aberta permanecem sendo superiores às técnicas de alça fechada, por causa do custo e dos problemas mecânicos.[170,171]

Cirurgia de emergência e cetoacidose

Muitos diabéticos que necessitam de cirurgia de emergência por trauma ou infecção exibem descompensação metabólica significativa, inclusive cetoacidose.[172] Frequentemente, o tempo será escasso para estabilização do paciente, mas mesmo algumas horas serão suficientes para correção dos distúrbios hídricos e eletrolíticos que podem colocar em risco a vida do paciente. Será inútil adiar a cirurgia na tentativa de eliminar completamente a cetoacidose, se a condição cirúrgica subjacente resultar em mais deterioração metabólica. Será possível reduzir a probabilidade de arritmia cardíaca e hipotensão no período intraoperatório como resultado da cetoacidose, se forem tratadas, pelo menos parcialmente, a depleção de volume e a hipocalemia.

A insulinoterapia deve ser iniciada com uma dose intravenosa de 10 unidades de insulina regular, seguido por uma infusão contínua de insulina. A quantidade real de insulina administrada é menos importante do que a monitoração regular da glicose, potássio e pH. Considerando que o número de locais para ligação da insulina é limitado, a velocidade máxima de declínio da glicose é razoavelmente constante, sendo em média de 75 a 100 mg/dL por hora, independentemente da dose de insulina.[150,173] Durante as primeiras 1-2 horas de ressuscitação com líquido, o nível de glicose poderá cair de forma mais abrupta. Quando a concentração sérica de glicose atinge 250 mg/dL, comumente acrescento dextrose a 5% ao líquido intravenoso.

O volume de líquido necessário para o tratamento varia com as deficiências em geral – de 3 a 5 L, mas pode chegar até a 10 L. Apesar das perdas de água em excesso das perdas de solutos, em geral os níveis de sódio estão normais ou reduzidos. Uma hiponatremia artificial, causada por hiperglicemia ou hipertrigliceridemia, poderá resultar nessa aparente contradição. A concentração plasmática de sódio diminui em cerca de 1,6 mEq/L para cada 100 mg/dL de aumento na concentração plasmática de glicose acima do normal. No início, salina normal será administrada por infusão na velocidade de 250 a 1.000 mL/hora, dependendo do grau de depleção de volume e do estado cardíaco. Em diabéticos com história de disfunção miocárdica, deve-se implantar algum tipo de monitoração do volume ventricular esquerdo. Será corrigido cerca de um terço do déficit de fluido estimado nas primeiras 6 a 8 horas, e os dois terços restantes serão corrigidos ao longo das 24 horas seguintes.

O grau de acidose é determinado pela medição dos gases sanguíneos arteriais e por um aumento no *anion gap* $[Na^+ - (Cl^- + HCO_3)]$. Acidose acompanhada por aumento do *anion gap* (pelo menos 16 mEq/L) em um diabético agudamente enfermo pode ser causada por corpos cetônicos na cetoacidose, ácido lático na acidose lática, aumento dos ácidos orgânicos por insuficiência renal, ou todos esses três eventos. Em casos de cetoacidose, estão aumentados os níveis plasmáticos de acetoacetato, de β-hidroxibutirato e de acetona. Os corpos cetônicos plasmáticos e urinários são determinados semiquantitativamente com os tabletes Ketostix e Acetest. Há controvérsia quanto ao papel da terapia com bicarbonato em casos de cetoacidose diabética. A função do miocárdio e a respiração ficam sabidamente deprimidas em um pH sanguíneo abaixo de 7 a 7,1; ainda assim, a rápida correção da acidose com a terapia com bicarbonato poderá resultar em alterações na função e estrutura do SNC. As alterações podem ser causadas por (1) aumento paradoxal do líquido cefalorraquidiano e acidose do SNC resultantes da rápida conversão de bicarbonato até dióxido de carbono e difusão do ácido por meio da barreira hematoencefálica, (2) alteração da oxigenação do SNC com diminuição do fluxo sanguíneo cerebral e (3) ocorrência de gradientes osmóticos desfavoráveis. Depois do tratamento com líquidos e insulina, os níveis de β-hidroxibutirato diminuem rapidamente, enquanto os de acetoacetato podem permanecer estáveis ou mesmo aumentar antes de declinarem. Os níveis plasmáticos de acetona permanecem elevados durante 24 a 48 horas, muito tempo depois que os níveis sanguíneos de glicose, de β-hidroxibutirato e de aceto-acetato retornaram ao normal; o resultado é a continuação da cetonúria.[150] Cetose persistente, diante de um nível sérico de bicarbonato inferior a 20 mEq/L em presença de um nível de glicose normal, representa a necessidade contínua por glicose intracelular e insulina para reversão da lipólise.

O distúrbio eletrolítico mais importante em pacientes com cetoacidose diabética é a depleção do potássio total do corpo. Os déficits variam de 3 mEq/kg até 10 mEq/kg. Ocorrem declínios rápidos no nível sérico de potássio, atingindo seu nadir dentro de 2 a 4 horas após o início da administração intravenosa de insulina. Pode haver necessidade de reposição agressiva. O potássio administrado é mobilizado até o espaço intracelular com insulina, enquanto a acidose é corrigida. Potássio também é excretado na urina diante do aumento do fornecimento de sódio para os túbulos renais distais que acompanha a expansão de volume. A deficiência de fósforo em casos de cetoacidose causada pelo catabolismo dos tecidos, deficiência da captação celular e aumento das perdas urinárias poderá resultar em debilitação muscular significativa e em disfunção orgânica. O déficit médio de fósforo fica em aproximadamente 1 mmol/kg. Poderá haver necessidade de reposição, se a concentração plasmática cair para menos de 1,0 mg/dL.[150]

Resumo

O tratamento do paciente cirúrgico diabético envolve uma cuidadosa avaliação pré-operatória, prevenção de infecções,[173] frequente monitoração da glicose e eletrólitos e, acima de tudo, administração de quantidades adequadas de insulina e glicose com base nessa monitoração. A condição *sine qua non* do controle rígido é a determinação frequente dos níveis sanguíneos de glicose. Com um bom controle dos níveis glicêmicos, muitos dos problemas metabólicos associados à cirurgia em pacientes diabéticos podem ser evitados ou minimizados. Todavia, esse controle rígido pode não valer a pena em termos do risco incorrido. Evidências epidemiológicas indicam que o principal fator de risco para o diabético não é o nível sanguíneo de glicose, mas os efeitos do diabetes nos órgãos-alvo. Com frequência, a neuropatia autonômica está associada à isquemia do miocárdio e à gastroparesia indolores. Esses problemas, bem como a disfunção miocárdica e renal, talvez necessitem de monitoração ou cuidado pré-operatório especial. Ainda está por ser determinado em estudos futuros se há justificativa para um rígido controle dos níveis sanguíneos de glicose. Como ocorre com a maioria das demais endocrinopatias estudadas neste capítulo, não é a endocrinopatia *per se* que está associada com morbidade, mas sim seus efeitos nos órgãos-alvo do sistema cardiovascular e/ou autônomo que parecem cruciais para os resultados do paciente. Pouco se sabe sobre como a escolha dos agentes anestésicos ou de substâncias adjuvantes para a anestesia irá afetar o resultado; consequentemente, a atenção deve ser direcionada para os efeitos nos órgãos-alvo no sistema cardiovascular e/ou autônomo para que os resultados sejam otimizados.

Agradecimentos

Partes deste capítulo foram revisadas a partir de Pender JW, Basso LV: Diseases of the endocrine system. *In* Katz J, Benumof J, Kadis L (eds.): *Anesthesia and Uncommon Diseases*, 2.ed. Philadelphia, WB Saunders, 1981, p. 155. Outras partes foram adaptadas de Roizen MF (ed.): Anesthesia for Patients with Endocrine Disease. *Anesthesiol Clin North Am* 1987;5:245.

Referências bibliográficas

1. Hensel P, Roizen MF: Patients with disorders of parathyroid function. Anesthesiol Clin North Am 1987;5:287.
2. Aurbach GD, Marx SJ, Spiegel AM: Parathyroid hormone, calcitonin, and the calciferols. In Wilson JD, Foster DW (eds): Williams' Textbook of Endocrinology, 8th ed. Philadelphia, WB Saunders, 1992, p 8.
3. Kebebew E, Duh QY, Clark OH: Parathyroidectomy for primary hyperparathyroidism in octogenarians and nonagenarians: A plea for early surgical referral. Aaarch Surg 2003;138;867-871.
4. Parsons JA, Zanelli JM, Gray D, et al: Double isotope estimates of intestinal calcium absorption in rats: Enhancement by parathyroid hormone and 1,25 dihydroxycholecalciferol. Calcif Tissues Res 1977;22(Suppl):127.
5. Gallagher SF, Denham DW, Murr MM, Norman JG: The impact of minimally invasive parathyroidectomy on the way endocrinologists treat primary hyperparathyroidism. Surgery 2000;134:910-917.
6. Crocker EF, Jellins J, Freund J: Parathyroid lesions localized by radionuclide subtraction and ultrasound. Radiology 1979;130:215.
7. Brennan MF, Brown EM, Marx SJ, et al: Recurrent hyperparathyroidism from an autotransplanted parathyroid adenoma. N Engl J Med 1978;299:1057.
8. Kao PC, van Heerden JA, Taylor RL: Intraoperative monitoring of parathyroid procedures by a 15 minute parathyroid hormone immunochemiluminometric assay. Mayo Clin Proc 1994;69:532.
9. Mihai R, Farndon JR: Parathyroid disease and calcium metabolism. Br J Anaesth 2000;85;29-43.
10. Bilezikian JP: Clinical review 51: Management of hypercalcemia. J Clin Endocrinol Metab 1993;77:1445.
11. Nussbaum SR: Pathophysiology and management of severe hypercalcemia. Endocrinol Metab Clin North Am 1993;22:343.
12. Yu PNG: The electrocardiographic changes associated with hypercalcemia and hypocalcemia. Am J Med Sci 1952;224:413.
13. Knochel JP: The pathophysiology and clinical characteristics of severe hypophosphatemia. Arch Intern Med 1977;137:203.
14. Braunfeld M: Hypercalcemia. In Roizen MF, Fleisher LA (eds): Essence of Anesthesia Practice. Philadelphia, WB Saunders, 1997, p 167.
15. Nahrwold ML, Mantha S: Hyperparathyroidism. In Roizen MF, Fleisher LA (eds): Essence of Anesthesia Practice. Philadelphia, WB Saunders, 1997, p 174.
16. Allendorf J, Kim L, Chabot J: The impact of sestamibi scanning on the outcome of parathyroid surgery. J Clin Endocrinol Metab 2003;88:3015-3018.
17. Anast CS, Mohs JM, Kaplan SL, et al: Evidence for parathyroid failure in magnesium deficiency. Science 1972;177:606.
18. Zaloga GP, Chernow B: Hypocalcemia in critical illness. JAMA 1986;256:1924.
19. Rude RK: Magnesium metabolism and deficiency. Endocrinol Metab Clin North Am 1993;22:377.
20. Rumancik WM, Denlinger JK, Nahrwold ML, et al: The QT interval and serum ionized calcium. JAMA 1978;240:366.
21. Muir MA, Jaffar M, Arshad M, et al: Reduced duration of muscle relaxation with rocuronium in a normocalcemic hyperparathyroid patient. Can J Anaesth 2003;50;558-561.
22. Farling PA: Thyroid disease. Br J Anaesth 2000;85:15-28.
23. Roizen MF, Hensel P, Lichtor JL, et al: Patients with disorders of thyroid function. Anesthesiol Clin North Am 1987;5:277.

24. Loh KC: Amiodarone-induced thyroid disorders: A clinical review. Postgrad Med J 2000;76:133-140.
25. Woeber KA: Update on the management of hyperthyroidism and hypothyroidism. Arch Intern Med 2000;160:1067-1071.
26. Larsen PR, Ingbar SH: The thyroid gland. In Wilson JD, Foster DW (eds): Williams' Textbook of Endocrinology, 8th ed. Philadelphia, WB Saunders, 1992, pp 414-445.
27. Chopra IJ: Reciprocal changes in serum concentrations of reverse T3 and T4 in systemic illness. J Clin Endocrinol Metab 1975;41:1043.
28. Williams LT, Lefkowitz RJ, Watanabe AM, et al: Thyroid hormone regulation of b-adrenergic receptor number. J Biol Chem 1977;252:2787.
29. Larsen PR, Alexander NM, Chopra IJ, et al: Revised nomenclature for tests of thyroid hormones and thyroid-related proteins in serum. J Clin Endocrinol Metab 1987;64:1089.
30. Roizen MF: Hyperthyroidism. In Roizen MF, Fleisher LA (eds): Essence of Anesthesia Practice. Philadelphia, WB Saunders, 1997, p 177.
31. Amino N, Morik H, Iwatani Y, et al: High prevalence of transient postpartum thyrotoxicosis and hypothyroidism. N Engl J Med 1982;306:849.
32. Channick BJ, Adlin EV, Marks AD, et al: Hyperthyroidism and mitral-valve prolapse. N Engl J Med 305:497, 1981.
33. Davis PJ, Davis FB: Hyperthyroidism in patients over the age of 60 years: Clinical features in 85 patients. Medicine 1974;53:161.
34. Forfar JC, Miller HC, Toft AD: Occult thyrotoxicosis: A correctable cause of "idiopathic" atrial fibrillation. Am J Cardiol 1979;44:9.
35. Toft AD, Irvine WJ, Sinclair I, et al: Thyroid function after surgical treatment of thyrotoxicosis: A report of 100 cases treated with propranolol before operation. N Engl J Med 1978;298:643.
36. Symons G: Thyroid heart disease. Br Heart J 1979;41:257.
37. Forfar JC, Muir AL, Sawers SA, et al: Abnormal left ventricular function in hyperthyroidism: Evidence for a possible reversible cardiomyopathy. N Engl J Med 1982;307:1165.
38. Eriksson M, Rubenfeld S, Garber AJ, et al: Propranolol does not prevent thyroid storm. N Engl J Med 1977;296:263.
39. Trench AJ, et al: Propranolol in thyrotoxicosis: Cardiovascular changes during thyroidectomy in patients pretreated with propranolol. Anaesthesia 1978;33:535.
40. Roizen MF, Becker CE: Thyroid storm: A review of cases at the University of California, San Francisco. Calif Med 1971;115:5.
41. Burch HB, Wartofsky L: Life-threatening thyrotoxicosis: Thyroid storm. Endocrinol Metab Clin North Am 1993;22:263.
42. Zuckerman R: Pregnant surgical patient. In Roizen MF, Fleisher LA (eds): Essence of Anesthesia Practice, 2nd ed. Philadelphia, WB Saunders, 2002, p 449.
43. Sawin CT, Castelli WP, Hershman JM, et al: The aging thyroid: Thyroid deficiency in the Framingham Study. Arch Intern Med 1985;145:1386.
44. Butterworth J: Hypothyroidism. In Roizen MF, Fleisher LA (eds): Essence of Anesthesia Practice. Philadelphia, WB Saunders, 1997, p 185.
45. Singer PA: Thyroiditis: Acute, subacute, and chronic. Med Clin North Am 1991;75:61.
46. Weinberg AD, Brennan MD, Gorman CA, et al: Outcome of anesthesia and surgery in hypothyroid patients. Arch Intern Med 1983;143:893.
47. Bough EW, Crowley WF, Ridgway EC, et al: Myocardial function in hypothyroidism: Relation to disease severity and response to treatment. Arch Intern Med 1978;138:1476.
48. Zwillich CW, Pierson DJ, Hofeldt FD, et al: Ventilatory control in myxedema and hypothyroidism. N Engl J Med 1975;292:662.
49. Abbott TR: Anaesthesia in untreated myxedema. Br J Anaesth 1967;35:510.
50. Babad AA, Eger EI II: The effects of hyperthyroidism and hypothyroidism on halothane and oxygen requirements in dogs. Anesthesiology 1968;29:1087.
51. Levine HD: Compromise therapy in the patient with angina pectoris and hypothyroidism: A clinical assessment. Am J Med 1980;69:411.
52. Paine TD, Rogers WJ, Baxley WA, et al: Coronary arterial surgery in patients with incapacitating angina pectoris and myxedema. Am J Cardiol 1977;40:226.
53. Gharib H: Fine-needle aspiration biopsy of thyroid nodules: Advantages, limitations, and effect. Mayo Clin Proc 1994;69:44.
54. National Cancer Institute: Information for physicians on irradiation-related thyroid cancer. Cancer 1976;26:150.
55. Gharib H, James EM, Charboneau JW, et al: Suppressive therapy with levothyroxine for solitary thyroid nodules: A double-blind controlled clinical study. N Engl J Med 1987;317:70.
56. Jenkins JS, Gilbert CJ, Ang V: Hypothalamic pituitary function in patients with craniopharyngiomas. J Clin Endocrinol Metab 1976;43:394.
57. Molitch ME: Pathologic hyperprolactinemia. Endocrinol Metab Clin North Am 1992;21:877.
58. Jordan RM, Kendall JW: The primary empty sella syndrome. Am J Med 1977;62:569.
59. Cohen KL: Metabolic, endocrine and drug-induced interference with pituitary function tests: A review. Metabolism 1977;26:1165.
60. Karga HJ, Papapetrou PD, Karpathios SE, et al: l-Thyroxine therapy attenuates the decline in serum triiodothyronine in nonthyroidal illness induced by hysterectomy. Metabolism 2003;52:1307-1312.
61. Schmitt H, Buchfelder M, Radespiel-Troger M, Fahlbusch R: Difficult intubation in acromegalic patients: Incidence and predictability. Anesthesiology 2000;93;110-114.
62. Southwick JP, Katz J: Unusual airway difficulty in the acromegalic patient: Indications for tracheostomy. Anesthesiology 1979;51:72.
63. Wall RT III: Acromegaly. In Roizen MF, Fleisher LA (eds): Essence of Anesthesia Practice. Philadelphia, WB Saunders, 1997, p 6.
64. Dougherty TB, Cronau LH Jr: Anesthetic implications for surgical patients with endocrine tumors. Int Anesthesiol Clin 1998;36;31-44.
65. Molitch EM: Diagnosis and treatment of prolactinomas. Adv Intern Med 1999;44:117-153.
66. Berkow L: Transsphenoidal surgery. In Roizen MF, Fleisher LA (eds): Essence of Anesthesia Practice, 2nd ed. Philadelphia, WB Saunders, 2002, p 477.
67. Robertson GL: Thirst and vasopressin function in normal and disordered states of water balance. J Lab Clin Med 1983;101:351.
68. Cannon JF: Diabetes insipidus: Clinical and experimental studies with consideration of genetic relationship. Arch Intern Med 1955;96:215.
69. Bartter FC, Schwartz WB: The syndrome of inappropriate secretion of antidiuretic hormone. Am J Med 1967;42:790.
70. Carlson DE, Gann DS: Effect of vasopressin antiserum on the response of adrenocorticotropin and cortisol to haemorrhage. Endocrinology 1984;114:317.
71. Newfield P: Syndrome of inappropriate antidiuretic hormone secretion (SIADH). In Roizen MF, Fleisher LA (eds): Essence of Anesthesia Practice, 2nd ed. Philadelphia, WB Saunders, 1997, p 303.
72. Berardi RS: Vascular complication of superior mesenteric artery infusion with pitressin in treatment of bleeding esophageal varices. Am J Surg 1974;127:757.
73. Corliss RJ, McKenna DH, Sialers S, et al: Systemic and coronary hemodynamic effects of vasopressin. Am J Med Sci 1968;256:293.
74. Nikolic G, Singh JB: Cimetidine, vasopressin, and chronotropic incompetence. Med J Aust 1982;2:435.
75. Malhotra N, Roizen MF: Patients with abnormalities of vasopressin secretion and responsiveness. Anesthesiol Clin North Am 1987;5:395.
76. Lampe GH, Roizen MF: Anesthesia for patients with abnormal function at the adrenal cortex. Anesthesiol Clin North Am 1987;5:245.
77. Derksen J, Negesser SK, Meinders AE, et al: Identification of virulizing adrenal tumors in hirsute women. N Engl J Med 1994;331;968-973.
78. Tyrell JB: Cushing's syndrome. In Wyngaarden JB, Smith LH, Bennett JC (eds): Cecil Textbook of Medicine, 19th ed. Philadelphia, WB Saunders, 1992, pp 1284-1288.
79. Cornbridge TC, Hall JB: The assessment and management of adults with status asthmaticus. Am J Respir Crit Care Med 1995;151:1296.
80. Ellul-Micallef R, Borthwick RC, McHardy GJR: The time-course of response to prednisolone in chronic bronchial asthma. Clin Sci 1974;47:105.
81. Moore-Ede MC, Czeisler CA, Richardson GS: Circadian time-keeping in health and disease: I. Basic properties of circadian pacemakers. N Engl J Med 1983;309:469.
82. Goldmann DR: The surgical patient on steroids. In Goldmann DR, Brown FH, Levy WK, et al (eds): Medical Care of the Surgical Patient: A Problem-Oriented Approach to Management. Philadelphia, JB Lippincott, 1982, pp 113-125.

83. Hume DM, Bell CC, Bartter F: Direct measurement of adrenal secretion during operative trauma and convalescence. Surgery 1962;52:174.
84. Plumpton FS, Besser GM, Cole PV: Corticosteroid treatment and surgery: An investigation of the indications for steroid cover. Anaesthesia 1969;24:3.
85. Sampson PA, Brooke BN, Winstone NE: Biochemical confirmation of collapse due to adrenal failure. Lancet 1961;1:1377.
86. Avioli LV: Effects of chronic corticosteroid therapy on mineral metabolism and calcium absorption. Adv Exp Biol Med 1984;171:80.
87. Axelrod L: Glucocorticoid therapy. Medicine 1976;55:39.
88. Taylor AL, Fishman LM: Corticotropin-releasing hormone. Med Progr 1988;319:213.
89. Cook DM: Adrenal mass. Endocrinol Metab Clin North Am 1997;26:829-852.
90. Werbel SS, Ober KP: Acute adrenal insufficiency. Endocrinol Metab Clin North Am 1993;22:303.
91. Hollenberg NK, Williams GH: Hypertension, the adrenal and the kidney: Lessons from pharmacologic interruption of the renin-angiotensin system. Adv Intern Med 1980;25:327.
92. Lampe GH: Cushing's syndrome. In Roizen MF, Fleisher LA (eds): Essence of Anesthesia Practice, 2nd ed. Philadelphia, WB Saunders, 2002, p 102.
93. Symreng T: Steroids. In Roizen MF, Fleisher LA (eds): Essence of Anesthesia Practice. Philadelphia, WB Saunders, 1997, p 545.
94. Engquist A, Backer OG, Jarnum S: Incidence of post-operative complications in patients subjected to surgery under steroid cover. Acta Chir Scand 1974;140:343.
95. Dale DC, Fauci AS, Wolff SM: Alternate-day prednisone: Leukocyte kinetics and susceptibility to infections. N Engl J Med 1974;291:1154.
96. Winstone NE, Brook BN: Effects of steroid treatment on patients undergoing operation. Lancet 1961;1:973.
97. Ehrlich HP, Hunt TK: Effects of cortisone and vitamin A on wound healing. Ann Surg 1968;167:324.
98. Moore TJ, Dluhy RG, Williams GH, et al: Nelson's syndrome: Frequency, prognosis, and effect of prior pituitary irradiation. Ann Intern Med 1976;8:731.
99. Mantero F, Masini AM, Opocher G et al: On behalf of the National Italian Study Group on Adrenal Tumors: Adrenal incidentaloma: An overview of hormonal data from the National Italian Study Group. Horm Res 1997;47;284.
100. Sandburg N: Time relationship between administration of cortisone and wound healing in rats. Acta Chir Scand 1964;127:446.
101. Moore TJ, Dluhy RG, Williams GH, et al: Nelson's syndrome: Frequency, prognosis, and effect of prior pituitary irradiation. Ann Intern Med 1976;8:731.
102. Miller MK: Hyperaldosteronism (secondary). In Roizen MF, Fleisher LA (eds): Essence of Anesthesia Practice, 2nd ed. Philadelphia, WB Saunders, 2002, p 171.
103. Hanowell ST, Hittner KC, Kim YD, et al: Anesthetic management of primary aldosteronism. Anesthesiol Rev 1982;9:30.
104. Udelsman R, Ramp J, Gallucci WT, et al: Adaptation during surgical stress: A re-evaluation of the role of glucocorticoids. J Clin Invest 1986;77:1377.
105. Symreng T, Karlberg BE, Kagedal B: Physiologic cortisol substitution of long-term steroid-treated patients undergoing major surgery. Br J Anesthesiol 1981;53:949.
106. Schambelan M, et al: Prevalence, pathogenesis and functional significance of aldosterone deficiency in hyperkalemic patients with chronic renal insufficiency. Kidney Int 1980;17:89.
107. Zusman RM: Prostaglandins and water excretion. Ann Rev Med 1981;32:359.
108. Cassinello Ogea C, Giron Nombiela JA, Ruiz Tramazaygues J, et al: Severe perioperative hyptension after nephrectomy with adrenalectomy. Rev Esp Anestesiol Reanimacion 2002;49:213-217.
109. Rabinowitz IN, Watson W, Farber EM: Topical steroid depression of the hypothalamic-pituitary-adrenal axis in psoriasis vulgaris. Dermatologica 1977;154:321.
110. Jensen JK, Elb S: Per-og postoperative komplikationer hos tigligere kortikosteroid behandlede patienter. Nord Med 1966;76:975-978.
111. Oh SH, Patterson R: Surgery in corticosteroid asthmatics. J Allergy Clin Immunol 1974;53:345.
112. Wagner RL, White PF, Kan PB, et al: Inhibition of adrenal steroidogenesis by the anesthetic etomidate. N Engl J Med 1984;310:1415.
113. St. John Sutton MG, Sheps SG, Lie JT: Prevalence of clinically unsuspected pheochromocytoma: Review of a 50-year autopsy series. Mayo Clin Proc 1981;56:354.
114. Witteles RM, Kaplan EL, Roizen MF: Sensitivity of diagnostic and localization tests for pheochromocytoma in clinical practice. Arch Intern Med 2000;160:2521-2524.
115. Pauker SG, Kopelman RI: Interpreting hoofbeats: Can Bayes help clear the haze? N Engl J Med 1992;327:1009.
116. Lucon AM, Pereira MAA, Mendonca BB, et al: Pheochromocytoma: Study of 50 cases. J Urol 1997;157:1208.
117. Brown IE, Milshteyn M, Kleinman B, et al: Case 3-2002 Pheochromocytoma presenting as a right intra-atrial mass. J Cardiothorac Vasc Anesth 2002;16:370-373.
118. Roizen MF, Schreider BD, Hassan SK: Anesthesia for patients with pheochromocytoma. Anesthesiol Clin North Am 1987;5:269.
119. Roizen MF: Pheochromocytoma. In Roizen MF, Fleisher LA (eds): Essence of Anesthesia Practice. Philadelphia, WB Saunders, 1997, p 251.
120. Roizen MF: Adrenalectomy for pheochromocytoma. In Roizen MF, Fleisher LA (eds): Essence of Anesthesia Practice. Philadelphia, WB Saunders, 1997, p 339.
121. Gifford RW Jr, Manger WM, Bravo EL: Pheochromocytoma. Endocrinol Metab Clin North Am 1994;23:387.
122. Bravo EL, Tarazi RC, Fovad FM, et al: The clonidine suppression test: A useful aid in the diagnosis of pheochromocytoma. N Engl J Med 1981;305:623.
123. Jensen JA, Jansson K, Goodson WH III, et al: Epinephrine lowers subcutaneous wound oxygen tension. Curr Surg 1985;42:472.
124. Roizen MF, Hunt TK, Beaupre PN, et al: The effect of alpha-adrenergic blockade on cardiac performance and tissue oxygen delivery during excision of pheochromocytoma. Surgery 1983;94:941.
125. Roizen MF, Horrigan RW, Koike M, et al: A prospective randomized trial of four anesthetic techniques for resection of pheochromocytoma. Anesthesiology 1982;57:A43.
126. Cooperman LH, Engelman K, Mann PEG: Anesthetic management of pheochromocytoma employing halothane and beta adrenergic blockade. Anesthesiology 1967;28:575.
127. Desmonts JM, Le Houelleur J, Remond P, et al: Anaesthetic management of patients with phaeochromocytoma: A review of 102 cases. Br J Anaesth 1977;49:991.
128. Smith DS, Aukberg SJ, Levitt JD: Induction of anesthesia in a patient with undiagnosed pheochromocytoma. Anesthesiology 1978;49:368.
129. Schaffer MS, Zuberbuhler P, Urlson G, et al: Catecholamine cardiomyopathy: An unusual presentation of pheochromocytoma in children. J Pediatr 1981;99:276.
130. Service FJ: Hypoglycemia. Med Clin North Am 1995;79:1.
131. Rizza RA, Haymond MW, Verdonk CA, et al: Pathogenesis of hypoglycemia in insulinoma patients, suppression of hepatic glucose production by insulin. Diabetes 1981;30:377.
132. Muir JJ, Enders SM, Offord K, et al: Glucose management in patients undergoing operation for insulinoma removal. Anesthesiology 1983;59:371.
133. Reubi J-C, Laissue JA: Multiple actions of somatostatin in neoplastic disease. Trends Pharmacol Sci 1995;16:110.
134. Muir JJ: Insulinoma. In Roizen MF, Fleisher LA (eds): Essence of Anesthesia Practice. Philadelphia, WB Saunders, 1997, p 191.
135. Finney SJ, Zekveld C, Elia A, Evans TW: Glucose control and mortality in critically ill patients. JAMA 2003;2910:2041-2047.
136. Krinsley JS: Association between hyperglycemia and increased hospital mortality in a heterogeneous population of critically ill patients. Mayo Clin Proc 2003;78:1471-1478.
137. Retinopathy and nephropathy in patients with type I diabetes four years after a trial of intensive therapy. The Diabetes Control and Complications Trial/Epidemiology of Diabetes Interventions and Complications Research Group. N Engl J Med 2000;342:381-389.

138. UK Prospective Diabetes Study Group: Tight blood pressure control and risk of macrovascular and microvascular complications in type II diabetes. BMJ 1998;317:703-713.
139. Tuomilehto J, Lindstrom J, Erridsson JG, et al: Finnish diabetes prevention study group. Prevention of type 2 diabetes mellitus by changes in lifestyle among subjects with impaired glucose tolerance. N Engl J Med 2001;344;1343-1350.
140. Narayan KM, Boyle JP, Thomson TJ, et al: Lifetime risk for diabetes mellitus in the United States. JAMA 2003;290:1884-1890.
141. Van den Berghe G, Wouters P, Weekers F, et al: Intensive insulin therapy in critically ill patients. N Engl J Med 2004;345:1359-1367.
142. Walsh DB, Eckhauser FE, Ramsburgh SR, et al: Risk associated with diabetes mellitus in patients undergoing gallbladder surgery. Surgery 1982;91:254.
143. Fowkes FGR, Lunn JN, Furow SC, et al: Epidemiology in anesthesia: III. Mortality risk in patients with coexisting physical disease. Br J Anaesth 1982;54:819.
144. Burgos LG, Ebert TJ, Asiddao C, et al: Increased intraoperative cardiovascular morbidity in diabetes with autonomic neuropathy. Anesthesiology 1989;70:591.
145. Hjortrup A, Rasmussen BF, Kehlet H: Morbidity in diabetic and nondiabetic patients after major vascular surgery. BMJ 1983;287:1107.
146. Douglas JS, King SB, Craver JM, et al: Factors influencing risk and benefit of coronary bypass surgery in patients with diabetes mellitus. Chest 1981;80:369.
147. Ransohoff DF, Miller GL, Forsythe SB, et al: Outcome of acute cholecystitis in patients with diabetes mellitus. Ann Intern Med 1987;106:829.
148. Creutzfeldt W, Kabberling J, Neel JV: The Genetics of Diabetes Mellitus. New York, Springer-Verlag, 1976.
149. Campbell PJ, Bolli GB, Cryer PE, et al: Pathogenesis of the dawn phenomenon in patients with insulin-dependent diabetes mellitus. N Engl J Med 1985;312:1473.
150. Kreisberg RA: Diabetic ketoacidosis: New concepts and trends in pathogenesis and treatment. Ann Intern Med 1978;88:681.
151. Porte D Jr, Schwartz MW: Diabetic complications: Why is glucose potentially toxic? Science 1996;272:699.
152. Wass CT, Lanier WL: Glucose modulation of ischemic brain injury: Review and clinical recommendations. Mayo Clin Proc 1996;71:801-812.
153. Walters DP, Gatling W, Houston AC, et al: Mortality in diabetic subjects: An eleven-year follow-up of community-based population. Diabet Med 1994;11:968.
154. Bagdade JD, Root RK, Bulger RJ: Impaired leukocyte function in patients with poorly controlled diabetes. Diabetes 1974;23:9.
155. Clark CM Jr, Lee DA: Prevention and treatment of the complications of diabetes mellitus. N Engl J Med 1995;332:1210.
156. Brenner BM: Hemodynamically mediated glomerular injury and the progressive nature of kidney disease. Kidney Int 1983;23:647.
157. Forsblom CM, Eriksson JG, Ekstrand AV, et al: Insulin resistance and abnormal albumin excretion in non-diabetic first-degree relatives of patients with NIDDM. Diabetologia 1995;38:363.
158. Krolewski AS, Laffel LMB, Krolewski M, et al: Glycosylated hemoglobin and the risk of microalbuminuria in patients with insulin-dependent diabetes mellitus. N Engl J Med 1995;332:1251.
159. Lanier WL: Glucose management during cardiopulmonary bypass: Cardiovascular and neurologic implications. Anesth Analg 1991; 72:423.
160. Viberti G, Mogensen CE, Groop LC, et al: Effect of captopril on progression to clinical proteinuria in patients with insulin-dependent diabetes mellitus and microalbuminuria. JAMA 1994;271:275.
161. Ishii H, Jirousek MR, Koya D, et al: Amelioration of vascular dysfunction in diabetic rats by an oral PKG beta inhibitor. Science 1996;272:728.
162. Brenner WI, Lansky Z, Engelman RM, et al: Hyperosmolar coma in surgical patients: An iatrogenic disease of increasing incidence. Ann Surg 1973;178:651.
163. Page MMcB, Watkins PJ: Cardiorespiratory arrest and diabetic autonomic neuropathy. Lancet 1978;1:14.
164. Charlson ME, MacKenzie CR, Gold JP: Preoperative autonomic function abnormalities in patients with diabetes mellitus and patients with hypertension. J Am Coll Surg 1994;179:1.
165. Wright RA, Clemente R, Wathen R: Diabetic gastroparesis: An abnormality of gastric emptying of solids. Am J Med Sci 1985;289:240.
166. Longstreth WT, Inui TS: High blood glucose level on hospital admission and poor neurological recovery after cardiac arrest. Ann Neurol 1984;15:59.
167. Meyer EJ, Lorenzi M, Bohannon NV, et al: Diabetic management by insulin infusion during major surgery. Am J Surg 1979;137:323.
168. Taitelman U, Reece EA, Bessman AN: Insulin in the management of the diabetic surgical patient; continuous intravenous infusion vs subcutaneous administration. JAMA 1977;237:658.
169. Elliott MJ, Gill GV, Home PD, et al: A comparison of two regimens for the management of diabetes during open-heart surgery. Anesthesiology 1984;60:364.
170. Johnson WD, Pedraza PM, Kayser KL: Coronary artery surgery in diabetics: 261 consecutive patients followed four to seven years.
Am Heart J 1982;104:823.
171. Alberti KG, Thomas DJ: The management of diabetes during surgery. Br J Anaesth 1979;51:693.
172. Molitch ME, Reichlin S: The care of the diabetic patient during emergency surgery and postoperatively. Orthop Clin North Am 1978;9:811.
173. Ammon JR: Diabetic ketoacidosis (DKA). In Roizen MF, Fleisher LA (eds): Essence of Anesthesia Practice, 2nd ed. Philadelphia, WB Saunders, 2002.

CAPÍTULO

14 Doenças Mitocondriais

Richard J. Levy, MD, e Stanley Muravchick, MD, Ph.D

Originalmente, as denominações *miopatia mitocondrial* ou *encefalomiopatia mitocondrial hereditária* englobavam um grupo de síndromes neurológicas pediátricas causadas por defeitos genéticos mitocondriais herdados da mãe. Contudo, atualmente ficou claro que deficiências da cadeia respiratória diminuem a produção de energia metabólica, produzem níveis excessivos de espécies de oxigênio reativo (ROS), ou "radicais livres", e podem gerar praticamente qualquer sintoma, em qualquer sistema do organismo, em qualquer estágio da vida. Portanto, o âmbito das doenças humanas atribuíveis ao surgimento hereditário, agudo ou insidioso da deficiência na função mitocondrial pode ser muito mais amplo do que se acreditava antes.

Além da produção de energia essencial para a vida, as centenas de mitocôndrias encontradas em cada célula também desempenham grande variedade de funções metabólicas e de regulação celular. Por exemplo, mitocôndrias hepáticas proporcionam detoxificação da amônia. Nos neurônios, são essenciais para a síntese dos neurotransmissores. Portanto, a disfunção mitocondrial vem emergindo como fator essencial na etiologia da sepse, distúrbios neurodegenerativos, diabetes, arteriosclerose e mesmo no processo de envelhecimento normal dos seres humanos.[1,2] Neste capítulo, será apresentado um resumo dos atuais conceitos da avaliação perioperatória e do cuidado anestésico de pacientes pediátricos e adultos com síndromes incomuns baseadas nas mitocôndrias. Além disso, serão discutidos estados patológicos mais familiares que, atualmente, são considerados manifestações de disfunção de sistemas do organismo atribuíveis à interrupção ou depressão do metabolismo aeróbio ou a outros aspectos da função mitocondrial.

CONTEXTO GERAL

As mitocôndrias produzem trifosfato de adenosina (ATP) por fosforilação oxidativa através de uma cadeia de transporte de elétrons composta por cinco complexos enzimáticos localizados na membrana mitocondrial interna (Fig. 14.1). A redução do oxigênio molecular é ligada à fosforilação do difosfato de adenosina (ADP), resultando na síntese de ATP.[3] Os cofatores reduzidos nicotinamida adenina dinucleotídeo (NADH) e flavina adenina dinucleotídeo ($FADH_2$), gerados pelo ciclo de Krebs e pela oxidação dos ácidos graxos, doam elétrons para os complexos I (NADH desidrogenase) e II (succinato desidrogenase). Os elétrons são transferidos para a coenzima Q e, subsequentemente, para o complexo III. Do complexo III, o citocromo c reduzido doa seus elétrons para o complexo IV (citocromo c oxidase), resultando na redução do oxigênio molecular a água. Os complexos I, III e IV bombeiam ativamente íons hidrogênio através da membrana interna da mitocôndria até o espaço intermembranas, criando um gradiente eletroquímico. O influxo de prótons de volta à

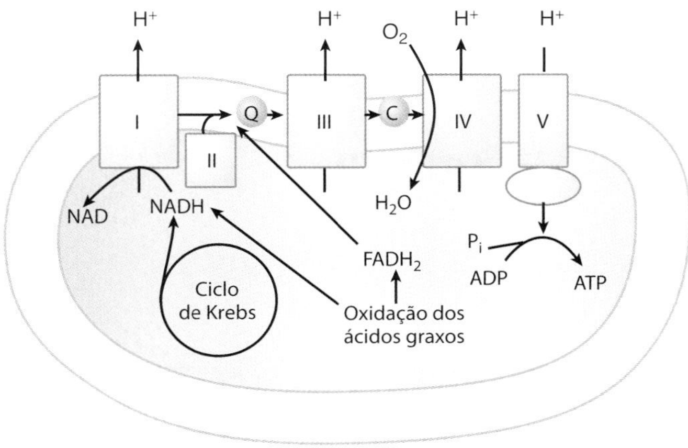

FIGURA 14.1 A cadeia de transporte de elétrons necessária para a fosforilação oxidativa está localizada nos complexos I a V na membrana mitocondrial interna. O ciclo de Krebs e a oxidação dos ácidos graxos produzem NADH e $FADH_2$, que iniciam a transferência de elétrons para a cadeia respiratória. A coenzima Q (Q) e o citocromo c (C) transportam elétrons para os complexos III e IV respectivamente. O complexo V utiliza o gradiente de íons hidrogênio (H+) gerados pelas bombas de hidrogênio no interior dos complexos I, III e IV para fosforilar difosfato de adenosina (ADP) para sintetizar trifosfato de adenosina (ATP).

matriz mitocondrial, através do complexo V, resulta na síntese do ATP.[4] Esse processo de fosforilação oxidativa é a principal fonte intracelular dos radicais livres (O_2^-, H_2O_2 e OH^-) que são gerados por subprodutos da interação entre elétrons em excesso e oxigênio.

As enzimas, membranas e outros componentes moleculares desses cinco importantes complexos enzimáticos/proteicos necessários para a fosforilação oxidativa mitocondrial são codificados de maneira complementar pelo genoma circular localizado no interior da própria mitocôndria, bem como pelo genoma nuclear – que é muito maior – da célula hospedeira. O genoma mitocondrial codifica 13 subunidades essenciais da cadeia de transporte de elétrons, dois tipos de ácido ribonucleico ribossômico (rRNA) e 22 formas de RNA de transferência (tRNA). Cada mitocôndria contém numerosas cópias de ácido desoxirribonucleico mitocondrial (mtDNA). O DNA nuclear (nDNA) codifica mais 900 proteínas que são necessárias para o funcionamento normal da mitocôndria.

Apenas nas últimas três ou quatro décadas os biólogos celulares tomaram conhecimento e passaram a discutir a relação complementar entre dois genomas no interior de cada célula e a suposta evolução da mitocôndria a partir de um microrganismo de vida livre até uma organela intracelular. São profundas as implicações dessa curiosidade biológica, com relação ao que sabemos da embriologia, evolução, envelhecimento e mesmo do próprio mecanismo da morte. A mitocôndria, por meio de um papel essencial na modulação da bioenergética e da apoptose celular (ver adiante), pode também funcionar como um "biossensor" para o estresse oxidativo e também como determinante final da viabilidade celular.

As síndromes de doença mitocondrial hereditárias mais graves se tornam clinicamente evidentes durante a infância, mas foram descritas algumas nas quais os sintomas não surgiram até o início da vida adulta. As descrições originais das doenças mitocondriais da infância supunham que havia transmissão materna de mitocôndrias e de mtDNA normal ("tipo selvagem") e mutante. Tendo em vista que mtDNA mutante coexiste com mtDNA do tipo selvagem, acredita-se que a variabilidade na gravidade desses problemas hereditários reflita *heteroplasmia,* as diferenças aleatórias na proporção de mtDNA mutante distribuído por todos os tecidos-alvo durante a embriogênese. No caso dos distúrbios mitocondriais com surgimento no adulto, acredita-se que a variabilidade na gravidade da doença e uma gama excepcionalmente ampla de padrões sintomatológicos fenotípicos refletem tanto a heteroplasmia como as demandas metabólicas significativamente diferentes e progressivamente mutáveis de diferentes tecidos-alvo durante a vida adulta. Já foram identificadas em detalhes centenas de mutações de mtDNA, tendo sido classificadas como miopatias, encefalomiopatias, ou citopatias mitocondriais.[5,6]

No entanto, um artigo recentemente publicado sobre um paciente com mtDNA mutante de origem paterna sugere que um pouco de mtDNA paterno também sobrevive no zigoto e, portanto, pode também contribuir para o *pool* de mtDNA.[7] O importante papel dos defeitos no nDNA em distúrbios caracterizados pelo declínio da bioenergética mitocondrial também foi esclarecido, refletindo a melhor compreensão da interação dos genomas nuclear e mitocondrial.[8] Atualmente, ficou claro que existem subunidades da cadeia de transporte de elétrons não codificadas por mtDNA originados a partir de nDNA. Doenças causadas por genes nucleares que não codificam subunidades, mas afetam a estabilidade do mtDNA constituem um grupo especialmente interessante de distúrbios mitocondriais. Nessas síndromes, um defeito primário no gene nuclear causa perda ou deleção secundária de informação no mtDNA, o que acarreta subsequente disfunção no tecido, na forma de intercepção da fosforilação oxidativa. Portanto, existem alguns defeitos geneticamente determinados na fosforilação oxidativa que seguem os padrões mendelianos clássicos de transmissão genética dominante-recessiva, e não os padrões maternos habitualmente associados aos defeitos no mtDNA.

EFEITOS DOS ANESTÉSICOS NA FUNÇÃO MITOCONDRIAL

Os efeitos dos anestésicos na função mitocondrial foram investigados pela primeira vez nos anos 1930. Embora ainda não tenham sido completamente estabelecidos os mecanismos de ação, hoje em dia sabe-se que, virtualmente, todos os anestésicos inalatórios, locais e intravenosos exercem efeitos depressivos significativos na produção de energia mitocondrial. Acredita-se que esses efeitos ocorram principalmente no nível da cadeia de transporte de elétrons na membrana mitocondrial interna. Os primeiros estudos mostraram inibição da oxidação de glicose, lactato e piruvato pelos narcóticos. E estudos mais recentes exploram o mecanismo do consumo reduzido de oxigênio no cérebro, depois de tratamento com barbitúricos.[9] Uma via final comum de depressão da atividade bioenergética, possivelmente por meio de diversos mecanismos intracelulares ou mitocondriais, pode, pelo menos em parte, também explicar os efeitos anestésicos principais dessas drogas.[10] Todavia, é preciso cautela com relação à interpretação dos dados disponíveis sobre esse assunto, porque boa parte dos estudos que examinaram disfunção mitocondrial induzida por anestésico foi realizada *in vitro* em mitocôndrias isoladas, e não em células em funcionamento. Além disso, as concentrações anestésicas utilizadas experimentalmente para inibir da função mitocondrial foram até 10 vezes superiores às concentrações utilizadas clinicamente, embora pareça que os anestésicos inibem as mitocôndrias numa relação dose-dependente. Essas são limitações cruciais nesse campo de investigação e devem ser levadas em consideração nas revisões desse tema.

Anestésicos inalatórios e locais

Óxido nitroso e os potentes agentes inalatórios têm efeitos significativos na respiração mitocondrial.[11-14] Foi demonstrado que, nas mitocôndrias cardíacas, halotano, isoflurano e sevoflurano inibem o complexo I da cadeia de transporte de elétrons.[12] Em concentrações iguais a 2 CAM (concentração alveolar mínima), a atividade do complexo I fica reduzida em 20% após exposição a halotano e a isoflurano, e em 10% depois de exposição a sevoflurano. A fosforilação oxidativa nas mitocôndrias hepáticas também fica mensuravelmente deficiente depois de exposição a halotano. Concentrações de 0,5 a 2% de halotano conduzem à inibição reversível do complexo I (NADH: ubiquinona oxidorredutase) na cadeia de transporte de elétrons. A inibição mitocondrial induzida pelo halotano no fígado fica ainda mais exacerbada pela adição de óxido nitroso.[13] Também foi demonstrado que anestésicos locais promovem interrupções na fosforilação oxidativa[14,15] e degradam significativamente a capacidade bioenergética em isolados mitocondriais.

Barbitúricos e propofol

Os efeitos dos barbitúricos foram bem estudados no cérebro, coração e fígado. Como os agentes inalatórios, os barbitúricos inibem o complexo I da cadeia de transporte de elétrons. Contudo, essa inibição ocorre em níveis séricos que excedem em muito os necessários para produzir o efeito anestésico. Propofol interrompe o transporte de elétrons na cadeia respiratória.[16] Foram demonstradas redução no consumo de oxigênio e inibição do fluxo de elétrons em mitocôndrias cardíacas expostas a propofol.[17] Analogamente, um estudo com mitocôndrias hepáticas demonstrou que propofol inibe o complexo I da cadeia de transporte de elétrons.[18] A Tabela 14.1 oferece um resumo do efeito de diversos agentes anestésicos na função mitocondrial.

TABELA 14.1 Efeito dos anestésicos na função mitocondrial

Agentes inalatórios inibem o complexo I.
Barbitúricos inibem o complexo I.
Propofol inibe o complexo I e retarda o transporte de elétrons da cadeia respiratória.
Anestésicos locais interrompem a fosforilação oxidativa por mecanismos desconhecidos.

Outros efeitos

Também foi demonstrado que a exposição aos anestésicos inalatórios altera a capacidade da mitocôndria de responder a níveis crescentes de espécies de oxigênio reativo (ROS), um efeito "pré-condicionante" que pode proteger a célula se esta for subsequentemente exposta a períodos de hipóxia ou isquemia. Embora o mecanismo de "pré-condicionamento anestésico" permaneça no campo da especulação, aparentemente, agentes anestésicos perturbam a bioenergética mitocondrial o suficiente para que produzam os baixos níveis de estresse oxidativo que induzem, a curto prazo, a expressão genética da proteína do choque térmico (HSP) ou outras substâncias protetoras. A HSP também pode ser induzida por episódios breves e subletais de isquemia ou hipóxia, sugerindo que a administração profilática de HSP ou intervenções similares possam ter valor terapêutico potencial para proteção cardíaca e neuroproteção durante cirurgias importantes, nas quais ocorre prejuízo da perfusão ou oxigenação dos tecidos.[19]

Portanto, os anestésicos não apenas podem diminuir a atividade bioenergética, mas podem também afetar outras funções da mitocôndria, como o papel dessa organela de "biossensor" para o estresse oxidativo, ou talvez o papel da mitocôndria como uma organela efetora para a apoptose celular. O acúmulo de ROS aumenta a permeabilidade da membrana mitocondrial externa e leva ao ingresso de potássio e cálcio ionizado e à liberação de citocromo c e outras proteínas solúveis "pró-apoptóticas". O vazamento de citocromo c da mitocôndria não só degrada rapidamente a capacidade bioenergética da célula mediante a remoção de um componente essencial da cadeia respiratória, mas também parece disparar a liberação de caspases, que são enzimas proteases que contêm cisteína. Por sua vez, as caspases ativam outras enzimas que digerem nDNA, a etapa final no "suicídio celular", ou apoptose.

DISTÚRBIOS HEREDITÁRIOS COM SURGIMENTO NA INFÂNCIA

Doenças mitocondriais com surgimento na infância frequentemente surgem no período neonatal. As características clínicas podem ser bastante variáveis, porque podem estar afetados apenas um sistema ou vários. Os sistemas mais frequentemente envolvidos são o sistema nervoso central (SNC) e o periférico, o fígado, o coração, os rins, os músculos, o trato gastrintestinal, a pele e diversas glândulas endócrinas. Alguns dos sinais inespecíficos são: letargia, irritabilidade, hiperatividade e má alimentação. O surgimento pode ser muito abrupto e dramático, com hipotermia ou hipertermia, cianose, convulsões, êmese, diarreia ou icterícia agudas. Alguns dos sinais e sintomas mais insidiosos de doença mitocondrial no neonato estão listados na Tabela 14.2.

A síndrome da depleção de mtDNA (SDM) é uma doença grave da infância, caracterizada por insuficiência hepática e anormalidades neurológicas, em que se observa perda de mtDNA específico para tecido. Acredita-se que a SDM seja causada por um gene nuclear putativo que controla a replicação ou estabilidade de mtDNA.[20] Analogamente, crianças com encefalomiopatia neurogastrintestinal mitocondrial (ENGIM) podem exibir numerosas deleções de mtDNA e/ou depleção de mtDNA resultantes de uma mutação de nDNA.[21] Embora comumente sejam diagnosticados sintomas gastrintestinais e hepáticos inespecíficos na maioria dos distúrbios mitocondriais, eles se encontram entre as principais manifestações de doenças mitocondriais primárias, como SDM e ENGIM.

Entre outras, uma manifestação dos distúrbios mitocondriais no SNC é a encefalopatia, um traço essencial da síndrome de Leigh. Também ocorrem convulsões e ataxia em pacientes com epilepsia mioclônica com fibras vermelhas rasgadas (EMFVR). Demência e sintomas similares a AVC são características importantes da encefalomiopatia mitocondrial com acidose lática e episódios similares a AVC (EMALAVC). Nos casos em que há envolvimento do sistema nervoso periférico, podem ocorrer neuropatias sensitivas axonais. O envolvimento cardíaco na doença mitocondrial pediátrica pode acarretar miocardiopatia hipertrófica, observada em casos de EMALAVC, ou miocardiopatia dilatada, bloqueio cardíaco e síndrome de pré-excitação, traços da neuropatia óptica hereditária de Leber (NOHL). O comprometimento da bioenergética renal causa acidose tubular; anormalidades musculares se apresentam em grande parte na forma de miopatias. Insuficiência hepática, disfagia, pseudo-obstrução e constipação sugerem, sem exceção, comprometimento gastrintestinal. Com frequência, a visão e a audição ficam comprometidas por oftalmoplegia, ptose, catarata, atrofia óptica, retinopatia pigmentar e surdez sensório-neural. O envolvimento dos órgãos endócrinos se manifesta na forma de diabetes melito, hipoparatireoidismo, hipotireoidismo e insuficiência gonadal. Os sinais e sintomas típicos das síndromes ligadas a mtDNA mais comuns estão listados na Tabela 14.3.

TABELA 14.2 Diagnóstico diferencial de sinais e sintomas de distúrbios mitocondriais no período neonatal

Sepse inexplicada ou infecção grave e recorrente
Acidemias orgânicas, como a doença da urina em xarope de bordo e acidúria metilmalônica
Defeitos do ciclo da ureia, como deficiência de ornitina transcarbamilase
Distúrbios dos carboidratos, como galactosemia ou intolerância hereditária à frutose
Aminoacidopatias, como homocistinúria, tirosinemia e hiperglicemia não cetótica
Endocrinopatias, como hiperplasia adrenal congênita e diabetes congênito

DISTÚRBIOS HEREDITÁRIOS COM SURGIMENTO NO ADULTO E DISFUNÇÃO MITOCONDRIAL ADQUIRIDA

Distúrbios hereditários

Síndromes neurológicas/metabólicas hereditárias causadas por defeitos genéticos promotores de distúrbios na produção de energia mitocondrial são tipicamente observadas durante a infância, ou poderão se evidenciar pela primeira vez muitos anos depois. Essas síndromes podem surgir em adultos jovens ou de meia-idade na forma de declínio da reserva dos sistemas, em tecidos como o cérebro e a retina, que necessitam da manutenção de níveis relativamente altos de atividade metabólica para seu funcionamento normal. Os sintomas incluem debilidade motora progressiva e letargia, diminuição da visão para cores ou da visão noturna e ataxia. Assim como ocorre com a maioria das síndromes da infância, as síndromes mitocondriais dos adultos, como a NARP, são causadas por mutações de mtDNA transmitidas pela mãe. O acrônimo NARP reflete os estigmas clínicos fundamentais desse distúrbio, ou seja, neuropatia sensitiva, ataxia e retinite pigmentosa. Em casos de NARP, uma mutação monopontual na posição 8993 dos pares de base de mtDNA causa defeitos na ATPase. Consequentemente, observa-se redução da atividade enzimática e baixas taxas de produção de ATP em isolados mitocondriais de linhagens celulares linfoblastoides obtidas de pacientes com NARP, ocorrendo elevação dos níveis cerebrais de fosfocreatina e fosfato inorgânico em pacientes com NARP, em comparação com indivíduos do grupo controle com idade e gênero compatibilizados. Isso sugere comprometimento generalizado da eficiência das vias metabólicas oxidativas.[22] Foram identificados os defeitos genéticos específicos causadores da NARP e de diversos outros distúrbios mitocondriais (Fig. 14.2).

Algumas das características patognomônicas dos distúrbios mitocondriais com surgimento no adulto também podem ocorrer muito tempo depois que a própria síndrome se estabeleceu por características secundárias. Por exemplo, talvez não surjam episódios similares a AVC até terem transcorrido décadas após o surgimento clínico inicial de EMALAVC.[23] É provável que um decréscimo progressivo na reserva funcional dos sistemas cardíaco, muscular e nervoso venha a ocorrer muito tempo antes do surgimento dos sinais e sintomas óbvios, mas, habitualmente, isso poderá ser confirmado por uma revisão cuidadosa e detalhada do histórico do paciente e de sua capacidade de desempenhar as atividades normais de seu cotidiano.

Mesmo quando o enfoque das doenças mitocondriais se limitava aos distúrbios hereditários da infância, havia a suspeita de que as mutações *missense* de mtDNA podiam de-

TABELA 14.3 Sintomas e sinais de distúrbio mitocondrial

Doença	Mutação	Herança	Sintomas e sinais
Síndrome de Kearns-Sayre	Deleção de mtDNA em grande escala	Esporádica	Ataxia, neuropatia periférica, astenia muscular, oftalmoplegia, ptose, retinopatia pigmentar, anemia sideroblástica, diabetes melito, baixa estatura, hipoparatireoidismo, cardiomiopatia, defeitos de condução, perda sensório-neural da audição, síndrome de Fanconi, acidose lática, fibras vermelhas rasgadas na biópsia muscular
Oftalmoplegia externa progressiva	Deleção de mtDNA em grande escala	Esporádica	Astenia muscular, oftalmoplegia, ptose, acidose lática, fibras vermelhas rasgadas na biópsia muscular
Síndrome de Pearson	Deleção de mtDNA em grande escala	Esporádica	Oftalmoplegia, anemia sideroblástica, disfunção pancreática, síndrome de Fanconi, acidose lática, fibras vermelhas rasgadas na biópsia muscular
Epilepsia mioclônica com fibras vermelhas rasgadas (EMFVR)	Mutação pontual de mtDNA, anormalidade de tRNA	Materna	Convulsões, ataxia, mioclonia, regressão psicomotora, neuropatia periférica, astenia muscular, baixa estatura, perda sensório-neural da audição, acidose lática, fibras vermelhas rasgadas na biópsia muscular
Encefalopatia mitocondrial, acidose lática e episódios similares a AVC (EMALAVC)	Mutação pontual de mtDNA, anormalidade de tRNA	Materna	Convulsões, ataxia, mioclonia, regressão psicomotora, anormalidade de hemiparesia, cegueira cortical, enxaqueca, distonia, neuropatia periférica, astenia muscular, diabetes melito, baixa estatura, cardiomiopatia, defeitos de condução, pseudo-obstrução intestinal, perda sensório-neural da audição, síndrome de Fanconi, acidose lática, fibras vermelhas rasgadas na biópsia muscular
Surdez induzida por aminoglicosídeo	Anormalidade de tRNA		Cardiomiopatia, perda sensório-neural da audição
Neuropatia, ataxia e retinite pigmentosa (NARP)	Mutações pontuais de mtDNA, anormalidade de mRNA	Materna	Ataxia, neuropatia periférica, astenia muscular, retinopatia pigmentar, atrofia óptica, perda sensório-neural da audição
Síndrome de Leigh herdada da mãe	Mutação pontual de mtDNA, anormalidade de mRNA	Materna	Convulsões, ataxia, regressão psicomotora, distonia, astenia muscular, anormalidade de retinopatia pigmentar, atrofia óptica, cardiomiopatia, acidose lática
Neuropatia óptica hereditária de Leber	Mutações pontuais múltiplas de mtDNA, anormalidade de mRNA	Materna	Distonia, atrofia óptica, defeitos de condução

sempenhar um papel etiológico em uma grande variedade de distúrbios neurodegenerativos.[24] Entre as doenças neurodegenerativas no adulto, atualmente ficou claramente determinado um enfoque mitocondrial para a doença de Parkinson,[25] demência de Alzheimer e a esclerose lateral amiotrófica.[26] Mais recentemente, a atrofia da medula espinal ocorrente na esclerose múltipla foi atribuída a uma inflamação que pode ser controlada por um mecanismo acionado pelas mitocôndrias geneticamente determinado, similar àquele de outros distúrbios neurodegenerativos.[27] Contudo, existem outros processos importantes implicados em distúrbios neurodegenerativos, vários dos quais envolvem degradação de proteínas ou comprometimento dos mecanismos pelos quais as proteínas danificadas são eliminadas do interior dos neurônios. A modificação oxidativa das proteínas, talvez pelo aumento nos níveis de ROS, torna-as disfuncionais e transforma-as em alvos para a destruição seletiva pelo maquinário proteolítico do sistema proteossômico. Esse sistema está distribuído pelo citosol, núcleo e retículo endoplasmático do neurônio, contendo ainda um complexo de proteases multicatalíticas e vários elementos reguladores e de controle.[28]

Foram caracterizadas diversas síndromes clínicas com surgimento no adulto associadas a múltiplas deleções de mtDNA, sendo a mais frequentemente descrita a oftalmo-

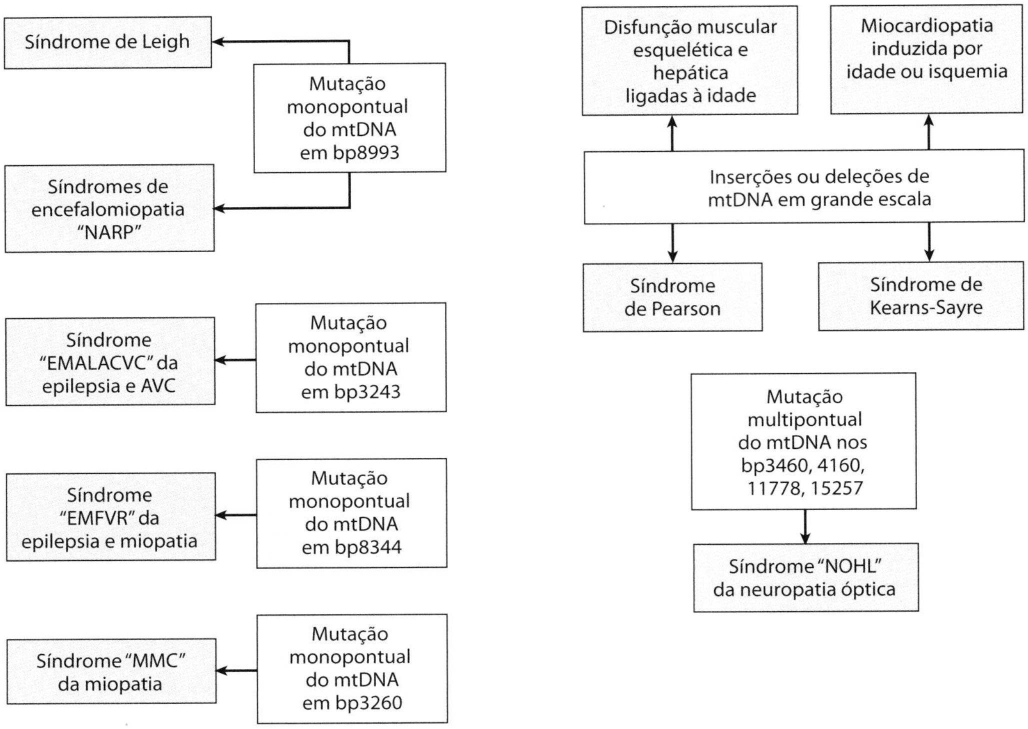

FIGURA 14.2 Síndromes e distúrbios mitocondriais hereditários podem refletir erros monopontuais, multipontuais, ou em grande escala no DNA mitocondrial (mtDNA).

plegia externa progressiva autossômica dominante (adOEP). Existem suspeitas, ou mesmo confirmação, de que a síndrome de Alper, a síndrome da medula-pâncreas de Pearson[29] e a neuropatia dos Navajos sejam hepatopatias mitocondriais primárias, embora existam hepatopatias mitocondriais secundárias ainda menos adequadamente descritas, nas quais a disfunção mitocondrial decorre do abuso de álcool, drogas ou outras hepatotoxinas. Atualmente, os defeitos mitocondriais também estão sendo associados a predisposições a dois tipos de síndromes neoplásicas hereditárias.[30] Vêm se acumulando evidências de que a disfunção mitocondrial desempenha papel essencial, senão necessariamente etiológico, na doença renal, diabetes com surgimento no adulto e talvez em grande variedade de cardiomiopatias. O sintoma renal mais frequente é a disfunção do túbulo proximal, habitualmente como a síndrome de Toni-Debré-Fanconi e, menos frequentemente, acidose dos túbulos renais, síndrome de Bartter, nefrite tubulointersticial crônica ou síndrome nefrótica.[31]

O exame da respiração mitocondrial no músculo esquelético de pacientes com arteriopatia periférica oclusiva sugere que a atividade respiratória mitocondrial esteja anormal. O comprometimento da bioenergética pode ser um componente fisiopatológico desse grupo de distúrbios.[32] De forma análoga, atualmente acredita-se que um aumento no estresse oxidativo contribua para a patologia da doença vascular em casos de AVC, hipertensão e diabetes.[33] Uma redução de 40% na fosforilação oxidativa (avaliada *in vivo* por espectroscopia com ressonância magnética) sugere que o declínio da função mitocondrial associado ao envelhecimento contribui para a redução do metabolismo da glicose muscular estimulado pela insulina, que caracteriza a resistência à insulina em pessoas idosas.[34] Essa resistência à insulina parece refletir um defeito hereditário do metabolismo de ácidos graxos.[35]

Distúrbios mitocondriais adquiridos – surgimento agudo

Obviamente, as mitocôndrias cardíacas são essenciais para a produção de energia para o miocárdio e para a homeostase iônica, mas elas também controlam a viabilidade das células do miocárdio. A maioria dos medicamentos utilizados no tratamento da isquemia do miocárdio podem exercer seus efeitos cardioprotetores por meio de suas ações na função mitocondrial cardíaca.[36] Evidências que vêm se acumulando também sugerem que as ROS desempenham um papel importante no desenvolvimento e progressão da insuficiência cardíaca, independentemente da etiologia.[37] Em condições fisiopatológicas, as ROS têm o potencial de causar lesão e disfunção celulares. Estudos experimentais recentes sugeriram um possível papel causal para o aumento das ROS no desenvolvimento de disfunção contrátil após infarto do miocárdio.[38] Os efeitos do aumento das ROS no miocárdio serão benéficos ou maléficos, dependendo do local, origem e quantidade de ROS produzidas, e também do estado metabólico geral do miócito. Além dos efeitos diretos na função celular, enzimática e proteica, as ROS foram implicadas no desenvolvimento da hipertrofia cardíaca induzida por agonista, apoptose das células do miocárdio e na subsequente remodelagem do miocárdio insuficiente. Essas alterações fenotípicas são determinadas pela expressão gênica sensível ao metabolismo e, desse modo, as ROS podem funcionar como potentes segundos mensageiros intracelulares.

Outro exemplo de distúrbio mitocondrial adquirido com surgimento agudo é a infecção avassaladora. Sepse, síndrome da resposta inflamatória sistêmica (SRIS) e síndrome da disfunção multiorgânica (SDMO) são as causas principais de morbidade e mortalidade em pacientes cirúrgicos criticamente enfermos. Apesar dos progressos na monitoração e no tratamento e dos avanços em nosso entendimento da fisiopatologia da sepse, os percentuais de mortalidade permanecem entre 40 e 60%.[39] O comprometimento pulmonar se manifesta precocemente na forma de lesão pulmonar aguda e síndrome da angústia respiratória aguda (SARA). São comuns as disfunções cardiovasculares, hepáticas e renais agudas, e quase todos os órgãos desenvolvem várias anormalidades em suas vias metabólicas e sistemas enzimáticos. Alguns estudos demonstraram redução nos níveis de ATP durante sepse prolongada, sugerindo que o comprometimento da bioenergética pode desempenhar algum papel na disfunção celular e orgânica difusa, sob tais circunstâncias.[40] Todavia, outros pesquisadores demonstraram níveis normais de ATP em diversos tecidos durante a sepse, embora isso não implique necessariamente em uma bioenergética mitocondrial normal, porque as células e sistemas do organismo são capazes de reduzir suas necessidades de energia durante a sepse. Portanto, a revisão da literatura sobre sepse com relação à bioenergética pode causar confusão.

Um conceito potencialmente unificador, relativo ao papel das mitocôndrias na sepse, é o da "hipóxia citopática", ou seja, a incapacidade das células de utilizar o oxigênio molecular para produzir ATP.[41] Na verdade, uma capacidade bioenergética patologicamente comprometida ficaria mascarada pela redução na demanda por ATP por causa da sub-regulação. A hipóxia citopática pode refletir uma alteração na função enzimática por causa da inibição de qualquer um dos – ou mesmo todos – cinco complexos da cadeia de transporte de elétrons. Também pode ser causada por anormalidades na transcrição ou translação genética ou por mudanças na cinética enzimática da cadeia de elétrons. A síntese do RNA mensageiro (mRNA) pode ficar comprometida por anormalidades da transcrição nuclear ou mitocondrial, visto que as subunidades das cinco enzimas da cadeia respiratória surgem tanto a partir de nDNA como de mtDNA. Erros na translação, o processo de síntese das proteínas a partir do mRNA, também podem resultar na diminuição da função da cadeia de elétrons. Finalmente, a atividade cinética de cada enzima depende do pH e da temperatura. Portanto, anormalidades ligadas à sepse no pH, na temperatura ou na presença de inibidores ou alterações conformacionais na estrutura enzimática podem comprometer o metabolismo oxidativo e explicar a ocorrência de hipóxia citopática durante a sepse.[42]

De fato, existem dados clínicos que apoiam o conceito de hipóxia citopática na sepse. Os níveis de mRNA da subunidade I de citocromo oxidase e de proteínas estão diminuídos no coração e em macrófagos, em pacientes com sepse e com distúrbios ligados a ela.[43] Além disso, foi demonstrada queda nos níveis da subunidade IV de citocromo oxidase cardíaca e das proteínas do complexo II; assim como o comprometimento das funções de cada uma das enzimas da cadeia de transporte de elétrons.[44] A citocromo oxidase miocárdica é reversivelmente inibida no início da sepse, mas parece ficar irreversivelmente inibida durante sua fase mais avançada.[45] Algumas das causas possíveis de inibição enzimática mitocondrial durante a sepse incluem o óxido nítrico (NO), o peroxinitrito, as ROS e o monóxido de carbono. O NO é produzido pela enzima óxido nítrico sintase, sendo um inibidor reversível do complexo IV.[46] Ocorre formação de peroxinitrito, uma espécie de nitrogênio reativo, quando o NO reage com as ROS e inibe os complexos I, II e V, e inibe irreversivelmente a citocromo oxidase.[47] As ROS causam peroxidação dos lipídios, lesionando membranas e mtDNA e inibindo irreversivelmente o complexo IV.[48] O monóxido de carbono, produzido quando o heme é degradado pela heme oxigenase, é um inibidor irreversível da citocromo oxidase. De fato, todos esses inibidores potenciais são produzidos em diversos tecidos durante a sepse, podendo contribuir para a disfunção mitocondrial associada a ela.

Distúrbios mitocondriais adquiridos – surgimento gradual

Nas duas últimas décadas, a perda da capacidade bioenergética mitocondrial passou a ser uma explicação altamente plausível e intrigante para a deterioração onipresente e insidiosa da reserva funcional dos sistemas do organismo que caracteriza o processo de envelhecimento humano normal.[1] Considerando que esse é um fenômeno universal, o declínio da bioenergética que caracteriza os anos da meia-idade e da velhice deve ser considerado como um processo fisiológico, e não como uma doença ligada ao envelhecimento. Em termos gerais, o estresse oxidativo descreve o acúmulo progressivo de ROS no interior das mitocôndrias ou em sua periferia, implicando na ruptura do equilíbrio entre os mediadores do metabolismo oxidativo e a integridade mitocondrial. Acredita-se que o DNA mitocondrial fique exposto a níveis progressivamente maiores de ROS ao longo de toda a vida adulta, ficando cada vez mais vulnerável à lesão oxidativa e às mutações durante esses anos de exposição, à medida que os mecanismos de limpeza e reparo vão se tornando menos efetivos.[49] Em níveis mais elevados de "estresse oxidativo", radicais livres como o superóxido também são considerados capazes de danificar ou destruir diretamente membranas e outros elementos da microarquitetura das células e organelas. Isso pode levar a um declínio na capacidade bioenergética, assim como ao comprometimento da síntese de enzimas protetoras como a superóxido dismutase, que "varrem" as ROS do citosol. Com efeito, o envelhecimento celular bem pode ser um "ciclo vicioso" de falência bioenergética progressiva nas mitocôndrias e em níveis crescentes de ROS (Fig. 14.3).

Assim, atualmente, os biogerontologistas se concentraram no papel do estresse oxidativo a longo prazo[50] como causa dos danos cada vez maiores ao DNA mitocondrial e às proteínas intracelulares[51], que, acredita-se, explica o declínio na reserva

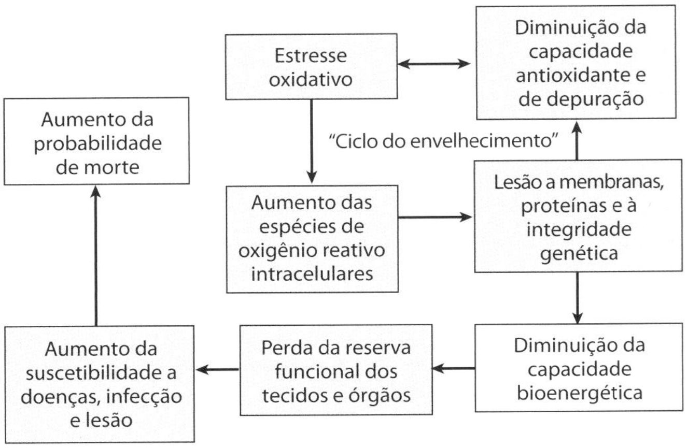

FIGURA 14.3 Representação esquemática do "ciclo de envelhecimento" mitocondrial e a ligação entre bioenergética e maior risco de morbidade e mortalidade perioperatórias na população geriátrica.

funcional que caracteriza o envelhecimento dos tecidos dos mamíferos.[52] Vem se acumulando um corpo cada vez maior de dados experimentais e observacionais que apoiam o conceito de que o envelhecimento é, de fato, uma expressão complexa da toxicidade crônica por oxigênio. Mais de duas dúzias de mutações de mtDNA foram observadas nos tecidos somáticos de seres humanos idosos. Embora essas mutações estejam presentes em níveis relativamente baixos, elas se acumulam exponencialmente com o passar do tempo nos músculos esqueléticos, no miocárdio e em outros tecidos, à medida que ocorre o declínio normal de mtDNA.[53] Síndromes do envelhecimento acelerado, como Down, de Werner e as síndromes de Hutchinson-Gilford, se caracterizam não só pelo encurtamento do período de vida, mas também por sintomas e distúrbios associados ao aumento do estresse oxidativo.[54]

Como as ROS são efêmeras e estão presentes em quantidades diminutas, medições de seus níveis devem ser realizadas diretamente no interior das organelas. Portanto, pode ser prematuro afirmar que elas são o principal fator etiológico no processo de envelhecimento. Todavia, se anos de metabolismo aeróbio vigoroso e produção de ROS inevitavelmente levam à deficiência progressiva de uma capacidade geneticamente predeterminada de as células humanas realizarem a limpeza dos radicais livres e eliminar a lesão aleatória ao mtDNA causada pelas ROS, esse conceito é extremamente atrativo por ser compatível tanto com a teoria estocástica ("uso e desgaste" aleatórios) como com a teoria não estocástica ("programada") de envelhecimento.

Apoptose e morte

A apoptose, ou morte celular programada, e o conceito correlato de autodestruição mitocondrial ("mitoptose") podem ser os elos fisiológicos entre o declínio progressivo na reserva funcional dos sistemas do organismo, inevitavelmente associado ao envelhecimento dos mamíferos, e a igualmente inevitável ocorrência da morte. Conforme o que sabemos atualmente, níveis elevados de estresse oxidativo acabam ultrapassando os mecanismos intrínsecos para a limpeza das ROS e para o reparo de lesões induzidas pelas ROS a organelas, proteínas e nucleotídeos. À medida que aumentam os níveis de estresse, a mitocôndria sofre um aumento na permeabilidade da membrana externa, o que acarreta a liberação de substâncias "pró-apoptóticas". Em baixas concentrações intracelulares, o NO parece inibir ou suprimir a apoptose. Todavia, em níveis mais elevados, as ROS e o NO podem funcionar efetivamente como "mensageiros da morte" em presença de um nível elevado intracelular ou intramitocondrial de cálcio.

Muitas moléculas pró-apoptóticas funcionam aumentando a permeabilidade da membrana mitocondrial e liberam as proteínas solúveis do espaço intermembrana mitocondrial, o que pode precipitar rápida destruição celular. O vazamento de citocromo c das mitocôndrias, por exemplo, não só degrada rapidamente a capacidade bioenergética da célula, mediante a remoção de um componente essencial da cadeia respiratória, como também parece dar início à liberação das caspases, que são proteases que contém cisteína. Por sua vez, as caspases ativam as nucleases, enzimas que digerem nDNA, a etapa final do "suicídio celular". Portanto, apesar de seu valor fundamental e perene como fontes de energia no interior de cada célula, tão logo tenha sido ativado o processo de apoptose, as mitocôndrias são rapidamente convertidas no que foi chamado de "organelas assassinas".[55]

Pode haver outras vias para apoptose que dispensem a ativação das caspases, principalmente mediante o fator de indução de apoptose (AIF), uma flavoproteína normalmente sequestrada na região intermembrana da mitocôndria. Normalmente, o AIF estabiliza a permeabilidade da membrana mitocondrial, mas tão logo tenha sido liberado no citosol, pode lesionar tanto o DNA nuclear como o mitocondrial. Além disso, há evidência de que, em condições de estresse oxidativo extremo, as ROS podem iniciar diretamente uma resposta apoptótica independente tanto do mecanismo citocromo-caspase como da via utilizada pelo AIF. Citocinas como a HSP ajudam a proteger a integridade celular durante a sepse[56] e podem ser induzidas por pré-condicionamento isquêmico ou hipóxico. Ao que parece, a HSP interfere especificamente na via apoptótica mediada por AIF, podendo ter grande potencial terapêutico para proteção cardíaca e neuroproteção.[57]

À medida que vão sendo desvendadas as complexidades da função mitocondrial e da apoptose, fica claro que o entendimento desse processo pode ser essencial, não apenas para a compreensão do envelhecimento e da morte, mas também para entender os mecanismos das doenças hereditárias e adquiridas. A carcinogênese pode refletir uma desestabilização do equilíbrio dinâmico entre as forças pró-apoptóticas e antiapoptóticas. É provável que a propagação dos agentes virais dependa da supressão da apoptose, e é improvável que possam ocorrer desenvolvimento celular e especialização histológica durante a embriogênese, sem que ocorra supressão da apoptose durante breve período. Considerando que as caspases estão envolvidas na maioria dos processos apoptóticos, o entendimento da origem e do mecanismo dos inibidores (endógenos e exógenos) da caspase também pode ser essencial para o aprendizado sobre esses eventos, com a eventual possibilidade de alterá-los.

AVALIAÇÃO PRÉ-OPERATÓRIA

Graças à heteroplasmia das mitocôndrias nos tecidos, conforme já foi discutido anteriormente, pacientes com distúrbios mitocondriais podem se apresentar com grande variedade de sintomas, muitos dos quais extremamente vagos ou sutis, mesmo quando envolvem uma mutação de mtDNA. A citopatia mitocondrial deve ser incluída no diagnóstico diferencial, sempre que sinais e sintomas clínicos incluam dor muscular persistente associada à debilitação ou fadiga,[58] ou se houver envolvimento multissistêmico difuso que não se encaixe claramente em um padrão estabelecido de doença convencional.[59] É comum o envolvimento hepático e renal subclínico, mas o diagnóstico de uma deficiência da cadeia respiratória com base na mitocôndria é raramente levado em consideração, mesmo quando estão presentes sintomas renais, a menos que estejam associados a evidência de debilitação da musculatura esquelética ou encefalopatia.

Caso haja suspeita de miopatia mitocondrial, as investigações diagnósticas deverão incluir a triagem para aumento de lactato/piruvato e índice molar de corpos cetônicos e a determinação do lactato no soro e no líquido cerebrospinal. Caso haja muita suspeita, uma biópsia de músculo esquelético poderá confirmar a presença das características "fibras vermelhas rasgadas", que refletem acúmulos de mitocôndrias defeituosas, excesso de grânulos de glicogênio e células deficientes de citocromo c oxidase. A biópsia também pode proporcionar material para uma análise genética e subsequente orientação genética. Tendo em vista que as citopatias mitocondriais envolvem defeitos enzimáticos na produção de ATP que conduzem à disfunção orgânica, são sequelas comuns a acidose lática e anormalidades no metabolismo da glicose. No caso de pacientes pediátricos, a investigação inicial para confirmação do diagnóstico envolve exames de sangue e urina, embora determinações normais para lactato e glicose não descartem necessariamente a presença de doença mitocondrial. A Tabela 14.4 lista os exames laboratoriais mais comuns utilizados na detecção de distúrbios mitocondriais.[60] Como ocorre em adultos, os estudos diagnósticos confirmatórios consistem em biópsias de pele ou músculo para avaliação microscópica e análise de mtDNA.

Para que seja definida a extensão em que o declínio da produção de energia mitocondrial levou a comprometimento clínico em pacientes com doença mitocondrial com surgimento no adulto, será mais útil uma ampla avaliação pré-operatória da reserva funcional dos sistemas do organismo, em vez dos tradicionais testes pré-operatórios utilizados na triagem para presença de entidades patológicas específicas. Algumas das preocupações mais específicas concernentes à comorbidade incluem diminuição da necessidade de anestésicos e suscetibilidade à prolongada depressão do sistema nervoso induzida por agente farmacológico, por causa do comprometimento da bioenergética neuronal, mesmo quando ainda não ocorreu encefalopatia evidente, bem como pela hipotonia da musculatura esquelética intrínseca e miocardiopatia, com maior risco de morte súbita por causa de anormalidades da condução. O enfraquecimento da musculatura esquelética pode acarretar um decréscimo geral na capacidade de trabalho aeróbico, podendo comprometer a ventilação pós-operatória (depois de uma cirurgia abdominal superior ou torácica).[61] Além disso, a erosão subclínica da reserva hepatorrenal pode predispor ainda mais esses pacientes aos efeitos farmacológicos prolongados e ao atraso na recuperação da anestesia, miorrelaxantes e opioides.

Muitos desses aspectos clínicos podem estar exacerbados por um estresse agudo ou continuado (Tab. 14.5). Muitos neurologistas recomendam uma dieta e suplementos nutricionais ricos em antioxidantes, bem como o tratamento com vitaminas e vários cofatores, como a coenzima Q (Tab. 14.6), embora sejam poucos os dados que apoiem essa abordagem como regime pré-operatório obrigatório. Portanto, a otimização do estado físico do paciente e o tratamento dos estigmas de doenças mitocondriais adquiridas ou com surgimento no adulto permanecem adjuvantes. O cuidado pré-operatório deve se concentrar nas graves e evidentes manifestações clínicas, como arritmias cardíacas,[62] astenia muscular, desequilíbrio postural e endocrinopatia.

TABELA 14.4 Investigação laboratorial inicial para suspeita de distúrbios mitocondriais

Glicose
Eletrólitos com *anion gap*
Hemograma completo
Nitrogênio da ureia sanguínea
Lactato, piruvato e índice lactato/piruvato
Amônia
Creatinina quinase
Nível de biotinidase
Aminoácidos do sangue e da urina
Ácidos orgânicos do sangue e da urina
Acil carnitinas
Biópsias de pele e músculo

TABELA 14.5 Principais perguntas que devem ser formuladas ao médico neurologista ou endocrinologista

Alguma comorbidade existente envolvendo: Sistema nervoso central? Coração? Pulmões? Musculatura esquelética? Sistema hepatorrenal?
Alguma anormalidade com regulação da glicose?
Alguma enfermidade, infecção ou estresse continuado recente?
Alguma reação farmacológica adversa e alergia prévias?
Alguma exposição ou complicação anestésica prévia? Obter os registros de anestesia.

TABELA 14.6 Possível tratamento conjunto para pacientes com distúrbios mitocondriais

Coenzima Q
L-carnitina
Riboflavina (vitamina B_2)
Acetil-L-carnitina
Tiamina (vitamina B_1)
Nicotinamida (vitamina B_3)
Vitamina E
Vitamina C
Ácido lipoico
Selênio
Betacaroteno
Biotina
Ácido fólico
Cálcio, magnésio, fósforo
Vitamina K
Succinato
Creatina
Citratos
Prednisona

CUIDADO ANESTÉSICO

Pacientes cirúrgicos com doença mitocondrial devem ser considerados em risco significativamente maior para resultados adversos, em comparação com a população geral. Nesses pacientes, os eventos adversos perioperatórios incluem AVC, deterioração do quadro neurológico, coma, convulsões, insuficiência respiratória, arritmias e morte. Assim, uma parte importante da avaliação pré-operatória consiste em informar aos pacientes e às suas famílias acerca desses riscos. Embora pacientes com encefalomiopatias mitocondriais hereditárias tenham sido expostos a muitos regimes de anestesia geral diferentes, aparentemente sem consequências adversas,[63,64] ainda não foi esclarecido se existe um anestésico "seguro" ou "melhor" para esses pacientes. Continua a controvérsia com relação ao plano anestésico – se deve ou não incluir bloqueio neuromuscular, especialmente em crianças (Tab. 14.7).

Suscetibilidade à hipertermia maligna (HM) ou sensibilidade (similar à miastenia) ao bloqueio neuromuscular são aspectos tipicamente considerados para pacientes com miopatias neurogênicas e distrofias musculares mais familiares, mas esses aspectos provavelmente não são cruciais para a maioria das formas de miopatia e encefalopatia mitocondrial hereditária.[65,66] Não obstante, foi publicado um artigo sugerindo maior sensibilidade ao bloqueio não despolarizante[67] e há muitas discussões sobre anestesia para doenças mitocondriais que, ainda assim, recomendam precauções quanto à HM.[68] Na

TABELA 14.7 Cuidado intraoperatório

Considerar o uso da unidade de terapia intensiva para ventilação ou monitoração pós-operatória.
Usar líquido intravenoso que contenha glicose.
Manter temperatura e pH normais.
Evitar via aérea natural ou ventilação espontânea prolongada durante a anestesia.
Além da monitoração de rotina, considerar a adição de uma cânula arterial para obtenção de gases sanguíneos arteriais, glicose e lactato.
Ter à mão dantrolene ou um carrinho para hipertermia maligna.
Considerar anestesia intravenosa total, evitando "gatilhos" de hipertermia maligna.

verdade, apenas as miopatias mitocondriais muito raras com histologia *multicore* ou *minicore* podem ser associadas a HM.[69] A não utilização de relaxantes musculares despolarizantes pode reduzir ainda mais a possibilidade de HM, mas os efeitos residuais dos agentes não despolarizantes em pacientes com função hepatorrenal comprometida podem exacerbar a astenia muscular intrínseca. Assim, provavelmente, será melhor evitar o uso de técnicas anestésicas que necessitem de ventilação intraoperatória espontânea, que oferecem oportunidade para obstrução da via aérea no período intraoperatório. A astenia muscular pode também aumentar o risco pós-operatório de insuficiência ventilatória. Intubação endotraqueal com ventilação com pressão positiva impedirá a insuficiência ventilatória intraoperatória, mas o anestesiologista deve decidir se o paciente deve ser extubado imediatamente depois da cirurgia, ou se permanecerá intubado, fazendo uma recuperação controlada numa unidade de terapia intensiva. A "miopatia mitocondrial de surgimento retardado" pode ter relação com a idade; ainda assim, reflete uma disfunção mitocondrial primária por causa da expansão clonal de diferentes deleções de mtDNA em segmentos de fibras individuais. Embora a origem dessas mutações de mtDNA não tenha sido determinada, ao que parece, o fenótipo representa uma forma exagerada do que é observado no processo de envelhecimento normal.[70]

Habitualmente, pacientes com citopatia mitocondrial são instruídos a não fazer jejum durante longos períodos e a consumir frequentemente pequenas refeições – um regime que pode ser problemático no cenário das orientações perioperatórias de NPO. Para evitar a crise metabólica em crianças, deve ser iniciada uma infusão intravenosa de glicose durante o período de jejum pré-operatório. A escolha dos líquidos intravenosos também pode ser importante no período intraoperatório, e a maioria dos anestesiologistas optam por evitar a solução de Ringer, por causa da carga de lactato. Tanto no intraoperatório como no pós-operatório, é crucial a monitoração e controle da glicemia normal, temperatura corporal e valores ácido-básicos; e como ocorre com qualquer anestésico, deve-se fazer monitoração com um eletrocardiograma juntamente com a pressão arterial, oximetria de pulso, temperatura e concentrações no gás expirado. Além disso, deve-se considerar o uso de cateterização arterial para facilitar as frequentes coletas de amostras para determinação de glicose sanguínea, gases sanguíneos arteriais e níveis séricos de lactato.

São poucos os relatos que descrevem o cuidado anestésico para encefalomiopatia mitocondrial com surgimento no adulto ou adquirida,[71] e apenas um, por exemplo, lida com a síndrome NARP.[72] Os artigos clínicos sugerem que pacientes com outros distúrbios mitocondriais "se dão bem" com a anestesia regional, apesar do fato de esses agentes, como os utilizados na anestesia geral, diminuírem a bioenergética mitocondrial. Além disso, há razão para suspeitar que alguns dos efeitos dos anestésicos nas mitocôndrias podem ser benéficos, no caso de ocorrer isquemia ou hipóxia tecidual. Já ficou esclarecido que o fenômeno do pré-condicionamento anestésico, em que a prévia exposição a anestésicos voláteis reduz a lesão aos tecidos depois de um episódio isquêmico ou hipóxico, é mediado através de seus efeitos nas mitocôndrias, seja diretamente, seja através das diversas vias de sinalização possíveis.[73]

O sistema nervoso pode desempenhar um papel particularmente importante em nosso entendimento acerca das consequências da alteração da função mitocondrial, seja hereditária ou adquirida. A consciência é a manifestação mais complexa do funcionamento do sistema nervoso. Tendo em vista que os neurônios corticais e os tecidos mais profundos do sistema nervoso (com elevadas taxas de síntese de neurotransmissores) exibem níveis muito altos de utilização de oxigênio, habitualmente a diminuição da bioenergética mitocondrial ou lesão a essa organela (decorrente do estresse oxidativo) compromete o funcionamento do sistema nervoso antes que outros tecidos pareçam ter sido afetados. Assim, a resistência à perda de consciência, uma possível definição de necessidade por anestésico, pode proporcionar ao médico uma medida para avaliação da reserva funcional remanescente do sistema nervoso. Na verdade, dados preliminares recentes sugerem que uma sensibilidade extrema aos anestésicos pode refletir uma significativa redução da reserva e um alto risco de suscetibilidade aos distúrbios neurodegenerativos, declínio cognitivo pós-operatório e mesmo mortalidade a longo prazo em pacientes idosos.[74] Mais idade e níveis mais profundos de anestesia também são fatores preditivos independentes, mas significativos, de aumento da mortalidade dentro de um ano após a cirurgia.[75]

A manipulação genética básica em subprimatas confirma uma ligação direta entre a genética mitocondrial e a necessidade por anestésico.[76] Foi demonstrado que crianças com distúrbios mitocondriais hereditários exibem sensibilidade significativamente maior a anestésicos voláteis.[77] Além disso, foi inequivocamente estabelecida uma relação geral entre o declínio da necessidade por anestésico e aumento da idade em adultos na população geral (Fig. 14.4).

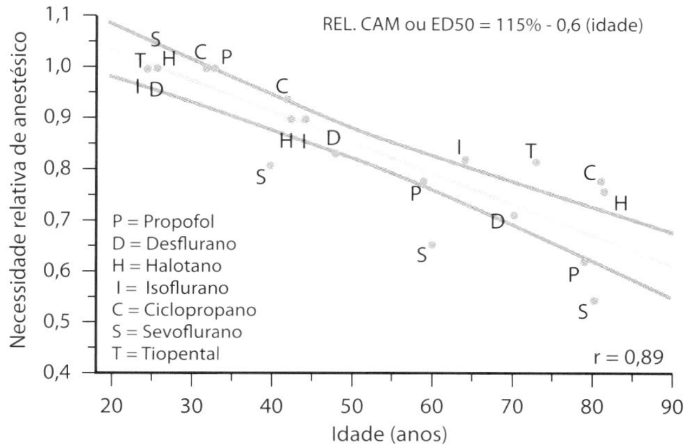

FIGURA 14.4 O declínio progressivo na necessidade relativa de anestésicos (CAM ou ED50) que ocorre durante a vida adulta é uma característica consistente informada para uma grande variedade de agentes anestésicos inalatórios e injetáveis. Esse fenômeno, ilustrado na figura como representação gráfica dos dados obtidos em voluntários não sedados, provavelmente reflete um processo generalizado no âmbito do sistema nervoso central que pode envolver o declínio da bioenergética mitocondrial.

CONCLUSÃO

A disfunção mitocondrial pode ser fundamental para um amplo espectro de doenças humanas, tanto hereditárias como adquiridas, e talvez até para o processo de envelhecimento e mesmo a morte. O completo entendimento do estado da bioenergética mitocondrial poderá desempenhar papel fundamental para a vida, com relação aos cuidados ministrados a pacientes com distúrbios mitocondriais, pela antecipação das respostas de crianças e adultos aos anestésicos, e evitando lesões isquêmicas ou hipóxicas no período perioperatório. Mas, atualmente, os princípios básicos do cuidado anestésico de crianças e adultos com distúrbios mitocondriais geneticamente transmitidos incluem o conhecimento da capacidade bioenergética diminuída nos principais sistemas do organismo e uma atenção especial às implicações clínicas da debilitação e miopatia generalizadas, arritmias e disfunções cardíacas e comprometimento sensório-neural e da função hepatorrenal.

Referências bibliográficas

1. Linnane AW, Marzuki S, Ozawa T, et al: Mitochondrial DNA mutations as an important contributor to ageing and degenerative diseases. Lancet 1989;1:642-651.
2. Hattori K, Tanaka M, Sugiyama S, et al: Age-dependent decrease in mitochondrial DNA in the human heart: Possible contributory factor to presbycardia. Am Heart J 1991;121:1735-1742.
3. Wallace DC: Mitochondrial diseases in man and mouse. Science 1999;283:1482-1488.
4. DiMauro S, Schon EA: Mitochondrial respiratory-chain diseases. N Engl J Med 2003;348:2656-2668.
5. Wei YH: Mitochondrial DNA mutations and oxidative damage in aging and diseases: An emerging paradigm of gerontology and medicine. Proc Natl Sci Council (China)—Part B 1998;22:55-67
6. Schmiedel J, Jackson S, Schafer J, et al: Mitochondrial cytopathies. J Neurol 2003;250:267-277.
7. Schwartz M, Vissing J: New patterns of inheritance in mitochondrial disease. Biochem Biophys Res Comm 2003;310:247-251.
8. KagawaY, Hamamoto T, Endo H, et al: Genes of human ATP synthase: Their roles in physiology and aging. Biosci Report 1997;17:115-146.
9. Cohen PJ: Effect of anesthetics on mitochondrial function. Anesthesiology 1973;39:153-164.
10. Nahrwold ML, Clark CR, Cohen PJ: Is depression of mitochondrial respiration a predictor of in-vivo anesthetic activity? Anesthesiology 1974;40:566-570.

11. Lee SL, Alto LE, Dhalla NS: Subcellular effects of some anesthetic agents on rat myocardium. Can J Physiol Pharmacol 1979;57:65-71.
12. Hanley PJ, Ray J, Brandt U, et al: Halothane, isoflurane and sevoflurane inhibit NADH:ubiquinone oxidoreductase (complex I) of cardiac mitochondria. J Physiol 2002;544:687-693.
13. Nahrwold ML, Cohen PJ: Additive effect of nitrous oxide and halothane on mitochondrial function. Anesthesiology 1973;39:534-536.
14. Garlid KD, Nakashima RA: Studies on the mechanism of uncoupling by amine local anesthetics: Evidence for mitochondrial proton transport mediated by lipophilic ion pairs. J Biol Chem 1983;258:7974-7980.
15. Tarba C, Cracium C: A comparative study of the effects of procaine, lidocaine, tetracaine, and dibucaine on the functions and ultrastructure of isolated rat liver mitochondria. Biochem Biophys Acta 1990;1019:19-28.
16. Stevanato R, Momo F, Marian M, et al: Effects of nitrosopropofol on mitochondrial energy-converting system. Biochem Pharmacol 2002; 64:1133-1138.
17. Schenkman KA, Yan S: Propofol impairment of mitochondrial respiration in isolated perfused guinea pig hearts determined by reflectance spectroscopy. Crit Care Med 2000;28:172-177.
18. Rigoulet M, Devin A, Averet N, et al: Mechanisms of inhibition and uncoupling of respiration in isolated rat liver mitochondria by the general anesthetic 2,6-diisopropylphenol. Eur J Biochem 1996;241:280-285.
19. Raeburn CD, Cleveland JC Jr, Zimmerman MA, et al: Organ preconditioning. Arch Surg 2001;136:1263-1266.
20. Treem WR, Sokol RJ: Disorders of the mitochondria. Semin Liver Dis 1998;18:237-253.
21. Suomalainen A, Kaukonen J: Diseases caused by nuclear genes affecting mtDNA stability. Am J Med Genet 2001;106:53-61.
22. Tatuch Y, Robinson BH: The mitochondrial DNA mutation at 8993 associated with NARP slows the rate of ATP synthesis in isolated lymphoblast mitochondria. Biochem Biophys Res Comm 1993;192:124-128.
23. Minamoto H, Kawabata K, Okuda B, et al: Mitochondrial encephalomyopathy with elderly onset of stroke-like episodes. Intern Med 1996; 35:991-995.
24. Wallace DC, Lott MT, Shoffner JM, et al: Diseases resulting from mitochondrial DNA point mutations. J Inherit Metabol Dis 1992; 15:472-479.
25. Beal MF: Mitochondria, oxidative damage, and inflammation in Parkinson's disease. Ann NY Acad Sci 2003;991:120-131.
26. Jordan J, Cena V, Prehn JH: Mitochondrial control of neuron death and its role in neurodegenerative disorders. J Physiol Biochem 2003; 59:129-141.
27. Kalman B, Leist TP: A mitochondrial component of neurodegeneration in multiple sclerosis. Neurol Mol Med 2003;3:147-158.
28. Stolzing A, Grune T: The proteasome and its function in the ageing process. Clin Exp Dermatol 2001;26:566-572.
29. Gillis LA, Sokol RJ: Gastrointestinal manifestations of mitochondrial disease. Gastroenterol Clin North Am 2003;32:789-817.
30. Eng C, Kiuru M, Fernandez MJ, et al: A role for mitochondrial enzymes in inherited neoplasia and beyond. Nat Rev Cancer 2003;3:193-202.
31. Rotig A: Renal disease and mitochondrial genetics. J Nephrol 2003;16:286-292.
32. Pipinos II, Sharov VG, Shepard AD, et al: Abnormal mitochondrial respiration in skeletal muscle in patients with peripheral arterial disease. J Vasc Surg 2003;38:827-832.
33. Yorek MA: The role of oxidative stress in diabetic vascular and neural disease. Free Radical Res 2003;37:471-480.
34. Petersen KF, Befroy D, Dufour S, et al: Mitochondrial dysfunction in the elderly: Possible role in insulin resistance. Science 2003;300: 1140-1142.
35. Petersen KF, Dufour S, Befroy D, et al: Impaired mitochondrial activity in the insulin-resistant offspring of patients with type 2 diabetes. N Engl J Med 2004;350:664-671.
36. Monteiro P, Oliveira PJ, Concalves L, et al: Pharmacological modulation of mitochondrial function during ischemia and reperfusion. Rev Port Cardiol 2003;22:407-429.
37. Corral-Debrinski M, Stepien G, Shoffner M, et al: Hypoxemia is associated with mitochondrial DNA damage and gene induction: Implications for cardiac disease. JAMA 1991;266:1812-1816.
38. Byrne JA, Grieve DJ, Cave AC, et al: Oxidative stress and heart failure. Arch Mal Coeur Vaisseaux 2003;96:214-221.
39. Davies MG, Hagen PO: Systemic inflammatory response syndrome. Br J Surg 1997;84:920-935.
40. Budinger GR, Duranteau J, Chandel NS, et al: Hibernation during hypoxia in cardiomyocytes: Role of mitochondria as the O2 sensor. J Biol Chem 1998;273:3320-3326.
41. Fink MP: Bench-to-bedside review: Cytopathic hypoxia. Crit Care 2002;6:491-499.
42. Bruemmer-Smith S, Stuber F, Schroeder S: Protective functions of intracellular heat-shock protein (HSP) 70-expression in patients with severe sepsis. Intens Care Med 2001;27:1835-1841.
43. Watts JA, Kline JA, Thornton LR, et al: Metabolic dysfunction and depletion of mitochondria in hearts of septic rats. J Mol Cell Cardiol 2004;36:141-150.
44. Gellerich FN, Trumbeckaite S, Hertel K, et al: Impaired energy metabolism in hearts of septic baboons: Diminished activities of complex I and complex II of the mitochondrial respiratory chain. Shock 1999;11:336-341.
45. Levy RJ, Vijayasarathy C, Raj NR, et al: Competitive and noncompetitive inhibition of myocardial cytochrome C oxidase in sepsis. Shock 2004;21:110-114.
46. Brunori M, Giuffre A, Sarti P, et al: Nitric oxide and cellular respiration. Cell Mol Life Sci 1999;56:549-557.
47. Sharpe MA, Cooper CE: Interaction of peroxynitrite with mitochondrial cytochrome oxidase: Catalytic production of nitric oxide and irreversible inhibition of enzyme activity. J Biol Chem 1998;273:30961-30972.
48. Luft R: The development of mitochondrial medicine. Proc Natl Acad Sci U S A 1994;91:8731-8738.
49. Barja G, Herrero A: Oxidative damage to mitochondrial DNA is inversely related to maximum life span in the heart and brain of mammals. FASEB J 2000;14:312-318.
50. Sohal RS, Weindruch R: Oxidative stress, caloric restriction, and aging. Science 1996;273:59-63.
51. Stadtman ER: Protein oxidation in aging and age-related diseases. Ann NY Acad Sci 2001;928:22-38.
52. Ozawa T: Genetic and functional changes in mitochondria associated with aging. Physiol Rev 1997;77:425-464.
53. Hattori K, Tanaka M, Sugiyama S, et al: Age-dependent decrease in mitochondrial DNA in the human heart: Possible contributory factor to presbycardia. Am Heart J 1991;121:1735-1742.
54. Knight JA: The biochemistry of aging. Adv Clin Chem 2000;35:1-62.
55. Ravagnan L, Roumier T, Kroemer G: Mitochondria, the killer organelles and their weapons. J Cell Physiol 2002;192:131-137.
56. Chen HW, Hsu C, Lu TS, et al: Heat shock pretreatment prevents cardiac mitochondrial dysfunction during sepsis. Shock 2003;20:274-279.
57. Sheth K, De A, Nolan B, et al: Heat shock protein 27 inhibits apoptosis in human neutrophils. J Surg Res 2001;99:129-133.
58. Griggs RC, Karpati G: Muscle pain, fatigue, and mitochondriopathies. N Engl J Med 1999;341:1077-1078.
59. Walker UA, Collins S, Byrne E: Respiratory chain encephalomyopathies: A diagnostic classification. Eur Neurol 1996;36:260-267.
60. Cohen BH: Mitochondrial cytopathies: A primer. Mitochondrial cytopathies 2000. [online publication, June 2000]. Available at http://www.umdf.org/pdf/MITOCYTO.PDF
61. Grattan-Smith PJ, Shield LK, Hopkins IJ, et al: Acute respiratory failure precipitated by general anesthesia in Leigh's syndrome. J Child Neurol 1990;5:137-141.
62. Lauwers MR, Van Lersberghe C, Camu F: Inhalation anaesthesia and the Kearns-Sayre syndrome. Anaesthesia 1994;49:876-878.
63. Maslow A, Lisbon A: Anesthetic considerations in patients with mitochondrial dysfunction. Anesth Analg 1993;76:884-886.
64. Matsuno S. Hashimoto H. Matsuki A: Neuroleptanesthesia for a patient with mitochondrial encephalomyopathy. Masui 1994;43:1038-1040. In Japanese.
65. Wiesel S, Bevan JC, Samuel J, et al: Vecuronium neuromuscular blockade in a child with mitochondrial myopathy. Anesth Analg 1991; 72:696-699.

66. D'Ambra MN, Dedrick D, Savarese JJ: Kearns-Sayre syndrome and pancuronium-succiny1choline induced neuromuscular blockade. Anesthesiology 1979; 51:343-345.
67. Naguib M, el Dawlatly AA, Ashour M, et al: Sensitivity to mivacurium in a patient with mitochondrial myopathy. Anesthesiology 1996; 84:1506-1509.
68. Itaya K, Takahata O, Mamiya K, et al: Anesthetic management of two patients with mitochondrial encephalopathy, lactic acidosis and stroke-like episodes (MELAS). Masui 1995;44:710-712. In Japanese.
69. Figarella-Branger D, Kozak-Ribbens G, Rodet L, et al: Pathological findings in 165 patients explored for malignant hyperthermia susceptibility. Neuromusc Dis 1993;3:553-556.
70. Johnston W, Karpati G, Carpenter S, et al: Late-onset mitochondrial myopathy. Ann Neurol 1995;37:16-23.
71. Sabate S, Ferrandiz M, Paniagua P, et al: Anesthesia in Kearns-Sayre syndrome mitochondrial myopathy. Rev Esp Anestesiol Reanimacion 1996;43:255-257. In Spanish.
72. Ciccotelli KK, Prak EL, Muravchick S: An adult with inherited mitochondrial encephalomyopathy: Report of a case. Anesthesiology 1997; 87:1240-1242.
73. Tanaka K, Ludwig LM, Kersten JR, et al: Mechanisms of cardioprotection by volatile anesthetics. Anesthesiology 2004;100:707-721.
74. Lennmarken C, Lindholm, M-L, Greenwald S, et al: Confirmation that low intraoperative BIS' levels predict increased risk of post-operative mortality. Anesthesiology 2003;99:A303.
75. Weldon BC, Mahla ME, van der Aa MT, et al: Advancing age and deeper intraoperative anesthetic levels are associated with higher first year death rates. Anesthesiology 2002;96:A1097.
76. Kayser EB, Morgan PG, Sedensky MM: GAS-1: A mitochondrial protein controls sensitivity to volatile anesthetics in the nematode Caenorhabditis elegans. Anesthesiology 1999;90:545-554.
77. Morgan PG, Hoppel CL, Sedensky MM: Mitochondrial defects and anesthetic sensitivity. Anesthesiology 2002;96:1268-1270.

CAPÍTULO

15 Distúrbios Comportamentais e Psiquiátricos

Alan D. Kaye, MD, PhD, DABPM, Jason M. Hoover, MD, Robert A. Ertner, MD, e Patricia B. Sutker, PhD

Doenças ou distúrbios mentais, de personalidade e cognitivos, os quais interferem seriamente nas atividades cotidianas e na capacidade de funcionamento, constituem um problema de saúde bastante difundido e prevalente entre diversos grupos na população norte-americana, incluindo jovens e idosos. A presença de distúrbios mentais, sintomas associados, possível patologia concomitante e medicações receitadas são aspectos significativos para todos os profissionais da saúde, e não simplesmente para aqueles no campo da saúde mental. Diante de um cenário de percentuais e padrões desfavoráveis de saúde e incapacitação, a carga representada pelos distúrbios mentais na utilização e eficácia dos recursos da saúde se transformou em um tópico de interesse mundial.[1] Além das preocupações com adequação do tratamento para enfermidades mentais em toda parte do mundo e nos Estados Unidos, há considerações relativas ao tratamento de pessoas com graves enfermidades mentais em situações de atendimento de emergência e de internação, medicina geral, prática familiar e clínica de dor, além do teatro cirúrgico.[2] Ao realizar atendimento, os anestesiologistas devem tomar conhecimento acerca das enfermidades mentais e físicas dos seus pacientes; históricos de uso de álcool, drogas e fumo; abuso e uso de medicamentos receitados, remédios de venda livre e plantas medicinais; traumas físicos e mentais prévios; e áreas potenciais de deficiência ou de comprometimento cognitivo antes, durante e depois de procedimentos cirúrgicos e em outras circunstâncias terapêuticas. É importante também que reconheçam os fatores envolvidos para detectar a presença de um real distúrbio mental, pois certas condições clínicas podem mimetizar distúrbios psiquiátricos (Tab. 15.1).[3]

A presença de distúrbios mentais e o uso associado de medicações psicotrópicas, incluindo antidepressivos, ansiolíticos, tranquilizantes potentes e anticonvulsivantes e estabilizadores de humor introduzem fatores neuroquímicos, comportamentais, cognitivos e emocionais que aumentam a complexidade das tarefas clínicas ou cirúrgicas. Por exemplo, pacientes com distúrbios mentais talvez não se comuniquem bem sobre suas doenças, sintomas, medicações e história; podem apresentar comportamentos difíceis; e com frequência trazem consigo uma experiência de polifarmácia que deverá ser esclarecida.[4] A cada década vem aumentando o uso de medicações psicotrópicas, em que psiquiatras e médicos de família prescrevem tranquilizantes, neurolépticos e antidepressivos, mesmo para pacientes jovens.[5-7] Em pacientes com depressão, foram descritas situações complicadas na prescrição de medicações e na compreensão dos perfis de efeitos colaterais e de eventos adversos, bem como das interações farmacológicas com outras medicações receitadas para problemas físicos e mentais. Neste capítulo, revisaremos os

TABELA 15.1 Condições médicas que podem mimetizar distúrbios psiquiátricos

Anormalidades endócrinas
Hipotireoidismo
Síndrome de Cushing
Abuso de álcool e drogas
Distúrbios neurológicos
Convulsões
Trauma craniano
Doença desmielinizante
Tumores no sistema nervoso central
Encefalite
Distúrbios tóxicos e metabólicos
Deficiência de vitamina B12 e folato
Toxicidade anticolinérgica
Toxicidade farmacologicamente induzida
Doenças vasculares do colágeno

Adaptado de Derrer SA, Helfaer MA: Evaluation of the psychiatric patient. *In* Rogers MC, Tinker JH, Covino BG, Longnecker DE (eds.): *Principles and Practice of Anesthesiology*. St. Louis, Mosby, 1983, p. 567-574.

principais tipos de distúrbios mentais, descreveremos a epidemiologia dos distúrbios e suas características e delinearemos os tópicos e problemas enfrentados pelo anestesiologista no planejamento do caso. Especificamente, o leitor será informado acerca do cuidado perioperatório apropriado aos pacientes com distúrbios mentais submetidos a procedimentos cirúrgicos que necessitam de intervenção anestésica.

EPIDEMIOLOGIA DOS DISTÚRBIOS MENTAIS

Por mais de duas décadas, os cientistas aplicaram entrevistas leigas estruturadas e detalhadas para diagnosticar distúrbios mentais em pesquisas comunitárias e para determinar a incidência e prevalência de enfermidades mentais graves. Um projeto referencial denominado Epidemiologic Catchment Area (ECA), que coletou dados de 1980 a 1985 entrevistou mais de 20.000 adultos com 18 anos ou mais em cinco pesquisas, colecionando dados de 18.571 lares e 2.290 residentes internados. A amostra combinada máxima atingiu 20.291 adultos que foram diretamente entrevistados na primeira etapa. Esses adultos foram reentrevistados em uma segunda etapa, doze meses depois, com a utilização do instrumento Diagnostic Intervew Schedule, e convocados depois de um mês para que fossem determinados os diagnósticos psiquiátricos.[8-10] Os achados revelaram que 15,7% daqueles pesquisados sofriam de algum distúrbio mental ou decorrente de vício (i. e., aditivos) durante o mês precedente, e 6,6% foram acometidos por um ou mais distúrbios novos depois de terem sido avaliados como não tendo diagnóstico prévio (durante toda a vida) na segunda etapa. O estudo chegou a um percentual estimado de prevalência anual de distúrbios mentais ou aditivos de 28,1%. Utilizando a aplicação à população adulta dos Estados Unidos em 1980, pesquisadores estimaram que 44,7 milhões de pessoas eram afetadas por um ou mais distúrbios mentais ou aditivos, e no intervalo de um ano, 35,1 milhões por um distúrbio mental não aditivo. Examinando os dados por um ângulo diferente, Bourdon et al. determinaram que em qualquer período de 6 meses, 19,5% da população adulta (ou um em cinco indivíduos) padece de algum distúrbio mental diagnosticável.[11]

Por determinação do Congresso dos Estados Unidos, o National Comorbidity Study (NCS) incluiu a administração de uma entrevista psiquiátrica estruturada a uma amostra representativa de pessoas não internadas com idades entre 15 e 54 anos nos 48 estados contíguos e a uma pesquisa de estudantes moradores de campi. Os dados de 8.089 entrevistados foram coletados entre 1990 e 1992. A finalidade do estudo foi avaliar a comorbidade dos distúrbios decorrentes do uso de substâncias e de distúrbios psiquiátricos não causados por substâncias, utilizando uma versão modificada do Composite International Diagnostic Interview (Entrevista Diagnóstica Internacional Combinada).[12] Foi constatado que os percentuais de morbidade são mais altos do que as estimativas da ECA, possivelmente por causa de diferenças metodológicas e de diferenças de definição de enfermidades na implementação do estudo. Apesar disso, os resultados foram significativos no sentido da tomada de conhecimento da prevalência dos distúrbios mentais e das comorbidades. Aproximadamente 50% dos entrevistados relataram pelo menos um distúrbio durante a vida, e praticamente 30% apresentaram pelo menos um distúrbio no intervalo de 12 meses, os mais comuns sendo: dependência de álcool, fobia social e fobia simples. A morbidade se concentrou em torno de um sexto da população que evidenciava histórico de três ou mais distúrbios comórbidos.[13] Fatores de idade, raça, situação socioeconômica, gênero e região geográfica influenciaram as tendências de prevalência. Por exemplo, foi constatado que mulheres tinham elevados percentuais de distúrbios afetivos e de ansiedade em comparação com homens, que revelaram maiores percentuais de uso de substâncias e personalidade antissocial. Em sua maioria, os indivíduos com distúrbios psiquiátricos não conseguiram obter tratamento profissional, sugerindo que esses pacientes com distúrbios mentais talvez não sejam identificados imediatamente pelos médicos.

Chamando a atenção para a forte associação entre redução da qualidade de vida em relação à saúde, diminuição da produtividade e intensa utilização dos serviços de saúde, Hoge et al. estudaram hospitalizações entre militares em serviço ativo de 1990 a 1999 e consultas ambulatoriais entre 1996 e 1999.[14] Foram examinados os percentuais de hospitalização e consultas ambulatoriais ao longo desses períodos de anos, sendo considerados todos os militares. Foram estudados 4.815.864 militares na ativa, dentre os quais 12% representavam mulheres. Considerando que os militares representam 1% da população de trabalhadores adultos nos Estados Unidos entre os 18 e 45 anos, esses dados são particularmente interessantes. Os diagnósticos de distúrbios mentais foram incluídos em 13% das hospitalizações, representando cerca de um quarto dos dias de uso de leitos por internos. Em um estudo com duração de 1 ano sobre os militares, 47% dos hospitalizados pela primeira vez por algum distúrbio mental deixaram o serviço militar dentro de 6 meses, um percentual diferente daquele de 12% depois da hospitalização para qualquer das outras 15 categorias de doença. Foi informado que mais de 6% de toda população ativa tinham recebido tratamento ambulatorial por algum distúrbio mental anualmente, em 1998 e 1999. Os dados mostraram que os diagnósticos primários mais comuns estavam relacionados ao consumo de álcool e outras substâncias, e a distúrbios de ajustamento, estado de espírito e de personalidade. Os pesquisadores concluíram que os distúrbios mentais representam a origem mais importante da morbidade médica e ocupacional dos militares, enfatizando que os distúrbios mentais são comuns, incapacitantes e dispendiosos, tanto para o indivíduo como para a sociedade.

CARACTERIZAÇÃO DOS DISTÚRBIOS MENTAIS

A definição de distúrbio mental é tirada do Manual diagnóstico e estático de transtornos mentais, 4ª edição (DSM-IV), em que cada um dos distúrbios é conceitualizado como comportamento clinicamente significativo ou síndrome psicológica associada a alguma angústia ou incapacitação presente, ou talvez com risco significativamente maior de ocorrência de morte, dor, incapacitação ou perda da liberdade.[15] Desse modo, um distúrbio é uma manifestação de disfunção comportamental, psicológica, ou biológica. Distúrbios mentais em indivíduos constituem um enorme problema de saúde pública, interferindo com as atividades e funções vitais e afetando, a cada ano, 5,4% da população americana adulta.[2] Como informaram Wang et al., a Lei Pública 102-321 dos Estados Unidos define enfermidade mental grave como a presença de qualquer distúrbio mental registrado no DSM, distúrbio causado por uso de substância, ou distúrbio do desenvolvimento que acarrete "interferência substancial" com "uma ou mais atividades importantes da vida do indivíduo". Nessas circunstâncias, são caracterizados distúrbios do humor e da ansiedade e psicoses não afetivas, além dos distúrbios de abuso de substâncias, de personalidade com difícil definição, distúrbios afetando o desenvolvimento e os fenômenos ocorrentes ao longo da vida, como aqueles identificados na primeira ou segunda infância (p. ex., retardo mental) e/ou associados com trauma físico, acarretando síndrome cerebral orgânica e distúrbios cognitivos, como demência dos estágios da meia idade ou da velhice.

Outros distúrbios que interessam à prática clínica são os distúrbios mentais resultantes de algum problema clínico geral, distúrbios somatoformes e distúrbios da alimentação, sono, controle dos impulsos e ajustamento. A atenção tem sido direcionada para o esclarecimento da situação clínica dos pacientes de atendimento primário com sintomas de angústia mental que se enquadram nos critérios limítrofes de um distúrbio mental. Olfson et al. verificaram que nos pacientes de atendimento primário, a morbidade dos sintomas sublineares era frequentemente explicada por fatores mentais, físicos ou demográficos confusos.[16] Ainda assim, sintomas depressivos e de pânico tendiam a ser incapacitantes, tendo sido sugerido que pacientes com esses sintomas estavam em maior risco para desenvolver depressão grave, embora constituíssem um grupo heterogêneo.

ABORDAGENS GERAIS À AVALIAÇÃO PRÉ-OPERATÓRIA DE PACIENTES COM DISTÚRBIOS MENTAIS

Independentemente do processo ou processos patológicos com os quais se apresentam os pacientes, a avaliação de pacientes com distúrbios mentais representa desafios singulares para os anestesiologistas clínicos. Muitos desses pacientes não se comunicarão satisfatoriamente com os anestesiologistas, seja porque assim preferem (p. ex., "por vergonha", hostilidade), ou por serem incapazes de fazê-lo (p. ex., psicose profunda, delírio, perturbações da memória). Pode ser tarefa difícil estabelecer um relacionamento com tais pacientes, mesmo quando eles aparentemente se mostrem cooperativos. Há também os aspectos envolvendo a capacidade dos pacientes em consentir ou recusar certas intervenções clínicas.[3] Com maior frequência, quando o anestesiologista se confronta com o paciente, ele encontra facilidade para a obtenção de dados de prontuários médicos relativos ao seu histórico clínico, medicações em uso e intervenções médicas precedentes. No caso de pacientes com distúrbio mental, pelas mesmas razões colocadas acima, frequentemente será mais difícil obter essas informações. Contudo, em apenas poucos casos os pacientes com distúrbio mental se apresentarão sem que os profissionais tenham tido acesso a seus prontuários médicos. Quando há disponibilidade de prontuários médicos do paciente, o profissional deverá revisar cuidadosamente seu conteúdo, estando preparado para avaliar a informação obtida do documento, confrontando-a com a história informada pelo paciente. Com frequência, o prontuário do paciente fornece informações mais precisas do que as obtidas por outros meios. Do mesmo modo, o médico poderá confiar mais nos dados objetivos resultantes de um exame físico cuidadoso do que na história obtida.[3]

Em alguns casos, será possível consultar diretamente o médico primarista ou psiquiatra responsável pelo tratamento dos pacientes com distúrbio mental. Caso isso seja possível, as preocupações que o anestesiologista possa ter com relação ao cuidado do paciente no período perioperatório poderão ser diretamente esclarecidas. Entretanto, apesar das possíveis interações que possam existir entre esses profissionais, devem ser feitas tentativas no sentido de estabelecer uma relação com o paciente por haver a possibilidade de minimização do trauma emocional que poderia se apresentar no teatro operatório.[3] Sob este aspecto, não poderá ser exagerado o papel do anestesiologista como consultor. Em alguns casos, o paciente pode se apresentar para a cirurgia com uma entidade patológica mimetizando psicopatologia, mas que não foi diagnosticada. Uma coleta apropriada da história, um exame físico adequado e exames laboratoriais podem revelar um desses distúrbios. Além disso, muitas substâncias, inclusive algumas drogas ilícitas e agentes farmacológicos legais, podem gerar sinais e sintomas que mimetizam doença psiquiátrica. Qualquer causa orgânica para sintomas deve ser meticulosamente eliminada antes que o paciente seja submetido à anestesia, pois pode haver possibilidade de ocorrência de resultados adversos por causa do cuidado inadequado de tais distúrbios.[3]

DISTÚRBIOS DO HUMOR

Depressão grave

No *DSM-IV*, distúrbios do humor são classificados em termos de episódios, por exemplo, episódios depressivos e maníacos, distúrbios depressivos, incluindo depressão grave e distimia, distúrbios bipolares e distúrbios do humor associados a problemas clínicos gerais e/ou abuso de substâncias.[15] Poderão ser acrescentados indicadores específicos para a descrição da gravidade, como início no pós-parto e curso de episódios recorrentes. Entre os distúrbios do humor, depressão grave tem sido estudada com maior frequência, e foi constatado que esse é um distúrbio psiquiátrico incapacitante e frequente nos Estados Unidos. Foi demonstrado que a prevalência de depressão grave é de 14,9% para toda a vida e 8,6% para um período de 12 meses. Também foi demonstrada predominância de mulheres com relação a homens, tanto nos casos considerados durante toda a vida, como em períodos de 12 meses.[17] Até 74% dos entrevistados NCS com depressão durante toda a existência exibiam um ou mais distúrbios – os mais comuns foram ansiedade (58%) e abuso de substância (38%). Foi verificado que a prevalência de depressão em pacientes de câncer é 2 a 3 vezes o percentual documentado na população geral, e até 25% dos pacientes internados em instituições para extensão terapêutica podem padecer de depressão grave.[5,18,19] Parecem estar aumentando os casos de depressão grave, atingindo pessoas mais jovens; ainda assim, esse distúrbio passa despercebido e não é diagnosticado em todas as faixas etárias.

No National Comorbidity Survey Replication (NCS-R) de 2001-2002, Kessler et al. informaram a prevalência e correlações da depressão grave utilizando critérios de *DSM-IV* em 9.090 residentes domiciliares, a partir dos 18 anos de idade.[20] Esses autores calcularam uma prevalência de 16,2% de depressão grave para toda a vida e de 6,6% para um período de 12 meses. A estimativa é de que esse primeiro distúrbio afete de 32 a 35 milhões de adultos, e o segundo, de 13 a 14 milhões. Entre outros resultados, o risco parecia ser baixo até o início da adolescência, mas distúrbios depressivos ocorrem durante todo o ciclo biológico do ser humano. Alguns dos fatores associados ao risco foram: gênero feminino, *status* de dona de casa, desemprego ou incapacitação, jamais ter se casado, educação inferior, nível de pobreza etc.. Também foi constatado que a depressão grave tinha alto índice de comorbidade com outros distúrbios mentais. Até 72% dos entrevistados com depressão grave durante a vida atendiam aos critérios para pelo menos outro distúrbio, como, por exemplo, distúrbio da ansiedade (59%), distúrbio por abuso de substância (24%) e distúrbio do controle dos impulsos (30%). Aproximadamente 90% dos casos de depressão grave no período de 12 meses foram classificados como moderados, graves ou muito graves. Depressão também foi associada a enfermidades físicas, afetando vários domínios da funcionalidade e do bem-estar; e foi demonstrado que pacientes com problemas depressivos tinham funcionamento mental, emocional e social menos satisfatório do que aqueles com problemas clínicos crônicos.[21,22] Por exemplo, pacientes deprimidos podem apresentar níveis mais altos de fadiga e interferências (relacionadas à fadiga) do que pacientes com câncer.[23]

As características dos distúrbios do humor com depressão incluem sensação de tristeza, desesperança e desencorajamento. Mas a tristeza pode ser ignorada por queixas de problemas somáticos, raiva persistente ou irritabilidade crescente, desinteresse ou falta de prazer nas atividades, mudanças no apetite e nos padrões de sono, além de alteração de comportamentos psicomotores, como agitação. Diminuição da energia, cansaço e fadiga são achados comuns, assim como sensações de desvalorização pessoal e de culpa. Podem ocorrer problemas de concentração, dificuldades na tomada de decisão, pensamentos de morte e suicídio, e graus variáveis de deficiência social e de trabalho. Em muitos casos, as pessoas deprimidas apresentam comportamento choroso, irritabilidade, ruminações, ansiedade, fobias, preocupação com a saúde física, queixas de dores e expressão sorumbática. Muitas vezes, a depressão grave é diferenciada dos distúrbios do humor por causa de um problema clínico geral, distúrbio do humor induzido por abuso de substância, demência, distúrbio do ajustamento com um humor deprimido e sensação de perda. Por outro lado, episódios maníacos são caracterizados por autoestima inflada, ou por mania de grandeza, diminuição da necessidade de dormir, fala urgente, imagens delirantes, desatenção, maior envolvimento em atividades orientadas para meta e agitação psicomotora. Atitudes expansivas e otimismo injustificado, juntamente com deficiência de julgamento, podem levar a excessos imprudentes, conforme teremos a oportunidade de discutir posteriormente.

Inibidores seletivos da recaptação de serotonina

O percentual de pacientes deprimidos medicados com agentes psicotrópicos aumentou de 44,6%, em 1987, para 79,4%, em 1997, um aumento atribuído principalmente a uma classe de medicações inexistente em 1987, os inibidores seletivos da recaptação de serotonina (ISRSs) (Tab. 15.2).[24-30] A pesquisa e descobertas psicofarmacológicas alteraram os protocolos de tratamento da depressão, particularmente ao longo dos últimos 20 anos, e o uso de antidepressivos aumentou, de 1988 até 1994, de 3 a 5 vezes entre pessoas com menos de 20 anos.[31] Nota-se que os médicos de atendimento primário dão início à farmacoterapia antidepressiva com maior frequência do que os psiquiatras, a literatura trata de aspectos envolvidos na identificação e tratamento da depressão em ambientes de cuidados primários, delineando com nitidez que a farmacologia do tratamento da depressão e seus efeitos constituem um desafio multifatorial para os médicos, que devem levar em consideração os efeitos colaterais da medicação, efeitos farmacológicos adversos e interações entre fármacos, bem como fatores específicos do paciente, como sexo, idade e presença de outras enfermidades.[5]

Antidepressivos exercem inúmeros efeitos moduladores neuroquímicos e como receptor (Tab. 15.3).[32] Conforme mencionado anteriormente, os ISRSs são os antidepressivos mais receitados com que se depara o anestesiologista. Como

TABELA 15.2 Medicações para distúrbio depressivo

Classe	Nome genérico (nome comercial)
Antidepressivos tricíclicos (ADTs)	Amitriptilina (Elavil, Endep, Entrofen, Loroxyl, Tryptizol) Amoxapina (Asendin) Clomipramina (Anafranil) Desipramina (Norpramin, Pertofran) Doxepina (Adapin, Sinequan) Imipramina (Norfranil, Tofranil, Tipramine) Maprotilina (Ludiomil) Nortriptilina (Aventyl, Noratren, Pamelor) Protriptilina (Vivactil) Trimipramina (Surmontil)
Inibidores seletivos da recaptação de serotonina (ISRSs)	Citalopram (Celexa, Cipram, Cipramil, Serostat) Escitalopram (Lexapro) Fluoxetina (Prozac, Sarafem) Fluvoxamina (Dumirox, Feverin, Floxyfral, Luvox) Paroxetina (Paxil) Sertralina (Zoloft)
Inibidores da monoamino oxidase (IMAOs)	Deprenil (Eldepryl, Selegiline) Isocarboxazida (Marplan) Moclobemida (Aurorix) Fenelzina (Nardil) Tranilcipromina (Parnate)
Medicações atípicas	Amissulprida (Deniban, Solian, Sulamid) Bupropiona (Wellbutrin, Zyban) Duloxetina (Gymbalta) Milnaciprano (Ixel) Mirtazapina (Remeron) Nefazodona (Dutonin, Serzone) Reboxetina (Edronax, Vestra) Trazodona (Desyrel, Trazon, Trialodine) Venlafaxina (Effexor) Viloxazina (Vivalan, Vivarint)
Plantas medicinais e remédios naturais	Ginkgo biloba Ginseng *Hypericum perforatum* (erva-de-são-joão) S-adenosil-L-metionina (SAMe) *Valeria officinalis* (Valeriana)

EFEITOS COLATERAIS PERTINENTES DESSAS MEDICAÇÕES: efeitos antiadrenérgicos, efeitos anticolinérgicos, visão turva, constipação, diminuição da condução cardíaca, sonolência, boca seca, disúria, hepatotoxicidade, hiponatremia, hipotensão ortostática, sedação, convulsões, tremores, retenção urinária.

seu nome implica, esses agentes potenciam seletivamente a transmissão de impulsos nervosos centrais ao longo das vias serotonérgicas, ao mesmo tempo que exercem pouco efeito nas demais vias neuroendócrinas, como aquelas envolvendo noradrenalina ou acetilcolina. Assim, esses agentes tendem a causar náusea, diarreia, cefaleia, disfunção sexual, agitação e, apesar de alguns efeitos sedativos leves, insônia. Os ISRSs não causam muitos dos efeitos colaterais associados com outras classes de antidepressivos. Contudo, são observados efeitos colaterais que ocorrem com o uso de ISRSs em associação com hiponatremia e sertralina. Geralmente essas reações estão relacionadas com boca seca, e devem ser identificadas, caso venham a ocorrer.

A fluoxetina é notável entre os ISRSs, por ser inibidor potente da isoenzima citocromo p450 2D6.[33] A implicação dessa inibição é o aumento na concentração plasmática de agentes farmacológicos dependentes do metabolismo hepático para sua eliminação. Em geral, outros agentes utilizados para tratamento de doenças coexistentes, como β-bloqueadores, benzodiazepínicos e alguns medicamentos antiarrítmicos cardíacos são afetados. Os resultados mais evidentes dessa inibição derivam do tratamento da própria depressão do paciente, porque o paciente pode ser tratado com diversos antidepressivos pertencentes a diversas classes. O tratamento simultâneo com fluoxetina e um agente tricíclico em pacientes deprimidos pode resultar em elevações substanciais nas concentrações plasmáticas desse agente. A combinação com inibidores da monoamino oxidase (IMAOs), com a farmacologia que será discutida mais adiante, pode precipitar uma síndrome da serotonina, que é parecida com a síndrome maligna neuroléptica, tanto em sua apresentação como na mortalidade, caracterizando-se por rubor, inquietude, ansiedade, calafrios, ataxia, insônia e instabilidade hemodinâmica. A combinação de fluoxetina com um estabilizador do humor (carbamazepina ou lítio) também pode precipitar essa síndrome. Está em curso a discussão se ISRSs podem aumentar o risco de suicídio em pequeno subgrupo de pacientes com depressão. Mas para esse último ponto, não existem evidências.

De acordo com a perspectiva da anestesia, os ISRSs representam pequeno desafio adicional à administração da anestesia geral. Deve-se tomar certo cuidado para limitar agentes que dependam do sistema citocromo para metabolização, como barbitúricos, benzodiazepínicos e certos agentes bloqueadores neuromusculares. Também é digno de nota que ISRSs não têm efeito no limite convulsivo. Esse é um ponto importante a ser lembrado durante a administração de anestesia geral em pacientes com distúrbio convulsivo coexistente, ou pacientes submetidos a eletroconvulsoterapia (ECT) para tratamento da depressão ou de outros distúrbios psiquiátricos.

Antidepressivos tricíclicos

Antes da introdução dos ISRSs na prática clínica, os antidepressivos tricíclicos (ADTs) eram os agentes mais utilizados no tratamento da depressão clínica. Esses fármacos receberam essa denominação porque sua estrutura química é composta por três anéis conjugados. Se o átomo de nitrogênio no anel central for uma amina terciária, o agente pertencerá aos ADTs de primeira geração; se for uma amina secundária, será um tricíclico de segunda geração. Em sua maioria, os efeitos colaterais discutidos posteriormente são mais pronunciados com o uso de ADTs de primeira geração. Em geral, acredita-se que os ADTs sejam igualmente potentes com relação ao tratamento da depressão. Por outro lado, todos os ADTs causam alguns sintomas anticolinérgicos, hipotensão ortostática, arritmia cardíaca e sedação. Todavia, isso ocorre em graus variáveis quando comparados com sua eficácia

TABELA 15.3 Farmacologia dos antidepressivos*

	Atividade antimuscarínica†	Atividade anti-histamínica (H1)†	Atividade anti-α1-adrenérgica	Inibição da recaptação NA	Inibição da recaptação 5-HT	Meia-vida de eliminação (hora)
Amitriptilina	3	3	3	2	4	32-40
Doxepina	2	4	3	1	2	8-25
Imipramina	2	1	1	2	4	6-20
Trimipramina	2	4	3	1	1	9
Desipramina	1	0	1	4	3	12-54
Nortriptilina	1	1	2	2	3	15-90
Protriptilina	3	½	1	3	3	54-92
Amoxapina	1	1	2	2	2	8-30
Maprotilina	1	2	1	2	1	27-58
Trazodona	0	½	2	0	3	3-9
Fluoxetina	½	0	0	1	4	168-210
Bupropiona	0	0	0	0	0	8-24

NA, noradrenalina; 5-HT, 5-hidroxitriptamina (serotonina).
*Escala relativa de 1 a 4, em que 1 = efeito mínimo.
†Agentes relativos: atropina = 4 (atividade antimuscarínica), difenidramina = 2 (atividade anti-histamínica), fentolamina = 4 (atividade anti-α_1-adrenérgica).
De Haddox JD, Chapkowski SL: Neuropsychiatric drug use in pain management. *In* Raj PP (ed.): *Practical Management of Pain*, 3.ed. St. Louis, Mosby, 2000, p. 489-512.

como antidepressivos. Esse perfil diferenciado de efeitos colaterais funciona como base para grande parte da estratégia empregada pelos profissionais que receitam esses agentes. Por exemplo, um agente que causa maior grau de sedação deverá ser escolhido preferencialmente para pacientes com insônia como parte de sua sintomatologia. De maneira análoga, os médicos devem evitar agentes farmacológicos que tenham maior atividade anticolinérgica em pacientes com glaucoma ou doença de refluxo, por exemplo.

Basicamente, o grau do potencial de arritmia cardíaca é idêntico para ATCs, e esses agentes devem ser evitados em pacientes que têm a consciência de sofrer anormalidades da condução cardíaca, incluindo bloqueio atrioventricular de segundo grau. Foi demonstrado que, apesar de seu potencial para causar arritmias cardíacas, esses agentes podem, paradoxalmente, demonstrar alguma atividade antiarrítmica.[34] Também é digno de nota o fato que, apesar das alterações eletrocardiográficas (ECG) ocorrentes com o uso desses agentes, as mudanças tendem a se dissipar com a continuação do tratamento, o que implica em algum tipo de tolerância a esses efeitos por parte do sistema de condução cardíaca.[35] Contudo, essas mudanças são particularmente preocupantes durante a fase inicial de tratamento de pacientes deprimidos com ideias suicidas. Essa preocupação tem sua origem no fato que um método frequentemente escolhido de suicídio é a overdose, e as medicações escolhidas são aquelas em posse dos pacientes — nesse caso, possivelmente seus antidepressivos. Overdose com ATCs pode ocorrer com a ingestão de somente 5 a 10 vezes a dose diária, o que resultaria em depressão do miocárdio resistente ou arritmia fatal. Não obstante esses fatos, uma overdose com ATCs se apresenta tipicamente como uma depressão do sistema nervoso central (SNC), inclusive com convulsões, hipoventilação e coma. Também estão presentes sintomas anticolinérgicos, que podem confundir o diagnóstico. Normalmente, quando o paciente se apresenta ao teatro operatório, esses problemas não estão presentes. Mas em uma situação de trauma, talvez haja campo para preocupação, se tiver ocorrido ingestão aguda do agente como parte de uma tentativa de suicídio ou de abuso desses fármacos.

As considerações concernentes à administração da anestesia geral a pacientes submetidos a tratamento de depressão com ATCs giram em torno dos efeitos colaterais dessas medicações e suas interações com outros agentes farmacológicos. O mecanismo de ação dos ATCs envolve o incremento da atividade serotonérgica e noradrenérgica. Também causam inibição da atividade histaminérgica, colinérgica e α_1-adrenérgica. Essa inibição é responsável por muitos dos efeitos colaterais dos agentes. Quase todas as considerações anestésicas relacionadas a pacientes que estejam sendo tratados com um ATC envolvem o sistema cardiovascular, vindo à tona por causa da interação do agente com um neurotransmissor específico, por exemplo, noradrenalina. A administração de ATCs causa aumento nesse neurotransmissor, que deve ser armazenado nos terminais nervosos noradrenérgicos. Assim, a administração de vasopressores de ação indireta, como efedrina, pode causar uma resposta exagerada. Esse efeito é mais acentuado nos casos de tratamento agudo e se dissipa gradualmente depois das primeiras 2 a 3 semanas. Assim, é aconselhável cautela com relação ao uso de agentes com efeitos simpaticomiméticos em pacientes medicados com ATCs.

Outro sistema de neurotransmissão que é particularmente preocupante para o anestesiologista é o sistema colinérgico. Muitos dos agentes utilizados por anestesiologistas são anticolinérgicos ou têm efeitos anticolinérgicos. No período pré-operatório, alguns anestesiologistas utilizam escopolamina por causa de suas propriedades sedativas, ansiolíticas e antissialagogas. No período intraoperatório, tanto glicopirrolato como atropina são utilizados, graças a suas propriedades anticolinérgicas. Pancurônio, que exerce efeitos anticolinérgicos significativos, ainda é utilizado para procedimentos necessitando de longo período de relaxamento muscular, especialmente cirurgia cardíaca. Foi observado que atropina e glicopirrolato exibem maior atividade muscarínica em presença de ATCs, e foi documentado que a administração de pancurônio precipita taquiarritmias num grupo de pacientes estudados.[36] Além disso, há a possibilidade que o tratamento pré-operatório com escopolamina possa aumentar a incidência de delírio de retorno, embora não tenham sido publicados estudos em apoio a essa suspeita.

Em termos gerais, a maior quantidade de neurotransmissores disponíveis no SNC por causa do tratamento com ISRSs é responsável pelo aumento da concentração alveolar mínima (CAM) dos agentes inalatórios.[37] Também em geral, graças à sensibilização do sistema nervoso simpático pelos ATCs, há a possibilidade de que quetamina tenha efeito parecido ao do pancurônio, embora não haja evidência em favor dessa hipótese. Finalmente, teoricamente halotano e epinefrina utilizados para estender o tempo de ação do bloqueio administrado a nível central ou periférico também têm o potencial de causar arritmias, embora também nesse caso inexistam evidências em apoio a essa possibilidade.

Inibidores da monoamino oxidase

Os inibidores da monoamino oxidase (IMAOs) representam uma terceira classe de antidepressivos. Como seu nome implica, esses agentes inibem a enzima monoamino oxidase, que é responsável pela desaminação oxidativa de diversas aminas biogênicas, entre elas a norepinefrina. Como consequência, esses agentes estendem o efeito da noradrenalina nos terminais nervosos. Embora seu uso tenha declinado ao longo das últimas décadas, em grande parte graças ao advento de terapias farmacológicas mais específicas, os IMAOs ainda estão no mercado. Esses agentes ficam reservados principalmente para o tratamento de pacientes que não obtiveram sucesso terapêutico com outros antidepressivos. Os IMAOs estão isentos de muitos dos efeitos colaterais dos agentes previamente mencionados. O principal efeito colateral é a capacidade de precipitar uma hipertensão profunda ao serem consumidos alimentos contendo a substância tiramina, mais comuns em vinhos ou queijos, ou quando um IMAO é administrado em combinação com efeitos simpaticomiméticos intrínsecos, incluindo certos β-bloqueadores. Tiramina e agentes simpaticomiméticos estimulam a liberação de norepinefrina pelos terminais nervosos noradrenérgicos, e, por causa do mecanismo do agente, tornam-se acentuados os efeitos α-adrenérgicos do neurotransmissor. Outros efeitos colaterais dos IMAOs são hipotensão ortostática, sedação, visão turva e neuropatia periférica.

Além dos efeitos colaterais acima mencionados, talvez a maior razão de os IMAOs terem sido preteridos como terapia de primeira linha para tratamento da depressão é sua tendência para interagir com enorme lista de outros fármacos, inclusive alguns medicamentos com receita obrigatória e de venda livre, como meperidina e a erva-de-são-joão, uma planta medicinal. Entre as manifestações dessas reações, encontramos as já citadas crise hipertensiva, síndrome da serotonina e, em muitos casos, efeitos exagerados de muitas das medicações com as quais o IMAO interage. Esse perfil de interação limita muito a utilidade dessa classe farmacológica. Quando um paciente que esteja em tratamento com IMAOs se apresenta para cirurgia, o anestesiologista deverá considerar diversos aspectos. No passado, era sugerido que IMAOs fossem suspensos 2 a 3 semanas antes de qualquer procedimento eletivo envolvendo anestesia geral. Atualmente, essa precaução não é mais incentivada ou prática para muitos procedimentos, porque a descontinuação do agente pode colocar os pacientes rapidamente em maior risco de suicídio.[38]

Como ocorre com os ATCs, supõe-se que CAM fique elevada em pacientes em tratamento com IMAOs, embora essa elevação jamais tenha sido descrita. Além disso, a atividade sérica das colinesterases pode ficar prejudicada, implicando na necessidade de redução da dose de succinilcolina.[39] Os índices da função hepática podem ficar elevados durante o tratamento com IMAOs, e assim é provável que devamos evitar o uso de halotano por causa de seu potencial para causar disfunção hepática. Como ocorre com os ATCs, vasopressores de ação indireta e também anestésicos locais contendo adrenalina devem ser evitados por causa de seu potencial em causar hipertensão grave. Finalmente, tendo em vista que IMAOs interagem com os opioides, seu uso deve se limitar ao necessário. Meperidina é o mais implicado dos narcóticos; mas, com a exceção de fentanil, todos os narcóticos têm potencial de precipitar uma resposta hiperpiréxica que pode ser confundida com hipertermia maligna, com igual potencial de mortalidade.[40] O controle da dor pós-operatória pode ser conseguido com o uso mínimo de opioides e com o emprego de alternativas como AAINES e anestesia regional, quando houver possibilidade.

Agentes de segunda geração

Uma opção farmacológica final para o tratamento da depressão é o uso de agentes alternativos de segunda geração, como venlafaxina, trazodona, bupropiona e mirtazapina. Os métodos de ação de muitos desses agentes farmacológicos estão atualmente em processo de elucidação, mas ainda são pouco compreendidos. Como os IMAOs, é mais provável que esses agentes sejam escolhidos pelos clínicos para tratamento de pacientes que não conseguiram obter sucesso com outros medicamentos, por exemplo, ISRSs. Muitas vezes, o perfil de efeitos colaterais do agente funciona como orientação para a escolha específica do fármaco. Por exemplo, fenlafaxina pode estar ligada a convulsões e constipação como dois efeitos colaterais. Outro agente pertencente a essa classe, a trazodona, é o mais sedativo dos antidepressivos de segunda geração e pode ser escolhido para tratamento de pacientes que padeçam de insônia. Ao contrário dos ATCs, esses agentes alternativos praticamente não possuem efeitos anticolinérgicos nem representam potencial para arritmias cardíacas. Para pacientes medicados com mais de um agente como parte de seus tratamentos, é recomendável evitar o uso de IMAOs em pacientes tratados com um antidepressivo de segunda geração.

Justifica-se uma atitude cautelosa no que diz respeito à erva-de-são-joão (*Hypericum perforatum*), utilizada por muitas pessoas na tentativa de automedicação para o que acreditam ser depressão. Muitos desses indivíduos jamais foram diagnosticados por um psicólogo ou psiquiatra como tendo depressão, mas ainda assim se automedicam com a planta. Estudos recentes indicam que a erva-de-são-joão não é mais efetiva do que placebo no tratamento de distúrbios depressivos graves.[41] Sua eficácia para casos menos graves é tópico em discussão. Contudo, ainda existem pacientes frequentadores de clínica médica tomando esse agente nutracêutico. Seu perfil de efeitos colaterais é extenso, mas a única grande preocupação para os anestesiologistas é a semelhança que esse remédio tem com os IMAOs em seu potencial para precipitar hipertensão e hiperpirexia pelos mecanismos mencionados anteriormente.

Scher e Anwar informaram ser de 35% o percentual de pacientes cirúrgicos tomando antidepressivos.[42] Além disso, os pesquisadores verificaram que grande percentual desses pacientes não revelou o uso desses medicamentos por ocasião da avaliação pré-anestésica de rotina. Sob esse aspecto, um percentual parecido de pacientes — aproximadamente um terço — admitiu tomar um ou mais agentes nutracêuticos (plantas medicinais). Todavia, 70% não passaram essa informação por ocasião da avaliação pré-anestésica, e muitos desses agentes exercem efeitos neurocomportamentais, podendo interagir com os anestésicos.[43,44] Além dos possíveis efeitos da psicopatologia depressiva na informação da enfermidades por parte do paciente, seus comportamentos antes e depois da cirurgia e resultados da recuperação, as medicações antidepressivas podem interagir com anestésicos e influenciar o comportamento ou funcionamento cognitivo no período pós-operatório. Uma dessas complicações é o risco de ocorrerem estados de confusão aguda, o que, segundo se acredita, é alto em pacientes deprimidos tomando antidepressivos.

Um grupo de pesquisadores comparou 80 pacientes deprimidos com 50 pacientes no grupo de controle submetidos à cirurgia ortopédica, tendo constatado que a resposta do cortisol à cirurgia está associada à confusão no período pós-operatório, e que o uso de fentanil durante a anestesia diminui a incidência de confusão nesse período, o que está relacionado à inibição da secreção do cortisol por esse agente farmacológico.[45] Outro estudo avaliou 80 pacientes com idades entre 35 e 63 anos com depressão grave e que foram submetidos à anestesia durante cirurgia ortopédica. Os pacientes foram divididos entre aqueles que continuaram e aqueles que não continuaram a usar antidepressivos 72 horas antes da cirurgia.[46] Os pacientes deprimidos estavam tomando imipramina, clomipramina, maprotilina e mianserina. Os resultados revelaram baixa incidência de hipotensão e de arritmias no período intraoperatório em pacientes deprimidos, não importando se o tratamento antidepressivo foi interrompido ou não no pré-operatório. Mas a suspensão do uso dos antidepressivos estava associada à maior incidência de delírio, confusão e sintomas depressivos. Em outra investigação, Kudoh et al. observaram regulação da temperatura durante a anestesia e calafrios pós-operatórios em pacientes cronicamente deprimidos submetidos à cirurgia ortopédica e que estavam tomando imipramina, clomipramina, maprotilina, ou mianserina há mais de um ano, em comparação com um grupo de controle. A temperatura central no período intraoperatório e a incidência de calafrios no grupo deprimidos foram significativamente mais elevadas.[47]

Distúrbio distímico

O *DSM-IV* define distimia como um humor cronicamente deprimido que ocorre na maior parte do dia, sendo maior o número de dias com o problema, durante pelo menos 2 anos.[15] O distúrbio pode ser diagnosticado em crianças, que podem exibir irritabilidade, em vez de depressão, ou em adição a um estado de tristeza. Quando há prevalência do humor deprimido, pelo menos mais dois sintomas poderão estar presentes, incluindo pouco apetite ou consumo excessivo de alimentos, insônia ou hipersonia, baixo nível de energia ou fadiga, baixa autoestima, dificuldades de concentração ou de tomada de decisões e sensação de desesperança. Muitas vezes, os pacientes com distimia, com o passar do tempo, encaram seus sintomas como característicos de sua personalidade. A prevalência durante toda a vida é de aproximadamente 6%, de acordo com o *DSM-IV*, não sendo percebido que distimia é frequentemente caracterizada por um surgimento insidioso e precoce e por um curso crônico.[15] A distimia pode estar superposta à depressão grave; e, em muitos casos, o médico receita a tal paciente medicações similares àquelas utilizadas para depressão grave. Podem ser comuns a perda de interesse, sentimentos de culpa ou atitude meditativa com relação ao passado, raiva excessiva e diminuição dos níveis de atividade, eficiência e produtividade; e, com o tempo, o distúrbio poderá se associar a diversas enfermidades físicas ou coexistirá com tais enfermidades.

Distúrbios bipolares

Quando uma pessoa exibe surtos ou episódios caracterizados como maníacos, muitas vezes seguido de episódios depressivos, são caracterizados nessa categoria — de distúrbios bipolares. Observa-se um episódio maníaco como um período distinto caracterizado por um estado de espírito irritável, expansivo ou anormal e persistentemente elevado, acompanhado por outros sintomas como autoestima inflada ou mania de grandeza, menor necessidade de dormir, fala impulsiva, ideias delirantes, desatenção e maior envolvimento em atividades direcionadas com alto potencial para consequências dolorosas. O distúrbio é suficientemente grave a ponto de causar deficiências significativas no funcionamento social ou ocupacional, podendo envolver aspectos psicóticos. Nos episódios maníacos, pode-se observar um humor eufórico, excepcionalmente alegre ou turbulento; e a qualidade expansiva é descrita como incessante e indiscriminada, particularmente em interações interpessoais, sexuais ou ocupacionais. A autoaceitação sem questionamentos pode ser predominante, e o paciente pode não reconhecer que está enfermo, resistindo aos esforços de tratamento. O humor pode mudar rapidamente para raiva ou depressão. Dependendo da duração, gravidade e curso dos complexos sintomatológicos ao longo do tempo, o paciente poderá ser diagnosticado como tendo distúrbio bipolar I ou II. Distúrbio bipolar I se caracteriza por um ou mais episódios maníacos ou mistos, habitualmente com graves episódios depressivos. O diagnóstico de distúrbio bipolar II sugere episódios depressivos recorrentes e pelo menos um episódio hipomaníaco. Entre os fatores especificadores para designação dos subtipos no âmbito do espectro bipolar encontram-se aqueles que refletem gravidade, psicose, remissão, aspectos catatônicos e início no pós-parto. Também são considerados os padrões sazonais e a natureza do curso do ciclo (rápido, ou não) e, portanto, a história de episódios atuais e passados determinará o diagnóstico de um verdadeiro distúrbio do humor.

A fenomenologia dos sintomas bipolares é multifacetada, entre indivíduos e no mesmo indivíduo, ao longo do processo, devendo ser levados em conta tanto a gravidade como a variabilidade dos sintomas.[48] Estudando a prevalência e a incapacitação decorrente dos distúrbios com espectro bipolar nos Estados Unidos e ampliando a investigação para casos sublimítrofes, Judd e Akiskal observaram uma prevalência combinada na comunidade de 6,4%.[49] Casos sublimítrofes são pelo menos cinco vezes mais prevalentes do que os diagnósticos sindrômicos essenciais definidos pelo *DSM*, citados em cerca de 1%. Esses pesquisadores enfatizaram que os distúrbios bipolares estão associados à significativa deficiência no uso dos serviços e com comprometimento psicossocial. Entre os tratamentos farmacológicos para distúrbios bipolares, encontram-se os agentes utilizados no tratamento em geral dos distúrbios do humor, inclusive antidepressivos, sais de lítio e outras medicações. Carbonato de lítio foi

TABELA 15.4 Medicações para distúrbios bipolares/ciclotímicos

Carbamazepina (Tegretol)
Ácido valproico (Depakote)
Gabapentina (Neurontin)
Lamotrigina (Lamictal)
Topiramato (Topamax)
Carbonato de lítio (Eskalith, Lithium, Lithobid)

EFEITOS COLATERAIS PERTINENTES DESSAS MEDICAÇÕES: ataxia, confusão, convulsões, toxicidade por lítio, diabetes insípido nefrogênico, sedação, tremores.

o primeiro, e ainda é o mais importante, agente antimaníaco (Tab. 15.4).[25-30] Para casos refratários ao tratamento com agentes farmacológicos, pode-se usar eletroconvulsoterapia (ECT) como última tentativa de intervenção.

O uso de carbonato de lítio para tratamento da mania teve início depois que um psiquiatra australiano, John Cade, observou o efeito calmante que o sal tinha em animais de laboratório. Durante muitos anos, o refrigerante 7Up continha lítio e era comercializado como capaz de efeito calmante. Embora o mecanismo de ação do lítio ainda não tenha sido desvendado com precisão, essa substância está amplamente distribuída por todo o SNC, onde, segundo se acredita, exerce diversos efeitos. Sabe-se que o lítio interage com muitos sistemas neurotransmissores, aumenta a síntese de serotonina e diminui a liberação de norepinefrina. Acredita-se que esses efeitos sejam responsáveis por seu efeito clínico.

Apesar da sua eficácia no tratamento da mania, o lítio tem índice terapêutico muito estreito e os níveis plasmáticos desse agente devem ser rotineiramente monitorados. Uma concentração sérica de 0,6 a 0,8 mEq/L é considerada terapêutica para o tratamento da mania estável. Níveis ligeiramente maiores, de até 1,2 mEq/L, são aceitos para tratamento de episódios agudos. Níveis de 2,0 mEq/L são considerados tóxicos, impondo a descontinuação do lítio e uma hidratação agressiva com soluções contendo sódio, ou a administração de diuréticos osmóticos como o manitol.[50] A toxicidade por lítio fica evidenciada por fraqueza, sedação, ataxia e ampliação dos complexos QRS no eletrocardiograma. Esses sintomas em pacientes medicados com lítio impõem a necessidade de descontinuação do medicamento, devendo ser obtida uma dosagem sérica de lítio, pois diante de uma toxicidade maior poderão ocorrer bloqueio atrioventricular, instabilidade cardiovascular, convulsões e morte.

Além da possibilidade de toxicidade, lítio também exerce efeitos prolongados que necessitarão de monitoração periódica. Sabe-se que lítio inibe a liberação dos hormônios tireoidianos, resultando em hipotireoidismo em até 5% dos pacientes medicados com essa substância. Também pode causar diabetes insípido nefrogênico que não responde ao tratamento com vasopressina. Em pequeno número de pacientes, pode ocorrer leucocitose, denotada como uma contagem de glóbulos brancos entre 10.000 e 14.000 células/mm^3. Todos esses efeitos desaparecem com a descontinuação da medicação, mas isso implica na necessidade de testes periódicos dos níveis tireoidianos do paciente, sua osmolalidade urinária e leucometria. Em pacientes que sabem padecer de disfunção do nodo sinusal, pode ser prudente colocar, em primeiro lugar, um marca-passo permanente em decorrência de possíveis perturbações do sistema de condução cardíaca pelo tratamento com lítio.

Os íons lítio são livremente filtrados no glomérulo e, em seguida, reabsorvidos no túbulo contornado proximal. O grau de reabsorção é inversamente proporcional à concentração de íons sódio presentes no ultrafiltrado. Em pacientes medicados com diuréticos de alça ou derivados da tiazida, o aumento na concentração de íons sódio no ultrafiltrado provoca aumento subsequente na reabsorção de lítio. Juntamente com o decréscimo relativo no líquido extracelular, a concentração do íon lítio pode se elevar em até 50%, podendo ocorrer toxicidade. Assim, é recomendável a redução da dose de lítio, juntamente com uma monitoração mais cuidadosa dos níveis dessa substância em pacientes medicados com terapia diurética com qualquer um desses agentes. Além das considerações acima mencionadas, o lítio interage com diversas classes de agentes anestésicos. Especificamente, a duração da ação de diversos medicamentos bloqueadores neuromusculares não despolarizantes fica prolongada por causa da capacidade do lítio em substituir o sódio na propagação dos potenciais de ação.[51] Além disso, a CAM fica reduzida em pacientes medicados com lítio por causa do bloqueio da liberação da epinefrina e norepinefrina no tronco encefálico por essa substância; assim, o despertar do paciente poderá sofrer demora.[52] Nutracêuticos e plantas medicinais também já foram utilizados no tratamento dos distúrbios do humor, havendo necessidade da avaliação desses agentes pelos anestesiologistas. Nesse contexto, óleos de peixe tiveram resultados positivos em pacientes com distúrbio bipolar, podendo ainda afetar a cascata da coagulação.[53]

Eletroconvulsoterapia

Um procedimento terapêutico frequentemente questionado para depressão e outros distúrbios mentais, a ECT, permanece ainda como parte do arsenal de armas para combate dos sintomas de depressão grave e distúrbio bipolar.[54] ECT também pode ser aplicada em casos de esquizofrenia, particularmente quando os pacientes não responderam a outros esforços terapêuticos.[55] Acredita-se que o mecanismo terapêutico da ECT esteja relacionado às interações potencialmente importantes entre psicotrópicos, anestésicos e ECT, havendo necessidade de uma efetiva cooperação entre as disciplinas clínicas envolvidas em sua administração. Vários pesquisadores clínicos exploraram combinações de anestésicos para facilitar resultados favoráveis.[56] Em geral, acredita-se que ECT seja uma última tentativa de tratamento, aplicada quando outros tratamentos fracassaram, ou nos casos em que os pacientes passam a ter ideias agudas de suicídio.[57] Ainda é desconhecido o mecanismo de ação da ECT. Até pouco tempo, quase todos os clínicos festejavam a teoria de que a duração da convulsão é o fator mais importante com relação à eficácia terapêutica.[59] As únicas contraindicações absolutas para o uso de ECT são pressão intracraniana elevada e feocromocitoma. Algumas contraindicações relativas são acidente cerebrovascular recente, doença aórtica, aneurismas cerebrais, distúrbios da condução cardíaca e certas gestações de alto risco.

Usualmente, tão logo tenha sido aplicado ao cérebro um estímulo elétrico, será induzida uma convulsão tônico-clônica. Uma breve fase tônica inicial é seguida por uma fase clônica mais prolongada que dura cerca de 30 segundos a alguns minutos. Outra técnica consiste em induzir três convulsões em uma sessão e usar intubação com hiperventilação para diminuir o dióxido de carbono. Mediante a hiperventilação e diminuição dos níveis de dióxido de carbono, poderá ser baixado o limite convulsivo. Em média, são necessárias oito sessões para tratar a maioria dos pacientes, com um percentual de resposta próximo aos 75%. Ao longo dos tratamentos, o único efeito colateral significativo ocorrente é a perda de memória. Para que essa complicação seja minimizada, o estímulo poderá ser aplicado apenas ao hemisfério não dominante. Todavia, com essa manobra, a eficácia fica reduzida.

Durante os tratamentos por ECT, ocorrem diversas consequências fisiológicas que implicam na necessidade de uma cuidadosa monitoração dos pacientes. Inicialmente, observa-se uma descarga vagal substancial, com consequentes bradicardia e hipotensão. Essa situação é imediatamente seguida por um período muito mais longo, durante o qual há predomínio da atividade simpática, resultando em hipertensão e taquicardia. Durante esse período, poderá ocorrer isquemia cardíaca ou taquiarritmias significativas. De fato, a causa mais frequente de mortalidade em pacientes submetidos à ECT é infarto do miocárdio.[60] Foram sugeridos diversos tratamentos para cuidar desses efeitos, inclusive β-bloqueadores de curta ação, narcóticos e nitratos. Deve-se ficar cuidadosamente atento com relação a esses agentes, pois foi informada a ocorrência de bradicardia profunda e de assistolia depois de sua administração.[61]

É preciso que os profissionais que administram anestesia para ECT tomem ciência das respostas fisiológicas indesejáveis e estejam preparados para tratá-las. Além disso, também devem conhecer os efeitos que os diferentes agentes utilizados para anestesia têm na administração da terapia. No passado, a sabedoria tradicional sugeria que metoexital era superior a outros agentes por causa de sua capacidade de baixar o limite convulsivo. Porém, pesquisa publicada mais recentemente indicou que etomidato propicia uma janela mais prolongada de atividade convulsiva, em comparação com metoexital ou propofol.[62] Até que haja concordância com relação ao exato mecanismo de ação da ECT, não se saberá qual é o agente superior. É provável que quetamina, com sua capacidade de baixar o limite convulsivo, possa proporcionar algum benefício, mas até agora não foram publicados estudos confirmando essa suposição.[63]

Considerando a natureza tônico-clônica das convulsões, torna-se essencial o relaxamento muscular, e por causa da duração de ação ultracurta, succinilcolina é um agente praticamente perfeito para essa finalidade, porque pode ser administrada como dose simples ou por infusão. Contudo, existe a possibilidade de causar leve bloqueio vagal; por isso, deve-se ter muita atenção a seu potencial de amplificação da fase vagal inicial da convulsão induzida. A administração de glicopirrolato antes da realização do procedimento pode ajudar a contornar essa complicação. Mivacúrio também foi utilizado com essa finalidade, mas tem a desvantagem de causar relaxamento prolongado e aumentar a necessidade total dos anestésicos.

Além dos monitores comuns utilizados para a anestesia geral, a maioria dos profissionais também utiliza eletromiografia (EMG) e eletroencefalografia (EEG) na monitoração da duração da atividade convulsiva induzida, tanto a nível periférico como central. A inflação de um torniquete no membro utilizado na monitoração por EMG antes da administração do relaxante muscular ajuda a aumentar a eficácia dessa modalidade de monitoração. Em geral, não haverá necessidade de intubação traqueal, a menos que haja histórico de refluxo gastroesofágico ou hérnia hiatal, mas a ventilação deverá ser auxiliada durante o procedimento por causa da necessidade de relaxamento muscular. Assim, o efeito antisialagogo do glicopirrolato é um benefício a mais do pré-tratamento com essa medicação.

Frequentemente, pacientes submetidos à ECT estão sendo tratados com outras medicações psicotrópicas. Essas medicações podem ter impacto nas implicações fisiológicas da ECT e também com possíveis interações com medicações utilizadas na anestesia de pacientes durante ECT. Por exemplo, os efeitos supra mencionados das ATCs no sistema nervoso simpático e no sistema de condução cardíaca podem predispor pacientes submetidos a ECT a um risco mais significativo de hipertensão profunda e de arritmias. Pacientes medicados com IMAOs podem estar em risco similarmente maior de hipertensão. O tratamento com lítio pode prolongar os efeitos dos benzodiazepínicos ou dos barbitúricos utilizados para indução da anestesia geral, ao mesmo tempo em que aumentam a probabilidade de efeitos colaterais cognitivos induzidos pelo tratamento. Do mesmo modo, o tratamento pré-procedural com medicações anticolinérgicas de ação central pode aumentar a probabilidade de delírio depois do procedimento. Obviamente, o registro anestésico precisa ser completo. Esse registro consiste de descrições de quais agentes estão sendo administrados e em que quantidades, especialmente agentes utilizados no tratamento de variações hemodinâmicas. O estímulo para indução, duração da convulsão induzida e tempo transcorrido até a recuperação devem ser documentados com atenção. Isso é particularmente importante, pois a ECT é administrada repetidamente ao longo de algumas semanas, e os eventos do tratamento precedente podem servir para orientar modificações de futuros tratamentos.

DISTÚRBIOS DA ANSIEDADE

Distúrbio da ansiedade generalizada

Estudos publicados ao longo das duas últimas décadas demonstraram que os distúrbios da ansiedade constituem o mais prevalente dos distúrbios mentais, afetando até um em quatro indivíduos na sociedade norte-americana em algum momento de suas vidas.[13] Embora diferindo em subtipo e situados entre as mais diversas manifestações, distúrbios da ansiedade são observados mais frequentemente entre mulheres, pessoas com menor grau de educação, solteiros e pessoas sem filhos.[64] Leon et al. estimaram que 30 milhões de norte-americanos podem ter padecido de algum distúrbio da ansiedade, e Lépine chamou a atenção para a prevalência dos distúrbios da ansiedade e seus custos para a sociedade.[65,66] Entre esses distúrbios, estão o distúrbio da ansiedade generalizada, que supostamente mantém percentuais de prevalência atual de 1,2 a 2,8%, e de 4,0 a 6,6% para toda a vida.[66] O distúrbio da ansiedade generalizada é um problema persistente e incômodo, com elevados graus de comorbidade, fazendo com que seja uma consequência de (e fator de risco para) outros distúrbios. Segundo o *DSM-IV*, as características essenciais são ansiedade excessiva e preocupação descontrolada acerca de atividades e eventos variados, ocorrentes ao longo de um período de seis meses.[15] Ansiedade e preocupação são acompanhadas por sintomas adicionais, incluindo inquietude, fadiga, problemas de concentração, irritabilidade, tensão muscular e perturbação do sono. A intensidade, a duração e o grau da ansiedade são desproporcionados em relação à real probabilidade ou ao impacto do evento temido, e as pessoas afetadas têm dificuldade em mudar seus padrões de raciocínio, em virtude da preocupação incessante. Muitos pacientes que padecem de distúrbio da ansiedade generalizada procuram tratamento com seus médicos de atendimento primário.

Fobia social

Outro dos distúrbios da ansiedade é a fobia social, um distúrbio relativamente comum, embora estimativas de prevalência difiram, dependendo dos instrumentos de medição, período de tempo sob consideração e outros aspectos metodológicos. Apesar disso, as estimativas das faixas de prevalência para a vida variam de 0,5 a 16% em um artigo, e de 3 a 13% no *DSM-IV*.[15,67] A característica essencial é o temor significativo e persistente de situações sociais ou de desempenho que levem a possível embaraço e à exposição. A situação ameaçadora provoca uma resposta imediata de ansiedade, tal como um ataque de pânico. Na maioria dos casos, a pessoa evita as situações temidas, e o distúrbio interfere significativamente com as rotinas normais, funcionamento acadêmico ou ocupacional, atividades sociais e com as relações. A fobia social é comum e está associada com comprometimento significativo em diversas áreas da existência, tendo sido identificada em 2,9 a 7,0% dos pacientes de tratamento primário.[68] Nesse cenário, com frequência os pacientes são mulheres com média de idade de 15,1 anos. Por ocasião do surgimento do problema, tendem a ser mais jovens e menos educadas do que outros portadores de distúrbios da ansiedade e podem ter conceitos mais sombrios de sua saúde e funcionamento físico, sendo comuns as ideias de suicídio. O distúrbio pode não ser percebido pelos clínicos e outros profissionais da saúde em diversas situações, particularmente quando o paciente se apresenta para cirurgia.

Distúrbio obsessivo-compulsivo

Outros distúrbios da ansiedade são distúrbio do pânico, agorafobia, fobia específica e distúrbio obsessivo-compulsivo. Os distúrbios envolvendo grande sensação de medo, agitação comportamental, envolvimento somático e fuga de situações ou atividades cotidianas importantes, como o distúrbio do pânico, agorafobia e fobia específica são, talvez, mais óbvios. Contudo, o distúrbio obsessivo-compulsivo pode se revelar de difícil identificação, particularmente entre adultos inteligentes e com grande funcionalidade. O distúrbio é um dos mais graves e crônicos entre os distúrbios da ansiedade, exibindo características essenciais de obsessões ou compulsões recorrentes que consomem tempo e são angustiantes. Em geral, as obsessões são sobre temas de contaminação, sujeira ou enfermidade; necessidade de método; e ideação somática e religiosa. Entre outras, as compulsões podem ser rituais de lavagem, de verificação de coisas e de repetição, relacionadas ao comportamento ou a fatores cognitivos.[69] Embora antigamente se pensasse que o distúrbio obsessivo-compulsivo fosse relativamente raro na população geral, estudos recentemente publicados em comunidades estimaram uma prevalência durante toda a vida de 2,5%, e uma prevalência de um ano de 1,5 a 2,1%.[15] Em muitos casos, o distúrbio obsessivo-compulsivo aflige pessoas com inteligência e capacidade de funcionamento superiores; assim, a sintomatologia pode ficar mascarada pela aparência de produtividade. Foi obtido certo grau de sucesso no tratamento com o uso dos ISRSs.

Distúrbio do estresse pós-traumático

O distúrbio do estresse pós-traumático (DEPT) vem recebendo considerável atenção com o crescimento da violência doméstica e da agitação civil, ocorrência de desastres naturais como furacões, atos de terrorismo, além de exposição à guerra e a outros eventos traumáticos. DEPT foi originalmente descrito em 1980.[15] Profissionais da saúde mental reconheceram oficialmente aquilo que os psicanalistas haviam postulado no século anterior, que eventos traumáticos podem ter efeitos duradouros na psique humana, com implicações para o funcionamento mental e físico, particularmente se os eventos estressantes forem prolongados, graves, com risco para a vida e repulsivos. Exposição ao trauma é condição necessária para o diagnóstico no *DSM-IV*, e o determinante crítico é a reatividade cognitiva e afetiva do indivíduo ao trauma, em que o evento promove angústia psicológica intensa e incapacitante, como sentimentos de "medo intenso, desesperança ou horror."[15] Os sintomas incluem altos níveis de ansiedade; pensamentos, sensações e imagens angustiantes que recapitulam o trauma; fuga de estímulos associados ao evento; entorpecimento emocional das respostas/sensibilidade; restrição da amplitude afetiva; sensação de futuro abreviado; anomalias interpessoais; e sintomas de angústia, excitação, medo e irritabilidade relacionados ao estresse. Dados obtidos de uma série de estudos sugerem que os eventos traumáticos não são incomuns, sendo provável que o norte-americano médio vá sofrer uma ou mais exposições.[70] DEPT pode ocorrer em seguida à ampla variedade de eventos estressantes, inclusive participação em guerra, tortura, estupro e outras vitimizações criminosas; acidentes com aviões e automóveis; acidentes industriais; e atos devastadores da natureza, como furacões e terremotos.

Tendo em vista a epidemiologia dos eventos traumáticos, não surpreende que a prevalência para DEPT na comunidade pode variar desde 1 até 14%, dependendo da amostra da população e da metodologia do estudo.[15] Pesquisas enfocadas em grupos especiais de grande risco, como sobreviventes de desastre natural, veteranos combatentes, ex-prisioneiros de guerra (PDGs) e soldados designados para perigosas missões na zona de guerra revelam percentuais muito variáveis, dependendo da gravidade e natureza da experiência estressante e, em menor grau, de fatores diferenciadores individuais. Os três exemplos a seguir são ilustrativos. Os resultados do estudo National Vietnam Readjustment Study demonstraram que, entre homens, 15 e 30% atendiam a critérios para DEPT atual ou durante a vida.[71] Os percentuais para mulheres foram 9 e 27%, respectivamente. Sutker et al. chegaram a percentuais de DEPT atual de até 48% em um pequeno grupo de veteranos da Guerra do Golfo que tinham sido designados para missões muito perigosas na zona de guerra, e de até 70 e 86% para DEPT atual em ex-PDGs confinados pelos japoneses durante a Segunda Guerra Mundial e pelos coreanos e chineses na Guerra da Coreia.[72-74]

O tratamento para DEPT frequentemente incorpora diversas medicações, inclusive antidepressivos como ISRSs, ATCs e IMAOs. Já foram utilizados inibidores da atividade adrenérgica como clonidina, propranolol e os diazepínicos. Assim, pacientes padecendo de DEPT e possivelmente de outros distúrbios comórbidos, como distimia, outros distúrbios da ansiedade, e de abuso de substância, podem se apresentar para tratamento clínico e para cirurgia com uma série complexa de medicações receitadas que o anestesiologista deverá compreender. Complicações comportamentais do distúrbio podem representar barreiras à comunicação/cooperação efetiva com os médicos, e pacientes que apresentem DEPT podem estar irritadiços, ansiosos, confusos e beligerantes sob condições em que eles vivenciem incompreensões, falta de controle e potencial exposição a estresse com risco para a vida. Os resultados da intervenção clínica podem ficar diminuídos pelos efeitos diretos da psicopatologia do DEPT.

Ataques de pânico

Comuns entre os distúrbios da ansiedade em geral, os ataques de pânico representam um aspecto da psicopatologia que merece ser considerado na avaliação de pacientes para cirurgia e anestesia. Segundo *DSM-IV*, ataques de pânico envolvem um período de medo ou ansiedade, diferenciado por sintomas fisiológicos e cognitivos.[15] Ao que parece, esses ataques se apresentam inesperadamente, estando com frequência associados à fuga fóbica de situações nas quais ocorreram. Portanto, pessoas que associam tratamentos clínicos e enfermidades com ataques de pânico podem ser particularmente vulneráveis a ter tais ataques numa situação clínica, ou em antecipação a tal cenário. Barlow constatou que o distúrbio do pânico é menos prevalente do que outros distúrbios da ansiedade, mas é um dos que mais ocorrem em programas terapêuticos ambulatoriais.[75] Pacientes com histórico de ataques de pânico podem descrever o uso de ATCs, IMAOs, ISRSs e benzodiazepínicos. A Tabela 15.5 lista as medicações comumente utilizadas no tratamento dos distúrbios da ansiedade.[76-78]

Não surpreende que pacientes que sofram de ansiedade como sintoma fundamental de seu distúrbio mental possam vivenciar aumento do medo, preocupações e ansiedade antes da anestesia e da cirurgia, em associação com níveis elevados de catecolaminas circulantes, agitação comportamental e autonômica e comportamentos receosos. Podem estar evidenciadas palpitações cardíacas e vasoconstrição periférica. Sedgwick et al. escreveram que o tratamento de escolha se faz com benzodiazepínicos e β-bloqueadores, com continuação ao longo de todo o período operatório.[4] Esses autores alertaram para a necessidade de uma cuidadosa consulta pré-operatória e de pré-medicações apropriadas com administração de benzodiazepínicos ou opioides, tendo sugerido que as necessidades anestésicas poderão ser maiores por causa do aumento no nível de catecolaminas circulantes com risco de arritmias cardíacas. Benzodiazepínicos e bar-

TABELA 15.5 Medicações para distúrbios da ansiedade

Classe	Nome genérico (nome comercial)
Benzodiazepínicos e outras medicações ansiolíticas	Alprazolam (Xanax) Barbitúricos β-Bloqueadores Brotizolam (PIM 919) Buspirona (BuSpar) Clordiazepóxido (Librium) Clobazam (Frisium, Mystan) Clonazepam (Klonopin) Clonidina (Catapress) Clorazepato (Tranxene) Diazepam (Valium) Estazolam (ProSom) Flunitrazepam (Rohypnol) Flurazepam (Dalmane) Loprazolam (Triazulenone) Lorazepam (Ativan) Lormetazepam (Loramet, Lormetazepam, Noctamid) Meprobamato (Miltown) Midazolam (Versed) Inibidores da monoamina oxidase (IMAOs) Nitrazepam (Nitrazepam, Mogadon) Oxazepam (Serax) Prazepam (Centrex) Quazepam (Doral) Inibidores seletivos da recaptação de serotonina (ISRSs) Temazepam (Restoril) Triazolam (Halcion)
Antidepressivos tricíclicos (ATCs)	
Medicações sedativo-hipnóticas	Hidrato de cloral (Noctec) Difenidramina (Benadryl) Doxilamina (Unisom Nighttime Sleep-Aid) Escazolam (ProSom) Flurazepam (Dalmane) Hidroxizina (Atarax, Vistaril) Mirtazapina (Remeron) Nefazodona (Dutonin, Serzone) Quazepam (Doral) Temazepam (Restoril) Trazodona (Desyrel, Trazon, Trialodine) Triazolam (Halcion) Zaleplon (Sonata) Zopiclona (Imovane) Zolpidem (Ambien)
Plantas medicinais e remédios naturais	Kava Kava Melatonina *Valeria officinalis* (Valeriana)

EFEITOS COLATERAIS PERTINENTES DESSAS MEDICAÇÕES: potencial de abuso, agressão, síndromes amnésticas, comprometimento cognitivo, sonolência, intoxicação, problemas respiratórios, sintomas de ausência como diaforese, insônia de rebote, e tremores.

bitúricos podem ser utilizados no tratamento da ansiedade como pré-medicações, com o cuidado de que pacientes tomando barbitúricos podem sofrer fenômenos de ausência e podem evidenciar aumento da tolerância a alguns dos agentes de indução intravenosa, como tiopental.

Diante de mais de 29 mil plantas medicinais, muitas foram tentadas para diversos estados da ansiedade.[43,44] Por exemplo, é provável que extratos de kava sejam efetivos para o tratamento, durante curto período, dos distúrbios da ansiedade. Diversos estudos clínicos publicados demonstraram resultados positivos, em comparação com placebo e benzodiazepínicos em baixas doses. No entanto, em todo o mundo foram publicadas dezenas de relatos de casos ligando kava à insuficiência hepática. Com isso, os anestesiologistas se veem obrigados a obter um histórico detalhado, mantendo forte suspeita com relação a essa planta. O mecanismo para disfunção hepática induzida por kava parece estar ligado a um dos alcaloides dessa planta, a pipermetistina, que tem forte efeito negativo nas culturas de células hepáticas. Além disso, quatro alcaloides com estruturas semelhantes à pipermetistina são conhecidos agentes citotóxicos. Interações do tipo planta-agente farmacológico também podem estar ligadas à toxicidade de kava, porque essa erva apenas raramente é aplicada como monoterapia, sendo tipicamente tomada com outros suplementos ou medicamentos. Foram publicados relatos de casos e considerações teóricas que justificam essa preocupação com relação à ingestão de kava com bebida alcoólica, certas plantas medicinais, alprazolam, fluoxetina, paroxetina, ácido acetilsalicílico, anticoncepcionais orais, celecoxib, omeprazol, paracetamol e outros agentes, com efeitos colaterais informados ou associados são exemplos de hepatotoxicidade potencial e depressão do SNC. Finalmente, o polimorfismo genético da enzima CYP2D6 pode desempenhar algum papel na hepatotoxicidade induzida por kava. Diferentes etnias exibem frequência variável de deficiência desse metabolizador das kavalactonas. Aproximadamente 10% ou mais dos brancos têm deficiência dessa enzima, enquanto que a população polinésia (que jamais informou a ocorrência de insuficiência hepática induzida por kava) não demonstra esse tipo de deficiência.[79-82] Os anestesiologistas devem ligar os sinais de insuficiência hepática ao histórico de ingestão de kava, solicitando outras investigações laboratoriais.

PSICOSES NÃO AFETIVAS

Esquizofrenia

Distúrbio clinicamente complexo e heterogêneo, a esquizofrenia é definida por distúrbios nas áreas emocional, comportamental e cognitiva, que se manifestam praticamente em todos os aspectos do funcionamento de nossas vidas, inclusive sensação de bem-estar, adaptação social, saúde e autossuficiência.[83] Com uma prevalência na comunidade em cerca de 1%, a esquizofrenia cobra seu tributo nas atividades de raciocínio, atenção, linguagem, comunicação monitoração comportamental, afeto, capacidade hedônica, motivação e produtividade geral em termos de pensamento, fala, emoção e comportamento.[15] Os sintomas foram classificados em três grandes categorias: positivos, negativos e cognitivos. Sintomas positivos refletem excesso ou distorção das funções normais, particularmente com referência a experiências sensórias ou perceptivas, pensamentos e comportamentos que incluem alucinações, delírios e comportamentos bizarros, estranhos ou visivelmente desorganizados. Sintomas negativos refletem diminuição ou perda das funções normais, ou ausência de emoções e comportamentos ordinariamente presentes, como anedonia, apatia, ausência social e amortecimento dos aspectos afetivos. Também são sintomas negativos as restrições na produtividade do pensamento e na fala e na implementação de atividades voltadas para um objetivo. Uma terceira categoria de sintomas é a deficiência de atenção, processamento da informação e memória. Uma revisão criteriosa dos aspectos biopsicológicos da esquizofrenia revela a heterogeneidade desse distúrbio e as complexidades de conhecer seus componentes.[84] Embora distúrbios da linguagem e, por inferência, da percepção e dos pensamentos constituam provavelmente os fenômenos clínicos mais conspícuos, resumos de pesquisas revelam problemas de comorbidade com depressão, ansiedade e DEPT.[83] Foram conseguidos avanços terapêuticos a partir da maior compreensão da natureza multifatorial da doença e de suas variadas apresentações e subtipos. Tais avanços foram reforçados por volumoso corpo de pesquisas em psicofarmacologia, neuropsiquiatria, neuropsicologia e neurobiologia.

Kane descreveu os ganhos resultantes das pesquisas e de seus desenvolvimentos, que produziram uma nova geração de antipsicóticos associados a perfis de menos efeitos colaterais negativos.[85] Esse autor observou que as primeiras três décadas de uso disseminado de antipsicóticos a partir dos anos de 1950 foram caracterizados por deficiências significantes, como incidência elevada de efeitos neurológicos agudos e crônicos, respostas frequentemente insatisfatórias ou apenas parciais e elevados percentuais de falta de cooperação. Ele enfatizou que a introdução de clozapina ajudou a estabelecer o cenário para novas perspectivas no desenvolvimento e tratamento com drogas antipsicóticas, bem como na avaliação dos resultados (Tab. 15.6).[86-89] O sucesso de clonazepina em alguns pacientes refratários levou à renovação do interesse no desenvolvimento de melhores estratégias terapêuticas, particularmente para pacientes tidos como "maus respondedores". Algumas das opções terapêuticas envolviam o tratamento adjuvante com lítio, benzodiazepínicos, anticonvulsivantes e ECT; contudo, os antipsicóticos de segunda geração, como risperidona e olanzapina, comercializados respectivamente nos anos de 1994 e 1996, e quetiapina oferecem nova esperança para pacientes com esquizofrenia.

Pacientes com história de esquizofrenia ou de distúrbios semelhantes à esquizofrenia, como o distúrbio esquizoafetivo, necessitam de cuidadosa avaliação clínica para medicações que vinham sendo tomadas e também de um controle discreto e criterioso da situação clínica. Eventos estressantes de todos os tipos podem exacerbar os sintomas de desconfiança, desorganização e temores entre esses pacientes, e o diagnóstico de enfermidades clínicas e a perspectiva de cirurgia podem dar início à exacerbação dos sintomas. Esse ponto é enfatizado por Pollard, Brook e Shafer em um relato de caso de um homem com 40 anos de idade tratado por esquizofrenia e que passou por uma cirurgia podiátrica com uma técnica de bloqueio regional do tornozelo.[90] Nesse caso, o paciente fez ameaças de violência contra sua esposa e pai quando os efeitos sedativos estavam diminuindo. Por causa dessa reação, houve necessidade de controle apropriado e de uma consulta psiquiátrica. Em uma investigação da relação entre confusão pós-operatória e resposta da norepinefrina e cortisol plasmáticos à cirurgia em pacientes com esquizofrenia, em comparação com uma amostra para controle, foram informados percentuais mais elevados de confusão 72 horas depois da cirurgia em pacientes esquizofrênicos (28%), em comparação com os pacientes do grupo controle (6%).[45] Os pesquisadores concluíram que a ocorrência de confusão em pacientes com esquizofrenia estava associada ao aumento nos níveis plasmáticos de norepinefrina e cortisol durante e depois da cirurgia.

TABELA 15.6 Medicações para psicoses não afetivas

Classe	Nome genérico (nome comercial)
Medicações antipsicóticas	Acetofenazina (Tindal) Carfenazina (Proketazine) Clorpromazina (Thorazine) Clorprotixeno (Taractan) Clozapina (Clozaril) Droperidol (Inapsine) Flufenazina (Permitil, Prolixin) Haloperidol (Haldol) Loxapina (Loxitane) Mesoridazina (Serentil) Molindona (Lidone, Moban) Olanzapina (Zyprexa) Perfenazina (Trilafon) Pimozida (Orap) Piperacetazina (Quide) Proclorperazina (Copazine) Quetiapina (Seroquel) Risperidona (Risperdal) Sertindol (Serdolect) Tioridazina (Mellaril) Tiotixeno (Navane) Trifluoperazina (Stelazine) Triflupromazina (Vesprin) Ziprasidona (Geodon) Zotepina (Nipolept)

EFEITOS COLATERAIS PERTINENTES DESSAS MEDICAÇÕES: efeitos colaterais extrapiramidais agudos e de surgimento tardio, agranulocitose, efeitos anticolinérgicos, distúrbios do ritmo cardíaco, boca seca, disregulação da temperatura, hipersalivação, hipertensão ortostática, sedação, convulsões, tromboembolia, tremores, sintomas de ausência.

Foi observado que a maior incidência de comportamentos anormais potenciais, inclusive ameaças de violência e ocorrência de confusão no período pós-operatório, é aspecto preocupante tanto para anestesiologistas como para cirurgiões.[6] Estudos alertaram que a administração crônica de agentes antipsicóticos está associada a outras anomalias, como alterações no funcionamento autônomo e na atividade do eixo hipofisário-suprarrenal após a cirurgia, bem como secreção anormal de vasopressina, aldosterona e peptídeo natriurético atrial durante a anestesia.[91,92] Essas e outras dificuldades são decorrentes dos numerosos efeitos adversos potenciais dos agentes antipsicóticos em vários cenários, como perturbação do comportamento, aberrações motoras, efeitos nos sistemas cardiovascular e nervoso autônomo e hepatotoxicidade. Também ocorrem distúrbios nas funções do sistema nervoso autônomo, anormalidades do EC e surgimento de doenças como o diabetes que se instala em associação com o uso prolongado de antipsicóticos. Além dos efeitos das medicações antipsicóticas *per se,* ocorrem problemas com interações interfarmacológicas entre certos agentes psicotrópicos e agentes anestésicos (Tab. 15.7).[3] Além disso, é digno de nota que haja uma relação de dose-resposta entre número de problemas físicos e risco de autolesão, fazendo com que os médicos considerem a possibilidade de ideia suicida em pacientes com enfermidades físicas complicadas pela esquizofrenia, depressão e outros distúrbios mentais.[93]

O método de ação de todos os antipsicóticos é a interferência direta com o sistema de neurotransmissores dopaminérgicos de localização central. Além disso, foi demonstrado que esses agentes estimulam o sistema nervoso parassimpático e bloqueiam os efeitos da estimulação α-adrenérgica do sistema nervoso simpático. Isso implica na possibilidade de efeitos colaterais cardiovasculares, inclusive hipotensão, taquicardia, prolongamento do intervalo QT no ECG e, embora de ocorrência muito rara, fibrilação ventricular e *torsade de pointes*. Graças à hipovolemia funcional induzida durante a anestesia geral ou regional, ou à perda de sangue e desvios de líquido respectivamente para pacientes agudamente lesionados e para pacientes sépticos, essas preocupações aumentam durante o período intraoperatório. Também deve-se ter em mente que quase todos os antipsicóticos são metabolizados pelo sistema enzimático citocromo P450, mais notavelmente pela isoenzima 2D6. Entre os agentes farmacológicos mais modernos, alguns são metabolizados concorrentemente pelas diversas enzimas do sistema citocromo, inclusive os subsistemas 1A2 e 3A4.

A incidência de efeitos colaterais extrapiramidais é maior com o uso dos agentes mais antigos e mais potentes, como o haloperidol. Com o advento da clozapina, a incidência desses efeitos colaterais diminuiu de modo significativo. Contudo, esses efeitos ainda ocorrem, podendo por em risco a vida do paciente. Uma dessas reações, observada apenas raramente, é o laringoespasmo, que exige tratamento com medicação anticolinérgica ou com difenidramina. Em geral, são mais observadas as reações distônicas agudas como crise oculogírica, torcicolo ou tremor. Uma das reações distônicas mais trágicas é a discinesia tardia, que se caracteriza por movimentos coreoatetoides involuntários do pescoço e face. Tão logo esses movimentos tenham começado, talvez jamais desapareçam, mesmo com a suspensão da medicação responsável. Praticamente todos os medicamentos neurolépticos podem causar discinesia tardia, e o uso de clozapina implica no menor risco.

Talvez a complicação mais temida do tratamento com antipsicóticos é a síndrome neuroléptica maligna (SNM).[94] SNM é muito parecida com hipotermia maligna (HM), podendo compartilhar um mecanismo etiológico similar. Mais frequentemente, essa síndrome ocorre dentro das primeiras semanas de tratamento, com ou sem aumento significativo na dose das medicações antipsicóticas. SNM se manifesta como aumento da temperatura corporal, rigidez da musculatura esquelética e instabilidade do sistema nervoso simpático (flutuações da pressão arterial, diaforese e taquiarritmias). Em geral as provas de função hepática estão anormais, embora não se tenha certeza acerca do mecanismo para essa anormalidade. Por causa da intensa rigidez muscular, os níveis de creatinina quinase poderão estar elevados e os rins podem sofrer lesão por causa da mioglobinúria. Se essas preocupações se tornarem significativas, poderá haver necessidade de relaxamento muscular com um agente bloqueador neuromuscular não despolarizante e subsequente ventilação mecânica dos pulmões. O tratamento desse distúrbio pressupõe a descontinuação do agente ofensivo e a introdução da terapia com bromocriptina ou dantrolene. Desses dois tratamentos, o dantrolene tem a preferência de alguns profissionais, porque a bromocriptina

TABELA 15.7 Interações entre medicações psicotrópicas e agentes anestésicos

Medicação psicotrópica	Agente anestésico	Interação
Antidepressivos tricíclicos (ATCs)	Halotano e pancurônio Anticolinérgicos Simpaticomiméticos	Taquidisritmias Respostas anticolinérgicas exageradas Hipertensão
Inibidores da monoamino oxidase (IMAOs)	Meperidina Simpaticomiméticos	Hipertensão, convulsões, hiperpirexia Hipertensão
Fenotiazinas	Enflurano e isoflurano	Hipotensão
Lítio	Barbitúricos Relaxantes não despolarizantes Relaxantes despolarizantes	Sonolência prolongada Bloqueio prolongado Bloqueio prolongado
Donepezil	Relaxantes despolarizantes	Bloqueio prolongado

Adaptado de: Derrer SA, Helfaer MA: Evaluation of the psychiatric patient. *In* Rogers MC, Tinker JH, Covino BG, Longnecker DE (eds.): *Principles and Practice of Anesthesiology*. St. Louis, Mosby, 1993, p. 567-574.

tem potencial para precipitar hipotensão. ECT também pode ter efeito terapêutico nesses pacientes. Outros tratamentos são adjuvantes; o clínico poderá administrar antipiréticos, hidratação intravenosa e diálise, além das medidas já descritas. Em casos não tratados, a mortalidade poderá chegar até 20%. Se o paciente sobreviver, comumente não se deve prosseguir o tratamento com antipsicóticos por causa da possibilidade de recorrência. Nesses pacientes, são preconizadas terapias alternativas, como lítio ou ECT.

Os profissionais da equipe de anestesia devem estar conscientes da semelhança entre SNM e HM e especialmente vigilantes ao tratar de pessoas com história documentada daquela síndrome (SNM) por causa da possibilidade, embora não comprovada, de esses pacientes estarem propensos à ocorrência desta enfermidade, ou seja, de HM. Apesar dessa possibilidade, foi demonstrado que é segura a administração de succinilcolina a pacientes medicados com ECT como tratamento para SNM.[95] Intuitivamente, nos parece que, em virtude da semelhança entre as duas síndromes, elas podem, conforme previamente mencionado, compartilhar um mecanismo molecular parecido. Embora não haja evidência em favor dessa suposição, recomenda-se cautela por ocasião da administração da anestesia geral a pacientes com história de SNM e, mais amplamente, a todas as pessoas medicadas com neurolépticos.

Distúrbio alucinatório

Dentre outros distúrbios psicóticos, encontram-se os distúrbios esquizofreniformes e esquizoafetivos, ambos compartilhando aspectos em comum com esquizofrenia e depressão, distúrbios psicóticos considerados como sendo consequência fisiológica direta ou um problema clínico geral; é também considerada distúrbio alucinatório comum, porém interessante. A noção de alucinação fica prejudicada pela confusão conceitual, mas o *DSM-IV* chama a atenção para uma condição caracterizada pela presença de uma ou mais alucinações não bizarras que persistem por pelo menos um mês, mas não no contexto de um histórico de esquizofrenia.[15] Afora o impacto direto das alucinações, o funcionamento psicossocial não fica significativamente comprometido, e o comportamento do paciente pode não ser considerado como estranho ou bizarro. Nesse distúrbio, são frequentemente observados os seguintes temas: eretomaníaco, grandioso, ciumento, persecutório e somático.[95] Assim, os pacientes podem afirmar crenças incomuns acerca de amor romântico ou união espiritual idealizada, ou se considerarem como tendo grande talento e/ou inteligência, embora não reconhecidos por outros. Podem ser observadas alucinações persecutórias, e o tema alucinatório central envolve crenças de que o indivíduo está sendo trapaceado, espionado ou é objeto de conspiração. Embora tais distúrbios sejam incomuns nos cenários clínicos, eles podem surgir inesperadamente diante de anestesiologistas ou cirurgiões, particularmente no caso de pacientes adultos, de meia-idade ou já idosos. É difícil avaliar as alucinações, especialmente na ausência de uma psicopatologia evidente e significativa. Devem ser levadas em consideração as relações entre distúrbios afetivos, esquizofrenia e distúrbios cerebrais orgânicos, como epilepsia e toda uma gama de outros distúrbios. No caso das alucinações somáticas, os casos descritos envolvem pacientes que padeçam de epilepsia do lobo temporal, narcolepsia, coreia de Huntington, malária cerebral, esclerose múltipla, encefalite, doença hepática crônica, pelagra, distúrbios tireoidianos etc.[95]

DISTÚRBIOS LIGADOS AO USO DE SUBSTÂNCIAS

Inclusos no *DSM-IV*, encontram-se diversos distúrbios ligados ao uso de substâncias que têm a ver com efeitos colaterais de medicações, exposição a toxinas, e uso e abuso de agentes farmacológicos receitados e drogas ilícitas, além das bebidas alcoólicas.[15] As substâncias são classificadas em onze categorias: álcool, anfetaminas ou simpaticomiméticos de ação similar, cafeína, maconha, cocaína, alucinógenos, inalantes, nicotina, opioides, fenciclidina ou arilcicloexilaminas de ação similar e sedativos, hipnóticos ou ansiolíticos. O uso de substâncias pode ser considerado como "abuso" ou "dependência", sujeito aos padrões de uso comportamentais e psicológicos característicos, e a avaliação dos aspectos, tanto da tolerância como da dependência, são críticos para definição de abuso e dependência. Os problemas resultantes da intoxicação por substância, ou recente injeção de ou exposição a uma substância, podem surgir durante a avaliação dos pacientes para anestesia. Nos Estados Unidos, alertando para a gravidade de tais problemas, Somthers et al. publicaram as primeiras estimativas de prevalência nacional de distúrbios por consumo de álcool no *DSM-IV* entre 2.040 internações hospitalares em 90 hospitais gerais não federais em terapia intensiva.[15,96] Esses pesquisadores chegaram a uma estimativa de 1,8 milhões de internações anuais que atendiam aos critérios para distúrbio por consumo de álcool, com prevalência geral de 7,4%. Além disso, entre as internações de pacientes atualmente consumindo álcool, a prevalência estimada foi de 24%.[96]

Embora o álcool seja uma das substâncias que podem ser ingeridas pelos pacientes ao longo do tempo, possivelmente em simultaneidade com a internação hospitalar ou durante avaliações pré-operatórias, são enormes as complicações potenciais para a saúde e tratamento clínico em associação com o álcool. Com frequência, clínicos de primeiro atendimento se veem diante de pacientes que abusam de substâncias extremamente variáveis, e quando os pacientes se apresentam para anestesia e cirurgia, uma medida imperiosa é a detecção de problemas mentais manifestos, bem como de padrões dissimulados de uso de drogas que possam causar uma resposta aos agentes anestésicos e ao procedimento cirúrgico. Embora esse tópico vá além dos objetivos desse capítulo, é preciso que se tenha em mente a necessidade de procedimentos abrangentes de triagem anestesiológica para que sejam desvendados padrões de uso e abuso de bebidas alcoólicas e também de outras drogas, muitas das quais são ilegais, podendo, dessa forma, estar sendo encobertas pelos pacientes. Wu et al. informaram que 2% dos adultos que responderam ao questionário da National Household Survey on Drug Abuse (Pesquisa Domiciliar Nacional sobre Abuso de Substância) informaram terem utilizado serviços por causa de problemas de álcool ou drogas no ano anterior.[97] Uma abordagem consiste na aplicação do Alcohol Use Disorders Identification Test/AUDIT (Teste de Identificação de Distúrbios por Uso de Álcool) para triagem anestesiológica. Esse instrumento de medição com dez itens foi desenvolvido a partir de um projeto colaborativo envolvendo seis países como instrumento de triagem para consumo arriscado e nocivo de bebidas alcoólicas, proporcionando um método simples de detecção para triagem anestesiológica.[98]

Obviamente, se faz necessária uma triagem abrangente, mas eficiente, para todas as drogas de uso e abuso possíveis que possam influenciar a resposta à anestesia e à cirurgia. A identificação do vício (i.. e., adição) e aspectos sobre controle da dor são fundamentais para um cuidado clínico da anestesia seguro e efetivo em situações cirúrgicas e também no tratamento mais geral dos problemas de dor. Mas vai além dos objetivos deste capítulo uma consideração detalhada desses tópicos.

DELÍRIO, DEMÊNCIA E OUTROS DISTÚRBIOS COGNITIVOS

Delírio

Delírio é um distúrbio da consciência acompanhado por alterações na cognição ocasionadas por várias causas. O distúrbio ocorre ao longo do dia e pode flutuar durante o dia e com o passar do tempo. Ocorre comprometimento da percepção do ambiente, da capacidade de raciocinar e da clareza de expressão e de pensamento. Podem ocorrer desorientação, déficits de memória, fala incoerente e distorções da percepção. A amplitude e tipo de distúrbios conducentes aos estados de delírio são amplos e vão além dos objetivos desse capítulo; ainda assim, esse distúrbio será discutido porque delírio pós-operatório é problema grave em muitos pacientes submetidos a cirurgia, particularmente entre idosos e pacientes com várias enfermidades ou debilitados. Um distúrbio agudo da atenção e da cognição, o delírio ocorrente no período pós-operatório pode ser observado em 28 a 50% dos pacientes submetidos a reparo de fratura do quadril.[99] Zahriya et al. informaram que a incapacidade de se preparar uma resposta ao estresse ou a não ocorrência na contagem de leucócitos e níveis séricos de sódio anormais foram fatores de risco para ocorrência de delírio pós-operatório em pacientes idosos submetidos a reparo de fratura do quadril. Outras condições consideradas como associadas a estados agudos de confusão e a estados mentais alterados são enfermidade clínica grave, deficiências da visão ou audição, idade avançada, internação e depressão — apenas para nomear algumas possibilidades (Fig. 15.1).[99,100]

Demência

O *DSM-IV* define demência como caracterizada por vários déficits cognitivos, inclusive comprometimento da memória.[15] Com frequência, a classificação fica determinada pela etiologia presumida, como a demência do tipo Alzheimer, demência vascular e demência decorrente de outros problemas clínicos gerais, traumatismo craniano, doença de Parkinson e doença de Huntington, apenas para dar alguns exemplos. Além do déficit de memória, os sintomas de demência podem incluir afasia, apraxia, agnosia, ou distúrbios ou déficits da função executiva. São comuns os problemas de julgamento e de discernimento, e pacientes com demência podem exibir pouca ou nenhuma percepção da perda da memória ou das anormalidades cognitivas. Podem ser observados distúrbios motores conducentes a quedas, negligência da higiene pessoal, episódios de possessão, comportamento desinibido e desconsideração com relação às convenções sociais. Tendo em vista que fatores estressores físico e mental podem exacerbar a sintomatologia, o diagnóstico de enfermidade clínica e a aceitação de tratamentos clínicos, cirúrgicos e anestesiológicos podem ser particularmente estressantes e desorganizadores. Estudos em comunidades revelam uma prevalência prospectiva para um ano de quase 3% com grave comprometimento da cognição; estima-se que 2 a 4% da população com mais de 65 anos são afligidos com doença de Alzheimer — distúrbio que aumenta com a idade.[15]

O cuidado médico de pacientes com recursos cognitivos e adaptabilidade limitados como resultado de uma demência instalada é impactado/prejudicado devido às dificuldades de expressão, linguagem e memória que o paciente apresenta. Os problemas podem ser decorrentes da condição do indivíduo, que não é capaz de descrever enfermidades passadas e atuais, até a completa incapacidade de comunicação, ou mesmo mutismo. O médico deve basear-se em relatos de outras pessoas significativas e membros da família para que sejam obtidas informações pertinentes ao quadro físico ou os dados básicos da história e do exame físico. Pacientes com demência podem ficar irritadiços, com comportamento agitado e de difícil controle antes de procedimentos cirúrgicos, podendo ainda ser afligidos com delírio, confusão pós-operatória e apresentar outros impedimentos para recuperação depois de realizado o procedimento. Pacientes nos estágios iniciais da demência podem estar tomando medicamentos antidemência, por exemplo, donepezil. Os anestesiologistas clínicos devem estar cientes de que esse agente é inibidor da colinesterase, podendo exacerbar o relaxamento muscular induzido pela succinilcolina. Inibidores da colinesterase podem ter efeitos vagotônicos e colinomiméticos (Tab. 15.8).[101,102] Portanto, passa a ser essencial o quadro completo de apresentação do paciente, o que implicará em dispêndio de maior tempo e esforço para um cuidado anestésico seguro e efetivo.

Com relação às novas medicações para tratamento da doença de Alzheimer, investigações recentes sobre a segurança e eficácia de memantina, um antagonista do receptor de *N*-metil-D-aspartato (NMDA), demonstraram resultados promissores.[103] Um estudo clínico randomizado, duplo-cego e controlado por placebo de 404 pacientes já sendo medicados com donezepil e com doença de Alzheimer moderada a grave revelou melhora significativa na cognição, atividades do dia a dia, resultados globais e comportamento depois da administração de memantina. Assim, o uso de memantina no tratamento de pacientes com doença de Alzheimer moderada a grave pode representar uma nova abordagem farmacológica a essa temida doença.[103] Alguns medicamentos em fase de estudo, como alzamed, atualmente em estudos de fase 3, também

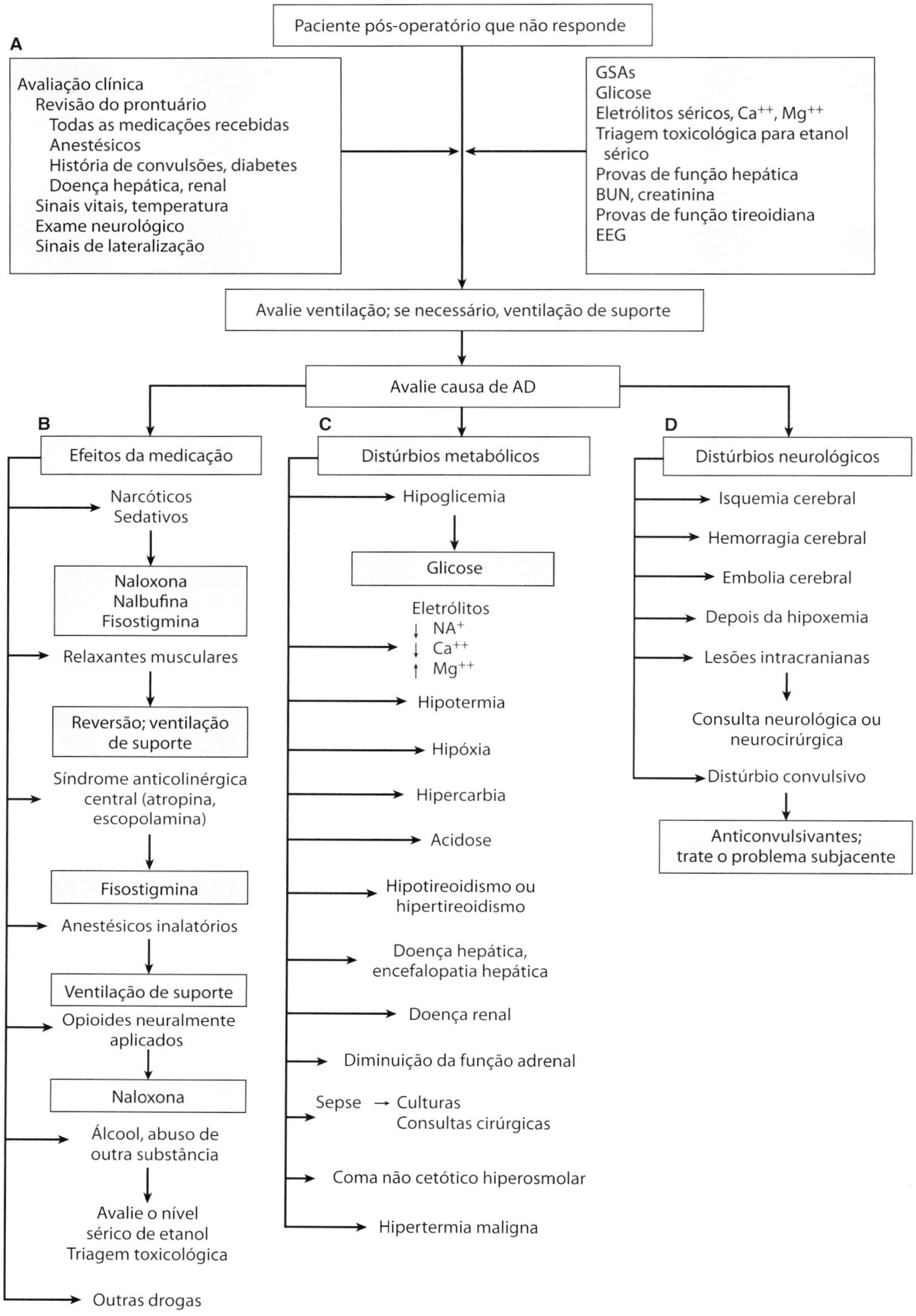

FIGURA 15.1 Abordagem ao paciente com atraso no despertar (AD). (De Bready LL: Delayed emergence. *In* Bready LL, Smith RB (eds.): *Decision Making in Anesthesiology*, 2.ed. St. Louis, Mosby, 1992, p. 364-365).

TABELA 15.8 Medicações para delírio, demência e outros distúrbios cognitivos

Classe	Nome genérico (nome comercial)
Medicações para distúrbio do déficit de atenção	D-Anfetamina (Dexedrine, Dexedrine Spansule, DextroStat) Metilfenidato (Ritalin)
Estimulantes do sistema nervoso central (SNC)	D-Anfetamina (Dexedrine, Dexedrine Spansule, DextroStat) Metilxantinas (Caffeine, Theobromine, Theophylline)
Estimuladores da memória	Donepezil (Aricept) Galantamina (Reminyl) Fisostigmina (Antilirium) Rivastigmina (Exelon) Tacrina (Cognex)
Plantas medicinais e remédios naturais	Ginkgo biloba

EFEITOS COLATERAIS PERTINENTES DESSAS MEDICAÇÕES: potencial viciante, bradicardia, arritmias cardíacas, colapso circulatório, diaforese, hipertensão, hiperatividade reflexa, paralisia da musculatura esquelética, vertigem.

se revelaram promissores por proporcionarem ainda outra defesa para pacientes contra a doença de Alzheimer.

Outros distúrbios cognitivos

Deficiências cognitivas leves a moderadas podem ocorrer como resultado de lesão craniana, condições clínicas específicas e disfunção do SNC, mas essas deficiências podem não ser suficientemente graves para atendimento dos critérios de demência. Por exemplo, a avaliação neuropsicológica poderá revelar evidência de debilidades nas funções executivas, na memória operacional e no processamento semântico em associação com traumatismo craniano ou outra agressão ao SNC. Pacientes com distúrbios cognitivos necessitam de identificação e especial atenção em condições pré-operatórias e pós-operatórias, porque déficits cognitivos os colocam em risco de confusão, agitação comportamental, depressão e outros problemas antes e depois da cirurgia, ou depois da administração de anestésicos. Também há a possibilidade de aumento da vulnerabilidade a danos anestésicos ou de interação farmacológica com agentes anestésicos.

Médicos e pesquisadores observaram que a anestesia pode provocar alterações persistentes nos desempenhos cognitivos em indivíduos em risco, inclusive aqueles com várias enfermidades, idosos e pacientes com demência apresentando alterações neuronais que possam exacerbar os efeitos farmacotóxicos. É importante que o anestesiologista reconheça que problemas psiquiátricos agudos e intermediários podem estar associados a cirurgia ou hospitalização.[104] Por exemplo, pacientes podem exibir delírio com elementos psicóticos como resultado da condição cirúrgica ou clínica, e podem demonstrar ansiedade como resultado da operação iminente. Outra fonte de estresse para pacientes e anestesiologistas no período perioperatório é a "psicose da unidade de terapia intensiva (UTI)."[104] O cenário da UTI pode estar ligado a delírio em pacientes perioperatórios ou muito enfermos, como resultado da diminuição do sono, aumento da excitação, isolamento social e ventilação mecânica.[104]

Com relação ao período pós-operatório, em uma avaliação de 140 pacientes com mais de 64 anos que completaram uma bateria de testes cognitivos dias antes da cirurgia, e 9 dias e depois 3 meses após o procedimento cirúrgico, Ancelin et al. constataram declínio no desempenho 9 dias depois da operação em 5,8 a 70,3% desses pacientes, dependendo do domínio cognitivo explorado.[105] Vinte e nove por cento dos pacientes não demonstraram alteração significativa em qualquer pontuação de teste depois de 9 dias, e 44% não demonstraram déficit depois de 3 meses. O maior grau de comprometimento teve a tendência de se situar entre os mais idosos, com menos educação e naqueles com histórico de deterioração cognitiva. Foi constatado que o tipo de anestesia era o determinante mais significativo de declínio nas pontuações para fluência verbal, rapidez semântica, análise visuo-espacial e memória implícita. Os pesquisadores concluíram que anestesia e cirurgia ortopédica estão ligadas a declínio pós-operatório a longo prazo (três meses) nos idosos, e os aspectos mais frequentemente afetados foram memória secundária e implícita e tarefas visuo-espaciais e linguísticas. Entre os fatores de risco elevados, estavam idade superior a 75 anos, menor nível de educação, níveis elevados de sintomas depressivos e história recente de comprometimento da cognição. Não puderam ser avaliados a influência do estresse decorrente da cirurgia e os efeitos da dor, embora possam desempenhar algum papel no declínio cognitivo. Outra pesquisa demonstrou declínio na cognição depois de cirurgias não cardíacas de grande porte, e o comprometimento mais perceptível ocorreu imediatamente depois da cirurgia, ainda que em alguns casos tenha havido persistência. Grichnik et al. estudaram 29 pacientes que passaram por procedimentos torácicos e vasculares no pré-operatório e depois nas 6 a 12 semanas pós-operatórias.[106] Esses autores verificaram que a incidência de déficit da cognição alcançou 44,8%, e a gravidade do declínio ficou, na média, em 15%.

A incidência de declínio cognitivo parece ser mais notável em pacientes após a cirurgias cardíacas, em que o problema é bem identificado e frequentemente estudado. Uma investigação avaliou 127 pacientes submetidos à cirurgia de revascularização coronariana no período pré-operatório e no mês e depois no ano seguinte, tendo sido considerados vários domínios cognitivos.[107] Depois de um ano, menos de um terço dos pacientes demonstrava alteração cognitiva significativa, em comparação com o desempenho inicial, e a alteração foi associada a variáveis clínicas e cirúrgicas, apontando para causas múltiplas, tais como os efeitos inespecíficos da anestesia e da cirurgia prolongada que interagem com os efeitos específicos do próprio procedimento cirúrgico. Entre as variáveis de histórico médico, diabetes foi associado com mudança a curto e a longo prazo nas funções executivas e na velocidade psicomotora. Tem sido grande o interesse na proteção cerebral farmacológica para pacientes cardíacos, havendo alguma evidência de que a infusão de lidocaína por ocasião da indução da anestesia, com continuação durante 48 horas, pode ter efeitos protetores. Um grupo constatou ter ocorrido proteção cerebral pela lidocaína, sem relação com qualquer efeito na depressão e na ansiedade, e em um nível percebido pelos pacientes.[108] Analogamente, Wang et al. demonstraram redução na disfunção cognitiva em pacientes tratados com lidocaína no início do período pós-operatório.[109] A exploração de possíveis agentes protetores, para que trabalhem contra o declínio cognitivo ou os danos associados ao estresse da cirurgia ou dos agentes anestésicos e sua administração, tem alta prioridade, particularmente para pacientes que estejam em risco devido a diversas vulnerabilidades. Butterworth e Hammon concluíram que, embora persista a controvérsia entre aqueles que estudam os resultados da cirurgia cardíaca, foram publicados dados informando que lidocaína pode ter efeitos neuroprotetores nas lesões neurológicas focais, por reduzir os resultados neurocomportamentais adversos.[110]

DISTÚRBIOS IDENTIFICADOS NOS ESTÁGIOS DO DESENVOLVIMENTO

Retardo mental

Retardo mental é caracterizado por um funcionamento intelectual geral significativamente abaixo da média, com limitações no funcionamento adaptativo, como por exemplo, na comunicação, cuidados pessoais, vida doméstica, habilidades interpessoais e auto-orientação. Podem ser descobertas muitas causas e níveis diferentes de gravidade, mas os pacientes ficam significativamente limitados em sua capacidade de lidar com as exigências da vida. Qualquer que seja o caso, os pacientes necessitarão de cuidados tutelados em algum nível de supervisão, sendo geralmente tratados por um tutor, ou membro da família. Embora muitos pacientes com retardo mental não representem problemas de comportamento extremos, sua preparação para cirurgia e anestesia implica em certas precauções especiais. Exemplificando, Chan e Chilvers descreveram a indução da anestesia em um adulto combativo e intelectualmente comprometido, cujas necessidades sugeriam que a indução da anestesia em casa ajudaria a facilitar a realização da cirurgia essencial.[111] Esse adulto, com história de violência crescente com relação aos profissionais do hospital, recebeu um anestésico em sua casa antes da transferência para o hospital onde devia ser realizada a cirurgia. Esse caso ilustra uma abordagem inovadora para melhorar a resposta ao tratamento. Esse é apenas um exemplo dos problemas passíveis de ocorrer durante o tratamento de enfermidades clínicas e sintomas em indivíduos com retardo mental ou outros problemas acompanhados por comprometimento intelectual. Embora mais raro, o autismo também pode ser identificado; trata-se de um distúrbio caracterizado pelo desenvolvimento anormal e comprometido na interação e comunicação sociais, estando frequentemente associado a moderado retardo mental.

Déficit de atenção/Distúrbio de hiperatividade

Muitas vezes diagnosticado quando as crianças têm pouca idade e atualmente frequente também em adultos, déficit de atenção/distúrbio de hiperatividade (DADH) se caracteriza por padrões persistentes de desatenção e/ou hiperatividade e impulsividade maiores do que o esperado, normalmente com surgimento antes dos 7 anos. O *DSM-IV* estimou uma prevalência para esse distúrbio de 3 a 5% nas crianças em idade escolar, e o diagnóstico depende da evidência de problemas no funcionamento social, acadêmico ou ocupacional.[15] Desatenção pode ser revelada naquele paciente que deixa de perceber detalhes, não consegue manter a atenção ou persiste com tarefas a completar; a criança afetada pode não finalizar suas tarefas, pode ser desorganizada e evitar atividades que dependam de autodedicação e esforço mental contínuos. Podem ser observadas mudanças frequentes na conversação; a criança não presta atenção e demonstra inaptidão para ouvir e seguir regras. A impulsividade e a hiperatividade podem se apresentar na forma de impaciência e dificuldade com atrasos nas respostas; a criança interrompe outras pessoas e está constantemente em movimento/atividade, mexendo nas coisas, se contorcendo e evitando atividades sedentárias. Observados em diversos contextos e tidos como de fundo familiar, esses comportamentos são muito observados em dois cenários — na casa e na escola. Em vários casos, os médicos de atendimento primário identificam DADH utilizando relatos dos pais e professores; e, com o passar do tempo, vem aumentando o tratamento dos sintomas com antidepressivos e/ou estimulantes (ver Tab. 15.8).[101,102]

Embora DADH seja complicação significativa para a saúde, em geral os distúrbios da saúde mental constituem causa comum de incapacitação e angústia, tanto entre crianças como adolescentes. Um grupo informou que 20% dos pacientes ambulatoriais com 18 anos ou menos atendiam critérios para diagnóstico psiquiátrico em determinado ano, e que as medicações psicotrópicas representavam fração substancial e crescente dos custos com tratamento ambulatorial.[112] À luz dos muitos medicamentos da farmacoterapia psicotrópica para crianças e adolescentes em diversos cenários, fica evidente a necessidade de uma cuidadosa triagem dos jovens para medicamentos como parte da avaliação anestesiológica. Em tais circunstâncias, poderá haver necessidade de uma conversa com os pais e com as crianças para que o anestesiologista fique de posse de um quadro completo da medicação; talvez seja necessário o uso de outras drogas. Sob esse aspecto, têm sido utilizados numerosos nutracêuticos, ou plantas medicinais, e foram obtidos alguns resultados positivos em pacientes com DADH.[113,114]

Comportamentos problemáticos no fim da vida

Comportamentos agressivos e inadequados em pessoas idosas foram ligados a variadas condições físicas e psicológicas e associados a maiores riscos no caso de tratamentos clínicos e cirurgias. Problemas do comportamento representam desafios complexos para os responsáveis na casa e no ambiente clínico. Embora com frequência esses comportamentos sejam informados no cenário clínico e em casas de repouso ou asilos, ou quando os pacientes são afligidos por demência, vêm aumentando as publicações descrevendo comportamentos problemáticos como sendo de ocorrência comum no último ano de vida nas pessoas idosas.[115] Ao estudarem 6.748 pessoas em estado de decadência, Bedford et al. descobriram que 20% exibiram comportamentos problemáticos no último ano de vida, e os riscos eram maiores para aqueles pacientes com demência, enfermidade mental, abuso de bebidas alcoólicas e com bronquite ou enfisema. Problemas como ameaças violentas e destruição de propriedade foram identificados como relativamente comuns, com implicações para os profissionais do serviço de saúde em geral e, mais particularmente, para os anestesiologistas e cirurgiões.

CONCLUSÃO

Pacientes de todas as idades e com condições mentais e físicas diversas podem se apresentar para anestesia em muitas e inesperadas circunstâncias. Distúrbios mentais e cognitivos podem interromper a comunicação normal entre médicos e pacientes, vindo a contribuir para dificuldades no processo de escolha dos melhores medicamentos e estratégias para a anestesia. A informação apresentada sobre distúrbios mentais fornece evidências convincentes a favor da necessidade de uma triagem detalhada para todos os pacientes, e deve-se tomar especial cuidado nos casos em que existam deficiências mentais ou físicas, histórias complexas de uso de substância, sintomas de distúrbios mentais e outros fatores de risco para a anestesia. Ainda mais preocupantes são as interações potenciais entre os agentes farmacológicos utilizados durante a anestesia e aqueles receitados para tratamento de distúrbios mentais. Os anestesiologistas devem estar também cientes dos comportamentos que significam e caracterizam enfermidade mental. Estudos demonstraram que elevado número de pacientes com procedimentos cirúrgicos marcados tomam medicamentos psiquiátricos ou agentes possuidores de potencial de efeitos neurocomportamentais. Considerando que esses estudos indicam que os pacientes deixam de revelar detalhes pertinentes para seus médicos, será preciso que os anestesiologistas avaliem cada paciente de maneira cuidadosa e completa. Sob esse aspecto, muitos medicamentos psiquiátricos podem alterar as necessidades de concentração alveolar mínima (CAM), afetar os níveis de sedação e influenciar as técnicas anestésicas, tal como o fornecimento bem-sucedido da anestesia regional.

Referências bibliográficas

1. Murray CJL, Lopez AD: Alternative projections of mortality and disability by cause 1990-2020: Global Burden of Disease Study. Lancet 1997;349:1498-1504.
2. Wang PS, Demler O, Kessler RC: Adequacy of treatment for serious mental illness in the United States. Am J Public Health 2002;92:92-98.
3. Derrer SA, Helfaer MA: Evaluation of the psychiatric patient. In Rogers MC, Tinker JH, Covino BG, Longnecker DE (eds): Principles and Practice of Anesthesiology. St. Louis, Mosby-Year Book, 1993, pp 567-574.
4. Sedgwick JV, Lewis IH, Linter SPK: Anesthesia and mental illness. Int J Psychiatry Med 1990;20:209-225.
5. Barkin RL, Schwer WA, Barkin SJ: Recognition and management of depression in primary care: A focus on the elderly: A pharmacotherapeutic overview of the selection process among the traditional and new antidepressants. Am J Ther 1999;7:205-226.
6. Tsuji Y, Ohue H, Ikuta H, et al: Surgical treatment of patients with psychiatric disorders: A review of 21 patients. Jpn J Surg 1997;27:387-391.
7. Martin A, Van Hoof T, Stubbe D, et al: Multiple psychotropic pharmacotherapy among child and adolescent enrollees in Connecticut Medicaid managed care. Psychiatr Serv 2003;54:72-77.
8. Regier DA, Narrow WE, Rae DS, et al: The de facto US mental and addictive disorders service system: Epidemiologic catchment area prospective 1-year prevalence rats of disorders and services. Arch Gen Psychiatry 1993;50:85-94.
9. Robins LN, Helzer JE, Croughan J, et al: National Institute of Mental Health diagnostic interview schedule: Its history, characteristics, and validity: Arch Gen Psychiatry 1981;38:381-389.
10. Rogler LH, Malgady RG, Tryon WW: Evaluation of mental health: Issues of memory in the diagnostic interview schedule. J Nerv Ment Dis 1992;180:215-222.
11. Bourdon KH, Rae DS, Locke BZ, et al: Estimating the prevalence of mental disorders in U.S. adults from the Epidemiologic Catchment Area Survey. Public Health Rep 1992;107:663-668.
12. Robins LN, Wing J, Wittchen HU, et al: The composite international diagnostic interview: An epidemiologic instrument suitable for use in conjunction with different diagnostic systems and in different cultures. Arch Gen Psychiatry 1988;45:1069-1077.
13. Kessler RC, McGonagle, KA, Zhao S, et al: Lifetime and 12-month prevalence of DSM-III-R psychiatric disorders in the United States: Results from the national comorbidity survey. Arch Gen Psychiatry 1994;51:8-19.
14. Hoge CW, Lesikar SE, Guevara R, et al: Mental disorders among U.S. military personnel in the 1990s: Association with high levels of health care utilization and early military attrition. Am J Psychiatry 2002;159:1576-1583.
15. American Psychiatric Association: Diagnostic and Statistical Manual of Mental Disorders, 4th ed. Washington, DC, APA, 1994.
16. Olfson M, Broadhead WE, Weissman MM, et al: Subthreshold psychiatric symptoms in a primary care group practice. Arch Gen Psychiatry 1996;53:880-886.
17. Kessler RC, Nelson CB, McGonagle KA, et al: Comorbidity of DSM-III-R major depressive disorder in the general population: Results from the US national comorbidity survey. Br J Psychiatry 1996;168(suppl 30):17-30.
18. Pirl WF, Roth AC: Diagnosis and treatment of depression in cancer patients. Oncology 1999;13:1293-1301.
19. Rothschild AJ: The diagnosis and treatment of late-life depression. J Clin Psychiatry 1996;57(suppl 5):5-11.
20. Kessler RC, Berglund P, Demler O, et al: The epidemiology of major depressive disorder: results from the national comorbidity survey replication (NCS-R). JAMA 2003;289:3095-3105.
21. Hays RD, Wells KB, Sherbourne CD, et al: Functioning and well-being outcomes of patients with depression compared with chronic general medical illnesses. Arch Gen Psychiatry 1995;52:11-19.
22. Wells KB, Sherbourne CD: Functioning and utility for current health of patients with depression or chronic medical conditions in managed care practices. Arch Gen Psychiatry 1999;56:897-904.
23. Anderson KO, Getto CJ, Mendoza TR, et al: Fatigue and sleep disturbance in patients with cancer, patients with clinical depression, and community-dwelling adults. J Pain Symptom Manage 2003;25:307-318.

24. Olfson M, Marcus SC, Druss B, et al: National trends in the outpatient treatment of depression. JAMA 2002;287:203-209.
25. Rehm LP, Wagner AL, Ivens-Tyndal C: Mood disorders: Unipolar and bipolar. In Sutker PB, Adams HE (eds): Comprehensive Handbook of Psychopathology, 3rd ed. New York, Kluwer Academic/Plenum Publishers, 2001, pp 277-308.
26. Barkin RL, Schwer WA, Barkin SJ: Recognition and management of depression in primary care: A focus on the elderly. A pharmacotherapeutic overview of the selection process among the traditional and new antidepressants. Am J Ther 7:205-226, 1999.
27. Mischoulon D, Fava M: Role of S-adenosyl-l-methionine in the treatment of depression: A review of the evidence. Am J Clin Nutr 2002;76:1158S-1161S.
28. Mycek MJ, Harvey RA, Champe PC: Antidepressant drugs. In Harvey RA, Champe PC (eds): Pharmacology, 2nd ed. Philadelphia, Lippincott Williams & Wilkins, 2000, pp 119-126.
29. Janicak PG, Davis JM, Preskorn SH, Ayd FJ Jr: Treatment with antidepressants. In Harvey RA, Champe PC (eds): Principles and Practice of Psychopharmacotherapy, 3rd ed. Philadelphia, Lippincott Williams & Wilkins, 2001, pp 215-326.
30. Stahl SM: Classical antidepressants, serotonin selective reuptake inhibitors, and noradrenergic reuptake inhibitors. In: Essential Psychopharmacology: Neuroscientific Basis and Practical Applications, 2nd ed. Cambridge, Cambridge University Press, 2000, pp 199-244.
31. Zito JM, Safer DJ, dosReis S, et al: Rising prevalence of antidepressants among US youth. Pediatrics 2002;109:721-727.
32. Haddox JD, Chapkowski SL: Neuropsychiatric drug use in pain management. In Raj PP, Abrams BM, Benzon HT, et al (eds): Practical Management of Pain, 3rd ed. St. Louis, Mosby, 2000, pp 489-512.
33. Stevens JC, Wrighton SA: Interaction of the enantiomers of fluoxetine and norfluoxetine with human liver cytochrome P450. J Pharmacol Exp Ther 1993;266:964-971.
34. Veith RC, Raskind MA, Caldwell JH, et al: Cardiovascular effects of tricyclic antidepressants in depressed patients with chronic heart disease. N Engl J Med 1982;306:954-959.
35. Thompson TL, Moran MG, Nies AS: Psychotropic drug use in the elderly. N Engl J Med 1983;308:194-198.
36. Edwards RP, Miller RD, Roizen MF, et al: Cardiac responses to imipramine and pancuronium during anesthesia with halothane or enflurane. Anesthesiology 1979;50:421-425.
37. Miller RD, Way WL, Eger EI: The effects of alpha-methyldopa, reserpine, guanethidine and iproniazid on minimum alveolar anesthetic requirement (MAC). Anesthesiology 1968;29:1153-1158.
38. El-Ganzouri AR, Ivankovich AD, Braverman B, et al: Monoamine oxidase inhibitors: Should they be discontinued preoperatively? Anesth Analg 1985;64:592-596.
39. Wong KC: Preoperative discontinuation of monoamine oxidase inhibitor therapy: An old wives' tale. Semin Anesthesiol 1986;5:145-148.
40. Browne B, Linter S: Monoamine oxidase inhibitors and narcotic analgesics: A critical review of the implications for treatment. Br J Psychiatry 1987;151:210-212.
41. Hypericum Depression Trial Study Group: Effect of Hypericum perforatum (St. John's wort) in major depressive disorder: A randomized, controlled trial. JAMA 2002;287:1807-1814.
42. Scher CS, Anwar M: The self-reporting of psychiatric medications in patients scheduled for elective surgery. J Clin Anesth 1999;7:619-621.
43. Kaye AD, Sabar R, Clarke R, et al: Herbal medications and anesthetics: A review on current concepts. Am J Anesth 2000;27:467-471.
44. Kaye AD, Clarke R, Sabar R, et al: Herbal medicines: Current trends in anesthesiology practice—a hospital survey. J Clin Anesth 2000; 12:468-471.
45. Kudoh A, Takahira Y, Katagai H, et al: Schizophrenic patients who develop postoperative confusion have an increased norepinephrine and cortisol response to surgery. Neuropsychobiology 2002;46:7-12.
46. Kudoh A, Katagai H, Takazawa T: Antidepressant treatment for chronic depressed patients should not be discontinued prior to anesthesia. Can J Anesth 2002;49:132-136.
47. Kudoh A, Takase H, Takazawa T: Chronic treatment with antidepressants decreases interoperative core hypothermia. Anesth Analg 2003;97:275-279.
48. Rehm LP, Wagner AL, Ivens-Tyndal C: Mood disorders: Unipolar and bipolar. In Sutker PB, Adams HE (eds): Comprehensive Handbook of Psychopathology, 3rd ed. New York, Kluwer Academic/Plenum Publishers, 2001, pp 277-308.
49. Judd LL, Akiskal HS: The prevalence and disability of bipolar spectrum disorders in the US population: Re-analysis of the ECA database taking into account subthreshold cases. J Affect Disord 2003;73:123-131.
50. Stoelting RK, Dierdorf SF: Psychiatric disease and substance abuse. In: Anesthesia and Co-existing Disease, 4th ed. Philadelphia, Churchill Livingstone, 2002, pp 629-654.
51. Hill GE, Wong KC, Hodges MR: Lithium carbonate and neuromuscular blocking agents. Anesthesiology 1977;46:122-126.
52. Lichtor JL: Anesthesia for ambulatory surgery. In Barash PG, Cullen BF, Stoelting RK (eds): Clinical Anesthesia, 4th ed. Philadelphia, Lippincott Williams & Wilkins, 2001, pp 1217-1238.
53. Stoll AL, Severus WE, Freeman MP, et al: Omega 3 fatty acids in bipolar disorder: A preliminary double-blind, placebo-controlled trial. Arch Gen Psychiatry 1999;56:407-412.
54. Naguib M, Koorn R: Interactions between psychotropics, anesthetics and electroconvulsive therapy: Implications for drug choice and patient management. CNS Drugs 2002;16:229-247.
55. Benatov R, Sirota P, Megged S: Neuroleptic-resistant schizophrenia treated with clozapine and ECT. Convuls Ther 1996;12:117-121.
56. Conca A, Germann R, König P: Etomidate vs. thiopentone in electroconvulsive therapy. Pharmacopsychiatry 2003;36:94-97.
57. Selvin BL: Electroconvulsive therapy—1987. Anesthesiology 1987;67:367-385.
58. American Psychiatric Association Committee on Electroconvulsive Therapy: The Practice of Electroconvulsive Therapy: Recommendations for Treatment, Training, and Privileging, 2nd ed. Washington, DC, APA, 2001.
59. Sackeim HA, Devanand DP, Prudic J: Stimulus intensity, seizure threshold, and seizure duration: Impact on the efficacy and safety of electroconvulsive therapy. Psychiatr Clin North Am 1991;14:803-843.
60. Gerring JP, Shields HM: The identification and management of patients with a high risk for cardiac dysrhythmias during modified ECT. J Clin Psychiatry 1981;43:140-143.
61. Wulfson HD, Askanazi J, Finck AD: Propranolol prior to ECT associated with asystole. Anesthesiology 1984;60:255-256.
62. Trzepacz PT, Weniger FC, Greenhouse J: Etomidate anesthesia increases seizure duration during ECT: A retrospective study. Gen Hosp Psychiatry 1993;15:115-120.
63. Rasmussen KG, Jarvis MR, Zorumski CF: Ketamine anesthesia in electroconvulsive therapy. Convuls Ther 1996;12:217-223.
64. Greenberg PE, Sisitsky T, Kessler RC, et al: The economic burden of anxiety disorders in the 1990s. J Clin Psychiat 1999;60:427-435.
65. Leon AC, Portera L, Weissman MM: The social costs of anxiety disorders. Br J Psychiatry 1995;166(suppl 27):19-22.
66. Lépine J-P: The epidemiology of anxiety disorders: Prevalence and societal costs. J Clin Psychiat 2002;63(suppl 14):4-8.
67. Furmark T, Tillfors M, Everz P-O, et al: Social phobia in the general population: Prevalence and sociodemographic profile. Soc Psychiatry Psychiatr Epidemiol 1999;34:416-424.
68. Lang AJ, Stein MB: Social phobia: Prevalence and diagnostic threshold. J Clin Psychiatry 2001;62(suppl 1):5-10.
69. Turner SM, Beidel DC, Stanley MA, et al: Obsessive-compulsive disorder. In Sutker PB, Adams HE (eds): Comprehensive Handbook of Psychopathology, 3rd ed. New York, Kluwer Academic/Plenum Publishers, 2001, pp 151-182.
70. Kessler RC, Sonnega A, Bromet E, et al: Posttraumatic stress disorder in the national comorbidity survey. Arch Gen Psychiatry 1995;52:1048-1060.
71. Kulka RA, Schlenger WE, Fairbank JA, et al: Trauma and the Vietnam War Generation: Report of Findings from the National Vietnam Veterans Readjustment Study. New York, Brunner/Mazel, 1990.
72. Sutker PB, Uddo M, Brailey K, et al: Psychopathology in war-zone deployed and nondeployed Operation Desert Storm troops assigned graves registration duties. J Abn Psychol 1994;103:383-390.
73. Sutker PB, Allain AN, Winstead DK: Psychopathology and psychiatric diagnoses of World War II Pacific theater prisoner of war survivors and combat veterans. Am J Psychiatry 1993;150:240-245.

74. Sutker PB, Winstead DK, Galina ZH, et al: Cognitive deficits and psychopathology among former prisoners of war and combat veterans of the Korean conflict. Am J Psychiatry 1991;148:67-72.
75. Barlow DH: Anxiety and Its Disorders: The Nature and Treatment of Anxiety and Panic. New York, Guilford, 1988.
76. Christ D: Central neuropharmacology. In: High-Yield Pharmacology, 2nd ed. Philadelphia, Lippincott Williams & Wilkins, 2004, pp 50-71.
77. Mycek MJ, Harvey RA, Champe PC: Anxiolytic and hypnotic drugs. In Harvey RA, Champe PC (eds): Pharmacology, 2nd ed. Philadelphia, Lippincott Williams & Wilkins, 2000, pp 89-98.
78. Stahl SM: Anxiolytics and sedative-hypnotics. In: Essential Psychopharmacology: Neuroscientific Basis and Practical Applications, 2nd ed. Cambridge, Cambridge University Press, 2000, pp 297-334.
79. Woelk H, Kapula O, Lehrl S, et al: Comparison of kava special extract WS 1490 and benzodiazepines in patients with anxiety. Allg Med 1993;69:271-277.
80. Pittler MH, Ernst E: Efficacy of kava extract for treating anxiety: Systematic review and meta-analysis. J Clin Psychopharmacol 2000;20:84-89.
81. Volz HP, Kieser M: Kava-kava extract WS 1490 versus placebo in anxiety disorders—a randomized placebo-controlled 25-week outpatient trial. Pharmacopsychiatry 1997;30:1-5.
82. Lehman E, Kinzler E, Friedemann J, et al: Efficacy of a special kava extract (piper methysticum) in patients with states of anxiety, tension, and excitedness of non-mental origin—a double-blind placebo-controlled study of four weeks treatment. Phytomedicine 1996;3:113-119.
83. Pratt SI, Mueser KT: Schizophrenia. In Antony MM, Barlow DH (eds): Handbook of Assessment and Treatment Planning for Psychological Disorders. New York, Guilford, 2002, pp 375-414.
84. Maher BA, Deldin PJ: Schizophrenia: Biological aspects. In Sutker PB, Adams HE (eds): Comprehensive Handbook of Psychopathology, 3rd ed. New York, Kluwer Academic/Plenum Publishers, 2001, pp 341-370.
85. Kane JM: Pharmacologic treatment of schizophrenia. Biol Psychiatry 1999;46:1396-1408.
86. Gibson RL, Burch EA: Emotional disorder and medical illness. In Sutker PB, Adams HE (eds): Comprehensive Handbook of Psychopathology, 3rd ed. New York, Kluwer Academic/Plenum Publishers, 2001, pp 797-811.
87. Mycek MJ, Harvey RA, Champe PC: Neuroleptic drugs. In Harvey RA, Champe PC (eds): Pharmacology, 2nd ed. Philadelphia, Lippincott Williams & Wilkins, 2000, pp 127-132.
88. Janicak PG, Davis JM, Preskorn SH, Ayd FJ Jr: Treatment with antipsychotics. In: Principles and Practice of Psychopharmacotherapy, 3rd ed. Philadelphia, Lippincott Williams & Wilkins, 2001, pp 83-192.
89. Stahl SM: Antipsychotic agents. In: Essential Psychopharmacology: Neuroscientific Basis and Practical Applications, 2nd ed. Cambridge, Cambridge University Press, 2000, pp 401-458.
90. Pollard JB, Brook MW, Shafer A: Patient threats present an ethical dilemma for the anesthesiologist. Anesth Analg 2001;93:1544-1545.
91. Kudoh A, Kudo M, Ishihara H: Depressed pituitary-adrenal response to surgical stress in chronic schizophrenic patients. Neuropsychobiology 1997;36:112-116.
92. Kudoh A, Kudo M, Ishihara H, et al: Increased plasma vasopressin and atrial natriuretic peptide in chronic schizophrenic patients during abdominal surgery. Neuropsychobiology 1998;37:169-174.
93. Goodwin RD, Marusic A, Hoven CW: Suicide attempts in the United States: The role of physical illness. Soc Sci Med 2003;56:1783-1788.
94. Geiduschek J, Cohen SA, Khan A, Cullen BF: Repeated anesthesia for a patient with neuroleptic malignant syndrome. Anesthesiology 1988;68:134-137.
95. Maher BA: Delusions. In Sutker PB, Adams HE (eds): Comprehensive Handbook of Psychopathology, 3rd ed. New York, Kluwer Academic/ Plenum Publishers, 2001, pp 308-339.
96. Smothers BA, Yahr HT, Sinclair MD: Prevalence of current DSM-IV alcohol use disorders in short-stay, general hospital admissions, United States, 1994. Arch Intern Med 2003;163:713-719.
97. Wu L-T, Ringwalt CL, Williams CE: Use of substance abuse treatment services by persons with mental health and substance use problems. Psychiatr Serv 2003;54:363-369.
98. Saunders JB, Aasland OG, Babor TF, et al: Development of the alcohol use disorders identification test (AUDIT): WHO collaborative project on early detection of persons with harmful alcohol consumption: II. Addiction 1993;88:791-804.
99. Zakriya KJ, Christmas C, Wenz JF, et al: Preoperative factors associated with postoperative change in confusion assessment method score in hip fracture patients. Anesth Analg 2002;94:1628-1632.
100. Bready LL: Delayed emergence. In Bready LL, Smith RB (eds): Decision Making in Anesthesiology, 2nd ed. St. Louis, Mosby-Year Book, 1992, pp 364-365.
101. Mycek MJ, Harvey RA, Champe PC: CNS stimulants. In Harvey RA, Champe PC (eds): Pharmacology, 2nd ed. Philadelphia, Lippincott Williams & Wilkins, 2000, pp 99-106.
102. Stahl SM: Cognitive enhancers. In: Essential Psychopharmacology: Neuroscientific Basis and Practical Applications, 2nd ed. Cambridge, Cambridge University Press, 2000, pp 459-498.
103. Tariot PN, Farlow MR, Grossberg GT, et al: Memantine treatment in patients with moderate to severe Alzheimer disease already receiving donepezil: A randomized controlled trial. JAMA 2004;291:317-324.
104. Eisendrath SJ, Lichtmacher JE: Psychiatric disorders. In Tierney LM Jr, McPhee SJ, Papadakis MA (eds): Current Medical Diagnosis and Treatment. New York, Lange Medical Books/McGraw-Hill, 2004, pp 1001-1061.
105. Ancelin M-L, De Roquefeuil G, Ledésert B, et al: Exposure to anesthetic agents, cognitive functioning and depressive symptomatology in the elderly. Br J Psychiatry 2001;178:360-366.
106. Grichnik KP, Ijsselmuiden AJJ, D'Amico TA, et al: Cognitive decline after major noncardiac operations: A preliminary prospective study. Ann Thorac Surg 1999;68:1786-1791.
107. Selnes OA, Goldsborough MA, Borowitz LM Jr, et al: Determinants of cognitive change after coronary artery bypass surgery: A multifactorial problem. Ann Thorac Surg 1999;67:1669-1676.
108. Mitchell SJ, Pellett O, Gorman DF: Cerebral protection by lidocaine during cardiac operations. Ann Thorac Surg 1999;67:1117-1124.
109. Wang D, Wu X, Li J, et al: The effect of lidocaine on early postoperative cognitive dysfunction after coronary artery bypass surgery. Anesth Analg 2002;95:1134-1141.
110. Butterworth J, Hammon JW: Lidocaine for neuroprotection: More evidence of efficacy. Anesth Analg 2002;95:1131-1133.
111. Chan WP, Chilvers CR: Induction of anesthesia in the home. Anesth Intensive Care 2002;30:809-812.
112. Martin A, Leslie D: Psychiatric inpatient, outpatient, and medication utilization and costs among privately insured youths, 1997-2000. Am J Psychiatry 2003;160:757-764.
113. Stordy BJ: Dark adaptation, motor skills, docosahexaenoic acid, and dyslexia. Am J Clin Nutr 2000;71(suppl 1):323S-326S.
114. Kaye AD, Kucera I, Sabar R: Perioperative anesthesia clinical considerations of alternative medicines. Anesthesiol Clin North Am 2004;22:125-139.
115. Bedford S, Melzer D, Guralnik J: Problem behavior in the last year of life: Prevalence, risks, and care receipt in older Americans. J Am Geriatr Assoc 2001;49:590-595.

CAPÍTULO

16 Pacientes Tratados com Plantas Medicinais

ALAN D. KAYE, MD, PHD, DABPM, E JASON M. HOOVER, MD

O uso de plantas medicinais ou agentes nutracêuticos na forma de remédios herbários vem aumentando significativamente nos últimos anos nos Estados Unidos. Em sua maioria, os consumidores de plantas medicinais são mulheres brancas de meia-idade com alguma educação universitária.[1] Um estudo recente de 567 mulheres vivendo em áreas rurais constatou que 59,1% das participantes utilizavam plantas medicinais.[2] Atualmente, não se dispõe de evidências concernentes à eficácia dessas plantas, suas possíveis interações com medicações de venda livre (MVLs) ou sujeitas à receita e os efeitos colaterais potenciais das plantas medicinais quando usadas isoladamente ou em conjunto com MVLs ou medicações receitadas. Além disso, parece haver uma tendência crescente em favor do reembolso de plantas medicinais pelos convênios médicos e companhias de seguros.[3]

A comunidade médica, em geral, e o anestesiologista, em particular, devem tomar ciência dos dados e das informações disponíveis com relação às plantas medicinais. Por exemplo, a comunidade médica pode não saber que aproximadamente 30% de todos os agentes terapêuticos convencionais modernos são derivados de plantas.[4] Além disso, o anestesiologista clínico talvez se interesse por uma pesquisa de 752 pacientes marcados para cirurgia eletiva, realizada no Departamento de Anestesiologia da Texas Tech University, em Lubbock. Os resultados desse estudo revelaram que, entre os pesquisados, 32% estavam utilizando ativamente pelo menos uma planta medicinal, e 70% desses pacientes não informaram sobre o uso ao anestesiologista durante a avaliação pré-operatória de rotina.[5] Sabendo que plantas medicinais podem ter efeitos nos sistemas nervoso central, respiratório, cardiovascular e gastrintestinal, apenas para citar alguns, não será demais enfatizar a importância da educação por meio de uma breve história e de um exame completo das plantas medicinais selecionadas.

O uso de plantas medicinais com as mais variadas finalidades vem ocorrendo há séculos em todo o mundo. Nos Estados Unidos, o uso da medicina herbária teve início nos primórdios dos dias coloniais, quando os cuidados com a saúde eram, na maioria das vezes, realizados em casa. Por volta do século XIX, o avanço dos métodos científicos permitiu o florescimento da prática da medicina convencional e a subsequente diminuição no uso das plantas medicinais.[3] Foi apenas nos anos de 1960 que elas voltaram a ganhar popularidade, e em 1992 foi estabelecido o Office of Alternative Medicines pelo National Institutes of Health (NIE) em Bethesda, Maryland, refletindo a prevalência do seu uso.

Muitas plantas medicinais não são reguladas com rigidez no que tange à garantia de qualidade; assim, os consumidores ficam dependendo dos rótulos do fabricante.[6] Infelizmente, os pacientes com frequência não consideram compostos herbários como sendo medicações e, conforme previamente mencionado, não revelam o uso desses agentes durante a avaliação pré-operatória.[5] Além disso, uma estimativa concluiu que até 20% da população adulta dos Estados Unidos toma medicações receitadas junto com plantas medicinais.[7,8] Essas plantas são reconhecidas pelo Dietary Supplement Health and Education Act (Lei da Saúde e Educação para Suplementos Dietéticos), e essa lei teve o papel de limitar a regulamentação dessas substâncias pela U.S. Food and Drug Administration (FDA).[1] Por exemplo, em contraste com os medicamentos com obrigatoriedade de receita, a FDA deve, em primeiro lugar, demonstrar que uma planta medicinal é contraindicada antes de removê-la do mercado.[6] Diante das bem elaboradas propagandas dos fabricantes de produtos herbários, da popularidade conseguida pela propaganda "boca a boca" e de uma política de padronização relativamente indulgente pela FDA com relação a esses compostos, a indústria das plantas medicinais se transformou em um empreendimento de muitos bilhões de dólares.[3] Finalmente, a comunidade médica tem observado pacientes insatisfeitos com o custo ou a eficácia de suas medicações receitadas, passando a procurar pela panaceia de obtenção mais fácil e barata das plantas medicinais.

Uma pesquisa realizada nos Estados Unidos em 1996 envolvendo 163 lojas varejistas de alimentos para a saúde indicou que as plantas medicinais mais vendidas eram equinácea *(Echinacea purpurea, Echinacea pallida* e *Echinacea angustifolia),* alho *(Allium sativum),* hidraste *(Hydrastis canadenis),* ginseng *(Asian Panax ginseng* e *American Panax quinquefolius),* gingko *(Gingko biloba),* palmeira-anã *(Serenoa repens),* aloé *(Aloe* spp.), ma huang *(Ephedra sinica)* e ginseng siberiano *(Eleutherococcus senticosus).*[6,9] Dados de 1998 revelaram que erva-de-são-joão *(Hypericum perforatum),* valeriana *(Valeriana officinalis)* e matricária *(Tanacetum parthenium)* também vinham crescendo em popularidade.[3] Em apoio a essas conclusões, uma pesquisa de 755 pacientes com cirurgia ambulatorial marcada desde 2000 constatou que alho, gingko biloba e erva-de-são-joão estavam entre os principais agentes herbários autoadministrados pelos pacientes (Fig. 16.1).[10]

Diante da recente proibição federal para ma huang *(Ephedra sinica),* o uso dessa planta medicinal poderá diminuir; mas no âmbito do aparente número infinito de plantas medicinais, é certo que outro agente irá assumir seu lugar. O anestesiologista deve ter ciência da prevalência desses compostos e de seus efeitos fisiológicos no paciente. Por exemplo, algumas plantas medicinais têm o potencial de diminuir a agregação plaquetária e inibir a coagulação (Tab. 16.1), e seu uso deve ser incluído no diferencial do sangramento perioperatório. Os riscos de sangramento permanecem dependentes da dose e da preparação da planta em questão. A American Society of Anesthesiologists (ASA) sugeriu que qualquer usuário de uma planta medicinal deve descontinuar a ingestão durante pelo menos 2 a 3 semanas antes do procedimento cirúrgico, para assegurar que a planta medicinal não estará mais presente no sistema. São necessárias cinco meias-vidas para que um medicamento (ou planta medicinal) desapareça do sistema; diante da variabilidade na preparação e da biodisponibilidade das plantas medicinais, a orientação de 2 a 3 semanas é uma estimativa geral para abranger todas as preparações. Além disso, existem agentes herbários que causam alteração do sistema citocromo P450 e plantas medicinais que estão associadas a hepatotoxicidade e/ou a nefrotoxicidade (Tabs. 16.2 e 16.3). Finalmente, alguns desses agentes podem potenciar os efeitos depressivos dos anestésicos do sistema nervoso central e, no caso do

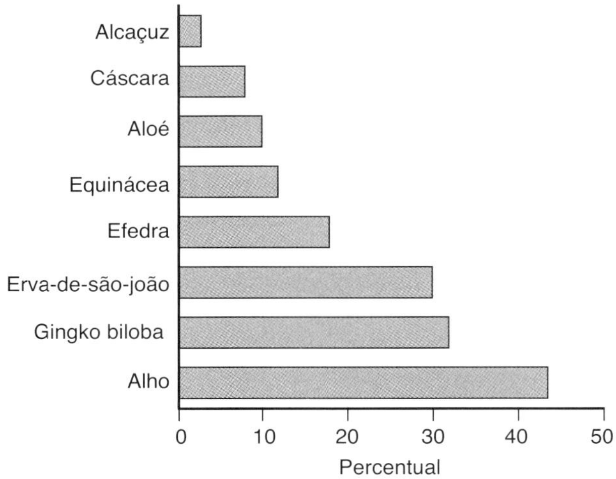

FIGURA 16.1 Percentual de pacientes que praticam autoadministração de medicações herbárias. (Adaptado de Kaye AD, Clarke RC, et al.: Herbal medicines: Current trends in anesthesiology practice – a hospital survey. *J Clin Anesth* 2000;12:468-471, com permissão.)

TABELA 16.1 Plantas medicinais associadas às anormalidades do sangramento

Mirtilo
Bromelaína
Camomila
Raízes de dente-de-leão
Dong quoi
Feno-grego
Matricária
Óleo de peixe
Óleo de semente de linhaça
Alho
Gengibre
Gingko biloba
Ginseng
Extrato de sementes de uva
Castanha-da-índia
Kava kava
Filipêndula
Cardíaca (*Leonurus cardíaca*)
Trevo-dos-prados
Tamarindo
Açafrão
Salgueiro

TABELA 16.2 Plantas medicinais associadas às anormalidades na concentração sérica da medicação

Equinácea
Alho
Kava kava
Erva-de-são-joão

TABELA 16.3 Plantas medicinais associadas à disfunção hepática e/ou renal

Equinácea
Kava kava
Filipêndula
Salgueiro

TABELA 16.4 Plantas medicinais associadas à excessiva depressão do SNC durante a anestesia

Camomila
Lúpulo
Kava kava
Maracujá
Valeriana

ginseng, inibir o efeito analgésico dos opioides (Tabs. 16.4 e 16.5).[11] Nesse capítulo, revisamos plantas medicinais populares, seu uso pretendido, efeitos fisiológicos, efeitos colaterais e interações potenciais com agentes anestésicos.

EQUINÁCEA

Echinacea são membros da família das margaridas e boninas, e nascem em toda a América do Norte. Existem nove espécies de *Echinacea*, e as preparações medicinais são basicamente derivadas de três delas: *Echinacea pallida* (equinácea purpúrea clara), *Echinacea purpurea* (equinácea purpúrea) e *Echinacea angustifolia* (equinácea de folhas estreitas).[12-14] Essa medicação herbária representa mais de 300 milhões de dólares de vendas anuais. O uso recomendado da equinácea é como profilático e agente terapêutico para infecções do trato respiratório superior, embora não haja evidência em favor do primeiro uso.[6] Equinácea possui em sua constituição alquilamida e polissacarídeos, com significativas propriedades de imunoestimulação, tanto *in vitro* como *in vivo,* por causa do aumento da fagocitose e da estimulação inespecífica dos linfócitos T.[15]

Foi clinicamente demonstrado que o consumo de equinácea no início dos sintomas diminui tanto a gravidade como a duração do resfriado e da gripe. Foram realizadas investigações que utilizaram reação em cadeia de polimerase (quantitativa) para identificação de alterações *in vivo* na expressão dos genes imunomoduladores em resposta à

TABELA 16.5 Plantas medicinais comuns, efeitos adversos e considerações anestésicas

Planta medicinal	Efeitos adversos	Considerações anestésicas
Equinácea	Sabor desagradável, taquifilaxia, alterações do sistema citocromo P450, potencial de hepatotoxicidade	Pode potenciar toxicidade por barbitúricos
Efedra	Hipertensão, taquicardia, miocardiopatia, AVC, arritmias cardíacas	Pode interagir com anestésicos inalatórios, isto é, halotano, e causar arritmias cardíacas fatais. Profunda hipotensão intraoperatória controlada com fenilefrina e não com pseudoefedrina
Matricária	Úlceras aftosas, irritabilidade gastrintestinal, cefaleia	Maior risco de sangramento intraoperatório; suspenda 2 a 3 semanas antes da cirurgia
Alho	Halitose, prolongamento do tempo de sangramento, hipotensão, alterações do sistema citocromo P450	Maior risco de sangramento intraoperatório
Gengibre	Prolongamento do tempo de sangramento	Maior risco de instabilidade hemodinâmica intraoperatória
Gingko biloba	Disfunção plaquetária	Aumento das tendências hemorrágicas no intraoperatório e no pós-operatório. Pode diminuir a eficácia de barbitúricos intravenosos
Ginseng	Hipertensão, prolongamento do tempo de sangramento, hipoglicemia, insônia, cefaleia, vômito, epistaxe	Maior risco de instabilidade hemodinâmica intraoperatória
Kava kava	Dermopatia ictiosiforme característica, alterações do sistema citocromo P450, potencial de hepatotoxicidade	Pode potenciar o efeito de barbitúricos/benzodiazepínicos, resultando assim em excessiva sedação
Erva-de-são-joão	Boca seca, tontura, alterações do sistema citocromo P450, constipação, náusea	Devem ser evitados: pseudoefedrina, IMAOs e ISRSs

AVC, acidente vascular cerebral; IMAOs, inibidores da monoamina oxidase; ISRSs, inibidores seletivos da recaptação da serotonina.
Adaptado de Kaye AD, Clarke RC, Sabar R, et al.: Herbal medicines: Current trends in anesthesiology practice – A hospital survey. *J Clin Anesth* 2000;12:468-471.

equinácea.[16] Estudos realizados sobre expressão gênica *in vivo* no interior de leucócitos periféricos foram avaliados em seis indivíduos não fumantes (18 a 65 anos). Foram obtidas amostras de sangue no início do estudo e nos dias 2, 3, 5 e 12 depois do consumo de um produto comercializado contendo mistura de equináceas. O padrão geral de expressão gênica a 48 horas até 12 dias depois do consumo da equinácea foi consistente com uma resposta anti-inflamatória. A expressão de interleucina-1β, molécula de aderência intracelular, fator-α de necrose tumoral (TNF-α) e interleucina-8 ficou modestamente reduzida até o dia 5, tendo retornado aos níveis iniciais por volta do dia 12. Além disso, a expressão de interferon-α aumentou consistentemente até o dia 12, indicando uma resposta antiviral. Assim, os dados iniciais revelaram um padrão de resposta de expressão gênica consistente com a capacidade informada de equinácea em diminuir tanto a intensidade como a duração dos sintomas de gripe e de resfriado.[16]

Embora diferentes preparações de *E. purpurea* tenham sido investigadas por causa de seu potencial de aumento da função imune, principalmente pela ativação das respostas imunes inatas, são poucos os estudos disponíveis que examinaram a capacidade de melhora da imunidade humoral. Contudo, um estudo que utilizou fêmeas de camundongo suíço como modelo encontrou evidência em favor do uso agudo de *E. purpurea,* conforme sugerido por relatos anedóticos, e demonstrou potencial para melhora das respostas imunes humorais, além das inatas.[17] Apesar dos relatos anedóticos e dos dados de imunoestimulação associados à equinácea, o uso de *E. purpurea,* conforme a dose utilizada em um estudo, não foi eficaz no tratamento de infecções do trato respiratório superior e dos sintomas correlatos em pacientes pediátricos (idades de 2 a 11 anos). Além disso, o consumo de *E. purpurea* foi associado a aumento do risco de rubor cutâneo.[18]

A equinácea é em geral bem tolerada, e o efeito colateral mais comum é seu sabor desagradável.[6,19] Um uso prolongado de equinácea durante mais de 2 meses pode levar à ocorrência de taquifilaxia.[20] Também foi comunicada a ocorrência de anafilaxia com apenas uma dose dessa planta medicinal.[12] Além disso, o uso de equinácea foi associado a hepatotoxicidade, caso fosse tomado com outros agentes hepatotóxicos anestésicos ou não anestésicos, como os esteroides anabólicos, amiodarona, quetoconazol e metotrexato.[21] Flavonoides de *E. purpurea* podem afetar os sistemas hepáticos do citocromo P450 e da sulfotransferase.[22,23] Por exemplo, uma investigação constatou que equinácea diminuiu a eliminação oral de substratos do sistema citocromo P4501A2, mas não a eliminação oral de substrato das isoenzimas 2C9 e 2D6 *in vivo*. O agente herbário também modula seletivamente a atividade da isoenzima citocromo P450 P3A tanto no sítio hepático como no intestinal. Os pesquisadores, portanto, recomendam cautela quando a equinácea é combinada com medicamentos dependentes de citocromo P450 3A ou 1A2 para eliminação.[24] Finalmente, o uso de equinácea não deve se prolongar por mais de 4 semanas, e essa planta medicinal não deve ser usada em pacientes com distúrbios sistêmicos e autoimunes, pacientes grávidas e pacientes imunocomprometidos.[6,25]

Implicações anestésicas. Os efeitos imunoestimulantes de equinácea podem antagonizar as ações imunossupressivas dos corticosteroides e ciclosporina. Tendo em vista que a planta medicinal pode causar inibição das enzimas microssômicas hepáticas, deve-se evitar seu uso concomitante com agentes como fenitoína, rifampina e fenobarbital, que são metabolizados pelas enzimas microssômicas hepáticas, pois pode precipitar a toxicidade desses fármacos.

EFEDRA

Conforme anteriormente mencionado, a recente proibição federal para efedra, também conhecida como ma huang, pode levar ao declínio em seu uso. Contudo, os pacientes podem ainda se apresentar para avaliação perioperatória com história de uso presente de efedra. Ma huang, um alcaloide derivado da efedra, tem estrutura semelhante às anfetaminas, sendo tradicionalmente indicado para tratamento de diversos distúrbios respiratórios, como resfriado comum, gripe, alergias, bronquite e problemas não respiratórios como supressão do apetite.[6] Outras indicações são hipotensão, febre, artrite e retenção de líquido. Ma huang funciona como agente simpaticomimético e exibe potentes respostas inotrópicas e cronotrópicas positivas. Além de suas ações antitussivas, também possui propriedades bacteriostáticas.[26] Como simpaticomimético cardiovascular e respiratório, ma huang utiliza uma via sensitiva α ou β-adrenérgica.[27] Além disso, dados laboratoriais recentes, que utilizaram leito vascular pulmonar de felino, indicam que a hipertensão pulmonar mediada por ma huang depende da via sensitiva α_1-adrenoceptora.[28]

Os efeitos de supressão do apetite e de reforço metabólico de ma huang fez dessa substância um ingrediente potente de diversos compostos de venda livre para perda de peso. Contudo, antes da proibição federal, muitos fabricantes de produtos herbários anunciaram suplementos isentos de efedra como resultado de seus numerosos efeitos adversos informados.

Os efeitos deletérios da administração de ma huang são hipertensão, taquicardia, miocardiopatia, arritmias cardíacas, infarto do miocárdio, AVC, convulsões, psicose, tremores e/ou morte.[6] Numerosas complicações foram ligadas ao uso desse agente herbário, e esses resultados foram atribuídos à falta de padronização em sua formulação.[29,30] Antes da sua proibição federal, aproximadamente 16.000 casos de efeitos adversos e 164 mortes foram comunicados à FDA desde 1994.[31] Além disso, o Serviço de Segurança de Alimentos e Medicamentos do Departamento de Saúde do Texas informou oito fatalidades durante um período de 21 meses, entre 1993 e 1995, em associação com compostos contendo efedra. Sete dessas mortes foram secundárias a infarto do miocárdio ou AVC.[8] Gestantes ou pacientes hipertensos com doença vascular coronariana, histórico de convulsão, glaucoma, ansiedade e mania encontram-se em risco significativo para efeitos colaterais induzidos por efedra.[6]

Implicações anestésicas. O uso de produtos de venda livre contendo efedrina é altamente relevante para o período perioperatório. É preciso levar em consideração a possibilidade de hipertensão causar isquemia do miocárdio ou AVC. Efedra tem potencial para interagir com agentes anestésicos gerais inalatórios (p. ex., halotano, isoflurano, desflurano) e glicosídeos cardíacos (p. ex., digital) para causar arritmias. Pacientes usuários de efedra durante longos períodos podem apresentar depleção das reservas de catecolaminas. Assim, sob anestesia geral, esses pacientes têm possibilidade de exibir profunda hipotensão intraoperatória, que pode ser controlada com um vasoconstritor direto (p. ex., fenilefrina), em vez de efedrina. O uso de efedra com fenelzina ou outro inibidor da monoamina oxidase pode resultar em insônia, cefaleia e tremores. Foi demonstrado que o uso concomitante com ocitocina causa hipertensão.[32]

MATRICÁRIA

Matricária, um agente herbário, é utilizado no tratamento da cefaleia e febre, previne contra enxaquecas e trata de anormalidades menstruais.[33] No idioma inglês, o nome dessa planta (*feverfew/"pouca febre"*) é derivado da palavra latina *febrifugia,* significando "redutor da febre". Embora matricária seja comumente utilizada para cefaleias do tipo da enxaqueca, a literatura não é conclusiva com relação a sua eficácia.[34,35] Por exemplo, uma pesquisa procurou revisar as evidências de estudos duplo-cegos randomizados e controlados com o objetivo de avaliar a eficácia clínica da matricária *vs.* placebo para profilaxia da enxaqueca. Os pesquisadores concluíram que as evidências derivadas dos estudos foram insuficientes para que fosse sugerido algum benefício do uso da matricária sobre o placebo para a prevenção dela.[36] Como a maioria dos compostos herbários, análises de produtos à base de matricária resultaram em variações significativas no conteúdo de partenolida, um ingrediente ativo proposto, entre produtos contendo a planta.

Com relação aos efeitos da partenolida, uma lactona anti-inflamatória, um estudo alemão sugeriu que esse agente pode sustentar a sobrevida dos linfócitos T mediante a regulação inibitória do sistema CD95. O sistema CD95 é um componente crítico da via apoptótica, ou de morte celular programada, dos linfócitos ativados de células T. Os pesquisadores concluíram que partenolida pode ter algum potencial terapêutico como substância antiapoptótica contra a morte celular de linfócitos ativados, induzida pela ativação de células T.[38]

Matricária também demonstrou inibição da liberação de serotonina por plaquetas agregadas. Esse mecanismo pode estar relacionado à inibição da liberação do ácido araquidônico por meio de uma via da fosfolipase.[39-41] Além disso, matricária diminuiu efetivamente 86 a 88% da produção de prostaglandinas sem ter exibido inibição da ciclo-oxigenase.[42]

Algumas das reações adversas ao uso da matricária são: úlceras aftosas, dores abdominais, flatulência, náusea, vômito e dor de cabeça de rebote com a interrupção abrupta do uso da planta.[26,33] Esse produto herbário pode ser mais bem tolerado do que outros medicamentos convencionais para enxaqueca, porque, diferente deles, a matricária não causou alteração na frequência cardíaca, pressão arterial, peso corporal ou química sanguínea em estudos clínicos.[33] Como ocorre com muitos agentes herbários, ela não é recomendada para a população pediátrica ou para pacientes grávidas ou amamentando.[43] Finalmente, pode ocorrer um problema conhecido como "síndrome pós-matricária" em usuários crônicos da planta, manifestando-se na forma de ansiedade, cefaleias, insônia, artralgias, rigidez muscular e articular e fadiga.[33,44]

Implicações anestésicas. Tendo em vista que a matricária pode inibir a atividade plaquetária, é sensato evitar o uso concomitante dessa planta em pacientes tomando medicações como heparina, varfarina, agentes anti-inflamatórios não esteroides (AAINEs), aspirina e vitamina E.[45,46] Para pacientes com anormalidades hemorrágicas perioperatórias, deve-se considerar o seu uso no diagnóstico diferencial. Além disso, plantas contendo tanino, como a matricária, podem interagir com preparações contendo ferro, o que reduzirá a biodisponibilidade de tais preparações.[21]

ALHO

O alho é uma medicação herbária popular, disponível no comércio nas formas em pó, dessecada e *in natura.*[6] Alicina, o principal ingrediente ativo no alho, contém enxofre. O esmagamento do dente de alho ativa a enzima alinase, resultando na conversão de aliína em alicina.[12]

As recomendações de uso têm se concentrado no tratamento da hipercolesterolemia, hipertensão e doença cardiovascular.[6] Assim, estudos recentes foram direcionados para seus efeitos hipocolesterolêmicos e vasodilatadores.[47-51] Investigações concluíram que o alho pode causar inibição dos sistemas enzimáticos da HMG-CoA redutase e 14α-dentilase para exercer seu efeito liporredutor.[6] Além disso, podem ser utilizados derivados do alho por causa de suas ações antiplaquetárias, antioxidantes e fibrinolíticas.[47,52,53] Foi informada diminuição da agregação plaquetária com o uso de alho juntamente com seu uso para hiperlipidemia.[48-51] No entanto, há mínima evidência corroborando o uso do alho para casos de hipertensão, porque seus efeitos depressores na pressão arterial sistólica e diastólica parecem variar de mínimos a modestos.[6, 12]

Foi informado que o consumo de alho durante longos períodos por via oral reforça os antioxidantes endógenos do coração.[54] Um estudo recente propôs a hipótese de que antioxidantes cardíacos induzidos pelo alho podem dar proteção contra cardiotoxicidade aguda induzida por doxorrubicina (Adriamycin). Utilizando ratos como modelo, os pesquisadores verificaram no grupo de doxorrubicina um aumento do estresse oxidativo, o que ficou evidenciado pelo aumento significativo nas substâncias reativas do ácido tiobarbitúrico (TBARS) do miocárdio e pela redução das atividades de superóxido cardíaco dismutase (SOD), catalase e glutátion peroxidase. Contudo, nos ratos tratados com alho, foram evitados o aumento em TBARS do miocárdio e a redução nos antioxidantes endógenos pela doxorrubicina, com significado estatístico. Assim, os pesquisadores concluíram que a administração crônica de alho pode prevenir a cardiotoxicidade induzida pela doxorrubicina.[54]

Com relação aos efeitos da alicina na vasculatura pulmonar, dados revelaram que ela possui atividade vasodilatadora significativa no leito vascular pulmonar do rato e do gato.[55]

Embora tenha sido constatado que alicina baixa a pressão arterial e os níveis de insulina e de triglicerídeos em ratos alimentados com frutose, foi considerado também importante o estudo do seu efeito no peso dos animais. Um grupo de pesquisadores utilizou ratos Sprague-Dawley machos, e verificou que o grupo controle, que havia sido alimentado com uma dieta enriquecida apenas por frutose, continuou a exibir aumento no peso. Todavia, os grupos alimentados com alicina não ganharam peso.[56]

Evidências indicam que o alho também pode ser um tratamento eficaz contra a infecção por *Staphylococcus aureus* resistente à meticilina (SARM). Utilizando camundongos como modelo, os pesquisadores demonstraram que os extratos do alho, dialil sulfeto e dialil dissulfeto, exibiam funções protetoras contra infecção por SARM. Essas conclusões, juntamente com outros estudos, podem resultar no uso desses extratos no tratamento da infecção por SARM.[57]

Os efeitos colaterais do alho são mínimos; os mais comuns são o odor e o desarranjo gastrintestinal.[6] Contudo, foi publicado um caso de hematoma espinhal/epidural espontâneo em um homem com 87 anos que, supostamente, estava associado à disfunção plaquetária resultante da ingestão excessiva de alho.[58] Finalmente, pode ocorrer indução do sistema citocromo P450, o que fica evidenciado pela redução dos níveis séricos da medicação saquinavir.[6]

Implicações anestésicas. O anestesiologista clínico deve estar ciente de que o alho pode exacerbar os efeitos de varfarina, heparina, AAINEs e aspirina, podendo resultar em um tempo de sangramento anormal, o que talvez acarrete um maior risco de sangramento no período intraoperatório ou pós-operatório.[59] Além disso, foi realizada uma investigação sobre os efeitos do dialisado de alho na pressão arterial diastólica (PAD), na frequência cardíaca (FC) e nas leituras da eletrocardiografia (ECG) em cães anestesiados, e seus efeitos na frequência e na tensão de átrios de rato isolados.[60] O dialisado de alho causou queda na PAD e na FC de maneira dose-dependente, e as leituras da ECG revelaram um ritmo bradicárdico sinusal regular. Além disso, a adição do dialisado a átrios esquerdos de rato isolados resultou em diminuição da ocorrência de tensão de maneira dose-dependente. Finalmente, os resultados revelaram que o cronotropismo/inotropismo positivo induzido pela adição de isoproterenol foi parcialmente antagonizado pela pré-incubação dos átrios de rato com o dialisado de alho. Os pesquisadores concluíram que esses achados podem ser explicados por um efeito depressivo na automaticidade e ocorrência de tensão no coração, sugerindo uma ação antagonista β-adrenérgica modulada pelo dialisado de alho.[60]

GENGIBRE

Gengibre (*Zingiber officinale*) é utilizado no tratamento de náusea, vômito, cinesia e vertigem.[25] Quanto aos seus efeitos em voluntários do estudo com vertigem, foi constatado que nenhum desses participantes sofreu náusea depois da estimulação calórica do sistema vestibular. Esse achado contrastou com o que ocorreu no grupo que recebeu placebo.[61] Além disso, o gengibre pode ser superior ao dimenidrinato, em termos de diminuição da cinesia.[62]

Um estudo randomizado, duplo-cego e controlado comparou a eficácia de gengibre à vitamina B_6 para tratamento da náusea e vômito durante a gestação. Os pesquisadores constataram que a pontuação para náusea e o número de episódios de vômito ficaram significativamente reduzidos depois do tratamento com gengibre e vitamina B_6. Em comparação com a eficácia do gengibre e da vitamina B_6, concluíram que não havia diferença significativa entre eles, quando utilizados no tratamento de náusea e vômito durante a gestação.[63] O gengibre também se revelou eficaz em reduzir os sintomas associados à hiperemese da gravidez.[64]

Com relação aos efeitos do gengibre na coagulação, essa planta tem exibido potente inibição da tromboxano sintetase. Essa inibição na atividade resulta em tempo de sangramento prolongado.[65] Foi estudada a capacidade dos constituintes do gengibre e de substâncias correlatas para inibição da ativação plaquetária induzida pelo ácido araquidônico no sangue total humano. Os dados provenientes dessa investigação revelaram que os compostos de gengibre e seus derivados são agentes antiplaquetários mais potentes do que aspirina, nas condições estabelecidas no estudo. Especificamente, [8]-paradol, um constituinte natural do gengibre, foi identificado como o agente antiagregante plaquetário mais potente, além de inibidor da ciclo-oxigenase-1.[66]

Com relação ao tratamento utilizando gengibre em ratos com diabetes tipo 1, ocorreu um aumento significativo nos níveis de insulina e uma diminuição nos níveis de glicose em jejum nos ratos. A administração de gengibre também causou queda na pressão arterial, triglicerídeos e colesterol séricos em ratos diabéticos. Os dados oriundos dessa investigação sugerem atividade antidiabética potencial do gengibre em ratos com diabetes tipo 1.[67]

Um efeito colateral do gengibre é a ocorrência de anormalidades do sangramento, e seu uso é contraindicado em pacientes com disfunção da coagulação ou naqueles tratados com medicações anticoagulantes, como AAINEs, aspirina, heparina e varfarina.[25]

Implicações anestésicas. Gengibre pode aumentar o risco de sangramento, melhorar os efeitos dos barbitúricos e, como resultado de um efeito inotrópico, interferir com a terapia com medicação cardíaca. Grandes quantidades de gengibre também podem causar arritmias cardíacas e depressão do sistema nervoso central.

GINGKO BILOBA

São numerosos os compostos ativos presentes no gingko biloba, como glicosídeos flavonoides, terpenoides e ácidos orgânicos. Os efeitos fisiológicos dos compostos são variáveis.[6,12] Por exemplo, os flavonoides exibiram atividade antioxidante e os terpenoides demonstraram capacidade de antagonismo para o fator ativador das plaquetas.[6] O extrato que vem recebendo a maior atenção dos pesquisadores é EGB761.

Como resultado de seus efeitos, gingko é utilizado no tratamento da claudicação intermitente, na melhora da memória e no tratamento de doenças associadas à produção de radicais livres e de vertigem.[8] Indivíduos que usam essa planta medicinal informaram diminuição da dor nos membros inferiores afetados e aumento da distância de caminhada sem sintomatologia. Além da inibição do fator ativador das plaquetas, gingko pode também mediar a liberação de óxido nítrico e diminuir a inflamação.[6,68-73] Um estudo recente de 187 pacientes de cardiologia verificou que 106 dos indivíduos utilizavam suplementos e que um deles era o gingko. Mas os dados informaram que as médias para lipoproteína de baixa densidade (106 *vs.* 108 mg/dL), hemoglobina (Hb) A1c (8,7% *vs.* 7,7%) e pressão arterial (132/77 *vs.* 138/78 mm Hg) não foram significativamente diferentes entre os usuários e os não usuários dos suplementos.[74]

Para testar os efeitos do gingko em casos de demência, foi realizado um estudo randomizado, duplo-cego e controlado por placebo de EGB761. Os pesquisadores descobriram que esse extrato tinha o potencial de estabilizar e melhorar modestamente o desempenho cognitivo e o funcionamento social.[6,75] Além disso, a modesta melhora na cognição foi comparável ao efeito de donepezil na demência.[6] O efeito benéfico na cognição e na memória, atribuído ao gingko, pode estar relacionado à sua ativação do sistema neurotransmissor colinérgico. Os dados são inconclusivos sobre a capacidade do gingko de melhorar a memória em indivíduos sadios.[6]

Com relação aos efeitos do gingko na pancreatite aguda induzida, os pesquisadores descobriram que o tratamento profilático de EGB761 em ratos Sprague-Dawley tem efeito benéfico significativo no curso da doença.[76] Embora a sua patogênese ainda não tenha sido devidamente elucidada, existem numerosos dados sugerindo um papel para os radicais livres de oxigênio na sua progressão e nas suas complicações. Portanto, a influência positiva de EGB761 na pancreatite aguda pode estar ligada ao efeito de "limpeza" dos radicais livres desse extrato.[76]

Na dose recomendada, o gingko é bem tolerado na população adulta sadia durante aproximadamente 6 meses.[6] Os efeitos colaterais associados a seu uso podem ficar limitados a leve desconforto gastrintestinal e cefaleia.[25] Mas como resultado potencial do efeito antifator de ativação das plaquetas exercido por gingko biloba, foi comunicada a ocorrência de hifema (i. e., sangramento pela íris e câmara anterior do olho) espontâneo, hematomas subdurais bilaterais espontâneos e hemorragia subaracnoide induzidos por essa planta medicinal.[6,77-80] Portanto, o uso de anticoagulantes e gingko deve ser cuidadosamente monitorado, senão evitado.[6] Com relação aos efeitos do gingko na farmacocinética, foi realizado um estudo cruzado, aberto e randomizado em oito voluntários sadios para determinar se gingko altera a farmacocinética da digoxina. Os pesquisadores concluíram que aparentemente o uso simultâneo de gingko e digoxina por via oral não teve nenhum efeito significativo na farmacocinética da digoxina nos voluntários sadios.[81]

Implicações anestésicas. O uso simultâneo de gingko biloba e aspirina, ou qualquer AAINE, e anticoagulantes como varfarina e heparina não é recomendado, porque gingko pode aumentar o potencial para sangramento nesses pacientes. Também seria apropriado evitar seu uso simultâneo com medicamentos anticonvulsivos (p. ex., carbamazepina, fenitoína, fenobarbital), porque gingko biloba pode diminuir a eficácia desses agentes.[21] Além disso, é recomendado evitar o uso de gingko em pacientes tomando agentes antidepressivos tricíclicos, porque ele talvez potencie a ação de redução do limiar convulsivo desses agentes.[21]

GINSENG

Ocorre variação significativa nos componentes dessa planta medicinal. Existem três grupos principais de ginseng que são classificados com base na sua origem geográfica.[6] Há o *Panax ginseng* (ginseng asiático), o *Panax quinquefolius* (ginseng americano) e o *Eleutherococcus senticosus* (ginseng siberiano), que pertence a um gênero diferente.[6,8] Os ingredientes ativos no ginseng são os ginsenosídeos.[6,26]

Os ginsengs asiático e americano são utilizados por suas propriedades adaptogênicas, que permitem maior resistência ao estresse ambiental, como um diurético, adjuvante digestivo, estimulante do sistema imune e agente hipoglicemiante.[82,83] O ginseng asiático pode ser eficaz para melhora da função cognitiva, quando combinado com gingko biloba.[83] O americano foi examinado por causa de seu potencial de estimulação da produção de TNF-α humano em cultivos de monócitos de sangue periférico.[84] Ocorreu estimulação direta *in vitro* da produção de TNF-α por células mononucleares, conforme demonstrado pela expressão do gene de mRNA para TNF-α, em somente 6 horas de incubação das células com ginseng. Assim, pode-se concluir que a atividade imunoestimulante *in vitro* do ginseng ocorre quando se utiliza a produção de TNF-α como indicador; além disso, a realização de mais estudos *in vivo* é justificada.[84] É provável que o ginseng americano também tenha propriedades hipoglicemiantes.[85,86] Esses efeitos foram observados tanto em indivíduos normais como em diabéticos, podendo ser atribuídos ao ginsenosídeo Rb2 e aos panaxanos I, J, K e L, que são ingredientes do ginseng.[87-91]

Embora o ginseng seja geralmente bem tolerado, essa planta medicinal causa efeitos adversos: hipertensão, anormalidades do sangramento secundárias à atividade antiplaquetária, insônia, cefaleia, vômito, síndrome de Stevens-Johnson, sangramento vaginal anormal e epistaxe.[92-98] Foi informada a ocorrência de interações farmacológicas entre ginseng asiático e bloqueadores dos canais de cálcio, varfarina, fenelzina e digoxina.[6] Portanto, é recomendado evitar o seu uso em pacientes grávidas ou que estejam amamentando, na população pediátrica e em pacientes com doença cardiovascular.[8,21]

Implicações anestésicas. Ginseng deve ser evitado para pacientes tratados com medicações anticoagulantes como varfarina, heparina, AAINEs e aspirina. Tendo em vista que ginseng pode causar hipertensão, o anestesiologista deve se concentrar nas consequências clínicas do uso prolongado desse agente. Uma hipertensão de longa data pode causar lesão a órgãos-alvo, depleção de volume e instabilidade autônoma. Além disso, considerando que muitos agentes anestésicos podem causar efeitos vasodilatadores generalizados, pode-se observar variabilidade hemodinâmica, inclusive com profunda hipotensão intraoperatória. Deve ser evitado o uso simultâneo de ginseng com inibidores da monoamina oxidase (p. ex., sulfato de fenelzina), porque foram relatados episódios maníacos com o uso rotineiro do ginseng.[99,100] Como resultado de seu potencial para exercer efeitos hipoglicemiantes, ginseng deve ser utilizado com cautela em pacientes diabéticos tratados com insulina ou com medicações hipoglicemiantes orais. Assim, segue-se que o anestesiologista talvez precise ter uma avaliação apropriada dos níveis glicêmicos no período perioperatório para aqueles pacientes em que tal medida seja aplicável.

KAVA KAVA

A kava kava, um extrato da planta *Piper methysticum,* é utilizada como ansiolítico, antiepiléptico, antidepressivo, antipsicótico, sedativo e relaxante muscular.[101-103] Alguns dos seus ingredientes ativos são as lactonas ou as pironas da kava, kavaína, metisticina, diidrokavaína, diidrometisticina etc.[104,105] Os extratos de kava que podem ser obtidos no comércio são formulados para que contenham entre 30 e 70% de suas lactonas.[104]

O extrato WS 1490 foi pesquisado em estudos clínicos com o objetivo de determinar a eficácia da kava kava para o tratamento de distúrbios da ansiedade.[104] WS 1490 demonstrou ser uma alternativa terapêutica eficaz aos benzodiazepínicos e antidepressivos tricíclicos, sem os problemas de tolerância associados a essas duas últimas classes, nos distúrbios da ansiedade.[106] O efeito terapêutico de pico pode se prolongar por até quatro semanas, e dados indicaram um tratamento durante 1 a 8 semanas para que seja obtida uma melhora significativa.[104,107] Com relação aos efeitos da kava kava na vasculatura do pulmão felino, foram demonstrados efeitos vasopressores e comprovado que esses efeitos são mediados ou modulados por vias sensíveis ao ácido γ-aminobutírico (GABA) e também aos canais de cálcio do tipo L.[108] Um importante efeito colateral associado ao uso da kava kava é a disfunção hepática. Pacientes que sofrem reações adversas hepáticas são conhecidos como "metabolizadores deficientes", ou aqueles pacientes com deficiência na isoenzima citocromo P450 2D6.[104] Portanto, é recomendável a obtenção rotineira de provas da função hepática para pacientes que usam kava kava, como aspartato aminotransferase (AST), alanina aminotransferase (ALT), fosfatase alcalina, gama-glutamiltransferase (GGT), lactato desidrogenase (LDH) e bilirrubina total e conjugada, para a monitoração da evolução da hepatotoxicidade.[104] Além disso, foram coletados 24 casos documentados de hepatotoxicidade depois do uso dessa planta medicinal; e em alguns casos, ocorreu morte ou transplante de fígado depois de apenas 1 a 3 meses de uso.[104] Em países como Alemanha e Austrália, o seu uso por mais de três meses não é recomendado. Outros efeitos colaterais da kava kava são alterações visuais, uma síndrome semelhante à pelagra com dermopatia ictiosiforme característica e alucinações.[3,104,109]

As pironas da kava demonstraram inibição competitiva da monoamina oxidase B.[104] A inibição dessa enzima pode resultar nos efeitos psicotrópicos relacionados ao uso de kava kava.[110] Contudo, é ainda amplamente desconhecido o mecanismo exato de seus efeitos no sistema nervoso central.[104] Com relação às interações farmacológicas, ela pode reagir adversamente com alprazolam, depressores do sistema nervoso central, estatinas, rifampina, álcool e levodopa.[104,111] Finalmente, a kava kava também pode afetar as plaquetas por um processo antitrombótico, mediante a inibição de ciclo-oxigenase. Por isso, diminui a produção de tromboxano.[104]

Implicações anestésicas. Os efeitos antinociceptores provocados pelo uso de kava kava podem ser semelhantes às respostas anestésicas locais e aparentemente são mediados por meio de uma via não dependente de opioides.[112,113] Etanol pode aumentar os efeitos hipnóticos de kava kava.[114] A planta medicinal deve ser evitada por pacientes com depressão endógena; além disso, pode potenciar o efeito dos barbitúricos e benzodiazepínicos, causando sedação excessiva.[115]

PALMEIRA-ANÃ

O agente herbário conhecido como palmeira-anã (*saw palmetto, Serenoa repens*) é utilizado principalmente para casos de hiperplasia prostática benigna.[6] Os ingredientes essenciais são os ácidos graxos livres e esteróis.[6] Embora atualmente desconheça-se o mecanismo de ação, foram publicados dados que demonstram um antagonismo no receptor de andrógenos para diidrotestosterona e na enzima 5α-redutase.[6] Além disso, biópsias demonstraram decréscimos no epitélio da zona de transição (17,8 para 10,7%) na próstata de homens tratados com palmeira-anã, em comparação com o placebo, embora o tamanho da próstata e o nível do antígeno prostático específico não tenham sido diminuídos por esse agente herbário.[6] Em comparação com a finasterida, um inibidor da 5α-redutase, a palmeira-anã demonstrou aumento do fluxo urinário e menos efeitos colaterais.[6] Uma investigação prospectiva, randomizada e aberta buscou avaliar a segurança e a eficácia da palmeira-anã, em comparação com a finasterida, em pacientes com prostatite/síndrome da dor pélvica crônica.[116] Foi constatado que, ao final do estudo, mais pacientes desejavam continuar com o tratamento com finasterida do que com palmeira-anã. Os pesquisadores concluíram que, em pacientes com esse problema, a palmeira-anã não teve melhora considerável a longo prazo e, com a exceção da eliminação de urina, os pacientes tratados com finasterida demonstraram melhora significativa em todos os parâmetros examinados.[116]

São raras as reações adversas ao uso da palmeira-anã, com ocasionais relatos de sintomas gastrintestinais benignos e de cefaleia.[6] Finalmente, são poucas, se alguma, as interações citadas na literatura com relação a esse agente herbário.[6] Resultados de um estudo indicaram não ser provável que as doses recomendadas de palmeira-anã venham a alterar a farmacocinética dos medicamentos coadministrados dependente das isoenzimas do citocromo P450 CYP2D6 ou CYP3A4, como dextrometorfano (dependente de CYP2D) e alprazolam (dependente de CYP3A4).[117]

Implicações anestésicas. Embora não tenham sido publicados estudos detalhados com relação a interações anestésicas, é preciso cautela se o paciente estiver sendo medicado com benzodiazepínicos (p. ex., alprazolam) ou medicações como dextrometorfano, porque palmeira-anã pode alterar a farmacocinética dessas medicações. Justifica-se a realização de estudos clínicos mais centrados nas interações entre anestésicos e palmeira-anã.

ERVA-DE-SÃO-JOÃO

Erva-de-são-joão é utilizada no tratamento da ansiedade, de depressão leve a moderada e dos distúrbios ligados ao sono.[6,25] Essa planta medicinal também é utilizada no tratamento do câncer, fibrosite, enxaqueca, distúrbio obsessivo-compulsivo e ciática.[118] Os compostos ativos incluem as nafotdiidrodiantronas hipericina e pseudo-hipericina, os flavonoides quercitrina, rutina e hiperina, e as xantonas.[6,8]

Especula-se que os extratos da erva-de-são-joão, como WS 5570, são ampla e efetivamente utilizados no tratamento da depressão leve a moderada.[119,120] Eles são padronizados com base no conteúdo de hipericina, tendo demonstrado eficácia superior a placebo, e potencialmente tão efetivos quanto os inibidores seletivos da recaptação de serotonina e antidepressivos tricíclicos em baixas doses.[118]

Permanece a controvérsia sobre o exato mecanismo de ação da erva-de-são-joão. A medicação herbária exibe inibição irreversível da monoamino oxidase *in vitro*; contudo, essa inibição ainda precisa ser observada *in vivo*.[121] Na vasculatura pulmonar felina, a erva-de-são-joão exibiu efeito vasopressor que foi mediado ou modulado por mecanismos sensíveis ao receptor de GABA e também aos canais de cálcio do tipo L.[122] Estudos realizados *in vitro* demonstraram inibição dos receptores de GABA por *Hypericum*. Esse achado pode indicar que a causa do efeito antidepressivo é um mecanismo inibitório de GABA.[123,124] Contudo, também foram propostas outras vias como inibição da serotonina, dopamina e recaptação da noradrenalina no sistema nervoso central.[6]

Tipicamente, o uso da erva-de-são-joão é bem tolerado.[6] Os efeitos colaterais associados podem ser fotossensibilidade, inquietude, boca seca, tontura, fadiga, constipação e náusea.[6,25] Dois efeitos colaterais dignos de nota do uso de erva-de-são-joão incluem a indução, pelo agente herbário, do sistema citocromo P450 (CYP 34A), que pode afetar os níveis séricos de ciclosporina depois do transplante de órgão, e a associação com a síndrome serotonérgica em pacientes atualmente medicados com antidepressivos prescritos.[6] A síndrome serotonérgica se caracteriza por hipertonicidade, mioclonia, disfunção autônoma, alucinações, tremores, hipertermia e, potencialmente, morte.[12,125]

Implicações anestésicas. Não é recomendável o uso simultâneo da erva-de-são-joão com medicamentos fotossensibilizantes (p. ex., piroxicam, tetraciclina), inibidores da monoamino oxidase, aminas β-simpaticomiméticas (p. ex., ma huang, pseudoefedrina) ou inibidores da recaptação seletiva de serotonina. Não foram ainda publicados dados concernentes ao enorme número de interações potenciais entre anestésicos e a erva-de-são-joão.

MEDICINA ALTERNATIVA

Embora esteja além dos objetivos deste capítulo, é importante que o anestesiologista reconheça a presença de outras formas de medicina, como a homeopatia, o tratamento quiroprático e a massoterapia, apenas para citar algumas. Foram observadas, por exemplo, reduções na pressão arterial e na frequência cardíaca depois da massoterapia (Kaye, dados inéditos). Essas alterações na função cardiovascular indicam mecanismos autônomos potenciais que podem contribuir para leituras de sinais vitais erroneamente baixos na avaliação perioperatória. Portanto, como enfatizado na seção sobre plantas medicinais, é necessário obter uma história completa do paciente para que sejam identificados tratamentos atuais e passados com a medicina alternativa.

CONCLUSÃO

O uso cada vez maior de medicações herbárias nos Estados Unidos justifica um entendimento mais abrangente desses agentes pela comunidade médica. Um dos papéis que devem ser desempenhados pelo anestesiologista é a regulação das funções fisiológicas do paciente durante os diversos procedimentos operatórios. Conforme demonstrado neste capítulo, o uso de compostos herbários pode alterar as frequências cardíaca e respiratória, além da farmacocinética de diversos medicamentos. Esses medicamentos podem também ser anestésicos escolhidos e utilizados durante os estágios da anestesia. Assim, é recomendável a realização de uma investigação completa pelo anestesiologista para que sejam identificadas as medicações de livre aquisição e as plantas medicinais tomadas pelo paciente adulto e pediátrico. Além disso, a orientação dos pacientes com relação às sérias interações potenciais entre medicamentos e plantas medicinais deve ser parte do cotidiano da avaliação pré-operatória. A ASA recomenda que todas as medicações herbárias sejam descontinuadas duas a três semanas antes da cirurgia eletiva.

Em virtude da vigência de regulamentos pouco restritivos, as medicações herbárias são deficientemente categorizadas e padronizadas de maneira inadequada. Isso resulta em alto risco de efeitos adversos, quando tais produtos são utilizados por pacientes desinformados/mal informados e pelo público em geral. Também é pouca a motivação da parte dos fabricantes em realizar estudos de segurança e eficácia que sigam um modelo randomizado, controlado por placebo e duplo-cego para tais agentes, por causa da falta de regulamentos federais. Nas últimas décadas, centenas de mortes foram ligadas ao uso de medicações herbárias. Além disso, evidências sugerem que são informados menos de 1% dos efeitos adversos associados a suplementos herbários. Esses desfechos trágicos podem servir como o ímpeto para a elaboração de padrões e de diretrizes mais rígidas. Todavia, o banimento federal de ma huang pode servir como um primeiro passo extremamente necessário, em direção a regulamentos mais rigorosos.

Referências bibliográficas

1. Abebe W: An overview of herbal supplement utilization with particular emphasis on possible interactions with dental drugs and oral manifestations. J Dent Hyg 2003;77:37-46.
2. Glover DD, Rybeck BF, Tracy TS: Medication use in a rural gynecologic population: Prescription, over-the-counter, and herbal medicines. Am J Obstet Gynecol 2004;190:351-357.
3. Winslow LC, Kroll DJ: Herbs as medicines. Arch Intern Med 1998;158:2192-2199.
4. Kleiner SM: The true nature of herbs. Phys Sports Med 1995;23:13-14.
5. Kaye AD, Sabar R, Clarke R, et al: Herbal medications and anesthetics: A review on current concepts. Am J Anesth 2000;27:467-471.
6. Hughes EF, Jacobs BP, Berman BM: Complementary and alternative medicine. In Tierney LM Jr, McPhee SJ, Papadakis MA (eds): Current Medical Diagnosis and Treatment. New York, Lange Medical Books/McGraw-Hill, 2004, pp 1681-1703.
7. Eisenberg DM, Davis RB, Ettner SL, et al: Trends in alternative medicine use in the United States, 1990-1997. JAMA 1998;280:1569-1575.
8. Leak JA: Herbal medicine: Is it an alternative or an unknown? A brief review of popular herbals used by patients in a pain and symptom management practice setting. Curr Rev Pain 1999;3:226-236.
9. Brevoort P: The U.S. botanical market: An overview. Herbal Gram 1996;36:49-57.
10. Kaye AD, Clarke RC, Sabar R, et al: Herbal medicines: Current trends in anesthesiology practice—a hospital survey. J Clin Anesth 2000;12:468-471.
11. Abebe W: Herbal medication: Potential for adverse interactions with analgesic drugs. J Clin Pharm Ther 2002;27:391-401.
12. Ness J, Sherman FT, Pan CX: Alternative medicine: What the data say about common herbal therapies. Geriatrics 1999;54:33-43.
13. Bauer R, Khan IA: Structure and stereochemistry of new sesquiterpene esters from E. purpurea. Helv Chim Acta 1985;68:2355-2358.
14. Melchart D, Walther E, Linde K, et al: Echinacea root extracts for the prevention of upper respiratory tract infections: A double-blind, placebo-controlled, randomized trial. Arch Fam Med 1998;7:541-545.
15. Grimm W, Muller HH: A randomized controlled trial of the effect of fluid extract of Echinacea purpurea on the incidence and severity of colds and respiratory infections. Am J Med 1999;106:138-143.
16. Randolph RK, Gellenbeck K, Stonebrook K, et al: Regulation of human immune gene expression as influenced by a commercial blended Echinacea product: Preliminary studies. Exp Biol Med (Maywood) 2003;228:1051-1056.
17. Freier DO, Wright K, Klein K, et al: Enhancement of the humoral immune response by Echinacea purpurea in female Swiss mice. Immunopharmacol Immunotoxicol 2003;25:551-560.
18. Taylor JA, Weber W, Standish L, et al: Efficacy and safety of echinacea in treating upper respiratory tract infections in children: A randomized controlled trial. JAMA 2003;290:2824-2830.
19. Parnham MJ: Benefit-risk assessment of the squeezed sap of the purple coneflower (E. purpurea) for long-term oral immunostimulation. Phytomedicine 1996;3:95-102.
20. Blumenthal M, Gruenwald J, Hall T, et al (eds): German Commission E Monographs: Therapeutic Monographs on Medicinal plants for Human Use. Austin, American Botanical Council, 1998.
21. Miller LG: Herbal medicinals. Arch Intern Med 1998;158:2200-2211.
22. Eaton EA, Walle UK, Lewis AJ, et al: Flavonoids, potent inhibitors of the human P-form of phenolsulfotransferase: Potential role in drug metabolism and chemoprevention. Drug Metab Dispos 1996;24:232-237, 1996.
23. Schubert W, Eriksson U, Edgar B, et al: Flavonoids in grapefruit juice inhibit the in-vitro hepatic metabolism of 17 beta-estradiol. Eur J Drug Metab Pharmacokinet 1995;20:219-224.
24. Gorski JC, Huang SM, Pinto A, et al: The effect of echinacea (Echinacea purpurea root) on cytochrome P450 activity in vivo. Clin Pharmacol Ther 2004;75:89-100.
25. Kaye AD, Sabar R, Vig S, et al: Neutraceuticals—current concepts and the role of the anesthesiologist. Am J Anesthesiol 2000;27:405-407.
26. Kaye AD, Sabar R, Vig S, et al: Neutraceuticals—current concepts and the role of the anesthesiologist. Am J Anesthesiol 2000;27:467-471.
27. Tinkleman DG, Avner SE: Ephedrine therapy in asthmatic children: Clinical tolerance and absence of side effects. JAMA 1977;237:553-557.
28. Fields AM, Kaye AD, Richards TA, et al: Pulmonary vascular responses to ma huang extract. J Altern Complement Med 2003;9:727-733.
29. Gurley BJ, Gardner SF, White LM, et al: Ephedrine pharmacokinetics after ingestion of nutritional supplements containing ephedra sinica (ma huang). Ther Drug Monit 1998;20:439-445.
30. MMWR Morb Mortal Wkly Rep 1996;45:689-693.
31. Jurgensen K, Stevens C (eds): Finally, a ban on ephedra. USA Today, April 13, 2004, p 22A.
32. Gruenwald J, Brendler T, Jaenicke C, et al: PDR for Herbal Medicines. Montvale, NJ, Medical Economics, 1998, pp 826-827.
33. Jellin JM, Gregory PJ, Batz F, et al (eds): Feverfew. In: Natural Medicines: Comprehensive Database, 5th ed. Stockton, CA: Therapeutic Research Faculty, 2003, pp 541-543.
34. Murphy J, Heptinstall S, Mitchell JR, et al: Randomized double-blind, placebo-controlled trial of feverfew in migraine prevention. Lancet 1988;2:189-192.
35. De Weerdt C, Bootsma H, Hendricks H: Herbal medicines in migraine prevention: Randomized double-blind, placebo-controlled crossover trial of a feverfew preparation. Physomed 1996;3:225-230.
36. Pittler M, Ernst E: Feverfew for preventing migraine. Cochrane Database Syst Rev 2004;1:CD002286.
37. Nelson MH, Cobb SE, Shelton J: Variations in parthenolide content and daily dose of feverfew products. Am J Health Syst Pharm 2002; 59:1527-1531.
38. Li-Weber M, Giaisi M, Baumann S, et al: The anti-inflammatory sesquiterpene lactone parthenolide suppresses CD95-mediated activation-induced cell death in T cells. Cell Death Differ 2002;9:1256-1265.
39. Marles RJ, Kaminski J, Arnason JT, et al: A bioassay of inhibition of serotonin release from bovine platelets. J Nat Prod 1992;55:1044-1056.
40. Fozard JR: 5-Hydroxytryptamine in the pathophysiology of migraine. In Bevan JA (ed): Vascular Neuroeffector Mechanisms. Amsterdam, Elsevier, 1985, pp 321-328.
41. Makheja AN, Bailey JM: A platelet phospholipase inhibitor from the medicinal herb feverfew (Tanacatum parthenium). Prostaglandins Leukot Med 1982;8:653-660.
42. Collier HO, Butt NM, McDonald-Gibson WJ, et al: Extract of feverfew inhibits prostaglandins biosynthesis. Lancet 1980;2:922-923.
43. Drug information, U.S. Pharmacopoeia: U.S. Pharmacopoeia Consumer Information. Feverfew. Rockville, MD, U.S. Pharmacopoeia Convention, 1998.
44. Baldwin CA, Anderson LA, Phillipson JD, et al: What pharmacists should know about feverfew. J Pharm Pharmacol 1987;239:237-238.

45. Heptinstall S, Groenwegen WA, Spangenberg P, et al: Extracts of feverfew may inhibit platelet behavior neutralization of sulphydryl groups. J Pharm Pharmacol 1987;39:459-465.
46. Makheja AN, Bailey J: The active principle in feverfew [letter]. Lancet 1981;2:1054.
47. Jain AK, Vargas R, Gotzowsky S, et al: Can garlic reduce levels of serum lipids? A controlled clinical study. Am J Med 1993;94:632-635.
48. Silagy CA, Neil HAW: A meta-analysis of the effect of garlic on blood pressure. J Hypertension 1994;12:463-468.
49. Neil HAW, Silagy CA, Lancaster T, et al: Garlic powder in the treatment of moderate hyperlipidemia: A controlled trial and meta-analysis. J R Coll Physician 1996;30:329-334.
50. Berthold HK, Sudhop T, von Bergmann K: Effect of a garlic oil preparation on serum lipoproteins and cholesterol metabolism: A randomized controlled trial. JAMA 1998;279:1900-1902.
51. Cooperative group for essential oil of garlic: The effect of essential oil of garlic on hyperlipidemia and platelet aggregation: An analysis of 308 cases. J Tradit Chin Med 1986;6:117-120.
52. Reuter HD: Allium sativum and Allium ursinum: II. Pharmacology and medicinal applications. Phytomedicine 1995;2:73-91.
53. Beaglehole R: Garlic for flavor, not cardioprotection. Lancet 1996;348:1186-1187.
54. Mukherjee S, Banerjee SK, Maulik M, et al: Protection against acute Adriamycin-induced cardiotoxicity by garlic: Role of endogenous antioxidants and inhibition of TNF-alpha expression. BMC Pharmacol 2003;3:16.
55. Kaye AD, Nossaman BD, Ibrahim IN, et al: Analysis of responses of allicin, a compound from garlic, in the pulmonary vascular bed of the cat and in the rat. Eur J Pharmacol 1995;276:21-26.
56. Elkayam A, Mirelman D, Peleg E, et al: The effects of allicin on weight in fructose-induced hyperinsulinemic, hyperlipidemic, hypertensive rats. Am J Hypertens 2003;16:1053-1056.
57. Tsao SM, Hsu CC, Yin MC: Garlic extract and two diallyl sulphides inhibit methicillin-resistant Staphylococcus aureus infection in BALB/cA mice. J Antimicrob Chemother 2003;52:974-980.
58. Rose KD, Croissant PD, Parliament CF, et al: Spontaneous spinal epidural hematoma with associated platelet dysfunction from excessive garlic consumption: A case report. Neurosurgery 1990;26:880-882.
59. Bordia A: Effect of garlic on human platelet aggregation in vitro. Atherosclerosis 1978;30:355-360.
60. Martin N, Bardisa L, Pantoja C, et al: Experimental cardiovascular depressant effects of garlic (Allium sativum) dialysate. J Ethnopharmacol 1992;37:145-149.
61. Grontved A, Hentzer E: Vertigo-reducing effect of ginger root. J Otolaryngol 1986;48:282-286.
62. Holtmann S, Clarke AH, Scherer H, et al: The anti-motion sickness mechanism of ginger. Acta Otolaryngol (Stockh) 1989;108:168-174.
63. Sripramote M, Lekhyananda N: A randomized comparison of ginger and vitamin B6 in the treatment of nausea and vomiting of pregnancy. J Med Assoc Thai 2003;86:846-853.
64. Fischer-Rasmussen W, Kjaer SK, Dahl C, et al: Ginger treatment of hyperemesis gravidarum. Eur J Obstet Gyn Rep Biol 1990;38:19-24.
65. Backon J: Ginger: Inhibition of thromboxane synthetase and stimulation of prostacyclin: Relevance for medicine and psychiatry. Med Hypoth 1986;20:271-278.
66. Nurtjahja-Tjendraputra E, Ammit AJ, Roufogalis BD, et al: Effective antiplatelet and COX-1 enzyme inhibitors from pungent constituents of ginger. Thromb Res 2003;111:259-265.
67. Akhani SP, Vishwakarma SL, Goyal RK: Anti-diabetic activity of Zingiber officinale in streptozotocin-induced type I diabetic rats. J Pharm Pharmacol 2004;56:101-105.
68. Bauer U: Six-month double-blind randomized clinical trial of gingko biloba extract versus placebo in two parallel groups in patients suffering from peripheral arterial insufficiency. Arzneimittelforschung 1984;34:716-720.
69. Peters H, Kieser M, Holscher U: Demonstration of the efficacy of gingko biloba special extract EGB 761 on intermittent claudication—a placebo-controlled, double-blind multicenter trial. Vasa 1998; 27:106-110.
70. Braquet P: BN 52021 and related compounds: A new series of highly specific PAF-acether receptor antagonists isolated from gingko biloba. Blood Vessels 1985;16:559-572.
71. Braquet P, Bourgain RH: Anti-anaphylactic properties of BN 52021: A potent platelet activating factor antagonist. Adv Exp Med Biol 1987;215:215-233.
72. Marcocci L: The nitric oxide scavenging properties of gingko biloba extract Egb761: Inhibitory effect on nitric oxide production in the macrophage cell line RAW 264.7. Biochem Pharmacol 1997;53:897-903.
73. Kobuchi H, Ldroy-Lefaix MT, Christen Y, et al: Gingko biloba extract (Egb 761): Inhibitory effect on nitric oxide production in macrophage cell line RAW 264.7. Biochem Pharmacol 1997;53:897-903.
74. Stys T, Stys A, Kelly P, et al: Trends in use of herbal and nutritional supplements in cardiovascular patients. Clin Cardiol 2004;27:87-90.
75. LeBars PL, Katz MM, Berman N, et al: A placebo-controlled, double-blind, randomized trial of an extract of gingko biloba for dementia. JAMA 1997;278:1327-1332.
76. Zeybek N, Gorgulu S, Yagci G, et al: The effects of gingko biloba extract (EGb 761) on experimental acute pancreatitis. J Surg Res 2003;115:286-293.
77. Rosenblatt M, Mindel J: Spontaneous hyphema associated with ingestion of gingko biloba extract [letter]. N Engl J Med 1997;336:1108.
78. Rowin J, Lewis SL: Spontaneous bilateral subdural hematomas associated with chronic gingko biloba ingestion have also occurred. Neurology 1996;46:1775-1776.
79. Gilbert GJ: Gingko biloba [commentary]. Neurology 1997;48:1137.
80. Vale S: Subarachnoid hemorrhage associated with gingko biloba [letter]. Lancet 1998;352:36.
81. Mauro VF, Mauro LS, Kleshinski JF, et al: Impact of ginkgo biloba on the pharmacokinetics of digoxin. Am J Ther 2003;10:247-251.
82. Ng TB, Li WW, Yeung HW: Effects of ginsenosides, lectins and Momordica charantia insulin like peptide on corticosterone production by isolated rat adrenal cells. J Ethnopharm 1987;21:21-29.
83. Jellin JM, Gregory PJ, Batz F, et al (eds): Ginseng, American, ginseng, Panax. In: Natural Medicines: Comprehensive Database, 5th ed. Stockton, CA, Therapeutic Research Faculty, 2003, pp 614-619.
84. Zhou DL, Kitts DD: Peripheral blood mononuclear cell production of TNF-alpha in response to North American ginseng stimulation. Can J Physiol Pharmacol 2002;80:1030-1033.
85. Jie YH, Cammisuli S, Baggiolini M, et al: Immunomodulatory effects of Panax ginseng: CA Meyer in the mouse. Agents Actions Suppl 1984;15:386-391.
86. Sotaniemi EA, Haapakkoski E, Rautio A, et al: Ginseng therapy in non-insulin dependent diabetic patients. Diabetes Care 1995;18:1373-1375.
87. Yokozawa T, Kobayashi T, Oura H, et al: Studies on the mechanism of hypoglycemic activity of ginsenoside-Rb2 in streptozotocin-diabetic rats. Chem Pharm Bull 1985;33:869-872.
88. Oshima Y, Kkonno C, Hikono H: Isolation and hypoglycemic activity of panaxans I, J, K and L, glycans of Panax ginseng roots. J Ethnopharm 1985;14:255-259.
89. Konno C, Murakami M, Oshima Y, et al: Isolation and hypoglycemic activity of panaxans Q, R, S, T and U, glycans of Panax ginseng roots. J Ethnopharm 1985;14:69-74.
90. Konno C, Sugiyama K, Oshima Y, et al: Isolation and hypoglycemic activity of panaxans A, B, C, D and E glycans of Panax ginseng roots. Planta Med 1984;50:436-438.
91. Tokmoda M, Shimada K, Konno M, et al: Partial structure of panax A: A hypoglycemic glycan of Panax ginseng roots. Planta Med 1984;50:436-438.
92. Baldwin CA: What pharmacists should know about ginseng. Pharm J 1986;237:583-586.
93. Hammond TG, Whitworth JA: Adverse reactions to ginseng [letter]. Med J Aust 1981;1:492.
94. Dega H, Laporte J, Frances C, et al: Ginseng a cause of Stevens-Johnson syndrome [letter]? Lancet 1996;347:1344.

95. Greenspan EM: Ginseng and vaginal bleeding [letter]. JAMA 1983;249:2018.
96. Hopkins MP, Androff L, Benninghoff AS, et al: Ginseng face cream and unexpected vaginal bleeding. Am J Obstet Gynecol 1988;159:1121-1122.
97. Palmer BV, Montgomery AC, Monterio JC, et al: Ginseng and mastalgia. BMJ 1978;1:1284.
98. Kuo SC, Teng CM, Lee JG, et al: Antiplatelet components in Panax ginseng. Planta Med 1990;56:164-167.
99. Shader RI, Greenblatt DJ: Phenelzine and the dream machine–ramblings and reflections [editorial] J Clin Psychopharmacol 1985;5:65.
100. Jones BD, Runikis AM: Interactions of ginseng with phenelzine. J Clin Psychopharmacol 1987;7:201-202.
101. Nowakowska E, Ostrowicz A, Chodera A: Kava kava preparations–alternative anxiolytics. Pol Merkuriusz Lek 1998;4:179-180a.
102. Skidmore-Roth L: Kava. In: Mosby's Handbook of Herbs and Natural Supplements. St. Louis, Mosby, 2001, pp 486-490.
103. Uebelhack R, Franke L, Schewe HJ: Inhibition of platelet MAO-B by kava pyrone-enriched extract from Piper methysticum Forster (kava-kava). Pharmacopsychiatry 1998;31:187-192.
104. Jellin JM, Gregory PJ, Batz F, et al (eds): Kava. In: Natural Medicines: Comprehensive Database, 4th ed. Stockton, CA, Therapeutic Research Faculty, 2002, pp 759-761.
105. Abourashed EA, Khan IA: Microbial transformation of kawain and methysticin. Chem Pharmaceutical Bull 2000;48:1996-1998.
106. Volz HP, Kieser M: Kava kava extract WS 1490 versus placebo in anxiety disorders: A randomized placebo-controlled 25-week outpatient trial. Pharmacopsychiatry 1997;30:1-5.
107. Forget L, Goldrosen J, Hart JA, et al (eds): Herbal Companion to AHFS DI. Bethesda, MD, American Society of Health-System Pharmacists, 2000.
108. Hoover JM, Kaye AD, Ibrahim IN, et al: Analysis of responses to kava kava in the feline pulmonary vascular bed. Journal of Medicinal Food, in press, 2005.
109. Garner LF, Klinger JD: Some visual effects caused by the beverage kava. J Ethnopharm 1985;13:307-311.
110. Seitz U, Schule A, Gleitz J: [3H]-monoamine uptake inhibition properties of kava pyrones. Planta Med 1997;63:548-549.
111. Jellin JM, Gregory PJ, Batz F, et al (eds). Kava. In: Natural Medicines: Comprehensive Database, 5th ed. Stockton, CA, Therapeutic Research Faculty, 2003, pp 788-791.
112. Jamieson DD, Duffield PH: The antinociceptive actions of kava components in mice. Clin Exp Pharmacol Physiol 1990;17:495-507.
113. Singh YN: Effects of kava on neuromuscular transmission and muscular contractility. J Ethnopharm 1983;7:267-276.
114. Jamieson DD, Duffield PH: Positive interaction of ethanol and kava resin in mice. Clin Exp Pharmacol Physiol 1990;17:509-514.
115. Gruenwald J, Brendler T, Jaenicke C, et al: PDR for Herbal Medicines. Montvale, NJ, Medical Economics, 1998, pp 1043-1045.
116. Kaplan SA, Volpe MA, Te AE: Prospective, 1-year trial using saw palmetto versus finasteride in the treatment of category III prostatitis/chronic pelvic pain syndrome. J Urol 2004;171:284-288.
117. Markowitz JS, Donovan JL, Devane CL, et al: Multiple doses of saw palmetto (Serenoa repens) did not alter cytochrome P450 2D6 and 3A4 activity in normal volunteers. Clin Pharmacol Ther 2003;74:536-542.
118. Jellin JM, Gregory PJ, Batz F, et al (eds): St. John's wort. In: Natural Medicines: Comprehensive Database, 4th ed. Stockton, CA, Therapeutic Research Faculty, 2002, pp 1180-1184.
119. Hostanska K, Reichling J, Bommer S, et al: Aqueous ethanolic extract of St. John's wort (Hypericum perforatum L.) induces growth inhibition and apoptosis in human malignant cells in vitro. Pharmazie 2002;57:323-331.
120. Lecrubier Y, Clerc G, Didi R, et al: Efficacy of St. John's wort extract WS 5570 in major depression: A double-blind, placebo-controlled trial. Am J Psychiatry 2002;159:1361-1366.
121. Staffeldt B, Kerb R, Brockmoller J, et al: Pharmacokinetics of hypericin and pseudohypericin after local intake of the Hypericum perforatum extract LI160 in healthy volunteers. J Geriatr Psych Neurol 1994;7:S47-S53.
122. Hoover JM, Kaye AD, Ibrahim IN, et al: Analysis of responses to St. John's wort in the feline pulmonary vascular bed. J Herbal Pharmacother 2004;4(4):47-62.
123. Cott JM: In vitro receptor binding and enzyme inhibition by Hypericum perforatum extract. Pharmacopsychiatry 1997;30:108-112.
124. Cott JM, Misra R: Medicinal plants: A potential source of new psychotherapeutic drugs. In Kanba S, Richelson SE (eds): New Drug Development from Herbal Medicines in Neuropharmacology, vol 5. New York, Brunner/Mazel, 1998.
125. Czekalla J, Gastpar M, Hubner WD, et al: The effect of Hypericum extract on cardiac conduction as seen in the electrocardiogram compared to that of imipramine. Pharmacopsychiatry 1997;30:86-88.

CAPÍTULO

17 Trauma e Cuidados de Emergência

RICHARD P. DUTTON, MD, MBA, E THOMAS E. GRISSOM, MD

CONSIDERAÇÕES BÁSICAS

Trauma – ruptura da anatomia e fisiologia decorrente da aplicação de energia externa – é a causa principal tanto de morte em norte-americanos com menos de 45 anos de idade, como de anos de vida perdidos.[1] Anestesiologistas encontram pacientes traumatizados no departamento de emergência (DE), na sala de cirurgia ou de operações (SO), na unidade de terapia intensiva (UTI) e na clínica de dor. São raros os especialistas em anestesia traumatológica, mas de tempos em tempos qualquer anestesiologista se deparará com pacientes traumatizados, portanto deve estar ciente dos aspectos clínicos específicos associados a essa população desafiadora. Este capítulo se inicia com um apanhado geral dos aspectos comuns à maioria dos pacientes traumatizados – organização da equipe, prioridades politraumatológicas, cuidado de emergência das vias aéreas e ressuscitação hídrica – e, em seguida, apresenta uma discussão dos tipos específicos de pacientes e de lesões.

Organização da equipe e prioridades para politraumatismos

Tratamento traumatológico é uma tarefa de equipe, em que os resultados dependem tanto da coordenação dos serviços como da qualidade de cada participante individualmente. Diversos estudos publicados demonstraram que quanto mais organizado e experiente for um serviço traumatológico, melhores serão os resultados obtidos.[2,3] Os anestesiologistas devem compreender como o serviço traumatológico local está organizado e como se espera que a equipe de anestesia participe.

Trauma é considerado uma doença cirúrgica, e pacientes gravemente lesionados são, em geral, tratados por um cirurgião geral do serviço traumatológico. O cirurgião terá responsabilidade pelo sequenciamento do diagnóstico, pelos procedimentos terapêuticos e pela alocação de recursos entre os vários pacientes. O anestesiologista pode estar envolvido no cuidado inicial com a via aérea e com a ressuscitação hemodinâmica e, certamente, estará envolvido na oportunidade de realização e na extensão de qualquer cirurgia. A comunicação intensa com o cirurgião é essencial a fim de permitir a apropriada alocação dos escassos recursos na sala de cirurgia. Como "porteiro" da SO, exige-se do anestesiologista que determine a maneira em que os casos traumatológicos serão acomodados em um congestionado programa eletivo. Nesse processo, é fundamental o bom entendimento das prioridades cirúrgicas.

A Tabela 17.1 é um resumo das prioridades de casos traumatológicos.[4] Casos de *emergência* devem ser encaminhados à SO tão logo seja possível. Embora o acesso cirúrgico à via aérea e a toracotomia ressuscitativa ocorram em geral no DE, haverá necessidade do imediato acompanhamento na SO se o paciente tiver sobrevivido. Também são consideradas de emergência as cirurgias exploratórias (laparotomia ou toracotomia) em pacientes hemodinamicamente instáveis, e craniotomias em pacientes com estado mental rebaixado ou em processo de deterioração. Deve-se fazer exploração cirúrgica de lesões ortopédicas e vasculares com risco para membro tão logo tenham sido realizados e interpretados os estudos diagnósticos necessários. Casos *urgentes* não põem em risco imediato a vida do paciente, mas exigem tratamento cirúrgico tão logo seja possível para que seja reduzida a incidência de complicações subsequentes. São exemplos a laparotomia exploradora em pacientes estáveis com líquido abdominal livre; irrigação, debridamento e estabilização inicial de fraturas expostas; e reparo de ruptura controlada da aorta torácica. A fixação precoce de fraturas fechadas, especialmente as da coluna vertebral e de ossos longos, tem-se revelado benéfica para pacientes traumatizados, com a redução da

TABELA 17.1 Prioridades cirúrgicas em pacientes traumatizados

Prioridade	Procedimento
Imediata Qualquer SO disponível ou junto ao leito	Acesso a via aérea Toracotomia ou laparotomia para controle de hemorragia Drenagem de hematoma extradural ou subdural
Urgente Primeira SO disponível	Víscera perfurada Coluna vertebral instável sem déficit, ou com déficit parcial Craniotomia descompressiva Laparotomia descompressiva Fasciotomia ou procedimento de salvação de membro
Assim que possível Próxima SO não reservada	Fraturas expostas Irrigação e debridamento de feridas de tecido mole Lesão aberta em globo ocular ou encarceramento de músculo ocular Fratura fechada e isolada de osso longo
Eletiva Próxima SO reservada	Fraturas de pequenos ossos: pulso, tornozelo, mão, pé Cirurgia facial Laparotomia ou toracotomia para "segunda olhada" Reconstrução acetabular Fixação de fraturas estáveis da coluna vertebral Cirurgia plástica e reconstrução de ferida Repetição de irrigação e debridamento de feridas abertas

incidência de complicações pulmonares subsequentes. Em pacientes estáveis nos demais aspectos e sem lesão cerebral, é recomendável que o reparo definitivo seja efetuado dentro de 24 horas. Casos *sem urgência* são aqueles que podem ser adiados com segurança até que haja disponibilidade de tempo reservado na SO. Fixação de fraturas da face, pulso e tornozelo não dependem de tempo: uma cirurgia imediata abreviará a duração da internação do paciente, mas pode ser mais difícil tecnicamente por causa do edema e da deformação dos tecidos circunjacentes. Em geral, essas cirurgias são adiadas e podem ser efetuadas dias a semanas depois de ocorrida a lesão, quando já tiver desaparecido o edema e o estado do paciente estiver estável nos demais aspectos.

Além de facilitar uma cirurgia oportuna naqueles pacientes que necessitam do procedimento, o anestesiologista e o cirurgião, trabalhando juntos, devem muitas vezes determinar a extensão da cirurgia a ser permitida. O conceito de "controle de danos" revolucionou o pensamento cirúrgico na década passada, limitando os procedimentos terapêuticos iniciais àqueles necessários para a hemostasia, ao mesmo tempo em que os procedimentos reconstrutivos eram adiados, até que fosse obtida uma ressuscitação adequada.[5] Em um exemplo típico, o cirurgião que está tratando de um paciente instável com trauma contuso pode fazer uma laparotomia exploradora, esplenectomia rápida, ressecção de intestino lesionado com grampos (sem tentativa de reanastomose), ligação de vasos calibrosos hemorrágicos e tamponamento de todos os quatro quadrantes abdominais. O abdome deve ser deixado aberto sob um curativo impermeável estéril, e o paciente encaminhado à UTI. Pode ser utilizada embolização angiográfica para facilitar a hemostasia no fígado e retroperitônio. Depois da resolução do choque, aquecimento e normalização dos valores laboratoriais, o paciente deverá retornar à SO em 24 a 48 horas para debridamento do tecido inviável, reconstrução do intestino, colocação de acesso para alimentação enteral e fechamento abdominal. O conceito de controle de lesões também pode ser aplicado a lesões ortopédicas: fixação externa inicial da pelve e de ossos longos são adequadas para estabilização temporária de fraturas, sem que o paciente sofra os problemas extras de fixação com pinos intramedulares ou fixação a céu aberto.[6] Embora os indicadores objetivos da necessidade de controle das lesões ainda não tenham sido estabelecidos, essa abordagem deve ser considerada para qualquer paciente com hipoperfusão persistente, lactato elevado ou necessidade de transfusão superior a um volume de sangue.

Cuidado com as vias aéreas

A primeira prioridade no cuidado de qualquer paciente traumatizado é garantir uma via aérea funcional e uma oxigenação e ventilação adequadas.[7] Os anestesiologistas são reconhecidos como os especialistas em cuidado da via aérea na maioria dos hospitais, inclusive naqueles em que os pacientes traumatizados são inicialmente tratados por médicos especializados em medicina de emergência. Seja no DE ou na SO, a habilidade de fazer intubações rápidas e seguras em pacientes lesionados pode representar a salvação da vida.

Fisiopatologia. A Tabela 17.2 relaciona as indicações para a intubação do paciente traumatizado. A hipoxemia poderá ocorrer como o resultado de um esforço respiratório comprometido, da obstrução das vias aéreas superiores, da aspiração de sangue ou conteúdo gástrico, da ruptura mecânica da cavidade torácica ou do choque hemorrágico grave. Lesão cerebral traumática (LCT) e intoxicação por álcool ou outras drogas contribuem para prejudicar os esforços, obstrução das vias aéreas superiores e aspiração, enquanto trauma dire-

TABELA 17.2 Indicações para intubação

Apneia
Lesão cerebral traumática
Intoxicação
Efeito de medicação
Hipoxemia
Lesão pulmonar
Contusão
Hemotórax/pneumotórax
Aspiração
Contusão cardíaca/isquemia com edema pulmonar
Lesão neurológica com diminuição do esforço respiratório ou de tosse
Intoxicação por monóxido de carbono
Obstrução das vias aéreas
Lesão cerebral traumática
Intoxicação
Lesão ou hemorragia nas vias aéreas superiores
Queimadura nas vias aéreas
Necessidade de anestesia
Lesões dolorosas
Procedimentos cirúrgicos urgentes
Paciente combativo ou não cooperativo

to à face, pescoço ou tórax pode causar sangramento, ruptura anatômica das vias aéreas ou pneumotórax.

Insuficiência ventilatória é comum em pacientes traumatizados, tanto na apresentação inicial como nos dias imediatamente subsequentes. Contusão pulmonar, com posterior consolidação do espaço alveolar, pode levar horas para ocorrer, não ficando evidente até depois de terem sido completadas a ressuscitação hídrica e as primeiras cirurgias. Insuficiência ventilatória pode também ser decorrente da exacerbação de alguma doença cardíaca ou pulmonar crônicas, ou a um êmbolo pulmonar (EP). Pacientes traumatizados estão em risco muito alto para EP e deve-se suspeitar dessa condição em qualquer paciente com declínio abrupto no quadro respiratório. É provável que pacientes politraumatizados venham a sofrer de síndrome da resposta inflamatória sistêmica (SRIS), que se manifesta por comprometimento respiratório progressivo, sepse recorrente e falência multiorgânica.

Todos os pacientes traumatizados são considerados como de estômago cheio, por ser difícil a obtenção de uma história acurada com o paciente lesionado e também porque o próprio trauma irá levar à cessação imediata da motilidade gastrintestinal, com um íleo persistente que se prolongará por horas a dias depois da lesão.[8] Pacientes traumatizados também encontram-se em risco de aspiração de sangue de fraturas expostas ou ferimentos penetrantes na face. Um quadro mental comprometido, em decorrência de LCT ou intoxicação, torna mais provável a ocorrência de aspiração, particularmente quando combinado ao uso de agentes sedativos ou analgésicos administrados para facilitar os procedimentos diagnósticos (p. ex., tomografia computadorizada [TC]) ou os procedimentos cirúrgicos menores (como redução de uma fratura ou sutura de uma laceração).

Comprometimento do quadro mental é também a causa principal de comportamento combativo ou não cooperativo. Embora seja possível, por meio da coleta da história e do exame físico, determinar quais pacientes sofreram LCT e quais estão simplesmente intoxicados, as semelhanças entre esses dois problemas fazem com que seja impossível obter o conhecimento absoluto antes da TC. O tratamento bem-sucedido de LCT depende demais do tempo, o que significa que, até que se prove o contrário, o paciente com comprometimento mental deverá ser tratado como se estivesse presente um hematoma extradural.

Avaliação. A avaliação do paciente antes do cuidado da via aérea não é diferente da de um paciente de cirurgia eletiva, mas devem ser feitos ajustes para a urgência da situação. Quando possível, será válida a obtenção de uma história completa e de um exame físico detalhado da face, pescoço e tórax. Qualquer sugestão que implique em dificuldade de intubação deverá levar à necessidade de uso de equipamento adicional ou convocação de pessoal extra e a uma modificação do protocolo habitual de sequência rápida. Quando a urgência da situação não permite que seja realizada uma avaliação completa, o anestesiologista deverá reunir toda informação que esteja imediatamente disponível de outros cuidadores, examinar rapidamente o paciente e, em seguida, agir conforme a necessidade. A Tabela 17.3 é um resumo dos fatores preditivos de uma via aérea difícil, em ordem aproximada de importância.

A necessidade de intubação no paciente combativo ou pouco cooperativo é tópico controverso, e o profissional deve avaliar cuidadosamente os riscos e os benefícios da intervenção. Por um lado, a indução da anestesia permitirá a realização imediata de estudos diagnósticos, proporcionando,

TABELA 17.3 Fatores preditivos de intubação difícil

Cenário de emergência
Presença de hipoxemia
História prévia de intubação difícil (pode ser observada em um bracelete Medic-Alert)
Obesidade
História de apneia do sono
Presença de colar cervical e prancha para as costas
Lesão de tecido mole no pescoço ou na face
Lesão conhecida na coluna vertebral cervical (possibilidade de edema pré-vertebral)
Abertura limitada da boca
Extensão cervical limitada (espondilite anquilosante, prévia fusão cervical)
Hemorragia das vias aéreas superiores
Lesão na língua
Corpos estranhos nas vias aéreas
Tentativas prévias de intubação

assim, uma identificação mais rápida de problemas que colocam em risco a vida do paciente, como um hematoma epidural ou uma ruptura esplênica. Indução e intubação também podem impedir que o paciente sofra autolesão ou lesione outras pessoas, permitindo ainda níveis mais profundos e seguros de sedação durante os estudos diagnósticos. Por outro lado, a indução pode precipitar instabilidade hemodinâmica e tornar difícil a tarefa de justificar as complicações técnicas da intubação em sequência rápida no paciente não lesionado. Intubação imediata, imageamento diagnóstico e rápida extubação do paciente intoxicado sem que tenha ocorrido trauma significativo serão possíveis em algumas circunstâncias, mas em outros casos tais procedimentos incorrerão em pesado ônus. Em última análise, a equipe traumatológica, inclusive o anestesiologista, deve avaliar o potencial para trauma representando ameaça à vida, a capacidade do paciente em tolerar TC (com ou sem sedação adicional) e a provável facilidade de intubação, ao decidir como proceder diante desse tipo de paciente. Não importa qual o curso escolhido, a cuidadosa monitoração do quadro neurológico do paciente e de seu esforço respiratório será sempre necessária.

Preparação pré-operatória. Deve-se contar com a ajuda imediata de uma equipe treinada o suficiente para controlar fisicamente a via aérea, administrar agentes farmacológicos de indução, proporcionar pressão cricoide e estabilizar a coluna vertebral cervical. O anestesiologista deve coordenar esse processo, assegurando-se de que todos os participantes estejam a postos para suas tarefas. Quando apropriado, o plano terapêutico deverá ser antecipadamente discutido com o paciente e sua família e esclarecidas todas as dúvidas. Enquanto as preparações estão em andamento, deve-se providenciar pré-oxigenação com uma máscara facial bem ajustada (se for tolerável para o paciente) ou ventilação assistida do tipo bolsa-válvula-máscara. Todo o equipamento necessário para intubação, incluindo medicações de emergência, tem de estar imediatamente à disposição e em perfeito funcionamento. A Figura 17.1 é uma fotografia da caixa de intubação para unidade de ressuscitação de paciente traumatizado utilizada no R. Adams Cowley Shock Trauma Center; a ilustração serve como exemplo.

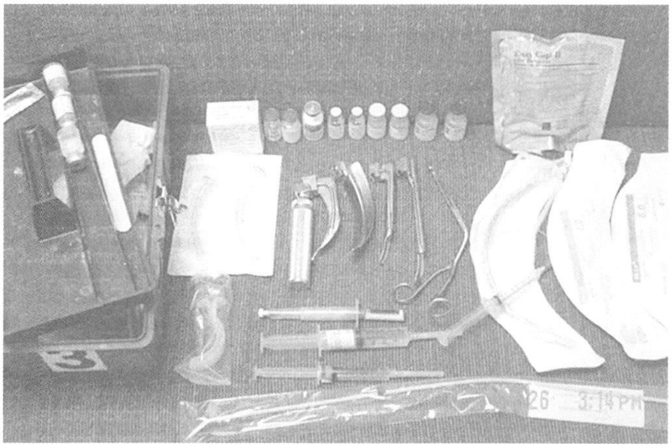

FIGURA 17.1 Caixa de intubação típica, com seu conteúdo. Tudo o que se faz necessário para intubação imediata de emergência está disponível, incluindo cabo e lâminas de laringoscópio, tubos endotraqueais, fio guia para intubação, detector de dióxido de carbono e seringas previamente preparadas de tiopental sódico, succinilcolina e lidocaína.

O posicionamento do paciente pode facilitar enormemente a intubação, mas isso não é levado em consideração na maioria das situações de emergência. A cama ou maca deve ser colocada em uma altura conveniente para o anestesiologista, e um espaço suficiente na cabeceira da cama providenciado para dar espaço para a livre movimentação. Foi demonstrado que o planejamento ergonômico do espaço para atendimento traumatológico melhora o processo de intubação de emergência.[9]

A presença de instabilidade da coluna vertebral cervical será uma possibilidade na maioria das vítimas de trauma que necessitam de intubação de emergência, porque a exclusão dessa condição depende de um paciente consciente, cooperativo, que não padeça de dores e que tenha passado por uma bateria de estudos diagnósticos (ver mais adiante). Assim, é contraindicada a tradicional "posição de cheirar", enquanto a presença de um colar cervical rígido e a manutenção da estabilização cervical *in-line* também contribuem para a dificuldade de intubação.[10] Embora algumas autoridades tenham defendido o uso rotineiro de intubação com fibra óptica para todos os pacientes traumatizados com possibilidade de instabilidade cervical, essa abordagem consome tempo e recursos. É improvável que a laringoscopia direta com estabilização *in-line* manual agrave uma possível lesão na coluna vertebral cervical; esse procedimento foi considerado seguro e apropriado para a maioria dos pacientes traumatizados.[11]

A preparação pré-procedimento deve incluir a disponibilidade de um instrumento que facilite a intubação de uma laringe anterior (p. ex., um tubo *trigger* ou um fio *bougie* elástico de látex), de dispositivos de salvação para intubação impossível (p. ex., a via aérea por máscara laríngea ou Combitube) e da percepção de quando deve ser abandonada a proteção para a coluna vertebral cervical em favor da consecução de uma intubação bem-sucedida. A probabilidade de uma laringe anterior depõe a favor do uso rotineiro de um estilete no tubo endotraqueal. Deve-se contar com recursos para capnometria a fim de se confirmar o posicionamento endotraqueal do tubo e a adequação da ventilação. Também deve-se ter à mão equipamento para cricotireoidotomia de emergência, na pior das hipóteses.

Considerações intraoperatórias. É recomendável uma técnica de intubação em sequência rápida (ISR), com o uso de pressão cricoide desde a indução até a confirmação do posicionamento adequado do tubo endotraqueal. Embora tenha sido posta em dúvida a consistência com que a manobra de Sellick evita a aspiração de conteúdo gástrico,[12] a pressão cricoide é também benéfica quanto à movimentação da laringe até uma posição mais posterior, o que facilita a visualização laringoscópica das cordas vocais. Se uma pressão excessiva estiver distorcendo a anatomia da via aérea ou impedindo a passagem do tubo endotraqueal, então o procedimento deverá ser abandonado. É improvável que ocorra aspiração durante a visualização direta da via aérea, com um cateter de sucção imediatamente à mão.

A Tabela 17.4 mostra as vantagens e as desvantagens dos diversos agentes farmacológicos de indução. Embora agentes

TABELA 17.4 Medicações utilizadas durante o cuidado de emergência da via aérea

Medicação	Classe	Comentários
Tiopental sódico	Sedativo	Rápido, barato, inotrópico negativo e vasodilatador
Etomidato	Sedativo	Rápido, caro, menos efeitos cardiovasculares, pode causar mioclonia temporária
Propofol	Sedativo	Rápido, caro, facilmente titulável, inotrópico negativo e vasodilatador
Quetamina	Sedativo	Rápido, barato, inotrópico positivo, pode causar "pesadelos" ou reações disfóricas
Lidocaína	Sedativo/analgésico	Atenua a reatividade da via aérea, inotrópico negativo
Midazolam	Sedativo	Caro, início mais lento da ação, inotrópico negativo e vasodilatador, pode causar amnésia retrógrada
Fentanil	Analgésico	Atenua a reatividade da via aérea, não causa amnésia
Morfina	Analgésico	Início mais lento da ação e meia-vida maior que fentanil, pode causar liberação de histamina, tem efeito eufórico
Succinilcolina	Paralisante	Início de ação mais rápido, causa fasciculações e causará liberação de potássio em pacientes vulneráveis (queimados, lesão da medula espinal)
Vecurônio	Paralisante	Início de ação mais lento e maior duração, sem efeitos colaterais hemodinâmicos
Rocurônio	Paralisante	Início de ação e duração intermediários, porém menos previsível que vecurônio, sem efeitos colaterais hemodinâmicos

Observe que nenhuma medicação sedativa ou analgésica reduzirá a resposta dos catecóis endógenos e pode precipitar instabilidade hemodinâmica.

que não exerçam efeito inotrópico negativo (p. ex., quetamina ou etomidato) tenham maior probabilidade de preservar a função cardíaca no paciente euvolêmico, qualquer agente de indução – e até mesmo a modificação para a ventilação por pressão positiva sozinha – poderá precipitar instabilidade hemodinâmica no paciente em choque. Isso ocorre porque o paciente hipovolêmico depende de um nível sérico elevado de catecolaminas para manter a pressão arterial. Qualquer sedativo ou analgésico pode comprometer a resposta adrenal à hemorragia e "desmascarar" a hipovolemia. Tendo em vista que a hemorragia interna pode não ser imediatamente evidente no momento da indução, e considerando que os sinais vitais são apenas um indicador aproximado do estado de volume hídrico do paciente, deve-se ter cautela com o uso de qualquer agente anestésico. É aconselhável o uso de doses abaixo do normal, com titulação contra a resposta do paciente.

Succinilcolina é o agente paralisante de rotina para intubação em sequência rápida e é recomendado na ausência de contraindicações óbvias (doença neuromuscular prévia, paciente sabidamente hipercalêmico ou com suspeita dessa alteração, queimadura ou déficit de medula espinal ocorrente mais de 24 horas antes). Em vez da succinilcolina, podem ser administradas doses altas de rocurônio ou vecurônio; tais medicações proporcionarão condições de intubação adequadas na maioria dos casos, ao custo de uma paralisia prolongada subsequente.

A administração de respirações com pressão positiva por bolsa-válvula-máscara durante a ISR é objeto de controvérsia. Nos casos de SO de rotina, em que a ISR é realizada em um paciente cooperativo e pré-oxigenado em uma boa "posição de cheirar", evita-se a ventilação por pressão positiva por causa da preocupação desse procedimento distender o estômago e aumentar a probabilidade de aspiração. Porém, em um cenário de emergência, deve-se considerar enfaticamente o uso de ventilação durante toda a ISR. A pré-oxigenação pode ser difícil no paciente combativo; o posicionamento anatômico não é ideal, e mesmo uma hipoxemia temporária será perigosa para o paciente com LCT ou em choque hemorrágico. Na situação não rara em que o anestesiologista está supervisionando um profissional menos habilitado, o fornecimento de respiração por pressão positiva de oxigênio a 100% antes da laringoscopia permitirá um esforço de intubação mais prolongado e seguro.

No caso de profissionais treinados, a ISR do paciente traumatizado será bem-sucedida na primeira tentativa em cerca de 90% das vezes. Nos casos restantes, torna-se essencial o conhecimento do algoritmo local para via aérea difícil. Os profissionais variam em suas habilidades, as instituições variam no equipamento disponível e a pressão cronológica com uma intubação de emergência dificulta um raciocínio criativo – por esses motivos, cabe a cada anestesiologista planejar com antecipação as etapas que ele pretende seguir, caso determinada intubação se revele desafiadora. Assume-se que qualquer anestesiologista esteja familiarizado com o algoritmo para intubação difícil da American Society of Anesthesiologists (ASA),[13] que deve ser seguido na maioria dos casos. O algoritmo para intubações de emergência é consideravelmente mais simples, porque despertar o paciente não é, em geral, uma opção viável. A Figura 17.2 é o algoritmo utilizado no R. Adams Cowley Shock Trauma Center; a ilustração serve como exemplo.

Uma intubação bem-sucedida, por qualquer via, deve ser confirmada pela detecção de CO_2 nas respirações exaladas. Em cenários nos quais a intubação e a ventilação mecânica são práticas comuns, como na área de trauma do DE, é altamente recomendável a capnometria de forma de onda contínua. Para outros cenários, um detector de CO_2 descartável

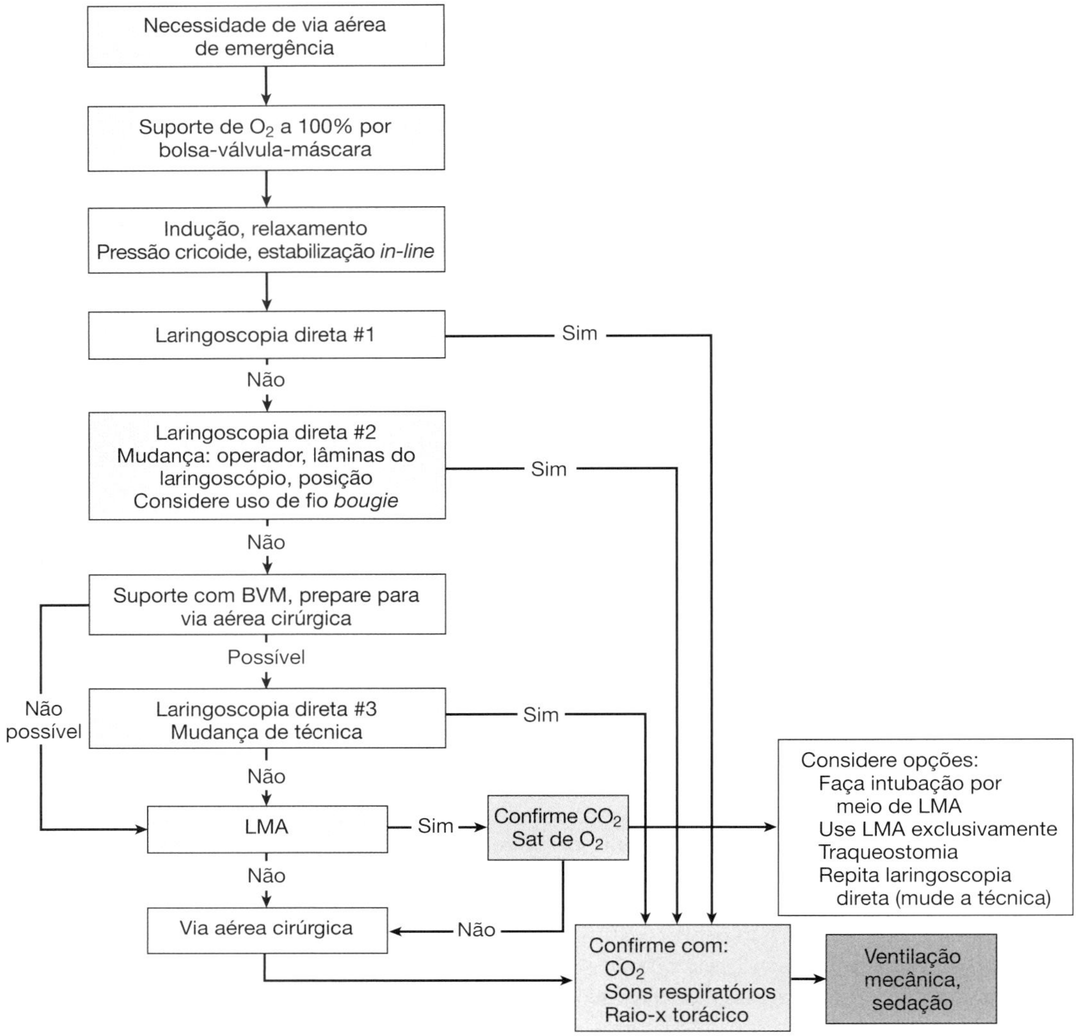

FIGURA 17.2 Algoritmo para intubação de emergência do R. Adams Cowley Shock Trauma Center. O algoritmo assume que a oxigenação e/ou ventilação já estão insuficientes e que o acesso à via aérea e a ventilação mecânica são absolutamente necessários. BVM, ventilação por bolsa-válvula-máscara; LMA, via aérea com máscara laríngea.

deve fazer parte do equipamento de intubação de emergência. Pacientes sem débito cardíaco talvez não exalem CO_2, mesmo com a ressuscitação cardiopulmonar em progresso. Nesses casos, o sucesso da intubação deve ser confirmado por inspeção laringoscópica direta ou pela observação do movimento pulmonar, se o tórax foi aberto.

Depois da confirmação do sucesso da intubação, o anestesiologista será responsável pela avaliação da estabilidade hemodinâmica após a intubação, pelas regulagens iniciais do ventilador e pelo transcurso da sedação e analgesia. A indesejável percepção do paciente durante a ventilação mecânica é um problema significativo na maioria dos DEs, particularmente quando são utilizados agentes paralisantes para facilitar estudos diagnósticos ou para pequenos procedimentos. Mesmo se não estiver diretamente envolvido nessa fase do cuidado, o anestesiologista poderá contribuir muito para a identificação desse problema e para a educação da equipe médica e de enfermagem.

Ressuscitação hídrica

A via aérea e a respiração são as primeiras prioridades no tratamento traumatológico, seguidas de perto pela avaliação da circulação – os ABCs.[7] O anestesiologista pode compartilhar sua responsabilidade pelo controle hemodinâmico no DE com outros membros da equipe de trauma, mas na SO essa passa a ser uma tarefa primária.

Fisiopatologia. A lesão aos tecidos causa destruição de vasos sanguíneos, e a hemorragia é uma característica marcante do trauma. Embora o sangramento associado a algumas lesões pare espontaneamente, em outros casos será necessária uma intervenção ativa para prevenir exsanguinação. A hemorragia com risco para a vida do paciente ocorre em 1 de 5 compartimentos, que estão sumarizados na Tabela 17.5.[4] Trauma é uma doença cirúrgica, pois o diagnóstico precoce e o pronto tratamento da hemorragia que está ocorrendo são essenciais.

TABELA 17.5 Locais de hemorragia com exsanguinação: opções diagnósticas e terapêuticas

Local	Mecanismo diagnóstico	Opções terapêuticas
Tórax	Ausculta Radiografia torácica TC	Toracostomia com dreno Toracotomia exploradora
Abdome	AEST TC	Tratamento não cirúrgico Embolização angiográfica Laparotomia exploradora
Retroperitônio	TC Angiografia	Estabilização pélvica Embolização angiográfica
Coxa(s)	Exame físico Radiografia Angiografia	Redução da fratura Fixação da fratura Exploração vascular
"A rua" (para fora do corpo)	Exame físico Relatório do paramédico	Pressão direta Fechamento cirúrgico

TC, tomografia computadorizada; AEST, avaliação enfocada por sonografia para trauma.

O que é menos evidente, mas igualmente verdadeiro, é a importância do controle não cirúrgico da hemorragia e a concomitante ressuscitação.

Choque é a palavra utilizada na descrição da complexa fisiopatologia que ocorre em virtude do inadequado fornecimento sistêmico de oxigênio. Os sintomas do choque estão listados na Tabela 17.6. O choque foi primeiramente descrito em pacientes traumatizados porque hemorragia é uma causa comum e óbvia.[14] Pacientes traumatizados também podem entrar em choque em decorrência do comprometimento mecânico do fluxo sanguíneo (pneumotórax hipertensivo ou tamponamento cardíaco), disfunção cardíaca, lesão da medula espinal, ingestão de toxinas, ou por uma mistura de causas – mas hemorragia é considerada como a origem do problema, até que isso tenha sido definitivamente descartado. Grande parte do currículo para Suporte Vital Avançado para Trauma (SVAT) é devotada a esse importante processo diagnóstico e terapêutico.[7] A Figura 17.3 é um algoritmo esquematizado para o tratamento do paciente traumatizado que apresente hemorragia ativa.

A hemorragia reduz o volume sanguíneo circulante, acarretando redução da pré-carga e do débito cardíaco. Vasoconstrição e aumento da inotropia mediados pelo sistema nervoso simpático permitem que o fluxo sanguíneo tenha continuidade para os órgãos vitais em presença de uma perda de sangue intensa de até 40% do volume intravascular normal (2 a 5 L em um homem com 70 kg). Perda de sangue aguda acima desse volume provoca redução crítica da perfusão para o coração e o cérebro, que se manifesta na forma de coma, atividade elétrica sem pulso e morte. Perda de sangue inferior a esse volume também pode ser letal, porque a reduzida perfusão acarreta metabolismo anaeróbio e acúmulo de ácido lático e outras toxinas. Individualmente, as células reagem à isquemia por hibernação (redução de todas as atividades não essenciais), apoptose ("morte celular programada") ou necrose total, dependendo do sistema e do órgão em questão.[15] Muitas células isquêmicas – especialmente as do intestino e as musculares – reagem à isquemia com absorção do líquido extracelular.[16] O edema tecidual resultante é local e sistematicamente destrutivo por promover obstrução das vias capilares (o fenômeno de não refluxo) e subsequente depleção do volume intravascular. As células isquêmicas também liberam mediadores inflamatórios, disparando uma cascata química que perpetua a fisiopatologia do choque, muito tempo depois de ter sido adequadamente restaurada a circulação (Fig. 17.4).[17] A "dose" de choque absorvida pelo corpo – um somatório da profundidade da hipoperfusão e sua duração – determinará em grande parte o resultado clínico do paciente, variando desde uma resposta inflamatória leve até a falência dos órgãos e morte. O paciente traumatizado, tipicamente um homem jovem, possui enorme reserva compensatória e pode apresentar pulso e pressão arterial normais, mesmo que

TABELA 17.6 Sintomas de choque

Sintomas de choque
Aspecto do paciente
Palidez
Diaforese
Reenchimento capilar prolongado
Turgência cutânea insatisfatória
Quadro mental
Agitação e, em seguida, obtundação progressiva
Sede
Sinais vitais
Hipotensão (aparelhos automáticos podem não ser acurados)
Pressão de pulso estreita
Taquicardia
Taquipneia
Sinal de oxímetro de pulso diminuído ou ausente
Sinais laboratoriais
Acidose metabólica
Osmolaridade sérica elevada
Lactato sérico elevado
Redução do hematócrito (leva tempo para acontecer)
Coagulopatia

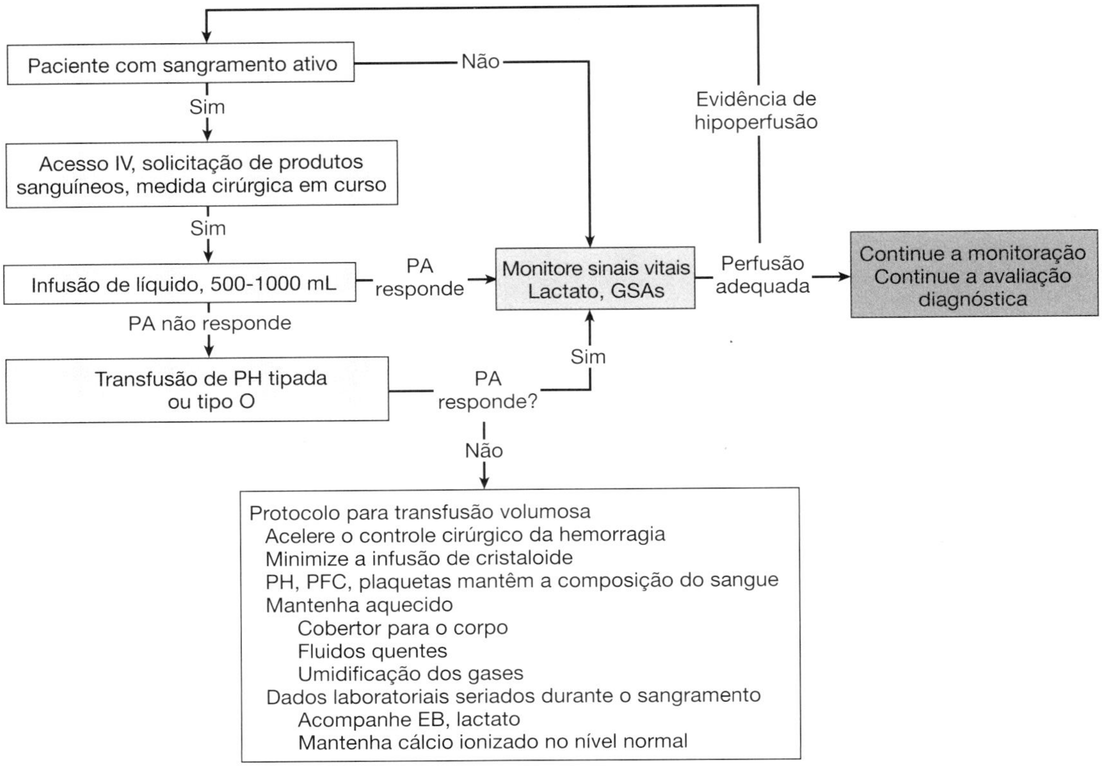

FIGURA 17.3 Algoritmo para tratamento da hemorragia ativa. PA, pressão arterial; GSAs, gases sanguíneos arteriais; PH; papa de hemácias; PFC, plasma fresco congelado; EB, excesso de base.

esteja com significativa depleção hídrica e com intensa vasoconstrição. Esse fenômeno, conhecido como síndrome da hipoperfusão oculta, está associado a uma elevada incidência de falência orgânica, caso não seja identificado e corrigido.[18]

A infusão com cristaloide isotônico aumenta a pré-carga e gera imediata elevação no débito cardíaco e na pressão arterial. Contudo, a terapia com cristaloide é uma faca de dois gumes. A elevação na pressão arterial acarreta maior sangramento pelos vasos abertos e novos sangramentos de lesões previamente hemostáticas, em parte por causa da diminuição da viscosidade do sangue e do relaxamento da vasoconstrição compensatória.[19] Uma infusão agressiva com cristaloide dilui a massa eritrocitária e a concentração dos fatores de coagulação, acarretando hipotermia na maioria dos cenários pré-hospitalares e do DE. Estudos de choque hemorrágico não controlado em ratos,[20] porcos,[21] carneiros[22] e cães[23] demonstraram melhora na sobrevida quando a fluidoterapia inicial é titulada para uma pressão arterial sistólica mais baixa do que a normal (70 a 80 mm Hg). Esse achado é corroborado por dois estudos em seres humanos realizados na década passada.[24,25]

A diluição da massa eritrocitária é inevitável durante o início da ressuscitação, porque as perdas decorrentes da hemorragia são complicadas pelo recrutamento intravascular do líquido extracelular e pela administração de cristaloide exógeno. Um hematócrito medido logo depois do trauma hemorrágico pode revelar pouca mudança, porque está se perdendo sangue total e o porcentual de eritrócitos no volume restante não muda. No entanto, quanto mais persistirem a hemorragia e a ressuscitação, mais intensamente o

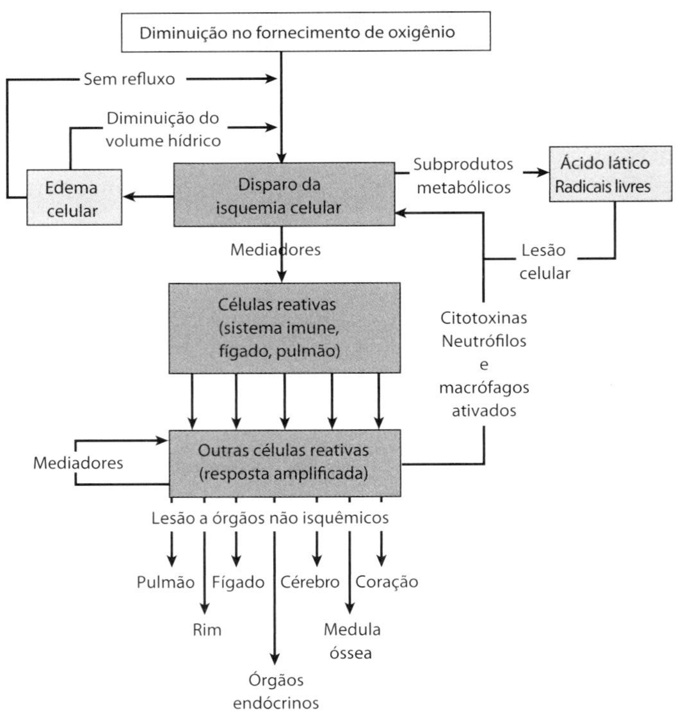

FIGURA 17.4 Cascata do choque. Um episódio isolado de hipoperfusão pode dar início a uma resposta sistêmica prolongada.

hematócrito cairá. A perda de eritrócitos acarreta redução na viscosidade do sangue, permitindo um fluxo sanguíneo mais rápido. Todavia, com o hematócrito abaixo de 30%, essa melhora reológica no fluxo sanguíneo será suplantada pela diminuição na capacidade de transporte, e a liberação de oxigênio para os tecidos começará a diminuir.

Avaliação. As características diagnósticas do choque hemorrágico estão listadas na Tabela 17.6. O controle do sangramento é a primeira prioridade no tratamento e nada deve interferir com os procedimentos diagnósticos ou terapêuticos indicados, que estão descritos na Tabela 17.5. A fisiologia relevante do paciente é avaliada pela medição contínua dos sinais vitais (facilitada pela aplicação imediata de um cateter de pressão arterial) e pela determinação imediata e repetida dos gases sanguíneos arteriais, perfil completo da química sanguínea, função da coagulação e determinação do lactato sérico. Uma triagem toxicológica e uma eletrocardiografia podem ajudar no diagnóstico de intoxicação ou doença cardíaca subjacente.

A resposta à fluidoterapia proporcionará uma importante informação diagnóstica. Muitos pacientes em choque demonstrarão melhora nos sinais vitais após a administração de uma dose de líquido. Naqueles que obtiveram hemostasia espontânea (p. ex., pacientes com lesão pulmonar ou lesões ortopédicas periféricas), a melhora nos sinais vitais permanecerá. Nos que apresentarem hemorragia em curso (p. ex., trauma em víscera abdominal, fratura pélvica), a resposta à administração de líquido será temporária. Esses são os pacientes com maior necessidade de estudos diagnósticos urgentes e de procedimentos terapêuticos imediatos. Aqueles pacientes que não responderem absolutamente a uma dose inicial de líquido terão uma origem não hemorrágica do choque (p. ex., lesão à medula espinal, doença cardíaca) ou estarão com sangramento muito rápido.

Preparação. A ressuscitação do paciente com hemorragia ativa depende de um acesso intravenoso calibroso e de alto fluxo, por meio de pelo menos dois cateteres distintos. É altamente recomendável o uso de líquidos intravenosos aquecidos, sobretudo no início da ressuscitação. A tecnologia comercial de aquecimento de líquidos é muito efetiva e deve ser utilizada com a mesma frequência (ou mais ainda) na área de tratamento de pacientes traumatizados e na sala cirúrgica. Sistemas rápidos de infusão são planejados para aquecer e administrar ativamente grandes volumes de líquido com rapidez; tais dispositivos podem salvar a vida de pacientes com hemorragia rápida e não controlada.

A possibilidade de administrar com rapidez sangue tipo O sem prova cruzada pode resultar na salvação da vida. Muitos bancos de sangue em centros traumatológicos e em departamentos de emergência mantêm um suprimento à mão, exatamente para essa finalidade. Sangue testado com reação cruzada, plasma e plaquetas devem ser solicitados tão logo pareça provável a necessidade de uma grande transfusão. Deve-se mobilizar os recursos de enfermagem e de anestesia da SO para que o pessoal extra facilite os primeiros estágios de emergência da cirurgia e da ressuscitação.

Considerações intraoperatórias. A ressuscitação deve ser realizada simultaneamente com os procedimentos diagnósticos e terapêuticos para controle da hemorragia, de tal modo que a perfusão dos tecidos será mantida sem que piore o sangramento. A recente compressão do potencial para ressangramento e diluição levou a uma mudança em afastamento da tradicional abordagem SVAT de rápida infusão de cristaloide para outra estratégia de administração de líquido controlada e deliberada, titulada para pontos finais fisiológicos específicos (Tab. 17.7).

A reposição de eritrócitos é essencial para limitar a profundidade e a duração do choque pós-hemorrágico. Deve-se administrar papa de hemácias no início do processo de ressuscitação, usando, se necessário, unidades de sangue tipo O não submetido à reação cruzada. É extremamente improvável que ocorra uma reação adversa a essa terapia: mais de 100.000 unidades de sangue sem reação cruzada foram administradas durante a guerra do Vietnã sem um único caso documentado de reação transfusional fatal, em comparação com os 9 casos que ocorreram nas 600.000 transfusões com reação cruzada.[26] A transfusão imediata de sangue tipo O é suficientemente segura e benéfica a ponto de ser considerada para qualquer paciente que se apresente *in extremis* com choque hemorrágico. O

TABELA 17.7 Objetivos da ressuscitação hídrica durante hemorragia ativa

Líquidos totais	Adequados para impedir que o choque piore (aumento do lactato ou déficit de base)
Sinais vitais	Pressão arterial sistólica, 80-100 mm Hg Frequência cardíaca < 120 batimentos por minuto Oxímetro de pulso funcionando
Conteúdo sanguíneo	Hematócrito, 20-30%; mais elevado se houver fatores de risco para doença coronariana isquêmica Tempos de protrombina e de tromboplastina parcial normais Contagem de plaquetas > 50.000/mm³ Cálcio ionizado sérico normal
Temperatura	Central > 35°C
Profundidade anestésica	Fluidoterapia para permitir uma profundidade anestésica e analgésica apropriada

A ressuscitação excessivamente agressiva deve ser pesada contra o risco de exacerbação da hemorragia.

hematócrito-alvo mais apropriado para ressuscitação deve ser individualizado com base na idade, padrão de lesão específico, doença preexistente e potencial para uma nova hemorragia. Em pacientes que estavam sadios antes do trauma, 20% é um mínimo absoluto durante a ressuscitação, enquanto 30% é um valor máximo apropriado.

Coagulopatia decorrente do consumo agudo de fatores da coagulação é uma probabilidade em qualquer paciente que tenha perdido mais do que um volume sanguíneo simples (5 L) ou tenha recebido mais de 10 unidades de papa de hemácias.[27] Tendo em vista ser mais fácil prevenir do que tratar a coagulopatia, é altamente recomendável a imediata administração de plasma a qualquer paciente que tenha perdido ou que irá perder tal quantidade de sangue. Deve-se fazer solicitação de plasma junto ao banco de sangue para qualquer paciente que se apresente como emergência à SO com sintomas de choque hemorrágico agudo. É apropriada uma relação de 1:1 para reposição de hemácias e plasma para qualquer paciente que tenha perdido ou vá perder mais de um volume de sangue; contudo, quando houver possibilidade, essa reposição deverá ser orientada pela avaliação laboratorial e também clínica. O mesmo vale para a trombocitopenia. Em geral, a contagem de plaquetas permanecerá adequada por mais tempo que a concentração dos fatores de coagulação, e assim, a terapia plaquetária será menos necessária que a terapia plasmática. Plaquetas transfundidas têm vida funcional muito curta na circulação, representando forte estímulo imune. Por essas razões, a terapia plaquetária deve ficar reservada para aqueles pacientes traumatizados com contagem de plaquetas abaixo de 50.000/mm^3 e com evidência clínica de sangramento. Concentrados de fatores da coagulação e crioprecipitado não oferecem qualquer benefício, além da infusão de plasma no paciente traumatizado hemorrágico, a menos que a sobrecarga de líquido seja um risco significativo (p. ex., no paciente idoso e coagulopata) ou se o paciente é portador de alguma deficiência de fator específico e se sabe disso. O uso do fator VIIa humano pode representar uma exceção a esse princípio, pois relatos anedóticos recentes descreveram a rápida resolução de coagulopatia traumática após a administração de 20 a 100 μg/kg.[28] Por causa da despesa representada por esse tratamento e também da carência de dados de segurança prospectivamente coligidos em pacientes traumatizados, essa terapia não pode ser recomendada, a menos que o tratamento convencional tenha fracassado, sendo provável a ocorrência de exsanguinação.

Anormalidades eletrolíticas são comuns durante a ressuscitação em pacientes hemorrágicos. Pode ocorrer hiperosmolaridade como resultado da ingestão de álcool, desidratação, hipovolemia ou administração de salina normal. E é esperada uma leve hiperglicemia, secundária aos elevados níveis circulantes de catecolaminas. Nenhuma dessas condições implica na necessidade de tratamento específico durante a ressuscitação, porque sua resolução ocorrerá com a restauração de um volume intravascular adequado. Acidose metabólica hiperclorêmica é um risco significativo de super-ressuscitação, especialmente com o uso de soluções levemente hipertônicas como salina normal,[29] e pode ser tratada com a adição titulada de líquidos hipotônicos. Hipocalcemia ocorre por causa da quelação do cálcio circulante pelos aditivos de citrato ou adenosina encontrados nos produtos sanguíneos provenientes de bancos de sangue. A administração intravenosa de cálcio é indicada em pacientes com baixos níveis séricos de cálcio ionizado, particularmente em presença de instabilidade hemodinâmica. Os níveis séricos de bicarbonato serão mais baixos do que o normal no paciente hemorrágico por causa da maior acidose lática e do comprometimento do fluxo sanguíneo renal. A administração de soluções de bicarbonato foi recomendada por alguns especialistas com o objetivo de aumentar o pH sistêmico em pacientes muito acidóticos, melhorar o funcionamento de importantes sistemas proteicos, inclusive receptores de catecolaminas e da coagulação.[30] Porém, jamais foi comprovada a utilidade clínica dessa terapia. Ressuscitação hídrica adequada permanece como a principal terapia para restauração do quadro ácido-básico normal.

Paradoxalmente, enquanto a ressuscitação inicial evoluiu para uma administração menos agressiva de líquidos, a ressuscitação subsequente ao controle da hemorragia (geralmente na UTI) foi para a direção oposta. A ressuscitação tardia se caracteriza pela necessidade de restauração completa e do suporte à perfusão. Para que isso seja feito, é preciso que o clínico leve em consideração não apenas os sinais vitais para uma medida mais direta da perfusão dos tecidos. Uma abordagem possível é a colocação de uma sonda invasiva de monitoração, ou de uma sonda ecocardiográfica transesofágica, e a administração de líquidos até que o débito cardíaco tenha sido maximizado. A cuidadosa observação de marcadores químicos é outra abordagem. A velocidade com que o nível sérico de lactato volta à normalidade depois do choque está fortemente associada ao risco de morte por falência dos sistemas do organismo.[31] Aqueles pacientes que não exibam uma tendência significativa de baixa do lactato depois da resolução da hemorragia necessitarão de uma fluidoterapia mais agressiva e de uma monitoração mais minuciosa.

CONDIÇÕES ESPECÍFICAS

Lesão cerebral traumática

Lesão cerebral traumática (LCT) causa pelo menos metade de todas as mortes por trauma.[1] Como ocorre com o choque hemorrágico, a fisiopatologia da LCT consiste a lesão primária, na qual ocorre destruição de tecidos pela ação de uma força mecânica, e em uma resposta fisiológica secundária. Tendo em vista que a prevenção da lesão secundária é fundamental para o resultado, o anestesiologista desempenha papel importante nos cuidados desses pacientes, tanto na sala de cirurgia como na UTI.

Fisiopatologia. Lesão cerebral traumática é classificada como leve, moderada, ou grave, dependendo da pontuação com a Escala de Coma de Glasgow [no inglês, Glasgow Coma Scale (GCS)] no momento da internação. LCT *leve* (GCS 13 a 15) é a ocorrência mais comum. Embora LCT leve comumente dispense terapia intensiva, os pacientes poderão estar significativamente debilitados por sintomas pós-concussivos, inclusive cefaleias, distúrbios do sono e da memória e oscilação do humor.[32] A progressão da LCT leve é rara, mas pode ser catastrófica.

É mais provável que LCT *moderada* (GCS 9 a 12) esteja associada a lesões intracranianas que necessitam de drenagem cirúrgica. Esses pacientes têm maior potencial para deterioração e são mais propensos a alguma lesão secundária, caso não sejam cuidadosamente tratados.

LCT *grave* (GCS < 9) é uma condição de grande letalidade, quase sempre associada à hemorragia intraparenquimatosa ou intraventricular, ou à evidência de lesão axonal difusa na TC craniana. Habitualmente, pacientes com LCT grave se mostram incapazes de manter a viabilidade das vias aéreas e podem evidenciar redução ou ausência do impulso respiratório, com incapacidade de proteger a via aérea da aspiração. Na maioria dos casos, os pacientes apresentados à sala de operações para tratamento cirúrgico terão LCT grave, com elevação da pressão intracraniana (PIC) causada por hemorragia (epidural, subdural ou intraparenquimatosa) e/ou edema. Caso a PIC elevada não seja prontamente aliviada, irá promover herniação de tecido cerebral, perda do fluxo sanguíneo cerebral e morte. O objetivo do tratamento cirúrgico é a resolução da PIC aumentada e o controle de qualquer hemorragia ativa.

Avaliação. O exame neurológico é o componente mais importante da avaliação pré-operatória no paciente com LCT. A recuperação da LCT é um processo gradual, e os efeitos sedativos das medicações anestésicas podem ser exagerados, significando que o paciente traumatizado raramente irá melhorar de imediato na conclusão da descompressão craniana. Todavia, é importante saber quando ocorreu a deterioração para que possam ser implementados estudos de acompanhamento e um tratamento apropriado na UTI.

Mais controverso é o momento de realização da cirurgia não craniana no paciente com LCT. Uma hipotensão ou hipoxemia temporária associada à cirurgia ortopédica pode acarretar deterioração da lesão neurológica, enquanto o adiamento no reparo de fraturas aumenta o risco de complicações pulmonares e de sepse.[33] Embora não tenha ainda sido publicado nenhum estudo prospectivo definitivo, uma pesquisa retrospectiva mais recente sugere que a cirurgia precoce com cuidado anestésico meticuloso não irá piorar necessariamente a LCT.[34]

Preparação pré-operatória. Pode haver necessidade de intubação imediata do paciente com LCT por causa de comportamento combativo ou agitado, necessidade de estudos diagnósticos antes da chegada à sala de operações, ou das consequências potencialmente catastróficas da depressão respiratória ou da aspiração pulmonar. De fato, a maioria dos pacientes com LCT moderada ou grave se apresentará na sala de operações já intubada fora do hospital ou no DE.

É necessária a monitoração da pressão arterial para qualquer procedimento intracraniano, pois podem ocorrer oscilações dramáticas na pressão arterial ao longo do caso. É preciso usar um acesso intravenoso calibroso, porque a perda de sangue pode se tornar excessiva, particularmente em pacientes com LCT grave e com início prematuro de coagulopatia. As medicações suplementares com probabilidade de uso são manitol e/ou solução salina hipertônica, fenitoína e tiopental.

Tratamento intraoperatório. Pacientes com LCT leve têm poucos riscos anestésicos adicionais, mas são mais suscetíveis aos efeitos da medicação sedativa. Benzodiazepínicos devem ser utilizados com cautela no período pré-operatório. O anestésico deve se esforçar para fazer com que o sensório do paciente fique o mais liberado possível e tão rapidamente quanto seja possível depois do uso de qualquer anestésico. Qualquer mudança com relação ao estado mental pré-operatório do paciente não atribuível a agentes anestésicos será indicação para repetição imediata da tomografia craniana e para reavaliação neurocirúrgica.

O cuidado de pacientes com LCT moderada consiste na avaliação seriada da função neurológica, com repetição da TC a intervalos regulares. Se não houver possibilidade de uma monitoração cuidadosa por causa da necessidade de anestesia geral ou de medicações sedativas, então haverá indicação para determinação invasiva e contínua da pressão de perfusão cerebral (PPC).[35] É recomendada a monitoração da PIC em qualquer paciente com LCT moderada ou grave que será submetido a uma cirurgia não craniana que se prolongue por mais de 2 horas.

Pacientes com LCT grave representam desafio anestésico substancial. No início, um rápido cuidado enfocado na restauração de hemostasia sistêmica e um tratamento orientado para a perfusão do cérebro lesionado são necessários para que sejam obtidos os melhores resultados possíveis. A ocorrência de hipoxemia (PaO_2 < 60 mm Hg) ou de hipotensão (pressão arterial sistólica < 90 mm Hg) em pacientes com LCT grave está associada a um aumento significativo na mortalidade.[36] O tratamento dependerá de instalações altamente aparelhadas, da íntima cooperação entre os profissionais envolvidos, e da implementação por etapas das terapias, conforme mostra a Figura 17.5.

A restauração agressiva do volume intravascular é indicada para se manter a perfusão intracraniana, especialmente se lesões pulmonares associadas necessitarem do uso de altas pressões médias nas vias aéreas para suporte da oxigenação. A terapia com hiperventilação, há muito tempo considerada como a viga-mestra no tratamento de pacientes com LCT, não é mais um tratamento apropriado, a menos que haja sinais de herniação iminente. Isso ocorre porque a hiperventilação baixa a PIC ao reduzir o fluxo sanguíneo — e isso coloca o tecido cerebral isquêmico em maior risco de necrose ou apoptose. A hiperventilação é indicada apenas para aqueles pacientes com fortes sinais de lateralização e que estejam a caminho da TC e da cirurgia descompressiva de emergência.

Pacientes com LCT grave devem ser mantidos em uma pressão arterial média (PAM) superior a 90 mm Hg até que tenha sido instituída a monitoração invasiva da PIC e possa ser diretamente calculada a PPC (PAM-PIC). A aplicação de uma ventriculostomia permite tanto a monitoração contínua da PPC como a drenagem terapêutica do líquido cerebrospinal (LCR); esta abordagem é preferida em relação a outras monitorações invasivas de PIC.[37] As atuais orientações sugerem a manutenção da PPC em um mínimo de 70 mm Hg *em todos os momentos*. Contrariamente à prática mais antiga, o paciente com LCT grave deve ser mantido em um estado *euvolêmico*. Ressuscitação hídrica é a viga-mestra do

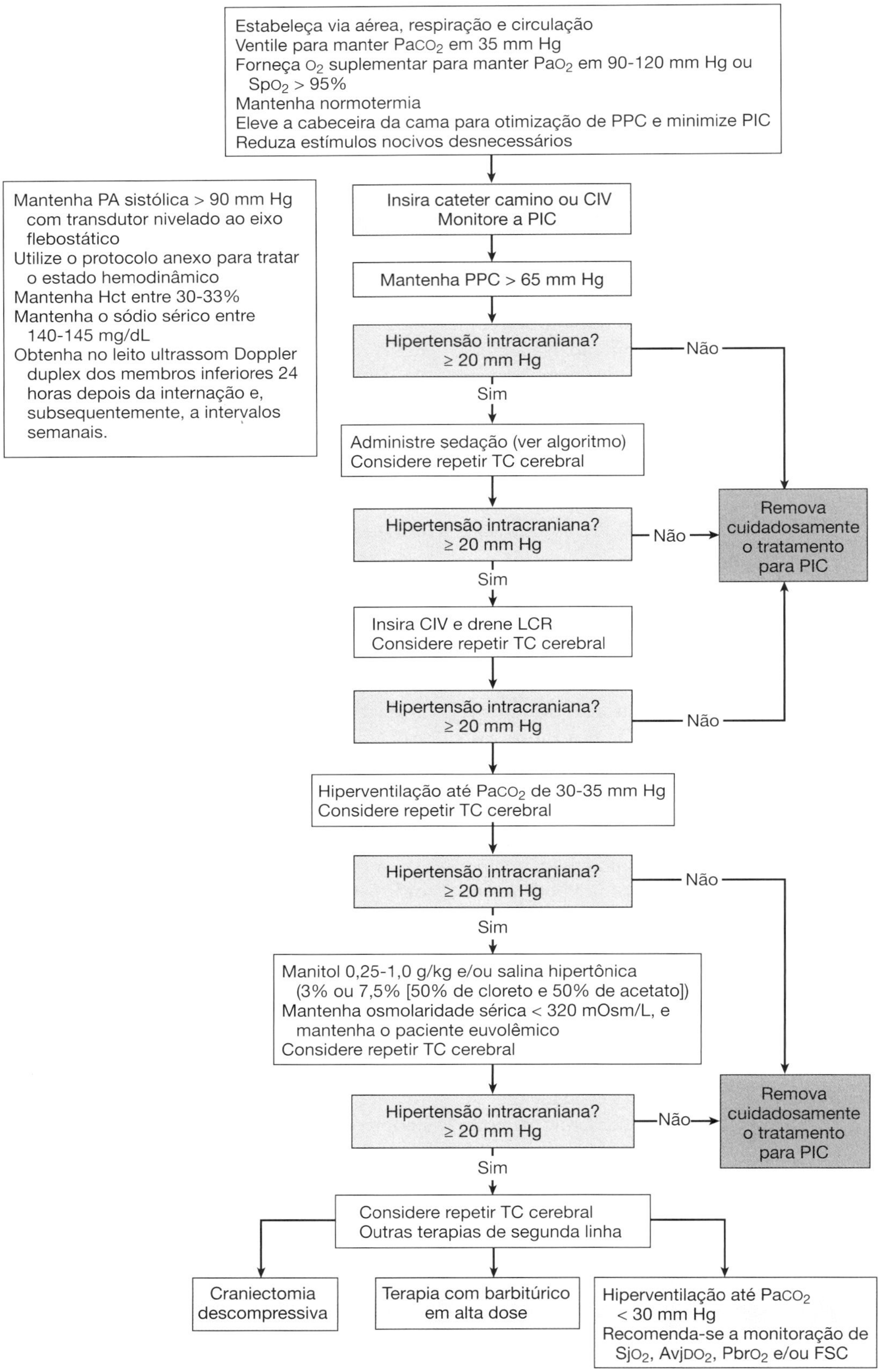

FIGURA 17.5 Trajetória crítica para tratamento da pressão de perfusão cerebral (PPC) para pacientes com lesão cerebral traumática grave. PA, pressão arterial; Hct, hematócrito; PIC, pressão intracraniana; CIV, cateter intravenoso; TC, tomografia computadorizada; LCR, líquido cerebrospinal; FSC, fluxo sanguíneo cerebral.

tratamento, seguida por infusões vasoativas, se necessário. Havendo indicação de cirurgia, deve-se tomar cuidado com o dreno da ventriculostomia; pode ocorrer falha na drenagem e perda excessiva de LCR durante o transporte. A familiaridade com os monitores mais avançados da oxigenação do bulbo jugular e do tecido cerebral, que estão agora entrando em uso é também benéfica.

Utiliza-se *terapia posicional* em praticamente todos os casos de LCT grave. A elevação da cabeça facilita a drenagem venosa e do LCR do crânio, baixando a PIC e melhorando a PPC, desde que o paciente esteja euvolêmico. O equilíbrio entre ventilação-perfusão pulmonar ($\dot{V}/\dot{Q}$) também pode melhorar nessa posição, facilitando a manutenção da liberação de oxigênio para o cérebro. O paciente deve ser transportado à sala de cirurgia nessa posição e mantido com a cabeça elevada durante a cirurgia, se possível.

Analgésicos são indicados para tratamento da dor decorrente das lesões coexistentes. Sedativos têm utilidade para controle da PIC elevada, mas podem dificultar o exame seriado. Propofol é popular porque oferece o retorno mais rápido da função neurológica ao ser descontinuado, mas o clínico deve utilizar esse fármaco de maneira cautelosa. Recentemente, grandes doses de propofol administradas ao longo de dias a semanas foram associadas à ocorrência de rabdomiólise letal (síndrome da infusão de propofol).[38] O uso de sedativos objetivando diminuir a PIC frequentemente impõe a necessidade de usar agentes vasoativos para manutenção da PAM. Pode haver necessidade de monitoração hemodinâmica invasiva com um cateter de artéria pulmonar e frequente avaliação do lactato e do déficit de base para que seja mantido um volume intravascular apropriado em presença de agentes farmacológicos complicadores e da ventilação mecânica em curso.

Agentes diuréticos osmóticos são terapias de primeira linha comuns para LCT grave. Manitol diminui a PIC ao "arrastar" consigo o líquido do edema para fora do tecido cerebral e para a circulação, e pode promover ainda o benefício secundário como "limpador" de radicais livres e de outros compostos inflamatórios danosos. Salina hipertônica tem efeito osmótico similar e pode também funcionar como agente imunológico benéfico. O uso de qualquer desses agentes promoverá aumento da diurese, e isso implica na necessidade de maior atenção à reposição de volume adequado para que possa ser mantida a euvolemia. Comumente, o uso de agentes osmóticos (com o objetivo de reduzir a PIC elevada) é titulado até uma osmolaridade sérica de 310 a 230 mOsm/L.

Monitoração fisiológica invasiva, terapia posicional, sedação e diurese osmótica serão aplicadas à maioria dos pacientes com LCT grave.[35] A próxima linha terapêutica fica reservada para o subgrupo de pacientes com elevações intratáveis da PIC. Pequeno porcentual pode responder ao *coma barbitúrico*. Além de baixar a taxa metabólica cerebral, foi demonstrado que barbitúricos diminuem os neurotransmissores excitatórios.[39] O tratamento do coma barbitúrico depende de um controle delicado do volume intravascular, comumente necessitando de um cateter de artéria pulmonar e de agentes vasoativos e inotrópicos para manutenção da PPC.

Craniectomia descompressiva é um procedimento cirúrgico que vem ganhando popularidade no tratamento de elevações intratáveis da PIC. O alívio da pressão mediante a remoção de um pedaço do crânio e do uso de um retalho dural pode melhorar a morbidade e mortalidade em pacientes que, sem isso, talvez não sobrevivessem.[40] Também pode haver indicação para uma *laparotomia descompressiva* em pacientes com LCT grave, se lesões coexistentes ou uma vigorosa infusão de volume aumentaram a pressão no compartimento intra-abdominal para mais de 20 mm Hg.[41] A elevação da pressão abdominal provoca elevação da pressão intratorácica, maiores pressões de ventilação e aumento da PIC.

Embora o controle vigoroso da febre seja uma recomendação incontestável, a hipotermia deliberada visando reduzir a taxa metabólica cerebral permanece sendo medida controversa,[42] não sendo atualmente recomendada. Não foi ainda demonstrada a eficácia da terapia com corticosteroides em casos de LCT grave, e é agora contraindicada, por causa da elevada possibilidade de efeitos colaterais deletérios. Encontram-se em fase de investigação diversos agentes farmacológicos, monitores e terapias para LCT grave; isso oferece a promessa que a década vindoura irá presenciar um progresso significativo nos resultados para essa desafiadora doença.

Lesão da medula espinal

Fisiopatologia. Lesão da medula espinal com deficiência neurológica completa ou parcial ocorre anualmente em cerca de 8.000 norte-americanos.[43] Quedas de alta energia ou colisões entre veículos motorizados causam a maioria das lesões graves da medula espinal. Deficiências incompletas – conhecidas como *"stingers"* (i. e., pontadas) – comumente desaparecem em algumas horas a dias. Deficiências completas representam a ruptura completa da medula espinal e têm probabilidade muito menor de melhorar com o passar do tempo. Lesões da coluna vertebral cervical causando quadriplegia são acompanhadas por hipotensão significativa por causa da vasodilatação inadequada e da perda da inotropia cardíaca (choque neurogênico). O funcionamento autônomo da parte baixa da medula espinal retornará dentro de alguns dias a semanas, ocorrendo restauração do tônus vascular, mas com ausência da transmissão sensitiva ou motora. A Tabela 17.8 descreve os padrões de lesão da medula espinal.

Avaliação. Intubação imediata é uma necessidade quase que universal para pacientes com fratura da coluna vertebral e quadriplegia. O suporte ventilatório é absolutamente necessário para pacientes com déficit acima de C4, que implicará em supressão da função diafragmática. É provável que pacientes com níveis de C4 a C7 também precisem de intubação imediata por causa da perda da inervação da parede torácica, movimentos respiratórios paradoxais e incapacidade de eliminar as secreções. Atelectasia ocorrerá rapidamente e poderá levar a uma dessaturação rápida e progressiva. Pneumonia recorrente é uma complicação comum, que levará à necessidade de traqueostomia em metade de todos os pacientes com déficits completos no nível C5 a C7.

Preparação pré-operatória. A urgência da cirurgia para estabilização da coluna vertebral é determinada pelo quadro neurológico do paciente e pela apresentação anatômica. Um paciente com déficit parcial e visível colisão do canal espinal é considerado caso de emergência por causa da possibilida-

TABELA 17.8 Tipos de fratura da coluna vertebral

Tipo	Descrição
Coluna vertebral cervical superior (occipício até C2)	Habitualmente fatal; considerada como instável nos sobreviventes; fraturas de Jefferson, do carrasco e do odontoide
Coluna vertebral cervical inferior (C3 até T1)	Flexão com aplicação de carga axial causa fraturas de corpo vertebral por compressão, com possível deslocamento dos fragmentos; frequentemente com lesão ligamentar; envolvimento com elementos posteriores pode causar saltamento (uni ou bilateral) de facetas
Coluna vertebral torácica (T2-T10)	Mais comum a ocorrência de lesões de flexão-extensão; com aplicação de carga axial, pode ocorrer fratura explosiva; deslocamento de fragmentos para o interior do canal está frequentemente associado à lesão completa da medula espinal, secundária a canal menos calibroso
Coluna vertebral lombar (T11-L1)	Classificada pelo mecanismo – fratura por compressão com flexão, fratura explosiva com aplicação de carga axial, fratura de processo transverso, lesão por flexão-distração, lesão por cisalhamento
Coluna vertebral lombar inferior e coluna vertebral sacral	Lesões incomuns; podem ocorrer com hiperflexão e aplicação de carga axial; casos de fratura sacral longitudinal podem ter radiculopatia, enquanto a fratura horizontal está associada à lesão da cauda equina
Lesão ligamentar sem lesão óssea	Radiografias simples sem evidência de lesão óssea não descartam a possibilidade de lesão ligamentar; a lesão pode estar instável e causar subsequente lesão neurológica

de de reaquisição da função neurológica depois da descompressão. Pacientes com ou sem déficit completo talvez necessitem de estabilização cirúrgica para facilitar a mobilização, mas são casos menos urgentes. Comumente, haverá maior necessidade de cirurgia para lesões cervicais, enquanto a aplicação de suporte para o torso é mais comum para casos de fraturas torácicas e lombares.

Pode ser difícil determinar a estabilidade da coluna vertebral cervical, e muitos pacientes traumatizados se apresentarão à sala de cirurgia com um colar cervical rígido ainda no lugar. Os protocolos para exclusão da instabilidade da coluna vertebral cervical são controversos e podem variar substancialmente, dependendo da instituição. Esses protocolos envolvem radiografias simples, TC, radiografias em flexão-extensão, imagem por ressonância magnética (IRM) e exame por especialistas ortopédicos ou neurocirúrgicos; tais protocolos talvez demorem dias para se completarem.[44] Não é razoável a insistência no descarte definitivo de lesão da coluna vertebral cervical antes de prosseguir com a cirurgia urgente ou semiurgente. O risco de complicações pulmonares representado pelo atraso dos necessários procedimentos ortopédicos suplanta em muito o risco de deterioração de uma lesão não suspeitada à coluna vertebral durante a intubação e a anestesia. No caso de pacientes de baixo risco e para pacientes que não se mostrem cooperativos ou que estejam hemodinamicamente instáveis, a abordagem preferível é um RSI com manutenção da estabilização axial *in-line* manual durante todo o procedimento. O registro de segurança dessa abordagem é realmente impressionante.[11]

Tratamento intraoperatório. Para o paciente cooperativo com lesão conhecida ou com alta probabilidade (déficit existente, radiografias suspeitas ou dor cervical substancial), a abordagem mais segura é sua manutenção em um colar rígido ou em tração cervical durante a realização da intubação com fibra óptica em paciente desperto. Quando é escolhida a intubação com fibra óptica e com o paciente desperto, a via nasal é, em geral, a mais fácil. Tecnicamente, a intubação oral é mais desafiadora, mas será mais válida se o paciente permanecer intubado no período pós-operatório, por causa do risco mais baixo de sinusite. São aceitáveis intubação nasal às cegas, transiluminação com um estilete luminoso, uso da via aérea por uma máscara laríngea para intubação ou laringoscópio de Bullard e qualquer de uma série de outros sistemas de instrumentação para laringoscopia indireta. O profissional deve ser alertado para usar o equipamento e as técnicas que lhes forem mais familiares. O objetivo é conseguir a intubação traqueal com o menor movimento possível da coluna vertebral cervical, ao mesmo tempo em que fica preservada a capacidade de avaliação da função neurológica depois da intubação e do posicionamento do paciente.

Instabilidade hemodinâmica pode complicar a cirurgia espinal urgente e de emergência. A hipotensão causada pelo choque neurogênico se caracteriza por bradicardia, que decorre da perda da função de aceleração cardíaca e de um tônus parassimpático não obstaculizado, mas ainda pode ser difícil distingui-la da hipotensão causada por hemorragia aguda. É indicada uma agressiva administração de líquido, dependendo dos pontos finais de ressuscitação delineados anteriormente. Tão logo a hemorragia tenha sido excluída ou tratada, existem alguns dados que apoiam a manutenção de uma PAM elevada, acima de 85 mm Hg, durante 7 dias depois da lesão da medula espinal, embora essa abordagem seja altamente controversa.[45] A administração de líquido irá ajudar a expandir o volume vascular e se opor aos efeitos da vasodilatação inadequada, mas poderá causar uma tensão adicional ao coração. Qualquer paciente com má resposta à carga de volume inicial, particularmente se for idoso, deve receber cateterização da artéria pulmonar para orientação da subsequente ressuscitação.

Praticamente todos os pacientes com déficit persistente depois de uma lesão da medula espinal serão tratados com doses elevadas de metilprednisolona nos dias que se seguem à cirurgia.[46] Embora esse tipo de tratamento seja altamente controverso, e o ganho esperado para a maioria dos pacientes seja ligeiro, atualmente não existem outras alternativas. As infusões de corticosteroides devem ser continuadas durante as intervenções operatórias, e o profissional deve cercar-se de cautela com relação à ocorrência de efeitos colaterais ligados a esse tipo de medicação, inclusive insuficiência adrenocortical, úlceras gástricas e infecções ocultas.

Hiper-reflexia autônoma ocorre em 85% dos pacientes com lesão completa acima de T5, em decorrência da perda do controle inibitório dos reflexos vasculares.[47] Essa condição implica na necessidade de anestesia geral ou de condução para qualquer cirurgia subsequente em um paciente quadriplégico ou com paraplegia alta, mesmo se o procedimento planejado ocorra em uma região sem sensibilidade.

Trauma ocular

Trauma ocular, tanto penetrante como não penetrante, é uma causa importante de deficiência e incapacitação visual; ocorrem até 90.000 lesões por ano resultando em algum grau de comprometimento visual.[48] Muitos dos pacientes com lesões oculares graves exibem traumas concomitantes na cabeça e pescoço que atrasam a pronta identificação e avaliação desses problemas. Com os modernos métodos diagnósticos, as técnicas cirúrgicas e os recursos de reabilitação, em muitos pacientes a visão pode ser salva. Apesar da melhor compreensão do cuidado anestésico e do tratamento clínico e cirúrgico, o trauma ocular penetrante continua sendo uma condição complicada e desafiadora.

Fisiopatologia. A Tabela 17.9 lista os tipos de trauma ocular. Lesão concussiva grave de globo e de órbita podem causar danos a todo o tecido ocular. Uma força direcionada contra o olho empurra o globo de volta para dentro da órbita. A resultante compressão do olho distende os tecidos mais moles que revestem o globo, promovendo a formação de vetores de distensão significativos. Além disso, as estruturas ósseas delgadas representadas pela parede medial óssea e pelo assoalho da órbita demonstram tendência para movimentação, causando uma fratura de ruptura. Tipicamente, essas fraturas dispensam a cirurgia de emergência, a menos que tenha ocorrido comprometimento visual ou lesão ao globo. No caso de lesões oculares penetrantes, o fechamento da laceração é o objetivo cirúrgico primário por causa de preocupações de infecções e perda de conteúdo intraocular, sobretudo pelo segmento posterior. O prognóstico para lesão ocular penetrante está relacionado a diversos fatores, inclusive acuidade visual inicial, tipo e extensão da lesão, presença de descolamento de retina e de corpos estranhos.

Avaliação. A documentação pré-operatória da função visual prévia e o grau de perda da visão é uma medida importante, e pode afetar as decisões subsequentes e o momento em que deverá ser realizada a cirurgia. O exame documentado deve ser o mais completo possível, mas é necessário evitar qualquer lesão subsequente ao globo. Tendo em vista que muitas lesões oculares estão associadas a trauma da cabeça e pescoço, deve ser efetuado um exame secundário completo, inclusive TC para avaliação das estruturas intraoculares e perioculares.

TABELA 17.9 Tipos de trauma ocular

Periocular
Equimose
Laceração de pálpebra
Orbital
Fratura facial
Hemorragia retrobulbar
Neuropatia óptica traumática
Ocular superficial
Abrasão de córnea
Corpo estranho
Lesão química
Lesão térmica
Infecção
Globo fechado
Irite
Lesão à íris
Lesão à retina
Catarata traumática
Hemorragia subcoroidal
Subluxação do cristalino
Globo aberto
Ruptura de globo
Laceração
Corpo estranho penetrante

Do mesmo modo, TC também poderá revelar se o paciente sofreu lesão intracraniana, como a hemorragia subdural. Embora TC seja um adjuvante útil em casos de traumatismo ocular penetrante, talvez não seja suficientemente sensível para que o profissional se apoie nesse exame como modo exclusivo para avaliação de uma possível lesão de globo aberto.

Preparação pré-operatória. Tão logo tenha sido identificada uma lesão ao globo, ou há suspeita dela, passa a ser importante evitar aumentos significativos na pressão intraocular (PIO), tais como ocorrem durante a tosse, movimentos de oposição de resistência, esforço para defecar ou manobra de Valsalva. Para que estas ações sejam evitadas, talvez seja necessário o uso criterioso de sedativos e narcóticos no período pré-operatório. Em geral, a maioria desses agentes baixa a PIO, podendo ser utilizados se não houver contraindicação por outros motivos. Além disso, o globo aberto deve ser protegido com um dispositivo de proteção e pode ser administrado um antibiótico de amplo espectro para que não ocorra infecção. O momento ideal para a intervenção cirúrgica se baseia em diversos fatores, como lesões concomitantes, doença coexistente e fatores operatórios (Tab. 17.10). Considerando que grande número de lesões de globo aberto ocorre em crianças, haverá, com frequência, a necessidade de um exame das considerações pediátricas para seu tratamento.[49]

Considerações intraoperatórias. Enquanto a anestesia geral é utilizada mais amiúde no reparo de lesões oculares penetrantes, a anestesia local ou regional pode ser usada com

TABELA 17.10 Momento da intervenção em diversas formas de trauma ocular

Momento	Condição
Emergência absoluta	Lesão química (álcali > ácido) Ameaça de gangrena gasosa Abscesso orbital Hemorragia coroidal expulsiva com extrusão de tecidos intraoculares por meio da ferida aberta Perda da visão por causa de hemorragia orbital expansiva
Urgente	Endoftalmite Alto risco de CEIO
Dentro de 24 horas	Feridas abertas que requeiram oclusão cirúrgica CEIO
Dentro de alguns dias (de preferência, 24-72 horas)	Hemorragia submacular espessa
Dentro de 2 semanas	CEIO Reconstrução secundária, caso tenha ocorrido descolamento de retina Opacidade de membranas no grupo etário ambliópico

CEIO, corpo estranho intraocular.
Adaptado de Kuhn F: Strategic thinking in eye trauma management. *Ophthalmol Clin North Am* 2002;15:171-177.

segurança em pacientes cooperativos no cenário de lacerações corneanas limitadas, em que seja mínimo o potencial de extrusão de tecido intraocular. É indicada a anestesia geral para casos de lesões lacerantes graves, em pacientes pediátricos ou em não cooperativos por causa de intoxicação alcoólica ou por drogas. A anestesia geral proporciona imobilização do olho e elimina a necessidade de cooperação do paciente, ao mesmo tempo em que permite o controle dos fatores que afetam PIO. Deve-se tomar o cuidado de não aplicar pressão direta ao globo com a máscara facial durante a indução anestésica.

Com a utilização da anestesia geral para tratamento de pacientes com lesões possível ou sabidamente abertas no globo ocular, os objetivos do cuidado anestésico incluem: (1) garantir a segurança geral do paciente, (2) evitar elevação de PIO, (3) proporcionar um campo operatório estável, (4) evitar pressão ocular externa e (5) minimizar o sangramento. Para a maioria dos pacientes de trauma, o anestesiologista deve presumir que o estômago está cheio, o que faz da intubação em sequência rápida (ISR) a técnica de escolha. Desde que seja proporcionado um nível profundo de anestesia durante a indução qualquer agente intravenoso é aceitável, com exceção da quetamina.

A escolha do relaxante muscular para uso na indução é tópico controverso. Foi demonstrado que a succinilcolina, que pode causar contração dos músculos extraoculares e congestão coroidal, aumenta a PIO temporariamente em pequeno grau. Quando esse agente é administrado sem anestésicos intravenosos ou inalativos, a elevação de PIO poderá chegar até 18 mm Hg.[50] Mas, tipicamente, o aumento vai de 2 a 5 mm Hg, com um pico de 10 mm Hg se for utilizada a indução apropriada.[51] Uma revisão recente, que se debruçou nos estudos e recomendações publicados com relação ao uso de succinilcolina e lesões abertas do globo ocular, citou apenas relatos anedóticos de perda do vítreo em associação com o uso desse agente.[52] Diversas séries de casos e estudos em animais não conseguiram demonstrar a extrusão do vítreo com o uso de succinilcolina quando esse agente era utilizado com um pré-tratamento não despolarizante, embora faltem estudos randomizados controlados.[53,54] Atualmente, parece que o uso de succinilcolina deve ser prescrito pela necessidade de um início ou término rápido do relaxamento muscular em vez de preocupações com a perda de conteúdo ocular. O pré-tratamento com pequena dose de um relaxante muscular não despolarizante deve preceder o uso da succinilcolina para atenuar a esperada elevação na PIO. O uso intravenoso de lidocaína, β-bloqueadores e narcóticos de ação rápida poderá ser útil na indução para atenuação da resposta hipertensiva à laringoscopia e intubação que também estão associadas a aumentos na PIO.[55,56]

Depois da indução e intubação, a anestesia profunda com uma combinação de narcóticos, anestesia inalatória e relaxantes musculares permitirá que se evite a pressão extraocular e a congestão coroidal, mediante a eliminação da tosse, esforço de defecação ou movimentos. Embora pouco frequente durante o reparo de lacerações oculares, o reflexo oculocardíaco pode ocorrer durante a manipulação do globo. Conquanto o uso de um bloqueio retrobulbar vá abolir ou prevenir esse reflexo, essa opção não deverá ser utilizada diante de uma lesão potencialmente aberta do globo ocular. A manutenção de uma posição de cabeça elevada, se possível, facilitará a drenagem venosa.

Durante a emergência de anestesia, um aumento na PIO é possível. Embora a preocupação com a perda de conteúdo intraocular fique diminuída, o esforço de defecação, êmese, tosse e agitação podem aumentar o risco de sangramento e afetar o resultado cirúrgico. Fica indicada uma apropriada terapia antiemética, juntamente com o uso de narcóticos para controle da dor. Deve-se evitar calafrios, que podem ser tratados com pequenas doses de meperidina.

Lesões faciais complexas

Embora frequentemente de aparência distrativa, o trauma maxilofacial grave em geral não oferece ameaça para a vida

TABELA 17.11 Causas principais de lesões faciais

Causas
Colisão de veículos: motorizado e não motorizado
Acidente envolvendo pedestres
Acidente industrial
Violência Força contusa, por exemplo, um soco ou uma paulada Penetrante, como uma faca ou um tiro
Esportes
Quedas
Lesão térmica
Lesão química

do paciente, a menos que haja envolvimento da via aérea ou, raramente, hemorragia grave. A face e a cabeça ficam expostas à ampla gama de traumas físicos (Tab. 17.11). Estima-se que, a cada ano, 3 milhões de pacientes necessitam de tratamento hospitalar para lesões faciais, apenas por causa de acidentes automobilísticos.[57] Problemas de via aérea e sangramento com risco para a vida do paciente; disfunção ocular, nasal, ou maxilar grave; e deformidades estéticas significativas são as consequências potenciais do trauma facial. O anestesiologista deve estar familiarizado com essas lesões para garantir um cuidado inicial apropriado, facilitar o tratamento de emergência e auxiliar na correção cirúrgica.

Fisiopatologia. O tipo e gravidade da lesão são determinados por diversos fatores, incluindo mecanismo de lesão, extensão, direção e duração da força, e características das estruturas faciais impactadas. Pode haver coexistência entre um trauma ósseo significativo e modesta lesão aos tecidos moles; analogamente, uma lesão dramática aos tecidos moles pode ocorrer na ausência de fraturas faciais.

Cada um dos principais mecanismos de lesão provoca não só padrões diferenciados de lesão, mas também torna necessária uma busca por traumas provavelmente associados. É comum que traumas contusos tenham um maior efeito no esqueleto facial que nos tecidos moles. Em casos de violência interpessoal ou de traumas contusos associados à prática esportiva, edema e hematoma podem ser os únicos achados nos tecidos moles diante de fraturas faciais subjacentes significativas. Deve-se presumir que pacientes envolvidos em colisões de veículos motorizados que se apresentam com trauma facial significativo tenham sofrido lesão cerebral e cervical traumática,[58] até que se prove o contrário. No caso de trauma penetrante a curta distância (p. ex., tiros de revólver, de rifle e projéteis de alta velocidade), pode ocorrer perda significativa de tecido mole, juntamente com enorme destruição facial. Queimaduras estão associadas a edema cutâneo e mucoso progressivos, implicando na necessidade de tratamento imediato de uma via aérea potencialmente comprometida.

A direção da força aplicada às estruturas faciais determina a localização da fratura. Por causa da menor intensidade de força necessária para causar fratura dos ossos nasais, zigoma, seio frontal e ramo mandibular, em comparação com outros ossos faciais, esses são os locais de lesão mais comuns.[59,60] Como seria de se esperar diante de um trauma contuso, quanto maior for a mudança de velocidade por ocasião do impacto, maior será a gravidade da fratura resultante. No caso de trauma penetrante causado por ferimentos por projétil de fogo, o potencial de lesão está de maneira direta ligado à velocidade do projétil no momento do impacto. Felizmente, a estrutura do esqueleto facial médio oferece algum suporte e proteção para os delgados ossos laminares nessa região. Isso permite a dispersão das forças traumáticas e pode impedir a fratura dos ossos faciais de baixa resistência, com redução da transmissão de energia para a base do crânio.[61,62]

A face pode ser dividida em três regiões anatômicas. O terço inferior contém a mandíbula e abrange a articulação temporomandibular e o processo coronoide. O terço médio compreende o maxilar, ossos nasais, órbitas e arco zigomático. O terço superior contém o osso frontal, os seios frontais, o processo frontozigomático e o complexo nasoetmoide. A Tabela 17.12 oferece um resumo de sinais, sintomas e complicações a longo prazo associadas a essas fraturas. Juntamente com as lesões aos tecidos moles, a tabela dá uma estrutura para classificação das lesões faciais.

Lesões dos tecidos moles variam desde leves a graves, podendo ser contusões, abrasões, punções, lacerações, pedículos por avulsão e franca perda de tecido. Comumente, o tratamento inicial consiste em debridamento, conversão de feridas desfavoráveis para favoráveis e oclusão meticulosa. Deve ser efetuado um exame cuidadoso, com o objetivo de avaliar possíveis lesões a outras estruturas importantes, como o nervo facial, glândula parótida e aparelho lacrimal. Lacerações nas vizinhanças do arco zigomático podem causar lesão ao ramo frontal do nervo facial. Grandes hematomas, particularmente envolvendo o septo nasal e a cartilagem auricular, podem necessitar de drenagem, para evitar deformidades estéticas subsequentes.[63]

Fraturas mandibulares são a segunda forma mais comum de fratura facial, depois dos ossos nasais. Tendo em vista que mais de 50% das fraturas mandibulares ocorrem em duas ou mais localizações, deve-se suspeitar sempre de um segundo local de fratura ao se avaliar um paciente.[63] A forte musculatura presa à mandíbula exibe tendência para causar deslocamento dos ossos fraturados, juntamente com má oclusão e assimetria. Em alguns casos, isso pode causar comprometimento da via aérea, o que afetará o tratamento cirúrgico e o cuidado anestésico.

As fraturas da parte média da face incluem fraturas nasais, de Le Fort, orbitais e do arco zigomático. Os ossos nasais são os ossos faciais mais comumente lesionados. A destruição do septo nasal pode resultar em obstrução das vias aéreas e acarretar hemorragia significativa. As clássicas fraturas da parte média da face foram descritas por Rene Le Fort em 1902, e nomeadas como Le Fort I, II e III. Le Fort I é uma fratura horizontal dentoalveolar que separa o alvéolo maxilar da parte média da face. Le Fort II é uma fratura piramidal ou triangular que separa o maxilar do zigoma, em que as linhas de fratura demarcam um fragmento central envolvendo o alvéolo maxilar, a parte medial da órbita e o nariz. A fratura de Le Fort III consiste na luxação completa do esqueleto facial com relação ao esqueleto cranial, avançando paralelamente à

TABELA 17.12 Tipos de fraturas faciais

Tipo	Sinais e sintomas	Complicações a longo prazo
Nasal	Dor, obstrução, crepitação, inchaço, epistaxe	União viciosa, obstrução
Naso-orbital, etmoide	Dor, alteração da visão, epistaxe, inchaço, telecanto	União viciosa, telecanto
Seio frontal	Dor, epistaxe	Mucopiocele
Arco zigomático	Dor lateral, trisma, assimetria, depressão lateral	Depressão recorrente instável
Zigoma	Bochechas e/ou lábio dormentes, alteração da visão, encarceramento por edema, hemorragia da esclerótica, epistaxe, mau alinhamento (*step-off*), enoftalmia, lesão associada ao globo	Assimetria, encarceramento, enoftalmia
Ruptura orbital	Ver Zigoma; raramente, dormência, epistaxe e mau alinhamento (*step-off*)	Encarceramento, enoftalmia
Le Fort	Má oclusão, trisma, dormência, alterações da visão, enorme inchaço, epistaxe, hemorragia da esclerótica, mobilidade da parte média da face	Má oclusão, união viciosa, perda de dentes, assimetria, obstrução lacrimal
Mandíbula	Dormência do lábio inferior, trisma, dor referida à orelha, crepitação, má oclusão, mordedura aberta	Má oclusão, união viciosa, osteomielite, ancilose, perda de dentes, lesão nervosa

Adaptado de Darian VB: Maxillofacial trauma. *In* Trunkey DD, Lewis FR (eds.): *Current Therapy of Trauma*, 4.ed. St. Louis, Mosby, 1999.

base do crânio. Essa fratura envolve os ossos etmoides e pode estender-se até a placa cribriforme, permitindo comunicação com a fossa anterior. Assim, a presença de rinorreia pode ser sinal de vazamento de LCR. Contudo, a ausência de rinorreia não exclui a possibilidade de ruptura da placa cribriforme e de uma fratura na base craniana. Embora tenham utilidade na descrição de elementos de uma fratura da parte média da face, é raro os padrões clássicos serem identificados isoladamente. Fraturas de Le Fort bilaterais não são comuns, e talvez possam ser observadas em combinação com outras fraturas faciais e com lesão dos tecidos moles.

Fraturas do arco zigomático são causadas por golpes no aspecto lateral da parte média da face. Pode ocorrer trisma por causa do inchaço decorrente do hematoma ou edema no interior do músculo masseter, ou por colisão mecânica direta dos fragmentos ósseos do arco no processo coronoide da mandíbula. Fraturas do zigoma e das paredes orbitais podem afetar o movimento ocular por causa do encarceramento de tecido mole periorbital, inclusive músculos extraoculares. Também pode ocorrer trauma direto ao globo; essa possibilidade deve ser incluída na avaliação inicial.

Fraturas envolvendo o terço superior da estrutura facial incluem as do seio frontal e a do osso frontal. São comumente observadas fraturas concomitantes do nasoetmoide, supraorbitais, zigomáticas e da base craniana, podendo haver envolvimento da fossa cranial anterior. Assim, é preciso uma atenção particular na avaliação para contusão do lobo frontal, rinorreia de LCR e pneumocefalia.

Avaliação. Considerando ser frequente a ocorrência de trauma facial no paciente politraumatizado, a avaliação inicial deve se concentrar em problemas com risco para a vida e em uma avaliação completa das lesões de maior emergência. Pode ocorrer obstrução das vias aéreas superiores e, ocasionalmente, inferiores em casos de trauma facial, implicando na necessidade de uma avaliação detalhada da via aérea e do potencial para comprometimento subsequente. Pacientes com várias fraturas mandibulares ou com fraturas combinadas do maxilar, mandíbula e nariz têm maior probabilidade de sofrerem obstrução das vias aéreas precocemente.[64,65] A configuração do arco da mandíbula suspende anteriormente a língua, de tal modo que o deslocamento posterior causado por uma fratura mandibular complexa permite que o assoalho da boca "caia" para trás, causando obstrução das vias aéreas. Pode ocorrer obstrução da nasofaringe em certos casos de fraturas da parte média da face. Embora isso não provoque completo comprometimento das vias aéreas em presença de respiração bucal, um estado de consciência avariada, com colapso posterior das estruturas orais, pode acarretar obstrução grave. Por outro lado, o inchaço da língua, faringe, palato ou assoalho da boca causado por trauma, queimaduras ou lesões penetrantes, pode causar oclusão progressiva das vias aéreas.

Em geral, o diagnóstico de lesão facial fica estabelecido pelo exame físico e análise radiográfica. O profissional deve documentar exatamente a cuidadosa observação em busca de lesões dos tecidos moles, simetria facial, deformidades visíveis, movimentos oculares e alterações no tônus muscular. A palpação da face pode revelar dor, crepitação, dormência e deformidade sugestivas de lesão facial. Má oclusão é sinal muito importante de fratura maxilofacial. Deve ser constatada a capacidade do paciente de abrir a boca, inclusive presença ou ausência de dor durante a abertura. No caso de uma abertura bucal limitada, é importante determinar se a causa é uma obstrução mecânica ou dor/espasmo. Anestésicos e relaxantes musculares podem aliviar o espasmo muscular ou trisma; todavia, seu uso em um paciente com obstrução mecânica pode acarretar perda da via aérea e impossibilidade de realização de uma laringoscopia direta. Finalmente, um exame completo das vias aéreas deve incluir uma avaliação da cavidade oral com o objetivo de observar a presença de dentes abalados ou perdidos, mobilidade da língua e origem da hemorragia, caso estiver ocorrendo.

Trauma contuso causando lesão facial extensa deve alertar o profissional para a possibilidade de lesão da *coluna vertebral cervical* e/ou lesão craniana fechada concomitantes.[58,59] É preciso que seja tomado um cuidado extremo com esses pacientes, com relação ao subsequente cuidado com as vias aéreas, para que não ocorra lesão da medula espinal. A análise radiográfica, inclusive com radiografias simples e TC, é um procedimento essencial na avaliação da extensão das lesões faciais; contudo, essas técnicas também proporcionarão informações sobre lesões correlatas.

Preparação pré-operatória. A maioria das lesões faciais penetrantes implicarão na necessidade de exploração e tratamento cirúrgicos urgentes. Contudo, o momento de realização do reparo cirúrgico de lesões faciais contusas será determinado por muitos fatores, inclusive lesões associadas, extensão da lesão aos tecidos moles, edema e estado geral do paciente. Em certos casos, o reparo definitivo dessas lesões é realizado logo depois do momento da lesão, particularmente se as lesões associadas necessitarem de intervenção cirúrgica. Muitas fraturas faciais podem esperar por 7 a 10 dias para o reparo definitivo, desde que as lesões de tecidos moles sejam tratadas e seja aplicada fixação intermaxilar, se necessário.

O cuidado com as vias aéreas no paciente com trauma facial significativo é a principal tarefa do anestesiologista durante a fase de tratamento pré-operatório. As decisões concernentes ao cuidado com as vias aéreas dependem de muitos fatores, inclusive o significado do comprometimento das vias aéreas, estado de consciência, etiologia e tipo de lesões sofridas, condição e distorção anatômica da via aérea, condições pré-mórbidas identificáveis ou conhecidas e necessidade de intervenção clínica ou cirúrgica. A obstrução parcial das vias aéreas é uma ocorrência comum pelas razões que acabamos de descrever, e a aplicação de uma via aérea oral ou nasal pode aliviar o problema. É menos provável que a via áerea nasal estimule o reflexo de vômito se estiverem presentes os reflexos da via aérea; todavia, tais procedimentos não devem ser utilizados em presença de uma fratura nasal ou da base do crânio.[66] Pacientes com grave distorção da anatomia das vias aéreas podem ser melhor tratados com uma traqueotomia eletiva, com ou sem assegurar, em primeiro lugar, a via aérea por outros meios.

A preparação pré-operatória para uma cirurgia de emergência deve prosseguir da mesma maneira que em qualquer outro paciente traumatizado, com cuidadosa atenção ao estabelecimento de respiração/circulação adequadas, e mantendo a imobilização da coluna vertebral cervical. Para casos de adiamento do reparo cirúrgico, devem ser feitas tentativas para liberar a coluna vertebral cervical das lesões e para facilitar o subsequente cuidado intraoperatório. Fica indicado o uso criterioso de sedativos e analgésicos, que poderão ajudar com os espasmos musculares associados a fraturas através da articulação temporomandibular, desde que tenha sido excluída a possibilidade de obstrução mecânica.

Considerações intraoperatórias. A ventilação por máscara tem uso limitado apenas em casos de trauma facial; ocorrem problemas constantes para a obtenção de uma vedação apropriada e para a abertura adequada da via aérea sem aplicação de pressão aos locais fraturados ou sem a extensão da coluna vertebral cervical. Em pacientes com via aérea comprometida mas estável, uma técnica de intubação com o paciente desperto pode ser a melhor opção para o cuidado com a via aérea. Para que seja otimizado o acesso ao campo cirúrgico, os procedimentos envolvendo a parte inferior da face, inclusive a mandíbula, serão realizados mais adequadamente com intubação nasal, se não houver contraindicação em virtude de outras lesões ou condições. Por outro lado, procedimentos envolvendo a parte média da face serão tratados de maneira mais adequada com intubação oral ou com uma via aérea cirúrgica. Deve-se pesar criteriosamente os riscos e benefícios da abordagem da via aérea com técnicas cegas alternativas — por via oral ou nasal.

A escolha da técnica anestésica deve levar em consideração que reconstruções faciais são casos longos, passam por intervalos intermitentes de estimulação intensa e podem envolver perda de sangue significativa. Os cirurgiões solicitarão livre acesso à face e ao pescoço, e eventual controle da hipotensão. Além disso, pode ser necessária a monitoração da função do nervo facial.

Depois de completada a cirurgia, o edema pós-cirúrgico poderá afetar ainda mais a viabilidade da via aérea. Antes da extubação, os pacientes devem estar despertos e com os reflexos intactos. Em casos de edema dos tecidos moles, a administração de dexametasona (4 a 8 mg por via intravenosa) poderá ajudar a reduzir o inchaço dos tecidos, embora esse efeito não seja imediato. Se for aplicada fixação intermaxilar, devem estar disponíveis alicates de corte de arame junto ao leito do paciente, e permanecer prontos para o uso no caso de obstrução da via aérea ou de hemorragia.

Trauma penetrante

Embora felizmente raros na maioria dos hospitais, os ferimentos por faca e por arma de fogo causam até 30% de todas as internações nos atarefados centros traumatológicos urbanos. Lesões penetrantes podem afetar qualquer região do corpo, e as considerações para o cuidado anestésico de vítimas de traumas penetrantes não são substancialmente diferentes do que aquelas para vítimas de traumas contusos. Durante a avaliação inicial do paciente, é importante que seja estabelecida a trajetória e a transmissão de energia da lesão para que se possa estimar os sistemas do organismo em risco. Ferimentos por arma de fogo, sobretudo por armas de alta velocidade como rifles, podem causar lesão concussiva a órgãos nas proximidades da trajetória da bala, mesmo na ausência de penetração direta. A intoxicação do paciente com álcool ou narcóticos pode mascarar sinais de dor, enquanto a fisiologia de um paciente jovem e o uso de cocaína podem levar a uma subestimativa da perda de sangue.

Pacientes hemodinamicamente instáveis depois de um trauma penetrante devem ser levados sem demora à sala de cirurgia e submetidos à exploração direta; a única exceção será para os pacientes com penetrações torácicas limitadas e que respondam imediatamente à toracostomia por dreno. Os princípios do controle de lesões são aplicados com o objetivo de controlar a hemorragia com a maior rapidez possível, concluir a ressuscitação e, em seguida, retornar para a reconstrução completa depois de transcorridas 24 a 48 horas de estabilidade na UTI. Pacientes que a princípio estão estáveis poderão ser submetidos a testes diagnósticos com radiografias simples, TC e ultrassonografia. O número de pacientes com trauma penetrante hemodinamicamente estável necessitando de cirurgia diagnóstica vem diminuindo nos últimos anos, por causa da maior capacidade das modalidades diagnósticas como TC e angiografia para a exclusão de lesão operatória. Hoje em dia, a exploração de ferimentos no pescoço, a janela pericárdica diagnóstica e a laparotomia exploratória para feridas nos flancos são procedimentos realizados menos frequentemente. Todavia, a tecnologia não invasiva ainda não é sensível o suficiente para excluir com confiança a penetração diafragmática ou intestinal, e uma ferida penetrante com probabilidade de ter violado o peritônio é ainda um forte indicador para laparotomia exploratória de urgência.

Lesão aórtica traumática

Fisiopatologia. Qualquer trauma contuso de alta energia, resultando em súbita aceleração ou desaceleração do torso, pode resultar em lesão traumática da aorta, com consequências catastróficas para o paciente. As forças de cisalhamento estão tipicamente concentradas no istmo aórtico, onde o coração e o arco aórtico – em relativa livre flutuação – ficam presos à aorta torácica descendente pelo ligamento arterioso. O espectro da lesão anatômica varia de uma "rachadura" da íntima com a criação de um pequeno pedículo intravascular até a transecção completa. Muitos pacientes com esse último quadro são encontrados mortos na cena da lesão, mas não é rara a sobrevida até a internação no hospital, por causa do efeito de tamponamento da pleura e pericárdio circunjacentes. Esses pacientes se encontram em altíssimo risco de livre ruptura e exsanguinação durante as horas imediatamente subsequentes à lesão. Desconhece-se a história natural de pequenos pedículos da íntima, embora alguns desses pacientes evoluam até a formação de pseudoaneurismas que poderão se tornar sintomáticos anos depois da lesão inicial.[67] Pacientes com aterosclerose subjacente podem sofrer dissecção proximal ou distal da aorta, com origem no local da lesão.

Avaliação. O diagnóstico de lesão aórtica tem início com uma grande suspeita em pacientes que tenham sofrido uma colisão de impacto frontal ou lateral em alta velocidade em um veículo motorizado (particularmente se não houver *airbag*), pedestres atropelados por automóvel, motociclistas e pacientes que tenham caído de altura superior a 3 metros. Os sintomas de lesão aórtica são inespecíficos, consistindo sobretudo em dor nas costas na região torácica. Comumente, a pressão arterial estará lábil, com picos e vales exagerados, em resposta à hemorragia causada por outras lesões, por estimulação dolorosa e por medicamentos sedativos. Lesões coexistentes comuns incluem a fratura de costelas ou do esterno, hemotórax esquerdo, fratura de úmero, ruptura esplênica e fratura acetabular ou do fêmur no lado esquerdo, embora nenhuma dessas lesões seja um marcador altamente sensível para trauma aórtico. Fica indicada a obtenção de radiografias torácicas, mas frequentemente esse recurso não será discriminatório. Se o contorno aórtico estiver normal e bem visualizado, será pequena a probabilidade de lesão aórtica, mas apenas em menos de 50% dos pacientes em risco será possível uma interpretação confiável da radiografia torácica anteroposterior. A ruptura visível do contorno aórtico ou outras sombras incomuns das estruturas mediastínicas é causada por lesão a pequenos vasos nas vizinhanças da aorta e é uma forte indicação para o prosseguimento da avaliação diagnóstica. O padrão de excelência tradicional para liberação de risco na aorta é a aortografia de contraste. TC torácica vem ganhando em resolução e acurácia para lesão aórtica, e é atualmente o padrão em grandes centros com técnicos de radiologia experientes.[68] Ecocardiografia transesofágica é também altamente sensível e específica, e uma abordagem diagnóstica apropriada quando a instituição tiver um operador experiente.

Preparação pré-operatória. A transferência do paciente para um centro traumatológico com experiência em cirurgia aórtica é altamente desejável, se essa providência puder ser tomada com rapidez. É indicado o tratamento com β-bloqueadores no intervalo pré-cirúrgico, para que sejam diminuídas as tensões das forças de cisalhamento incidentes na aorta proximal. São enfaticamente indicados o acesso intravenoso com grande calibre, a monitoração da pressão arterial radial direita e a avaliação das pressões centrais por cateterização da artéria pulmonar ou a ecocardiografia transesofágica.

Tratamento intraoperatório. O tratamento cirúrgico da lesão aórtica traumática fica indicado para qualquer paciente que possa tolerar o procedimento. Atualmente, encontra-se em fase de investigação o tratamento por aplicação de *stent* vascular orientada por angiografia, embora seja provável que esse procedimento ocupe um maior papel em um futuro próximo.[69] A cirurgia aórtica deve receber uma abordagem de urgência, em seguida apenas a procedimentos de emergência como laparotomia para controle de danos ou evacuação de hemorragia intracraniana. O cuidado anestésico intraoperatório exige intubação com duplo lúmen para facilitar a exposição cirúrgica da cavidade pleural esquerda. Comumente, utiliza-se *bypass* cardíaco parcial em apoio à perfusão sistêmica. A descrição completa dessa técnica vai além dos objetivos desse capítulo, mas ela pode ser encontrada em um artigo excelente de autoria de Read et al.[70]

Lesões ortopédicas

Trauma ortopédico causa lesões musculoesqueléticas que ameaçam o membro e a vida, inclusive hemorragia por ferimentos e fraturas, infecções em fraturas expostas, perda de membros causada por lesão vascular e síndrome do compartimento, além de perda da função em decorrência de lesões neurológicas espinhais ou periféricas. O tratamento desses casos implica em uma série de desafios para o anestesiologista. Lesões musculoesqueléticas representam a indicação mais comum para tratamento operatório na maioria dos centros traumatológicos. Tendo em vista que muitos procedimentos podem ser apropriadamente implantados sob anestesia regional, é essencial que o anestesiologista esteja familiarizado com essas técnicas. Além da familiaridade com um conjunto de procedimentos anestésicos regionais, o anestesiologista deve ter habilidade com intubação por fibra óptica, anestesia hipotensiva, hemodiluição, técnicas intraoperatórias de salvamento celular para minimização da perda de sangue durante o período intraoperatório e monitorações hemodinâmica e de potencial evocado invasivas. A duração de muitos procedimentos, particularmente em casos de lesões em várias extremidades, implica na atenção ao posicionamento do corpo, manutenção da normotermia, equilíbrio hídrico e preservação do fluxo sanguíneo periférico, especialmente em procedimentos de reimplante.

Fisiopatologia. Ao longo dos últimos 15 anos, a ênfase no tratamento específico do paciente politraumatizado tem incluído a estabilização precoce de fraturas de ossos longos, coluna vertebral, pelve e acetábulo. Quando isso não é feito, o resultado é maior morbidade, complicações pulmonares e prolongamento da estadia hospitalar.[71,72] Em um estudo, apenas 2% dos pacientes com fraturas da diáfise femoral estabilizadas dentro das primeiras 24 horas a contar da lesão tiveram complicações pulmonares, em comparação com 38% dos pacientes nos quais a estabilização da fratura foi adiada por mais de 48 horas.[73] Assim, o quadro clínico, o plano terapêutico e o cuidado anestésico do trauma ortopédico devem se concentrar no rápido encaminhamento do paciente para a sala de cirurgia.

A classificação das lesões ortopédicas leva em consideração o mecanismo de lesão, o local, o tipo de fratura, o envolvimento de tecidos moles, a lesão vascular ou nervosa e se a fratura é exposta. O porcentual antecipado de complicações relacionadas à fratura e a gravidade de tais complicações — como necessidade de amputação, infecção, não união e prognóstico — estão ligados à classificação das fraturas expostas (Tab. 17.13). O mecanismo de lesão para determinado local pode prognosticar complicações potenciais que talvez afetem ou alterem o plano anestésico. Por exemplo, a perda de sangue aproximada por hemorragia decorrente da fratura varia de 500 mL com uma fratura tibial fechada, até uma hemorragia com risco para a vida no caso de uma fratura pélvica.

As lesões nos membros incluem fraturas, luxações, lesões a tecidos moles, ou uma combinação desses achados. Uma compreensão da anatomia e do mecanismo de lesão pode ajudar na previsão de lesões associadas, como lesão nervosa e vascular. Por exemplo, fraturas intracapsulares com luxação do colo femoral estão em alto risco de necrose avascular, e luxação posterior do joelho está associada à lesão a vasos poplíteos.

Fraturas pélvicas ocorrem como resultado de força substancial e podem estar associadas a morbidade e mortalidade significativas em decorrência do trauma pélvico direto combinado com outras lesões. Essas fraturas podem ser classificadas como: lesão por compressão anteroposterior, lesão por compressão lateral ou padrões de cisalhamento vertical. O mecanismo de lesão é importante, porque o risco relativo de hemorragia em decorrência de lesão da artéria ilíaca interna ou do plexo venoso pélvico posterior fica aumentado nas lesões por compressão anteroposterior e por cisalhamento vertical.[73] Pode haver necessidade de pronta estabilização da fratura com uso de dispositivos de compressão externa ou de fixação externa e/ou angiografia com embolização seletiva antes do reparo cirúrgico, enquanto são tratadas outras lesões representando risco à vida. Além da hemorragia significativa, outras lesões diretas incluem lesão nervosa, laceração retal ou vaginal, ruptura da bexiga e lesão uretral.

A lesão de coluna vertebral é ocorrência comum em casos de lesão traumática, estando frequentemente associada à disfunção neurológica. Mais amiúde, o nível da lesão é cervical (55%), com 30% no nível torácico e 15% na região lombar.[74] A classificação mais simples de lesões da medula espinal delineia a perda completa ou parcial da função em determinado nível. Lesão completa é definida como a perda total da função sensitiva e motora, se prolongando por mais de 48 horas em áreas inervadas mais de dois níveis abaixo do nível da lesão óssea.[75] Uma lesão tardia ainda poderá ocorrer, se a estabilidade ficou comprometida. O mecanismo e o local da lesão geram padrões de fratura típicos e com frequência determinam a necessidade de estabilização cirúrgica (ver Tab. 17.8). No Capítulo 8, o leitor poderá encontrar uma discussão mais completa sobre lesão da medula espinal.

Avaliação. Durante a avaliação do paciente com trauma ortopédico, a atenção deve se dirigir inicialmente para a adequação da via aérea do paciente, a qualidade da ventilação e o estado da perfusão — assim como em qualquer paciente lesionado. Tão logo essas áreas tenham sido encaminhadas e iniciadas as terapias apropriadas, a avaliação subsequente deverá se concentrar na identificação e no tratamento das lesões associadas. No paciente politraumatizado, isso exige a priorização das lesões e a coordenação do tratamento com a equipe de anes-

TABELA 17.13 Classificação das feridas de fraturas expostas

Tipo	Descrição
I	Ferida limpa com menos de 1 cm de comprimento
II	Laceração > 1 cm sem grande lesão de tecidos moles, pedículos cutâneos ou avulsões
IIIA	Grandes lacerações de tecidos moles ou pedículos com adequada cobertura óssea por tecido mole; resultado de trauma de alta energia
IIIB	Grande perda de tecidos moles com desnudamento periosteal e exposição óssea; habitualmente contaminada
IIIC	Lesão arterial exigindo reparo, independentemente do tamanho da ferida nos tecidos moles

tesia. Muitas lesões ortopédicas dependem de intervenção de emergência na tentativa de salvação de membro, controle da hemorragia, reparo nervoso ou prevenção da infecção.

Sempre será vital a obtenção de uma história detalhada e a realização de um exame completo. É importante considerar o tempo transcorrido desde a ocorrência da lesão, porque muitos cirurgiões ortopédicos acreditam que todas as fraturas expostas necessitam de debridamento cirúrgico dentro de 6 horas a contar do trauma inicial. Uma história inconsistente com a extensão da lesão pode sugerir uma fratura patológica ou a possibilidade de abuso. Depois da avaliação inicial, um exame secundário deve incluir documentação de um exame neurológico completo com atenção à função e à sensibilidade nos membros lesionados. Isso pode ser particularmente importante se for escolhida a anestesia regional, porque as deficiências pós-operatórias podem ser inadvertidamente atribuídas à técnica anestésica. A perfusão distal também deve ser bem documentada pela avaliação dos pulsos distais. Reenchimento capilar não é, por si só, evidência clínica adequada de perfusão intacta e não exclui a presença de uma síndrome de compartimento ou de lesão vascular.

Preparação pré-operatória. O tratamento inicial de pacientes com trauma ortopédico não é substancialmente diferente daquele para qualquer paciente lesionado. O cuidado com a via aérea permanece como a mais alta prioridade. Deve-se levar em conta o tratamento definitivo realizado precocemente em pacientes com múltiplas fraturas no membros, lesão pélvica grave e lesões altas na coluna vertebral exibindo deficiência. Com frequência o processo de avaliação envolverá várias viagens a departamentos distantes, como as salas de radiologia, TC e angiografia, onde talvez não existam provisões apropriadas para o cuidado da via aérea em regime de emergência. Além disso, é frequente a necessidade de intubação imediata para possibilitar a manipulação das fraturas, tratamento de luxações ou colocação de pinos de fixação. A avaliação contínua da adequação da ventilação e da oxigenação deverá ser mantida ao longo de todo o processo de avaliação.

A manutenção de uma circulação adequada se torna a próxima prioridade mais alta. Deve ser estabelecido um acesso intravenoso com cateteres periféricos de grosso calibre, se possível; contudo, deve-se evitar membros sabidamente lesionados. Talvez haja necessidade do uso de vias venosas centrais, embora devam ser evitadas flebotomias femorais ou nos membros inferiores com suspeita de lesão pélvica, em virtude da possibilidade de lesão venosa pélvica. Além disso, é importante antecipar a necessidade de produtos hematológicos.[76] As necessidades médias para 24 horas em pacientes internados com sinais evidentes de choque é de mais de 5 unidades, e aproximadamente 20% desses pacientes necessitarão de mais de 15 unidades.

Considerações intraoperatórias. A escolha da técnica anestésica dependerá de inúmeros fatores, inclusive lesões associadas, capacidade de cooperar com o plano anestésico, estabilidade hemodinâmica, doença coexistente e preferências do paciente. Considerando que os pacientes se apresentam com um *continuum* de gravidade de lesões, nenhuma técnica anestésica será claramente melhor para todos os pacientes. As apresentações variam desde pequenas lesões que podem ser tratadas com infiltração de um anestésico local, passando por lesões que podem ser tratadas com bloqueio nervoso periférico ou com bloqueio subaracnóideo, e finalmente até lesões que exigirão anestesia geral com monitoração invasiva. Anestesia geral é tipicamente a técnica de escolha para pacientes com politraumatismo. Embora a anestesia regional possa parecer atrativa por causar menor interação com a função cardiopulmonar do paciente e por evitar manipulação da via aérea, pacientes com trauma grave são beneficiados com a intubação endotraqueal e ventilação mecânica, sendo improvável que cooperem, ficando deitados e quietos durante uma cirurgia prolongada. O uso de bloqueio neuraxial pode interferir com a compensação para hemorragia e causar instabilidade hemodinâmica. Portanto, a anestesia regional será extremamente útil para trauma em membro isolado, por exemplo, bloqueio do plexo braquial para uma fratura da mão.

Existem algumas considerações específicas para o cuidado intraoperatório de pacientes que necessitem de cirurgia para trauma ortopédico, como posicionamento, controle da temperatura, uso de torniquetes, potencial para embolia gordurosa e ocorrência de trombose venosa profunda (TVP). Será obtido um resultado ideal para um paciente politraumatizado e instável se todas as lesões puderem ser corrigidas na cirurgia inicial. Em especial, a vítima de trauma contuso com várias fraturas será beneficiada com a fixação imediata das fraturas, o que reduzirá as hemorragias que estejam ocorrendo, a liberação intravascular da medula óssea e as complicações pós-operatórias da imobilização.[71,72] Durante a cirurgia prolongada, o anestesiologista deve monitorar cuidadosamente os eletrólitos, anormalidades da coagulação, equilíbrio hídrico e a adequação da ventilação/oxigenação.

Posicionamento. Muitos procedimentos cirúrgicos ortopédicos exigem uma posição não supina. Deve-se tomar o cuidado de garantir que a ventilação não será comprometida, e o posicionamento deve permitir uma adequada excursão diafragmática e expansão torácica sem causar excessiva pressão na via aérea. Todos os membros têm de ser colocados em posição confortável, prevenindo a incidência de torção ou tração nos feixes neurovasculares e, em particular, do plexo braquial. Todos os pontos de pressão devem ficar protegidos (i. e., acolchoados), especialmente onde os nervos estão localizados em posição pendente. Olhos, orelhas, nariz, mamas e genitálias devem ser protegidos quando o paciente estiver em posição lateral ou de pronação.

Temperatura. Hipotermia é risco real em pacientes traumatizados, particularmente aqueles com membros multilesionados. Muitos pacientes ingressam no centro traumatológico com baixa temperatura corporal, resultado da exposição ao ambiente. A exposição a uma sala de cirurgia fria, a perda do calor por evaporação pelo trato respiratório, a infusão de líquidos muito frios e a perda da capacidade de produção de calor secundariamente ao choque podem promover maior queda na temperatura central ou reduzir a eficácia dos esforços de aquecimento. Com as novas modalidades terapêuticas sendo direcionadas para a estabilização precoce das fraturas e o reparo definitivo, pacientes com várias fraturas nos membros passarão por operações demoradas e necessitarão de grandes volumes de líquidos. Todas as superfícies cutâneas fora do campo cirúrgico devem ficar cobertas para reduzir a perda de calor por convecção e por radiação. Quando for possível, deve-se implementar o aquecimento por ar forçado. A umidificação dos gases inspirados mediante o uso de aparelhos de troca de calor-umidade reduz a perda de calor por evaporação pelos pulmões. O uso de calor ativo e de saturação dos gases inspirados pode promover o aquecimento ativo do paciente. Deve-se utilizar apenas líquidos intravenosos aquecidos, e em situações nas quais grandes volumes de líquido ou de sangue serão utilizados, deve-se empregar trocadores térmicos capazes de aquecer os líquidos até 37°C em velocidades de infusão muito rápidas. Hipotermia é uma condição com potencial de pôr em risco a vida desses pacientes por causa da maior suscetibilidade de arritmias cardíacas, coagulopatias, depressão do sistema nervoso central (SNC) e de alteração das funções hepática e renal.

Problemas com torniquetes. Com frequência, torniquetes são utilizados em cirurgias dos membros com o objetivo de reduzir a perda de sangue e melhorar a visualização cirúrgica. Quando utilizados durante períodos excessivos ou com pressão demasiada, os torniquetes podem causar lesão a nervos, músculos e vasos sanguíneos subjacentes, além de efeitos sistêmicos. Os efeitos podem ser observados com a inflação inicial, durante a inflação prolongada, e na deflação do torniquete. A inflação do torniquete e a exsanguinação do membro geram tipicamente apenas pequenas elevações na pressão arterial ou venosa central. Todavia, a aplicação de manguitos bilaterais nos membros inferiores poderá resultar em elevação significativa da pressão venosa central.[77] Quarenta e cinco a 60 minutos depois da inflação do torniquete, pacientes sob anestesia geral poderão exibir hipertensão sistêmica.[78] O mecanismo para essa elevação da pressão arterial não foi ainda completamente esclarecido, e a hipertensão nem sempre responde ao aprofundamento da anestesia. A deflação do torniquete com reperfusão do membro isquêmico pode estar associada a decréscimos significativos nas pressões venosa central e arterial. A súbita redução na resistência vascular periférica com o acúmulo de sangue no membro, mais os efeitos circulatórios dos metabólitos isquêmicos são, mais provavelmente, os responsáveis por essas alterações.[79] Finalmente, pacientes despertos submetidos à anestesia regional podem se queixar de dor de torniquete, apesar de um bloqueio adequado nos demais aspectos. O uso de pequenas doses de narcóticos intravenosos ou de deflação temporária (10 a 15 minutos) poderá aliviar o desconforto.

Os níveis recomendados são 100 mm Hg acima da pressão arterial sistólica para manguitos na coxa e 50 mm Hg acima da pressão sistólica para manguitos no membro superior.[80] Em geral, a duração da inflação do manguito não deverá ultrapassar 120 minutos.[81,82] Anestesiologistas que utilizam anestesia regional podem ficar implicados ao serem identificadas lesões nervosas pós-operatórias, quando, na verdade, tais lesões são secundárias a lesões por torniquete.

Embolia gordurosa. Depois de fraturas de ossos longos, ocorre alguma disfunção pulmonar em praticamente todos os pacientes, variando desde pequenas anormalidades laboratoriais até uma síndrome de embolia gordurosa completamente desenvolvida. A ausência de critérios diagnósticos universalmente adotados, em combinação com concomitante disfunção pulmonar e cardiovascular, explica as incidências variáveis informadas na literatura. Quase todos os estudos sugerem que síndrome da embolia gordurosa clinicamente significativa ocorre em 3 a 10% dos pacientes, embora a presença de várias fraturas de ossos longos esteja associada à incidência mais elevada. Pacientes com lesão pulmonar coexistente têm risco adicional de embolia gordurosa. Os sinais dessa complicação incluem hipóxia, taquicardia, alterações no estado mental e petéquias nas partes superiores do corpo, inclusive axilas, braços e ombros, peito, pescoço e conjuntivas. A síndrome da embolia gordurosa deve ser levada em consideração sempre que ocorrer deterioração do gradiente alveolar-arterial de oxigênio, juntamente com perda da complacência pulmonar e deterioração do SNC. Sob anestesia geral, as alterações do SNC desaparecerão, mas o quadro pode ser de incapacidade de despertar depois da cirurgia. Caso haja disponibilidade de monitoração hemodinâmica central, observa-se elevação das pressões arteriais pulmonares, frequentemente acompanhada por decréscimos no índice cardíaco. Os esforços para imediata correção cirúrgica das fraturas e minimização do trauma de medula óssea diminuem o grau de embolia gordurosa/da medula óssea, embora uma escarificação extensa dos canais medulares possa contribuir para a morbidade perioperatória e para a gravidade da síndrome da embolia gordurosa.

O diagnóstico na sala de cirurgia se baseia em grande parte na apresentação clínica e na exclusão de outras causas tratáveis de hipoxemia. Glóbulos de gordura na urina não têm valor diagnóstico, mas infiltrados pulmonares observados nas radiografias torácicas confirmam a presença de lesão pulmonar e a necessidade de um cuidado ventilatório apropriado.[83,84]

O tratamento inclui a pronta identificação, a administração de oxigênio e um controle criterioso dos líquidos. Pode haver indicação para uma mudança no procedimento ortopédico, como a conversão da aplicação de barra ou pinos no fêmur para fixação externa. A monitoração por cateter arterial pulmonar pode ser necessária para que a hemodinâmica fique otimizada, pois é essencial a manutenção do volume intravascular. Insuficiência cardíaca aguda do lado direito — causada por pressões pulmonares elevadas — é uma complicação possível e exige muita atenção para que não ocorra sobrecarga hídrica. Finalmente, foi preconizado o uso de corticosteroides logo depois do diagnóstico de síndrome da embolia gordurosa.[85-87] Embora evidências clínicas falem em favor de resultados melhores, na maioria dos casos é provável que não haja necessidade do uso desses agentes.

Trombose venosa profunda. Trombose venosa profunda é um problema comum depois de um trauma ortopédico, e embolia pulmonar é o principal fator contributivo para a mortalidade pós-operatória. A incidência de TVP varia por local e tipo de procedimento operatório (Tab. 17.14). A trombose pode se

TABELA 17.14 Incidência de trombose venosa profunda (TVP) por local da fratura ou procedimento operatório

Local da fratura	Porcentual de TVP (%)
Artroscopia do joelho	3
Prótese total do quadril	30-50
Prótese total do joelho	40-60
Platô tibial	43
Diáfise femoral	40
Diáfise tibial	22
Tíbia distal	13

formar durante a cirurgia, com períodos de estase venosa em presença de trauma cirúrgico. Assim, é importante que sejam instituídas medidas preventivas com início na sala de cirurgia, tendo continuidade até o período pós-operatório.

Métodos mecânicos de profilaxia não farmacológica, como dispositivos de compressão pneumática intermitente e bombas de pé, aumentam a velocidade do fluxo venoso e o volume de sangue que retorna dos membros para o coração. Esses métodos também promovem alterações induzidas pelo endotélio que diminuem o risco do fenômeno tromboembólico. Por não afetarem o sistema de coagulação, esses métodos devem ser utilizados em todos os pacientes a serem submetidos a procedimentos ortopédicos, a menos que isso não seja possível pela presença da lesão.

Anestesia epidural ou espinal reduz os porcentuais de TVP após a protese total do joelho em 20%,[88] e do quadril em cerca de 40%,[89] embora aparentemente a analgesia epidural pós-operatória não proporcione ganho adicional em termos de redução dos porcentuais de TVP.[90] A analgesia epidural pós-operatória ainda pode ser benéfica por permitir uma deambulação mais precoce.

As atuais orientações sugerem que uma heparina de baixo peso molecular (HBPM), por exemplo, enoxaparina, proporciona a melhor profilaxia para tromboembolia venosa no paciente traumatizado de alto risco.[91] Tão logo tenha sido iniciado o tratamento, a HBPM deverá ser descontinuada durante 12 horas antes da cirurgia (se possível) e reiniciada em um mínimo de 3 horas depois do procedimento cirúrgico. Foram publicadas recentemente orientações para uso de anestesia neuroaxial e de tromboprofilaxia; essas orientações oferecem sugestões claras para o momento de uso da técnica anestésica e dos diversos agentes utilizados para tromboprofilaxia.[92] Em casos de risco muito alto ou quando houver contraindicação de profilaxia pós-operatória, poderão ser aplicados filtros à veia cava no período perioperatório.

Quase afogamento

Como um especialista no cuidado da via aérea e no suporte pulmonar, o anestesiologista pode ser consultado sobre o tratamento de pacientes que se apresentam com asfixia secundária a quase afogamento. O ponto inicial evidente é a imediata intubação e restauração da saturação normal de oxigênio. O tratamento subsequente será sintomático e consistirá na avaliação frequente dos gases sanguíneos arteriais com titulação contínua da ventilação mecânica para que seja obtido um recrutamento adequado das unidades pulmonares colabadas com a mais baixa pressão de pico das vias aéreas possível. Os reflexos laringoconstritivos se encontram entre os mais fortes, e muitas vítimas de quase afogamento na verdade não aspiram quantidades significativas de água. É provável que aqueles pacientes que efetivamente exibem evidência de aspiração tenham atingido níveis mais significativos de hipóxia. Uma aspiração pulmonar significativa removerá o surfactante dos pulmões e contaminará os alvéolos, acarretando lesão pulmonar aguda significativa e perda do volume hídrico.[93] Fica indicado suporte ventilatório; talvez seja necessário do uso desse procedimento durante as horas e mesmo dias subsequentes ao evento agudo. Considerando ser provável o retorno da função pulmonar normal, os resultados a longo prazo dependerão do estado neurológico do paciente, secundário ao período inicial de hipóxia.

Inalação de fumaça e intoxicação por monóxido de carbono

Fisiopatologia. Pacientes expostos ao fogo e a gases tóxicos podem ficar hipóxicos em decorrência de qualquer um dos três mecanismos: lesão térmica da via aérea superior, com edema e constrição da laringe; inalação de partículas com subsequente broncoconstrição; e formação de carboxiemoglobina secundária à intoxicação por monóxido de carbono (CO). A oximetria de pulso talvez não reflita com precisão a liberação de oxigênio para os tecidos, porque os oxímetros não são capazes de discriminar carboxiemoglobina da oxiemoglobina normal. Tendo em vista que o primeiro desses compostos não transporta oxigênio, poderá ocorrer hipóxia tecidual significativa. É procedimento essencial a imediata coleta de sangue para determinação dos gases sanguíneos arteriais, com mensuração cooximétrica específica da fração de carboxiemoglobina.

Avaliação. Embora seja comum a observação de mucosa manchada por fuligem, pacientes com queimaduras visíveis do palato mole (bolhas ou eritema) devem ser imediatamente intubados, do mesmo modo que qualquer paciente com edema de laringe (indicado por estridor ou pela mudança progressiva da voz). A hipóxia também pode ser indicada por agitação ou letargia; todo paciente queimado ou intoxicado por CO com estado mental alterado deve ser intubado e cuidado com ventilação mecânica até que se tenham completado os estudos diagnósticos. Em casos de pacientes menos gravemente lesionados, a terapia com oxigênio umidificado e broncodilatadores nebulizados contribuirá para a eliminação das partículas de fuligem das vias aéreas.

Cuidado perioperatório. O tratamento inicial acompanha os ABCs do trauma. A intoxicação por CO é tratada com a administração de elevadas concentrações de oxigênio, o que irá deslocar competitivamente o CO da hemoglobina. Em F_{IO_2} = 1,0, a meia-vida de carboxiemoglobina é de aproximadamente 90 minutos. Para pacientes sem sintomas neurológicos, em geral será adequada a terapia por máscara facial. No caso de pacientes neurologicamente comprometidos ou com fatores de risco especiais (gravidez, pacientes pediátricos, idosos, condições comórbidas), a intubação pode ser útil apenas para aumentar a FIO_2. Há indicação de terapia hiperbárica para casos de intoxicação grave por CO; esse procedimento irá abreviar significativamente a meia-vida de carboxiemoglobina.[94]

Paciente grávida traumatizada

Trauma em paciente grávida apresenta problemas singulares para o anestesiologista e para a equipe de ressuscitação. Alterações significativas na demanda fisiológica associadas à gravidez podem confundir e complicar a avaliação, o tratamento e o controle dessas pacientes. Trauma passou a ser a causa principal de morte materna nos Estados Unidos, com 3 a 4 por 1000 gestações necessitando de internação hospitalar em decorrência de tal problema.[95,96] Mesmo trauma de menor importância representará risco significativo para o feto, exigindo vigilância extra durante a maioria dos casos de rotina. O enfoque principal da ressuscitação e do tratamento inicial é a mãe, porque não pode haver sobrevida fetal sem a materna. Portanto, a estabilização do estado da mãe tem prioridade em relação às preocupações com o feto. Uma possível exceção ocorre durante o terceiro trimestre, no raro caso em que o prognóstico materno é incerto e uma incisão cesariana imediata poderá, talvez, salvar o feto.

Fisiopatologia. As alterações fisiológicas associadas à gravidez alteram as respostas observadas na lesão traumática. A Tabela 17.15 resume as alterações significativas observadas na paciente grávida e suas implicações em relação ao trauma. Durante a gravidez, o volume plasmático materno sofre expansão em 40 a 50% ao final do primeiro trimestre, com um pico por volta da 30ª a 34ª semanas de gestação. Considerando que a massa eritrocitária se expande com menor intensidade, ocorre uma anemia dilucional, conhecida como anemia fisiológica da gravidez, com uma faixa normal para hemoglobina de 10,5 a 12,9 mg/dL, dependendo da variação individual e do número de semanas de gestação. Como resultado da expansão do volume intravascular, poderá surgir uma perda de sangue leve a moderada, associada à lesão traumática, que é bem tolerada pela mãe. Contudo, as alterações subsequentes na circulação uteroplacentária, causadas por mecanismos compensatórios, podem ter impacto significativo no feto. Outras alterações hemodinâmicas que podem influenciar na avaliação e nas decisões terapêuticas incluem mudanças na pressão arterial e no débito cardíaco basais. Por volta da 28ª semana de gestação, a pressão arterial materna normal diminui em 15 a 20%, por causa das reduções na resistência vascular periférica. Ao mesmo tempo, o débito cardíaco aumenta em 35 a 50% acima dos níveis basais, com um aumento de 17% na frequência cardíaca e um moderado no volume sistólico. O aumento no débito cardíaco foi atribuído a um shunt arteriovenoso funcional de 20 a 30% causado pela circulação placentária de baixa resistência.

Outro efeito hemodinâmico que pode ter impacto significativo na paciente grávida traumatizada é o efeito hipotensivo decorrente da compressão da veia cava inferior, secundário ao útero grávido. Por volta da 24ª semana de gestação, o útero já está suficientemente dilatado para promover compressão mecânica da veia cava quando a paciente se encontra em decúbito dorsal. Essa situação pode se manifestar em até uma redução efetiva de 25% do débito cardíaco. No caso de hemorragia significativa ou de parada cardíaca, a instabilidade hemodinâmica decorrente da compressão caval pode se transformar em problema agudo. Todos os esforços devem ser feitos para se evitar a posição de decúbito dorsal

TABELA 17.15 Alterações fisiológicas da gravidez

Sistema do organismo	Alteração	Implicações
Cardiovascular	Diminuição da resistência vascular periférica Aumento do débito cardíaco Aumento da frequência cardíaca Compressão aortocava	Redução da pressão arterial basal Taquicardia em repouso Hipotensão supina
Hematopoiético	Aumento do volume plasmático Estado de hipercoagulabilidade Aumento da contagem de leucócitos	Anemia dilucional Tromboembolia
Respiratório	Aumento da ventilação minuto Diminuição da capacidade residual Elevação do diafragma	Alcalose respiratória Radiografias torácicas anormais
Gastrintestinal	Diminuição da motilidade Diminuição do tônus do esfíncter esofágico inferior	Aspiração Aspiração
Renal	Aumento da velocidade de filtração Dilatação do sistema coletor	 Hidroureter, hidronefrose
Musculoesquelético	Lassidão do ligamento pélvico Aumento do volume venoso	Abertura da sínfise pubiana Sangramento com fraturas

da paciente gestante gravemente traumatizada durante o terceiro trimestre. Esse objetivo pode ser concretizado pelo uso da posição de decúbito lateral esquerdo. Quando a paciente não pode ser colocada de lado por causa das lesões, uma cunha aplicada ao quadril direito, um deslocamento uterino lateral manual, ou a inclinação lateral do encosto ou da mesa/maca de exame poderá ser efetivo.

Além das alterações cardiovasculares associadas à gravidez, também podem ser antecipadas alterações respiratórias significativas. A ventilação aumenta em praticamente 50%, como efeito secundário de um aumento do volume corrente. O aumento na ventilação efetiva produz uma alcalose respiratória compensatória, com redução da capacidade de tamponamento. Gases sanguíneos "normais" em uma paciente grávida devem fazer com que seja logo realizada uma avaliação da função respiratória. Tendo em vista que a capacidade residual funcional fica reduzida em 15 a 20% a termo, e que o consumo de oxigênio está significativamente elevado, as pacientes grávidas são menos tolerantes à apneia.

Durante a gravidez, o ingurgitamento capilar da mucosa, ocorrente ao longo de todo o trato respiratório, pode acarretar formação de edema na nasofaringe, orofaringe, laringe e traqueia. A manipulação da via aérea exige cuidados especiais, porque qualquer outra lesão poderá piorar o edema subjacente e levar à obstrução da via aérea. Intubação endotraqueal com um pequeno tubo provido de manguito (6,5 a 7,0 mm) é uma escolha razoável por causa da probabilidade de um moderado edema supraglótico.

A função gastrintestinal também fica afetada pela gestação e aumenta o risco de refluxo gástrico na paciente grávida. Embora as alterações na motilidade gástrica sejam mais salientes durante o trabalho de parto, um decréscimo no tônus do esfíncter esofágico inferior e um aumento na secreção de ácido gástrico sugerem que há maior risco de aspiração em qualquer paciente grávida quase a termo.

As alterações fisiológicas dignas de nota incluem aumento do fluxo sanguíneo renal e aumento da eliminação da creatinina. Também pode estar presente uma leve hidronefrose fisiológica da gravidez; essa possibilidade deve ser levada em consideração ao se avaliar uma paciente com trauma abdominal ou pélvico. A função hematológica fica alterada pelo aumento (influenciado por estrogênio) na produção hepática de fatores da coagulação. A gestação faz com que as mulheres fiquem em maior risco de tromboembolia causada pelo aumento da estase venosa, lesão à parede vascular e mudanças na cascata de coagulação conducentes à hipercoagulabilidade. Fibrinogênio também aumenta em 50%, de tal modo que um nível normal em uma paciente grávida (300 mg/dL) pode sugerir um processo consuntivo anormal. Finalmente, é comum o achado de uma leucocitose moderada na mulher grávida e isso não sugere, por si só, a presença de processo inflamatório ou infeccioso.

Além de entender o impacto da fisiologia materna na resposta ao trauma, o anestesiologista também deve considerar os efeitos no feto. As consequências do trauma na gestação dependem da idade gestacional do feto, do tipo e gravidade do trauma e da extensão da ruptura das relações normais entre útero e feto. A sobrevivência fetal dependerá de uma perfusão uterina e um fornecimento de oxigênio adequados. Visto que não está ocorrendo autorregulação na circulação uterina, o fluxo sanguíneo uterino fica relacionado diretamente à pressão arterial sistêmica materna. Tão logo a mãe se aproxime de um estado de choque hipovolêmico, uma subsequente vasoconstrição materna irá comprometer a perfusão uterina. Assim que ocorrer um choque clinicamente mensurável na mãe, as chances de salvação do feto serão de aproximadamente 20%.

Bradicardia ou taquicardia fetal, decréscimo na variabilidade da frequência cardíaca basal, ausência das acelerações normais da frequência cardíaca fetal ou repetidas desacelerações sugerem comprometimento da oxigenação e/ou perfusão fetal pelo trauma. Uma frequência cardíaca fetal anormal pode ser a primeira indicação de uma ruptura importante da homeostase fetal. Finalmente, trauma uterino direto ou indireto também pode lesionar o miométrio e acarretar contrações uterinas, com a possibilidade de indução de trabalho de parto prematuro. Quando as lesões maternas não são letais, a causa mais comum de morte fetal é o descolamento da placenta.[97] Tendo em vista que o descolamento da placenta pode ocorrer com impactos de baixa energia, todas as pacientes com trauma contuso moderado devem passar por monitoração da frequência cardíaca fetal e ficar sob cuidadosa observação.[96,98]

Avaliação. O envolvimento da equipe de anestesia no cuidado da paciente grávida lesionada com possibilidade de necessitar de cirurgia deve começar com a avaliação inicial. Uma conferência imediata com um obstetra ou especialista materno-fetal permitirá melhor coordenação do tratamento/cuidado. No tratamento de uma vítima de trauma que esteja grávida, o objetivo principal é a estabilização da condição materna. Durante o exame preliminar, as prioridades para tratamento de uma gestante lesionada permanecem sendo idênticas àquelas para a paciente não grávida. Diante do maior risco de aspiração, reduzida tolerância à apneia e angústia fetal associada à hipóxia, deve-se logo considerar uma intubação endotraqueal. Esse procedimento deve ser balanceado contra a possibilidade de encontrar uma via aérea difícil, particularmente nos estágios mais avançados da gravidez. Embora taquipneia esteja presente no nível basal na paciente gestante, devem ser pesquisadas outras causas de comprometimento respiratório. A avaliação da perfusão e a interpretação de todos os sinais vitais devem considerar as mudanças relacionadas à gravidez. Com uma elevação de 10 a 15 batimentos por minuto acima do nível basal, pode ser tarefa difícil correlacionar a frequência cardíaca materna com o quadro de volume. A avaliação dos pulsos central e periférico, o reenchimento capilar, a cor e temperatura da pele e o estado mental constituem ainda instrumentos úteis, embora possa estar presente uma hipovolemia significativa diante de mínima alteração nesses marcadores.

Depois do início das medidas de salvação vital, deve ser realizada uma segunda inspeção, mais detalhada, da paciente grávida estável; essa inspeção deve incluir alguma forma de avaliação fetal. Se possível, deve ser obtido um histórico da gestação, com atenção para a determinação da idade gestacional estimada, cuidados pré-natais e complicações, inclusive diabetes ou hipertensão. Devem ser rapidamente estimadas a idade gestacional e a viabilidade, porque o feto é considerado viável a partir das 24 semanas de gestação. Se a mãe não puder fornecer uma história, a capacidade de palpação do fundo uterino a cerca de 3 a 4 cm acima do umbigo tem correlação com uma idade gestacional viável. A monitoração cardiotocográfica (MCT) deverá ser iniciada com a maior brevidade possível. Bradicardia fetal é um indicador sensível de perfusão materna, podendo ser a primeira alteração mensurável em presença de hipovolemia materna significativa. Irritabilidade e contrações uterinas monitoradas por MCT são indicadores sensíveis para detecção de descolamento da placenta.[99,100] O American College of Obstetricians and Gynecologists (ACOG) recomenda que qualquer mulher grávida que tenha sofrido trauma depois das 22 a 24 semanas de gestação deve ser submetida à monitoração fetal durante um mínimo de 24 horas.[99] Em presença de ruptura de membranas, sangramento, arritmia fetal, desaceleração da frequência cardíaca fetal ou mais de quatro contrações por hora, a paciente deverá ser internada com monitoração fetal contínua durante pelo menos 24 horas.

A avaliação laboratorial deve incluir hemoglobina, hematócrito, tipagem e prova cruzada, urinálise, parâmetros da coagulação, determinação de lactato e análise dos gases sanguíneos. A interpretação dos resultados deve levar em consideração as mudanças ligadas à gestação. Anemia fisiológica pode ser confundida com a anemia causada pela hemorragia na gestante traumatizada. Um nível de fibrinogênio normal pode ser indicador precoce de coagulação intravascular disseminada, causada por descolamento da placenta. Além disso, um nível de $PaCO_2$ normal ou elevado pode sugerir insuficiência respiratória iminente. O uso de níveis de lactato como marcador de ressuscitação não é afetado pelo estado de gestante.

Na paciente Rh-negativa, pode ser solicitado um teste de Kleihauer-Betke para isoimunização de Rh. A administração de imunoglobulina Rh_0 (D) é indicada em presença de hemorragia fetomaterna, nesse subgrupo de pacientes.

Preparação pré-operatória. É preciso muita atenção ao estado de volume da gestante traumatizada no período perioperatório para que sejam evitadas quedas na perfusão fetal. Como ocorre com todos os demais pacientes traumatizados, é necessário um acesso intravenoso de grosso calibre. Nos casos de necessidade de grandes volumes de cristaloide, deve-se evitar salina normal, porque tal procedimento poderá acarretar acidose hiperclorêmica materna e fetal. Defeitos da coagulação devem ser corrigidos antes da cirurgia, tendo em mente as mudanças ligadas à gestação, inclusive um nível elevado de fibrinogênio. Justifica-se a adoção de medidas profiláticas para redução do pH e de volume gástricos, porque a aspiração de conteúdo gástrico durante a anestesia geral é causa importante de morbidade e mortalidade materna.

Considerações intraoperatórias. A escolha da técnica anestésica na gestante traumatizada será determinada pelo procedimento operatório, lesões concomitantes, condições preexistentes e preferência da mãe. Quando exequível, a anestesia regional oferece algumas vantagens em comparação com a anestesia geral, embora não exista evidência direta que demonstre uma redução na mortalidade. É desejável uma redução na administração de medicações sistêmicas e a subsequente diminuição na exposição fetal. Além disso, ações que evitem manipulação da via aérea reduzem o risco de perda da via aérea e de morbidade materna.

Por outro lado, a anestesia geral ainda será necessária para muitas gestantes traumatizadas que requerem procedimentos operatórios. A pré-oxigenação antes da indução anestésica deve ser realizada durante mais de 3 minutos com oxigênio a 100% para atenuar o rápido surgimento de hipóxia observado com a apneia nessas pacientes.[100] Comumente, esse objetivo é alcançado em conjunção com uma ISR por causa do maior risco de aspiração. Deverá ter continuidade o deslocamento uterino esquerdo ao longo de todo o período de indução e operatório. Usa-se monitoração hemodinâmica invasiva conforme a necessidade, diante das condições maternas. CO_2 arterial materno deverá ser mantido a 33-36 mm Hg. Graus mais elevados de hiperventilação podem ser prejudiciais para a perfusão fetal. MCT fetal intraoperatória pode suplementar outras informações disponíveis relativas à perfusão materna, embora as considerações operatórias possam impedir o uso dessa técnica. MCT deverá ter continuidade até o período pós-operatório para monitorar o trabalho de parto prematuro.

As preocupações sobre os efeitos anestésicos no crescimento e desenvolvimento do feto humano devem ser consideradas no plano anestésico. No Capítulo 19, há uma revisão mais abrangente das considerações farmacológicas e da teratogenicidade potencial. Sempre que possível, deve-se empregar agentes e técnicas que já foram amplamente utilizados e avaliados para o cuidado da paciente gestante traumatizada.

Trauma geriátrico

Os resultados de um trauma serão muito piores em pacientes idosos, com porcentuais de morbidade e mortalidade de pacientes geriátricos internos significativamente mais altos para lesões anatômicas idênticas.[101] As razões para essa diferença são multifatoriais, mas podem incluir: diminuição da taxa metabólica basal, reserva cardiopulmonar limitada, comprometimento da cicatrização das feridas e maior suscetibilidade à sepse. Comparados aos pacientes mais jovens, os idosos têm maior probabilidade de sofrer alguma doença clínica coexistente, como diabetes ou aterosclerose, que contribuem para atraso na cura. Comprometimento neurológico preexistente, inclusive depressão não tratada, é comum em pacientes idosos traumatizados. Para muitos pacientes idosos, é um evento traumático que significa a transição da vida independente para a necessidade de acompanhamento crônico especializado ou para uma vida assistida.

Para o anestesiologista, há necessidade de muita atenção aos detalhes para que sejam obtidos os melhores resultados possíveis. Nesse contexto, podem estar incluídas modalidades como suporte nutricional, infusão contínua de insulina e β-bloqueio perioperatório. Os procedimentos cirúrgicos necessários para pacientes idosos são similares àqueles utilizados em outros pacientes traumatizados, mas pode ser mais desafiadora a determinação do momento ideal para a realização da cirurgia. Pacientes idosos traumatizados presos ao leito padecerão de uma perda previsível e progressiva das funções pulmonares, em decorrência da atelectasia e pneumonia, mesmo com solícitos cuidados de enfermagem – e isso significa que o adiamento da cirurgia, na tentaviva de melhorar a ventilação ou de realizar mais alguns estudos diagnósticos, pode ser uma medida contraproducente. De modo análogo, a necessidade de um reparo operatório urgente de fraturas de ossos longos e de feridas abertas deve limitar a procura por uma consulta especializada e os estudos de estratificação de risco (p. ex., imageamento cardíaco de estresse) para aquelas situações em que exista grande probabilidade de mudança no tratamento. Pacientes com isquemia ativa do miocárdio ou com arritmias cardíacas podem ser beneficiados por angioplastia ou uma intervenção eletrofisiológica antes da cirurgia ortopédica, mas, na maioria das demais situações, o paciente será mais beneficiado com a imediata correção cirúrgica da lesão traumática.[33]

Em geral, o anestesiologista é aconselhado a assumir o pior acerca do paciente com história pouco clara ou com risco cardíaco desconhecido. As medicações anestésicas, inclusive as de indução, devem ser escolhidas com a intenção de manter a estabilidade cardiovascular, e cuidadosamente tituladas com vistas à resposta do paciente. Muitos pacientes idosos exibirão sedação prolongada e desorientação depois da ansiólise intravenosa, com frequência necessitando de ventilação mecânica pós-operatória. Em qualquer paciente com probabilidade de ter algo além de uma perda mínima de sangue, deve-se considerar uma monitoração invasiva da pressão arterial e frequentes avaliações laboratoriais da perfusão dos tecidos. Poderão resultar em benefício a cateterização da artéria pulmonar e a avaliação direta do desempenho do miocárdio e do estado do volume hídrico,[102] embora essa técnica seja incômoda na sala de cirurgia. Ecocardiografia transesofágica e as mais recentes tecnologias não invasivas poderão ser mais apropriadas para pacientes idosos candidatos a procedimentos de risco moderado.

Cuidado anestésico pré-hospitalar

O papel do anestesiologista vai além das paredes da instituição médica quando esse profissional se envolve nos cuidados clínicos pré-hospitalares. Muitos centros traumatológicos de grande porte têm relações estabelecidas com seu serviço médico de emergência (SME) local para a obtenção de uma resposta de campo ou "Go Team" que seja capaz de proporcionar atendimento clínico estendido, no caso de um desastre ou acidente em que seus serviços possam se fazer necessários para intervenções envolvendo salvamento de vidas ou de membros.[103] Nos Estados Unidos, o envolvimento do médico nos serviços pré-hospitalares para pacientes traumatizados fica limitado às consultas e a ocasionais respostas no cenário, enquanto em Israel, Alemanha, França e outros países existem UTIs móveis com equipes das quais participam anestesiologistas e médicos de outras especialidades.[104,105]

A inclusão em um "Go Team" implica em certas exigências de treinamento para as condições peculiares encontradas na resposta médica a situações de desastre. Uma abordagem efetiva aos desafios da resposta ao desastre consiste em repartir a resposta em tarefas identificáveis (Tab. 17.16). Embora os médicos envolvidos na resposta a um cenário de desastre não sejam responsáveis pela maioria dessas tarefas, a familiaridade com tais procedimentos irá promover uma integração mais harmônica com a equipe, além de estabelecer uma estrutura para suas próprias habilidades. Indivíduos designados para um "Go Team" devem estar familiarizados com diversas áreas, inclusive trabalhar com materiais de risco, usar equipamento para proteção pessoal, manter controle na cena do desastre, descontaminação, uso de equipamento de resgate, compreensão das considerações aeromédicas e treinamento básico de medicina de emergência.

TABELA 17.16 Tarefas de resposta a desastre

Avaliação do cenário
Descrição do cenário
Segurança do cenário
Condições dos pacientes
Administração do incidente
Comando e controle
Comunicações
Cuidados às vítimas
Busca e resgate
Avaliação e triagem primárias
Transporte
Tratamento definitivo

O cenário mais comum para a resposta do "Go Team" é o aprisionamento ocorrente depois de uma colisão entre veículos motorizados ou um colapso de um edifício. Ocasionalmente, haverá necessidade de amputação em campo para que o paciente possa ser extraído com segurança. Para esses tipos de casos, é essencial que o profissional esteja familiarizado com a anestesia intravenosa e com técnicas alternativas para garantia de via aérea. Além disso, habitualmente o "Go Team" tem a capacidade de administrar produtos hematológicos e também graus superiores de sedação, em comparação com o que é possível nas situações regidas pela maioria dos protocolos de SME.

Referências bibliográficas

1. Fingerhut LA, Warner M: Injury Chartbook. Health, United States, 1996-97. Hyattsville, MD, National Center for Health Statistics, 1998.
2. West JG, Cales RH, Gazzaniga AB: Impact of regionalization—the Orange County experience. Arch Surg 1983;118:740.
3. Resources for optimal care of the injured patient: 1998. Chicago, American College of Surgeons, 1998.
4. Dutton RP, Scalea TM, Aarabi B: Prioritizing surgical needs in the multiply injured patient. In Prough DS, Fleisher L (eds): Problems in Anesthesia. Trauma Care 2002;13(3).
5. Rotondo MF, Schwab CW, McGonigal MD et al: "Damage control": An approach for improved survival in exsanguinating penetrating abdominal injury. J Trauma 1993;35:375-382.
6. Scalea TM, Boswell SA, Scott JD, et al: External fixation as a bridge to intramedullary nailing for patients with multiple injuries and with femur fractures: Damage control orthopedics. J Trauma 2000;48:613-621.
7. Committee on Trauma, American College of Surgeons: Advanced Trauma Life Support Program for Doctors. Chicago, American College of Surgeons, 1997.

8. Thierbach AR, Lipp MDW: Airway management in trauma patients. Anesth Clin North Am 1999;17:63-81.
9. Xiao Y, Hunter WA, Mackenzie CF, et al: Task complexity in emergency medical care and its implications for team coordination. Hum Factors 1996;38:636-645.
10. Todd MM, Hindman BJ, Brian JE: Cervical Spine Anatomy and Physiology for Anesthesiologists. ASA Refresher Courses in Anesthesiology. Chicago, American Society of Anesthesiologists, 2003, pp 189-202.
11. Talucci RC, Shaikh KA, Schwab CW: Rapid sequence induction with oral endotracheal intubation in the multiply injured patient. Am Surg 1988;54:185-187.
12. Brimacombe JR, Brain AIJ, Berry AM: Anatomical implications. In Brimacombe JR, Brain AIJ (eds): The Laryngeal Mask Airway: A Review and Practical Guide. Philadelphia, WB Saunders, 1997, pp 14-26.
13. Practice guidelines for management of the difficult airway. An updated report by the American Society of Anesthesiologists Task Force on Management of the Difficult Airway. Anesthesiology 2003;98:1269-1277.
14. Crile GW: An Experimental Research into Surgical Shock. Philadelphia, JB Lippincott, 1899.
15. Peitzman AB: Hypovolemic shock. In Pinsky MR, Dhainaut JFA (eds): Pathophysiologic Foundations of Critical Care. Baltimore, Williams & Wilkins, 1993, pp 161-169.
16. Shires GT, Cunningham N, Baker CRF et al: Alterations in cellular membrane function during hemorrhagic shock in primates. Ann Surg 1972;176:288-295.
17. Dutton RP: Management of traumatic shock. In Prough DS, Fleisher L (eds): Problems in Anesthesia. Trauma Care 2002;13(3).
18. Blow O, Magliore L, Claridge JA, et al: The golden hour and the silver day: Detection and correction of occult hypoperfusion within 24 hours improves outcome from major trauma. J Trauma 1999; 47:964-969.
19. Stern A, Dronen SC, Birrer P, Wang X: Effect of blood pressure on haemorrhagic volume in a near-fatal haemorrhage model incorporating a vascular injury. Ann Emerg Med 1993;22:155-163.
20. Capone A, Safar P, Stezoski SW, et al: Uncontrolled hemorrhagic shock outcome model in rats. Resuscitation 1995;29:143-152.
21. Riddez L, Johnson L, Hahn RG: Central and regional hemodynamics during fluid therapy after uncontrolled intra-abdominal bleeding. J Trauma 1998;44:1-7.
22. Sakles JC, Sena MJ, Knight DA, Davis JM: Effect of immediate fluid resuscitation on the rate, volume, and duration of pulmonary vascular hemorrhage in a sheep model of penetrating thoracic trauma. Ann Emerg Med 1997;29:392-399.
23. Burris D, Rhee P, Kaufmann C, et al: Controlled resuscitation for uncontrolled hemorrhagic shock. J Trauma 1999;46:216-223.
24. Bickell WH, Wall MJ, Pepe PE, et al: Immediate versus delayed resuscitation for hypotensive patients with penetrating torso injuries. N Engl J Med 1994;331:1105-1109.
25. Dutton RP, Mackenzie CF, Scalea TM: Hypotensive resuscitation during active hemorrhage: Impact on in-hospital mortality. J Trauma 2002;52:1141-1146.
26. Camp, FR, Conte NF, Brewer JR: Military Blood Banking 1941-1973. Fort Knox, KY, U.S. Army Medical Research Laboratory, 1973, p 20.
27. Lorentz A, Frietsch T: Transfusion medicine. N Engl J Med 2002;347:538-539.
28. Martinowitz U, Kenet G, Segal E, et al: Recombinant activated factor VII for adjunctive hemorrhage control in trauma. J Trauma 2001;51:1-9.
29. Prough DS, Bidani A: Hyperchloremic metabolic acidosis is a predictable consequence of intraoperative infusion of 0.9% saline. Anesthesiology 1999;90:1247.
30. Otto CW: Cardiopulmonary resuscitation. In Barash PG, Cullen BF, Stoelting RK (eds): Clinical Anesthesia, 4th ed. Philadelphia, Lippincott-Raven, 2001, pp 1498-1499.
31. Abramson D, Scalea TM, Hitchcock R, et al: Lactate clearance and survival following injury. J Trauma 1993;35:584-588.
32. Evans RW: The postconcussion syndrome and the sequelae of mild head injury. Neurol Clin 1992;10:815-847.
33. Dunham CM, Bosse MJ, Clancy TV, et al: Practice management guidelines for the optimal timing of long-bone fracture stabilization in polytrauma patients: The EAST practice management guidelines work group. J Trauma 2001;50:958-967.
34. Kalb DC, Ney AL, Rodriguez JL, et al: Assessment of the relationship between timing of fixation of the fracture and secondary brain injury in patients with multiple trauma. Surgery 1998;124:739-744.
35. Guidelines for the management of severe traumatic brain injury. Brain Trauma Foundation, American Association of Neurological Surgeons, Joint Section on Neurotrauma and Critical Care. J Neurotrauma 2000;17:451-627.
36. Chestnut RM, Marshall LF, Klauber MR, et al: The role of secondary brain injury in determining outcome from severe head injury. J Trauma 1993;134:216-222.
37. Kerr EM, Marion D, Sereika MS, et al: The effect of cerebrospinal fluid drainage on cerebral perfusion in traumatic brain injured adults. J Neurosurg Anesthesiol 2000;12:324-333.
38. Cremer OL, Moons KG, Bouman EA, et al: Long-term propofol infusion and cardiac failure in adult head-injured patients. Lancet 2001;357:117-118.
39. Masuzawa M, Nakao S, Miyamoto E, et al: Pentobarbital inhibits ketamine-induced dopamine release in the rat nucleus accumbens: A microdialysis study. Anesth Analg 2003;96:148-152.
40. Soukiasian HJ, Hui T, Avital I, et al: Decompressive craniectomy in trauma patients with severe brain injury. Am Surg 2002;68:1066-1071.
41. Joseph D, Dutton RP, Aarabi B, Scalea TM: Decompressive laparotomy to reduce intracranial pressure in patients with severe traumatic brain injury. J Trauma 2004; 57:687-693.
42. Clifton GL, Emmy RM, Choi SC, et al: Lack of effect of induction of hypothermia after acute brain injury. N Engl J Med 2001;344:556-563.
43. Kiwerski JE: Neurological outcome from conservative treatment of cervical spinal cord injured patients. Paraplegia 1993;31:192-196.
44. EAST Practice Parameter Workgroup for Cervical Spine Clearance: Practice Management Guidelines for Identifying Cervical Spine Injuries Following Trauma. Eastern Association for the Surgery of Trauma 1998. Available at http//east.org/tpg.html.
45. American Association of Neurological Surgeons: Guidelines for the management of acute spinal cervical spine and spinal cord injuries. Neurosurgery 2002;59:S58.
46. Bracken MB, Shepard MJ, Holford TR, et al: Administration of methylprednisolone for 24 or 48 hours or tirilazad mesylate for 48 hours in the treatment of acute spinal cord injury: Results of the third National Acute Spinal Cord Injury Study. JAMA 1997;277:1597-1604.
47. Kewelramani LS: Autonomic dysreflexia in traumatic myelopathy. Am J Phys Med 1980;59:1.
48. Zagelbaum BM, Tostanoski JR, Kerner DJ, Hersh PS: Urban eye trauma: A one-year prospective study. Ophthalmology 1993;100:851-856.
49. Blomdahl S, Norell S: Perforating eye injury in the Stockholm population: An epidemiological study. Acta Ophthalmol (Copenh) 1984;62:378-390.
50. Cunningham AJ, Barry P: Intraocular pressure—physiology and implications for anaesthetic management. Can Anaesth Soc J 1986;33:195-208.
51. Pandey K, Badola RP, Kumar S: Time course of intraocular hypertension produced by suxamethonium. Br J Anaesth 1972;44:191-196.
52. Vachon CA, Warner DO, Bacon DR: Succinylcholine and the open globe: Tracing the teaching. Anesthesiology 2003;99:220-223.
53. Libonati MM, Leahy JJ, Ellison N: The use of succinylcholine in open eye surgery. Anesthesiology 1985;62:637-640.
54. Moreno RJ, Kloess P, Carlson DW: Effect of succinylcholine on the intraocular contents of open globes. Ophthalmology 1991;98:636-638.
55. Drenger B, Pe'er J, BenEzra D, et al: The effect of intravenous lidocaine on the increase in intraocular pressure induced by tracheal intubation. Anesth Analg 1985;64:1211-1213.
56. Stirt JA, Chiu GJ: Intraocular pressure during rapid sequence induction: Use of moderate-dose sufentanil or fentanyl and vecuronium or atracurium. Anaesth Intensive Care 1990;18:390-394.
57. Karlson TA: The incidence of hospital-treated facial injuries from vehicles. J Trauma 1982;22:303-310.
58. Hackl W, Hausberger K, Sailer R, et al: Prevalence of cervical spine injuries in patients with facial trauma. Oral Surg Oral Med Oral Pathol Oral Radiol Endod 2001;92:370-376.

59. Luce EA, Tubb TD, Moore AM: Review of 1,000 major facial fractures and associated injuries. Plast Reconstr Surg 1979;63:26-30.
60. Lee KF, Wagner LK, Lee YE, et al: The impact-absorbing effects of facial fractures in closed-head injuries: An analysis of 210 patients. J Neurosurg 1987;66:542-547.
61. Capan LM, Miller SM, Glickman R: Management of facial injuries. In Capan LM, Miller SM, Turndorf H (eds): Trauma Anesthesia and Intensive Care. Philadelphia, JB Lippincott, 1991, pp 385-408.
62. Krohner RG: Anesthetic considerations and techniques for oral and maxillofacial surgery. Int Anesthesiol Clin 2003;41:67-89.
63. Shepherd SM, Lippe MS: Maxillofacial trauma: Evaluation and management by the emergency physician. Emerg Med Clin North Am 1987;5:371-392.
64. Rohrich RJ, Shewmake KB: Evolving concepts of craniomaxillofacial fracture management. Clin Plast Surg 1992;19:1-10.
65. Gruss JS: Complex craniomaxillofacial trauma: Evolving concepts in management: A trauma unit's experience—1989 Fraser B. Gurd lecture. J Trauma 1990;30:377-383.
66. Martin JE, Mehta R, Aarabi B, et al: Intracranial insertion of a nasopharyngeal airway in a patient with craniofacial trauma. Milit Med 2004;169:496-497.
67. Petty SM, Parker LA, Mauro MA, et al: Chronic posttraumatic aortic pseudoaneurysm. Postgrad Med 1991;89:173-178.
68. Mirvis SE, Shanmuganathan K, Miller BH: Traumatic aortic injury: Diagnosis with contrast-enhanced thoracic CT-five year experience at a major trauma center. Radiology 1996;200:413.
69. Dunham MB, Zygun D, Petrasek P, et al: Endovascular stent grafts for acute blunt aortic injury. J Trauma 2004;56:1173-1178.
70. Read RA, Moore EE, Moore FA, Haenel JB: Partial left heart bypass for thoracic aortic repair. Arch Surg 1993;128:746.
71. Johnson KD, Cadambi A, Seibert GB: Incidence of adult respiratory distress syndrome in patients with multiple musculoskeletal injuries: Effect of early operative stabilization of fractures. J Trauma 1985;25:375-384.
72. Bone LB, Johnson KD, Weigelt J, Scheinberg R: Early versus delayed stabilization of femoral fractures: A prospective randomized study. J Bone Joint Surg Am 1989;71:336-340.
73. Dalal SA, Burgess AR, Siegel JH, et al: Pelvic fracture in multiple trauma: Classification by mechanism is key to pattern of organ injury, resuscitative requirements, and outcome. J Trauma 1989;29:981-1000.
74. Burney RE, et al: Incidence, characteristics, and outcome of spinal cord injury at trauma centers in North America. Arch Surg 1993; 128:596-599.
75. Rothman RH, Simeone FA (eds): The Spine. Philadelphia, WB Saunders, 1992.
76. Klein SR, Saroyan RM, Baumgartner F, Bonegard FS: Management strategy of vascular injuries associated with pelvic fractures. J Cardiovasc Surg (Torino) 1992;33:349-357.
77. Bradford EM: Haemodynamic changes associated with the application of lower limb tourniquets. Anaesthesia 1969;24:190-197.
78. Kaufman RD, Walts LF: Tourniquet-induced hypertension. Br J Anaesth 1982;54:333-336.
79. Kahn RL, Marino V, Urguhart B, Sharrock NE: Hemodynamic changes associated with tourniquet use under epidural anesthesia for total knee arthroplasty. Reg Anesth 1992;17:228-232.
80. Klenerman L: Tourniquet time—how long? Hand 1980;12:231-234.
81. Heppenstall RB, Scott R, Sapega A, et al: A comparative study of the tolerance of skeletal muscle to ischemia: Tourniquet application compared with acute compartment syndrome. J Bone Joint Surg Am 1986;68:820-828.
82. Sapega AA, Heppenstall RB, Chance B, et al: Optimizing tourniquet application and release times in extremity surgery: A biochemical and ultrastructural study. J Bone Joint Surg Am 1985;67:303-314.
83. Hutchins PM, Macnicol MF: Pulmonary insufficiency after long bone fractures: Absence of circulating fat or significant immunodepression. J Bone Joint Surg Br 1985;67:835-839.
84. Lindeque BG, Schoeman HS, Dommisse GF, et al: Fat embolism and the fat embolism syndrome: A double-blind therapeutic study. J Bone Joint Surg Br 1987;69:128-131.
85. Kallenbach J, Lewis M, Zaltman M, et al: Low-dose corticosteroid prophylaxis against fat embolism. J Trauma 1987;27:1173-1176.
86. Schonfeld SA, Ploysongsang Y, Dilisio R, et al: Fat embolism prophylaxis with corticosteroids: A prospective study in high-risk patients. Ann Intern Med 1983;99:438-443.
87. Alho A, Saikku K, Eerola P, et al: Corticosteroids in patients with a high risk of fat embolism syndrome. Surg Gynecol Obstet 1978;147:358-362.
88. Williams-Russo P, Sharrock NE, Haas SB, et al: Randomized trial of epidural versus general anesthesia: Outcomes after primary total knee replacement. Clin Orthop 1996;331:199-208.
89. Prins MH, Hirsh J: A critical review of the evidence supporting a relationship between impaired fibrinolytic activity and venous thromboembolism. Arch Intern Med 1991;151:1721-1731.
90. Sharrock NE, Hargell MJ, Urquhart B, et al: Factors affecting deep vein thrombosis rate following total knee arthroplasty under epidural anesthesia. J Arthroplasty 1993;8:133-139.
91. Rogers FB, Cipolle MD, Velmahos G, Rozycki G: Practice Management Guidelines for the Management of Venous Thomboembolism in Trauma Patients. Atlanta, The Eastern Association for the Surgery of Trauma, 1999.
92. Horlocker TT, Wedel DJ, Berzon H, et al: Regional anesthesia in the anticoagulated patient: Defining the risks (the second ASRA Consensus Conference on Neuraxial Anesthesia and Anticoagulation). Reg Anesth Pain Med 2003;28:172-197.
93. Orlowski JP, Abulleli MM, Phillips JM: Effects of tonicities of saline solutions on pulmonary injury in drowning. Crit Care Med 1987;1:126.
94. Weaver LK, Hopkins RO, Chan KJ, et al: Hyperbaric oxygen for acute carbon monoxide poisoning. N Engl J Med 2002;347:1057-1067.
95. Connolly AM, Katz VL, Bosh KL, et al: Trauma and pregnancy. Am J Perinatol 1997;14: 331-336.
96. Pearlman MD, Tintinalli JE: Evaluation and treatment of the gravida and fetus following trauma during pregnancy. Obstet Gynecol Clin North Am 1991;18:371-381.
97. Dahmus MA, Sibai BM: Blunt abdominal trauma: Are there any predictive factors for abruptio placentae or maternal-fetal distress? Am J Obstet Gynecol 1993;169:1054-1059.
98. Pak LL, Reece EA, Chan L: Is adverse pregnancy outcome predictable after blunt abdominal trauma? Am J Obstet Gynecol 1998;179:1140-1144.
99. American College of Obstetricians and Gynecologists: Obstetric Aspects of Trauma Management. ACOG educational bulletin No. 251. Washington, DC, ACOG, 2000.
100. Archer GW, Marx GF: Arterial oxygen tension during apnoea in parturient women. Br J Anaesth 1974;46:358-360.
101. Osler T, Hales K, Baack B, et al: Trauma in the elderly. Am J Surg 1988;156:537.
102. Scalea TM, Simon HM, Duncan AO, et al: Geriatric blunt multiple trauma: Improved survival with early imaging and monitoring. J Trauma 1990;30:129.
103. Jaslow D, Barbera JA, Desai S, Jolly BT: An emergency department-based field response team: Case report and recommendations for a "go team." Prehosp Emerg Care 1998;2:81-85.
104. Einav S, Donchin Y, Weisman C, et al: Anesthesiologists on ambulances: Where do we stand? Curr Opin Anaesthesiol 2003;16:585-591.
105. Benitez FL, Pepe PE: Role of the physician in prehospital management of trauma: North American perspective. Curr Opin Crit Care 2003;8:551-558.

CAPÍTULO

18 Queimaduras

Sanjay M. Bhananker, MD, e Bruce F. Cullen, MD

O tratamento perioperatório de pacientes com queimaduras graves oferece desafios significativos para o anestesiologista. Estima-se que, a cada ano, aproximadamente 1,25 milhão de queimaduras sejam tratadas nos Estados Unidos, sendo necessário hospitalização em até 100.000 delas. Mais de 6.500 pacientes sucumbem às suas lesões térmicas.[1] Um melhor entendimento da fisiopatologia dessas lesões, junto com os avanços na ressuscitação de queimados, a terapia intensiva e a prática cirúrgica, resultou em maior sobrevida para pacientes gravemente queimados ao longo das últimas 3 décadas.[2-5]

Uma força-tarefa de especialistas da American Burn Association (ABA) desenvolveu um grupo de orientações baseadas em evidências para o tratamento da lesão aguda causada por queimadura. Essas orientações resumem a atual base científica da prática clínica para o tratamento desse tipo de lesão, e foram publicadas como um suplemento especial do número de maio/junho de 2001 do *Journal of Burn Care & Rehabilitation.*[6]

O moderno tratamento para o paciente gravemente queimado pode ser dividido em quatro fases sobrepostas: (1) avaliação inicial e ressuscitação, (2) excisão inicial e oclusão biológica, (3) fechamento definitivo da ferida e (4) reabilitação e reconstrução.[7] Os serviços do anestesiologista podem ser convocados para o cuidado com a via aérea, o acesso intravenoso e a ressuscitação hídrica, além de proporcionar sedação e analgesia na fase aguda. A administração de analgesia e sedação para tratamento da ferida e a provisão de anestesia para excisão e aplicação de enxerto são tarefas ainda mais desafiadoras. A cirurgia reconstrutiva traz desafios especiais em virtude da formação de contraturas, dificultando o cuidado com a via aérea e o posicionamento do paciente.

FISIOPATOLOGIA

Os principais determinantes da gravidade da queimadura são o seu tamanho e a sua profundidade. Contudo, a idade do paciente, a parte do corpo queimada, a presença de doença preexistente e lesões não causadas por queimadura associadas têm grande influência no resultado.[3-5] Mais comumente, o tamanho da queimadura é estimado em adultos pelo uso da "regra dos nove", e expressado em percentual da área total da superfície corpórea (%ATSC) (Fig. 18.1).[8,9] A profundidade da queimadura é classificada como superficial, de espessura parcial e de espessura completa (Tab. 18.1). As queimaduras de primeiro grau (superficiais) afetam apenas a epiderme, caracterizando-se por eritema e edema das áreas queimadas, sem que se formem bolhas ou descamação. Essas queimaduras são tratadas com curativos diários e cuidados com a ferida, até que ocorra a epitelização. As de segundo grau (de espessura parcial) envolvem a epiderme e uma parte da derme. Na maioria dos casos, pode-se esperar que essas feridas se curem espontaneamente em 1 a 4 semanas, embora possa ser necessário um tratamento cirúrgico para as queimaduras de segundo grau extensas ou profundas. A dor é característica dessas lesões de espessura parcial. As de terceiro grau (de espessura completa) se estendem inteiramente através da epiderme e da derme, não cicatrizando de maneira espontânea.[10]

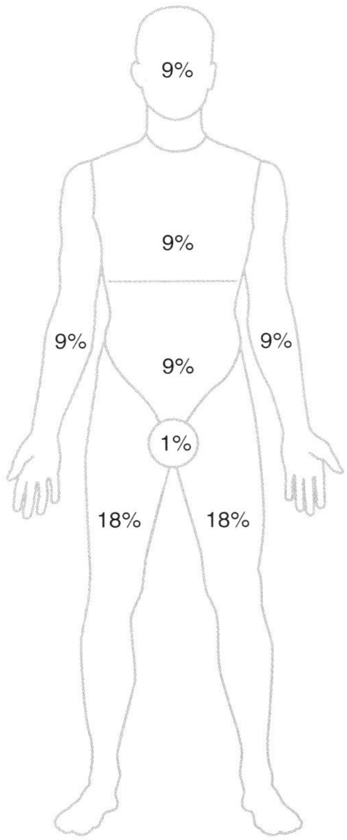

FIGURA 18.1 Regra dos nove para estimar o percentual da área de superfície corporal.

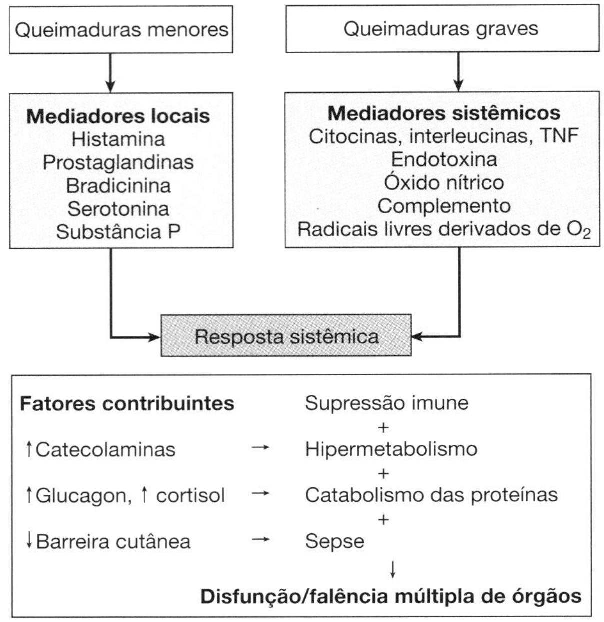

FIGURA 18.2 Fisiopatologia das queimaduras.

Mediadores da inflamação

Uma queimadura grave resulta na liberação de mediadores na circulação que promovem uma resposta fisiológica (síndrome da resposta inflamatória sistêmica [SRIS]) por todo o corpo (Fig. 18.2).[11] Esses mediadores incluem histamina,[12] serotonina,[13] citocinas,[14] fator-α de necrose tumoral,[15] endotoxina,[16-18] radicais livres derivados do oxigênio,[19-21] óxido nítrico[22] e complemento.[23,24]

Alterações cardiovasculares

Ocorrem aumento na permeabilidade capilar e acúmulo de líquido no "terceiro espaço" em tecidos que circundam a queimadura. Edema intersticial e disfunção em órgãos distantes são resultantes da combinação dos mediadores vasoativos e da hipoproteinemia em queimaduras graves.[25,26]

O aumento da permeabilidade capilar pode ser observado no tecido queimado durante mais de 72 horas, e no tecido não queimado por até 24 horas.[27] Fator-α de necrose tumoral, radicais livres do oxigênio e endotelina-1 exercem efeito inotrópico negativo e reduzem agudamente o débito cardíaco. A resposta cardiovascular às catecolaminas endógenas e exógenas fica atenuada por causa da diminuição da afinidade pelos receptores adrenérgicos e pela queda na produção do segundo mensageiro. No período inicial pós-queimadura, ocorre aumento da resistência vascular sistêmica.

Mais tarde, após uma ressuscitação bem-sucedida, a resposta cardiovascular é um aumento do débito cardíaco e uma redução da resistência vascular sistêmica na fase hipermetabólica.

Alterações metabólicas

Foi demonstrado um aumento de até 10 vezes nos níveis circulantes de catecolaminas após uma queimadura grave.[28,29] Essas substâncias, junto com os mediadores liberados pela ferida, os hormônios e os produtos bacterianos provenientes do intestino e da ferida, resultarão em SRIS, que se manifesta como circulação hiperdinâmica e grandes elevações no consu-

TABELA 18.1 Classificação da profundidade de queimaduras

Classificação	Profundidade da queimadura	Resultado
Superficial (primeiro grau)	Apenas epiderme	Cura espontânea
De espessura parcial (segundo grau)	Epiderme e derme	
De espessura completa		
Terceiro grau	Destruição da epiderme e da derme	Necessidade de excisão da ferida e aplicação de enxerto
Quarto grau	Fáscia, músculos, ossos queimados	Necessidade de excisão completa, provável ocorrência de limitação funcional

mo de energia basal (resposta hipermetabólica).[7,27,29] A secreção de glucagon e de cortisol aumenta e, juntamente com a resistência à insulina pós-lesional, resulta no uso de aminoácidos para produção de combustível, com consequente depleção muscular e desequilíbrio de nitrogênio.[25] A termogênese suprafisiológica está associada ao renivelamento da temperatura central para níveis mais elevados, e é proporcional à extensão das queimaduras.[30,31] A pele lesionada não é mais capaz de reter calor e água, e as respostas termorreguladoras vasomotoras ficam comprometidas. Consequentemente, ocorrem grandes perdas evaporativas.[31,32] A perda de função de barreira da pele e a atenuação da resposta imune resultam em maior suscetibilidade à infecção e ao supercrescimento bacteriano no interior da escara.[26,31,33,34] Um controle adequado da dor, alívio da ansiedade, manutenção de um ambiente termoneutro e tratamento da infecção são etapas importantes na limitação da secreção de catecolaminas e, portanto, do hipermetabolismo.

Alterações hematológicas

As alterações hematológicas e nos fatores da coagulação ocorrentes depois de uma queimadura dependem da magnitude dessa lesão e do tempo transcorrido desde sua ocorrência. Tipicamente, o hematócrito é mantido no início do período pós-queimadura, mas cai durante as semanas de tratamento com a redução da meia-vida dos eritrócitos.[27,35] A contagem de plaquetas diminui como resultado da formação de microagregados na pele e no pulmão lesionado pela fumaça, embora raramente esse seja um problema clínico. Tanto os mecanismos trombótico como fibrinolítico são ativados após queimaduras graves.[35,36] Clinicamente, a hipercoagulabilidade pode ser problema no período pós-queimadura mais tardio, e os pacientes devem receber profilaxia para tromboembolia.

Função renal

A incidência de insuficiência renal aguda em pacientes queimados varia de 0,5 a 38%, dependendo da gravidade das queimaduras.[37,38] No período inicial pós-queimadura, o fluxo sanguíneo renal fica reduzido, como resultado da hipovolemia e da diminuição do débito cardíaco. Além disso, níveis elevados de catecolaminas, angiotensina, vasopressina e aldosterona contribuem para a vasoconstrição renal.[39] Mioglobinúria e sepse podem também agravar a disfunção renal. Apesar de haver um aumento no fluxo sanguíneo renal durante a fase hipermetabólica da lesão por queimadura, a função tubular e a eliminação de creatinina podem sofrer redução, e a função renal pode se apresentar variável.

Alterações farmacológicas

A queimadura também afeta as propriedades farmacodinâmicas e farmacocinéticas de muitos medicamentos. Um nível sérico diminuído de albumina nesses pacientes acarreta aumento da fração livre de agentes farmacológicos ácidos, como tiopental ou diazepam, enquanto o aumento no nível de α-glicoproteína ácida resulta em diminuição da fração livre de agentes básicos (com pKa >8), como lidocaína ou propranolol.[31] As funções renais e hepáticas podem estar comprometidas em pacientes com grandes queimaduras, e esse quadro pode comprometer a eliminação de alguns agentes, enquanto aumentos no fluxo sanguíneo renal e na taxa de filtração glomerular na fase hiperdinâmica das queimaduras podem promover maior excreção renal dos agentes. Foi demonstrado que alguns agentes farmacológicos, como gentamicina, podem se perder através das feridas abertas.[40] A resposta a relaxantes musculares (exceto mivacúrio) fica alterada em virtude da proliferação de receptores da acetilcolina fora da fenda sináptica da junção neuromuscular (ver adiante). A farmacocinética da morfina fica inalterada depois de uma queimadura.[41] Embora lorazepam exiba maior volume de distribuição, aumento na eliminação e redução da meia-vida,[42] a meia-vida de eliminação do diazepam é significativamente prolongada em pacientes queimados.[43]

Lesão por inalação

A maioria das lesões por inalação nas vias aéreas são decorrentes da aspiração de fumaça. Um histórico de exposição em espaço fechado a gases quentes, vapor aquecido ou fumaça, vibrissas nasais chamuscadas, escarro carbonáceo, ou níveis elevados de carboxiemoglobina ou cianeto, apontam, todos, para o diagnóstico clínico.[6,26] A lesão por inalação é preditor de maiores morbidade e mortalidade em vítimas queimadas.[44-46]

Lesão das vias aéreas superiores

A lesão térmica direta à via aérea subglótica é rara, a não ser que a pessoa inale ar superaquecido ou vapor quente. A gravidade da lesão por inalação depende dos combustíveis queimados, da intensidade da combustão, da duração da exposição e do confinamento. A menos que haja vapor quente envolvido, a lesão por calor à via aérea será supraglótica causando inchaço da faringe posterior e das regiões supraglóticas e acarretando possível obstrução da via aérea superior. A história natural da lesão por inalação das vias aéreas superiores é a formação de edema que estreita a via aérea ao longo das 12 a 48 primeiras horas. É recomendável a pronta intubação traqueal em pacientes que se apresentem com estridor, chiado ou mudanças da voz. Queimaduras na face e no pescoço podem resultar em formação de escaras compactas que, quando combinadas com edema de faringe, podem dificultar o cuidado com a via aérea.

Lesão das vias aéreas inferiores (lesão por inalação de fumaça)

A lesão parenquimatosa nas vias aéreas inferiores ou nos pulmões é decorrência da inalação dos constituintes químicos da fumaça e em geral se evidencia 24 a 72 horas depois da lesão. Os achados incluem dispneia, estertores, roncos e chiados. Os constituintes da fase gasosa da fumaça incluem monóxido de carbono (CO), cianeto, ácido clorídrico, gases aldeídos e oxidantes. Essas substâncias podem causar lesão direta à função mucociliar e à permeabilidade dos vasos brônquicos, assim como broncoespasmo, destruição alveolar e edema pulmonar. A oclusão das pequenas vias aéreas resulta do esfacelamento endobrônquico e da consequente formação de debris, enquanto o edema alveolar, intersticial e da parede torácica pode causar desvio (shunting) intrapulmonar e redução da complacência pulmonar.[26,47] Também aumenta o risco de infecção pulmonar e de barotrauma. O quadro clínico é idêntico ao da síndrome da angústia respiratória aguda (SARA). Em vítimas queimadas, SARA também pode ocorrer com retardo (6 a 10 dias depois da queimadura) na ausência de lesão por inalação.[48] A broncoscopia revela debris endobrônquicos carbonáceos e/ou ulceração da mucosa.[49,50] É discutível a utilidade das radiografias torácicas seriadas ou de um *scan* com radioisótopo (com xenônio ou tecnécio) para diagnóstico e previsão do prognóstico.[6,51,52] O ponto chave do tratamento imediato é um meticuloso toalete pulmonar. Com frequência, as secreções pulmonares são muito viscosas e podem conter partículas carbonáceas e fragmentos de membrana mucosa.

Envenenamento por monóxido de carbono e cianeto

Monóxido de carbono tem grande afinidade pela hemoglobina (250 vezes mais que o oxigênio) e pode interferir com a liberação de oxigênio para os tecidos em concentrações mais elevadas. A administração de oxigênio a 100% reduz a meia-vida de carboxiemoglobina de 2,5 horas para 40 minutos e facilita a eliminação de CO.[53] A terapia com oxigênio hiperbárico tem indicações limitadas por causa dos desafios logísticos apresentados pelo transporte de pacientes queimados até essas câmaras.[54,55] Cianeto causa hipóxia nos tecidos ao promover o despareamento da fosforilação oxidativa nas mitocôndrias. Deve-se considerar o tratamento com nitrito de sódio, tiossulfato de sódio, hidroxicobalamina ou edetado de dicobalto em pacientes com envenenamento por cianeto que apresentem acidose metabólica sem explicação associada a conteúdo elevado de O_2 venoso central (portanto, o paciente não está clinicamente cianótico), a conteúdo normal de O_2 arterial e a baixa carboxiemoglobina.[56]

Sinais como hipertermia, taquicardia, leucocitose e taquipneia não podem ser utilizados para diagnóstico de sepse em vítimas queimadas. Em vez desses, têm-se utilizado outros indicadores, como trombocitopenia,[57] intolerância à alimentação enteral[58] e hiperglicemia.

PREPARAÇÃO PRÉ-OPERATÓRIA

A avaliação pré-operatória de pacientes queimados deve levar em consideração o *continuum* de alterações fisiopatológicas causadas pelas queimaduras. Devem ser avaliados, sem exceção, idade do paciente, porcentagem de ATSC queimada, profundidade das queimaduras, tempo transcorrido depois da lesão, locais e extensão da excisão planejada e áreas doadoras, presença de infecção, outras lesões (especialmente lesão por inalação) e presença e extensão de comorbidades.

A cuidadosa avaliação da via aérea deve ser efetuada utilizando os exames habituais junto ao leito do paciente. Classificação de Mallampati, distância tiromentoniana, mobilidade da cabeça, do pescoço e da mandíbula, presença de queimaduras faciais ou nas vias aéreas (ou de edema) e contraturas da face e do pescoço devem ser procuradas e utilizadas no planejamento da técnica de cuidado da via aérea durante o perioperatório. Quando houver a possibilidade de complicações nas vias aéreas, deve-se ter disponível um carro de via aérea difícil, contendo diversos tubos endotraqueais de calibres variados, estilete de Eschmann, máscaras laríngeas (LAMs), LMA para Fastrach, broncoscópio de fibra óptica e estiletes de fibra óptica.

Ressuscitação hídrica

A amplamente citada fórmula de Baxter (Parkland) para ressuscitação hídrica inicial de vítimas queimadas consiste em 4 mL de lactato de Ringer por quilograma de peso corporal por porcentagem de ATSC queimado; com uma metade do volume a ser administrada durante as primeiras 8 horas depois da lesão e o restante nas 16 horas seguintes.[59] Salina hipertônica pode ter utilidade no choque das fases iniciais,[60,61] e coloides são mais eficazes quando utilizados no período de 12 a 24 horas de ressuscitação.[6,62] É forte a crença em que a fórmula de Parkland subestima os volumes de ressuscitação, particularmente quando também ocorreu inalação de fumaça.[59,63] A repetição das observações junto ao leito do paciente e das avaliações clínicas serão úteis na avaliação da adequação da ressuscitação. Atividade mental normal, sinais vitais estáveis e produção de urina de 30 a 50 mL/hora podem ser utilizados como pontos finais,[6] enquanto o uso do gradiente temperatura central/periférica pode não ser confiável.[64] Contudo, diversos estudos demonstraram vantagens da monitoração hemodinâmica invasiva (com cateter na artéria pulmonar) em adultos com queimaduras graves e que não responderam conforme a expectativa à ressuscitação hídrica.[65,66] Também ficou demonstrado que níveis seriados de lactato,[67] monitoração do déficit de base[68,69] e otimização dos volumes sanguíneos intratorácicos (VSITs)[70] são guias úteis para a ressuscitação bem-sucedida (Tab. 18.2).

TABELA 18.2 Questões críticas que devem ser esclarecidas com os pacientes e/ou médico de primeiros socorros

Mecanismo de lesão, % da área da superfície corporal queimada e profundidade das queimaduras
Confinamento em espaço fechado, escarro negro
Tempo transcorrido desde o momento da lesão
Adequação da ressuscitação
Extensão da excisão planejada, localização das áreas queimadas a serem excisadas e áreas doadoras
Posição cirúrgica, necessidade de mudança de posição durante o período intraoperatório
Pontuações para dor, necessidades de analgésicos em 24 horas
Lesões associadas
Doenças coexistentes

Necessidades de jejum

As complicações metabólicas em pacientes queimados estão diretamente ligadas à extensão das queimaduras. A lesão térmica leva ao hipermetabolismo e a um estado de hipercatabolismo proteico. A alimentação enteral pós-pilórica praticada no início do atendimento, que poderá ter continuidade no período perioperatório, é medida recomendada pelas orientações baseadas em evidências da ABA.[6] A pronta instituição da alimentação enteral nesses pacientes diminui as infecções e a sepse,[71] melhora a cicatrização das feridas e o equilíbrio de nitrogênio[72,73] e reduz as úlceras de estresse e a duração da hospitalização.[74,75] O esvaziamento gástrico pode não estar retardado em pacientes queimados[76] e, na verdade, a produção de ácido gástrico pode estar reduzida no período inicial pós-queimadura.[77] A segurança e as vantagens das alimentações enterais no período perioperatório foram descritas por Jenkins et al.[78] Em nossa instituição, continuamos a alimentação enteral ao longo de todo período perioperatório em pacientes que chegam à sala de cirurgia intubados. Em pacientes não intubados, podem ser aceitáveis tempos mais curtos de jejum (tipicamente, 2 a 4 horas).[27,79]

CONSIDERAÇÕES INTRAOPERATÓRIAS

Pacientes queimados podem se apresentar para cinco tipos de procedimentos cirúrgicos: (1) procedimentos de descompressão, como escarotomia ou laparotomia, (2) excisão e oclusão biológica de feridas causadas por queimadura, (3) procedimentos de oclusão definitiva, (4) procedimentos reconstrutivos de queimadura, ou (5) procedimentos de apoio gerais, como gastrostomia ou obtenção de acesso.[80]

Procedimento cirúrgico

A necessidade e o momento apropriados para a cirurgia são determinados principalmente pela extensão da lesão. O objetivo é identificar, excisar e obter oclusão biológica de todas as queimaduras de espessura completa. As vantagens da excisão e da aplicação de enxerto precoces (i. e., dentro de 1 a 5 dias após a lesão por queimadura) incluem redução na incidência de episódios sépticos, redução da estadia hospitalar e aumento dos percentuais de sobrevida.[81,86] No caso de queimaduras extensas, pode ser necessária uma excisão estadiada para que seja limitada a agressão representada por uma cirurgia muito grande e para permitir a disponibilização de enxertos de pele autóloga. Excisão e aplicação de enxerto envolvem "excisão tangencial" da ferida de segundo grau da queimadura, em que a escara é "fatiada" até que seja atingido um plano de tecido viável, seguindo-se à cobertura da ferida excisada com um enxerto de pele de espessura parcial, pele alogênica proveniente de cadáveres ou substitutos da pele, como Integra.[87] A excisão de queimaduras de terceiro grau exige o uso da técnica de "excisão fascial", em que a pele queimada suprajacente e a gordura subcutânea são excisadas até chegar à fáscia muscular.

Técnica anestésica

Anestesia geral, com a combinação de um opioide, relaxante muscular e agente volátil, é a técnica mais amplamente utilizada para excisão de queimaduras e aplicação de enxerto.[27] A administração de succinilcolina em pacientes com mais de 24 horas transcorridas depois da queimadura não é procedimento seguro, em virtude do risco de arritmia ventricular hipercalêmica.[88] O período durante o qual a succinilcolina deve ser evitada após uma queimadura tem início 48 horas depois do evento.[89] Podem estar particularmente vulneráveis pacientes acamados por causa da gravidade do problema ou em função de uma doença ou lesão concomitantes, ou aqueles tratados durante longos períodos com relaxantes musculares para facilitar a ventilação mecânica.[90] Desconhece-se o período exato de risco, mas pode-se considerar como mínimo absoluto uma duração de 6 meses.[91] Isso ocorre por causa da proliferação e da disseminação de receptores da acetilcolina (AChR) por todas as membranas dos músculos esqueléticos sob a queimadura e em locais distantes da lesão.[92] A suprarregulação dos receptores da acetilcolina, com a alteração na ligação proteica, especialmente à α_1-glicoproteína, faz com que os pacientes com lesão térmica fiquem resistentes à ação de relaxantes musculares não despolarizantes.[93-95] Nesses pacientes, pode ser necessária da administração de doses mais altas de relaxantes musculares não despolarizantes para que seja alcançado determinado grau de bloqueio neuromuscular, o início da paralisia pode demorar mais tempo e a duração da paralisia pode ser menor. Comumente, a resistência é observada em pacientes com mais de 30% da ATSC, ocorrendo depois da primeira semana de lesão e atingindo o pico 5 a 6 semanas depois da lesão.[94,96] Mivacúrio pode ser imune a essa resistência, possivelmente como resultado da diminuição do metabolismo desse agente em decorrência da depressão da atividade da pseudocolinesterase em pacientes queimados.[97,98]

Cuidado com a via aérea

Em pacientes queimados, o cuidado com a via aérea pode ser tarefa desafiadora. Ventilação por máscara pode ser problemática em pacientes com queimaduras faciais. Foi descrito o uso bem-sucedido de uma LMA para cirurgia de queimadura.[99,100] Todavia, procedimentos de grande porte em pacientes criticamente enfermos, com frequentes mudanças intraoperatórias na posição do paciente, serão realizados de maneira mais efetiva com intubação endotraqueal. Pode ser indicada a intubação com fibra óptica e com o paciente desperto se forem identificadas dificuldades para intubação e/ou ventilação no pré-operatório. Pode-se preconizar as opções de indução inalatória, manutenção da respiração espontânea e intubação com orientação por fibra óptica ou LMA de Fastrach em pacientes não cooperativos.

A localização das queimaduras e de locais para doação de pele implica na necessidade de posicionamento especial e/ou reposicionamento do paciente durante a operação. A fixação do tubo endotraqueal para um posicionamento de pronação em presença de queimaduras faciais será conseguida mais apropriadamente pela amarração do tubo aos dentes com um fio apropriado ou por sutura do instrumento às narinas.[101] Comumente, utiliza-se fio dental para prender o tubo aos dentes, ou ligamos o tubo a uma alça oronasal de cateter de borracha. A combinação de posicionamento em pronação prolongado e administração relativamente alta de volume líquido pode causar edema significativo das vias aéreas. É melhor esperar até que esteja presente um vazamento de ar em torno do tubo endotraqueal antes da extubação traqueal, pois isso indica a resolução do edema, especialmente em crianças de mais idade.[102,103] Se ainda não estiver ocorrendo vazamento de ar no momento em que o paciente for considerado pronto para a extubação traqueal, pode ser necessária uma laringoscopia direta para que seja determinada a extensão do edema residual. Depois da extubação, o paciente deve ser cuidadosamente monitorado para obstrução progressiva da via aérea durante as 24 a 48 horas subsequentes.

Dependendo da idade das queimaduras, edema, formação de cicatrizes ou contraturas, a abertura da boca pode ficar estreita e os movimentos do pescoço, limitados. Já foi descrita a liberação cirúrgica de contraturas cervicais para facilitar a intubação, tanto em situações eletivas como de emergência.[104,105]

Analgesia

Dor intensa é consequência inevitável de uma lesão extensa causada por queimadura, e frequentemente são subestimadas as necessidades de analgésicos no período perioperatório.[106,107] Ansiedade e depressão são componentes comuns em uma queimadura extensa, podendo diminuir ainda mais o limiar de dor. O controle da dor durante o período perioperatório deve se basear no entendimento dos tipos de dor de queimadura (aguda ou ligada ao procedimento *vs.* dor basal ou "de fundo"), na avaliação frequente do paciente por uma equipe de atendimento de dor aguda e na formulação de um protocolo para resolução de problemas como dor insuportável.

São necessárias altas doses de opioides para o controle da dor associada a procedimentos em pacientes queimados, e a morfina é atualmente o agente de uso mais comum.[108] A farmacocinética da morfina é similar em pacientes queimados e em voluntários do grupo controle.[41] Foi demonstrado que a administração de uma analgesia adequada com o uso de morfina reduz o risco de ocorrência de síndrome do estresse pós-traumático.[109] Quase todos os pacientes queimados desenvolvem rapidamente uma tolerância aos opioides. Ocorre variação interindividual na resposta à morfina, sendo assim importantes a "titulação até o efeito desejado" e frequentes reavaliações.

Fentanil também é um analgésico útil para uso no período perioperatório. A infusão contínua de fentanil neste período pode induzir à rápida tolerância em pacientes queimados.[110]

Metadona tem a vantagem da atividade antagonista com relação aos receptores de *N*-metil-D-aspartato (NMDA), o que ajuda a prevenir a ocorrência de sensibilização central, hiperalgesia secundária e dor neuropática.[10] Além disso, a longa duração de sua ação ajuda na obtenção da analgesia pós-operatória e ela pode ser administrada por via oral no período pós-operatório.

Agentes anti-inflamatórios não esteroides reduzem a percepção da dor e modificam a resposta inflamatória sistêmica por meio da inibição da ciclo-oxigenase. A incidência de úlceras gástricas, de aumento da perda de sangue operatória e de exacerbação da asma são reduzidas com o uso de inibidores seletivos da ciclo-oxigenase-2. No entanto, de fato existe a possibilidade de disfunção tubular renal. Esses agentes ainda não foram sistematicamente avaliados em pacientes queimados.

Paracetamol é um analgésico adjuvante útil em combinação com opioides. Sua ação antipirética é particularmente útil em pacientes queimados. Doses de 15 mg/kg podem ser administradas por via oral ou retal de 6 em 6 horas até um máximo de 4 g/dia. Semanalmente, deve-se checar as provas de função renal e os níveis de paracetamol em pacientes medicados durante longos períodos.

Foi demonstrado que a anestesia local tumescente com uma dose máxima de 7 mg/kg de lidocaína é um procedimento seguro e a única técnica anestésica local-regional efetiva possível para o tratamento cirúrgico de queimaduras pediátricas.[111] A dor pós-operatória em locais doadores de pele de espessura parcial frequentemente é mais intensa do que a do local enxertado. A adição de bupivacaína ou lidocaína à "solução de Pitkin" (injeção de cristaloide subcutâneo) pode proporcionar analgesia para a dor originária das áreas doadoras.[112,113] Foi comunicado que lidocaína intravenosa (1 mg/kg) proporciona analgesia pós-operatória significativa durante até três dias.[115]

Ventilação

A ventilação mecânica é necessária para pacientes com complicações respiratórias, lesão por inalação ou grandes queimaduras. O estado hipermetabólico depois de uma lesão por queimadura aumenta a produção de dióxido de carbono, e esses pacientes precisam de maior ventilação minuto para que a normocapnia seja mantida. Em pacientes com lesão pulmonar aguda e que precisam de níveis altos de pressão expiratória final positiva (PEEP > 15 cm H_2O) ou de pressão inspiratória de pico (PIP > 50 cm H_2O) para que as trocas gasosas sejam mantidas, pode ser justificado o uso de um sofisticado ventilador de terapia intensiva e da manutenção anestésica utilizando técnica de anestesia intravenosa total (AIVT).

Anestesia regional

A anestesia regional isolada ou em combinação com a geral pode ser usada em pacientes com pequenas queimaduras ou em procedimentos reconstrutivos. Para procedimentos nos membros inferiores, podem ser utilizados cateteres epidurais ou cateteres caudais para proporcionar analgesia intraoperatória e pós-operatória. A maior limitação ao uso de técnicas regionais é a extensão do campo cirúrgico; quase todos os pacientes com queimaduras extensas exibem ampla distribuição de lesões e/ou precisam de coleta de pele de áreas demasiadamente grandes para serem bloqueadas por uma técnica regional. A presença de uma coagulopatia ou infecção sistêmica ou local também podem contraindicar técnicas anestésicas regionais nesses pacientes.

Monitoração

A monitoração para a cirurgia em pacientes queimados deve tomar por base o conhecimento do estado clínico do paciente e a extensão da cirurgia. Eletrodos eletrocardiográficos de rotina podem não aderir às superfícies queimadas. Eletrodos de agulha ou clipes jacaré presos a presilhas de pele podem ser alternativas eficazes. Se os locais cutâneos para monitoração da oximetria de pulso forem limitados, pode-se usar a orelha, o nariz, a língua ou o pênis com sondas de rotina.[116] A alternativa é usar oximetria de pulso com refletância.

A aplicação de uma linha arterial permite repetidas coletas de sangue para estimativa das tensões de gases, hematócrito, eletrólitos, lactato e perfis da coagulação, além da monitoração contínua da pressão arterial. A decisão de usar uma monitoração invasiva, como um cateter venoso central ou um cateter de artéria pulmonar, deve se basear em condições clínicas coexistentes ou nas complicações relacionadas à queimadura. Temperatura central (na bexiga ou esôfago), produção de urina e grau de bloqueio neuromuscular devem ser rotineiramente monitorados.

Hipotermia é uma complicação comum da excisão e da aplicação de enxerto, atrasando frequentemente a extubação. A temperatura corporal é mais bem mantida por um ambiente termoneutro (temperatura da sala de 28 a 32 °C); além disso, deve-se usar uma proteção de aquecimento sobre o leito do paciente e um aquecimento dos líquidos intravenosos.[85] Aquecedores a ar quente utilizados diretamente sobre a ferida causada pela queimadura podem provocar ressecamento dos tecidos. Aparelhos de aquecimento por ar forçado são menos eficazes nesses pacientes por causa da significativa área de locais queimados e de doação de pele que precisam permanecer expostos. O uso de "cobertores espaciais" (coberturas de alumínio laminado nas áreas não expostas), folhas plásticas sobre a cabeça e a face, trocadores de calor e umidade no sistema respiratório e baixo fluxo de gases frescos com aparelho de absorção circular (*circle absorber*) também podem ajudar a reduzir a perda de calor.[31]

Perda de sangue e necessidades de transfusão

A excisão da queimadura pode resultar em perda de sangue volumosa e súbita,[117] que aumenta com a demora na excisão primária da queimadura, com um pico por volta de 5 a 12 dias depois da lesão por queimadura.[118,119] Outros fatores correlacionados com a maior perda de sangue incluem pessoas idosas, gênero masculino e maior estatura corporal; área de queimadura de espessura completa (terceiro grau); elevadas contagens bacterianas (derivadas de culturas histológicas quantitativas); área total de ferida excisada; e tempo operatório.[118] Na literatura, foi informada uma perda de sangue média de 2,6 a 3,4% do volume sanguíneo do paciente para cada %ATSC excisada.[120,121]

Já foram utilizadas várias técnicas para reduzir a perda de sangue durante a excisão primária da queimadura. O uso de torniquete no período intraoperatório em membros queimados reduz a perda de sangue global.[122-124] Curativos de compressão pós-excisão e uso tópico de adrenalina são opções que reduzem a perda de sangue durante os procedimentos de excisão e aplicação de enxerto. Aplicação de compressas embebidas em adrenalina 1:10.000 depois da excisão da pele queimada e/ou uso de um *spray* de trombina, selante de fibrina ou gel de plaquetas são medidas eficazes em termos de produzir uma superfície exangue para aplicação de enxertos de pele.[85,125,126] Foram medidos níveis extremamente elevados de catecolaminas no sangue depois do uso dessa técnica. É comum a ocorrência de taquicardia sinusal e/ou hipertensão, portanto, não se pode utilizar a frequência cardíaca e a pressão arterial para uma titulação confiável dos agentes anestésicos ou analgésicos. Felizmente, são raras as arritmias graves.[127,128]

Injetam-se quantidades generosas de cristaloide por via subcutânea utilizando bolsas de pressão e seringas de Pitkin (técnica tumescente) para facilitar a coleta da pele doadora e reduzir a perda de sangue. A esse cristaloide, pode-se adicionar adrenalina e/ou anestésicos locais, como bupivacaína ou lidocaína.[112,126,129,130]

Tipicamente, é difícil quantificar a perda de sangue em pacientes queimados,[121] e a transfusão será mais bem orientada por estimativas seriadas do hematócrito. Acesso venoso adequado é pré-requisito para a excisão da queimadura e para os procedimentos de aplicação de enxerto. Deve-se estabelecer pelo menos dois acessos intravenosos (periférico ou central), e essas linhas devem ser firmemente suturadas para que não ocorra deslocamento acidental durante o posicionamento do paciente. Deve-se ter à disposição produtos sanguíneos antes do início da excisão. Foi demonstrado que cateteres venosos femorais aplicados através da pele queimada são seguros,[131] embora esse procedimento tenha sido questionado.[132] A decisão de fazer a transfusão de produtos do sangue deve ser tomada individualmente, mediante uma avaliação cuidadosa dos riscos da transfusão, inclusive imunossupressão, *vs.* os benefícios da correção da anemia em um cenário de hipermetabolismo e de maiores demandas de oxigênio. Se a perda de sangue for excessiva, será prudente descartar anormalidades da coagulação. Pacientes queimados sofrem uma coagulopatia de consumo que, em combinação com a hemodiluição durante a operação, resulta em deficiência clinicamente significativa de fatores da coagulação II, VII e X, apesar da elevação reativa do fator VIII da coagulação e do fibrinogênio.[133] Talvez seja necessária a reposição de plaquetas ou de fatores da coagulação, orientada pelo perfil de coagulação.

Embora seja uma técnica pouco utilizada na prática clínica moderna, foi demonstrado que a recuperação de sangue no período intraoperatório durante a cirurgia de excisão de queimadura, utilizando um dispositivo salva-células, consegue recuperar mais de 40% dos eritrócitos extravasados com níveis aceitáveis de contaminação bacteriana e de mediadores inflamatórios.[134,135]

A Tabela 18.3 apresenta uma lista de itens que devem ser preparados para a cirurgia de excisão de queimadura e de aplicação de enxerto. Em um paciente com queimaduras, fica contraindicado o uso do agente suxametônio.

CONSIDERAÇÕES ESPECIAIS PARA QUEIMADURAS EM PACIENTES PEDIÁTRICOS

Perto de um terço das internações de queimados e de mortes por queimadura ocorrem em crianças com menos de

TABELA 18.3 Itens que devem ser preparados para excisão de queimaduras e aplicação de enxerto

Carro de via aérea difícil, fita umbilical, fio dental, fio metálico para sutura do tubo
Sala de cirurgia aquecida a 28 a 32°C, aparelho para aquecimento de líquidos, aquecedor por calor de radiação
Disponibilidade de produtos sanguíneos
Acesso intravenoso adequado; considere monitoração invasiva

15 anos de idade. Queimaduras ficam atrás apenas de colisões de automóveis como principal causa de morte em crianças com mais de 1 ano. Queimaduras por chama são responsáveis por cerca de um terço das queimaduras pediátricas, são frequentemente mais graves e envolvem também lesão por inalação. Crianças com menos de 2 anos de idade exibem grandes índices entre área da superfície corporal/massa corporal, pele extremamente fina e mínimas reservas fisiológicas, causando maiores morbidade e mortalidade, em comparação com grupos mais velhos. Nessa faixa etária, sempre se deve levar em consideração a possibilidade de abuso infantil.

A relação desproporcional entre os tamanhos da cabeça e do corpo não permite a aplicação da regra dos noves (para estimativa de ATSC) em crianças pequenas. Os gráficos de Lund-Browder ou de Berkow dividem ATSC em unidades menores, fazendo as apropriadas correções para idade (Tab. 18.4).[9,26] Ao calcular os volumes de ressuscitação hídrica, devem ser feitas compensações para os líquidos de manutenção diária em bebês e crianças pequenas. Uma ressuscitação adequada se reflete em uma atividade mental normal, sinais vitais estáveis e produção de urina de 1 a 2 mL/kg/h. Bebês devem ser monitorados para sinais de sobrecarga hídrica e hiponatremia/hipernatremia, em razão de seus rins imaturos não serem capazes de tratar excessos de carga hídrica e eletrolítica. Deve-se monitorar os níveis glicêmicos, e adicionar solução contendo glicose conforme o necessário, no tratamento de bebês.

Em crianças que necessitam de elevadas pressões inspiratórias durante a ventilação mecânica, a melhor escolha pode ser um tubo endotraqueal com *cuff*. O pequeno diâmetro interno da via aérea pediátrica e dos tubos endotraqueais aumenta o risco de obstrução pelas espessas secreções ou pelo edema, especialmente em presença de lesão por inalação. A sucção frequente ajuda na eliminação do muco e dos debris da árvore traqueal, e deve-se suspeitar sempre de entupimento do tubo traqueal. Uma parte substancial do líquido cristaloide subcutâneo injetado para a técnica tumescente para coleta de enxerto de pele pode ser absorvida pela circulação, talvez causando hipervolemia em crianças pequenas. É fundamental a manutenção térmica em crianças novas, especialmente naquelas com queimaduras de mais de 10% de ATSC.

Sedação para realização de procedimentos

Procedimentos como trocas de curativo, cuidados das feridas e fisioterapia dependerão muitas vezes de sedação e da analgesia em pacientes pediátricos queimados. Com frequência, esses procedimentos são realizados diariamente na enfermaria de queimados, o que torna impraticável o envolvimento de um anestesiologista.

Opioides administrados por enfermeiras (por via intravenosa, oral ou transmucosa), isolados ou em combinação com a ansiólise com benzodiazepínicos, é o regime típico. Contu-

TABELA 18.4 Gráfico de Berkow para estimativa de ATSC queimada em várias faixas etárias

Área	1 ano	1-4 anos	5-9 anos	10-14 anos	15 anos	Adulto
Cabeça	19	17	13	11	9	7
Pescoço	2	2	2	2	2	2
Tronco anterior	13	13	13	13	13	13
Tronco posterior	13	13	13	13	13	13
Nádega direita	2,5	2,5	2,5	2,5	2,5	2,5
Nádega esquerda	2,5	2,5	2,5	2,5	2,5	2,5
Genitália	1	1	1	1	1	1
Braço direito	4	4	4	4	4	4
Braço esquerdo	4	4	4	4	4	4
Antebraço direito	3	3	3	3	3	3
Antebraço esquerdo	3	3	3	3	3	3
Mão direita	2,5	2,5	2,5	2,5	2,5	2,5
Mão esquerda	2,5	2,5	2,5	2,5	2,5	2,5
Coxa direita	5,5	6,5	8	8,5	9	9,5
Coxa esquerda	5,5	6,5	8	8,5	9	9,5
Perna direita	5	5	5,5	6	6,5	7
Perna esquerda	5	5	5,5	6	6,5	7
Pé direito	3,5	3,5	3,5	3,5	3,5	3,5
Pé esquerdo	3,5	3,5	3,5	3,5	3,5	3,5
Total	100	100	100	100	100	100

do, quando os procedimentos de cuidados com as feridas são prolongados, particularmente em crianças, talvez seja mais benéfico o uso de agentes anestésicos mais potentes. A monitoração do paciente deve ser apropriada ao nível da sedação, conforme exigido pela U.S. Joint Commission on the Accreditation of Healthcare Organizations e descrita nas orientações da American Society of Anesthesiologists (Sociedade Norte-Americana de Anestesiologistas) para monitoração da sedação.

Foi demonstrado que o uso de pastilhas de citrato de fentanil via transmucosa oral é seguro e eficaz para o cuidado de feridas pediátricas causadas por queimadura.[136] A dose inicial para as pastilhas de fentanil é 10 µg/kg. O efeito de pico ocorre depois de 20 a 30 minutos. Cerca de 25% da dose total fica sistemicamente disponível depois da absorção bucal. Os 75% restantes são engolidos e lentamente absorvidos pelo trato gastrintestinal. Até um terço desse porcentual (25% da dose total) contorna o metabolismo de primeira passagem hepática e fica sistemicamente disponível.[137]

Cetamina oferece a vantagem de hemodinâmica estável e de analgesia, tendo sido utilizada amplamente como agente primário para anestesia geral e também para analgesia para trocas de curativos em pacientes queimados.[138,140] Óxido nitroso com oxigênio foi utilizado efetivamente para analgesia durante as trocas de curativos de queimaduras.[140,141] Todavia, é problemática a "depuração" do gás quando este é administrado fora de uma sala de cirurgia. A combinação de óxido nitroso com opioides pode induzir a um estado de anestesia geral com profunda depressão respiratória. Foi bem documentada a eficácia da anestesia geral administrada por um anestesiologista para procedimentos em uma unidade de terapia intensiva para queimados.[142]

Analgésicos, como o paracetamol, podem ser utilizados por causa de seu efeito poupador de opioides, sendo combinados com a generosa administração de opioides orais.[106,143] Agentes anti-inflamatórios não esteroides têm efeitos antiplaquetários e talvez não sejam apropriados para pacientes que necessitem de ampla excisão e de procedimentos de aplicação de enxerto. Além disso, pacientes queimados também podem manifestar os efeitos nefrotóxicos desses agentes. Musicoterapia,[144] hipnoterapia,[145-147] massagem, diversas técnicas cognitivas e comportamentais[106] e, mais recentemente, técnicas da realidade virtual[148-150] foram utilizadas com sucesso para redução da dor durante debridamento e cuidado das feridas.

CONCLUSÃO

Pacientes com lesão grave por queimadura são um verdadeiro desafio para o anestesiologista. Avanços recentes nos cuidados de queimados e na cirurgia para queimaduras levaram à maior sobrevida desses pacientes. Excisão e aplicação de enxerto precoces estão se tornando um padrão terapêutico nesses casos. Um tratamento anestésico eficaz desses pacientes exige o conhecimento do *continuum* das alterações fisiopatológicas, um planejamento adequado e um esforço em equipe.

Referências bibliográficas

1. Herndon DN, Spies M: Modern burn care. Semin Pediatr Surg 2001;10:28-31.
2. Zhou YP, Ren JL, Zhou WM, et al: Experience in the treatment of patients with burns covering more than 90% TBSA and full-thickness burns exceeding 70% TBSA. Asian J Surg 2002;25:154-156.
3. Ryan CM, Schoenfeld DA, Thorpe WP, et al: Objective estimates of the probability of death from burn injuries. N Engl J Med 1998; 338: 362-366.
4. Sheridan RL, Hinson MI, Liang MH, et al: Long-term outcome of children surviving massive burns. JAMA 2000;283:69-73.
5. Tompkins RG, Remensnyder JP, Burke JF, et al: Significant reductions in mortality for children with burn injuries through the use of prompt eschar excision. Ann Surg 1988;208:577-585.
6. Practice guidelines for burn care. J Burn Care Rehabil 2001;22:S1-S69.
7. Sheridan RL. Burn care: Results of technical and organizational progress. JAMA 2003;290:719-722.
8. Livingston EH, Lee S: Percentage of burned body surface area determination in obese and nonobese patients. J Surg Res 2000;91:106-110.
9. Miller SF, Finley RK, Waltman M, et al: Burn size estimate reliability: A study. J Burn Care Rehabil 1991;12:546-559.
10. Monafo WW: Initial management of burns. N Engl J Med 1996;335:1581-1586.
11. Gibran NS, Heimbach DM: Mediators in thermal injury. Semin Nephrol 2003;13:344-358.
12. Leape LL: Initial changes in burns: Tissue changes in burned and unburned skin of rhesus monkeys. J Trauma 1970;10:488-492.
13. Holliman CJ, Meuleman TR, Larsen KR, et al: The effect of ketanserin, a specific serotonin antagonist, on burn shock hemodynamic parameters in a porcine burn model. J Trauma 1983;23:867-871.
14. Maass DL, White J, Horton JW: IL-1beta and IL-6 act synergistically with TNF-alpha to alter cardiac contractile function after burn trauma. Shock 2002;18:360-366.
15. Maass DL, Hybki DP, White J, et al: The time course of cardiac NF-kappaB activation and TNF-alpha secretion by cardiac myocytes after burn injury: Contribution to burn-related cardiac contractile dysfunction. Shock 2002;17:293-299.
16. Yao YM, Yu Y, Sheng ZY, et al: Role of gut-derived endotoxaemia and bacterial translocation in rats after thermal injury: Effects of selective decontamination of the digestive tract. Burns 1995;21:580-585.
17. Yao YM, Sheng ZY, Tian HM, et al: The association of circulating endotoxaemia with the development of multiple organ failure in burned patients. Burns 1995;21:255-258.
18. Dijkstra HM, Manson WL, Blaauw B, et al: Bacterial translocation in d-galactosamine-treated rats in a burn model. Burns 1996;22:15-21.
19. Basadre JO, Sugi K, Traber DL, et al: The effect of leukocyte depletion on smoke inhalation injury in sheep. Surgery 1988;104:208-215.
20. Horton JW, White DJ: Role of xanthine oxidase and leukocytes in post-burn cardiac dysfunction. J Am Coll Surg 1995;181:129-137.
21. Horton JW: Free radicals and lipid peroxidation mediated injury in burn trauma: The role of antioxidant therapy. Toxicology 2003; 189:75-88.
22. Rawlingson A: Nitric oxide, inflammation and acute burn injury. Burns 2003;29:631-640.
23. Gelfand JA, Donelan M, Hawiger A, et al: Alternative complement pathway activation increases mortality in a model of burn injury in mice. J Clin Invest 1982;70:1170-1176.
24. Gelfand JA, Donelan M, Burke JF: Preferential activation and depletion of the alternative complement pathway by burn injury. Ann Surg 1983;198:58-62.
25. Youn YK, LaLonde C, Demling R: The role of mediators in the response to thermal injury. World J Surg 1992;16:30-36.
26. Sheridan RL: Comprehensive treatment of burns. Curr Probl Surg 2001;38:657-756.
27. MacLennan N, Heimbach DM, Cullen BF: Anesthesia for major thermal injury. Anesthesiology 1998;89:749-770.
28. Goodall M, Stone C, Haynes BW, Jr: Urinary output of adrenaline and noradrenaline in severe thermal burns. Ann Surg 1957;145:479-487.

29. Wilmore DW, Aulick LH, Pruitt BA Jr: Metabolism during the hypermetabolic phase of thermal injury. Adv Surg 1978;12:193-225.
30. Caldwell FT Jr, Wallace BH, Cone JB: The effect of wound management on the interaction of burn size, heat production, and rectal temperature. J Burn Care Rehabil 1994;15:121-129.
31. Woodson LC, Sherwood ER, Morvant EM, et al: Anesthesia for burned patients. In Herndon DN (ed): Total Burn Care. Philadelphia, WB Saunders, 2002, pp 183-206.
32. Moserova J, Behounkova-Houskova E: Evaporative water loss in partial skin loss in the first 24 hours. Scand J Plast Reconstr Surg 1979; 13:49-51.
33. Schwacha MG, Chaudry IH: The cellular basis of post-burn immunosuppression: Macrophages and mediators. Int J Mol Med 2002; 10:239-243.
34. Alexander M, Chaudry IH, Schwacha MG: Relationships between burn size, immunosuppression, and macrophage hyperactivity in a murine model of thermal injury. Cell Immunol 2002;220:63-69.
35. Lawrence C, Atac B: Hematologic changes in massive burn injury. Crit Care Med 1992;20:1284-1288.
36. Kowal-Vern A, Gamelli RL, Walenga JM, et al: The effect of burn wound size on hemostasis: A correlation of the hemostatic changes to the clinical state. J Trauma 1992;33:50-57.
37. Schiavon M, Di Landro D, Baldo M, et al: A study of renal damage in seriously burned patients. Burns Incl Therm Inj 1988;14:107-112.
38. Davies MP, Evans J, McGonigle RJ: The dialysis debate: Acute renal failure in burns patients. Burns 1994;20:71-73.
39. Aikawa N, Wakabayashi G, Ueda M, et al: Regulation of renal function in thermal injury. J Trauma 1990;30:S174-S180.
40. Glew RH, Moellering RC Jr, Burke JF: Gentamicin dosage in children with extensive burns. J Trauma 1976;16:819-823.
41. Perreault S, Choiniere M, du Souich PB, et al: Pharmacokinetics of morphine and its glucuronidated metabolites in burn injuries. Ann Pharmacother 2001;35:1588-1592.
42. Martyn JA, Greenblatt DJ. Lorazepam conjugation umimpaired in burn patients. Anesthesiology 1985;63:A113.
43. Martyn JA, Greenblatt DJ, Quinby WC: Diazepam kinetics in patients with severe burns. Anesth Analg 1983;62:293-297.
44. Shirani KZ, Pruitt BA Jr, Mason AD Jr: The influence of inhalation injury and pneumonia on burn mortality. Ann Surg 1987;205:82-87.
45. Herndon DN, Gore D, Cole M, et al: Determinants of mortality in pediatric patients with greater than 70% full-thickness total body surface area thermal injury treated by early total excision and grafting. J Trauma 1987;27:208-212.
46. Saffle JR, Davis B, Williams P: Recent outcomes in the treatment of burn injury in the United States: A report from the American Burn Association Patient Registry. J Burn Care Rehabil 1995;16:219-232; discussion 288-289.
47. Sheridan RL: Airway management and respiratory care of the burn patient. Int Anesthesiol Clin 2000;38:129-145.
48. Dancey DR, Hayes J, Gomez M, et al: ARDS in patients with thermal injury. Intensive Care Med 1999;25:1231-1236.
49. Moylan JA, Adib K, Birnbaum M: Fiberoptic bronchoscopy following thermal injury. Surg Gynecol Obstet 1975;140:541-543.
50. Masanes MJ, Legendre C, Lioret N, et al: Fiberoptic bronchoscopy for the early diagnosis of subglottal inhalation injury: Comparative value in the assessment of prognosis. J Trauma 1994;36:59-67.
51. Teixidor HS, Rubin E, Novick GS, et al: Smoke inhalation: Radiologic manifestations. Radiology 1983;149:383-387.
52. Lin WY, Kao CH, Wang SJ: Detection of acute inhalation injury in fire victims by means of technetium-99m DTPA radioaerosol inhalation lung scintigraphy. Eur J Nucl Med 1997;24:125-129.
53. Gorman D, Drewry A, Huang YL, et al: The clinical toxicology of carbon monoxide. Toxicology 2003;187:25-38.
54. Weaver LK, Hopkins RO, Chan KJ, et al: Hyperbaric oxygen for acute carbon monoxide poisoning. N Engl J Med 2002;347:1057-1067.
55. Sheridan RL, Shank ES: Hyperbaric oxygen treatment: A brief overview of a controversial topic. J Trauma 1999;47:426-435.
56. Borron SW, Baud FJ: Acute cyanide poisoning: Clinical spectrum, diagnosis, and treatment. Arh Hig Rada Toksikol 1996;47:307-322.
57. Housinger TA, Brinkerhoff C, Warden GD: The relationship between platelet count, sepsis, and survival in pediatric burn patients. Arch Surg 1993;128:65-67.
58. Wolf SE, Jeschke MG, Rose JK, et al: Enteral feeding intolerance: An indicator of sepsis-associated mortality in burned children. Arch Surg 1997;132:1310-1314.
59. Warden GD: Burn shock resuscitation. World J Surg 1992;16:16-23.
60. Caldwell FT, Bowser BH: Critical evaluation of hypertonic and hypotonic solutions to resuscitate severely burned children: A prospective study. Ann Surg 1979;189:546-552.
61. Monafo WW: The treatment of burn shock by the intravenous and oral administration of hypertonic lactated saline solution. J Trauma 1970;10:575-586.
62. Demling R: Fluid resuscitation. In Boswick JR (ed): The Art and Science of Burn Care. Rockville, MD, Aspen, 1987, pp 189-202.
63. Cartotto RC, Innes M, Musgrave MA, et al: How well does the Parkland formula estimate actual fluid resuscitation volumes? J Burn Care Rehabil 2002;23:258-265.
64. Renshaw A, Childs C: The significance of peripheral skin temperature measurement during the acute phase of burn injury: An illustrative case report. Burns 2000;26:750-753.
65. Dries DJ, Waxman K: Adequate resuscitation of burn patients may not be measured by urine output and vital signs. Crit Care Med 1991;19:327-329.
66. Schiller WR, Bay RC, Garren RL, et al: Hyperdynamic resuscitation improves survival in patients with life-threatening burns. J Burn Care Rehabil 1997;18:10-16.
67. Holm C, Melcer B, Horbrand F, et al: Haemodynamic and oxygen transport responses in survivors and non-survivors following thermal injury. Burns 2000;26:25-33.
68. Cartotto R, Choi J, Gomez M, et al: A prospective study on the implications of a base deficit during fluid resuscitation. J Burn Care Rehabil 2003;24:75-84.
69. Choi J, Cooper A, Gomez M, et al: The 2000 Moyer Award. The relevance of base deficits after burn injuries. J Burn Care Rehabil 2000;21:499-505.
70. Holm C, Melcer B, Horbrand F, et al: Intrathoracic blood volume as an end point in resuscitation of the severely burned: An observational study of 24 patients. J Trauma 2000;48:728-734.
71. Mainous MR, Block EF, Deitch EA: Nutritional support of the gut: How and why. New Horiz 1994;2:193-201.
72. Chiarelli A, Enzi G, Casadei A, et al: Very early nutrition supplementation in burned patients. Am J Clin Nutr 1990;51:1035-1039.
73. Schroeder D, Gillanders L, Mahr K, et al: Effects of immediate postoperative enteral nutrition on body composition, muscle function, and wound healing. J Parenter Enteral Nutr 1991;15:376-383.
74. Taylor S: Early enhanced enteral nutrition in burned patients is associated with fewer infective complications and shorter hospital stay. J Hum Nutr Dietit 1999;12:85-91.
75. Garrel DR, Davignon I, Lopez D: Length of care in patients with severe burns with or without early enteral nutritional support: A retrospective study. J Burn Care Rehabil 1991;12:85-90.
76. Hu OY, Ho ST, Wang JJ, et al: Evaluation of gastric emptying in severe, burn-injured patients. Crit Care Med 1993;21:527-531.
77. Zapata-Sirvent RL, Greenleaf G, Hansbrough JF, et al: Burn injury results in decreased gastric acid production in the acute shock period. J Burn Care Rehabil 1995;16:622-666.
78. Jenkins ME, Gottschlich MM, Warden GD: Enteral feeding during operative procedures in thermal injuries. J Burn Care Rehabil 1994; 15:199-205.
79. Pearson KS, From RP, Symreng T, et al: Continuous enteral feeding and short fasting periods enhance perioperative nutrition in patients with burns. J Burn Care Rehabil 1992;13:477-481.
80. Sheridan RL, Schulz JT, Ryan CM, et al: Case records of the Massachusetts General Hospital. Weekly clinicopathological exercises. Case 6-2004: A 35-year-old woman with extensive, deep burns from a nightclub fire. N Engl J Med 2004;350:810-821.
81. Gray DT, Pine RW, Harnar TJ, et al: Early surgical excision versus conventional therapy in patients with 20 to 40 percent burns: A comparative study. Am J Surg 1982;144:76-80.

82. Herndon DN, Barrow RE, Rutan RL, et al: A comparison of conservative versus early excision: Therapies in severely burned patients. Ann Surg 1989;209:547-553.
83. Janzekovic Z: A new concept in the early excision and immediate grafting of burns. J Trauma 1970;10:1103-1108.
84. Engrav LH, Heimbach DM, Reus JL, et al: Early excision and grafting vs. nonoperative treatment of burns of indeterminant depth: A randomized prospective study. J Trauma 1983;23:1001-1004.
85. Muller MJ, Ralston D, Herndon D: Operative wound management. In Herndon DN (ed): Total Burn Care. Philadelphia, WB Saunders, 2002, pp 170-182.
86. Xiao-Wu W, Herndon DN, Spies M, et al: Effects of delayed wound excision and grafting in severely burned children. Arch Surg 2002; 137:1049-1054.
87. Heimbach D, Luterman A, Burke J, et al: Artificial dermis for major burns: A multi-center randomized clinical trial. Ann Surg 1988;208:313-320.
88. Schaner PJ, Brown RL, Kirksey TD, et al: Succinylcholine-induced hyperkalemia in burned patients. Anesth Analg 1996;48:764-770.
89. Martyn JA: Succinylcholine hyperkalemia after burns. Anesthesiology 1999;91:321-322.
90. Yanez P, Martyn JA: Prolonged d-tubocurarine infusion and/or immobilization cause upregulation of acetylcholine receptors and hyperkalemia to succinylcholine in rats. Anesthesiology 1996;84: 384-391.
91. Yentis SM: Suxamethonium and hyperkalaemia. Anaesth Intensive Care 1990;18:92-101.
92. Ward JM, Rosen KM, Martyn JA: Acetylcholine receptor subunit mRNA changes in burns are different from those seen after denervation: The 1993 Lindberg Award. J Burn Care Rehabil 1993;14:595-601.
93. Martyn J: Clinical pharmacology and drug therapy in the burned patient. Anesthesiology 1986;65:67-75.
94. Dwersteg JF, Pavlin EG, Heimbach DM: Patients with burns are resistant to atracurium. Anesthesiology 1986;65:517-520.
95. Martyn JA, Abernethy DR, Greenblatt DJ: Plasma protein binding of drugs after severe burn injury. Clin Pharmacol Ther 1984;35:535-539.
96. Martyn JA, Liu LM, Szyfelbein SK, et al: The neuromuscular effects of pancuronium in burned children. Anesthesiology 1983;59:561-564.
97. Martyn JA, Goudsouzian NG, Chang Y, et al: Neuromuscular effects of mivacurium in 2- to 12-yr-old children with burn injury. Anesthesiology 2000;92:31-37.
98. Martyn JA, Chang Y, Goudsouzian NG, et al: Pharmacodynamics of mivacurium chloride in 13- to 18-yr-old adolescents with thermal injury. Br J Anaesth 2002;89:580-585.
99. McCall JE, Fischer CG, Schomaker E, et al: Laryngeal mask airway use in children with acute burns: Intraoperative airway management. Paediatr Anaesth 1999;9:515-520.
100. Karam R, Ibrahim G, Tohme H, et al: Severe neck burns and laryngeal mask airway for frequent general anesthetics. Middle East J Anesthesiol 1996;13:527-535.
101. Achauer BM, Mueller G, Vanderkam VM: Prevention of accidental extubation in burn patients. Ann Plast Surg 1997;38:280-282.
102. Kemper KJ, Benson MS, Bishop MJ: Predictors of postextubation stridor in pediatric trauma patients. Crit Care Med 1991;19:352-355.
103. Mhanna MJ, Zamel YB, Tichy CM, et al: The "air leak" test around the endotracheal tube, as a predictor of postextubation stridor, is age dependent in children. Crit Care Med 2002;30:2639-2643.
104. Kreulen M, Mackie DP, Kreis RW, et al: Surgical release for intubation purposes in postburn contractures of the neck. Burns 1996;22:310-312.
105. Waymack JP, Law E, Park R, et al: Acute upper airway obstruction in the postburn period. Arch Surg 1985;120:1042-1004.
106. Gallagher G, Rae CP, Kinsella J: Treatment of pain in severe burns. Am J Clin Dermatol 2000;1:329-335.
107. Stoddard FJ, Sheridan RL, Saxe GN, et al: Treatment of pain in acutely burned children. J Burn Care Rehabil 2002;23:135-156.
108. Martin-Herz SP, Patterson DR, Honari S, et al: Pediatric pain control practices of North American Burn Centers. J Burn Care Rehabil 2003;24:26-36.
109. Saxe G, Stoddard F, Courtney D, et al: Relationship between acute morphine and the course of PTSD in children with burns. J Am Acad Child Adolesc Psychiatry 2001;40:915-921.
110. Abdi S, Zhou Y: Management of pain after burn surgery. Curr Opin Anaesthesiol 2002;15:563-567.
111. Bussolin L, Busoni P, Giorgi L, et al: Tumescent local anesthesia for the surgical treatment of burns and postburn sequelae in pediatric patients. Anesthesiology 2003;99:1371-1375.
112. Beausang E, Orr D, Shah M, et al: Subcutaneous adrenaline infiltration in paediatric burn surgery. Br J Plast Surg 1999;52:480-481.
113. Jellish WS, Gamelli RL, Furry PA, et al: Effect of topical local anesthetic application to skin harvest sites for pain management in burn patients undergoing skin-grafting procedures. Ann Surg 1999; 229:115-120.
114. Cuignet O, Pirson J, Boughrouph J, et al: The efficacy of continuous fascia iliaca compartment block for pain management in burn patients undergoing skin grafting procedures. Anesth Analg 2004; 98:1077-1081.
115. Jonsson A, Cassuto J, Hanson B: Inhibition of burn pain by intravenous lignocaine infusion. Lancet 1991;338:151-152.
116. Cote CJ, Daniels AL, Connolly M, et al: Tongue oximetry in children with extensive thermal injury: Comparison with peripheral oximetry. Can J Anaesth 1992;39:454-457.
117. Brown RA, Grobbelaar AO, Barker S, et al: A formula to calculate blood cross-match requirements for early burn surgery in children. Burns 1995;21:371-373.
118. Hart DW, Wolf SE, Beauford RB, et al: Determinants of blood loss during primary burn excision. Surgery 2001;130:396-402.
119. Desai MH, Herndon DN, Broemeling L, et al: Early burn wound excision significantly reduces blood loss. Ann Surg 1990;211:753-762.
120. Housinger TA, Lang D, Warden GD: A prospective study of blood loss with excisional therapy in pediatric burn patients. J Trauma 1993;34:262-263.
121. Budny PG, Regan PJ, Roberts AHN: The estimation of blood loss during burns surgery. Burns 1993;19:134-137.
122. Marano MA, O'Sullivan G, Madden M, et al: Tourniquet technique for reduced blood loss and wound assessment during excisions of burn wounds of the extremity. Surg Gynecol Obstet 1990; 171:249-250.
123. O'Mara MS, Goel A, Recio P, et al: The use of tourniquets in the excision of unexsanguinated extremity burn wounds. Burns 2002; 28:684-687.
124. Mann R, Heimbach DM, Engrav LH, et al: Changes in transfusion practices in burn patients. J Trauma 1994;37:220-222.
125. Cartotto R, Musgrave MA, Beveridge M, et al: Minimizing blood loss in burn surgery. J Trauma 2000;49:1034-1039.
126. Robertson RD, Bond P, Wallace B, et al: The tumescent technique to significantly reduce blood loss during burn surgery. Burns 2001;27:835-838.
127. Cartotto R, Kadikar N, Musgrave MA, et al: What are the acute cardiovascular effects of subcutaneous and topical epinephrine for hemostasis during burn surgery? J Burn Care Rehabil 2003;24:297-305.
128. Ford SA, Cooper AB, Lam-McCulloch J, et al: Systemic effects of subcutaneous and topical epinephrine administration during burn surgery. Can J Anaesth 2002;49:529-530.
129. Sheridan RL, Szyfelbein SK: Staged high-dose epinephrine clysis is safe and effective in extensive tangential burn excisions in children. Burns 1999;25:745-748.
130. Gomez M, Logsetty S, Fish JS: Reduced blood loss during burn surgery. J Burn Care Rehabil 2001;22:111-117.
131. Goldstein AM, Weber JM, Sheridan RL: Femoral venous access is safe in burned children: An analysis of 224 catheters. J Pediatr 1997;130:442-446.
132. Ramos GE, Bolgiani AN, Patino O, et al: Catheter infection risk related to the distance between insertion site and burned area. J Burn Care Rehabil 2002;23:266-271.
133. Niemi T, Svartling N, Syrjala M, et al: Haemostatic disturbances in burned patients during early excision and skin grafting. Blood Coagul Fibrinolysis 1998;9:19-28.

134. Jeng JC, Boyd TM, Jablonski KA, et al: Intraoperative blood salvage in excisional burn surgery: An analysis of yield, bacteriology, and inflammatory mediators. J Burn Care Rehabil 1998;19:305-311.
135. Samuelsson A, Bjornsson A, Nettelblad H, et al: Autotransfusion techniques in burn surgery. Burns 1997;23:188-189.
136. Sharar SR, Bratton SL, Carrougher GJ, et al: A comparison of oral transmucosal fentanyl citrate and oral hydromorphone for inpatient pediatric burn wound care analgesia. J Burn Care Rehabil 1998;19:516-521.
137. Murphy KD, Lee JO, Herndon DN: Current pharmacotherapy for the treatment of severe burns. Exp Opin Pharmacother 2003;4:369-384.
138. Kronenberg RH: Ketamine as an analgesic: Parenteral, oral, rectal, subcutaneous, transdermal and intranasal administration. J Pain Palliat Care Pharmacother 2002;16:27-35.
139. Escarment J, Cantais E, Le Dantec P, et al: [Propofol and ketamine for dressing in burnt patients]. Cah Anesthesiol 1995;43:31-34.
140. Pal SK, Cortiella J, Herndon D: Adjunctive methods of pain control in burns. Burns 1997;23:404-412.
141. Gall O, Annequin D, Benoit G, et al: Adverse events of premixed nitrous oxide and oxygen for procedural sedation in children. Lancet 2001;358:1514-1515.
142. Dimick P, Helvig E, Heimbach D, et al: Anesthesia-assisted procedures in a burn intensive care unit procedure room: Benefits and complications. J Burn Care Rehabil 1993;14:446-449.
143. Rae CP, Gallagher G, Watson S, et al: An audit of patient perception compared with medical and nursing staff estimation of pain during burn dressing changes. Eur J Anaesthesiol 2000;17:43-45.
144. Fratianne RB, Prensner JD, Huston MJ, et al: The effect of music-based imagery and musical alternate engagement on the burn débridement process. J Burn Care Rehabil 2001;22:47-53.
145. Frenay MC, Faymonville ME, Devlieger S, et al: Psychological approaches during dressing changes of burned patients: A prospective randomised study comparing hypnosis against stress reducing strategy. Burns 2001;27:793-799.
146. Van der Does AJ, Van Dyck R, Spijker RE: Hypnosis and pain in patients with severe burns: A pilot study. Burns Incl Therm Inj 1988;14:399-404.
147. Patterson DR, Everett JJ, Burns GL, et al: Hypnosis for the treatment of burn pain. J Consult Clin Psychol 1992;60:713-717.
148. Hoffman HG, Patterson DR, Magula J, et al: Water-friendly virtual reality pain control during wound care. J Clin Psychol 2004;60:189-195.
149. Patterson DR, Tininenko JR, Schmidt AE, et al: Virtual reality hypnosis: A case report. Int J Clin Exp Hypn 2004;52:27-38.
150. Hoffman HG, Patterson DR, Carrougher GJ: Use of virtual reality for adjunctive treatment of adult burn pain during physical therapy: A controlled study. Clin J Pain 2000;16:244-250.

CAPÍTULO

19 Gravidez e suas Complicações

David L. Hepner, MD, Bhavani Shankar Kodali, MD, e Scott Segal, MD

Gravidez não é rara e nem é doença. Um estudo em uma população bem definida e continuamente avaliada de mulheres entre 18 e 44 anos constatou um porcentual de gravidez superior a 10% por ano.[1] O cuidado anestésico de rotina de mulheres grávidas certamente não é uma situação incomum. Considerando que 1 a 2% das mulheres grávidas passarão por cirurgia não obstétrica durante suas gestações,[2,3] até mesmo esse cenário clínico não poderia ser qualificado como "incomum". Até a gestação não reconhecida em pacientes ambulatoriais ocorre em cerca de 1 em 300 mulheres.[4] Por que, então, um capítulo sobre gravidez foi incluído neste livro?

O desafio representado pelos cuidados da paciente obstétrica baseia-se nas alterações fisiológicas da gravidez e em sua interação com agentes e técnicas anestésicas. Além disso, a urgência do atendimento é frequentemente intensificada pela presença de um feto viável. Neste capítulo, será explorado alguns dos desafios clínicos mais incomuns, tanto na anestesia como na analgesia obstétricas, e também nos cuidados anestésicos da paciente grávida submetida a procedimentos não obstétricos.

ALTERAÇÕES FISIOLÓGICAS DA GRAVIDEZ

A administração de anestesia com segurança para qualquer mulher grávida depende da clara compreensão das alterações fisiológicas que estão associadas à gestação. Uma revisão detalhada dessas alterações está além dos objetivos deste capítulo. Não obstante, deve-se enfatizar que várias delas são importantes e têm efeito direto no cuidado anestésico de pacientes obstétricas (Tab. 19.1).[5,6] Essas são: (1) mudanças das vias aéreas na gravidez que podem implicar em dificuldades de intubação; (2) mudanças no sistema metabólico e respiratório, resultando prontamente em hipoxemia durante a apneia; (3) mudanças no sistema gastrintestinal, predispondo a parturiente à regurgitação e aspiração; (4) pressão do útero em crescimento na aorta e veia cava inferior; e (5) fatores mecânicos, hormonais e bioquímicos que podem resultar em aumento na disseminação dos agentes anestésicos locais epidurais e intratecais na gestação.

As implicações dessas alterações fisiológicas na doença coexistente, ou vice-versa, devem ser avaliadas em cada mulher grávida que se apresente com doença coexistente ou com complicação da gravidez. Uma doença coexistente, como lesão cardiovascular ou condição pulmonar, pode transformar alterações fisiológicas em um estado morbidamente patológico, contribuindo para o aumento da morbidade e da mortalidade. Além disso, os perfis farmacocinéticos e farmacodinâmicos ficam alterados na gravidez, e a administração de agentes farmacológicos deve ser cuidadosamente titulada até o efeito desejado. Com o aumento no volume sanguíneo, há maior volume de distribuição; o baixo nível de albumina e o alto nível de α-glicoproteína também podem alterar as concentrações da fração livre dos fármacos. É essencial que sejam considerados os aspectos do bem-estar fetal, como a manutenção do fluxo sanguíneo uteroplacentário e da oxigenação, a prevenção da asfixia fetal, a não utilização de agentes teratogênicos e a prevenção do trabalho de parto pré-termo, ao tomar conta da paciente grávida. A manutenção do fluxo sanguíneo uteroplacentário é essencial para o bem-estar fetal.

TABELA 19.1 Alterações fisiológicas da gravidez

Sistema respiratório	
Ventilação minuto	↑ 50%
Capacidade residual funcional	↓ 20%
Consumo de oxigênio	↑ 20%
Produção de dióxido de carbono	↑ 20%
Dessaturação apneica	Mais rápida
$Paco_2$	32 mm Hg
$Paco_2$ - $Petco_2$	−1 a 0,75 mm Hg
Sistema cardiovascular	
Débito cardíaco	↑ 50%
Volume sistólico	↑ 25%
Frequência cardíaca	↑ 25%
Resistência vascular sistêmica	Sem alteração
Pressão arterial	Sem alteração na gestação a termo
Sistema gastrintestinal	
Pressão de barreira	↓
Tempo de esvaziamento gástrico	Sem alteração
Sistema renal:	
Creatinina plasmática	↓
Encéfalo	
Concentração alveolar mínima	↓
Metabólico	
Disponibilidade da forma livre do fármaco	↑
Atividade da colinesterase plasmática	↓

Dados de Farraghar R, Bhavani Shankar K: Obstetric anesthesia. *In* Healy TEJ (ed.): Wylie and Churchill Davidson's *A Practice of Anesthesia*, 7.ed. Londres, Arnold, 2003, p. 923-940; e Chang B: Physiological changes of pregnancy. *In Obstetric Anesthesia: Principles and Practice*. Philadelphia, Elsevier, 2004, p. 15-36.

CIRURGIA NÃO OBSTÉTRICA NA GRAVIDEZ

Considerações gerais

O cuidado anestésico de pacientes grávidas submetidas a procedimentos não obstétricos foi amplamente revisado em importantes manuais de anestesiologia obstétrica, assim como em outras revisões. As principais considerações são segurança materna, bem-estar fisiológico do feto, prevenção de teratogenicidade e prevenção de trabalho de parto pré-termo (Tab.19.2).

Segurança materna

A segurança materna exige uma compreensão das alterações ocorrentes na fisiologia da gravidez. As mudanças mais importantes que afetam o cuidado anestésico dessas pacientes ocorrem nos sistemas respiratório, gastrintestinal e cardiovascular. Embora seja grande a controvérsia com relação à fisiologia do esvaziamento gástrico e da produção de ácido gástrico na gravidez, parece prudente, sempre que praticável, considerar pacientes grávidas além do final do segundo trimestre como estando em alto risco de aspiração. As mudanças cardiovasculares de maior interesse são a expansão do volume sanguíneo (mas diante de pressão venosa central [PVC] e pressão capilar pulmonar encunhada [PCPE] normais), débito cardíaco elevado, anemia fisiológica da gravidez e compressão aortocava. As mudanças no sistema respiratório que afetam o cuidado anestésico de maneira mais intensa incluem maior fragilidade da mucosa respiratória, edema das vias aéreas superiores, maior dificuldade na ventilação por máscara, aumento de 10 vezes no risco de intubação difícil, mudanças na capacidade residual funcional e no consumo de oxigênio que predispõem à dessaturação durante a apneia, e alcalose respiratória crônica.[6]

TABELA 19.2 Considerações gerais para cirurgia não obstétrica na gravidez

Segurança materna
Sistema respiratório
- Fragilidade da mucosa nasal
- Edema das vias aéreas superiores
- ↑ Risco de intubação difícil
- ↑ Risco de dessaturação

Sistema gastrintestinal
- ↑ Risco de aspiração (? Durante a gestação)

Sistema cardiovascular
- Expansão do volume sanguíneo (pressões de enchimento normais)
- Débito cardíaco elevado
- Anemia fisiológica da gravidez

Segurança fetal
Efeitos diretos da anestesia
- Hipóxia e hipotensão maternas → acidose fetal
- Evite vasoconstritores uteroplacentários (? Alfa-agonistas, vasopressina, cetamina, concentrações sistêmicas elevadas de anestésico local)

Teratogenicidade dos agentes farmacológicos
- Sem ligação específica com qualquer agente anestésico
- Cuidado com óxido nitroso
- Anestésicos inalatórios podem causar "teratogenicidade comportamental" (anormalidades do comportamento sem defeitos estruturais)

Evitar trabalho de parto pré-termo

Além disso, a anestesia geral em pacientes grávidas deve levar em consideração a resposta alterada aos agentes anestésicos. A concentração alveolar mínima (CAM) diminui na gravidez, bem antes que ocorra aumento nas endorfinas durante o trabalho de parto.[7] De fato, o aumento da sensibilidade a anestésicos intravenosos e inalatórios ocorre durante o primeiro trimestre. Há maior sensibilidade à succinilcolina,[8] e as pacientes recebendo sulfato de magnésio para o trabalho de parto pré-termo ou para pré-eclâmpsia também são mais sensíveis aos agentes bloqueadores neuromusculares não despolarizantes.[9] A redução da ligação às proteínas, por causa das mais baixas concentrações de proteínas plasmáticas, e também o maior volume de distribuição, provocado pelo aumento do volume sanguíneo e do ganho de peso (gordura), complicam a farmacocinética de diversos agentes farmacológicos.[6] Desconhecem-se as respostas a muitos agentes anestésicos, particularmente aqueles utilizados em algumas das situações incomuns descritas neste capítulo. Portanto, é preciso ter cautela sempre que qualquer agente for utilizado na paciente grávida.

Segurança fetal

O feto fica potencialmente em risco por três mecanismos distintos: efeitos diretos de agentes e técnicas anestésicas na homeostase cardiorrespiratória fetal, efeitos teratogênicos de agentes farmacológicos administrados à mãe e indução do trabalho de parto pré-termo.

Hipóxia e hipotensão maternas podem afetar adversamente o feto. Uma hipóxia modesta é bem tolerada pelo feto, por causa da alta concentração de hemoglobina fetal e sua afinidade por O_2. Uma hipóxia mais intensa está associada à dessaturação e à asfixia fetais. Por outro lado, a hiperóxia não afeta adversamente o feto, graças ao grande shunt placentário e à incapacidade do elevado Po_2 da mãe em aumentar significativamente o conteúdo de seu oxigênio. Concentrações maternas elevadas de oxigênio podem ser administradas sempre que houver indicação para o bem-estar da mãe.[10]

Por outro lado, o feto tolera sofrivelmente a hipotensão materna se ela for intensa ou prolongada.[11] O fluxo sanguíneo uteroplacentário é altamente dependente da pressão arterial sistêmica materna, e reduções desse indicador causam asfixia fetal. Durante uma cirurgia não obstétrica, as causas de hipotensão materna podem incluir hipovolemia, anestesia geral profunda, anestesia espinhal alta ou epidural, compressão aortocava, hemorragia, hiperventilação por pressão positiva e agentes farmacológicos hipotensivos sistêmicos. Todavia, foram relatados bons resultados fetais depois de uma hipotensão deliberada em nível moderado durante neurocirurgias.[12] O fluxo sanguíneo uteroplacentário também pode estar comprometido por agentes sistêmicos produtores de vasoconstrição arterial uterina ou que aumentam significativamente o tônus miometrial.[13] Fármacos que podem causar esses efeitos incluem doses altas de agonistas α-adrenérgicos, vasopressina, cetamina e doses altas de anestésicos locais. Contrastando com estudos clássicos realizados em animais, a administração materna de uma dose moderada de fenilefrina foi associada à presença de gases sanguíneos fetais normais por ocasião do parto.[14]

A teratogenicidade de agentes farmacológicos administrados na mãe foi amplamente revisada em outros textos, que devem ser consultados para maiores informações. Até a presente data, ainda não foi definitivamente demonstrada a existência de algum agente anestésico capaz de induzir anomalias congênitas no feto em desenvolvimento. No entanto, existem diversas associações, entre anestésicos e anomalias ou abortos, fortes o suficiente para impor uma atitude de prudência em seu uso. É importante enfatizar que muitos agentes considerados como teratogênicos em estudos epidemiológicos mais antigos em animais ou não controlados em seres humanos se revelaram seguros ao ser utilizada uma metodologia mais sofisticada. Isso envolve todos os opioides de uso comum, benzodiazepínicos, barbitúricos e anestésicos locais.[15,16]

Anestésicos inalatórios representam um quadro mais complexo. Em animais, a exposição prolongada ao óxido nitroso (N_2O) a mais de 50% induz reabsorção fetal e anomalias esqueléticas ou viscerais, dependendo da ocasião da exposição.[17-19] Contudo, a etiologia é complicada e ainda não completamente entendida. N_2O prejudica o metabolismo do 1-carbono via sua ação na vitamina B_{12}.[20] Mas isso não pode explicar todos os seus efeitos, porque a suplementação com ácido folínico ou metionina (que deveriam contornar muitos dos efeitos da inibição da metionina sintase na síntese do DNA e nas reações de metilação) reverte apenas parcialmente os efeitos no feto em desenvolvimento.[21,22] Além disso, a coadministração de isoflurano ou halotano bloqueia muitos dos efeitos de N_2O, possivelmente implicando a vasoconstrição uterina α-adrenérgica na fisiopatologia dos efeitos desse último agente.[23] Estudos epidemiológicos humanos com mulheres saudáveis expostas ao N_2O no local de trabalho tiveram resultados conflitantes, e estudos positivos demonstraram apenas ligeiro aumento no aborto espontâneo, que pode ser explicado por variáveis confusas.[24,25] Investigações epidemiológicas de grande porte confirmaram ligeiros aumentos na perda prematura da gestação e baixo peso ao nascer, mas tiveram resultados inconclusivos ou negativos com relação a anomalias congênitas. Em estudos epidemiológicos humanos, é impossível separar o efeito da anestesia do efeito do procedimento cirúrgico ou do processo patológico subjacente que necessite de cirurgia.[3]

Recentemente, foi sugerido um efeito mais agourento e insidioso dos anestésicos inalatórios; este foi denominado *teratogenicidade comportamental*. Essa denominação se refere a anormalidades do comportamento ocorrentes na ausência de defeitos estruturais evidentes. Mesmo uma exposição intrauterina relativamente breve a anestésicos halogenados em roedores resultou em defeitos persistentes na memória e no aprendizado (solução de labirinto).[26,27] Estudos em culturas celulares e investigações patológicas de cérebros de neonatos de roedores expostos dentro do útero ao isoflurano demonstraram apoptose disseminada e, especificamente, defeitos na função sináptica do hipocampo, os quais podem explicar os fenômenos do comportamento.[26] Esses resultados ainda não foram confirmados em seres humanos, mas sugerem a necessidade de cautela na franca exposição de mulheres grávidas a esses agentes.

Finalmente, o trabalho de parto pré-termo está associado à cirurgia na gravidez. Embora anestésicos halogenados inibam as contrações uterinas, esse efeito tem curta duração e não protege contra o trabalho de parto pré-termo. Os procedimentos intra-abdominais e os ocorrentes durante o terceiro trimestre são os mais prováveis associados ao trabalho de parto pré-termo. Não foi ainda esclarecido por estudos epidemiológicos quem é o responsável: se a própria cirurgia ou a condição subjacente que impôs sua realização.[28] Não há evidência de que qualquer técnica anestésica aumente ou diminua a probabilidade de trabalho de parto pré-termo. No entanto, a terapia tocolítica com magnésio, inibidores da ciclo-oxigenase, bloqueadores do canal de cálcio ou agonistas β-adrenérgicos pode ter importantes implicações anestésicas.

Cirurgia laparoscópica durante a gravidez

Ocasionalmente, a gravidez pode ser complicada por alguma patologia intra-abdominal aguda, exigindo intervenção cirúrgica. Em geral, a cirurgia laparoscópica é preferível em lugar de procedimentos convencionais abertos. Assim, o anestesiologista deve estar familiarizado com as implicações fisiológicas e com o cuidado anestésico de mulheres grávidas que necessitem de procedimentos laparoscópicos. Na última década, esses procedimentos se tornaram cada vez mais populares, em comparação com os abertos, graças à diminuição da morbidade e da convalescença.[29] Embora a gravidez tenha sido considerada uma contraindicação para a colecistectomia laparoscópica há menos de uma década,[30] ela se tornou o procedimento laparoscópico mais realizado durante a gestação.[31] Outros tipos de cirurgias laparoscópicas realizadas com segurança durante a gravidez incluem apendicectomia, cistectomia ovariana,[32] tratamento de torção de órgãos anexos,[33] laparoscopias diagnósticas por dor abdominal,[34] esplenectomia,[35] gestações heterotópicas[36] e feocromocitoma adrenal.[37]

Considerações gerais e efeito do pneumoperitônio

Quando se vê diante da necessidade de anestesiar uma paciente grávida que vai ser submetida a uma cirurgia laparoscópica, o anestesiologista deve não apenas considerar os aspectos materno e fetal, e a prevenção do trabalho de parto pré-termo, como também prestar uma cuidadosa atenção ao posicionamento da paciente durante a cirurgia e os efeitos fisiológicos e mecânicos do pneumoperitônio por CO_2.

Além dos aspectos materno, fetal e de trabalho de parto pré-termo, outros fatores que afetam as alterações fisiológicas durante a cirurgia laparoscópica são pneumoperitônio e posicionamento da paciente. A ocorrência de pneumoperitônio durante a laparoscopia pode causar alterações cardiovasculares e respiratórias em pacientes não grávidas, e essas mudanças ficam acentuadas na parturiente. A adição de pneumoperitônio a um útero dilatado limita ainda mais a expansão do diafragma; essa complicação está associada a um aumento na pressão de pico das vias aéreas, à diminuição da capacidade de reserva funcional, ao aumento do desequilíbrio entre ventilação-perfusão e do gradiente de oxigênio alveoloarterial, à redução na complacência da cavidade torácica e ao aumento da pressão pleural.[38] Pneumoperitônio e posição de Trendelenburg fazem com que a carina se movimente em uma direção cefálica, o que pode converter um tubo traqueal com posicionamento baixo em uma posição endobrônquica. A posição de Trendelenburg aumenta a pressão intratorácica e acentua todas as alterações fisiológicas ligadas à respiração. A combinação de gravidez e pneumoperitônio por CO_2 predispõe a parturiente para hipercapnia e hipoxemia. A insuflação de CO_2 resulta em absorção desse gás pelo peritônio até a corrente sanguínea materna. A eliminação dependerá do aumento na ventilação minuto; mas a hiperventilação mecânica pode reduzir a perfusão uteroplacentária, provavelmente por causa do reduzido retorno venoso.[39] Embora as concentrações correntes finais de CO_2 ($ETCO_2$) tenham boa correlação com $PaCO_2$ em pacientes sadias, elas são um guia inadequado para $PaCO_2$ em pacientes mais enfermas. Qualquer aumento na $PaCO_2$ ou diminuição na PaO_2 materna poderá afetar o bem-estar fetal.[38] As mudanças cardiovasculares associadas à insuflação de CO_2 incluem as reduções no índice cardíaco e o retorno venoso, que podem ser exacerbadas por uma posição de Trendelenburg reversa.[40] O aumento observado nas pressões de enchimento intracardíacas será provavelmente secundário a um aumento na pressão intratorácica. A combinação de posição de Trendelenburg reversa, anestesia geral e insuflação peritonial pode diminuir o índice cardíaco em até 50%.[41] Os efeitos hemodinâmicos da compressão aortocava pelo útero grávido podem acentuar ainda mais os efeitos hemodinâmicos do pneumoperitônio e da posição de Trendelenburg reversa, resultando em hipotensão significativa.[38,42] Steinbrook e Bhavani-Shankar[42] estudaram as mudanças no débito cardíaco em quatro pacientes grávidas (17 a 24 semanas de gestação) que foram submetidas à cirurgia laparoscópica utilizando cardiografia de bioimpedância torácica. Foi administrada efedrina intravenosa (10 mg) nas pacientes em que a pressão arterial sistólica diminuiu em mais de 20%, em comparação com os valores basais. Os autores notaram decréscimo de 27% no índice cardíaco depois de 5 minutos de insuflação de CO_2. Depois de 15 minutos de insuflação, o índice cardíaco permaneceu 21% abaixo dos valores basais. O controle agressivo das pressões arteriais proporcionado pelos autores durante a anestesia (com tratamento de qualquer queda na pressão arterial que se aproximasse de 20% das determinações basais com efedrina intravenosa para minimizar os decréscimos no fluxo sanguíneo uterino) pode ter resultado na redução um tanto menor no índice cardíaco durante a insuflação do CO_2 em suas pacientes (27%), em comparação com os 30 a 50% observados em mulheres não grávidas na maioria dos estudos. As médias das pressões arteriais e da resistência vascular sistêmica aumentaram nas mulheres desse estudo durante a insuflação de CO_2 — semelhante ao que é geralmente observado nas cirurgias laparoscópicas em mulheres não grávidas.

Monitoração

Diante do grande número de alterações fisiológicas associadas à gestação e também das mudanças cardiovasculares e pulmonares induzidas pela cirurgia laparoscópica, não é fácil definir o que é uma monitoração perioperatória satisfatória. O principal debate é centrado na necessidade ou não da monitoração perioperatória dos gases sanguíneos arteriais e das atividades fetais e uterinas em parturientes a serem submetidas a cirurgia laparoscópica. A Society of American Gastrointestinal Endoscopic Surgeons (SAGES) publicou orientações para cirurgia laparoscópica durante a gravidez, incluindo a monitoração perioperatória dos gases sanguíneos arteriais, assim como a fetal e a uterina.[43] Essa suposição foi repassada por outras autoridades.[33,44,45] Amos et al.[34] informaram a ocorrência de quatro mortes fetais em sete mulheres grávidas que passaram por colecistectomia ou apendicectomia laparoscópicas. Durante o mesmo período, não ocorreram mortes fetais em pacientes submetidas a cirurgias pélvicas por laparotomia. Embora não tenham sido coletados dados de gases sanguíneos arteriais, esses autores sugerem que as mortes fetais poderiam ser decorrentes de uma acidose respiratória prolongada, apesar da manutenção de $ETco_2$ na faixa fisiológica (aproximadamente 30 mm Hg).[34] Essas preocupações têm sua origem em estudos precedentes, indicando que a elevação na $Paco_2$ materna poderia comprometer a excreção de CO_2 pelo feto através da placenta e exacerbar a acidose fetal. Contudo, nessa série estavam presentes outros fatores de risco para morte fetal, inclusive apêndice perfurado e pancreatite.

Steinbrook et al.[38] informaram uma série de casos de dez mulheres grávidas, com idades gestacionais entre 9 e 30 semanas, que foram submetidas à colecistectomia laparoscópica. Esses autores não monitoraram os gases sanguíneos arteriais e nem as atividades uterina e fetal no período perioperatório. As pacientes receberam anestesia geral com ventilação controlada, e $ETco_2$ foi mantido entre 32 e 36 mm Hg. A frequência cardíaca fetal e a atividade uterina foram avaliadas no período pré-operatório e imediatamente depois da operação. Todas as pacientes tiveram uma recuperação rotineira, não necessitando de tocólise pós-operatória, e não foram observados resultados maternos ou fetais adversos. Sete pacientes foram acompanhadas até o parto e tiveram bebês normais. Os autores concluíram que os monitores de rotina recomendados pela American Society of Anesthesiologists (ASA) são suficientes para a segurança e o bem-estar da parturiente e do feto. Com base em uma série de 45 colecistectomias e de 22 apendicectomias laparoscópicas realizadas durante todos os três trimestres, Affleck et al.[47] apoiaram o uso de monitores não invasivos e a manutenção de $ETco_2$ dentro da faixa fisiológica. Esses autores também recomendaram, nos períodos pré-operatório e pós-operatório, a monitoração da frequência cardíaca fetal e da atividade uterina, e não realização de tocólise profilática. Em sua série, não ocorreram mortes fetais e nem lesões uterinas ou abortos espontâneos. Não houve diferença significativa no porcentual de partos pré-termo, nos escores de Apgar ou nos pesos ao nascer entre os grupos de cirurgia aberta e de cirurgia laparoscópica. Como ocorreu em artigos precedentes, os grupos operatórios (apendicectomias e colecistectomias laparoscópicas abertas) tiveram porcentual ligeiramente mais alto de trabalho de parto pré-termo, em comparação com a população geral. Além disso, vários relatos de casos informaram resultados bem-sucedidos com a monitoração não invasiva.[48,49] Bhavani-Shankar et al.[50] avaliaram prospectivamente a diferença $Paco_2$ - $ETco_2$ em oito parturientes submetidas à colecistectomia laparoscópica com pneumoperitônio por CO_2. As pressões intra-abdominais foram mantidas em torno dos 15 mm Hg. Essas mulheres foram submetidas à cirurgia com anestesia geral durante o segundo e terceiro trimestres de suas gestações. Depois do ajuste da ventilação minuto para manutenção de $ETco_2$ a 32 mm Hg, os gases sanguíneos arteriais (método alfa-*stat*) foram determinados em fases cirúrgicas fixas: antes da insuflação, durante a insuflação, depois da insuflação e depois do término da cirurgia. Os autores não observaram diferenças significativas no gradiente médio $Paco_2$-$ETco_2$ ou na $Paco_2$ e no pH durante as diversas fases da laparoscopia. Durante a fase cirúrgica, a diferença máxima $Paco_2$-$ETco_2$ detectada foi 3,1 mm Hg (variação, 1,1 a 3,1 mm Hg). Ao que parece, $ETco_2$ tem boa correlação com CO_2 arterial, e o ajuste da ventilação para manutenção de $ETco_2$ também mantém um nível ideal para CO_2 arterial materno. Esses resultados não falam em favor da necessidade de monitoração dos gases sanguíneos arteriais durante a laparoscopia em pacientes grávidas. Procedimentos laparoscópicos vêm sendo realizados com segurança durante todos os trimestres da gestação; todavia, alguns autores defendem que, durante a gravidez, a cirurgia não obstétrica semieletiva seja marcada apenas durante o segundo trimestre. Durante esse período, a organogênese já se completou e é menos comum a ocorrência de abortos espontâneos, em comparação com o primeiro trimestre. Além disso, procedimentos durante o terceiro trimestre foram associados a maior número de trabalho de parto pré-termo e a potenciais dificuldades na visualização com um útero aumentado.[31,33,51]

Técnica anestésica

A Tabela 19.3 oferece um resumo das intervenções anestésicas e cirúrgicas recomendadas para laparoscopia durante a gravidez.[52]

Fertilização *in vitro*

Infertilidade é definida como um ano de sexo frequente e sem proteção, em que não haja êxito em conseguir uma gestação, não sendo estado irreversível. Infertilidade vem se tornando mais comum diante da tendência para idade materna avançada antes da concepção.[53,54] O prognóstico para infertilidade por causas principais e por fatores tubários e masculinos melhorou significativamente com a introdução das tecnologias reprodutivas assistidas (TRAs).[55] TRA envolve o manuseio e manipulação do oócito e dos espermatozoides para a obtenção de uma gestação bem-sucedida. Fertilização *in vitro* (FIV), a forma mais comum de TRA, foi originalmente introduzida em 1978,[56] tendo progredido tremendamente ao longo das duas últimas décadas; um artigo dos Estados Unidos recentemente publicado informou mais de 88.077 ciclos de TRAs desde seu começo.[57,58] A maioria deles (63.639) consistiu de FIV, com um porcentual de partos por recuperação de 29,8%.[58] No geral, ocorreu um aumento de 7,5% e 0,4% para ciclos e partos por recuperação, respectivamente. Contudo, o elevado custo e o porcentual de 70% de fracassos fizeram com que os endocrinologistas especializados em reprodução analisassem os fatores que podem afetar o resultado da FIV, como o protocolo de estimulação, o fator embrionário, o médico que está supervisionando o ciclo e a seleção da paciente.[59,60] Assim, é de se esperar uma avaliação rigorosa de outros fatores que podem afetar o resultado, inclusive medicações e técnicas utilizadas para proporcionar anestesia.[61]

TABELA 19.3 Plano anestésico sugerido para cirurgia laparoscópica durante a gestação

Oral	Deslocamento uterino para a esquerda ou direita
Pré-medicação	Citrato de sódio oral, 30 mL; metoclopramida, 10 mg por via intravenosa (IV)
Indução	Pentotal sódico e succinilcolina em sequência rápida
Ajustes ventilatórios	Mantenha P_{CO_2} expiratória final entre 32 e 34 mm Hg
Manutenção da anestesia	Desflurano, fentanil, oxigênio em ar e relaxantes musculares (vecurônio)
Posicionamento	Mudança gradual para posição de Trendelenburg reversa
Monitoração da frequência cardíaca fetal	16 semanas, períodos pré-operatório e pós-operatório imediato
Técnica de insuflação	Técnica com trocarte aberto
Tocólise	Terbutalina, 0,25 mg por via subcutânea (SC), se necessário
Hipotensão	Incrementos de efedrina
Período pós-operatório	Deslocamento uterino para a esquerda ou direita, suplementos de oxigênio, monitoração cardíaca fetal

Dados de Bhavani-Shankar K: Anesthetic considerations for minimally invasive surgery. *In Current Review of Minimally Invasive Surgery*, 2.ed. Philadelphia, 1998, p. 29.

FIV causa dor com intensidade variável, que muitos clínicos consideram desvantagem significativa.[62] Os níveis de dor abdominal foram correlacionados com o índice de massa corporal, o número de folículos e a duração da técnica, podendo variar entre os pacientes. Embora a sedação com a paciente consciente permaneça sendo o método de mais ampla utilização para alívio da dor, sendo utilizado em 95% dos centros nos Estados Unidos,[63,64] raramente será eficaz para prevenção da dor da punção ovariana. A ausência de cobertura para FIV pela maioria das companhias seguradoras de saúde[65] e a preocupação com o menor porcentual de gravidez com o uso de agentes anestésicos podem explicar a queda no uso das técnicas gerais e regionais para FIV.[57] No entanto, leis estaduais recentemente promulgadas, exigindo que as companhias seguradoras proporcionem cobertura parcial ou total para FIV[65] e porcentuais similares de implantação de embriões e de engravidamento com o uso de anestésicos locais e de agentes anestésicos gerais de curta ação,[57] provavelmente aumentarão o uso da anestesia geral e da regional. Portanto, é importante que o anestesiologista compreenda as implicações das técnicas anestésicas na prática da FIV, e também as de técnicas reprodutivas assistidas na anestesia regional e na geral (Tabs. 19.4 e 19.5).

Implicações anestésicas na FIV

Recuperação de oócitos guiada por ultrassom transvaginal (TUGOR) é um procedimento relativamente breve. Em média, o procedimento leva 10 a 20 minutos, podendo ser realizado sob sedação com a paciente consciente, bloqueio paracervical, bloqueio neuroaxial ou anestesia geral. Portanto, são desejáveis agentes de ação curta para que seja minimizado o tempo de recuperação das pacientes que passem por esse tratamento. O cuidado anestésico monitorado ou a sedação com a paciente consciente depende da anestesia local. Porém, é inadequada a anestesia do ovário. São riscos sérios o desconforto da paciente, o movimento decorrente da dor e um nível profundo de sedação consciente acarretando obstrução da via aérea. Além disso, o desconforto

TABELA 19.4 Tipos diferentes de técnicas reprodutivas assistidas

	TUGOR	GIFT	ZIFT / PROST / TET
Duração média	10-20 min	60-90 min	Dois procedimentos diferentes: recuperação de embriões (10-20 min) seguida por transferência (30-60 min) 24-48 horas depois da fertilização
Transferência de embriões	Oócito fertilizado no 3º ou 5º dia	Oócito não fertilizado transferido logo depois da recuperação	Oócito fertilizado transferido 24-48 horas depois da recuperação
Opções anestésicas	Várias; geral ou espinal preferida	Principalmente geral, por causa da necessidade de laparoscopia	Duas anestesias distintas: geral intravenosa ou espinal de curta ação preferidas para recuperação de embriões e anestesia geral preferida para laparoscopia para transferência

TUGOR, Recuperação de oócito guiada por ultrassom transvaginal; GIFT, Transferência intrafalopiana de gametas; ZIFT, Transferência intrafalopiana de zigoto; PROST, Transferência tubária no estágio pronuclear; TET, Transferência tubária de embrião.

TABELA 19.5 Opções anestésicas para técnicas reprodutivas assistidas

	Anestesia geral	Bloqueio neuroaxial	Bloqueio paracervical	Sedação consciente
Benefícios	Indução e recuperação rápidas	Capaz de evitar agentes intravenosos, se isso for desejável	Indução e recuperação rápidas, sem necessidade de anestesiologista	
Desvantagens	Resultados conflitantes sobre os efeitos de diferentes agentes na implantação dos embriões e nos porcentuais de gravidez	Tempos mais longos de indução e recuperação	Os ovários não são anestesiados; depende do operador; surgimento de lidocaína no líquido folicular	Depende de uma anestesia local adequada, que é de difícil obtenção

significativo pode fazer com que a paciente fique com más recordações, o que pode desincentivar futuras tentativas de FIV. Assim, preferimos usar técnicas neuroaxiais ou anestesia geral intravenosa (AGIV).

Transferência de embriões (TE) é um procedimento simples que ocorre no 3° ou 5° dia depois de TUGOR, depende de um oócito fertilizado e raramente necessita de qualquer envolvimento anestésico. Depois da inserção do espéculo na vagina e do exame da cérvix, um cateter flexível carregado com embriões e meio de cultura é introduzido até ultrapassar o óstio da cérvix e injetado no útero. Pode haver necessidade de sedação consciente ou AGIV leve em casos de desconforto significativo com a inserção do espéculo, ou quando o operador encontra dificuldade em avançar o cateter flexível até que ultrapasse a abertura cervical.

Transferência intrafalopiana de gametas (GIFT) é uma alternativa à FIV-TE, ela era mais comum antes dos recentes progressos nas técnicas de cultura de embriões e das gestações bem-sucedidas com FIV-TE. Depois da estimulação hormonal e de TUGOR, oócitos não fertilizados são misturados com espermatozoides e transferidos logo após a recuperação para o interior da tuba uterina. É preferível uma laparoscopia realizada sob anestesia geral para que o operador tenha visualização direta do cateter flexível e das tubas uterinas. Embora a anestesia espinal seja raramente utilizada para procedimentos laparoscópicos por causa das preocupações sobre desconforto do ombro e respiração difícil com CO_2, foi publicado um artigo destacando a segurança desse tipo de anestesia para recuperação laparoscópica de oócitos.[66] Existe outra técnica realizada com uma abordagem minilaparoscópica, permitindo uma redução na pressão intraperitonial e no CO_2 e dispensando a necessidade de anestesia geral.[67] Os porcentuais de gravidez são semelhantes entre FIV-TE e GIFT; assim, FIV-TE, por ser uma técnica menos invasiva, é a mais realizada. GIFT permite a fertilização dos oócitos *in vivo* e pode ser aceitável para casais com crenças religiosas que impedem FIV. Outras opções de transferência incluem a intrafalopiana dos zigotos (ZIFT), a tubária do estágio pronuclear (PROST) e a tubária de embriões (TET). Embora a fertilização seja confirmada antes da transferência dos embriões, todas essas técnicas dependem de TUGOR para aspiração do líquido folicular e para a transferência com orientação laparoscópica até o interior da tuba uterina 24 a 48 horas depois da fertilização. Os porcentuais de gravidez semelhantes e a necessidade de dois anestésicos e procedimentos diferentes levaram a significativo declínio na realização dessas técnicas.

Artigos anteriores a respeito de FIV, quando a duração do procedimento ainda era significativamente maior, informavam o uso de anestesia geral endotraqueal com uma combinação de agentes inalatórios, com ou sem N_2O. Atualmente, a anestesia geral endotraqueal é raramente utilizada, exceto em casos de recuperação laparoscópica de oócitos ou quando imposta pelo estado da paciente. A preocupação com relação ao uso de N_2O para esses procedimentos teve origem nos primeiros estudos publicados, sugerindo que esse gás tinha efeito teratogênico e causava morte fetal em ratos quando utilizado durante a organogênese.[68] Além disso, foram demonstrados conteúdo de DNA e RNA mais baixo e anormalidades morfológicas nos embriões de ratas prenhas quando expostas a N_2O durante a organogênese.[69,70] Essa teratogenicidade potencial foi atribuída, em parte, à inativação da metionina sintase. Em camundongos, breves exposições a concentrações clínicas de N_2O, isoflurano e halotano não tiveram efeito deletério na FIV e no crescimento embrionário inicial até o estágio de mórula.[71] Apesar do efeito deletério de N_2O em alguns estudos com ratas, não foram demonstradas diferenças significativas entre porcentuais de fertilização ou de gravidez em mulheres submetidas à recuperação laparoscópica de oócitos e sob anestesia geral com isoflurano/N_2O ou isoflurano/ar.[72] Não foi demonstrado também que agentes inalatórios causam efeito teratogênico ou embrionário.[73] Além disso, foi descrito que halotano protege contra a teratogenicidade induzida por N_2O e contra abortos espontâneos em ratas.[23] E maiores porcentuais de gestação foram observados em mulheres que passaram por transferência laparoscópica no estágio pronuclear (PROST) sob anestesia com isoflurano/N_2O, em comparação com propofol/N_2O.[74]

Propofol é um agente ideal para indução e manutenção, graças à sua meia-vida breve e às propriedades antieméticas. Havia algumas ressalvas com relação ao uso desse agente, porque os primeiros relatos demonstraram que propofol se difunde até o líquido folicular, com níveis mais elevados diante de doses mais altas do agente.[75,76] Embora tenha sido demonstrado que as concentrações no líquido folicular sejam mais altas no último folículo, em comparação com o primeiro folículo, não foram observadas diferenças na relação entre folículos maturos/imaturos, ou na fertilização, clivagem, ou número de células embrionárias.[76] Além disso, um estudo sobre o uso de propofol em anestesia geral intravenosa para TUGOR de oócitos doados demonstrou inexistência de efeito negativo nos oócitos, conforme avaliação por escores cumulativos de embriões e porcentuais de implantação e de gestação.[77] Estudos sobre o uso de propofol (propofol, N_2O) para transferência de embriões fertilizados revelaram menor número de engravidamentos, em comparação com uma anestesia com isoflurano e N_2O.[74] Porém, nesse estudo foram necessárias concentrações séricas maternas mais altas a fim de proporcionar anestesia para transferência laparoscópica no estágio pronuclear, em comparação com o uso de propofol para procedimentos de FIV-TE.[78] Outro estudo com oócitos de camundongo mostrou que níveis elevados de propofol no líquido folicular podem afetar os porcentuais de gestação.[79] O uso de tiopental e tiamilal para recuperação laparoscópica de ovos também foi associado ao acúmulo no líquido folicular,[80] e uma comparação entre tiopental com propofol, quando utilizados para GIFT laparoscópica, demonstrou porcentuais de gestação similares.[81] Um estudo tipo caso-controle comparando AGIV com propofol e bloqueio paracervical não apresentou qualquer diferença entre os porcentuais de fertilização, características de clivagem dos embriões ou porcentuais de gestação entre os dois grupos.[82] Nenhum dos grupos havia sido pré-medicado, ambos os grupos receberam 0,5 mg de alfentanil por ocasião da indução da anestesia, e o grupo de propofol recebeu uma dose de indução completa (2 mg/kg), seguida por uma infusão contínua sem qualquer anestésico adicional.[82] Os resultados desse estudo são consistentes, pois uma AGIV foi comparada com um grupo anestésico local sem pré-medicação. Além disso, não foram ainda publicados estudos demonstrando efeito teratogênico de propofol. No geral, os dados apóiam a ideia de que, embora o agente propofol, quando utilizado para anestesia geral intravenosa em procedimentos breves de FIV, possa surgir no líquido folicular, ele não causa efeito adverso nos porcentuais de gestação.

Fentanil, alfentanil e midazolam, quando utilizados como pré-medicações antes de TUGOR, atingem níveis intrafoliculares muito baixos e não exercem efeito nos porcentuais de implantação ou de gestação.[83,84] A concentração absoluta desses níveis é extremamente baixa quando comparada com níveis de plasma.[84,85] Alfentanil exibe a menor relação entre líquido folicular e plasma (1:40), em comparação com midazolam (1:20) e fentanil (1:10).[84] Remifentanil é um agente analgésico relativamente novo com propriedades farmacocinéticas, como rápido início de ação e um tempo de recuperação muito curto, o que é apropriado para procedimentos de FIV. Uma comparação da anestesia com propofol/fentanil com uma técnica de midazolam/remifentanil demonstrou menor necessidade de ventilação manual e recuperação mais rápida das funções no segundo grupo. Mais pacientes no primeiro grupo experimentaram percepção intraoperatória e não gostaram da anestesia, mas não houve diferenças no tempo até a alta hospitalar.[86] Outros estudos compararam uma anestesia baseada em propofol com uma combinação sedativa de quetamina e midazolam, sem demonstrar diferenças no perfil de recuperação, transferências de embriões ou porcentuais de gestação.[87] Deve-se ter em mente a escassez de dados sobre a segurança de cetamina ou remifentanil em TRAs.

Agentes anti-inflamatórios não esteroides (AAINEs), como cetorolaco intravenoso, seriam ideais para a dor visceral aguda durante e depois de TUGOR, mas os anestesiologistas relutam em utilizar esses agentes porque as prostaglandinas (PGE_2, $PGF_{2\alpha}$, PGI_2) no embrião e no endométrio estão envolvidas em processos que são importantes para a implantação.[88,89] Prostaglandina H sintase, também conhecida como ciclo-oxigenase, é uma enzima essencial na síntese das prostaglandinas e se localiza principalmente no epitélio endometrial, sendo importante para a implantação do embrião.[90] Apesar dessas ressalvas, não existem dados em animais ou em seres humanos que demonstrem qualquer mudança produzida por inibidores da ciclo-oxigenase no embrião ou nos porcentuais de implantação. Além disso, a implantação não ocorre senão 3 a 5 dias depois da recuperação do ovo. Alguns centros na Grã-Bretanha usam rotineiramente AAINEs sem qualquer efeito conhecido no revestimento endometrial ou nos porcentuais de implantação.[91] Preferimos utilizar AAINEs para doadores de ovos ou para pacientes com dor refratária a doses significativas de opioides, até que sejam publicados mais dados a respeito. Estudos futuros ajudarão a esclarecer algumas dessas dúvidas.

Náusea e vômito são as complicações mais comuns da anestesia geral, mas tais problemas ficam minimizados com o uso de propofol, doses baixas de opioides e não utilização de agentes anestésicos inalatórios. É preferível evitar metoclopramida em pacientes submetidas à FIV, pois o risco de afetar a implantação dos embriões e uma gravidez bem-sucedida é maior do que seu benefício em pacientes que não estejam em risco significativo para síndrome da aspiração de ácido. Metoclopramida, um antagonista dos receptores da dopamina, causa elevação nos níveis de prolactina, o que pode estar associado à inibição da secreção pulsátil do hormônio liberador de gonadotropina, um estado hipoestrogênico, e à disfunção ovulatória.[92] Embora não tenha utilidade para a motilidade gástrica, não há contraindicação para o uso de ondansetrona no tratamento ou na prevenção de náusea e vômito durante FIV. Agentes serotoninérgicos, ao contrário de antagonistas dos receptores de $5\text{-}HT_3$ como o ondansetron, também podem provocar elevação dos níveis de prolactina. É preferível utilizar uma técnica neuroaxial para pacientes em maior risco de náusea e vômito ou síndrome da aspiração de ácido no período pós-operatório.

Durante TUGOR, utiliza-se uma abordagem transvaginal para punção do ovário e aspiração do líquido folicular. Tanto nervos simpáticos como parassimpáticos inervam os ovários. Embora quase todos os nervos simpáticos sejam derivados do plexo ovariano que acompanha os vasos ovarianos, uma minoria é derivada do plexo que circunda o ramo ovariano da artéria uterina.[93] Com frequência, a dor visceral aguda exibe distribuição difusa, local de origem vago, e é referida até áreas remotas do corpo.[94] Bloqueio paracervical (BPC) foi utilizado com ou sem sedação consciente para TUGOR com o objetivo de melhorar o alívio da dor.[63,95,96] E foi postulado que BPC anestesia a mucosa vaginal, ligamentos uterossacros e membrana peritonial sobre a bolsa de Douglas.[95] Embora os ovários não fiquem anestesiados, sua sensibilidade à dor é a mais baixa, em comparação com o restante dos órgãos genitais internos da mulher.[94] BPC com 150 mg de lidocaína reduziu a dor abdominal à metade, quando comparado ao placebo.[95] A Escala Analógica Visual Linear para a Dor (VAPS 0-100 mm) diminuiu de 43,7 para 21,2 mm na avaliação ocorrida 4 horas depois de TUGOR.[95] Outro estudo demonstrou não haver diferença em VAPS quando a dose de 50 mg de lidocaína foi comparada com 100 e 150 mg para BPC.[96] A avaliação de VAPS imediatamente depois do procedimento apresentou níveis medianos de dor abdominal de 30 a 32 mm. Embora pequenas concentrações de lidocaína surjam no líquido folicular, e tenha sido apontado que tal ocorrência tem efeitos adversos na fertilização de oócitos e no desenvolvimento embrionário em camundongos,[95,97] elas não afetam a implantação dos embriões ou os porcentuais de gravidez.[98] Isoladamente, BPC não é suficiente para proporcionar analgesia completa, em virtude de seu porcentual de fracasso de 10 a 15% e da ausência de interferência com as fibras sensitivas aferentes originárias do plexo ovariano. Esse achado se reflete nos níveis 2,5 vezes maiores de dor vaginal e abdominal quando se usa exclusivamente BPC, em comparação com BPC mais sedação consciente.[63]

Técnicas neuroaxiais também foram utilizadas para TUGOR, tendo maior probabilidade de anestesiar o ovário, mucosa vaginal e membrana peritonial. Há necessidade de um nível dermatômico torácico de T10, ou superior, para que os ovários fiquem anestesiados. É mais provável que a anestesia espinal seja benéfica, graças à sua maior confiabilidade e início de ação mais rápido. Esse procedimento exige mínima ou nenhuma sedação consciente para sua realização, podendo ser adaptada para minimizar níveis sensitivos altos e o bloqueio motor. O anestésico espinal ideal deve permitir uma anestesia cirúrgica adequada com mínimos efeitos colaterais, rápido início da ação, curto tempo de recuperação e porcentual similar de gestações bem-sucedidas, em comparação com outras técnicas anestésicas. Os primeiros relatos descreviam o uso de 60 mg de lidocaína a 5% para anestesia espinal,[99] mas longos tempos de recuperação e o achado de sintomas neurológicos temporários causaram certa preocupação. Em um esforço para diminuir os tempos de recuperação e manter os pacientes confortáveis, Martin et al.[100] diminuíram a dose para 45 mg de lidocaína e avaliaram o benefício da adição de 10 μg de fentanil ao anestésico espinal. Uma comparação desses estudos[99,100] demonstrou menores tempos até a ambulação, micção e alta hospitalar no grupo de dose menor de lidocaína. A adição de fentanil à lidocaína resultou em melhor analgesia durante o procedimento e, no período pós-operatório, em menor consumo de opioides e em não alteração nos efeitos colaterais ou na capacidade de ambulação, micção e de receber alta hospitalar. A adição de maiores doses de fentanil à técnica espinal e progressos cirúrgicos levando a menos tempo nas recuperações dos ovos levaram a novo decréscimo na dose de lidocaína, para 30 mg. Embora bons resultados tenham sido obtidos com o uso de 30 mg de lidocaína por via subaracnoidea em combinação com 25 μg de fentanil, uma controvérsia decorrente da lidocaína e de sintomas neurológicos temporários levou à avaliação de bupivacaína como uma alternativa. Contudo, uma comparação de 30 mg de lidocaína com doses equipotentes de bupivacaína (3,75 mg) demonstrou maior tempo até a micção e até a recuperação com bupivacaína.[101] É digno de nota que pacientes passando por procedimentos de FIV tiveram os níveis séricos de albumina e α_1-glicoproteína ácida diminuídos durante estados estrogênicos suprafisiológicos no momento da recuperação dos oócitos. Isso pode levar ao aumento da fração livre de agentes farmacológicos com alta afinidade de ligação às proteínas, como bupivacaína.[102] Porém, essa ocorrência talvez seja apenas significativa quando são utilizadas doses altas de bupivacaína durante a anestesia epidural, que raramente é utilizada durante FIV. Em nossa instituição, a anestesia espinal, mesmo com baixas doses de anestésico local e com opioide, está associada a tempos mais prolongados até a micção e a alta hospitalar, quando comparada a anestesia geral intravenosa. Esse achado e o curto tempo cirúrgico nos levou a utilizar AGIV como nossa técnica anestésica de rotina para TUGOR. Anestesia espinal com 30 mg de lidocaína e 25 μg de fentanil pode ser utilizada por solicitação da paciente nos casos em que esteja ocorrendo refluxo gastroesofágico significativo e/ou obesidade mórbida, em que a paciente se alimentou e os oócitos devem ser recuperados antes que ocorra a ovulação espontânea, ou quando houver indicação por causa de efeitos colaterais graves ao uso de AGIV, por exemplo, náusea e vômito pós-operatórios.

Fator masculino é a forma mais comum de infertilidade.[103] As novas variações de FIV incluem coleta direta dos espermatozoides e injeção de apenas um espermatozoide no citoplasma do oócito (injeção intracitoplasmática do espermatozoide [ICSI, *Intracytoplasmic Sperm Injection*]). Intracytoplasmic Sperm Injection exibe porcentuais de gravidez significativamente aumentados em pacientes com infertilidade de fator masculino por causa de baixas contagens de espermatozoides, e é frequentemente combinada com aspiração direta de espermatozoides do epidídimo ou com biópsia testicular. Artigos mais antigos descreveram uma técnica de aspiração microepididimária de espermatozoides (MESA, *Microepididymal Sperm Aspiration*) mais invasiva, com aspiração cirúrgica do escroto aberta.[104] Um artigo recentemente publicado foi pioneiro em técnicas menos invasivas, como aspiração percutânea de espermatozoides no epidídimo (PESA, *Percutaneous Epididymal Sperm Aspiration*) e aspiração de espermatozoides testiculares (TESA, *Testicular Sperm Aspiration*).[104] Foi descrito que essas duas técnicas foram realizadas sob anestesia local dos nervos espermáticos superior e inferior e do ramo genital do nervo genitofemoral, sem qualquer pré-medicação.[104] É preferível usar anestesia espinal ou AGIV para esses procedimentos para minimizar o desconforto e os movimentos da paciente.

Implicações da FIV na anestesia

FIV consiste de diferentes estágios, incluindo terapia de supressão, terapia de estimulação, terapia de disparo ou ovulação, recuperação dos ovos, fertilização, terapia pós-ovulatória com progesterona e transferência de embriões. A terapia com acetato de leuprolida (Lupron), um agonista do hormônio liberador de gonadotropinas, causa supressão das gonadotropinas (hormônio folículo-estimulante [FSH] e hormônio luteinizante [LH]), resultando na ausência de produção de estrogênio e progesterona. A terapia de estimulação é conduzida com gonadotropina menopáusica humana contendo FSH e LH, e causa crescimento dos folículos ovarianos. Gonadotropina coriônica humana (hCG) provoca a ocorrência de ovulação dentro de 36 horas, e é nesse período que se faz a técnica de TUGOR. Depois da transferência dos embriões, administra-se progesterona suplementar.

A terapia de estimulação com gonadotropinas, como a gonadotropina menopáusica humana ou preparações de FSH, pode levar a níveis muito elevados de estrogênio e à hiperestimulação ovariana.[105] Níveis elevados de estrogênio fazem com que as pacientes fiquem em risco de fenômenos tromboembólicos. Em sua forma mais grave, a síndrome de hiperestimulação ovariana (SHEO) pode levar a maior permeabilidade vascular, com capilares que vazam e achados como ganho de peso, depleção do volume intravascular, ascite, derrames pleurais, alterações eletrolíticas e disfunção renal. Comumente, essas pacientes vivenciam um estado de fibrinólise em que ocorrem níveis mais altos de fibrinogênio, plasmina/α_2-antiplasmina, complexos trombina/antitrombina e de dímero-D, em comparação com mulheres com níveis mais baixos de estrogênio.[106-108] Além disso, o fator tecidual aumenta marcadamente diante de níveis mais elevados de estrogênio e é um poderoso gatilho da via extrínseca da cascata de coagulação.[108,109] O tratamento em geral é adjuvante, com expansão do volume intravascular, analgésicos, repouso no leito e profilaxia da trombose. Métodos mais invasivos, como paracentese e toracocentese, têm maior utilidade para alívio de sintomas como dor abdominal e falta de ar. Com frequência, há necessidade de sedação consciente para esses procedimentos; deve-se levar em consideração a maior sensibilidade às medicações, em virtude da contração do volume intravascular. Deve-se ter uma atitude de cautela, se forem consideradas técnicas anestésicas regionais como uma opção para essas pacientes, por causa da possibilidade de anticoagulação.

A recuperação de oócitos dos folículos não é considerada como um procedimento eletivo, pois o fracasso na sua recuperação pode acarretar ovulação espontânea e perda do ciclo. Além disso, o não esvaziamento dos folículos pode levar à síndrome de hiperestimulação ovariana, com todas as suas complicações conhecidas. Nessas circunstâncias, a preferência é fazer TUGOR sob anestesia espinal com mínima sedação. É recomendável fazer profilaxia da aspiração com citrato de sódio e metoclopramida, apesar das preocupações de elevação dos níveis de prolactina com o uso da metoclopramida.

Resumindo, técnicas reprodutivas assistidas melhoraram muito ao longo das duas últimas décadas. Embora os porcentuais de sucesso continuem a aumentar, há ainda um número significativo de ciclos que não resultam em um nascimento vivo. Portanto, espera-se que o médico proceda a um minucioso exame com relação às variáveis que podem afetar a recuperação dos oócitos ou a transferência de embriões. É essencial entender o impacto das diferentes técnicas anestésicas e medicações na FIV; também devemos considerar cuidadosamente qualquer dado que ligue esses fatores a porcentuais de implantação ou de gravidez. O anestésico pode influenciar TRA e vice-versa.

ANESTESIA OBSTÉTRICA PARA CONDIÇÕES INCOMUNS

Obesidade mórbida em mulheres grávidas

Um peso acima de 136 quilos em uma mulher grávida a termo é considerado como sendo obesidade mórbida.[110] Gestação em pacientes obesas pode ter quatro implicações importantes.[111] Em primeiro lugar, algumas das alterações fisiológicas associadas à gravidez (p. ex., aumentos no volume sanguíneo, débito cardíaco, redução na capacidade residual funcional) podem exacerbar ainda mais os efeitos deletérios causados por alterações fisiopatológicas da obesidade. Em segundo, essas pacientes obesas demonstram suscetibilidade em contrair doenças e complicações ligadas à gestação (p. ex., pré-eclâmpsia, diabetes gestacional). Terceiro, há uma associação entre aumento da incidência de complicações obstétricas e de perinatais e obesidade mórbida. E finalmente, uma combinação desses três fatores pode conduzir à quarta implicação: um resultado desfavorável da gestação.

Mulheres obesas devem ser enfaticamente incentivadas a perder peso antes da concepção. Essa medida diminui a morbidade e a mortalidade obstétrica e perinatal. Na primeira oportunidade durante a gravidez, deve ser feita uma cuidadosa avaliação sistêmica em mulheres morbidamente obesas para que sejam determinadas as alterações fisiopatológicas sistêmicas da obesidade. Nela, deve-se avaliar o grau de comprometimento respiratório resultando em hipóxia, com consequências como hipertensão pulmonar, hipertrofia e comprometimento do ventrículo direito. O ventrículo esquerdo sofre hipertrofia excêntrica como resultado do aumento do débito cardíaco, da hipertensão e do volume sanguíneo. O resultado final é a hipertrofia biventricular. Um método prático, junto ao leito do paciente, para tomar conhecimento do grau de hipoxemia consiste em determinar os decréscimos na saturação de oxigênio ao assumir a posição em decúbito dorsal a partir da postura ereta. Se ocorrer hipóxia com a mudança de posição da paciente, deve-se efetuar uma nova avaliação, para que sejam determinadas as mudanças funcionais corretas nos ventrículos.[111] Gestação em mulheres morbidamente obesas pode exacerbar a apneia do sono, o que resulta em hipertensão pulmonar durante a gravidez.[112]

Aumento do índice de massa corpórea, maior peso antes da gravidez e ganho excessivo de peso materno aumentam o risco de cirurgia cesariana.[113] Apresentações anormais, macrossomia fetal e trabalho de parto prolongado são fatores predisponentes associados à maior incidência de parto cesariana entre mulheres obesas. Há evidência de que essas pacientes estão em maior risco de trabalho de parto anormal.[114,115] A incidência de partos por incisão cesariana em decorrência de não progressão foi muito mais alta no grupo de mulheres morbidamente obesas, em comparação com o grupo controle, embora a diferença não tenha sido estatisticamente significativa.

É elevada a incidência de pH arterial umbilical menor que 7,10 entre mulheres obesas, independente de ter sido feita uma tentativa de trabalho de parto ou um parto eletivo por incisão cesariana.[116] São significativamente maiores as incidências de neonatos com escore Apgar menor de 5 em 1 minuto, menor de 7 em 5 minutos, peso ao nascer maior que 4.500 g, peso ao nascer menor que 2.500 g, retardo do crescimento intrauterino e internações na unidade de terapia intensiva neonatal entre os bebês nascidos de parturientes obesas, em comparação com os de não obesas.[117] Parece haver uma associação entre obesidade na gravidez e anomalias congênitas em bebês nascidos de parturientes com obesidade durante a gravidez. Waller et al. constataram que esses bebês têm maior risco de sofrer defeitos do tubo neural e outras malformações congênitas.[118]

Cuidado anestésico

Recomenda-se enfaticamente que a paciente seja examinada por um anestesiologista por volta da 28ª semana de gestação para determinar o efeito da gestação nos diversos sistemas (Quadro 19.1). Deve-se instituir uma abordagem multidisciplinar, dependendo dos achados sistêmicos, e fazer uma cuidadosa avaliação das vias aéreas; o plano anestésico deve ser formulado com bastante antecedência e comunicado à paciente e ao obstetra. Anestesia regional é a técnica mais apropriada para o trabalho de parto e para o parto. É recomendável a pronta institucionalização da anestesia epidural, o que permite bastante tempo para que sejam contornadas as dificuldades encontradas durante as punções epidurais. Anestesia espinal contínua é uma alternativa razoável. Essas duas técnicas propiciam analgesia e anestesia satisfatórias como requeridas para o parto cesariana, seja ele urgente ou não. Se for contemplada a possibilidade de anestesia geral, será muito bom contar com uma segunda pessoa, e o anestesiologista deverá contar com o necessário equipamento de assistência para a via aérea. Deve-se antecipar uma intubação difícil e ser posto em andamento um plano auxiliar de contingenciamento, conforme a necessidade. Será preciso muito cuidado no posicionamento apropriado de mulheres grávidas com obesidade mórbida para o parto cesariana. Pode ocorrer hipóxia em decúbito dorsal, e isso talvez implique na necessidade de elevação do repouso das costas na mesa cirúrgica. A retração do panículo para facilitar a cirurgia pode resultar em uma exagerada síndrome hipotensiva em decúbito dorsal da gravidez que, ocasionalmente, talvez resulte em parada cardíaca. Abordagem multidisciplinar é a chave para que seja obtido um resultado bem-sucedido da gravidez em mulheres morbidamente obesas.

QUADRO 19.1 Considerações anestésicas em grávidas com obesidade mórbida

- Faça uma avaliação pré-anestésica durante a gestação.
- Avalie a via aérea.
- Avalie anormalidades cardiorrespiratórias associadas da obesidade.
- Introduza precocemente um cateter epidural, a fim de garantir seu bom funcionamento.
- Considere uma técnica espinal contínua se a anestesia epidural não obtiver sucesso e se foi antecipada uma via aérea difícil.
- Coloque vários lençóis de cama dobrados de modo gradativo, das costas para o occipício, para obter uma boa posição para intubação.
- Tenha em mente que um panículo volumoso pode causar instabilidade hemodinâmica, depois da indução da anestesia regional.

Embolia por líquido amniótico

Embolia por líquido amniótico é uma das complicações mais intrigantes da gestação. Seu diagnóstico é, por vezes, difícil e incerto, sua fisiopatologia está sujeita à discussão, seu tratamento é difícil e muitas vezes inadequado e inespecífico, e a morbidade e a mortalidade são elevadas. Líquido e debris amnióticos invadem a circulação materna mais frequentemente do que se percebe. Mas apenas poucas parturientes irão sofrer embolia por líquido amniótico desenvolvida por completo, e o que dá início a essa cadeia de eventos permanece não esclarecido.

Continua a ser elevada a mortalidade causada por embolia por líquido amniótico em pacientes sintomáticas, variando de 61 a 86%.[119,120] A clássica descrição de embolia por líquido amniótico é um choque profundo e inesperado, seguido por colapso cardiovascular e, na maioria dos casos, morte.[121] Considerava-se que havia maior probabilidade de ocorrência da síndrome em mulheres multíparas durante um trabalho de parto excepcionalmente forte ou rápido, ou logo em seguida a esse tipo de parto.[122] Também se pensava que o uso de estimulantes uterinos, manchas de mecônio no líquido amniótico, ou presença de um feto grande ou morto aumentava o risco. No entanto, foi informado que existem várias exceções a essa descrição clássica. Foram publicados vários relatos de casos de êmbolos de líquido amniótico ocorrentes durante partos cesarianas e abortos terapêuticos, e também casos ocasionais no período do pós-parto tardio, ou muito raramente em pacientes não em trabalho de parto.[123-126] Outros casos foram associados a trauma abdominal, ruptura de útero ou âmnio-infusão no período intraparto.[127,128]

Foi postulado que o líquido amniótico pode sofrer encarceramento nas veias uterinas durante a contração do útero por ocasião do parto; mais tarde, ele é liberado na circulação durante a involução uterina normal do pós-parto.[129] Isso explica porque alguns casos de embolia por líquido amniótico ocorrem no período pós-parto tardio. Outra razão para uma apresentação retardada seria que o surgimento inicial era temporário ou subclínico, tendo passado despercebido. Isso, por sua vez, explicaria a apresentação atrasada ou atípica informada na literatura.

Apresentação clínica

Colapso cardiorrespiratório estava quase que invariavelmente presente na maioria dos casos, conforme se pode constatar na série de Morgan.[119] Porém, o sintoma de apresentação em 51% das pacientes era angústia respiratória. No porcentual restante, a primeira indicação de um problema havia sido hipotensão em 27%, coagulopatia em 12%, e convulsões em 10%. Por outro lado, Clark et al. verificaram que, das mulheres que se apresentaram antes do parto, 30% tiveram convulsões ou atividade lembrando convulsões, enquanto 27% se queixavam de dispneia.[120] Bradicardia fetal (17%) e hipotensão (13%) foram os sintomas de apresentação mais comuns a seguir. Das 13 pacientes que exibiam sintomas depois do parto, 7 (54%) se apresentaram com uma coagulopatia isolada, que se manifestou por hemorragia no pós-parto. Diversos outros relatos de casos sugeriram que a apresentação de embolia por líquido amniótico pode ser bastante variável, com relação ao momento de ocorrência, sintomas de apresentação e curso subsequente.[128] Portanto, é preciso considerar cuidadosamente o diagnóstico diferencial e, ao mesmo tempo, ter uma atitude de forte suspeição para a possível ocorrência desse distúrbio (Quadro 19.2).

Etiologia

Membranas fetais intactas isolam o líquido amniótico da circulação materna. Depois do parto, vasos uterinos na superfície desnuda do endométrio ficam expostos ao líquido amniótico. Normalmente, as contrações uterinas são muito eficazes na promoção do colabamento dessas veias. Assim, além das membranas rompidas, deve estar presente um gradiente de pressão que favoreça o ingresso do líquido amniótico desde o útero até a circulação materna para que ocorra embolia por líquido amniótico.[119] Embora o local de implantação placentária seja um possível portal de entrada, particularmente no caso de descolamento parcial da placenta, é improvável que o ingresso se dê por esse caminho se o útero permanecer bem contraído. Por outro lado, pequenas lacerações no segmento uterino inferior e na endocérvix são comuns durante o trabalho de parto e o parto; atualmente, acredita-se que esses sejam os pontos de entrada mais prováveis.[119,123] Em favor desse conceito, Bastein et al. informaram um caso de embolia por líquido amniótico em que o exame *post-mortem* revelou significativa oclusão da vasculatura cervical e também dos pulmões por vários elementos de líquido amniótico.[130]

Existe uma concepção equivocada na literatura de que o líquido amniótico ingressa rotineiramente na circulação materna por ocasião do parto. Esse erro teve origem na crença de que a presença de células pavimentosas na vasculatura pulmonar era um marcador sinalizando o ingresso do líquido amniótico na circulação materna. Contudo, agora já se sabe que as células pavimentosas podem surgir no sangue pulmonar de populações heterogêneas, tanto de pacientes grávidas como não grávidas que passaram por cateterização da artéria pulmonar.[131,132] Acredita-se que a presença dessas células tenha sido resultado da contaminação por fontes exógenas durante a preparação das amostras ou por células epiteliais derivadas do local de entrada do cateter na artéria pulmonar.[131] Considerando a dificuldade em diferenciar células epiteliais adultas de fetais, o achado isolado de células pavimentosas na circulação pulmonar de pacientes grávidas sem embolia por líquido amniótico é mais provável que ele seja um contaminante, e não um indício de exposição materna ao líquido amniótico. Além disso, foi determinado que, embora as células pavimentosas possam estar presentes em ambos os grupos (evidência clínica com e sem embolia por líquido amniótico), apenas no primeiro caso haviam evidências de outros debris fetais, como mucina, vernix e lanugem. Nessas pacientes, células pavimentosas e outros debris granulares estavam frequentemente revestidos com leucócitos, sugerindo uma reação materna a material estranho. Onde foram detectados outros debris ocasionais não identificáveis, os autores afirmaram que o material presente nas pacientes que não sofriam de embolia por líquido amniótico era "claramente diferente" do material observado na amostra.[132] Outra causa para a confusão concernente à entrada rotineira (ou não) do líquido amniótico na circulação materna gira em torno da importância da embolia trofoblástica para o pulmão materno. Normalmente, células trofoblásticas ficam livremente flutuando no espaço interviloso e, assim, têm acesso direto à circulação materna.[119] Portanto, sua presença na circulação vascular periférica ou central da mãe não é surpreendente e nem indicativa de embolia por líquido amniótico. Outra evidência de que o líquido amniótico não ingressa normalmente na circulação materna pode ser obtida de autópsias de parturientes que morreram por diversas complicações da gestação. Roche e Norris compararam amostras de pulmões obtidas de 20 pacientes toxêmicas com igual número de amostras de mulheres que tinham evidência clínica de embolia por líquido amniótico. Utilizando um corante específico para presença mucopolissacarídeo ácido, esses autores foram capazes de confirmar a presença de mucina nas secreções pulmonares de todas as pacientes com embolia por líquido amniótico. Nenhuma das secreções das pacientes toxêmicas teve coloração positiva.[133]

Resumindo, a presença de células pavimentosas ou trofoblásticas na vasculatura pulmonar materna não deve ser considerada como certeza de ingresso do líquido amniótico na circulação materna. Não há evidência sugerindo ou sustentando o ponto de vista que embolia por líquido amniótico é um evento fisiológico comum.

QUADRO 19.2 Considerações sobre êmbolos de líquido amniótico

- Colapso cardiorrespiratório pode ser o primeiro sinal de embolia por líquido amniótico.
- Ocasionalmente, hipotensão, convulsões, dispneia e coagulopatia isolada podem ser os achados de apresentação.
- Coagulopatia é um acompanhante invariável do líquido amniótico.
- Presença de células escamosas e de outros debris fetais (mucina, vermix, lanugem) revestidos com leucócitos na circulação materna é a característica fundamental da embolia por líquido amniótico.
- Inicialmente, hipertensão pulmonar, hipóxia, insuficiência ventricular esquerda e coagulopatia são os eventos principais em casos de embolia por líquido amniótico.
- Basicamente, o tratamento é sintomático e direcionado para a manutenção da oxigenação, suporte circulatório e correção da coagulopatia.

Fisiopatologia

Tão logo o líquido amniótico tenha ingressado na circulação materna, ocorrem várias alterações fisiológicas que contribuem para a síndrome observada. A fisiopatologia é multifatorial e a apresentação clínica depende da aberração fisiológica predominante.

Alterações hemodinâmicas

Espécimes animais sugeriram que hipertensão pulmonar grave era a principal alteração fisiopatológica.[134] Acreditava-se que isso era causado pela obstrução crítica dos vasos pulmonares por material embolizante ou pelo vasoespasmo pulmonar secundário à resposta da vasculatura pulmonar aos debris fetais, resultando em asfixia aguda, *cor pulmonale* e, por sua vez, em morte súbita ou grave lesão neurológica.[123,134] Todavia, não existem dados hemodinâmicos em humanos que sustentem períodos continuados de hipertensão pulmonar.[135,136] De fato, insuficiência ventricular esquerda parece ser o aspecto patognomônico em seres humanos.[128] Clark revisou os dados hemodinâmicos disponíveis dos casos publicados de embolia por líquido amniótico em seres humanos, tendo observado apenas elevações leves a moderadas nas pressões da artéria pulmonar, enquanto todas as pacientes exibiam evidência de disfunção ventricular esquerda grave. Além disso, o cálculo da resistência vascular pulmonar revelou, com uma exceção, que todos os valores estavam dentro da normalidade ou em uma faixa que reflete insuficiência ventricular esquerda isolada.[134] Na tentativa de reconciliar os achados clínicos e os dados experimentais em animais, Clark propôs um modelo bifásico para explicar as anormalidades hemodinâmicas que ocorrem em casos de embolia por líquido amniótico.[134] Ele sugeriu que hipertensão pulmonar aguda e vasoespasmo podiam constituir a resposta hemodinâmica inicial. A resultante insuficiência cardíaca direita e a concomitante hipóxia podiam explicar os casos de morte súbita ou de grave comprometimento neurológico. Aquelas pacientes que sobrevivem à fase inicial de hipertensão pulmonar, que é temporária, evoluem para o estágio seguinte de insuficiência ventricular esquerda. Diversos mecanismos contribuem para essa fase subsequente de insuficiência ventricular esquerda. Eles incluem hipóxia, desvio do septo interventricular para a esquerda, secundariamente à insuficiência cardíaca do lado direito (resultando em uma queda no débito cardíaco, o que, por sua vez, leva ao comprometimento da perfusão das artérias coronarianas), e ao efeito depressivo direto do próprio líquido amniótico no miocárdio. Endotelina, que está abundantemente presente no líquido amniótico, foi citada como a causa da insuficiência ventricular esquerda.[137] Diversos autores sugeriram que outros fatores humorais, inclusive enzimas proteolíticas, histamina, serotonina, prostaglandinas e leucotrienos, podem contribuir para as alterações hemodinâmicas e para a coagulopatia de consumo associadas à embolia por líquido amniótico.[128] Por causa da semelhança clínica da apresentação dessa embolia com a sepse e a anafilaxia, Clark sugeriu que a síndrome da embolia por líquido amniótico é decorrente de uma reação anafilactoide a esse líquido e nomeou o distúrbio de "síndrome anafilactoide da gestação".[120] Dependendo da paciente, o potencial antigênico pode variar; assim, poderão ocorrer graus variáveis da síndrome. Por exemplo, mulheres com um feto do gênero masculino têm maior probabilidade de serem afetadas.[120] Analogamente, líquido contendo mecônio espesso pode ser mais tóxico do que o líquido amniótico limpo.[120] Dados obtidos em seres humanos demonstraram que, embora quase todas as pacientes que morreram de embolia por líquido amniótico tivessem líquido amniótico limpo, o tempo transcorrido desde a apresentação inicial até a parada cardíaca é menor e é maior o risco de lesão neurológica ou morte em presença de mecônio ou de um feto morto.[120] Outra evidência indireta de uma base imunológica é a ocorrência de embolia por líquido amniótico fatal durante abortos ocorridos no primeiro trimestre. Isso sugere que, nas circunstâncias corretas, a exposição materna a quantidades até mesmo pequenas de líquido amniótico pode iniciar a síndrome.[120] A confirmação da teoria de "reação anafilactoide" ao líquido amniótico ainda depende de mais pesquisas utilizando marcadores da triptase.

Coagulopatia

A associação de uma coagulopatia de consumo é comum em pacientes com embolia por líquido amniótico. Na revisão de Morgan, 12% das pacientes se apresentaram com diátese hemorrágica, com subsequente desenvolvimento dessa complicação em mais 37%.[119] No entanto, revisões mais recentes chegaram a incidências ainda mais elevadas. Clark informou que 83% dos casos no registro nacional dos Estados Unidos exibiam evidência clínica ou laboratorial de coagulopatia de consumo. As 17% restantes morreram antes que o quadro de coagulação pudesse ser avaliado por técnicas clínicas ou laboratoriais. Analogamente, em 15 casos de embolia por líquido amniótico fatal associados à indução do aborto, duas pacientes se apresentaram com coagulopatia e mais 75% das sobreviventes iniciais evoluíram para uma coagulação intravascular disseminada (CID).[138] Atualmente, parece que embolia por líquido amniótico está quase sempre associada a alguma forma de CID, com ou sem sangramento clinicamente significativo. CID isolada causando hemorragia materna pode ser a primeira indicação do problema em um pequeno número de pacientes.[139,140] As atuais evidências laboratoriais também reforçam a opinião que a embolia por líquido amniótico está invariavelmente associada a mudanças na coagulação. Harnett et al. estudaram o efeito de concentrações variáveis de líquido amniótico (10 a 60 μL adicionados a 330 μL de sangue total) nas variáveis tromboelastográficas, tendo constatado que o líquido amniótico é procoagulante, mesmo com uma amostra de estudo de 10 μL.[141]

A etiologia da coagulopatia permanece um tanto obscura. Pesquisadores que tentaram esclarecer o mecanismo chegaram a resultados inconclusivos e, em alguns casos, contraditórios. Embora o líquido amniótico contenha os fatores da coagulação ativados II, VII e X, suas concentrações estão bem abaixo daquelas observadas no soro materno a termo.[142] Por outro lado, foi demonstrado que o líquido amniótico possui uma propriedade de ativação do fator X e um efeito similar ao da tromboplastina. Essas duas propriedades aumentam com a idade gestacional. O efeito similar à tromboplastina provavelmente se deve a quantidades substanciais de fator tecidual no líquido amniótico. As fontes potenciais incluem a pele fetal esfacelada e as células epiteliais derivadas da mucosa dos tratos respiratório, gastrintestinal e geniturinário do feto. O fator tecidual ativa a via extrínseca ao se ligar com o fator VII. Por sua vez, esse complexo dispara a coagulação mediante a ativação do fator X. Lockwood et al. especularam que, tão logo tenha sido disparada a cascata da coagulação na vasculatura pulmonar, a geração local de trombina poderia causar vasoconstrição e trombose microvascular, assim como secreção de endotelina vascular.[142] Esse peptídeo vasoativo pode deprimir tanto a contratilidade do miométrio quanto do miocárdio, e talvez contribuir, primária ou secundariamente, para as alterações hemodinâmicas e para a atonia uterina que geralmente estão associadas a essa síndrome.

Diagnóstico

Não há critérios diagnósticos para confirmação da presença de embolia por líquido amniótico. O diagnóstico diferencial consiste em êmbolos pulmonares aéreos ou trombóticos, choque séptico, infarto agudo do miocárdio, miocardiopatia, anafilaxia, aspiração, ruptura de placenta, ecâmpsia, ruptura de útero, reação transfusional e toxicidade por anestésico local.[128] Caso haja um acesso venoso central, o sangue da vasculatura pulmonar deve ser coletado utilizando o método descrito por Masson.[122] Esse autor sugeriu que, para minimizar a possibilidade de contaminação exógena ou materna, uma amostra mais representativa da microvasculatura pulmonar poderá ser obtida se o sangue for coletado do lúmen distal de um cateter encunhado de artéria pulmonar. Depois de descartar os primeiros 10 mL de sangue, são coletados mais 10 mL; a amostra é heparinizada e analisada utilizando o método de Papanicolaou.[143] A presença de componentes do líquido amniótico, inclusive células pavimentosas e filamentos de muco, reforça o diagnóstico. Embora preparações da vasculatura pulmonar possam ocasionalmente estar contaminadas com descamação materna, quando células pavimentosas são encontradas em grande quantidade nesse tipo de amostra, esse achado será clinicamente significativo e dará forte embasamento para o diagnóstico de embolia por líquido amniótico.[143] Isso é particularmente verdadeiro se as células pavimentosas estiverem revestidas com neutrófilos ou se outros debris fetais, como mucina ou pelos, estiverem acompanhando as células. Lee et al. sugeriram que um método mais confiável de confirmar o diagnóstico pode se centrar na identificação de outros elementos do líquido amniótico na vasculatura pulmonar materna, em vez das células pavimentosas.[132,144]

O recente progresso no diagnóstico da embolia por líquido amniótico gira em torno da tentativa de desenvolver testes sensíveis, simples e não invasivos utilizando sangue periférico materno. Kobayashi et al. estudaram os níveis séricos maternos de sialil Tn em quatro mulheres com quadro clínico de embolia por líquido amniótico, comparando-as com controles gestantes e não gestantes.[145] Sialil é uma glicoproteína do tipo da mucina que tem origem nos tratos intestinal e respiratório do feto e do adulto. Sialil está presente no mecônio e também no líquido amniótico limpo. Utilizando um anticorpo antimucina sensível, TKH-2, os autores não observaram diferença nos níveis séricos de pacientes grávidas ao longo de toda a gestação ou no período pós-parto imediato, quando comparadas com controles não gestantes saudáveis. Todavia, os níveis do antígeno estavam elevados no grupo com embolia por líquido amniótico.[145] Apesar disso, esse teste parece ser promissor, embora ainda dependa de uma avaliação mais aprofundada. Kanayama et al. também estudaram um segundo marcador diagnóstico que envolve a determinação das concentrações plasmáticas de zinco-coproporfirina, um componente característico do mecônio, e descobriram que as concentrações estavam mais altas em pacientes com embolia por líquido amniótico.[146]

Tratamento

O tratamento da embolia por líquido amniótico é basicamente sintomático e orientado para a manutenção da oxigenação, suporte circulatório e correção da coagulopatia. Dependendo das circunstâncias, pode ser necessário um protocolo completo de ressuscitação cardiopulmonar. Se o feto estiver suficientemente maturo e não tiver sido extraído do útero no momento da parada cardíaca, deve-se instituir a incisão cesariana com a maior rapidez possível.

O tratamento da instabilidade hemodinâmica inclui a otimização da pré-carga com rápida infusão de volume. Pode ser necessário o uso de vasopressores direcionados para a restauração da pressão de perfusão aórtica nos estágios iniciais. Tão logo esse efeito tenha sido obtido, pode-se adicionar outros inotrópicos, como dopamina e dobutamina, para melhorar a função do miocárdio. Quando clinicamente viável, pode-se instituir a cateterização da artéria pulmonar para ajudar na orientação da terapia. Podem ser necessários diuréticos para mobilizar o líquido do edema pulmonar. O tratamento da coagulopatia associada à embolia por líquido amniótico envolve a administração de componentes do sangue. Essa embolia está associada frequentemente a uma hemorragia grave, o que exigirá reposição com papa de hemácias. Pode-se utilizar sangue O negativo ou do grupo específico, caso o médico não tenha à disposição o sangue com a prova cruzada. Plasma e plaquetas são administrados para reposição dos fatores da coagulação. Em geral, o prosseguimento do tratamento será orientado pelo estado clínico da paciente e das evidências laboratoriais de coagulopatia. Embora crioprecipitado não seja terapia de primeira linha para tratamento da coagulopatia, esse produto poderá ter utilidade em circunstâncias nas quais o nível de fibrinogênio esteja baixo e haja preocupação com sobrecarga de volume. Também foi informada a sua utilidade em uma paciente com síndrome da angústia respiratória aguda grave, secundária à embolia por líquido amniótico.[147] Depois da administração de crioprecipitado, os quadros cardiopulmonar e hematológico da paciente melhoraram dramaticamente, o que levou os autores a sugerir que esse produto pode ser útil em casos nos quais a terapia clínica convencional parece não resolver os problemas da manutenção da pressão arterial, oxigenação e homeostase. A recomendação dos autores foi baseada em protocolos terapêuticos similares para pacientes gravemente enfermos politraumatizados, com queimaduras e com sepse pós-operatória. Nesses cenários clínicos, acredita-se que ocorra comprometimento da eliminação dos microagregados circulantes e dos complexos imunes pelo sistema reticuloendotelial, acarretando no desenvolvimento de insuficiência cardiopulmonar e de CID. Crioprecipitado é rico em glicoproteína ligadora de superfície α_2 opsônica, também conhecida como fibronectina, que facilita o sistema reticuloendotelial na filtração de matéria antigênica e de partículas tóxicas. Foi informada a depleção dos níveis dessa glicoproteína em pacientes gravemente enfermas, com melhora significativa do quadro clínico depois da repleção dos níveis de fibronectina.[147]

Já foram publicados na literatura relatos isolados de outras modalidades terapêuticas de embolia por líquido amniótico. Em uma paciente, foi utilizado um inibidor da serina proteinase, FOY, no tratamento de uma CID associada.[148] Óxido nítrico e prostaciclina aerossolizada foram utilizados para tratar hipoxemia refratária.[149,150] Clark sugeriu o uso de corticosteroides e de adrenalina em doses elevadas como adjuvantes terapêuticos úteis, à luz das semelhanças da embolia por líquido amniótico com a anafilaxia.[120]

Complicações da pré-eclâmpsia: eclâmpsia, síndrome HELLP e edema pulmonar

Pré-eclâmpsia não é rara; esse problema complica 6 a 8% de todas as gestações. Nesta seção, consideraremos três condições que merecem atenção especial por não serem tão comuns como ela. Contudo, essas condições podem coexistir com pré-eclâmpsia e contribuir para morbidade e mortalidade significativas entre mulheres grávidas.

Eclâmpsia é uma emergência com risco de morte, de súbita ocorrência e é mais comum no terceiro trimestre nas proximidades do termo. Aproximadamente 60% das convulsões/comas ocorrem antes do parto. Quase todos os casos pós-parto ocorrem durante as primeiras 24 horas, mas as convulsões atribuídas à eclâmpsia já foram descritas até 22 dias depois do parto. Aproximadamente 50% de todas as pacientes exibem evidência de pré-eclâmpsia grave. Na metade restante, pode estar ausente a tríade clássica da pré-eclâmpsia (hipertensão, proteinúria e edema) ou levemente anormal.[151] Na literatura, ocorre ampla variação na incidência de eclâmpsia (1 em 100 até 1 em 3448 gestações).[151] Eclâmpsia permanece sendo uma complicação da gravidez significativa nos Estados Unidos. Em um estudo de 399 mulheres consecutivas com eclâmpsia, o porcentual de mortalidade foi 1%, e o surgimento antes do parto representou o maior risco, especialmente antes da 32ª semana de gestação. Porém, a eclâmpsia do pós-parto teve maior probabilidade de estar associada a déficits neurológicos.[152] A eclâmpsia permanece sendo um problema comum e uma causa principal de morte materna e perinatal nos países em desenvolvimento.[153] Podem seguir-se importantes complicações maternas, como ruptura de placenta, síndrome HELLP, CID, déficits neurológicos, aspiração pulmonar, edema pulmonar, parada cardiopulmonar e insuficiência renal aguda.[152]

Cefaleia, distúrbios visuais e dor epigástrica ou no quadrante superior direito são achados consistentes com pré-eclâmpsia grave, podendo anunciar uma eclâmpsia iminente. As convulsões surgem de maneira abrupta, tipicamente tendo início com contrações faciais seguidas por uma fase tônica que persiste durante 15 a 20 segundos. Esse quadro evolui para uma fase clônica generalizada que se caracteriza por apneia, com duração aproximada de 1 minuto. A respiração retorna com uma longa inspiração estertorante, e o paciente entra em um estado pós-ictal, com um período variável de coma. Aspiração pulmonar de conteúdo gástrico pode complicar uma convulsão. O número de convulsões varia de 1 ou 2 até 100 em casos graves e não tratados. As causas de eclâmpsia são pouco compreendidas. Geralmente, acredita-se que vasoespasmo e isquemia cerebral resultam em eclâmpsia. No entanto, edema cerebral, hemorragia e encefalopatia hipertensiva também foram implicados em sua patogênese.[154,155]

Até que se prove o contrário, a ocorrência de convulsões durante a gravidez deve ser considerada como eclâmpsia. Deve-se considerar as condições que a simulam (p. ex., encefalite, epilepsia, meningite, tumor cerebral e acidente vascular encefálico) apenas depois de excluída a sua possibilidade (Quadro 19.3).[156] A tomografia computadorizada (TC) pode estar normal, ou revelar evidência de edema, infarto ou hemorragia cerebral. Essa última complicação ocorre com mais frequência em grávidas de mais idade com hipertensão preexistente e pode, muitas vezes, resultar em morte ou incapacitação permanente.[156] Outras anormalidades neurológicas incluem cegueira temporária, descolamento de retina, psicose pós-parto e outros déficits neurológicos temporários.[151]

QUADRO 19.3 Considerações em casos de eclâmpsia

- Eclâmpsia pode ocorrer durante os períodos pré-parto, intraparto e pós-parto.
- Cefaleia, distúrbios visuais e dor epigástrica ou no quadrante superior direito podem anunciar eclâmpsia iminente.
- As convulsões surgem abruptamente, começando como uma contração facial seguida por uma fase tônica e por uma clônica.
- TC pode ser normal, ou pode revelar evidência de edema, infarto ou hemorragia cerebral.
- O tratamento envolve a manutenção da via aérea, oxigenação e ventilação.
- Talvez seja necessária a administração de tiopental sódico, midazolam e succinilcolina para facilitar a oxigenação e a ventilação.
- Sulfato de magnésio é o agente farmacológico preferido para tratamento definitivo das convulsões.
- Pacientes com eclâmpsia devem ter seu parto rapidamente realizado.
- Pode-se considerar o uso de anestesia regional para facilitar o trabalho de parto e o parto em pacientes que não estejam em convulsão, estejam conscientes, comportamentalmente racionais e sem evidências de aumento da pressão intracraniana e de coagulopatia.

A eletroencefalografia também é anormal, demonstrando retardo focal ou difuso, bem como atividade epileptiforme focal ou generalizada.[155]

Tratamento da eclâmpsia

Durante a convulsão, a paciente deverá receber imediata suplementação de oxigênio. Uma via nasofaríngea flexível poderá facilitar a oxigenação durante a convulsão. Uma vez que as convulsões tenham cessado, a ventilação poderá ser assistida. Ao mesmo tempo, devem ser observadas as precauções para minimizar as probabilidades de aspiração gástrica. Pode ser necessário o uso de midazolam em doses crescentes de até 20 mg, seja para suprimir as convulsões ou para facilitar o tratamento subsequente em um paciente combativo. Ocasionalmente, pode-se usar tiopental sódico e succinilcolina para facilitar a oxigenação e a ventilação. A monitoração imediata deve consistir de registros por oximetria de pulso, eletrocardiograma e pressão arterial. O deslocamento uterino esquerdo deve ser mantido durante todo o esforço de ressuscitação e até o parto do bebê.

Sulfato de magnésio é o agente preferido para o tratamento definitivo de convulsões. Depois de uma dose de ataque imediata de 4 a 6 g administrada por infusão intravenosa ao longo de 20 a 30 minutos, será iniciada uma dose de manutenção de 1 a 2 g/h, assumindo que a paciente esteja com produção de urina adequada. Deve-se implementar a monitoração horária do débito urinário, a avaliação regular dos reflexos tendíneos profundos e a observação da frequência respiratória, como defesa contra a toxicidade do magnésio.

A menos que haja contraindicação, pacientes com eclâmpsia devem ter seu parto realizado com rapidez. As frequentes indicações de parto cesariana incluem sofrimento fetal, ruptura de placenta, prematuridade com uma cérvix desfavorável, convulsões e agitação pós-ictal persistentes.

Pode-se considerar o uso de anestesia regional para facilitar o trabalho de parto e o parto em pacientes que não estejam em convulsão, estejam conscientes, comportamentalmente racionais e sem evidências de aumento da pressão intracraniana e de coagulopatia. Moodley et al. não encontraram diferença nos resultados maternos e neonatais ao compararem a anestesia epidural com a geral para parto cesariana em mulheres conscientes com eclâmpsia.[157] As pacientes inconscientes ou em obtundação, ou aquelas com evidência de aumento da pressão intracraniana, devem ser cuidadas com anestesia geral conforme as recomendações para anestesia neurocirúrgica. A hiperventilação pode ser iniciada logo depois do parto do bebê para minimizar o efeito da baixa $Pa{CO_2}$ nas artérias uterinas. A paciente pode ser extubada na conclusão da cirurgia se estiver desperta e consciente. Por outro lado, se foi realizada uma anestesia geral em uma mulher que a princípio não estava consciente, deve-se considerar a estratégia de deixar a paciente intubada, com sua transferência para uma unidade de terapia intensiva para controle da pressão arterial e para a descontinuação controlada da ventilação assistida, ao mesmo tempo em que é avaliada a recuperação neurológica. Inconsciência prolongada deve impor a realização de uma nova avaliação com TC. O magnésio deve ser mantido até que a pressão arterial tenha sido normalizada e a hiperexcitabilidade do sistema nervoso central desaparecido.

QUADRO 19.4 Considerações para a síndrome HELLP

- Hemólise, enzimas hepáticas elevadas e baixa contagem de plaquetas caracterizam essa condição.
- A classificação da síndrome HELLP se baseia no número de plaquetas: classe I (< 50.000/mm³), classe II (50.000-100.000/mm³) e classe III (> 100.000/mm³).
- A etiologia da síndrome HELLP ainda continua indefinida.
- O parto representa o único tratamento definitivo para a síndrome HELLP e deve ser realizado imediatamente, com poucas exceções.
- Dexametasona aumenta significativamente o número de plaquetas.

Síndrome HELLP

Acredita-se que a síndrome HELLP seja um estado clínico que pode representar uma forma avançada de pré-eclâmpsia (Quadro 19.4). Hemólise, enzimas hepáticas elevadas e baixo nível de plaquetas caracterizam essa condição. Com base na contagem de plaquetas, a síndrome HELLP é dividida em três classes. Pacientes na classe I têm contagem plaquetária inferior a 50.000/mm³; classe II é definida pelo intervalo entre 50.000 e 100.000/mm³; e classe III por uma contagem superior a 100.000/mm³.[158] A etiologia de HELLP permanece obscura. Suas manifestações clínicas e patológicas resultam de uma agressão desconhecida que leva à ativação plaquetária intravascular e à lesão do endotélio da microvasculatura. Hemólise, que é definida como a presença de anemia hemolítica microangiopática, é o destaque desse distúrbio. Sibai, depois de ter revisado artigos publicados, observou a falta de consenso com relação às características diagnósticas dessa síndrome.[159] Esse autor sugeriu os seguintes critérios diagnósticos: (1) hemólise, definida por um esfregaço de sangue periférico anormal e um nível de bilirrubina elevado (1,2 mg/dL ou mais); (2) elevação das enzimas hepáticas, definida como um nível elevado de aspartato aminotransferase, pelo menos 70 U/L, e um nível de lactato desidrogenase superior a 600 U/L; e (3) baixa contagem de plaquetas (< 100.000/mm³). O diagnóstico de síndrome HELLP será estabelecido apenas se todos os três critérios estiverem presentes. Um diagnóstico de síndrome HELLP parcial será estabelecido apenas se um ou dois dos três critérios estiverem presentes; e a paciente terá um diagnóstico de pré-eclâmpsia grave se não apresentar nenhum deles.[160] Pacientes com síndrome HELLP "total" têm probabilidade de exibir maior incidência de derrame, parada cardíaca, CID, ruptura de placenta, necessidade de transfusão sanguínea, derrame pleural, insuficiência renal aguda e infecções de ferida.[160] A maioria dos casos de síndrome HELLP ocorre antes do termo, mas 20% podem se apresentar no pós-parto. Pacientes acometidas de síndrome HELLP no pós-parto têm incidência maior de edema pulmonar e de insuficiência renal.[161]

Diversos estudos demonstraram melhor resultado para a mãe com a administração de 10 mg de dexametasona por via intravenosa a intervalos de 12 horas, até que seja observada a remissão da doença.[162] O tratamento com dexametasona é mantido até que ocorra o seguinte: a pressão arterial fica em 150/100 mm Hg ou menos, o débito urinário é de pelo menos 30 mL/h durante 2 horas consecutivas sem uma administração rápida de líquidos ou o uso de diuréticos, a contagem plaquetária é superior a 50.000/mm^3, o nível de lactato desidrogenase começa a declinar, e a paciente parece estar clinicamente estável. Quando esses eventos ocorrerem, dexametasona é diminuída para doses de 5 mg administradas por via intravenosa de 12 em 12 horas.[162]

CID compensada pode estar presente em todas as pacientes com a síndrome HELLP.[163] Além disso, pacientes com essa síndrome podem sentir dor no quadrante superior direito, no pescoço e no ombro, ou hipotensão recidivante decorrente de hematoma subcapsular e de hemorragia intraparenquimatosa. Tendo em vista que as provas de função hepática não refletem com precisão a presença de hematoma e hemorragia hepáticos, esse subgrupo de pacientes, particularmente se em associação com trombocitopenia, deve passar por um exame do fígado por TC.[164] Um achado de imagem anormal do fígado foi observado em 77% das pacientes com contagem plaquetária de 20.000/mm^3 ou menos.[164]

O parto representa o único tratamento definitivo da síndrome HELLP e deve ser realizado imediatamente, com poucas exceções. Tipicamente, o tratamento conservador, que inclui repouso no leito, agentes antitrombóticos e expansão do volume plasmático, é mal-sucedido e frequentemente resulta em deterioração materna ou fetal prematura. Em presença de prematuridade, podem ser administrados corticosteroides para acelerar a maturidade pulmonar, seguido pela realização do parto 48 horas depois. A administração de doses altas de corticosteroides pode aumentar a contagem de plaquetas, o que permitirá a aplicação de uma anestesia regional, especialmente se for obtida uma latência de 24 horas antes do parto.[165]

QUADRO 19.5 Edema pulmonar em casos de pré-eclâmpsia

- Três por cento das mulheres com pré-eclâmpsia grave desenvolvem edema pulmonar.
- Edema pulmonar ocorre como resultado da baixa pressão coloido-oncótica, pressão hidrostática intravascular e/ou permeabilidade capilar pulmonar aumentadas.
- É provável que ocorra 2 a 3 dias depois do parto.
- O tratamento envolve o controle da causa subjacente (super-hidratação, sepse, insuficiência cardíaca).
- O tratamento inclui administração de oxigênio suplementar, restrição de líquidos e administração de diuréticos.
- Ocasionalmente, a aplicação de um cateter de artéria pulmonar poderá facilitar a continuidade do tratamento (vasodilatadores, inotrópicos).
- Raramente, podem ser necessárias a intubação traqueal e a ventilação se a insuficiência respiratória complicar o edema pulmonar refratário.

Edema pulmonar na pré-eclâmpsia

Três por cento das mulheres com pré-eclâmpsia grave sofrem edema pulmonar (Quadro 19.5).[166] Edema pulmonar ocorre como um resultado da baixa pressão coloido-oncótica, do aumento da pressão hidrostática intravascular e/ou do aumento da permeabilidade dos capilares pulmonares.[167] Muitos casos ocorrem 2 a 3 dias depois do parto e, assim, é preciso manter as pacientes com pré-eclâmpsia sob cuidadosa vigilância no período pós-parto imediato. A resolução do edema pulmonar dependerá do tratamento da causa subjacente (p. ex., super-hidratação, sepse, insuficiência cardíaca). Pode ser necessária uma ecocardiografia para a exclusão de causas cardiogênicas do edema pulmonar.[168,169] O tratamento inicial consiste na administração de oxigênio suplementar, restrição de líquidos e administração de um diurético. Em um subgrupo de pacientes, se não estiver iminente à resolução do edema pulmonar, a colocação de um cateter na artéria pulmonar poderá facilitar a continuação do tratamento. Isso inclui terapia vasodilatadora para redução da pré-carga ou pós-carga e administração de dopamina ou dobutamina em mulheres com evidência de insuficiência ventricular esquerda. A administração de coloide pode se revelar benéfica se o gradiente pressão coloido-oncótica/pressão capilar pulmonar encunhada tiver baixado. Em raras circunstâncias, poderá haver necessidade de intubação traqueal e de ventilação se a insuficiência respiratória complicar um edema pulmonar refratário.[170] Síndrome da angústia respiratória no adulto poderá complicar uma pré-eclâmpsia grave, especialmente se tiver um aumento na permeabilidade dos capilares pulmonares.[171]

Placentação anormal e hemorragia grave

Apesar da diminuição geral na mortalidade materna durante a última década, a hemorragia do periparto é ainda uma causa importante de morbidade e de mortalidade materna, sendo responsável por algo em torno de 10% dessas mortes.[172] Hemorragia é uma das principais causas de morte materna nos Estados Unidos e é a causa principal nos países em desenvolvimento. Existem muitas condições predisponentes para hemorragia; e placentação anormal é uma das causas mais importantes, talvez aquela que aumenta com a maior velocidade. Uma compreensão dos fatores de risco, uma identificação e um tratamento obstétrico da placentação anormal podem se revelar como fatores de salvação das vidas da mãe e do feto, porque com frequência uma hemorragia inesperada ocorre com pouco ou nenhum aviso, podendo ser abundante e pôr em risco a vida. Portanto, poderá representar a diferença entre a vida e a morte uma preparação apropriada para o tratamento dessa complicação (Tab. 19.6).

Ao contrário de outros locais no corpo onde a hemostasia depende do vasoespasmo e da coagulação sanguínea, a hemostasia no local da placenta depende da contração e da retração do miométrio. A termo, aproximadamente 600 mL/min de sangue fluem através do local placentário.[173] Quando a placenta se separa, o sangue proveniente do local

TABELA 19.6 Considerações anestésicas para pacientes com placentação anormal

	Anestesia geral	Anestesia regional
Monitores invasivos	Podem ser inseridos depois da indução, quando a paciente não está consciente	Necessária sedação para minimizar o desconforto
Perda de sangue	Hipotensão controlada pode ajudar a minimizar a perda de sangue	É provável que a simpatectomia diminua a perda de sangue
Conforto	A paciente fica mais confortável em uma situação de transfusões de sangue e de redução da pressão arterial	É provável a necessidade de sedação, e pode haver um baixo limiar para anestesia geral
Via aérea	Protegida	Sedação, estado mental e ressuscitação de volume podem comprometer a via aérea

de implantação pode escapar imediatamente para a vagina (mecanismo de Duncan) ou ficar oculto atrás da placenta e das membranas (mecanismo de Schultze) até que a placenta seja liberada.

Placenta acreta

Fragmentos aderentes de placenta impedem a contração efetiva do miométrio e podem causar sangramento. Placenta acreta significa qualquer implantação placentária em que ocorre uma aderência anormalmente firme ao miométrio da parede uterina. Ela é o resultado de um desenvolvimento deficiente da decídua, resultando em implantação placentária no miométrio sem uma decídua basal interveniente. Embora em casos de placenta acreta as vilosidades placentárias estejam aderidas ao miométrio, em pacientes com placenta increta elas invadem o miométrio, o que não ocorre na percreta, em que as vilosidades placentárias penetram através do miométrio. A aderência anormal pode envolver todos ou alguns dos cotilédones (placenta acreta total *vs.* parcial). A característica histopatológica predominante é a ausência de decídua com aderência direta ou invasão do cotilédone no miométrio. A deficiência decidual é também responsável, em parte, pela placenta prévia e pode explicar a elevada incidência de sua coexistência.[174] Outras causas de placenta acreta incluem cirurgia uterina prévia, infecção ou trauma, porque tais eventos podem afetar adversamente o endométrio. Trauma uterino pode ocorrer como resultado de dilatação e curetagem, endometrite, leiomioma, síndrome de Asherman ou gestações precedentes. A incidência geral de placenta acreta na população obstétrica é 1:2.500, mas tal incidência torna-se significativamente elevada nas pacientes com histórico de placenta prévia (1:26) e/ou incisão cesariana prévia (1:10).[175] Quanto maior for o número de cirurgias cesarianas precedentes, maior o risco de placenta acreta.

A incidência de placenta acreta varia de 0,26% em um útero sem cicatrizes até 25% em presença de placenta prévia e de três incisões cesarianas precedentes, tendo superado atonia uterina como a razão mais comum para uma histerectomia no pós-parto. O obstetra deverá suspeitar fortemente no atendimento de uma parturiente com placenta prévia e/ou incisão cesariana precedente, especialmente no caso de uma placenta anterior, pois pode ser difícil o diagnóstico ultrassonográfico de placenta acreta. As modernas técnicas ultrassonográficas e de visualização de ressonância magnética vêm proporcionando um diagnóstico mais confiável de placenta aderida.

Também se deve suspeitar desse diagnóstico durante as tentativas sem sucesso de remoção manual da placenta ou com sangramento contínuo. Habitualmente, as tentativas típicas de remoção não são bem-sucedidas, porque não pode ser formado um plano de clivagem entre a superfície placentária materna e a parede uterina, e a tração contínua sobre o cordão umbilical pode provocar inversão uterina e hemorragia com risco para a vida. O controle bem-sucedido do sangramento pode ser tarefa desafiadora por ser improvável que o sangramento responda aos agentes uterotônicos ou à massagem uterina, porque o útero não se encontra em condições de contrair com o tecido placentário retido.

Diante de forte suspeita, deve ser realizada uma laparotomia exploratória em casos de parto vaginal. Tanto no parto vaginal como por incisão cesariana, histerectomia imediata é o tratamento de escolha, porque 85% das pacientes necessitarão dela. Naqueles casos em que o diagnóstico é estabelecido e foram interrompidas as tentativas de remoção da placenta, a mortalidade materna é baixa (3%), com perda média de sangue de aproximadamente 3500 mL. Foram publicados diversos relatos de casos de ligadura das artérias hipogástrica, uterina e ovariana. Contudo, todas essas técnicas têm porcentual de sucesso altamente variável e a perda de sangue intensa com possível morbidade e mortalidade materna é quatro vezes superior, caso o obstetra tenha optado pelo tratamento conservador. Embolização transcatetérica seletiva das artérias pélvicas é uma alternativa a procedimentos mais invasivos, tendo se revelado promissora como técnica com possibilidade de preservação do útero e da fertilidade.[176] Essa técnica pode ser realizada profilaticamente em casos nos quais há suspeita de hemorragia intensa para redução do fluxo sanguíneo até o útero, mesmo quando o plano prevê a realização da histerectomia. A técnica consiste na aplicação pré-operatória de cateteres-balões nas artérias ilíacas internas, sendo realizada na sala de radiologia intervencionista. Os balões são insuflados no momento esperado para a ocorrência da hemorragia, devendo ser desinsuflados tão logo tenha sido obtida a hemostase, para maximizar o fluxo sanguíneo para os membros inferiores. A técnica também pode ser utilizada como um tratamento para hemorragia grave inesperada em uma paciente que deseje preservar a fertilidade. Quando adequadamente utilizada, essa técnica parece ser segura e efetiva, muito pouco invasiva e tem se mostrado muitas vezes benéfica por evitar a histerectomia.[176] Deve-se ter em mente que, tão logo tenha começado uma hemorragia muito intensa, será necessário um limite basal durante a histerectomia.

Perda de sangue muito intensa é comum em pacientes com placenta acreta. Embora o diagnóstico antes do parto e a histerectomia eletiva provavelmente diminuam a perda de sangue e a morbidade, poderá ocorrer uma hemorragia significativa como resultado do aumento da vascularidade do útero grávido. Devem ser introduzidas duas vias intravenosas calibrosas, ter à disposição sangue com prova cruzada e considerar uma monitoração invasiva, inclusive com vias arterial e venosa central. É permissível o uso de uma técnica regional em uma paciente necessitando de histerectomia de útero grávido, desde que não tenha ocorrido hemorragia significativa e seja mantida uma adequada ressuscitação por volume.[177] Os casos mais desafiadores são aqueles com retenção de uma placenta aderida depois do parto de um neonato em uma paciente sem fatores de risco para placenta acreta, pois a súbita perda de um volume de sangue enorme poderá ocorrer diante das várias tentativas de remoção manual da placenta. Nessa situação, a técnica anestésica é muito diferente por causa das marcantes alterações hemodinâmicas que podem estar ocorrendo na parturiente. É altamente recomendável avaliar a capacidade do anestesiologista em cuidar da via aérea e fazer a ressuscitação de volume da paciente simultaneamente. Faz-se anestesia epidural em parturientes de alto risco para placenta acreta, ou que já tenham esse problema diagnosticado, mas assegura-se antes que seja baixa a probabilidade de uma via aérea difícil, que tenha um acesso intravenoso adequado e que haja baixo limiar para conversão para anestesia geral. Se houver suspeita de hipovolemia, deve-se enfaticamente considerar a indução de anestesia geral para que se tenha um controle precoce da via aérea.[178] Outras razões para conversão para anestesia geral incluem desconforto generalizado da paciente por causa da cirurgia prolongada, condições operatórias difíceis e controle precedente da via aérea, antes que ocorra inchaço com a intensa ressuscitação hídrica. Relatamos previamente as alterações ocorridas na via aérea no periparto durante a histerectomia cesariana e a ressuscitação hídrica que gradualmente desapareceram nos dois dias seguintes.[179]

Ruptura uterina

Parto cesariana é a operação mais realizada nos Estados Unidos, e a razão mais comum para essa operação é a repetição eletiva de incisões cesarianas. Os maiores riscos de sangramento, de infecção, de tromboembolia e as despesas com a incisão cesariana levaram a um movimento para incentivar o nascimento vaginal depois de uma incisão cesariana (NVDC) durante as últimas duas décadas. Em parte, esse movimento foi bem-sucedido, tendo ocorrido um aumento no porcentual de NVDC de 6,6% em 1985 para 30,3% em 1996. Todavia, ao longo dos últimos 5 anos esse porcentual declinou, em parte por causa das publicações demonstrando que as complicações graves, como ruptura uterina, histerectomia, lesão a artérias uterinas, bexiga e ureter, e a mortalidade neonatal foram mais elevadas nas mulheres que tentaram NVDC, em comparação com as tratadas com repetidas cirurgias cesarianas eletivas.[180,181] É bem sabido que a ruptura uterina pode ocorrer no local de uma cicatriz uterina prévia, em geral decorrente de uma incisão cesariana realizada anteriormente, e que a cicatriz de uma incisão cesariana clássica atravessa a musculatura uterina, tendo maior probabilidade de sofrer deiscência do que uma cicatriz de incisão cesariana transversal baixa. Sempre se acreditou que o risco de ruptura uterina em pacientes tentando NVDC ficava abaixo de 1%. No entanto, publicações recentes demonstraram que esse porcentual pode chegar a até 1,5% com uma incisão transversal baixa e é mais elevado ainda com outros tipos de incisões. NVDC será viável apenas em casos de uma cicatriz transversal baixa. O American College of Obstetricians and Gynecologists (ACOG) publicou um boletim de prática para NVDC, recomendando que os médicos de parturientes que tentaram NVDC devem estar de prontidão para a necessidade de tratamento de emergência.[182] Não apenas essas parturientes estão em maior risco de ruptura uterina, mas seus resultados podem colocar em risco sua vida. O risco relativo de ruptura uterina é de 3 a 5 vezes em casos de trabalho de parto espontâneo e de trabalho de parto induzido sem uso de prostaglandinas, e de assombrosas 15 vezes quando há indução do trabalho de parto com esses agentes, em comparação com repetição de incisão cesariana eletiva. A incidência de morte do bebê aumentou 10 vezes em presença de ruptura uterina.[181] Esse achado levou o ACOG a emitir uma opinião da comissão desincentivando o uso de prostaglandinas para a maturação cervical ou para a indução do trabalho de parto em mulheres tentando NVDC.[183]

Os fatores de risco para ruptura uterina incluem trabalho de parto tumultuado, trabalho de parto prolongado, infecção, manipulações uterinas prévias (dilatação e curetagem ou esvaziamento), parto com fórceps médio, versão de nádegas, e extração e trauma uterino. Os sinais e sintomas de ruptura uterina incluem dor abdominal súbita, choque, sangramento vaginal, sofrimento fetal, mudança do contorno uterino e perda do padrão de contração uterina. Algumas autoridades obstétricas costumavam desincentivar a anestesia epidural para NVDC por causa da preocupação com o mascaramento da dor abdominal. Porém, apenas uma anestesia epidural muito alta e profunda, como a utilizada para uma incisão cesariana, minimizaria a dor da ruptura uterina. Pode-se usar com segurança a anestesia regional e, embora essa técnica não tenha efeito no porcentual de sucesso de um parto vaginal, é mais provável que incentive as parturientes a tentarem um NVDC. É melhor prática o uso de soluções diluídas de um anestésico local com opioides, porque a súbita ocorrência de dor abdominal em uma paciente em situação confortável de trabalho de parto (NVDC), com uma epidural para o trabalho de parto deve fazer com que se suspeite de ruptura uterina. A dor abdominal também é um dos sinais de ruptura uterina menos confiáveis, porque a dor pode ser mínima, particularmente nos casos em que ocorre deiscência de uma cicatriz de incisão cesariana prévia. Os melhores sinais diagnósticos para ruptura uterina são mudanças no padrão de contração, na configuração do abdome e sofrimento fetal. É essencial que se tenha monitoração contínua da frequência cardíaca fetal para esse diagnóstico precoce. Há necessidade de rápida identificação e de tratamento imediato para que sejam evitadas as mortes da mãe e do feto. Exceto em casos de ruptura parcial de uma cicatriz uterina transversal baixa prévia, que pode ser reparada sob uma anestesia espinal ou epidural, será geralmente necessária uma histerectomia de emergência. É provável que esse procedimento exija uma rápida indução da anestesia, mesmo em presença de choque, para permitir o controle da hemorragia. É importante mencionar que a ruptura uterina espontânea de um útero sem cicatrizes, embora muito menos comum (1 em 15.000) do que a ruptura de uma cicatriz uterina prévia, é mais grave e catastrófica. Essa complicação resulta em um elevado porcentual de morte materna (≥ 50%) e fetal (até 80%) com uma enorme perda de sangue, frequentemente excedendo 15 unidades em casos graves.

Controle da hemorragia grave

A hemostasia cirúrgica adequada e a cuidadosa reposição de líquido e de sangue são medidas essenciais para a obtenção de um controle hemodinâmico satisfatório. Aumentos no volume sanguíneo materno e nas proteínas da coagulação compensam a perda de sangue habitual e, com frequência, as parturientes são capazes de tolerar perdas de sangue da ordem de 1.000 a 1.500 mL sem que ocorram alterações hemodinâmicas significantes.[184] Porém, a hemorragia obstétrica pode ocorrer de modo rápido, especialmente quando surgem dificuldades na separação placentária, pois 600 a 700 mL de sangue fluem através dos espaços intervilosos placentários a cada minuto. CID pode ocorrer com pouco ou nenhum aviso, em parte por causa da mistura dos sangues fetal e materno e de outros produtos celulares, e da intensificação da perda de sangue.[185] Alterações fisiológicas da gestação podem permitir que os sinais de uma hemorragia significativa fiquem ocultos até que ocorram subitamente hipotensão e taquicardia. Avaliações do débito urinário, frequência cardíaca e pressão arterial serão úteis na estimativa do *status* de volume. É essencial uma agressiva reposição de volume para que sejam mantidas a perfusão dos tecidos e a oxigenação. Uma consideração inicial deve ser dada a coloides e a produtos sanguíneos, juntamente com uma solicitação para assistência, uma segunda via intravenosa calibrosa e um equipamento de infusão rápida para transfusão. Deve-se considerar tipagem e reação cruzada para pelo menos 2 a 4 unidades de papa de hemácias quando houver probabilidade de ocorrência de perda de sangue significativa, como em casos de placenta acreta. Raramente haverá necessidade de sangue tipo O Rh-negativo não submetido à reação cruzada se forem tomadas as precauções suficientes, como a solicitação antecipada de produtos sanguíneos, exceto em casos nos quais a hemorragia grave ocorrer de forma inesperada e dentro de curto período. Podem ser necessários outros produtos sanguíneos, mas frequentemente são utilizados sem necessidade. A força-tarefa da ASA responsável por terapia com componentes do sangue recomenda a transfusão de papa de hemácias, plaquetas e fibrinogênio apenas depois da cuidadosa avaliação do *status* de volume, condições cirúrgicas e monitoração laboratorial. Raramente haverá necessidade de transfusão de componentes do sangue, a menos que a hemoglobina esteja < 6 g/dL, a contagem de plaquetas < 50.000/mm³, ou haja evidência de disfunção plaquetária e de sangramento microvascular, ou se a concentração de fibrinogênio estiver < 80 a 100 mg/dL em presença de sangramento microvascular.[186]

Há algumas modalidades para conservação do sangue com especial utilidade em parturientes que estejam em alto risco de hemorragia, recusam produtos sanguíneos e estejam marcadas para um procedimento planejado. Esses procedimentos incluem doação autóloga (o próprio sangue da parturiente) antes do procedimento marcado, hemodiluição normovolêmica aguda imediatamente antes do procedimento (o próprio sangue da parturiente é removido e substituído com igual proporção de cristaloide ou coloide) e salvamento celular intraoperatório. Embora haja a possibilidade de reinfusão de sangue contendo líquido amniótico, o salvamento celular intraoperatório foi utilizado com segurança com filtração por depleção de leucócitos para remoção do líquido amniótico.[187,188] Essas técnicas ainda se encontram em evolução, especialmente em parturientes, necessitando de mais estudos que validem sua utilidade e segurança.[189,190] Contudo, elas sempre devem ser levadas em consideração em pacientes que rejeitam produtos sanguíneos.

Resumindo, retenção de uma placenta aderente e um útero rompido podem ocorrer com pouco ou nenhum aviso e devem ser incluídos no diagnóstico diferencial de hemorragia do pós-parto. É comum a ocorrência de grande perda de sangue, e o anestesiologista deve estar preparado para proporcionar ressuscitação de volume maciça. Pode-se utilizar anestesia regional com segurança e eficácia, mas algumas situações justificam uma anestesia geral endotraqueal. Portanto, a identificação de fatores de risco, o reconhecimento (antes do parto) do problema e um planejamento precoce com o suporte de uma equipe multidisciplinar são muito importantes.

Miocardiopatia do periparto

Miocardiopatia do periparto ocorre raramente e sua incidência exata permanece desconhecida. Em parte porque a definição desse distúrbio é ainda questão de certo debate e talvez por causa das divergências nas comunicações em diferentes áreas dos Estados Unidos e de outros países, foram informadas taxas de incidência desde 1:100 até 1:15.000 nascimentos vivos.[191] Nos Estados Unidos, a incidência geralmente aceita é 1:3.000 a 1:4.000.[192] A doença se caracteriza pela ocorrência de insuficiência cardíaca na gestação avançada ou, mais comumente, nos primeiros meses após o parto. O diagnóstico é firmado por exclusão, porque não existem sinais patognomônicos ou exames diagnósticos definitivos. Os critérios utilizados

TABELA 19.7 Diagnóstico de miocardiopatia do periparto

Devem estar presentes todos os fatores a seguir:
• Insuficiência cardíaca ocorrendo no último mês de gestação ou dentro de 5 meses no pós-parto.
• Ausência de causa identificável para a insuficiência cardíaca.
• Ausência de doença cardíaca antes do último mês de gestação.
• Evidência ecocardiográfica de disfunção sistólica ventricular esquerda (DSVE < 45%, encurtamento fracional < 30%, ou dimensão diastólica final > 2,7 cm/m²)

Dados de Pearson GD, Veille JC, Rahimtoola S, et al.: Peripartum cardiomyopathy: National Heart, Lung, and Blood Institute and Office of Rare Diseases (National Institutes of Health) workshop recommendations and review. *JAMA* 2000;283:1183-1188.

para o estabelecimento do diagnóstico foram recentemente formulados por um painel de consenso do U.S. National Institutes of Health e estão listados na Tabela 19.7.[192]

O diagnóstico diferencial inclui muitas outras causas de sinais clínicos de miocardiopatia do periparto, como hipertensão grave, disfunção diastólica, embolia pulmonar ou por líquido amniótico, exacerbação de valvulopatia cardíaca, infecção e distúrbios tóxicos/metabólicos. Foi sugerida uma ampla variedade de "fatores de risco" para essa condição, mas, por ser tão rara, poucas tiveram ampla aceitação ou foram firmemente associadas. Esses "fatores de risco" incluem idade materna > 30 anos, raça negra, multiparidade, gestação múltipla, histórico familiar, tocólise prolongada, pré-eclâmpsia, abuso de cocaína, desnutrição e infecções.[191] Na África, algumas populações demonstram uma incidência muito mais alta da miocardiopatia do periparto (1%), em aparente associação com o consumo de grandes quantidades de sal e com a elevada temperatura ambiente no periparto e no pós-parto.[193]

A apresentação clínica é similar às outras formas de miocardiopatia dilatada. As pacientes podem se queixar de dispneia, ortopneia, tosse ou hemoptise, fadiga generalizada e dor torácica ou abdominal. Os achados físicos incluem edema periférico, crepitações na ausculta pulmonar, distensão venosa jugular, uma terceira bulha cardíaca e um sopro de insuficiência mitral.[194] A eletrocardiografia e as radiografias torácicas revelarão sinais típicos de miocardiopatia, inclusive taquicardia, ectopia atrial, cardiomegalia e edema pulmonar. Conforme anteriormente mencionado, a ecocardiografia demonstra sinais de disfunção sistólica do ventrículo esquerdo.

A fisiopatologia da miocardiopatia do periparto permanece desconhecida. Uma teoria prevalente sugere que miocardite de origem viral ou autoimune é responsável pela insuficiência ventricular. Algumas séries detectaram alta incidência (perto de 80%) de miocardite em biópsias endomiocárdicas,[195] mas outros observaram uma incidência inferior a 10%, similar a controles equiparados para idade e gênero com miocardiopatias idiopáticas.[196] Ainda, outros estudiosos verificaram que a incidência de miocardite é maior em casos de miocardiopatia do periparto do que na dilatada (29% *vs.* 9%).[197] A grande discrepância observada nos casos de miocardite pode ser decorrente de diferenças no momento da biópsia e nos critérios diagnósticos.[191] Outros mecanismos fisiopatológicos hipotéticos incluem citocinas anormais (p. ex., fator α de necrose tumoral [TNF-α], interleucina-6, Fas/APO-1), anormalidades da relaxina, deficiência de selênio e fatores genéticos.[191]

O tratamento da miocardiopatia do periparto é em grande parte adjuvante e visa estabelecer uma hemodinâmica normal, evitando a continuação do processo de deterioração da função cardíaca e as complicações da insuficiência cardíaca, como a tromboembolia. Na minoria dos casos que ocorrem antes do parto, deve-se considerar os possíveis efeitos adversos no feto. Restrição de sódio e de água e diurese são os primeiros procedimentos. Foi demonstrado que digoxina melhora os sintomas e é segura para pacientes gestantes. β-bloqueio, sobretudo com antagonistas vasodilatadores (p. ex., carvedilol), melhora a hemodinâmica e reduz a mortalidade na miocardiopatia dilatada idiopática, embora não tenha sido conclusivamente demonstrada sua eficácia na miocardiopatia do periparto.[192,198] Recentemente, Sliwa et al. sugeriram que a adição de pentoxifilina (que diminui TNF-α) à terapia convencional com diuréticos e β-bloqueadores melhorou significativamente os resultados em pacientes com miocardiopatia do periparto.[199] Inibidores da enzima conversora da angiotensina (ECA) são recomendados em outras miocardiopatias dilatadas, mas causam toxicidade renal no feto ou no neonato amamentado no peito. Hidralazina é o vasodilatador de escolha.[192] Em geral, recomenda-se anticoagulação se a fração de ejeção do ventrículo esquerdo (FEVE) estiver significativamente diminuída. Já foram utilizadas heparina, heparina de baixo peso molecular e varfarina; em geral, varfarina fica reservada para pacientes no pós-parto por causa dos efeitos teratogênicos no início da gravidez. Contudo, não foi demonstrado efeito prejudicial com seu uso no final da gravidez, quando ocorre a miocardiopatia do periparto. Todos os tipos de anticoagulantes podem ser utilizados com segurança em mulheres no pós-parto, inclusive naquelas que estejam amamentando, porque nenhum deles é secretado no leite materno.[192] Outras terapias com possível eficácia são as manobras projetadas para melhorar a miocardite, inclusive medicações imunossupressivas, como prednisona e azatioprina,[200] ou imunoglobulinas intravenosas.[201] Foi descrito o transplante de coração, inclusive o uso de dispositivos de ajuda ao ventrículo esquerdo (DAVE), como pontes para o transplante.[202] Foi comunicada a ocorrência de gravidez bem-sucedida depois de transplante.[203]

O prognóstico é insatisfatório, a menos que ocorra rápida normalização de FEVE (< 6 meses). A mortalidade varia entre 25 e 50%, embora séries mais recentes indiquem melhores resultados do que os das séries históricas.[192,204] As sobreviventes cuja função ventricular retornou à normalidade têm reserva contrátil reduzida e apresentam maior deterioração com gestações subsequentes.[205]

Foi relatado o cuidado anestésico de uma parturiente ainda com seu bebê no útero e que padecia de miocardiopatia do periparto primeira ou recorrente. Na maioria dos relatos de caso foi utilizada anestesia espinal ou uma combinação de anestesia espinal-epidural.[206-210] Em geral, também foi recomendada a monitoração invasiva com um cateter arterial, um venoso central ou um na artéria pulmonar.[206-211] A anticoagulação ativa poderá contraindicar o uso da anestesia regional. Um relato de caso descreveu o uso de anestesia geral com remifentanil e propofol com concentração-alvo controlada para uma incisão cesariana de emergência em uma paciente com miocardiopatia do periparto em trabalho de parto ativo.[212] Em outro caso, ocorreu uma primeira miocardiopatia do periparto durante o cuidado anestésico para parto por incisão cesariana, o que exigiu ressuscitação intraoperatória.[213,214] O quadro hemodinâmico deve orientar o tratamento de pacientes que se recuperaram de um episódio prévio, embora se deva ter em mente a limitada reserva cardíaca nessas pacientes.[211]

Parada cardíaca e ressuscitação cardiopulmonar na gravidez

A parada cardíaca ocorre com pouca frequência na gestação, em uma taxa estimada de 1:30.000 gestações avançadas.[215] Lamentavelmente, é raro que a mãe sobreviva. As causas de parada cardíaca na gestação incluem hemorragia, embolia (aérea, por líquido amniótico), complicações da pré-eclâmpsia, miocardiopatia do periparto, doença cardíaca preexistente (p. ex., síndromes coronarianas, doença valvular, defeitos congênitos, arritmias), hemorragia intracraniana, trauma, anafilaxia, sepse, toxicidade do anestésico local, insucesso no cuidado com a via aérea e efeitos hemodinâmicos da anestesia espinal e da epidural. Embora no geral a etiologia mais comum seja hemorragia, as condições mais causadoras de parada cardíaca na gestação avançada são embolia e hipertensão.[216] Como ocorre em qualquer situação de ressuscitação, os objetivos fundamentais são o estabelecimento de uma via aérea satisfatória e de uma circulação efetivas (ressuscitação cardiopulmonar [RCP] básica), seguida por etapas elétricas e farmacológicas para a restauração da circulação espontânea. O tratamento da paciente gestante em parada cardíaca também deve levar em consideração as alterações fisiológicas da gravidez (ver anteriormente) e o bem-estar do feto, se tiver idade gestacional viável (Tab. 19.8).

TABELA 19.8 Ressuscitação cardiopulmonar na gestação

Suporte básico de vida
• Sem mudança na técnica de compressões torácicas • Ventilação não invasiva complicada pelas alterações anatômicas e fisiológicas da gestação • Recomenda-se intubação precoce • É essencial o deslocamento uterino esquerdo (roupas dobradas, lençóis, joelhos do socorrista, cunha de Cardiff)
Suporte avançado de vida cardíaco (SAVC)
• Sem mudança nos protocolos de SAVC • Sem mudança nas técnicas ou voltagens de desfibrilação • Cuidado ao usar os eletrodos para evitar choques nos socorristas por meio de contato com a mama hipertrofiada • O anestesiologista obstétrico é o "líder dos códigos" natural • Considere massagem com tórax aberto ou bypass cardiopulmonar para condições reversíveis que não estejam respondendo ao SAVC convencional
Parto do bebê
• O parto dentro de 5 minutos melhora a sobrevida do neonato intacto • O parto pode aumentar o sucesso da ressuscitação materna • Incisão em 4 minutos de SAVC, parto em 5 minutos

Suporte básico de vida

Um princípio fundamental na ressuscitação da paciente gestante com parada cardíaca é que o melhor modo de cuidar — tanto da mãe como do bebê — consiste em restaurar a circulação para a mãe.[217] Assim, o suporte básico de vida (RCP) para a grávida é essencialmente igual ao utilizado em mulheres não gestantes. Boca-a-boca, máscara de bolso ou ventilação com bolsa/máscara deve ser estabelecida de imediato, seguida, com a maior brevidade possível, por intubação endotraqueal e ventilação. A ventilação não invasiva se torna mais difícil e potencialmente perigosa pelo maior consumo de oxigênio, redução da complacência torácica, pressão no diafragma pelo útero dilatado, mamas hipertrofiadas, obesidade e potencial de regurgitação do conteúdo gástrico, todos associados à gravidez.[215] Foi descrito o uso bem-sucedido da via aérea com máscara laríngea em um cenário de insucesso com a via aérea em uma emergência obstétrica.[218] As compressões torácicas devem começar imediatamente, seguidas por técnicas de suporte avançado de vida cardíaco (SAVC), de acordo com o que ditar a situação clínica.

Um aspecto vital da RCP em gestantes é a manutenção do deslocamento uterino para facilitar o retorno venoso ao coração. Qualquer objeto macio conveniente (p. ex., cobertor, toalha, travesseiro ou roupa) pode ser utilizado como cunha, colocando-o por baixo do flanco direito da paciente. Foi constatado que compressões torácicas são efetivas em pacientes inclinadas em até 30 graus.[215] No entanto, RCP é mais eficaz quando a paciente está sobre uma superfície dura. Por essa razão, alguns especialistas sugeriram um dispositivo especialmente confeccionado, conhecido como cunha de Cardiff, que inclina a paciente sobre uma estrutura de madeira rígida com uma orla na borda mais baixa para que ela não escorregue.[219] Até agora, esse dispositivo ainda não foi comercializado. Também foi descrita uma "cunha humana", em que a paciente é inclinada sobre os joelhos de uma pessoa ajoelhada em seu lado direito.[220] Uma cadeira invertida de modo a repousar sobre o assento e a parte superior do encosto também proporciona um firme apoio inclinado para a paciente gestante com parada cardíaca.[217]

Suporte avançado de vida cardíaco

A American Heart Association (AHA) recomenda que *não sejam implementadas mudanças com relação aos protocolos de SAVC de rotina* no tratamento de pacientes gestantes. O leitor deve consultar os manuais apropriados para a revisão desses protocolos.[221] Deve-se fazer referência a algumas considerações especiais. Em primeiro lugar, há alguma preocupação teórica com relação ao método apropriado para cardioversão por corrente direta. As mamas hipertrofiadas em pacientes gestantes podem dificultar o acesso ao ápice do coração, particularmente quando a paciente está colocada sobre uma cunha acentuada. Além disso, as mudanças anatômicas e fisiológicas da gestação podem, na teoria, alterar as propriedades elétricas do tórax. Contudo, medidas obtidas em gestantes demonstraram impedância normal.[222] Outros autores, porém, alertaram que há necessidade de se tomar cuidado para que a mama esquerda não faça contato com a mão da pessoa que está administrando o choque.[215] Não há risco conhecido para o feto com a desfibrilação por corrente direta ou cardioversão. A AHA recomenda o momento e as energias de rotina para essas manobras.[221] Recomendações similares foram feitas para as intervenções farmacológicas, inclusive grandes doses de agonistas α-adrenérgicos (adrenalina) para dar apoio à circulação materna, embora esses agentes possam, teoricamente, diminuir o fluxo sanguíneo uteroplacentário.[221]

Uma questão logística diz respeito a quem funcionará como "líder dos códigos" para os esforços de ressuscitação em pacientes gestantes. Embora a disponibilidade de profissionais variados e os costumes locais possam implicar em soluções diferentes, acredita-se que um anestesiologista sênior seja o profissional mais apropriado para ocupar esse papel. Anestesiologistas são habilitados no cuidado com as vias aéreas, as técnicas de acesso intravenoso e as intervenções farmacológicas para SAVC. Outros profissionais frequentemente presentes em situações de parada cardíaca, inclusive internos e cirurgiões, podem não apreciar as alterações fisiológicas de gestação e seu impacto na ressuscitação da mãe em tanta profundidade como um anestesiologista obstétrico. Finalmente, o obstetra deve ficar atento ao estado do feto e fazer as devidas preparações para um possível parto de emergência por incisão cesariana.

Parto do bebê

Muita controvérsia circunda a decisão relacionada a se e a quando deve ser efetuada uma incisão cesariana de emergência durante a parada cardíaca em pacientes gestantes. Há duas razões para que seja considerada uma intervenção tão drástica. Primeiramente, são substanciais as evidências, com base em revisões retrospectivas, de que o resultado fetal fica melhorado de modo significativo com o parto por incisão cesariana quando os esforços de ressuscitação materna não são rapidamente bem-sucedidos. Em uma revisão de 61 cirurgias cesarianas *perimortem* realizadas no século XX até meados dos anos de 1980, Katz et al. [223] informaram que 100% dos 42 bebês nascidos dentro de 5 minutos da parada cardíaca sobreviveram sem sequelas neurológicas. Com o aumento do intervalo desde a parada até o parto, ocorreu diminuição da probabilidade de sobrevida e aumentou a incidência de lesão neurológica grave entre os sobreviventes. Quando o intervalo passou dos 15 minutos, foi rara a sobrevida com o bebê intacto. Embora não tenham sido publicadas séries de grande porte nas duas décadas seguintes, quase todos os autores continuam a defender o parto precoce do bebê viável para os casos em que a ressuscitação materna inicial não foi bem-sucedida.[224-229] Katz et al.[223] e autores subsequentes, inclusive o AHA,[217] recomendaram que as preparações para a operação sejam imediatamente iniciadas, que a incisão ocorra até 4 minutos da parada cardíaca e que o parto seja completado por volta de 5 minutos.

Uma segunda razão para considerar a realização de um parto de emergência por incisão cesariana durante RCP é a melhora do estado da mãe.[217,225,227,229] Esse pode ser o caso mesmo quando o feto estiver pré-viável, porque o mecanismo de melhora pode ser tanto o alívio da compressão aortocava como a remoção da circulação uteroplacentária de baixa resistência.[217] A AHA recomenda o parto por incisão cesariana mesmo para bebês muito prematuros se o estado materno não parecer imediatamente reversível, de modo que seja preservada alguma chance de sobrevida do feto e facilitada a ressuscitação materna.[217]

Outras intervenções

A parada cardiopulmonar durante a gravidez é considerada uma das possíveis indicações para tentativa de massagem cardíaca com tórax aberto, embora a AHA não endosse especificamente seu uso.[217] Em casos nos quais os fatores anatômicos limitam o sucesso da RCP com tórax fechado, ou se a etiologia da parada assim o indicar (p. ex., êmbolo pulmonar, trauma torácico ou abdominal penetrante), pode ser considerada a realização de toracotomia e massagem cardíaca aberta. Dados retrospectivos sugerem haver maior probabilidade de sucesso com RCP quando a técnica for iniciada relativamente cedo na sequência de ressuscitação.

Finalmente, foi utilizado com sucesso o bypass cardiopulmonar em situações clínicas selecionadas envolvendo pacientes grávidas em parada cardíaca. Isso inclui hipotermia causada por transfusão maciça,[230] cardiotoxicidade por bupivacaína[231] e embolia pulmonar.[226]

Considerações pós-ressuscitação

A restauração da circulação espontânea pode se fazer acompanhar por outros problemas, dependendo da etiologia da parada. Foi informada a ocorrência de ruptura do fígado depois de RCP em pacientes gestantes.[232] A hemostasia durante a incisão cesariana em um cenário de parada cardíaca pode, a princípio, ser realizada diretamente, graças ao desvio do sangue que se afasta do útero; todavia, subsequentemente irá ocorrer maior comprometimento hemodinâmico depois da ressuscitação.[216] Também foi descrito o tratamento da mãe com morte cerebral com circulação espontânea e com o bebê não extraído do útero.[233]

CONDIÇÕES COMPLICADORAS DA ANESTESIA REGIONAL

Anestesia regional e anticoagulação

Gravidez é um estado protrombótico com aumento da maioria dos fatores da coagulação (exceto fatores XI e XIII) e decréscimo nos inibidores da coagulação, como a proteína S. O estado hipercoagulável da gravidez também se caracteriza pelo aumento da capacidade hemostática das plaquetas, apesar da diminuição na contagem plaquetária. Fibrinogênio aumenta em até 50%.[93] Protrombina e o complexo trombina-antitrombina também estão elevados em gestações normais, enquanto a fibrinólise está diminuída. Isso fica demonstrado pelos elevados níveis de inibidores 1 e 2 dos ativadores do plasminogênio.[234] Além disso, o aumento no estrogênio que acompanha a gravidez é uma causa trombótica bem conhecida.[235] A tendência no sentido de uma coagulação exagerada aumenta ainda mais pelos fatores anatômicos, como a redução do fluxo sanguíneo nos membros inferiores pelo útero grávido, uma condição que piora em decúbito dorsal, o aumento do volume vascular materno e pela menor capacidade em se exercitar, levando à congestão venosa dos membros inferiores e ao impedimento do retorno venoso. Condições maternas como trabalho de parto pré-termo e placenta prévia, além da redução na capacidade em se exercitar por causa de alterações fisiológicas normais, podem levar a períodos prolongados de repouso no leito, predispondo ainda mais a paciente à trombose venosa dos membros inferiores.

Estados hipercoaguláveis são muito comuns na população geral, e alguns relatos demonstram que 5% dos brancos são heterozigotos para o fator V de Leiden, uma mutação pontual do fator V que torna essa substância resistente à proteína C, ativada. Outros estados hipercoaguláveis menos comuns, porém mais graves, incluem homozigose do fator V de Leiden, e deficiências da proteína S, proteína C e antitrombina III.[236] Muitas das trombofilias de baixo risco, como a heterozigose para o fator V de Leiden, ficam silenciosas até a gravidez, quando podem se manifestar em decorrência do desequilíbrio entre as forças protrombóticas e antitrombóticas. As manifestações iniciais das condições protrombóticas durante a gravidez podem incluir a primeira apresentação de trombose venosa profunda, repetidas perdas de gestações por abortos e perdas fetais tardias recorrentes.[237-239] Pode haver indicação para anticoagulação profilática em alguns casos para que seja evitada a trombose venosa ou placentária, porque é provável que um fluxo sanguíneo melhorado leve a melhores resultados da gestação.

As opções comuns de anticoagulação incluem varfarina, heparina não fracionada e heparina com baixo peso molecular (Tab. 19.9). Acredita-se que o conhecimento da farmacocinética e da farmacodinâmica desses agentes é essencial para o profissional envolvido no tratamento de parturientes, porque irá levar a melhor entendimento das implicações no tratamento obstétrico e anestésico. As orientações atualmente aceitas para uso da anestesia regional e da anticoagulação[240,241] serão mais bem empregadas para complementar, e não para substituir, o conhecimento da farmacologia dos anticoagulantes de uso comum durante o puerpério.

Varfarina, um inibidor competitivo da vitamina K, é raramente utilizada durante a gravidez, porque atravessa prontamente a placenta, é um teratógeno no primeiro trimestre e pode causar hemorragia intracraniana fetal durante o terceiro trimestre da gestação.[242-244] É mais importante evitar o uso de varfarina durante o intervalo entre a 6ª e 12ª semanas, o período da organogênese, e nas duas últimas da gestação para diminuir o risco de embriopatia por varfarina e de sangramento na mãe e no bebê.[244,245] O feto tem menor concentração de fatores dependentes da vitamina K e, assim, a anticoagulação materna normal direcionada pode promover uma anticoagulação exagerada no feto. Apesar disso, varfarina continua a ser o anticoagulante de escolha em parturientes com próteses de válvulas cardíacas, pois não foram publicados dados documentando os benefícios da administração subcutânea de heparina não fracionada ou de heparina de baixo peso molecular nessa população de pacientes.[244] Há casos publicados de trombose em pacientes com próteses de válvulas cardíacas e de mortes materna e fetal com o uso de heparina de baixo peso molecular.[246,247]

Heparina não fracionada é um mucopolissacarídeo sulfatado, aniônico e fortemente ácido com grande peso molecular (média de 3.000 a 30.000 dáltons), que impede o trânsito através da placenta e faz dessa substância, juntamente com outras formas de heparina que serão discutidas mais adiante neste capítulo, o anticoagulante de escolha durante a gravidez.[248,249] Trata-se de uma singular sequência pentassacarídica (apenas um terço das moléculas de heparina) que é responsável pelas propriedades de anticoagulação, mediante a ativação de uma mudança conformacional na antitrombina III (AT III), promovendo uma inter-relação acelerada entre AT III, trombina (fator IIA) e fator Xa. Heparina promove uma inibição similar dos fatores IIa e X (relação de 1:1). Além disso, a heparina não fracionada catalisa, embora em menor grau, a inativação dos fatores IIa, IXa, Xa,

TABELA 19.9 Comparação entre heparina não fracionada e heparina de baixo peso molecular

	Heparina não fracionada	Heparina de baixo peso molecular
Peso molecular	3.000-30.000 dáltons	1.000 a 10.000 dáltons
Passagem placentária	Nenhum	Nenhum
Índice antifator Xa/Fator IIa	1:1	Acima de 2:1
Biodisponibilidade	Por volta de 30%	Perto de 100%
Meia-vida	1-2 horas	3-6 horas
Medição da atividade	Tempo de tromboplastina plasmática ativada	Atividade antifator Xa
Eliminação	Mecanismo celular saturável; dependente da dose	Renal
Resposta da protamina	Neutraliza a atividade	Reversão parcial por causa da redução na ligação

XIa e XII. Também afeta indiretamente a ativação mediada pela trombina dos fatores V e VIII, e o resultado final é um decréscimo em cofatores importantes (Va e VIIIa) na cascata da coagulação.

Heparina não fracionada é rapidamente eliminada da circulação, porque as espécies de alto peso molecular são eliminadas com maior rapidez do que as de baixo peso molecular. Essa substância possui um mecanismo celular saturável de eliminação via receptores situados nas células endoteliais e nos macrófagos. Esse mecanismo pode ser do tipo rapidamente saturável com baixas doses; uma combinação dos mecanismos rapidamente saturável e de dose-dependente com doses terapêuticas; e um mecanismo de primeira ordem muito mais lento via rins, que é não saturável e dose-independente com doses elevadas. Esse mecanismo de eliminação dose-dependente leva a propriedades farmacodinâmicas não lineares que afetam a intensidade e a duração da ação da heparina não fracionada e que são mais perceptíveis ao serem utilizadas doses altas.[250] Além disso, as propriedades farmacodinâmicas não lineares da heparina não fracionada levam a uma biodisponibilidade imprevisível quando a substância é injetada por via subcutânea, uma condição que é facilmente percebida nos casos em que são utilizadas injeções subcutâneas com baixas doses. Sua biodisponibilidade varia de 30% com baixas doses até 100% com doses muito altas (acima de 35.000 U). Embora doses muito altas de heparina não fracionada subcutânea tenham biodisponibilidade similar a uma injeção intravenosa com níveis de pico de 3 horas (variação, 2 a 4 horas) depois da injeção, sua duração de ação é muito menos previsível, com durações relatadas acima de 24 horas depois da injeção.[251] Outras causas de resposta exagerada à heparina não fracionada incluem a terapia prolongada e seu uso em pacientes debilitados. A meia-vida da heparina não fracionada intravenosa também é afetada, embora em menor grau, por suas propriedades farmacodinâmicas não lineares.

O conhecimento das propriedades farmacodinâmicas da heparina não fracionada pode ser mais importante do que o acompanhamento dos exames laboratoriais, pois a resposta do tempo de tromboplastina parcial ativada (TTPa) à heparina durante a gestação fica atenuada, secundariamente aos maiores níveis de fator VIII e fibrinogênio, apesar dos níveis significativos de heparina elevados.[250,251] O uso de pequena dose (≤ 5.000 U) de heparina não fracionada por via subcutânea para profilaxia em geral não prolonga o TTPa e tipicamente os níveis sanguíneos não são monitorados. O uso de heparina não fracionada por via subcutânea durante mais de cinco dias pode levar ao decréscimo na contagem de plaquetas. Todavia, o TTPa pode ser melhor preditor dos níveis de heparina não fracionada, em comparação com as propriedades farmacodinâmicas, ao serem administradas doses muito altas de injeções subcutâneas. Nossa recomendação consiste em checar o TTPa da parturiente que esteja tomando doses altas de heparina não fracionada por via subcutânea ao chegar ao piso do laboratório e esperar pelo resultado antes de realizar uma técnica neuroaxial. Nossa experiência é a de que o efeito anticoagulante de doses altas, como refletido pelo TTPa, pode persistir por até 28 horas depois da última injeção. Além disso, é recomendável uma contagem de plaquetas para qualquer parturiente que tenha sido medicada com heparina não fracionada durante mais de quatro dias. É importante ter consciência de que parturientes em risco de trombose venosa profunda ou placentária são mantidas por alguma forma de heparina durante a maior parte de suas gestações. Doses altas de heparina não fracionada podem ser utilizadas durante toda a gestação ou, mais comumente, depois da 36ª semana, no momento em que a heparina de baixo peso molecular é descontinuada.

A American Society of Regional Anesthesia (ASRA) formulou, em 1996, orientações para a realização de técnicas neuroaxiais na paciente anticoagulada, e elas foram atualizadas em 2003.[240] ASRA baseou essas orientações nas informações científicas disponíveis, mas em alguns casos essas informações podem ser bastante escassas. Além disso, as orientações são recomendações, e não padrões ou exigências absolutas. Elas se baseiam não apenas nas informações científicas, mas também na síntese de opinião de especialistas e em dados de exequibilidade clínica. Variações das recomendações podem ser aceitáveis, com base no julgamento do médico, e não é possível garantir resultados específicos quando elas são seguidas.[240,241] Ademais, com o passar do tempo, as informações clínicas e científicas e as práticas clínicas em constante evolução podem modificar essas orientações.

As orientações da ASRA para o cuidado anestésico da paciente medicada com heparina não fracionada afirmam que a realização de uma técnica neuroaxial deve prosseguir por pelo menos uma hora antes da anticoagulação intravenosa sistêmica com heparina não fracionada. A anticoagulação intravenosa sistêmica com heparina não fracionada deve ser descontinuada 2 a 4 horas antes da técnica neuroaxial ou da manipulação do cateter epidural (inclusive remoção).[240] Além disso, o estado da coagulação deve ser avaliado com TTPa, havendo necessidade de normalização antes da inserção ou remoção do cateter epidural. Apesar do risco limitado de formação de hematoma epidural quando a heparina não fracionada aplicada por via subcutânea é combinada com técnicas neuroaxiais, preferimos fazer essa técnica mais de 4 horas depois da injeção de heparina subcutânea (meia-vida de 2 a 4 horas) ou antes de sua administração (intervalo de ≥ 1 hora). Contudo, a ASRA declara que não parece haver risco maior com o bloqueio neuroaxial em presença de heparina não fracionada subcutânea. A adição de outros medicamentos, como agentes anti-inflamatórios não esteroides, aspirina, anticoagulantes orais e outras formas de heparina que afetam a cascata de coagulação, pode aumentar o risco de hematoma epidural nos casos em que heparina não fracionada subcutânea for utilizada de modo simultâneo a uma técnica neuroaxial. Já resumimos anteriormente nossa recomendação para a realização dessas técnicas em seguida a doses mais altas do que o habitual ou em casos de terapia prolongada.

Heparina de baixo peso molecular (HBPM) tem um peso de 1.000 a 10.000 dáltons, não atravessa a barreira placentária,[252] é formada pela despolimerização controlada da heparina não fracionada e tem a mesma sequência pentassacarídica (potencia a ação da antitrombina), mas no geral possui número mais baixo de cadeias com mais de 18 unidades de sacarídeos (metade a um quarto dos fragmentos de HBPM), proporcionando maior relação antifator Xa/antifator IIa.[251,253] Há necessidade das 18 unidades de sacarídeos para a inibição do fator IIa, mas não para a inibição do fator Xa. Diferentes HBPM têm diferentes atividades antifator Xa/antifator IIa (p. ex., 2,7:1 para enoxaparina *vs.* 2,1:1 para dalteparina), mas, na prática clínica, exercem anticoagulação equivalente.[253,254] Protamina exógena reverte completamente a atividade antifator IIa da HBPM, porém apenas 60% da atividade antifator Xa por causa de uma redução na ligação a seus componentes. São poucos os estudos publicados comparando HBPMs com heterogeneidade funcional ou estrutural, embora haja um estudo da população ortopédica em que enoxaparina foi similar à tinzaparina para profilaxia da trombose venosa profunda.[254] Enoxaparina está sendo discutida nesta seção por ser a HBPM de uso mais amplo nos Estados Unidos, a citada na maioria dos manuscritos, artigos de revisão e orientações publicadas, e a que atualmente utilizamos em nossa instituição — e, por isso, estamos mais familiarizados com essa substância.

HBPM tem baixa atividade de ligação às proteínas e às células endoteliais e menor eliminação dose-independente, comparada à heparina não fracionada. O resultado final é uma excreção renal que independe da dose, um efeito farmacodinâmico que é proporcional à dose utilizada e mais previsível, e melhor biodisponibilidade em doses baixas. Além disso, HBPM tem uma biodisponibilidade similar após a injeção subcutânea e intravenosa e é menos imunogênica. Sua dose é adaptada ao peso corporal e há algum risco de acúmulo em pacientes com obesidade e insuficiência renal.[254] A meia vida da HBPM é de 3 a 6 horas depois da injeção subcutânea, não depende da dose e tem maior duração do que a heparina não fracionada. HBPM tem atividade de pico em 3 a 4 horas, baixa variabilidade interpacientes por causa de sua resposta mais previsível à dose e maior popularidade, em termos de uso, com uma ou duas doses ao dia, o que é muito conveniente para a parturiente. HBPM tem níveis antifator Xa significativos 12 horas depois da injeção por causa de sua meia-vida mais longa. Há controvérsia se um teste de nível sanguíneo com uma análise de antifator Xa ajuda na monitoração da resposta à HBPM e se é útil antes da realização das técnicas neuroaxiais na parturiente anticoagulada com HBPM (ver adiante). Não surpreende que ela esteja substituindo lentamente a heparina não fracionada nos casos de necessidade da anticoagulação profilática em parturientes, apesar de sua eficácia parecida; isso se deve a sua melhor biodisponibilidade, à meia-vida mais longa, à resposta mais previsível à dose administrada, com maior atividade contra o fator Xa, e à incidência mais baixa de complicações hemorrágicas.[255]

A segurança e a eficácia da HBPM na gestação é corroborada por uma revisão de 624 parturientes de alto risco, com incidência prévia de trombose, recebendo profilaxia com enoxaparina.[256,257] Esse estudo demonstrou um porcentual de anomalias congênitas de 2,5%, que não é superior ao observado na população em geral, e 1,1% de mortes fetais não relacionadas à enoxaparina. Houve apenas uma hemorragia ligada ao uso de enoxaparina e uma incidência de 1,3% de eventos trombóticos venosos maternos recorrentes, o que é muito baixo para essa população de alto risco. A conclusão geral desse estudo, apoiada por uma opinião de comissão da ACOG,[257] é que HBPM é segura e eficaz para a prevenção da trombose em parturientes que estejam em alto risco para essa complicação.[256,257] As doses profiláticas típicas de HBPM durante a gestação são 40 mg por via subcutânea (1 mg equivale a 100 unidades) de enoxaparina por dia, ou 30 mg por via subcutânea duas vezes por dia. Essas doses são utilizadas em parturientes com história remota de trombose, mas sem trombofilia, trombofilia de baixo risco, perda gestacional recorrente ou histórico de morte fetal. As doses profiláticas são habitualmente descontinuadas na 36ª semana de gestação e a medicação é mudada para heparina não fracionada subcutânea. A terapia em alta dose em geral varia de 1,0 a 1,5 mg/kg de enoxaparina subcutânea duas vezes ao dia e é indicada para tratamento da trombose aguda, uma história remota de trombose, e presença de anticorpos antifosfolipídios ou uma trombofilia de alto risco. Comumente, a terapia em alta dose terá continuidade até 24 horas antes da indução do trabalho de parto ou de uma incisão cesariana planejada.

Em geral, HBPM não influencia TTPa, mas tem efeito nos valores de antifator Xa. Uma análise cromogênica para este antifator mede a atividade contra o fator Xa, mas não contra o IIa.[258] Embora mínima anticoagulação seja equivalente a valores abaixo de 0,2 U/mL, podem ser suficientes níveis profiláticos de 0,1 a 0,2 U/mL.[258] Normalmente esse indicador não é medido para doses profiláticas, graças à resposta previsível à dose de HBPM. Pode ser prudente verificar os valores das análises em casos de obesidade, baixo peso corporal ou insuficiência renal, porque HBPM tem eliminação renal e é afetada por mudanças no peso corporal.[258,259] Foi recomendada a verificação dos níveis de antifator Xa durante o uso de doses altas na mulher gestante por causa de aumentos na taxa de filtração glomerular, concentração dos fatores de coagulação, peso e volume de distribuição.[260] O teste também pode ser útil em casos de tratamento prolongado e em parturientes em alto risco de sangramento ou trombose.[259] Ainda não foi confirmado se esse teste confere qualquer ganho de eficácia e de segurança, e críticos alertam que há variabilidade intertestes.[261] Há necessidade de mais estudos abordando esse tópico. A atividade de pico da HBPM já estará reduzida ao final do primeiro trimestre, retornando ao normal depois do parto.[260] No geral, ocorre uma expansão de volume à medida que vai se aproximando o final da gestação, levando a níveis subterapêuticos. Ocasionalmente, HBPM é trocada por heparina não fracionada intravenosa em pacientes com risco muito alto, sendo descontinuada 4 a 6 horas antes da hora do parto. Isso pode gerar um problema se a paciente necessitar de algum procedimento cirúrgico ou a aplicação de um anestésico local, porque a combinação dos dois agentes poderá resultar em respostas imprevisíveis de antifator Xa e de TTPa. Nessas circunstâncias, recomenda-se a verificação desses dois testes antes da incisão cesariana ou da técnica neuroaxial.

Hematoma epidural é a complicação mais temida das técnicas neuroaxiais e é muito mais provável no cenário de uma anormalidade hereditária da coagulação ou no uso de anticoagulantes durante a realização dessas técnicas. Embora uma revisão da literatura realizada em 1994 tenha encontrado 61 casos em um período de 88 anos (1906-1994),[262] em 2003 um MedWatch da Food and Drug Administration (FDA) localizou 60 casos, em nove anos, associados ao uso de anestesia neuroaxial e de terapia com HBPM.[263] Houve um caso de hematoma epidural em uma parturiente medicada com HBPM. O momento da administração de HBPM, a remoção do cateter epidural e o desenvolvimento do hematoma são aspectos pouco claros, e a paciente exibiu debilidade motora temporária nos membros inferiores que desapareceu espontaneamente sem qualquer intervenção cirúrgica. A revisão de 1994 teve apenas cinco casos em parturientes (8,2% dos casos),[262] resultados compatíveis com o estado protrombótico associado à gestação e com sua resistência associada à anticoagulação. Esses fatores neutralizam o ingurgitamento do plexo venoso epidural, com aumento na incidência de cateteres epidurais intravasculares presentes durante a gravidez. Uma análise dos casos obstétricos demonstra que a maioria ocorreu quando a dose do anticoagulante estava muito próxima da realização de uma técnica neuroaxial ou quando as pacientes estavam tomando outras medicações que alteram a coagulação. Além disso, uma revisão da Grã-Bretanha não detectou casos de hematoma epidural em mais de 9.000 epidurais aplicadas a parturientes que estavam tomando aspirina como possível tratamento profilático para pré-eclâmpsia. Embora não se tenha verificado que aspirina tinha efeito benéfico na prevenção dela, o uso desse agente não foi associado a um aumento significativo nas hemorragias placentárias ou no sangramento durante a preparação da anestesia epidural.[264] É digno de nota que a diminuição da incidência de hematoma epidural durante a gestação não deve modificar as recomendações concernentes ao uso de técnicas neuroaxiais em parturientes com anormalidades da coagulação ou naquelas que estejam sendo anticoaguladas. Além disso, foi documentado que a aplicação de um cateter epidural é tão importante como sua remoção, porque as duas situações podem levar à formação de um hematoma epidural na paciente anticoagulada.[262]

Hematoma epidural é uma complicação muito rara das técnicas neuroaxiais, com uma incidência que varia desde 1:220.000 depois da anestesia espinal até 1:150.000 depois da anestesia epidural.[262] Essa complicação é mais comum em presença de HBPM, com uma incidência de até 1:3.000 depois de um cateter epidural contínuo e 1:40.000 depois de um anestésico espinal.[253] É importante usar concentrações muito baixas de anestésico local para detectar qualquer mudança no estado neurológico do paciente. Além disso, é essencial o acompanhamento do estado neurológico depois da remoção de um cateter epidural. Os sintomas clínicos de hematoma epidural incluem dor radicular nas costas, disfunção intestinal ou vesical e déficits sensitivos ou motores.[265,266] Curiosamente, e diferente da sabedoria comum, a dor radicular intensa nas costas é raramente o sintoma de apresentação. A técnica de imagem por ressonância magnética é o melhor exame diagnóstico para suspeita de hematoma epidural, e a laminectomia descompressiva prontamente realizada é o tratamento de escolha.

As orientações da ASRA previamente mencionadas foram formuladas em parte por causa da crescente incidência de hematoma epidural associada ao uso de HBPM e de técnicas neuroaxiais.[240] Essas orientações recomendam a descontinuação das doses profiláticas de HBPM pelo menos 10 a 12 horas antes de uma técnica regional, e a técnica preferida é a administração de uma dose única de anestésico local. As doses terapêuticas devem ser descontinuadas pelo menos 24 horas antes de uma técnica regional, e HBPM não deve ser iniciada até que tenham transcorrido 2 horas da remoção do cateter epidural. A presença de sangue no momento da aplicação do cateter epidural pode aumentar o risco de sangramento para o espaço epidural; por isso, há necessidade de um adiamento de 24 horas antes da administração de HBPM. Embora comumente os cateteres epidurais não sejam mantidos no local para controle da dor pós-operatória em parturientes, em parte por causa da excelente e prolongada analgesia obtida com morfina neuroaxial, é importante ter cautela quando esses cateteres são mantidos no lugar em parturientes que necessitam de profilaxia ou terapia com HBPM. Pode-se continuar usando cateteres epidurais com segurança durante o uso de doses profiláticas, desde que HBPM não seja iniciada antes de 6 a 8 horas no pós-operatório e que o cateter seja removido 10 a 12 horas depois da última dose de HBPM. Cateteres epidurais devem ser removidos em parturientes recebendo doses terapêuticas, e a primeira dose não deve ser administrada antes de 24 horas no pós-operatório. A ASRA não recomenda o uso do teste do antifator Xa porque, de acordo com as orientações publicadas, ele não tem valor preditivo para risco de sangramento.[240] Consideramos esse assunto controverso, por ser bem sabido que a atividade de anti-fator Xa de HBPM é afetada pelo peso corporal, disfunção renal, gestação e tratamento prolongado.[259,267] Não checamos rotineiramente esse teste em parturientes tomando doses profiláticas de HBPM se a última dose foi administrada mais de 24 horas antes da aplicação de uma técnica neuroaxial. No entanto, mensuramos esse teste na presença de doses terapêuticas de HBPM ou se a última dose profilática dela foi em menos de 24 horas de uma técnica regional. Nossa dose-alvo fica abaixo de 0,1 U/mL, pois essa dose está associada à mínima anticoagulação. Sabe-se que, embora a detecção de altos níveis com esse teste desaconselhem uma técnica regional, não existem dados que garantam a segurança das técnicas neuroaxiais com níveis mais baixos. Incentivamos os anestesiologistas mais experientes a fazer esse bloqueio e preferimos utilizar técnicas neuroaxiais na linha média para minimizar o risco de cateteres epidurais intravasculares.

Anticoagulantes mais modernos estão sendo comparados aos tradicionais, como a heparina não fracionada, e utilizados com uma frequência cada vez maior, em parte por causa de seu perfil de segurança similar e pela facilidade de administração. Fondaparinux, um desses agentes, é um pentassacarídeo que obteve aprovação da FDA no final de 2001. Ele se liga seletivamente à antitrombina, induzindo uma mudança conformacional que aumenta de modo significativo a atividade antifator Xa sem que ocorra inibição do fator IIa.[268-270] Fondaparinux não faz reação cruzada com anticorpos anticomplexo heparina/fator 4 plaquetário e, portanto, não é provável que cause trombocitopenia. Esse anticoagulante tem uma meia-vida muito longa, de aproximadamente 18 horas, fato que deve ser do conhecimento dos praticantes da anestesia regional. Devem transcorrer pelo menos quatro dias até que esse agente seja completamente eliminado da circulação e, durante esse período, deve-se evitar a anestesia regional. Pode ser medida razoável verificar a atividade do antifator Xa antes da realização de uma técnica neuroaxial. Assim como administrar fondaparinux 2 horas depois de um passe simples de agulha espinal atraumática ou da remoção do cateter epidural.[240] Já tivemos a oportunidade de examinar uma parturiente como consulta anestésica de alto risco porque ela estava tomando 2,5 mg/dia de fondaparinux. Ela tinha histórico de anticorpos antifosfolipídio e trombose venosa profunda, necessitando de tromboprofilaxia durante sua gestação, e era alérgica à HBPM. As doses terapêuticas variam de 5 a 10 mg.[268,269]

Resumindo, é importante usar técnicas neuroaxiais apropriadas, evitar o uso de vários anticoagulantes e ter cautela na seleção adequada da parturiente. Finalmente, e talvez mais importante, é essencial um bom conhecimento da farmacocinética e da farmacodinâmica dos anticoagulantes de uso comum durante a gestação para evitar o uso de técnicas neuroaxiais em um momento em que ainda possa estar presente um efeito anticoagulante significativo. Além disso, é bastante importante tomar conhecimento do mecanismo de ação, do perfil de efeitos colaterais e da meia-vida dos anticoagulantes mais modernos. O uso das orientações não deve servir como um substituto desses conhecimentos, e sim como um complemento.

Alergia a anestésico local

Uma autêntica reação anafilática mediada por IgE a um agente anestésico, embora frequentemente representando risco para a vida da paciente, é bastante rara em anestesia. A incidência varia entre 1:3.500 e 1:20.000, com agentes ofensivos mais comuns sendo os bloqueadores neuromusculares e o látex. Uma revisão recentemente publicada na França sobre reações alérgicas durante a anestesia ao longo de um período de 2 anos não descobriu casos de alergia a anestésico local.[271] Os anestésicos locais podem ser do tipo éster ou amida. Enquanto os ésteres são metabolizados até ácido *p*-aminobenzoico (PABA), os amidas são metabolizados no fígado até uma variedade de compostos. Metilparabeno é um preservativo que pode estar presente em anestesias locais amidas ou ésteres e pode fazer alguma reação cruzada com PABA. Uma reação mediada por IgE a um anestésico local, mais provavelmente por causa do metabólito de PABA proveniente de ésteres ou metilparabeno, responde por menos de 1% de todas as reações aos anestésicos locais.[272] Quase todos os casos de reações alérgicas questionáveis a anestésicos locais são decorrentes de um episódio vasovagal, da injeção sistêmica do anestésico local com manifestações do sistema nervoso central ou da injeção intravascular de epinefrina, com suas manifestações cardiovasculares associadas. Além disso, a maioria das reações alérgicas a anestésicos locais são decorrentes de uma reação de hipersensibilidade retardada do tipo IV, que se apresenta como uma dermatite de contato.[272]

Deve-se considerar a possibilidade de reação cruzada com outros anestésicos locais em casos nos quais haja suspeita, ou confirmação por testes prévios, de uma verdadeira reação mediada por IgE contra um anestésico local com grupo amida ou éster. Então, deve-se fazer testes intradérmicos, não apenas para o agente sob suspeita como também para outros anestésicos locais, inclusive agentes dos dois tipos, para que seja identificada uma alternativa segura.[273] Foi publicado um artigo sobre uma reação mediada por IgE causada por ropivacaína em um paciente com histórico de reação anafilática a outros anestésicos locais, inclusive lidocaína, bupivacaína e mepivacaína.[273] Esse paciente em particular tolerava bem procaína, um anestésico local éster. Os testes intradérmicos são feitos com a injeção intradérmica de pequenas quantidades do anestésico local e, então, espera-se pela resposta (pápula e rubor). Caso seja observada uma resposta positiva, é recomendável fazer um teste de punção da pele seguido por uma injeção subcutânea, porque em muitos casos os resultados são equívocos.[274] A metodologia de Chandler para testes cutâneos de provocação[275] pode ser efetuada ao longo de um período de 1 a 2 horas por um alergologista treinado, mediante a realização de injeções subcutâneas incrementais de um anestésico local, enquanto o paciente é cuidadosamente observado em uma unidade monitorada para qualquer sinal de reação alérgica.

Um histórico de alergia a um anestésico local em uma paciente obstétrica é mais complicado, porque não é recomendada a realização de teste intradérmico durante a gestação, a menos que os resultados obtidos resultem em uma implicação significativa para o tratamento.[276] A anestesia regional é muito mais segura em parturientes, quando comparada à geral,[277] e a analgesia regional é, de longe, o modo mais efetivo de analgesia durante o trabalho de parto e o parto. Embora a melhor ocasião para fazer um teste intradérmico seja antes da gestação, argumentou-se que testes cutâneos provocativos podem ser efetuados durante a gravidez para exclusão da possibilidade de uma real alergia a anestésico local.[278,279] O momento para a realização do teste durante a gestação é também tópico controverso, porque uma reação alérgica decorrente de um teste intradérmico antes da viabilidade fetal pode acarretar efeitos indesejáveis para o feto. Outro risco inclui a possibilidade de sensibilização fetal e o fato de que ela permanece incerta com relação a uma possível modificação da resposta ao teste intradérmico pela gravidez.[280] Assim, no caso em que o teste intradérmico não foi realizado durante a gestação, recomendamos a obtenção de uma história bastante completa, antes que sejam excluídas outras possíveis causas de uma reação adversa a anestésico local. Além disso, é importante obter o histórico familiar, pois foi postulada uma ligação genética.[280] Devem ser consideradas outras opções

QUADRO 19.6 Diagnóstico diferencial da alergia a anestésico local

Episódio vasovagal
Injeção sistêmica de anestésico local
  Sistema nervoso central
Epinefrina sistêmica
  Toxicidade cardíaca
Reação tipo IV mediada por célula
  Dermatite de contato
Reação tipo I mediada por célula
  Anafilaxia

para anestesia e analgesia, sendo enfaticamente recomendado um processo bastante minucioso de consentimento informado junto à paciente, ao mesmo tempo em que será efetuada uma análise de risco-benefício. Também devem ser discutidos com a paciente os riscos de um teste intradérmico, e este apenas será feito em estreita colaboração com um alergologista e com o obstetra. Caso seja tomada a decisão de prosseguir com o teste intradérmico, o momento de sua realização deve ser marcado nas proximidades da data do parto para maximizar o bem-estar fetal.

Resumindo, a maioria dos casos de reações a anestésicos locais não têm fundo alérgico, que não deve impedir o uso desses agentes. Contudo, embora seja bastante incomum a ocorrência de uma reação anafilática a um anestésico local isento de preservativo com risco para a vida do paciente, tal complicação já foi descrita e sua possibilidade deve ser seriamente levada em consideração e cuidadosamente acompanhada se confirmada ou sob forte suspeita.

CONCLUSÃO

Gestação é uma condição comum e não patológica. Todavia, a fisiologia alterada da gestação complica o cuidado anestésico mesmo em pacientes grávidas saudáveis. Quando condições incomuns da gestação alteram ainda mais o estado fisiológico, a situação fica mais desafiadora para o anestesiologista. Embora praticamente todas as entidades patológicas possam complicar a gestação, a abrangência deste capítulo não é suficiente para que sejam discutidas todas as possibilidades. Nessas situações, devem ser aplicados os princípios básicos do tratamento da paciente gestante. Tais princípios foram sumariados neste capítulo assim como algumas das condições específicas mais importantes para pacientes grávidas.

Referências bibliográficas

1. Wiesen AR, Gunzenhauser JD: Laboratory-measured pregnancy rates and their determinants in a large, well-described adult cohort. Milit Med 2004;169:518-521.
2. Brodsky JB, Cohen EN, Brown BW Jr, et al: Surgery during pregnancy and fetal outcome. Am J Obstet Gynecol 1980;138:1165-1167.
3. Mazze RI, Kallen B: Reproductive outcome after anesthesia and operation during pregnancy: A registry study of 5405 cases. Am J Obstet Gynecol 1989;161:1178-1185.
4. Manley S, de Kelaita G, Joseph NJ, et al: Preoperative pregnancy testing in ambulatory surgery: Incidence and impact of positive results. Anesthesiology 1995;83:690-693.
5. Farraghar R, Bhavani Shankar K: Obstetric anesthesia. In Healy TEJ, Knight PR (eds): Wylie and Churchill Davidson's: A Practice of Anesthesia, 7th ed. London, Arnold, 2003, pp 923-940.
6. Chang B: Physiological changes of pregnancy. In Chestnut DH C (ed): Obstetric Anesthesia: Principles and Practice. Philadelphia, Elsevier, 2004, pp 15-36.
7. Chan MT, Mainland P, Gin T: Minimum alveolar concentration of halothane and enflurane are decreased in early pregnancy. Anesthesiology 1996;85:782-786.
8. Leighton BL, Cheek TG, Gross JB, et al: Succinylcholine pharmacodynamics in peripartum patients. Anesthesiology 1986;64:202-205.
9. Kussman B, Shorten G, Uppington J, Comunale ME: Administration of magnesium sulphate before rocuronium: Effects on speed of onset and duration of neuromuscular block. Br J Anaesth 1997; 79:122-124.
10. Khazin AF, Hon EH, Hehre FW: Effects of maternal hyperoxia on the fetus: I. Oxygen tension. Am J Obstet Gynecol 1971;109:628-637.
11. Brann AW Jr, Myers RE: Central nervous system findings in the newborn monkey following severe in utero partial asphyxia. Neurology 1975;25:327-338.
12. Newman B, Lam AM: Induced hypotension for clipping of a cerebral aneurysm during pregnancy: A case report and brief review. Anesth Analg 1986;65:675-678.
13. Li H, Gudmundsson S, Olofsson P: Acute increase of umbilical artery vascular flow resistance in compromised fetuses provoked by uterine contractions. Early Hum Dev 2003;74:47-56.
14. Lee A, Ngan Kee WD, Gin T: A quantitative, systematic review of randomized controlled trials of ephedrine versus phenylephrine for the management of hypotension during spinal anesthesia for cesarean delivery. Anesth Analg 2002;94:920-926, table of contents.
15. Shepard TH, Lemire RJ: Catalog of Teratogenic Agents, 11th ed. Baltimore, Johns Hopkins University Press, 2004.
16. Teiling AK, Mohammed AK, Minor BG, et al: Lack of effects of prenatal exposure to lidocaine on development of behavior in rats. Anesth Analg 1987;66:533-541.
17. Mazze RI, Wilson AI, Rice SA, Baden JM: Reproduction and fetal development in rats exposed to nitrous oxide. Teratology 1984;30:259-265.
18. Baden JM, Fujinaga M: Effects of nitrous oxide on day 9 rat embryos grown in culture. Br J Anaesth 1991;66:500-503.
19. Lane GA, Nahrwold ML, Tait AR, et al: Anesthetics as teratogens: Nitrous oxide is fetotoxic, xenon is not. Science 1980;210:899-901.
20. Chanarin I: Cobalamins and nitrous oxide: A review. J Clin Pathol 1980;33:909-916.
21. Keeling PA, Rocke DA, Nunn JF, et al: Folinic acid protection against nitrous oxide teratogenicity in the rat. Br J Anaesth 1986;58:528-534.
22. Fujinaga M, Baden JM: Methionine prevents nitrous oxide-induced teratogenicity in rat embryos grown in culture. Anesthesiology 1994;81:184-189.
23. Mazze RI, Fujinaga M, Baden JM: Halothane prevents nitrous oxide teratogenicity in Sprague-Dawley rats; folinic acid does not. Teratology 1988;38:121-127.
24. Brodsky JB, Cohen EN: Health experiences of operating room personnel. Anesthesiology 1985;63:461-464.
25. Spence AA: Environmental pollution by inhalation anaesthetics. Br J Anaesth 1987;59:96-103.
26. Jevtovic-Todorovic V, Hartman RE, Izumi Y, et al: Early exposure to common anesthetic agents causes widespread neurodegeneration in the developing rat brain and persistent learning deficits. J Neurosci 2003;23:876-882.
27. Levin ED, Bowman RE: Behavioral effects of chronic exposure to low concentrations of halothane during development in rats. Anesth Analg 1986;65:653-659.
28. Mazze RI, Kallen B: Appendectomy during pregnancy: A Swedish registry study of 778 cases. Obstet Gynecol 1991;77:835-840.
29. Cunningham AJ, Brull SJ: Laparoscopic cholecystectomy: Anesthetic implications. Anesth Analg 1993;76:1120-1133.

30. Fitzgibbons R Jr: Laparoscopic cholecystectomy. JAMA 1991;266:269.
31. Lachman E, Schienfeld A, Voss E, et al: Pregnancy and laparoscopic surgery. J Am Assoc Gynecol Laparosc 1999;6:347-351.
32. Andreoli M, Servakov M, Meyers P, Mann WJ Jr: Laparoscopic surgery during pregnancy. J Am Assoc Gynecol Laparosc 1999; 6:229-233.
33. Barnard JM, Chaffin D, Droste S, et al: Fetal response to carbon dioxide pneumoperitoneum in the pregnant ewe. Obstet Gynecol 1995;85:669-674.
34. Amos JD, Schorr SJ, Norman PF, et al: Laparoscopic surgery during pregnancy. Am J Surg 1996;171:435-437.
35. Hardwick RH, Slade RR, Smith PA, Thompson MH: Laparoscopic splenectomy in pregnancy. J Laparoendosc Adv Surg Tech A 1999;9:439-440.
36. Wang PH, Chao HT, Tseng JY, et al: Laparoscopic surgery for heterotopic pregnancies: A case report and a brief review. Eur J Obstet Gynecol Reprod Biol 1998;80:267-271.
37. Demeure MJ, Carlsen B, Traul D, et al: Laparoscopic removal of a right adrenal pheochromocytoma in a pregnant woman. J Laparoendosc Adv Surg Tech A 1998;8:315-319.
38. Steinbrook RA, Brooks DC, Datta S: Laparoscopic cholecystectomy during pregnancy: Review of anesthetic management, surgical considerations. Surg Endosc 1996;10:511-515.
39. Levinson G, Shnider SM, DeLorimier AA, Steffenson JL: Effects of maternal hyperventilation on uterine blood flow and fetal oxygenation and acid-base status. Anesthesiology 1974;40:340-347.
40. Wahba RW, Beique F, Kleiman SJ: Cardiopulmonary function and laparoscopic cholecystectomy. Can J Anaesth 1995;42:51-63.
41. Joris JL, Noirot DP, Legrand MJ, et al: Hemodynamic changes during laparoscopic cholecystectomy. Anesth Analg 1993;76:1067-1071.
42. Steinbrook RA, Bhavani-Shankar K: Hemodynamics during laparoscopic surgery in pregnancy. Anesth Analg 2001;93:1570-1571, table of contents.
43. (SAGES) SoAGES: Guidelines for laparoscopic surgery during pregnancy. Surg Endosc 1998;12:189-190.
44. Cruz AM, Southerland LC, Duke T, et al: Intraabdominal carbon dioxide insufflation in the pregnant ewe: Uterine blood flow, intraamniotic pressure, and cardiopulmonary effects. Anesthesiology 1996;85:1395-1402.
45. Hunter JG, Swanstrom L, Thornburg K: Carbon dioxide pneumoperitoneum induces fetal acidosis in a pregnant ewe model. Surg Endosc 1995;9:272-277; discussion 7-9.
46. Shankar KB, Mushlin PS: Arterial to end-tidal gradients in pregnant subjects. Anesthesiology 1997;87:1596.
47. Affleck DG, Handrahan DL, Egger MJ, Price RR: The laparoscopic management of appendicitis and cholelithiasis during pregnancy. Am J Surg 1999;178:523-529.
48. Elerding SC: Laparoscopic cholecystectomy in pregnancy. Am J Surg 1993;165:625-627.
49. Soper NJ, Hunter JG, Petrie RH: Laparoscopic cholecystectomy during pregnancy. Surg Endosc 1992;6:115-117.
50. Bhavani-Shankar K, Steinbrook RA, Brooks DC, Datta S: Arterial to end-tidal carbon dioxide pressure difference during laparoscopic surgery in pregnancy. Anesthesiology 2000;93:370-373.
51. Curet N, Allen D, Josloff R, et al: Laparoscopy during pregnancy. Arch Surg 1996;131:546.
52. Bhavani-Shankar K, Steinbrook RA: Anesthetic considerations for minimally invasive surgery. In Brooks DC (ed): Current Review of Minimally Invasive Surgery, 2nd ed. Philadelphia, Current Medicine, 1998, p 29.
53. Mosher WD, Pratt WF: Fecundity and infertility in the United States: Incidence and trends. Fertil Steril 1991;56:192-3.
54. Collins JA: Unexplained Infertility: Evaluation and Treatment. Philadelphia, WB Saunders, 1995.
55. Meldrum DR: Female reproductive aging—ovarian and uterine factors. Fertil Steril 1993;59:1-5.
56. Steptoe PC, Edwards RG: Birth after the reimplantation of a human embryo. Lancet 1978;2:336.
57. Tsen LC: Darwin to desflurane: Anesthesia for assisted reproductive technologies. Anesth Analg 2002;94S:109-114.
58. Society for Assisted Reproductive Technology in the United States: 1999 results generated from the American Society for Reproductive Medicine/Society for Assisted Reproductive Technology Registry. Fertil Steril 2002;78:918-931.
59. Lu MC: Impact of "non-physician factors" on the "physician factor" of in vitro fertilization success: Is it the broth, the cooks, or the statistics? Fertil Steril 1999;71:998-1000.
60. Karande VC, Morris R, Chapman C, et al: Impact of the "physician factor" on pregnancy rates in a large assisted reproductive technology program: Do too many cooks spoil the broth? Fertil Steril 1999;71:1001-1009.
61. Jennings JC, Moreland K, Peterson CM: In vitro fertilisation: A review of drug therapy and clinical management. Drugs 1996;52:313-343.
62. Awonuga A, Waterstone J, Oyesanya O, et al: A prospective randomized study comparing needles of different diameters for transvaginal ultrasound-directed follicle aspiration. Fertil Steril 1996;65:109-113.
63. Hung Yu Ng E, Kwai Chi Chui D, Shan Tang O, Chung Ho P: Paracervical block with and without conscious sedation: A comparison of the pain levels during egg collection and the postoperative side effects. Fertil Steril 2001;75:711-717.
64. Ditkoff EC, Plumb J, Selick A, Sauer MV: Anesthesia practices in the United States common to in vitro fertilization (IVF) centers. J Assist Reprod Genet 1997;14:145-147.
65. Jain T, Harlow BL, Hornstein MD: Insurance coverage and outcomes of in vitro fertilization. N Engl J Med 2002;347:661-667.
66. Silva PD, Kang SB, Sloane KA: Gamete intrafallopian transfer with spinal anesthesia. Fertil Steril 1993;59:841-843.
67. Pellicano M, Zullo F, Fiorentino A, et al: Conscious sedation versus general anesthesia for minilaparoscopic gamete intra-fallopian transfer: A prospective randomized study. Hum Reprod 2001; 16:2295-2297.
68. Lane GA, Nahrwold ML, Tait AR, et al: Anesthetics as teratogens: Nitrous oxide is fetotoxic, xenon is not. Science 1980;210:899-901.
69. Hansen DK, Grafton TF: Effect of nitrous oxide on embryonic macromolecular synthesis and purine levels. Teratog Carcinog Mutagen 1988;8:107-115.
70. Baden JM, Fujinaga M: Effects of nitrous oxide on day 9 rat embryos grown in culture. Br J Anaesth 1991;66:500-503.
71. Lee EJ, Bongso A, Kumar A: Evaluation of inhalational anaesthetics on murine in vitro fertilization. Ann Acad Med Singapore 1994; 23:479-485.
72. Rosen MA, Roizen MF, Eger EI, et al: The effect of nitrous oxide on in vitro fertilization success rate. Anesthesiology 1987;67:42-44.
73. Kennedy GL, Smith SH, Keplinger ML, Calandra JC: Reproductive and teratologic studies with isoflurane. Drug Chem Toxicol 1977;1:75-88.
74. Vincent RDJ, Syrop CH, Van Voorhis BJ, et al: An evaluation of the effect of anesthetic technique on reproductive success after laparoscopic pronuclear stage transfer: Propofol/nitrous oxide versus isoflurane/nitrous oxide. Anesthesiology 1995;82:352-358.
75. Coetsier T, Dhont M, De Sutter P, et al: Propofol anaesthesia for ultrasound guided oocyte retrieval: Accumulation of the anaesthetic agent in follicular fluid. Hum Reprod 1992;7:1422-1424.
76. Ben-Shlomo I, Moskovich R, Golan J, et al: The effect of propofol anesthesia on oocyte fertilization and early embryo quality. Hum Reprod 2000;15:2197-2199.
77. Rosenblatt MA, Bradford CN, Bodian CN, Grunfeld L: The effect of a propofol-based sedation technique on cumulative embryo scores, clinical pregnancy rates, and implantation rates in patients undergoing embryo transfers with donor oocytes. J Clin Anesth 1997; 9:614-617.
78. Tillman Hein HA, Putman JM: Is propofol a proper proposition for reproductive procedures? J Clin Anesth 1997;9:611-613.
79. Janssenwillen C, Christiaens F, Camu F, Van Steirteghem A: The effect of propofol on pathogenetic activation, in vitro fertilization and early development of mouse oocytes. Fertil Steril 1997;67:769-774.
80. Endler GC, Stout M, Magyar DM, et al: Follicular fluid concentrations of thiopental and thiamylal during laparoscopy for oocyte retrieval. Fertil Steril 1987;48:828-833.
81. Pierce ET, Smalky M, Alper MM, et al: Comparison of pregnancy rates following gamete intrafallopian transfer (GIFT) under general anesthesia with thiopental sodium or propofol. J Clin Anesth 1992; 4:394-398.
82. Christiaens F, Janssenwillen C, Van Steirteghem A, et al: Comparison of assisted reproductive technology performance after oocyte

retrieval under general anaesthesia (propofol) versus paracervical local anaesthetic block: A case-controlled study. Hum Reprod 1998; 13:2456-2460.

83. Chopineau J, Bazin JE, Terrisse MP, et al: Assay for midazolam in liquor folliculi during in vitro fertilization under anesthesia. Clin Pharm 1993;12:770-773.
84. Soussis I, Boyd O, Paraschos T, et al: Follicular fluid levels of midazolam, fentanyl, and alfentanil during transvaginal oocyte retrieval. Fertil Steril 1995;64:1003-7.
85. Shapira SC, Chrubasik S, Hoffmann A, et al: Use of alfentanil for in vitro fertilization oocyte retrieval. J Clin Anesth 1996;8:282-285.
86. Casati A, Valentini G, Zangrillo A, et al: Anaesthesia for ultrasound guided oocyte retrieval: midazolam/remifentanil versus propofol/fentanyl regimens. Eur J Anaesth 1999;16:773-778.
87. Ben-Shlomo I, Moskovich R, Katz Y, Shalev E: Midazolam/ketamine sedative combination compared with fentanyl/propofol/isoflurane anaesthesia for oocyte retrieval. Hum Reprod 1999; 7:1757-1759.
88. Marshburn PB, Shabanowitz RB, Clark MR: Immunohistochemical localization of prostaglandin H synthase in the embryo and uterus of the mouse from ovulation through implantation. Mol Reprod Dev 1990;25:309-316.
89. van der Weiden RM, Helmerhorst FM, Keirse MJ: Influence of prostaglandins and platelet activating factor on implantation. Hum Reprod 1991;6:436-442.
90. Van Voorhis BJ, Huettner PC, Clark MR, Hill JA: Immunohistochemical localization of prostaglandin H synthase in the female reproductive tract and endometriosis. Am J Obstet Gynecol 1990; 163:57-62.
91. Bokhari A, Pollard BJ: Anaesthesia for assisted conception: A survey of UK practice. Eur J Anaesth 1999;16:225-230.
92. Monroe SE, Levine L, Chang RJ, et al: Prolactin-secreting pituitary adenomas: V. Increased gonadotroph responsivity in hyperprolactinemic women with pituitary adenomas. J Clin Endocrinol Metab 1981;52:1171-1178.
93. Cunningham F, Gant N, Leveno K, et al: Williams Obstetrics, 21st ed. New York, McGraw-Hill, 2001.
94. Koninckx PR, Renaer M: Pain sensitivity of and pain radiation from the internal female genital organs. Hum Reprod 1997;12:1785-1788.
95. Hung Yu Ng E, Shan Tang O, Kwai Chi Chui D, Chung Ho P: A prospective, randomized, double-blind and placebo-controlled study to assess the efficacy of paracervical block in the pain relief during egg collection in IVF. Hum Reprod 1999;14:2783-2787.
96. Hung Yu Ng E, Miao B, Chung Ho P: A randomized double-blind study to compare the effectiveness of three different doses of lignocaine used in paracervical block during oocyte retrieval. J Assist Reprod Genet 2003;20:8-12.
97. Schnell VL, Sacco AG, Savoy-Moore RT, et al: Effects of oocyte exposure to local anesthetics on in vitro fertilization and embryo development in the mouse. Reprod Toxicol 1992;6:323-327.
98. Wikland M, Evers H, Jakobsson AH: The concentration of lidocaine in follicular fluid when used for paracervical block in a human IVF-ET programme. Hum Reprod 1990;5:920-923.
99. Manica VS, Bader AM, Fragneto R, et al: Anesthesia for in vitro fertilization: A comparison of 1.5% and 5% lidocaine for ultrasonically guided oocyte retrieval. Anesth Analg 1993;77:453-456.
100. Martin R, Tsen LC, Tzeng G, et al: Anesthesia for in vitro fertilization: The addition of fentanyl to 1.5% lidocaine. Anesth Analg 1999;8 8:532-536.
101. Tsen LC, Schultz R, Martin R, et al: Intrathecal-low dose bupivacaine vs. lidocaine for in-vitro fertilization procedures. Reg Anesth Pain Med 2001;26:52-56.
102. Tsen LC, Arthur GR, Datta S, et al: Estrogen-induced changes in protein binding of bupivacaine during in vitro fertilization. Anesthesiology 1997;87:879-883.
103. Hull M, Glazener CM, Kelly NJ, et al: Population study of causes, treatment, and outcome of infertility. BMJ 1985;291:1693-1697.
104. Gorgy A, Meniru GI, Naumann N, et al: The efficacy of local anesthesia for percutaneous epididymal sperm aspiration and testicular sperm aspiration. Hum Reprod 1998;13:646-650.
105. Rein MS, Barbieri RL: The Infertile Couple–Part I, 7th ed. St. Louis, Mosby, 1999.
106. Kodama H, Fukuda J, Karube H, et al: Status of the coagulation and fibrinolytic systems in ovarian hyperstimulation syndrome. Fertil Steril 1996;66:417-424.
107. Kodama H, Fukuda J, Karube H, et al: Characteristics of blood hemostatic markers in a patient with ovarian hyperstimulation syndrome who actually developed thromboembolism. Fertil Steril 1995;64:1207-1209.
108. Magnani B, Tsen LC, Datta A, Bader AM: Do short-term changes in estrogen levels produce increased fibrinolysis? Am J Clin Pathol 1999;112:485-491.
109. Aune B, Oian P, Osterud B: Enhanced sensitivity of the extrinsic coagulation system during ovarian stimulation for in vitro fertilization. Hum Reprod 1993;9:1349-1352.
110. Hood DD, Dewan DM: Anesthetic and obstetric outcome in morbidly obese parturients. Anesthesiology 1993;79:1210-1218.
111. Bhavani Shankar K, Lee-Paritz A: Anesthesia for pregnant obese parturients. In Datta S (ed): Anesthesia and Obstetric Management of High Risk Pregnancy, 3rd ed. New York, Springer, 2003, pp 53-66.
112. Lewis DF, Chesson AL, Edwards MS, et al: Obstructive sleep apnea during pregnancy resulting in pulmonary hypertension. South Med J 1998;91:761-762.
113. Sebire NJ, Jolly M, Harris JP, et al: Maternal obesity and pregnancy outcome: A study of 287,213 pregnancies in London. Int J Obes Relat Metab Disord 2001;25:1175-1182.
114. Johnson JW, Longmate JA, Frentzen B: Excessive maternal weight and pregnancy outcome. Am J Obstet Gynecol 1992;167:353-370; discussion 370-372.
115. Peckham CH, Christianson RE: The relationship between prepregnancy weight and certain obstetric factors. Am J Obstet Gynecol 1971;111:1-7.
116. Chauhan SP, Magann EF, Carroll CS, et al: Mode of delivery for the morbidly obese with prior cesarean delivery: Vaginal versus repeat cesarean section. Am J Obstet Gynecol 2001;185:349-354.
117. Perlow JH, Morgan MA, Montgomery D, et al: Perinatal outcome in pregnancy complicated by massive obesity. Am J Obstet Gynecol 1992;167:958-962.
118. Waller DK, Mills JL, Simpson JL, et al: Are obese women at higher risk for producing malformed offspring? Am J Obstet Gynecol 1994;170:541-548.
119. Morgan M: Amniotic fluid embolism. Anaesthesia 1979;34:20-32.
120. Clark SL, Hankins GD, Dudley DA, et al: Amniotic fluid embolism: Analysis of the national registry. Am J Obstet Gynecol 1995;172:1158-1167; discussion 1167-1169.
121. Steiner PE, Lushbaugh CC: Landmark article, Oct. 1941: Maternal pulmonary embolism by amniotic fluid as a cause of obstetric shock and unexpected deaths in obstetrics. JAMA 1986; 255:2187-2203.
122. Masson RG: Amniotic fluid embolism. Clin Chest Med 1992;13:657-665.
123. McDougall RJ, Duke GJ: Amniotic fluid embolism syndrome: Case report and review. Anaesth Intensive Care 1995;23:735-740.
124. Dudney TM, Elliott CG: Pulmonary embolism from amniotic fluid, fat, and air. Prog Cardiovasc Dis 1994;36:447-474.
125. Lawson HW, Atrash HK, Franks AL: Fatal pulmonary embolism during legal induced abortion in the United States from 1972 to 1985. Am J Obstet Gynecol 1990;162:986-990.
126. Sterner S, Campbell B, Davies S: Amniotic fluid embolism. Ann Emerg Med 1984;13:343-345.
127. Maher JE, Wenstrom KD, Hauth JC, Meis PJ: Amniotic fluid embolism after saline amnioinfusion: Two cases and review of the literature. Obstet Gynecol 1994;83:851-854.
128. Davies S: Amniotic fluid embolus: A review of the literature. Can J Anaesth 2001;48:88-98.
129. Courtney LD: Coagulation failure in pregnancy. BMJ 1970;1:691.
130. Bastien JL, Graves JR, Bailey S: Atypical presentation of amniotic fluid embolism. Anesth Analg 1998;87:124-126.

131. Clark SL, Pavlova Z, Greenspoon J, et al: Squamous cells in the maternal pulmonary circulation. Am J Obstet Gynecol 1986; 154:104-106.
132. Lee W, Ginsburg KA, Cotton DB, Kaufman RH: Squamous and trophoblastic cells in the maternal pulmonary circulation identified by invasive hemodynamic monitoring during the peripartum period. Am J Obstet Gynecol 1986;155:999-1001.
133. Roche WD Jr, Norris HJ: Detection and significance of maternal pulmonary amniotic fluid embolism. Obstet Gynecol 1974;43:729-731.
134. Clark SL: New concepts of amniotic fluid embolism: A review. Obstet Gynecol Surv 1990;45:360-368.
135. Clark SL, Cotton DB, Gonik B, et al: Central hemodynamic alterations in amniotic fluid embolism. Am J Obstet Gynecol 1988;158:1124-1126.
136. Clark SL, Montz FJ, Phelan JP: Hemodynamic alterations associated with amniotic fluid embolism: A reappraisal. Am J Obstet Gynecol 1985;151:617-621.
137. el Maradny E, Kanayama N, Halim A, et al: Endothelin has a role in early pathogenesis of amniotic fluid embolism. Gynecol Obstet Invest 1995;40:14-18.
138. Guidotti RJ, Grimes DA, Cates W Jr: Fatal amniotic fluid embolism during legally induced abortion, United States, 1972 to 1978. Am J Obstet Gynecol 1981;141:257-261.
139. Choi DM, Duffy BL: Amniotic fluid embolism. Anaesth Intensive Care 1995;23:741-743.
140. Davies S: Amniotic fluid embolism and isolated disseminated intravascular coagulation. Can J Anaesth 1999;46:456-459.
141. Harnett M, Datta S, Bhavani-Shankar K: How does amniotic fluid effect coagulation? Anesthesiology 2001;94:A45.
142. Lockwood CJ, Bach R, Guha A, et al: Amniotic fluid contains tissue factor, a potent initiator of coagulation. Am J Obstet Gynecol 1991;165:1335-1341.
143. Masson RG, Ruggieri J: Pulmonary microvascular cytology: A new diagnostic application of the pulmonary artery catheter. Chest 1985;88:908-914.
144. Lee KR, Catalano PM, Ortiz-Giroux S: Cytologic diagnosis of amniotic fluid embolism: Report of a case with a unique cytologic feature and emphasis on the difficulty of eliminating squamous contamination. Acta Cytol 1986;30:177-182.
145. Kobayashi H, Ohi H, Terao T: A simple, noninvasive, sensitive method for diagnosis of amniotic fluid embolism by monoclonal antibody TKH-2 that recognizes NeuAc alpha 2-6GalNAc. Am J Obstet Gynecol 1993;168:848-853.
146. Kanayama N, Yamazaki T, Naruse H, et al: Determining zinc coproporphyrin in maternal plasma—a new method for diagnosing amniotic fluid embolism. Clin Chem 1992;38:526-529.
147. Rodgers GP, Heymach GJ 3rd: Cryoprecipitate therapy in amniotic fluid embolization. Am J Med 1984;76:916-920.
148. Taenaka N, Shimada Y, Kawai M, et al: Survival from DIC following amniotic fluid embolism: Successful treatment with a serine proteinase inhibitor; FOY. Anaesthesia 1981;36:389-393.
149. Van Heerden PV, Webb SA, Hee G, et al: Inhaled aerosolized prostacyclin as a selective pulmonary vasodilator for the treatment of severe hypoxaemia. Anaesth Intensive Care 1996;24:87-90.
150. Capellier G, Jacques T, Balvay P, et al: Inhaled nitric oxide in patients with pulmonary embolism. Intensive Care Med 1997; 23:1089-1092.
151. Gambling D: Hypertensive disorders. In Chestnut D (ed): Obstetric Anesthesia: Principles and Practice. Philadelphia, Elsevier, 2004, pp 794-835.
152. Mattar F, Sibai BM: Eclampsia: VIII. Risk factors for maternal morbidity. Am J Obstet Gynecol 2000;182:307-312.
153. Usta IM, Sibai BM: Emergent management of puerperal eclampsia. Obstet Gynecol Clin North Am 1995;22:315-335.
154. Barton JR, Sibai BM: Cerebral pathology in eclampsia. Clin Perinatol 1991;18:891-910.
155. Kaplan PW, Repke JT: Eclampsia. Neurol Clin 1994;12:565-582.
156. Witlin AG, Friedman SA, Egerman RS, et al: Cerebrovascular disorders complicating pregnancy—beyond eclampsia. Am J Obstet Gynecol 1997;176:1139-1145; discussion 45-48.
157. Moodley J, Jjuuko G, Rout C: Epidural compared with general anaesthesia for caesarean delivery in conscious women with eclampsia. Br J Obstet Gynecol 2001;108:378-382.
158. Martin JN Jr, Rinehart BK, May WL, et al: The spectrum of severe preeclampsia: Comparative analysis by HELLP (hemolysis, elevated liver enzyme levels, and low platelet count) syndrome classification. Am J Obstet Gynecol 1999;180:1373-1384.
159. Sibai BM: The HELLP syndrome (hemolysis, elevated liver enzymes, and low platelets): Much ado about nothing? Am J Obstet Gynecol 1990;162:311-316.
160. Audibert F, Friedman SA, Frangieh AY, Sibai BM: Clinical utility of strict diagnostic criteria for the HELLP (hemolysis, elevated liver enzymes, and low platelets) syndrome. Am J Obstet Gynecol 1996;1 75:460-464.
161. Sibai BM, Ramadan MK, Chari RS, Friedman SA: Pregnancies complicated by HELLP syndrome (hemolysis, elevated liver enzymes, and low platelets): Subsequent pregnancy outcome and long-term prognosis. Am J Obstet Gynecol 1995;172:125-129.
162. Magann EF, Martin JN Jr: Critical care of HELLP syndrome with corticosteroids. Am J Perinatol 2000;17:417-422.
163. de Boer K, Buller HR, ten Cate JW, Treffers PE: Coagulation studies in the syndrome of haemolysis, elevated liver enzymes and low platelets. Br J Obstet Gynaecol 1991;98:42-47.
164. Barton JR, Sibai BM: Hepatic imaging in HELLP syndrome (hemolysis, elevated liver enzymes, and low platelet count). Am J Obstet Gynecol 1996;174:1820-1825; discussion 1825-1827.
165. O'Brien JM, Shumate SA, Satchwell SL, et al: Maternal benefit of corticosteroid therapy in patients with HELLP (hemolysis, elevated liver enzymes, and low platelet count) syndrome: Impact on the rate of regional anesthesia. Am J Obstet Gynecol 2002; 186:475-479.
166. Fox DB, Troiano NH, Graves CR: Use of the pulmonary artery catheter in severe preeclampsia: A review. Obstet Gynecol Surv 1996; 51:684-695.
167. Benedetti TJ, Kates R, Williams V: Hemodynamic observations in severe preeclampsia complicated by pulmonary edema. Am J Obstet Gynecol 1985;152:330-334.
168. Desai DK, Moodley J, Naidoo DP, Bhorat I: Cardiac abnormalities in pulmonary oedema associated with hypertensive crises in pregnancy. Br J Obstet Gynaecol 1996;103:523-528.
169. Mabie WC, Hackman BB, Sibai BM: Pulmonary edema associated with pregnancy: Echocardiographic insights and implications for treatment. Obstet Gynecol 1993;81:227-234.
170. Dildy GA 3rd, Cotton DB: Management of severe preeclampsia and eclampsia. Crit Care Clin 1991;7:829-850.
171. Catanzarite V, Willms D, Wong D, et al: Acute respiratory distress syndrome in pregnancy and the puerperium: Causes, courses, and outcomes. Obstet Gynecol 2001;97:760-764.
172. Chichakli LO, Atrash HK, MacKay A, et al: Pregnancy-related mortality in the United States due to hemorrhage: 1979-1992. Obstet Gynecol 1999;94:721-725.
173. Hepner DL, Gaiser RR: The patient with retained placenta. Anesthesiol News 1997;23:20-29.
174. Breen JL, Neubecker R, Gregori CA, Franklin JE: Placenta accreta, increta, and percreta: A survey of 40 cases. Obstet Gynecol 1977;49:43-47.
175. Clark SL, Koonings PP, Phelan JP: Placenta previa/accreta and prior cesarean section. Obstet Gynecol 1985;66:89-92.
176. Ornan D, White R, Pollak J, Tal M: Pelvic embolization for intractable postpartum hemorrhage: Long-term follow-up and implications for fertility. Obstet Gynecol 2003;102:904-910.
177. Chestnut DH, Dewan DM, Redick LF, et al: Anesthetic management for obstetric hysterectomy: A multi-institutional study. Anesthesiology 1989;70:607-610.
178. Kamani AA, Gambling DR, Christilaw J, Flanagan ML: Anaesthetic management of patients with placenta accreta. Can J Anaesth 1987;34:613-617.
179. Bhavani-Shankar K, Lynch EP, Datta S: Airway changes during cesarean hysterectomy. Can J Anaesth 2000;47:338-341.
180. McMahon MJ, Luther ER, Bowes WA, Olshan AF: Comparison of a

trial of labor with an elective second cesarean section. N Engl J Med 1996;335:689-695.
181. Lydon-Rochelle M, Holt VL, Easterling TR, Martin DP: Risk of uterine rupture during labor among women with a prior cesarean delivery. N Engl J Med 2001;345:3-8.
182. ACOG: ACOG practice bulletin: Vaginal birth after previous cesarean delivery. Number 5, July 1999 (replaces practice bulletin number 2, October 1998). Clinical management guidelines for obstetrician-gynecologists. American College of Obstetricians and Gynecologists. Int J Gynaecol Obstet 1999;66:197-204.
183. ACOG: Induction of labor for vaginal birth after cesarean delivery. ACOG Committee Opinion No. 271. American College of Obstetricians and Gynecologists. Obstet Gynecol 2002;99:679-680.
184. Hepner DL, Gutsche BB: Obstetric hemorrhage. Curr Rev Clin Anesth 1998;22:213-224.
185. Azeez Pasha SA, Kooheji AJ, Azeez A: Anesthetic management of peripartum hemorrhage. Sem Anesth Periop Med Pain 2000;19:225-236.
186. Stehling LC, Doherty DC, Faust RJ, et al: Practice Guidelines for Blood Component Therapy: A Report by the American Society of Anesthesiologists Task Force on Blood Component Therapy. Anesthesiology 1996;84:732-747.
187. Waters JH, Biscotti C, Potter PS, Philipson E: Amniotic fluid removal during cell-salvage in the cesarean section patient. Anesthesiology 2000;92:1531-1536.
188. Catling SJ, Williams S, Fielding AM: Cell salvage in obstetrics: An evaluation of the ability of cell salvage combined with leucocyte depletion filtration to remove amniotic fluid from operative blood loss at caesarean section. Int J Obstet Anesth 1999;8:79-84.
189. Weiskopf RB: Erythrocyte salvage during cesarean section (editorial). Anesthesiology 2000;92:1519-1521.
190. Camann WC: Cell salvage during cesarean delivery: Is it safe and valuable? Maybe, maybe not! (editorial). Int J Obstet Anesth 1999;8:75-76.
191. de Beus E, van Mook WN, Ramsay G, et al: Peripartum cardiomyopathy: A condition intensivists should be aware of. Intensive Care Med 2003;29:167-174.
192. Pearson GD, Veille JC, Rahimtoola S, et al: Peripartum cardiomyopathy: National Heart, Lung, and Blood Institute and Office of Rare Diseases (National Institutes of Health) workshop recommendations and review. JAMA 2000;283:1183-1188.
193. Boomsma LJ: Peripartum cardiomyopathy in a rural Nigerian hospital. Trop Geogr Med 1989;41:197-200.
194. Lee W, Cotton DB: Peripartum cardiomyopathy: Current concepts and clinical management. Clin Obstet Gynecol 1989;32:54-67.
195. Sanderson JE, Olsen EG, Gatei D: Peripartum heart disease: An endomyocardial biopsy study. Br Heart J 1986;56:285-291.
196. Rizeq MN, Rickenbacher PR, Fowler MB, Billingham ME: Incidence of myocarditis in peripartum cardiomyopathy. Am J Cardiol 1994;74:474-477.
197. O'Connell JB, Costanzo-Nordin MR, Subramanian R, et al: Peripartum cardiomyopathy: Clinical, hemodynamic, histologic and prognostic characteristics. J Am Coll Cardiol 1986;8:52-56.
198. Sliwa K, Skudicky D, Bergemann A, et al: Peripartum cardiomyopathy: Analysis of clinical outcome, left ventricular function, plasma levels of cytokines and Fas/APO-1. J Am Coll Cardiol 2000;35:701-705.
199. Sliwa K, Skudicky D, Candy G, et al: The addition of pentoxifylline to conventional therapy improves outcome in patients with peripartum cardiomyopathy. Eur J Heart Fail 2002;4:305-309.
200. Midei MG, DeMent SH, Feldman AM, et al: Peripartum myocarditis and cardiomyopathy. Circulation 1990;81:922-928.
201. Bozkurt B, Villaneuva FS, Holubkov R, et al: Intravenous immune globulin in the therapy of peripartum cardiomyopathy. J Am Coll Cardiol 1999;34:177-180.
202. Lewis R, Mabie WC, Burlew B, Sibai BM: Biventricular assist device as a bridge to cardiac transplantation in the treatment of peripartum cardiomyopathy. South Med J 1997;90:955-958.
203. Carvalho AC, Almeida D, Cohen M, et al: Successful pregnancy, delivery and puerperium in a heart transplant patient with previous peripartum cardiomyopathy. Eur Heart J 1992;13:1589-1591.
204. Felker GM, Jaeger CJ, Klodas E, et al: Myocarditis and long-term survival in peripartum cardiomyopathy. Am Heart J 2000;140:785-791.
205. Sliwa K, Forster O, Zhanje F, et al: Outcome of subsequent pregnancy in patients with documented peripartum cardiomyopathy. Am J Cardiol 2004;93:1441-1443, A10.
206. Velickovic IA, Leicht CH: Continuous spinal anesthesia for cesarean section in a parturient with severe recurrent peripartum cardiomyopathy. Int J Obstet Anesth 2004;13:40-43.
207. Connelly NR, Chin MT, Parker RK, et al: Pregnancy and delivery in a patient with recent peripartum cardiomyopathy. Int J Obstet Anesth 1998;7:38-41.
208. Velickovic IA, Leicht CH: Peripartum cardiomyopathy and cesarean section: Report of two cases and literature review. Arch Gynecol Obstet 2004;270:307-310.
209. Kaufman I, Bondy R, Benjamin A: Peripartum cardiomyopathy and thromboembolism; Anesthetic management and clinical course of an obese, diabetic patient. Can J Anaesth 2003;50:161-165.
210. Shnaider R, Ezri T, Szmuk P, et al: Combined spinal-epidural anesthesia for Cesarean section in a patient with peripartum dilated cardiomyopathy. Can J Anaesth 2001;48:681-683.
211. Gambling DR, Flanagan ML, Huckell VF, et al: Anaesthetic management and non-invasive monitoring for caesarean section in a patient with cardiomyopathy. Can J Anaesth 1987;34:505-508.
212. McCarroll CP, Paxton LD, Elliott P, Wilson DB: Use of remifentanil in a patient with peripartum cardiomyopathy requiring Caesarean section. Br J Anaesth 2001;86:135-138.
213. Wake K, Takanishi T, Kitajima T, et al: [Cardiac arrest during emergency cesarean section due to peripartum cardiomyopathy—a case report]. Masui 2003;52:1089-1091. Japanese.
214. Malinow AM, Butterworth JF, Johnson MD, et al: Peripartum cardiomyopathy presenting at cesarean delivery. Anesthesiology 1985;63:545-547.
215. Morris S, Stacey M: Resuscitation in pregnancy. BMJ 2003;327: 1277-1279.
216. Luppi CJ: Cardiopulmonary resuscitation in pregnancy: What all nurses caring for childbearing women need to know. AWHONN Lifelines 1999;3:41-45.
217. Guidelines 2000 for Cardiopulmonary Resuscitation and Emergency Cardiovascular Care: VIII. Advanced challenges in resuscitation: Section 3: special challenges in ECC. The American Heart Association in collaboration with the International Liaison Committee on Resuscitation. Circulation 2000;102(8 Suppl):I247-I249.
218. Keller C, Brimacombe J, Lirk P, Puhringer F: Failed obstetric tracheal intubation and postoperative respiratory support with the ProSeal laryngeal mask airway. Anesth Analg 2004;98:1467-1470, table of contents.
219. Rees GA, Willis BA: Resuscitation in late pregnancy. Anaesthesia 1988;43:347-349.
220. Goodwin AP, Pearce AJ: The human wedge: A manoeuvre to relieve aortocaval compression during resuscitation in late pregnancy. Anaesthesia 1992;47:433-434.
221. Hazinski MF, Cummins RO, Field JM, American Heart Association: 2000 Handbook of Emergency Cardiovascular Care for Healthcare Providers. Dallas, American Heart Association, 2000.
222. Nanson J, Elcock D, Williams M, Deakin CD: Do physiological changes in pregnancy change defibrillation energy requirements? Br J Anaesth 2001;87:237-239.
223. Katz VL, Dotters DJ, Droegemueller W: Perimortem cesarean delivery. Obstet Gynecol 1986;68:571-576.
224. Finegold H, Darwich A, Romeo R, et al: Successful resuscitation after maternal cardiac arrest by immediate cesarean section in the labor room. Anesthesiology 2002;96:1278.
225. Baraka A, Kawkabani N, Haroun-Bizri S: Hemodynamic deterioration after cardiopulmonary bypass during pregnancy: Resuscitation by postoperative emergency Cesarean section. J Cardiothorac Vasc Anesth 2000;14:314-315.
226. Ilsaas C, Husby P, Koller ME, et al: Cardiac arrest due to massive pulmonary embolism following caesarean section: Successful resuscitation and pulmonary embolectomy. Acta Anaesthesiol Scand 1998;42:264-266.
227. Parker J, Balis N, Chester S, Adey D: Cardiopulmonary arrest in pregnancy: Successful resuscitation of mother and infant following im-

mediate caesarean section in labour ward. Aust N Z J Obstet Gynaecol 1996;36:207-210.

228. Awwad JT, Azar GB, Aouad AT, et al: Postmortem cesarean section following maternal blast injury: Case report. J Trauma 1994; 36:260-261.
229. Cordero DR, Toffle RC, McCauley CS: Cardiopulmonary arrest in pregnancy: The role of caesarean section in the resuscitative protocol. WV Med J 1992;88:402-403.
230. Litwin MS, Loughlin KR, Benson CB, et al: Placenta percreta invading the urinary bladder. Br J Urol 1989;64:283-286.
231. Long WB, Rosenblum S, Grady IP: Successful resuscitation of bupivacaine-induced cardiac arrest using cardiopulmonary bypass. Anesth Analg 1989;69:403-406.
232. Lau G: A case of sudden maternal death associated with resuscitative liver injury. Forensic Sci Int 1994;67:127-132.
233. Mallampalli A, Powner DJ, Gardner MO: Cardiopulmonary resuscitation and somatic support of the pregnant patient. Crit Care Clin 2004;20:747-761, x.
234. Suzuki S, Morishita S: Platelet hemostatic capacity (PHC) and fibrinolytic inhibitors during pregnancy. Semin Thromb Hemost 1998;24:449-451.
235. Carr BR, Ory H: Estrogen and progestin components of oral contraceptives: Relationship to vascular disease. Contraception 1997;55:267-272.
236. Heijboer H, Brandjes DP, Buller HR, et al: Deficiencies of coagulation-inhibiting and fibrinolytic proteins in outpatients with deep-vein thrombosis. N Engl J Med 1990;323:1512-1516.
237. Bare SN, Poka R, Balogh I, Ajzner E: Factor V Leiden as a risk factor for miscarriage and reduced fertility. Aust N Z J Obstet Gynaecol 2000;40:186-190.
238. Ray JG, Laskin CA: Folic acid and homocyst(e)ine metabolic defects and the risk of placental abruption, pre-eclampsia and spontaneous pregnancy loss: A systematic review. Placenta 1999;20:519-529.
239. Ridker PM, Miletich JP, Buring JE, et al: Factor V Leiden mutation as a risk factor for recurrent pregnancy loss. Ann Intern Med 1998;128:1000-1003.
240. Horlocker TT, Wedel DJ, Benzon H, et al: Regional anesthesia in the anticoagulated patient: Defining the risks (the second ASRA Consensus Conference on Neuraxial Anesthesia and Anticoagulation. Reg Anesth Pain Med 2003;28:172-197.
241. Bergqvist D, Wu CL, Neal JM: Anticoagulation and neuraxial regional anesthesia: perspectives (editorial). Reg Anesth Pain Med 2003;28:163-166.
242. Ginsberg JS, Chan WS, Bates SM, Kaatz S: Anticoagulation of pregnant women with mechanical heart valves. Arch Intern Med 2003;163:694-698.
243. Chan WS, Anand S, Ginsberg JS: Anticoagulation of pregnant women with mechanical heart valves: A systematic review of the literature. Arch Intern Med 2000;160:191-196.
244. Hung L, Rahimtoola SH: Prosthetic heart valves and pregnancy. Circulation 2003;107:1240-1246.
245. Ginsberg JS, Hirsh J: Use of antithrombotic agents during pregnancy. Chest 1998;114:524S-530S.
246. Rowan JA, McCowan LM, Raudkivi PJ, North RA: Enoxaparin treatment in women with mechanical heart valves during pregnancy. Am J Obstet Gynecol 2001;185:633-637.
247. Lev-Ran O, Kramer A, Gurevitch J, et al: Low-molecular-weight heparin for prosthetic heart valves: Treatment failure. Ann Thorac Surg 2000;69:264-265.
248. Ginsberg JS, Greer I, Hirsh J: Use of antithrombotic agents during pregnancy. Chest 2001;119:122S-1231S.
249. Nelson-Piercy C, Letsky EA, de Swiet M: Low-molecular-weight heparin for obstetric thromboprophylaxis: Experience of sixty-nine pregnancies in sixty-one women at high risk. Am J Obstet Gynecol 1997;176:1062-1068.
250. Morris TA: Heparin and low molecular weight heparin: Background and pharmacology. Clin Chest Med 2003;24:39-47.
251. Hirsh J, Warkentin TE, Shaughnessy SG, et al. Heparin and low-molecular-weight heparin: Mechanism of action, pharmacokinetics, dosing, monitoring, efficacy, and safety. Chest 2001;119:64S-94S.
252. Dimitrakakis C, Papageorgiou P, Papageorgiou I, et al: Absence of transplacental passage of low molecular weight heparin enoxaparin. Haemostasis 2000;30:243-248.
253. Horlocker TT, Heit JA: Low molecular weight heparin: Biochemistry, pharmacology, perioperative prophylaxis regimens, and guidelines for regional anesthetic management. Anesth Analg 1997;85:874-885.
254. White RH, Ginsberg JS: Low-molecular-weight heparins: Are they all the same? Br J Haematol 2003;121:12-20.
255. Lensing AW, Prins MH, Davidson BL, Hirsh J: Treatment of deep venous thrombosis with low-molecular weight heparins: A metaanalysis. Arch Intern Med 1995;1555:601-607.
256. Lepercq J, Conard J, Borel-Derlon A, et al. Venous thromboembolism during pregnancy: A retrospective study of enoxaparin safety in 624 pregnancies. Br J Obstet Gynecol 2001;108:1134-1140.
257. ACOG: Safety of lovenox in pregnancy. Committee opinion No. 276. American College of Obstetricians and Gynecologists. Obstet Gynecol 2002;100:845-846.
258. Aguilar D, Goldhaber SZ: Clinical uses of low-molecular-weight heparins. Chest 1999;115:1418-1423.
259. Laposata M, Green D, Van Cott EM, et al: College of American Pathologists Conference XXXI on laboratory monitoring of anticoagulant therapy: The clinical use and laboratory monitoring of low-molecular-weight heparin, danaparoid, hirudin and related compounds, and argatroban. Arch Pathol Lab Med 1998; 122:799-807.
260. Casele HL, Laifer SA, Woelkers DA, Venkataramanan R: Changes in the pharmacokinetics of the low-molecular-weight heparin enoxaparin sodium during pregnancy. Am J Obstet Gynecol 1999; 181:1113-1117.
261. Kitchen S: Problems in laboratory monitoring of heparin dosage. Br J Haematol 2000;111:397-406.
262. Vandermeulen EP, Van Aken H, Vermylen J: Anticoagulants and spinal-epidural anesthesia. Anesth Analg 1994;79:1165-1177.
263. Wedel DJ: Anticoagulation and regional anesthesia. Anesth Analg 2003;96:114S-1147S.
264. CLASP: A randomised trial of low-dose aspirin for the prevention and treatment of pre-eclampsia among 9364 pregnant women. CLASP (Collaborative Low-dose Aspirin Study in Pregnancy) Collaborative Group. Lancet 1994;343:619-629.
265. Horlocker TT: Complications of regional anesthesia. Anesth Analg 2004;98:S56-S63.
266. Horlocker TT, Wedel DJ: Neurologic complications of spinal and epidural anesthesia. Reg Anesth Pain Med 2000;25:83-98.
267. Sephton V, Farquharson RG, Topping J, et al: A longitudinal study of maternal dose response to low molecular weight heparin in pregnancy. Obstet Gynecol 2003;101:1307-1311.
268. Buller HR, Davidson BL, Decousus H, et al: Subcutaneous fondaparinux versus intravenous unfractionated heparin in the initial treatment of pulmonary embolism. N Engl J Med 2003; 349:1695-1702.
269. Treatment of proximal deep vein thrombosis with a novel synthetic compound (SR90107A/ORG31540) with pure anti-factor Xa activity: A phase II evaluation. The Rembrandt Investigators. Circulation 2000;102:2726-2731.
270. Diuguid DL: Choosing a parenteral anticoagulant agent. N Engl J Med 2001;345:1340-1342.
271. Mertes PM, Laxenaire MC, Alla F, Groupe d'Etudes des Reactions Anaphylactoides: Anaphylactic and anaphylactoid reactions occurring during anesthesia in France in 1999-2000. Anesthesiology 2003;99:536-545.
272. Hepner DL, Castells MC: Anaphylaxis during the perioperative period. Anesth Analg 2003;97:1381-1395.

273. Morais-Almeida M, Gaspar A, Marinho S, Rosado-Pinto J: Allergy to local anesthetics of the amide group with tolerance to procaine. Allergy 2003;58:827-828.
274. Finucane BT: Allergies to local anesthetics—the real truth. Can J Anaesth 2003;50:869-874.
275. Chandler MJ, Grammer LC, Patterson R: Provocative challenge with local anesthetics in patients with a prior history of reaction. J Allergy Clin Immunol 1987;79:883-886.
276. Bernstein IL, Storms WW: Practice parameters for allergy diagnostic testing. Joint Task Force on Practice Parameters for the Diagnosis and Treatment of Asthma. The American Academy of Allergy, Asthma and Immunology and the American College of Allergy, Asthma and Immunology. Ann Allergy Asthma Immunol 1995;75:543-625.
277. Hawkins JL, Koonin LM, Palmer SK, Gibbs CP: Anesthesia-related deaths during obstetric delivery in the United States, 1979-1990. Anesthesiology 1997;86:277-284.
278. Palmer CM, Voulgaropoulos D: Management of the parturient with a history of local anesthetic allergy. Anesth Analg 1993;77:625-628.
279. Balestrieri PJ, Ferguson JE 2nd: Management of a parturient with a history of local anesthetic allergy. Anesth Analg 2003;96:1489-1490.
280. Hepner DL, Castells MC, Tsen LC: Should local anesthetic allergy testing be routinely performed during pregnancy? Anesth Analg 2003;97:1853-1854.

CAPÍTULO

20 O Paciente Geriátrico

Frederick E. Sieber, MD, e Jian Hang, MD, PhD

Poliomielite

Coreia de Huntington (Doença de Huntington)

Divertículo de Zenker

Amiloidose

Isquemia mesentérica aguda

Fibrose pulmonar idiopática

Policitemia vera

Trombocitemia essencial

Metaplasia mieloide com mielofibrose

Pacientes cirúrgicos idosos estão sujeitos a muitas das mesmas doenças raras observadas em populações mais jovens. Neste capítulo, o enfoque recai em várias doenças incomuns que afetam mais indivíduos idosos.

POLIOMIELITE

Poliomielite era comum no mundo ocidental até o início dos anos de 1960. A doença tem três estágios distintos: poliomielite aguda, período de recuperação e incapacitação estável. A doença aguda não constitui mais ameaça na maioria dos países do mundo, graças aos esforços para a sua erradicação iniciados pela Organização Mundial da Saúde (OMS) em 1988. O número de casos de poliomielite em todo o mundo despencou drasticamente de mais de 350.000 por ano em mais de 125 países, em 1988, até afetar menos de 1.000 crianças em três países em 2003. Atualmente, as áreas epidêmicas estão limitadas a cinco regiões da Índia, Nigéria e Paquistão. As Américas estão livres da poliomielite desde 1991. Contudo, estima-se que haja de 250.000[1] a 300.000[2] sobreviventes de poliomielite nos Estados Unidos. Recentemente, os efeitos a longo prazo e as sequelas tardias da poliomielite atraíram a atenção, pois foi comunicada uma nova debilidade muscular em sobreviventes da pólio muitos anos depois de sua enfermidade inicial.

Fisiopatologia. Poliomielite aguda (paralisia infantil) é uma infecção viral causada pelo poliovírus, um enterovírus (picornavírus) monofilamentar de RNA positivo que é transmitido através da via orofecal. O vírus tem predileção pelos motoneurônios do corno anterior da substância cinzenta na medula espinal cervical e lombar, podendo resultar em lesão ou morte neuronal. A lesão ou morte dos motoneurônios na medula espinal resulta em degeneração walleriana dos axônios e da mielina. As fibras musculares associadas ficam denervadas e paralisadas, resultando em poliomielite paralítica aguda. Os esforços mundiais de vacinação com a vacina antipólio oral (OPV) diminuíram drasticamente o número de casos de poliomielite paralítica aguda.

Histórico e achados físicos consistentes com o diagnóstico. A vasta maioria de indivíduos infectados permanece assintomática ou sofre uma enfermidade autolimitada. Os aspectos clínicos da pólio aguda estão listados na Tabela 20.1. Os músculos podem ficar sensíveis à palpação; e é possível que tremores e astenia muscular apareçam. A paralisia pode ocorrer em qualquer ocasião durante o período febril, se o vírus atravessar a barreira hematoencefálica, atacando neurônios no cérebro, tronco encefálico e medula espinal.

A pólio paralítica é classificada em duas formas: pólio espinal e bulbar (Tab. 20.2). Pólio espinal é o tipo mais comum, envolvendo lesão dos motoneurônios da medula espinal. Caracteriza-se por uma paralisia flácida assimétrica dos músculos, principalmente nos membros inferiores. Pólio bulbar envolve lesão de neurônios na formação reticular e núcleos dos nervos cranianos no tronco encefálico. Pode ocorrer insuficiência respiratória, com ameaça para a vida do paciente, disfunção autonômica e arritmia cardíaca, nos casos em que a pólio bulbar envolve os núcleos autonômicos do centro respiratório.

Período de recuperação da poliomielite aguda. Naqueles pacientes que sobreviveram à enfermidade aguda, ocorre lenta recuperação parcial da força muscular como um resultado de diversos processos fisiológicos, incluindo brotamento terminal, hipertrofia de miofibras, transformação do tipo de fibra, e denervação e reinervação concomitantes. O processo pode se prolongar ao longo de alguns meses e até anos. O músculo pode readquirir até 80% de sua força nos primeiros

TABELA 20.1 Poliomielite aguda

Aspectos clínicos
Febre
Cefaleia
Vômito
Letargia
Irritabilidade
Dor no pescoço, nas costas, no abdome e nos membros
Espasmo muscular
Complicações residuais
Paresia e paralisia musculares
Deformidades esqueléticas
Contraturas articulares
Incapacidade de movimento
Retardo no crescimento do membro afetado
Osteoporose e dor pelo uso (desgaste)
Neuropatia de compressão
Estase venosa
Distensão crônica do cólon
Insuficiência respiratória
Intolerância ao frio

TABELA 20.2 Classificação da poliomielite paralítica

Poliomielite espinal
Mais comum
Motoneurônios espinais
Paralisia flácida assimétrica dos músculos dos membros, mais comumente dos membros inferiores do que dos superiores e tronco
Poliomielite bulbar
Menos comum
Formação reticular
Núcleos dos nervos cranianos
Debilitação facial
Fraqueza dos músculos esternocleidomastóideo e trapézio
Músculos faringolaríngeos das vias aéreas
Disfagia, disfonia, voz anasalada, regurgitação
Dificuldade em mastigar e incapacidade de engolir ou expelir saliva e secreções
Envolvimento de núcleos autonômicos
Insuficiência respiratória
Disfunção autonômica
Arritmia cardíaca

6 meses, e melhoras adicionais podem ocorrer durante os dois anos seguintes. Existem muitas possíveis complicações residuais da poliomielite aguda (ver Tab. 20.1).

Efeitos tardios da poliomielite. A poliomielite paralítica já foi erradicada do mundo ocidental há décadas. Apenas podemos encontrar em nossas clínicas sobreviventes da pólio com efeitos tardios. São numerosos os fatores de risco associados ao desenvolvimento desses efeitos (Tab. 20.3). Não existe consenso sobre critérios diagnósticos para essa entidade patológica. Os efeitos tardios da poliomielite se referem a um grupo difuso de sintomas (ver Tab. 20.3).[3] Em geral, o diagnóstico é considerado em sobreviventes de pólio paralítica de muitos anos, que passam a exibir um novo início de um conjunto de sintomas consistentes com a doença, depois de excluídas as condições clínicas, ortopédicas e neurológicas relevantes.[4]

Preparação pré-operatória. Sobreviventes de pólio devem ser especificamente questionados com relação a qualquer novo início ou exacerbação de fraqueza muscular, dores musculares ou fadiga. Foi relatada a ocorrência de uma nova debilidade em 20 a 60% dos sobreviventes de pólio. O lapso de tempo entre a pólio aguda e o início dos efeitos tardios variou de 8 a 71 anos, com um intervalo médio de 35 anos. Pacientes com histórico de pólio que parecem normais e com força muscular satisfatória no aspecto clínico podem apresentar denervação subjacente significativa ao serem testados com eletromiografia, que deve ser considerado em todos os pacientes com histórico prévio de pólio, para que seja determinada a gravidade da denervação.

Escoliose, cifose torácica e deformação do gradil costal, juntamente com astenia muscular, são achados muito comuns em pacientes de pólio. Novas dificuldades respiratórias foram relatadas em 27 a 58% dos participantes em pesquisas sobre efeitos tardios da poliomielite. Assim, antes da cirurgia devem ser efetuados uma completa avaliação pulmonar, uma otimização da função pulmonar e um tratamento de qualquer infecção pulmonar. Pacientes pós-pólio exibem elevada incidência de distúrbios do sono, como apneia do sono obstrutiva e/ou apneia do sono central. Hipertensão pulmonar pode também ocorrer, secundariamente às manifestações crônicas de hipoxemia, hipercapnia, ou apneia do sono obstrutiva.

Sobreviventes da pólio podem ter dificuldade em desempenhar suas atividades cotidianas como resultado da insuficiência respiratória, astenia e dor muscular, deformidade e/ou doenças cardíacas coexistentes. Além disso, deve-se buscar informações concernentes ao uso crônico de medicamentos analgésicos.

É importante realizar uma avaliação pré-operatória da função cognitiva em pessoas com histórico de pólio. Os problemas cognitivos relatados por esses sobreviventes sugerem que a fadiga sentida não pode ser explicada meramente pela lesão aos motoneurônios do corno anterior, mas pode estar ligada a mudanças e a perdas de neurônios do sistema ativador do cérebro que sobreviveram à infecção aguda por pólio.

Considerações perioperatórias. Deve-se antecipar uma via aérea potencialmente difícil, especialmente em pacientes com deformidade torácica, escoliose, cifose torácica e apneia do sono obstrutiva. Insuficiência respiratória e astenia muscular secundária, juntamente com dificuldade de eliminação das secreções, transformarão em verdadeiro desafio o cuidado respiratório. A extubação deve ser realizada cuidadosamente em pacientes com apneia do sono obstrutiva ou central. Se um ex-paciente de pólio sofre doença cardíaca, não importando se primária ou secundária à pólio, deve-se utilizar técnicas anestésicas apropriadas, com base na condição cardíaca do paciente.

TABELA 20.3 Efeitos tardios da poliomielite

Fatores de risco
Idade de surgimento da doença
Gravidade da paralisia
Uso de ventilador
Hospitalização
Anos de infecção aguda por pólio
Gênero
Intervalo entre pólio e pós-pólio
Idade atual
Recuperação funcional
Comprometimento residual
Ganho de peso
Presença de dor muscular associada ao exercício
Sinais e sintomas
Dor, astenia e atrofia musculares
Dor articular
Desequilíbrio musculoesquelético
Deformidades esqueléticas
Retardo no crescimento
Neuropatia por compressão
Artrite degenerativa
Repetidos problemas motores
Insuficiência respiratória
Disfagia
Dificuldade de fala
Fadiga
Perturbação do sono
Intolerância ao frio
Dificuldades com atividades do dia a dia

Os músculos afetados exibem graus variáveis de denervação. Assim, deve-se usar succinilcolina com cautela por causa do risco de liberação maciça de potássio depois da despolarização. A farmacologia dos relaxantes musculares não despolarizantes pode ser imprevisível, em consequência de defeitos de transmissão na junção neuromuscular e à atrofia muscular. Ao que parece, relaxantes musculares não despolarizantes ficam mais potentes em sobreviventes da poliomielite.[5]

Ex-pacientes de pólio frequentemente padecem de intolerância ao frio. Deve-se ter esforços cautelosos para que seja preservado o calor e mantida a temperatura corporal do paciente, sobretudo durante a anestesia geral.

COREIA DE HUNTINGTON (DOENÇA DE HUNTINGTON)

Coreia de Huntington é um distúrbio degenerativo hereditário autossômico dominante do sistema nervoso. Ela é de rara ocorrência e foi primeiro descrita por George Huntington em 1872. Sua incidência é de 5 a 10/100.000 habitantes. A doença fica clinicamente evidenciada pelo característico surgimento de coreia e demência progressivas. Em geral, o início ocorre na quarta ou quinta década de vida, mas ela pode se instalar dentro de uma ampla variação etária, desde a infância até a velhice (> 75 anos). Aparentemente, os sintomas pioram de modo progressivo com o passar do tempo.

Fisiopatologia. Doença de Huntington é um distúrbio autossômico dominante com penetrância completa. O gene da doença de Huntington, *IT15*, está localizado no cromossomo 4p, contém repetições trinucleotídicas de CAG e codifica uma proteína chamada huntingtina. A proteína pode ser observada em neurônios por todo o cérebro; desconhece-se sua função normal. Camundongos transgênicos com expansão da repetição CAG no gene da doença de Huntington desenvolvem um distúrbio motor progressivo.

Doença de Huntington é uma doença dos gânglios basais e as regiões mais gravemente afetadas são o núcleo caudado e o putame. A alteração neuropatológica mais significativa é uma perda preferencial dos neurônios espinhosos médios no neoestriado. Neuroquimicamente, ocorre redução significativa de ácido γ-aminobutírico (GABA) e de sua enzima sintetizadora ácido glutâmico descarboxilase por todos os gânglios basais, e também de outros neurotransmissores, como substância P e encefalina. O distúrbio motor é lentamente progressivo, podendo terminar com incapacitação do paciente.

Diagnóstico. A expansão da repetição no DNA forma a base para o teste sanguíneo diagnóstico para o gene da doença. Pessoas com 38 ou mais repetições de CAG no gene da doença de Huntington herdaram a mutação da doença e terminarão desenvolvendo os sintomas, caso vivam até uma idade avançada. Todos os seus filhos terão risco de 50% de herdar também o gene anormal. Existe uma correlação grosseira entre número maior de repetições e surgimento mais precoce da doença.

A coreia de Huntington também pode ser diagnosticada pela atrofia do núcleo caudado observada na imagem de ressonância magnética, no contexto de um histórico clínico apropriado.

Diagnóstico diferencial. O diagnóstico diferencial da doença de Huntington envolve outras coreias, degeneração hepatocerebral, esquizofrenia com discinesia tardia, doença de Parkinson, doença de Alzheimer, e outras demências primárias e reações farmacológicas.

Preparação pré-operatória. Embora frequentemente a memória das pessoas padecendo de doença de Huntington não fique comprometida até um estágio mais avançado da doença, a atenção, o julgamento, a percepção e as funções executivas podem exibir graves deficiências em uma fase inicial. São comuns: depressão, apatia, retraimento social, irritabilidade, impaciência e desinibição intermitente. Podem ocorrer delírios e comportamento obsessivo-compulsivo. Esses sinais, juntamente com a má articulação da fala, fazem da avaliação pré-operatória e da obtenção de consentimento tarefas árduas. Movimentos coreoatetoides característicos, além de contrações e movimentos súbitos, irregulares e frequentes de qualquer dos membros ou do tronco dificultam muito o exame físico, assim como a anestesia regional.

Pode-se observar caquexia e fragilidade no paciente idoso com doença de Huntington. O envolvimento dos músculos da faringe acarreta disfagia, tornando esses pacientes suscetíveis à aspiração pulmonar.[6] Antes da cirurgia eletiva, é importante excluir pneumonia ou pneumonite por aspiração, mediante um exame físico cuidadoso, e radiografias torácicas.

Medicações crônicas para o problema. Não existe tratamento específico para interromper a progressão da doença, mas os movimentos e as alterações do comportamento podem responder parcialmente às fenotiazinas, ao haloperidol, aos benzodiazepínicos, ou à olanzapina. Inibidores seletivos da recaptação de serotonina podem ajudar com a depressão associada à doença.

Considerações perioperatórias. São preocupações importantes no cuidado anestésico da doença de Huntington uma via aérea possivelmente difícil, apneia do sono, risco de aspiração e reações alteradas a diversos agentes farmacológicos. Uma via aérea difícil pode ser decorrente de uma postura rígida, tensa e instável, com hiperextensão do pescoço. Também pode ocorrer apneia do sono.

Há controvérsia com relação à possível alteração da farmacologia dos agentes anestésicos em pacientes com doença de Huntington. Alguns autores relataram decréscimo na atividade plasmática da colinesterase e um efeito prolongado da succinilcolina.[7] Além disso, pode ocorrer uma resposta exagerada ao tiopental sódico[8] ou midazolam.[9] Por outro lado, tanto tiopental[10] como succinilcolina[10,11] foram utilizados com segurança em pacientes com coreia de Huntington. Outros agentes que já foram utilizados com segurança incluem propofol[12] e sevoflurano.[10] O perfil de segurança e farmacocinética dos relaxantes musculares não despolarizantes mivacúrio e rocurônio são similares àqueles observados em pacientes sem doença de Huntington.[10,13,14]

Em geral, recomenda-se o uso de indução em sequência rápida (ou uma modificação dessa técnica) para indução da anestesia geral nesses pacientes. Outros autores sugeriram o uso de uma técnica de anestesia intravenosa total com o objetivo de reduzir o risco de calafrios pós-operatórios ligados aos agentes inalatórios, evitando a precipitação de espasmos tônicos generalizados.

Resumo. Coreia de Huntington é uma doença hereditária que se caracteriza por coreoatetose, rigidez e demência, sendo observada mais amiúde em idosos. Pacientes padecendo de doença de Huntington encontram-se em maior risco de complicações intraoperatórias, inclusive aspiração pulmonar, alteração da farmacologia anestésica e deterioração de espasmos tônicos generalizados. Neles, é recomendável uma indução em sequência rápida com compressão cricoide para indução da anestesia geral.

DIVERTÍCULO DE ZENKER

Divertículo de Zenker é uma bolsa projetante da mucosa faringoesofágica na zona natural de debilidade da parede hipofaríngea posterior (triângulo de Killian), entre os músculos constritor inferior da faringe e o cricofaríngeo (esfíncter esofágico superior). Ele sempre ocorre acima, e jamais abaixo, do músculo cricofaríngeo. Estima-se que sua incidência varie de 0,01 a 0,11 da população, sendo raro em pacientes com menos de 30 anos de idade com um pico de incidência na sétima a nona décadas. A prevalência é parecida na Europa e nos Estados Unidos, e é raramente relatado no Oriente Médio e no extremo oriente.

Fisiopatologia. A etiologia do divertículo de Zenker não foi ainda completamente esclarecida. Acredita-se que a formação da mucosa faringoesofágica resulte da coordenação assíncrona do músculo cricofaríngeo durante a deglutição. Com o passar do tempo, o aumento da pressão provoca herniação da mucosa posteriormente, através do folheto simples do tireofaríngeo (i. e., deiscência de Killian) entre os músculos tireofaríngeo e cricofaríngeo.

Diagnóstico/diagnóstico diferencial. Os sinais e sintomas do divertículo de Zenker estão na Tabela 20.4. Quase todos os pacientes (98%) se apresentam com certo grau de disfagia, combinado com regurgitação de partículas alimentares não digeridas. Nesse contexto clínico, o diagnóstico diferencial fica basicamente limitado a divertículo de Zenker e acalasia. Embora o divertículo possa alcançar um tamanho de 15 cm ou mais, raramente poderá ser palpado. O procedimento diagnóstico de escolha é um contraste com bário. É indicada uma endoscopia para exclusão de neoplasia, se o estudo de contraste demonstrar irregularidades da mucosa esofágica. É comum a coexistência com hérnia hiatal, espasmo esofágico, acalasia e úlcera esofagogastroduodenal.

Considerações perioperatórias. O procedimento cirúrgico de escolha em pacientes com divertículo de Zenker sintomático é a miotomia do cricofaríngeo. A cirurgia pode ser efetuada sob a anestesia geral, e também com o local ou a regional. O uso da anestesia local ou regional pode facilitar a identificação intraoperatória do divertículo e reduzir a permanência média pós-operatória, embora não tenha sido demonstrada diferença estatística entre as diferentes técnicas anestésicas.[15]

A complicação anestésica mais importante que ocorre nesses pacientes é a aspiração pulmonar.[16,17] O jejum no período pré-operatório é uma medida importante, embora isso não seja garantia de uma bolsa vazia. A cirurgia terá de ser

TABELA 20.4 Sinais e sintomas de divertículo de Zenker

Disfagia
Odinofagia
Halitose e regurgitação de alimento não digerido
Deglutição ruidosa
Perda de peso
Má nutrição
Complicações pulmonares, como aspiração e pneumonia

adiada se sabidamente estiverem presentes corpos estranhos, alimento ou bário no divertículo, e é necessário um tempo razoável para que o material seja expelido. Deve ser evitada a pré-medicação oral. Tendo em vista que o conteúdo da bolsa tem pH alcalino, o uso de antiácidos ou bloqueadores de H2, como citrato de sódio ou ranitidina, não terá efeito. O esvaziamento manual do conteúdo do divertículo mediante a aplicação de pressão externa na bolsa antes da indução é a manobra mais importante e efetiva para assegurar a diminuição da pressão no seu interior. Provavelmente deve-se evitar a inserção de um tubo gástrico, porque esse procedimento pode causar perfuração do divertículo.

Pacientes com divertículo de Zenker devem ser colocados em uma posição de cabeça erguida em 10 a 30° para que seja diminuída a possibilidade de regurgitação. Deve-se utilizar uma indução em sequência rápida *sem* pressão cricoide. A pressão cricoide durante a indução talvez não impeça a regurgitação do conteúdo no divertículo e pode mesmo promover regurgitação, porque o divertículo está acima do músculo cricofaríngeo, enquanto o anel cricoideo se situa abaixo do colo do divertículo.[18] No período intraoperatório, pode ser aplicada uma compressa de gaze úmida em torno do tubo endotraqueal para evitar aspiração.

Poderá ocorrer aspiração no período pós-operatório;[18] por isso, deve-se ter cautela em manter mínima sedação e uma posição semissentada, durante os cuidados com o paciente.

Resumo. Divertículo de Zenker representa risco elevado de aspiração durante a correção cirúrgica. Nesses pacientes, o esvaziamento manual do saco é uma manobra pré-operatória importante. A anestesia geral deve ser induzida com o uso de intubação em sequência rápida sem exercer pressão cricoide, com o paciente posicionado com a cabeça em uma inclinação de 10 a 30°. No período pós-operatório, também devem ser tomadas precauções para evitar aspiração.

AMILOIDOSE

Amiloidose resulta da deposição de proteínas fibrilares insolúveis (amiloide), principalmente nos espaços extracelulares de órgãos e tecidos em quantidades suficientes para comprometer o funcionamento normal. As fibrilas de amiloide podem ser depositadas em locais específicos ou envolver virtualmente todos os sistemas do corpo. Os sinais e os sintomas dependerão dos órgãos e dos tecidos envolvidos.

Fisiopatologia. Desconhece-se a causa da produção de amiloide e de sua deposição nos tecidos. Todas as fibrilas de amiloide compartilham uma estrutura secundária idêntica, a conformação laminar e β-pregueada. A estrutura polipeptídica de suporte desses precursores protéicos assume morfologias fibrilares similares, fazendo com que essas substâncias fiquem resistentes à proteólise. As amiloidoses foram classificadas em dezoito subtipos,[19] com base na proteína amiloide envolvida. O nome do subtipo utiliza a letra maiúscula A como primeira letra de designação, seguida pela designação da proteína. Foram bioquimicamente definidos três tipos principais de amiloide e várias formas menos comuns.

A amiloidose será sistêmica ou localizada (limitada a órgão) dependendo da estrutura bioquímica da proteína amiloide. As amiloidoses sistêmicas incluem formas bioquimicamente distintas que são neoplásicas, inflamatórias, genéticas ou iatrogênicas, enquanto as localizadas ou limitadas a órgão estão associadas ao envelhecimento e ao diabetes e ocorrem em órgãos isolados, frequentemente endócrinos, sem evidência de envolvimento sistêmico. Apesar de suas diferenças bioquímicas, as diversas amiloidoses compartilham características fisiopatológicas comuns (Tab. 20.5).

Atualmente, estão identificadas três formas clínicas sistêmicas principais: primária ou idiopática (AL), secundária (AA) e hereditária (Tab.20.6). A forma mais comumente observada de amiloidose sistêmica observada no cotidiano clínico é AL (amiloidose de cadeia leve, idiopática primária ou associada à mieloma múltiplo).

Diagnóstico/diagnóstico diferencial. Os sinais e os sintomas variam dependendo dos sistemas e dos órgãos envolvidos. Síndrome nefrítica é a manifestação inicial mais notável. Em geral, a lesão renal não é reversível, levando progressivamente à azotemia e à morte do paciente.

Independente da etiologia, comumente o diagnóstico clínico de amiloidose não é firmado até que a doença esteja muito avançada, por causa dos sinais e sintomas inespecíficos da doença. O diagnóstico é estabelecido pela identificação de fibrilas de amiloide em secções de biópsia ou de tecido necropsiado utilizando corante vermelho Congo. Uma proteína singular (membro da família das proteínas pentraxinas) chamada AP (ou AP sérica) está universalmente associada a todas as formas de amiloide, constituindo a base de uma prova diagnóstica. Tão logo tenha sido diagnosticada, a amiloidose pode ser mais finamente classificada por estudos genômicos de DNA, de proteína e imunoistoquímicos; a relação entre amiloide ligado a imunoglobulina e mieloma múltiplo deve ser confirmada por estudos de eletroforese e de imunoeletroforese.

Preparação pré-operatória. Deve-se efetuar uma pesquisa abrangente de todos os sistemas, com enfoque nos órgãos envolvidos com maior frequência. É importante uma cuidadosa avaliação do envolvimento sistêmico da amiloidose ou de doença associada, mesmo em casos aparentemente isolados de amiloidose tumoriforme (Tab. 20.7).

Medicações/tratamento crônicos para o problema. O tratamento de tumores amiloides localizados se faz com excisão cirúrgica. Porém, não existe um tratamento eficaz para a amiloidose sistêmica. O tratamento atual é geralmente adjuvante, e a terapia é orientada para a redução da produção/promoção de lise das fibrilas amiloides. Podem ser útil hemodiálise e terapia imunossupressiva. O atual tratamento da amiloidose primária consiste em um programa de prednisona/melfalano ou prednisona/melfalano/colchicina. Os transplantes de fígado, de rim e de células-tronco obtiveram

TABELA 20.5 Amiloidose: envolvimento multissistêmico e manifestações clínicas

Sistema	Características clínicas
Sistema nervoso	
Polineuropatia	Perda sensitiva; síndrome do túnel do carpo; miopatia; mielopatia; opacidades vítreas
Neuropatia autonômica	Hipotensão postural; incapacidade de suar; incompetência esfinctérica
Sistema respiratório	
Trato respiratório superior	Um tumor localizado pode ser encontrado no trato respiratório e pulmões
Seios nasais, laringe e traqueia	Lesões traqueobrônquicas ou depósitos alveolares difusos
Língua	Macroglossia
Trato respiratório inferior e parênquima pulmonar	Acúmulo de amiloide que bloqueia os ductos; pode se parecer com neoplasia
Coração	
Sistema de condução	Arritmia, bloqueio cardíaco
Endocárdio e válvulas	Doenças valvulares
Miocárdio	Miocardiopatia: dilatada, formas restritiva e obstrutiva, insuficiência cardíaca congestiva
Pericárdio	Pericardite
Sistema gastrintestinal	
Fígado	Hepatomegalia; funções hepáticas anormais; hipertensão portal
Trato gastrintestinal	Doenças gastrintestinais não explicadas, má absorção; diarreia ou constipação inexplicada; obstrução, ulceração e perda de proteína; distúrbios da motilidade esofágica
Rim	Síndrome nefrótica, proteinúria, insuficiência renal; acidose tubular renal ou trombose da veia renal
Baço	Hipertrofia esplênica; não associada a leucopenia e anemia
Sistema musculoesquelético	Pseudomiopatia; lesões ósseas císticas
Sistema endócrino	
Tireoide	Hipotireoidismo; mixedema completamente desenvolvido (quase que invariavelmente acompanha o carcinoma medular da tireoide)
Adrenal	Diabetes tipo 2
Hipófise, pâncreas	Outras anormalidades endócrinas
Pele	Amiloidose liquenoide; pápulas; placas; equimoses
Sistema hematológico	Fibrinogenopenia, inclusive fibrinólise
Lesão endotelial	Deficiência seletiva de fatores da coagulação (fator X) Anormalidades da coagulação, tempo de sangramento anormal
Outros	Artrite reumatoide, inflamação e infecção crônicas

alguns resultados promissores. Em certas amiloidoses heredofamiliares, a orientação genética é um aspecto importante do tratamento. No final, algumas pessoas com amiloidose continuam em seu processo de deterioração. As principais causas de morte são doença cardíaca e insuficiência renal. É comum a ocorrência de morte súbita, supostamente por causa de arritmias.

Considerações perioperatórias. Deposição localizada de amiloide já foi descrita em vários locais. Amiloide na língua pode causar macroglossia a tal grau que torna necessária a glossectomia.[20] Além disso, a macroglossia por amiloide pode estar associada a hipotireoidismo coexistente.[21] Amiloidose laríngea é condição frágil, representando risco de hemorragia abundante espontânea, mesmo sem manipulação.[22] O tumor nas vias aéreas deve ser avaliado por técnicas de imagens não invasivas, como tomografia computadorizada (TC) ou imagem de ressonância magnética. Antes da intubação, devem ser tomadas providências via aérea difícil e hemorragia abundante.

Pode ser considerado o uso de um tubo endotraqueal menos calibroso. Além disso, foi preconizado o uso de laringoscopia direta monitorada por um sistema de fibra óptica-vídeo, em lugar da inserção às cegas do tubo endotraqueal pelas cordas vocais e sobre um broncoscópio de fibra óptica.[23]

Ainda se discute se relaxantes musculares despolarizantes devem ser administrados em pacientes com amiloidose, especialmente aqueles com envolvimento cardíaco. Pacientes com polineuropatia amiloide familiar exibem elevada incidência de arritmias cardíacas durante a anestesia. Foi proposta a hipótese de ocorrência de elevações exageradas nas concentrações de potássio depois da admi-

TABELA 20.6 Amiloidose sistêmica grave: características clínicas e diagnóstico

Tipo	Primária (AL) (ou idiopática)	Secundária (AA) (ou secundária, adquirida, reativa)	Hereditária
Órgãos comumente envolvidos	Tumores amiloides localizados podem ser diagnosticados no trato respiratório. O sistema vascular, especialmente o coração, está frequentemente envolvido. Outros órgãos também podem estar envolvidos: língua, tireoide, coração, pulmão, fígado, trato intestinal, baço, rim e pele.	Ocorre envolvimento do baço, fígado, rim, glândulas adrenais, linfonodos e vasos. Nenhum órgão é poupado, mas é raro um envolvimento significativo do coração.	Neuropatia sensitiva e motora periféricas, frequentemente neuropatia autonômica Síndrome do túnel do carpo Anormalidades vítreas Amiloides cardiovascular e renal
Doenças associadas	Mieloma múltiplo	Infecção (tuberculose, bronquiectasia, osteomielite, hanseníase) Inflamação (artrite reumatoide, ileíte granulomatosa) Febre do Mediterrâneo familiar Tumores como doença de Hodgkin	
Diagnóstico	Imunoglobulina monoclonal na urina ou soro, mais qualquer um dos seguintes achados: macroglossia; miocardiopatia; hepatomegalia; má-absorção ou diarreia ou constipação inexplicadas; síndrome nefrótica inexplicada; síndrome do túnel do carpo; ou neuropatia periférica	Infecção crônica (osteomielite, tuberculose), inflamação crônica (artrite reumatoide, ileíte granulomatosa) mais qualquer um dos seguintes achados: hepatomegalia, doença gastrintestinal inexplicada, ou proteinúria	Histórico familiar de neuropatia mais qualquer um dos seguintes achados: dissociação sensitivo-motora precoce, opacidades vítreas, doença cardiovascular, doença gastrintestinal, neuropatia autonômica ou doença renal

nistração de succinilcolina, o que pode ser um fator contribuinte.[24] Todavia, Viana et al.[25] informaram que o aumento médio nas concentrações plasmáticas de potássio depois da administração de succinilcolina em pacientes com polineuropatia amiloide familiar foi semelhante ao observado em uma população normal por outros autores. Entretanto, os autores não puderam excluir que poderia não ocorrer uma perigosa elevação na concentração sérica de potássio em certo percentual de pacientes com amiloide familiar após a administração de succinilcolina. Isso pode ser verdade em pacientes com amiloidose que também padecem de polineuropatia prolongada.[26] Assim, pode ser prudente evitar a administração de relaxantes musculares despolarizantes em pacientes com amiloidose, especialmente em presença de polineuropatia coexistente e/ou doença cardíaca.

Disfunção automática secundária à amiloidose tem dramáticas ramificações perioperatórias.[25] Em particular, a administração de agentes anestésicos em pacientes com polineuropatia amiloidótica representa risco de hipotensão significativa (mesmo o uso de quetamina não impede a hipotensão). Pacientes com pré-carga reduzida são especialmente sensíveis. Além disso, a hipotensão é frequente, mesmo naqueles com pré-carga adequada, como resultado da baixa resistência vascular sistêmica. Diante dessas observações, deve-se considerar o uso de monitoração invasiva da pressão arterial e a preparação de uma infusão vasoconstritora para um cuidado anestésico eficaz desses pacientes.

ISQUEMIA MESENTÉRICA AGUDA

Basicamente, a isquemia mesentérica aguda resulta da redução da irrigação de sangue arterial, resultando em elevada morbidade e mortalidade. A Tabela 20.8 apresenta as subclassificações dessa doença. A oclusão é responsável por cerca de 75% dos casos de isquemia mesentérica aguda, que é uma doença de idosos; a idade mediana de pacientes que se apresentam com embolia arterial mesentérica é de 70 anos. A etiologia exata da isquemia mesentérica não oclusiva não foi ainda esclarecida. Contudo, foram propostos vasoconstrição esplâncnica e redução do fluxo sanguíneo para o leito esplâncnico como mecanismos possíveis depois de agressões iniciais como choque, sepse, hemorragia, descompensação cardíaca ou outros problemas com profundo estresse fisiológico (Tab. 20.9). Observa-se mais trombose venosa mesentérica em pacientes mais jovens.

Diagnóstico. Com frequência, é difícil estabelecer um diagnóstico precoce, porque os sinais e sintomas são poucos, inespecíficos e pouco confiáveis, e a gravidade dos achados objetivos é desproporcional aos sintomas do paciente.

Além disso, o diagnóstico diferencial engloba muitos processos abdominais agudos. O definitivo é estabelecido por angiografia em pacientes sob suspeita, que se apresentam com um súbito surgimento de dor periumbilical intensa e mal localizada, associada a febre, náusea, vômito e diarreia.

TABELA 20.7 Amiloidose: avaliação e exames diagnósticos pré-operatórios

Sistema nervoso	Neuropatia periférica: documente sintomas neurológicos periféricos preexistentes Neuropatia autonômica: pressão arterial ortostática etc.
Via aérea	Macroglossia
Pulmonar	Disfunção difusa: provas de função pulmonar
Cardíaco	Arritmia, miocardiopatia e envolvimento valvular: eletrocardiograma e ecocardiograma de função cardíaca
Gastrintestinal	Anormalidade da motilidade esofágica, obstrução intestinal
Fígado	Provas de função hepática
Rim	Função renal anormal: eletrólitos, provas de função renal
Hematologia	Baço hipertrofiado, verifique hemograma completo: eritrócitos, plaquetas, provas de coagulação (para coagulopatia) e deficiência de fator(es)
Endócrino	Envolvimento do pâncreas ou da glândula adrenal; prova da função tireoidiana para exclusão de hipotireoidismo

Tratamento. A chave para a obtenção de um resultado bem-sucedido é o tratamento operatório precoce, com o objetivo de restabelecer o fluxo sanguíneo mediante a remoção do êmbolo, contorno (i. e., *bypass*) da trombose, e a ressecção do intestino não viável. Muitos pacientes são maus candidatos à cirurgia por causa da idade avançada, instabilidade hemodinâmica, desarranjo metabólico e sepse. Angiografia foi utilizada como uma manobra terapêutica. Pode-se fazer infusão seletiva de papaverina, um vasodilatador local potente, como medida contemporizadora, enquanto estão em deliberação as decisões cirúrgicas.

O tratamento primário da isquemia mesentérica não oclusiva é farmacológico. As experiências mais frequentes propõem o uso de papaverina administrada por cateter seletivo introduzido por um radiologista intervencionista.

Preparação pré-operatória. Isquemia mesentérica aguda é uma real emergência clínica e cirúrgica, exigindo vigorosa ressuscitação. Pacientes com isquemia mesentérica aguda perdem quantidades substanciais de líquido rico em proteína para o lúmen intestinal. Deve-se providenciar meios para uma agressiva ressuscitação hídrica, orientada pelo débito urinário, pressão venosa central e um cateter na artéria pulmonar, no cenário de um histórico de doença cardíaca. Fica indicada monitoração invasiva da pressão arterial para os casos com instabilidade hemodinâmica.

O objetivo da ressuscitação hídrica é manter a pressão arterial sem suporte farmacológico, porque muitos vasopressores agravam ainda mais a isquemia mesentérica. Noradrenalina e fenilefrina são particularmente deletérias. Dopamina pode atuar como vasodilatador mesentérico em baixas doses, promovendo uma vasoconstrição mesentérica menos intensa. Digital também é vasoconstritor mesentérico bastante conhecido. O estômago pode ser descomprimido via tubo nasogástrico para que seja promovida perfusão intestinal e diminuição do risco de aspiração. No período pré-operatório deve-se interromper a anticoagulação.

Cuidado perioperatório. No período intraoperatório, deve-se continuar com uma vigorosa ressuscitação hídrica, inclusive com o uso de produtos sanguíneos e de líquido rico em eletrólitos. As anormalidades metabólicas devem ser corrigidas e as arritmias tratadas conforme a necessidade.

Sepse é uma ocorrência comum em pacientes com isquemia mesentérica aguda, e no período intraoperatório deve-se continuar com a antibioticoterapia de amplo espectro e em manter uma atitude alerta para ocorrência de falência multissistêmica (ver Tab. 20.9).

Se necessário, a nutrição parenteral total deve ser iniciada tão logo seja possível depois da operação. Apesar do tratamento cirúrgico e clínico agressivos, a isquemia mesentérica aguda tem um percentual de mortalidade total superior a 60%.[27]

FIBROSE PULMONAR IDIOPÁTICA

Fibrose pulmonar idiopática é também conhecida como alveolite fibrosante, bloqueio alveolocapilar, alveolite fibrosante criptogênica, alveolite fibrosante difusa, síndrome de Hamman-Rich ou fibrose pulmonar difusa intersticial.

Fisiopatologia. Ainda não ficou devidamente esclarecida a fisiopatologia da fibrose pulmonar idiopática. Ela pode representar um modelo de reparo e de remodelagem pulmonares cronicamente desregulados, resultante de uma lesão epitelial/endotelial e da persistente ativação das células inflamatórias.[28] O evento lesivo inicial ainda permanece indefinido. Porém, evidências sugeriram que infecções virais ou fatores ambientais podem proporcionar os eventos mediadores. Curiosamente, grande número de pacientes com fibrose pulmonar idiopática têm histórico de tabagismo. As teorias atuais sugerem que a contínua lesão e/ou inflamação das células epiteliais gera uma ativação anormal das células mesenquimais. Com a ativação, pode ocorrer alteração do fenótipo dessas células, de fibroblasto para miofibroblasto por exemplo,. Além disso, a ativação das células mesenquimais acarreta aumento da produção e da deposição de matriz. O estágio final da fibrose pulmonar é a culminação desse processo anormal de cicatrização de feridas envolvendo uma interação continuada entre o epitélio e as células mesenquimais.

Histórico e achados físicos consistentes com o diagnóstico. Os sintomas associados a fibrose pulmonar idiopática (Tab. 20.10)

TABELA 20.8 Isquemia mesentérica aguda: perfil clínico

	Incidência (%)	Idade	Fatores de risco	Mortalidade
Isquemia mesentérica oclusiva Trombose	50	Idosos	Aterosclerose sistêmica Malignidade Distúrbios da coagulação	Muito alta
Embolia	25	Idosos	Infarto do miocárdio recente Insuficiência cardíaca congestiva Arritmias Febre reumática Doenças vasculares	Alta
Isquemia mesentérica não oclusiva	20	Idosos	Hospitalização Choque cardiogênico Hipotensão Insuficiência cardíaca congestiva Hemorragia *Bypass* cardiopulmonar Sepse Queimaduras Pancreatite Vasopressores e digital	A mais alta
Trombose venosa mesentérica	5	Mais jovens	Hipercoagulabilidade Hipertensão portal Inflamação Cirurgia prévia Trauma	A mais baixa

incluem falta de ar, fadiga, perda de peso e tosse seca crônica. Durante o exame físico, podem ser auscultadas crepitações secas (ruído de Velcro) por todos os campos pulmonares e também ser observados cianose e baqueteamento. Com a progressão da doença, podem estar presentes sinais de hipertensão pulmonar e de insuficiência cardíaca direita (bulha cardíaca S2 hiperfonética, *heave* do ventrículo direito ou edema dos pés).

Os exames laboratoriais são importantes para o estabelecimento do diagnóstico. Radiografias torácicas podem revelar infiltrados intersticiais nas bases pulmonares. A tomografia computadorizada (TC) é mais sensível do que as radiografias torácicas para a detecção precoce da doença. Tipicamente, TC revela um padrão de linhas brancas maculosas na parte inferior dos pulmões. Em áreas com envolvimento mais grave, a presença de intenso material cicatricial frequentemente gera um aspecto de colmeia. As provas de função pulmonar revelam padrão restritivo e a análise dos gases sanguíneos arteriais pode demonstrar hipoxemia diante de mínimo exercício e, à medida que a doença evolui, quando o paciente se encontra em repouso. No entanto, o exame definitivo para confirmação do diagnóstico é a biópsia de pulmão.

Diagnóstico diferencial. O diagnóstico de fibrose pulmonar idiopática deve ficar reservado para pacientes com um tipo específico de pneumonia intersticial fibrosante, conhecido como pneumonia intersticial habitual. No diagnóstico diferencial, é fundamental diferenciar pneumonia intersticial habitual de outras intersticiais idiopáticas. Essa diferenciação é estabelecida sobre uma base patológica.[29]

Muitos outros processos patológicos podem acarretar fibrose pulmonar, e devem ser excluídos como diagnósticos. Fibroses podem ocorrer como um resultado de exposição ocupacional ou ambiental a substâncias tóxicas, de infecção pulmonar, de exposição a drogas/agentes farmacológicos, de doença do tecido conjuntivo e sarcoidose.

Comorbidades comumente observadas com esse problema. A fibrose pulmonar idiopática pode ser associada a insuficiência respiratória e a hipoxemia crônica nos estágios mais avançados da doença. Nesse contexto, também ocorre policitemia. Deve-se pesquisar especificamente a presença de *cor pulmonale* durante a avaliação desses pacientes. Com essa doença, ocorre maior incidência de carcinoma broncogênico.

Perguntas essenciais que devem ser feitas ao paciente e/ou ao médico do primeiro atendimento. As perguntas essenciais que devem ser feitas ao paciente e/ou ao médico de família devem se concentrar na determinação do grau de avanço da doença e em quanta reserva pulmonar restou (ver Tab. 20.10). Em pacientes apropriados, deve-se avaliar as complicações a longo prazo da administração de corticosteroides.

Lista de medicações crônicas para o problema. Atualmente, são limitadas as opções terapêuticas disponíveis para o tratamento da fibrose pulmonar idiopática (ver Tab. 20.10). Muitos pacientes são medicados com corticosteroides ou

TABELA 20.9 Isquemia mesentérica aguda

Fatores contribuintes	*Isquemia mesentérica oclusiva*: idade avançada, hipertensão, vasculopatia periférica, infarto do miocárdio recente, insuficiência cardíaca congestiva, estados de baixo fluxo, fibrilação atrial *Isquemia mesentérica não oclusiva*: insuficiência cardíaca congestiva, hipotensão sistêmica, perda de sangue por hemorragia, sepse e endotoxemia, uso de digital e de agentes vasopressores, e desidratação podem ser fatores contribuintes
Diagnóstico diferencial	Doença gastrintestinal primária (úlcera péptica, obstrução intestinal, diverticulite, câncer de cólon, apendicite, hérnia) Doenças hepáticas Doença biliar (colecistite) Doença pancreática (pancreatite) Doença renal (pielonefrite) Doença urinária (cistite, obstrução da bexiga) Emergência vascular (aneurisma roto) Outros (abscesso do psoas, hematoma de parede abdominal)
Preparação pré-operatória	Faça ressuscitação hídrica agressiva. Estabeleça monitoração hemodinâmica e acesso intravenoso. Descontinue os vasopressores que estejam agravando o quadro (p. ex., noradrenalina e fenilefrina). Troque para um vasopressor menos agressivo, como dopamina. Descontinue *Digitalis*. Descomprima o trato intestinal mediante colocação de sonda nasogástrica. Inicie antibioticoterapia de amplo espectro.
Insuficiência multissistêmica em casos de isquemia mesentérica aguda grave	Doença cardíaca (infarto do miocárdio, insuficiência cardíaca congestiva, arritmia) Doença pulmonar (insuficiência respiratória, pneumonia, síndrome da angústia respiratória aguda) Doença hepática (disfunção hepática) Doença renal (insuficiência renal) Doença gastrintestinal (isquemia recorrente, sangramento) Distúrbio da coagulação (coagulopatia)

imunossupressores, apesar do fato de que nenhum estudo foi publicado documentando com clareza a eficácia desses agentes. O mesmo vale para colchicina. Muitos pacientes necessitam de oxigenoterapia domiciliar.

Considerações perioperatórias. Os típicos procedimentos cirúrgicos com os quais o cirurgião pode se deparar com fibrose pulmonar idiopática são biópsia pulmonar aberta ou toracoscópica e transplante de pulmão. Nesses procedimentos será, com frequência, necessário ventilação monopulmonar. Portanto, a principal consideração anestésica é a incapacidade de tolerar ventilação monopulmonar secundária à hipoxemia ou a geração de elevadas pressões nas vias aéreas.[30] Além disso, pode ocorrer hipercapnia durante a ventilação monopulmonar nesses pacientes.[31] É indicada a aplicação de um cateter arterial durante a anestesia desses pacientes, pois poderá haver frequente necessidade de estudos de gases sanguíneos arteriais. Além disso, deve-se considerar enfaticamente a opção de um acesso venoso central.

Esses pacientes podem gerar grandes pressões intratorácicas negativas durante a ventilação espontânea. Assim, deve-se ter especial cautela para evitar a formação de êmbolos aéreos durante a colocação do cateter central e ter disponível um acesso a óxido nítrico inalatório para pacientes com *cor pulmonale*.[32]

Em pacientes com reserva pulmonar limitada, deve-se considerar o uso de anestesia regional ou local, se o procedimento cirúrgico assim o permitir.

Resumo. Fibrose pulmonar idiopática se caracteriza por uma resposta fibroproliferativa exagerada, que termina por levar à fibrose pulmonar. Os sintomas associados a fibrose pulmonar idiopática incluem falta de ar, fadiga, perda de peso e tosse seca crônica. Uma radiografia torácica pode revelar infiltrados intersticiais nas bases dos pulmões. Provas de função pulmonar demonstram um padrão restritivo. E uma gasometria pode evidenciar hipoxemia diante de mínimo exercício e, à medida que a doença evolui, também quando a pessoa está em repouso. A avaliação e o plano anestésicos devem se concentrar na determinação do grau de avanço da doença e em quanta reserva pulmonar ainda resta.

POLICITEMIA VERA

Fisiopatologia. Policitemia vera é um distúrbio clonal das células-tronco em que estão envolvidos todos os três componentes mieloides. Eritrocitose é a expressão mais conspícua dessa doença. Estudos sugerem que o comprometimento da sinalização dos fatores de crescimento hematopoético pode ser um mecanismo fisiopatológico subjacente da po-

TABELA 20.10 Fibrose pulmonar idiopática

Sintomas	Falta de ar; tosse seca; perda de peso; fadiga
Achados físicos	Mudança na forma das unhas dos dedos dos pés e das mãos (baqueteamento); cianose (estágios avançados da doença); crepitações secas (ruído de Velcro) por todos os campos pulmonares durante a ausculta
Diagnóstico diferencial	Diferenciação patológica de outros tipos de pneumonia intersticial fibrosante – pneumonia intersticial descamativa (bronquite respiratória, doença pulmonar intersticial); pneumonia intersticial aguda; pneumonia intersticial inespecífica; pneumonia organizada criptogênica (bronquiolite obliterante, pneumonia organizada) Fibrose pulmonar resultante de exposição ocupacional ou ambiental – amianto; silicose; pulmão de fazendeiro; pulmão de criador de aves; exposição a metais, poeira, bactérias, vapores/fumaça, animais, gases Fibrose resultante de infecção – tuberculose; pneumococos; *Pneumocystis carinii*; pneumonia bacteriana, fúngica, viral Exposição a medicamento – bleomicina Doença do tecido conjuntivo – artrite reumatoide; esclerose sistêmica Sarcoidose
Comorbidades	Insuficiência respiratória; hipoxemia crônica; *cor pulmonale*; policitemia; aumento na incidência de câncer pulmonar
Perguntas essenciais que influenciam os cuidados do paciente	O paciente está se aproximando do estágio final da doença? Há história de insuficiência respiratória? Há necessidade de oxigenioterapia domiciliar? Há quaisquer sinais e sintomas de hipoxemia crônica? Há qualquer evidência de *cor pulmonale*?
Medicações crônicas	Corticosteroides; ciclofosfamida (Cytoxan); oxigênio; colchicina

licitemia vera. Essa hipótese se baseia em diversos achados. Por exemplo, os níveis de eritropoetina estão mais baixos em pacientes com policitemia vera, em comparação com qualquer outra doença, e a formação de colônias eritroides *in vitro* pode ocorrer independentemente da eritropoetina.[33] Além disso, os precursores eritroides demonstraram tanto hipersensibilidade a fatores do crescimento como à maior expressão de proteínas antiapoptósicas.[34]

Pacientes portadores de policitemia vera demonstram tendência para eventos trombóticos e hemorrágicos. Os mecanismos subjacentes às complicações trombóticas podem estar ligados à maior massa eritrocitária.[35] Um hematócrito elevado aumenta tanto a viscosidade do sangue como a agregação dos eritrócitos, induzindo a um estado hipercoagulável.[34] Eventos hemorrágicos estão associados a elevações na contagem absoluta de plaquetas. Foi informada a ocorrência de defeitos na função plaquetária em pacientes com policitemia vera. Além disso, ocorre doença de von Willebrand adquirida com elevadas contagens de plaquetas em síndromes mieloproliferativas. Essa doença de von Willebrand adquirida se caracteriza por redução nos multímeros de von Willebrand e aumento nos produtos de clivagem.[35]

Histórico e achados físicos consistentes com o diagnóstico. Policitemia pode evocar tanto sintomas gerais como sintomas secundários aos processos patológicos trombóticos ou hemorrágicos subjacentes. Os sintomas gerais incluem dores ósseas e formigamento ou queimação das mãos e dos pés (Tab. 20.11). Além disso, a exposição à água aquecida pode provocar prurido intenso. A princípio, os pacientes podem apresentar sintomas vasculares isquêmicos ou trombóticos, inclusive AVC, claudicação intermitente ou angina. Também podem estar presentes sinais de diátese hemorrágica, como epistaxe ou sangramento gastrintestinal.

No exame físico, pode ser observada uma compleição avermelhada ou pletora. A policitemia vera também está associada a hipertensão. Os pacientes podem se queixar de mudanças visuais e pode ser notado ingurgitamento da veia retiniana. Ocorrem hepatomegalia e esplenomegalia no curso mais avançado da doença.

Diagnóstico diferencial. Algumas das condições alternativas que devem ser consideradas durante o exame de um paciente policitêmico incluem qualquer mecanismo subjacente que diminua a oxigenação do sangue, uma produção aberrante de eritropoetina que pode causar policitemia e a policitemia pode ser decorrente de hemoconcentração (ver Tab. 20.11).

Comorbidades comumente observadas com esse problema. As comorbidades observadas em pacientes com policitemia vera podem ter natureza hemorrágica ou trombótica (ver Tab. 20.11). Além disso, é comum a ocorrência de gota nesses pacientes.

Preparação pré-operatória. Antes da cirurgia, é importante que se verifique o modo usado de tratamento da elevada massa eritrocitária, caso tenha sido tratada. Há forte evidência de que flebotomia é a terapia mais eficaz para a hipercoagulabilidade observada em pacientes com policitemia vera. Um ponto final terapêutico recomendado é um hematócrito menor que 42% em mulheres e que 45% em homens.[36] Idealmente, o hematócrito deve ser normalizado 2 a 4 meses antes da cirurgia eletiva. Pacientes com mais de 60 anos ou que já tenham sofrido um episódio trombótico são definidos como de alto risco. Esses indivíduos também podem ser medicados com agentes citorredutores na tentativa de tratar agressivamente a doença. O risco perioperatório de ocorrência de algum evento trombótico ou hemorrágico fica influenciado pelo grau de agressividade do tratamento da policitemia. Assim, é importante que seja obtida uma história das contagens de plaquetas e dos valores do hematócrito para que seja determinado o tratamento precedente da doença.

Devem ser obtidos estudos da coagulação, inclusive tempo de sangramento, antes da cirurgia.

Medicações crônicas para o problema. Agentes citorredutores são administrados em pacientes de alto risco. Com frequência, utiliza-se aspirina como terapia adjuvante, mesmo em indivíduos de baixo risco. Pacientes com prurido intenso podem ser tratados com interferon-alfa ou paroxetina (ver Tab. 20.11).

Considerações perioperatórias. Policitemia vera não controlada está associada a risco elevado de sangramento perioperatório e de trombose pós-operatória. O controle da doença antes da cirurgia reduz a incidência dessas complicações.

É importante assegurar um acesso vascular adequado, caso venha a ocorrer sangramento. Além disso, deve-se contar com a pronta disponibilidade de transfusão de plaquetas naqueles casos com perdas de sangue mais significativas. Atualmente, são insuficientes as evidências para determinar se há contraindicação para o uso de medicamentos antiplaquetários durante o tratamento perioperatório do paciente policitêmico.

Há controvérsia quanto ao uso de anestesia geral *vs.* regional. As duas técnicas foram utilizadas com sucesso em pacientes com policitemia vera. Estudos sugerem incidência mais baixa de trombose venosa profunda com o uso de técnicas regionais. Contudo, esse efeito moderado deve ser comparado com o risco de hemorragia epidural ou subaracnoidea em um paciente que pode estar predisposto a eventos hemorrágicos.

Resumo. A policitemia vera não controlada está associada a grande risco de sangramento perioperatório e de trombose pós-operatória. O controle agressivo da doença antes da cirurgia reduzirá a incidência dessas complicações.

TABELA 20.11 Policitemia vera

Sintomas	*Gerais*: cefaleias, tinido, fadiga, falta de ar, prurido (aquagênico), formigamento ou queimação das mãos e dos pés, mudanças visuais, dores ósseas, perda de peso, suores noturnos, vertigem *Trombóticos*: AVC, infarto do miocárdio, angina, claudicação intermitente *Hemorrágicos*: diátese hemorrágica, sangramento gastrintestinal, sangramento incomum por pequenos cortes, epistaxe
Achados físicos	Esplenomegalia (estágios avançados), hepatomegalia, ingurgitamento da veia retiniana, compleição avermelhada, hipertensão
Diagnóstico diferencial	Existe diminuição subjacente na oxigenação dos tecidos secundária a doença pulmonar, alta altitude, shunt intracardíaco, síndromes da hipoventilação, hemoglobina anormal, tabagismo, ou envenenamento por monóxido de carbono? Está ocorrendo produção de eritropoetina aberrante secundária a tumores (cérebro, fígado, útero) ou cistos (especialmente renais)? Ocorreu hemoconcentração secundária a diuréticos, queimaduras, diarreia ou estresse?
Comorbidades	*Hemorrágicas*: úlcera gástrica, epistaxe *Trombóticas*: síndrome de Budd-Chiari; trombose cerebral, coronariana, mesentérica ou pulmonar *Outra*: gota
Perguntas essenciais que influenciam o cuidado perioperatório	O paciente foi submetido à flebotomia? O paciente está em tratamento mielossupressivo? Qual é seu mais recente hematócrito e contagem de plaquetas? Quais são os resultados dos estudos de coagulação mais recentes?
Medicações crônicas	Medicações citorredutoras, inclusive ^{32}P Agentes alquilantes (clorambucila, bussulfano) Hidroxiureia Interferon-α Paroxetina Aspirina
Cuidado intraoperatório	Assegure acesso adequado e disponibilidade de produtos sanguíneos, inclusive plaquetas. Há controvérsia quanto ao uso de técnicas regionais.

TROMBOCITEMIA ESSENCIAL

A Organização Mundial da Saúde definiu trombocitemia essencial como uma persistente contagem de plaquetas superior a 600.000, com uma biópsia de medula óssea demonstrando principalmente proliferação da linhagem megacariocítica. Além disso, os pacientes não podem ter evidência de policitemia vera, leucemia mieloide crônica, mielofibrose idiopática, síndrome mielodisplásica ou trombocitose reativa.[37]

Fisiopatologia. A principal característica da trombocitemia essencial é um aumento nos megacariócitos e nas plaquetas. É mais do que provável que a patogênese da doença envolva alterações nas vias sinalizadoras que regulam a trombopoese (Fig. 20.1). Foram sugeridas como possíveis candidatas alterações em diversas proteínas reguladoras, inclusive trombopoetina, o receptor de trombopoetina c-Mpl, e fator-β transformador do crescimento. Atualmente, nenhuma dessas proteínas se sobressaiu como o mecanismo molecular preciso subjacente às alterações na quantidade de plaquetas. Outros possíveis fatores contribuintes podem incluir modificações na sensibilidade dos megacariócitos a certas citocinas reguladoras e também defeitos em células acessórias.

As principais características fisiopatológicas da trombocitose essencial são trombose e hemorragia. Trombose pode envolver oclusões da microcirculação ou de grandes vasos, predominantemente de artérias. O percentual de incidência é de cerca de 8% por paciente-ano em pacientes não tratados.[38] As complicações hemorrágicas apenas ocorrem diante de contagens de plaquetas muito elevadas, podendo estar associadas a reduções na atividade do cofator ristocetina de von Willebrand e também à redução dos multímeros de alto peso molecular do fator de von Willebrand.[39]

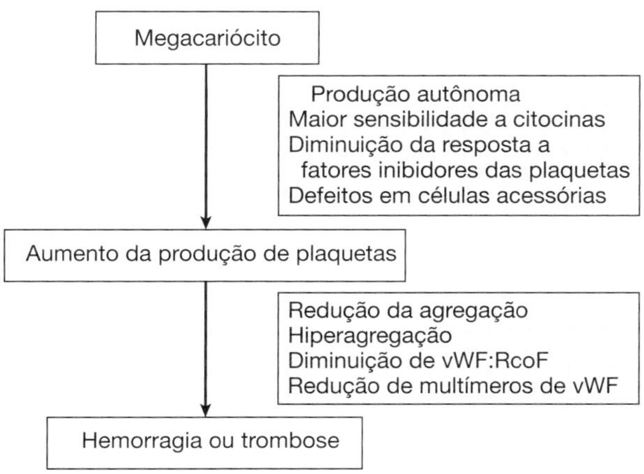

FIGURA 20.1 Fisiopatologia da trombocitose essencial. Ocorre aumento na produção de plaquetas pelos megacariócitos como resultado de diversos mecanismos hipotéticos, incluindo produção autônoma, maior sensibilidade a citocinas, menor sensibilidade a fatores inibidores das plaquetas e defeitos em células acessórias. A trombose e hemorragia resultantes podem ocorrer secundariamente à hiperagregação, redução da agregação plaquetária, diminuição da atividade do cofator ristocetina de von Willebrand (vWF:RcoF) e redução dos multímeros de alto peso molecular do fator de von Willebrand (vWF).

Histórico e achados físicos consistentes com o diagnóstico. Os sintomas da trombocitemia essencial estão associados a alterações vasomotoras na circulação cerebral e periférica. Essas alterações incluem: cefaleia, ataques isquêmicos temporários ou enxaquecas (Tab. 20.12).

As principais características clínicas da trombocitemia essencial são trombose que afeta a circulação arterial, com maior frequência do que a circulação venosa, e hemorragia. Uma trombose arterial grave pode envolver tanto AVC como oclusão arterial periférica. A apresentação mais comum de sangramento envolve o trato gastrintestinal, embora sangramentos possam ocorrer na pele, gengivas e narinas.

O paciente pode apresentar esplenomegalia e/ou hepatomegalia secundária à hematopoese extramedular. Na circulação periférica, acrocianose e eritromelalgia são queixas comuns. Eritromelalgia se caracteriza por uma dor de queimação e eritema dos dedos, especialmente do membro inferior. É digno de nota que a dor associada a essa condição aumenta com o calor e melhora com o frio. Também pode ocorrer prurido nos membros ao serem expostos ao calor, mas esse incômodo melhora em temperaturas mais frias.

Diagnóstico diferencial. Em particular, deve-se considerar dois diagnósticos diferenciais ao examinar um paciente com trombocitose essencial (ver Tab. 20.12). Primeiro, a trombocitose essencial pode representar parte de um *continuum* dos distúrbios mieloproliferativos. Ao longo do tempo, esses pacientes podem sofrer mielofibrose, síndrome mielodisplásica ou leucemia mielocítica aguda. Além disso, tanto policitemia vera como mielofibrose podem se apresentar na forma de trombocitose. Segundo, deve-se excluir a possibilidade de trombocitose reativa. Numerosas condições, tanto agudas como crônicas, podem causar trombocitose.

Comorbidades comumente observadas com esse problema. As comorbidades de interesse para o anestesiologista ocorrentes em casos de trombocitose essencial estão associadas às complicações de hemorragia e de trombose.

Perguntas essenciais que devem ser feitas ao paciente e/ou ao médico de primeiro atendimento. Em primeiro lugar, é preciso avaliar o risco de trombose para o paciente (ver Tab. 20.12). Diversos estudos publicados demonstraram que os fatores de risco primários para um evento trombótico são histórico de trombose prévia e idade. Outros fatores de risco menos significativos são histórico de tabagismo e obesidade. Estudos retrospectivos revelaram que a incidência de eventos trombóticos por ano é de 1,7%, 6,3% e 15,1% para pacientes com menos de 40 anos, entre 40 e 60 anos e mais de 60 anos, respectivamente.[40] Além disso, foi relatado um percentual de incidência de trombose de 31,4% e de 3,4% por ano em pacientes com e sem histórico de trombose prévia.[40] A contagem absoluta de plaquetas não pode oferecer uma avaliação definitiva para o risco trombótico.

TABELA 20.12 Trombocitemia essencial

Sinais	Esplenomegalia; dor nos dedos que aumenta com o calor e melhora com o frio; suor; prurido; febre baixa; hepatomegalia; sangramento pela pele, gengivas, narinas
Sintomas	*Sintomas vasomotores da circulação cerebral*: cefaleia; tontura; distúrbio visual; ataques isquêmicos temporários; enxaquecas *Sintomas vasomotores da circulação periférica*: parestesias; acrocianose; eritromelalgia *Sintomas trombóticos*: eventos trombóticos venosos; tromboflebite superficial; trombose venosa profunda; trombose venosa portal ou esplênica; trombose arterial grave, inclusive AVC *Sintomas hemorrágicos*: diátese hemorrágica, especialmente sangramento gastrintestinal
Diagnóstico diferencial	*Trombocitose clonal*: associada a outros distúrbios mieloproliferativos crônicos *Trombocitose reativa*: sangramento agudo; hemólise; anemia ferropriva; condições inflamatórias agudas e crônicas, como artrite; estresse ou cirurgia; osteoporose; câncer metastásico; trauma grave; esplenectomia; medicação
Perguntas essenciais que influenciam o cuidado perioperatório	O paciente tem histórico de trombose prévia? Contagem de plaquetas? Obesidade? Fumante? Idade? Qualquer evidência de sangramento em curso? Como está sendo controlada a contagem de plaquetas?
Medicações crônicas	Medicamentos citorredutores, inclusive hidroxiureia, anagrelida, interferon-α, ou ^{32}P Aspirina em baixas doses
Cuidado perioperatório	A contagem de plaquetas deve estar normalizada antes da cirurgia. Considere plaquetaférese em situações de emergência para que seja obtida rápida queda na contagem de plaquetas. Administre terapia citorredutora para que a contagem de plaquetas diminua antes da cirurgia.

Foram relatados eventos trombóticos com contagens de plaquetas na faixa de 400.000 a 600.000/mm^3.[41] Embora a contagem de plaquetas não sirva necessariamente como preditiva do risco de trombose, evidências sugerem que o controle desse indicador realmente diminui a sua incidência. Estudos prospectivos que compararam o risco a longo prazo de trombose em pacientes tratados com terapia mielossupressiva *vs.* sem tal terapia chegaram a percentuais de incidência de 8% *vs.* 1,5% por paciente-ano naqueles não tratados e tratados, respectivamente.[38] Assim, o grau de controle da contagem de plaquetas assume importância na avaliação do risco trombótico. O principal fator de risco para hemorragia é uma contagem de plaquetas superior a 1,5 milhão.[36]

Lista de medicações crônicas para o problema. O tratamento da trombocitose essencial consiste da administração de medicamentos mielossupressivos. Esses fármacos são administrados cronicamente para controle da contagem de plaquetas em indivíduos de alto risco. Nesse regime, também podem ser acrescentados agentes antiplaquetários. Foi demonstrado que aspirina em baixa dose tem eficácia no controle tanto da eritromelalgia como dos ataques isquêmicos temporários associados à trombocitose essencial.[42]

Considerações perioperatórias. O aspecto mais importante no cuidado perioperatório do paciente com trombocitemia essencial é normalizar a contagem de plaquetas antes da cirurgia. Não existem orientações nítidas em relação a quais pacientes devem ser normalizados agressivamente no período pré-operatório, assim, deve-se consultar com um hematologista. Contudo, basta dizer que pacientes idosos com contagens de plaquetas consistentemente elevadas e com histórico de trombose prévia formam um grupo de alto risco, necessitando de terapia agressiva. Pacientes para cirurgia eletiva podem ter tempo adequado para um período de terapia citorredutora durante o período pré-operatório. No caso de cirurgia de urgência ou de emergência, pode-se considerar o procedimento de plaquetaférese.

Resumo. Trombocitose essencial é um distúrbio mieloproliferativo que se caracteriza pela elevação crônica da contagem de plaquetas. São frequentes os eventos trombóticos e hemorrágicos em pacientes com esse distúrbio. Os pacientes com alto risco de ter essas complicações incluem idosos e aqueles com histórico prévio de evento trombótico. O tópico mais importante no cuidado perioperatório do paciente com trombocitemia essencial é verificar se ocorreu normalização da contagem de plaquetas antes da cirurgia.

METAPLASIA MIELOIDE COM MIELOFIBROSE

Fisiopatologia. As características intrínsecas dessa doença envolvem tanto mieloproliferação como mielofibrose (Fig. 20.2). Ocorre mieloproliferação das três linhagens (granulocítica, eritroide e megacariocítica), resultante de uma amplificação clonal das células progenitoras primitivas.[43] No entanto, a proliferação de fibroblastos da mielofibrose parece ser policlonal, sugerindo que a mielofibrose é um processo reativo. Atualmente, há a hipótese de que a reação estromal da medula óssea ocorre como um resultado de elevações nas citocinas produzidas pelas células envolvidas na mieloproliferação clonal. Evidências sugerem que as citocinas produzidas pelos megacariócitos e pelos monócitos incrementam a proliferação dos fibroblastos (fator de crescimento derivado das plaquetas, calmodulina), a síntese do colágeno (fator-β transformador do crescimento), a angiogênese (fator de crescimento endotelial vascular, fator de crescimento fibroblástico básico) e a osteogênese (fator-β transformador do crescimento, fator do crescimento fibroblástico básico).

Achados físicos consistentes com o diagnóstico. Metaplasia mieloide com mielofibrose pode se apresentar de diversas formas. Os sintomas constitucionais podem se relacionar aos aspectos catabólicos dessa doença, incluindo caquexia, fadiga, perda de peso, febre baixa e suores noturnos (Tab. 20.13).

A hematopoese extramedular pode evocar uma série de sinais e de sintomas. A característica mais comum de apresentação é o hiperesplenismo. Também pode ocorrer hematopoese extramedular em outros sistemas do organismo, de tal forma que o profissional poderá observar linfadenopatia, tamponamento cardíaco agudo, hematúria, nodos cutâneos papulares, efusão pleural, hipertensão pulmonar e compressão da medula espinal. É digno de nota que a presença de hipertensão pulmonar traz consigo um prognóstico escasso.

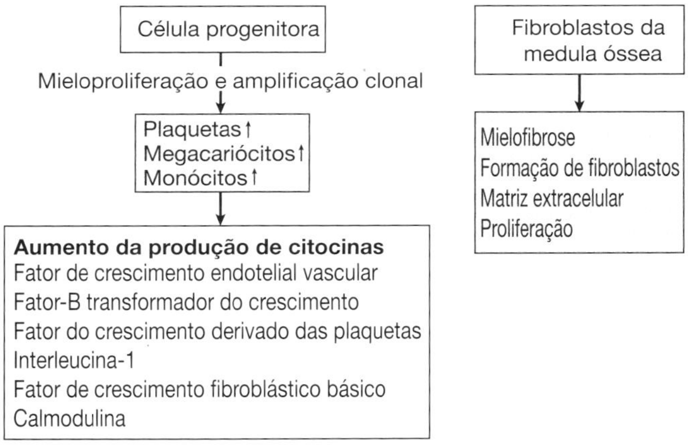

FIGURA 20.2 Fisiopatologia proposta para metaplasia mieloide com mielofibrose. Células progenitoras primitivas sofrem amplificação clonal, resultando na mieloproliferação das três linhagens, com aumentos nas plaquetas, megacariócitos e monócitos. Supõe-se que o aumento da produção de citocinas pelos megacariócitos e pelos monócitos promova a mediação da proliferação dos fibroblastos e da mielofibrose.

TABELA 20.13 Metaplasia mieloide com mielofibrose

Histórico	Sintomas constitucionais, inclusive perda de peso, suores noturnos, febre baixa
Achados físicos	Esplenomegalia; anemia; palidez; petéquias e equimoses; gota
Achados relacionados à hematopoese extramedular	Tamponamento cardíaco agudo; hematúria; linfadenopatia; nodos cutâneos papulares; derrame pleural; compressão da medula espinal
Achados laboratoriais	Anemia; aumento ou diminuição da contagem de leucócitos ou de plaquetas; mieloftise
Diagnóstico diferencial	Malignidades que podem revelar fibrose da medula óssea Trombocitemia essencial Envolvimento granulomatoso da medula óssea, como histoplasmose, tuberculose
Problemas associados	Hipertensão portal Infarto esplênico Complicações ligadas à hematopoese extramedular
Cuidado perioperatório	Obtenha um hemograma completo e contagem de plaquetas Considere terapia citorredutora em pacientes sem trombocitopenia significativa O sangramento pode exigir transfusão de plaquetas ou crioprecipitado Obtenha painel de coagulação intravascular disseminada

Cinquenta a 75% dos pacientes estão anêmicos no diagnóstico, enquanto a contagem de leucócitos e de plaquetas podem estar inicialmente aumentadas ou diminuídas. Um achado inicial no esfregaço de sangue periférico é a mieloftise. Esta se caracteriza por eritrócitos em forma de gota, granulócitos imaturos e eritrócitos nucleados.

Diagnóstico diferencial. Diversos distúrbios também estão associados a mieloftise e a possível mielofibrose (ver Tab. 20.13). Portanto, o diagnóstico diferencial deve considerar outras malignidades, como leucemia mieloide crônica, síndrome mielodisplásica, câncer metastásico, linfoma, doença de Hodgkin e discrasia plasmocítica. O envolvimento granulomatoso da medula óssea pode causar mielofibrose. Assim, tuberculose e histoplasmose também devem ser levadas em consideração como diagnósticos possíveis. Em pacientes que se apresentam com elevadas contagens de plaquetas e mínima mielofibrose, pode ser difícil excluir o diagnóstico de trombocitemia essencial.

Comorbidades comumente observadas com esse problema. Os problemas comumente associados a mielofibrose e a metaplasia mieloide resultam de fisiopatologia subjacente (ver Tab. 20.13). Hipertensão portal pode ser resultado do aumento do fluxo portal secundário à esplenomegalia ou à obstrução trombótica de pequenas veias hepáticas. Já foram discutidas anteriormente as complicações da hematopoese extramedular.

Considerações perioperatórias. A maior experiência no tratamento perioperatório da mielofibrose e da metaplasia mieloide ocorreu com a esplenectomia. As indicações para esplenectomia incluem esplenomegalia refratária à quimioterapia, hipertensão portal ou anemia progressiva. Depois da realização desse procedimento, a morbidade e a mortalidade foram de 30,5% e 9%, respectivamente.[44] Complicações perioperatórias significativas depois de uma esplenectomia incluem hemorragia (14,8%), infecção (8,5%) e trombose (7,5%).[44] Entre as causas principais de morte, podem ser citadas hemorragia (4,5%), infecção (2,7%) e trombose (1,3%).[44] A única variável pré-operatória que tem correlação com aumento da hemorragia ou trombose é uma contagem de plaquetas inferior a 100.000.[44] Tendo em mente os dados acima, as informações e/ou intervenções essenciais antes da cirurgia seriam um hemograma completo e uma contagem de plaquetas. Em pacientes sem trombocitopenia, deve-se considerar a terapia citorredutora profilática para diminuir o risco de trombose perioperatória. Devem estar disponíveis antes da cirurgia produtos sanguíneos adequados, inclusive acesso a plaquetas e a crioprecipitado. Coagulação intravascular disseminada (CID) oculta foi associada a sangramento perioperatório.[43] Portanto, deve ser obtido um painel de CID antes da operação. A esplenectomia deve ser adiada em pacientes com níveis de dímero-D superiores a 0,5 μg/mL.[44]

Resumo. As características intrínsecas da metaplasia mieloide com mielofibrose incluem tanto mieloproliferação como mielofibrose. Nessa doença, ocorre hematopoese extramedular, podendo evocar uma variedade de sinais, sintomas e complicações. A maior experiência de cuidado perioperatório de pacientes com mielofibrose e metaplasia mieloide tem ocorrido com esplenectomia, em que as complicações foram hemorragia (14,8%), infecção (8,5%) e trombose (7,5%). Os cuidados perioperatórios em pacientes com essa doença devem incluir um controle cuidadoso da contagem das plaquetas e também atenção à capacidade de um tratamento adequado das complicações hemorrágicas.

Referências bibliográficas

1. Driscoll BP, Gracco C, Coelho C, et al: Laryngeal function in postpolio patients. Laryngoscope 1995;105:35-41.
2. Dalakas MC, Elder G, Hallett M, et al: A long-term follow-up study of patients with post-poliomyelitis neuromuscular symptoms. N Engl J Med 1986;314:959-963.
3. Cosgrove JL, Alexander MA, Kitts EL, et al: Late effects of poliomyelitis. Arch Phys Med Rehabil 1987;68:4-7.
4. Dalakas MC: The post-polio syndrome as an evolved clinical entity: Definition and clinical description. Ann NY Acad Sci 1995;753:68-80.
5. Gyermek L: Increased potency of nondepolarizing relaxants after poliomyelitis. J Clin Pharmacol 1990;30:170-173.
6. Cangemi CF Jr, Miller RJ: Huntington's disease: Review and anesthetic case management. Anesth Prog 1998;45:150-153.
7. Propert DN: Pseudocholinesterase activity and phenotypes in mentally ill patients. Br J Psychiatry 1979;134:477-481.
8. Davies DD: Abnormal response to anaesthesia in a case of Huntington's chorea. Br J Anaesth 1966;38:490-491.
9. Rodrigo MR: Huntington's chorea: Midazolam, a suitable induction agent? Br J Anaesth 1987;59:388-389.
10. Nagele P, Hammerle AF: Sevoflurane and mivacurium in a patient with Huntington's chorea. Br J Anaesth 2000;85:320-321.
11. Costarino A, Gross JB: Patients with Huntington's chorea may respond normally to succinylcholine. Anesthesiology 1985;63:570.
12. Kaufman MA, Erb T: Propofol for patients with Huntington's chorea? Anaesthesia 1990;45:889-890.
13. Lowry DW, Carroll MT, Mirakhur RK, et al: Comparison of sevoflurane and propofol with rocuronium for modified rapid-sequence induction of anaesthesia. Anaesthesia 1999;54:247-252.
14. Kulemeka G, Mendonca C: Huntington's chorea: Use of rocuronium. Anaesthesia 2001;56:1019.
15. Ochando Cerdan F, Moreno Gonzalez E, Hernandez Garcia D, et al: Diagnostic and treatment of Zenker's diverticulum: Review of our series pharyngo-esophageal diverticula. Hepatogastroenterology 1998;45:447-450.
16. Cope R, Spargo P: Anesthesia for Zenker's diverticulum. Anesth Analg 1990;71:312.
17. Thiagarajah S, Lear E, Keh M: Anesthetic implications of Zenker's diverticulum. Anesth Analg 1990;70:109-111.
18. Aouad MT, Berzina CE, Baraka AS: Aspiration pneumonia after anesthesia in a patient with a Zenker diverticulum. Anesthesiology 2000;92:1837-1839.
19. Westermark P, Araki S, Benson MD, et al: Nomenclature of amyloid fibril proteins. Report from the meeting of the International Nomenclature Committee on Amyloidosis, August 8-9, 1998. Part 1. Amyloid 1999;6:63-66.
20. Seguin P, Freidel M, Perpoint B: Amyloid disease and extreme macroglossia: Apropos of a case. Rev Stomatol Chir Maxillofac 1994;95:339-342.
21. Weiss LS, White JA: Macroglossia: A review. J La State Med Soc 1990;142:13-16.
22. Chow LT, Chow WH, Shum BS: Fatal massive upper respiratory tract haemorrhage: An unusual complication of localized amyloidosis of the larynx. J Laryngol Otol 1993;107:51-53.
23. Noguchi T, Minami K, Iwagaki T, et al: Anesthetic management of a patient with laryngeal amyloidosis. J Clin Anesth 1999;11:339-341.
24. Eriksson P, Boman K, Jacobsson B, et al: Cardiac arrhythmias in familial amyloid polyneuropathy during anaesthesia. Acta Anaesthesiol Scand 1986;30:317-320.
25. Viana JS, Neves S, Vieira H, et al: Serum potassium concentrations after suxamethonium in patients with familial amyloid polyneuropathy type I. Acta Anaesthesiol Scand 1997;41:750-753.
26. Silverman DG: Nerve injury, burns, and trauma. In Silverman DG (eds): Neuromuscular Block in Perioperative and Intensive Care. Philadelphia, JB Lippincott, 1994, pp 332-348.
27. Sternbach Y, Perler BA: Acute mesenteric ischemia. In Zuidema GD, Yeo CJ (eds): Shackelford's Surgery of the Alimentary Tract. Philadelphia, WB Saunders, 2001, pp 17-31.
28. Strieter RM: Mechanisms of pulmonary fibrosis: conference summary. Chest 2001;120:77S-85S.
29. Gross TJ, Hunninghake GW: Idiopathic pulmonary fibrosis. N Engl J Med 2001;345:517-525.
30. Collard HR, King TE Jr: Demystifying idiopathic interstitial pneumonia. Arch Intern Med 2003;163:17-29.
31. Conacher ID, Dark J, Hilton CJ, et al: Isolated lung transplantation for pulmonary fibrosis. Anaesthesia 1990;45:971-975.
32. Maruyama K, Kobayasi H, Taguchi O, et al: Higher doses of inhaled nitric oxide might be less effective in improving oxygenation in a patient with interstitial pulmonary fibrosis. Anesth Analg 1995;81:210-211.

33. Prchal JF, Axelrad AA: Letter: Bone-marrow responses in polycythemia vera. N Engl J Med 1974;290:1382.
34. Spivak JL: Polycythemia vera: Myths, mechanisms, and management. Blood 2002;100:4272-4290.
35. Tefferi A: Polycythemia vera: A comprehensive review and clinical recommendations. Mayo Clin Proc 2003;78:174-194.
36. Solberg LA Jr: Therapeutic options for essential thrombocythemia and polycythemia vera. Semin Oncol 2002;29:10-15.
37. Harrison CN, Green AR: Essential thrombocythemia. Hematol Oncol Clin North Am 2003;17:1175-1190.
38. Finazzi G, Ruggeri M, Rodeghiero F, et al: Second malignancies in patients with essential thrombocythaemia treated with busulphan and hydroxyurea: Long-term follow-up of a randomized clinical trial. Br J Haematol 2000;110:577-583.
39. Budde U, Schaefer G, Mueller N, et al: Acquired von Willebrand's disease in the myeloproliferative syndrome. Blood 1984;64:981-985.
40. Cortelazzo S, Viero P, Finazzi G, et al: Incidence and risk factors for thrombotic complications in a historical cohort of 100 patients with essential thrombocythemia. J Clin Oncol 1990;8:556-562.
41. Regev A, Stark P, Blickstein D, et al: Thrombotic complications in essential thrombocythemia with relatively low platelet counts. Am J Hematol 1997;56:168-172.
42. Griesshammer M, Bangerter M, van Vliet HH, et al: Aspirin in essential thrombocythemia: Status quo and quo vadis. Semin Thromb Hemost 1997;23:371-377.
43. Tefferi A: Myelofibrosis with myeloid metaplasia. N Engl J Med 2000; 342:1255-1265.
44. Tefferi A, Mesa RA, Nagorney DM, et al: Splenectomy in myelofibrosis with myeloid metaplasia: A single-institution experience with 223 patients. Blood 2000;95:2226-2233.

CAPÍTULO

21 O Paciente Pediátrico

DOREEN SOLIMAN, MD, FRANKLYN CLADIS, MD, E PETER J. DAVIS, MD

Para que os neonatos sobrevivam no ambiente extrauterino, é preciso que ocorra uma série de adaptações. Essas adaptações ou transições fisiológicas têm implicações profundas. Elas são interdependentes e incluem (1) conversão da circulação cardiovascular de uma circulação em paralelo para outra em série; (2) estabelecimento de uma capacidade residual funcional e manutenção de troca de ar; (3) regulação de líquidos e eletrólitos em presença de um rim imaturo e na ausência da placenta e (4) homeostase térmica em um organismo facilmente oprimido por seu ambiente. Todas essas tarefas fisiológicas ou transicionais podem ficar ainda mais comprometidas pela presença de doenças cirúrgicas ou clínicas. A transição do neonato para o bebê se caracteriza pela maturação de todos os sistemas do organismo e ocorre ao longo de semanas a meses. Porém, a relativa imaturidade desses sistemas de órgãos em bebês, em comparação com adultos, gera desafios para o anestesiologista. Para que se possa entender a melhor maneira de abordar essas doenças incomuns do bebê, é necessário um conhecimento básico da fisiologia normal.

FISIOLOGIA

Fisiologia cardíaca

Circulação de transição/resistência vascular pulmonar

A transição da circulação fetal para a circulação neonatal se caracteriza por uma mudança da circulação em paralelo (o débito cardíaco contribui tanto para a perfusão pulmonar como para a perfusão sistêmica, permitindo simultaneamente a mistura de sangue oxigenado e desoxigenado) para uma circulação em série (o débito cardíaco contribui para a perfusão pulmonar ou sistêmica, com mínima mistura). Resistência vascular pulmonar (RVP) elevada e resistência vascular sistêmica (RVS) relativamente baixa também caracterizam a circulação fetal. No útero, o sangue oxigenado da placenta é transportado para o feto por meio da veia umbilical (Fig. 21.1). O sangue do trato gastrintestinal se combina com a veia umbilical para tornar-se o ducto venoso (canal arterial), que drena para a veia cava inferior (VCI). O sangue da VCI chega ao átrio direito e preferencialmente atravessa o forame oval

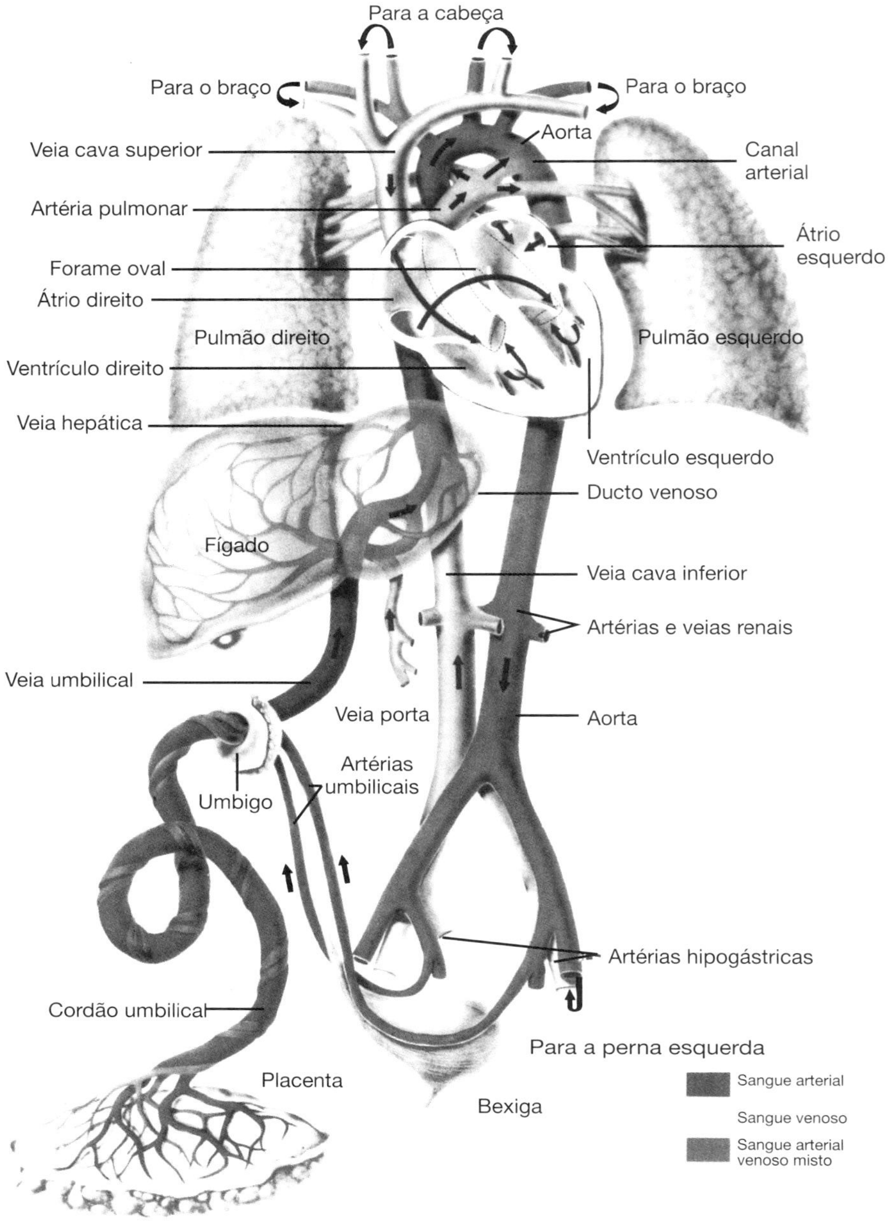

FIGURA 21.1 Curso da circulação fetal no final da gestação. Note os padrões seletivos de fluxo sanguíneo através do forame oval e do canal arterial. (De Greeley WJ, Steven JM, Nicolson SC: Anesthesia for pediatric cardiac surgery. *In* Miller RD [ed.]: *Miller's Anesthesia*, 6. ed., Philadelphia, Churchill Livingstone, 2005, p. 2007, com permissão.)

para o átrio esquerdo e ventrículo esquerdo, proporcionando assim um sangue ligeiramente mais oxigenado para a circulação cerebral. A veia cava superior (VCS) drena para o átrio direito, sendo bombeada principalmente para a circulação sistêmica através do canal arterial. Menos de 10% do débito ventricular combinado contribui para o fluxo pulmonar.[1] No nascimento, ocorre uma série de eventos que mudam a circulação fetal (em paralelo) para a circulação neonatal (em série).

Durante o parto, a RVP diminui e a RVS aumenta, permitindo um aumento significativo no fluxo sanguíneo pulmonar. O aumento na RVS ocorre secundariamente à separação da placenta. A diminuição na RVP ocorre por diversas razões. Com o início da ventilação pulmonar, ocorre redução na compressão mecânica dos alvéolos e aumento em PO_2.[2,3] No nascimento, a distensão mecânica dos alvéolos, juntamente com o aumento da tensão de oxigênio, resulta em uma queda abrupta da RVP. As mudanças na RVP são mediadas por fatores bioquímicos, incluindo óxido nítrico e prostaglandinas. No período neonatal, os vasos pulmonares exibem elevado tônus reativo. A manutenção de uma RVP elevada é letal para o neonato. Vasoconstrição pulmonar com desvio da direita para a esquerda em resposta à hipóxia, hipercarbia, sepse e acidose pode causar grave hipoxemia e morte.

Diante do decréscimo na RVP, aumentam o fluxo sanguíneo pulmonar e o retorno venoso para o átrio esquerdo. O aumento da pressão e do fluxo no átrio esquerdo fecha o forame oval. Ao longo dos meses seguintes de vida, a RVP diminuirá ainda mais. Hipoxemia e acidose são dois fatores importantes que afetam a RVP. Aumento na RVP pode levar a um desvio da direita para a esquerda através do forame oval e canal arterial. Essa persistência de uma RVP elevada pode resultar em mais hipoxemia e acidose nos tecidos. Assim, hipoxemia e acidose podem levar a um ciclo vicioso de aumento da RVP e no desvio da direita para a esquerda, além de mais hipoxemia, acidose nos tecidos e aumento na RVP e no desvio.

O miocárdio do neonato é imaturo e continua seu desenvolvimento depois do nascimento. Muitas diferenças funcionais entre o miocárdio do neonato e o do adulto estão diretamente ligadas à imaturidade dos componentes histológicos do neonato.[4] No parto e se prolongando pelo período neonatal, há menos elementos contráteis e menos elastina no miocárdio do neonato, resultando em menor capacidade contrátil e em diminuição da complacência ventricular, respectivamente. O miocárdio fetal tem capacidade limitada de gerar a força contrátil equivalente à do miocárdio adulto ao longo de toda a variação da curva de comprimento-tensão. A consequência é a menor capacidade de se adaptar a aumentos na pré-carga ou na pós-carga.[5,6] Isso não significa que o volume sistólico seja fixo. Existem evidências ecocardiográficas de que o coração imaturo, embora limitado, é capaz de aumentar o volume sistólico.[7] Devido a essa imaturidade, o coração do neonato tem reduzida capacidade de lidar com cargas de volume significativas, desenvolvendo mais facilmente sobrecarga e insuficiência ventriculares.

Fisiologia respiratória

Uma diferença significativa entre a respiração do neonato e a do adulto é o consumo de oxigênio. O consumo de oxigênio pelo neonato é 2 a 3 vezes superior ao do adulto (5 a 8 mL/kg/min *vs.* 2 a 3 mL/kg/min).[8] Isso contribui para a rápida dessaturação de oxigênio observada em bebês durante períodos de apneia ou hipoventilação.

O pulmão do neonato/bebê é menos complacente do que o do adulto. O pulmão imaturo no paciente pediátrico se caracteriza por alvéolos pequenos e subdesenvolvidos, com paredes espessas e menos elastina. A quantidade de elastina nos pulmões continua a aumentar até o final da adolescência.[9] Antes e depois do final da adolescência, a elastina pulmonar diminui. Elastina proporciona elasticidade aos pulmões, sem a qual ocorre colapso das vias aéreas. Tendo em vista que bebês e adultos idosos têm menos elastina, indivíduos nessas faixas etárias demonstram tendência para colapso alveolar.[9,10] A capacidade de fechamento — o volume pulmonar no qual há colapso das vias aéreas — ocorre em um volume pulmonar maior em pessoas muito jovens ou muito idosas (Fig. 21.2). No bebê, o fechamento das vias aéreas pode ocorrer antes da exalação final, resultando em atelectasia e desvio transpulmonar da direita para a esquerda. Contrastando com o pulmão pediátrico, a parede torácica pediátrica é mais complacente do que a parede torácica do adulto. A maior quantidade de cartilagem nas costelas pediátricas explica essa diferença. Essa maior complacência da parede torácica pode contribuir para o colapso das vias aéreas, porque pressão intratorácica negativa pode resultar em colapso da parede torácica.

Regulação da temperatura

Neonatos e bebês se encontram em maior risco de instabilidade termorregulatória por demonstrarem maior tendência para a perda térmica e por terem menor capacidade de produção de calor. Essas crianças se encontram em maior risco de perda de calor por causa de seu grande índice de área da superfície/volume.[11] Também demonstram menor capacidade de restringir a perda de calor secundária à vasoconstrição limitada, em comparação com adultos.[12] O principal método de produção de calor em neonatos e bebês consiste na termogênese não dependente de calafrio. Esse mecanismo compensa deficientemente a perda de calor. Termogênese não dependente de calafrio ocorre principalmente no tecido adiposo castanho, que pode estar diminuído em neonatos prematuros. Esse mecanismo também pode ficar inibido por agentes inalatórios.[13,14] A termogênese não dependente do calafrio é mediada pela noradrenalina. A noradrenalina é um potente vasoconstritor pulmonar. Consequentemente, estresses causados pelo frio podem provocar elevações da RVP e proporcionar um mecanismo para desvio da direita para a esquerda. A termogênese dependente de calafrio assume papel menos significativo em bebês. A estabilidade térmica pode ficar assegurada pelo uso de luzes de aquecimento para neonatos, cobertores de ar quente forçado, aquecedores de

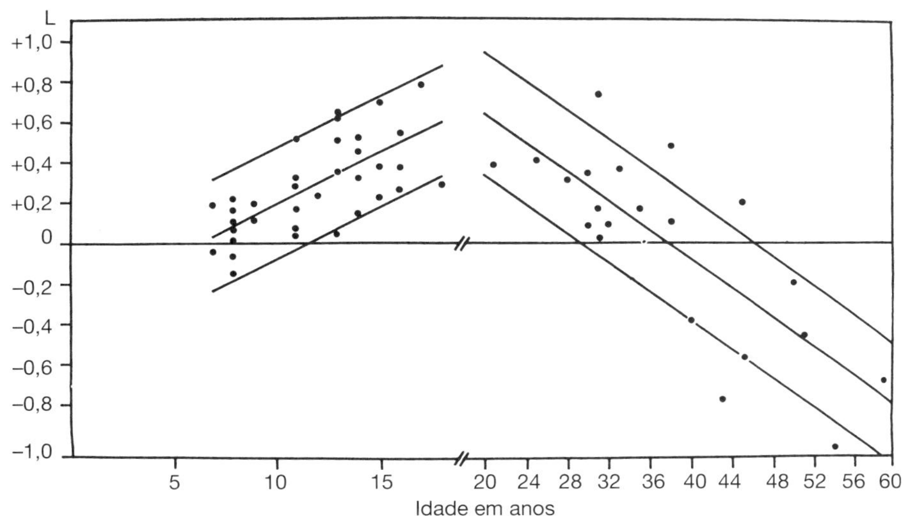

FIGURA 21.2 Capacidade de fechamento em relação à idade. A diferença entre capacidade residual funcional (CRF) e capacidade de fechamento está ilustrada no gráfico em relação à idade. Note que a capacidade de fechamento é maior do que a CRF em crianças com menos de 5 anos de idade e em adultos com mais de 45 anos. (De Mansell A, Bryan C, Levison H: Airway closure in children. *J Appl Physiol* 1972;33:771-774, com permissão.)

líquidos intravenosos (nos casos em que são administrados grandes volumes de líquidos ou produtos sanguíneos), aumento da temperatura ambiente da sala de cirurgia e manter o bebê sempre coberto.

Fisiologia renal

Nos primeiros dias de vida, uma importante prioridade fisiológica do neonato é a perda de peso como resultado da redução da água corporal extracelular. Habitualmente, essa perda de peso fisiológica ocorre em função de uma contração isotônica dos líquidos corporais. Perturbações desse processo podem afetar a morbidade e mortalidade do bebê.

O rim do neonato desenvolve seu complemento total de néfrons por volta da 36ª semana de gestação. A taxa de filtração glomerular é mais baixa no neonato (cerca de 25% do valor do adulto), alcançando valores adultos nos primeiros anos de vida. No neonato, a função tubular também é limitada; consequentemente, nos primeiros anos de vida também está presente um desequilíbrio entre glomérulos/túbulos.

Neonatos têm capacidade limitada de concentrar sua urina. Quando estimulados, bebês a termo podem concentrar até 800 mOsm/kg de água plasmática, enquanto bebês pré-termo podem concentrar até 600 mOsm/kg. Neonatos demonstram redução da resposta de órgão-alvo à vasopressina, ao passo que bebês a termo e bebês prematuros estimulados por líquido podem diluir sua urina em 50 e 70 mOsm/kg de água plasmática, respectivamente. Assim, uma excessiva restrição de líquido e hiperidratação podem resultar em desidratação e sobrecarga de volume intravascular. As perdas renais de sódio estão inversamente relacionadas à idade gestacional e a estados de doença (hipóxia, angústia respiratória, necrose tubular aguda e hiperbilirrubinemia podem exacerbar essas perdas).

Dor e resposta ao estresse perioperatório

Foi demonstrado que dor e estresse induzem consequências fisiológicas e comportamentais significativas. Neonatos e bebês são capazes de organizar uma resposta hormonal ao estresse decorrente de sua enfermidade.[15,16] Um melhor entendimento das causas, mecanismos e tratamentos da dor durante o desenvolvimento proporcionou aos clínicos uma ampla variedade de técnicas para um controle seguro da dor resultante de procedimentos e no pós-operatório.[17-19] No nascimento, o sistema nervoso exibe hipersensibilidade a estímulos sensoriais, em comparação com o que ocorre no sistema nervoso do adulto maduro. Em neonatos, os limiares de resposta à estimulação mecânica e térmica estão reduzidos, podendo ocorrer mais sensibilização diante de uma estimulação prolongada ou repetida – diferentemente do que ocorre no sistema nervoso maduro.[20] As mudanças estruturais e funcionais nos sistemas nervosos periférico e central que ocorrem no período pós-natal envolvem alterações na expressão, distribuição e função dos receptores, canais iônicos e neurotransmissores.[21] Essas mudanças podem afetar profundamente as características das respostas nociceptoras em diferentes estágios do desenvolvimento. A plasticidade cerebral perinatal fica afetada por essa sensibilização, aumentando a vulnerabilidade do cérebro do neonato às primeiras experiências adversas. Essas experiências levam a um desenvolvimento/comportamento neurológico anormal.[22,23]

Faz-se necessária uma abordagem multimodal ao controle da dor; tal estratégia pode envolver métodos farmacológicos e não farmacológicos.[24] O uso de analgésicos não opioides (paracetamol, agentes anti-inflamatórios não esteroides), opioides, anestésicos locais e técnicas regionais oferece uma abordagem analgésica equilibrada para o controle da dor.

SISTEMA NERVOSO

Meningomielocele

Meningomielocele (MMC) é um defeito do desenvolvimento do tubo neural que ocorre por volta da quarta semana de gestação. A incidência de MMC é de 0,5 a 1,0 por 1.000 nascimentos vivos. A etiologia é multifatorial, mas pode ocorrer secundariamente à deficiência de folato, exposição a toxinas (ácido valproico, carbamazepina) e distúrbios genéticos (trissomias do 13 e do 18). Esse é o defeito de tubo neural mais comum, e se caracteriza pela ausência de desenvolvimento das camadas que naturalmente revestem e protegem a medula espinal, resultando em protrusão das meninges através do defeito ósseo suprajacente à medula. O saco criado pelas meninges protrusas pode (MMC) ou não (meningocele) conter tecido nervoso. O defeito pode ocorrer em qualquer local ao longo da medula espinal, mas a região lombossacra é a mais comum. Defeitos nas regiões torácica e cervical ocorrem raramente. MMC resulta em lesão neurológica abaixo do nível da lesão. As lesões neurológicas podem ser paraplegia, incontinência urinária e fecal e disfunção sexual; porém, ocorre considerável variação clínica.

Anomalias associadas. A anomalia neurológica mais comumente associada é a malformação de Chiari II, que se caracteriza por herniação descendente do vermis cerebelar e do quarto ventrículo. Bebês com malformações de Chiari II podem se apresentar com evidência clínica de compressão do tronco encefálico, resultando em um choro fraco, deglutição insatisfatória, má alimentação, aspiração, apneia e opistótono (Fig. 21.3). Crianças com mais idade podem se apresentar com sintomas neurológicos envolvendo o membro superior. Pode ocorrer hidrocefalia em até 85% dos pacientes com MMC lombar. A etiologia da hidrocefalia ainda não foi esclarecida, mas esse defeito pode ocorrer secundariamente a anormalidades anatômicas associadas à malformação de Chiari e/ou absorção anormal do líquido cerebrospinal (LCR).[25] Outras anomalias associadas são pé torto, síndrome de Klippel-Feil, hidronefrose, extrofia da bexiga e defeitos cardíacos congênitos.

Fisiopatologia. Em sua maioria, as crianças com MMC sobrevivem até o início da vida adulta.[26] Trinta por cento das mortes nas primeiras duas décadas de vida são secundárias a complicações respiratórias. Em grande parte, essas com-

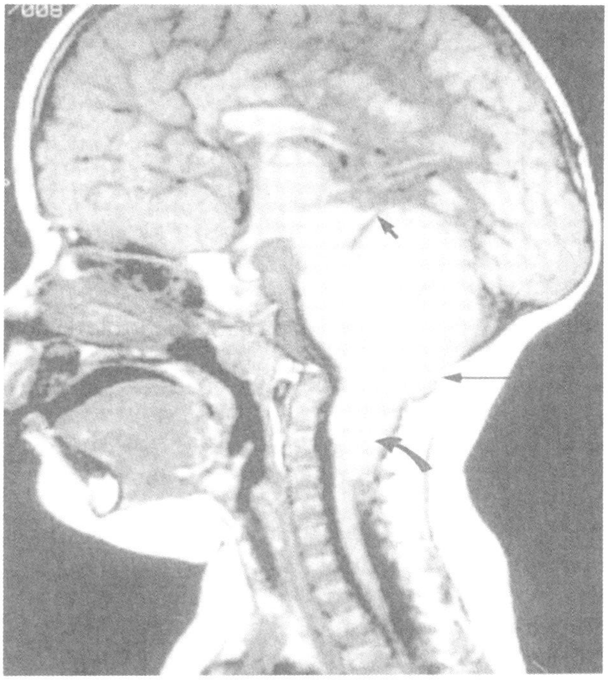

FIGURA 21.3 Imagem de RM de um paciente com malformação de Chiari II. Note a herniação ascendente do cerebelo, indicada pela *seta curta*. A *seta curva* indica herniação descendente do tronco encefálico através do forame magno. A *seta longa* e *fina* assinala o forame magno.

plicações são atribuíveis à hidrocefalia e à malformação de Chiari II.[27] Nas primeiras semanas de vida, bebês com MMC devem ser imediatamente submetidos a reparo para evitar infecção, outras lesões neurológicas e desidratação.

Considerações anestésicas (pré-operatórias). Bebês com MMC se apresentam à sala de cirurgia para reparo primário desse defeito. Depois de transcorrido algum tempo, apresentam-se para desvios ventriculoperitoniais (DVPs), revisões de DVP, reparos em retenção de medula espinal e fusões espinhais posteriores.

O cuidado anestésico do bebê com MMC tem início com uma avaliação pré-operatória completa. Bebês com malformações de Chiari II podem estar em risco de apneia e aspiração. Ecocardiografia e ultrassom renal pré-operatórios podem fazer parte da avaliação objetivando excluir defeitos cardíacos congênitos e hidronefrose. O exame do pescoço pode revelar diminuição da amplitude de movimentos, secundária à malformação de Chiari II e/ou sequência de Klippel-Feil. É importante fazer uma avaliação do quadro de volume do paciente por causa do risco de perdas significativas para o terceiro espaço no período intraoperatório, pelo defeito cutâneo aberto. Os dados que serão obtidos no laboratório podem ser adaptados às necessidades do bebê, mas pelo menos deverá ser checado um valor para glicose sanguínea. Pode ocorrer sangramento secundário à dissecção do tecido. No período pré-operatório, pode ser obtida prova cruzada/tipagem do sangue, hemoglobina e hematócrito (Tab. 21.1).

TABELA 21.1 Considerações anestésicas em casos de meningomielocele e encefalocele occipital e nasal

Patologia	Anomalias associadas	Aspectos anestésicos
Meningocele	Malformação de Chiari II Apneia	*Exames laboratoriais no pré-operatório*: glicemia, hemoglobina, prova cruzada/tipagem sanguínea
Meningomielocele	Hidrocefalia: DVP Defeitos cardíacos congênitos Geniturinárias Klippel-Feil	*Exames laboratoriais no pré-operatório*: glicemia, hemoglobina, prova cruzada/tipagem sanguínea e ultrassom renal, ecocardiograma *Cuidado com a via aérea*: possível redução da extensão cervical devido a Chiari II e Klippel-Feil (raro), a intubação pode ser realizada em decúbito lateral para proteção dos elementos neurais Risco de hipotermia: acesso total a cobertor elétrico, luzes de aquecimento para neonatos Precauções com relação ao látex Apneia pós-operatória
Encefalocele occipital	Conforme acima	*Exames laboratoriais no pré-operatório*: glicemia, hemoglobina, prova cruzada/tipagem sanguínea *Cuidado com a via aérea*: pode ser mais difícil o posicionamento da cabeça para ventilação com máscara e intubação, secundariamente à localização dos elementos neurais
Encefalocele nasal	Conforme acima	*Exames laboratoriais no pré-operatório*: glicemia, hemoglobina, prova cruzada/tipagem sanguínea *Cuidado com a via aérea*: pode ser difícil a ventilação com máscara, secundariamente a defeito nasal *Craniotomia*: considere o uso de um cateter arterial *Posicionamento*: o paciente pode ficar posicionado com a cabeça para cima ou sentado; considere o uso de um cateter venoso central Pode haver necessidade de ventilação pós-operatória, secundariamente a edema de via aérea ou sangue na via aérea superior

Indução. A anestesia pode ser induzida com agentes de indução intravenosos ou com um agente inalatório de rotina. Agentes de indução intravenosa utilizados rotineiramente incluem atropina, pentotal sódico ou propofol e um agente bloqueador neuromuscular. Succinilcolina foi administrada a pacientes com MMC sem qualquer elevação comunicada nos níveis séricos de potássio.[28] O cuidado da via aérea pode ser mais desafiador no bebê com MMC por causa da patologia cervical associada (malformação de Chiari, Klippel-Feil), do posicionamento e da associação mais frequente com traqueia curta.[29] O posicionamento durante o cuidado com a via aérea e a laringoscopia é decisivo para evitar pressão e subsequente lesão ao placoide neural. O bebê pode ser induzido e intubado em uma posição lateral ou em decúbito dorsal, desde que seja providenciado apoio adequado para as costas, como proteção dos elementos neurais. Toalhas podem ser enroladas e utilizadas como apoio do bebê em decúbito dorsal. O defeito do cordão neural também pode ser colocado sobre um pequeno anel cefálico de gel em forma de rosquinha, o que possibilita a posição em decúbito dorsal do bebê sem que ocorra aplicação de pressão nos elementos neurais. Em bebês com MMC, a traqueia pode ser curta.[29] Deve-se prestar atenção na identificação da carina e no posicionamento adequado do tubo endotraqueal para que não ocorra intubação endobrônquica.

Manutenção. A anestesia pode ser mantida com um agente inalatório e com óxido nitroso. Remifentanil pode ser uma opção vantajosa devido a sua rápida eliminação, curta meia-vida terminal e propriedades não cumulativas.[30] Não é recomendável o uso subsequente de agentes bloqueadores neuromusculares no período intraoperatório, porque, em alguns casos, o neurocirurgião faz estimulação nervosa para identificar tecido neural. O defeito cutâneo aberto pode ocupar grande área da superfície, resultando em possível perda significativa de líquido para o terceiro espaço. Esses bebês também se encontram em risco de hipotermia por causa da área relativamente grande de pele exposta, podendo necessitar de ressuscitação com líquidos à temperatura ambiente. A manutenção da sala aquecida e o uso de cobertor de ar quente forçado (acesso total) podem reduzir tal risco. Tendo em vista que o paciente fica posicionado em decúbito ventral para a oclusão primária, a face, olhos e os membros devem estar apropriadamente acolchoados e protegidos.

Anestesia regional. Foi relatado o uso de anestesia espinal para reparo primário de MMCs lombossacros. Bebês com lesões torácicas foram excluídos. A introdução inicial do anestésico local intratecal foi efetuada pelos anestesiologistas. A punção dural foi realizada na região mais caudal do defeito, com uma mistura hiperbárica de tetracaína. O bloqueio foi suplementado pelos neurocirurgiões, caso houvesse necessidade, tendo sido providenciada uma chupeta juntamente com midazolam intravenoso para aqueles bebês que permaneceram agitados depois da suplementação. Houve sucesso na anestesia e correção cirúrgica em 14 bebês. Em metade dos casos, foi necessário suplementação de anestesia local. Dois dos 14 bebês tiveram apneia pós-operatória e não foi observado mais nenhum evento neurológico novo imediatamente após a cirurgia.[31]

Precauções com relação ao látex. A sensibilização ao látex é maior em bebês com mielodisplasia. Pittman et al. estudaram a prevalência de IgE específico para látex entre crianças com MMC. Em um grupo de crianças com esse defeito, 47% tinham anticorpos antilátex, em comparação com 15% do grupo controle cronicamente enfermo e 3,8% do grupo controle clínico.[32] Utilizando uma prova de reação epicutânea, Shah et al. demonstraram haver sensibilização ao látex em 44% das crianças e adolescentes com MMC: 21% dessas crianças tinham histórico de alergia clínica ao látex. Idade e número de procedimentos cirúrgicos demonstraram correlação significativa com sensibilização ao látex.[33] Pacientes com alergia ao látex demonstram, com frequência, outras alergias. Na maioria das vezes, essas alergias são secundárias a repetidas exposições a antibióticos, mas foram relatados casos de sensibilização a opioides e a agentes bloqueadores neuromusculares.[34]

Considerações pós-operatórias. Bebês com meningomielocele podem estar em maior risco de apneia pós-operatória. A extubação poderá ser efetuada depois do reparo primário do defeito em bebês hemodinamicamente estáveis que estejam despertos e mantenham sua via aérea. Os bebês devem se recuperar em um ambiente monitorado, com monitores respiratórios e cardíacos.

Cirurgia fetal. Foi proposta a intervenção pré-natal, a princípio como tentativa de melhorar a função neurológica e urológica. Estudos mais antigos realizados em animais sugerem melhora na função pós-natal. Mas em seres humanos não ocorreu melhora significativa no funcionamento das pernas. Ao que parece, o benefício derivado da intervenção precoce no feto pode ser uma redução da herniação do rombencéfalo e da hidrocefalia dependente de desvio.[35]

OTOLARINGOLOGIA

Membranas laríngeas e atresia congênitas

Membranas laríngeas congênitas são pouco comuns, tendo incidência estimada de 1 em 10.000 nascimentos. Quase todas as membranas laríngeas são glóticas, com extensão para a área subglótica. A membrana laríngea é resultante da não recanalização do ádito da laringe por volta da 10ª semana de gestação. Os sintomas variam de acordo com a localização da membrana e com o grau de envolvimento (Fig. 21.4; Tab. 21.2). Eles estão ligados à disfunção das cordas vocais, variando desde leve rouquidão até afonia. Quase todas as membranas envolvem a glote anterior, sendo geralmente delgadas e associadas a leve rouquidão e mínima obstrução das vias aéreas. Com a laringoscopia, as cordas vocais ficam visíveis. Não é frequente a ocorrência de membranas subglóticas, e as membranas supraglóticas são raras. Atresia laríngea congênita completa é incompatível com a vida, a menos que seja realizada uma traqueostomia de emergência na sala de parto. Atresia congênita completa está associada a anomalias da traqueia e esôfago (Fig. 21.5).[36]

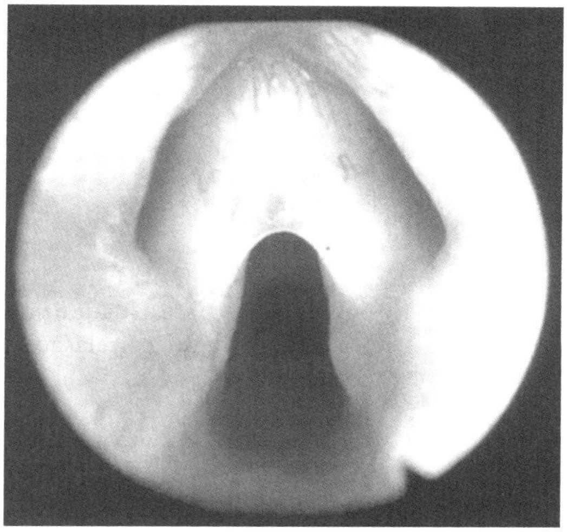

FIGURA 21.4 Membrana glótica congênita média. Esta é uma membrana glótica anterior congênita de dimensões média e espessa. (Cortesia de Charles Bluestone, MD.)

Diagnóstico/diagnóstico diferencial. Os sinais e sintomas de bebês com membranas laríngeas congênitas são distúrbios da fonação, estridores e obstrução das vias aéreas. A Tabela 21.3 resume os diferentes processos patológicos que podem mimetizar os sintomas de membranas laríngeas congênitas.

Tratamento. Membranas anteriores delgadas e membranas na área glótica podem requerer tratamento com incisão e dilatação. Se a membrana estiver envolvendo a laringe subglótica, habitualmente a placa cricoidea anterior estará anormal. Nessas circunstâncias, o tratamento dependerá de uma abordagem externa, com divisão da membrana e da placa cricoidea e uso de um enxerto de cartilagem.[37]

Cuidado anestésico (Tab. 21.4). É essencial uma abordagem sistemática para a avaliação da via aérea. Uma nasofaringolaringoscopia com fibra óptica flexível e uma laringoscopia e broncoscopia rígidas são necessárias para uma análise completa da via aérea. Tendo em vista que os agentes anestésicos podem afetar os movimentos das cordas vocais, utiliza-se nasofaringolaringoscopia com fibra óptica flexível para verificar a mobilidade dessas estruturas, com o paciente desperto ou levemente sedado.

TABELA 21.2 Sinais e sintomas de membranas laríngeas congênitas

Anormalidades da fonação: um choro agudo ou ausência de choro ocorrem em casos de anomalias glóticas. Um choro abafado é característico de obstrução supraglótica.
Estridor
Grave obstrução da via aérea, associada a maior trabalho respiratório (retrações), taquipneia, apneia e cianose.

De Gerber ME, Holinger LD: Congenital laryngeal anomalies. *In* Bluestone CD, Stool SE, Alper CM, et al. (eds.): *Pediatric Otolaryngology*, 4. ed. Philadelphia, Elsevier, 2003, vol. 2, p. 1460-1472.

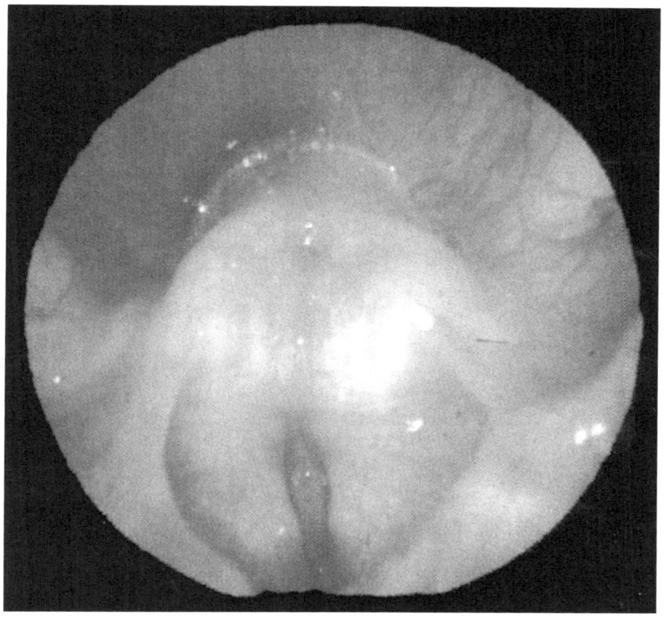

FIGURA 21.5 Atresia da laringe. (Cortesia de Charles Bluestone, MD.)

Um endoscopista e um anestesiologista experientes deverão dar atendimento a esses bebês em uma sala de cirurgia completamente equipada para lidar com emergências da via aérea pediátrica. A comunicação entre o cirurgião e o anestesiologista tem importância fundamental.[38] O acesso intravenoso pode ser estabelecido depois da indução da anestesia geral utilizando agentes inalatórios. Pode-se utilizar sevoflurano ou halotano, embora o primeiro agente tenha sido associado a menos efeitos colaterais.[39] São recomendados agentes anticolinérgicos para broncoscopia rígida a fim de diminuir as secreções e minimizar o risco de bradicardia. Utiliza-se anestesia tópica das cordas vocais e da traqueia como procedimento adjuvante. Lidocaína a 1% tem curta duração de ação (10 minutos).[40]

Pode-se utilizar anestesia total intravenosa com remifentanil e propofol para manutenção da anestesia.[41] A escolha da ventilação espontânea ou controlada depende da gravidade da obstrução das vias aéreas.[42] Provavelmente a ventilação espontânea é o modo de ventilação de escolha em pacientes com grave comprometimento das vias aéreas. Dexametasona intravenosa (0,5 a 1,0 mg/kg) deve ser administrada no tratamento de possível edema de via aérea. Em casos de estenose grave, a ressecção cricotraqueal requer in-

TABELA 21.3 Distúrbios que mimetizam membranas laríngeas

Laringomalacia
Estenose subglótica congênita
Fendas laríngeas e laringotraqueoesofágicas
Anomalias vasculares (hemangiomas)
Paralisia das cordas vocais

TABELA 21.4 Cuidado anestésico de membrana laríngea
Anestesiologista experiente e cirurgião especializado em otorrinolaringologia
Sala de cirurgia com equipamento de emergência para vias aéreas
Estreita comunicação entre cirurgião e anestesiologista
Protocolos de jejum observados – exceto em caso de emergência
Anticolinérgicos: glicopirrolato (5 a 10 µg/kg) ou atropina (10 mcg/kg)
Anestesia tópica com lidocaína a 1%
Dexametasona (0,5 a 1 mg/kg)
Cuidado pós-operatório: oxigenioterapia umidificada

tubação nasotraqueal pós-operatória e ventilação mecânica durante 5 a 14 dias. Esse cuidado pós-operatório exige o uso de sedação, bloqueio neuromuscular e monitoração a nível de terapia intensiva para que não ocorra extubação endotraqueal acidental. O uso prolongado de bloqueio neuromuscular pode resultar em astenia muscular residual, que pode comprometer ou atrasar a extubação planejada.[43]

Atresia das coanas

Atresia das coanas ocorre em aproximadamente 1 em 7.000 nascimentos vivos. Noventa por cento das atresias são do tipo ósseo e 10%, do tipo membranoso. Embriogênese anormal das linhagens celulares neuroectodérmicas pode explicar a atresia das coanas. A face primitiva se desenvolve a partir de cinco proeminências faciais (Fig. 21.6). A proeminência frontonasal é responsável pelo desenvolvimento nasal a partir da 3ª até a 10ª semana de gestação. Células migratórias da crista neural formam o placoide nasal ou olfatório, que consiste de espessamentos convexos sobre a proeminência frontonasal. A fossa nasal primitiva é formada a partir de uma depressão central nesses placoides. A proliferação mesenquimal em torno do placoide nasal permite que as proeminências medial e lateral, em forma de ferradura, se desenvolvam e se fundam para formar a narina. As fossas nasais crescem retrogradamente.[44]

Acredita-se que a atresia das coanas resulte da persistência de membranas buconasais e bucofaríngeas ou de uma escavação insuficiente das fossas nasais. É mais comum que ocorra obstrução da saída da cavidade pós nasal. Cinquenta por cento dos pacientes com atresia das coanas têm outras anomalias congênitas.[45] A atresia das coanas pode ser parcial ou parte de uma constelação de anormalidades congênitas conhecidas como associação CHARGE (coloboma, doença cardíaca [*h*eart], *a*tresia [das coanas], crescimento *r*etardado, anormalidades *g*enitais e deformidade do ouvido [*e*ar]). Ela pode ser unilateral ou bilateral. Tendo em vista que os neonatos respiram obrigatoriamente pelas narinas, frequentemente a atresia bilateral das coanas se apresenta como a ocorrência imediata de angústia respiratória. A obstrução da cavidade nasal pode se apresentar com episódios apneicos e cianose "cíclica", que são exacerbados pela alimentação e melhoram com o choro.[46]

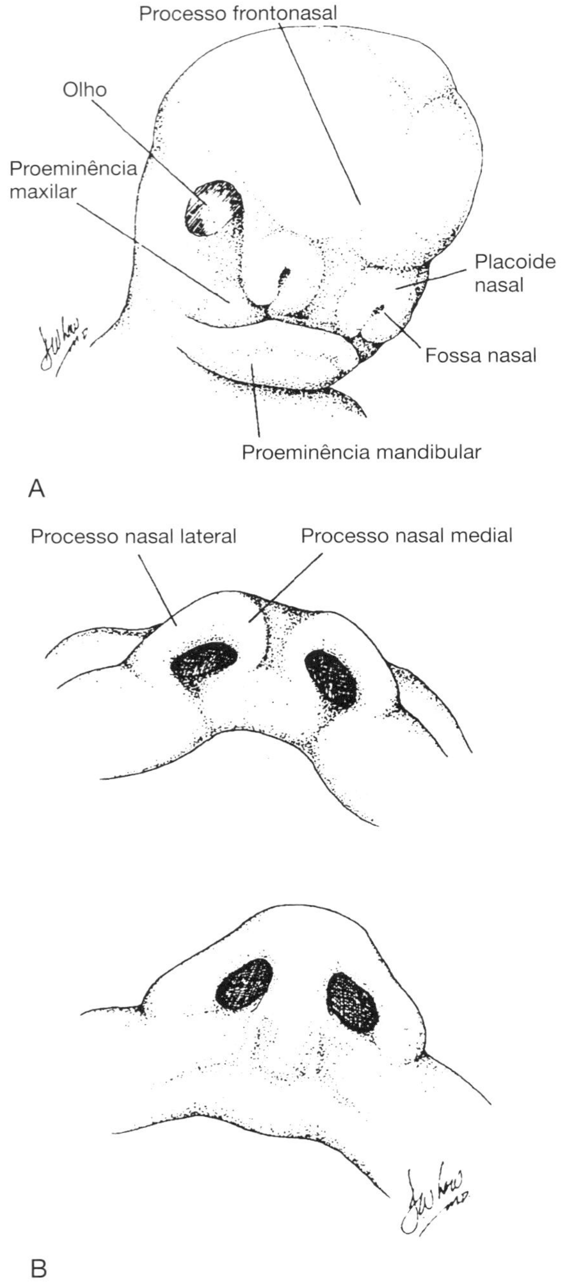

FIGURA 21.6 **A,** As cinco proeminências faciais: processo frontonasal, processos mandibulares pareados e processos maxilares pareados. **B,** Fusão dos processos nasais medial e lateral. (De Losee JE, Kirschner RE, Whitaker LA, Bartlett SP: Congenital nasal anomalies: A classification scheme. *Plast Reconstr Surg* 2004;113:676-689, com permissão.)

A apresentação inicial do neonato com atresia bilateral das coanas é a ocorrência imediata de angústia respiratória. A relação entre a língua do neonato e seu palato perpetua essa obstrução. O uso de uma via aérea oral ou de um mamilo de McGovern (um mamilo modificado com perfurações maiores na ponta) funciona como via aérea temporária alternativa. Comumente, a atresia unilateral das coanas é assintomática, exceto pelo corrimento mucoide unilateral.

TABELA 21.5 Associações craniofaciais com atresia das coanas

Associação CHARGE (coloboma, defeitos cardíacos, atresia das coanas, retardo do crescimento ou desenvolvimento do sistema nervoso central, anomalias geniturinárias/auditivas ou surdez)
Síndrome de Apert: craniossinostose, sindactilia, via aérea difícil
Síndrome de Fraser: estenose da laringe/traqueia, doença cardíaca congênita, anomalias geniturinárias, agenesia/hipoplasia renal

De Papay FA, McCarthy VP, Eliachar I, et al: Laryngotracheal anomalies in children with craniofacial syndromes. *J Craniofacial Surg* 2002;13:351-364.

Diagnóstico. A impossibilidade de introduzir um cateter 6-Fr através da cavidade nasal até mais de 32 mm, juntamente com um exame endoscópico, confirma a suspeita de diagnóstico. A tomografia computadorizada (TC) axial permanece sendo o estudo de escolha para delineamento do tipo de atresia, auxiliando ainda no planejamento cirúrgico (abordagem transpalatina *vs.* transnasal). A preparação adequada do paciente antes do *scanning* com a aspiração de secreção e uso de gotas descongestionantes ajudará a garantir o resultado radiográfico de melhor qualidade. As síndromes craniofaciais associadas podem ser encontradas na Tabela 21.5.

Tratamento. Noventa por cento dos pacientes exibem envolvimento ósseo, enquanto em 10% a obstrução é membranosa. No caso de atresia bilateral das coanas, a correção cirúrgica ocorre no período neonatal e envolve uma correção transnasal utilizando laser de CO_2 ou de neodímio-itrio-alumínio-granada (Nd:YAG). A via nasal é mantida aberta com um *stent* durante 3 a 5 semanas para melhorar sua desobstrução. Em geral, a técnica cirúrgica envolve uma abordagem endoscópica, em que a incisão vertical na mucosa é efetuada no septo ósseo posterior, sendo criada uma perfuração na própria placa atrésica (Fig. 21.7). Em seguida, essa perfuração fica pronta para ser submetida à dilatação seriada.[47]

Também foi utilizada uma abordagem transpalatina para as atresias óssea e bilateral. No entanto, essa abordagem tem suas desvantagens: o longo tempo cirúrgico e a grande perda de sangue. Além disso, ocorre maloclusão em 50% dos pacientes, e não são raras as fístulas oronasais. Em pacientes com atresia unilateral das coanas, habitualmente o tratamento cirúrgico é realizado a qualquer momento durante a infância. A abordagem cirúrgica pode ser transnasal ou transpalatina.[48]

Considerações anestésicas. As preocupações anestésicas para bebês que passarão por cirurgia das coanas envolvem os tópicos apropriados para a idade e também o cuidado com uma via aérea difícil. Além disso, para bebês apresentando a associação CHARGE, deve ser levado em consideração qualquer aspecto cardíaco subjacente. A via aérea ficará assegurada com um tubo RAE oral após uma indução inalatória ou intravenosa. O agente anestésico deve ser titulado de modo a permitir a extubação com o paciente o mais desperto possível e com seus reflexos das vias aéreas intactos. Contudo, se o procedimento foi demorado, ou se o paciente exibe edema de via aérea, ou instabilidade hemodinâmica, a criança deverá permanecer intubada até que esses problemas tenham sido resolvidos.

Higroma cístico

Higroma cístico é uma malformação linfática cística congênita. É causado pela displasia congênita dos linfáticos, porém pode ocorrer secundariamente a um hamartoma ou a uma neoplasia real. A lesão é rara, atingindo 1 em cada 12.000 pessoas. Clinicamente, ocorre com maior frequência (60 a 70%) um higroma cístico no pescoço (Fig. 21.8). A massa cervical se forma, tipicamente, no triângulo posterior. Se essa massa se formar em uma região mais elevada no pescoço (supra-hióidea), poderá ocupar o triângulo anterior, estando talvez associada a lesões intraorais. É mais provável que linfangiomas supra-hióideos envolvam a boca e causem problemas com a alimentação, além de obstrução das vias aéreas.[49] Infecção ou hemorragia intracística pode também

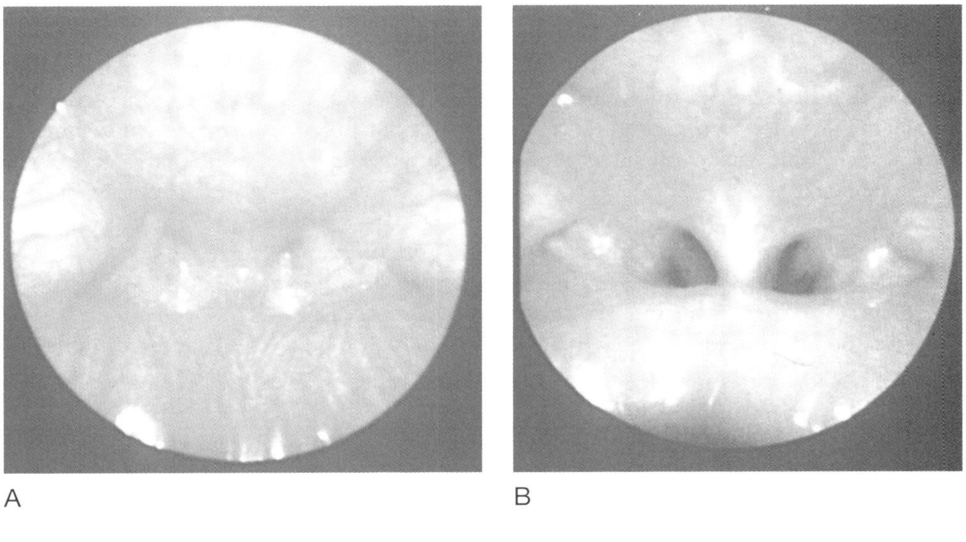

FIGURA 21.7 Atresia das coanas. **A,** Atresia das coanas em um neonato. A placa atrésica no lado direito acabou de ser perfurada. **B,** A situação depois que a abertura na placa atrésica foi alargada. (Cortesia de Charles Bluestone, MD.)

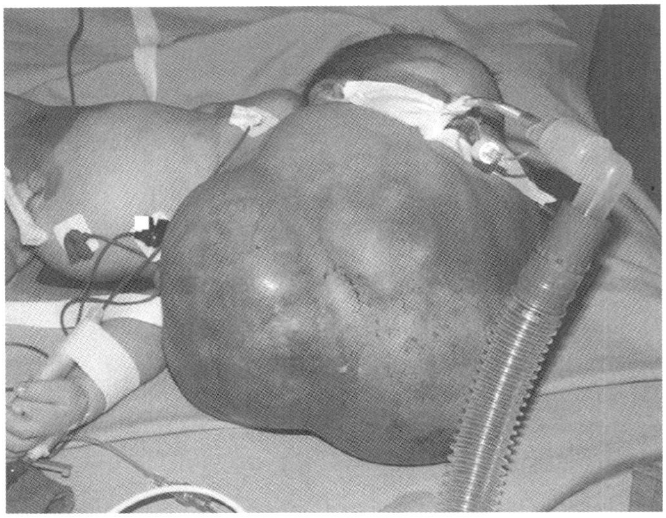

FIGURA 21.8 Neonato com grande massa cervical compatível com higroma cístico. (De Zitelli BJ, Davis HW: *Atlas of Pediatric Physical Diagnosis,* 4. ed. St. Louis, Mosby, 2002, p. 560, com permissão.)

causar comprometimento agudo das vias aéreas. Vinte por cento dos higromas císticos ocorrem abaixo das clavículas, nas axilas ou no mediastino. A extensão mediastinal pode causar sintomas respiratórios. Normalmente, os higromas císticos são diagnosticados no nascimento; todavia, muitos são detectados durante o ultrassom pré-natal.

Cuidado anestésico. Durante a avaliação pré-operatória, deve-se suspeitar de lesões intraorais em bebês com dificuldades alimentares. Aqueles bebês com sintomas respiratórios ou tosse devem ser avaliados para envolvimento mediastinal com uma radiografia torácica ou TC. Deve-se evitar demora na avaliação, porque as lesões podem evoluir rapidamente. A principal preocupação anestésica durante a indução é o cuidado com a via aérea. Pode-se fazer indução inalatória, mas foi descrita a ocorrência de dificuldades tanto com ventilação como com intubação.[50] Uma via aérea nasofaríngea pode ajudar a abrir a via aérea e a restaurar a ventilação. Se o exame pré-operatório sugeriu dificuldade com ventilação e com intubação, deve-se pensar na possibilidade de fazer uma intubação nasal com fibra óptica com o paciente desperto ou sedado. Outras opções são colocação de uma via aérea com máscara laríngea (LMA) com o paciente sedado, com subsequente intubação com fibra óptica, intubação nasotraqueal às cegas ou traqueostomia com o paciente sedado.

A ressecção cirúrgica do higroma cístico pode estar associada a uma perda significativa de sangue. O cuidado intraoperatório deve se concentrar na manutenção da normovolemia e da normotermia. Pode ser necessário acesso intravascular com dois cateteres intravenosos calibrosos e um cateter arterial para efetuar a ressuscitação. O acesso venoso central desde o pescoço ou tórax pode não ser possível, dependendo da localização do linfangioma. Deve-se considerar como alternativa a canulação da veia femoral. Os desvios de líquidos e perdas para o terceiro espaço podem ser significativos. A temperatura corporal pode ser mantida com luzes de aquecimento, aquecedores de líquidos e cobertores de ar quente forçado. A ressecção cirúrgica pode envolver a manipulação do nervo vago, podendo resultar em bradicardia. A avaliação ao final da cirurgia determinará a possibilidade de extubação precoce. Bebês com intubação difícil, desvios de líquido significativos ou instabilidade hemodinâmica devem permanecer intubados, devendo fazer a recuperação na unidade de terapia intensiva. Disfunção das cordas vocais secundária a alguma lesão nervosa causada pela dissecção cirúrgica pode ocorrer e deve ser levada em consideração, em caso de obstrução aguda das vias aéreas depois da extubação.

O tratamento de higromas císticos diagnosticados no pré-natal envolve parto mediante o procedimento EXIT (tratamento intraparto extra-útero). Durante esse procedimento, o obstetra fará o parto da cabeça e torso do feto, e a via aérea deve ser garantida enquanto é mantido o suporte uteroplacentário.[51,52] A intubação pode ser realizada com laringoscopia direta. Se essa técnica for impossível por causa da anatomia, poderá ser efetuada uma broncoscopia rígida ou uma traqueostomia (Fig. 21.9). A traqueostomia poderá ser um procedimento muito difícil se a massa estiver reposicionando ou cobrindo a traqueia.

ANOMALIAS CRANIOFACIAIS

Anomalias craniofaciais são caracterizadas por deformidades congênitas ou adquiridas do esqueleto cranial e/ou facial. Embora raras, elas constituem um grupo consideravelmente diverso de defeitos. Pode ser difícil determinar a incidência de todas as anomalias, por incluírem apenas aqueles defeitos que já estão bem definidos. Estima-se que 1.200 pessoas nasçam anualmente com esses defeitos. Nas duas últimas décadas, os reparos cirúrgicos avançaram de forma significativa e contam atualmente com a experiência de vários campos. Essas especialidades incluem cirurgia plástica, neurocirurgia, cirurgia maxilofacial oral, otorrinolaringologia, odontologia, ortodontia, patologia da fala, genética e anestesiologia. A meta da intervenção cirúrgica é a restauração tanto da forma como da função.

A classificação de anomalias craniofaciais é muito difícil devido a sua variabilidade, raridade e nível de gravidade, além do pouco conhecimento da etiologia e patogênese. A Comissão para Nomenclatura e Classificação das Anomalias Craniofaciais da Associação Norte-Americana de Fenda Palatina propôs a seguinte classificação: (1) fendas, (2) sinostose, (3) hipoplasia, (4) hiperplasia e (5) não classificados.[53]

Fendas

Fendas craniofaciais envolvem um defeito do esqueleto craniano e/ou facial subjacente. Esse grupo de deformidades foi classificado por Tessier, que usa a órbita como centro do defeito de onde as fendas irradiam, como os raios de uma roda (Fig. 21.10). Fenda labial e fenda palatina são os exemplos mais comumente reconhecidos de fendas craniofaciais. Sín-

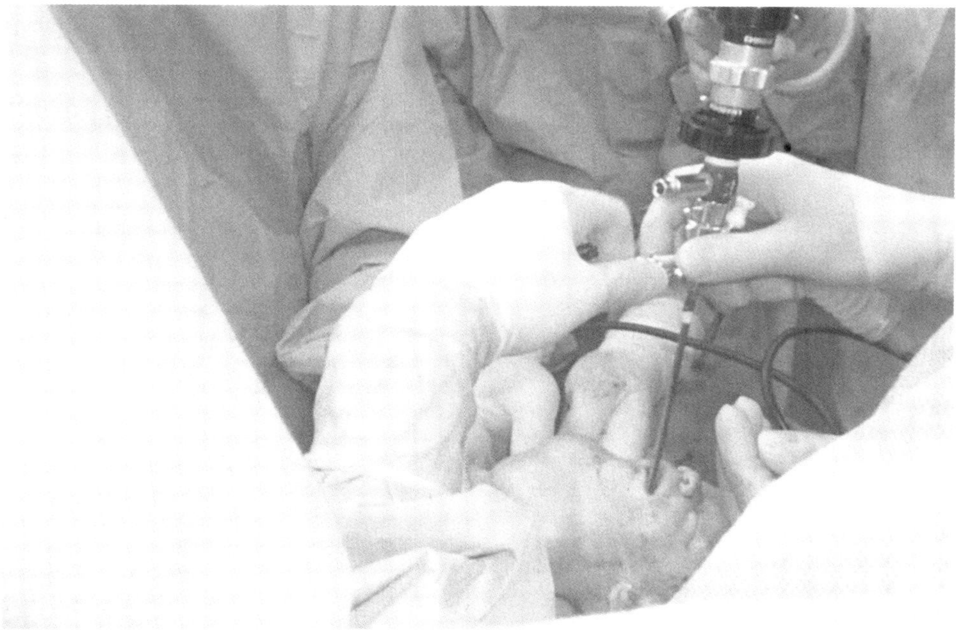

FIGURA 21.9 Broncoscopia rígida realizada durante o procedimento EXIT em um neonato com higroma cístico. (Cortesia de Laura Myers, MD.)

drome de Treacher Collins, que também é conhecida como disostose mandibulofacial, é um exemplo de fenda craniofacial que envolve as fendas 6, 7 e 8 (ver Figs. 21.10 e 21.11).

A síndrome de Treacher Collins foi originalmente descrita em 1846 por Thompson e foi subsequentemente refinada por Treacher Collins. Trata-se de uma síndrome rara de formação de fenda facial, sendo transmitida em um padrão autossômico dominante. A síndrome se caracteriza por cristas supraorbitais subdesenvolvidas, zigomas aplásicos/hipoplásicos, deformidades da orelha, fenda palatina (em um terço dos pacientes) e hipoplasia mandibular e da face média (Fig. 21.11). Depois do parto, assumem prioridade os aspectos de adequação das vias aéreas. As maxilas e mandíbula hipoplásicas, juntamente com atresia das coanas e glossoptose, contribuem para a obstrução das vias aéreas em grau variável. Pode ser necessário traqueostomia durante a infância para aqueles bebês em maior risco de apneia do sono obstrutiva e de síndrome da morte súbita infantil (SMSI).[54] Com excessão do reparo das fendas labial e palatina, o momento para a reconstrução principal ocorre tipicamente durante a segunda infância ou adolescência, quando o desenvolvimento dos ossos crânio-órbito-zigomáticos está quase completo. Bebês e crianças com síndrome de Treacher Collins podem padecer também de defeitos cardíacos congênitos.

Considerações anestésicas. Basicamente, as preocupações anestésicas específicas para essa síndrome envolvem a via aérea. Pode ser muito difícil ventilar e/ou intubar através de máscara bebês e crianças com síndrome de Treacher Collins, e essa dificuldade com relação à via aérea pode aumentar com a idade.[55] Foram utilizadas com sucesso várias técnicas para tratamento seguro da via aérea nesses bebês. A técnica com LMA foi empregada para ventilar com sucesso um neonato com síndrome de Treacher Collins durante longo período.[56] Pode ser difícil fazer uma laringoscopia direta, independentemente da lâmina utilizada. O laringoscópio de Bullard foi utilizado com êxito.[57] A LMA também tem sido utilizada para ajudar na intubação dessas crianças.[58,59] Diante do potencial para dificuldade na ventilação e intubação por máscara, talvez essa população seja tratada mais adequadamente com uma intubação por fibra óptica, com o paciente sedado, ou com uma traqueostomia, com o paciente igualmente sedado. Outra preocupação para o anestesiologista é a proteção dos olhos do paciente. Devido à hipoplasia maxilar/zigomática, a posição em decúbito ventral poderá aumentar o risco de compressão orbital e de cegueira perioperatória.

Sinostose

Craniossinostose é definida como o fechamento prematuro de uma ou mais das suturas cranianas. Isso resulta em anormalidades no tamanho e forma da calvária, base craniana e órbitas, constituindo um grupo diferenciado de deformidades. As craniossinostoses não afetam apenas o aspecto estético, mas também podem prejudicar o crescimento do cérebro, a pressão intracraniana (PIC) e a visão, resultando em retardo do desenvolvimento, aumento da PIC e perda da visão. As sinostoses são classificadas com base na forma da cabeça, e não na sutura envolvida (Fig. 21.12).

Uma craniossinostose pode ocorrer *per se* (simples) ou como componente importante de uma síndrome (complexa ou sindrômica). São cinco as síndromes associadas com craniossinostose: Apert, Pfeiffer, Saethre-Chotzen, Carpenter e Crouzon. A Tabela 21.6 lista as diversas síndromes e suas anomalias e preocupações anestésicas associadas. Quatro dessas cinco são categorizadas como acrocefalossindactilias por envolverem deformidades da cabeça (*céfalo*) e dos membros (*sindactilia*). A síndrome de Crouzon não exibe anomalias muscu-

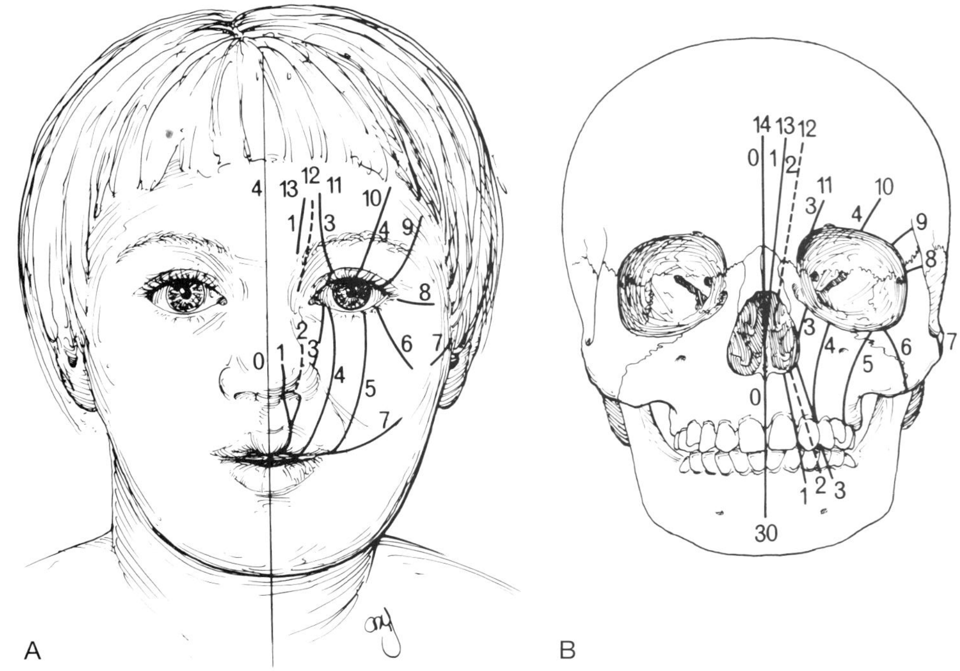

FIGURA 21.10 Classificação de Tessier para fendas craniofaciais raras. Utilizando a órbita como centro de referência, as fendas estão orientadas como raios de uma roda, sendo as fendas com orientação caudal à órbita consideradas faciais e as com orientação cefálica consideradas craniais. Para finalidades descritivas, as fendas que envolvem duas regiões são designadas por dois números (p. ex., 4, 10), cuja soma é tipicamente igual a 14. Fendas ósseas (**B**) comumente se refletem nos tecidos moles (**A**). (De Whitaker LA, Bartlett SP: Craniofacial anomalies. *In* Jurkiewicz J, Krizek T, Mathes S, Ariyan S [eds.]: *Plastic Surgery: Principles and Practice*. St. Louis, Mosby, 1990, p. 109, com permissão.)

loesqueléticas como parte da síndrome. Bebês e crianças com sinostose se apresentam à sala de cirurgia para remodelagem da abóbada craniana visando à redução da PIC, prevenção de lesão cerebral e melhora do aspecto físico. O reparo da craniossinostose sindrômica pode ser mais complicado e aparentemente está associado à maior perda de sangue. A etiologia do maior sangramento ainda não foi desvendada, mas pode estar ligada à duração da cirurgia.[60]

Síndrome de Apert faz parte de um grupo de distúrbios craniofaciais conhecidos como acrocefalossindactilias que se caracterizam por anomalias craniofaciais e dos membros. Trata-se de um padrão de herança autossômico dominante. A etiologia da síndrome consiste de uma mutação com o gene do receptor-2 do fator de crescimento do fibroblasto *(FGFR2)*.[61] Os achados característicos da síndrome de Apert são turribraquicefalia (um occipício e testa altos, planos e abruptos, i. e., em forma de torre), hipoplasia da face média e hipertelorismo orbital (Fig. 21.13). Fenda palatina ocorre em aproximadamente 30% dos casos. Foi comunicada a ocorrência de atresia das coanas e, ocasionalmente, estenose traqueal, podendo causar obstrução das vias aéreas. Doença cardíaca congênita é uma das anomalias viscerais mais comumente associadas, ocorrendo em aproximadamente 10% desses pacientes. Anomalias geniturinárias (hidronefrose, criptorquidismo) também ocorrem em 10% dos pacientes com síndrome de Apert.[62] Uma sinostose grave poderá resultar em aumento da PIC e, caso não seja corrigida, em retardo do desenvolvimento. A sindactilia das mãos e dos pés geralmente apresenta a fusão dos dedos 2 ao 4, o que pode dificultar o acesso intravenoso. Fusão da coluna vertebral cervical foi descrita em pacientes com síndrome de Apert. Essa ocorrência pode fazer da intubação endotraqueal uma tarefa ainda mais desafiadora, caso a mobilidade cervical esteja comprometida.[63] Muitas crianças com essa síndrome foram intubadas sem maiores problemas. Porém, para que se tenha uma visão laringoscópica razoável (por causa da anatomia anormal), a intubação com fibra óptica flexível pode ser necessária. LMA também pode ser um meio auxiliar razoável naqueles pacientes apresentando dificuldades de ventilação ou intubação. Contudo, até o presente momento não foram descritos casos de seu uso em bebês e crianças com síndrome de Apert. Os aspectos clínicos e as implicações anestésicas da síndrome de Apert, assim como das outras acrocefalossindactilias, estão resumidos na Tabela 21.6. Ao contrário dessa síndrome, as demais acrocefalossindactilias não estão tipicamente associadas com via aérea difícil. No entanto, a ocorrência de hipoplasia da face média é comum nesses bebês e pode causar significativa obstrução da via aérea superior durante os períodos intraoperatório e pós-operatório.[64]

Doença de Crouzon, conhecida como disostose craniofacial, também faz parte da craniossinostose sindrômica. Os bebês que padecem dessa doença se apresentam com anomalias craniofaciais, mas sem envolvimento visceral ou dos membros. As anomalias podem resultar em significativa obstrução das vias aéreas, possivelmente necessitando de uma traqueostomia precoce. A doença de Crouzon decorre de uma mutação em *FGFR2,* o mesmo gene causador da síndrome de Apert. A Tabela 21.6 resume os principais aspectos clínicos e tópicos anestésicos. Durante a infância, esses pacientes podem se apresentar na sala de cirurgia para traqueostomia e/ou remodelagem da abóbada craniana.

Hipoplasia

Hipoplasia do esqueleto craniofacial é uma categoria das anomalias craniofaciais caracterizada por hipoplasia ou atrofia de uma parte do tecido mole e do esqueleto cra-

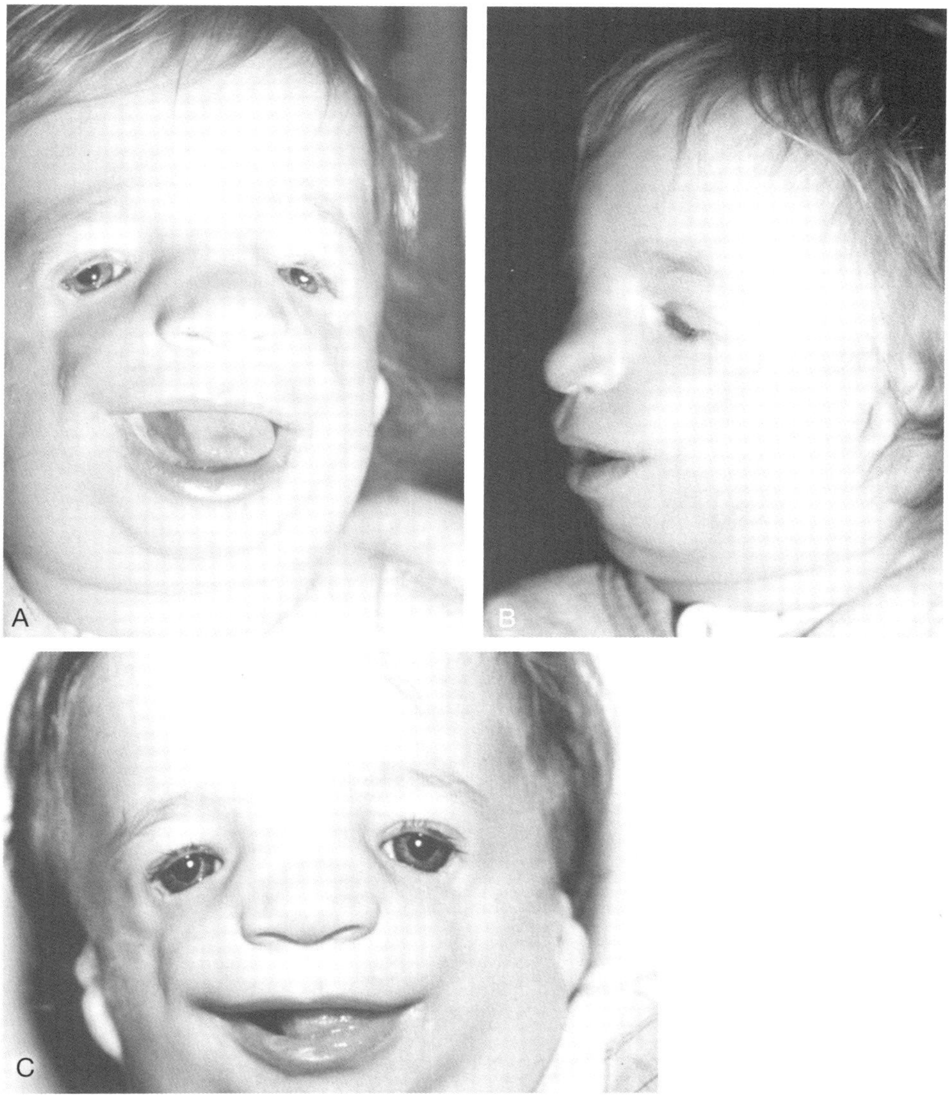

FIGURA 21.11 Criança com síndrome de Treacher Collins. (De Losee JE, Bartlett SP: Treacher Collins syndrome. *In* Lin KY, Ogle RC, Jane JA [eds.]: *Craniofacial Surgery: Science and Surgical Technique*. Philadelphia, WB Saunders, 2001, p. 288-308, com permissão.)

niofaciais. A síndrome de Pierre Robin e a microssomia hemifacial (inclusive a síndrome de Goldenhar) são exemplos dessas anomalias.

Síndrome de Pierre Robin se caracteriza por retrognatismo, glossoptose (língua pendendo para a parte posterior da garganta) e obstrução das vias aéreas. É provável que esse transtorno ocorra secundariamente a uma posição fetal fixa *in utero* que inibe do crescimento mandibular. O tratamento dessa síndrome depende da gravidade da angústia respiratória e da obstrução das vias aéreas. Os bebês com leve obstrução, mínima angústia respiratória e que podem continuar a se alimentar talvez necessitem apenas de posicionamento em decúbito ventral ou, até mesmo, de nenhuma intervenção. Nos casos de angústia respiratória mais intensa, a língua poderá ser cirurgicamente fixada ao lábio inferior (aderência linguolabial) para reduzir a obstrução das vias aéreas e dar tempo para o crescimento mandibular.

Cuidado anestésico. O cuidado com a via aérea do bebê com síndrome de Pierre Robin pode ser extremamente desafiador devido à dificuldade com a ventilação mecânica e intubação por máscara. LMA foi utilizada com sucesso para ventilação e para ajudar na intubação desses pacientes.[65] Também foi descrita a intubação nasal com o laringoscópio de fibra óptica flexível.[66] Em bebês que se apresentam com dificuldade significativa com a ventilação ou intubação, exceto as vias aéreas orofaríngea e nasal, pode ser aplicada uma sutura (seda 0) na base da língua, com o objetivo de deslocá-la para a parte anterior, facilitando, assim, a ventilação ou a intubação.

Microssomia hemifacial se caracteriza pelo desenvolvimento unilateral ou assimétrico dos ossos e músculos faciais, e envolve frequentemente a orelha. Esse transtorno se manifesta na forma de hipoplasia da região malar-maxilomandibular, geralmente envolvendo a articulação temporomandibular. O defeito ocorre a partir de uma anomalia

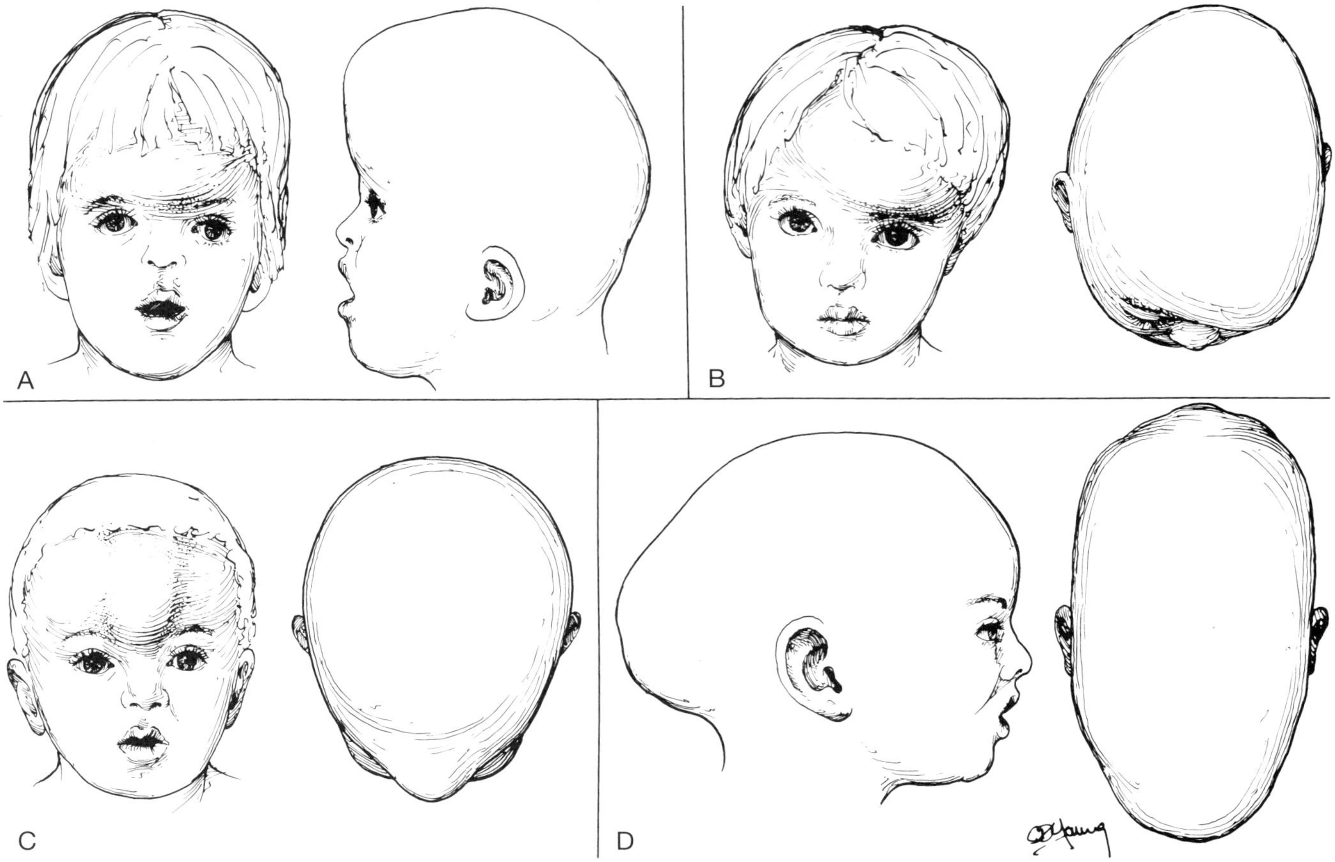

FIGURA 21.12 Padrões típicos de morfologia craniofacial associados a craniossinostose. **A,** Turribraquicefalia. **B,** Plagiocefalia. **C,** Trigonocefalia. **D,** Escafocefalia. (De Whitaker LA, Bartlett SP: Craniofacial anomalies. *In* Jurkiewicz J, Krizek T, Mathes S, Ariyan S [eds.]: *Plastic Surgery: Principles and Practice*. St. Louis, Mosby, 1990, p. 119, com permissão.)

do primeiro e segundo arcos branquiais e acredita-se que seja secundário a um acidente vascular fetal. A síndrome de Goldenhar é um subgrupo de microssomia hemifacial, formada por microssomia hemifacial, dermoide epibulbar e/ou anomalias costais ou vertebrais. A patologia vertebral pode envolver as vértebras cervicais e pode reduzir significativamente a amplitude de movimentos do pescoço. Outras anomalias associadas de microssomia hemifacial incluem defeitos cardíacos (defeito do septo ventricular, tetralogia de Fallot, coarctação), renais e neurológicos (hidrocefalia). Pacientes com microssomia hemifacial podem exibir significativa obstrução das vias aéreas e apneia do sono obstrutiva.

Cuidado anestésico. O cuidado com a via aérea é preocupação importante nesses pacientes. A ventilação com uso de máscara pode ser tarefa difícil devido à assimetria facial. A intubação é mais desafiadora, em virtude do micrognatismo, hipoplasia mandibular assimétrica e, possivelmente, pela redução na amplitude de movimento do pescoço. Essa dificuldade pode diminuir com o passar do tempo, mas pode aumentar depois da reconstrução cirúrgica. Foi descrita a realização bem-sucedida de ventilação e intubação de um bebê com síndrome de Goldenhar com o uso de uma LMA e de um laringoscópio de fibra óptica flexível.[67]

Correção cirúrgica de anomalias craniofaciais

A correção cirúrgica dessas anomalias é realizada com o objetivo de melhorar a forma e a função e de minimizar a incapacitação. Obstrução das vias aéreas, aumento da PIC, retardo no desenvolvimento e perda da visão são alguns dos processos patológicos que podem ser corrigidos ou evitados com uma intervenção cirúrgica apropriada. São realizados vários procedimentos para correção dessas deformidades. Eles incluem craniectomia em faixa, remodelagem da abóbada craniana, avanço fronto-orbital, avanço da face média (Le Fort I, Le Fort III, avanço em monobloco) e osteogênese por distração. Craniectomia em faixa, remodelagem da abóbada craniana e avanço fronto-orbital são abordagens cirúrgicas que visam a correção da craniossinostose. A meta é liberar as suturas sinostóticas e abrir o crânio para permitir o crescimento e desenvolvimento do cérebro. Craniectomia em faixa envolve menor perda de sangue, porque a refusão prematura fica geralmente reservada apenas para pacientes com sinostose sagital. A abordagem cirúrgica para esses três procedimentos se faz através de uma incisão bicoronal. A dissecção subperiosteal permite acesso ao esqueleto facial superior para manipulação cirúrgica (Fig. 21.14). Esses procedimentos são realizados durante o primeiro ano de vida e podem envolver

TABELA 21.6 Considerações anestésicas em casos de síndromes craniofaciais

Síndrome	Sutura afetada	Achados clínicos	Aspectos anestésicos
Síndrome de Apert	Coronal	*COONG (cabeça, olhos, orelhas, nariz e garganta)*: turribraquicefalia, hipoplasia da face média, hipertelorismo orbital, fenda palatina em 30%, atresia das coanas e estenose traqueal ocasionais, obstrução das vias aéreas *Cardíacos*: doença cardíaca congênita ocorre em 10%; pode ocorrer defeito de septo ventricular, estenose pulmonar *Geniturinários*: hidronefrose em 3%, criptorquidismo em 4,5% *Musculoesqueléticos*: sindactilia das mãos e pés, fusão dos dedos 2 a 4, pode ocorrer fusão das vértebras cervicais *Neurológicos*: é comum o retardo mental, pode ocorrer aumento da pressão intracraniana *Dermatológicos*: é comum a ocorrência de acne vulgar	*Exames laboratoriais no pré-operatório*: hematócrito, prova cruzada/tipagem sanguínea *Cuidado com a via aérea*: pode ser muito difícil a ventilação com máscara por causa da hipoplasia da face média, atresia das coanas e estenose traqueal; a intubação pode ser tarefa difícil por causa das anomalias faciais e redução da mobilidade cervical *Cardíacos*: ênfase no equilíbrio entre os fluxos sanguíneos pulmonar e sistêmico, retire bolhas de ar das vias intravenosas, profilaxia para endocardite *Musculoesqueléticos*: a fusão cervical pode reduzir a extensão do pescoço; sindactilia pode dificultar o acesso vascular *Neurológicos*: cuidado com pré-medicação, se houver pressão intracraniana elevada
Síndrome de Pfeiffer	Coronal e, ocasionalmente, sagital	*COONG*: crânio em torre, hipoplasia da face média, hipertelorismo orbital, proptose, pouco comum a ocorrência de atresia das coanas *Pulmonares*: apneia do sono obstrutiva *Cardíacos*: pode haver defeitos cardíacos *Musculoesqueléticos*: geralmente leve sindactilia envolvendo polegares e hálux largos; raramente ocorre ancilose do cotovelo; foi informada fusão das vértebras cervicais *Neurológicos*: em geral, normal, mas pode ocorrer leve retardo do desenvolvimento; pode ocorrer aumento da pressão intracraniana	*Exames laboratoriais no pré-operatório*: hematócrito, prova cruzada/tipagem sanguínea *Cuidado com a via aérea*: não há relato de casos de intubação difícil; pode ocorrer obstrução das vias aéreas tanto no intraoperatório como no pós-operatório *Cardíacos*: ênfase no equilíbrio entre os fluxos sanguíneos pulmonar e sistêmico, retire bolhas de ar das vias intravenosas, profilaxia para endocardite *Musculoesqueléticos*: a fusão cervical pode reduzir a extensão do pescoço; sindactilia pode dificultar o acesso vascular *Neurológicos*: cuidado com pré-medicação, se houver pressão intracraniana elevada; proteção para os olhos, caso haja proptose ocular
Síndrome de Saethre-Chotzen	Coronal e outras	*COONG*: braquicefalia, hipoplasia do maxilar, hipertelorismo orbital, nariz em bico, ocasional fenda palatina *Geniturinários*: anomalias renais e criptorquidismo *Musculoesqueléticos*: baixa estatura, leve sindactilia; é possível a ocorrência de fusão cervical *Neurológicos*: leve retardo do desenvolvimento; raramente, aumento da pressão intracraniana	*Exames laboratoriais no pré-operatório*: hematócrito, prova cruzada/tipagem sanguínea *Cuidado com a via aérea*: não há relato de casos com dificuldade de ventilação ou intubação *Musculoesqueléticos*: a fusão cervical pode reduzir a extensão do pescoço; sindactilia pode dificultar o acesso vascular *Neurológicos*: cuidado com pré-medicação, se houver pressão intracraniana elevada
Síndrome de Carpenter	Coronal e outras	*COONG*: crânio em torre, olhos subprojetados, hipertelorismo orbital, orelhas com implantação baixa, mandíbula pequena *Cardíacos*: são comuns os defeitos cardíacos (defeitos dos septos ventricular e atrial) *Geniturinários*: hipogonadismo *Musculoesqueléticos*: sindactilia das mãos e pés *Neurológicos*: é comum, porém variável, o retardo do desenvolvimento; pode ocorrer aumento da pressão intracraniana *Outros*: obesidade	*Exames laboratoriais no pré-operatório*: hematócrito, prova cruzada/tipagem sanguínea *Cuidado com a via aérea*: a pequena mandíbula pode dificultar a intubação; obesidade pode dificultar a ventilação *Musculoesqueléticos*: sindactilia pode dificultar o acesso intravenoso *Neurológicos*: cuidado com pré-medicação, se houver pressão intracraniana elevada

Continua

TABELA 21.6 Considerações anestésicas em casos de síndromes craniofaciais – *continuação*

Síndrome	Sutura afetada	Achados clínicos	Aspectos anestésicos
Síndrome de Crouzon	Coronal, lambdoide e outras	*COONG*: bossa frontal, crânio em torre, hipoplasia da face média, nariz em bico, hipertelorismo, proptose ocular, pode ocorrer obstrução das vias aéreas *Neurológicos*: ocasionalmente, leve retardo do desenvolvimento; pode ocorrer aumento da pressão intracraniana	*Exames laboratoriais no pré-operatório*: hematócrito, prova cruzada/tipagem sanguínea *Cuidado com a via aérea*: a intubação pode ser tarefa difícil; pode ocorrer obstrução das vias aéreas durante estados de vigília ou de sono; cuidado com a pré-medicação *Neurológicos*: cuidado com pré-medicação, se houver pressão intracraniana elevada; proteção para os olhos, caso esteja presente proptose ocular

perda de sangue significativa. As preparações que conferem segurança para o paciente incluem um acesso intravenoso adequado e disponibilidade de produtos sanguíneos.

Procedimentos de avanço da mandíbula são frequentemente realizados para correção da aparência, má oclusão e obstrução das vias aéreas. Esses procedimentos não são rotineiramente realizados no bebê. Em geral, essas cirurgias são feitas durante o início e final da segunda infância.

Osteogênese por distração é uma técnica que foi elaborada para criar alongamento ósseo; para tanto, o cirurgião faz um corte no osso (osteotomia) e promove afastamento das duas extremidades. A técnica foi originalmente desenvolvida e empregada por cirurgiões ortopédicos, mas não foi utilizada para cirurgia craniofacial até 1992, quando McCarthy descreveu a osteogênese por distração com o objetivo de alongar a mandíbula humana.[68] Atualmente essa técnica é aplicada em muitas crianças para promover distração da mandíbula e face média (Fig. 21.15). Esse tipo de distração pode ser utilizado para corrigir a aparência e também a obstrução das vias aéreas superiores. Obstrução das vias aéreas foi corrigida por meio de osteogênese por distração em bebês com somente 14 semanas de idade.[69]

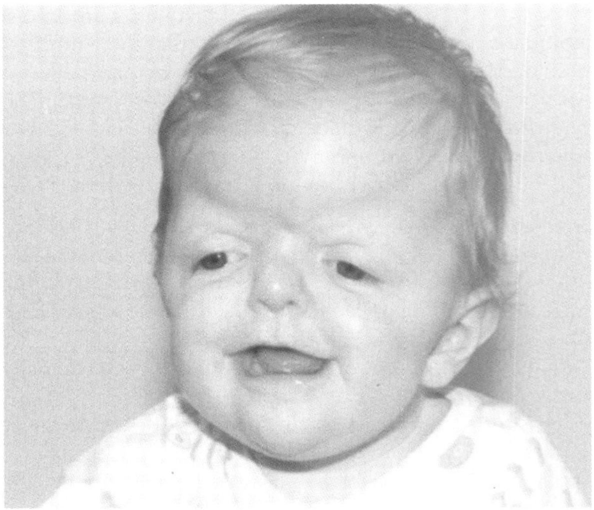

FIGURA 21.13 Criança com síndrome de Apert. (De Buchman SR, Muraszko KM: Syndromic craniosynostosis. *In* Lin KY, Ogle RC, Jane JA [eds.]: *Craniofacial Surgery: Science and Surgical Technique*. Philadelphia, WB Saunders, 2001, p. 252-271, com permissão.)

Cuidado anestésico. O cuidado anestésico de bebês com anomalias craniofaciais tem início com uma avaliação pré-operatória completa. A história deve definir a anomalia e identificar se existe alguma síndrome associada. Bebês e crianças com síndromes podem ter vias aéreas mais difíceis, envolvimento de outros órgãos e um reparo cirúrgico mais complicado, com mais sangramento. As anomalias associadas que podem representar desafios para o anestesiologista incluem os aspectos faciais e das vias aéreas que dificultam a ventilação e intubação por máscara. Patologia das vias aéreas também pode causar obstrução e algumas dessas crianças sofrem de apneia do sono obstrutiva. Histórico de fadiga ou suores durante a alimentação, cianose e síncope são sugestivos de anomalia cardíaca subjacente. Existe associação entre patologia cardíaca e algumas dessas síndromes (p. ex., Treacher Collins, Apert, Pfeiffer, Carpenter e microssomia hemifacial). Alguns desses bebês e crianças podem ter PIC elevada, que se manifesta na forma de cefaleias, vômito e sonolência.

Pode ser difícil realizar um exame completo das vias aéreas em um bebê. Os aspectos preditores de dificuldade com a ventilação por máscara incluem hipoplasia da face média e língua aumentada. Além disso, um pequeno espaço mandibular, diminuição da abertura e translocação dos maxilares e redução da flexão e extensão cervical são preditores de intubação difícil. O restante do exame deve se concentrar na identificação de sopros cardíacos. Em bebês com sindactilia, é essencial a identificação de possíveis locais de acesso intravenoso e arterial. Para reconstruções que envolvam perda de sangue significativa, deve-se obter um hematócrito e fazer prova cruzada e tipagem do sangue como exames pré-operatórios. Bebês prematuros e bebês com menos de um mês de idade devem ter seu nível de glicose monitorado. Pode-se administrar pré-medicação na maioria das crianças com mais de um mês, mas raramente haverá necessidade de tal medida para aquelas com menos de 10 meses de idade. Crianças com evidência de obstrução das vias aéreas ou de aumento da PIC não devem ser pré-medicadas. Deve-se considerar a profilaxia para endocardite nos pacientes com doença cardíaca congênita.

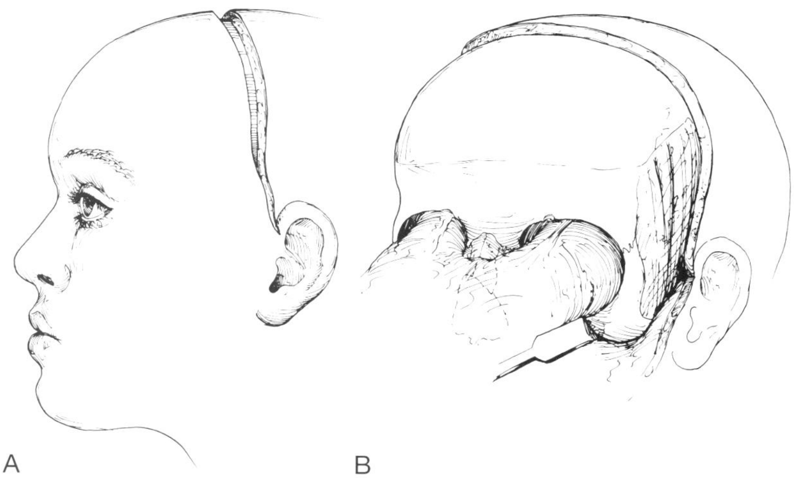

FIGURA 21.14 Incisão bicoronal (**A**) com ampla dissecção subperiosteal (**B**) proporciona acesso para manipulação cirúrgica do esqueleto facial superior. (De Whitaker LA, Bartlett SP: Craniofacial anomalies. In Jurkiewicz J, Krizek T, Mathes S, Ariyan S [eds.]: *Plastic Surgery: Principles and Practice*. St. Louis, Mosby, 1990, p. 107, com permissão.)

O cuidado da via aérea nesses pacientes pode ser grande desafio. Conforme dito anteriormente, a dificuldade pode se apresentar durante as tentativas de ventilação e/ou intubação. Felizmente, não é comum deparar-se com vias aéreas difíceis. Porém, a incidência é mais alta nos pacientes com síndromes congênitas e nos que já passaram por reconstrução prévia. Foram descritas muitas técnicas bem-sucedidas em bebês; elas incluem o uso do laringoscópio de Bullard, LMA, laringoscópio de fibra óptica flexível e intubação retrógrada.[57,66,70] Pode ser necessário usar uma combinação de técnicas para garantir a via aérea. Exemplificando, LMA foi utilizada para facilitar o trânsito do laringoscópio de fibra óptica e do tubo endotraqueal.[58] Alguns bebês com anomalias craniofaciais necessitam de uma traqueostomia por causa de uma obstrução significativa das vias aéreas superiores.[64,71] Para uma preparação adequada, deve-se ter à disposição todo o equipamento necessário e contar com profissionais treinados e experientes no uso desses instrumentos para cuidado da via aérea. Também pode significar ter um otorrinolaringologista pediátrico imediatamente disponível.

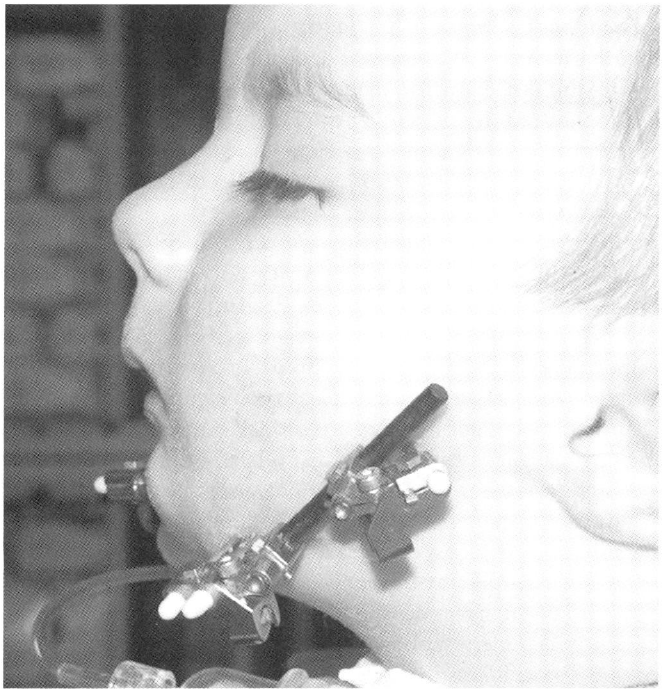

FIGURA 21.15 Afastador mandibular em um bebê com síndrome de Pierre Robin. (Cortesia de Joseph E. Losee.)

São várias as considerações intraoperatórias ao se cuidar da anestesia para reparos craniofaciais. Frequentemente, esses procedimentos são demorados e expõem os bebês aos riscos de hipovolemia, hipotermia, perda de sangue e embolia aérea venosa. Os procedimentos craniofaciais realizados durante o primeiro ano de vida incluem remodelagem da abóbada craniana, avanço fronto-orbital, craniectomia em faixa e osteogênese por distração. Os procedimentos com base craniana podem envolver perda de sangue significativa por causa da duração do procedimento e também por complicações como invasão do seio sagital. Cerca de 90 a 100% dos bebês submetidos a esses procedimentos necessitarão de transfusão de sangue.[72] Mesmo a craniectomia em faixa, que é tipicamente realizada para a correção da sinostose sagital e resulta em menos perda de sangue, pode, ainda assim, causar hemorragia significativa. Os bebês estão particularmente em risco de serem expostos a transfusões, pois podem se apresentar na sala de cirurgia no nadir de sua anemia fisiológica (2 a 3 meses de idade). Na preparação para esses procedimentos, deve-se obter um hematócrito basal e prova cruzada e tipagem do sangue. É preciso obter um acesso intravenoso adequado para ressuscitação. No bebê, pelo menos dois cateteres intravenosos periféricos de grande calibre (#22 a #18) devem proporcionar acesso adequado. É recomendável a monitoração da pressão arterial para uma análise batimento a batimento da pressão arterial e do quadro de volume intravascular; além disso, também devem ser monitorados os gases sanguíneos arteriais.

Foram propostas técnicas para minimização da perda de sangue que incluem eritropoetina recombinante no pré-operatório, hemodiluição normovolêmica aguda, hipotensão induzida, eletrocautério, aprotinina e uso de um dispositivo para salvação de células. No período pré-operatório, a eritropoetina recombinante pode diminuir as necessidades de transfusão em bebês submetidos a reparo de craniossinostose. A dose citada de eritropoetina é de 300 a 600 unidades/kg administradas por via subcutânea, 1 a 3 vezes por semana, juntamente com suplementação de ferro oral. A eritropoetina deve ser iniciada três semanas antes da cirurgia. Um estudo prospectivo de dosagem 1 vez por semana diminuiu a incidência de transfusão em bebês submetidos a reparo de craniossinostose de 93 para 57%.[60]

A aprotinina, um inibidor da serina protease, também pode diminuir a perda de sangue e as necessidades de transfusão no período perioperatório durante procedimentos craniofaciais. Em um estudo prospectivo randomizado, controlado com placebo e com metodologia cega, que avaliou o efeito da aprotinina em bebês e crianças submetidos à remodelagem da abóbada craniana e a avanços fronto-orbitais, D'Errico et al. observaram redução no volume de transfusão de papa de hemácias nos períodos intraoperatório e pós-operatório nos pacientes que receberam aprotinina. No entanto, o número de pacientes que necessitaram de transfusão não foi reduzido.[73] Não foram relatados eventos adversos.

No passado, o uso de um dispositivo para salvação de células foi considerado como impraticável para pacientes pediátricos pequenos por causa do tamanho do receptáculo.[74] Recentemente, foram disponibilizados reservatórios menores para salvação de células, com capacidade de até 55 mL. Essa tecnologia pode reduzir a velocidade da transfusão de sangue autógeno em bebês submetidos à cirurgia craniofacial. Em uma análise prospectiva que avaliou o uso do dispositivo de salvação de células com um reservatório pediátrico de 55 mL em pacientes pré-tratados com eritropoetina, apenas 30% dos bebês que tiveram remodelagem da abóbada craniana necessitaram de sangue alogênico.[75]

Embolia aérea venosa (EAV) é uma complicação potencial dos procedimentos craniofaciais e neurocirúrgicos. EAV pode se apresentar como instabilidade hemodinâmica, podendo resultar em morte. É comum a ocorrência dessa complicação em pacientes pediátricos submetidos a procedimentos com base no crânio. Um estudo prospectivo utilizando um Doppler precordial em bebês e crianças com procedimentos cirúrgicos para craniossinostose detectou EAV em 82% dos pacientes. Em 31% ocorreu hipotensão secundária à EAV, mas nenhum dos pacientes sofreu colapso cardiovascular.[76] Esse é um resultado superior ao da incidência previamente relatada de 66%.[77] Os bebês podem estar em maior risco de EAV porque podem sofrer hemorragia significativa durante a remodelagem da abóbada craniana, resultando em baixas pressões venosas centrais. Além disso, o tamanho relativamente grande da cabeça do bebê pode fazer com que o local cirúrgico fique situado acima do nível do coração — o que aumentará o gradiente de pressão para o arrasto do ar. Alguns especialistas defendem a aplicação de cateteres venosos centrais para monitorar a tendência das pressões venosas centrais e minimizar o risco de embolia aérea. Contudo, não há dados sugerindo que a monitoração da pressão venosa central diminui o risco de EAV. O tratamento de EAV tem início com a prevenção de estados hipovolêmicos, pela ressuscitação de volume adequada e uso de um Doppler precordial para detecção precoce de EAV. Baixar a cabeceira do leito, inundar o campo cirúrgico com salina, aplicar cera de osso, descontinuar o óxido nitroso e proporcionar suporte inotrópico são medidas que têm sido utilizadas no tratamento agudo da EAV.

Os procedimentos craniofaciais podem ser muito demorados, estendendo-se por várias horas. As complicações resultantes de procedimentos cirúrgicos longos incluem esfacelamento da pele, lesão neuropática e hipotermia. Deve-se ficar atento ao arranjo inicial da sala de cirurgia para que sejam assegurados posicionamento e acolchoamento apropriados que minimizem essas lesões intraoperatórias. Bebês a serem submetidos à remodelagem da abóbada craniana podem ficar posicionados em decúbito ventral; assim, é importante que se tenha atenção com a proteção da face e dos olhos. Pacientes portadores de síndromes que alteram a arquitetura da face média podem representar verdadeiro desafio quando estão posicionados em decúbito ventral, porque pode ficar mais difícil proteger adequadamente a face e os olhos. Um exemplo de arranjo inicial está ilustrado na Figura 21.16. O bebê está posicionado em um aquecedor tipo Bair Hugger para minimizar a hipotermia, e o local da cirurgia (cabeça) é então isolado do corpo mediante o uso de panos de campo plásticos. Esse arranjo não só minimiza as perdas de calor por convecção e radiação, mas também impede a perda de calor por condução para um leito molhado pela irrigação e pelo sangue. Antes da administração, os produtos sanguíneos devem ser aquecidos com um aquecedor de líquidos (exceto para plaquetas).

Cuidado pós-operatório. O cuidado pós-operatório de bebês submetidos à cirurgia craniofacial depende de morbidades coexistentes e do procedimento realizado. Bebês nos quais foram utilizados afastadores podem ter uma via aérea mais difícil depois da extubação por causa do posicionamento do instrumento. A ventilação com máscara pode ser muito difícil em presença de afastadores mandibulares. Depois da extubação, devemos contar com equipamento para via aérea, inclusive LMAs de tamanho apropriado. Rotineiramente, não se utilizam afastadores maxilares externos em bebês. Porém, seu uso em crianças de mais idade pode complicar mais o acesso à via aérea; serão importantes tanto profissionais preparados como equipamento adequado para remoção de parte do instrumento na sala de cirurgia.[78] Bebês submetidos à remodelagem da abóbada craniana e a avanços fronto-orbitais podem sofrer perda de sangue significativa no intraoperatório. Desde que esses pacientes sejam adequadamente ressuscitados e estejam estáveis em termos hemodinâmicos, com frequência poderão ser extubados na sala de cirurgia. Bebês com via aérea difícil, obstrução significativa das vias aéreas ou que passaram por complicações intraoperatórias podem ser beneficiados com um adiamento da extubação na unidade de terapia intensiva/sala de cirurgia depois de terem sido estabilizados. É comum que a perda de sangue continue após um processo de cirurgia craniofacial importan-

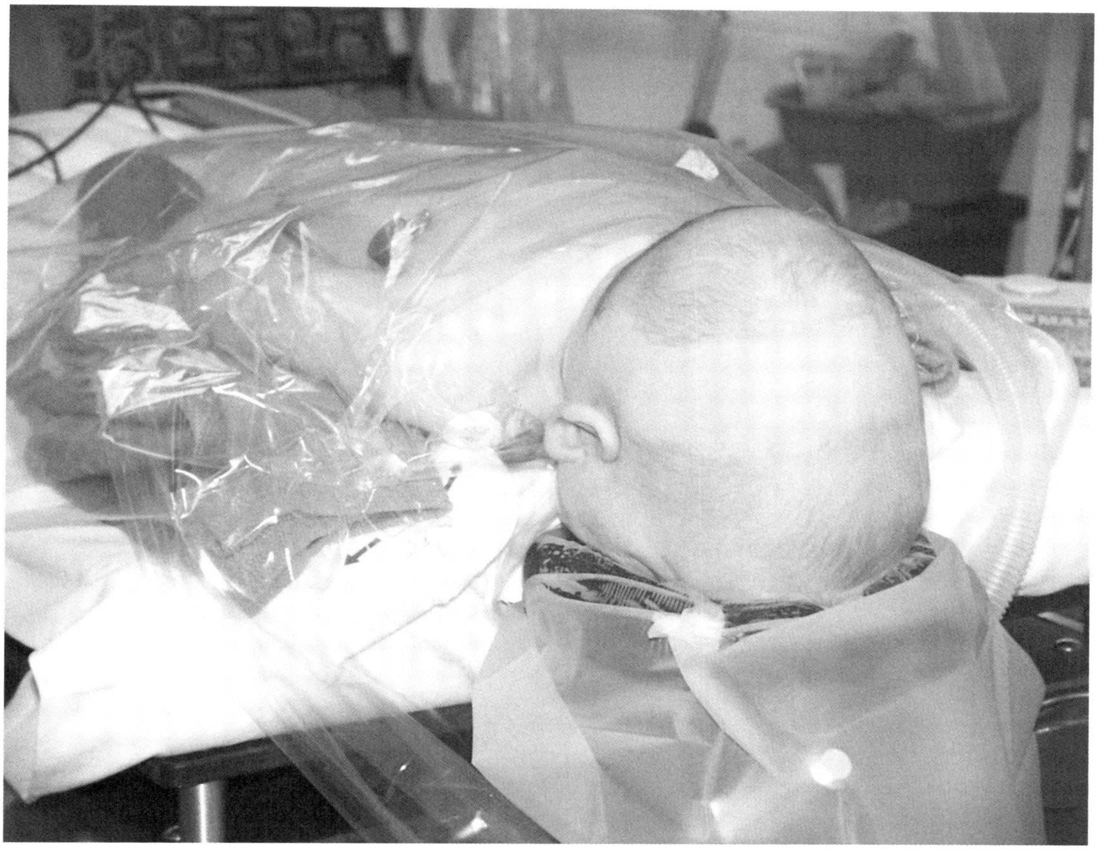

FIGURA 21.16 Arranjo da sala de cirurgia para remodelagem da abóbada craniana posterior. Note a aplicação de lençóis plásticos com ar aquecido forçado para separação da cabeça e corpo. Isso cria uma barreira para os líquidos (sangue, solução preparatória, irrigação). É essencial uma atenção especial para que não ocorra compressão ocular. (Cortesia de Joseph E. Losee.)

te, e os bebês poderão necessitar de repetidas transfusões no cenário pós-operatório imediato. Outras complicações possíveis são edema cerebral,[79] alterações visuais,[80] vazamento de LCR,[81] infecção,[82] anormalidades dos eletrólitos (hiponatremia),[79] acidose metabólica e reações transfusionais.

MASSAS MEDIASTINAIS

Massas mediastinais em bebês e crianças representam dilema diagnóstico e terapêutico para a equipe médica responsável pelo atendimento. É importante que seja estabelecida uma comunicação eficaz entre oncologistas, cirurgiões pediátricos, anestesiologistas, radiologistas e intensivistas para que seja obtido um resultado favorável. É fundamental o conhecimento da patologia, apresentação clínica, diagnóstico, imageamento e tratamento para um atendimento eficiente e seguro dessas crianças com massas mediastinais.

Considerações anatômicas. A Tabela 21.7 apresenta uma classificação das massas mediastinais com base em sua localização. O mediastino anterior é a zona posterior ao esterno, anterior ao pericárdio, superior ao diafragma e inferior ao plano que atravessa a junção esternomanubrial. As massas mediastinais anteriores são comuns em crianças; as mais frequentes são teratomas, timomas e linfomas (de Hodgkin ou não). Essas massas representam aproximadamente 40% dos tumores. O mediastino médio fica definido pelo pericárdio, tendo origem nos grandes vasos. O mediastino posterior fica delineado pelo pericárdio e grandes vasos anteriormente, coluna vertebral posteriormente e pleuras parietais lateralmente. Em geral, tumores neurogênicos ocorrem no mediastino posterior; dentre eles, o neuroblastoma é o mais comum.[83]

Patologia. Massas mediastinais anteriores são descritas principalmente em crianças de mais idade, mas foram relatados diversos casos dessa enfermidade em bebês.[84-86] Quase todas as massas em crianças com menos de 2 anos de idade são benignas. Massas malignas são diagnosticadas com maior frequência em crianças de mais idade, sendo principalmente linfomas (de Hodgkin ou não) e também tumores neurogênicos.[87,88]

Massas do mediastino circundam as grandes vias aéreas, coração e grandes vasos. A compressão das vias aéreas e dos grandes vasos poderá resultar em sintomas respiratórios e cardiovasculares.

Apresentação clínica. Os sinais e sintomas dependem do tamanho e localização da massa mediastinal e da extensão da

TABELA 21.7 Tumores mediastinais

	Benignos	Malignos
Anteriores	Timoma Cisto tímico Timolipoma Hiperplasia do timo Tireoide Higroma cístico Adenoma das paratireoides Hérnia de forame de Morgagni	Carcinoma tímico Carcinoma de tireoide Seminoma Mistos de células germinativas Linfoma Carcinoide tímico
Médios	Adenopatia benigna Cistos Esofágicos Hérnia hiatal Estruturas cardíacas e vasculares Lipomatose Coxim adiposo cardiofrênico Hérnia de forame de Morgagni Tireoide ectópica	Linfoma Metástases Câncer de esôfago Carcinoma de tireoide
Posteriores	Neurofibroma Schwannoma Hérnia de forame de Bochdalek Meningocele	Neuroblastoma

De Yoneda KY, Louie S, Shelton DK: Mediastinal tumors. *Curr Opin Pulm Med* 2001;7:226-233.

compressão da árvore traqueobrônquica e do sistema cardiovascular.[89] Os sintomas ligados à compressão da árvore traqueobrônquica incluem tosse, dispneia e ortopneia. Em geral, os sintomas são exacerbados quando a criança se encontra em decúbito dorsal. Os sinais de comprometimento respiratório são estridores, cianose, respiração ofegante e atenuação dos sons respiratórios. A compressão do sistema cardiovascular se manifesta na forma de fadiga, cefaleias, episódios de desmaio e ortopneia, podendo causar obstrução ou síndrome da VCS (edema da cabeça e pescoço; distensão das veias cervicais e colaterais na parede torácica; pletora; cianose da face, pescoço e braços; proptose; e síndrome de Horner).[90] Sintomas de edema cerebral decorrentes de hipertensão venosa podem ocorrer em casos de obstrução da VCS e incluem cefaleias, síncope e letargia (Tab. 21.8).

TABELA 21.8 Achados clínicos em pacientes com massas mediastinais

História	Exame físico	Exame laboratorial
Via aérea		
Tosse	Sons respiratórios atenuados	Radiografia de tórax (projeções posteroanterior e lateral, para exame de desvio ou compressão de traqueia)
Cianose	Respiração ofegante	Alças de fluxo-volume nas posições de decúbito dorsal e sentada
Dispneia	Estridores	
Ortopneia	Cianose	
Cardiovascular		
Fadiga	Edema cervical ou facial	Alterações da silhueta cardíaca nas radiografias torácicas
Debilitação	Distensão jugular	Ecocardiograma nas posições de decúbito dorsal e sentada
Cefaleia	Papiledema	
Falta de ar e ortopneia	Alterações na pressão arterial ou palidez, diante de mudanças posturais	
Tosse	Pulso paradoxal	

De Pulleritz J, Holzman RS: Anaesthesia for patients with mediastinal masses. *Can Anaesth Soc J* 1989;36:681-688.

Diagnóstico. É possível obter tecido para o diagnóstico de massas mediastinais por diversos métodos. Um radiologista intervencionista experiente pode fazer biópsia por aspiração com agulha fina. Porém, o procedimento tem um percentual de 15% de resultados inconclusivos.[91] Se esse for o caso, haverá necessidade de uma biópsia cirúrgica para confirmação do diagnóstico. A abordagem cirúrgica depende da localização da massa. Sempre deverá ser levada em consideração a coleta de tecido de uma região remota, como um linfonodo cervical ou líquido pleural, sob anestesia local. Caso a coleta não seja possível nesses locais, então será necessária uma amostra de tecido do mediastino. A mediastinotomia anterior (procedimento de Chamberlain), em que se faz incisão no segundo ou terceiro interespaço para exposição, permite acesso ao mediastino anterior e às áreas paratraqueal direita e aortopulmonar.[91,91a] A mediastinoscopia e toracoscopia vídeo-assistidas se tornaram procedimentos amplamente aceitos para diagnóstico e tratamento da doença mediastinal. Se não for possível a aplicação de técnicas de anestesia local e se o paciente apresentar alto risco anestésico, poderá ser considerado o tratamento empírico com irradiação ou corticosteroides. Foi descrito um breve curso pré-operatório de irradiação em pacientes considerados como estando no mais alto risco de complicações perioperatórias. A anestesia foi aplicada com segurança em todos os pacientes, e a amostra de tecido foi ainda adequada para o estabelecimento de um diagnóstico.[92] A limitação da duração do tratamento ou a proteção da área do tumor com relação à radiação são medidas que podem aumentar as chances de um diagnóstico histológico. Mas a terapia empírica pode alterar o tecido, devendo ser considerada como último recurso.

Avaliação pré-anestésica. Muitos tumores mediastinais são assintomáticos, sendo observados pela primeira vez em uma radiografia torácica de rotina. Em alguns estudos, apenas 30% das crianças com doença de Hodgkin exibiam sintomas.[93] A TC torácica com contraste iodado é o estudo de escolha para determinar a localização e extensão da compressão de estruturas adjacentes no tórax. A imagem por ressonância magnética (IRM) é superior à TC para o imageamento do plexo nervoso e dos vasos sanguíneos. A IRM tem utilidade nos casos em que haja contraindicação do contraste iodado ou no diagnóstico de massas tireoidianas.[94] Quando há envolvimento de estruturas cardiovasculares, passa a ser essencial o recurso de ecocardiografia, TC assistida por meio de contraste ou IRM cardíaca. A ecocardiografia pode proporcionar informações dinâmicas concernentes à compressão e desempenho ventriculares. Provas de função pulmonar nas posições de decúbito dorsal e sentada são importantes para determinar a extensão do comprometimento das vias aéreas. A posição supina tende a exacerbar o comprometimento respiratório. Obstrução intratorácica causa distorção da frequência máxima de fluxo expiratório, enquanto obstrução extratorácica provoca distorção da frequência de fluxo inspiratório. Ocorre redução igual das frequências de fluxo — tanto inspiratória como expiratória — por lesões fixas. Em pacientes com massas mediastinais, as provas de função pulmonar revelam comprometimento obstrutivo e também restritivo (Fig. 21.17).[95]

O componente essencial da avaliação pré-anestésica é identificar aqueles pacientes em maior risco de complicações respiratórias e cardiovasculares no período perioperatório. Um estudo sugere que o estreitamento da traqueia e dos brônquios para menos de 50% previsto na TC indica maior risco anestésico.[96] Em outro estudo, todas as crianças com massas mediastinais anteriores e que demonstraram áreas de secção transversal da traqueia superiores a 50% do previsto ou um pico de frequência de fluxo expiratório superior a 50% do previsto tiveram uma anestesia geral sem maiores complicações.[95] O único sintoma que parece ter correlação com a área da secção transversal da via aérea é a ortopneia. No estudo precedente, nenhum paciente com área da secção transversal da via aérea superior a 50% demonstrou ortopneia; e, em vários casos, esse foi o único sintoma que precedeu consistentemente o colapso respiratório durante a indução da anestesia.[86,96,97] Aparentemente, adultos com sinais e sintomas cardiorrespiratórios, com anormalidades tanto obstrutivas como restritivas nas provas de função pulmonar,

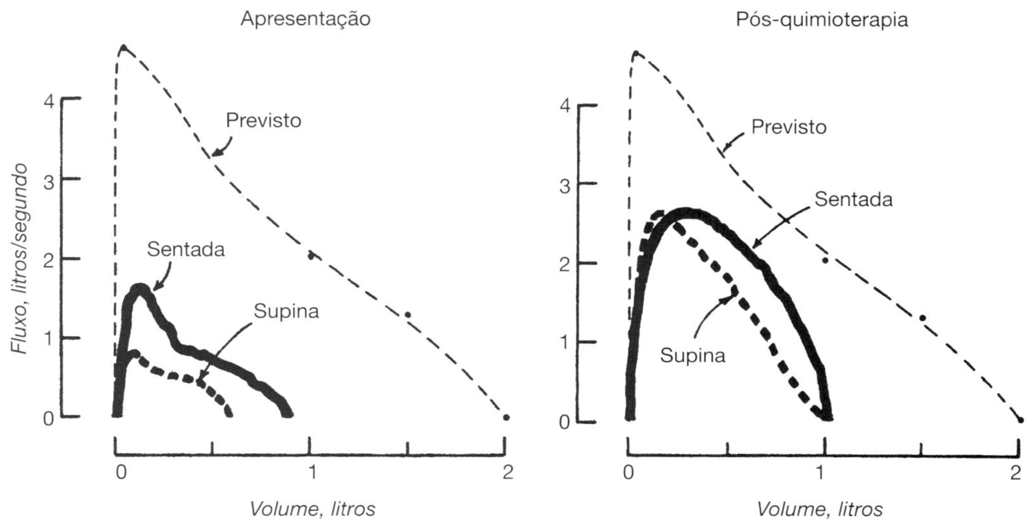

FIGURA 21.17 Alças de fluxo-volume expiratórias em uma criança com 8 anos de idade com massa mediastinal anterior. Note a redução nos fluxos máximos, que melhora depois de 4 dias de quimioterapia. (De Shamberger RC, Holzman RS, Griscom NT, et al.: CT quantitation of tracheal cross-sectional area as a guide to the surgical and anesthetic management of children with anterior mediastinal masses. *J Pediatr Surg* 1991;26:138-142.)

e aqueles com compressão traqueal superior a 50% apresentam maior probabilidade de sofrer complicações com risco para a vida no início do período pós-operatório.[98]

Cuidado anestésico. Diversos relatórios descreveram o risco de obstrução das vias aéreas e colapso cardiovascular com risco para a vida durante a anestesia geral em pacientes com massas mediastinais.[86,97,99] Esses resultados catastróficos ocorrem devido às mudanças fisiológicas que acontecem durante a anestesia geral. O volume pulmonar fica reduzido por causa da perda do tônus dos músculos inspiratórios e também pela perda do efeito de retenção que o pulmão expandido exerce na via aérea. O gradiente de pressão transpleural normal que distende as vias aéreas durante a inspiração sofre redução, comprometendo ainda mais o calibre da via aérea. Durante a ventilação espontânea, o diafragma se movimenta em uma direção caudal. Enquanto o paciente se encontra paralisado com agentes bloqueadores neuromusculares, o diafragma se desloca na direção cefálica ao final da expiração.[100] Essa mudança compromete ainda mais a via aérea. A estatura do bebê pode ampliar as consequências fisiológicas de massas mediastinais anteriores. Um maior componente cartilaginoso das costelas aumenta a complacência da parede torácica, fazendo com que essa estrutura se torne menos capaz de sustentar o peso de um tumor. Do mesmo modo, uma redução em uma via aérea já pequena aumenta significativamente a resistência das vias aéreas (a equação de Poiseuille demonstra que a resistência do fluxo laminar em um tubo é inversamente proporcional à quarta potência do raio).

O fluxo gasoso laminar através de uma via aérea pouco calibrosa será mantido mais apropriadamente com ventilação espontânea.[100] Ventilação por pressão positiva e obstrução da via aérea desestruturam o fluxo laminar e aumentam a resistência ao fluxo gasoso nas vias aéreas. Uma mistura inspirada de hélio e oxigênio diminui a resistência ao fluxo gasoso através das vias aéreas por causa da densidade mais baixa do hélio em comparação com o oxigênio.[101] Durante um fluxo turbulento, o gradiente de pressão necessário para produção de determinado fluxo de gás passa a ser diretamente proporcional à densidade do gás. Do mesmo modo, a densidade mais baixa do hélio aumenta a probabilidade de um fluxo laminar; com isso, a resistência fica ainda mais reduzida.[101] Foi descrito o uso de Heliox (hélio-oxigênio) em um paciente com 3 anos de idade com uma grande massa mediastinal anterior sintomática; esse paciente foi submetido à anestesia geral com uma LMA.[102]

Para pacientes que passarão por procedimentos diagnósticos ou colocação de cateter, deve-se fazer um esforço para que o procedimento seja realizado sob anestesia local com sedação. A anestesia geral pode ser realizada com segurança; contudo, é preciso alto grau de suspeita de possíveis complicações respiratórias e cardiovasculares. A indução da anestesia pode ser conseguida com técnicas intravenosas ou inalatórias. A ênfase deve recair na manutenção da ventilação espontânea. Foi descrito o controle da via aérea com máscara, LMA e cânula endotraqueal.[102,103] Também foi descrito que tubos aramados ajudam a manter a desobstrução da via aérea, podendo haver necessidade de broncoscopia rígida, caso venha a ocorrer colapso completo da via aérea.[84,85,104] Em crianças de mais idade que necessitam de intubação, mas que estejam clinicamente muito frágeis para a anestesia geral, pode-se fazer uma intubação com fibra óptica com sedação e anestesia tópica da via aérea. A abordagem de Chamburlain foi realizada sob sedação com infiltração de anestésico local em crianças e deve ser considerada para aqueles pacientes com maior risco de complicações. Em pacientes com comprometimento respiratório, deve-se garantir o acesso intravenoso antes do início da anestesia; em pacientes com síndrome da VCS esse acesso deve ser garantido nos membros inferiores. Considerando que a posição em decúbito dorsal durante a indução da anestesia pode comprometer uma via aérea já complicada, pacientes com massas mediastinais devem ser colocados em uma posição semissentada. Se ocorrer grave obstrução da via aérea, o paciente deverá ser colocado na posição de decúbito ventral ou na posição lateral. Pacientes tidos como de maior risco de colapso cardiovascular devem ser considerados, no pré-operatório, como possíveis candidatos para *bypass* cardiopulmonar (Fig. 21.18, Tab.21.9).

MALFORMAÇÕES CONGÊNITAS DO PULMÃO

Cistos broncogênicos e pulmonares

Cistos broncogênicos ocorrem por causa do brotamento anormal de tecido brônquico. Os cistos podem ocorrer em qualquer local, desde o mediastino até a periferia, dependendo de quando se separam durante a embriogênese. Podem ser classificados como mediastinais (centrais) ou pulmonares (periféricos). Cistos mediastinais são mais comuns e estão geralmente localizados na área paratraqueal e paraesofágica; a maioria dessas malformações ocorre entre a traqueia e o esôfago. A maioria dos cistos pulmonares (periféricos) ocorre nos lobos inferiores. Cistos broncogênicos podem estar preenchidos com ar ou líquido mucoide ou seroso.[105,106] Embora seja improvável, podem se comunicar com a árvore traqueobrônquica. Em sua maioria, os pacientes são assintomáticos, mas se chegarem a ocorrer sintomas, estarão relacionados ao comprometimento respiratório, cardiovascular e das vias aéreas, em decorrência do crescimento dos cistos ou de infecção. A infecção pode se apresentar como uma tosse crônica, febre e pneumonia recorrente.[107] O diagnóstico é estabelecido com a ajuda de radiografias torácicas e TC torácico. O tratamento de pacientes sintomáticos consiste na ressecção cirúrgica (Tab. 21.10).

Cuidado anestésico. As preocupações concernentes ao cuidado anestésico incluem o comprometimento respiratório secundário à expansão dos cistos por causa da ventilação por pressão positiva e/ou óxido nitroso e vazamento do conteúdo cístico para a via aérea. Uma revisão do cuidado anestésico de 24 casos de cistos broncogênicos indicou que essas complicações não são tão comuns como se pensava anteriormente. Nessa série de casos, todos os pacientes recebe-

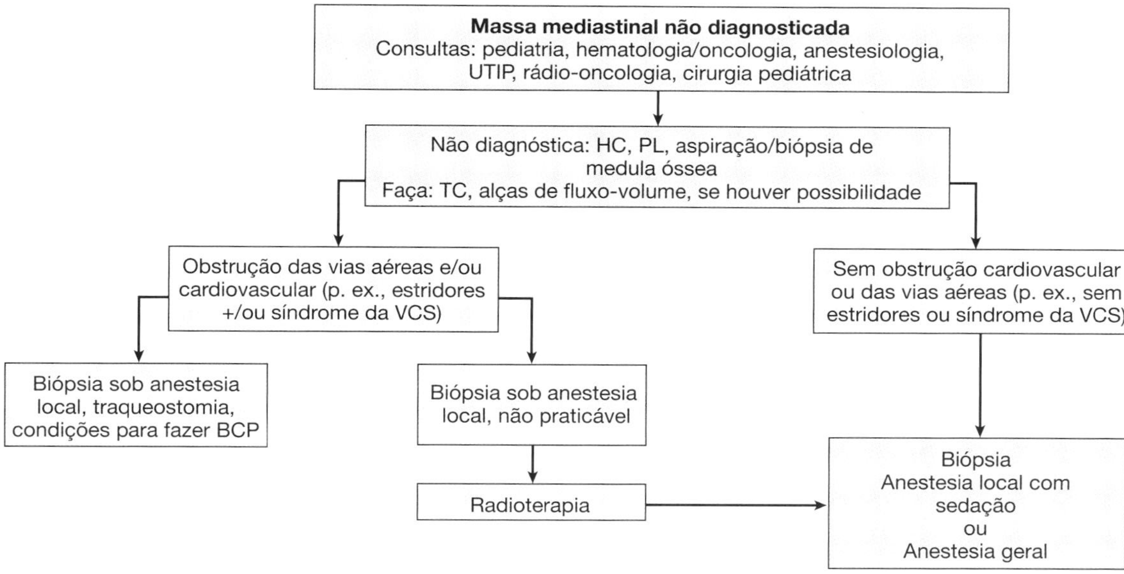

FIGURA 21.18 Algoritmo para cuidado anestésico da criança com massa mediastinal anterior. HC, hemograma completo, BCP, *bypass* cardiopulmonar, TC, tomografia computadorizada; PL, punção lombar; UTIP, unidade de terapia intensiva pediátrica; VCS, veia cava superior. (Adaptado de Hammer GB: Anaesthetic management for the child with a mediastinal mass. *Pediatr Anesth* 2004;14:95-97, com permissão.)

ram relaxantes musculares e ventilação por pressão positiva no período intraoperatório, não tendo ocorrido problemas. Foram publicados três relatos de secreções traqueais excessivas que podem ter apresentado ligação com a drenagem dos cistos preenchidos por líquido. Houve necessidade de repetir a sucção, mas não foi comunicado comprometimento da via aérea. Não foi descrito o uso de ventilação monopulmonar.[107] Depois da indução da anestesia, foi relatado o vazamento de líquido cístico na via aérea, com dessaturação temporária de oxigênio. Nesse caso, também não foi utilizado isolamento pulmonar.[108] Durante o cuidado anestésico de cistos broncogênicos, as técnicas de isolamento pulmonar podem ser vantajosas, particularmente com a manipulação de cistos preenchidos por líquido. Embora a ventilação por pressão positiva e o uso de óxido nitroso pareçam ser procedimentos razoavelmente bem-tolerados, não foi ainda esclarecido o grau de risco dessas opções.

Malformação adenomatosa cística congênita

Malformação adenomatosa cística congênita (MACC) ocorre secundariamente ao supercrescimento anormal dos bronquíolos terminais, com ausência de alvéolos, glândulas brônquicas e cartilagem maturos.[109] As MACCs são raras e ocorrem em uma incidência estimada de 1:25.000 a 1:35.000.[110] Esses cistos se comunicam com a árvore traqueobrônquica. As MACCs podem ser constituídas de uma massa sólida ou de uma estrutura cística; podem se apresentar como um grande cisto isolado dominante ou vários cistos. Stocker classificou as MACCs em três grupos, com base no tamanho e na histologia do revestimento do cisto. As anomalias associadas à MACC são agenesia e disgenesia renal e síndrome de *prune belly*. Os sinais e sintomas clínicos na apresentação dependerão em grande parte do tamanho da massa. As lesões císticas se comunicam com a árvore tra-

TABELA 21.9 Considerações anestésicas para tratamento de massas mediastinais

Avalie com tomografia computadorizada, ecocardiografia, provas de função pulmonar e radiografia torácica.
Obtenha acesso intravenoso no membro inferior, caso síndrome da veia cava superior esteja presente.
Faça preparativos para troca de posição (lateral ou decúbito ventral) do paciente.
Mantenha ventilação espontânea.
Tenha à disposição um broncoscópio rígido.
Tenha à mão o equipamento para *bypass* cardiopulmonar.

TABELA 21.10 Cuidado anestésico de cistos broncogênicos

Avaliação pré-operatória dos cistos broncogênicos
História: pode haver sintomas respiratórios, tosse, febre, infecções pulmonares recorrentes
Radiografia/tomografia computadorizada torácica: avalie a localização e tamanho do cisto, avalie para compressão cardíaca
Exames laboratoriais: hematócrito, prova cruzada/tipagem sanguínea, saturação de oxigênio
Cuidado anestésico
Considere ventilação monopulmonar, se o cisto estiver preenchido por líquido.
Procure evitar o óxido nitroso.

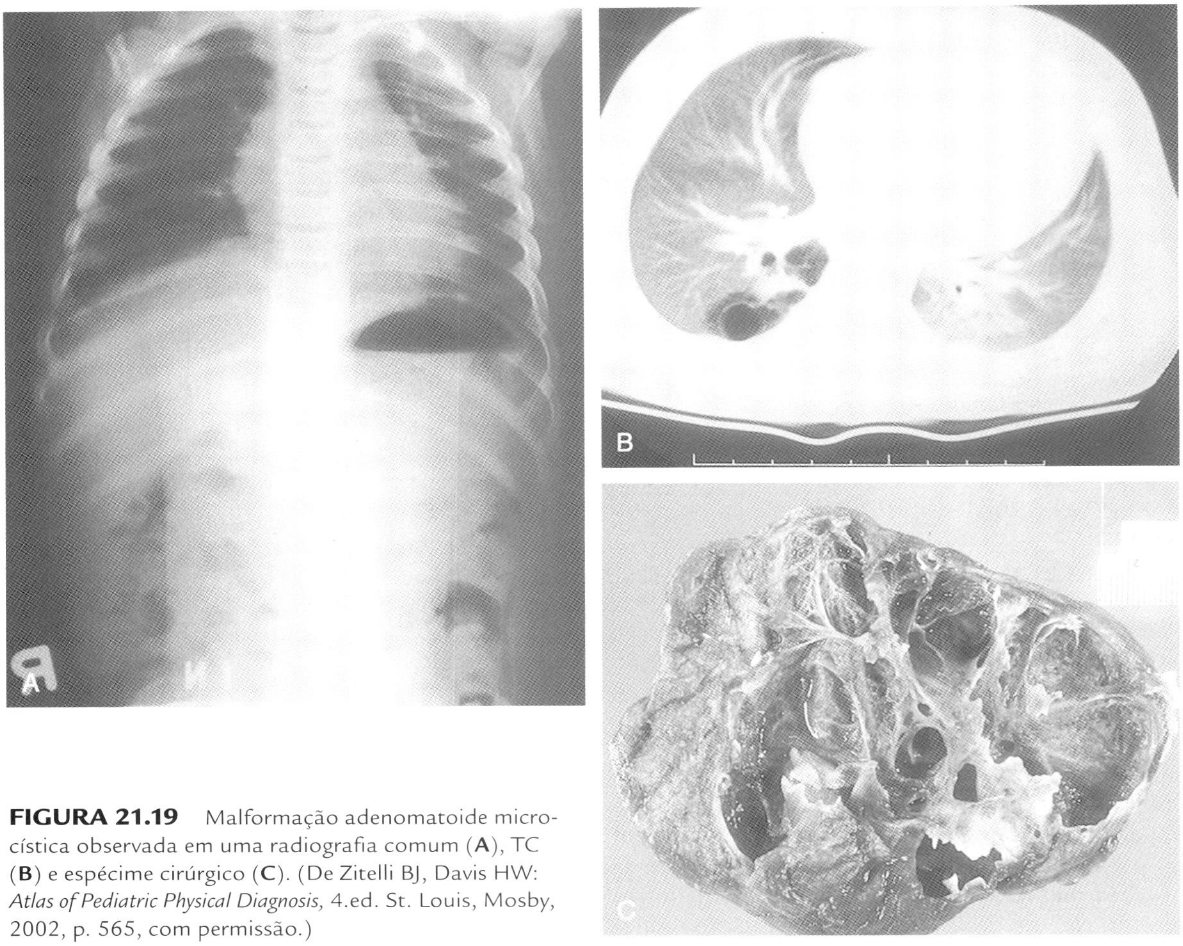

FIGURA 21.19 Malformação adenomatoide microcística observada em uma radiografia comum (**A**), TC (**B**) e espécime cirúrgico (**C**). (De Zitelli BJ, Davis HW: *Atlas of Pediatric Physical Diagnosis,* 4.ed. St. Louis, Mosby, 2002, p. 565, com permissão.)

queobrônquica e podem se comportar como um efeito de válvula de esfera, ficando distendidas secundariamente ao encarceramento do gás. Poderá ocorrer comprometimento *intra utero* com anasarca e ascite se a lesão for suficientemente grande a ponto de prejudicar a circulação fetal. A compressão das estruturas circunjacentes poderá resultar em hipoplasia pulmonar. Neonatos e bebês podem se apresentar com desconforto respiratório significativo, o que implica na necessidade de ressecção imediata. Pacientes que se apresentam depois do período neonatal frequentemente são acometidos por infecções pulmonares recorrentes localizadas em um lobo.[111] O diagnóstico é estabelecido por sintomas clínicos, radiografia torácica e TC torácica (Fig. 21.19). O diagnóstico *intra utero* é estabelecido durante a ultrassonografia pré-natal. O tratamento definitivo consiste na remoção cirúrgica do lobo afetado (Tab. 21.11).

Cuidado anestésico. A comunicação da MACC com a árvore traqueobrônquica aumenta potencialmente o risco anestésico. Ventilação por pressão positiva e óxido nitroso podem expandir a lesão e causar comprometimento cardiovascular e respiratório. Já foram também descritos vazamento do conteúdo cístico durante a anestesia e obstrução do tubo endotraqueal.[108] De preferência, pode-se optar pela indução da anestesia com um anestésico inalatório com ventilação espontânea,

TABELA 21.11 Cuidado anestésico de malformação adenomatosa cística congênita (MACC)

Avaliação pré-operatória

História: os sintomas dependem do tamanho da massa, do desconforto respiratório (pode ser muito intenso), de infecção pulmonar recorrente

Radiografia/tomografia computadorizada torácica: avalie a localização e o tamanho da MACC

Exames laboratoriais: hematócrito, prova cruzada/tipagem sanguínea, saturação de oxigênio

Anomalias associadas

Agenesia ou disgenesia renal

Síndrome de *prune belly*

Cuidado anestésico

Pode ocorrer vazamento do conteúdo da MACC para a via aérea; considere ventilação monopulmonar.

Pode ocorrer expansão da MACC; procure evitar o óxido nitroso; considere ventilação monopulmonar.

mas é muito difícil (ou mesmo impraticável) manter a ventilação espontânea durante a toracotomia ou toracoscopia. Isolamento pulmonar pode ser procedimento ideal, pois não só minimiza o risco de hiperinsuflação do cisto durante a ventilação por pressão positiva, mas também minimiza o risco de exposição ao conteúdo cístico, caso ocorra sua ruptura. Em neonatos e bebês, o isolamento pulmonar pode ser conseguido com uma intubação intencional no brônquio principal direito ou esquerdo ou com a aplicação de um bloqueador brônquico 5-Fr. A vantagem do bloqueador brônquico é que esse dispositivo pode permitir melhor proteção contra a drenagem do conteúdo cístico para o pulmão contralateral. No entanto, nenhuma dessas opções para isolamento pulmonar permitirá sucção, oxigenação ou pressão positiva contínua na via aérea (CPAP) no pulmão isolado.

Pode-se obter uma exposição cirúrgica de rotina por meio de uma toracotomia. Contudo, o desenvolvimento de equipamento de menores dimensões permitiu que esse procedimento ocorresse de forma menos invasiva por meio de uma abordagem toracoscópica. As vantagens potenciais incluem menos dor e recuperação mais rápida, possivelmente com menores estadias hospitalares. O isolamento pulmonar pode facilitar a exposição para o cirurgião e algumas instituições utilizam rotineiramente essa técnica. Também já ocorreu remoção da MACC enquanto o feto se encontra em suporte uteroplacentário durante o procedimento EXIT.[112]

Sequestro pulmonar

Sequestro pulmonar se caracteriza por um segmento do tecido pulmonar que é ectópico e não tem função de ventilação. Esse segmento, no entanto, possui sua irrigação vascular própria que, caracteristicamente, origina-se na aorta torácica ou abdominal.[113] Foi informada a ocorrência de drenagem venosa através das veias pulmonares, ázigos ou porta. Ao contrário das malformações císticas do pulmão, os sequestros não exibem comunicações traqueobrônquicas e nem estão em risco de vazamento de conteúdo ou de expansão. Há dois tipos de sequestros pulmonares: intralobar e extralobar. O sequestro intralobar ou intrapulmonar se localiza no interior de um lobo, não exibindo revestimento pleural distinto. Sequestros extralobares têm seu próprio revestimento pleural, estando associados a outras anomalias congênitas em 50% dos casos. Algumas dessas anomalias incluem comunicação com o trato gastrintestinal, duplicação do colo e íleo, anomalias das vértebras cervicais, hipoplasia pulmonar, defeitos diafragmáticos e atresia brônquica do lobo superior direito, com drenagem venosa pulmonar anômala. O sequestro com drenagem venosa pulmonar anômala tem o aspecto característico de uma cunha ao longo da borda cardíaca direita, assemelhando-se a uma cimitarra nas radiografias torácicas (Fig. 21.20).[113]

Clinicamente, esses dois tipos de sequestro se apresentam diferentemente. Com frequência, sequestros intralobares são assintomáticos e podem não se apresentar até o final da segunda infância ou adolescência.[114] Comumente, sequestros extralobares se apresentam antes dos 2 anos de idade. Os sintomas incluem tosse, pneumonia e subdesenvolvimento. As radiografias de rotina identificarão sequestros,

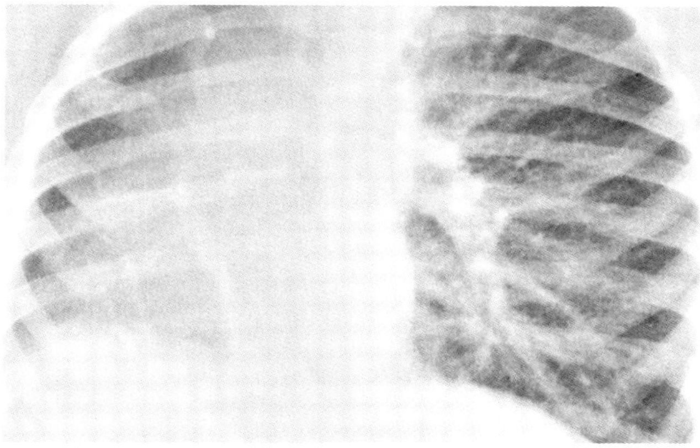

FIGURA 21.20 Radiografia torácica demonstrando a síndrome da cimitarra em uma criança com sequestro pulmonar. (De Zitelli BJ, Davis HW: *Atlas of Pediatric Physical Diagnosis*, 4.ed. St. Louis, Mosby, 2002, p. 134, com permissão.)

mas são incapazes de diferenciar entre os tipos intralobar e extralobar. A angiografia proporciona um diagnóstico definitivo e identifica a irrigação arterial e a drenagem venosa. IRM e angiografia por ressonância magnética (ARM) podem proporcionar imagens de alta definição e podem substituir a angiografia convencional.[115]

A ressecção cirúrgica é o tratamento de escolha para sequestros sintomáticos. Pacientes assintomáticos também podem ser beneficiados com a ressecção para evitar a ocorrência de infecção. Tendo em vista seu revestimento pleural separado, a remoção de sequestros extralobares pode ser realizada sem que seja sacrificado o tecido pulmonar circunjacente. Todavia, comumente haverá necessidade de lobectomia para ressecção de sequestros intralobares por causa da íntima relação com o pulmão normal.[116]

Enfisema lobar congênito

Enfisema lobar congênito se caracteriza pela excessiva hiperinsuflação de um lobo pulmonar, secundariamente a uma obstrução da válvula de esfera brônquica *intra utero*. A obstrução brônquica pode ocorrer por causa de uma compressão intrínseca ou extrínseca. Defeitos da parede brônquica causam a obstrução intrínseca. Comumente, o defeito ocorre nos lobos superiores, sendo causado por uma deficiência na quantidade ou qualidade da cartilagem na parede brônquica.[117] Habitualmente, a compressão extrínseca decorre de anormalidades cardíacas ou vasculares. Entre outras, essas anormalidades podem ser tetralogia de Fallot, persistência do canal arterial e anéis ou bandas vasculares. Outras causas de obstrução extrínseca incluem massas intratorácicas (teratoma), hipertrofia de linfonodos e cistos broncogênicos.[117] Deformidades cardíacas congênitas ocorrem em aproximadamente 15% dos pacientes com enfisema lobar congênito[118] (Tab. 21.12).

Em sua maioria, os casos de enfisema lobar congênito são diagnosticados por volta dos 6 meses de idade. Trinta e três por cento são diagnosticados no nascimento, e 50% são diagnosticados por volta do primeiro mês de vida.[119] Desconforto respiratório e cianose são os sintomas de apresentação mais

TABELA 21.12 Cuidado anestésico de enfisema lobar congênito

Avaliação pré-operatória
Sinais e sintomas: desconforto respiratório, cianose
Tomografia computadorizada: exclua anéis e bandas vasculares, massas intratorácicas
Radiografia torácica: avalie o tamanho e a localização do lobo enfisematoso
Exames laboratoriais: hematócrito, prova cruzada/tipagem sanguínea, saturação de oxigênio
Anomalias associadas
Cardíaca: doença cardíaca congênita em 15%
Diagnóstico diferencial
Pneumotórax hipertensivo
Obstrução brônquica: corpo estranho, tampão mucoso
Cuidado anestésico
Mantenha ventilação espontânea; considere isolamento pulmonar
Evite óxido nitroso

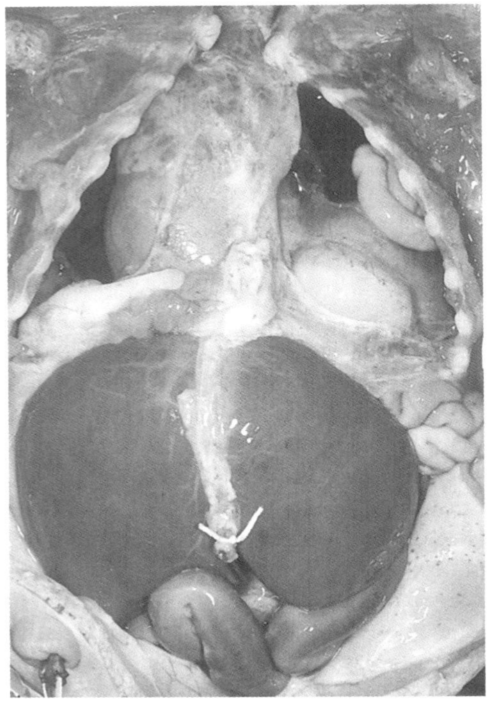

FIGURA 21.21 Hérnia diafragmática congênita (*postmortem*), revelando obliteração da cavidade pleural esquerda e compressão grave do coração e pulmão direitos. (De Zitelli BJ, Davis HW: *Atlas of Pediatric Physical Diagnosis,* 4.ed. St. Louis, Mosby, 2002, p. 563, com permissão.)

comuns. A radiografia torácica revela um grande lobo enfisematoso com atelectasia ipsilateral. Esses achados podem ser equivocadamente interpretados como pneumotórax de tensão.[120] O diagnóstico diferencial também deve incluir obstrução brônquica causada por corpo estranho ou tampão mucoso. É importante o estabelecimento de um diagnóstico preciso, porque o tratamento cirúrgico de um corpo estranho ou tampão mucoso se faz por broncoscopia, não por cirurgia torácica.

Cuidado anestésico. O tratamento definitivo para enfisema lobar congênito é a lobectomia; esse procedimento é comumente efetuado em pacientes com hipoxemia (Pa_{O_2} < 50 mm Hg), apesar do oxigênio suplementar.[119] São raras as descrições de casos que foram solucionados espontaneamente.[121] A principal preocupação durante o cuidado anestésico desses pacientes é com os efeitos deletérios da ventilação por pressão positiva. A ventilação por pressão positiva pode expandir o lobo enfisematoso e causar colapso respiratório e cardiovascular. A manutenção da ventilação espontânea – quando possível – e a utilização de técnicas de isolamento pulmonar podem minimizar esse risco. O óxido nitroso também é contraindicado, por causa do risco de expansão do lobo enfisematoso.

Hérnia diafragmática congênita

Hérnia diafragmática congênita (HDC) se caracteriza por um defeito no diafragma que permite a herniação de conteúdo abdominal para o interior da cavidade torácica. O defeito ocorre no lado esquerdo em cerca de 85% dos casos, e a forma mais comum é a herniação através de um defeito posterolateral esquerdo ou forame de Bochdalek. A herniação através do forame anterior de Morgagni ocorre em apenas 2%. A incidência de HDC é de aproximadamente 1 em 3.000 a 5.000 nascimentos (Fig. 21.21).[130] Um achado típico em uma radiografia torácica de conteúdo herniário no tórax esquerdo está demonstrado na Figura 21.22.

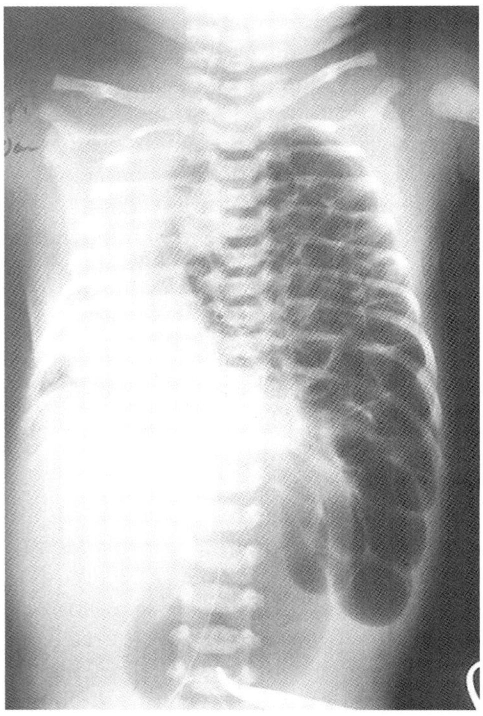

FIGURA 21.22 Radiografia torácica de hérnia diafragmática congênita. (De Zitelli BJ, Davis HW: *Atlas of Pediatric Physical Diagnosis,* 4.ed. St. Louis, Mosby, 2002, p. 563, com permissão.)

A gravidade da doença tem correlação com o momento do diagnóstico, o tamanho do defeito e as anomalias associadas. Diagnóstico antes de 25 semanas de gestação e grandes defeitos (índice pulmão/cabeça < 1 e herniação do fígado para o interior do tórax) foram correlacionados com aumento da mortalidade.[122,123] Anomalias associadas podem ocorrer em até 40 a 50% dos casos de HDC.[124] A mais comum dessas anomalias envolve o sistema nervoso central e o sistema cardíaco. Defeitos cardíacos congênitos podem incluir obstruções da via de saída ventricular (síndrome do coração esquerdo hipoplásico, tetralogia, coarctação), bem como defeitos dos septos atrial e ventricular.[125] Também ocorrem anormalidades geniturinárias, gastrintestinais e cromossômicas em 23, 17 e 10% dos casos respectivamente (Tab. 21.13).[126,127]

A não ocorrência da fusão da membrana pleuroperitonial permite que o conteúdo abdominal ingresse na cavidade torácica durante a 10ª semana de gestação. Essa compressão *intra utero* impede o desenvolvimento dos pulmões e causa hipoplasia alveolar e vascular. O grau de hipoplasia pulmonar dependerá do tamanho do defeito e da duração da compressão. Normalmente, há envolvimento dos dois pulmões, embora o defeito seja unilateral. Uma teoria controversa referente à embriologia da HDC afirma que o defeito inicial é hipoplasia pulmonar primária, com um defeito diafragmático secundário.[128] Independentemente da etiologia, o resultado é hipoplasia alveolar e vascular. Ocorre espessamento medial nas arteríolas pré-acinares e intra-acinares, causando aumento na resistência vascular pulmonar, o que contribui para a hipertensão pulmonar persistente. A hipertensão pulmonar é um determinante significativo de mortalidade em neonatos com HDC.

Outras entidades podem mimetizar a HDC (Tab. 21.14), como uma MACC grande nas proximidades do diafragma. Um ultrassom abdominal ou uma TC pode ajudar a determinar a integridade do diafragma. Pode ocorrer eventração diafragmática secundariamente ao trauma do parto ou a uma neuropatia das células do corno anterior (doença de Werdnig-Hoffman), podendo ser diagnosticada mediante a demonstração de uma excursão diafragmática paradoxal na ultrassonografia ou na fluoroscopia.[129]

Tratamento clínico. A meta do tratamento clínico consiste principalmente na manutenção de uma oxigenação e ventilação adequadas; porém, mais importante ainda, deve ser evitado barotrauma iatrogênico decorrente da ventilação mecânica (Tab. 21.15). No momento do parto, deve-se proceder à intubação endotraqueal no paciente. Deve-se cuidar para que a ventilação por bolsa-máscara seja minimizada antes da intubação, a fim de reduzir o risco de expansão gástrica. Imediatamente depois da intubação, o intestino deve ser descomprimido e obtido acesso vascular. A veia e artéria umbilicais podem ser utilizadas, ou pode ser empregado um cateter arterial na artéria radial direita (para análise dos gases sanguíneos arteriais pré-ductais) e um cateter venoso central. Devem ser obtidas determinações da oxigenação pré e pós-ductal para avaliar o grau de derivação da direita para a esquerda – um marcador auxiliar da hipertensão pulmonar. Fica sugerida a derivação através do canal arterial se a PaO_2 pré-ductal estiver de 15 a 20 mm Hg acima da PaO_2 pós-ductal. A derivação no nível do forame oval diminuirá o valor previsto da PaO_2 pré-ductal e não causará um gradiente, em comparação com a PaO_2 pós-ductal. A saturação pré-ductal também reflete a oxigenação cerebral. A estratégia ventilatória deve permitir a obtenção de uma saturação de oxigênio pré-ductal superior a 85%, com manutenção de uma $PaCO_2$ de 45 a 55 mm Hg e um pH superior a 7,3, com pressões inspiratórias de pico inferiores ou iguais a 25 cm H_2O.[130] Neonatos necessitando de pressões de pico acima de 25 cm H_2O para oxigenação adequada talvez precisem ser ventilados com ventilação oscilatória de alta frequência (VOAF) para que seja minimizado o risco de barotrauma associado a ventilador.

A hipercarbia permissiva foi originalmente proposta por Wung, em 1985, para bebês com circulação fetal persistente. Em muitas instituições, essa estratégia foi adotada para neonatos com HDC.[131] Hipercarbia e derivação ductal

TABELA 21.13 Anomalias associadas à hérnia diafragmática congênita

Sistema nervoso central (meningomielocele, hidrocefalia)
Doença cardíaca congênita (defeitos do septo atrial e ventricular, coarctação, tetralogia de Fallot)
Trato gastrintestinal (malrotação, atresia)
Trato geniturinário (hipospadia)

De David TJ, Illingworth CA: Diaphragmatic hernia in the southwest of England. *J Med Genet* 1976;13:253.

TABELA 21.14 Diagnóstico diferencial de hérnia diafragmática congênita

Malformação adenomatosa cística congênita
Eventração diafragmática (trauma, doença de Werdnig-Hoffman)

TABELA 21.15 Tratamento clínico de hérnia diafragmática congênita

Via aérea
Intubação endotraqueal

Respiração
Descomprima o estômago.
Meta da ventilação: pressão inspiratória positiva < 25 cm H_2O, SaO_2 pré-ductal > 85%, $PaCO_2$ 45-55 mm Hg
pH > 7,3
Considere ventilação oscilatória de alta frequência se não for possível oxigenar com pressões < 25 cm H_2O.

Circulação
Ecocardiografia cardíaca para:
- Exclusão de doença cardíaca congênita
- Avaliação da função ventricular direita
- Avaliação de hipertensão pulmonar
- Avaliação do shunt direita-esquerda em nível ductal

podem ser toleradas pelos neonatos com HDC, desde que o coração direito esteja funcionando adequadamente e haja boa perfusão sistêmica. A função adequada do coração direito pode ser avaliada com ecocardiografia, e uma boa perfusão sistêmica pode ser demonstrada por meio de níveis normais de lactato, saturação venosa mista acima dos 70% e ausência de acidose metabólica. Pacientes com evidência de hipertensão pulmonar persistente juntamente com pressões elevadas no ventrículo direito, ou com saturação de oxigênio pré-ductal abaixo dos 85% podem precisar de um teste de óxido nítrico (iNO). Embora possa haver uma resposta ao iNO em neonatos com HDC, não são concludentes os dados de que essa reação tenha influência na sobrevida.[132] Neonatos com disfunção do ventrículo direito e baixas pressões sistêmicas podem necessitar de líquidos intravenosos e suporte inotrópico. Os preditores de resultado durante a ressuscitação inicial são inexatos. Em um estudo, a impossibilidade de obtenção de uma PaO_2 pré-ductal acima de 100 mm Hg foi preditora de 100% de mortalidade.[133] Escores de Apgar e peso ao nascer também foram descritos como preditores de mortalidade em neonatos com HDC.[134]

É discutível o benefício da oxigenação por membrana extracorpórea (OMEC) na morbidade e mortalidade em bebês com HDC. Algumas instituições comunicaram ter obtido melhora significativa na sobrevida com a introdução da OMEC.[135] Tal achado deve ser avaliado à luz do fato de que alguns centros tiveram os mesmos resultados estatísticos para sobrevida sem usar a OMEC.[136] Também ocorre morbidade significativa associada ao uso da OMEC. Anticoagulação com heparina para prevenir a formação de coágulos no circuito da OMEC e ativação e consumo das plaquetas aumentam o risco de sangramento. O sangramento pode causar morbidade significativa, caso ocorra no sistema nervoso central, podendo complicar as tentativas de correção cirúrgica no paciente em OMEC. Os critérios de inclusão para OMEC são idade gestacional acima de 34 semanas, peso maior que 2 kg, presença de doença reversível e mortalidade prevista acima de 80%. Neonatos com índice de oxigenação ($IO = FIO_2 \times$ pressão média nas vias aéreas $\times 100/PaO_2$) acima de 40 a 50 podem representar aqueles em maior risco (> 80%) de mortalidade. Hemorragia intraventricular superior a grau II ou acompanhada de outra anomalia congênita com risco para a vida deve ser excluída da OMEC.[137] O uso da OMEC será considerado em neonatos com hipóxia progressiva, hipercarbia e hipertensão pulmonar persistente, em que tenham fracassado outras tentativas de correção clínica, inclusive iNO, suporte inotrópico ou abertura do canal arterial com prostaglandina E_1.[130] Uma revisão de todos os dados publicados indicou que pode haver benefício a curto prazo com o uso da OMEC, mas talvez o paciente não seja beneficiado a longo prazo por causa da morbidade associada.[138]

Tratamento cirúrgico. No passado, acreditava-se que HDC representava uma emergência neonatal, exigindo imediata descompressão cirúrgica do tórax. No pós-operatório, os pacientes vivenciavam um período de "lua de mel", com breve melhora na oxigenação. Esse período era logo seguido por uma hipóxia ainda pior, secundária ao aumento da resistência vascular pulmonar e ao aumento do desvio da direita para a esquerda.[139] Os maus resultados decorrentes do reparo imediato levantaram a questão – se esses pacientes deviam ser estabilizados no pré-operatório, antes do reparo cirúrgico. Até a presente data, não se dispõe de dados consistentes em apoio a um adiamento no reparo, em vez da imediata intervenção cirúrgica. Um estudo prospectivo randomizado avaliou a importância do momento da cirurgia na sobrevivência e a incidência de OMEC entre cirurgia imediata (6 horas) *versus* tardia (96+ horas), não tendo observado diferença entre os grupos.[139a] Todos os dados publicados existentes foram novamente analisados pelo Cochrane Database Systematic Review em 2003; também nesse estudo não houve demonstração de vantagem nítida com o adiamento do reparo cirúrgico depois da estabilização clínica.[139b]

Com maior frequência, a abordagem cirúrgica se faz por meio de uma incisão subcostal. Em sua maioria, os reparos são realizados por meio de uma incisão no lado esquerdo. Depois da remoção do conteúdo abdominal presente na cavidade torácica, o intestino é eviscerado da cavidade abdominal para exposição do defeito. O defeito diafragmático pode ser fechado primariamente ou com um retalho de Gore-Tex. Depois da recolocação do conteúdo abdominal, pode ocorrer elevação significativa na pressão abdominal com a oclusão da ferida cirúrgica.[139] Pode haver necessidade de um silo para reintrodução gradual do conteúdo abdominal.

A cirurgia fetal para HDC teve seu começo depois que modelos animais demonstraram reversão da hipoplasia pulmonar, quando hérnias diafragmáticas foram corrigidas *intra utero*.[140] O reparo fetal em humanos foi descrito originalmente em 1990.[141] O sucesso global da abordagem fetal aberta foi limitado pela morbidade materna, consistindo de ruptura prematura das membranas e trabalho de parto pré-termo. A intervenção fetal era apenas levada em consideração para aqueles fetos em maior risco de mortalidade. Pesquisas realizadas durante o final dos anos de 1970 introduziram o conceito de oclusão traqueal para reversão da fisiopatologia pulmonar decorrente da herniação diafragmática. Esse conceito resultou em uma estratégia fetal em seres humanos para oclusão temporária da traqueia *intra utero* até o nascimento (PLUG – *Plug the Lung Until it Grows*/tampe o pulmão até ele crescer).[142-144] Porém, essa estratégia e suas variações não demonstraram qualquer vantagem em termos de sobrevida, em comparação com o tratamento clínico pós-natal padrão.[145]

Cuidado anestésico (Tab. 21.16). A avaliação pré-operatória do neonato com HDC deve ter início com uma avaliação do grau de comprometimento respiratório e da hipertensão pulmonar. É importante que seja dada atenção ao tipo de suporte ventilatório e aos valores dos gases sanguíneos associados. Também deve ser levado em consideração o uso do ventilador da unidade de terapia intensiva neonatal ou VOAF, caso exista qualquer preocupação acerca da obtenção de uma ventilação adequada. A avaliação cardiovascular deve se concentrar na identificação de qualquer defeito cardíaco congênito e no grau de desvio da direita para a esquerda, hipertensão pulmonar e desempenho do ventrículo

TABELA 21.16 Cuidado anestésico da hérnia diafragmática congênita

Avaliação pré-operatória
Introduza sonda oral ou nasogástrica.
Avalie a gravidade da hipoplasia pulmonar e da hipertensão pulmonar.
Ventilação: que tipo de ventilação se faz necessário? Saturação pré-ductal < 85%? Tensão no ventrículo direito na ecocardiografia?
Ecocardiografia: avaliar a função do ventrículo direito, shunt direita-esquerda e hipertensão pulmonar
Radiografia torácica: avalie as dimensões da hérnia
Exames laboratoriais: análise dos gases sanguíneos arteriais, hematócrito, prova cruzada/tipagem sanguínea, saturação de oxigênio pré-ductal e pós-ductal, foi administrada vitamina K? Hipocalemia por diuréticos?
Cuidado anestésico
Monitores: cateter arterial, oxímetro de pulso pré-ductal e pós-ductal, estetoscópio precordial no tórax contralateral
Evite óxido nitroso.
Descomprima o estômago.
Use intubação endotraqueal.
Meta da ventilação: pressão inspiratória positiva < 25 cm H_2O, Sao_2 pré-ductal > 85%, $Paco_2$ 45-55 mm Hg, pH > 7,3
Mantenha normotermia.
Administre bicarbonato para manutenção do pH normal.
Continue com o óxido nítrico inalatório, se utilizado no pré-operatório.
Administre solução intravenosa de dextrose.
Anestesia baseada em opioides; considere analgesia epidural.
Considere pneumotórax contralateral, caso ocorra deterioração clínica.

direito. Hipertensão pulmonar grave pode resultar em hipóxia grave, redução do débito cardíaco e acidose metabólica. Essa informação pode ser obtida com a ecocardiografia e análise pré-ductal e pós-ductal dos gases sanguíneos. Os achados neurológicos associados incluem MMC e hidrocefalia. Neonatos prematuros estão em risco de desenvolver hemorragias intraventriculares. Esse risco irá excluir tais pacientes da OMEC por causa da anticoagulação. Ultrassons da cabeça são rotineiramente obtidos nessa população, devendo ser feitos antes da canulação da OMEC. Os aspectos hematológicos exigem a manutenção de uma hemoglobina adequada (aproximadamente 12 mg/dL) e a verificação da administração de vitamina K no nascimento. Alguns desses pacientes podem estar sendo tratados com diuréticos. Deve ser obtido um painel de eletrólitos para avaliar uma possível hipocalemia. O neonato já estará com um tubo nasogástrico ou orogástrico em posição. Caso contrário, o tubo deverá ser aplicado para descompressão do estômago.

O tratamento intraoperatório consiste em, primeiramente, garantir uma temperatura adequada na sala de cirurgia e na utilização de luzes de aquecimento ou de um cobertor de ar quente forçado para que seja mantida a normotermia. Foi descrita a indução da anestesia com o uso de técnicas intravenosas e também inalatórias. Diante do risco de aspiração e da lesão resultante a pulmões já imaturos, pode ser preferível uma intubação em sequência rápida depois da aspiração do tubo gástrico, com o neonato já pré-oxigenado. Se aparentemente houver qualquer obstáculo para uma intubação segura, como uma via aérea difícil, então a opção mais segura será a intubação com o paciente desperto. Deve-se minimizar a ventilação por máscara com pressão positiva para evitar distensão gasosa do estômago.

Além dos monitores de rotina, deve ser empregado um cateter arterial pré-ductal, mas também pode ser utilizado um cateter de artéria umbilical. Devem ser usados oxímetros de pulso — tanto pré-ductais como pós-ductais; e pode-se usar um estetoscópio precordial no tórax contralateral para identificação de um pneumotórax. Caso se busque um acesso venoso central, devem ser evitadas as veias jugulares internas, porque esses vasos podem ser futuros locais de canulação para OMEC.

A característica mais notável do tratamento clínico desses pacientes consiste em minimizar o risco de lesão ventilatória iatrogênica. As pressões de pico não devem exceder 25 a 30 cm H_2O. Foi descrito o uso de uma anestesia à base de opioides, que pode minimizar o estresse cirúrgico e a labilidade da vasculatura pulmonar.[146] Tipicamente, utiliza-se relaxamento muscular para facilitar a exposição cirúrgica e a oclusão abdominal. Não se usa óxido nitroso por causa do risco de distensão intestinal. Essa distensão poderia comprometer a ventilação enquanto o intestino ainda está na cavidade torácica, podendo impedir a oclusão abdominal depois que o conteúdo abdominal já foi recolocado na cavidade abdominal. O óxido nitroso também pode acelerar o surgimento de um pneumotórax. Pneumotórax contralateral é uma complicação intraoperatória potencial que deve ser levada em consideração, caso o paciente esteja em deterioração clínica aguda. A hipertensão pulmonar pode ser tratada com a manutenção da normalidade do pH, Pao_2 e $Paco_2$ e minimização da hipotermia e do estresse cirúrgico. Talvez haja necessidade de administrar bicarbonato de sódio para tratamento da acidose e/ou alcalinização do sangue (com consequente tratamento da hipertensão pulmonar). Se o iNO foi utilizado no período pré-operatório, ele deverá ser continuado na sala de cirurgia. Foi descrito o uso de analgesia epidural no tratamento anestésico de neonatos com HDC. Essa opção para tratamento intraoperatório e pós-operatório pode ser mais apropriada para aqueles pacientes com defeitos menores e que provavelmente não irão necessitar de ventilação prolongada ou de anticoagulação para a OMEC.[147]

Apesar dos avanços no tratamento clínico e cirúrgico de fetos e neonatos com HDC, a mortalidade ainda permanece significativa. Ainda não foi demonstrado que adiamento da cirurgia, VOAF, iNO, OMEC e cirurgia fetoscópica melhorem de maneira significativa a mortalidade geral. Um estudo de resultados recentemente publicado demonstrou uma mortalidade de 62% que não variou estatisticamente, apesar da introdução de OMEC, iNO, surfactante e adiamento da cirurgia.[140] O conceito de hipercarbia permissiva e de ventilação suave pode ter exercido o impacto mais significativo na sobrevivência de neonatos com HDC. Algumas instituições observaram melhora na sobrevivência de 50 para 75 e para 90% com a introdução dessa estratégia ventilatória.[130,148]

Fístula traqueoesofágica

Fístula traqueoesofágica (FTE) é um termo geral para uma condição que se caracteriza por atresia esofágica com ou sem comunicação (fístula) entre o esôfago e a traqueia. São diversas as variações anatômicas, não havendo possibilidade de descrevê-las com apenas uma definição. Atresia esofágica é a anomalia esofágica mais comum, ocorrendo em aproximadamente 1 em 2.000 a 1 em 5.000 nascimentos vivos. Prematuridade e polidrâmnio estão associados com FTE. A incapacidade de engolir líquido amniótico *intra utero* resulta em polidrâmnio. Anomalias associadas ocorrem em 30 a 50%. A mortalidade varia de 5 a 60% dos casos. Uma análise recente indica um percentual de sobrevivência de aproximadamente 95%.[149] A morbidade e mortalidade estão aumentadas em bebês com anomalias congênitas graves coexistentes e com prematuridade. Ao que parece, nessas crianças as anomalias cardíacas e pulmonares são as mais significativas; implicam em maior risco as anomalias cardíacas congênitas e complicações respiratórias dependentes de ventilação mecânica.

Classificação. Gross criou um sistema de classificação, em 1953,[150] que delineia cinco tipos de atresia esofágica com e sem fístula (tipos A até F) (Fig. 21.23).

A - Atresia esofágica sem fístula
B - Atresia esofágica com comunicação do segmento esofágico superior com a traqueia
C - Atresia esofágica com comunicação do segmento esofágico inferior com a traqueia
D - Atresia esofágica com comunicação dos segmentos esofágicos superior e inferior com a traqueia
E - Sem atresia esofágica, mas existe uma fístula traqueoesofágica
F - Estenose esofágica sem fístula

O tipo C é o mais comum, ocorrendo em aproximadamente 85% das FTEs.

Bebês com atresia esofágica não são capazes de lidar com suas secreções orais, apresentando-se com excessiva salivação oral e nasal, engasgamento, tosse e regurgitação com a primeira alimentação. A comunicação traqueoesofágica resulta em dilatação gástrica e aspiração do conteúdo gástrico. Podem ocorrer pneumonia (do pulmão superior direito) e pneumonite e também comprometimento respiratório decorrente da dilatação gástrica. Esses pacientes podem se apresentar com cianose e apneia. Também pode ocorrer traqueomalacia, resultando em uma tosse "de latido".[151]

Anomalias associadas. Ocorrem anomalias associadas em 30 a 50% dos pacientes com FTE. Uma associação comum é o complexo VATER.[152] Esse recurso mnemônico deixa de fora as anomalias cardíacas. Um nome mais apropriado para o complexo seria VACTERL.

Anomalias *v*ertebrais
Anomalias *a*norretais/intestinais (atresia)
Anomalias *c*ardíacas: incidência de 14 a 24%. As lesões mais comuns são defeito do septo ventricular, coarctação, tetralogia de Fallot e defeito do septo atrial
Fístula *t*raqueoesofágica
Atresia *e*sofágica
Anomalias *r*enais e radiais
Membros (i. e., do inglês *l*imbs)

O diagnóstico de FTE se baseia em sinais e sintomas clínicos. A impossibilidade de introduzir um cateter orogástrico até o estômago e uma radiografia torácica demonstrando o cateter na bolsa esofágica proximal confirmam o diagnóstico. Pode ou não estar presente ar gástrico, dependendo da anatomia da lesão.

Tratamento cirúrgico. O tratamento cirúrgico consiste na identificação e ligação da FTE e, em seguida, na anastomose do esôfago atrésico. Se o hiato entre os segmentos esofágicos for grande o suficiente para impedir uma anastomose primária, será efetuado um reparo em estágios. Esse reparo poderá consistir na interposição de um segmento de cólon, ou do movimento superior do estômago.[153]

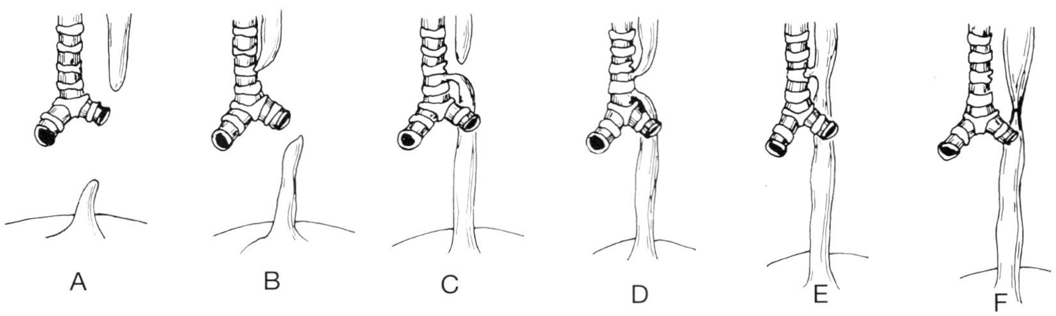

FIGURA 21.23 Classificação de Gross de atresia esofágica sem fístula (**A**), atresia esofágica com fístula proximal (**B**), atresia esofágica com fístula distal (**C**), atresia esofágica com fístulas proximal e distal (**D**), fístula traqueoesofágica sem atresia (**E**) e estenose esofágica (**F**). (De Ulma G, Geiduschek JM, Zimmerman AA, Morray JP: Anesthesia for thoracic surgery. *In* Gregory GA [ed.]: *Pediatric Anesthesia*, 4.ed. Philadelphia, Churchill Livingstone, 2002, p. 440, com permissão.)

A meta principal no período pré-operatório é evitar complicações pulmonares. Esses bebês devem ser mantidos em regime de jejum. O posicionamento em decúbito ventral ou lateralmente com a cabeceira da cama em 30° pode diminuir o risco de aspiração. Deve-se conectar um cateter nasoesofágico à sucção. A pneumonia deve ser tratada; apenas será considerada uma gastrostomia para desafogar o estômago naquele bebê com pulmões imaturos ou com síndrome do desconforto respiratório. Se possível, deve-se evitar a intubação para que seja minimizada a distensão gástrica. A acidose metabólica deve ser tratada antes do reparo cirúrgico. Por último, as anomalias associadas devem ser identificadas e avaliadas. Essa avaliação pode incluir ecocardiografia, ultrassom abdominal e radiografias da coluna vertebral e dos membros. Esses bebês já podem estar com um acesso intravenoso central para nutrição parenteral total. No pré-operatório, os exames hematológicos de rotina devem incluir hemoglobina, reação cruzada/tipagem do sangue e determinação da glicose.

Cuidado anestésico. Os principais aspectos que ditarão o cuidado anestésico incluem risco de aspiração, efeitos negativos da ventilação por pressão positiva antes da ligação da fístula, tratamento das anomalias associadas (inclusive prematuridade) e técnica cirúrgica (toracotomia)(Tab. 21.17).

A monitoração de rotina inclui eletrocardiografia, oximetria de pulso, pressão arterial não invasiva, temperatura e capnografia. Um cateter arterial pode ser benéfico no bebê com doença pulmonar significativa e/ou doença cardíaca. Um estetoscópio esofágico colocado sobre o tórax esquerdo facilitará a detecção da migração do tubo endotraqueal pelo brônquio principal direito. O posicionamento para o reparo cirúrgico definitivo requer que o paciente fique sobre o lado esquerdo para uma toracotomia direita.

Aspiração e distensão gástrica com comprometimento respiratório são as preocupações iniciais durante a indução da anestesia. Em bebês clinicamente instáveis, poderá haver necessidade de uma gastrostomia antes da indução para alívio da distensão gástrica; também poderá ser considerada uma intubação com o paciente desperto. Em pacientes estáveis, pode ser efetuada uma indução intravenosa ou com máscara. A ventilação por pressão positiva deve ser minimizada para pequenos volumes correntes; ou, se possível, deverá ser mantida a ventilação espontânea. A presença de uma gastrostomia pode retardar a indução com máscara, tornando necessário o pinçamento parcial e temporário do tubo. O posicionamento do tubo endotraqueal é importante para que seja minimizada a distensão gástrica. Comumente a fístula se insere ao longo do aspecto posterior da traqueia, imediatamente acima da carina. O posicionamento adequado poderá ser conseguido pela colocação proposital do tubo endotraqueal no brônquio principal direito que, em seguida, deverá ser retirado lentamente até que os sons respiratórios sejam apenas perceptíveis na axila esquerda. Essa aplicação pode ser confirmada com um broncoscópio de fibra óptica. Outras opções para minimizar a distensão gástrica incluem colocação de um cateter com ponta de balão (Fogarty, 2 a 3 Fr) na fístula, seja por cima (através da traqueia, junto ao tubo endotraqueal), seja por baixo, através da gastrostomia (5 Fr). O cateter de Fogarty pode ser aplicado por cima, durante a broncoscopia, pelo cirurgião para avaliar a localização da fístula e outras anomalias anatômicas.[154] Ocasionalmente, pode ocorrer enorme distensão gástrica, resultando em comprometimento respiratório e colapso cardiovascular e implicando na necessidade de uma gastrostomia de emergência. O risco de distensão gástrica aumenta com o tamanho da fístula. Foi obtido sucesso com o uso de relaxamento muscular no cuidado anestésico de FTE em pacientes com fístulas menores.[155] Pacientes com fístulas grandes ou que estejam localizadas nas proximidades da carina podem ser beneficiados com o isolamento com um cateter de Fogarty.

Uma vez que a fístula tenha sido isolada, poderão ser utilizados relaxamento muscular e ventilação controlada. Um problema que ocorre com frequência é a hipoxemia. Essa complicação pode ocorrer secundariamente à intubação do brônquio principal direito, obstrução do TET por secreções, drenagem de infecções pulmonares e sangramento. Além disso, pode ocorrer uma dobra do brônquio ou mesmo da traqueia por manipulação cirúrgica, assim como atelectasia do pulmão afastado durante a exposição cirúrgica. Talvez

TABELA 21.17 Cuidado anestésico de fístula traqueoesofágica

Fístula traqueoesofágica
Sinais e sintomas: desconforto respiratório, tosse, engasgamento, impossibilidade de progredir a sonda até o interior do estômago; pneumonia, pneumonite
Radiografias da coluna vertebral e dos membros superiores: avalie anomalias vertebrais e radiais
Radiografia torácica: sonda oral radiopaca no esôfago proximal, padrão de gás gástrico
Ecocardiografia: avalie defeitos cardíacos
Imageamento: ultrassom renal
Exames laboratoriais: hematócrito, prova cruzada/tipagem sanguínea, saturação de oxigênio, glicose

Anomalias associadas
Associação VACTER:
- Anomalias *v*ertebrais
- Atresia *a*nal
- Defeitos *c*ardíacos
- Fístula *t*raqueoesofágica
- Anomalias *r*adiais/renais

Cuidado anestésico
Tratamento pré-operatório: aspiração esofágica oral, mantenha jejum, tubo de gastrostomia para síndrome do desconforto respiratório ou pulmões imaturos; pode necessitar de intubação endotraqueal; trate acidose metabólica
Monitoração: cateter arterial
Indução: mantenha ventilação espontânea até que a fístula tenha sido isolada (intubação do brônquio principal, bloqueador brônquico)

Complicações
Obstrução de tubo endotraqueal com secreções, drenagem purulenta, sangue ou dobra mecânica
Atelectasia

haja necessidade de manobras de recrutamento para reexpansão dos pulmões a fim de melhorar a oxigenação intraoperatória. Usa-se um cobertor de aquecimento por ar quente forçado para prevenir a hipotermia. Será providenciada uma solução intravenosa contendo dextrose para evitar a hipoglicemia. A extubação ao final da cirurgia poderá minimizar a manipulação da anastomose desde o TET, mas a presença de síndrome do desconforto respiratório ou pneumonia poderá exigir uma intubação prolongada. Opioides intravenosos são efetivos para o controle da dor intraoperatória e pós-operatória, mas a anestesia regional será vantajosa por evitar opioides e o risco de depressão respiratória pós-operatória. Desde que não existam anomalias vertebrais significativas, poderá ser empregado um cateter caudal, passado até a região torácica. A posição do cateter pode ser confirmada pela injeção de meio de contraste de baixa concentração iônica (0,5 mL de Omnipaque 180).[156]

Considerações pós-operatórias. Uma preocupação no período pós-operatório é o controle de um tubo orogástrico que será marcado no nível da anastomose esofágica. Não deve ocorrer sucção além desse ponto para evitar que a anastomose se desfaça. Do mesmo modo, a extensão da cabeça poderá exercer tensão na anastomose e deve ser minimizada.

As complicações pós-operatórias incluem vazamento pela anastomose, traqueomalacia ou broncomalacia, constrição, pneumonia e pneumotórax.[157] Também podem ocorrer complicações secundariamente a problemas clínicos subjacentes, resultando em morbidade e mortalidade significativas. Todos os pacientes que tenham passado por reparo de FTE devem ser considerados como tendo dismotilidade esofágica e refluxo gastroesofágico.

DEFEITOS DA PAREDE ABDOMINAL

Onfalocele, gastrosquise e extrofia da bexiga e cloaca são algumas das formas de defeitos congênitos da parede abdominal. Esses defeitos representam desafio peculiar para neonatologistas, cirurgiões e anestesiologistas. O tratamento ideal de neonatos com defeitos da parede anterior dependerá de uma cuidadosa avaliação pré-natal desses pacientes e também da experiência e conhecimento da história natural do defeito. Uma abordagem multidisciplinar pode melhorar o resultado para o neonato.

Onfalocele e gastrosquise

Gastrosquise e onfalocele são defeitos congênitos da parede abdominal anterior, com diferenças em muitos aspectos. A distribuição diagnóstica entre essas duas entidades é importante por causa das anormalidades associadas. As onfaloceles têm uma incidência muito maior de anormalidades associadas (Fig. 21.24) que podem ser cardíacas, neurológicas, geniturinárias, esqueléticas ou cromossômicas e ocorrem em dois terços dos pacientes. Além disso, são frequentes as anomalias gastrintestinais. Ocorre prematuridade em 60% dos pacientes com defeito da parede abdominal (Tab. 21.18).

Anatomia e embriologia. Acredita-se que esses defeitos sejam resultantes do desequilíbrio entre a proliferação celular e a morte celular por apoptose. A morte celular por apoptose na região do anel umbilical resulta em atraso relativo do crescimento nessa região, enquanto o rápido desenvolvimento do intestino anterior causa herniação do intestino através do pedículo umbilical.

No caso da gastrosquise, a parede abdominal se forma de modo displásico por causa da redução na deposição celular ou por alguma anormalidade vascular. Isso resulta na formação de uma área adelgaçada na parede abdominal, à direita do umbigo. Essa área se rompe por causa da crescente pressão intra-abdominal. Outra explicação é que a gastrosquise represente uma ruptura da hérnia do cordão umbilical, ocorrente no ponto mais fraco do saco herniário, local onde ocorre a involução da veia umbilical direita. Pacientes com onfalocele se apresentam com um defeito central do revestimento umbilical, e o conteúdo abdominal está contido no interior de um saco.[158]

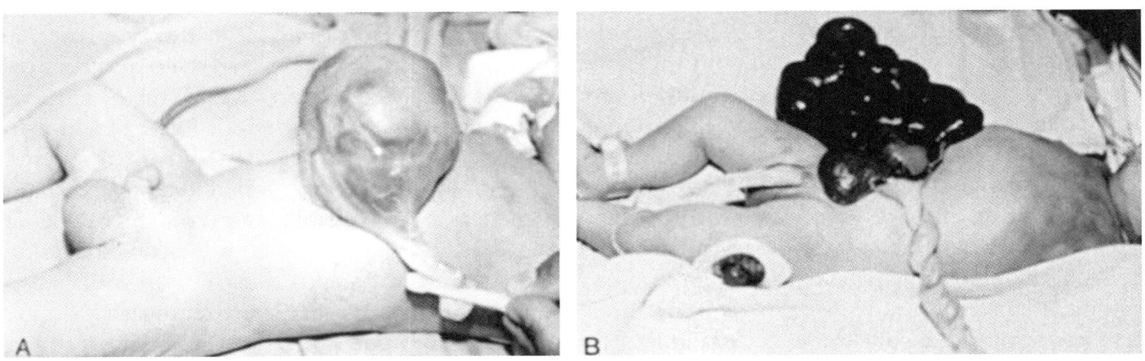

FIGURA 21.24 **A,** Bebê com onfalocele. Note como o conteúdo da parede abdominal está envolvido em uma estrutura saculiforme, relacionada ao cordão umbilical. **B,** Bebê com gastrosquise. Note as vísceras abdominais espessadas e a posição do cordão umbilical. (De Keljo DJ, Gariepy CE: Anatomy, histology, embryology, and developmental anomalies of the small and large intestine. *In* Feldman M, Friedman LS, Sleisenger MH [eds.]: *Sleisenger & Fordtran's Gastrointestinal and Liver Disease*, 7.ed., 2002, p. 1651, com permissão.)

TABELA 21.18 Comparação entre gastrosquise e onfalocele

	Gastrosquise	Onfalocele
Incidência	1:10.000 Cordão umbilical intacto e evisceração do intestino através de um defeito na parede abdominal, à direita do cordão	1:4.000-7.000 Herniação do intestino e fígado pela parede umbilical, revestida por membranas — a menos que tenha ocorrido ruptura no fígado e outros órgãos
Saco	Sem membrana de revestimento (ausência do saco)	Presente
Órgãos associados	Não	
Anomalias associadas	Atresia intestinal 25% Criptorquidismo 31%	Anomalias cromossômicas Trissomia do 18, 13, 15 e 21 Síndrome de Beckwith-Wiedemann Pentalogia de Cantrell Síndrome de *prune belly*
Idade materna	< 25 anos	Com mais idade
Tabagismo e consumo de álcool	Sim	Não
Teratógenos	Uso de paracetamol, aspirina, pseudoefedrina na gestação: sim	Não
Doença cardíaca congênita	12%	24%
Prematuridade	40-67%	10-23%

Tratamento clínico. O prognóstico para o bebê com gastrosquise é determinado pela condição do intestino exteriorizado. Foi defendida a realização de incisão cesariana eletiva, especialmente para gastrosquise, a fim de evitar trauma intestinal. Contudo, foram analisados dados de 15 publicações que estudaram o modo de parição; a conclusão foi que a incisão cesariana não demonstrava nítida vantagem com relação ao parto vaginal para o neonato.[158] A lesão intestinal foi atribuída à exposição ao líquido amniótico e à constrição no defeito na parede abdominal. Pode ser aconselhável o parto pré-termo para pacientes com distensão intestinal crescente. O risco representado pela prematuridade deve ser pesado contra a possível vantagem do parto pré-termo para salvação do intestino.

Reparo cirúrgico. O tratamento inicial de neonatos com defeitos na parede abdominal se concentra na ressuscitação do neonato, manutenção dos líquidos e eletrólitos, homeostase térmica e proteção dos órgãos eviscerados. Depois da estabilização do bebê, que envolve a administração de antibióticos de amplo espectro, proteção dos órgãos eviscerados com compressas embebidas em líquido, curativos impermeáveis e hidratação intravenosa, o neonato é levado à sala de cirurgia para oclusão primária ou reparo em estágios.

A anestesia é induzida com agentes intravenosos e a traqueia do paciente é intubada. No período intraoperatório, as principais preocupações incluem (1) necessidade de líquidos, (2) regulação da temperatura, (3) estabilidade cardiovascular e (4) aumento da pressão intra-abdominal. Grandes perdas para o terceiro espaço podem estar associadas a defeitos na parede anterior, tanto no período pré-operatório como no intraoperatório. A hipotermia é uma complicação frequente, tendo base multifatorial. As necessidades constantes de líquidos do bebê durante o procedimento, o aumento da perda de água por evaporação e o aumento da perda de calor radiante são todos fatores que contribuem significativamente. Com as perdas contínuas de água e calor, poderá resultar instabilidade cardiovascular — além da instabilidade associada às mudanças normais que ocorrem com a transição da circulação fetal para a circulação do tipo adulto. Além disso, o comprometimento cardiovascular pode ser decorrente do aumento na pressão intra-abdominal que resulta da redução dos órgãos eviscerados.

O tratamento por abordagem cirúrgica envolve descompressão dos intestinos, aspiração nasogástrica e irrigação anorretal. A meta do tratamento cirúrgico é a redução do conteúdo abdominal e a aproximação das margens fasciais e cobertura cutânea. Pode-se tentar uma oclusão primária se a pressão abdominal não comprometer a ventilação, o retorno venoso, o débito cardíaco ou a perfusão ao intestino, rins e membros inferiores. Tendo em vista que a redução do conteúdo intestinal pode gerar alta pressão intra-abdominal, comprometimento dos órgãos e também comprometimento da veia cava inferior, poderá ocorrer retorno venoso. Foi preconizada a monitoração da pressão gástrica, da pressão vesical e da pressão venosa-arterial.[159,160] Se o reparo primário não for possível, então será realizado um reparo em estágios com o uso de uma prótese que é suturada às margens fasciais do defeito; em dias a semanas, o conteúdo abdominal será reduzido de volta ao abdome. Ao término do procedimento, a prótese será removida e a hérnia abdominal (ou o defeito na parede abdominal) será reparada. No período pós-operatório, as principais preocupações giram em torno da nutrição, sepse e obstrução intestinal.

O cuidado anestésico de pacientes com defeitos da parede abdominal envolve o uso de agentes anestésicos intravenosos e/ou inalatórios. O aumento da pressão intra-abdominal pode resultar em eliminação reduzida dos agentes; consequentemente, infusões de fentanil e sufentanil podem levar ao acúmulo farmacológico e a um prolongamento do efeito do agente. O remifentanil, um opioide que é metabolizado pelas esterases plasmáticas e teciduais e com duração de ação ultracurta, pode ser o agente anestésico ideal para neonatos. Deve-se utilizar relaxantes musculares como ajuda para facilitar a oclusão abdominal. Naqueles pacientes nos quais não é possível uma oclusão primária, poderá haver necessidade de ventilação pós-operatória. Durante o fechamento abdominal, a monitoração das pressões arterial e das vias aéreas do paciente ajudará a determinar se há necessidade de um reparo primário ou em estágios. Além disso, também poderá ser feita a monitoração da pressão venosa central, com o objetivo de detectar compressão de cava e aumento da pressão intra-abdominal.

O cuidado pós-operatório é uma função do procedimento cirúrgico e de qualquer anormalidade congênita associada. Em bebês com grande necessidade de líquidos intraoperatórios ou em bebês com suspeita de estar com elevada pressão intra-abdominal, a ventilação mecânica deverá ter continuidade até que tenha ocorrido diurese ou até que tenha sido resolvida a pressão intra-abdominal aumentada.

Síndrome de *prune belly*

Síndrome de *prune belly* (SPB, síndrome da tríade, síndrome de Eagle-Barrett, deficiência muscular abdominal) se apresenta com uma parede abdominal enrugada e frouxa.[161] A SPB é uma constelação específica de anomalias que envolvem uma parede abdominal deficiente em tecido muscular, tratos urinários dilatados, criptorquidia bilateral, hipoplasia pulmonar decorrente de uma drenagem comprometida da bexiga e de oligoidrâmnio *intra utero*, anormalidades gastrintestinais e distúrbios ortopédicos (musculoesqueléticos) (luxação congênita do quadril, escoliose, *pectus excavatum*, pés tortos, torcicolo muscular congênito, osteodistrofia renal).[162] A patogênese da SPB tem sua origem nos efeitos da obstrução uretral intrauterina associada com o oligoidrâmnio.[163] Este gera limitação no espaço intrauterino, causando compressão fetal e deformidades resultantes. Clinicamente, pacientes com SPB demonstram ampla variedade de sintomas. Podem exibir comprometimento respiratório significativo, secundariamente à hipoplasia pulmonar e uma diminuição da capacidade de tossir. Há evidência de que esses pacientes também podem ser acometidos por doença pulmonar restritiva, secundária à ausência de musculatura abdominal.[164] Por causa desses defeitos, podem ocorrer infecções recorrentes do trato respiratório e os pacientes podem demonstrar maior propensão para complicações respiratórias pós-operatórias.[165,166] Em formas graves, ocorre morte no período neonatal. Alguns pacientes podem não exibir hipoplasia pulmonar, mas envolvimento renal significativo e falha no progresso. Outros pacientes podem ter um trato urinário com aspecto anormal, mas com função renal normal. O cuidado anestésico fica determinado pelo quadro pulmonar e renal subjacente do paciente.

Em pacientes com comprometimento da função renal, é importante a seleção dos agentes anestésicos. Embora insuficiência renal não tenha efeito na escolha de agentes anestésicos inalatórios, essa complicação pode alterar a resposta do paciente aos relaxantes musculares e aos opioides intravenosos. Os rins têm papel menor na eliminação da maioria dos opioides. Fentanil foi administrado em pacientes anéfricos sem que ocorressem reações adversas. A cinética do alfentanil é variável em pacientes com insuficiência renal.[167]

A cinética da morfina permanece inalterada em pacientes com insuficiência renal, mas seus metabólitos, morfina-3-glicuronídeo e morfina-6-glicuronídeo ficam significativamente prolongados. Considerando que morfina-6-glicuronídeo é farmacologicamente ativo, esse metabólito poderá causar depressão respiratória. Meperidina é principalmente metabolizada pelo fígado, mas seu principal metabólito, normeperidina, é farmacologicamente ativo, causa excitabilidade do SNC (tremores, mioclono e convulsões) e é excretado pelos rins. A meia-vida de eliminação dobra em pacientes com insuficiência renal. Embora a excreção renal de meperidina desempenhe pequeno papel em adultos, Chan et al. observaram que pacientes com doença renal tinham concentrações plasmáticas mais elevadas, meias-vidas de eliminação mais longas, redução da ligação às proteínas e grandes volumes de distribuição.[168]

Em geral, agentes bloqueadores neuromusculares são excretados na urina e na bile. Em pacientes com insuficiência renal, a sensibilidade da junção neuromuscular não parece ser afetada. Atracúrio e cisatracúrio, que passam por eliminação de Hoffman e hidrólise enzimática, não são afetados em pacientes com doença renal. A eliminação de vecurônio e rocurônio pode estar prolongada em pacientes com insuficiência renal. Em pacientes com insuficiência renal e baixos níveis plasmáticos de pseudocolinesterase, a administração de mivacúrio pode resultar em efeito prolongado. A eliminação, meia-vida e duração da ação de pancurônio também ficam prolongadas em pacientes com doença renal.

O agente despolarizante succinilcolina é relativamente contraindicado em pacientes com insuficiência renal. Tendo em vista que o nível sérico de potássio aumenta em pacientes depois de sua administração, poderá ocorrer uma hipercalemia aguda com risco para a vida em pacientes com elevada concentração sérica desse eletrólito.

O uso de sevoflurano em pacientes com insuficiência renal não parece ser perigoso. Sevoflurano é metabolizado *in vivo* até fluoreto inorgânico e hexafluoroisopropanol, ao passo que *in vitro* esse agente é degradado por cal sodada ou Baralyme até o composto A. Níveis intravenosos de fluoreto, assim como composto A, foram associados com nefrotoxicidade.[169] Todavia, não parece que a nefrotoxicidade ocorra em humanos.[170] As razões para a ausência de nefrotoxicidade podem estar ligadas à baixa solubilidade de sevoflurano, a sua rápida eliminação e à pequena quantidade de metabolismo intrarrenal pela qual passa o sevoflurano.[171] Composto A é um produto da degradação de sevoflurano promovida pela hidrólise alcalina em presença de cal sodada ou Baralyme.

Embora o composto A tenha causado alterações histológicas em ratos, não foi observado efeito nefrotóxico dessa substância em humanos. Embora insuficiência renal preexistente seja fator de risco para disfunção renal pós-operatória, a anestesia com sevoflurano (tanto em alto como em baixo fluxo) em pacientes com doença renal preexistente não parece alterar a função renal, em comparação com isoflurano.[172,173]

Extrofias da bexiga e da cloaca

Extrofias da bexiga e cloaca são anomalias raras, mas devastadoras. Extrofia da bexiga é um defeito do desenvolvimento observado em 1 em 40.000 nascidos vivos, enquanto extrofia cloacal é notada em cerca de 1 em 200.000 nascimentos.

Embriologia. Extrofia da bexiga é um defeito da prega caudal da parede abdominal anterior. Resulta da persistência da membrana cloacal, impedindo a migração em direção cefálica do mesoderma até a linha média durante o desenvolvimento. Quando a membrana cloacal termina degenerando, deixa para atrás um defeito na linha média.

Um pequeno defeito pode causar apenas epispadia, enquanto um grande defeito acarretará exposição da parede posterior da bexiga.[174]A extrofia clássica se caracteriza por ampla separação púbica e por bexiga exposta. Extrofia cloacal envolve os tratos urinário e gastrintestinal. OEIS refere-se à associação de extrofia da bexiga com onfalocele, extrofia da bexiga , ânus imperfurado e defeitos espinhais como meningomielocele.[175] Diástase púbica e ausência de genitália são achados frequentes em pacientes com extrofia cloacal; defeitos do tubo neural estão presentes em 50% dos bebês, e síndromes do intestino curto congênito ocorrem em 20% desses pacientes (Fig. 21.25).[176]

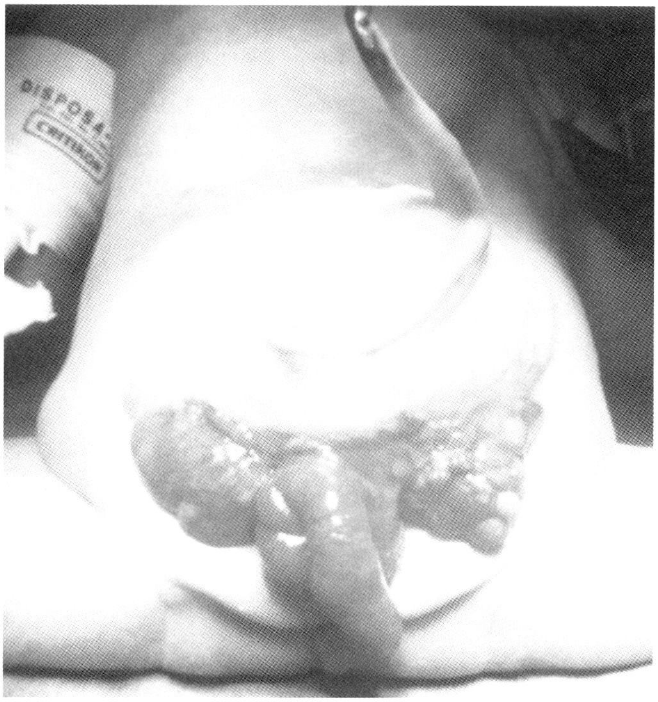

FIGURA 21.25 Extrofia cloacal. Neonato (menina) exibindo onfalocele, prolapso de válvula ileocecal e metades simétricas da bexiga. (De Gearhart JP: Exstrophy, epispadias, and other bladder anomalies. *In* Walsh PC [ed.]: *Campbell's Urology*, 8.ed. Philadelphia, WB Saunders, 2002, p. 2177.)

TABELA 21.19 Considerações anestésicas para extrofias da bexiga e da cloaca

Cuidados com o neonato Prevenção da perda de calor: aquecedores de líquidos, cobertores com ar quente forçado Controle da glicose: verifique o nível sanguíneo de glicose Controle hídrico para perdas para o terceiro espaço
Avaliação de outras anomalias congênitas associadas
Anestesia regional
Precauções com relação ao látex

Diagnóstico. O diagnóstico sonográfico pré-natal revela ausência da bexiga e também anomalias geniturinárias associadas.[177] Extrofia cloacal tem sido identificada em decorrência da associação com defeitos do tubo neural, onfalocele ou abertura dos ramos púbicos. Um diagnóstico pré-natal de extrofia de bexiga ou de cloaca deve ser seguido por uma cuidadosa busca por outras anomalias cromossômicas e estruturais. A orientação dos pais por uma equipe multidisciplinar deve abordar tópicos de continência e possível redefinição de gênero.

Tratamento. A reconstrução envolve vários procedimentos cirúrgicos. São cirurgias urológicas e ortopédicas. Comumente, utiliza-se uma abordagem em três estágios para o reparo do complexo da extrofia. O primeiro procedimento é realizado no período neonatal e envolve oclusão da bexiga, aproximação da sínfise púbica e oclusão da parede abdominal. O procedimento referente ao segundo estágio, realizado mais tarde, na segunda infância, envolve o reparo da epispadia. O procedimento final envolve reconstrução do colo da bexiga, sendo geralmente realizado na idade em que se inicia o treinamento para uso do toalete.[178] São efetuadas osteotomias para permitir a aproximação da sínfise púbica, visando facilitar o reparo na linha média. Essa etapa é seguida pela estabilização pélvica com tração e fixação externa ou com fixação por placa.

Considerações anestésicas. O reparo das extrofias da bexiga e da cloaca deve ser efetuado no nascimento. O neonato será tratado com o reparo inicial, devendo ser observadas as considerações anestésicas para o cuidado do neonato (Tab. 21.19). Pode-se usar anestesia regional para o controle da dor intraoperatória e pós-operatória, com apenas uma dose caudal, através da injeção de um anestésico local (bupivacaína a 0,125% ou ropivacaína a 0,1%) com Duramorph (20 µg/kg). Um cateter introduzido até o nível lombar é outra opção para uma anestesia epidural contínua. Uma técnica combinada geral e regional permite que sejam utilizados menos agentes inalatórios e a extubação precoce do neonato. Caso sejam utilizados narcóticos epidurais, o neonato deverá fazer a recuperação em um ambiente monitorizado. Espinha bífida associada com extrofia cloacal pode ser uma contraindicação para técnicas regionais.[179] Devem ser observadas precauções com relação ao látex nessa população de pacientes, porque 75% das crianças com extrofia da bexiga são sensíveis ao látex de borracha natural, tornando-se alérgicas a essa substância.[180,181]

Referências bibliográficas

1. Rudolph AM: Congenital Diseases of the Heart. Chicago, Year Book Medical Publishers, 1974.
2. Teitel DF, Iwamoto HS, Rudolph AM: Effects of birth related events on central blood flow patterns. Pediatric Res 1987;22:557-566.
3. Cassin S, Dawes GS, Mott JC, et al: The vascular resistance of the foetal and newly ventilated lung of the lamb. J Physiol 1964;171:61-79.
4. Baum VC, Palmisano BW: The immature heart and anesthesia. Anesthesiology 87:1529-1548, 1997.
5. Berman W, Musselman J: Myocardial performance in the newborn lamb. Am J Physiol 1979;237:H66-H70.
6. Friedman WF: Intrinsic physiologic properties of the newborn heart. Prog Cardiovasc Dis 1972;15:87-111.
7. Kenny J, Plappert T, Doubilet P, et al: Effects of heart rate on ventricular size, stroke volume, and output in the normal human fetus: A prospective Doppler echocardiographic study. Circulation 1987;76:52-58.
8. Polgar G, Weng TR: The functional development of the respiratory system: From the period of gestation to adulthood. Am Rev Respir Dis 1979;120:625-695.
9. Peirce J, Hobcott J: Studies on the collagen and elastin content of the human lung. J Clin Invest 1960;39:8.
10. Mansell A, Bryan C, Levison H: Airway closure in children. J Appl Physiol 1972;33:771.
11. Hurgoiu V: Thermal regulation in preterm infants. Early Human Dev 1992;28:1-5.
12. Jahnukainen T, Van Ravensswaaij-Arts C, Jalonen J, et al: Dynamics of vasomotor thermoregulation of the skin in term and preterm neonates. Early Hum Dev 1993;33:133-143.
13. Dicker A, Ohlson KB, Johnson L, et al: Halothane selectively inhibits nonshivering thermogenesis: Possible implications for thermoregulation during anesthesia of infants. Anesthesiology 1995;82:491-501.
14. Ohlson KB, Mohell N, Cannon B, et al: Thermogenesis in brown fat adipocytes is inhibited by volatile anesthetics: A factor contributing to hypothermia in infants. Anesthesiology 1994;81:176-183.
15. Anand KJ, Sippell WG, Aynsley-Green A: Randomised trial of fentanyl anaesthesia in preterm babies undergoing surgery: Effects on the stress response. Lancet 1987;10;1:62-66.
16. Anand KJ, Hickey PR: Halothane-morphine compared with high-dose sufentanil for anesthesia and postoperative analgesia in neonatal cardiac surgery. N Engl J Med 1992;326:1-9.
17. Howard RF: Current status of pain management in children. JAMA 2003;290:2464-2469.
18. Eland JM, Anderson JE: The experience of pain in children. In Jacox A (ed): Pain: A Source Book for Nurses and Other Health Professionals. Boston, Little, Brown, 1977, pp 453-473.
19. Schechter NL, Allen DA, Hanson K: Status of pediatric pain control: A comparison of hospital analgesic usage in children and adults. Pediatrics 1986;77:11-15.
20. Fitzgerald M, Beggs S: The neurobiology of pain: Developmental aspects. Neuroscientist 2001;7:246-257.
21. Alvares D, Fitzgerald M: Building blocks of pain: The regulation of key molecules in spinal sensory neurons during development and following peripheral axotomy. Pain 1999;Suppl 6:S71-S85.
22. Anand KJ, Scalzo FM: Can adverse neonatal experiences alter brain development and subsequent behavior? Biol Neonate 2000;77:69-82.
23. Evans DJ, MacGregor RJ, Dean HG, et al: Neonatal catecholamine levels and neurodevelopmental outcome: A cohort study. Arch Dis Child Fetal Neonatal Ed 2001;84:F49-F52.
24. Johr M: Postoperative pain management in infants and children: New developments. Curr Opin Anaesthesiol 2000;13:285-289.
25. Gilbert JN, Jones KL, Rorke LB, et al: Central nervous system anomalies associated with meningomyelocele, hydrocephalus, and the Arnold-Chiari malformation: Reappraisal of theories regarding the pathogenesis of posterior neural tube closure defects. Neurosurgery 1986; 18:559-564.
26. Bowman RM, McLone DG, Grant JA, et al: Spina bifida outcome:A 25-year prospective. Pediatr Neurosurg 2001;34:114-120.
27. McLone DG: Continuing concepts in the management of spina bifida. Pediatr Neurosurg 1992;18:254-256.
28. Dierdorf SF, McNiece WL, Rao CC, et al: Failure of succinylcholine to alter plasma potassium in children with myelomeningocoele. Anesthesiology 1986;64:272-273.
29. Wells TR, Jacobs RA, Senac MO, Landing BH: Incidence of short trachea in patients with myelomeningocele. Pediatr Neurol 1990; 6:109-111.
30. Ross AK, Davis PJ, DeLDear G, et al: Pharmacokinetics of remifentanil in anesthetized pediatric patients undergoing elective surgery or diagnostic procedures. Anesth Analg 2001;93:1393-1401.
31. Viscomi CM, Abajian JC, Wald SL, et al: Spinal anesthesia for repair of meningomyelocele in neonates. Anesth Analg 1995;81:492-495.
32. Pittman T, Kiburz J, Gabriel K, et al: Latex allergy in children with spina bifida. Pediatr Neurosurg 1995;22:96-100.
33. Shah S, Cawley M, Gleeson R, et al: Latex allergy and latex sensitization in children and adolescents with meningomyelocele. J Allergy Clin Immunol 1998;101:741-746.
34. Holzman RS: Clinical management of latex-allergic children. Anesth Analg 1997;85:529-533.
35. Tulipan N, Bruner JP, Hernanz-Schulman M, et al: Effect of intrauterine myelomeningocele repair on central nervous system structure and function. Pediatr Neurosurg 1999;31:183-188.
36. Gerber ME, Holinger LD: Congenital laryngeal anomalies. In Bluestone CD, Stool SE, Alper CM, et al (eds): Pediatric Otolaryngology, 4th ed. Philadelphia, Elsevier, 2003, vol 2, pp 1460-1472.
37. Biavati M, Wood WE, Kearns DB, Smith RJ: One stage repair of congenital laryngeal webs. Otolaryngol Head Neck Surg 1995;112:447.
38. Farrell PT: Rigid bronchoscopy for foreign body removal: Anesthesia and ventilation. Paediatr Anesth 2004;14:84-89.
39. Brown K, Aun C, Stocks J, et al: A comparison of the respiratory effects of sevoflurane and halothane in infants and young children. Anesthesiology 1998;89:86-92.
40. Whittet HB, Hayward AW, Battersby E: Plasma lignocaine levels during paediatric endoscopy of the upper respiratory tract: Relationship with mucosal moistness. Anaesthesia 1988;43:439-442.
41. Berkenbosch JW, Graff GR, Stark JM, et al: Use of a remifentanil-propofol mixture for pediatric flexible fiberoptic bronchoscopy sedation. Paediatr Anesth 2004;14:941-946.
42. Soodan A, Pawar D, Subramanium R: Anesthesia for removal of inhaled foreign bodies in children. Paediatr Anesth 2004;14:947-952.
43. Yellon RF: Prevention and management of complications of airway surgery in children. Paediatr Anesth 2004;14:107-111.
44. Losee JE, et al: Congenital nasal anomalies: A classification scheme. Plast Reconstr Surg 2004;113:676-689.
45. Hengerer AS, Wein RO: Congenital malformations of the nose and the paranasal sinuses. In Bluestone CD, Stool SE, Alper CM, et al (ed): Pediatric Otolaryngology, 4th ed. Philadelphia, Elsevier, 2003, pp 979-994.
46. Derkay CS, Grundfast KM: Airway compromise from nasal obstruction in neonates and infants. Int J Pediar Otorhinolaryngol 1990; 155:345.
47. Stankiewicz JA: The endoscopic repair of choanal atresia. Otolaryngol Head Neck Surg 1990;103:931.
48. Park AH, Brockenbrough J, Stankiewicz J: Endoscopic versus traditional approaches to choanal atresia. Otolaryngol Clin North Am 2000;33:77.
49. Ricciardelli EJ, Richardson MA: Cervicofacial cystic hygroma: Patterns of recurrence and management of the difficult case. Arch Otolaryngol Head Neck Surg 1991;117:546-553.
50. Sharma SS, Aminuldin AG, Azlan W: Cystic hygroma: Anesthetic considerations and review. Singapore Med J 1994;35:529-531.

51. Liechty KW, Crombleholme TM, Flake AW, et al: Intrapartum management for giant neck masses: The EXIT procedure. Am J Obstet Gynecol 1997;177:870-874.
52. Mychaliska GB, Bealer JF, Graf JL, et al: Operating on placental support: The ex utero intrapartum treatment procedure. J Pediatr Surg 1997;32:227-230.
53. Whitaker LA, Bartlett SP: Craniofacial anomalies. Congenital and Developmental Anomalies. In: Jurkiewicz J, Krizek T, Mathes S, Ariyan S (eds): Plastic Surgery Principles and Practice. St. Louis, CV Mosby, 1990, pp 99-136.
54. Losee JE, Bartlett SP: Treacher Collins. In Lin KY, Ogle RC, Jane JA (eds): Craniofacial Surgery: Science and Surgical Technique. Philadelphia, WB Saunders, 2002, pp 288-308.
55. Nargozian C: The airway in patients with craniofacial abnormalities. Paediatr Anesth 2004;14:53-59.
56. Bucx MJ, Grohman W, Kruisinga FH, et al: The prolonged use of the laryngeal mask airway in a neonate with airway obstruction and Treacher Collins syndrome. Paediatr Anaesth 2003;13;530-533.
57. Brown RE, Vollers JM, Rader GR, et al: Nasotracheal intubation in a child with Treacher Collins syndrome using the Bullard intubating laryngoscope. J Clin Anesth 1993;5:492-493.
58. Inada T, Fujise K, Kazuya T, et al: Orotracheal intubation through the laryngeal mask airway in paediatric patients with Treacher Collins syndrome. Paediatr Anesth 1995;5:129-132.
59. Ebata T, Nishiki S, Masuda A, Amaha K: Anaesthesia for Treacher Collins syndrome using a laryngeal mask airway. Can J Anaesth 1991;38:1043-1045.
60. Fearon JA, Weinthal J: The use of recombinant erythropoietin in the reduction of blood transfusion rates in craniosynostosis repair in infants and children. Plast Reconstr Surg 2001;109:2190-2196.
61. Wilkie AOM, Slanley SF, Oldridge M: Apert syndrome results from localized mutations of FGFR2 and is allelic with Crouzon syndrome. Nat Genet 1995;9:165-172.
62. Cohen MM, Kreiborg S: Visceral anomalies in the Apert syndrome. Am J Genet 1993;45:758-760.
63. Kreiborg S, Barr M, Cohen MM: Cervical spine in the Apert syndrome. Am J Med Genet 1992;43:704-708.
64. Perkins JA: Airway management in children with craniofacial anomalies. Cleft Craniofacial J 1997;34:135-140.
65. Markakis DA, Sayson SC, Schreiner MS: Insertion of the laryngeal mask airway in awake infants with the Robin sequence. Anesth Analg 1992;75:822-824.
66. Blanco G, Melman E, Cuairan V, et al: Fiberoptic nasal intubation in children with anticipated and unanticipated difficult intubation. Paediatr Anesth 2001;11:49-53.
67. Johnson CM, Sims C: Awake fiberoptic intubation via a laryngeal mask airway in an infant with Goldenhar syndrome. Anaesth Intensive Care 1994;22:194-197.
68. McCarthy JG, Schreiber J, Karp N, et al: Lengthening the human mandible by gradual distraction. Plast Reconstr Surg 1992;89:1.
69. Cohen SR, Simms C, Burstein FD: Mandibular distraction osteogenesis in the treatment of upper airway obstruction in children with craniofacial deformities. Plast Reconstr Surg 1998;101:312.
70. Cooper CM, Murray-Wilson A: Retrograde intubation: Management of a 4.8 kg, 5 month old. Anesthesia 1987;42:1197-1200.
71. Sculerati N, Gottlieb MD, Zimbler MS: Airway management in children with major craniofacial anomalies. Laryngoscope 1998;108;1806-1812.
72. Faberowski LW, Black S, Mickle JP: Blood loss and transfusion practice in the perioperative management of craniosynostosis repair. J Neurosurg Anesthesiol 1999;11:167.
73. D'errico CC, Hamish MM, Buchman SR, et al: Efficacy of aprotinin in children undergoing craniofacial surgery. J Neurosurg 2003; 99;287-290.
74. De Ville A: Editorial: Blood saving in pediatric patients. Paediatr Anaesth 1997;7;181-182.
75. Fearon JA: Reducing allogenic blood transfusions during cranial vault surgical procedures: A prospective analysis of blood recycling. Plast Reconstr Surg 2004;113;1126-1130.
76. Faberowski LW, Black S, Mickle JP: Incidence of venous air embolism during craniectomy for craniosynostosis repair. Anesthesiology 2000;92;20-23.
77. Harris MM, Davidson A, Straffors MA, et al: Venous air embolism during craniectomy in supine infants. Anesthesiology 1987;67;816-819.
78. Wong GB, Nargozian C, Padwa BL: Anesthetic concerns of external maxillary distraction osteogenesis. J Craniofacial Surg 2004;15;78-82.
79. Levine JP, Stelnicki E, Weiner HL, et al: Hyponatremia in the postoperative craniofacial pediatric patient population: A connection to cerebral salt wasting syndrome and management of the disorder. Plast Reconstr Surg 2001;108:1501-1508.
80. Lo LJ, Hung KF, Chen YR: Blindness as a complication of Le Fort I osteotomy for maxillary distraction. Plast Reconstr Surg 2002;109:688-698; discussion 699-700.
81. Fearon JA: Rigid fixation of the calvaria in craniosynostosis without using "rigid" fixation. Plast Reconstr Surg 2003;111:27-38; discussion 39.
82. Fialkov JA, Holy C, Forrest CR, et al: Postoperative infections in craniofacial reconstructive procedures. J Craniofac Surg 2001;12:362-368.
83. Saenz NC, Shamberger RC: Posterior mediastinal masses. J Pediatr Surg 1993;28:172-176.
84. Lam JC, Chui CH, Jacobsen AS, et al: When is a mediastinal mass critical in a child? An analysis of 29 patients. Pedatr Surg Int 2004;20:180-184.
85. Vas L, Naregal F, Naik V, et al: Anaesthetic management of an infant with an anterior mediastinal mass. Paediatr Anaesth 1999;9:439-443.
86. Azizkhan RG, Dudgeon DL, Buck JR, et al: Life threatening airway obstruction as a complication to the management of mediastinal masses in children. J Pediatr Surg 1985;20:816-822.
87. Freud E, Ben-Ari J, Schonfeld T: Mediastinal tumors in children: A single institution experience. Clin Pediatr 2002;41:219-223.
88. King RM, Telander RL, Smithson WA, et al: Primary mediastinal tumors in children. J Pediatr Surg 1982;17:512-520.
89. Pulleritz J, Holzman RS: Anaesthesia for patients with mediastinal masses. Can Anaesth Soc J 1989;36:681-688.
90. Dilworth KE, McHugh, K, Stacey S, et al: Mediastinal mass obscured by a large pericardial effusion in a child: A potential cause of serious anaesthetic morbidity. Paediatr Anaesth 2001;11:479-482.
91. Yang SC: Biopsy of mediastinal tumors: Needle biopsy versus mediastinoscopy. J Bronchol 2001;8:139-143.
91a. Shamberger RC. Preanesthetic evaluation of children with anterior mediastinal masses. Semin Pediatr Surg 1999;8(2):61-68.
92. Foley RW, Rodriguez MI: Preoperative irradiation of selected mediastinal masses. J Cardiovasc Surg 2001;42:695-697.
93. King DR, Patrick LE, Ginn-Pease ME, et al: Pulmonary function is compromised in children with mediastinal lymphoma. J Pediatr Surg 1997;32:294-299.
94. Yoneda KY, Louie S, Shelton, DK: Mediastinal tumors. Curr Opin Pulm Med 2001;7:226-233.
95. Shamberger RC, Holzman RS, Griscom NT, et al: Prospective evaluation by CT and pulmonary function tests of children with mediastinal masses. Surgery 1995;118:468-471.
96. Shamberger RC, Holzman RS, Griscom NT, et al: CT quantitation of tracheal cross-sectional area as a guide to the surgical and anesthetic management of children with anterior mediastinal masses. J Pediatr Surg 1991;26:138-142.
97. Keon TP: Death on induction of anesthesia for cervical node biopsy. Anesthesiology 1981;55:471-472.
98. Bechard P, Letourneau L, Lacasse Y, et al: Perioperative cardiorespiratory complications in adults with mediastinal masses: Incidence and risk. Anesthesiology 2004;100:826-834.
99. Piro AH, Weiss DR, Hellman S: Mediastinal Hodgkin's disease: A possible danger for intubation anesthesia. Int J Radiat Oncol Biol Phys 1976;1:415-419.
100. Sibert KS, Biondi JW, Hirsch NP: Spontaneous respiration during thoracotomy in a patient with a mediastinal mass. Anesth Analg 1987;66:904-907.

101. Barnett TB: Effects of helium and oxygen mixtures on pulmonary mechanics during airway constriction. J Appl Physiol 1967;22:707-713.
102. Polaner DM: The use of heliox and laryngeal mask airway in a child with anterior mediastinal mass. Anesth Analg 1996;82:208-210.
103. Ferrari LR, Bedford RF: General anesthesia prior to treatment of anterior mediastinal masses in pediatric cancer patients. Anesthesiology 1990;72:991-995.
104. Hammer GB: Anaesthetic management for the child with a mediastinal mass. Paediatr Anaesth 2004;14:95-97.
105. Ramenofsky ML, Leape LL, McCauley RGK: Bronchogenic cyst. J Pediatr Surg 1979;14:219-224.
106. St-Georges R, Deslauriers J, Duranceau A: Clinical spectrum of bronchogenic cysts of the mediastinum and lung in the adult. Ann Thorac Surg 1991;52:6-13.
107. Birmingham PK, Uejima T, Luck SR: Anesthetic management of the patient with a bronchogenic cyst: A review of 24 cases. Anesth Analg 1993;76:879-883.
108. Politis GD, Baumann R, Hubbard AM: Spillage of cystic pulmonary masses into the airway during anesthesia. Anesthesiology 1997;87:693-696.
109. Kravitz RM: Congenital malformations of the lung. Pediatr Clin North Am 1994;41:453-472.
110. Laberge JM, Flageole H, Pugash D, et al: Outcome of the prenatally diagnosed congenital cystic adenomatoid lung malformation: A Canadian experience. Fetal Diag Ther 2001;16:178-186.
111. Nishibayashi SW, Andrassy RJ, Woolley MM: Congenital cystic adenomatoid malformation: A 30 year experience. J Pediatr Surg 1981;16:704-706.
112. Bouchard S, Johnson MP, Flake AW, et al: The EXIT procedure: Experience and outcome in 31 cases. J Pediatr Surg 2002;37:418-426.
113. Savic B, Birtel FJ, Tholen W, et al: Lung sequestration: Report of seven cases and review of 540 published cases. Thorax 1979;34:96-101.
114. Collin JP, Desjardins JG, Khan AH: Pulmonary sequestration. J Pediatr Surg 1987;22:750-753.
115. Vegunta RK, Teach S: Preoperative diagnosis of extralobar pulmonary sequestration with unusual vasculature: A case report. J Pediatr Surg 1999;34:1307-1308.
116. Piccione W, Burt ME: Pulmonary sequestration of the newborn. Chest 1990;97:244-246.
117. Berlinger NT, Porto DP, Thompson TR: Infantile lobar emphysema. Ann Otol Rhinol Laryngol 1987;96:106-111.
118. Lincoln JC, Stark J, Subramanian S, et al: Congenital lobar emphysema. Ann Surg 1971;173:55-62.
119. Karnak I, Senocak ME, Ciftci AO, et al: Congenital lobar emphysema: Diagnostic and therapeutic considerations. J Pediatr Surg 1999;34:1347-1351.
120. Kennedy CD, Habibi P, Matthew DJ, et al: Lobar emphysema: Long-term imaging follow up. Radiology 1991;180:189-193.
121. Eigen H, Lemen RJ, Waring WW: Congenital lobar emphysema: Long-term evaluation of surgically and conservatively treated children. Am Rev Respir Dis 1976;113:823-831.
122. Adzick NS, Harrison MR, Glick PL, et al: Diaphragmatic hernia in the fetus: Prenatal diagnosis and outcome in 94 cases. J Pediatr Surg 1985;20:357-361.
123. Flake AW, Crombleholme TM, Johnson MP, et al: Treatment of severe congenital diaphragmatic hernia by fetal tracheal occlusion: Clinical experience with fifteen cases. Am J Obstet Gynecol 2000;183:1059-1066.
124. Tibboel D, Gaag AV: Etiologic and genetic factors in congenital diaphragmatic hernia. Clin Perinatol 1996;23:689-699.
125. Greenwood RD, Rosenthal A, Nadas AS: Cardiovascular abnormalities associated with congenital diaphragmatic hernia. Pediatrics 1976;57:92-97.
126. David TJ, Illingworth CA: Diaphragmatic hernia in the Southwest of England. J Med Genet 1976;13:253.
127. Fauza DO, Wilson JM: Congenital diaphragmatic hernia and associated anomalies: Their incidence, identification, and impact on prognosis. J Pediatr Surg 1994;29:1113-1117.
128. Iriani I: Experimental study on the embryogenesis of congenital diaphragmatic hernia. Anat Embryol 1984;169:133.
129. Skarsgard ED, Harrison MR: Congenital diaphragmatic hernia: The surgeon's perspective. Neo Reviews, October 1999, pp 71-78.
130. Bohn D: Congenital diaphragmatic hernia. Am J Respir Crit Care Med 2002;166:911-915.
131. Wung JT, James LS, Kilchevsky E, James E: Management of infants with severe respiratory failure and persistence of fetal circulation, without hyperventilation. Pediatrics 1985;76:488-494.
132. Neonatal inhaled nitric oxide study group (NINOS): Inhaled nitric oxide and hypoxic respiratory failure in infants with congenital diaphragmatic hernia. Pediatrics 1997;99:838-845.
133. Stolar C, Dillon P, Reyes C: Selective use of extracorporeal membrane oxygenation in the management of congenital diaphragmatic hernia. J Pediatr Surg 1988;23:207-211.
134. Congenital diaphragmatic hernia study group: Estimating disease severity of CDH in the first five minutes of life. J Pediatr Surg 2001;36:141-145.
135. Semakula N, Stewart DL, Goldsmith LJ, et al: Survival of patients with congenital diaphragmatic hernia during the ECMO era: An 11-year experience. J Pediatr Surg 1997;32;1683-1689.
136. Al-Shanafey S, Giacomantonio M, Henteleff H: Congenital diaphragmatic hernia: Experience without extracorporeal membrane oxygenation. Pediatr Surg Int 2002;18;28-31.
137. Stolar CJ, Snedecor SS, Bartlett RH: Extracorporeal membrane oxygenation and neonatal respiratory failure: Experience from the extracorporeal life support organization. J Pediatr Surg 1991;26:563.
138. Elbourne D, Field D, Mugford M: Extracorporeal membrane oxygenation for severe respiratory failure in newborn infants: Cochrane review. Cochrane Database Syst Rev 2002;1;CD001340
139. Sakai H, Tamura M, Hosokawa Y, et al: Effect of surgical repair on respiratory mechanics in congenital diaphragmatic hernia. J Pediatr 1987;111;731-734.
139a. Nio M, Haase G, Kennaugh J, et al: A prospective randomized trial of delayed versus immediate repair of congenital diaphragmatic hernia. J Pediatr Surg 1994;29(5):618-621.
139b. Moyer V, Moya F, Tibboel R, et al: Late versus early surgical correction for congenital diaphragmatic hernia in newborn infants. Cochrane Database Syst Rev 2002(3):CD001695.
140. Adzick NS, Outwater KM, Harrison MR, et al: Correction of congenital diaphragmatic hernia in utero: IV. An early gestational fetal lamb model for pulmonary vascular morphometric analysis. J Pediatr Surg 1985;20:673-680.
141. Harrison MR, Adzick NS, Longaker MT, et al: Successful repair in utero of a fetal diaphragmatic hernia after removal of herniated viscera from the left thorax. N Engl J Med 1990;322:1582-1584.
142. Hedrick MH, Estes JM, Sullivan KM, et al: Plug the Lung Until it Grows (PLUG): A new method to treat congenital diaphragmatic hernia in utero. J Pediatr Surg 1994;29:612-617.
143. Albanese CT, Jennings RW, Filly RA, et al: Endoscopic fetal tracheal occlusion: Evolution of techniques. Pediatr Endosurg Innovative Tech 1998;2:47-55.
144. Vanderwall KJ, Skarsgard ED, Filly RA, et al: Fetendo-clip: A fetal endoscopic tracheal clip procedure in a human fetus. J Pediatr Surg 1997;32:970-972.
145. Harrison MR, Keller MD, Hawgood SB, Kitterman JA, et al: A randomized trial of fetal endoscopic tracheal occlusion for severe fetal congenital diaphragmatic hernia. N Engl J Med 2003;349:1916-1924.
146. Vacanti JP, Crone JD, Murphy JD, et al: The pulmonary hemodynamic response to perioperative anesthesia in the treatment of high risk infants with congenital diaphragmatic hernia. J Pediatr Surg 1984;19:672-679.
147. Hodgson RE, Bosenberg AT, Hadley LG: Congenital diaphragmatic hernia repair—impact of delayed surgery and epidural analgesia. S Afr J Surg 2000;38:31-35.
148. Bagolan P, Casaccia F, Crescenzi A, et al: Impact of a current treatment protocol on outcome of high risk congenital diaphragmatic hernia. J Pediatr Surg 2004;39:313-318.
149. Engum SA, Grosfeld JL, West KW, et al: Analysis of morbidity and mortality in 227 cases of esophageal atresia and/or tracheoesophageal fistula over two decades. Arch Surg 1995;130:502-508; discussion 508-509.

150. Gross RE: The Surgery of Infancy and Childhood. Philadelphia, WB Saunders, 1953, p 76.
151. Kovesi T, Rubin S: Long-term complications of congenital esophageal atresia and/or tracheoesophageal fistula. Chest 2004;126:915-925.
152. Quan L, Smith DW: The VATER association, vertebral defects, anal atresia, TE fistula with esophageal atresia, radial and renal dysplasia: A spectrum of associated defects. J Pediatr Surg 1973;82:104.
153. Richardson JV, Heintz SE, Rossi NP, et al: Esophageal atresia and tracheoesophageal fistula. Ann Thorac Surg 1980;29:364-368.
154. Reeves ST, Burt N, Smith CD: Is it time to reevaluate the airway management of tracheoesophageal fistula? Anesth Analg 1995;81:866-869.
155. Andropoulos DB, Rowe RW, Betts JM: Anaesthetic and surgical airway management during tracheo-oesophageal fistula repair. Paediatr Anaesth 1998;8:313-319.
156. Vas L, Kulkarni V, Mali M, Bagry H: Spread of radiopaque dye in the epidural space in infants. Paediatr Anaesth 2003;13:233-243.
157. Konkin DE, O'hali WA, Webber EM, Blair GK: Outcomes in esophageal atresia and tracheoesophageal fistula. J Pediatr Surg 2003;38:1726-1729.
158. Langer JC: Abdominal wall defects. World J Surg 2003;27:117-124.
159. Lacey SR, Carris LA, Beyer AJ, Azizkhan RG: Bladder pressure monitoring significantly enhances care of infants with abdominal wall defects: A prospective clinical study. J Pediatr Surg 1993;28:1370.
160. Yaster M, Buck JR, Dudgeon DL, et al: Hemodynamic effects of primary closure of omphalocele/gastroschisis in human newborns. Anesthesiology 1988;69:84-88.
161. Jennings RW: Prune belly syndrome. Semin Pediatr Surg 2000;9:115-120.
162. Brinker MR, Palutsis RS, Sarwark JF: The orthopedic manifestations of prune belly syndrome. J Bone Joint Surg Am 1995;77:251-257.
163. Stephens FD, Gupta D: Pathogenesis of the prune belly syndrome. J Urol 1994;152:2328-2331.
164. Crompton CH, MacLusky IB, Geary DF: Respiratory function in the prune belly. Arch Dis Child 1993;68:505-506.
165. Henderson AM, Vallis CJ, Sumner E: Anaesthesia in the prune belly syndrome: A review of 36 cases. Anaesthesia 1987;42:54-60.
166. Soylu H, Kutlu N, Sonmezgoz E, et al: Prune belly syndrome and pulmonary hypoplasia: A potential cause of death. Pediatr Int 2001;43:172-175.
167. Corall IM, et al: Plasma concentrations of fentanyl in normal surgical patients and those with severe renal and hepatic disease. Br J Anesth 1980;52:101P.
168. Chan K, Tse J, Jennings F, Orme ML: Pharmacokinetics of low dose pethidine in patients with renal dysfunction. J Clin Pharmacol 1987;27:516-522.
169. Gonsowski CT, Laster MJ, Eger EI II, et al: Toxicity of compound A in rats: Effect of a 3-hour administration. Anesthesiology 1994; 80:556.
170. Nishiyama T, Aibiki M, Hanoka K: Inorganic fluoride kinetics and renal tubular function after sevoflurane anesthesia in chronic renal failure patients receiving hemodialysis. Anesth Analg 1996; 83:574-577.
171. Tsukamoto N, Hirabayashi Y, Shimizu R, Mitsuhata H: The effects of sevoflurane and isoflurane anesthesia on renal tubular function in patients with moderately impaired renal function. Anesth Analg 1996;82:909-913.
172. Conzen PF, Kharasch ED, Czerner SF, et al: Low-flow sevoflurane compared with low-flow isoflurane anesthesia in patients with stable renal insufficiency. Anesthesiology 2002;97:578-584.
173. Mazze RI, Callan CM, Galvez ST, et al: The effects of sevoflurane on serum creatinine and blood urea nitrogen concentrations: A retrospective, twenty-two-center, comparative evaluation of renal function in adult surgical patients. Anesth Analg 2000;90:683-688.
174. Sponseller PD, Bisson LJ, Gearhart JP, et al: The anatomy of the pelvis in the exstrophy complex. J Bone Joint Surg Am 1995;77:177-189.
175. Kutzner DK, Wilson WG, Hogge WA: OEIS complex (cloacal exstrophy): Prenatal diagnosis in the second trimester. Prenat Diagn 1988;8:247.
176. Molenaar JC: Cloacal extrophy. Semin Pediatr Surg 1996;5:133.
177. Mirk P, Calisti A, Fileni A: Prenatal sonographic diagnosis of bladder exstrophy. J Ultrasound Med 1986;5:291.
178. Okubadejo GO, Sponseller PD, Gearhart JP: Complications in orthopedic management of exstrophy. J Pediatr Orthop 2003;23:522-528.
179. Aram L, Krane EJ, Kozloski LJ, et al: Tunneled epidural catheters for prolonged analgesia in pediatric patients. Anesth Analg 2001;92:1432-1438.
180. Nieto A, Estornell F, Mazon A, et al: Allergy to latex in spina bifida: A multi-variate study of associated factors in 100 consecutive patients. J Allergy Clin Immunol 1996;98:501-507.
181. Ricci G, Gentili A, di Lorenzo F, et al: Latex allergy in subjects who had undergone multiple surgical procedures for bladder extrophy: Relationship with clinical intervention and atopic diseases. BJU Int 1999;84:1058-1062.

Índice remissivo

Nota: Números de páginas seguidos pela letra **q** referem-se a material inserido em quadros; números seguidos pela letra **f** referem-se a figuras, e pela letra **t**, a tabelas.

A

B

C

E

F

G

H

I

J

K

L

M

N

O

P

Q

R

S

T

U

V

W

X

Y

Z